实用颅底显微外科

主　编：陈立华

副主编：陈　凌　袁贤瑞

主　审：刘运生　章　翔

中国科学技术出版社

·北　京·

图书在版编目(CIP)数据

实用颅底显微外科 / 陈立华主编. —北京：中国科学技术出版社，2010.1
ISBN 978-7-5046-5531-8

Ⅰ.实… Ⅱ.陈… Ⅲ.颅-显微外科学 Ⅳ.R651.1

中国版本图书馆CIP数据核字(2009)第178734号

本社图书贴有防伪标，未贴为盗版

中国科学技术出版社出版
北京市海淀区中关村南大街16号　邮政编码：100081
电话：010-62179148　传真：010-62173865
科学普及出版社发行部发行
北京长宁印刷有限公司印刷
*
开本：889毫米×1194毫米　1/16　印张：45.5　字数：1510千字
2010年4月第1版　2010年4月第1次印刷
ISBN 978-7-5046-5531-8/R·1425
印数：1—2500册　定价：168.00元

内容提要 Neirong tiyao

颅底外科是涉及神经外科、耳鼻咽喉-头颈外科、口腔颌面外科、眼科、整形外科、神经放射及解剖、病理等多学科合作的交叉学科。近年来，随着神经影像和神经麻醉技术的进步，以及各学科间开展的密切合作，在颅底显微解剖学研究、显微手术器械的开发和应用、神经影像学诊断技术、显微外科技术、神经功能监护技术、神经导航技术、介入技术、麻醉技术以及颅底修复重建技术等各方面进行广泛的跨学科研究、交流和多学科合作，使颅底外科成为最具挑战性和最有活力的新兴学科之一，也成为近几年来发展较快的一个医学新领域。本书集中了国内外活跃在颅底外科学领域的专家们近年来的临床研究成果，针对现代颅底外科的处理策略，从应用解剖、手术入路、诊断技术出发，对不同部位疾病、同一部位不同疾病的手术处理进行了全面、系统而详细的叙述。

本书以临床应用为重点，配有影像学资料、术中照片、黑白和彩色绘图，图文并茂，反映出近年来颅底外科领域的发展现状，具有很强的临床实用性。

实用颅底显微外科

主　　编　陈立华

副 主 编　陈　凌　袁贤瑞

主　　审　刘运生　章　翔

编　　者（按姓氏汉语拼音字母顺序排列）

<table>
<tr><td>曹美鸿</td><td>陈国强</td><td>陈　高</td><td>陈立华</td><td>陈　凌</td><td>陈善成</td></tr>
<tr><td>党木仁</td><td>方加胜</td><td>胡　华</td><td>侯永鸿</td><td>何家全</td><td>吉训明</td></tr>
<tr><td>蒋宇钢</td><td>高宇飞</td><td>孔　锋</td><td>瘳达光</td><td>兰　青</td><td>刘丽旭</td></tr>
<tr><td>刘海生</td><td>刘　庆</td><td>刘运生</td><td>潘亚文</td><td>秦天森</td><td>吕胜青</td></tr>
<tr><td>史保中</td><td>王向宇</td><td>王　剪</td><td>吴　浩</td><td>汪永新</td><td>肖利华</td></tr>
<tr><td>于春江</td><td>杨　辉</td><td>杨　华</td><td>袁贤瑞</td><td>喻孟强</td><td>赵建农</td></tr>
<tr><td>张国君</td><td>章　翔</td><td>张秋航</td><td>张建民</td><td>赵丛海</td><td></td></tr>
</table>

责任编辑　张　楠　许媛媛

责任校对　赵丽英　韩　玲　孟华英　刘红岩

责任印制　安利平

　　颅底介于头颅与面、五官、颈之间，颅内外有重要的神经、血管穿行其内。颅底病变包括肿瘤、外伤、炎症、血管疾病和畸形，涉及神经外科、耳鼻喉科、眼科、颌面外科、口腔科、头颈外科、整形外科、肿瘤科和血管外科。因此，颅底外科是一个涉及多学科的跨学科专业，是近几十年来发展形成的外科新领域，是最复杂、发展最迅速、最活跃的领域之一。颅底外科的研究和发展历史不长，但其本身的存在和发展对促进神经外科的发展起到了重要的作用，开拓了许多过去认为是手术禁区的手术：如海绵窦、岩斜区及脑干部位的肿瘤手术等。与此同时，颅底外科仍有许多课题亟待人们进行研究并不断充实和发展。由于诊断技术、外科手术技术和治疗技术等各种条件和因素的限制，如脑脊液漏、颅内感染的防治等，长期以来颅底外科进展缓慢。直到20世纪70年代以后才有了实质性的进展，特别是90年代，颅底显微外科有了突破性的进展，提出了微侵袭神经外科理念，这得益于：①显微神经外科技术的开展和推广应用，包括显微器械的研制，如高速气钻等的应用；②对颅底显微解剖的认识和颅底手术入路的改良和创新，新入路的合理开发和应用；③神经影像技术，如CT、MRI(MRA、MRV)、DSA、PET等的广泛应用；④神经麻醉技术的进步和神经电生理技术的进步，以及术中神经监测技术的提高；⑤多学科的协同研究，促使多学科的密切合作。

　　颅底外科的发展是伴随着颅底显微解剖学、神经影像学和手术器械的不断发展而不断进步的。从事颅底外科的专业人士，不仅需要有坚实的理论基础、丰富的相关专业知识，还应该接受实验室基本功培训和在实践中掌握广泛的临床经验。Michael在《颅底外科手术学》序言中曾说过，颅底外科是一门由少数高度专业化医疗中心才能胜任的极高危险性的专业学科。Rhoton曾说过，颅底外科是颅底解剖知识的全面运用和总结，不能很好的掌握颅底解剖知识，没有经过实验室的系统培训，不可能成为一名处理复杂问题的颅底外科医生。

　　颅底外科手术中，手术入路的设计与应用十分重要，而多数手术入路是在实验室里对显微解剖学研究的基础上应运而生的。例如：眶-颧入路、扩大中颅窝经岩前入路、远外侧入路等。所以，在颅底外科实验室中，熟知临床相关手术入路的解剖非常重要。同时，良好的颅底外科实验室培训，是颅底外科医生所必不可少的。颅底外科实验室在颅底外科发展中非常重要，也只有在颅底外科实验室，神经外科、耳鼻喉科、颌面外科等相关学科的医生才能有效地推陈出新、演绎新的手术入路，拓宽手术范围，并使神经外科手术更加精细化。Rhoton教授自20世纪80年代起，开始举办国际性颅底外科培训班，开创了颅底外科解剖学研究之先河。日本九州大学Fukushima、英国外科医师皇家学院、美国颅底外科中心、德国Hannover神经科学中心等亦先后举办了各种形式的显微外科培训班，培训颅底外科解剖知识及手术入路操作技巧。

颅底外科实验室是颅底外科发展的基础，良好的实验室基本功是造就颅底外科大师的基础。Rhoton、Samii、Day等都有颅底外科实验室工作的经历。为了有效地开展颅底外科，必须：①熟悉颅底及其毗邻解剖结构及其之间的关系；②熟练掌握颅底解剖技巧和显微神经外科手术技术。要达到这一目的，必须进行刻苦不倦的颅底解剖训练，接受具有精湛的颅底外科技能和经验的医生所给予的临床指导，一点一滴地积累知识和经验。基于上述目的，中国国际神经科学研究所颅底外科中心、Samii颅底外科训练中心，根据多年从事解剖研究和临床工作的经验，编写了本书——《实用颅底显微外科》，为有志于颅底外科事业发展的同仁提供参考。该书已在过去的五年中作为十期Samii颅底外科训练中心的学员培训教程，最后根据我们在临床实践中的体会，参考大量文献及国内、外颅底外科中心培训的经验，将教学工作总结归纳、整理成书。因时间仓促，工作中难免有不当之处，恳请广大同仁不吝指正。

由于编者知识面的限制，加之在承担繁重的医疗工作任务之余撰写此书，其中疏漏和错误在所难免，恳请读者给予批评指正。

陈立华

于宣武医院Samii颅底外科训练中心

2009年冬

目 录 Mulu

第四章　颅底外科常用手术入路

第五章　颅底病变的显微手术治疗

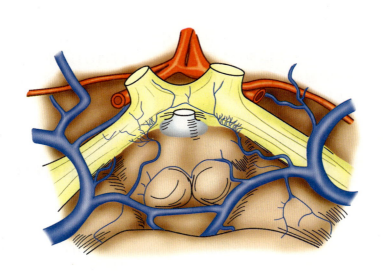

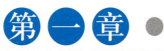

第一章

颅底外科总论

第一节　颅底外科概要

前言

颅底位置深在,解剖关系复杂,重要结构繁多,又涉及多个学科领域。颅底外科的复杂性和手术的高危险性使其在神经外科等领域中更具有挑战性。长期以来,颅底一直令人望而却步,甚至被视为手术的"禁区"。20世纪70年代以后,由于颅底显微解剖的发展,现代影像诊断方法和介入神经放射的问世,麻醉和术中监测水平的提高,显微外科技术的普及和手术器械的更新,以及神经外科与耳鼻喉科、颌面外科、眼科、整形外科的密切合作,使颅底疾病的诊断和治疗取得了长足的进展。显微外科技术、颅底修复技术、影像导航、超声与放射介入技术、术中神经监测、激光和射频技术的应用等,为颅底深部高危区域病变的治疗提供了条件。原发于颅底结构的病变,或始发于颅内和始发于耳鼻咽部而侵犯颅底乃至跨颅底病变的治疗,常常需要多学科合作完成。如鞍区、海绵窦、斜坡、岩尖及颈静脉孔区的晚期病变,大多涉及毗邻的重要神经血管,常常需神经外科和其他学科共同完成。耳鼻咽喉科医师在开辟手术入路、显露病变及修补颅-鼻、鼻咽屏障方面有其自身的优势。

颅底是一个复杂的区域。不规则颅底骨的上方有脑干等重要结构,下方为口、耳、鼻、鼻窦、咽腔等有菌结构,诸多与生命有关的血管和脑神经出入该区,手术中既要切除严重疾患,又要尽量保留患者的功能和生活质量。影响颅底手术成功的主要障碍包括颈内动脉及其他血管结构的致命性损伤、逆行性脑膜炎以及明显的脑神经功能障碍如面瘫和言语、吞咽功能不良等。随着现代神经解剖、神经影像、介入神经放射、神经麻醉技术、手术器械和显微神经外科技术的进步,这些曾经看似不可逾越的障碍现在都已经可以克服,或至少将其危险性降至相对可以接受的程度,致使许多颅底肿瘤得以安全地切除,这大大地提高了颅底手术的疗效。现代神经影像检查可

以在术前提供病变范围及其与毗邻结构的三维解剖关系,特别是病变与动脉系统和脑干的相互关系,从而使术者在术前对病变进行精确、有效的评估。同样的,随着神经介入放射技术的发展,对颈静脉球体瘤这类血管丰富的病变进行术前血管栓塞成为可能,这使此类手术切除更快速、安全及精确。另外,颈内动脉球囊压迫试验的应用可以了解Willis环的代偿能力,从而预测术中牺牲颈内动脉或改道的可行性。术中实时神经监护,也明显降低了术中的风险。辅助切除的工具,如激光刀和超声震动吸引器等进一步降低了手术的致残率。

一、颅底外科的发展史

现代神经外科起源于20世纪初,当时由于受到照明和定位诊断的限制,手术开颅的范围很大,常为一侧颅骨的大部分被打开,而真正的病变范围可能很小。有时为了显露鞍区2～3cm大小的区域,需要同时显露额叶、颞叶和顶叶。由于颅底位置深在,解剖关系复杂,重要结构繁多,又涉及多科领域,长期以来一直令医生望而却步,甚至被视为"禁区"。随着手术显微镜的应用,光源照明问题得到了很好的解决,光线所能照到的区域是我们所能看到的区域。

颅底介于头颅与五官(眼、耳、鼻、喉和口腔)之间,其骨壁厚薄不一,有众多的孔、道、裂、管和缝,其内有许多神经血管通过。颅底病变包括肿瘤、外伤、炎症、血管和先天畸形。颅底外科是跨学科的专业,涉及神经外科、五官科、颌面外科、整形外科、头颈外科和肿瘤外科等。虽然20世纪初颅底外科已开展,但由于解剖复杂,重要神经血管较多,加之受各种条件和因素的限制(如脑脊液漏和颅内感染等),使手术效果受到影响,长期以来进展缓慢。在某些区域,如斜坡、海绵窦、颈静孔区和岩尖等仍被认为是手术禁区。20世纪70年代以后,由于显微神经解剖的发

展,现代影像诊断方法和介入神经放射的问世,神经麻醉和术中神经监测水平的提高,显微神经外科技术的普及和神经显微手术器械的更新,以及神经外科与耳鼻喉科、颌面外科、眼科、整形外科的密切合作,使颅底疾病的诊断和治疗取得了实质性进展;20 世纪90 年代以后,颅底外科已逐渐发展成为微侵袭神经外科的重要组成部分。近10 年来,颅底手术的禁区被打破。颅底肿瘤手术的死亡率从>6%(20 世纪70 年代前)下降到≤3%(20 世纪90 年代),至现在的<2%;5 年生存率、脑脊液漏发生率和术后感染也大幅度改善。颅底外科的迅速发展归因于:①显微神经外科技术的开展和广泛应用,包括显微镜以及显微神经外科器械的开发和应用,如高速微型磨钻等;②颅底显微解剖学的深入研究,促进了对现有手术入路的改良和新手术入路的开发和应用;③神经影像等技术的发展和广泛应用,如3D-CT、MRI、MRA、MRV 和DSA 等;④神经麻醉技术和神经功能监测方法的发展和进步;⑤各种颅底修补材料的研究和应用;⑥跨学科的研究,促进了多学科通力合作。

20 世纪60 年代,手术显微镜引入神经外科。显微镜良好的照明,使术野清晰度明显提高,术野清晰,病变组织和邻近结构同轴放大,加上配合使用双极电凝器、显微手术器械等,使手术精确度和准确性明显提高。显微神经外科手术的上述优越性,很快受到神经外科医生的器重。神经外科手术也因此由肉眼下手术、眼镜式放大镜下手术时代,步入显微神经外科时代。Yaşargil 教授是显微神经外科的杰出代表,他对脑底池的显微解剖进行了深入研究。颅底显微外科从无到有,颅底手术入路从简单到复杂再到简单,从不成熟走向成熟。Krause、Rhoton、Dolenc、Sekhar、Al-Mefty、Day、Samii、Lang、Sen、Hakuba 等 颅底外科专家注重显微解剖和颅底显微外科手术入路的基础研究,详细阐述了极其复杂的颅底三维解剖关系,同时也设计出许多重要的颅底手术入路,并培养了大批优秀的显微颅底外科医生,这对颅底外科的建立和发展起到了积极的推动作用。

我国的颅底显微外科起步较晚。虽然早已开展了颅底手术,但将颅底作为一个专门的领域加以系统的研究,却是近二十多年的事。近十年来国内少数大型神经外科中心相继成立了颅底外科病房,建立了颅底显微解剖室,并举办显微颅底外科培训班以及颅底外科学术年会等。这些均促进了我国颅底外科的快速发展,也促进了专业队伍的成熟与发展壮大。首都医科大学宣武医院神经外科于2004 年成立颅底外科专业组,并建立了“Samii”颅底显微外科训练中心,于2004 年11 月开始定期招收颅底解剖班学员,现已成功举办9 期,每期2 个月。2007 年4 月16 日又整合神经外科颅底组和耳鼻喉-头颈外科专业组,正式成立中国国际神经科学研究所(China-INI)颅底外科中心。新型神经内镜、接触性激光、超声振动吸引器、电磁刀等新技术的引入,使颅底显微外科技术日臻完善。

纵观颅底外科的发展历史,大致可分为以下三个阶段:

(1)裸眼颅底外科　20 世纪60 年代以前,颅底手术在裸眼直视下进行,称之为“裸眼颅底外科(naked eye skull base surgery)”。这是颅底外科的起步阶段,其手术致残率和致死率均非常高,以Cushing、Dandy 为代表,那时听神经瘤的手术病死率在4%～20%。

(2)显微颅底外科　20 世纪60 年代以来,随着手术显微镜在神经外科的广泛应用,颅底外科逐渐进入了显微颅底外科(microscopic skull base surgery)时代,研制出一系列适应不同手术需要的显微外科手术器械,形成了标准的显微手术操作技术。颅底肿瘤的手术效果得到明显改善,以听神经瘤手术为例,手术死亡率已经下降到1%左右。尽管如此,颅底显微外科手术仍然存在很大的风险,手术可能造成严重的神经功能障碍。术中难以避免脑牵拉,颅底骨质的充分磨除虽然可以带来一些帮助,但又造成了颅底重建的困难等。

(3)微侵袭颅底外科　近十余年来,微侵袭神经外科技术的出现和普及应用,推动了微侵袭颅底外科的发展,使颅底外科进入到影像辅助微侵袭颅底外科(image-asisted skull base surgery)时代。如术中CT、MRI、导航、神经内镜等技术的应用,在了解实时解剖的基础上进行手术操作,不仅提高了肿瘤的全切除率,而且降低了手术并发症的发生。目前,听神经瘤的全切除率超过了98%,而面神经的解剖保留率也超过了95%,术后Ⅰ、Ⅱ级面神经功能的保留率也达到了80%。

但是,我国颅底外科技术的发展呈现出相当的不均衡性(甚至在一定程度上超过了对疾病治疗本身的关注)。由此导致术后某些严重手术并发症的出现,这对术者和学科的发展均产生了负面影响。面对相对复杂的医疗环境,有序、稳妥和有效地开展颅底外科手术显得尤为重要。

二、颅底外科发展特点及其理念

1. 颅底外科的定义和范畴

(1) 起源于颅底骨性、膜性结构的疾病 如颅底骨纤维异常增生症、脊索瘤、骨巨细胞瘤、颅底脑膜瘤(嗅沟、蝶骨嵴、鞍结节、中颅底、岩-斜区、岩骨和斜坡、枕骨大孔区脑膜瘤)。

(2) 起源于脑神经、颅内病变向颅底侵袭的病变 如视神经胶质瘤、三叉神经痛和面肌痉挛/各种神经鞘瘤(听神经瘤、三叉神经鞘瘤)、垂体腺瘤、颅咽管瘤、鞍区生殖细胞瘤、错构瘤、颈静脉球瘤。

(3) 脑干及脑干旁病变 如脑干海绵状血管瘤、脑干胶质瘤,向脑干侵袭的第四脑室肿瘤(室管膜瘤和髓母细胞瘤)和表皮样囊肿。因为需要采用经颅底手术入路进行处理,因此归为

颅底外科的范畴。

(4) 颅底下区向颅底侵袭的病变 如鼻咽癌等。

2. 颅底外科的研究内容

颅底介于头颅与面和五官之间,颅底的管、裂、孔、缝是神经、血管进出颅底的通道,与颅外结构关系密切。为了诊治的需要,将颅底分为四区,即前颅底、中颅底、后颅底及中央颅底。颅底病变包括肿瘤、外伤、炎症、血管和先天畸形,主要是针对颅底肿瘤而言。凡是起源于脑底部的肿瘤有侵犯颅底倾向,或肿瘤起源于颅骨本身或恰在颅骨下面有侵犯副鼻窦、鼻咽腔及颞下窝者均属此范围。因此,这些病变可以来自神经、血管、脑膜及其他软组织间隙,亦有起源于颅外侵入颅内者。侵犯颅底的常见肿瘤包括良性肿瘤和恶性肿瘤(表1-1-1),不同的肿瘤在颅底部位有其自身的好发部位(表1-1-2)。颅底外科将多个学科的基本理论、基本知识和基本技术融为一体,这有利于颅底外科特别是颅底肿瘤外科的诊治规范化,有利于选择手术路径和制定标准的治疗方案。因此,颅底外科是跨学科的专业,它融合神经外科、头颈外科、颌面外科、神经眼科、肿瘤外科和整形外科于一体,形成了一整套诊断与治疗技术。

3. 颅底外科的发展理念

颅底手术的目的不单纯是切除肿瘤,而是在不加重损害脑、脑神经及重要血管的前提下,选择适当、简捷便利的手术入路,达到切除肿瘤和保全神经功能的目的。颅底解剖研究要符合颅底外科的实际需要,对头颅标本进行乳胶灌注,以利于解剖观察和测量,并且应遵循颅底手术入

表1-1-1 累及颅底的常见肿瘤

	颅外	颅内	原发性	先天性	转移性
良性肿瘤	乳头状瘤、唾液腺瘤、血管瘤、黏液囊肿、胆脂瘤、血管纤维瘤	垂体腺瘤、脑膜瘤、动脉瘤、神经鞘瘤、AVM、颅咽管瘤	骨纤维发育不良、成骨细胞瘤、脊索瘤、软骨瘤、骨瘤	表皮样囊肿、皮样囊肿、畸胎瘤	——
恶性癌肿瘤	鳞状上皮癌、恶性网状细胞增多症、唾液腺癌、白血病、横纹肌内瘤、淋巴瘤	视神经胶质瘤、嗅神经母细胞瘤、恶性脑膜瘤、恶性神经鞘膜瘤	骨软骨肉瘤、成骨细胞骨肉瘤症、多发性骨髓瘤、嗜酸性肉芽肿		肺癌、乳腺、肝癌、胃癌等

表1-1-2 颅底部位常见的病变

部位	常见病变	
	硬膜内	硬膜外
前颅窝底		
中央	脑膜瘤、脑膨出	鼻咽/鼻旁癌、鼻腔神经胶质瘤
外侧	脑膜瘤	纤维结构不良、颅眶沟通瘤
中颅窝底		
中央	垂体腺瘤、脑膜瘤、颅咽管瘤	蝶骨癌、黏液囊肿
旁中央	脑膜瘤、神经鞘瘤、动脉瘤、海绵窦血管瘤、硬膜动静脉畸形	脊索瘤、侵袭性囊腺癌
外侧	脑膜瘤、神经鞘瘤	血管纤维瘤、囊腺癌
后颅窝底		
岩-斜区	脑膜瘤、神经鞘瘤、表皮样囊肿、基底动脉瘤	胆固醇肉芽肿、胆脂瘤
枕大孔区	脑膜瘤、神经鞘瘤、椎-基底动脉瘤	脊索瘤、颅底凹陷
桥小脑角区	经鞘瘤、脑膜瘤、皮样囊肿、脂肪瘤、硬膜动静脉畸形	
颈静脉孔区	神经鞘瘤、脑膜瘤	副神经节瘤

路的几个原则：遵循微创外科的理念设计颅底手术入路，路径要短、创伤要小，并避开重要结构；尽可能利用"颅底自然通道"，如颅底的脑池和脑裂、颅底骨、潜在的间隙和可牵开的肌肉腔隙；采用磨除颅底骨质的方法，来达到减少对脑组织的牵拉，避免损伤神经血管蒂；注重外观和美容的需要，便于颅底重建等。在此基础上设计或改良出能充分切除颅底病变而又不损伤神经和血管的入路，并注意对解剖结构进行量化、个体化研究。早期诊断、微侵袭、重要结构的准确定位和保护是颅底外科研究的基本方向。

4.颅底外科的发展特点

颅底聚集了许多重要的血管、神经，解剖结构复杂。因此，在20世纪初颅底外科进展缓慢。20世纪70年代以来，特别是近30年来，颅底外科发展迅速。影像诊断技术和显微神经外科技术的不断发展，使颅底病变的诊断、治疗有了很大的进步。过去难以发现的疾病得以及时发现和诊断，既往无法治疗的病症有了很好的治疗方法并得已治愈，手术禁区也不断被突破。这主要是因为：①微侵袭神经外科技术的广泛应用，包括颅底锁孔技术、神经内镜技术、神经导航技术和神经介入放射技术等；②先进设备的研发与应用，

如手术显微镜、显微外科器械等的应用，高速微型磨钻、超声震动吸引器(CUSA)、激光及电磁刀等，使颅底手术更加简捷和迅速；③神经影像学的发展，如CT、CTA、MRI、fMRI、DSA的广泛应用，推动了包括脑干肿瘤在内的颅底外科的迅速发展；④颅底显微解剖的研究，改良和改进了各种不同的颅底手术入路；⑤相关学科的紧密合作，使颅底外科从单一的神经外科领域跨入多学科、多专业相互配合和协作的交叉学科领域，从而提高了颅底疾病的诊断和治疗水平；⑥术中神经监测技术的开展，如脑干诱发电位等神经生理监护以及先进激光的使用，使术中做到既能全切除肿瘤，又能有效地保护神经功能。

对颅底外科医生而言，扎实的颅底显微解剖和手术入路的研究是开创新手术和新技术的基础。随着微创理念的深入，颅底手术入路在不断改进。原先一些难度高、创伤大、并发症多、耗时长的入路逐渐被废弃，另一些创伤小而实用的入路被保留并不断加以改良。颅底显微外科的发展，具有以下特点：①颅底外科传统术式的改良和新手术入路的研发，更注重术野的显露，有利于肿瘤的全切和重要结构与功能的保护。②颅底手术正逐渐向微创化方向发展，一方面通过磨除

颅底骨质,扩大手术野,缩短手术操作距离;另一方面采用颅底锁孔入路处理颅底疾病,减少手术创伤,提高术后的生存质量。③新技术在颅底外科领域的广泛应用,如神经导航技术和神经内镜技术等,使颅底外科的整体水平明显提高。近年来,宣武医院颅底外科研究中心通过对颅底显微解剖的深入研究,改良了许多颅底手术入路。如对枕下乙状窦后-经内听道上入路和颞下-经岩骨嵴入路的解剖学研究,在准确的解剖学资料和详尽形态描述的基础上,采用这两种入路替代原有的乙状窦前入路和幕上下联合入路处理岩斜区肿瘤,已取得了满意的疗效;采用额外侧入路或眶-额或眶-翼点入路替代原有的扩大前颅底入路和眶颧-额颞入路处理中颅底、海绵窦区复杂性病变,这种改良后的入路明显缩短了手术操作距离,在对深部病变的观察角度扩大的基础上,减少了手术创伤,从而降低了颅底病变的手术难度和风险。

三、颅底分区

颅底分为内面和外面。内面凹凸不平,可分为前、中、后三个颅窝;外面没有明显的自然标志与内面三个颅窝的分界相对应。在颅底下面沿眶下裂和岩枕裂各作一延长线,向内交于鼻咽顶,向外分别指向颧骨和乳突后缘,两者之间的三角形区域称为侧颅底。Kumar等以两侧翼突内侧板作一直线与枕骨大孔相切,并将该二线向前延伸,将颅底分为一个中线区和两个侧区,向前该二线与眼眶内侧壁相一致。从颅底内面观,此二线将前、中、后颅窝均分为中线区和外侧区。在颅底的外面再从翼突内侧板到上颌关节窝作一连线,位于该线之前外侧为颞下区,该线后内侧为翼腭窝。中央区包括蝶骨体、斜坡和上部颈椎,而侧区包括蝶骨大翼的一部分、颞骨下面和后颅窝。颅底内面大致可被分为10个区域,如图1-1-1、1-1-2、1-1-3所示。颅底分区如下:

1.前颅窝底分区

前颅底分为以下二区:①前颅底中央区:包括嗅神经、蝶骨平台、筛窦;②前颅底外侧区:主要是指眶部。

2.中颅窝底分区

中颅窝底分为三区:①中央区:蝶鞍、蝶窦;②中央旁区;海绵窦;③外侧区:蝶骨翼、

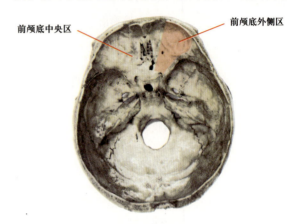

图1-1-1　前颅底分区示意图

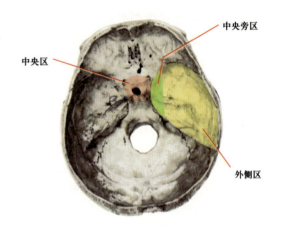

图1-1-2　中颅底分区示意图

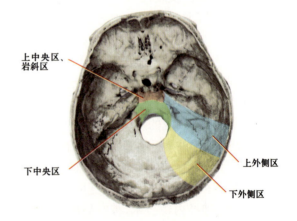

图1-1-3　后颅底分区示意图

颈下窝。

3.后颅窝底分区

后颅窝底分为四区：①上中央区、岩斜区：上2/3斜坡、岩骨尖；②下中央区：枕大孔、下1/3斜坡；③上外侧区：桥小脑角、小脑幕-乙状窦区；④下外侧区：颈静脉孔。

四、颅底病变的诊断

术前确定病变与颈内动脉的关系、术中定位颈内动脉均十分重要。侵犯颅底的肿瘤表现甚为隐蔽，一些良性肿瘤生长缓慢，直到影响脑神经或其毗邻结构时才出现相应的临床症状。颅底病变多缺乏典型的病史。常见的主诉有头痛、面部麻木和疼痛、颈痛、眩晕、耳鸣和听力下降、声音嘶哑和吞咽障碍、视物模糊和视力下降、复视、嗅觉和味觉改变、行走不稳、面肌无力及尿崩等。许多病人忽视已有症状或对症状叙述不清，或医生未引起注意，因而得不到及时的诊断和治疗。检查者须有次序地进行详细的神经系统检查，发现可疑点应请专科医生协助会诊，必要时进行神经影像学检查，以便及时获得早期诊断。

神经影像学检查能及时做出定位诊断及部分定性诊断，并且能提供可靠的术前评估。CT和MRI检查是达到这一目的的主要手段。尤其是MRI能显示出肿瘤在颅底的范围及其与颈内动脉、基底动脉、脑干和脑神经之间的密切关系。CT和MRI检查的目的是为了发现病变，明确病变的部位和累及的范围，以及与周围结构，如脑干、内听道、颈静脉孔、海绵窦、前后床突、鞍结节等的关系。MRI具有无创伤性、分辨率高、无颅骨伪影、三维成像等优点；CT可检查骨性病变和明确病变是否侵袭颅底骨质，在判断是否有钙化方面优于MRI，而MRI在显示颅底肿瘤与软组织（包括脑干、脑神经、颅内动脉、海绵窦等）的关系方面优于CT。特别是排除动脉瘤更为重要，必要时可加做MRA、MRV、脂肪抑止像和质子像等，以提高定性诊断的准确率。神经电生理检查，包括诱发电位（视觉、听觉和体感诱发电位）、电测听、前庭功能等检查，能提示神经功能是否受累及受累程度，特别是术中神经功能监测，对术中保护脑干功能有重要的意义。

五、颅底外科手术的一般原则

颅底外科是跨神经外科、耳鼻咽喉-头颈外科和口腔颌面外科、整形外科的交叉学科，随着神经影像和神经麻醉技术的进步，近几年来发展迅速。然而颅底病变位置深在，解剖关系复杂，毗邻重要的脑神经与颅底血管，又与眶、鼻和副鼻窦等邻近器官关系密切，术中常涉及多器官的处理与保护，手术难度很大。因此，颅底外科手术要遵循颅底手术入路的原则，在此基础上设计出既能充分显露，而又能有效地切除病变的颅底手术入路，并且要注意量化和个体化设计。

实施颅底显微手术前，需优先明确以下几个主要问题：①术前正确估计肿瘤的大小、性质、侵袭方向。②对神经影像提示肿瘤周围的改变有正确认识，如要辨认清楚肿瘤的边界、肿瘤与周围组织粘连程度。③皮瓣和骨瓣的设计原则。选择手术入路时，应选择距离病灶近、避开重要结构和功能区、能获得最佳视野的手术入路，同时还要考虑到皮瓣的血液供应和美容问题，幕上开颅多采用基底朝向供血动脉方向的弧形切口或问号形切口，皮瓣基底宽度不应小于5cm，皮瓣基底与高径的比例最好应超过1∶1.25，切勿采用呈倒烧瓶状皮瓣，以防术后皮瓣边缘缺血坏死。幕下多采用弧形、直线或拐杖形切口。各部位的开颅方法略有不同，如颞部手术多采用瓣前翻、肌骨瓣翻向颞侧，而硬脑膜翻向中线。而额部切口常为皮瓣、肌瓣、骨瓣一同翻向额下方。④术前要准确评估肿瘤的切除程度，术中对肿瘤边界的标志要有正确的辨认，避免过度切除，并制定预防损伤周围正常组织的措施。对这些问题的回答将明显增加肿瘤全切率，从而减少术中的副损伤，提高手术疗效。

颅底外科手术应遵循以下原则。

1.完善的术前计划

在处理颅底病变前，必须了解与病变和毗邻结构的解剖关系，包括相关的颅骨解剖、病变与脑神经、硬膜和血管的关系。神经外科医师应在实验室学习颅底三维解剖,这是每一位颅底显微外科医师必须具备的基本知识。由于颅底病变位置深在,为了减少脑组织牵拉所造成的神经血管损伤,术前必须充分制定控制颅压的措施。这包括体位的设计和术前腰穿蛛网膜下腔引流脑脊液等,以达到有效控制颅压,降低脑组织张力的目的。半坐位和抬高头位有利于颅内静脉血回流,起到降低颅压的目的。

2. 良好的手术显露

采用最短的手术路径和获得良好的手术显露是手术成功的关键步骤。依据颅底解剖特征,选择路径最短和显露最充分的入路进行肿瘤切除,术中避开重要的神经和血管结构。通过合适的颅底手术入路和适当的颅底骨质切除,这要求开颅的骨窗缘必须达颅底,以减少视野死角,才能达到良好的手术显露,有效地显露病变,这样既可安全地切除病变,又可最大限度地保护神经血管结构。

3. 正确有效的止血术

颅骨出血,包括颅骨板障和颅骨导静脉出血,可采用骨蜡封闭止血。在出血处均匀涂一薄层骨蜡,然后用纱布和棉片压实,再检查是否还有出血。不要认为贴上厚厚一块可确保“万无一失”,过厚的骨蜡不但相对容易脱落而且易产生异物排异反应。鞍区肿瘤,尤其是脑干及其周围区域的肿瘤切除,尽量做到少用双极电凝,一般的小渗血用明胶海绵压迫即可达到有效的止血。由于脑组织娇嫩,且组织内血管往往很细,脑内血管出血后易发生退缩,需采用吸引器配合将血管吸出来,同时用双极电凝止血。止血时电凝功率要恰当。

静脉窦损伤的处理原则:控制出血、避免气栓及恢复窦腔。处理这类损伤时,切勿急于探查静脉窦损伤区,应先做好术野的显露,将破裂的静脉窦两端暴露出来,并做好一切止血和输血的准备工作。适当抬高床头,然后揭除受损窦壁上的骨片、血块或临时止血材料,随即用吸引器吸住出血点,迅速查看破口状况,弄清情况后压迫控制出血,根据静脉窦破损情况选用适当修补

方法。①小裂伤:可用肌片或明胶海绵贴附于裂口上,轻压片刻即可止血,然后行“8”字缝合,固定止血材料,以免松动。②线形撕裂伤:采用缝合法,即以细丝线将裂口对位间断缝合。方法是用脑压板平压在裂口上或于受损窦的远近两端加压控制出血,继而边退边缝,至最后2～3针时暂不打结,以便排放部分血液冲出腔内血块,然后再打结。③窦壁缺损:系指静脉窦破口不规则并有缺损时,无法直接缝合,以肌肉或明胶海绵覆盖有陷入窦腔造成栓塞之虑,故须采用翻转附近硬脑膜外层掩盖缝合,或以骨膜、筋膜片修补破孔的方法,整复窦壁,再用医用胶加固。④静脉窦横断伤:即静脉窦已断裂为两段,处理极为困难,若属非主要静脉窦则可予以结扎,但若为上矢状窦中后段、右侧横窦或乙状窦,则须予以吻合或修复,以重建窦腔血流。通常可采用大隐静脉、硬脑膜、大脑镰、小脑幕或人工血管材料施行静脉窦成形术。术中适当抬高床头,窦两端暂时断流,要注意防止气栓,必要时需在远近端窦腔放置暂时分流管,保持窦内血液流畅,以免因静脉血回流障碍而发生急性脑膨出。吻合完毕时最后几针不打结,待拔除分流管、排除血凝块之后再打结。

4. 充分利用“自然通道”

充分利用潜在的腔隙、颅底骨、脑底池、可牵开的肌肉及颅底肿瘤的潜在间隙,注意避免神经和血管损伤。采用磨除颅底骨质的方法,在扩大显露的同时可减少对脑组织的牵拉,这符合现代微创原则。

5. 肿瘤切除的方法和策略

对良性肿瘤原则上应争取全切,且最大限度地保留功能;对恶性肿瘤应在不损伤神经功能的前提下,尽可能整块和完全切除肿瘤,避免肿瘤的快速转移,至少要达到充分减压的目的。对有包膜的肿瘤,可先将肿瘤沿表面的包膜向四周分离,然后切开包膜,瘤内分块取瘤。包膜与周围组织粘连紧密,常有下列情况:①粘连区内有血管或神经分支被肿瘤包绕,如果是供瘤血管牵扯,将血管电凝切断后,包膜自然

与周围组织分离。②瘤结节嵌入脑组织内,将瘤结节内的肿瘤切除,瘤包膜即松解,易于分离。③肿瘤包膜与大血管或神经粘连紧密,说明肿瘤与神经或血管之间的蛛网膜界面已丧失,切忌盲目分离而损伤血管。④来源于正常的血管并参与其供血的肿瘤,在重要区域,应采取瘤内取瘤的切瘤方式,逐渐向周围扩大分离切除。

6.保护神经功能,减少并发症

应把保护脑神经和脑组织功能、提高病人术后生活质量作为决定手术的主要依据,不能盲目追求肿瘤的全切除率,而忽视术后并发症。由于颅底病变位置深在,手术操作时间长,因此手术应减少脑组织暴露时间和减少对脑组织的牵拉,可采用相应的保护措施:①用湿明胶海绵和脑棉片覆盖在暴露的脑组织表面,特别是要贴覆在牵拉部分的脑组织表面。②牵拉用的脑压板应表面平滑,且应与所牵脑组织的形状相适应,最好采用自动牵开器固定脑压板,并定期间歇放松脑压板,避免因牵拉而产生牵拉伤,这对于保护脑组织和神经十分重要。③降低颅内压,降低脑组织张力,以提高脑组织和神经对牵拉的耐受性。如术前腰穿置管放液、术中充分打开脑池引流脑脊液或术中穿刺脑室、过度换气等。④术中应用脑保护剂,如甘露醇、类固醇激素、钙通道阻滞剂等。

7.有效控制颅内压

充分释放脑脊液,有效地控制颅内压,可改善手术显露,减轻脑组织损伤。选择最佳的入路,充分利用解剖间隙,必要时采用神经导航技术和内镜辅助技术,以达到有效地降低颅内压,使脑组织松弛。术前可抬高手术床头和腰穿置管引流脑脊液,术中可采取脑室穿刺和应用甘露醇等脱水降压药等方法控制颅内压。同时,脑组织牵拉必须有保护措施,尽可能避免对有张力的脑组织的牵拉。

8.软组织保留和术后重建

注重容貌和软组织的保留,便于术后重建。术前必须制订颅底硬脑膜重建、颅底骨重建和软组织重建的合理方案;术中颅底脑膜缺损应修复完整,以防止术后脑脊液漏和感染等并发症。手术切口附近的筋膜、骨膜、肌肉和硬膜及与它们有关的血管(如颞浅动脉、枕动脉)应予保留,组织和血管的保留,不仅有利于术后伤口的闭合,也便于术后颅底重建。①颅底重建:包括颅底硬膜重建和骨质的重建。颅底和硬脑膜的重建是颅底手术重要的一环,也是手术成败的关键问题。颅底重建的目的在于防止术后脑脊液漏及脑组织疝出。颅底硬膜缺损必须重建,硬脑膜缺损先用颞筋膜做严密修补,再用已准备好的带蒂帽状筋膜、骨膜瓣缝合数针作为颅底重建。带蒂的颞肌骨膜瓣是较好的重建颅底缺损和修补硬脑膜的组织材料,取材方便,坚固有力,易成活,且有抗感染能力。骨缺损直径大于3cm时,单纯的骨膜瓣重建不能达到对脑组织的足够支撑,需再用骨板加固重建或用人工合成材料重建,避免术后颅底局部积液漏及脑组织下疝。②脑神经、颅底血管重建,尽可能做到一期修复重建。

9.新型设备和显微器械的应用

开展颅底肿瘤手术需要一套特殊精良的开、关颅设备和器材。现代颅底外科扩展了开颅的范围,是以高速颅钻和颅底重建材料为基础的。在开展颅底手术时,应引起足够的重视。联合应用术中CT、MRI、手术导航和各种电生理学监测技术,达到安全有效的肿瘤切除和完整的神经血管功能保护,提高肿瘤切除率和降低手术并发症。

10.颅底外科新技术的应用

现代颅底显微外科技术的应用,包括立体放大、深部照明、显微外科解剖、神经导航、神经介入技术的应用等,有助于准确地施行颅底骨质的磨除,有利于组织的分离和显露以及肿瘤的切除,具体优点如下:①新型颅底入路的应用,增加了外科医师到达深部病变的能力,为颅底深部病变提供了最佳的手术入路;为安全进行显微外科手术提供适当的显露;提供不同的视角(通常为大脑底部腹侧和前侧观)。②微创颅底外科技术的应用,减少了对脑组织牵拉(大脑、脑干、小脑),缩短手术时间。③现代微创颅底外科注重显露、分离和保护主要颅内动脉(颈动脉、椎动脉、基底动脉及其分支),显露和保护主要大脑静脉或静脉窦,强调直视显露和保护脑神经,并且有条件在直视下进行神经、血管结构重建。

11. 选择最佳手术路径

颅底肿瘤手术治疗的特点在于正确选择手术入路和避免术后严重的并发症。颅底骨质凸凹不平,神经血管相互交错,构成了颅底解剖的复杂结构。颅底肿瘤外科手术可供操作的空间狭小,通常需要充分打开蛛网膜下腔(池),在神经、血管之间分离和切除肿瘤。脑神经和重要动脉、静脉的损伤都会给病人带来严重的术后并发症、生活质量下降,甚至死亡。当前颅底手术的进步在于应用得心应手的显微手术器械,扩大切开或磨除颅底骨质(以蝶骨和岩骨为主),使术野更接近颅底肿瘤;创新和改良了一些新的手术入路,如额眶颧入路和经岩入路等。应该强调的是,颅底外科医师制订手术计划时,应正确做出颅底肿瘤术前的评估,要针对每个病例的特点做出个体化的设计方案。除认真选择手术入路外,还要充分估计术中可能发生的意外,并制定出预防和处理的措施。术前只考虑能否切除肿瘤是远远不够的。

12. 个体化治疗方案设计

遵照循证医学,全面掌握颅底肿瘤治疗原则。强调对每例病人实施个体化的治疗方案。颅底肿瘤组织学特性差别很大,脑膜瘤、神经纤维瘤生长缓慢;脊索瘤全切困难;恶性肿瘤、转移(侵入)瘤病人的预后与原发肿瘤的治疗有关;病人的年龄、职业及对治疗的要求等诸多因素,是颅底外科医师术前必须充分考虑的。颅底肿瘤的治疗包括手术治疗、放射治疗(质子线、γ-刀、X-刀)以及包括化疗在内的综合治疗。诊治颅底肿瘤,必须对相关病理、解剖以及病人心理学有足够的认识,才能做出尽可能准确的决断。术前评估时应反复推敲,对采用不同治疗方法的先后次序也应全面周全考虑。

六、常见颅底手术入路

设计颅底手术入路一般遵循以下三个基本原则:①选择尽可能短的手术路径,以缩小操作距离,同时避开重要功能的解剖区域;②充分利用已有的或潜在的自然空隙作为手术通道,如颅底池、硬膜下腔及可牵开的肌肉间隙;③颅骨骨窗的大小、位置合理有效,尽量减少对脑组织的牵拉。采用磨除颅底骨质的方法,可达到减少牵拉脑组织的目的。术中避免损伤神经、血管,同时入路要求简便、创伤小,易推广,并注重外观和便于颅底重建。在应用新的颅底手术入路前,应先进行解剖研究和设计,并反复验证。

常用的颅底手术入路有:扩大经额入路、颅-眶-颧入路、额颞经颧入路、颞下-经海绵窦入路、颞下-经岩嵴入路、颞枕-经天幕入路、颞下-耳前颞下窝入路、乙状窦前-幕上下联合入路、枕下乙状窦后-经内耳道入路、枕下乙状窦后-经内听道上入路、枕下远外侧入路、后正中-经小脑裂入路等。我们根据颅底肿瘤的特点选择眶-额入路、眶颧额颞入路、颞下-经岩骨嵴入路、枕下乙状窦后入路及其改良入路、远外侧-经颈静脉结节,这几种入路能够最大限度地暴露肿瘤,最小范围牵拉脑组织,达到肿瘤的全切除或次全切,同时又不在颜面部留下切口瘢痕,达到兼顾面容的目的。而且从蛛网膜界面分离神经血管,得到最大限度地保护功能。眶-额入路或眶颧额颞入路由于将眉弓、颧弓取下,与以往的经额入路、翼点相比,增加了颅底的显露,从而减轻对脑组织的牵拉,特别是避免对丘脑下部等重要结构的牵拉。近年来随着微创理念的深入,颅底手术入路在不断改进,原先一些难度高、创伤大、并发症多、耗时长的入路逐渐被遗弃,一些有用的入路被保留并不断加以改良。

1. 前颅底手术入路

(1)经鼻蝶窦入路 包括口-鼻-蝶入路,鼻小柱-鼻中隔入路,经单鼻孔-蝶入路。到达区域有蝶窦、垂体窝、上斜坡和中斜坡。优点是无需开颅,硬膜外操作,无外部切口;缺点是手术进路通道长,海绵窦区视觉差,有发生脑脊液漏的危险。

（2）经口-硬腭入路　可到达中、下斜坡，颅颈关节前面等区域。对口咽、鼻咽、蝶窦、斜坡、$C_{1\sim3}$、垂体、岩骨内颈内动脉、脑干前面、椎基动脉、外展神经等结构有良好的暴露。优点是硬膜外入路，无需开颅，直接到达斜坡和脑干前面；缺点是有菌的手术通道，两侧暴露受限，有发生脑脊液漏和颅颈关节不稳定的危险。

（3）经上颌入路　可到达斜坡、颞下窝等区域。暴露的解剖结构有口咽、鼻咽、蝶窦、上颌窦、斜坡、垂体窝、颞下窝、腭窝、双侧海绵窦中段等。优点是同时暴露斜坡、翼腭窝和颞下窝，硬膜外入路无需开颅；缺点是手术通道有菌，术后面部瘢痕和畸形，牙齿脱落，术后并发感染的几率大。

（4）扩大经额入路　该入路（图1-1-4）可到达前颅窝、额窦和斜坡等区域。对前颅窝、筛窦、蝶窦、视神经管、视交叉、终板、硬膜内颈内动脉、嗅神经、垂体和斜坡等解剖结构有良好的暴露。优点是可显露从前颅窝至枕大孔的广泛区域，可从硬膜外到达前颅窝、鼻窦和斜坡；缺点是嗅觉丧失，有时需牵拉额叶，前颅底需重建。

2. 中颅底手术入路

（1）眶颧-额颞下入路　到达区域包括前床突、蝶鞍、鞍旁和鞍背、海绵窦、中颅窝底及上斜坡等。显露结构有视神经、视交叉、垂体柄及垂体、颈内动脉及其分支、终板、丘脑下部、脚间窝、基底动脉上段、后床突和鞍背、岩尖及上斜坡等。其优点是入路平中颅底，对鞍旁及中颅窝底显露充分，脑组织牵拉轻，到达蝶鞍和鞍旁的手术距离短；缺点是蝶窦视觉效果差。

（2）额颞硬膜内经海绵窦入路　到达区域包括：海绵窦、蝶鞍和一侧鞍旁。显露结构视神经管、视神经和视交叉、颞骨岩部、海绵窦内结构。优点是手术距离短，易与颞下入路联合；缺点是增加对颞叶的牵拉，有时需牺牲颞极桥静脉。

（3）额颞硬膜外经海绵窦入路　到达区域和显露结构同额颞硬膜内经海绵窦入路。优点是硬膜外入路对额颞叶损伤小，并发症少；缺点是手术进程可能会受棘手的海绵窦出血限制。

（4）乙状窦前经岩骨入路　该入路又分为三种基本类型，见图1-1-5。

3. 后颅底手术入路

（1）幕上下联合经岩骨入路　主要到达区域有岩斜区和桥小脑角区，显露的结构包括：脑桥和中脑侧方、单侧Ⅲ-Ⅻ脑神经、椎基底动脉、后海绵窦。该入路的优点是广泛显露岩斜区，减少

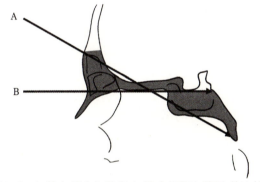

图1-1-4　扩大额底入路(A)与经典经额入路(B)的比较。扩大额底入路更靠近颅底，对颅底诸结构的显露更具优势

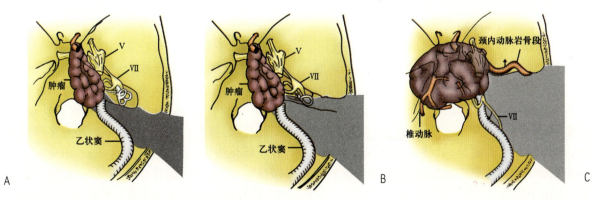

图1-1-5　各种乙状窦前经岩骨入路骨切除示意图。A,迷路后入路; B,迷路后部分迷路切除; C,岩骨完全切除入路

脑牵拉；缺点是操作复杂，有损伤静脉窦的危险。

（2）经迷路入路　可显露的区域主要是桥小脑角。显露的结构包括桥小脑区的神经和血管，包括单侧脑桥、单侧Ⅴ-Ⅺ脑神经、小脑前下动脉。优点是无需牵拉脑组织；缺点是损失听力。

（3）经迷路后入路　也是为了显露桥小脑角，对迷路、面听神经有良好的显露。优点是减少脑组织牵拉；缺点是术野小，有听力丧失的危险。

（4）乙状窦后入路　主要是处理桥小脑角区病变。显露的结构也主要是桥小脑角区内的神经和血管及脑桥外侧等。优点是保留骨迷路；缺点是牵拉小脑，脑干前方受限。

4. 侧颅底手术入路

侧颅底是指与中颅窝相对的颅底下方，由眶下裂、岩枕裂、鼻咽顶所构成的三角形区域，包含了蝶骨体、蝶骨大翼、颞骨岩部及穿行其中的血管和神经。

（1）硬膜外经岩骨前入路　到达区域包括岩斜区、CPA中央、后海绵窦，可显露的解剖结构有颞骨岩部颈内动脉、内听道、脑桥和基底动脉、三叉神经、外展神经和面听神经。其优点是硬膜外岩尖切除，颞叶牵拉轻，保留听力和平衡功能；缺点是技术复杂，有丧失听力的危险。

（2）颞下窝入路　该入路可到达颞下窝、中颅窝等区域，显露的解剖结构包括：面神经、颞颌关节、上颌动脉、颈内动脉、脑膜中动脉、三叉神经、颧弓、翼腭窝和斜坡。该入路的优点是硬膜外入路，颞叶牵拉轻，无需面神经前移；缺点是面神经麻痹和颞颌关节障碍的危险，向后暴露受限。

5. 颅颈交界区手术入路

（1）经颈入路　可到达的区域包括颈动脉三角、下颌后区、岩骨底、斜坡下1/2，该入路可显露的解剖结构有颈动脉、颈内静脉、面神经、舌咽神经、迷走神经、副神经、舌下神经、椎动脉、上颈椎和岩骨底等。其优点是硬膜外入路，感染机会少；缺点是手术野深，主要用于硬膜外病变的处理。

（2）枕下极外侧入路（图1-1-6）。

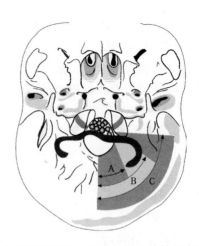

图1-1-6　各种到达枕大孔腹侧面入路的示意图。A，中线枕下开颅；B，远外则入路；C，极外侧入路。极外侧入路直接显露了脑干的外侧和腹侧面而不牵拉脑组织

七、颅底外科新技术

1. 神经影像学技术

发生于颅底不同区域、不同组织的颅底肿瘤除具有不同的密度和MRI信号外，一个共同特点是，由于肿瘤本身的生长与浸润，肿瘤与其邻近的颅底骨质或肿瘤发生骨产生相互作用和影响，使颅底骨质出现相应的病理改变，在CT、MRI上表现出相应的影像学特征。

（1）正常颅底骨质的影像特征　颅底CT扫描对骨质有较高的密度分辨率，能清晰、明确地显示颅底的自然孔道和颅底诸骨，在了解颅底骨质方面有重要作用。CT轴位扫描除圆孔显示不佳外，对视神经管、卵圆孔、棘孔、破裂孔、内听道和颈静脉孔显示理想。这些孔道正常时具有大小、形态与位置基本对称的特点。在判断颅底骨质改变状况时，应注意两侧对比。卵圆孔呈类圆形或椭圆形，长径6～8(6.9±0.7)mm，短径3～4(3.6±0.5)mm，两侧卵圆孔内侧缘间距4.6～5.1(4.8±0.1)cm。棘孔较卵圆孔明显小，呈针孔状。卵圆孔、棘孔和舌下神经管多伴轻微骨质硬化边，观察时应注意这一点，出现局灶性硬化边消失，需警惕骨质破坏可能。破裂孔为岩骨、枕骨和蝶骨三骨围成的自然裂隙，与卵圆孔、棘孔不同，破裂孔无规则的边缘。观察破裂孔骨

质改变,应两侧对比观察。

与CT反映颅底骨质的密度不同,MRI通过颅底骨皮质和骨髓及颅底骨上、下组织之间MRI信号差别来显示颅底骨结构。与CT相比,轴位MRI扫描难以显示卵圆孔和棘孔,但借蝶骨大翼的骨髓组织,轴位T_1WI能显示高信号的蝶骨大翼。蝶骨大翼受破坏时,正常的T_1WI高信号影消失,局部出现异常信号影,据此也可判断蝶骨大翼骨质改变。MRI冠状扫描是显示卵圆孔的理想手段,可直接观察卵圆孔是否被破坏,孔腔是否扩大,孔区有无肿瘤组织,增强MRI冠状扫描更有利于卵圆孔区肿瘤的显示。经鞍背的冠状层面可显示两侧的卵圆孔,MRI上测得正常卵圆孔横径(左右径)4～5(4.4±0.5)mm,上下径5～6(5.6±0.5)mm,两侧卵圆孔内侧缘间距4.7～5.0(4.8±0.1)cm。观察MRI冠状扫描的颅底骨质改变,应注意两侧对比,还需注意观察中颅窝底骨板之骨皮质是否完整,骨髓信号是否完整。

(2)颅底肿瘤颅底骨质侵犯的病理与CT、MRI特征

①外压性改变:多见于生长缓慢的肿瘤。这类肿瘤在很长时间内以极低的速度逐渐增大,对邻近的颅底骨产生压迫作用,造成颅底骨质吸收。由于长时间的压迫作用和受压骨质的代谢的相应改变,在骨质吸收的同时常伴有骨质硬化。在颅底不同部位表现为各自不同的特征。如肿瘤压迫岩尖,造成岩尖骨质吸收或部分岩尖骨质消失,但边缘骨质常见硬化;肿瘤压迫蝶骨体、蝶骨嵴,常见蝶骨体、蝶骨嵴骨质吸收、凹陷和硬化,导致骨性中颅窝底扩大;对后颅窝颅底骨的压迫,出现局部骨质缺损。

②骨质破坏:这种骨质破坏,表现为浸润性溶骨性破坏,导致颅底骨局部或广泛性骨质消失,受破坏的颅底骨边缘模糊不清,其边缘无反应性骨质硬化现象。CT表现为局部或广泛正常骨质被低密度肿瘤组织取代,其边缘不清,受破坏区呈虫蚀状或锯齿状。MRI显示颅底骨质破坏以T_1WI为佳,表现为正常极低信号的颅骨内外板和高信号的板障骨髓被低信号肿瘤组织取代。

对于外压性肿瘤,显示骨质吸收和反应性骨质增生方面,CT优于MRI;对于颅底型垂体瘤和颅底脊索瘤,CT、MRI作用相当,但显示骨质破坏确切范围MRI则优于CT。

2.微侵袭神经内镜技术

显微镜光源在到达较深的术野时,光亮度发生了很大的衰减,而内镜系近距离照明,虽然图像的立体感较显微镜图像略有差距,但是深部术野的清晰程度明显优于手术显微镜。将内窥镜引入颅底外科,即内窥镜下辅助颅底外科,可清楚显示颅底血管与神经根的位置关系,可弥补显微镜下存在观察死角的不足,从而避免对颅底重要结构的损伤。内镜本身可带有侧方视角,到达病变时可辨认病变内部侧方结构,观察显微镜下盲区的残留肿瘤,引导切除周围病变组织,对手术有指导作用。术中交替使用神经内镜和手术显微镜,不仅能清晰显示颅底区诸结构,还可减少对脑神经、颅底血管、小脑和脑干的牵拉,提高手术的安全性。颅底的自然间隙(如脑池)较多,是内窥镜手术最适宜开展的部位。目前神经内窥镜辅助颅底外科的范围主要包括以下几个方面。

(1)辅助颅底显微外科手术　在某些手术中应用内窥镜观察肿瘤背后的血管、神经及其他重要结构,防止术中损伤。胆脂瘤常常沿颅内腔隙生长,范围大,术中死角多,应用神经内窥镜辅助显微外科手术,可以减轻对脑组织的牵拉,并对显微镜难以达到的部位进行手术处理。在"锁孔"颅底外科中应用内窥镜辅助夹闭动脉瘤,可以观察动脉瘤夹闭后是否影响正常的穿支血管或过路血管;处理颅咽管瘤时,可观察肿瘤后方和上方与脑干及三脑室的关系。

(2)桥小脑角神经血管减压术　应用神经内窥镜辅助微血管减压,可准确寻找责任血管和正确放置减压棉片,这对保证神经血管减压术的成功起了重要作用。同时,内窥镜辅助手术,使小脑的移位很小,避免了神经血管相关的正常解剖的改变,对于避免遗漏责任血管有重要的作用。

3.神经导航技术

神经导航(neuronavigation)不仅有三维

空间定位系统,而且有实时导航功能;不仅可以做活检,而且可辅助显微外科手术;同时,还能准确地显示神经解剖结构及病灶的三维空间位置与毗邻。利用神经导航术中可以做到对病灶精确定位,遥控手术操作以减少辐射损伤,又可在术中对颅内病灶及重要结构实施监控,提高了手术的准确性和安全性,减少了人为的误差。可以说,神经导航的应用是微侵袭神经外科的一个重要标志。

(1) 颅底导航的图像融合 由于受脑移位的影响,病灶与其毗邻的结构往往有移位、交错、再生等现象,单纯依靠MRI提供的影像解剖指导病灶切除,具有较大盲目性,而功能性导航手术将功能图像资料与常规MRI或CT图像融合,并三维重现,能很好解决这一难题,其具有两大优点:①术前帮助术者在风险与利益两方面之间做出正确选择,制定最佳手术方案。②术中选择最佳入路和切除范围,防止重要神经血管损伤,避免发生严重并发症。MRI图像对肿瘤以及神经血管有很高的分辨率,而骨性结构需结合CT扫描。因此,图像融合技术通过对应结构吻合的方法将CT和MRI图像融合起来,为医生提供更准确、更有价值的信息,尤其在以下手术:肿瘤破坏颅底骨质;骨源性肿瘤侵犯神经血管者,如脊索瘤和颅底骨软骨肉瘤;巨大颅底肿瘤,如巨大岩斜脑膜瘤、海绵窦旁肿瘤;肿瘤与颅底结构有密切联系者,如大型听神经瘤、颈静脉孔区。

(2) 颅底导航的精确性 神经导航对颅内固定结构的定位误差小于3mm。Fountas报告显微镜导航系统中CT定位误差为2.2±0.25mm,MRI为2.6±0.25mm。术中移位是影响神经导航准确性的重要因素之一。发生脑移位的原因有:①物理原因:重力、脑脊液的流失、骨窗范围、病人体位、脑室引流、脑组织牵拉及组织切除等;②病理生理原因:肿瘤性质、部位、体积、瘤周脑水肿、麻醉剂、脱水剂的使用。开颅过程中,如果头颅移位大于2mm,需重新记录标记点,以纠正位置误差,确保解剖结构及病灶定位的准确性,并应尽可能缩短扫描和手术的间隔时间。对于颅底

肿瘤以及颅底结构,位置相对固定,上述因素对其影响较小,脑移位最小,导航准确性高,颅底手术是神经导航的首选适应证。

(3) 颅底导航的临床价值 在颅底肿瘤手术中,颅底骨性结构(如视神经孔、蝶窦、内听道、颈静脉孔、斜坡和舌下神经管等)位置恒定,但常为肿瘤遮挡或侵蚀,而许多重要的神经、血管(如颈内动脉、基底动脉、面听神经等)常被肿瘤推移或包裹。而且由于颅底肿瘤位置深在,肿瘤部分切除后,术者容易迷失定位方向和对周围结构的正确判断。神经导航用于颅底肿瘤后,术前可精确设计皮肤切口及骨瓣,选择最短的手术途径;术中可引导肿瘤的定向切除。剪开脑膜后,探针可确定肿瘤的边界,指导术者避开重要的神经血管结构,使术者随时了解颅底肿瘤于周围重要解剖结构的关系,如脑干、脑神经及重要血管等。及时反馈肿瘤的切除深度,从而增加手术的安全性,加速手术进程,也避免重要结构的副损伤(图1-1-7)。

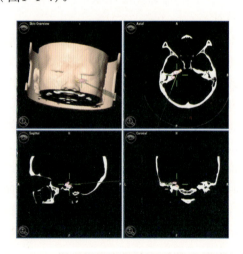

图1-1-7 神经导航技术在术中定位内听道前壁

(4) 导航在颅底外科应用的优点

①精确显示颅底重要结构:颅底手术中,实时了解肿瘤与周围重要神经、血管。其最大的优点在于实时反馈功能和对周围病灶的实时显示,以及指导颅底骨结构的定向磨除和定位磨除范围。术中导航能实时提供颈内动脉及Ⅱ、Ⅲ、Ⅴ、Ⅶ~Ⅻ脑神经位置,为手术者提供视野以外的重

要位置信息,特别是病灶边界在影像图上清晰,但在术野与正常组织分界不清。病灶或手术处于无解剖标志或复杂结构的区域,或手术入路的正常解剖标志被病变或过去手术所破坏或干扰,可发挥其独特的定位作用。Vrionis等用颅骨表面影像融合技术可以同时清楚地显示脑组织与颅底骨性结构的解剖关系,以指导手术定位并切除病变,而不会损伤正常结构。

②设计手术入路:术前对病灶及其毗邻的脑干、脑神经、颅底血管等重要结构进行三维定位,有助于切口及骨瓣的精确设计,选择能避开重要功能区、手术入路最短、最小的头皮切口和骨瓣、可充分利用脑底池的最理想的个体化手术入路,最大限度地减少无效脑暴露,对正常脑组织损害降低到最低程度,从而改变了传统选择颅底手术入路的模式。

③准确切除颅底深部病灶:对颅底深部病变术前可制定完整的手术计划,做到精确定位、术中实时引导,避开重要功能区及血管,减少因盲目性探查而损伤周围神经和血管。帮助术者快速准确地寻找病灶,确定病灶边界,使术者准确掌握切除范围,减少不必要地探查,并指导术者避开脑的重要结构和功能区。术中精确了解肿瘤与正常脑组织边界,从而达到真正意义的完整切除肿瘤而不损伤周围结构。

④能实时反馈肿瘤切除深度和周围重要结构的关系,从而增加了手术地安全性,加快手术过程。安全精确地指导颅底骨质的磨除,避免损伤周围毗邻的重要结构,如颈内动脉、脑神经等。但神经导航不能反映术中解剖位移变化。另外,头部坐标点注册位置的移动会影响导航的准确性,价格昂贵也是影响其广泛应用的因素之一。为了在术中及时纠正这种脑移位带来的解剖偏差,提高手术精度,术中能够实时成像,使术者随时了解到手术状况,并引导手术方向与深度,目前正在研究并设计术中CT、开放式MRI。结合DSA定位软件的开发以及多种影像重叠技术的开发和应用,使未来的神经导航更加精确和实用。

(5)导航在颅底外科应用的评价 传统神经外科手术是医生根据影像解剖及临床经验进行的,定位误差大,皮肤切口和骨瓣较实际所需的窗口大;病变切除的程度也全凭外科医生的主观判断,难以避免病变切除不完全、遗漏病灶或造成其他神经血管的手术副损伤,产生严重的并发症。而神经导航的应用,使术前即获得头颅、病变、血管和脑干结构的三维图像,便于选择合理的个体化手术入路,避免了传统神经外科手术的弊端。目前,导航系统定位精确度一般在2~5mm,为外科手术方案的设计、颅内病灶的定位和寻找、病灶切除程度提供了科学的判断和检验指标,不仅定位准确,而且可以做到微创。但现有的神经导航系统都不能监测、避免和纠正术中因各种原因造成的脑组织移位、变形产生的误差。脑脊液的丢失、肿块的切除、血肿的吸出均会影响导航的精度。若能进行动态跟踪,如术中开放式CT、MRI扫描,实时更新定位影像,及时发现和纠正误差,则导航的准确性会更高。术中CT、MRI虽可解决实时定位问颗,但其价格昂贵,尚不能在临床广泛应用。目前,神经导航只是作为术前精确定位和病灶切除的辅助工具,并不能替代有经验的神经外科医生单独完成手术。肿瘤的切除情况只有在术中才能确定,因为成功切除依赖于肿瘤与周围结构的粘连情况。目前还没有能分辨粘连程度的神经成像技术,因此对这些外科的具体细节还不能进行预测。

4. 颅底外科锁孔技术

利用脑的正常间隙,以颅底骨切除代替牵拉脑组织、轮廓化穿行于颅底管孔的神经和血管结构,包括采用内窥镜辅助的锁孔入路和内窥镜控制的锁孔手术。与其相适应,颅底微创外科解剖的特点是依据靶区的部位和锁孔入路的要求,用锁孔技术对颅底骨、脑膜、间隙、脑实质、脑神经、脑血管等的位置、形态及毗邻关系进行观测,提出最佳手术途径、病灶切除方法和手术操作有关的解剖学要点,包括解剖分离技术、操作失误防范和挽救方法措施等。颅底锁孔解剖研究的特点是:①一个锁孔入路针对一种特定的靶区,只能清楚地显露该区域的结构;②断层解剖和影像解剖是研究微创解剖的重要基础,通过颅底微创解剖研究能有效地降低手术副损伤;③充分利用颅底自然间隙作为入路的手术通道;④手术入路操作要求简便、通用,创伤小。适用于锁孔入路显微镜手术,也适用直接内窥镜手术、内窥镜辅助的或内窥镜控制的锁孔手术。

5.神经功能监测技术

术中神经功能监测包括体感诱发电位监测(SEP)、脑干诱发电位、脑神经诱发电位(详见本章第七节)。

(1)听觉诱发电位的神经发生源

波Ⅰ:蜗神经,反映耳蜗到脑干耳蜗核听神经,颅外段的动作电位;

波Ⅱ:听神经颅内段及蜗神经核(延髓);

波Ⅲ:上橄榄核群(脑桥);

波Ⅳ:外侧丘系腹核(脑桥);

波Ⅴ:下丘(下丘部大的中央核团区);

波Ⅵ:内侧膝状体(丘脑);

波Ⅶ:丘脑皮层投射区(听放射)。

(2)BAEP的分析和测量

①波形:个体间变异较大,不作为临床评价指标。但明显的波形成分缺失则有提示病灶的定位意义。

②波幅(Amp):绝对值变异较大,不能作为临床评价的指标,但波幅的比率有一定的实用价值。波Ⅴ/Ⅰ<0.5,提示中枢传导通路功能障碍。

③潜伏期:临床最主要的指标。有三种测量方法:绝对潜伏期(PL);波峰间潜伏期(IPL),代表中枢传导时间,不受刺激强度和周围听觉器官的影响;双侧绝对潜伏期和波峰间潜伏期的差(ILD),无个体差异影响。临床上以Ⅰ、Ⅲ、Ⅴ波为主要指标,一般听阈应在阈上60～70dBSL声刺激条件下可引出BAEP。BAEP的临床应用如下:作为听力的客观测定依据,测定结果不受年龄、聋哑、意识、神经官能症等因素限制;脑干外肿瘤(听神经瘤、桥小脑角肿瘤、髓母细胞瘤等),表现为同侧Ⅰ～Ⅲ波的IPL延长、Ⅰ波后的各种波形成分消失、对侧Ⅲ～ⅤIPL延长或Ⅴ波模糊波幅降低。

(3)视觉诱发电位(VEP)的临床应用　探查视路上的压迫性损害,有助于寻找病损部位;鉴别功能性和器质性的视觉障碍;术中监护。压迫视路的肿瘤可在出现临床视觉障碍之前出现VEP的异常,有助于确定视路是否受损和病灶的部位,异常多见为波形改变,少数为潜伏期延迟。局限于一侧视神经的肿瘤引起单侧VEP异常;视交叉的损害引起双侧VEP交叉性的不对称;视交叉后的损害引起双侧VEP非交叉性的不对称,与视野范围相应。

6.颅底重建技术(详见本章第七节)。

八、颅底显微外科的研究进展

颅底聚集了重要的血管、神经组织等复杂的解剖结构,但由于颅底显微解剖研究的不断深入,使颅底外科迅速发展。随着颅底解剖和颅底显微技术的提高、神经影像学和神经放射学的发展和颅底手术入路的改良和创新以及颅底肿瘤显微手术经验的积累和显微器械的使用,加之术中神经监测技术的广泛应用,推动了包括脑干肿瘤在内的颅底外科的发展,使肿瘤的全切除率和功能保护率大大提高,手术死亡率和致残率明显降低。

(一)颅底显微解剖的研究进展

颅底显微解剖研究是颅底外科得以发展的重要基础。为适应颅底外科向微侵袭方向发展的需要,颅底重要结构的定位和术中保护、重建,各种新型手术入路的开发和传统手术的改良,尤以海绵窦、岩斜区、颈静脉孔区和翼腭窝等复杂部位的解剖和手术入路研究都是保证和保障颅底外科顺利发展的前提。

1.建立微侵袭颅底解剖的理念

"微侵袭"一直是神经外科学追求的新境界。由于颅底解剖结构复杂、位置深在,功能重要,在各类开颅手术中,颅底手术的难度和致死率、致残率都是最高的,使该部位手术极具挑战性。因此,传统的显微外科解剖学研究已远远不能满足和适应今天的微侵袭颅底外科发展的需要。随着新型手术器械和仪器设备的开发利用、神经影像技术的进步、立体定向和导航技术的介入、"锁孔"技术的掌握，微侵袭颅底外科学（minimally traumatic skull base surgery）应运而生。微侵袭颅底外科是采用神经导航技术、"锁孔"神经外科技术、内窥镜辅助的颅底外科技术，使显微颅底外科手术具有安全性高、创伤小、效果好、康复快、费用低等优点，这将成为21世纪神经外科发展的主流方向。

2. 微侵袭颅底解剖研究的特点

依据靶区部位和微侵袭手术入路的要求，用"锁孔"技术对颅底骨、脑膜、间隙、脑实质、脑神经、脑血管等的位置、形态及毗邻关系进行观测，提出最佳和创伤最小的手术途径、病灶切除方法和手术操作等微创技术，包括解剖分离技术、操作失误防范和挽救措施等。断层解剖和影像解剖的研究，是完善微侵袭解剖研究的重要部分。微侵袭解剖学研究的原则是：①手术入路针对特定的靶区，能清楚地显露该区域的解剖结构；②能有效地减少毗邻结构的副损伤；③手术入路须充分利用颅底的自然间隙或肿瘤的潜在间隙，使手术副损伤达到最低限度；④设计的手术入路操作简便、通用，易于掌握和推广，既适用于显微镜手术，也适用于直接内窥镜手术、内窥镜辅助的颅底外科手术。

(二)颅底手术入路的改良和创新

手术入路的设计是手术成功与否的第一步。由于颅底肿瘤位置深在、显露困难，为尽可能增加显露而又不增加对脑组织的牵拉，手术入路的设计必须尽可能接近颅底病变区域，使肿瘤基底容易显露。这可通过磨平颅底骨质和放出脑脊液来增加显露和操作空间。改良原有的常用的颅底手术入路，提高了颅底手术的效果。颅面拆装入路、颞下窝入路等改良入路的应用，均积累了比较丰富的临床实践经验。近年来对颅底解剖的深入研究，设计和改良出许多新的手术入路，这些新的手术入路术野暴露好、神经血管损伤小、肿瘤全切率高，特别是一些原来的"手术禁区"

已被打破。随着微创理念的深入，颅底手术入路在不断改进，原先一些难度高、创伤大、并发症多、耗时长的入路逐渐被遗弃，一些有用的入路被保留并不断加以改良。

(三)微侵袭颅底外科的进展

临床显微神经外科、微侵袭外科技术的发展，颅底外科经验的积累，对以前认为无法实施或切除不完全的肿瘤，现在手术全切除已成为可能。颅底手术可达到颅底各区域，许多肿瘤，如神经源性肿瘤、鼻咽旁间隙肿瘤、蝶—岩—斜区肿瘤、颈动脉体瘤、颈静脉球瘤等手术均能获得全切除。脑脊液漏的修复技术取得了满意的效果，经鼻入路窥镜下切除垂体腺瘤和锁孔技术切除颅底肿瘤的技术不断成熟。Perneczky 和 Fries 率先提出的内窥镜辅助的显微神经外科（endoscope-assisted microneurosurgery）显示了强大的生命力。在微侵袭的原则下，手术显微镜和神经内窥镜的结合，为全切除肿瘤提供了先决条件。颅底外科的"锁孔"(keyhole) 入路得以迅速发展，不仅切口小，而且通过锁眼，颅内视野随深度增加而扩大。颞下"锁孔"入路处理鞍区病灶，可大大减轻对脑组织的牵拉。美国 Pittsburgh 大学神经外科Jho 设计的经眉—眶顶"锁孔"开颅行前颅底肿瘤切除手术，切口仅4～5cm 长，具有利用颅外腔隙从而减少对脑组织牵拉损伤的优点。枕下"锁孔"入路可处理桥小脑角区肿瘤。Taniguchi 应用颞下"锁孔"入路治疗鞍上及岩斜区肿瘤162 例，认为颞下"锁孔"入路可大大减轻鞍上病变的组织创伤，而没有影响手术空间的担忧。早在1994 年，德国学者Bauer 和Hellwig 就曾指出，从大体神经外科到显微神经外科的发展已近于完成，下一步是迈向微创神经外科时代。微创外科有两个重要的影响手术的成败因素：一是特制的相应精巧的手术器械；二是要特别熟悉颅底的应用解剖。

(四)神经内镜颅底外科的发展

颅底内镜外科包括单纯内镜颅底外科、联合显微镜—内镜颅底外科、内镜辅助颅底外科,在颅底内镜外科和经鼻颅底内镜外科领域形成了一系列标准化手术入路技术。内镜颅底外科手术范围的确定应根据疾病的性质和术中的有效操作空间,后者是指内镜下可直视的术野和操作以及器械所能抵达的部位和区域,它很大程度取决于术者的技术和手术设备。内镜颅底外科与传统颅底显微外科相比有如下优点:微创性较高,视觉效果好,方法简便,可迅速到达手术区域,脑组织牵拉轻。经鼻内镜垂体腺瘤切除、视神经减压和脑脊液鼻漏修补术等,以其视觉效果好、微创、安全、疗效好等优点得到越来越多的耳鼻咽喉外科、神经外科和眼科专家的认可。如采用经眉弓上锁孔入路,代替经单侧额底入路;经眶外侧锁孔入路,代替传统的经翼点入路和眶颧弓入路等。这些新入路技术的应用不仅缩小了皮肤切口和骨窗的大小,而且明显减少了对脑组织的牵拉,减少了手术并发症。但在开展内镜经鼻颅底外科之前,应熟练掌握内镜颅底解剖、内镜外科技术,应具备丰富的颅底外科经验以及处理围手术期的经验。内镜颅底外科不仅仅是微创,更重要的是利于对颅底深部解剖结构的辨认,有利于病变的彻底清除,提高了手术的精确度和安全性。

(五)先进手术器械和新技术的应用

新技术的应用,目的是使手术更精确、安全,尽可能将手术损伤降到最低。激光刀和显微镜的耦合,保持光源同轴;超声刀、电磁刀等先进手术器械的使用,具有手术精度高、损伤小、止血效果好、术野清晰等优点,明显提高深部肿瘤的全切率和手术的安全性。超选肿瘤血管栓塞技术可大大减少血供丰富肿瘤的术中失血量,保持术野的清晰,以提高手术的安全性,还为良性肿瘤的全切创造了条件,且有减少肿瘤复发的可能性。随着颅底肿瘤外科的进展,显微神经外科技术的成熟和普及,新手术入路和微侵袭手术

技术的采用,以及激光刀、超声刀、电磁刀等先进手术器械的使用,这些新技术和新器械的逐步引进和使用必将使我们的颅底外科有长足的进步。但是,机器设备靠人使用,首先需要我们加强最基本的手术技巧和操作技能的扎实训练,只有轻柔、精细、准确的手术操作,对颅底神经解剖的深入研究,再结合先进的手术器械,才能为病人提供更为安全有效的治疗。

九、颅底外科的要点与注意事项

1.熟练掌握颅底显微解剖

熟练掌握颅底显微解剖是手术成功的前提。熟悉对鞍区、海绵窦区、桥小脑角区、岩—斜区、颈静脉孔区和枕大孔区等区域的解剖,这是手术获得成功的前提。Malis很强调颅底外科手术中尽量切除颅底骨质,保护脑组织,达到最充分的显露,于显微直视下手术,进行肿瘤的切除。并且要熟练掌握与颅底外科相关学科的综合性专业知识,重视与多科医师紧密合作,注意发挥相关学科的技术优势,减少病人术后并发症,以期达到最佳治疗效果。切忌只从本学科考虑问题。

2.周密的术前计划

通过MRI、CT三维定位以及DSA,做到术前对病变准确定位。计算肿瘤的大小,了解肿瘤的生长方向、血液供应及与周围结构的解剖关系等。制定最适当的手术计划,预计手术全切的可行性。术前要有足够的心理准备,具有手术成功的信心、细心和耐心,保证手术达到既定目的。必须对每个病例的特点和手术的具体步骤进行周密的思考,术前要制定出术中可能出现的突发事件的预防和处理措施,对实施计划的具体方法和措施思考再思考。手术过程中,运用良好的手术技巧,在保证功能的前提下,争取肿瘤最大限度的切除。

3.精确定位骨窗位置

为了暴露颅底病变,术中往往要牵开脑组织的每一区域,为了减轻对脑组织的牵拉,骨窗边缘应尽可能地靠近脑组织被牵开部分的边缘,即尽

量靠近颅底。如为牵引额叶底面,骨窗应尽量做到前颅窝底;为牵引外侧裂,蝶骨嵴需尽量切除;为暴露鞍旁和中颅窝底,骨窗应做到中颅窝底;为暴露桥小脑角而牵引小脑半球,骨窗尽可能靠近乙状窦、枕大孔缘,等等。

4.充分的脑脊液引流

术中在显露病变前要充分打开脑底池,缓释入脑脊液。对于有颅压增高的患者,有时为改善显露,可在牵引脑组织之前,先行侧脑室穿刺并置入硅胶管引流,或术前行腰椎穿刺脑脊液引流。只有在无张力的情况下牵引脑组织,才能防止术后产生牵拉性脑损伤。腰椎穿刺在术前将引流管置入蛛网膜下腔,为保证安全,待骨瓣打开后,在切开脑膜之前开始引流脑脊液。这样做可避免脑疝发生。

5.保持术野干净

保持术野干净是一个良好的手术习惯,特别是颅底外科手术,这对顺利完成手术非常重要。所谓干净就是指术野无活动性出血,现在的止血技术使得每个人都能做到术野干净。保持清晰的术野,不是技术问题,只是手术观念不同而已,不是做不到,而是没有用心去做。能否保持术野干净,体现术者的基本素质。从切开头皮开始,每一步都要在止血彻底的情况下进行下一步,直至手术结束。不要小看头皮、肌肉的渗血,因为这种出血贯穿手术始终,即使是小的出血,有时可能会影响手术视野和手术疗效。不要求快,而要在求稳的基础上,尽量减少无用的重复动作。术后的神经功能恢复是第一位的,也是手术的最终目标。这要求熟悉每一步的解剖结构,严格按解剖层次操作,按解剖特点完成操作过程。如后正中入路的颈白线,可用尖刀沿正中颈白线切开,而不必使用电刀分离。手术入路尽量沿肌肉间隙分离,循脑底池的间隙分离与切开,根据病变的性质和病理特点完成病变分离与切除。良好的手术风格可保证手术既快又好,否则在遇到出血来源不明、出血快或脑组织膨出时可能术野狼藉、手忙脚乱,结果事倍功半,欲速则不达,手术时间延长、出血增多是必然的,最终势必影响手术质量。

6.减轻脑组织牵引

由于颅底病变部位深在,手术显露困难,常常需要牵引脑组织以增加对病灶的暴露。如若牵拉不当,如牵拉过重,将会造成了术后脑组织牵拉性损伤。长时间牵引,不可避免地会有各种方向的牵拉动作,牵引力也时大时小,从而造成脑组织损伤。为了减少牵引造成的损伤,术中需注意尽量减轻牵引的程度,牵引脑组织的时间不要过长,而且必须采用固定牵开器固定。此外,脑压板下应先在被牵引脑组织的表面覆盖一层用生理盐水浸透的整块明胶海绵,然后再覆盖一层棉片(最好在整个牵引面用一整块棉片)。湿的明胶海绵质软而有弹性,可防止脑组织损伤,且不会与正常蛛网膜和脑组织发生粘连。

7.熟练的显微神经外科技术

颅底外科手术都是通过分开蛛网膜下腔和解剖硬膜下间隙,从正常的神经血管中分离出肿瘤后,予以切除。强调颅底外科手术要根据各个病例的不同特点,采取适当的个体化的肿瘤切除方式。实施组织分离时,要求分离组织无出血或不损伤周围血管及正常脑组织结构,钝性分离应在相对无血管区域进行,并沿着可以分辨的界面进行。术者应细致地感触操作区域的反馈应力,并避免不恰当的用力牵拉。当发现组织损伤较明显时,或当周围结构不能耐受更多的牵拉时,必须改钝性分离为锐性分离,用显微剪或显微刀进行分离,这在血管和脑神经被肿瘤明显粘连或包裹时尤其如此。

8.血管的处理

脑底动脉环有许多重要的穿支血管,各穿支有一定的供血范围,损伤后往往引起严重后果。大脑前动脉和前交通动脉对视神经、视交叉、视束、第三脑室前壁等供血。大脑后、胼周、小脑上、脉络膜后动脉等对胼胝体和第三脑室后壁供血。大脑前、后动脉有分支到第三脑室顶和大脑内侧面。颈内动脉和前、后交通动脉有分支供应第三脑室侧壁。损伤颅底动脉环前部常造成记忆力与性格改变,损伤脑底动脉环后部可造成意识与眼球运动障碍。脑深部静脉损伤后也可造成严重后果。大脑大静脉、大脑内静脉和基底静脉及其分支，以及一些表浅的桥静脉如中央区静脉、Labbé静脉等都不可损伤。手术时应尽量绕过这些静脉进行操作。这些静脉都允许一定程度的牵拉，但不可牵拉过重。若在操作中遇到这些静脉受损时，应尽可能用明胶海绵粘贴止血，避免将之钳夹。肿瘤表面的血管往往同时供应脑组织，不能贸然离断。如果这些血管并不对肿瘤供血，则总能与肿瘤分离。切开血管周围的纤维组织或蛛网膜，将血管游离后向一旁牵开。如果血管与肿瘤表面黏着，则往往有小分支从血管深面分出，进入肿瘤内，则应在黏着点稍稍分离后，电凝后离断。

9.肿瘤切除方法

颅底肿瘤均应采用肿瘤内分块切除的方法切除肿瘤，尽量避免整块切除。如果肿瘤属浸润性生长，没有包膜，则在显微镜下尝试肉眼全切除，但不可误伤周围神经、血管及脑组织。对于有包膜的肿瘤，可先将肿瘤的表面部分的包膜与四周分离出一个区域后，将包膜切开，囊内切除肿瘤组织。当包膜内仅剩下一薄层瘤组织（厚2～3mm）时，包膜即行塌陷，容易与四周组织分离。若遇到包膜与四周组织有粘连，则往往存在下述两种情况之一：①黏着区内有血管分支进入瘤组织中，待此分支切断后，包膜即可与四周分离；②肿瘤壁有一个瘤结节陷入脑组织中，这时只要将结节内的瘤组织切除，就能将结节解剖分出；或者等待片刻，随着脑组织的搏动有可能将嵌入的瘤结节推出，一般总能将肿瘤包膜与脑组织分离而不损伤脑组织。如果粘连紧密，确属无法分离，可将包膜内的瘤组织切除干净，残留一小部分包膜不予切除，而只电凝处理即可。过分对动脉进行操作会引起动脉痉挛，用浸有3%烟粟碱的棉片将动脉覆盖，可以防止或解除血管痉挛。

第二节   颅底显微外科设备、器械的使用

一、概述

颅底显微外科并非单纯是神经外科手术操作过程中显微镜的应用，而是一种新的外科观念和整体全方位的操作过程。颅底显微外科主要包括三部分：①特殊的颅底外科器械的正确使用；②完整系统的颅底显微解剖训练；③合适的颅底手术入路，主要是微创手术入路。显微外科技术不断发展和普及应用，并在窄而深的间隙中操作，要求术者进一步增强自信和手术技巧，始终使术野保持干净无血，提高手术的精细度。根据术野的深度、宽度、角度和组织的特点来选择显微镜的位置、焦距、放大倍数以及光源的亮度和术者的最佳位置。

1.器械应用的基本原则

应用颅底外科手术器械，要考虑以下三个因素：①操作必须是安全的，而且还要有保护措施，对病人绝对无害；②术者必须了解其性能，并熟练掌握其使用方法；③护士也可以应用这些仪器，并对其进行正确的维护。仪器设备使用过程中，自始至终必须确保病人安全、稳定，术者和护士须保持可靠的稳定性和灵活性，这是显微神经外科的基本原则。

为了充分应用手术显微镜和显微外科器械，需要有一支训练有素的手术医生、麻醉师和护士队伍。手术室人员良好的教育和训练可以节约很多手术时间。从病人进入手术室的那一刻起，神经外科操作的每一阶段，都按照专业而有序的规则进行，每一手术组的成员应该清楚地了解：手术台上病人的体位、手术设备的安置、手术显微镜及镜套的使用、磨钻/牵开器和

吸引器的应用、单极和双极电凝器的位置和控制、显微器械的基本摆放和应用、录像设备和电视的使用等。

2.颅底外科医生使用器械的基本原则

适当而舒适的手术姿势以及术中随时改变不同的方位、姿势,对于术者是非常重要的,也是术前必须要考虑到的问题。术者沿着蛛网膜裂隙入路在术野内频繁改变姿势以求得最佳暴露位置。为了达到这个目的,应该提供更舒适的手术条件。手术操作过程中外科医生应该始终保持最舒适的姿势。一个理想的手术器械应该是很容易随时调节高度及各个方向,并很容易轻松而灵巧地在地板上移动。

活塞液压式带脚轮的外科手术椅子,可以通过脚踩踏板来自由地调节高度,脚踏是充满压缩液化气体的汽缸。如果需要升高椅子时,术者并不需要先站起来,只要放松脚踏椅子即可自动升到所需要的高度。当调节椅子、手托和显微镜时,术者的手、眼并不需要离开术野。当向下降时,脚可轻轻踩脚踏板椅子即可缓缓下降。另外还附有一个圆形把柄,可非常方便地调整术者与术野的距离和角度。当给坐位病人进行手术时(例如桥小角区和岩斜区),调节高度要比手术椅更频繁些。如果外科医生为站位,那就更好一些,可以通过站立式踏板系统完成。

显微外科是一种特殊技能,因为外科医生的前臂和双手保持相对稳定的姿势,而大部分外科操作都是通过手指运动来完成的。前臂的充分休息可以减少疲劳和生理性震颤,确保手术操作的稳定性。局部的运动也是重要的,因为扶手是根据杆臼关节系统设计的,完全符合杠杆原理,以抵抗各种阻力。扶手的适当高度(仰卧和坐位时根据手术操作的需要)取决于两臂操作的时间,可以通过垫子来调节。不过调控高度的理想设备还是通过脚踏完成的。

二、颅底显微外科设备

1.颅底外科专用手术床及其附件

显微外科的发展需要与之相适应的多功能手术床,以满足颅底各部位和不同性质病变的手术需要。每个手术间应设置一台先进的、适用于颅底外科的万能手术床并配头架及可调节各种手术体位的控制器。手术床要能变换各种体位,床面要铺有可洗涤的保暖软垫。颅底外科手术床要求如下:

①采用电动油压系统调控,可平稳升降,术前和术中可根据需要随时调整体位。调控范围:床面高度50～105cm,头低足高30°,头高足低30°,床面可左右倾斜20°,背靠上曲90°,下曲30°。

②满足各种手术体位的需求,如仰卧、俯卧、侧卧、坐和半坐位等。手术床不仅是舒适、保护病人的支托,而且能最大限度地随时改变各种位置和姿势,以适应手术的需要。最好的选择是能适应每个外科医生的手术习惯和工作风格。

③床基座短,便于术者取坐位紧靠床头,做长时间的显微手术操作。

④床面上部中央开洞,如果术中必须做腰椎穿刺可以通过床上的开口进行操作,而不必移动病人,非常方便。

⑤便于安放手术托盘和自动牵开器。

⑥可连接头托或头架,不影响手术时摄X片。

⑦采用低电压调控,漏电<100μA,安全可靠。同样适用于其他外科手术。

使用手术床时应注意以下几点:①不可同时按压调控盒上的两个体位调控键。②确保电源线中的地线接地。③手术结束后,关闭床基座上的电源开关,拔出电源线插头。④不可用水擦拭床基座。

2.头颅固定装置

随着颅底显微外科的广泛开展,保持病人术中良好的体位和头部固定姿势显得尤为重要,这也是手术顺利进行的保障。

(1)常用头颅固定架

①Mayfield三点头颅固定装置:这种头架比其他固定架效果好,安全可靠,不易发生滑脱和术中错位以及过力穿透颅骨的现象。Mayfield头架是由主架(可直接与手术床固定或固定在横杠的接头上)和一个旋转轮接头及三点支架

三部分组成。旋转轮固定在主架上,也是三点支架与主架相连接的装置。三点支架分别固定在支架两端,可以旋转起到调节作用。当病人坐位时,Mayfield架的横杠接头要与Mayfield架的头端相适应。三个颅钉分别固定在三点架中。大颅钉适合成年人,小的颅钉适合儿童和颅骨较薄的病人(如慢性脑积水病人)。颅钉一般要求最好固定在没有肌肉覆盖的颅骨上。

②日本头架装置:日式头架分上、下两部分,上部分为固定头颅的"C"形支架和固定螺钉组成,下部由方向可移动的支持臂和半球形旋转关节组成。将"C"形支架安置到头顶的合适位置后固定。首先置入两个水平螺钉钉入颅骨,其次安置支撑螺钉,螺钉拧紧后,放松各部位支持部关节螺旋,再将头部调节到适合于手术的位置、固定。

(2) 安放头架的注意事项　不同部位的病变、手术入路和不同的手术体位,三个螺钉的位置是不同的。简单地说要不影响术野和手术操作,头颅固定要足够稳定、安全(避开颞骨鳞部、矢状窦、横窦的相应位置),并配合所需要的手术体位。头颅架安放的基本步骤(图1-2-1)。

①安放头架前的准备:术前要了解病人全身情况,对有骨质疏松性疾病的老年、小儿和颅骨板脆弱的病人,固定螺钉时,要松紧适当,用力过猛可穿破内板,损伤颅内组织和导致术后颅内血肿形成。上头架前要仔细检查各关节连接固定螺钮,如有关节失灵和螺钮松动,要及时处理。

②保持头颅处于最佳位置和稳定:必须正确有序地安放头架,以保持头颅稳定并使头颅处于最佳位置,这是手术的需要和技术的体现。头架固定好头颅时,要进一步调整头位,使头颅特别是颈椎要保持最佳而舒适的位置。

③安置头架时,不能影响手术操作:安置头架不但要考虑如何方便手术,不能妨碍手术野,还要考虑不能影响手术野的其他区域。否则,当显微镜和器械改变位置时,特别是处在一个极限的角度,将会妨碍术者暴露术野和操作。最好远离手术区域,不要离手术切口太近或太紧,否则会妨碍手术操作。

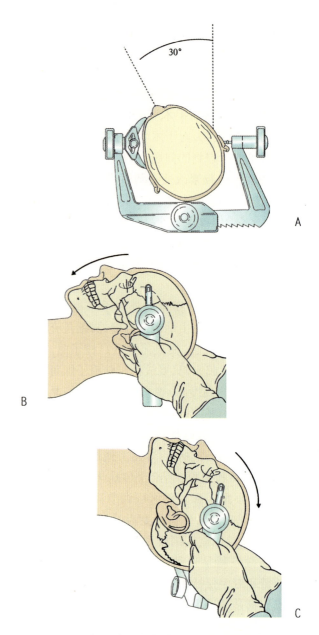

图1-2-1 翼点入路头架安装方法,颅钉要隐藏在发际内。A,头轻微上抬,并向左侧旋转30°,头架的三个钉要避开颞骨鳞部区域;B,颈部轻微前屈,可使视野近似于垂直矢状位,有利于前颅底的显露;C,头部过伸,有利于鞍后及第三脑室底的显露

④不要影响动脉和静脉的血流。此外,气管和食道不应过度牵拉或扭曲,颈椎不应长时间固定在某个位置。以上工作安排就绪后,再把三点头架牢固地固定在旋转接头和主架上,最后要反复核查每个螺扣和各个接头是否拧紧。

⑤避免头皮牵拉、撕伤，固定螺钉时慎用额鳞、枕鳞、骨板较薄的部位。术后要仔细检查头皮情况。如有固定螺钉处出血，可轻轻压迫止血，出血严重时可用针线缝合。密切观察穿刺点及愈合情况，防止感染。

（3）头架的消毒和清理　只需要消毒三个颅钉（这三个颅钉是可以随意取下或安置的），或C形支架和固定螺钉，高压消毒灭菌后备用。头架的其余部分只需用消毒剂消毒即可。头架的任何部件若浸泡在消毒液或水中，都可能被腐蚀。为了在术中不把头架弄脏或污染，头架暴露的部分可用消毒过的布类或专用消毒纸（可以折叠两层）包裹，然后用绷带包扎两端暴露的部分。

3.吸引器

吸引器和双极电凝器是颅底外科最基本的手术工具。通常应用这两种器械基本可以完成神经外科的一般手术。通常的操作方法是术者先选择管径适合的吸引器，用一只手持吸引器清除术野内的积血和残液，找到血管断端的出血点后，用吸引器把持住血管的断端，然后用另一只手上的双极电凝器电凝被吸引器管口固定的血管断端。对于某些非功能区的脑实质内的出血，因动脉断端回缩到脑实质内而在手术创面找不到出血点时，需要用吸引器适当吸除出血点周围的脑组织，暴露血管断端后再用上述方法止血。在重要功能区如脑干或脊髓的出血则不能应用该法，应在高倍放大下用最小有效强度的精细电凝出血点，或用止血纱、明胶海绵和脑棉片压迫止血。

（1）吸引器头　与双极电凝镊配套的器械是吸引器头。其外径最小为1.0mm，吸引器全长一般为30cm，尾端成角，使工作长度达到18～22cm不等。这些吸引器头均是圆形、表面非常光滑的管状器械，具有无创作用，这一点对于保护脑组织或其他重要神经和血管结构都是非常重要的。正因如此，在使用吸引器时，应保护吸引器头不接触钻头，以免不慎吸引器头被切削而粗糙，容易损伤脑组织。

吸引器头要有各种不同的长度，最短的适合浅表的操作，最长的适合深部手术。每一种类

型长度的吸引器头又有各种不同直径的亚型：直径4.5mm的吸头适合于吸引大的肿瘤和控制严重的出血，如瘤内吸除胶质瘤和动脉瘤出血时控制出血；3.5mm适合于吸引和切除较小的肿瘤和开、关颅；2.5mm的吸引器适合于显露病灶前、切开蛛网膜时配合使用；1～1.5mm适合于配合切开蛛网膜和控制小血管出血，以及分离深部肿瘤时采用（见表1-2-1）。

表1-2-1　不同管径的吸引管的用途

直径	用途
3F	细小神经、血管的显微吻合，打开蛛网膜下腔
4.5F	肿瘤壁的分离，动脉瘤颈的显露
6～7.5F	肿瘤的吸除（如垂体腺瘤），骨质磨除时吸除骨屑
9～12F	开颅手术，大出血时（动脉瘤出血）

注：3F=1mm 外径

（2）吸引器的调节　为适应显微镜下操作，调节适当的吸引器的吸引力是至关重要的环节。柔和的低压吸引较适合显微操作，大吸力可能会使小血管、动脉瘤破裂，也可损伤神经结构。选择适当口径的吸引器，可避免术中吸破血管或吸坏神经等并发症。手术操作过程中，在术者指导下，器械护士根据术中情况（通过电视监测、术者的要求）随时调整吸引器压力，术者可以不必通过手指来调节吸引器头上的小孔，不需要随时考虑调节压力问题，从而可以集中精神进行手术操作。吸引器的泵是可调的器械部分，可根据术中的情况和手术需要随时调整。在切开硬膜前吸力最好在0.4～0.7个大气压。当切开蛛网膜时压力应减到0.2个大气压。电动吸引器附有手动操作调控系统。另外，调节吸引管的管径大小，或通过有侧孔的吸引管来调节大小适合的吸引力。器械护士和循环护士通过间断地压迫软塑料管也可以起到调节压力的作用。

通过以下几个因素可以控制吸引力的大小：①调节吸引器的负压大小。中心吸引器在墙上有个压力调节旋钮，吸引力的调节根据手术需要调节负压大小。②选择口径粗细不等的吸引头，术

中根据需要随时更换合适口径的吸头。③控制吸引器头端与组织间的空隙大小，通过把持的倾斜度来调节吸引力的大小。④吸引头或吸引软管安置侧孔（把塑料吸引软管剪个侧孔减压），通过侧孔大小和多少来控制吸引力。目前，吸引器侧孔已有多孔型或泪滴型问世，可通过手指按压的力度和范围来控制吸力的大小。但要注意，如果吸引器头的侧孔距其尖端太远，将不能起到吸引作用。如果侧孔距吸引器头尖端太近，吸力太大，将损伤脑组织。一般吸引器的负压应控制在15mmHg 左右。

(3) 吸引器的作用

①吸引颅内特殊的组织，清理手术野，如脑脊液（脑池、脑裂或脑室内）、血液等，协助手术探查。寻找出血点，吸干压在明胶海绵上的棉片，协助止血，保持清洁的手术野。

②吸引器头可作为一种钝性分离器起切割作用，游离组织和分离肿瘤。代替手术刀，清除组织（肿瘤、脓肿、血肿或囊肿）和脑组织（胶质组织），切开或切除失活的碎化脑组织及较软的肿瘤组织。分离组织时，吸引器头是非常有用的器械。将吸引器调至低真空状态，以免把小血管或蛛网膜吸入吸引器内。

③牵拉或支撑组织。取瘤镊夹取瘤组织时，吸引器顶住肿瘤壁起固定作用，防止肿瘤根部剥离而引起出血，起到脑压板和钝性分离器的作用。当吸引器头作为脑压板时，起到脑压板的"动力"作用，但不能保持一定的形态，因为吸引器头有潜在损伤脑组织的副作用。不要持续不停地压迫某个点，应该时常改变压迫的部位，这样就减少了对组织的压迫性损伤。

④协同双极电凝镊止血。把持破裂血管的断端，以利夹闭或电凝。通常一手持吸引器清除术野内的积血和残液，找到血管断端的出血点后，用吸引器把持住血管的断端（将出血的血管断端吸入吸引器管口内），另一只手持双极电凝器电凝被吸引器管口固定的血管断端。近来出现一种冲洗吸引器，即把吸引器吸引管与可控冲洗管结合起来，它不仅具有吸引器原有的功能，而且

利用水的冲洗作用，将组织结构（如蛛网膜等）显露更清楚，有利于术者辨认和解剖操作，同时生理盐水或生理溶液（复方甘露醇溶液）有湿润神经血管组织、利于双极电凝的作用，可降低和吸收电凝产生的热量。

(4) 吸引管的选择 理想的吸引器必须符合下列要求。

①吸引管的头端应为圆形和光滑，避免损伤脆嫩的神经、血管组织。

②吸引器的吸力必须容易调节。可通过选用不同管径的吸引管、关闭或开放吸引器手柄的气孔、调节中央负压系统等来调节。

③吸引管手柄与吸管之间呈钝角（即呈枪状），使操作时术者的手不影响视野。

④吸引管有长短和粗细不同规格，能满足不同手术的需要。一般浅表手术（如开颅术）用长8cm 吸引管（指手柄以下至管端的距离），深部手术（如鞍旁、脑底动脉环和桥小脑角）用10cm长，超深部手术（如经岩—斜区、脑干和松果体区等）则用12 ～13cm 长的吸引管。如浅表手术用长吸引器、术者手臂没有依托，不仅易疲劳，而且手术操作不稳；而短吸引管无法用于深部手术的道理则更显而易见。

⑤吸引管色泽应暗，不要抛光，以免在手术显微镜下闪光，影响术者视线。

⑥接吸引管的橡皮管或塑料管应柔软，使用时无阻力和剪力。

(5) 吸引器的使用方法 吸引器是颅底外科手术必备的器械，所有颅底外科手术都离不开它。因此，正确使用吸引器是颅底外科医生的一项基本功。应用是否得心应手取决于术者的熟练程度及吸引器管的类型。持吸引器吸引管有两种方法，一种是持笔式，食指、中指及拇指固定住，按照单杆"器械应用的原则"操作，食指堵孔，调节压力，宜用于精细手术操作；另一种是"握枪"法，用于一般操作。颅底大型手术一般备有两套吸引器供术中使用，尤其是动脉瘤手术，以应付术中大出血。吸引器使用不当最常见的毛病是负压过大，吸破血管引起出血或损伤神经组织。吸

引器的负压应控制在15mmHg左右。精细部位的手术,作者建议在所有的操作中最好在吸引器头端垫一小棉片,以防误吸血管或神经结构。

(6)选择吸引器注意事项

①选择口径和吸引力适当的吸引器,避免术中吸破血管或吸坏神经等并发症。当吸引器吸取肿瘤时,要间断地用生理盐水清洗,以免瘤组织和血块堵塞吸引管或吸引器。吸引管操作过程中,吸引力的调节是至关重要的环节,选择恰当的吸引力,可有效地预防吸引器误吸。

②脑膜外操作时可用较粗的吸引管,吸引力也可强一些,有利于控制术野出血。深部操作时应更换较细的吸引管,并根据吸引对象的不同调节吸引力的大小。在脑组织上直接操作时,吸引力应调节到以只能吸去水分和血液而不能吸动脑组织、血管和神经为度,同时吸引头要吸附一小片棉条起保护作用。

③对于动脉瘤等某些富血管性病变的手术,为应对破裂出血,一般应备有两套吸引器供术中使用。

④精细部位的手术除采用上述措施外,还可在吸引器头端垫一小棉片,术中只能吸棉片,以防吸破血管或损伤重要结构。所有的颅内操作中最好吸引管下始终有棉片保护。

⑤对于某些非功能区脑实质内的出血,因动脉断端回缩到脑实质内而在手术创面找不到出血点时,需要用吸引器适当吸除出血点周围的组织,暴露血管断端后再用上述方法止血。在重要功能区如脑干或脊髓的出血则不能应用此法,应在高倍放大下用最小、有效强度的精细电凝出血点,或用止血纱、明胶海绵和脑棉压迫止血。

4.手术显微镜(operative microscope)

显微神经外科技术是现代神经外科发展史上一个重要里程碑,已广泛应用于颅底外科手术。目前常用的显微镜有Leica(莱卡)、Zeiss(蔡司)和Muller(目乐),这三种类型的显微镜均有很好的照明系统,能提供手术所必须的立体视野,同时有自动平衡系统,极大地增加

了显微镜的稳定性,也解决了随时需要用手或脚来调控的问题,为术者带来了方便。临床上使用的显微镜有两类:移动式(台式)、固定式(悬吊式和墙壁式)。20世纪90年代以前使用的显微镜,其支架活动是二维的,即水平和垂直方向,现已发展带电子锁的自动平衡系统,可以自由地调节方向和角度。

(1)基本原理 普通显微镜由于放大倍数固定和过高,物镜与观察目标之间的距离太短,不能适应于现代颅底外科手术需要。神经外科显微镜放大倍数一般在6～40倍之间,以满足不同的放大倍数的需要,变倍时应保术野清晰。物像大小是依据目标在视网膜上的成像,在一定焦距显微镜下观察和裸眼观察物时,其在双眼视网膜上的成像比率是显微镜的放大倍数,即放大倍数(M)= 裸眼距目标物体的距离/显微镜物镜至目标观察物的距离(f)。

(2)显微镜的组成 手术显微镜由光学系统、照明系统及可供升降和前后左右调节的多关节支架和底座三部分组成。

①光学系统:显微镜的光学部分,包括目镜、放大系统和物镜。对颅底外科医师来说,显微镜有两个重要光学原则,即放大和立体成像。

A.放大系统:有连续变倍式(ZOOM式)和分级变倍式(转鼓式)两种。转鼓式,手动分级放大,其缺点是放大倍数固定并用手操作;机械式,连续放大倍数,术者可在任何放大倍数范围内进行选择。旧式的显微镜可进行5段手动倍率变换,目前临床上使用的显微大多可以连续调节显微镜的倍率。显微镜的放大倍数取决于4个因素:物镜焦距、镜筒长度、目镜放大倍数和分级或连续变倍数。显微镜的实际放大倍数也可根据下列算式计算:

$$实际放大倍数 = \frac{目镜放大倍数 \times 镜筒长度 \times 分级变倍数}{16 \times 物镜焦距}$$

B.目镜:目镜放大倍数一般有4档,10×、12.5×、16×和20×等几种,常用12.5×。术者若有单纯性近视或远视,可不佩戴眼镜操作,调

整目镜即可；但若有散光，则必须佩戴眼镜，除非在目镜上安装有特制的校正镜片。配戴眼镜者，可以选择目镜周围有橡胶缘并含有曲光度的目镜。设定焦距时，先将目镜的刻度调到0，在最低的倍率下调整好焦距。然后焦点固定不动，对刻度进行微调。每次手术前，都要反复重复上述操作，调整好焦距，以便使手术顺利进行。部分目镜带有"十"字线，使用这种目镜时，先将目镜刻度由(+)侧的最大向(−)侧调节，直到一只眼能清楚地看到"十"字线。然后，另一只眼睛注视着"十"字线，调整刻度，这样可以使术中照相更加清晰。

C. 镜筒和物镜：物镜需随着手术的种类和体位的变化而变化，显微镜到术野的距离决定物镜焦距的选择。适用于神经外科手术的物镜焦距有250mm、300mm、350mm、380mm、400mm、480mm、520mm等。表浅手术选用200～300mm的物镜；颅内和脊髓手术常用250～350mm的物镜；深部手术可用350～400mm的物镜，岩斜区部位手术有时需400mm以上的物镜。物镜的工作距离（物镜至物体的距离）与物镜焦距有关。

②照明系统：目前使用的显微镜均采用同轴照明，都有同轴光源，聚焦的光线经棱镜、物镜到术野，使术者在深窄的术野中获得具有立体感而无阴影遮蔽的术野。早期使用的光源是钨丝灯，现多采用纤维光和卤素光源。纤维光源属"冷光"系，且安置在显微镜立柱上，远离镜体，术中用无菌单覆盖显微镜时，可留在外面，所以不易升温，对组织影响小。卤素光源的光输光量约为钨灯的1.6倍。多数显微镜的照明范围是恒定的，并不随放大倍数变化而改变。但新型（如Wild M650型）显微镜的照明范围可随放大倍数改变而自动调整。

③显微镜支架：开展显微手术时，需要不断改变头部或身体位置以适应显微镜。多数情况下术者不能放下手中的器械去反复移动显微镜，所以头部和身体不得不处于极不舒适的位置。据统计术中约30%～40%的时间用于调整体位和显微镜。1972年，Contraves公司生产的显微镜支架、显微镜及配件完全靠调整支架上的平衡配重来保持平衡。立式平衡显微镜通过电磁盘统一控制，多个分关节可以减轻悬吊式显微镜的重量，以显微镜的立柱为中心可旋转360°。当显微镜处于任何需要的位置，支架均可保持稳定。手枪式把柄上的开关可以调节向左右、上下和旋转（包括斜位）运动。当放松开关时，显微镜的各关节固定而处在稳定状态。

（3）显微镜的作用和功能　显微镜的主要功能是放大、照明、立体视觉。照明放大的最佳效果取决于眼睛与物镜、双目镜的大小及镜片放大倍数的关系。放大功能是通过调节显微镜的放大系统来实现的。目前，手术显微镜具备以下功能。

①立体成像功能；

②具有适合生物照明的同轴光纤系统；

③连续放大功能和自动聚焦功能，这是显微镜的三个主要功能之一（另两个主要功能是同轴照明和立体成像功能）；

④根据需要，可以单手操作就可任意移动显微镜；

⑤实况监测功能；

⑥未来的显微镜，除了上述作用外，还可将收集的神经影像和其他参考资料输入计算机指导手术。

（4）良好的手术显微镜应具备的条件

①显微镜的放大倍数在6～40倍之间，可连续自动变倍，灵活调节变换，以适应不同的放大需要；

②物镜可更换，镜筒和目镜可独立调整倾斜角度，以适应不同深度的手术需要；

③照明与视野同轴，光亮度可调；

④成像清晰，无像差和色差，有立体感；

⑤具有良好的平衡，可进行三维空间自由移动和旋转，灵活方便；

⑥镜筒和目镜可独立调整倾斜角度；

⑦显微镜支架应操纵灵活、固定可靠且不妨碍手术操作；

⑧附有录像和摄像设备；

⑨照明充足均匀，对组织无损害，并有同备

用轴光源,如若光源熄灭,即可启用。

（5）显微镜使用的注意事项

①根据手术种类选用物镜,表浅手术用焦距为200～280mm的物镜,深部手术用300～400mm的物镜。

②根据手术部位和手术的需要选用放大倍数:显微镜放大倍数为5～30倍以上,一般常用放大倍数为10倍。工作距离为20～30cm之间,最大可达40cm。

③使用移动式显微镜时,要先松开底座的控制开关,用双手握持显微镜把杆缓慢推动显微镜,至合适的位置,放松所有的显微镜关节,包括安全环。切不可手持双目镜或镜头或其他部件强行推动显微镜。适当调节关节的松紧度,将显微镜的光学部分和平衡臂放置合适的位置即可。

④手术时术者的四肢和颈背都应处于放松的位置,可以自由地活动。

⑤根据手术的需要,可随时照相或录像。

5.双极电凝

吸引器和双极电凝器是术者最基本和最常使用的手术器械。正确合理和熟练使用这两种基本器械,有助于保障颅底外科手术的顺利实施和圆满完成。在特定的手术步骤,吸引器械和双极电凝的协调使用,可起到分离和切除肿瘤的目的。

（1）双极电凝的工作原理　双极电凝器是一种电子式射频电流发生器。1966年,Yaşargil将双极电凝应用于显微神经外科手术。双极电凝止血时,能将血管夹持在电凝的两极之间加热,电凝牢固可靠,且接触面很小,使周围神经细胞得以保护,也确保了止血安全可靠。临床上使用的双极电凝均具有以下特点:

①止血原理是通过对血管的加热,使蛋白凝固血管改缩闭锁来完成。

②镊尖夹住组织或血管,启动止血过程,当组织完全凝固后即止血完成。

③双极电凝是高效止血工具,不损伤组织。再者组织加热到凝固与沸点间时,能自动断电。

④启动时不干扰电视监视器及其他电子医

疗器。

⑤输出功率连续可调,不同功率输出时配有不同的声光指示,便于操作。

（2）双极电凝的作用

①止血作用:电凝是神经外科手术主要的止血方法。由于双极电凝镊的叶片绝缘,仅镊尖之间传导电流,电凝时电流从一镊尖传到另一镊尖,在两镊尖内的组织受到电流的热效应作用,而镊尖外周围组织少受或不受影响。

②组织分离作用:双极电凝做夹紧和松开动作,进行组织分离。夹持、牵拉组织和棉片,在瘤内起撑开和支持作用,以利于吸引器吸除瘤组织。

③动脉瘤塑形:双极电凝对动脉瘤收缩及塑形是非常有效的,不仅适用于瘤颈,而且适用于动脉瘤全部,已成为显微镜下夹闭动脉瘤的常规操作,它不仅用于放置初始瘤夹前的准备,同时也有助于术中调整动脉瘤夹以及放置最后瘤夹前对动脉瘤做进一步处理。对于一些动脉瘤不规则的膨出部分,宽颈动脉瘤的颈部,双极电凝有助于使其塑形和皱缩,同时也有助于预防动脉瘤薄弱部分在术中破裂。电凝可使动脉瘤壁增厚,体积缩小,瘤体自动同周围组织分离,或用镊子或分离器很容易将它剥离。

（3）双极电凝镊的使用　双极电凝镊与持针器和镊子一样,也有各种不同长度和曲度的多种型电凝镊。不同类型的手术和不同部位的操作所需要的镊子尖大小和镊柄的长短不同,应清楚地标明以防在手术台上混淆。标准的Yaşargil双极镊子带有适当的弹性,可以轻松地张开,有各种不同的长度和大小的镊子尖,镊尖内面嵌入银板或特殊合金钢材料,各种规格的电凝镊具有不粘组织功能,使用时不会与组织粘连并形成焦痂,增强了电凝效果。

颅底外科手术需要一整套双极镊子,配备有几乎在各种颅底手术中需要使用的相应形状的电凝镊。所有的双极镊子都是枪状,以避免持镊手阻挡视线。镊子有中等度弹性用于剥离,其两个叶片是绝缘。有各种不同的工作长度(2.0～13.5cm):20mm、35mm、55mm、75mm、95mm、115mm和135mm镊子尖亦有各种不同的宽度0.3mm、0.7mm、1.0mm、和1.2mm。镊子手柄上标有不同颜色的密码标记,以便能迅速识别不同规格和直径的镊子尖。一般而言,宽尖的镊子用于凝固止血、切除肿瘤和塑形动脉瘤。1.0mm用于切除肿瘤;0.7mm用于分离蛛网膜和肿瘤包膜;0.3mm凝固小血管或修补血管的小裂口。13cm长的镊子,适用于浅表的脑部手术,如浅表的大脑凸面脑膜瘤、脑血管搭桥等手术。18.5～22.5cm镊子适用于深部颅内手术,如基底动脉分叉部动脉瘤、岩-斜区肿瘤。此外,双极镊子有三种不同屈度和角度的镊子尖。

①根据电凝组织的类型设定合适的电凝功率:设定双极电凝的强度不应该太强,8～20为常用电凝强度。电凝小血管时最好选用镊子尖直径为0.3mm。修补直径0.3mm小血管上的小裂口,如果裂隙位于动脉的后壁,可以先用细小分离器把血管翻过来,再电凝。必要时可临时阻断血管的近心端,以防止出血。设定电极强度在15～25,选用镊子尖直径0.7～1.3mm的双极电凝,适合于电凝肿瘤。为了切除肿瘤,可设定电极强度在25～30,选用镊子尖直径为1.3mm或镊尖为弧形的双极电凝更好。在电凝过程中需要用37℃林格氏液或生理盐水不断地冲洗镊子尖。

②开始设定电凝强度要低一些。在持续电凝前,首先短暂地电凝,观察有何反应,根据反应情况再进一步调整电凝强度。如果镊子尖有粘连现象,在每次电凝时小量滴注盐水,注意电凝时两镊子尖不要过紧钳夹组织。电凝血管时要沿着所要电凝血管的长轴来回反复电凝,而不是在血管的某一个点上反复电凝。

③当镊子尖出现粘连时,要把它交给器械护士更换干净镊子。出现粘连有两个原因:其一是镊子尖上积存许多黑色碳化组织;其二是镊子尖的温度很高容易粘连,可以用林格氏液或生理盐水不断地浸泡镊子尖几分钟,以便降低镊子尖的温度,用湿棉片轻轻擦拭镊子尖上碳化的组织,再用湿海绵擦干净。不应该用锐器如刀类器械刮镊子尖,这样容易损坏其表面的膜造成粘连现象。手术时需备至少有两套双极电凝镊子。

④如果经常出现粘连现象,应寻找其原因。可能的原因是:镊子尖可能被损坏出现粗糙面,或镊尖出现炭化。术者应该经常检查和擦洗,若还经常粘连就应该更换新的。镊子出现这些现象时需送交器械制造者重新磨光和校直。

⑤使用不粘镊可减少出现组织粘连的几率。采用装有自动滴水装置的双极电凝镊,使用时亦不容易发生镊尖黏着或焦痂。每次使用前宜用细砂纸轻轻磨光银铜合金的镊尖。可减少使用中发生粘连。

⑥双极电凝镊子应避免用过氧化氢清洗或用135℃蒸锅灭菌,这些方法都会促使电凝时出现粘连。

(4) 双极电凝的使用方法 根据电凝组织的类型选择尖端不同宽度的双极电凝镊(表1-2-2)。根据物理上尖端放电的原理,过尖的双极电凝镊只能用于弱电流情况下的电凝,功率稍有增大便可引起被凝组织的焦化,也易引起组织与镊子的粘连。因此浅部操作一般采用镊尖宽度＞1mm的镊子,而深部精细部位的操作最好选用镊尖宽度＜1mm的镊子。双极电凝功率的大小应以被电凝组织不被焦化为宜,电凝开启后2～3秒钟组织变黄为较好的功率选择。

(5) 自动滴水双极电凝镊 自动滴水镊的有如下优点:①普通双极输出功率越大,双极镊尖出现烧焦或粘连的机会越多;与其相反,自动滴水双极镊在每小时滴水24-88mL时,不会出现镊子尖端烧焦或粘连。在滴水状态下电凝时,血管呈灰白色凝固变性,既使长时间电凝,血管也不会碳化成焦痂粘附在镊尖,大大减少了电凝时所出现的粘结和电凝不完全;避免了术中需反

表1-2-2 双极电凝镊尖宽度选择

镊尖宽度(mm)	用途
2.0	肌肉和大血管
1.5	头皮和大血管
1.0	脑表面、硬脑膜、动脉瘤塑形
0.7	动脉瘤颈塑形
0.5	精细分离,如分离神经和小血管
0.3	重要结构周围的精细分离,如脑干等

复清理电凝镊子尖端粘连而浪费时间和影响操作；也避免双极镊子尖端与脑组织或血管粘连所致的神经功能损伤。②水流的吸热作用还减轻了对周围脑组织的热灼伤，电凝时滴水避免局部脑组织温度过高而加重脑水肿和术后并发症。③水流的冲洗保持了术野的清晰。作者采用等渗甘露醇(5%,生理盐水与甘露醇混合液)作为冲洗液，基本解决双极电凝止血时镊尖的粘连。双极电凝镊止血时，使用冲洗液旨在减少电凝镊尖与出血组织的粘连，降低局部温度保护正常脑组织，同时还可将需电凝的组织的渗血冲洗干净，以确保电凝时的准确性。也可自制持续滴水双极电凝：采用一次性输液管，将输液针前端剪成斜面，并套在电凝镊子的一端用丝线固定3～4道；输液管一端插入已备好的静脉用生理盐水或等渗甘露醇内，并挂在输液架上备用。或在距输液管末端2mm左右剪一侧孔，将双极电凝镊尖自小孔通过，用小胶圈将其缚在双极电凝柄上，最好为镊子的正极。电凝止血时，打开一次性输液器上的流速开关，有效地控制冲洗时的滴水速度，滴水速度控制在50～80滴/分钟左右，这样就可自由冲洗、电凝止血。

(6) 电凝止血的标准 理想的血管闭合，在病理上应表现为管壁内层胶合紧密，结缔组织凝固，但应保留纤维结构特征；过度或不足的电凝不能达到理想的血管闭合，这是止血失败的主要原因。电凝完善的标准如下：①血管颜色由紫红变白再变黄，管壁保持一定的柔韧性；②血管皱缩，血管直径明显变小，约为原血管直径的一半；③电凝完毕时，镊尖与血管壁不发生粘连；④一般的外力如牵拉、吸引或血压、颅压升高等作用，不致引起血管壁的破裂。

电凝不足的标准如下：①血管颜色由紫红到白；②血管皱缩不明显，血管直径未见明显变小或变小后立即扩大；③经不起外力的轻微牵拉而出血；④血管腔未闭塞消失，若剪断会再次出血。

出现下列表现为电凝过度：①血管颜色由黄变黑，管壁硬而脆，出现碳化现象；②血管过

度皱缩，血管直径不及原来的1/3；③镊尖与管壁常有粘连发生；④经不起外力的轻微牵拉，易破裂出血。

(7) 电凝止血的要领

①结痂的多少与电流的强弱、烧灼的时间、夹持的组织多少、镊尖的温度有关。电凝的功率大小要调节适中，频率过大容易产生切割作用，击穿血管壁；过低则电凝不完全，止血效果差。双极电凝止血时，要直视看清出血部位和血管，沿血管长轴来回电灼，而不应对血管的某一点反复电灼止血。同时，镊尖应轻轻地接触出血点，不要大块地钳夹组织，电凝的时间要短，电流量要小。为防止镊尖与血管粘连，不要使用过小的镊尖、功率不要过大或者长时间的持续电凝。

②间断电凝法：此法易于获得满意的血管灼闭。每次电凝约0.5秒，重复多次，电凝务必使血管皱缩、管腔完全闭塞。

③移行递增电凝法：从血管近端向远端移行，逐渐增加间断电凝次数，直至电凝血管表面发黑为止，发黑处剪断血管。

④阻断血流电凝法：用于直径＞1.5mm的动脉或血流异常快速的血管(如AVM)，先用血管夹暂阻断血流再进行电凝。较大的血管，在一般的电凝条件下，不宜达到满意的灼闭，可以采用阻断血流后电凝和移行递增电凝法。移行递增电凝法可形成血管电凝的近端电凝不足，远端电凝过度，而中间必有一处达到电凝的最佳境界；阻断血流后电凝，因减少了血管内血流对热能的消耗，抵消了管径粗、管壁厚和血流快对热能的需要，若及时用一般的电凝输出，也可获得完善的血管灼闭。

⑤血管灼闭区的长度争取大于其直径的2～3倍，这样电凝的血管其止血效果比较可靠一些。黏附于电凝镊尖端(银、铜、钛合金)的组织焦痂不能用锐器刮除，可用湿纱布擦去。

⑥电凝时，夹血管不能太紧，电凝前最好先用生理盐水湿润血管壁。在重要结构(如脑干、下丘脑等)附近电凝时，功率要尽量小。

⑦电凝后不断地用生理盐水冲洗冷却，以

保持术野洁净,并避免温度过高影响周围重要结构,同时还可减轻组织焦痂与电凝镊尖的粘结。

⑧根据所需电凝血管的大小,选择大小适合的电凝镊尖,一般颅底外科常选择0.7～1.0mm的镊尖和较低的电凝输出。采用正确的电凝法直至达到电凝完善标准,切断血管后再补充电凝几次,确保电凝可靠。

(8)双极电凝止血的注意事项

①止血时双极的镊尖内侧面与血管壁接触或做轻微夹持和松开动作。

②镊尖应超过血管的直径。

③电凝应使血管壁皱缩、管腔完全闭塞、否则管腔仍可能再次引起出血。

④对准备切断的血管,电凝长度为管腔直径的3～4倍,切断血管后,应进一步电凝其残端,使管壁进一步皱缩,管腔闭塞牢靠。

⑤对肿瘤供应血管应靠近肿瘤侧剪断,对脑皮质回流到静脉窦的血管,应靠近脑皮质切断,以避免一旦发生再出血。

⑥动脉小分支出血可用吸引器或小棉片轻压动脉,抽吸干净,看清出血点再用双极电凝止血(图1-2-2)。

⑦较大动脉出血,可用在暂时阻断夹帮助下进行止血(图1-2-3)。

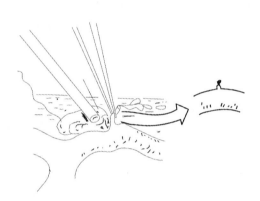

图1-2-2　小动脉出血的止血方法

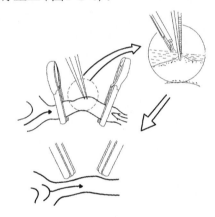

图1-2-3　较大口径动脉壁破裂出血的止血方法

6.超声外科吸引器

Kelman(1967)、Flamm(1978)先后将CUSA用于眼科和神经外科手术。从20世纪80年代中期起CUSA也已陆续在国内广泛应用于颅内和脊髓内肿瘤外科切除。目前,国内常用的CUSA有Cooper公司的NS-200型,Valleylab公司的200型,日本的Sonopet ME 2000型等。

(1)CUSA工作原理　CUSA的原理是利用磁控振荡器产生极高速的振动,将电能转换为机械高速振动,通过改变电磁场的电流,产生23000次/秒的振动,这种极高速的振动通过连接体放大,传导至手术探头(钛管),使其产生相应的纵向振动。探头接触到肿瘤组织,利用超声震荡将之要切除的组织粉碎,通过冲洗液乳化(探头周围喷出适量的生理盐水),与肿瘤组织碎屑混合乳化,再用真空泵负压经探头的负压吸引装置吸除,以达到将肿瘤组织吸除干净的目的。超声吸引时,对富有弹性的血管、神经则不损伤,必要时用联机的电凝止血来达到保持术野清晰的效果。

(2)CUSA的组成　CUSA的主要构造为主机和操作手柄两部分,其中主机由超吸振动控制、吸引和冲洗组成。主机上有控制台,包括超声振动强度、吸引负压和冲洗流量三个调节旋钮,可根据术中需要分别调节。振动强度以钛管尖端的振幅为代表,最大为0.3mm,可调范围为0～100%;冲洗量可调范围为1～50mL/min;吸引力为0～79.8kPa(0～600mmHg)。

(3)CUSA的优点

①CUSA兼具振荡粉碎、冲洗乳化和吸引三种功能。可同时完成快速粉碎、冲洗和吸除瘤内

组织,并冲洗术野。用CUSA切除肿瘤,使操作步骤简化,术视野洁净,肿瘤切除较彻底,为手术能够顺利进行创造条件。特别是质地较软的肿瘤(如胶质瘤、神经鞘瘤和部分脑膜瘤)效果最为理想,而肿瘤较硬韧者(如纤维型脑膜瘤)效果欠佳。

②CUSA探头的纵向振动振幅仅为0.1～0.3mm,对周围组织影响极小,可精确保留邻近的正常组织,有利于术后功能恢复和降低肿瘤复发率。

③CUSA的探头比较灵便,不但可切除用常规手术器械难于切除的肿瘤,还较常规肿瘤切除危险性小。CUSA适用于下列肿瘤的切除:脑膜瘤、听神经瘤、垂体腺瘤、大脑半球和小脑半球胶质瘤、髓母细胞瘤。侧脑室室管膜瘤、脊髓髓内肿瘤等亦有较好的切除效果。

④CUSA的另一个优点是作包膜内粉碎吸除肿瘤的同时,能保留直径≥1mm的富有弹性的血管及神经组织,并在分离后妥善处理(振荡强度<50%时)。能有效地预防因牵拉、推挤肿瘤及周围组织而造成的不良后果(如偏瘫、失语、共济失调等)。这样既可减少出血和有利于保护重要神经血管,目前已广泛应用于颅底外科。

(4)CUSA的使用方法　使用CUSA时,应由浅入深的逐层吸除,根据手术需要调节超声震荡强度(0～100%),吸引负压(0～79.8kPa,CUSA NS-100型)和冲洗量(1～50mL/min)。一般切除质地较软的肿瘤(如胶质瘤)用40%～60%震荡强度即可;而质地较硬的肿瘤(如脑膜瘤)则选用80%～100%的震荡强度。吸引负压和冲洗量一般分别为19.95～39.9kPa和30～40mL/min。在重要区域要用低震荡强度和较小的吸引负压。目前临床上使用的CUSA多无止血功能,应配合使用双极电凝镊妥善止血。对于切除质地较硬的和有钙化的肿瘤,CUSA效果不好,可采用激光刀辅助。在肿瘤大部分及基底附着部分清除之后,肿瘤壁塌陷,能够很好地暴露周围血管、神经等结构,此时分离肿瘤包膜与周围组织,再分次切除。握持CUSA方法,多采用持笔法(图1-2-4)。

(5)CUSA使用注意事项　CUSA使用操作的

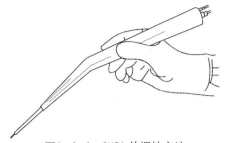

图1-2-4　CUSA的握持方法

关键为掌握手柄之性能,因手柄具有振动、冲洗、吸引三种功能为一体。正确使用及保养是延长该机寿命的重要环节。CUSA操作手柄部分及导管目前国内均采用高压灭菌法或环氧乙烷消毒。高压对手柄部分部件易损害老化,故金属部分要用纱布包裹,并避免碰触软件部分,亦有采用福尔马林加PP粉蒸熏灭菌法。

①术前定期检查手柄接头有无脱落,密封圈是否完好无损,冲洗系统有无故障,检查时避免碰触探头的金属部分。严格按程序先行测试,保持冲洗液能从机头上呈雾状喷出,保证冲洗及吸引的通畅无误后方可使用,使用期间需严密观察整个机器的使用情况。

②术中要经常用生理盐水冲洗管道,吸除肿瘤的间歇,要不时吸引生理盐水,以降低手柄温度及防止吸引管被击碎的组织及血凝快堵塞机头而影响功能,以及瘤细胞附着管壁难以去除。

③根据肿瘤质地、血运和周围有无重要结构选择恰当的振荡强度、吸引负压和冲洗流量。尤其是振荡强度,过强不利于选择性保留血管和神经,且可能影响邻近结构,过弱又难以粉碎肿瘤组织。若肿瘤质地较硬或有钙化则需调大振幅的功率(低功率无法击碎质硬的肿瘤)。一般切除质软肿瘤(如胶质瘤)时选用40%～60%,切除质中的脑膜瘤用50%～80%,质较硬肿瘤(如砂粒体型脑膜瘤)用80%～95%振荡强度。吸引负压控制在19.95～39.9kPa(150～300mmHg),冲洗流量多为30～40mL/min。

④CUSA仅限于瘤内切除肿瘤时使用,切除肿瘤时要慎防打穿瘤壁。周围有重要毗邻结构和血管、神经时,则应降低振幅强度和吸引负压,以

免误伤与瘤壁粘连的神经和血管。

⑤CUSA无止血功能，因此应配合使用双极电凝镊。采用CUSA切除肿瘤时，瘤床出血仍需用双极电凝控制出血。Valley lab公司近年推出的CUSA CEM系统将一台高频电刀、一个CEM手控接口与200型CUSA的手机相连，把电切割和电凝止血的功能引入超声外科，使操作者在吸除被击碎的肿瘤组织的同时达到边止血的目的，从而解决了用CUSA切除肿瘤不能同时止血的问题。

⑥根据手术部位深浅决定是否需要在机头上加延长器，如果用直手柄需加弯延长器，用弯手柄则需加直延长器以改善其功率的不足之处。

⑦每次使用后应拆除洗清洁一次机头。如有部件损坏则立即进行更换，每月需更换冷却桶内的蒸馏水1次，以确保下次手术顺利使用。

⑧手机工作时，严禁金属器械与超吸头碰撞。

7.显微磨钻

颅底显微外科手术入路多是充分利用颅底自然通道，通过安全有效磨除颅底骨质，扩大手术操作的间隙，达到充分显露和缩短手术路径、减轻对脑组织牵引的目的。对颅底骨质的磨除要求快速而精确，以减少对周围神经血管的损伤。高速微型磨钻在颅底外科手术中已广泛应用。前、后床突的磨除，蝶骨嵴、岩骨、内听道后壁、颈静脉结节、蝶窦前壁和鞍底、寰椎齿状突等的磨除，视神经管、面神经管、颈动脉管等的开放，均离不开高速微型钻。磨钻的使用使得术野暴露更清楚，肿瘤切除更彻底。

1967年Midas Rex公司推出翼型（涡轮式）气动钻，迄今仍被用作衡量其他各种气动钻的标准。随着科技的不断发展，手术器械的不断更新，现在神经外科电、气钻和铣刀已取代以往的手摇钻和线锯导板，它的特点是使用灵活、轻便、快捷、损伤小。磨钻的结构是在铣刀的基础上，另加各种规格和角度的成角内把手及不同规格的金刚石磨头。目前常用的磨钻有电动钻和气动钻二种，电动钻有正向和反向转动两个方向。

（1）气动磨钻的特点

①气动磨钻是一种高转速、低震动、低冲击、安全系数高，小巧灵活，钻头位置和钻速容易控制，操作方便的器械。气动磨钻的功率较电动大，因而其钻速较电钻快。但耗气大，需有理想的供气条件。气钻的转速一般在20000～100000rpm，而一般电钻的转速为6000～15000rpm（转/分），高速电钻的转速在20000～80000rpm。Midas Rex钻的转速为75000～100000r/mm。

②多数气钻为单向，而多数电动钻为双向，且其速度比气钻更易准确控制。在某些手术，特别在重要神经血管结构附近磨除骨质时，最好能使高速钻按需要作双向旋转，如磨右侧内听道，钻头旋转方向应顺时针，磨左侧时应逆时针，以防磨钻打滑伤及重要结构。

③翼型气动钻体积小，重量轻。Midas Rex钻直径1.91cm（3/4in），长7.62cm（3in），重85.05g（30z），Anspach钻体积更小。这两种钻均由脚踏开关控制，Hall Surgairtome 2型钻则由手控。采用脚控钻，术者可更平稳地用手操持钻柄比较稳妥。

④颅底外科多采用气钻，与电钻不同的是，切磨时不需要对骨质施加任何压力，只需轻触骨质即可达到有效的切磨效果。

（2）使用磨钻的基本原则

①用一只手稳定地持握磨钻，采用"三手指"技术。

②磨头要有足够的选择余地。根据磨除的结构正确选择合适大小的磨头。

③转速用脚踏开关控制。根据磨除组织的硬度合适选择磨钻转速。

④使用磨钻时，要持续冲水冷却和清除骨屑。

⑤将骨质磨成蛋壳样，术中要避免磨钻震动和滑动。

（3）磨钻使用方法 持磨钻方法有持笔法（图1-2-5）、持枪法和握刀法。多采用前法，特别在精细操作时，后两法用于表浅、非重要区骨质磨除。为增加稳定性，另一手可握在持磨钻手的下方（图1-2-6）。高速钻配上带有分离足的开颅刀，能用来开颅和作椎板切除。如果换上环钻，还可用于颈椎病前路减压和植骨融合。磨钻如使用不当，可导致一系列不良后果。

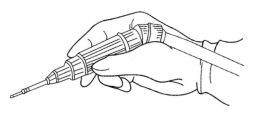

图1-2-5　持笔式

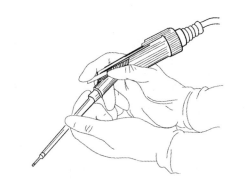

图1-2-6　双手持握法

①热效应：高速磨钻使用过程中会产生发热现象。为防止术中灼伤周围组织，磨除骨质的同时应采取保护性措施，即对钻头持续冲水降温，柄部则用湿盐水纱布包裹以免电机过热。

②打滑现象：高速旋转的钻头一旦打滑就有可能损伤神经或血管。使用磨钻时，单手操作容易失稳打滑，安全操作的方法是双手握持磨钻，一手握柄尾，一手握近钻头端（图1-2-6）。握柄尾的手用以调整磨头方向，并施加向下压力以加深磨骨，握近钻头端的手固定钻头，调节磨骨位置，稳定平衡钻头准确无误地操作。

③高速旋转的钻头带起的骨屑和水波可以对邻近的组织造成损伤。使用磨钻过程中，助手需默契配合，及时吸净磨碎的骨屑、积血和冲洗液，使术野清晰，保证直视下操作，同时应先清理周围的棉片，牵开神经和血管等，使旋转的钻头与其保持一定距离以免误伤。

（4）使用高速磨钻注意事项　使用磨钻前应在实验室内熟悉和操练磨钻技术，然后才能在临床上使用。注意以下几点有助于正确和有效地磨除骨质：

①使用磨钻前调整术野，将磨钻工作的区域放在视野中心，双极电凝彻底止血，调整好显微镜焦距，以进行全程直视操作。

②在钻孔或使用磨钻前应将骨质表面的软组织去除干净，以免缠绕钻头，避免滑钻和错位。所需磨除区域附近不可放置棉片和纱布，以免误卷入钻头上，造成组织误伤和出血。

③选择合适的转速，并间歇地轻轻用力于钻头，使其与骨质接触。转速太慢，难以有效地切削骨质，而且钻头控制不稳；转速太快，如钻速超过50000rpm，切削骨质很快，但通过钻头反馈到医生手上的触觉感明显降低，亦难以有效地控制钻头。因此，颅底外科推荐的工作转速范围为20000～25000rpm。选用适中的转速，用轻轻、间隙性压力于钻头，使其与骨质接触，而不是持续用力把钻头顶在骨质上。

④选择合适的钻头。微型钻头有普通和金刚砂钻头两类，后者用于磨除较硬骨质。术中根据需要选择不同长度、大小（直径1～6mm）、形状和规格的磨钻头。原则是可先用切削钻或梅花钻，梅花钻和切割钻用于一般颅底骨质磨除，金刚钻头则用于精细和有重要神经血管结构附近的骨质磨除。重要区域或周围毗邻重要结构，如脑干、血管和神经等附近，为防止周围软组织，如脑棉等缠住钻头，或误伤重要神经血管，应选用无沟槽的金刚钻头。使用金刚钻磨除骨质，或在磨除精细部位时，钻速一般也应控制在20000rpm左右为宜。

⑤磨钻的钻速应由慢到快，施加的压力由轻到重，以有效控制钻头，避免钻头打滑误伤重要组织。磨除骨质时，应该有计划地在颅骨上来回由浅入深磨除所需切除的骨质。切削骨质时用钻头边缘切削，轻轻来回移动钻头，而不是用钻头顶端顶着颅骨。前者手法能获得最大准确控制磨钻的能力，又能避免钻穿和误伤组织。注意钻头旋转方向与软组织表面垂直。

⑥高速磨钻钻速快，切削功率大，磨除骨质时，不要盲目深打洞，不能像低速电动钻那样用力将钻头顶在骨质上磨。正确的方法是按预定切骨范围先高速由浅入深，如同用刷子一般由表及

里,来回有序地轻轻移动钻头,小心逐层磨去上下骨质,这样能获得准确的控制磨钻的力量,以避免局部骨质被磨穿,误伤组织。达半透明的内板后改用小刮匙清除残余薄层内板。尽量切磨一个面而不是一个点,即不做钻井似的切磨,任何允许的情况下切磨宽敞的术野总比一个深井样的术野来得方便。

⑦骨质磨除过程中,边磨骨质边持续用生理盐水冲洗,不仅可消除磨钻产生的热量,减少因热传递对周围组织的热损伤,而且可清洗术野和钻头,利于显露术野和钻头工作。再用吸引器吸去积血及碎骨屑,保持视野清晰,以防其骨化对神经血管结构产生不良影响。

⑧用开颅器(铣刀)切割颅骨形成骨瓣时,应充分把颅骨孔附近的硬膜与内板分离。推进铣刀时应使铣刀与颅骨垂直,遇阻力时做前后摇动式推进铣刀,如仍不能通过,多因颅骨太厚超过铣刀长度。

⑨术中安装要严格无菌技术操作,安装时注意弹性,软轴不能打死折和盘绕过紧,使用过后要及时清洗,并注入特制润滑油加以保护。

⑩术者应充分利用全部感官去细心体查高速钻切磨到不同骨质时所产生的声音、视觉效果和手下的感觉,丰富钻磨技术。

三、颅底外科显微器械及其使用方法

1.颅底外科对显微器械的要求

显微外科技术对包括颅底肿瘤手术在内的颅底外科的发展起到重要的推动作用,同时又对手术器械提出了新的要求:①精巧柔和而不易变形损坏;②要有长短不同的型号,以满足不同部位的显微手术所需;③设计成枪式(膝状),使术者的手不阻挡显微镜的光束和术野;④表面不反光,以免影响在显微镜下操作和摄像;⑤需用合适的容器贮存和消毒。为适应显微神经外科手术的上述特点,其手术器械必须具有相应特征:

(1)颅底显微手术的特点 颅底显微外科手术有下列特点:①均在手术显微镜下操作;②手术部位深在且狭窄,术野光线不足,手术野

与目镜的距离一般为200～300mm;③手术野狭窄(1～3cm),可供操作的手术间隙仅2～3mm;④手术时间长,一般达4～7小时不等,术者易疲劳;⑤由于存在不能牵拉的重要结构或骨性结构的遮挡,位于死角的深部结构和脑内病变不能窥见,有手术盲区。如内听道等,为了消除手术盲区,不得不扩大磨除颅底骨质;⑥手术创伤大,术后恢复时间长。

(2)显微器械的长度 颅底手术操作的部位较深,手术器械较显微神经外科所用器械略长,浅部手术一般要求器械长度为20～25cm,深部手术所需器械常为25～30cm,甚至部分器械长度超过35cm。

(3)显微器械的稳定性 显微手术要求术者的眼、显微镜、术野及手术器械四者协调和准确,这就要求病人、术者及显微镜下的术视野有可靠的固定,遂有许多不同类型的手术器械问世。显微器械的应用基本上是人类体力的扩展,其设计的原则必须考虑术者体力需要及其工作。如欲使身体某部进行精细运动,必须保持身体重心稳定。

(4)显微器械的灵活性 在得到术野稳定性的同时,外科医生需要在分离及止血等器械有最大的活动性,在深而窄小的术野里必须用细小而又有力的器械在不影响视线的情况下,完成锐性分离。

2.显微手术器械的使用原则

显微外科器械的设计应该考虑其稳定性、灵活性、轻便性。前臂应该固定在特别的手托上,而手非常自然、轻松,并靠第四、五指掌关节支撑在切口缘上,用食指、中指及拇指把握并控制显微器械,这种持器姿势同样像拿笔书写一样,显得非常自然,才能达到最佳状态。另外,一般食指尖部与纸之间笔的长度较合适为1.5～2.0cm。同样手的姿势和手指的活动要符合显微外科操作的规范。必须认识到外科医生的手在开颅切口边上的姿势应该是一致的。当手术野的深度不断延伸时,手指不能进入切口内,否则会遮挡医生的视线。外科医生使用不同类型的器械,其手指

不断地把纤细的器械或镊子类的器械上下调整以适应不同的深度,同时随时变换手的姿势。

3.显微器械的类型

显微手术器械有两种类型,这两类显微手术器械的应用原则有很大的区别,包括操作性和使用性。

①一类是细长杆状,其尖端为功能部位的显微器械(如各种钩子、分离器、刮除器和各种刀等)。为了使手指转动即能完成各种精细动作,器械柄部常做成圆形,使手术器械能沿其纵轴自由地转动。把柄上有粗细不同的滚花,以增加摩擦力,使握持稳定。术者手持纤细的杆状器械把柄的部位才有可能沿着组织的裂隙进入深部术野。手持器械把柄的哪个部位取决于个人习惯和术野的深度。如食指尖端和准备解剖的组织平面的距离,这个距离可以通过手术器械在食指和中

指向前延伸或向后缩退来调整,而拇指起到平衡作用。显微器械的使用是否得心应手全靠手指随时调整手术器械的灵活程度。这种技术的关键是使手在切口边上保持平衡,并随时调整器械与所要达到手术区域的距离。

②另一类也可以称为"镊子家族"的显微器械(如双极镊子、持瘤镊子、活检钳子、血管镊子和各种显微剪刀),这类器械有一个确切的把柄区域,常带有弹簧装置。通过把柄可以有效地控制器械张开和闭合。同时,由于颅底显微手术时间较长,因此大部分器械均采用弹簧式把柄,以减轻手术疲劳。剪刀的握持与镊子类器械基本一致。显微剪刀最好保持略张开状态,操作时才比较灵巧,达到干净利落的目的。

第三节　颅底病变的定位诊断

一、颅底病变的常见症候

(一)意识障碍

意识是人对自身及外界环境进行认识及做出适宜反应的基础,包括意识水平和意识内容两方面,意识障碍时可出现两方面改变。

1.意识障碍的发生机制

意识的"开关"系统包括特异性和非特异性上行投射系统。特异性上行投射系统是各种感觉传入通路的总称,经各传导束终止于丘脑特异性核团,再投射到大脑皮质相应的感觉区,引起大脑皮质的警醒。上述感觉冲动途经脑干时发出侧支到脑干网状结构,后者弥散地作用于整个大脑皮质,使大脑皮质处于醒觉状态,称为上行网状激活系统(ascending reticular activity system, ARAS)。丘脑下部则接受来自内脏的感觉冲动及体液性刺激,激活大脑边缘系统,称为丘脑下部激活系统。它与ARAS在功能上具有密切

联系,大脑皮质受到这两种激活系统的调节与维持,保持觉醒状态。

2.意识障碍的临床表现

颅底病变时由于易累及脑干ARAS而出现意识障碍,主要包括嗜睡、昏睡、昏迷,以及特殊表现的意识障碍如去皮层状态和无动性缄默等。

①嗜睡(somnolence):是最轻的意识障碍,处于病理的睡眠状态,可被轻度刺激或言语唤醒,能正确回答问题,但反应迟钝,停止刺激即入睡。

②昏睡:患者处于病理性持续睡眠状态,较响的声音刺激(如压迫眶上神经、摇动身体)可唤醒,唤醒后能简单回答问题,醒时答话含糊、答非所问或回答问题不正确,刺激停止即入睡。

③意识模糊(confusion):其基本特征是感知觉削弱,表现为感觉阈值增高(敏感性降低)和知觉映象的清晰程度降低,注意障碍和一般性记忆障碍(主要是即时记忆障碍),是较嗜睡深的一种意识障碍,觉醒不下降,但意识内容各方

面均受影响,有定向障碍、思维言语不连贯,可有错觉幻觉、躁动不安、谵语或精神错乱。

④浅昏迷:声音刺激无反应,瞳孔光反射、压痛反应(如压眶皱眉)、光反射、角膜反射、腱反射仍保存。

⑤深昏迷:所有反射均消失,生命体征不稳定。

(二)视觉障碍

视觉和眼球运动传导径路通过大部分脑干和一部分大脑半球,进行病变定位提示可能的病因,包括眼肌、脑神经核和脑神经、视觉传导通路或眼球运动传导通路受损等相关疾病。症状常累及视觉和(或)眼球运动。

1.视觉障碍的发生机理

肿瘤浸润和压迫、炎症、水肿、缺血或出血等病变导致的视觉感受器至枕叶视中枢传导径路中任何一处损害均可引起视觉障碍,包括视力障碍和视野缺损。

(1)视觉传导径路(图1-3-1)视网膜视锥和视杆细胞(Ⅰ级神经元)→视网膜双极细胞(Ⅱ级神经元)→视网膜神经节细胞(Ⅲ级神经元)→视神经→视交叉(鼻侧视网膜神经纤维交叉)→视束→外侧膝状体(Ⅳ)→视放射(内囊后肢后部)→枕叶纹状区(距状裂两侧的楔回和舌回)。

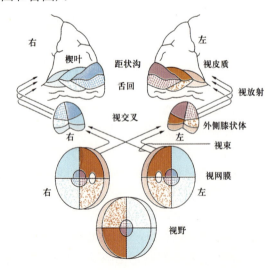

图1-3-1　视觉传导径路及视野投射区示意图

(2)血液供应　眼动脉、大脑中动脉和大脑后动脉均可供给相应视觉系统,具体如下。

①视网膜:由发自颈内动脉的眼动脉分支视网膜中央动脉供血,由于视网膜中央动脉接着又分为视网膜上、下动脉两支,故视网膜血管性疾病倾向于导致垂直性(即上部和下部)视野缺损。

②视神经:主要接受眼动脉及其分支的供血。

③视放射:主要由大脑中动脉分支供血,大脑中动脉分布区供血或梗死可导致对侧偏盲。

④视皮质:主要由大脑后动脉供血,一侧大脑后动脉闭塞可导致对侧偏盲;黄斑区由大脑中动脉和大脑后动脉双重供血,若其中一支动脉缺血,则中央区(黄斑区)视力可保存。由于双侧大脑后动脉均起自基底动脉,即使某些病例黄斑区视力可保存,但基底动脉尖综合征仍可引起双侧枕叶梗死和完全性皮质盲。

2.视力障碍

可出现单眼或双眼视力障碍。

(1)单眼视力障碍

①突发性短暂性单眼盲:也称一过性黑矇(amaurosis fugax),表现为视力下降或丧失发生在数秒钟,高峰期持续1～5分钟,经10～20分钟消退。见于两种可逆性综合征:一侧眼动脉或视网膜中央动脉闭塞(可导致视神经或视网膜缺血);颈内动脉系统TIA(单侧眼动脉一过性缺血表现)或典型偏头痛先兆。

②进行性单眼视力障碍:数小时或数日达到高峰,均为不可逆性综合征。包括:球后视神经炎、视乳头炎、视神经脊髓炎(亚急性单侧视力丧失,可部分缓解,90％伴眼球触痛或疼痛);特发性缺血性视神经病、巨细胞性(颞)动脉炎(突发视力丧失,很少可逆);视神经压迫性病变(先有视野缺损,逐渐出现视力障碍和失明);Forster-Kennedy综合征(额叶底部肿瘤引起同侧原发性视神经萎缩及对侧视乳头水肿,可伴同侧嗅觉丧失)。

(2)双眼视力障碍

①一过性视力障碍:常见于双侧枕叶视中枢短暂性脑缺血发作。双侧视中枢病变导致视力

障碍又称皮质盲(cortical blindness),不伴瞳孔扩大,对光反射保存。

②进行性视力障碍:见于原发性视神经萎缩;慢性视乳头水肿(颅内压增高致视网膜中央静脉和淋巴回流受阻,可继发视神经萎缩);中毒或营养缺乏性视神经病(如异烟肼、酒精、甲醇和重金属中毒,维生素B$_{12}$缺乏等)。

3.视野缺损

指视神经病变引起的单眼全盲(图1-3-2中的"1")、视交叉及其后视觉径路病变导致的偏盲(hemianopia)或象限盲等。

①双颞侧偏盲:视交叉中部病变(如垂体瘤、颅咽管瘤)使来自双侧鼻侧视网膜纤维受损(图1-3-2中的"2")。

②对侧同向性偏盲:视束、外侧膝状体、视辐射或视中枢病变导致病变对侧视野同向性偏盲(图1-3-2中的"3")。视中枢病变中心视野常保留,视力可大致正常称为黄斑回避(macular sparing)(图1-3-2中的"6")。

③对侧同向性象限盲:颞叶后部病变使视辐射下部受损,可导致对侧同向性上象限盲(图1-3-2中的"4");顶叶病变使视辐射上部受损,可导致对侧同向性下象限盲(图1-3-2中的"5")。

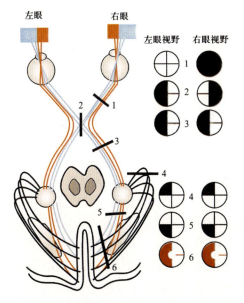

图1-3-2　不同病变部位导致的视野缺损示意图

(三)眼球活动障碍

眼球运动神经包括:动眼神经(Ⅲ)支配提上睑肌、上直肌、下直肌、内直肌、下斜肌、瞳孔括约肌和睫状肌;滑车神经(Ⅳ)支配上斜肌;外展神经(Ⅵ)支配外直肌。Ⅲ、Ⅳ、Ⅵ对脑神经协同支配眼球运动(眼外肌),也发出副交感纤维分布于瞳孔括约肌(眼内肌),使瞳孔缩小和睫状肌使晶体变厚,以形成清晰的视觉。

1.眼肌麻痹(ophthalmoplegia)

系眼球运动神经(核)和眼球协同运动中枢或其联系纤维损害所致,此外。重症肌无力、眼肌型肌营养不良也可引起。临床可分为以下4型。

(1)周围性眼肌麻痹　周围性眼肌麻痹是眼运动神经损害所致,常见于脑动脉瘤和颅底蛛网膜炎,动脉瘤扩张可伴严重疼痛;糖尿病可发生孤立的动眼、滑车或外展神经麻痹,以动眼神经麻痹多见,且常为不完全性,多为动眼神经中央部梗死而周围缩瞳纤维未受累(瞳孔回避)所致。

①动眼神经麻痹:眼外肌麻痹,表现为上睑下垂,外斜视,眼球向上、向下及向内运动受限,出现复视;眼内肌麻痹,如瞳孔散大、对光反射及调节反射消失。动眼神经麻痹导致的睑下垂为完全性,而眼睑失交感神经支配引起的睑下垂(如Horner综合征)仅为部分性。单侧睑下垂见于提上睑肌麻痹,如动眼神经或分支病变,Horner综合征常伴瞳孔缩小,用力睁眼可暂时克服;双侧睑下垂提示动眼神经核受累、重症肌无力或眼肌型肌营养不良。

②滑车神经麻痹:表现外下方向运动受限,有复视。多合并动眼神经麻痹,单独滑车神经麻痹少见。

③外展神经麻痹:眼球不能向外转动,呈内斜视,有复视。

(2)核性眼肌麻痹　眼运动神经核病变常累及邻近结构,如外展神经核损害常累及面神经;动眼神经亚核多而分散,病变早期仅累及部分核团使部分眼肌受累或眼外肌与缩瞳肌损害分离,也可累及双侧。常见于脑干血管病、炎症和肿瘤病变。

（3）核间性眼肌麻痹　是眼球协同运动中枢——脑桥旁正中网状结构(paramedia pontine reticular formation,PPRF)与其联系纤维——内侧纵束(medial longitudinal fasciculus,MLF)病变所致。MLF连接一侧动眼神经内直肌核与对侧外展神经核,司眼球水平同向运动。病变引起眼球协同运动障碍,年轻人或双侧病变常为多发性硬化,年老患者或单侧病变多为腔隙性梗死,其他病因可为脑干梗死或出血、脑干脑炎、脑干肿瘤和Wernicke脑病等。重症肌无力所致的眼球运动障碍可颇似MLF病变,孤立的核间性眼肌麻痹需排除重症肌无力的可能。

①前核间性眼肌麻痹:水平注视时病侧眼球不能内收,对侧眼球可以外展(伴眼震),但双眼会聚正常。为MLF上行纤维受损。

②后核间性眼肌麻痹:水平注视时病侧眼球不能外展,对侧眼球可以内收。为MLF下行纤维受损。

③一个半综合征(one and a half syndrome):脑桥尾端被盖部病变侵犯PPRF,引起向病灶侧凝视麻痹(同侧眼球不能外展,对侧眼球不能内收),若同时累及对侧已交叉的MLF上行纤维,使同侧眼球不能内收,仅对侧眼球可以外展(伴眼震),见图1-3-3。

（4）中枢（核上）性眼肌麻痹　为皮质侧视中枢（额中回后部8区）病变引起向病灶对侧（偏瘫侧）的凝视麻痹(gaze palsy),表现为向病灶侧共同偏视,常见于脑出血、大面积脑梗死;刺激性病灶使两眼向病灶对侧凝视。临床须注意,向病灶侧凝视（背离偏瘫侧）提示半球病变,背离病灶侧凝视（看向偏瘫侧）提示脑干病变。

帕里诺综合征(parinaud syndrome):双眼向上垂直运动不能,是眼球垂直运动皮质下中枢——中脑上丘损害所致,如松果体瘤。上丘刺激性病变出现双眼发作性转向上方（动眼危象）,见于脑炎后帕金森综合征、服用酚噻嗪等。

2.复视(diplopia)

复视是由于眼肌麻痹所致。眼球活动由附着于每一眼球的6条肌肉活动完成,使眼球向这6个主要凝视位置的任意方向运动。在静止状态下这6条肌肉互相拮抗作用使眼球处于正中位,向前直视。当某一眼肌麻痹时,眼球不能向麻痹肌作用方向运动,且因不能拮抗其他眼外肌作用而使眼球向对侧偏斜。当眼肌麻痹使患侧眼轴偏斜时,目的物影像落在两眼视网膜的不同区域,产生双重影像或复视的错觉,健眼黄斑区影像清晰为真像,病眼黄斑区以视网膜的外视野不清晰影像为假。复视总是出现在麻痹肌作用方向上。轻微眼肌麻痹可仅有复视而眼球运动受限和斜视不明显,此时需做复视检查,根据真像与假像的位置关系判定麻痹的眼肌。

(四)瞳孔调节障碍

瞳孔由动眼神经副交感纤维（支配瞳孔括约肌）与来自颈上交感神经纤维（支配瞳孔开大肌）共同调节。普通光线下正常瞳孔直径为3～4mm。

1.瞳孔对光反射

即光线刺激引起瞳孔缩小。传导径路为:视网膜（Ⅰ）→视神经→视交叉→视束→中脑顶盖前区→E-W核（Ⅱ）→动眼神经→睫状神经节（Ⅲ）→瞳孔括约肌。任何一处损害均可导致光反射减弱或消失。

2.调节反射

注视近物时双眼球会聚及瞳孔缩小。反射径路尚不明确。缩瞳与会聚不一定同时受损,会聚不能见于帕金森病及中脑病变,缩瞳反应丧失

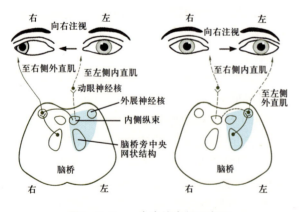

图1-3-3　一个半综合征示意图

见于白喉(睫状神经损伤)或中脑炎症。

3.临床常见的异常瞳孔

(1) 散大的固定瞳孔 直径>7mm 的固定瞳孔(无光反射)通常因动眼神经自中脑至眼眶径路中的任何一处受压所致。

(2) 中等大固定瞳孔 瞳孔固定约5mm,是中脑水平病变所致。

(3) 针尖样瞳孔 昏迷患者针样(1~1.5mm)瞳孔,伴光反射消失,常见于脑桥出血等。

(4) 不对称瞳孔 一侧光反射速度慢于或瞳孔大小小于对侧,常提示累及中脑或动眼神经病变;20%的人群双侧瞳孔相差1mm或更小,但光反射对称,属正常现象。

(5) 丘脑性瞳孔 瞳孔轻度缩小,对光反射存在,见于丘脑占位性病变早期,由于影响下行交感通路所致。

(6) 阿罗瞳孔(Aargyll-Roberson pupil)典型表现为瞳孔直径小而不规则,光反射消失,调节反射存在。为顶盖前区病变使光反射径路受损,典型病因为神经梅毒。

(7) 艾迪瞳孔(Adie pupil) 又称强直性瞳孔,表现为一侧瞳孔散大,只在暗处用强光持续照射时瞳孔缓慢收缩,停止光照后瞳孔缓慢散大;调节反射也是缓慢出现和缓慢恢复。若伴节段性无汗和直立性低血压等,称为艾迪综合征(Adie syndrome)。

(8) 霍纳综合征(Horner's syndrome) 中枢性交感神经束、睫状脊髓中枢($C_8 \sim T_2$脊髓灰质侧角内)、颈上神经节和(或)节后交感神经纤维至眼球的走行径路受损均可导致霍纳征。典型表现为患侧瞳孔缩小(一般约2mm,瞳孔开大肌麻痹)、眼裂变小(睑板肌麻痹)、眼球轻度内陷(眼眶肌麻痹),可伴患侧面部无汗和血管扩张。此征见于3级交感神经受损:Ⅰ级为丘脑和脑干损害,如Wallenberg综合征;Ⅱ级为$C_8 \sim T_2$脊髓侧角损害,如脊髓空洞症;Ⅲ级为颈上交感神经节损害,如颈内动脉旁综合征。

(五)面肌瘫痪

1.周围性面瘫

周围性面瘫表现为同侧表情肌(包括额肌)瘫痪。面神经受累水平不同出现的伴发症状不同,如鼓索与面神经分离前的面神经病变伴舌前2/3味觉丧失和唾液分泌障碍;发出镫骨肌支以上的面神经受损伴同侧舌前2/3味觉丧失、唾液分泌障碍和听觉过敏;膝状神经节病变出现Hunt综合征,表现为周围性面瘫,伴同侧舌前2/3味觉障碍、听觉过敏、唾液和泪液分泌障碍,以及患侧乳突部疼痛、耳廓和外耳道感觉减退、外耳道或鼓膜疱疹等(表1-3-1)。

表1-3-1 面神经各段损害的症状

	周围性面瘫	舌前2/3味觉障碍	唾液分泌障碍	听觉过敏	泪液分泌障碍
膝状神经节	+	+	+	+	+
镫骨肌支以上	+	+	+	+	
鼓索支以上	+	+	+		
茎乳孔以下	+				

周围性面瘫常见于特发性面神经炎、听神经瘤等。核性周围性面瘫由于面神经与外展神经核紧邻,常伴外展神经麻痹,并可累及皮质脊髓束出现交叉瘫,见于脑干腔隙性梗死、延髓空洞症等。

2.中枢性面瘫

中枢性面瘫表现为病灶对侧眼裂以下的面瘫,常伴该侧中枢性舌瘫(皮质延髓束)和偏瘫(皮质脊髓束受损),见于脑血管病、肿瘤等。

(六)听觉障碍、眩晕和眼球震颤

听觉障碍和眩晕是前庭蜗神经(耳蜗神经和前庭神经)或其传导径路病变所致,因二者感受器相邻、传入神经相伴、蜗神经和前庭神经进入脑干后彼此分开等特点,这两种症状可同时(内耳病变)或单独(脑干病变)出现。

1.听觉障碍

耳蜗神经传导径路受损所致,表现为耳聋、耳鸣和听觉过敏。

(1)耳聋(deanfness)　耳聋是听觉障碍最常见的症状,依据病变部位分为传音性、感音性及混合性耳聋。功能性耳聋检查无听力丧失或检查结果与主诉耳聋程度不符,见于癔病。

①传音(传导)性耳聋:见于外耳和中耳病变,如外耳道异物或耵聍、中耳炎或骨膜穿孔。

②感音(神经)性耳聋:可分为A.耳蜗性聋:内耳病变所致,如Meniere病、迷路炎和中毒等;B.神经性聋:听神经病变所致,如听神经瘤、颅底蛛网膜炎等;C.中枢性聋:蜗神经核和核上听觉通路病变所致,如脑干血管病、肿瘤、炎症、多发性硬化,常为双侧。耳蜗性聋与神经性聋可通过重振试验(复聪现象)区别,声音强度增高时,前者患耳听力提高接近于正常(为阳性),后者无反应。

③混合性耳聋:传导性与神经性耳聋并存,见于老年性耳聋、慢性化脓性中耳炎。

(2)耳鸣(tinnitus)　无外界声音刺激时患者却听到持续性声响,是听感受器和传导径路病理性刺激所致。高音调耳鸣提示感受器病变,低音调耳鸣提示传导径路病变。耳鸣患者多合并听力减退。

(3)听觉过敏(hyperacusis)　指听觉的敏感性增强,听到的声音较实际强,常见于面神经麻痹引起的镫骨肌的瘫痪,微弱的声波使鼓膜振动增强,导致内淋巴强烈震荡所致。此外,颞叶听联合区刺激病变可产生幻听。

2.眩晕(vertigo)

眩晕是对自身平衡觉和空间位象的自我感知错误,感受自身或外界物体的运动性幻觉,如旋转、升降和倾斜等。临床常需要与头晕(dizziness)鉴别,头晕仅表现头重脚轻、站立或行走不稳,无自身或外界物体运动或旋转感。空间位置觉的维持需要视觉识别周围物体的方位及与自身的关系;深感觉感知自身的姿势、位置、运动范围和幅度;前庭器官能感受身体及头部空间移动时产生的冲动,可以辨别运动方向及所处的位置,并经相关皮质及皮质下结构整合,不断调整偏差,维持躯体的稳定。

临床上根据病变部位及眩晕性质不同可分为:

①系统性眩晕:前庭系统病变引起,是眩晕的主要病因,可伴眼球震颤、平衡及听力障碍等。根据病变部位又分为以下几种。

周围性(真性)眩晕:是前庭感受器和内听道内前庭神经颅外段病变引起。表现为:A.眩晕:突发剧烈旋转性或上下左右摇晃感,持续时间短,与头位或体位变换有关;B.眼震:与眩晕程度一致,幅度小,水平性或水平加旋转,绝无垂直性,快相向健侧或慢相向病灶侧;C.平衡障碍:站不稳或左右摇摆;D.自主神经症状:剧烈呕吐、出汗及面色苍白等;E.常伴耳鸣、听力减退或耳聋等。

中枢性(假性)眩晕:是前庭神经颅内段、前庭神经核、核上纤维、内侧纵束、皮质及小脑的前庭代表区病变所致。表现为:A.眩晕:程度较轻,旋转性或向一侧运动感,持续时间长(数周至数年),与改变头部或体位无关;B.眼震:与眩晕程度不一致,粗大,持续,眼震快相向健侧(小脑例外)或方向不一致;C.平衡障碍:站立不稳或向一侧运动感;D.自主神经症状:不明显;E.耳鸣和听力障碍无或不显著。眩晕可以是颞叶癫痫的先兆。

位置性眩晕既可为中枢性,亦可为周围性眩晕,表现为当头处于某一位置时出现,可伴眼震、恶心和呕吐等。

②非系统性眩晕:是前庭系统以外的全身系统疾病引起,如眼部疾病、贫血或血液病、心功能不全、中毒、感染及神经功能失调等。特点是头晕眼花或轻度站立不稳,无眩晕感和眼震,通常不伴恶心、呕吐。

3.眼球震颤(nystagmus)

眼球震颤指眼球的节律性摆动。包括两类:

①跳动性眼震(jerk nystagmus)：慢相后出现反方向快相运动,快相是眼震的方向,向快相凝视时眼震幅度增大；②钟摆样眼震(pendular nystagmus)：以相同速度和幅度向两个方向摆动。神经系统病变时出现的眼震多属于跳动性眼震。另外,按照眼震的方向还可分为水平性眼震(眼球左右往复运动)、垂直性眼震(眼球上下往复运动)、旋转性眼震(眼球沿前后轴作往复旋转运动)。

临床上有两种常见的获得性病理性跳动性眼震综合征：①凝视诱发性眼震(gaze-evoked nystagmus)：向单一方向凝视诱发眼震是早期或残留眼肌麻痹的常见体征；多方向凝视诱发眼震常为抗癫痫药或镇静药副作用,以及小脑或中枢性前庭功能障碍所致。②前庭性眼震(vestibular nystagmus)：向快相方向凝视幅度增大。前庭周围性眼震为单向性、水平性或水平与旋转性,伴严重眩晕；前庭中枢性眼震可为双侧性、纯水平性、垂直或旋转性,眩晕很轻。位置性眼震是由改变头位引起,可为周围性或中枢性前庭病变所致。周围性病变可伴听力丧失或耳鸣,中枢性病变可伴锥体束征或脑神经异常,可资鉴别(表1-3-2)。

表1-3-2 前庭周围性眼震和前庭中枢性眼震的鉴别

特点	前庭周围性眼震	前庭中枢性眼震
病变部位	内耳或前庭神经病变	脑干或小脑,中脑以上病变引起眼震者罕见
眼震的形式	多为单向性、水平性眼震,慢相向患侧	可为水平、垂直、旋转等。一般中脑为垂直性,脑桥为水平性,延髓为旋转性
持续时间	较短,一般不超过3周,多呈发作性	较长
眩晕	明显	较轻
听力障碍	常有	不明显
闭目难立征	常有,向眼震的慢相侧倾倒,与头位有一定的关系	方向不定,与头位无一定关系
中枢神经症状与体征	无	常有脑干和小脑受损体征

(七)延髓麻痹

延髓麻痹也称球麻痹,是常见的咽喉肌和舌肌麻痹综合征,可为舌咽、迷走和舌下神经及核的下运动神经元病变(真性球麻痹),或双侧皮质延髓束受损(假性球麻痹)所致。

1.临床表现

延髓麻痹表现为声音嘶哑、饮水反呛、吞咽困难和构音障碍等一组症状。

(1) 真性球麻痹 伴咽部感觉缺失、咽反射消失、舌肌萎缩及震颤等。为延髓运动神经核如疑核,舌下神经核,舌咽、迷走和舌下神经等下运动神经元损害所致。常见的急性病因有椎基底动脉疾病、Guillain-Barre综合征等,慢性病因包括进行性延髓麻痹、延髓空洞症和颅底肿瘤等。

(2) 假性球麻痹(peseudobular palsy) 咽部感觉及咽反射存在,无舌肌萎缩和震颤,常伴下颌反射、掌颏反射亢进和强哭、强笑等,为双侧大脑皮质上运动神经元或皮质延髓束损害所致。常见的病因有脑血管疾病、炎症、脱髓鞘病和变性病等。假性球麻痹与真性球麻痹的鉴别要点(表1-3-3)。

(八)瘫痪(paralysis)

瘫痪是随意运动功能的减低或丧失,是颅底病变的常见症状。一侧脑干病变累及同侧脑神经运动核和未交叉的皮质脊髓束和皮质脊髓束,产生交叉性瘫痪(crossed paralysis)综合征,即病灶同侧脑神经瘫,对侧肢体瘫及病变水平以下脑神经上运动神经元瘫。

①大脑脚综合征 (Weber 综合征)：损害部位在大脑脚底(中脑),出现病灶侧动眼神经周围

表1-3-3　真性球麻痹与假性球麻痹的鉴别要点

鉴别点	真性球麻痹	假性球麻痹
神经元损害	下运动神经元	上运动神经元
病变部位	疑核、舌下神经核及Ⅸ、Ⅹ、Ⅻ脑神经,多为一侧性损害	双侧皮质或皮质延髓束
病史	多为首次发病	两次或多次脑卒中
舌肌纤颤及萎缩	(+)	(-),舌肌挛缩不能快速从一侧伸到另侧
咽反射、呿吸、掌颏反射	(-)	(+)
下颌反射	无变化	亢进
四肢锥体束征	多无	多有
强哭强笑	(-)	(+)
排尿障碍	无	多有
脑电图	无明显异常	可有弥漫性异常表现

性瘫,对侧面神经、舌下神经及肢体中枢性瘫。

②脑桥基底外侧综合征(Millard-Gubler综合征):为脑桥基底部外侧病损,出现病灶侧外展神经麻痹、面神经核性瘫痪,对侧舌下神经、肢体中枢性瘫痪。

③脑桥基底内侧综合征(Foville综合征):为脑桥基底部内侧病损,常见于基底动脉旁正中支闭塞,出现病灶侧外展神经麻痹、双眼向病灶侧凝视麻痹,对侧舌下神经、肢体中枢性瘫痪。

④Jackson综合征:延髓前部橄榄体内侧病损,多因脊髓前动脉闭塞所致。表现为病灶侧周围性舌下神经瘫(伸舌偏向病灶侧、舌肌萎缩),对侧偏瘫。

(九)共济失调

共济失调(ataxia)是小脑、本体感觉及前庭功能障碍导致运动笨拙和不协调,累及四肢、躯干及咽喉肌,可引起姿势、步态和语言障碍。小脑、脊髓、前庭和锥体外系共同参与完成精确、协调运动。小脑对执行精巧动作起重要作用。每当大脑皮质发出随意运动指令,小脑总是伴随发出制动性冲动,如影随形,以完成准确的动作。

1.解剖学基础

小脑通过三对小脑脚与脑干(结合臂与中脑、桥臂与脑桥、绳状体与延髓)相连,并与脊髓、前庭和大脑皮质等有密切联系(表1-3-4)。小脑是重要的运动调节中枢,维持身体平衡(古小脑-绒球小结),调节肌张力及平衡(旧小脑-蚓部),协调肢体运动(新小脑-半球)。

2.分类及表现

(1)小脑性共济失调(cerebellar ataxia)表现随意运动的速度、节律、幅度和力量的不规则,即协调运动障碍,还可伴有肌张力减低、眼球运动障碍及言语障碍。

①姿势和步态改变:蚓部病变引起躯干共济失调,站立不稳,步态蹒跚,行走时两脚远离分开,摇晃不定,严重者甚至难以坐稳。上蚓部受损向前倾倒,下蚓部受损向后倾倒。上肢共济失调不明

表1-3-4　小脑的发生、结构联系及功能定位

发生	结构及纤维联系	功能定位
古小脑	绒球小结→前庭神经核(前庭小脑束)	维持躯体平衡及眼球运动(为前庭小脑)
旧小脑	蚓部→脊髓(脊髓小脑束、后束)	维持躯体姿势与平衡(为脊髓小脑)
新小脑	半球→大脑皮质(皮质脑桥小脑束)	协调肢体随意运动(为皮质小脑)

显。小脑半球病变行走时向患侧偏斜或倾倒。

②随意运动协调障碍(incoordination)：小脑半球损害导致同侧肢体的共济失调。表现辨距不良和意向性震颤，动作越接近目标时震颤越明显。眼球向病灶侧注视可见粗大的眼震。上肢和手共济失调最重，不能完成协调精细动作，表现协同不能，轮替运动异常。

③言语障碍：由于发音器官唇、舌、喉等发音肌共济失调，使说话缓慢，含糊不清，声音呈断续、顿挫或暴发式，表现吟诗样或暴发样语言。

④眼运动障碍：眼球运动肌共济失调出现粗大的共济失调性眼震等。

⑤肌张力减低：可见钟摆样腱反射。患者前臂抵抗阻力收缩时，如突然撤去外力不能立即停止收缩，可能打击自己的胸前(回弹现象)。

(2) 大脑性共济失调 额桥束和颞枕桥束是大脑额、颞、枕叶与小脑半球的联系纤维，病损可引起共济失调，症状轻，较少伴发眼震。

①额叶性共济失调：见于额叶或额桥小脑束病变。表现类似小脑性共济失调，如体位平衡障碍、步态不稳、向后或向一侧倾倒，对侧肢体共济失调，肌张力增高、腱反射亢进和病理征，伴额叶症状如精神症状、强握反射等。

②顶叶性共济失调：对侧肢体出现不同程度共济失调，闭眼时明显，深感觉障碍不明显或呈一过性。两侧旁中央小叶后部受损出现双下肢感觉性共济失调和尿便障碍。

(3) 感觉性共济失调 不能辨别肢体位置和运动方向，出现感觉性共济失调如站立不稳，迈步不知远近，落脚不知深浅，踩棉花感，常目视地面行走，在黑暗处难以行走。检查振动觉、关节位置觉缺失和闭目难立(Romberg)征。

(4) 前庭性共济失调 前庭病变使空间定向功能障碍，以平衡障碍为主，表现站立不稳，行走时病侧倾倒，不能沿直线行走，改变头位症状加重，四肢共济运动正常，常伴严重眩晕、呕吐和眼震等。

二、神经系统检查

神经系统检查是为了判断神经系统有无损害及损害的部位和程度，即解决病变的"定位"诊断。检查应按一定顺序，并注意和一般体检结合进行。通常先查脑神经，包括其运动、感觉、反射和自主神经各个功能；然后依次查上肢和下肢的运动系统和反射，最后查感觉和自主神经系统。

(一)一般检查

1.智力检查

①计算力：100 减7 的连续计算除考查计算力和逻辑组织能力，还考查注意力和近记忆力，如果患者注意力不集中，应考查两位内加减，如24 减13。

②注意力：让患者从50 或100 倒着数到1 的方法来判断患者的注意力。

③定向力：时间、空间和人物的定向有无障碍。

2.意识

意识包括意识水平和意识内容两方面，意识障碍时可出现两方面改变，但临床上常常只注重意识水平，如意识障碍分嗜睡、昏睡等，这是表示意识压抑方面的。其实意识障碍也可表现为亢奋的，如躁动，谵妄等。意识的产生基于大脑的记忆能力，意识过程从本质上说属于思维过程。当大脑某一区域受损，使得一部分记忆事件无法被调用，会出现一定程度的意识模糊。如果受损脑区较小，对大脑正常的记忆和思维过程影响不大，意识能力基本正常，则可以说是"神志清楚，但表现为一定程度和部分内容上的意识模糊"。

(1) 意识异常

①兴奋状态：表现为谵妄(delirium)，貌似清醒，实为觉醒，注意力、定向、知觉等急性或亚急性降低，定向力严重丧失，精神活动增强，症状呈波动性。

②抑制状态：包括昏迷、闭锁综合征、无动性缄默、持续植物状态、脑死亡、病理性睡眠、木僵(stupor)、缄默(mutism)、抑郁。

缄默主要见于两种情况,一是畸张型精神分裂症,另一是歇斯底里型。重点在言语,即不说话,与失音症(aphonia)同,但有别于失语症(aphasia)。

木僵指不动或运动严重或明显减少,狭义仅指没有意识障碍的木僵,临床处理时最好假定病人是意识清晰的。

闭锁综合征(locked-in syndrome),又称去传出状态,指病人仅能以眼球运动示意与周围环境联系,而脑桥以下运动功能丧失,感觉通路正常,脑电图正常。见于脑桥基底部病变。

无动性缄默(akinetic mutism),又称睁眼昏迷,病人貌似觉醒,但肌肉松弛,锥体束征阴性,大小便失禁,对刺激无反应,觉醒睡眠周期保存,提示脑干上部和丘脑传入损害。

植物状态(vegetative state),指机体能生存和发展,但无意识和思维,缺乏对自身和周围环境的感知能力的生存状态。持续植物状态(PVS)指时间超过3月～1年者。其与昏迷区别是有自发睁眼和睡眠觉醒周期。

脑死亡:指全脑功能的不可逆终止,包括三个方面,即脑功能终止,表现为无反应和脑干反射消失;脑功能丧失的不可逆性,但镇静剂中毒、低温、神经肌肉阻滞休克(shock)所致者除外;持续性脑功能丧失。英国把脑干功能丧失、大脑皮层幸免的状态称为脑干死亡,而把脑干功能存在,大脑皮层功能丧失的状态称为全脑死亡;美国则把脑干功能存在、大脑皮层功能丧失的状态称为持续性植物状态,而把脑干和大脑皮层功能全部丧失的状态称为全脑死亡。

(2)意识异常的量化评定(表1-3-5)

表1-3-5　意识障碍的分级及鉴别要点

分级	对疼痛反应	唤醒反应	无意识自发动作	腱反射	光反射	生命体征
嗜睡(somnolence)	(+,明显)	(+,呼唤)	+	+	+	稳定
昏睡(stupor)	(+,迟钝)	(+,大声呼唤)	+	+	+	稳定
昏迷(coma)						
浅昏迷	+	−	可有	+	+	无变化
中昏迷	重刺激可有	−	很少	−	迟钝	轻度变化
深昏迷	−	−	−	−	−	显著变化

(二)脑神经检查

1.视力和眼底

(1)检查方法

①视力:通常用视力表,粗测可嘱病人阅读书报,并和正常人对比。视力显著减退者,可让其辨认眼前不同距离处手指数或手指晃动情况,或以手电光试其有无光感。分别用"失明"、"光感"、"指动感"、"几公分内可辨指数"表示。

②视野:眼球正视时所能看到的注视点以外的空间范围称视野。正常单眼视野颞侧约90°,鼻侧及上、下方约为50°～70°。精确的视野检查使用视野计,粗测常用对照法,即病人背光与医生相对而坐,嘱闭左眼,医生手指从上、下、左、右周边部逐渐向中心移动,嘱病人见到手指时立即说出;同法再测另一眼。根据正常视野即可比较出病人视野缺损的大致情况。另一简单测量视野的方法是:找一根长约1m的绳子对称放在病人眼前约1m左右,让病人双眼注视前方,用手指出绳子的中点,绳子长的一侧表明有偏盲。对于视物不清的患者,粗查视野时,不仅要查上、下、鼻、颞四个方向,还要查左上、左下、右上、右下,共8个方向。

③眼底:用眼底镜进行检查。正常眼底视网膜呈现橘红色,视神经乳头位于视网膜靠侧方

向,圆形,边缘清楚,色淡红,中央有色泽较淡之生理凹陷。视网膜中央动脉、静脉穿过视乳头中心,分上、下两支及许多小支,彼此不吻合。动脉色鲜红,较细而直;静脉色暗红,较粗而曲,动、静脉管径比例约2：3。黄斑位于视乳头颞侧稍下方约两个视乳头距离处,范围有一个视乳头大小,色较视网膜深,中央有很亮的中心凹反光点。

注意观察视乳头颜色、大小、形态,边缘是否整齐、有无隆起,中心生理凹陷是否扩大;动静脉精细比例弯曲度和管壁反光强度;有无动静脉交叉处静脉受压;视网膜及黄斑区有无渗出物、出血、色素沉着及水肿,黄斑中心凹是否存在。

(2) 临床意义

①视力、视野改变。

②视乳头水肿:为颅内压增高使眼静脉回流受阻引起。早期视乳头充血、变红、边缘模糊,生理凹陷消失。进而视乳头隆起,静脉充盈,搏动消失。严重者静脉怒张、迂曲,视乳头及其附近有火焰状出血及渗出。

③视神经萎缩:视乳头色白,伴视力减退或消失,视野向心性缩小,瞳孔散大,对光反射减弱或消失。原发性者视乳头边丝清楚,若为一侧性,多系视神经直接受压所致。继发性者视乳头边缘模糊,由视乳头水肿或视神经炎所致。

2.眼外肌和瞳孔

(1) 解剖生理

①眼外肌:眼球运动由动眼、滑车、外展神经支配。由各自核发出后,分别经中脑腹侧、背侧及脑桥腹侧出脑,穿过海绵窦并经眶上裂入眼眶,分别到达上直肌、下直肌、内直肌、下叙肌、上斜肌及外直肌,支配提睑和眼球运动。

②瞳孔:缩瞳:Edinger-Westphall 核→动眼神经→瞳孔括约肌;扩瞳:神经纤维发自下丘脑交感中枢,下行至脊髓$C_8 \sim T_2$侧角(睫状脊髓中枢)发出交感神经,随颈动脉入颅再随三叉神经眼支到瞳孔扩大肌。

此外,交感神经通路也支配同侧睑板肌(协助提起同侧上睑)、球后平滑肌(使眼球稍突出)、面部汗腺(泌汗)和血管(收缩血管)。

(2) 检查方法

①眼裂宽度:观察两眼裂大小,有无眼睑下垂。并检查眼球是否突出或下陷。

②眼球位置和运动:A.斜视。嘱病人正视前方,观察有无眼球偏斜。B.眼球运动和复视。双眼随医生手指向各方向移动,观察何侧眼球活动受限及其程度,观察有无眼震,并询问有无复视。应描述出现眼震时凝视位置、方向和幅度等。C.同向偏斜和同向运动麻痹。双眼不同时向一侧注视(侧视麻痹)或向上方、下方注视(垂直运动麻痹)。D. 辐辏反射。嘱病人注视前方自远而近的医生手指,观察有无双眼内收障碍。

③瞳孔:A. 外形。观察瞳孔位置、大小、形状,边缘是否整齐,两侧是否相等。正常瞳孔为圆形,两侧等大,自然光线下直径2～5mm。

B. 对光反射。用电筒光从侧面照射瞳孔,可见瞳孔缩小,称直接光反射;对侧瞳孔同时也缩小,称间接光反射。

C. 调节反射。做辐辏反射检查时,在双眼内收同时,双侧瞳孔也见缩小。

(3) 临床意义

①同向运动麻痹:见于动眼神经核和外展神经核以上的同向运动中枢及其通路的病变,表现为双眼不能同时侧视,或不能同时上视或(和)下视。

②瞳孔异常:一侧或双侧瞳孔异常扩大或缩小、对光反应迟钝或消失等,可分别由动眼神经、视神经或交感神经病变引起。后者见于脑干以下颈交感神经径路损害,除同侧瞳孔缩小外,还伴有眼球内陷、眼裂变小、结膜充血、颜面无汗的症状,称Horner 综合征。

3.面部感觉和运动

(1) 解剖生理

①面部感觉:头面部和五官感觉纤维组成三叉神经眼支、上颌支、下颌支,分别经眶上裂、圆孔、卵圆孔入颅到半月神经节后,再到脑桥相应神经核,发出纤维上升交叉至对侧丘脑及中央后回下部。

②面部运动:A.表情肌运动。主要由面神经

支配,此外,面神经也传导舌前2/3味觉等。面神经核上组核受双侧皮质脑干束支配,下组核仅受对侧皮质脑干束支配。B.咀嚼肌运动。由三叉神经运动支支配的颞肌和咬肌完成。

(2)检查方法

①面部感觉:根据三叉神经分布范围,分别用大头针、棉丝测试痛觉和触觉,两侧及上、中、下三支对比。检查痛觉时,要注意有无洋葱皮样感觉障碍;检查触觉时,需两侧比较检查。

②面肌运动:查上组面肌时,注意眼裂有无变大,嘱作抬额、皱眉和闭眼动作,看有无额纹消失、变浅以及闭眼无力或不能。查下组面肌时,注意鼻唇沟有无变浅;作示齿、微笑动作时,有无口角偏斜;吹哨和鼓腮时有无漏气或不能。

③咀嚼运动:观察颞肌、咬肌有无萎缩;测试咀嚼运动时两侧肌力是否相等;观察张口时下颌有无偏斜。

④角膜反射:嘱患者双眼向一侧外上方注视,检查者以细棉丝从另一侧自外侧轻触另一眼的角膜,引起眼睑敏捷闭合。避免触及患者的睫毛或巩膜部位。亦可采用如下方法:检查时,检查者一手置于患者眼外上方(颞侧)晃动手指,使患者上睑上提,增大眼裂,同时分散患者注意力,使其不注意棉签。另一手持棉签(前端棉花拉长拉细)自受试眼鼻侧迅速划过角膜,同侧反应称直接反射,对侧为间接反射。角膜反射的反射弧路是:三叉神经(传入)→脑桥(中枢)→面神经(传出)。

(3)临床意义

①中枢性面瘫和周围性面瘫:面神经核或(和)面神经的损害,引起同侧上、下组面肌均瘫痪,称周围性面瘫。面神经核以上损害,即一侧前中央回或皮质脑干束的病变,则只引起其支配的对侧下组面肌瘫痪,称"中枢性面瘫"。

②面肌抽搐和痉挛:为一侧面肌的阵发性抽动,或面肌持续性收缩。前者为面神经激惹症状,见于小脑脑桥角病变等;后者多为面神经炎恢复不全的后遗症状。

③咬肌萎缩和痉挛:前者见于三叉神经运动支毁坏性病变,除咀嚼肌萎缩外,尚有咀嚼无力,张口困难;若一侧受累,张口时下颌偏向病侧。后者则出现牙关紧闭。

④角膜反射消失:三叉神经第一支、面神经或脑干病变均可引起。但前者角膜感觉消失,面神经病变则角膜感觉存在。

4.听力检查

(1)解剖生理　听觉由听神经中的耳蜗神经传导。听神经中的另一神经为前庭神经,司平衡。一侧耳蜗核均与双侧颞叶皮质中枢联系,故一侧皮质或脑干损害一般不产生单侧听力障碍。

内听道前庭神经节的前庭纤维→前庭神经→内耳孔入颅→小脑脑桥角→脑干前庭核→两内侧纵束→动眼神经诸核(眼震通路)。此外,前庭神经分别通过与大脑顶、颞叶前庭代表区,小脑,脊髓以及迷走神经的联系,产生与平衡有关的自我感觉、运动、反射及自主神经反应。

(2)检查方法

①听力:常用(256Hz)音叉试验检查。简易检查患者听力的方法是:面向病人,双手同时伸出放到双耳旁,搓动其中一只手的手指发出声音,问病人,有没有听到?如有,声音在哪一边?

Rinne试验:比较一侧耳的气导和骨导时间。将震动后的音叉柄置于耳后乳突上测定颅骨传导时间,待听不到声音时,即刻移至距外耳道口1cm处,测定空气传导时间。正常气导长于骨导时间15秒以上,二者传导时间之比约为2:1,称为Rinne试验阳性。

Weber试验:比较双耳的骨导时间。将震动的音叉柄置于前额中央,音波通过骨传导而达内耳。正常情况下两耳听到的声音相等,故Weber试验居中。

②眼球震颤:嘱病人头不动,两眼注视上、下、左、右移动的医生手指(向外侧方向移动时,勿超过45°),观察有无眼震及其类型、幅度和速度。

(3)临床意义

①神经性(感音性)耳聋:由内耳或听神经损害引起。不全损害时,音叉试验气导、骨导均缩短,但比例不变,称Rinne试验短阳性;Weber试

验偏向健侧。当一耳完全性神经性聋时,由于音波自颅骨传至对侧健耳,造成骨导>气导假象,应加注意;Weber 试验仍偏向健侧,且气导消失,可资鉴别。

②传导性(传音性)耳聋:由中耳病变或外耳道阻塞所致。音波自颅骨传导到内耳后,部分音波经中耳和外耳道向外传导受阻,从而患耳骨导声音增强,呈现 Rinne 试验骨导>气导现象,称 Rinne 试验阴性;Webr 试验偏向患侧。

(三)运动系统

1.肌力

先观察自主活动时肢体动度,再用做对抗动作的方式测试上、下肢伸肌和屈肌的肌力、双手的握力和分指力等。

轻微肌力减退检查方法:①双手同时迅速握紧检查手指。患侧握手较慢,力量稍轻。②双手指尽力分开后手掌相对,观察两侧指间隙大小。患侧分开较小。③两臂前伸,患臂逐渐下垂(Barre 试验)。④仰卧、伸直下肢时,可见患侧足外旋,或双腿屈曲,使膝、髋关节均呈直角,可见患侧小腿逐渐下垂(Magazini 试验)。

肌力按6级分法记录,肌力的减退或丧失,称为瘫痪。"0 级"—完全瘫痪。"1 级"至"4 级",为不全性瘫痪或轻瘫:"1 级"—有肌肉收缩而无肢体运动;"2 级"—肢体能在床面移动而不能抬起:"3 级"—肢体可抬离床面:"4 级"—能抵抗部分外界阻力;"5 级"—正常肌力。6级分级法主要用于评价大关节的肌力,对于指间关节、掌指关节等则可参照以下标准:可以握拳,指尖能够触及掌面,但不能握紧物体定为3级;指间关节。掌指关节有握拳动作,但指尖不能够触及掌面定为2级。

下肢轻瘫试验:①仰卧床上,将双髋屈90°,双膝也屈90°,小腿与床面平行摆放。数分钟后,看下肢有无晃动,判断有无轻度肌力减退。②看能否单脚跳,判断有无轻度肌力减退。

2.肌容积

观察、触摸肢体、躯干乃至颜面的肌肉有无萎缩及其分布情况,两侧对比。必要时用尺测理骨性标志如髌、踝、腕骨上下一定距离处两侧肢体对等位置上的周径。肌萎缩多见于下运动神经元性瘫痪等。

3.肌张力

指肌肉的紧张度。除触摸肌肉测试其硬度外,并测试完全放松的肢体在被动活动时的阻力大小。两侧对比。

(1)肌张力减低 见于"牵张反射弧"中断时,如下运动神经元性瘫痪和后根、后索病变等;上运动神经元性瘫痪的休克期;小脑病变;某些锥体外系病变,如舞蹈症等。

(2)肌张力增高

痉挛性肌张力增高:见于锥体束病变,系牵张反射被释放而增强所致。上肢屈肌张力增高,呈"折刀状",下肢伸肌张力增高。

强直性肌张力增高:见于锥体外系病变,如震颤麻痹等。伸、屈肌张力均增高,呈"铅管样"或"齿轮状"。

4.共济运动

平衡与共济运动除与小脑有关外,尚有深感觉参与,故检查时应睁、闭眼各作一次。肌力减退或肌张力异常时,此项检查意义不大。

(1)共济运动检查 通常沿用以下方法。

指鼻试验:嘱用食指尖来回触碰自己的鼻尖及检查者手指,先慢后快。

跟膝胫试验:仰卧,抬起一侧下肢,然后将足跟放在对侧膝盖上,再使足跟沿胫骨前缘向下移动。此外,也可观察患者做各种精细动作如穿衣、扣扣、写字时的表现。

(2)平衡检查 常用 Romberg 试验,并足站立,两臂前伸,观察有无晃动和站立不稳。

小脑性共济失调:睁、闭眼均有共济失调表现,肌张力减低。小脑半球病变以肢体共济失调为主,小脑蚓部病变以躯干共济失调即平衡障碍为主。

感觉性共济失调:深感觉缺失所致,故睁眼视力代偿后,共济失调不明显。多累及下肢,出现肌张力减低,腱反射消失,震颤觉和关节位置觉丧失,行走时有如踩棉花感,为此,行走时举足过高,踏地过重,呈现"跨阈步态"。

5.不自主运动

不自主发生的无目的异常运动。注意观察其形式、部位、速度、幅度、频率、节律等。

(1)震颤　为主动肌与拮抗肌交替收缩的节律性摆动样运动,可为生理性或病理性。后者按与随意运动的关系,可分为静止性震颤和意向性震颤。

①静止性震颤:指肢体静止状态下出现的震颤。如震颤麻痹症,震颤多见于手及手指,典型者呈"搓药丸"样。

②运动性(意向性)震颤:指肢体运动且指向一定目标时出现的震颤。震颤在肢体快到达目标时开始出现或变得更明显,多见于小脑病变。

(2)肌纤维震颤和肌束震颤　为局限于肌肉的细小、快速或蠕动样颤动,不引起关节的活动。

(3)抽搐　分为阵挛性抽搐和强直性抽搐两种。

①阵挛性抽搐:阵发性发作的主动肌群与拮抗肌群有节律的交替性收缩。可见于颜面[如面肌抽搐(facial tics)]、肢体(如局限性运动性癫痫)或全身(如强直性痉挛性癫痫发作的痉挛期)。

②强直性抽搐:阵发性发作的肌肉或肌群持续性强直收缩。可局限于某一肌肉(如腓肠肌痛性痉挛)、某一肌群(如手足搐搦)或全身(如强直性痉挛性癫痫发作的强直期)。

(4)舞蹈样动作　为不规律的、不对称的、幅度不等的急促动作。如突发的肢体伸展、挤眉、眨眼、伸舌、摆头等。

6.姿势步态改变

临床上最常见的为偏瘫步态:瘫侧上肢内收、旋前、屈曲,并贴近身体不摆动;下肢则伸直,不能屈曲,行走似划圈。

(四)感觉系统

1.检查方法

(1)浅感觉

①痛觉:用大头针轻刺皮肤,嘱答"痛"与"不痛"、"痛轻"或"痛重"。首先要用大头针针刺患者皮肤,提问患者有什么感觉? 避免暗示性提问。因为痛觉和触觉是有区别的,有时患者可能痛觉消失而触觉仍存在。

②触觉:用棉絮轻划皮肤,嘱答"有"、"无"。

(2)深感觉

①位置觉:轻握足趾或手指加以活动,嘱说出运动方向。检查活动幅度应由小到大,以了解减退程度。检查时,一手固定检查的关节,另一手拿住手指的两侧,上下移动幅度一般不超过5°,若不能感知,则加大幅度。

②震颤觉:用振动的音叉(C128 或256)柄置骨突出处,嘱回答有无震动感。

(3)皮质复合感觉　在疑有皮质病变且深浅感觉正常的基础上,始进行此项检查。以查实体觉为主,即嘱患者指出置于其手中物品的形状、质地、材料、轻重,并说出其名称,先试病侧,再试健侧。

2.临床意义

(1)感觉障碍可有减退、消失和过敏之分　若同一区域内某些感觉减退,而其他感觉保留(如触觉),称分离性感觉障碍。

(2)感觉障碍分布形式因病变损害部位的不同而不同,可有周围型(神经末梢型)、脊髓节段型(根型)、传导束型和皮质型之分。

(五)反射

1.腱反射

腱反射是刺激肌腱、骨膜引起的肌肉收缩反应,因反射弧通过深感觉感受器,又称深反射或本体反射。当深反射高度亢进时,如突然牵拉引出该反射的肌腱不放手,使之持续紧张,则出现该牵拉部位的持续性、节律性收缩,称阵挛,主要见于上运动元性瘫痪。

(1)检查方法

①肱二头肌腱反射(C$_{5\sim6}$,肌皮神经):前臂半屈,叩击置于二头肌腱上的拇指,引起前臂屈曲,同时感到二头肌腱收缩。

②肱三头肌腱反射(C$_{6\sim7}$,桡神经):前臂半

屈并旋前,托住肘部,叩击鹰嘴突上方三头肌腱,引起前臂伸展。

③桡骨膜反射($C_{5\sim8}$,桡神经):前臂半屈,叩击桡骨茎突,引起前臂屈曲、旋前和手指屈曲。

④膝腱反射($L_{2\sim4}$,股神经):坐位,两小腿自然悬垂或足着地;或仰卧,膝稍屈,以手托腘窝,叩击髌骨下缘股四头肌肌腱,引起小腿伸直。检查时患者腿部一定要放松。

⑤跟腱反射($S_{1\sim2}$,胫神经):仰卧,膝半屈,两腿分开,以手轻扳其足使稍背屈,叩击跟腱引起足庶屈。检查踝反射时,可让患者跪于床上,足部悬于床边,再叩击跟腱;还可以让患者采取俯卧位,屈膝90°,按其足跖,再叩击跟腱。

⑥踝阵挛:仰卧、托腘窝使膝髋稍屈,另手握足底突然背屈并不再松手,引起足踝节律性伸屈不止。

⑦髌阵挛:仰卧,下肢伸直,以拇、食指置于髌骨上缘,突然用力向下推并不再松手,引起髌骨节律性上下运动不止。腱反射的活跃程度以"+"号表示,正常为(++),减低为(+),消失为(0),活跃为(+++),亢进或出现阵挛为(++++)。

(2)临床意义

①反射减退、消失:提示反射弧受损或中断,亦见于神经肌肉接头或肌肉本身疾病,如重症肌无力、周期性麻痹等。

②反射亢进:多见于锥体束病变,昏迷或麻醉早期也可出现,系对脊髓反射弧的抑制解除所致;亦见于手足搐搦、破伤风等肌肉兴奋性增高时。癔病或其他神经官能症深反射也常亢进。正常人深反射也可亢进,老年人跟腱反射可消失,故反射的不对称性增强或消失更有意义。

2.浅反射

浅反射为刺激皮肤、黏膜引起的肌肉收缩反应。

(1)检查方法　腹壁反射(肋间神经,上:$T_7\sim T_8$;中:$T_9\sim T_{10}$;下:$T_{11}\sim T_{12}$):仰卧,双膝关节屈曲,让腹壁完全松弛,以棉签或叩诊锤柄自外向内轻划上、中、下腹壁皮肤,引起同侧腹壁肌肉收缩。划腹壁皮肤时,一定要由外向内,不

能由内向外。

提睾反射(生殖股神经,$L_1\sim L_2$):以叩诊锤柄由上向下轻划股上部内侧皮肤,引起同侧睾丸上提。

(2)临床意义

①减退、消失:见于反射弧中断。但腹壁和提睾反射减退或消失,亦可见于锥体束损害,因其除脊髓反射弧外,尚有皮质通路。

②亢进:震颤麻痹综合征或其他锥体外系疾病时,偶见浅反射尤其是腹壁反射中度亢进,系损伤中脑抑制浅反射的中枢所致。精神紧张和神经官能症时,腹壁反射也可有不同程度的亢进。

3.病理反射

当上运动神经元受损后,被锥体束抑制的屈曲性防御反射变得易化或被释放,称为病理反射。严重时,各种刺激均可加以引出,甚至出现所谓的"自发性"病理反射。

(1)Babinski征　用叩诊锤柄端等物由后向前划足底外缘直到拇趾基部,阳性者拇趾背屈,余各趾呈扇形分开,膝、髋关节屈曲。刺激过重或足底感觉过敏时亦可出现肢体回缩的假阳性反应。

(2)Oppenheim征　以拇、食指沿胫骨自上向下划。

(3)Chaddock征　由后向前划足背外侧缘。

(4)Gordon征　用力挤压腓肠肌。

(5)Hoffmann征　为上肢的病理反射。检查时左手握病人手腕,右手食、中指夹住病人中指,将腕稍背屈,各指半屈放松,以拇指急速轻弹其中指指甲,引起拇指及其余各指屈曲者为阳性。

4.脑膜刺激征

为脑脊膜和神经根受刺激性损害时,因有关肌群反射性痉挛而产生的体征。脑膜刺激症主要见于脑膜炎、蛛网膜下腔出血、颅内压增高和脑膜转移瘤等。

(1)颈强直　颈项强直是最常见的一种脑膜刺激症,是病变刺激上节段脊神经后根所致,表示蛛网膜下腔有刺激现象,为脑膜炎及蛛网膜下腔出血的指征。其特点是颈项部肌肉强硬,对被动运动抵抗,并见其后颈部肌肉紧张或伴疼

痛,颈前屈时有抵抗,但头仍可后仰或旋转。

(2)Kernig征　仰卧,屈曲膝髋关节呈直角,再伸小腿,因屈肌痉挛使伸膝受限,小于130°并有疼痛及阻力者为阳性。

(3)Brudzinski征　颈征,仰卧,屈颈时引起双下肢屈曲者为阳性;下肢征,仰卧,伸直抬起一侧下肢时,对侧下肢屈曲为阳性。

三、颅底病变的定位诊断

1.前颅窝(anterior cranial fossa)

Forster-Kennedy综合征:同侧视神经萎缩,对侧视神经乳头水肿伴同侧嗅觉丧失。见于局限于一侧的嗅沟脑膜瘤,偶见于额叶底面肿瘤。

2.中颅窝(Middle cranial fossa)

(1)视交叉综合征　双颞侧偏盲伴随垂体内分泌紊乱,同时可伴有视神经萎缩和蝶鞍的改变。为垂体瘤鞍上蔓延的典型临床症状。

(2)眶上裂和眶尖的病变　许多眶后部及视神经孔肿瘤引起明确的综合征,如脑膜瘤、血管母细胞瘤、胶质瘤、眶内假性肿瘤,其次有神经纤维瘤、骨纤维发育不良症、肉瘤、上皮囊肿、黑色素瘤、脂肪瘤、动静脉畸形等。眶内恶性肿瘤的浸润性生长,迅速造成动眼神经麻痹和突眼;良性肿瘤缓慢地生长,尽管突眼很明显,但视力障碍和神经麻痹直到晚期才出现。复视是单纯眼球移位造成的。眶上裂和此裂后方的颅内肿瘤引起神经麻痹,但很少引起突眼。眶内病变在早期就引起突眼,严重疼痛和眼球充血,假性眶内肿瘤必须考虑到,后者血沉快,对激素治疗有良好的反应。

(3)眶尖综合征(Rollel's syndrome)　病变累及Ⅲ、Ⅳ、Ⅴ脑神经和Ⅵ脑神经的1、2支,造成视神经萎缩或水肿,上睑下垂,眼球固定,角膜反射消失,眼神经和上颌神经分布区感觉障碍。

(4)眶上裂综合征(Rochon-duvigneaud's syndrome)　除无视神经变化外,余同上。

(5)海绵窦区病变

①海绵窦血栓性静脉炎:多起自面部或副鼻窦炎症引起的败血症。外展神经因其恰恰在海绵窦内,会引起外展麻痹伴有疼痛,常有突眼、结膜和眼睑水肿,有时可能扩展到对侧。鞍内肿瘤向外扩展到海绵窦,通常造成动眼神经麻痹;颈动脉海绵窦段动脉瘤多发生在年长的患有高血压的女性患者。分前、后两型:前型病变位于窦前端,膨胀造成同侧突眼,眼球和眼睑因静脉回流受阻而淤血水肿,视神经受压而失明,在严重疼痛之后发生动眼神经麻痹;后型病变位于窦后端膨大,眼神经受刺激造成严重的三叉神经痛并伴有外展神经麻痹,眼球淤血并突出。

②海绵窦综合征:Ⅲ~Ⅵ脑神经受累、眼球固定,瞳孔散大。角膜反射减弱,可合并突眼及眼静脉回流障碍,如为动、静脉瘘,因颈动脉向静脉丛内注血导致静脉压升高,结膜水肿、眼静脉淤血和搏动性突眼。

(6)岩部病变　岩尖病变时,外展神经易受损害。乳突炎症扩散到岩骨造成岩上窦血栓性静脉炎,临床表现为严重的耳痛和Ⅵ~Ⅷ,有时还有Ⅴ脑神经麻痹,称Gradenigo综合征。

①岩尖综合征(Gradenigo's syndrome):同侧三叉神经受累致面部疼痛或麻木,外展神经受累致眼球内斜,复视。

②三叉神经旁综合征(Raeder's syndrome):病变位于岩骨前段三叉神经半月节附近,三叉神经受累致面部疼痛。

③蝶-岩综合征(Jacob's syndrome):蝶岩交界处病变引起Ⅲ~Ⅵ脑神经麻痹,引起同侧眼肌麻痹和三叉神经感觉障碍,如累及视神经造成视力障碍。

3.后颅窝(posterior cranial fossa)

(1)内耳道综合征　病变起自内耳道,同侧面神经外周性瘫痪,同侧位听神经受累引起耳鸣、耳聋、眼震和平衡障碍。

(2)桥小脑角和颈静脉孔区病变　桥小脑角是位于小脑和脑桥的外侧和岩骨嵴内1/3之间的三角形空间。三角形的腹侧上有三叉神经从脑桥到岩尖,下有舌咽神经从延髓的外侧走向颈静脉孔。外展神经向上走向此三角的内侧缘,面神经和位听神经横过此三角走向内耳门,面、听神经因病变常易损伤，成为此区病变的主要症状。

（3）颈静脉孔区病变

①颈静脉孔（Vernet）综合征：此孔是乙状窦移行为颈内静脉时向下在岩骨内的膨大部分，斜向前外，乙状窦位居其外，Ⅸ～Ⅺ脑神经通过此孔的内侧部，此三神经在颈静脉球的前部出颅后，颈静脉位居其后，颈动脉位居其前方。此外，舌下神经出舌下神经管，在颅底的外侧面与此三神经靠拢，颈交感神经随颈动脉上升到此区域。经颈静脉孔的3根神经均受累，一般是原发于颅内的病变容易产生此综合征。

②枕骨髁突后区（Collet-Sicard）综合征：后4根脑神经受累，病变通常发生在颈静脉外口处，此处恰位于枕骨髁突之上。后4对脑神经在此彼此靠拢。颅内病变也可产生此症，但常伴有脑干受累的长束症状。

第四节　颅底外科术前准备

充分的术前准备有利于手术顺利进行。术前准备主要包括医生和病人两方面的准备。前者主要是手术人员详细了解病情，采取必要的辅助检查，对疾病做出正确的判断，从而制定合理的手术计划，使其达到预期的效果；后者主要是尽可能使病人具备最佳的心理和生理条件，安全地承受麻醉和度过手术风险期，术后顺利地恢复。详尽的术前计划是手术成功的保障。

一、一般准备

1.医生方面的准备

手术的效果，首先取决于诊断（包括定位与定性）的正确与否。术者既要详细了解病史和进行全面的体格检查，又必须进行必要的辅诊检查，如CT、CTA、MRI、MRV、DSA等，这对制定手术计划很有帮助。颅底肿瘤与周围结构的关系比较复杂，每个病例均有其特殊性，术前均应进行手术前讨论，既要考虑到手术的作用，又要考虑到其术中和术后的风险，并有防范措施。术者要结合自己的经验，制定合理的手术方案。

2.病人方面的准备

病人及其家属通常对神经外科手术缺乏足够的了解，多数认为开颅手术会造成痴傻、瘫痪等，从而产生恐惧心理。医务人员应与病人及其家属进行密切的交流，交代手术目的、治疗方案、预后及治疗中可能发生的意外，做出必要的关于病情和手术方面的详细介绍，并要耐心细致地做出解释，增进医患双方的相互了解和信任，以打消他们对手术的恐惧和疑虑。另外，应对病人的病情采取保护性医疗制度，不再增加病人的精神负担，使其正确对待疾病，更好地配合手术治疗；对于病人的亲属和单位，则要全部地、如实地将病情、手术利弊、手术的预期结果和术中、术后可能发生的各种意外情况交代清楚。例如肿瘤难以完全切除，以后可能复发，术后可能出现出血、昏迷、瘫痪、语言障碍、感染乃至死亡等问题，获得他们对手术的同意，家属对手术的利弊、可能的危险性和并发症有足够的认识和思想准备，并征得其同意签字；重大手术应向医院领导汇报，请求批准以示对手术的重视和负责。

3.术前的常规准备

术前常规准备包括：心电图，胸片，肝、肾功能和凝血功能检查，纠正水、电解质紊乱和酸碱平衡障碍，控制血压和血糖水平，以及营养支持和抗痫药应用等。坐位时，还需要行心脏超声和颈椎过伸与过屈位照片检查，以了解术前的心脏功能和颈椎在手术中是否会发生脱位等。术毕需行颅底重建，取脂肪或阔筋膜者，应做腹部或腿部皮肤准备。经口、鼻入路者，术前应做咽拭培养和药敏试验，以利选用敏感抗生素。肿瘤侵犯口、鼻咽腔者,以及术中可能损伤气道黏膜有出血、引起窒息危险者,术前需做鼻腔准备并行气管切开。肿瘤巨大和血运极其丰富者,术前建议行肿瘤术前栓塞,以减少术中失血和保障手术顺利进行。术中估计失血较多者,要准备好充分的血源。术前3～4d要检查头皮情况,最好将头发剪短或剃光,手术的当日清晨再剃发一次。如有感染迹象,应延迟手术,并积极进行治疗。手术经过污染腔隙(口、鼻、鼻旁窦、眼)者,术前1周用抗生素溶液漱口、喷雾或滴鼻、滴眼,术前3d全身应用抗生素,以使入路尽可能保持清洁。

二、特殊病人的准备

颅底肿瘤手术时间较长,手术和麻醉对病人全身脏器的生理功能有较大的影响。因此,在对病人进行全面检查的基础上,应对其手术危险因素有正确的评估。术前的正确处理可减少并发症的发生几率。

1.颅高压、脑危象病人的术前准备

轻度颅高压者,一般状态良好,术前无需特殊处理;若颅内压增高显著,术前应给予脱水降颅压治疗;如肿瘤造成脑脊液循环通路受阻,引起严重颅高压者,或伴有梗阻性脑积水者,术前可行脑室外持续引流术,以缓解颅内压,待病情改善3～5d后再手术。病人出现脑疝时,应立刻使用强力脱水剂,亦可同时做脑室穿刺,如诊断明确,有手术指征者应立刻行开颅手术;病因不明、不能确定病变部位者,先行脱水降压,必要时行脑室穿刺引流,待诊断明确后再行手术。

2.垂体腺瘤、颅咽管瘤术前激素替代

术前口服地塞米松或强的松2～3d,伴催乳素增高者,术前服用溴隐亭以缩小瘤体,并改善术前视力。

3.营养不良病人的准备

营养不良的病人,全身抵抗力低下,对手术的耐受力差,组织的修复受影响。对此类病人,术前应给予营养丰富、易消化的高蛋白、高热量饮食。颅内高压术前伴有频繁呕吐时,可静脉输注营养液,同时增加相应的维生素复合剂。对贫血严重的病人,在给予足够营养的前提下,可给予少量多次输血,以改善病人的全身营养状况,提高手术的耐受力。

4.心血管病病人的准备

心脏疾病,特别是心肌梗死是导致术后病人死亡的主要并发症。近期有心肌梗死急性发作者,术后发生心肌梗死的危险性大大增加,约是既往无心肌梗死病史者的12倍。因此,术前有心肌梗塞急性发作病史者,除抢救手术外,择期手术,应推迟至心肌梗死发生后至少3～6个月,待心肌损害完全康复后再考虑手术;术前有心房纤颤或各种心律不齐者,须经内科系统治疗好转后再考虑手术。如手术必须做,应进行包括冠状动脉造影在内的心脏全面检查。对伴有心绞痛的病人,应进行运动耐量试验;心绞痛发作频繁者,应进行冠状动脉血管造影,必要时术前行冠状动脉搭桥。高血压病人在麻醉和手术中,血压常会发生较大幅度的波动。血压下降幅度过大,有可能诱发心肌梗死和脑缺血;血压过高又容易引起脑出血。因此,术前应给予有效的降压治疗,使血压下降并控制在一定水平。

5.肺部疾病病人的准备

导致术后肺部并发症最危险的因素是慢性阻塞性肺气肿。此类病人咳痰能力差,术后最常见的并发症是肺部感染,术前应进行肺功能测定和预防性肺功能锻炼。吸烟者术前至少要戒烟2周。呼吸道感染的病人,首先应用抗生素治疗,待感染完全控制后再手术。

6.糖尿病病人的准备

糖尿病病人免疫防御机制低下,常伴有动脉硬化,影响心、肾功能,术后容易并发呼吸道、泌尿道和切口感染,并发酮症酸中毒、糖尿病非酮性高渗性昏迷。由于这类病人抗感染能力低,一旦感染不容易控制,同时加重糖尿病病情,引起酸中毒发生的危险性明显增加。因此,术前应给予合理的治疗,以控制血糖,纠正代谢失衡和酸中毒。对于血糖控制不理想者,可给予胰岛素治疗。对择期手术者,血糖应<8.3mmol/L才可进行手术。术中、术后须在输入的各种葡萄糖溶液

中，按每4～6g 葡萄糖配用1U 胰岛素，维持一段时间，待病情平稳后，再逐渐减少胰岛素的用量。

7. 肝功能不全病人的准备

慢性肝功能不全多见于各种原因引起的肝硬变病例。由于手术、麻醉、缺氧和各种药物的应用，势必加重肝脏的损害，主要并发症为肝功能衰竭、败血症、出血和多器官功能衰竭(MOF)，这些也是术后的主要死因。此类病人增加手术危险性，术前应给予保肝治疗；术中应尽量减少失血，防止血压降低和缺氧进一步加重肝脏损害；麻醉最好采用局麻，必须全麻时应选择对肝脏无损害的药物。对于急性肝炎或慢性肝炎活动期的病人，在病情允许的前提下，手术最好予以保肝治疗3～6个月，待肝功能基本恢复正常，病情稳定后再考虑手术。

8. 肾功能不全病人的准备

手术中的失血、休克、创伤、缺氧、麻醉用药及其他用药都可能加重肾脏的损害，严重时可发生肾功能衰竭。因此，对慢性肾功能不全病人，术前应纠正其代谢紊乱。对于急性肾脏疾病如急性肾小球肾炎，在颅底疾病病情许可的情况下，延迟手术，待治疗平稳后再施行。

9. 水和电解质紊乱、酸碱失衡病人的准备

颅内高压可引起反复呕吐，加之脱水治疗，容易造成水、电解质和酸碱的紊乱，术前应在不加重脑水肿的前提下，补充血容量和电解质，纠正电解质紊乱和各种类型的酸中毒和碱中毒。

10. 其他准备

如肿瘤与颈动脉或椎—基底动脉关系密切，术前应做脑血管造影，了解肿瘤供血、与重要血管的关系及血管移位或包绕情况；术中有可能暂时夹闭颈内动脉或椎—基底动脉，或有可能损伤重要血管而需考虑如何处理受损血管者，应做颈内动脉或椎—基底动脉球囊闭塞试验，观察闭塞后的临床症状和脑血流量的变化；若肿瘤供血丰富，宜做术前栓塞，以减少术中出血。需从其他部位切取组织用以重建颅底者，要做好相应部位的皮肤准备。在桥小脑角和脑干区的手术，要做好术中监测的准备工作。对于鞍区的病变，

特别是伴有垂体功能低下者，术前2～3d 开始应用肾上腺皮质激素，以减轻或防止术后发生垂体危象。术前肾上腺皮质功能低下者，需用类固醇类激素。

三、术前检查

术前检查包括全面的神经系统查体，进行必要的神经影像学检查，以尽快明确颅底病灶的定位和定性诊断。术前病变部位必须进行精确的三维定位，准确设计切口的位置和形式，需足够大小而又不增加无效脑暴露的骨窗范围，达到最好的病变暴露。能否成功地实施颅底外科手术，完全切除病变，有效保护周围组织，很大程度上取决于术前对病变大小、形状及其与周围结构关系的正确判断。术前仔细采集病史，对患者进行全身体检和神经系统检查，颅脑CT（特别是骨窗CT）和MRI 等，必要时加做脑血管造影和颈内动脉球囊闭塞试验，以便判断颅底病变的性质、对手术的耐受性，才能有效地预测手术结果和可能发生的并发症，决定手术与否，制定个体化的治疗方案。

1. 术前常规检查

术前应对全身情况进行检查，全面了解病人的心、肝、脾、肺、肾功能情况，全面评价病人的身体状况，正确估价其手术的影响，为制订治疗方案提供依据，并预测预后。同时应减少手术并发症的发生几率，保证病人术后健康恢复。术前常规检查包括三大常规，出、凝血时间，血型，肝、肾功能，血生化（K^+、Na^+、Cl^-），血糖，胸透或胸片和心电图等。年老体弱、疑有心脏病发作或低温、低压麻醉者更应做心功能检查。对垂体瘤、颅咽管瘤、第三脑室及鞍区肿瘤需作相关内分泌激素测定。

2. 特殊检查

目的是尽快明确颅底病变的诊断，包括定位和定性诊断两个方面。肿瘤的定性诊断对制订治疗方案尤为重要，包括CT、CTA、MRI、DSA 或MRA 等影像学检查，能在二维层面上很好地分别显示骨、软组织及血管结构。对疑患转移性肿瘤的病

例,需做PET等检查,以便发现原发灶;鞍区肿瘤术前需做视觉诱发电位检查,桥小脑角区肿瘤需做三叉神经、面神经肌电图及听觉诱发电位,脑干区肿瘤应常检查体感诱发电位,以便发现亚临床的神经系统损害,作为术中监护和术后疗效评定的参照。影像学的不断发展为颅底肿瘤的及时准确诊断提供了可靠保证。

四、术前评价

术前评价病人全身主要脏器的功能,是颅底外科术前的重要准备工作。因此,术前应对其既往所患疾病,如心肌梗塞、糖尿病、哮喘、肺气肿、高血压、风湿热、过敏史和肝炎等病史以及治疗用药情况有所了解,有些合并症是与颅底肿瘤相关的,如垂体瘤合并糖尿病、颅咽管瘤合并尿崩症、脑转移瘤与原发肿瘤等情况,还需了解病人以往手术及麻醉情况。术前对病人进行全面查体,系统地检查病人的心血管、肺脏、肾脏、代谢及凝血功能,了解上述系统的功能状态,不仅对决定病人能否接受手术提供依据,还有助于预测术后可能发生的并发症,提前予以预防。

1.主要脏器功能的评价

(1) 心血管功能　询问心血管系统的疾病症状,如胸痛、端坐呼吸、夜间阵发性呼吸困难、心悸、晕厥及浮肿等。注意病人的脉搏(次数及节律)、血压、心音及有无杂音。术前均需行心电图检查和拍胸片,确定心功能有无异常。

(2) 肺功能　对肺功能的评价应重点观察下述肺部症状,如咳嗽、痰多、呼吸困难、喘息及胸痛。体检时注意病人有无杵状指、发绀及呼吸音异常。慢性支气管炎、肺气肿、哮喘、肺部感染等疾病,均可引起术后严重肺部并发症。吸烟是引起肺气肿及慢性支气管炎的主要原因,其术后肺部并发症明显高于不吸烟的病人。因此,术前应禁止病人吸烟1周以上。如果病人的肺部疾患影响了通气及换气,应在术前予以治疗。必要时,需进一步检查肺活量。动脉血气分析对判定肺功能也有很大帮助。

(3) 肾功能　泌尿系统疾患常见的症状有少尿、多尿、烦渴及排尿困难;血尿素氮和肌酐升高;血电解质和尿液化验异常,提示肾功能障碍,术前应予以纠正,并应慎用甘露醇等对肾功能有影响的药物。

(4) 代谢功能　糖尿病、甲状腺病和肝脏疾病都可引起病人代谢功能异常。围手术期应用类固醇会使糖尿病病人的血糖水平明显升高,降糖药物难以控制;同时,糖尿病的病人易被感染,影响伤口愈合。因此,术前控制血糖使之保持稳定十分重要。肝脏功能不正常会增加手术风险。麻醉药物的毒性反应可能造成肝功能损害,使药代动力学异常,增加术后死亡率和并发症的发生。

(5) 凝血功能　术前血细胞计数、凝血功能等实验室常规检查,可对病人的凝血功能做出判断,其中出血时间是评价血小板功能及凝血功能的重要指标。肾功能衰竭、肝脏疾病、接受抗凝治疗等都会造成凝血功能异常。术前应停止服用阿司匹林或华法令钠等抗凝药物。

(6) 某些药物术前应停用　锂制剂在术前3周即应停止使用,因其可导致病人肌肉神经阻滞增强并可引发心律不齐。单氧化物酶抑制因子亦应在术前3周停止使用,因其与麻醉剂的相互作用可引起高血压或是高血压危象,三环抗抑郁药物可增加肾上腺素及去甲肾上腺素的作用,从而引起心动过速、心率失常以及血压升高。口服降糖药或应用长效胰岛素治疗的糖尿病病人,应在术前24小时改用短效胰岛素来代替。糖尿病人进行急诊手术时,术中可在5%葡萄糖中加入适量的胰岛素及氯化钾来保持病人血糖和血钾稳定。为了保证术中病人正常凝血功能,术前应停止使用抗凝药,如阿司匹林应在术前1～2周前停用。某些抗生素如新霉素、卡那霉素、链霉素、四环素、多黏菌素B也会延长神经肌肉阻滞时间,所以术前也应慎用。某些药物应在监护下使用,如β-受体阻滞剂可以阻止心室的不稳定反应,地高辛可与麻醉剂协同加强其对迷走神经的兴奋作用。

2.颅底肿瘤对其他系统功能的影响

颅底肿瘤会使病人其他系统的生理过程发生紊乱,在麻醉及手术过程中发生不良反应。例如,肿瘤引起颅内压增高,病人常有呕吐;降颅内压治疗时使用甘露醇,可能造成病人脱水、低血压,甚至体内水电解质紊乱;应用激素治疗肿瘤引起的脑水肿,不仅使病人体内血容量增加,还会引起高血压或高糖血症。凡此种种均应给予纠正治疗。垂体腺瘤病人术前存在着内分泌功能障碍,可表现为甲状腺功能低下和可的松分泌缺乏。甲状腺功能低下使药物代谢减慢,降低心室对低氧的耐受力,继而出现水电解质紊乱,如低血钠、低血糖和低温。可的松分泌不足可致肌肉无力、体重下降、恶心、呕吐和低血压,继而发展成低血钠、低血钾。垂体腺瘤分泌的促肾上腺皮质激素增多,病人可发生高血压、低血钾、高血糖,骨骼肌无力和血管内容量增加。垂体腺瘤分泌的生长激素增多,生理功能改变,出现高血压和巨人症、肢端肥大等人体形态变化,这些内分泌功能障碍增加了麻醉及手术的风险。

3.富血管肿瘤的术前DSA及栓塞

术前DSA可以评定肿瘤的血运情况及毗邻血管的移位情况等。颈内动脉被肿瘤包裹狭窄时,颈动脉闭塞试验可以了解术中这些动脉是否可以夹闭。术前对富于血管的肿瘤栓塞可减少肿瘤术中出血。但有些巨大的肿瘤,栓塞后可造成肿瘤内出血和水肿,出现急性颅内压增高,有时甚至需要急诊手术。

五、手术准备

1.皮肤准备

术前一天洗头、剃发,手术当日晨再补剃1次;也可在手术室完成麻醉、插管后再剃头。如果无菌条件好,备皮范围可限于切口局部,四周粘以塑料薄膜。如术区有皮肤感染、痤疮等,应提前用药包括全身使用抗生素和局部涂碘酒、酒精等药物,待感染消除后再手术。消毒前首先用龙胆紫在头部标注手术切口和邻近重要的功能区位置。开颅手术多为无菌性手术,故皮肤消毒应格外认真,通常首先涂以3%碘酒,待其自然干后,再用乙醇溶液纱布消毒两遍。现多采用碘氟消毒皮肤,消毒范围至少要超过切口10cm。皮肤消毒后辅以无菌塑料薄膜,可减少感染机会。

2.体位准备

患者手术体位不当将直接影响手术显露、颅内压、血流动力学,甚至手术效果。病变部位不同,采取体位也不同。主要应达到的目的是:手术野暴露好,有利于手术操作。手术中头部位置不宜过低,原则上应高于躯干的位置,否则不利于降低颅压,术中也易出血,但过高易引起空气进入静脉造成栓塞。颅底外科常用的头位是头颈肩抬高30°。在固定头架之前,应摆好体位,使之处在最舒适的位置,检查所有容易受压、摩擦的部位,尤其是神经容易被压或易出现褥疮的部位。手术开始前要盖好被子保暖,系好约束带,双下肢最好应用弹力绷带或穿弹力裤以防深部静脉栓塞。在手术期间外科医生或麻醉医生要对病人的每个部位认真负责地检查。坐位时,要根据手术需要适当地调整床位和各种软垫。由于术中有发生气栓的危险性,因此,促进静脉回流是非常必要的,术前应常规穿弹力裤,与躯干90°时还要轻松地固定双膝部。选择体位时应考虑以下因素。①最大限度地利用脑重力下垂,以增加手术入路的显露,从而减少对脑组织的牵拉。②充分考虑体位对颅内压、脑血流和呼吸的影响。③避免过度扭转颈部,防止发生静脉回流和通气障碍,同时避免颈部关节及神经损伤。④要考虑术者操作的舒适性以及病人体位的舒适性。头部应高于心脏平面,这样可降低双侧颈静脉压和颅内压。手术床的上半部抬高或头高脚低位约15°～30°,尽量不要超过45°,否则有气栓的危险。坐位手术应放置中心静脉导管,根据中心静脉压决定头部高于心脏的数值,术中还可指导液体的输注量和速度,可安全地在主要静脉窦或其附近部位实施手术操作。麻醉中调节呼吸末正压通气值可控制中心静脉压。

常用的5种头位摆放均可利用重力作用增加显露:仰卧位头后仰10°～15°,有利于前颅底和鞍区显露;侧卧位头折向地面15°～20°,有利于中颅底显露,矢状方向平行于地面,可增加纵裂入路的显露;侧卧或侧俯卧位时,矢状方向与地面呈45°夹角,有利于枕叶与大脑镰及其直窦附近显露;坐位及半坐位有利于小脑上入路;俯卧位头后伸,抬高头和上半身30°。

3.术前精密的手术计划

(1)术前准确的诊断 包括病变的部位(定位诊断)和性质(定性诊断)的确定,后者有时在术前难以明确,但应该做好几种病变可能的思想准备。因此,术前应详尽采集病史,进行体格检查、实验室检查和影像学检查(如CT、MRI等)。

(2)精心设计手术方案和术中的处理措施

应做好几种方案的准备,这样术者才能面对困难,不慌不忙,胸有成竹。

(3)病人、家属和亲友的合作 应获得他们对手术的同意,并应该使家属对手术的利弊、可能的危险性和并发症有足够的认识和思想准备。

(4)手术室人员的合作 这包括术前、术中外科医生与麻醉师、护士、技术员等的信息沟通,使他们对手术有足够的了解和准备,特别对手术关键步骤有一定认识,取得他们积极、自动的配合,保证手术顺利、平稳地进行。

第五节 颅底外科的手术原则和方法

颅底是一个复杂的解剖区域,诸多与生命有关的血管和脑神经出入该区,致使在手术显露和切除颅底区病变时,有可能损伤重要的血管、神经和脑组织,从而导致严重的神经功能障碍。随着神经解剖、神经影像、神经麻醉技术、显微神经外科技术和术中监测等技术的进步,减少了对脑组织、血管、脑神经损伤的可能性,增加了切除肿瘤的安全度,改进了颅底和血管神经的重建技术,致使许多颅底肿瘤得以安全地全切除或次全切除,从而提高了颅底手术的疗效。

一、颅底外科的基本问题

1.手术体位与切口选择

(1)手术体位

①仰卧位:适用于额、鞍区手术(图1-5-1)。

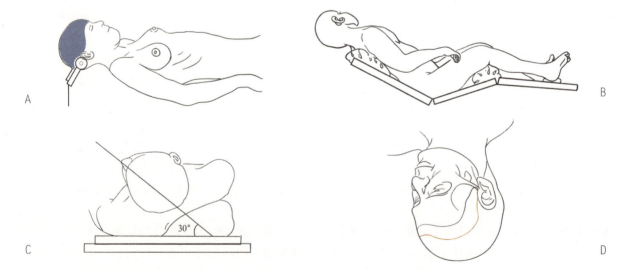

图1-5-1 手术体位-仰卧位。A,标准的仰卧位,用于额颞开颅,如翼点入路,阴影区代表可显露的区域;B,仰卧位的体会,右肩下垫枕,头颈及上半身上抬30°;C,头向对侧偏30°;D,切口起于耳屏前,颞浅动脉后5mm,沿发际至中线性

②侧卧位：多用于颞、顶、枕、后颅窝区手术（图1-5-2），枕部和后颅窝手术亦有采用侧俯卧位（图1-5-3）；俯卧位，少用，多用于颅颈交界区手术（图1-5-4）。

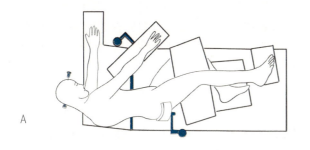
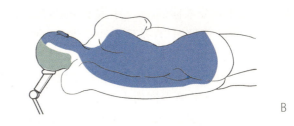

图1-5-2 侧卧位。A,侧卧位肢体的摆放；B,侧卧位体位,阴影区代表可显露的区域

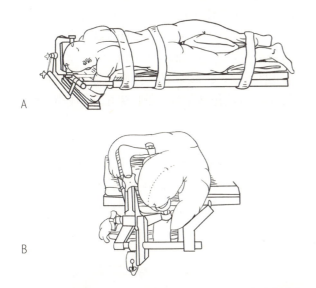
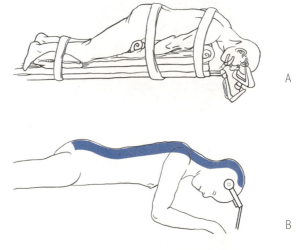

图1-5-3 侧俯卧位。A,侧俯卧位体位；B,侧俯卧位头位

图1-5-4 俯卧位。A,俯卧位的固定方法；B,俯卧位的体位摆放,阴影区代表可显露的区域

③半坐位：适用于后颅窝、颈部手术，包括桥小脑角区及脑干区手术（图1-5-5）。半坐位手术有利于静脉回流，脑容积缩小，颅内压易于控制；术野暴露好、术中出血少；血和脑脊液从手术野自然向外流出，术中不需要用吸引器来保持手术野的清晰。但易造成空气栓塞，出血后易引起血压降低，发生脑缺血。预防这些并发症的措施有：双侧下肢使用弹力绷带；术中及时输血，保持足够血容量；导静脉孔、骨孔及时用骨蜡封闭；静脉窦破裂严密修补；创面用湿棉片覆盖。

（2）手术切口与入路选择 选择离病变区最近、能避开重要结构的手术入路和切口。手术

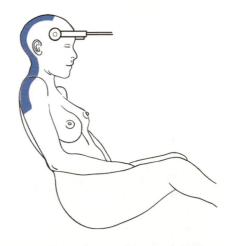

图1-5-5 半坐位与显露区域(阴影区)

显露要准确适当，暴露范围以有利于处理颅底病变为宜。头皮切口用龙胆紫标志，颅脑主要表面标志线，如矢状窦、中央沟、外侧裂、横窦、翼点、星点等按手术要求标记。幕上手术采用皮骨瓣成形，弧形或马蹄形切口，基底不小于 6 cm；幕下区手术多采用枕下弧形、直线形切口或幕上、下联合切口，颅骨成形或切除术，小儿则采用颅骨成形术。要设计准确而创伤小的手术切口，术前须了解肿瘤的精确部位，熟知体表标志与颅内结

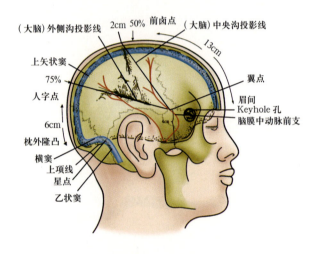

图1-5-6 体表标志与颅内结构的投影关系

构之间的关系（图1-5-6）。

2.术中颅内压控制

术中控制颅内压的目的：为保证神经外科手术顺利进行，良好地控制颅内压至关重要。有效的颅内压控制有利于减轻颅内淤血和减少出血，防止急性脑膨出，扩大手术野空间，便于手术操作。

术中控制颅内压的方法：颅腔内容为脑组织、脑脊液（CSF）和脑血流，对颅腔容积起代偿作用（图1-5-7）。一般脑组织不可压缩，因此，临床上主要通过调控CSF 和脑血流来影响颅内压。常用的方法有以下几种。

（1）调整体位 颅腔内的静脉系统没有瓣膜，因此颅内静脉压很大程度取决于头部与心脏之间的高度差。取适当体位，使头部高于心脏水平，防止过度扭转颈部（即避免扭曲颈内静脉），以利静脉回流。当头部抬起，颅腔内静脉压随头与心脏的高度增加而降低，头抬高15°～30°，可满足颅底大多数手术需要。术中若显露不良或牵拉有张力，宜采取其他降颅压措施来改善显露，避免反复牵拉和压迫性牵拉，以防引起牵拉性脑挫伤。

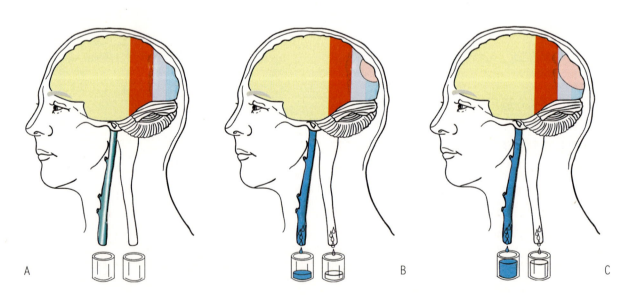

图1-5-7 颅腔压力-容积代偿。A,生理状态下的正常颅内压,颅腔内容物主要有脑组织(占80%)、动静脉血(占10%)和脑脊液(约占10%); B,颅内容积,通过减少血液和脑脊液,使容积代偿功能处于正常范围内;C,颅内占位体积进一步增加,颅内容积代偿能力减弱

（2）控制呼吸　术中进行过度换气、人工控制呼吸，能有效地控制颅内压。人工控制呼吸须注意，气管插管应有气囊；成人呼吸潮气量以8～15L／mim为宜，可间断正压呼吸；PCO_2不宜低于2.66kPa（20mmHg）；人工控制呼吸可伴轻度低血压，一般不必处理；在关闭硬脑膜时，宜恢复病人的自主呼吸，便于检验止血是否可靠和判断脑张力。

（3）脱水剂和／或利尿剂的应用　通过应用高渗性脱水剂、利尿剂和皮质醇激素可减少颅内容积，可以单独应用或联合应用几种制剂。常用20％甘露醇和速尿。通常在硬脑膜打开前30min或钻颅骨时，快速静脉点滴20％甘露醇（每千克体重1g），或速尿20～40mg静注或肌注。

（4）脑脊液引流　包括脑室穿刺、腰穿持续脑脊液引流和术中开放脑底池引流。

①术中侧脑室穿刺：脑室穿刺缓慢释放脑脊液，能快速降低颅内压。术中由于骨瓣和硬脑膜已经翻开，无法利用骨性标志进行定位，侧脑室前角穿刺可采用下列方法定位：蝶骨嵴残端（标准翼点入路必须切除蝶骨嵴达眶上裂）内侧眶板上方2.5cm，侧裂静脉前方2.5cm，两线相交必须呈90°角，相交点（Paine点）即为穿刺点，垂直皮层刺入5cm。

②开放脑底池：颅底有许多可以利用的自然裂隙，术中要充分利用和开放脑底池，以便降低颅内压力和有利于术野的暴露，提供非创伤性暴露肿瘤的途径。通常排放20～60mL脑脊液，即能明显降低颅内压，获得满意的手术显露。

③腰椎穿刺（腰穿）：一般应在开始剪开硬脑膜时，经腰穿放CSF，当打开蛛网膜池，充分释放CSF。

（5）其他　囊性肿瘤穿刺囊腔释放囊液是最好的控制颅内压的方法。避免胸、腹腔受压；控制高血压，并维持血压于正常低限水平。上述方法亦可起到控制颅内压的目的。

3.避免术中的副损伤

硬脑膜要适当切开，避免因硬膜切口过小而诱发硬膜切口疝或限制脑的牵开，但也没必要增加无效脑暴露，脑暴露的范围与开颅的大小直接相关。暴露在外的硬脑膜、脑组织宜用湿海绵和湿棉片保护，牵引脑组织要用明胶海绵棉片垫好。对重要组织、血管和脑神经都应竭力保护，任何操作力求轻巧柔和

单纯进行病灶定位已经不是手术中导航的目的，如何避免病变周围的重要结构损伤则显得越来越重要。导航定位下可以帮助颅底骨质准确、有效的磨除，如前床突、视神经管、岩尖和颈静脉结节及内听道等结构的磨除，避免在磨除过程中毗邻区域结构的损伤，如避免视神经、动脉和外展神经、面听神经的损伤。在远外侧入路手术中，导航可以帮助避免椎动脉、舌下神经管的损伤；在经颞下入路处理岩骨斜坡区肿瘤时，导航可以帮助确定颈内动脉的位置。

二、颅底手术的基本原则和手术技巧

成功地切除颅底肿瘤不仅需要基本知识、经验和外科手术的技巧，更需要了解肿瘤的整体及局部生物学活性及特点，以及对局部解剖的正确认识，这些结构包括颅内动脉、静脉、脑神经、垂体柄、下丘脑、脑干、硬脑膜、蛛网膜及软脑膜等。从某种意义上讲，神经外科，尤其颅底显微外科手术是一门艺术，它取决于多种因素，如颅底解剖知识、手术经验、术前正确评估、手术操作技巧，以及术者的胆量、果断性、耐心和毅力等。手术技巧亦取决于综合判断能力和术者的智力。颅底手术应遵循以下基本原则。

1.精密的术前计划

根据手术入路和病人全身情况选择恰当的手术体位，注意体位不影响头部的静脉回流、呼吸道的通畅和麻醉师的观察，也应注意防止病人肢体和躯体受压或牵拉。术前正确认识和清楚肿瘤的部位、生长特点是非常必要的，明确是脑外肿瘤还是脑内肿瘤、局部的血供情况等。这样术者才能正确地判断手术靶点，选择性阻断肿瘤的血供，认清和保护正常神经结构和血供及静脉回流情况，彻底切除肿瘤。同时，手术前要计划好何时结束手术和如何结束手术。

在决定手术时,既要考虑到切除病变的一面,又要充分考虑病人的心理和身体的承受力和术后的生活质量。一般而言,有下列情况者应慎重考虑手术:远处转移的恶性肿瘤、病变累及两侧颈内动脉或两侧海绵窦、颅底恶性病变已有毗邻区域的神经血管严重受累、颅底病变累及脑干而影像学检查提示伴有脑干水肿者。

2. 手术入路设计的要求

不同的颅底手术入路有其各自不同的显露范围(表1-5-1)。理想的颅底入路应满足以下三个要求:①能提供良好的手术途径,即用最短的距离达到病变;②提供最佳的手术视角和尽可能大的视野,减少手术的死角或盲区,为术者提供一个良好的术野,即直视下的操作角度和空

表1-5-1   颅底外科常用手术入路

颅底入路	可暴露的区域
硬膜内入路	
乙状窦后入路	桥小脑角区
后颞下-乙状窦前经岩入路	岩骨尖、中上斜坡区
翼点入路	鞍旁区
额外侧入路	鞍区及前颅底区
前颞下经侧裂-经海绵窦入路	天幕切迹及上斜坡区
后颞下-经天幕入路	中上斜坡区
远外侧-经髁入路	颅颈交界区腹侧
乙状窦后入路	桥小脑角区
前方硬膜外入路	
扩大额底入路(眶额)	前颅底、鞍底、中上斜坡等内央颅底区域
经蝶入路	蝶窦、中上斜坡区
经口入路	中斜坡、颅颈交界处
经颈入路	颅颈交界处
侧方入路	
颞下-乙状窦前入路	颞下窝、岩尖及中上斜坡区
经耳蜗入路	中斜坡区
全岩骨入路	中、下斜坡区
远外侧-经颈静脉结节入路	颈静脉孔及枕骨大孔腹侧区

间,以便最大限度地显露并清除病变;③避免或减少手术造成的副损伤,使手术副损伤减少到最低限度,包括对正常组织的牵拉、挤压、切开以及对动脉和静脉血供、脑脊液循环和附属结构的破坏减少到最低限度。

手术最佳视角和视野与下列因素有关:病变的部位和局部解剖层次;手术入路的选择和手术体位;术者和显微镜的位置;脑组织的顺应性;术中的有效显露;术者的临床经验与手术技巧等。为了减少手术副损伤,设计手术入路时,应充分利用局部结构的解剖特点:①经自然解剖通道,如脑沟、脑裂或脑室,以及某些脑池,如侧裂池、鞍上池、枕大池、桥小脑角池等。②蛛网膜与室管膜接近处作为进入脑室的二次入路,如经终板入路进入第三脑室。③非功能区的脑沟等。

3. 切口和骨瓣的位置设计

在设计切口前,应根据需要在头部的位置画出重要标志。手术切口应达到或接近颅底,缩短至颅底病变的距离,提供足够的操作空间,并能控制病变远近端的血管和一期颅底重建。同时,注意皮瓣的血供和术后美观。为了减轻对脑组织牵拉程度,消除骨结构对操作与肿瘤显露的影响,骨窗边缘必须尽可能低,达到需被牵开部位的脑组织最低处。例如,为牵引额叶底面,骨窗应尽量达到前颅窝底;为牵引外侧裂需尽量切除蝶骨嵴;若要暴露鞍旁和中颅窝底,骨窗应达到中颅窝底,必要时去除眶顶板外侧部,切断颧弓和磨除中颅窝底外侧部的骨质;为了显露需要而牵引枕叶底面或小脑上表面时,骨窗应达到横窦缘;为暴露桥小脑角而牵引小脑半球外侧时,骨窗应扩展到乙状窦后缘等。因此,设计切口时需综合考虑以前的切口、皮瓣的血供、脑神经的行程、美容和将来再次手术的需要。

4. 充分利用脑底池的自然间隙

利用自然的解剖入路(如脑池、脑沟、脑裂、脑室)达到颅底深部的肿瘤部位,做到真正微创的"肿瘤切除",而避免压迫或牵拉正常的神经组织。如果最短的手术路径需通过正常脑组织,才能达到深部的病变,这也不是最佳手术入路,

而应采取一个经脑池、脑裂的微创手术入路,这样可以维持正常脑组织的完整性。通过脑脊液的释放,脑组织可以慢慢松弛,有利于减少对脑组织的牵拉或压迫。能否通过常规的颅底入路达到真正意义上的微创肿瘤切除,主要取决于术者是否具有扎实的显微颅底外科解剖知识和手术技巧。Yaşargil 曾形象地将术者比喻为一个优秀的"助产士",切除肿瘤的自然手术通道就如"产道"一样,肿瘤的基部好似"胎盘"。

5.蛛网膜间隙分离技术

脑外肿瘤应该严格按照蛛网膜间隙的界面分离,只要没有病理性改变,可顺利地沿着蛛网膜间隙分离。这些蛛网膜沿着脑沟、脑裂和基底池进行延伸,是分离肿瘤最好的界面。用显微剪刀非常轻柔地剪开蛛网膜,或细尖的双极镊子轻轻地在脑表面上分离蛛网膜,然后用显微镊子分离脑沟内的蛛网膜,再用弯尖刀或显微剪刀剪开,用吸引器头(保持较低的压力)吸住蛛网膜使其保持敞开状态,应用双极镊子的尖部尽量分离打开蛛网膜。用脑压板轻轻地牵拉脑组织以避免脑组织弹回,用大小适合的脑棉片牵开已分离的蛛网膜腔隙。由蛛网膜入路要始终保持术野清晰、干净,绝对无血迹,术野随时要用生理盐水冲洗已分离开的蛛网膜下腔,并用双极电凝控制动脉或静脉的出血,尽管是毛细血管出血也必须控制。只有保证术野清洁才能满意地完成蛛网膜分离。

良性肿瘤和恶性肿瘤都能产生明显的粘连,浸润临近的正常组织结构,高分辨率的CT 和MRI能显示出浸润和侵蚀的迹象,但是粘连与否是不能分辨的。病变周围的变化,尤其脑内肿瘤的周围要辨识肿瘤的真正边界是困难的,对于这类肿瘤则没有可分离的蛛网膜界面,完整分离肿瘤是困难的,此时只能做到肿瘤的近全切除或次全切除。

6.无创性脑组织牵拉技术

术中为了更好地暴露术野,必须适当地牵拉脑组织。长时间徒手牵引,不可避免地会有各种方向的施力动作,牵引力也时大时小,易造成脑组织牵拉性损伤。为了减轻牵引造成的损伤,牵引脑组织时可以采用一些安全保护的措施。如使用固定牵开器,在被牵引脑组织的表面覆盖一层用生理盐水浸透的整块明胶海绵,然后再盖上一层棉片(最好在整个牵引面用一整块棉片)。如果不用湿海绵保护,当这些棉条被牵拉时间过长后就会粘连在脑组织表面而不易分离。而浸湿的明胶海绵质软而有弹性,且不会与正常蛛网膜黏着,手术结束时在脑与海绵之间用水轻轻冲洗,如果脑组织无损伤,明胶海绵很容易因冲洗而脱落,如果明胶海绵与脑组织黏着,则黏着处大都有脑组织损伤,可将此黏着区海绵保留。自动脑压板有许多优点,但对脑组织有一定的牵拉性损伤,其损伤程度直接与牵拉的力量和牵引的时间呈正相关,也与术者对脑压板的掌握和熟练程度有关。多数情况下只使用脑压板起支持或支撑脑组织作用,也就是对脑组织并不施加任何压力。

对于右利手的神经外科医生应该把脑压板的臂固定在病人的左侧,工作时才能适应各种姿势。仰卧位时,脑压板固定处要低于开颅水平,脑压板的臂向下弯曲,位置拧紧后防止活动。注意脑压板固定的远端要长,这样可以最大程度地调节,增大其灵活性。自动牵开器的柔软臂处于适当张力的时候,不但保持一定的强度,而且还带有一定的弹性和顺应性,即稍有"反弹力"。正是由于这一点,自动牵开器对脑组织的表面压强不大,其弹性幅度大约15mm,这种灵活的臂延长时,其张力就低,缩短时又出现僵直现象,所以其臂的长短要适度。自动脑压板固定之前首先应全部松开放置在适当位置、保持一定的弯曲度后再固定脑压板。脑压板应该有适当的曲度,其曲度应与脑组织表面相适应,最好不要用多根脑压板牵引。在手术床上用一个以上的牵开器会妨碍术者操作,影响手术器械进入或取出术野,而且术者的双臂应支撑在手托上保持一个舒适的工作姿势,才能发挥好熟练的显微手术技巧。

7.组织分离技术

实施组织分离时,要求做到无出血或不损伤周围血管及正常脑结构。钝性分离应在相对无血管区域进行,并沿着可以分辨的界面进行。术者应细致地感触操作区域的反馈应力,并避免不恰当的用力牵拉。当发现组织损伤较明显时,或当周围结构不能耐受更多的牵拉时,必须改钝性分离为锐性分离,用显微剪或显微刀进行分离,这在血管和脑神经被肿瘤明显粘连或包裹时尤为重用。锐性分离是显微颅底外科手术应该遵循的一个特别重要的原则,与钝性分离相比,组织牵拉少,损伤更小,是最安全的分离方法。许多人认为钝性分离较安全,因为它切断神经的可能性较少,其实不然,钝性分离对神经牵拉的损害更大。如在分离动脉瘤瘤颈的过程中,需要用显微剪刀或者较锐利的显微钩分离蛛网膜的粘连,条件更好的还有蛛网膜刀,这样做的目的是避免动脉瘤的过度牵拉引起术中动脉瘤破裂。锐性分离必须在直视下进行,不能盲目地去进行分离和牵拉,以免损伤视野外的神经和血管结构。

钝性分离作用分散,不易掌握分离方向,牵拉的力量因向周围播散而不集中,可能会误伤远处的组织结构,产生术后并发症。锐性分离时,器械组织接触面积小,锐性分离作用集中;而操作控制部分(器械手柄)体积大,易于掌握分离的方向,只需轻微用力即可在局部产生极高的剪切力,并避免作用力向周围分散,只要操作到位即可避免误伤。颅底重要结构附近的手术操作,尤其应以锐性分离为主。

8.术中务必保护脑组织

在神经外科领域中常认为脑组织皮层存在无功能区即所谓"静区",这些部位损伤甚至切除也不会影响病人。其实,整个脑组织都很重要,至于这些"静区"的真正功能目前还不十分清楚,这些部位的损伤是否会出现生理上、精神和思维上的异常亦不明确。可以肯定脑组织任何部位的损伤,必然会导致这个区域引起相毗邻区域的继发性损伤。因此,不能把这些区域看成是无功能的"静区",无论什么手术、什么区域都要竭尽全力保护。

9.肿瘤显露和分离

手术显露必须先有效地降低颅内压,在低张力的情况下分离肿瘤,有助于增加神经结构的顺应性,减轻脑牵拉,并获得良好的显露。辨别肿瘤生长的自然界面,通过适当的自然间隙(蛛网膜间隙、脑沟、脑裂),沿着CSF的自然通路,应用显微颅底外科技术,采用少出血或无出血、无创伤、最小或无压迫正常脑组织的入路。尽可能不牵拉或不要过分牵拉和压迫脑组织。保护正常脑组织结构和最小程度地牵拉脑组织有助于术后的疗效。应尽量以对肿瘤周围正常组织损伤最小的方法游离和切除肿瘤。如肿瘤较大,可先做瘤内分块切除,可缩小瘤体、增大手术空间,又可减轻对周围正常组织的压迫。当瘤体缩小后,肿瘤包膜与其周围的神经、血管易于游离,通过显微外科技术的操作和脑搏动,更有利肿瘤的显露和切除。肿瘤显露后,宜在无血管区锐性切开其表面的蛛网膜,探查邻近结构的解剖移位,在直视下分离肿瘤。分离肿瘤包膜时,助手用吸引器边吸边顶住湿棉片,轻轻牵引邻近脑组织作对抗牵拉。术者一手用镊子轻轻提拉肿瘤包膜,另一只手沿正确的界面分离,即充分利用"三只手技术"(图1-5-8)。只要分离界面正确、包膜内切除

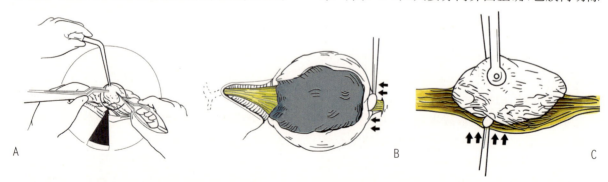

图1-5-8 肿瘤分离技术。A,"三只手"分离技术;B,肿瘤与神经粘连时的平行分离方法;C,垂直脑神经分
离肿瘤与粘连的神经

充分、分离部位无供血动脉,通常较易将肿瘤自邻近正常组织上游离下来。术中为了充分显露肿瘤,若感觉难以将肿瘤牵出,应调整分离面,增加包膜内切除和显露、离断分离部位的供血动脉。术中需根据肿瘤与神经的关系,正确选择平行或垂直分离的方法。为了保护正常脑组织和功能,选择通道应该遵循最小创伤的原则,但不一定是最近或最直接的入路途径。

在牵拉肿瘤包膜时,勿拉断来自邻近血管的细小供血动脉,以免断端缩回,造成止血困难,甚至术后并发颅内血肿。一旦发生肿瘤或脑内出血,宜及时用吸引器和小湿棉片将出血点显露清楚,精确电凝止血,以防止出血导致迷失正确的分离界面,妨碍进一步切除肿瘤和不易避免血液流至蛛网膜下腔而并发术后脑血管痉挛。当遇重要的血管、神经时,应平行于这些结构在瘤内的走行方向,自正常区域向异常区域分离。分离神经和血管困难时,宁可残留少许肿瘤壁,也不要勉强全切肿瘤,以免术后遗留严重的神经功能障碍。

10. 肿瘤切除

(1) 颅底肿瘤切除的原则　采用分块切除肿瘤组织和肿瘤内减压使肿瘤体积缩小,合理地边离断肿瘤基底边切除肿瘤的原则。颅底部肿瘤均宜用分块切除法,尽可能避免整块切除。对于有包膜的肿瘤,可先将肿瘤的表浅部分包膜与四周分离后,将分离出的包膜切开,在瘤内切除肿瘤组织,先行瘤内减压。当包膜内剩下薄层瘤组织(2~3m厚)时,包膜即自行塌陷,容易与四周组织分离。根据肿瘤的解剖部位、血供、神经和血管受累程度、颅底骨和气道(包括口、鼻、咽腔和鼻窦腔)受累范围,以及术者的经验和习惯,于术前制订个体化的肿瘤切除方案:选择单一抑或联合手术入路,一次手术抑或分次手术切除肿瘤,肿瘤全切除还是部分切除等。选择肿瘤表面没有血管或血运不丰富的部位切开。通过此切口用剪刀、肿瘤镊子和/或CUSA分块切除病变中心部位肿瘤。不损害肿瘤壁,这一点是非常重要的。

(2) 影响肿瘤切除的因素　影响肿瘤切除的因素,包括术者的因素和肿瘤生物学因素。不仅受视线影响,而且也受各个肿瘤的生物学行为的因素影响,包括肿瘤的生长特性、与周围结构的关系以及不可预料肿瘤恶性程度及转变趋势(表1-5-2),如肿瘤组织的质地(致密、坚硬的肿瘤手术困难)、血供情况、肿瘤与周围神经血管的粘连程度。肿瘤中心部位分块切除需要时间和技巧,可以采用CUSA、单极电凝切割或双极电凝切割肿瘤。

表1-5-2　影响肿瘤全切除的因素

有利因素	不利因素
肿瘤边界清楚(存在蛛网膜间隙)	肿瘤边界不清楚(浸润性、侵袭性生长)
肿瘤与神经血管无粘连,可分块切除	不可分块切除(与周围结构粘连紧密)
可移动性,基底窄	不可移动性,肿瘤基底宽
血运不丰富(乏血管)	血运丰富
顺应性很好(质软、囊性变)	不均一性(质硬、韧、骨化、钙化)

(3) 根据病变的解剖界面切除病变　对颅底占位性病变的手术过程主要是寻找、确定、处理和分离病变与正常结构之间的解剖界面。病变的来源决定病变的解剖层次和位置,同时在很大程度上也决定了病变的性质。病变能否全切除,除了由病变的解剖层次和解剖部位决定外,病变的来源和性质也是重要的决定因素。因此,术前对肿瘤与正常组织之间的界面判定是术前预测肿瘤是否全切除的基础。

①病变的解剖界面分型:病变与正常结构的界面可分成如下类型:A. 分离型,有蛛网膜等结构相隔。B. 嵌入型,病变嵌入正常组织内,如前庭神经鞘瘤,肿瘤突入小脑;岩斜区肿瘤,肿瘤嵌入脑干内。C. 埋藏型,肿瘤完全埋藏在正常组织内。D. 部分侵袭型,如脑膜瘤、垂体腺瘤,部分肿瘤侵袭正常组织结构。E. 浸润型,如脑干胶质瘤。F. 假界面型,肿瘤与正常组织间有一层胶质增生带。根据病变的解剖界面不同采用不同的处理方法。

②解剖界面清楚的处理

贴近:脑外病变与脑组织间有完整的蛛网膜

相隔,分离的解剖界面应严格控制在蛛网膜外。

嵌入:脑组织包围病变。切除这样的病变,首先是切除部分肿瘤,或先囊内挖空。由于占位效应减轻,肿瘤与脑组织之间产生出部分分离操作空间和剖面,然后再从脑组织上分离肿瘤。对于颅底肿瘤,可以先切除部分肿瘤,降低肿瘤嵌入到脑组织内的程度,然后再分离肿瘤,这样可以减少对脑组织的牵拉性损伤。

病变包裹血管或/和神经:此种情况分离较困难。脑外肿瘤与这些神经血管之间一般有一层蛛网膜相隔,肿瘤表面的蛛网膜对血管或神经的包裹返折到神经血管的四周,它与脑表面的蛛网膜相连续,即使是360°包裹的肿瘤,其两翼的末端也有两层蛛网膜相隔,形成了肿瘤的蛛网膜"门"。分离此类肿瘤,首先要寻找这一蛛网膜"门",然后从此门的两层蛛网膜间分离肿瘤与血管和神经。沿此蛛网膜界面分离,可以保护神经和血管免受损伤。

粘连:全部粘连或部分粘连,如脑膜瘤的部分突起或结节突破蛛网膜,与脑组织存在共同供血来源,如软脑膜血管网。如果粘连重要结构,不能强行分离,以免破坏血供,造成重要结构的梗塞。

③解剖界限模糊的病变处理:脑内病变和部分恶性的脑外肿瘤与正常结构的界限不清楚。如脑干胶质瘤的水肿带,这一水肿带实际上是肿瘤浸润造成的。

④根据病变性质不同选择肿瘤切除的方法:病变性质不同,处理方法各异。无论哪类肿瘤,术中保持肿瘤的形态有助于全切肿瘤和避免遗漏肿瘤壁。当分块切除肿瘤的中心部位时,肿瘤开始变形和塌陷,而与附近神经血管和软脑膜粘连的部分不塌陷,出现牵拉现象。在肿瘤分块切除的同时向肿瘤内堵塞海绵或棉条,对于保持肿瘤的形态是很有用的,有助于沿肿瘤内分块切除。

高度恶性肿瘤,应将肿瘤周围妥善保护好,尽可能地整块切除肿瘤,防止肿瘤成分溢溅;肿瘤切除后,肿瘤边缘组织作冰冻切片,直至显示全部肿瘤切除。

良性肿瘤,应在肿瘤基底阻断主要血供后,先行肿瘤包膜内切除,再沿肿瘤周围的蛛网膜界面分离,即在蛛网膜和肿瘤包膜之间分离。术中应用各种技术切除肿瘤,最常用的是单纯吸引和双极电凝。超声吸引是切除颅底肿瘤最主要的方法。先从肿瘤中心部位逐渐小块切除肿瘤,绝不允许"大块"或整个肿瘤一起切除取出。每种肿瘤的生物学特性其血运也不一样,如血管母细胞型脑膜瘤,血运是极其丰富的,此时瘤内电凝效果不太好。

脑外肿瘤可以发生钙化或甚至骨化,剪切是困难的。此时可用高速磨钻分块切除此类肿瘤。有两种类型的肿瘤不能用常规的技术切除:表皮样囊肿(常是乏血管性肿瘤),一点点分离埋藏在肿瘤内的脑神经和血管;血管母细胞瘤,不允许进入肿瘤从中心部位切除,因为分块切除将导致更加严重的出血,可以用脑压板从肿瘤周围分离,轻轻压迫肿瘤,逐渐向深层分离,创造操作空间,扩大视野,不断切断肿瘤的供养血管。

11.肿瘤壁切除

肿瘤的切除从肿瘤的中央部位开始分块切除,使"大瘤"变成"小瘤",类似气球放气一样使肿瘤缩小。随着瘤内肿瘤的切除,脑组织的形态因弹性而复位,肿瘤与毗邻神经组织和血管的接触面积减少,两者间凹面的曲率变小,且肿瘤与脑组织间凹面界限逐渐清楚,也易于分离。术中分离肿瘤是需要勇气、耐心和毅力的。肿瘤逐层分块切除后切除至瘤壁时,囊壁越来越薄,残余囊壁的体积已明显缩小。肿瘤壁或假囊成为可牵拉的"把手",术者可逐渐从正常脑组织的界面上分离下来。这一点尤其对较深部位的病变非常重要,因为肿瘤的囊壁(假囊)可以安全地从周围结构而不需牵拉或压迫周围正常组织结构。提起肿瘤囊(假囊)慢慢地从周围正常组织分离,使其逐渐游离,并向深层分离。有顺序地将瘤壁分离和切除,而不损伤周围的组织。如果没有计划、不规范地随意切除肿瘤很可能会破溃瘤壁并损伤周围的脑组织,并导致周围结构的损伤和可能诱导出血。

术中用海绵从肿瘤周围正常组织和结构界面上分离肿瘤囊壁。用双极镊子夹住湿海绵作为一种软分离器分出界面，把棉条置于肿瘤与周围正常组织的界面之间，并向深层推移棉条，保持界面更清楚并扩大分离范围。如果游离的肿瘤阻挡视线，可以先切除，逐块切除的同时不断止血。若遇到包膜与四周组织有粘连，往往存在下述两种情况之一：①黏着区有血管分支进入瘤组织中，将此分支切断后，包膜即与四周分离；②有一个分叶状瘤结节陷入脑组织中，这时只要将结节内的瘤组织切除，就能将此结节分离出，或者等待片刻，脑组织的搏动有可能将嵌入的瘤结节推出。一般总能将肿瘤包膜与脑组织分离而不损伤脑组织。如果粘连紧密，确属无法分离，可将包膜内的瘤组织切除干净，残留一小部分包膜不予切除而电凝处理。

12.对瘤周血管要谨慎处理

肿瘤表面的血管往往同时有分支参与供应正常脑组织，故在没有辨别清楚之前不可贸然切断。如果这些血管的主干并不穿入肿瘤，则总能与肿瘤分离，可通过切开血管四周的纤维组织或蛛网膜，将血管游离后向一旁牵开；如果血管与肿瘤表面黏着，则往往有小分支从血管深面发出，进入肿瘤内，在黏着点稍稍分离后电凝之，然后将分支切断，将主血管牵开。

脑底动脉环的穿支分布于重要结构，各穿支有一定的供血范围，损伤后往往引起严重后果。大脑前和前交通动脉对视神经、视交叉、视束、第三脑室前壁等供血，大脑前胼周支、脉络膜后动脉等对胼胝体和第三脑室后壁供血。大脑前、后动脉有分支到侧脑室顶和大脑内侧面。脑底动脉环前部损伤常造成记忆力与性格改变；损伤脑底动脉环后部可造成意识与眼球运动障碍；基底动脉和椎动脉以及它们的分支的穿支，其重要性更为明显，损伤后将造成昏迷，危及生命。脑深部静脉损伤后也可造成严重后果，大脑大、大脑内和基底静脉及其分支，以至一些表浅的桥静脉如中央沟静脉、Labbé 静脉和Traland静脉等都应细心保护，手术时应尽量绕过这些静脉进行操作。

13.获得手术操作空间的方法

①利用脱水剂和过度换气等降低颅内压。②术中释放CSF可以有效地降低颅内压力和容积，以获得手术操作空间。③肿瘤内减压后，从肿瘤周围脑组织边界开始分离和切除肿瘤壁（或假囊），分块切除肿瘤后可以扩大操作空间，同时通过减少容积也可降低颅内压力。④通过去除颅骨，尤其颅底骨（如磨除蝶骨嵴、乳突等）亦可以增加手术操作空间。以上4种方法都是扩大手术空间的有力措施。

切除颅骨之后，首先尽可能想办法释放脑脊液。肿瘤囊肿或梗阻性脑积水应该穿刺囊肿或脑室穿刺。在开颅骨瓣之前或开颅骨瓣之后，如果硬膜张力高，表示颅内压增高，此时要先穿刺脑室或肿瘤囊腔。对于没有囊肿或不伴梗阻性脑积水的病例，开颅后翻开硬膜即可打开颅底各池。例如，翼点入路打开视交叉旁池，也可以打开终板池进一步释放脑室内的脑脊液。枕下入路如果很容易打开脑桥小脑脚池和小脑延髓侧池，以便有效地释放脑脊液。从各颅底脑池释放出脑脊液后通常脑组织开始松弛，把一块棉条或海绵放在颅底脑池的开口，可使脑脊液不断地从脑池内溢出。术者在手术过程中应该反复抽吸脑脊液，使脑组织始终保持松弛状态，尤其手术野区域可以更准确地分离肿瘤周围，而不要通过压迫脑组织而达到扩大操作空间之目的。如果脑组织肿胀，不好暴露颅底脑池，位于顶枕的肿瘤应该在手术野中切开脑沟释放脑脊液或切除部分肿瘤，同时进行脑室穿刺以扩大手术空间便于操作。颅底手术中脑脊液的释放方法非常重要，关系到肿瘤显露、肿瘤微创切除等。幸运的是腰穿持续引流有助于从各个蛛网膜下腔池释放脑脊液。至于释放脑脊液的量和方法取决于肿瘤的大小、位置以及其周围正常脑组织和结构的变化特点。但是，一般腰穿引流不适用于后颅窝肿瘤或由于大脑、脑干或小脑疝所致脑积水的病例。

坐位进行后颅窝肿瘤切除术，颅压更易于控制。但若颅压仍高而需做脑室外引流时，其引流速度不应太快,应该缓慢有规律地引流(并安装控制装置)。总之,容易暴露的较大肿瘤可以采取手术前期先行瘤内部分切除的方法,这样创造一些操作空间,容易接近颅底各池释放CSF。不同的组织对各种不同力量的压力或牵拉有很大的敏感性。如脑组织、脊髓、脑神经和颅内血管Willis环的移动度是有限的,这就妨碍了手术操作空间的扩大。视神经、间脑和脑干的可移动度仅为几个毫米(2～5mm),尽管移动了也只能持续很短时间,直接限制了显微镜的视线。局部没有粘连的肿瘤其可移动度较大,视野较好,能切除。脑外不可移动的肿瘤,由于其弥漫生长的特点(浸润或渗透性)或与周围组织和结构粘连,仅能被解剖或只能在直视下切除。

14.术中神经电生理监测

术中脑神经的电生理监护(包括面肌电活动、眼外肌电活动、视觉和听觉诱发电位监测等),有助于术者辨认和避免损伤这些解剖移位的脑神经。脑干内及脑干旁手术应常规监测体感诱发电位,以指导手术的顺利进行。术中通过神经的自发电位,根据从特定的肌肉群和直接刺激神经记录到的诱发电位,追踪神经在肿瘤内的走行。同时还可判断神经损伤程度,分析手术开始和结束时电刺激的阈值,提示神经功能的预后。术中如果仅仅是依靠肉眼去寻找神经和血管的结构,具有一定的盲目性和误差,如果采用神经功能监测,可准确地寻找这些重要的结构,也可节约手术的时间。

(1)术中神经生理监测(neruophysiological monitoring)　术中电生理监护不仅可实时监护

与手术操作有关的神经功能改变,还能提供一些间接影响神经功能的可变因素,从而降低手术伤残率和死亡率,并动态评估神经结构和功能的关系。

①脑电图(EEG):EEG取决于神经元的跨膜电位(transmembrane potential),而神经细胞膜电位的维持有赖于氧代谢提供的能量,故脑灌注压低、脑血流量不足、动脉氧分压和血氧饱和度降低,能迅速反应在EEG上。

②体感诱发电位(SEP):刺激正中神经,可诱发沿刺激部位至躯体感觉皮层之间神经通路的一系列电位变化。正中神经体感诱发电位,常被用于测定躯体感觉的功能完整性和评估皮层组织缺氧的程度(图1-5-9)。作SEP监测时,应在患者插管后、摆体位前,放置刺激电极、接地电极和记录电极,并固定牢靠,勿使术中移动。有时当记录点位于手术切口部位时,应使记录电极尽可能地接近前述的记录部位,或在切口完成后,由外科医师应用无菌技术安置记录电极。调整刺激强度使引出的诱发电位最大。当SEP与BAEP同时监测时,脉冲刺激宜延迟10ms,所用的刺激频率(stimulation rate)为10.0Hz,刺激次数通常用512次。当两侧SEP同时被监护时,两侧的刺激需间隔100ms,刺激频率为3.0Hz。就皮层反应而言,N^{20}/P^{25}复合波的波幅与潜伏期最重要,波幅降低50%以上或潜伏期延长10%时,应引起术者注意。

③脑干听觉诱发电位(BAEP):在颅底肿瘤BAEP监护时,应用的短声刺激的起始强度一般为60～80db,低于该强度BAEP波形往往分化不

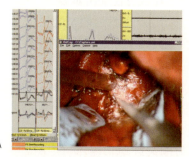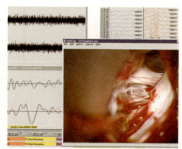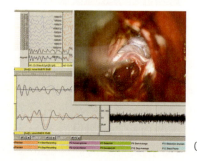

图1-5-9　岩斜区脑膜瘤的术中监测。A,SEP;B,EMG,C,BAEP

好。如果在上述刺激强度时BAEP波形仍难以辨认，则应以10db的档次递增刺激强度。由于BAEP的电反应波幅非常小，因此需要1 000～2 000次的重复刺激，以确保BAEP波形的清晰度。临床上掩蔽对侧耳通常给予小于同侧耳的刺激声约30～40db的掩蔽强度。Ⅴ波通常在有效刺激后约5.5ms时出现，且是5个波中最明显的1个波。Ⅰ波在有效刺激后约1.5ms左右出现。Ⅲ波出现在Ⅰ波和Ⅴ波之间。Ⅱ、Ⅳ和Ⅵ波在BAEP中出现率不高，临床中也不经常使用。BAEP监护时，Ⅴ波的潜伏期最重要，因其最明显、最易识别，当Ⅴ波潜伏期改变超过0.3ms或出现明显的波形改变时，应引起高度重视。BAEP监护可用于定位Ⅷ脑神经、保存听力和测定脑干功能。BAEP对听神经瘤术后听力保存是非常重要的，BAEP的改变主要发生在开始分离肿瘤到切除肿瘤的过程中。若术中BAEP消失，术后听力多丧失，但并不是术中BAEP有变化甚至消失的病人术后一定会有听力丧失。

④视觉诱发电位(VEP)：VEP用于测定视路系统的功能完整性。作VEP监护时，记录电极置于枕外隆突左、上各5cm和枕外隆突右、上各5cm。所用视刺激器的刺激频率是1.3Hz，分析时间为200ms，记录带宽为1～100Hz，增益为20 000。通常应用128次刺激。如果同时记录VEP和SEP，在SEP后98ms给视觉刺激。典型的VEP可见4个波：由皮层下结构产生的P_{60}波与主要由视皮层产生的N_{75}、P_{100}和N_{145}波。其中，P_{100}波最明显最稳定，其潜伏期延长指示视觉通路传导障碍；波幅异常降低，提示轴索数目明显减少；波形消失，表明视觉通路功能完全阻断。

⑤肌电图(EMG)：观察脑神经支配肌群的EMG可连续监护脑神经功能，以确定脑神经的部位与走向，保持其解剖与功能完整性(图1-5-9)。常用EMG监护的脑神经与肌群有：面神经与眼轮匝肌、口轮匝肌和颏肌；外展神经与外直肌；三叉神经与咬肌；滑车神经与上斜肌；动眼神经与内直肌、下直肌和下斜肌。在同一肌群内插入两根电极作双极记录，更有利于判断记录到的肌电

活动来自哪个神经。将放大器调至10～1 000Hz，增益调至5 000～20 000，进行肌电图监护。

A.面神经诱发电位监测：在桥小脑角手术中，避免损伤面神经的最好方法是术中面神经监测。直接刺激面神经时可有面部肌肉收缩，正常的刺激阈值为3～8mA，若能与对侧对比其价值更大。正常人两侧间刺激阈值差应小于2.0mA。面神经的正常潜伏期在成人中为(3.4±0.8)～(4.0±0.5)mA，在3岁以下小儿则较长，范围也较宽(6.0～8.8)mA。

B.三叉神经诱发电位监测：在桥小脑角区以及岩骨内侧、斜坡和幕缘的手术，常常会影响三叉神经。检测三叉神经可通过两种方法，即直接刺激引出瞬目反射和经处理后引出皮层诱发电位。直接刺激的瞬目反射：三叉神经的刺激点多放置在一侧眶上切迹，也可置于眶下孔或颏孔神经出口处。以引出最大和较稳定的面肌复合动作电位为准，一般约3～8mA，但个人差异较大。直接反射的传导时间因刺激与记录部位间的距离而略有不同，但波幅左右差值不应超过50%。

(2)术中神经电生理监测的注意事项

①对称地放置记录电极，以获得来自手术对侧的对照记录。所有测定应该用皮下针状电极进行。不在手术野的头皮电极，或缝合，或原位固定，记录肌电活动的面部电极用胶布固定。测定电极阻抗值来核查电极，阻抗＜1 000Ω，可行神经生理监测；阻抗＞10 000Ω，且所有的连接是完好的，要识别安置不良的电极并重新安置。

②维持血压、心率、血气、体温等恒定，以免影响电生理测定。麻醉过程中不用肌松剂，以免影响与脑神经功能有关的肌电图监护。

③术前需做相应的电生理测定，以利于术中监护时比较。

15.关颅原则

(1)重建可靠的颅底屏障　颅底肿瘤切除后，在脑颅与面颅之间重建屏障是手术的关键步骤之一。硬膜的任何缺损均应修复，颅内容物、颈动脉必须与鼻咽、口咽部、鼻腔、鼻旁窦等腔隙隔开。在设计手术方案时，切开与分离这些组织应

尽量保留其供血动脉。额部帽状腱膜和骨膜常用于前颅窝底重建，中颅窝底用得最多的是颞肌，因为距离近，容易转移，又有良好的血供，它既可以单独应用，也可与颅骨膜联合应用，以满足较长距离或较大范围缺损修复之需。如果无法用邻近组织重建，可取游离组织，例如带血管的游离腹直肌、背阔肌或大网膜等。

（2）修复颅面部容貌与功能　颅底肿瘤的手术中，为显露病变常作广泛的颅面部骨切开。切除病变后，将切开的骨块复位固定，对保持术后容貌极为重要，对结构厚实的骨块，如颅骨、颧弓、眶上缘、颧突可用钛板和钛螺钉固定。因可影响术后的CT或MRI复查，切开的骨块复位后，外表面应用有良好血运的皮瓣覆盖，内表面应与肌肉中筋膜接触，这有利于骨块愈合，减少骨质吸收和防止发生迁延性的骨髓炎。

（3）伤口缝合的原则　逐层伤口缝合包括彻底止血以及每层之间不但要对齐而且不能夹有血凝块；必须严密缝合硬膜，防止脑脊液漏入肌肉和皮下层（有可能阻止伤口愈合或许是感染之源）；止血技术和缝合技术很重要，避免伤口坏死；避免异物遗留在组织中出现排斥反应或引起感染（硅胶削或冻干硬膜）。颅底手术，由于蛛网膜本身可收缩，缝合是不可能的，况且也没有必要。硬脑膜缝合，应尽可能原位对合，间断或连续缝合硬脑膜。可以用4-0无创伤可吸收线连续缝合，硬脑膜缝合部位贴敷明胶海绵或注以纤维蛋白胶，以利于其黏合。硬膜缝合时，若将一窄条无菌橡皮敷在脑表面上，在缝合过程中可避免误伤皮层浅表小血管（尤其毛细血管）。如硬脑膜受蚀破坏有缺损者或切开径路上存在粗大静脉窦需缝扎后妨碍原位缝合者，需取局部筋膜，或骨膜，或人造硬脑膜修补缝合之。如出现不严密的地方可以用小肌肉块缝补，尤其是硬膜瓣交界处更容易漏。逐针缝合，逐步退出橡皮条，缝合到剩下1～2针时可向颅内注入生理盐水，以便将颅内积气驱逐颅外。

16.术中意外的处置

（1）大出血　术中一旦发生大出血，除快速输血外，切莫惊慌，切忌采用填塞压迫方法来止血，因为这一方法不仅不能寻找到出血点，而且会加重对毗邻神经血管结构的损害。应耐心抽尽积血，仔细寻找出血点，细心电凝控制出血。如出血发生在深部，必须牵开脑组织，一边冲水一边吸引，寻找出血点。若发生休克必须待血压回升后方可继续手术。

（2）急性脑膨出　切开头皮出血严重，或硬脑膜紧张，脑搏动消失，皆需及时降低颅内压，包括直接降颅压、脑室穿刺、囊腔穿刺、血肿穿刺及间接降颅压（过度换气）、脱水剂应用等。手术过程中突然出现颅内压增高多有原因可循，如牵拉挫伤间脑、脑干，损伤了大静脉、大静脉窦，呼吸道梗阻，麻醉过浅等。

（3）反射性心率改变　在三叉神经、后组脑神经、颈动脉体、脑干等附近操作时，往往可突发反射性心血管改变，表现为严重低血压或高血压，严重心动过缓或过速、心传导异常和其他心电图改变。一旦发生，即应终止牵拉、灌洗等手术操作，多数心血管改变即可自行消失。

三、颅底手术中脑血管的保护

脑的主要供血动脉——双侧颈动脉和双侧椎动脉经颅底入颅，在颅底构成Willis动脉环。颅底肿瘤常侵袭这些重要血管，某些部位肿瘤如海绵窦脑膜瘤、颈静脉孔区肿瘤则直接发生于颈内动脉穿过颅底的局部。术前MRI可以显示颈内和椎-基底动脉系统及其主要分支被肿瘤侵犯的程度，增强后显示肿瘤与血管之间的关系，MRA甚至能显示血管穿过肿瘤的行径等。术前行颈内动脉阻塞试验，术中保护这些血管免于干扰。若术中被迫阻断或切除颈内动脉时，须行血管重建等，以降低术后发生严重并发症的几率，提高手术疗效。

1.术前颈内动脉阻塞试验

颅底手术中，若造成willlis环动脉损伤，而侧支循环供血量不足，或在动脉阻塞点远侧形成血栓，发生脑灌流量不足状态，将造成相应区域的缺血性梗塞。术前颈内动脉阻塞试验有助于判断某支动脉被阻断后,是否会对病人造成神经功能障碍。Matas 试验是最简单的颈内动脉阻塞试验,通过该阻塞试验,可评价术中阻塞颈内动脉的危险程度。方法是压迫颈内动脉,逐步达到阻断颈内动脉,持续15min,测量出球囊上方导管阻塞后的动脉血压,并行对侧颈内动脉或椎动脉造影,以检测前交通和后交通动脉的通畅状态,观察病人的神经系统症状和体征变化,是否出现神经功能异常,综合评价动脉阻塞后的代偿情况。正常人每分钟脑组织的血流量(cerebral blood flow,CBF) 平均值>40mL / 100(g •min)。当CBF 降至18mL / 100(g •min) 时,病人将会出现神经功能缺损。因此,某支脑动脉阻塞后,侧支循环对其受累侧脑组织的代偿性供血量应高于18mL / 100(g •min)。在颈内动脉阻塞试验中,病人一旦出现任何神经功能缺损表现,如对侧肢体无力、言语困难、视力改变或感觉异常,应立即停止试验;如无神经功能异常发生,可保持气囊充气15 ～20min,继续进行神经功能评价。试验过程中,须进行EEG 监测,或脑血流定量测定,以发现可能出现的轻微脑缺血表现。但颈内动脉阻塞试验不能预测动脉阻塞后其远端是否会发生血栓。

2.颅底肿瘤的术前栓塞

颅底许多肿瘤,如脑膜瘤、化学受感器瘤和血管网织细胞瘤的血运极其丰富。术前对肿瘤血管及其供血动脉进行栓塞可降低肿瘤血运,减少术中失血,从而降低手术风险,提高手术效果。将栓塞物质置入瘤内,可致肿瘤缺血坏死,效果明显者栓塞后24 小时瘤体开始缩小,48 小时内可使瘤体缩小30％。但颅底肿瘤常为多重供血,因此只栓塞主要供血动脉,仍可通过侧支循环向肿瘤供血,效果欠佳。栓塞材料的选择取决于肿瘤的种类。采用造影剂——生理盐水和聚氯乙烯酒精颗粒混合物进行栓塞,栓塞物可以有效地穿透肿瘤瘤床。栓塞接近结束时应用较大的PVA 颗粒,可将供血动脉闭塞。PVA 颗粒的作用较明胶海绵持久,择期手术时,肿瘤血管很少发生再通。栓塞完成后MRI 和CT 增强扫描可判定栓塞效果,

与栓塞前相比,肿瘤增强程度明显减弱表明栓塞效果良好,强化MR1 比CT 强化扫描更敏感。

3.颅底肿瘤术中重要脑血管的保护

①颈内动脉系的保护:颅底肿瘤可与颈内动脉及其分支粘连,甚至将其包裹在内,如鞍区肿瘤、海绵窦脑膜瘤等。术中分离颈内动脉、大脑前动脉和大脑中动脉时,可用神经剥离子垂直分离。分离应从动脉的正常部分开始,注意观察肿瘤与动脉是粘连还是包裹的关系。能否将肿瘤从被累及的动脉游离开,取决于血管周围与肿瘤间是否存在蛛网膜。

先行瘤内分块切除肿瘤,待瘤体缩小、显露空间增大后再分离动脉,可有效地防止伤及动脉。但复发脑膜瘤或经过放射治疗后的颅咽管瘤,蛛网膜已遭到破坏,再次手术分离动脉与肿瘤粘连时十分困难;颅底脊索瘤首次手术时,一般能将肿瘤与颈内动脉分离;神经纤维瘤或海绵状血管瘤多与颈内动脉粘连不紧,术中也多可分离。由于海绵窦段的颈内动脉外膜缺乏蛛网膜组织,将海绵窦段肿瘤自颈内动脉分离相对较困难。当肿瘤无法从动脉壁分离时,可遗留少许肿瘤壁,术后再辅助放射治疗。

②重要静脉的保护:术前脑血管造影的静脉期可提供Labbé 静脉、侧裂静脉、大脑大静脉以及静脉窦等重要静脉的通畅状态。对被肿瘤侵犯而闭塞的静脉窦可切除。除矢状窦前1／3 段外,对通畅的其他部位静脉窦均应予以保留。由于静脉血流缓慢,移植大隐静脉重建矢状窦或Labbé 易发生栓塞,所以临床上很少进行静脉重建,对不能全切的、残存在矢状窦、乙状窦的部分肿瘤,术后可采用放射治疗。颞下入路应特别注意保护Labbé 静脉,尤其是在优势大脑半球侧手术,以防止术后出现失语和(或) 颞叶出血性脑梗塞。

4.术中动脉血管的重建

①颈内动脉重建:颅底手术前和术中,术者必须对能否保留颈内动脉有准确的判断,为根治严重包裹颈内动脉的颅底广泛性侵袭性肿瘤,如脑膜瘤、鳞状细胞癌或腺囊性肿瘤,术前应进行颈内动脉阻塞实验。低流量搭桥,如简单的颞浅动脉

与大脑中动脉吻合,其血流量不足以补偿颈内动脉供血量,效果不肯定,必须进行高流量搭桥。根据手术的实际情况,可一期或分期手术,先行血管吻合重建,约1～2周后再行二期手术切除肿瘤;或一期手术,同时行血管重建和肿瘤切除。

②术中椎动脉保护和椎动脉重建:枕大孔区腹侧脑膜瘤主要供血来自硬脑膜前动脉,颈静脉孔嗜铬细胞瘤由椎动脉供血。在手术切除枕大孔区、上颈部和颈静脉孔区肿瘤时,术中椎动脉保护和椎动脉重建为手术安全进行提供保障。肿瘤切除时,应尽可能贴着椎动脉外膜游离肿瘤,可避免椎动脉周围静脉丛出血。椎动脉外膜鞘上的一些小静脉出血可用双极电凝或用surgicel止血。

最常见累及椎动脉的肿瘤是C_1～C_2硬脊膜外神经纤维瘤、枕骨大孔腹侧和颅颈交界区硬膜下脑膜瘤,而位于硬脑膜外或呈哑铃形生长的颅颈交界处的脑膜瘤,更易侵袭椎动脉。生长在硬脑膜外的脑膜瘤常具有侵袭性,可侵犯颅骨和颈部软组织,包括椎动脉。脊索瘤侵袭椎动脉者较少见,因肿瘤压迫造成椎动脉狭窄或阻塞者也并不多见。术前应行椎动脉球囊阻塞试验证实,且椎动脉球囊阻塞试验应在肿瘤的近端及远端分别进行。经椎动脉球囊试验证实对侧椎动脉代偿良好,方可实施肿瘤与受累动脉一并切除;如不能代偿,需行椎动脉重建术。

四、颅底外科手术止血术

这是颅底手术成败的关键。在切除肿瘤过程中,肿瘤出血是避免不了的,术中需不断止血,可以用吸引器持续地吸引,轻柔地压迫、填塞和双极电凝止血。另外,术中可给予止血剂,有助于控制毛细血管性出血,还可采用肌肉、筋膜、氧化纤维素、局部纤维蛋白酶和止血纱布等等。肿瘤的不同类型、不同级别,其内部及周围的病理血管构造是不同的。当暴露肿瘤和血管时,重要的是能证实和区分是绕行动脉(过路动脉,不参与肿瘤供血),抑或是穿行动脉(供给肿瘤的分支)和终末动脉(直接供养肿瘤的动脉)。这有别于动静脉畸形(AVM),一般肿瘤不会有大的终末动

脉,直径>0.5mm的血管多是正常的,病变周围的正常血管通常间断发出小血管分支供血。术中既要切除肿瘤病理血管,又要保护正常血液动力学;即要保护这些大血管和仅切除从大血管发出的作为供血动脉的小血管,又要阻断肿瘤的真正血供动脉。病理血管与肿瘤粘连比正常结构要紧密些,当电凝切断后,血管会自动收缩,为确保止血彻底,必须仔细观察血管断端。若瘤床有持续性出血,表示有肿瘤残余,只有完全切除肿瘤才能彻底止血,否则术后有并发血肿的危险。另一个重要的问题是在手术的早期要保护引流静脉,避免损伤回流静脉,直到完全切除肿瘤为止。如果在切除肿瘤的初期把所有的静脉阻断,有可能导致肿瘤充血、淤血,反而可加重出血,肿瘤肿胀和脑脊液循环梗阻,最终导致手术入路狭窄甚至阻塞而不能进入。

1.常用的止血方法

(1)电凝止血

用于手术的电凝为高频电流,可安全通过人体,不引起神经肌肉反应,利用其高频电流的热效应,使血管壁脱水皱缩,血管内血液凝固,并使血管与血凝块互融为一体从而达到止血目的。双极电凝多用于以下情况:①皮质切开前,对脑表面血管电凝止血,可获无出血切开。②脊髓或脑干表面电凝止血(调低输出电量)。③切除血运丰富的肿瘤,将双极电凝两叶从不同方向插入,两者相距1/4时可获广泛电凝止血(调高输出电量)。④动脉瘤手术,Yaşargil用微小电量,多次重复灼形动脉瘤颈部,使之发白而充分皱缩,以便使用较小动脉瘤夹。⑤对小血管止血和减少神经组织创伤有重大作用。一般双极电凝(macro)1～50W,精细电凝(micro)0.1～9.9W。⑥除了用于止血功能外,尚可用来分离组织与吸引器配合用于切除肿瘤。

(2)其他止血方法　①银夹:1911年Cushing创制"V"形银夹,后来广泛应用于夹闭小血管,但对较粗血管易将血管挤出或仅夹住一部分;1950年Duane制成"U"形银夹,可用特别取夹钳再取下。目前,银夹多用于硬膜切口止血

及固定蛛网膜等。②骨蜡：颅骨板障或颅骨缝出血。③明胶海绵：用于静脉窦、脑静脉等静脉性出血和毛细血管渗血。④缝扎止血：脑膜中动脉缝扎后电灼切断。⑤棉片压迫：一般渗血、毛细血管渗血。⑥局部止血剂：颅底外科与其他外科手术的重要区别之一是不能用结扎来控制出血，而只能用热和化学材料来达到止血的目的。19

世纪末，Carrot（1886）和Horslev（1892）先后采用明胶和骨蜡止血，开创了化学止血的新纪元。1942年发明的氧化纤维素和1945年发明的明胶海绵，迄今仍是应用最广泛的局部止血材料。此外还有许多其他材料，如微纤维胶原、凝血酶、冷凝结剂、纤维蛋白胶、聚氨基葡萄糖和抑肽酶等，现多已应用于临床（表1-5-3）。

表1-5-3　常用的止血剂

止血材料	作用机制	优点	缺点
明胶海绵	吸附大量血液后，对渗血表面造成压迫	无抗原件，无组织反应，可吸附大量渗血，最适合控制骨质渗血。	本身并无止血作用，可导致感染，吸附血液后体积膨大，可能对神经造成压迫，易从止血部位滑落
氧化纤维素（Oxycel）氧化再生纤维素（surgicel）	与血液发生反应，形成血凝应，形成血凝块，对局部造成压迫	组织反应轻，吸收迅速，不易粘连，有杀菌效果，使用简单	不易控制静脉窦出血，延缓骨质愈合，若包裹血管，使血管狭窄僵硬。
微纤维胶原	增强血小板活力，促进血小板黏着、降解和血小板内物质释放，加速凝血	用量少，很少过敏，切口愈合好，不影响骨面愈合，最适合包裹血管吻合口	吸水性强，易与器械手套粘连，可被汹涌川血帅正，可能感染，形成脓肿
凝血酶	促进纤维蛋白原变成纤维蛋白	凝血迅速，缩短肝素化病人的出血时间	易从出血面冲走，需与载体（明胶海绵）同用，单用不能控制动脉出血，注入静脉可致凝血和死亡
冷凝结剂和纤维蛋白胶	类似正常凝血过程	凝血快，无毒，切口愈合好，对肝素化病人有效，可控制小动脉出血，纤维蛋白胶还可用于修复硬膜、吻合神经、加固动脉瘤壁等	用纤维蛋白胶时需经常更换针头，可吸收至血循环中，牛凝血酶可能有过敏反应
抑肽酶	抑制纤维蛋白溶解	作用较迅速；可稳定纤维蛋白	不能减缓血管裂所致的出血，可能过敏

2.吸引管辅助止血

术中吸引管是保持术野清晰的重要工具，术中可清除积血、积液及组织碎块，保证良好的手术野。目前，已设计出各种类型的吸引头。①可冲洗的吸引头，使手术野保持无血状态。②可电凝的吸引头，术中止血极为方便。③有导光纤维照明装置的吸引头，适用深部操作。④可调节吸引力的吸引头。

3.确认止血是否彻底

手术结束前应仔细检查止血是否彻底，可用盐水充满空腔，让麻醉医师压迫双侧颈静脉1～2min，当静脉压明显增加时观察有无出血，血压平稳后关颅。硬脑膜缝合骨窗四周悬吊，以防硬膜外积血，硬脑膜亦可不缝做减压术或减张缝合，硬膜缺损可用颞肌筋膜、骨膜、阔筋膜或人造硬脑膜修复。

第六节   颅底外科术中微侵袭理念

微侵袭的理念应用于神经外科主要有两个层次，首先外科治疗要做到对神经组织损伤最少；其次在此基础上要做到对通道上的其他非神经组织的损伤最少。微侵袭作为一个概念首次提出是在20世纪80年代末。此时期在神经外科治疗领域先后出现了许多新技术，如血管内介入治疗技术、神经内窥镜手术技术、神经导航辅助手术技术、计算机辅助半智能化手术（机器人手术）、立体定向放射外科治疗技术和锁孔手术技术，它们使神经系统疾病的外科治疗发生了重要变化。这些技术有两个突出特点：第一是使外科治疗的形式发生了异化；第二就是符合微侵袭的理念，因而上述这些新技术可以统称为微侵袭技术。本文拟从以下两个方面说明微侵袭理念在具体手术操作中的应用。

一、颅底手术入路的分类

本书将颅底手术与普通颅内手术分开说明。多数神经外科医师较熟悉后者，而较少应用颅底手术，其中的原因有很多，可能包括：①起初时对颅底手术有过分应用和夸大其作用的情况，但分析结果却不尽如人意。②在文献中对相似的入路有多个名称或人名命名，使事情变得复杂。③各种常规神经外科手术与颅底手术的各自优缺点尚未很好总结。④多数人认为颅底技术是一个特殊领域，而不认为是颅内手术的扩展。由于这些原因，有一些作者将颅底各手术入路以添加"建筑模块"的形式来归纳分类为6个手术通道：前部经面部通道、前部经颅通道、前外侧通道、外侧通道、后部通道和后外侧通道。这是以解剖分区为基础，符合几何学原理，易于理解和记忆，能满足手术者全方位接近肿瘤的目的，而且它可使手术者设计入路时从熟悉的常规路径开始，通过添加需要解剖的成分达到所需要的暴露，减少了将颅底手术入路模式化和标准化处理所带来的不必要的损伤。

1.前方经面部通道

此通道可以接近鼻腔、鼻窦、鼻咽、口咽、脑干腹侧，以及从鞍结节到上颈椎的颅外科斜坡区域（图1-6-1）。包括经蝶入路、经上颌窦入路和经口入路。困难之处有3个，一是神经外科医师不熟悉局部手术解剖，二是鼻、咽腔的污染环境，三是硬膜达到无渗漏较困难。实际上它们是由两个基本简单入路组成：经蝶入路和经口入路。在此基础上，增加切开上颌窦，可以使经蝶入路、经口入路获得更向外侧的暴露；或者增加下颌的切开可以暴露更低的区域。

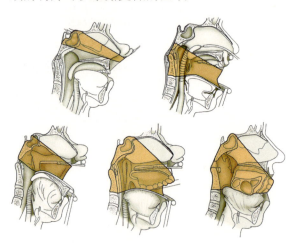

图1-6-1   前方经面部通道

（1）经蝶入路   该入路定型的、经典的方法是经唇下切开上齿龈黏膜，剥离鼻中隔黏膜，切除鼻中隔，向蝶窦方向切进。如果鼻孔较大和肿瘤较小，可以经鼻从鼻内侧黏膜切进，这样创伤会减少许多。如果具备内窥镜及相应器械，可以直接从蝶窦开口扩大切开蝶窦进行手术，创伤又可以减少许多。这就是一个典型的微创手术和微创手术理念的应用。

（2）经口入路   这是颅颈交界处前方最直接的通路。向上牵拉软腭和向下牵拉舌头可以显露斜坡下1/3直至C_2颈椎的下部。一般仅做牵拉就足够显露大部分手术所需的空间。若切开软腭和硬腭可以向上显露到蝶窦的下界。此入路在实际中多数应用于硬膜外病变。

（3）经上颌窦入路 该入路包括Le Fort I 骨切开，它暴露上斜坡，范围涉及从蝶窦到蝶枕骨结合处。如果Le Fort I 骨切开联合腭切开可向下端暴露至C₂椎体下部，如果向侧方扩展Le Fort I 骨可以暴露枕髁和翼腭窝。上述入路易引起CSF漏和颅内感染。

2. 前方经颅通道

该通道是以双额颅骨切开后所暴露的区域为基础，可用来接近额叶下方、嗅球和嗅束、眶部、视神经和视交叉、蝶鞍和鞍旁区域以及斜坡（图1-6-2）。结合额叶下方轻微地牵拉抬起，可以获得向下方更大的视角。

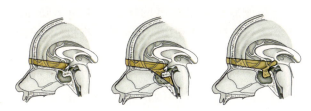

图1-6-2 经颅手术路径

（1）经额下入路 它是最基本也最常用的进入前颅底的手术入路，可到达蝶骨平台、鞍结节、视神经和视交叉。

（2）经基底入路 此入路是在经额下入路的基础上增加向下的显露，像添加"建筑模块"样扩大手术入路。术中磨开蝶骨平台骨质、鞍结节骨质，向外扩展至视神经管，这样开放了一个进入蝶窦的窗口，去除其中的黏膜和小隔，再上从蝶鞍后壁向下去除斜坡骨质直至枕大孔前缘。适用于中线硬膜外病变和侵入蝶窦内的垂体腺瘤。

有两个重要问题在应用该入路时应注意。第一，是不能牵拉、抬起垂体（如果是正常时）本身，因而对鞍背和部分上斜坡有盲点，增加筛窦的切开可部分解决该问题。第二，该入路狭窄，主要是因为受限于双侧的视神经、海绵窦、颈内动脉、外展神经、舌下神经管。

（3）经扩大额下入路 该入路是在切开双侧额部颅骨的基础上增加眶顶板切开。使原经额

下入路获得沿前颅底更加低的向上投射角度，可以看到第三脑室底，且仅需要轻微牵拉脑组织便可暴露上斜坡。

手术时既要充分暴露前颅底，又要注意保护重要的神经和血管。重要的结构有眶上神经、眶周膜。眶上神经要从眶上切迹下游离下来，必要时磨开骨管分开神经。眶周膜保持完整，没有必要切开它，否则眶内容物易受损。

3. 前外通道

前外侧通道的基础性入路是翼点入路或称为额颞入路。后者是翼点入路的扩大，额部骨瓣到达眶中线水平或过之，颞部骨窗到达中颅底。该通道还可以利用添加"建筑模块"的方法，如眶颧骨切开、前床突切除和眶板视神经管骨切开等得到进一步扩大。它主要用以到达前颅底、中颅底、海绵窦、鞍旁区域，外侧裂和基底池，包括颅底血管的大脑前循环和上循环（图1-6-3）。

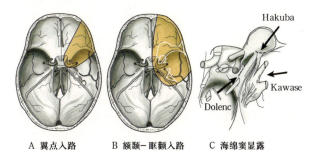

A 翼点入路　　B 额颞－眶颧入路　　C 海绵窦显露

图1-6-3 翼点入路显露海绵窦区的通道

（1）经翼点入路（额颞入路） 翼点入路是一个经典的颅内病变的手术入路，也是一个颅底入路，因为它可以到达前颅窝底和中颅窝底的前部，该入路能暴露的范围很广，可以根据病变的实际部位改变开颅的部位，仅暴露需要显露的地方，这样可以明显减少创伤。一种常用的微侵袭"锁孔入路"：眉弓外侧眶上锁孔入路（supra － obital keyhole approach），相对于翼点入路是一种减少"建筑模块"的方式，它缩小了皮肤切开和骨切除范围，可以解决经典翼点入路中除外侧裂尾段和颞叶区域以外的其他区域的病变。而颞区中部锁孔入路（mid－temporal keyhole approach 及其变异）正好可以解决眶上锁孔入

路所不能涉及到的区域。二者都需兼顾时则还可以采用翼点锁孔入路，即将翼点入路骨窗范围的额颞部都进行缩减。

（2）经眶颧额颞入路 经眶颧额颞入路是在标准的翼点入路上增加骨切除范围，包括上外侧眶嵴和颧弓部分，将颞肌下移，这样的额颞入路增加了从下往上进入前中颅底的视角从而减少对脑组织的牵拉。

4. 外侧颅底通道

外侧颅底通道可接近中颅底的海绵窦、天幕和后颅底的岩斜区。它包括神经外科的颞下入路、前岩入路，还有神经耳科的迷路后入路（图1-6-4）。

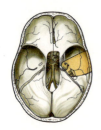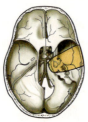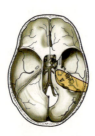

图1-6-4 经岩骨入路的手术通道

（1）颞下入路 该入路用来暴露中颅窝后半部的病变。如果从硬膜外进入，可以切除小型的内听道内的前庭神经鞘瘤，移开海绵窦外侧壁可以切除Ⅰ型三叉神经鞘瘤，或是切除中颅底硬膜外病变；而从硬膜内进入，经天幕则常用于切除后循环的低于后床突的动脉瘤，包括基底动脉顶部动脉瘤，大脑后动脉及小脑上动脉的动脉瘤。该入路也可结合颞下窝入路切除向颞下窝扩展的病变，如三叉神经鞘瘤，或颅外病变向颅内侵犯，如鳞状细胞癌。此入路同样也可以变成颞下锁孔入路（sub－temporal keyhole approach）。

（2）前岩入路 此入路实际上是在标准的颞下入路开颅或额颞入路开颅基础上结合前岩部切除。前岩部切除是将Kawase四边形骨切除向下扩展至内听道和岩下窦水平。可以暴露从鞍背到听道水平的上斜坡区域（Ⅰ区）。此入路主要用于中颅窝病变，如脊索瘤、软骨样脊索瘤、软骨肉瘤、软骨瘤、胆脂瘤和胆固醇性肉芽肿瘤；也很

适用于基部局限于斜坡Ⅰ区的脑膜瘤、哑铃状的Meckel's囊和后颅窝上部的三叉神经鞘瘤。

（3）后岩入路 此入路也称为乙状窦前入路，它切除大部分乳突，切开面神经管后的气房，切开颞骨和乙状窦附近的枕骨，以暴露乙状窦外侧的后颅窝硬膜。切断岩上窦，切开天幕，则可将乙状窦保全并可移动后方，这样可以从侧方显露后颅窝上自三叉神经，下至颈静脉球之间的广泛区域。这一入路提供了一个广泛的显露空间，用于切除位于岩斜Ⅰ区和Ⅱ区的脑膜瘤或其病变，如巨大的神经鞘瘤、前庭神经鞘瘤、天幕脑膜瘤、胆脂瘤、斜坡脊索瘤、基底动脉瘤或其他位于此部位的血管畸形。

5. 后颅底通道

后颅底通道以标准的枕下开颅为基础，向下扩大打开枕大孔和切除一至数个椎板，可以显露小脑扁桃体、脑干背侧和上颈髓，可以根据病变切开或切除枕鳞显露上至天幕下和双侧小脑外侧、脑干侧面甚至腹侧各区域（图1-6-5）。

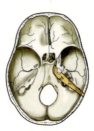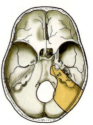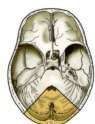

A 枕下乙状窦后上外侧入路　B 枕下乙状窦后下外侧入路　C 枕下正中入路

图1-6-5 枕下外侧入路的手术通道

（1）外侧枕下入路 此入路是标准的枕下入路的一种变化形式，将骨窗移向外侧，使骨窗缘达到乙状窦内侧边界，骨窗直径多数在2.5～3.0cm。这种入路又可称为乳突后锁孔入路（post-mastoid keyhole approach）。如果为了解决功能性神经外科疾病，如三叉神经痛、膝状神经痛、面肌痉挛和顽固性眩晕等，骨窗还要上达乙状窦下缘。如果为了切除听神经瘤、脑膜瘤、表皮样囊肿或微血管减压治疗舌咽神经痛，可以适当下移骨窗位置或扩大骨窗直至枕大孔和颅

颈交界处。

（2）双侧枕下入路　又可称为枕下后正中入路。它主要用于暴露松果体区、双侧小脑半球，并通过开放枕大孔区到达上段颈髓。主要适用于小脑肿瘤、蚓体肿瘤、第四脑室内肿瘤和背侧脑干病变。

6.后外侧颅底通道

后外侧颅底通道位于后颅底通道与外侧颅底通道之间，主要用来显露脑干前表面和外侧面、延脊交界处、枕髁和颈静脉孔区（图1-6-6）。它在后颅底通道的枕下开颅的基础上，可以借助添加"建筑模块"方式，包括经枕髁、后岩骨和颅颈入路的成分。其中部分枕髁切除是构成该通道的关键，借此可以建立从侧方到达延髓和上颈髓腹侧区域的工作道路。

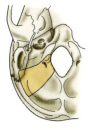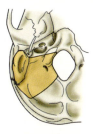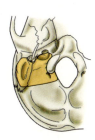

A 经髁入路　　　B 极外侧入路　　　C 经颈入路

图1-6-6　远外侧入路的手术通道

（1）经髁入路　经髁入路可切除枕大孔脑膜瘤和其他下斜坡肿瘤，如脊索瘤或骨软骨瘤，也可以用来手术夹闭小脑后下动脉瘤的椎动脉瘤，它是在标准的低位外侧枕下入路的基础上进行部分枕髁切除，借此建立到达脑干外侧和前外侧的工作通道，接近颈静脉球水平以下的枕大孔前沿。

（2）极外侧入路　它是在前述经髁入路的基础上对高于其水平的外侧的后岩部进行切除，也就是耳鼻喉科医生所说的乳突切除。极外侧入路与前述的经髁入路有部分相似，都需要做部分枕髁切除，但切除枕髁范围需略大一些，因此它提供了到达脑干侧方和腹侧的工作道路，用来切除斜坡脑膜瘤、脊索瘤和软骨肉瘤，以及其他严格位于脑干和延脊交界处前方斜坡的病变。

二、病变切除过程中微侵袭理念的应用

1.患者的体位摆放

体位摆放影响手术显露、颅内压和血流动力学。原则是既要利用体位来提供合适的病变显露，降低颅内压，又要维持循环和呼吸稳定。选择恰当的体位应具体考虑到几个方面：①最大限度地利用脑重力增加入路的显露从而减少对脑组织的牵拉；②要充分顾及到体位对颅内压、脑灌注压和脑血流的影响；③避免过度转折颈部，避免脑静脉充血、不使颈部关节及神经受损伤；④要照顾到术者操作的舒适性，以及患者体位的舒适性。

患者的头部位置摆放最重要，头部高于心脏平面，可降低双侧颈静脉压和颅内压。在仰卧位、俯卧位时使手术床的上半部抬高约20°～30°，但不要超过45°，因为有气栓的危险。侧卧位和侧俯卧位也是如此。细致的作法可根据中心静脉压决定头部高于心脏的数值，这有利于在主要静脉窦或其附近的手术操作，既避免窦破裂时大量出血，又可避免气体逸入循环系统。头的前屈、后仰、左右折或旋转的目的是为了使手术入路保持方便、稳定的视轴，并利用脑组织重力的作用使手术入路变得宽阔，从而减少对脑组织牵拉，创造有利的空间条件使术者操作顺手而不别扭。头位摆放可利用重力作用增加显露，常用的有五种：①仰卧位头后仰10°～15°，有利于显露前颅底（图1-6-7）；②斜仰卧位或侧卧位头折向地面15°～20°，有利于显露中颅底（图

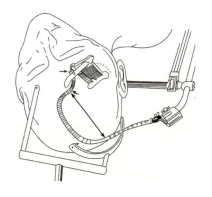

图1-6-7　仰卧位,头后仰

1-6-8,1-6-9）；③矢状方向平行于地面,可增加纵裂入路的显露（图1-6-10）；④侧卧或侧俯卧位时,矢状方向与地面成45°～60°夹角,有利于

枕叶与大脑镰及直窦附近的显露；⑤坐位及半坐位有利于小脑上入路显露（图1-6-11）。

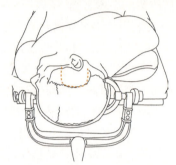

图1-6-8　侧卧位,头向对侧倾斜

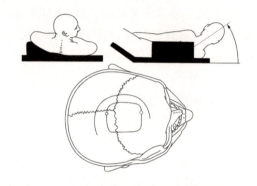

图1-6-10　矢状方向上抬头位,增加纵裂入路的显露

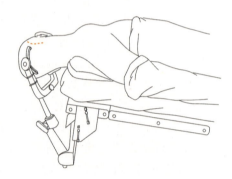

图1-6-9　侧卧位,头向地面倾斜

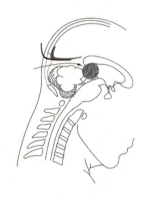

图1-6-11　半坐位有利于小脑上入路显露

2.手术入路操作

皮肤小切口和小骨瓣可缩短术时、减少患者手术创痛,但又不能单纯片面追求之。正如Krayenbull所说,无经验的术者是骨窗足够大,有经验者骨窗应是足够小。这反映了神经外科

手术的发展方向。根据Seeger 和Perneczky 关于显微神经外科手术的原理,表浅部位的手术一般骨窗宜较大,而较深部位的手术可适当缩小骨窗（图1-6-12,1-6-13）,但由于骨窗小限制了光线的照射范围,需借助内窥镜观察视野死角。硬膜

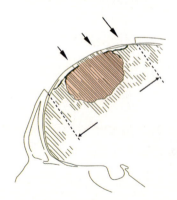

图1-6-12　表部手术,骨窗相对要做大

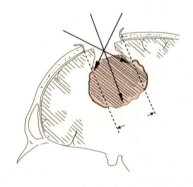

图1-6-13　深部手术,骨窗可相对做小点

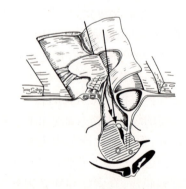

图1-6-14　硬膜剪开时,须将硬膜内的静脉通道留在原位

切口也应以够用为原则。但要注意靠近静脉窦硬膜切开或翻开的操作,主要因为桥静脉有时先汇入硬膜然后潜行入窦,或硬膜内有窦旁隐窝存在,此时应从桥静脉硬膜段或窦旁隐窝的四周剪开,将硬膜连同其中的静脉通道留在原位(图1-6-14)。

Seeger 在其手术学专著中指出,在幕上肿瘤手术时,肿瘤表浅则硬膜切口大,肿瘤深在则硬膜切口小。如果局部颅内压高,切口宜为线性小切口,在重要功能区尤应如此,可避免脑组织嵌顿性疝出以及意外操作损伤,也可避免过多的脑组织长时间暴露在空气中引起水肿。而且,此线性切口方向宜垂直于重要脑回、脑沟(如中央沟、中央前后沟、中央前后回等)走行方向。

3.蛛网膜切开

蛛网膜在脑表面及重要脑裂内对神经组织和血管形成一层自然保护膜,术中若不涉及到蛛网膜池,不要打开,可以避免骚扰刺激其中的神经、血管,以及出血流入蛛网膜下腔。对必须打开的蛛网膜池应是锋利切开,避免强力撕裂,因为许多蛛网膜小梁会将力量传至血管壁和重要神经,引起不必要的血管痉挛和神经牵拉刺激。在锋利切开蛛网膜时,常用弯头显微剪或蛛网膜刀,以便看清细小血管,使其不被切断。不能对看不见的地方施加力量或操作。在分离肿瘤与周围正常组织时,应尽量使分离界面限于蛛网膜与肿瘤之间,把蛛网膜留在周围组织表面。

4.脑牵拉

为了增加术中显露,对脑组织的牵拉有时是必要的手段。下面讨论关于脑牵拉的一些重要问题。

(1) 牵拉脑组织及相关损伤　手术中许多步骤需要牵拉脑组织以利暴露,但牵拉引起的脑挫伤和梗塞是术中脑损伤的主要原因。据统计脑牵拉损伤发生率在颅底手术中约占10%。这种脑牵拉损伤有时在常规的临床检查中不能被发现,或早期不易被发现,部分原因是由于患者术后尚处于镇静状态、气管插管状态或被其他神经功能障碍所掩盖。

(2) 脑龄与脑牵拉　年轻患者在手术之初脑组织表现较为紧实,但牵拉后会松弛下来,因为它弹性较好,一般能耐受较强的牵拉力量。而老年人脑发生萎缩,在牵拉之前就有较大空间,但老年人脑组织较硬,弹性差,即便是较小的脑牵拉术后也可能局部脑水肿、挫伤,甚至是脑内血肿。

(3) 脑牵拉力的作用形式与脑保护

①持续性牵拉:持续性牵拉在理论上有两种形式,即持续压力牵拉和持续暴露牵拉。持续压力牵拉是指脑压板不断调整位置使其保证一个恒定的压力,在此种情形下脑组织为了适应这种牵拉,结果会逐步增加暴露范围。而持续暴露牵拉是指脑压板放好一个位置施予牵拉力之后不再调整位置,牵拉力会在5～15min之内逐步下降至初压的50%左右。

②间断性牵拉:目前临床上多数应用间断性牵拉,其中每次脑牵拉时属于持续暴露性牵拉,如果暴露尚不够时,下一次牵拉时再继续施予一定的张力,这样脑组织能适应而逐渐增加显露。在老年人手术中和关键区域(如脑桥、延髓)手术时更应严格做到间断性脑牵拉。动物实验和临床研究都证实行间断脑牵拉的时间为10～15分/次,脑组织对此有较好的耐受;牵拉之间的间断时间在5min之内,它所产生的再灌注损伤也是较小的。

(4) 脑牵拉装置使用技巧与神经保护　脑压板靠术者用手摆放位置并施与一定力量后再固定。术者应学会靠敏感的触觉判定脑压板下脑组织的张力,一般要求是牵张力应<40mmHg,最好<30mmHg。实际上当感触到脑压板下有硬度时,其压力已超过40mmHg,术后局部可能会发生脑水肿。

自动牵开器如蛇形,从固定部至头端逐渐变细。牵开器自身重量越轻,其对脑压板尖端的控制越准确和稳定。使用脑压板也应是逐渐变尖的形状。在脑表可用相对宽的脑压板,在逐渐深入过程中换用尖头脑压板。同时使用2～3个这样尖端为2mm的脑压板比使用一个常规头端宽过8mm的脑压板的显露效果更好,而对深部脑组织的压力又较轻(图1-6-15)。在使用自动牵开器时,一般当其弯曲弓的直径为20cm时所产生的牵张力最大,可再使其末端稍弯曲后支撑在骨窗附近头皮上,更增加稳定性,减少移动的危险(图1-6-7)。有人设计一种微操纵器以精确控制脑牵拉,此操纵器连接在自动牵开器及脑压板之间,允许在X、Y、Z轴上各有5mm精细运动脑压板的空间。

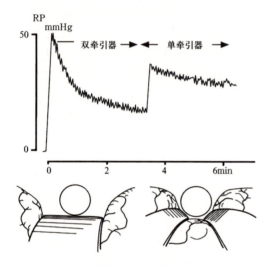

图1-6-15　脑压板的宽度与脑组织的牵拉力的关系

5. 桥静脉处理

保护重要桥静脉可以避免静脉性脑梗塞或出血,降低术后致残率,尤在需要较过分牵拉之时,或有水肿存在时,或静脉是引流动、静脉畸形团的情况下更要注意。Sugita首先描述了保护皮层桥静脉的方法(图1-6-16),这虽然主要描述上吻合静脉汇流到上矢状窦的情况,但同样也适合颅底:从周围皮质分离静脉。在硬膜打开之后和开始脑牵拉之前,将大的桥静脉与周围皮层在蛛网膜下进行分离,根据脑牵拉的需要游离约10～20mm一段长度的静脉。有时桥静脉在靠近脑组织侧常常黏附在软脑膜及蛛网膜上,可吸除一小部分脑皮层以安全地游离之并避免伤及静脉壁,当然这部分皮层是"非重要功能"区。在靠近窦侧多数桥静脉仅从蛛网膜上轻轻剥离就行。

6. 重要脑裂开放

在神经外科手术中有两个重要脑裂常可利用,分离解剖后到达深方以切除深部病变,这两

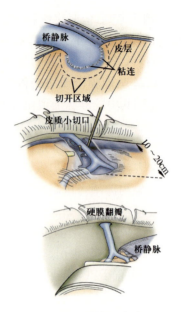

图1-6-16　桥静脉的保护方法

个脑裂分别是纵裂和外侧裂。显露纵裂应充分考虑到保护桥静脉,如果MRV图像显示有多根桥静脉挡在计划的入路上时,骨窗应尽量地沿矢状方向扩大,以便从多个桥静脉间隙深入(图1-6-17)。其次,在摆放体位时使矢状中线平行于地面,这样脑重力下垂将自然地使纵裂间隙扩大,可减轻脑牵拉,而且这样可使术者操作顺手,避免矢状中线直立位时的别扭。在显露纵裂深部时下面的方法可避免用切除部分脑组织的方法来增加显露:镰下部分的两个相对应的脑纵裂表面脑回与脑沟处于交锁状态,即一侧为脑回时其对立面常为脑沟。在脑沟中走行的是大脑前动

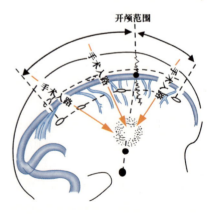

图1-6-17　选择从桥静脉间隙入路

脉、胼周动脉的分支。因此,这两个相对应表面在有血管的地方形成微小的三角区,其中走行的是动脉分支,两个三角区之间是对应脑回的紧密粘连区段。脑压板应不对称地放在对应的脑回上,避免压迫在三角区血管上,然后分离粘连(图1-6-18)。这样既可使牵拉范围加大又不损伤血管。应注意纵裂分离的长度不宜超过5cm,左右分离宽度不宜超过2.5cm。

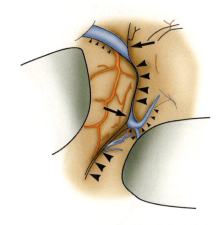

图1-6-18　避免脑压板压迫在血管上

外侧裂显露在翼点入路相关手术中应用最多,Yaşargil对其有十分详细的描述,原则是从靠近额叶侧分离深入,并保护好动脉及重要静脉。多数术者熟悉其解剖并有实际应用经验,此不再赘述。

7.脑组织切开

(1)选择从脑沟底切开　大脑及小脑内构成各皮质功能的单位主要是细胞柱,它的纤维是从表面向深方投射。选择离功能区相对较远的脑回间的脑沟,在显微镜下将其分开,从脑沟底部切开脑皮质,可较小地损伤细胞柱和长轴纤维,仅损伤功能作用较小的脑回间的一部分"U"形纤维,同时使切开脑组织的深度变浅。

(2)脑干直接切开　在神经外科中直接切开脑干是最具挑战的手术技术之一。脑干体积狭小,含有许多核团和神经传导路。对脑干切开总是会引起不同程度的功能障碍,因此充分估计患者在日常生活中可以耐受哪一类功能损伤非常重要。

基于外科解剖和临床症状两方面的研究,Kyoshima等发现脑干上有两个相对安全的区域,有可能对其直接切开并牵拉。它们是在枕下入路中第四脑室底显露后,以面丘为界分面丘上入路和面丘下入路。面丘上入路是在中线(中间沟)旁开约5mm处自小脑脚边缘起向下纵向切开长约1cm,动眼神经核不在此面丘上三角内,脑压板允许牵拉的方向为向幕上和向外侧。在面丘下入路时脑干切开在中线旁开5mm,自髓纹向上切开1cm,因为面神经核位置较深,发出神经纤维向上绕行面丘中的展神经核,因而不易受损。此时脑干仅能向外侧牵拉(图1-6-19)。

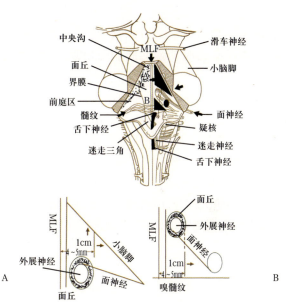

图1-6-19　第四脑室底脑干牵开的方向

Hakuba等近期发现,中脑水平有两个相对较安全可切开的地方,一是四叠体下滑车神经发出点上方的狭小区域,该处可横形切开约1cm。另一处是中脑侧方,基本位于膝状体外侧,脑桥上方的区域,可纵行切开1cm。按照他的观点,脑干切开后不能用脑压板牵拉。

对脑干其他部位的切开,在术中应用超声定位和神经电生理测试之后选择变性(或变色)的脑干区域切开,但此时损伤是严重和不可避免的。如果肿瘤已侵犯脑干表面或突出脑干以外,从此处切开相对安全。但要注意脑干内肿瘤多数无明确界面,试图寻找界面将会导致灾难性后果,宜从瘤内细心切除。

8.肿瘤病变的切除方式

脑肿瘤病变的切除方式有全切除和部分切除,分块切除和整块切除。理论上讲,神经外科医师对于肿瘤应该追求全切除,但实际情况往往只能达到部分切除。这一方面取决于肿瘤的生长方式,如浸润生长和膨胀性生长;另一方面还取决于肿瘤生长的区域及与周围结构的关系(图1-6-20)。对于硬膜下肿瘤,其基底多数在硬膜上,且将蛛网膜推挤至介于肿瘤与周围组织之间,因此将肿瘤表面蛛网膜推开有助于保护周围结构;同样的情况也见于脑池内肿瘤,典型的有前庭神经鞘瘤(过去称听神经瘤),肿瘤的表面因颅神经有自身的蛛网膜鞘而出现脏-壁两层蛛网膜,可以在两层蛛网膜之间分离肿瘤。对于浸润性生长的肿瘤,其周围结构的蛛网膜层消失,多数达不到全切除,在重要功能区更是如此,只能在显微镜下明确判断为肿瘤组织方可切除,否则易造成损伤。例如长于第四脑室内的室管膜瘤,当其与第四脑室底有广基的粘连时,只能切除肿瘤的绝大部分,应残留薄层于第四脑室底表面,不应去剥离它,否则有灾难性后果发生,虽然

多数情况下剥离较为容易,但这种"容易"常误导术者以为可以做到全切除。

对于浸润性生长和膨胀性生长的肿瘤,多数情况下采用分块切除的办法较为合适。因为膨胀性生长的肿瘤对周围脑组织已有较大的占位推挤作用,局部压力高,甚至已引起水肿,此时从囊内分块切除先减去压力,然后向囊内方向牵拉,分离囊壁与脑组织的粘连,这样可最大限度地保护周边的组织,否则在整块切除时从脑组织与肿瘤之间硬性牵开一个空间则易加重损伤脑组织(图1-6-21)。

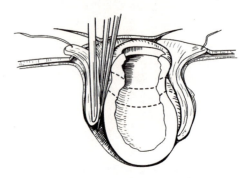

图1-6-21　瘤内分块切除

对于血管性占位或供血特别丰富的肿瘤,应以整块切除为主。分块切除易导致出血,术者疲于应付多点、严重的出血,易失去肿瘤与正常组织的界限并出现操作失误。此时肿瘤的切除应首先从周围分离,重点找到供血动脉予以电凝切断。

9.组织分离方式

组织分离是显微神经外科中一项基本技术,它要求实施分离时无出血或不损伤周围血管及正常脑结构。术者应限定所用器械的数量、熟悉每一器械的功能并严格确定使用的目的。在分离脑池或软蛛网膜时需特别小心牵拉该膜,勿损伤膜下的脑皮质和膜中的细小交错血管。

(1)钝性分离与锐性分离　钝性分离应在相对无血管区域进行,并沿着可以分辨的界面进行。术者应细致地感触操作区域的反馈应力,避免不恰当的用力牵拉。当发现组织损伤较明显时,或当周围结构不能耐受更多的牵拉时,必须改钝性分离为锐性分离,用显微剪或显微刀进行

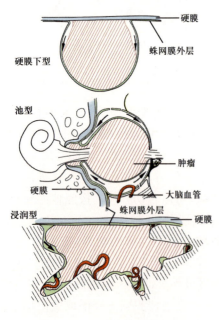

图1-6-20　肿瘤的生长方向

操作,尤其适用于血管和颅神经被肿瘤明显粘连或者包裹时。在判定血管是否被包裹时一定要寻找其两端,不要匆忙认为它属于肿瘤而切断之。多数情况下血管与包裹它的肿瘤之间尚存有蛛网膜,细心分离可以避免损伤血管。但如果这层蛛网膜已消失,分离血管就极其困难,必要时可残存肿瘤于血管上。

(2)分离方向　当肿瘤与颅神经有粘连时,其分离应从颅神经中枢端向外侧端方向施力,或垂直于颅神经方向,避免从外侧端向中枢端施力分离。这是因为中枢端连着脑组织尚有一定的弹性,而外侧端连着弹性差的硬膜结构和硬性颅底骨质,同样的力度在从外侧向中枢侧施力时更易损伤颅神经(图1-6-22)。

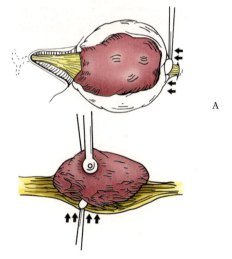

图1-6-22　肿瘤与神经粘连时的分离方法。A,肿瘤与神经粘连时的平行分离方法；B,垂直脑神经分离肿瘤

10.肿瘤相关动脉的处理

动脉与肿瘤的关系,从供血关系来分:仅供血肿瘤、不供血肿瘤、既供血肿瘤又供血正常组织;从局部关系来分:贴近肿瘤、部分被肿瘤包裹、完全被肿瘤包裹。对这些动脉处理的原则是要准确判断它们与肿瘤的关系,然后才能处理它们。当发现动脉血管贴近肿瘤,先将主干小心从肿瘤表面游离分开,多数是从近端开始,若暂时找不到近端也可从远端开始,注意有无分支供血给肿瘤,若有,应小心断除分支,不伤及主干,

然后看到整个动脉完整地离开肿瘤,用棉片隔开以保护动脉(图1-6-23)。若仅看到血管完全进入肿瘤,不能就此判断该血管就是仅供血肿瘤,要试图寻找血管的远端;若暂时无法发现远端,可以沿血管进入肿瘤处切开肿瘤,切开宜采用锐性。要注意良性肿瘤与血管之间多数存在蛛网膜间隙,小心分离有望保全血管,直至找到远端为止,也可从远端开始逐步寻找近端(图1-6-24)。同样的方法也适用于良性肿瘤与颅神经的关系(图1-6-25)。而恶性肿瘤与所包围血管之间常无蛛网膜间隙存在,要锐性切下血管上的肿瘤,无法做到时只好将少量肿瘤残存于血管上。

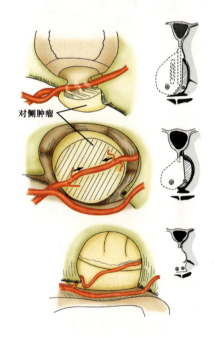

图1-6-23　分离并保护动脉的方法

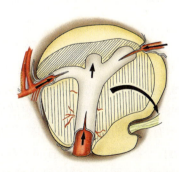

图1-6-24　从动脉的远端或近端,逆行或顺行分离保护动脉

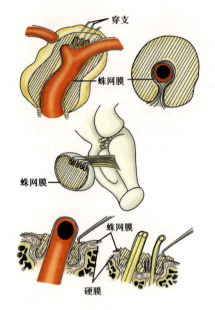

穿支

蛛网膜

蛛网膜

蛛网膜

硬膜

图1-6-25　分离肿瘤与脑神经的方法

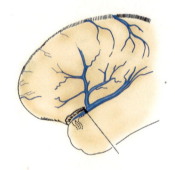

图1-6-26　侧裂分支血管切断

11. 颅底静脉血管的处理

在常规的经颅手术中，一般只有对位于纵裂内、外侧裂内、Galen静脉附近及脑室内的病变进行处理时，或是经过它们处理病变时，术者才会多加考虑静脉血管的处理，而其他多数情况下静脉血管的处理显得不那么重要。但是，在颅底手术中静脉处理显得更为重要。脑血管造影对静脉的判断较有意义。经外侧裂做颅底手术时，要注意外侧裂静脉与上吻合静脉、下吻合静脉的关系，个别的情况切除额叶汇向侧裂的血管（图1-6-26），但有一定的危险。鞍上和鞍旁的静脉也像动脉样有一个环形结构（图1-6-27），但其变异较动脉环更大（图1-6-28），要注意越是粗大的静脉意味着它引流的区域越广泛，侧支静脉循

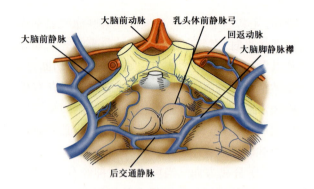

大脑前动脉　乳头体前静脉弓

大脑前静脉　　　回返动脉

大脑脚静脉襻

后交通静脉

图1-6-27　鞍上和鞍旁静脉的环形结构

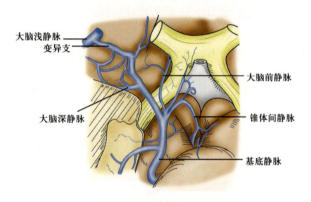

大脑浅静脉

变异支

大脑前静脉

大脑深静脉

锥体间静脉

基底静脉

图1-6-28　鞍上和鞍旁静脉的变异

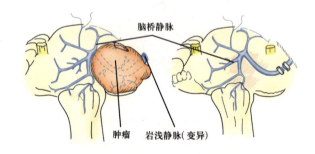

脑桥静脉

肿瘤　　岩浅静脉（变异）

图1-6-29　没有侧支静脉循环的脑干引流静脉

环越少，处理时越要细心保留（图1-6-29）。

三、颅底外科的锁孔显微手术应用

"锁孔"显微手术的宗旨在于根据个体解剖及病灶特点设计手术入路，充分利用有限的空间，去除不必要的结构暴露或破坏，凭借精湛的显微手术基本功，以最小的创伤取得最好的手术疗效。"锁孔"微创的结果可带来较好的外观，增加患者对手术的信心；微小暴露和微创可降低

感染几率,术后并发症少;简捷的入路可使术者将时间和精力集中于病灶的处理上;住院期缩短,护理工作减轻,可使治疗费用节省。

"锁孔"微创手术的发展也使颅底外科达到了神经外科新的高峰。以往不断扩大化的颅底入路日趋"锁孔"化,硬膜内入路、硬膜外入路均得到应用,通过"锁孔"磨除岩尖、前床突、内听道壁等已可成为一种常规方法。必要时还可将两个"锁孔"入路联合使用,一期或分期切除巨大的颅底肿瘤。颅底"锁孔"手术的关键在于入路设计时骨孔直接位于颅底,去除了多余的无效骨窗,如眶上"锁孔"入路切口隐于眉毛中,骨孔直达眉弓;颞下"锁孔"入路则将颞肌分离后向两侧撑开,避免了常规入路时颞肌瓣向颞底牵拉,受颧弓阻挡而影响术野暴露。

一般来说4～5cm长的切口,2cm左右直径的骨窗可以满足多数颅底手术的要求,既可同时操作三种手术器械,又因骨窗缘的阻挡,限制了脑组织的过度牵拉。"锁孔"入路其"锁孔"效应对深部病变最为有效,尤其适合于颅底肿瘤等深部病灶。

眶上"锁孔"入路(图1-6-30)可达双侧Willis环前部,可充分暴露同侧眼动脉、颈内动脉、大脑中动脉M₁和M₂段、大脑前动脉A₁段和A₂段近端、后交通动脉、前交通动脉以及对侧眼动脉、颈内动脉内侧壁,打开Liliequist膜后还可显露Willis环后部的大脑后动脉P₁段和小脑上动脉及基底动脉分叉处,并夹闭动脉瘤。该入路还可进行鞍区、鞍上、鞍后区垂体瘤、颅咽管瘤、脑膜瘤等手术。手术范围向后上可达第三脑室,直至室间孔;侧方不用磨除蝶骨嵴,即可打开侧裂,到达动眼神经外侧;前方可至前颅底;后下方可至鞍后区,但不超过前颅底水平线。

翼点"锁孔"入路(图1-6-31)适合于前循环动脉瘤(不包括A₂、M₃以后各段)、前颅窝底、

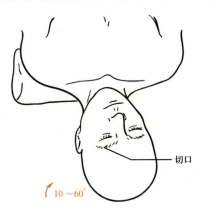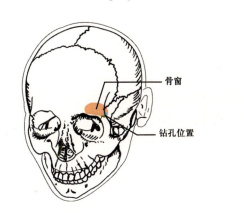

A　　切口　　10～60°　　B　骨窗　钻孔位置

图1-6-30　眶上"锁孔"入路。A,切口;B,骨窗

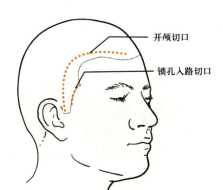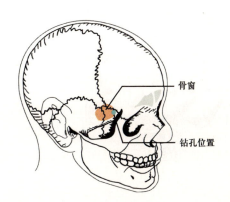

A　开颅切口　锁孔入路切口　　B　骨窗　钻孔位置

图1-6-31　翼点"锁孔"入路。A,切口;B,骨窗

鞍上、鞍旁、鞍后、海绵窦上壁、蝶骨嵴、额极、颞极、中颅窝底前端、脚间池等区域手术。尤其适合于跨前、中颅底的肿瘤及背侧指向的后交通动脉瘤。

颞下"锁孔"入路（图1-7-32）可达岩斜区、天幕缘、海绵窦侧壁、三叉神经节、视神经后区的视神经-颈内动脉窗和颈内动脉后窗、鞍上垂体柄、鞍背、颈内动脉床突上段、后交通动脉、动眼神经、滑车神经、基底动脉顶部脑桥前池、大脑后动脉的P_1段至P_3段、小脑上动脉、中脑和脑桥上部的前、侧面。

颞下"锁孔"入路适合于治疗颈内动脉后至内听道前方的岩斜区、鞍上区及脑桥侧前方肿瘤，还可达海绵窦侧壁，进行大部分海绵窦的手术。对基底动脉分叉处及大脑后动脉P_1~P_3段动脉瘤，该入路也可作为首选考虑。

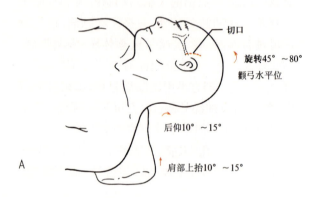
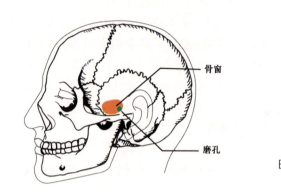

图1-6-32   颞下"锁孔"入路。A,切口和体位；B,骨窗

乳突后"锁孔"入路（图1-6-33）可显露三叉神经、面神经、听神经、后组颅神经、脑桥外侧面、前外侧面、小脑半球外侧面、椎动脉、小脑后下动脉，可用于听神经瘤、三叉神经鞘瘤、脑膜瘤等脑桥-小脑角或岩斜区肿瘤、脑桥侧方肿瘤手术、三叉神经痛、面肌痉挛等血管减压手术、椎动脉及其分支小脑后下动脉瘤的夹闭手术。对于后组颅神经处病灶手术时，手术切口及骨窗位置可相应下移。

枕下正中"锁孔"入路（图1-6-34）可显露整个第四脑室，适用于该部位各种肿瘤手术。如将手术切口下移，可用于Chiari畸形手术；将手术切口及骨窗上移，可采用天幕下小脑上入路，显露四叠体区，进行松果体瘤等手术。

手术方法：均采用直线形切口，约4～5cm长。眶上、颞下、翼点入路时，以铣刀形成小骨瓣，

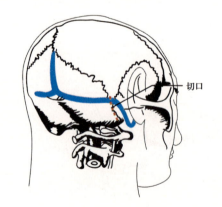
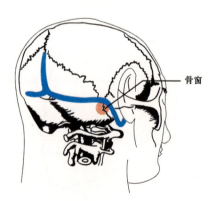

图1-6-33   乳突后"锁孔"入路。A,切口；B,骨窗

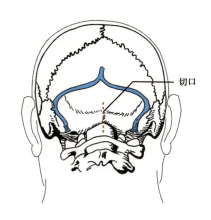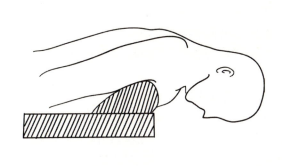

图1-6-34 枕下正中"锁孔"入路。A,切口；B,体位

术毕予以复位固定；其余入路则以气钻磨出一骨窗,直径约2.0～2.5cm大小,术毕严密缝合硬膜,不放置硬膜下或硬膜外引流管。

"锁孔"手术的一个重要步骤是术中降低颅内压,增加颅腔内的操作空间。最行之有效的方法是打开脑池释放脑脊液,使脑组织自行回缩。对一些颅压较高的患者,如脱水剂效果不佳,还可先穿刺脑室,释放脑脊液。对一些颅内巨大占位性疾病,局部脑池受压已消失,术中估计难以释放脑脊液者,也可术前腰穿,蛛网膜下腔置管,术中放出脑脊液,降低颅内压,可使脑体积缩小,可牵拉度增大,颅内手术操作空间相应扩大。

第七节 颅底外科重建技术

一、颅底重建

颅底重建是颅底外科手术的一个重要部分,包括颅底骨重建和硬脑膜重建两部分。在制定颅底手术方案时即应同时确定重建颅底的方法。1926年,Dandy首先应用阔筋膜修补颅底缺损成功。1988年Price等首先采用带血管蒂的骨膜瓣用于颅底重建,并推广用于颅底肿瘤切除术后重建。骨质缺损超过30mm×35mm时,术后可出现脑膜脑膨出。颅底肿瘤术后或颅底创伤性广泛性颅底粉碎性骨折并发脑脊液(CSF)漏和脑膜炎,是颅底外科高死亡率和并发症的主要原因。因此,颅底肿瘤术后颅底骨缺损能否有效修复,防止术后CSF漏和颅内感染是决定手术成功的关键。

(一)颅底重建的目的和标准

1.颅底重建的目的

硬脑膜是脑与头颅的隔离层,对脑具有机械性支持和保护作用,对脑脊液具有控制作用。成功的治疗复杂的颅底病变不仅要充分显露、切除病灶,而且要严密修复并缝合硬脑膜,在切除颅底大型病变时,常留有软组织、颅底骨和硬脑膜的缺损。因此,一旦硬脑膜破裂、缺损,硬膜的修复是必须的。颅底重建的修补材料多种多样,手术方法则因缺损部位、术者经验及所取材料的不同而不可能求得一致,但颅底重建修复的目的却始终如一,即：

①严密修复硬脑膜,封闭颅内外交通,在颅腔与鼻腔、副鼻窦及口咽部之间建立永久性的屏障。

②预防脑脊液(CSF)漏和预防颅内感染的发生。

③防止颅内容物疝出,避免脑膜脑膨出和张力性气颅。

④恢复颅底正常解剖,降低手术致残率。

⑤获得满意的美容效果,同时使CT、MRI检查不受影响。

2.颅底重建的标准

颅底重建应包括:颅底骨折复位固定,矫正颅腔、眶畸形,修复颅底骨缺损,消除死腔,重新建立永久颅底屏障;严密修补破损硬膜,避免颅内内容物疝出、气颅、CSF漏,防止脑膜炎发生;颅神经探查减压、重建静脉窦,并达到整容效果。理想的颅底重建应达到下列标准:

①消除死腔。在颅腔与鼻腔、鼻旁窦、口咽部间建立永久性屏障,以促使伤口愈合,防止颅腔积气和颅内容物疝出。

②更重要的一点是选择合适的材料严密修复硬脑膜,必要时修复颅底骨缺损,以防止发生CSF漏和脑膜炎。

③手术方法应尽量有利于病灶切除,降低术后致残率和死亡率,并获得较理想的整容、美容效果。

④不影响术后复查,不干扰术后有无肿瘤复发的辨别。

(二)颅底重建的解剖学基础

颅底骨厚薄不均,前颅底筛板、眶板及中颅窝鞍旁、鼓室盖较薄,易骨折,严重创伤还使颅、眶塌陷,致使脑及眶内组织压迫,或造成面容畸形。颅底骨与硬膜贴附紧密,不易剥离,骨折时硬膜常常撕裂。同时,颅底和诸多腔、窦相邻,如眶、副鼻窦、乳突气房等,颅底病变、创伤可导致CSF漏,形成隐性开放。颅底结构复杂,颅底骨内面凸凹不平,孔道多,并都有神经、血管进出颅腔,病变时常伴脑神经损伤。上述颅底解剖学特点,是颅底重建的解剖基础。带血管蒂组织瓣可增加重建部位的血液供应,促进手术创面的愈合,这对二次手术或放疗后手术的患者极为重要。

1.带蒂肌肉-筋膜-骨膜的应用解剖

(1)额部血供特点　额部血运来源丰富,主要有额动脉、眶上动脉和颞浅动脉额支等。额部的静脉基本上与同名动脉相伴,回流到相应属支。

①额动脉:是眼动脉的终末支,在眶上缘水平距前额正中线约(1.6±0.6)cm处,该动脉离开眶上缘后,其主干在额肌内上方走行,然后分支浅出至皮下。

②眶上动脉:自眶上孔或眶上切迹出眶,位于眶上缘距前额正中线(2.6±0.4)cm,眶上孔高出眶上缘3mm处,眶上动脉出眶后迅速分为浅、深两支,且向外上方走行,浅支浅出额肌后与额动脉、颞浅动脉的额支在浅筋膜层形成吻合,构成前额部应用解剖上的浅层血管网;眶上动脉的深支穿额肌直到骨膜,然后紧贴骨膜向后上走行,与骨膜自身纤细的供应血管共同构成该部位深层血管网。以眶上动脉为蒂的帽状腱膜骨膜瓣血运供应的长度可达2~7cm,如超过此长度则血液供应不能得到充分保证,所以该带蒂瓣适宜于前颅窝底的重建。

(2)耳前颞部的血供特点　耳前颞部的血供来自颞浅动脉和上颌动脉。颞浅动脉自耳前0.5~1.0cm越过颧弓进入颞浅筋膜,在颧弓上方约2.5cm处分为额、顶支,并相互吻合构成颞部浅层血管网。颞浅动脉终末支——颞中动脉,平颧弓自颞浅动脉发出后分为浅、深两支,其浅支与颞后深动脉的浅支吻合,构成了中层血管网,分布于颞筋膜。颞中动脉深支穿颞深筋膜、颞肌深达骨膜面与上颌动脉终末支——颞前、后深动脉及骨膜血管网相互吻合构成颞部的深层血管网,其中以颞后深动脉为主要供血动脉,分布于颞肌深面的中部区域,而颞前深动脉变异较大,甚至缺失。

(3)颞浅筋膜　颞浅筋膜是一层较薄的含丰富血管的中度致密纤维组织层,位于皮下纤维脂肪层的深面,为颞区的帽状腱膜,很薄弱,至面部逐渐消失。在颧弓上方可与皮下层(富含脂肪组织)疏松结合,可游离分开,在顶部两层紧密连接不易分离。颞浅筋膜与前方的额肌、上方的帽状腱膜和后方的枕肌相延续。颞浅筋膜下疏松组织与帽状腱膜下疏松组织相延续,该筋膜的前下方(即眶颧区）薄且与其下的组织结合紧密,其余部分均可解剖游离。其深面为薄层疏松组织,使颞浅筋膜与颞深筋膜分开。颞浅筋膜与前方的额肌、上方的帽状腱膜、后方的枕肌相互延续,共同组成了皮下肌腱膜系统。耳前肌、耳上肌起自该筋膜,耳后肌起自颞骨乳突根上方,三肌都止于耳根。颞浅筋膜层有颞浅动静脉、面神经的颞支和颧支。在制作颞浅筋膜瓣时应注意保护面神经额颞支。

颞浅筋膜的血供来自颞浅动脉,该动脉在下颌颈后方起于颈外动脉,起始位置较恒定,在外耳道软骨与颞下颌关节囊之间疏松的筋膜内浅出,越过颧弓,穿过颞浅筋膜,并行走于皮下组织层内,在颧弓上方(2.5±0.5)cm 处分为额支和顶支。顶支向后上方走行,趋于垂直,位置恒定。额、顶支分别分布于颞浅筋膜的前半部和后半部;每支均发出许多细小微动脉,分别与前方的眶上动脉和滑车动脉、后方的枕动脉吻合,形成丰富的皮下血管丛。

(4)颞深筋膜 颞深筋膜为半圆形,致密坚韧,位于颞浅筋膜深面,覆盖在颞肌的表面,在颞肌前、上、后缘处,分别与额、颞、顶、枕的骨膜相延续。前下方可分离为浅、深两层,浅层向下附着于颧弓上界的外侧面骨膜,深层向下附着于颧弓上界的内侧面骨膜,浅、深两层之间有含颞中动、静脉的脂肪组织层。颞深筋膜的血供来自颞中动脉的前支,该动脉起自颞浅动脉,位于颞浅动脉的深面,且与之伴行;向上至近颧弓上缘处分为前、后支。前支行于颞深筋膜两层之间的脂肪组织内,分3～4支,彼此吻合成网;同时有细小分支浅出,与颞浅动脉的分支吻合,其中一支穿入并走行于颞深筋膜的深面,分布于颞深筋膜的前半部。后支在颞肌表面向后上方行走约[1.4±0.2(1.0～2.0)]cm 时分2～3支,其中两支为肌支,分布于肌肉的后半部;另一支穿入并走行于颞深筋膜的深面,分布于颞深筋膜的后半部。颞中静脉在颧弓平面以下,与同名动脉伴行;在颞深筋膜浅、深两层之间的脂肪内亦与同名动脉的前支伴行。

(5)颞肌 起于颞骨鳞部,止于下颌骨肌突,为一典型的扇形肌,位于颞深筋膜深面,内侧面为颅骨骨膜,前部纤维垂直向下,后部纤维几乎水平向前,逐渐集中,经颧弓深面止于下颌骨的冠突和下颌支前缘。颞肌前后缘间最宽处的距离为[10.7±0.8(8.2～13.8)]cm;颞肌中部的厚度为[0.3±0.2(0.1～0.9)]cm。由于颞筋膜瓣、颞肌瓣具有组织坚实可靠、易于取材、供血丰富、成活率高等优点,是进行颅底重建较为理想的材料,常用于修复颞下窝、颅底前外侧、眼眶及上颌部的缺损。

颞肌有广泛的垂直和水平吻合血管网,其血供来自上颌动脉的分支——颞深前动脉、颞深后动脉和颞浅动脉的分支——颞中动脉。颞深前、后两动脉在颞肌内互相吻合,并有许多细小的穿支穿经颞肌,分布于该肌深面的筋膜、颞骨及其骨膜。颞深前动脉起自上颌动脉第二段(翼肌部),在蝶骨大翼外面与颞肌前缘之间上行,在冠突前方、颧弓下方穿入颞肌前部。颞深前动脉距上颌动脉起点的距离为[4.0±0.4(3.7～4.5)]cm,起点直径为[1.1±0.4(1.0～1.5)]mm。颞深后动脉是颞肌的主要血供来源,从上颌动脉起始后在颞肌的后缘处分出一细小浅支分布于颞肌表面的筋膜和脂肪,主干在颞肌的深面与颞肌神经伴行向上进入肌内,分布于颞肌的中后部。若颞前深动脉缺如,则其分布在颞肌的前部。颞前深动脉在翼外肌起始处发出后,经蝶骨大翼外面与颞肌前部之间上升,分布在颞肌的前部。颞中动脉起自颞浅动脉,起始处在耳屏的前方,上下不超过10mm,主干位于颞浅动脉深面,上行到颞肌的后缘分为浅、深两支。浅支在颞深筋膜的深、浅层之间向前走行与颞后深动脉发出的浅支吻合,分布于颞肌表面的筋膜和脂肪;深支较粗,在肌表面上行一段后进入其深面紧贴骨膜走行,分布到颞肌的后部。脑膜中动脉与颞深动脉在颞骨处也有吻合。除了这些垂直的血供到达颞肌外,还有颞区浅部、枕部、眶上以及滑车上的血管形成水平的血管网供应颞肌。

2.设计带血管蒂组织瓣

(1)带蒂肌肉-筋膜-骨膜瓣的解剖学依据

根据额颞部在应用解剖上所形成的不同血管网层面的特点，以额或颞肌中间层面作为解剖分界标志，将深层肌筋膜、骨膜层融为一层，通过解剖分离，便能形成应用解剖上的轴型血管组织瓣，其血管供应在额部以眶上动脉为主，额动脉及骨膜血管为辅；在颞部以颞后深动脉为主，颞前深动脉、颞中动脉深支、骨膜血管为辅。该带蒂瓣属轴型血管组织瓣，具有良好的血运和抗感染能力。

①颅骨膜瓣和帽状腱瓣：以前方为蒂的帽状腱膜、颅骨膜其血供主要是眶上动脉和滑车上动脉；以侧面为蒂的瓣，其血供来源于颞浅动脉。眶上动脉和滑车上动脉分为浅、深两支，浅支经过额肌在帽状腱膜层呈树枝状分布，深支呈轴型穿行于颅骨膜层，骨膜层还接受帽状腱膜和颅骨膜的穿支血管。颅骨膜瓣、帽状腱膜瓣血供丰富，坚强有力，适应性强，适合于小到中度中线区颅底缺损重建，是一种最常见、最令人信赖的前颅底重建材料。

②额肌瓣：外侧以颞浅动脉为血管蒂或在正中以眶上动脉为血管蒂。

③颞肌复合组织瓣：有颞肌瓣、颞肌筋膜瓣、颞肌骨膜瓣、帽状腱膜颞肌瓣等，供血动脉为颞浅动脉，只要保留其一支分支，颞肌瓣便可成活。可对前颅底和中颅底缺损做一期修补。

（2）带蒂肌肉-筋膜-骨膜瓣切取方法　分离前额皮瓣基部至眉弓，颞侧皮瓣达颧弓，沿皮瓣切口周缘切开肌筋膜骨膜层，深达骨面，然后将额肌或颞肌-筋膜-骨膜瓣完整地自颅骨面上钝性分离下来，至近眉弓或颧弓处，带蒂瓣的大小根据实际需要切取，但最好前额瓣蒂内、外距正中线距离分别为0.5～4cm，颞部瓣带蒂定在颞肌中后部2～3cm范围，高出颧弓（或眶上缘）1cm范围自蒂部用血管钳沿肌层顺肌纤维方向向上钝性分离，直至肌筋膜与帽状腱膜移行处，将外层肌筋膜于此处离断，形成上宽下窄、活动度较大的带蒂瓣。自体带蒂血管延长颞肌肌瓣及颅骨骨膜瓣有以下优点：①不存在组织排斥及异物反应。②维持血供，生长能力强，对瘘口周围神经血管有良好的保护作用。③具有抗感染和耐受放疗的能力，不影响术后对残余肿瘤的治疗。④不影响术后对患者的复查。⑤同时采用延长颞肌肌瓣及颅骨骨膜瓣使修补效果更确实，增强缺损处张力。⑥取材方便，操作简易。

（3）常用的带血管蒂组织瓣

①额骨膜瓣：额骨膜瓣由颅骨外膜及其表面的疏松结缔组织构成，其主要血液供应来自眶上动脉和滑车上动脉。骨膜瓣可取自耳平面以前的区域，其长度可达10～12cm。由于具有丰富的血管丛，骨膜瓣可分离的较长，可通过骨瓣的缝隙从眉弓上方或下方覆盖至前颅窝底。术中掀起皮瓣时，骨膜瓣可同时被分离。冠状皮瓣开颅时，可沿帽状腱膜游离皮瓣直达眉弓处，帽状腱膜与额肌延续，应注意保护于眉弓上方穿过额肌的供血血管。如需获得较长的骨膜瓣，可根据需要向后游离皮瓣并在相应部位切断骨膜组织，从骨膜下向前分离骨膜瓣至基底的蒂部。还可采用带眶上或滑车上血管蒂的骨膜瓣以使其能作较大幅度的旋转。骨膜瓣是一种应用广泛、修复能力强的组织瓣，额骨骨膜瓣可单独或与帽状腱膜瓣和额肌联合使用（图1-7-1）。

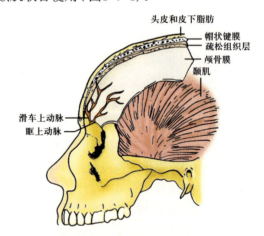

图1-7-1　额骨骨膜瓣。眶上动脉和滑车上动脉在眶上缘上方1～2cm开始分支，为骨膜瓣组织提供血运

②帽状腱膜瓣：额部帽状腱膜的供血来自前下方的眶上动脉、滑车上动脉和侧方的颞浅动脉。因此，其蒂部常设在前下方，也可设在侧方。额底硬脑膜修复后，将额骨膜瓣返折铺在前颅窝

底,其瓣缘与创面硬脑膜边缘缝合或固定在蝶骨平台和蝶骨嵴。其内侧行骨性重建,用医用胶封闭。在前颅底上斜坡蝶窦区肿瘤手术中,多采用额骨膜帽状膜膜瓣修复颅底缺损的硬膜。

③颞筋膜瓣:颞筋膜瓣主要分为颞浅筋膜瓣和颞深筋膜瓣。颞浅筋膜和颞深筋膜均有各自的血供。颞浅筋膜可形成单层筋膜瓣,即以颞浅动脉前、后支为蒂的较小筋膜瓣或以颞浅动脉为蒂的较大筋膜瓣;也可与颞深筋膜浅层或浅、深层一起形成以颞浅动脉为蒂的双层筋膜瓣或以颞浅动脉、颞中动脉为蒂的双叶或三叶双蒂筋膜瓣。颞深筋膜可以颞中动脉为蒂形成单叶或双叶筋膜瓣(图1-7-2)。

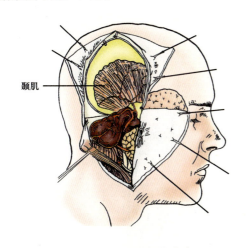

图1-7-2　颞筋膜瓣

颞顶筋膜依靠颞浅动、静脉获得血运,颞肌瓣可与颞顶筋膜及帽状腱膜联合使用以修复中线部位缺损。颞浅动脉系统有大量穿动脉进入骨膜并呈树枝样分支形成丰富的血管丛,由骨膜提供血运的带蒂顶骨外板骨瓣也可用于移植。虽然颞肌及颞浅筋膜瓣的覆盖范围难以超过中线,但利用带蒂的双侧颞肌及颞浅筋膜所构成的联合组织瓣可使修补范围向前扩大。

④颞肌瓣:依据颞肌的解剖层次(图1-7-3),显露颞深筋膜,用骨膜剥离器将颞肌从颞窝向颧弓方向掀起,达颧弓平面时,应小心保护颞肌深面的颞深动、静脉。将附着于颧弓上的颞深筋膜松解,以利于充分游离和转动颞肌瓣。

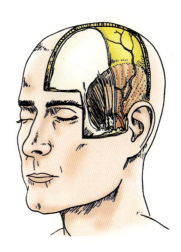

图1-7-3　颞肌的解剖

根据修复需要,按照颞深血管的走行和分布方向,将颞肌劈开,可制成前、后两个颞肌瓣。此瓣可用来充填同侧眶下区、面颊部的凹陷畸形和前、中颅窝底的缺损修复。

颞肌筋膜瓣:显露方法同颞肌瓣。在颞肌纤维垂直方向向上切开颞深筋膜,将切开的筋膜向上剥离,以达到延长颞肌的目的。

颞肌骨膜瓣:显露方法同上,翻瓣及剥离时不要损伤骨膜。按修复需要取适当大小的一块骨膜,将所需骨膜连同颞肌一起从颞窝骨面掀起,达颧弓水平;但要保持骨膜和颞肌的连续性完整,才能保证足够的血供。该瓣主要用于颅底和脑膜缺损的修复。

颞肌颅骨外板骨瓣:应用该瓣可修复下颌骨缺损。该瓣可修复颅骨缺损、颅底重建、眶及鼻的重建等。

(4)其他带血管蒂组织瓣　肌肉带蒂有良好的血供,能维持一定的张力,不会造成脑组织下陷。然而,这些组织瓣仅能将有限的组织转移至颧弓和眶下缘以上的部位。

①胸大肌复合组织瓣:采用胸大肌带蒂皮肌瓣可修复颅底区的颅面缺损(图1-7-4)。利用胸大肌可以制成胸大肌皮肌瓣,此瓣走行在胸小肌内侧,胸肩峰动脉为血管蒂,锁骨中点至剑突的连线是该血管走行的投影。胸肩峰动脉的肌支及其伴行静脉为优势血管,由胸廓内动脉分出的

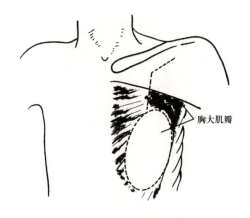

图1-7-4　胸大肌带蒂瓣

穿支血管以及胸外侧动脉亦可做营养血管。此带蒂瓣能携带骨组织进行颅底骨缺损重建,但距离远,长度受限。

②背阔肌皮瓣:背阔肌瓣以来源于腋动脉的胸背动脉为其血管蒂,分离时其后下部周围的胸腰部穿通血管应予以结扎。也有来自肋间动脉分支的节段性营养,向颅底移植时,以胸背动脉为蒂。由于背阔肌远侧部的血液供应较差,所以皮片的附着部位一般被设计在背阔肌前缘附近以确保良好的血液供应。

③斜方肌复合组织瓣(图1-7-5):斜方肌呈三角形,其三个“角”分别位于枕部、肩胛和腰骶筋膜。垂直方向的斜方肌皮肌瓣用途广,组

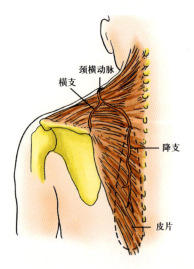

图1-7-5　斜方肌肌皮瓣。用于修复颅底扣部及外侧部的缺损

织性状良好。颈横动、静脉为优势血管,也有来自枕动脉和肋间动脉的分支,利用上半部时以枕动脉分支为蒂,利用下半部时以颈横动脉为蒂。分离斜方肌所获得的组织瓣可用于修复颞后窝、颅底外侧部及后部的缺损。分离斜方肌瓣恰当时,可保留部分横行肌纤维,术后患者的耸肩功能能得以保留。其优点是肌肉血管蒂较长,旋转弧度大,可达眶上缘、前颅底,缺点是需改变体位预制组织瓣。

④腹直肌瓣:游离腹直肌瓣的血供依赖于下腹深部的血管,其动脉为髂外动脉的分支,静脉邻近腹股沟韧带。仰卧位时腹直肌瓣易于游离,腹直肌瓣血管蒂一般长4~6cm,直径可达3~4mm(图1-7-6)。

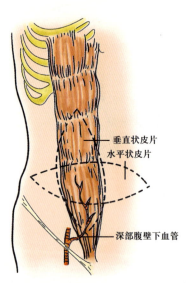

图1-7-6　腹直肌瓣。腹直肌瓣表面的皮肤及皮下组织可设计成垂直或水平皮片

(三)颅底重建的手术指征

1.颅底骨重建的手术指征

对于颅底手术后造成的颅底骨缺损是否行颅底骨性重建,其标准不统一。Schuller认为,如颅底骨缺损范围较大,其直径超过15~60mm时,为防止术后颅底脑膜脑膨出,则需要移植自体骨或其他人工合成的坚硬物质重建颅底,以防因颅内压力和重力关系致脑膜和脑组织逐渐

下垂，形成脑膜脑膨出。另一部分学者则认为，缺损直径在3cm内不需要重建，其理由是手术造成的前颅底骨缺损一般在中线区，近似正方形或长方形。从力学角度看，长方形的匀质薄板在均匀载荷作用下的弯曲变形量（即膨出量）主要由该长方形的短边决定。只要颅底硬膜完整，即使骨缺损面积较大也无任何影响。只要将颅底正常硬脑膜修补完整，或选用适当的替代材料（强度不小于硬脑膜）进行修补，已足够支撑中小缺损处的颅内容物。但当颅底缺失过大，骨膜瓣和肌瓣可能支撑不住脑向下膨出的力量而导致脑膜脑膨出时，才考虑进行骨性重建。因此，对于前颅底骨性缺损，颅底骨板缺损在3cm以下者，仅需修复颅底硬脑膜，不必修补颅底骨缺损，仅采用带蒂帽状腱膜和颅骨膜加固缝合即可；如缺损在3～5cm者，硬膜修补后，均应采用带蒂的帽状腱膜颅骨膜被覆加固，或用坚厚有力的转移带蒂肌瓣加固被覆修补，因其供血充足，组织坚固，能良好成活；如缺损超过5cm者，最好先用硬质材料修补颅底，再用颞筋膜严密修补硬脑膜缺损，最后用已准备好的带蒂骨膜-帽状腱膜瓣加固，加用颞肌复合组织瓣加固缝合，以增强对感染的抵抗力，形成"三明治"样的颅底重建结构，以防术后脑膜脑膨出。

2.颅底硬膜重建的指征

指征为：①放射学检查清楚的看到骨、脑膜有缺损者。②反复发作性脑膜炎、脑脓肿。③外伤急性期进行性扩大的气颅。④先天畸形、脑膨出、上皮样囊肿等。⑤开放的颅脑损伤累及硬脑膜和颅底骨，闭合性损伤并发颅内血肿者和颅底肿瘤手术造成的颅底缺损均应同期手术修补颅底硬膜缺损。⑥颅底手术开放硬膜者，均应重建严密修补硬膜。

颅底硬脑膜破损不大时，可用丝线直接缝合；若破损较大或颅底硬脑膜已被肿瘤侵犯必须切除时，则取自体筋膜（颞肌筋膜或大腿阔筋膜）修补，严密间断缝合，以保持颅底硬脑膜完整。制作带蒂帽状腱膜骨膜瓣容易损伤头皮，且该修补材料的厚度是有限的，在制作以下带蒂硬

膜修补瓣时要慎重：儿童或老年人，以及长期头皮营养不良的患者，因头皮本身较薄，手术出现并发症的机会较多；对于再次手术病例，由于正常解剖层次已经被破坏，制作带蒂帽状腱膜骨膜瓣困难；已经有眶上血管损伤的病例，难以保证带蒂帽状腱膜骨膜瓣足够的血供。

(四)颅底重建的材料

颅底重建材料多种多样，无论是选择自体修复材料，还是异体修补材料，均应遵循下列原则：组织相容性好、抗感染能力强、张力强度良好、无毒、易操作、不影响术后复查。组织瓣要求有良好的供血及抗炎症能力，蒂基与蒂长有合理的比例，以确保血液供应。

1.颅底骨修复材料

临床上，为避免颅内容物疝出，较大的颅底骨缺损，尤其是前颅窝中线部位缺损，应做骨性颅底重建术。重建材料多取自体骨（劈开的额骨或颞骨片、髂骨、肋骨等），松质骨较皮质骨容易成活。在修复前颅底缺损时，移植骨可以放在铺设颅底的额骨骨膜瓣上方，也可以放在其下方，这样游离移植骨容易与前颅底融合。颅底骨重建的修补材料种类繁多，主要有两大类。

（1）人工合成材料 重建颅底，不仅恢复其骨性颅底解剖结构，而且使其再次拥有支持、保护功能。常用的有钛合金网、钛合金筛板、钴铬钼合金筛板、离子键水泥聚合物、聚甲基丙烯酸甲酯、有机玻璃等。目前多采用钛网、骨水泥进行修补。

①钛网：组织相容性好，耐腐蚀性强；弹性小，易塑形；伪影小，相对无磁性，不影响术后CT、MRI复查，而且也不影响放疗，X线及脑电图亦不受影响；具有足够的强度，可避免膨出复发，不给病人增加新的痛苦。

②羟磷灰石水泥：材料有微孔，透气性好，可根据需要塑成各种不同形状，能代替自体或异体骨片，重建颅底。

③骨水泥其优点是有良好的力学性能、优秀的抗生物、抗老化性能及抗冲击能力，骨水泥尚有与颅底吻合坚固、紧密、不变性等优点，较

好地维持了颅腔的密闭性及坚固性。其次是可逆性好、省时安全、手术简洁,同时取材容易,保存及使用性能安全可靠,长期植入人体未见明显的毒副作用。但应先用颞肌或颞筋膜修补硬膜缺损处,防止脑脊液鼻漏。并隔开骨水泥,避免其直接接触刺激脑组织。

(2) 自体材料　自体组织可为自身颅盖骨、髂骨、肋骨、腓骨或将各种游离及带血管蒂的移植物置于硬膜外重建颅底。亦可用颅骨钻孔时骨屑和医用胶混合后修补颅底骨缺损。

2.硬膜修复材料

(1) 人工合成材料　人工合成硬膜修补材料有纤维素、胶原海绵、聚四氟乙烯等。

(2) 人体自身材料　游离及带血管蒂的移植物置于硬膜外重建颅底。其修补硬脑膜的材料有经过冷藏的同种异体硬脑膜、阔筋膜、带蒂或游离的帽状腱膜颅骨膜或颞筋膜。软组织修复材料多使用自身筋膜组织,以就近取带蒂颞肌筋膜瓣、骨膜瓣最受推崇。自体的筋膜目前还是临床医生最常采用的修补材料,游离颅骨膜修补,有就近取材的优点。带蒂的帽状腱膜颅骨膜是较好的重建颅底和硬脑膜的组织材料,取材方便,坚固有力,易成活不形成死骨,诱发感染机会少,无排异问题。修复颅底硬膜的自体修补材料又包括有血供的材料和无血供材料。

1) 有血供的材料　如局部带蒂组织瓣、远处带蒂组织瓣、游离组织瓣移植,包括自体颞筋膜、颅骨骨膜瓣、帽状腱膜瓣、颞肌肌瓣等。各种颅骨骨膜瓣、帽状腱膜瓣及颞肌肌瓣转移充填颅底缺损,手术方法简单,容易掌握,是修复硬脑膜,重建颅底缺损的最佳选择。带蒂颅骨膜瓣被覆加强颅底重建,不仅保证了足够的强度,还因为颅骨膜瓣有良好的血供,可以很好地促进缺损局部的组织愈合,有利于抗感染;同时该方法简便易行,损伤较小。自体材料移植修补效果最好,修复成功率高,无组织排异反应,但自体组织转移修复有时取材有限和困难,又给病人带来新的创伤,特别是取阔筋膜时还要做第二次手术。这种远处带蒂组织瓣会增加患者的痛苦,手术时间

长,旋转有一定的困难。目前临床上多应用局部带蒂组织瓣进行重建,如利用额骨膜瓣进行前颅底重建。骨膜瓣没有吻合支越过中线,故骨膜瓣的设计不能越过中线,只适应小到中度中线区颅底缺损重建;帽状腱膜-骨膜瓣的优点是较厚、血供好,适应性强,可用的长度较长且容易旋转。Teranaova 等认为额部基底的骨膜瓣在和额肌相连的部位血供最好,而在距基底4cm 以上的部位均为无血管区,且其可用长度受到限制。Potparic 等对额部骨膜、帽状腱膜瓣的血供及体积进行研究,认为骨膜瓣的最远端部分的血供不是绝对可靠,如果将骨膜、帽状腱膜、额肌肌筋膜作为一个整体来分离,形成复合帽状腱膜-额肌-骨膜瓣,则可以得到更好的血供、更大的体积、更强的力度。

① 带蒂移植物:带蒂瓣容易成活,较少挛缩,不易感染,可耐受放疗,对其深层结构能提供较好的保护作用,采用何种蒂瓣,除取决于颅底缺损的部位和范围外,还要考虑蒂瓣形成是否容易,是否需要二次手术,是否可因蒂瓣转移造成新的缺陷。设计转移蒂瓣时,应确保蒂瓣不扭曲,血供无影响,缝合无张力。蒂瓣体积较大者还要注意避免重力所致的缝合处裂开。色泽正常,出血和毛血管充盈良好,通常提示蒂瓣有活力。

② 带血管游离瓣(显微血管游离瓣):带血管游离瓣的选择取决于覆盖面的范围、所需血管蒂的长度及血管的口径。带血管游离瓣在颅底手术重建中的成功率达到90%。Jones 采用带血管的腹直肌瓣重建颅底,因容易黏膜化,无需在鼻咽部暴露的肌瓣上植皮。采用带血管的游离大网膜,可修复大片头皮缺损或重建颅底。Brdger 等用阔筋膜张肌瓣的外侧旋股动、静脉与颞浅动、静脉吻合,修复颅面部缺损。Baker 用带血管的背阔肌瓣修复眼眶、上颌和前颅窝大片缺损效果满意。带血管游离瓣的优点是:容易成活和成形;可耐受放疗,在手术同时可完成,即只需一次手术。

2) 无血供的修补材料　即游离移植物,如游离的肌肉、皮肤、颅骨骨膜、颞筋膜、脂肪和阔筋膜,或同种异体灭菌的硬膜、筋膜,其他还有应

用冻干尸体硬膜的生物膜。阔筋膜的生物学特性和张力强度酷似硬脑膜,用以修复硬脑膜缺损,但在静脉窦旁或脑神经的硬膜袖套等缝合修补困难处,仍有可能修复不全。由于无血供组织术后短期内易发生液化坏死,使修补容易失败,应用大面积的不带血供的组织修补颅底和缺损脑膜,术后感染的机会很大。Tachibana 等比较了自体筋膜与人工合成材料硬膜移植的愈合过程,发现自体筋膜移植片愈合快、强度更高,而人工合成材料愈合慢、强度差、水封闭作用差。所以,临床大部分病例是利用局部带蒂组织瓣移植。

3.选择颅底修复材料的原则

选择人工合成材料修复颅底缺损时,应充分考虑其组织稳定性、毒副作用、排异反应及张力强度,根据缺损部位和大小选材并修复。自体阔筋膜游离瓣的生物学特性和张力强度酷似硬脑膜,用以修复硬脑膜缺损,可以做到严密缝合。

带血管游离瓣的选择取决于覆盖面的范围、所需血管蒂的长度及血管的口径。与游离瓣相比,带蒂瓣容易成活,不易感染,且可耐受放疗,但在设计转移带蒂瓣时,应充分考虑颅底缺损的大小和部位,是否可以充分覆盖创面,并保证其血供活力。额骨骨膜瓣和颞肌瓣为两种常用的带蒂瓣。额骨骨膜瓣的供血动脉为眶上动脉、滑车上动脉和侧方的颞浅动脉,因而其蒂部既可保留在额前下方,也可在侧方,修复前颅窝底时将额骨骨膜瓣平铺于颅底并与硬脑膜缝合或固定于蝶骨嵴上。颞肌瓣的供血动脉为颞浅和颞深动脉,适合修复中颅窝和前颅底后部的缺损。在修复前颅底缺损时,为避免血管扭结,便于操作,可磨平蝶骨大翼,然后将大小合适的颞肌帽状腱膜瓣平铺于硬脑膜缺损处并缝合。带血管游离瓣,它可提供较大"体积"的筋膜和肌肉,用于修复较大面积的缺损,具有容易成活和成形、可耐受放疗,只需一次手术等优点。

(五)颅底重建的手术方法

颅底修复的基本原则是严密修复硬脑膜,必要时修复颅底骨缺损。硬脑膜修补要连续严密缝合,硬膜边缘与修补片重叠1～2mm,以防缝合不严密致脑脊液漏。颅底重建的要素之一是正确估计缺损性状,以便合理地选择重建方法。手术方式的选择依据术前检查、术中情况、术者经验及手术条件、患者情况而定。对于颅底病变,术前应用三维CT成像技术,可以同时显示颅底骨病变、血管及脑室等结构的立体关系,但手术实际切除的范围往往比术前影像学检查时显示的肿瘤体积更大,在选择修补材料时要考虑这一点。

肿瘤切除后残腔的部位和面积对重建方法的选择至关重要。某些肿瘤切除后其周围组织结构可以自然塌陷而封闭手术残腔;某些肿瘤全切后仅遗有瘤床的硬膜缺损,此时颅底重建相对简单,可以利用阔筋膜等自身组织或同种异体移植物作为重建材料。而当术中分离骨性结构较多时,骨性腔隙往往难以自然封闭,此时就需要采用其他组织来填塞这些腔隙。当骨性腔隙较小时可利用脂肪组织进行填塞,但这些植入的脂肪组织缺乏血液供应,在愈合过程中需由周围组织提供血运并可能出现纤维化,而且这些脂肪组织约60%～70%会被吸收。填塞组织因缺乏血运而坏死是另一个需要解决的问题。

1.术前准备

准备的内容包括病人的体位、手术入路和术中可能遇到的情况及危险。颅底重建必须充分考虑手术的安全性、硬膜修复材料的免疫源性、颅内组织与呼吸及消化道的隔离性、重建部位的面积及其三维结构,并最大程度地减少重建组织移植过程中的合并症。此外,术前对手术部位三维结构的了解、预测,判断组织缺损的性状,将有助于选择最佳的颅底重建方案。术中根据病人的具体情况分别选择局部、远隔部位的组织瓣或二者结合使用,进行颅底重建。有时可能需要扩大切除范围。因此,术者应准备几套合理可行的措施,以应付颅底重建术中可能出现的各种情况。

2.修补材料的制作与修复

(1)带蒂颅骨膜瓣制作与修复 采用发际内冠状切口,沿切口缘向后分离头皮与骨膜2～3cm,在外侧缘沿颞肌前缘切开骨膜。分离头皮时应尽量保留帽状腱膜下组织，使颅骨骨膜与该层组织合成一定厚度的颅骨骨膜瓣，根据患者缺损大小来设计颅骨骨膜瓣大小，带蒂位于额前靠前颅窝底。为保持骨膜完整和有充分供血，应保持足够多的帽状腱膜下层组织留在骨膜上。分离骨膜与颅骨后用湿纱布将骨膜和头皮瓣包裹，并始终保持骨膜湿润。将颅骨膜近端沿前颅底展平至颅骨缺损后缘5mm，充分覆盖缺损颅骨，折叠骨膜，经折叠线严密缝合骨膜和脑膜缺损后缘后，再将骨膜远端覆盖于脑膜缺损处，严密修补缺损脑膜。

(2) 带蒂帽状腱膜骨膜瓣制作　皮瓣切口达帽状腱膜，额区向下游离达眶上缘；颞区切口达颞浅筋膜，锐性分离颞浅筋膜的浅层（颞浅筋膜与帽状腱膜相连），并向下翻开至颧弓处。再沿头皮切口切开骨膜，额区行骨膜下分离，将骨膜向下分离至眶上缘（图1-7-7），游离眶上神经和动脉，分离骨膜至鼻根部，将眶骨膜与眶顶板，眶外、内侧壁，额骨上颌突，鼻骨分开。分离骨膜到双侧颞区时，保留骨膜与颞浅筋膜的连续，可行成一块面积约8cm×12cm大小的瓣膜。

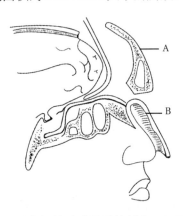

图1-7-7　带蒂帽状腱膜骨膜瓣制作。A，双额、眶、鼻、前颅窝底骨瓣；B，带蒂帽状腱膜骨膜瓣

(3) 带蒂延长颞肌瓣制作　从颞部颞肌筋膜附着于颞上线起，沿肌纤维走向直达到颧弓水平处，纵切宽约2.5cm的长条颞筋膜瓣，随之沿着颞骨鳞部表面连同骨膜进行完整剥离，后于颧弓处横行切断筋膜和肌瓣厚度的1/2，并将肌瓣顺其纤维朝颅顶方向切开成两片，但不能

将其颅顶部完全切开，从而大大增加肌瓣的长度，可达10cm，而其蒂部仍在颧弓水平。操作过程中，应注意保护颞浅动脉及其分支，以维护颞肌瓣的血运。

(4) 带蒂颞深筋膜-肌瓣修补前颅窝底缺损的手术方法

①取瓣：沿颞上线和颞肌体表投影的后缘做后弧形切口，切口深至颞深筋膜表面，从颞深、浅筋膜间钝性分离开两层筋膜，分离下界至颧弓上1.5cm处。由于颞后深动脉紧贴骨膜上行，取瓣时应从骨膜下剥离出颞肌和颞深筋膜，根据前颅窝底缺损的大小取瓣，注意保护颞后深动脉和留取足够长的带蒂骨膜瓣（12cm左右）。

②移瓣：前颅窝底约平在颧弓上2cm处，在此处钻1～2个颅孔，咬出一条约1.5cm×4.0cm的骨槽，供带蒂的颞深筋膜颞肌瓣通过。将额叶底部残余硬脑膜与颅底分离，瓣从额部颞侧及与其相连的底部硬脑膜外通过，平铺在前颅窝底。

③固定：抬起额叶，充分显露前颅窝底，在显微镜下拉直筋膜肌瓣，使其有一定的张力，将其缝合在前颅窝底残余的硬脑膜或大脑镰上，额部前侧和颞侧硬脑膜与筋膜瓣严密缝合。若缝合困难，可用医用胶粘连住。

3.外伤性颅底骨折的颅底重建

①前颅底骨折，术前根据测量颅底骨缺损的大小，备制一块比缺损周边大2cm左右、血管蒂以眶上区为基底的帽状腱膜额骨膜瓣，以备修复前颅底及硬脑膜缺损。将帽状腱膜附着于骨膜一起掀起，可大大增加该瓣的厚度及强度，切勿损伤眶上动脉和滑车动脉，以保证组织瓣的良好供血状态。

②首先对畸形骨折进行矫正，清除游离碎骨片，移位骨折片尽可能复位，丝线、医用胶固定，解除颅内脑组织、眶内神经压迫，恢复颅腔、眶的正常结构，同时也防止日后眶内组织瘢痕挛缩引起眼球活动障碍、复视、眼球外突内陷。

③严重污染、无法复位的骨片清除后所形成的较大颅底缺损，利用替代材料如钛网等进行修复，尤其是重建眉弓、颧弓对恢复容貌十分重要。

以带蒂颞肌筋膜骨膜瓣修补硬膜，封闭开放副鼻
窦并填充颅底缺损，可预防术后脑脊液漏。视神
经管骨折、鞍区微小血肿均可致视力障碍，探查
颅神经并减压，能挽救部分受损的视神经功能。

④外伤后期CSF漏颅底重建，应先准确定
位，术中沿硬膜外或硬膜内找到漏口，漏口周围
组织紧密粘连，分离后严密修补漏口。

4.颅底术后所致的颅底缺损修复

（1）肿瘤术后颅底缺损修复　颅底沟通瘤
和颅底溶骨性肿瘤等，肿瘤易破坏颅底骨，肿瘤
侵蚀颅底骨使其增生变厚，并向颅底内外生长，
在切除肿瘤时，常需一并将增生的颅底骨切除。
由于肿瘤基底部的硬膜和颅底骨已随肿瘤切除，
术后必须进行颅底重建，以达到以下两个基本目
的：一是避免脑组织通过颅底缺损下疝至颅外；
二是避免脑脊液漏，以防止感染发生。预先游离
制作了带宽蒂的帽状腱膜骨膜瓣，可整张反转平
铺于颅底骨缺损区，并缝合于颅底硬膜上，将颅
腔与污染的副鼻窦、鼻腔隔开，该瓣血运好易成
活，形成一个良好的抗感染屏障。病变切除后，在
直视下用混合了庆大霉素的骨蜡填平颅底副鼻
窦和鼻腔污染区。取小块游离的帽状腱膜或骨
瓣修补颅底硬膜缺损，如嗅沟、蝶骨平台处硬膜
缺损，缝合3～4针固定即可。如果术野过深缝合
困难可用生物胶固定。再将双额帽状腱膜骨膜瓣
整张反转平铺于颅底（如图1-7-8），两侧与颅底
硬膜缝合，使其有一定的张力，其深度需超过颅底
缺损区，且也与颅底硬膜缝合，如果术野过深
缝合困难可用生物胶固定。

（2）前颅窝底骨性重建

①利用骨瓣内板重建骨缺损：首先测量好
骨缺损的面积，然后将开颅时的游离骨瓣用骨凿
取相应大小的内板备用。将游离帽状腱膜骨膜，
返折平铺在骨缺损部位，用医用生物胶黏合固定
之。将备用的骨瓣镶嵌在缺损部位，用生物胶黏
合固定后，再用镍钛合金钉固定3点，然后将硬
脑膜修补严密。

②用带骨膜帽状腱膜蒂的骨瓣重建：颅骨
骨膜由外层的疏松网状组织和内层的成骨细胞
层组成，该层含有丰富的血管网。骨膜前部的血
供来自滑车上动脉，侧方来自颞浅动脉。作带
骨膜、帽状腱膜蒂的骨瓣血供也来自上述血管。带
骨膜、帽状腱膜蒂骨瓣的蒂较长，可向前方或侧
方进行相应的旋转（图1-7-9）。取自颅盖骨的骨
瓣可以是全层骨瓣，也可利用单纯骨外板层，用
于重建前颅窝底。骨膜、腱膜的蒂部越宽，血供越
充分。还可通过腱膜瓣获取额外血供。缺损较广
泛的病例，可采用多层带血管蒂组织瓣进行修
复。用扩大的腱状膜—筋膜—骨膜颞肌瓣填充缺
损部位，然后上方敷盖骨膜蒂的骨瓣可分成两块
或几块，使局部骨片更适合缺损的形态。这种带
血管蒂的骨瓣具有很强的抗感染能力。

③利用肋骨重建骨性缺损：手术步骤除取
材有所区别外，其他手术步骤同前。根据骨缺损
大小取肋骨外侧1/2，劈开制成备用骨瓣。使用肋
骨重建不够严密，但能起到支撑固定作用。若缺
损面积大的仅取一条窄长的肋骨材料也是不够

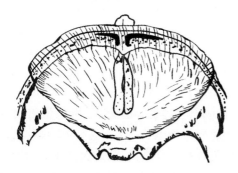

图1-7-8　双额，帽状腱膜骨膜瓣，整张反转平铺于颅底

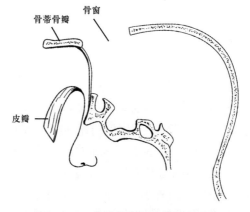

图1-7-9　带蒂的全层骨瓣颅底重建

的。但在颅骨板较薄,取内外板困难时,肋骨就成为颅底骨重建时所选择的材料之一。

④髂骨重建颅底:髂骨作重建材料较肋骨好,原因在于其面积较大,骨性愈合的机会也较大。但取髂骨损伤大、出血多,手术后因髂部骨嵴塌陷,特别是体形较瘦患者有一定恐惧感为其不足之处。

(六)手术注意事项

(1) 帽状腱膜下分离时,尽量保留帽状腱膜下的疏松结缔组织,使其与骨膜附着在一起,以增加骨膜瓣的厚度。如需要更大面积的骨膜瓣,可将切口后部的头皮游离。为了保护面神经额支,在两侧分离皮瓣时,将颞浅筋膜、脂肪垫、颞深筋膜从颞肌上一起向前翻起。为了更低显露术区,要将骨膜瓣尽量向下分离至眶上,暴露眶上血管和神经,游离眶上血管并避免损伤,以免影响骨膜瓣的血供。

(2) 帽状腱膜骨膜瓣的柔韧性差,在分离过程中易导致额部头皮的损伤。为了保证帽状腱膜骨膜瓣的血供良好,制作过程中应尽量少用单双极电凝,而采用压迫止血,在无损伤的情况下将眶上血管由眶上孔或切迹中游离出来,同时保护好滑车上血管,从而保证帽状腱膜骨膜瓣的血供,为修补成功提供了基础。

(3) 分离颞浅筋膜的浅层时,注意勿分离过深,否则会损伤位于颞浅筋膜深层的面神经颞支。分离眶骨膜与眶壁时勿损伤眶骨膜,防止球后脂肪外露。

(4) 为了增加骨膜瓣的厚度,特别是当骨膜瓣的血供不可靠时,可以取帽状腱膜骨膜瓣以修补前颅底。

(5) 帽状腱膜骨膜瓣的长度要足够,以免供血血管受牵拉或压迫而影响修补材料血供及组织回缩。在颅底重建过程中为了预防帽状腱膜骨膜瓣的移位和回缩,应在手术显微镜下将帽状腱膜骨膜瓣的后缘与肿瘤切除后边界正常的硬脑膜缝合数针固定,再加用生物蛋白胶封闭。

(6) 瓣蒂要有足够的宽度,以保证解剖学上

的主要供血血管不被损伤。以前额部为基底的骨膜瓣的血供主要来自眶上动脉和滑车上动脉的深支,其远端可达距眶上嵴15~60mm,其中大部分在40mm以上,且除了眉间区域外没有超越中线部位的吻合支。而帽状腱膜骨膜瓣的血供则比较丰富,有眶上、滑车上血管的深支,还有其前支以及它们之间的交通支供血,可以提供约31~48mm^{3}的容量。

(7) 在前额部,瓣蒂底应至少高于眶上缘约0.3cm,以保护自眶上孔发出的眶上神经和血管。肌层的分离应尽量在直视下自下而上钝性分离,对于细小的血管交通支可电凝处理;分离肌层时,其起点可起自颧弓(或眶上缘),以尽可能保护前额部的眶上动脉浅支和颞部的颞中动脉深支不被损伤;骨膜要钝性分离,当骨膜与骨缝或颞骨嵴等粘连紧密时,可采用锐性剥离,以确保骨膜血管不受影响。

(8) 颅底肿瘤切除后,颅底空腔用自体脂肪及含庆大霉素的明胶海绵填塞,开放的鼻窦均要用游离脂肪或颞肌覆盖,先将游离的阔筋膜或骨膜修复缺损的额底硬膜,固定在蝶骨小翼和平台上,再将带蒂额部骨膜瓣翻下覆盖在额窦、筛窦和颅底骨缺损上,形成双层重建保护。

(9) 无论是带蒂转移皮瓣还是游离微血管瓣,血管蒂部均不能扭曲、受压,以免影响血供和成活。

二、脑神经重建

12对脑神经中,除嗅神经和视神经表面只有胶质细胞被覆外,其他脑神经离开脑干数毫米(位听神经进入内听道)后均有Shwann细胞围绕。因此,从理论上讲,除嗅、视神经全段和位听神经的颅内段外,其他脑神经离断后,行端端吻合或神经移植都应有效。脑神经离断后尚能对拢且无张力时,可用10-0 Prolene线或尼龙线直接吻合,吻合困难时,可借助于纤维蛋白胶或血浆凝块将断端黏合在一起,也可用CO_2激光"焊接"。如果脑神经有缺损,则需取自体或同种异体神经(如腓神经、耳大神经、眶上神经等)移植。若缺损<3mm,也可用自体静脉或高分子合成材

料作为桥梁支架置于神经断端之间,为神经再生通过缺损段提供条件。

(一)面神经重建

在脑神经重建中,面神经是迄今为止研究最深入、临床最常采用的脑神经重建。面神经在颅底行程较长,听神经瘤术中容易受损,损伤后对面神经功能影响较大,故应尽早设法重建,因为面神经功能能否恢复,与重建时间密切相关。面神经分脑桥小脑角段、内听道段、面神经管段和颅外段。从脑干发出的2mm内,面神经表面仅有薄层胶质细胞,然后是Schwann细胞,只有进入面神经管以后,神经外膜和神经束膜才比较完整。因此,面神经的脑桥小脑角段和内听道段最易受损,吻合比较困难。听神经瘤术后,面神经解剖保留,但功能未能恢复者,应严密观察,力争在面肌发生不可逆变化前施行面神经吻合术。在面神经管内段和颅外段,面神经耐受机械刺激的能力较强,损伤后也较易吻合,重建后也常能获得良好的营养。事实上,在面神经管内修复面神经,因神经断端或移植神经在骨性管道(或沟槽)内可维持不动,因而可不必直接吻合,使两断端对拢即可。面神经功能重建方法很多,大致分为直接重建、间接重建和成形手术三类。

1.直接重建

(1) 脑桥小脑角面神经直接吻合或神经移植　桥脑角小脑肿瘤常可使面神经延长,肿瘤切除后,面神经即使缺损1~1.5cm,仍有可能直接对拢吻合,一般用10-0线缝合1~2针外膜即可,缝合困难时可借助于纤维蛋白胶。缺损较长、直接吻合困难或张力较大者,应作神经移植。移植神经多取自耳大神经或腓肠神经。

(2) 颅内、颅外神经移植　桥脑小脑角肿瘤切除后,若面神经的远侧断端不能吻合,可取15~20cm的腓肠神经,与面神经的近侧断端吻合,另一端经骨窗从胸锁乳突肌与头夹肌间穿过,引至下颌后窝,与颅外的面神经主干吻合。

(3) 颅内-颞内神经移植　取约5cm长的腓肠神经,与面神经的近侧断端吻合。在乙状窦硬脑膜角附近的硬脑膜上切一小口,腓肠神经另一端经此切口引至乳突。用微型电钻磨开面神经管,在外侧半规管之下切断面神经,远端后移,与从颅内引至乳突的腓肠神经吻合。适应证同颅内、颅外神经移植。

(4) 内听道内面神经直接吻合或神经移植　适用于经颞硬脑膜外或经迷路切除肿瘤后所致的面瘫,也适用于颅底骨折造成的面神经损伤。方法是经颞底硬脑膜外或经迷路进入内听道后,确认面神经两断端,直接吻合。若面神经有缺损,但不超过1cm,可在膝状神经节处离断岩大神经,游离后移面神经,使两端靠近再行吻合或用纤维蛋白胶黏合。如缺损较长,则取耳大神经或腓肠神经移植。

(5) 颞内-颞外神经移植　如面神经损伤恰好位于茎乳附近,可作颞内-颞外神经移植,皮肤切口自耳屏上缘开始到胸锁乳突肌前缘上、中1/3交界处。在乳突的胸锁乳突肌前缘附着点之上,二腹肌后附着点内侧确认颅外面神经主干,必要时向远端分离至该神经分叉处。经耳切口作乳突切除,磨开面神经管直至茎乳孔,显露面神经管内面神经,将明显受损的面神经切除后,作颞内-颞外神经移植。面神经管内和颞外面神经的外膜较完整,吻合前应将断端的外膜切除数毫米,这样可使断端对合更好,并尽量减轻来自外膜的瘢痕形成。

(6) 岩骨次全切除和腮腺全切后的面神经重建　腮腺的恶性肿瘤或巨大良性肿瘤作整块切除时,常将面神经一并切除。此时应力争一期重建面神经,先在腮腺前缘确认4~5支面神经分支,肿瘤整块切除后,在乳突内或鼓室内,甚至内听道内找到近端面神经主干。取足够的带分支的腓肠神经,先与面神经近端吻合2~3针,再与面神经的外周分支吻合,如果腓肠神经无合适分支,可将其主干支分成2~3支,分别与面神经的主要分支(如下颌支、颧眶支)吻合。

2.间接重建

(1) 舌下神经-面神经吻合　先找到颅外面神经主干,适当游离后切断,再在二腹肌后腹下与胸锁乳突肌前缘夹角,颈内静脉外侧或内侧确认舌下神经,尽量向远端游离后切断,将舌下神经于二腹肌内侧向上翻转,与面神经远端吻合。若舌下神经降支发育较好,也可用它(而不是舌下神经主干)与面神经远端吻合。一般认为,舌下神经与面神经的中枢部分有"协同"作用,所以这种吻合的效果优于副神经(或舌咽神经,膈神经)-面神经吻合,而且数周后单侧舌肌瘫痪的症状即可缓解,几年后联带运动也可明显减轻。

(2)面神经交叉移植   这是面神经功能重建的另一方法,其效果不如直接重建,甚至也不如舌下神经-面神经吻合。因此,仅适用于直接重建失败或不能直接重建者,而且宜与其他方法联用。交叉移植的基本原理是面神经分支在面部交织成丛,其中部分分支可以切断而不会造成明显的功能障碍。方法是从健侧颧弓向下沿咬肌前缘作一长约4cm的皮肤切口。在颧弓与咬肌前缘夹角、腮腺前界通常可见到面神经两支较大的分支(颧支),用面神经刺激器确定这些分支的支配区域后切断,同法在瘫痪侧找到并切断颧支。在双侧鼻唇沟各作一小切口,并与颧弓下切口间沟相通形成皮下隧道。切取两段适当长度的腓肠神经,从隧道间穿过,分别与两个颧支的远侧断端吻合。面神经交叉移植中,注意用电刺激法确定各分支的支配范围,从中找到关键的颧支。该支含有约40%的面神经纤维,受到刺激后可引起眼、口轮匝肌收缩,切断后由于周围分支的代偿作用不造成健侧明显的功能障碍。

(二)其他脑神经重建

1.动眼神经重建

颅底手术中动眼神经一旦离断,应设法重建:在进入海绵窦以前的该神经离断,可直接用10-0尼龙线吻合,或取一段腓肠神经或耳大神经移植于两断端之间。如系海绵窦外侧壁段受损,则需磨开眶顶,找到眶内的动眼神经,在近端(进入海绵窦前)与眶内段动眼神经间作神经移植。

2.三叉神经重建

(1)眼神经重建   三叉神经眼支(眼神经)

损伤后可导致顽固性角膜溃疡等严重后果,故应争取重建。可取腓肠神经移植于皮神经(枕大神经或耳大神经)与眼神经之间。方法是先显露枕大神经,再作额部开颅,分离抬起前颅底硬脑膜,显露并磨开眶顶,切开眶骨膜,找到眼神经,靠近端切断,将眼神经的远侧断端与事先切取的腓肠神经吻合,腓肠神经的另一端引出颅外,在帽状腱膜下层与枕大神经吻合,最后关颅。眼神经与枕大(或耳大)神经间神经移植后,角膜的神经营养获得改善,但感觉功能的完全恢复较困难。

(2)下牙槽神经重建   切除下颌骨肿瘤时,如果损伤下牙槽神经,可造成下颌、下唇和颏部感觉丧失,出现流涎、饮水困难和下唇溃疡。正因为如此,术中应尽量保留或重建该神经。先在下颌孔和颏孔分别切断下牙槽神经近、远端,再将下颌骨肿瘤连同走行于下颌管内的下牙槽神经一并切除,最后取一段长10~12cm腓肠神经移植在该神经两断端之间。

三、血管重建

在颅底手术中,最重要且最困难的问题之一是如何处理颅底的重要血管。血管与肿瘤可能粘连。有的血管从肿瘤中穿过,但因血管壁对肿瘤的侵入有"抵抗"作用,直径2mm以上的动脉即使被肿瘤包绕,亦可在相当长时间内保持通畅,所以只要可能,仍应设法将肿瘤与血管分开。分离时宜从未被肿瘤包绕的正常处开始,在肿瘤与血管外膜向远(或近)端,与血管平行锐性分开。但亦有极小数被肿瘤侵蚀血管壁甚至血管腔。此时,若要全切除肿瘤,必须术前做好血管重建准备。

(一)颅外-颅内动脉吻合

颅底肿瘤和颅底其他病变(如动脉瘤)最常累及的重要血管是岩骨段和海绵窦段颈内动脉。处理这些病变时,既可能意外损伤,也可能有意夹闭、切断甚至切除颈内动脉。所以,如何在岩骨段和(或)海绵窦段颈内动脉的远、近端之间重建血流,是颅底手术中经常遇见的难题。

颅外-颅内动脉吻合术的供血动脉为颈外动脉分支,受血动脉则系颈内动脉的分支,甚至只是其细小的皮层支。颞浅动脉-大脑中动脉吻合术(STA-MCA)吻合后的血流量约为50mL/min,若以一侧颈内动脉供应500g脑组织计算,吻合后能提供的脑血流量(CBF)仅为每分钟10mL/100g,显然不能满足颈内动脉突然夹闭或切除后病侧半球的供血所需。唯一可行的办法是在岩骨段和(或)海绵窦段颈内动脉远-近端间移植血管,直接重建颈内动脉的血流,即高流量搭桥。颅底血管有其特有的特点:脑血管壁虽薄,但管内径较大,动脉壁分为内、中、外三层,内层主要由内膜构成;中层由平滑肌胶原纤维和弹性纤维构成;外层由疏松排列的胶原纤维构成。在各层之间,分别隔离着一层环状、排列成膜状的弹性纤维,称内弹性层和外弹性层。

在颅底肿瘤的外科治疗中,虽然STA-MCA吻合及类似的颅外-颅内动脉吻合很难满足颈内动脉突然夹闭或切除后同侧半球所需的供血,但在无条件行血管移植或血管移植失败的情况下,颅外-颅内动脉直接吻合对防止颈内动脉阻断后可能发生的脑缺血仍然有价值,有时或许是唯一的补救措施。

1.STA-MCA皮层支吻合术

以外耳孔上6cm为中心作"马蹄"形切口,也可采用弧形切口或沿颞浅动脉后支作直切口。在翻开的头皮腱膜瓣内面找到颞浅动脉后支,并将其从血管床中分离出来,电凝后切断所有的小分支。将颞肌从颅骨上分开后,用直径4cm的环钻开颅或作肌瓣开颅。切开硬脑膜,找到合适的受血动脉,一般为角回动脉。切开蛛网膜,分离出1cm长的一段,并在其下面垫一小片橡皮薄膜,以保护脑皮层和便于吻合。颞浅动脉近端用无损伤动脉夹暂时夹闭,远端切断后通过颞肌上的钻孔引至受血动脉处,用肝素盐水冲净管腔内的积血,剥去末端0.5cm长的一段外膜。在分离好的角回动脉两端各置一动脉夹,纵向切开动脉壁2~3mm,或剪成一个椭圆形的开口,同样用肝素盐水冲净管腔内的积血。用11-0单股尼龙线和

无创伤针作颞浅动脉和角回动脉的端-侧吻合。先在吻合两端各缝一针,然后在两针之间的动脉前、后壁上各缝3~4针。结扎最后一针缝线前,松开一下颞浅动脉近端和角回动脉上的动脉夹,使血液冲出管腔内的空气和血凝块,再迅速夹闭,吻合完毕后,依次松开角回动脉远侧、近侧和颞浅动脉近端的动脉夹。最后,缝合硬脑膜,膜上留一孔容颞浅动脉通过。骨瓣复位固定,在颞浅动脉经过处咬一骨孔,并用微型磨钻磨一骨槽,务使动脉不受压迫与扭曲。

2.STA-MCA近端分支吻合术

与经典的STA-MCA皮层支吻合术相比,该术式的优点是受血动脉较粗,吻合后能使更广范围的大脑中动脉分支恢复血流;缺点是术中必须暂时阻断大脑中动脉的一条主要分支,在外侧裂深部吻合有一定难度。

(二)静脉血管移植

1.静脉移植的指征

颅底手术中是否需要用静脉移植作血管重建,主要根据病变的性质、部位、颈内动脉受累程度、术前对颈内动脉阻断后的预测及患者的年龄和一般情况而决定。Sen(1992)提出的重建指征是:①重建血管后可将肿瘤全切除,或将动脉瘤"消除";②术前患者不能耐受颈内动脉扩张性球囊阻断试验(TBO),或CBF明显下降;③双侧颈内动脉受累;④患者较年轻,肿瘤属良性。

2.移植静脉的准备

同侧大腿外展外旋,从腹股沟开始,沿股动脉搏动内侧,向股骨内侧髁方向切开皮肤和皮下组织,切口长度视需要截取的大隐静脉长度而定,一般为10~15cm。在耻骨结节外缘、下方各2横指的卵圆窝处找到大隐静脉后,用"无创伤"技术向远端分离,并用小型注射器和25号细针头在静脉外膜下小心注入3mg/mL的罂粟碱溶液,距血管壁1mm处结扎所有属支,用湿纱布覆盖在静脉表面,直到静脉移植开始时再将适当长度的大隐静脉切断取出,以尽量缩短静脉移植的时间。从小腿切取的大隐静脉经扩张

后直径可达5～8mm,适合做移植用。皮肤切口在内踝前一横指处,向近端延伸,用显微剪刀距大隐静脉0.5cm处将静脉周围的薄层组织剪开,较大的属支用3-0或4-0丝线双重结扎,小的属支用5-0Prolene线结扎,在静脉外膜预置5-0Prolene线(Garrett指示线),这一步很重要,因为大隐静脉切下后及吻合过程中容易扭转,预置指示线的目的就在于避免这种扭转。采用端-端(图1-7-10)或端-侧吻合(图1-7-11)。

3.静脉移植的方法

(1)岩骨段颈内动脉,床突上段或床突旁颈内动脉间静脉移植术 在岩骨段颈内动脉,床突上段或床突旁颈内动脉间静脉移植术的远端吻合中,有3种情况:①大隐静脉与床突上段颈内

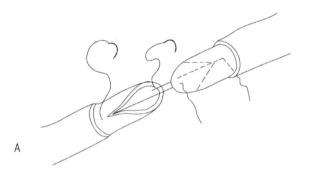
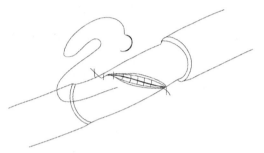

图1-7-10 静脉移植的端-端吻合

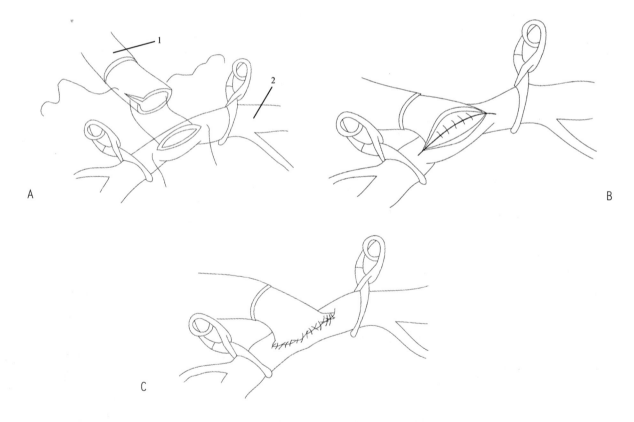

图1-7-11 静脉移植的端-侧吻合的三个步骤

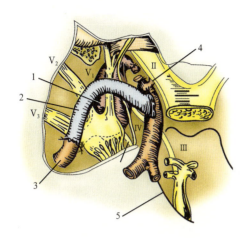

图1-7-12　颈内动脉岩骨段-床突上段间静脉端-侧
　　　　　吻合

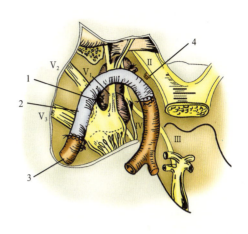

图1-7-13　颈内动脉岩骨段-床突上段间静脉端一端
　　　　　吻合

动脉作端-侧吻合（图1-7-12），保留眼动脉，适
用于肿瘤累及海绵窦段颈内动脉前曲者。②大
隐静脉与床突下段颈内动脉作端-端吻合（图
1-7-13），保留眼动脉，适用于肿瘤尚未达到海
绵窦段颈内动脉前曲者。③大隐动脉与颈内动脉
（supra-ophihalmic，ICA）眼动脉上段作端-端吻
合，切断眼动脉，适用于来自眼动脉出血汹涌者。

　　（2）颈段颈内动脉-床突上段颈内动脉间静脉
移植术　所需的大隐静脉较长。先作静脉与床突

上段颈内动脉的端-侧吻合，再将静脉远端经耳前
皮下隧道拉下，与颈段颈内动脉作端-端吻合。

　　（3）颈段颈内动脉-岩骨段颈内动脉间静脉
移植术　需要较长的大隐静脉。先作静脉与肿
瘤远端岩骨段颈内动脉的端-端或端-侧吻合，
再将静脉远端经面神经和下颌骨深方拉下，与
颈段颈内动脉作端-端吻合，移植完成后，撤出
分流管，缝合颈段颈内动脉切口，夹闭床突上
段颈内动脉切口。

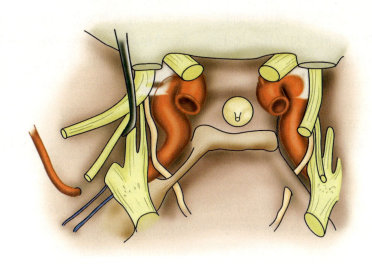

第二章

颅底外科显微解剖

第一节　颅底解剖概述

颅底分为颅底内面与颅底外面。蝶鞍、海绵窦、斜坡等结构位于颅底中线区,其解剖和手术有其特殊之处,故这一区域又称颅底中央区,中央区的两侧又称侧颅底。颅底由额骨、筛骨、蝶骨、岩骨和枕骨组成,是脑的主要支托部,并分别组成眶内容的上板,隔离副鼻窦、脑,经枕骨大孔与上颈部相延续,毗邻颞下窝等。颅底内面与脑底面相适应,借蝶骨小翼后缘和颞骨岩部上缘将颅底由前向后呈阶梯状分为三个颅窝,分别称前颅窝(anterior cranial fossa)、中颅窝(middle cranial fossa)、后颅窝发生颅底病变时,既可向颅内发展,又可向颅外扩延,同时涉及神经外科、头颈外科等多学科。

一、脑底

脑底由额叶、颞叶和枕叶的底面以及脑干所组成。额叶底面位于前颅窝,其上每侧各有一纵行的沟,即为嗅束通过之处。嗅束前端的嗅球则卧于筛板上的嗅窝中。嗅束的后端形成嗅三角,由很多小孔(血管于此处经过)形成的前穿质即位于嗅三角的后方。前穿质之后即为视交叉与视束。视交叉后方则为灰结节,灰结节中部前端渐往下延伸为垂体的漏斗部分,垂体漏斗向下延续成垂体柄,穿鞍膈而入蝶鞍腔,其末端即悬挂着垂体。抬起额叶,可见位于鞍区的主要结构(图2-1-1)。灰结节后方,在中线两侧为一对乳头体。

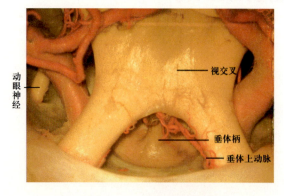

图2-1-1　鞍区的主要解剖

以乳头体作为前线,两侧大脑脚作为两侧边,在中脑前方形成了一个三角形的脚间池,在其深部即为后穿质。在大脑脚内侧缘,脚间窝内发出动眼神经。大脑脚后下方为脑桥,它卧于斜坡上。脑桥之后则为延髓,两者由一横形的沟所分开,从此沟的深部发出外展神经、面听神经。以脑桥为内界,岩骨为前外界、小脑为后外界所形成的空间,即称为桥小脑角;在桥小脑角区域内有发自脑桥外侧表面的三叉神经通过。延髓背面即为第四脑室底的下半部分,形成菱形窝的下三角。

二、颅底外面观

颅底外面(下面)高低不平,结构复杂,沿眶下裂和岩枕裂各做一延长线,向内交于鼻咽顶部,向外分别止于颧骨和乳突后缘,此两线之间的三角形区域即为侧颅底区。认识颅骨的体表骨性标志及骨性结构之间的关系可以帮助术者对相应的颅内结构进行定位并对重要解剖进行辨认(图2-1-2),以便在颅底手术中避免或减少损伤。其主要结构和骨性标志如下。

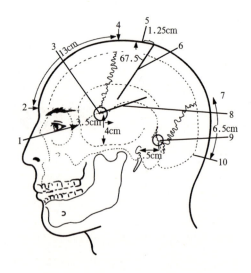

图2-1-2　颅骨体表标志定位。1.额骨角突;2.眉间;3.翼点;4.前囟;5.矢状缝中点;6.脑中央沟体表投影;7."人"字缝尖(lambda点);8.大脑侧裂;9.星点;10.枕外隆突

1. 眉弓

眶上方的弓状隆起为眉弓（superciliary arch），构成两侧眶的上缘，男性更为明显。有额窦者，其眉弓比无额窦者的眉弓更显隆起。一般眉弓下有额窦者较为隆凸，但不能以此来判断额窦的伸展程度。眉弓适对大脑额叶的下缘。眉弓的下缘锐利，为眶上缘（supraorbital margin）；其外2/3锐利而内1/3圆钝，交界处为眶上切迹（supraorbital notch）或眶上孔（supraorbital foramen），眶上神经和血管由此孔通过。额骨眉弓的外侧呈三角形向外突出，形成额骨颧突（zygomatic process），其下端与颧骨额突融合形成颧额缝（frontozygomatic suture），构成眶外侧缘；内侧以眉间与两侧鼻骨之间形成鼻额缝（frontonasal suture），与两侧的上颌骨之间形成额颌缝（frontomaxillar suture），构成鼻根部。

2. 眉间

鼻根部上方的平坦骨面为眉间（glabella），位于两侧眉弓之间的中点。眉间与眶上切迹或眶上孔之间有额切迹（frontal incisure）或额孔（frontal foramen），有额神经的额支及其血管经过。

3. 额结节及颞线

额结节（frontal tubercle）为额骨外面最突出部。深面适对大脑额中回。额骨颧突外缘向后延续发出颞线（temporal line），弓状向后位于颅骨外侧面。颞线的后部分为上下两支，即颞上线（superior temporal line）和颞下线（inferior temporal line），分别为颞肌筋膜和颞肌的附着点，可作为开颅术中衡量颅内病变位置和术中骨瓣设计的解剖标志。

4. 乳突

乳突在颅底外科中的位置比较重要，许多颅底外科手术入路的设计均离不开乳突，特别是涉及岩骨的手术操作。手术中体位的不同及乳突切除的程度不同均影响手术的暴露和疗效。

5. 星点（asterion）

为"人"字缝、顶乳缝和枕乳缝的汇合点。位于外耳孔中心后3～3.5cm，外耳孔与枕外粗隆连线上方1.5cm处，是横窦水平的体表标志。

6. 蝶骨翼突

分为内侧板和外侧板，两板间夹有翼突窝。翼内板下端尖锐，弯向外侧即翼突钩。

7. 颞下窝

颞下窝（infratemporal fossa）之上界为蝶骨大翼及颞窝，外界为下颌骨升支和髁突，前以上颌窦后外壁为界，内侧为翼外板。其下方借筋膜及韧带与咽旁隙相邻，后方乃蝶下颌韧带。向上通颞窝，经眶下裂通眼眶，经翼颌裂通翼腭窝。颞下窝内有翼外肌、翼内肌、颌内动脉、翼静脉丛、三叉神经的上颌支与下颌支、面神经的鼓索神经、茎突及其韧带和肌肉。

8. 翼腭窝

翼腭窝（pterygopalatine fossa）为居于上颌骨与翼突之间的狭窄骨性腔隙，其前界为上颌骨，后界为翼突及蝶骨大翼的前面，顶为蝶骨体之下面，内侧壁为腭骨的垂直部。此窝上部较宽，下部逐渐狭窄，移行于翼腭管。翼腭窝内含有上颌神经、蝶腭神经节及颌内动脉之末段。翼腭窝经下列开口与毗邻区域交通：①后上方经圆孔与颅腔交通。②前上方经眶下裂与眼眶交通。③内上方经蝶腭孔与鼻腔交通。④外侧经翼突上颌裂与颞下窝交通。⑤下方经翼腭管及腭大孔、腭小孔与口腔相通。翼腭管为翼腭窝向下延伸的骨管，其中有腭降神经等通过。翼腭管下端为腭大孔和腭小孔。翼腭管在鼻腔外侧壁之外，距离较近。

三、颅底底面的解剖

颅底底面凹凸不平，其内有许多大小不一、形态各异的孔道。蝶骨小翼后缘和颞骨岩骨嵴将颅底内面分为前颅窝、中颅窝和颅后窝。三者呈阶梯状，前颅窝最高，后颅窝最低。

1. 颅底底面的组成

颅底底面后部主要由枕骨构成。枕大孔（foramen magnum）位于此部的前中位，其两侧分别是枕髁（condylar process），舌下神经管穿经其前中1/3出颅, 髁突的外侧为颈静脉突 (jugular process), 为头后外直肌的附着点, 其外侧是乳突(mastoid process)。颈静脉突与乳突之间的稍前方有茎突和茎乳孔, 茎乳孔是面神经出颅的孔道。上项线(superior nuchal line)和下项线(inferior nuchal line)是枕骨外面横行的上、下骨嵴。上项线由外向内、由浅入深依次有胸锁乳突肌、斜方肌、头夹肌、头半棘肌附着; 而下项线则主要是上斜肌、头后大直肌和头后小直肌等组成枕下三角短肌的附着点。根据硬脑膜与颅底结合的程度不同, 可分为以下三种结合方式。

(1) 紧密结合 鸡冠、鞍结节、前床突、蝶骨小翼后缘、岩锥上缘等处; 在较深骨沟的沟底与沟缘, 如岩浅大神经沟、岩浅小神经沟、岩上与岩下窦沟、脑膜中动脉的后支沟、乙状窦沟等; 其他的如圆孔、卵圆孔、棘孔、破裂孔、视神经孔、内耳门、前庭小管内口、颈静脉孔等也是紧密结合部位。镜下可见大量的纤维将硬脑膜外层紧连在颅底骨面。

(2) 松散结合 多在骨缝(蝶眶缝、蝶颞缝、枕颞缝)、浅沟、窝陷和压迹(颈动脉沟、脑膜中动脉前支沟的颅底段、横沟、垂体窝、三叉神经压迹、鼓室盖)等处。一般均可将硬脑膜内外两层一并揭离颅底。

(3) 不结合 范围较广, 多在平坦的骨面(额骨眶面、蝶平面、蝶骨大翼、颞鳞等处)以及翼点、枕内隆凸、枕内嵴等处, 镜下看不见任何纤维联系。

2. 前颅底

由额骨眶板、筛骨筛板、蝶骨小翼和蝶骨体前部构成, 承托大脑额叶。前颅底的中部凹陷, 前部中线处有一骨嵴叫鸡冠, 为大脑镰前部附着处。其两侧为筛板, 有数个筛板小孔, 供嗅神经丝穿过。前颅底的骨板厚薄不一, 其中以额骨眶板及筛骨筛板最薄弱, 是骨折的好发部位。

3. 中颅底

前界为蝶骨小翼后缘和视神经沟前缘, 后借颞骨岩部上缘和蝶骨体后缘的鞍背与后颅窝分界, 容纳颞叶。其中央部为蝶骨体, 形如马鞍故

称蝶鞍。鞍的中部凹陷称垂体窝, 容纳脑垂体。垂体窝与其下面的蝶窦只隔一层薄骨板。蝶鞍两侧有海绵窦, 海绵窦系一阔而短的静脉窦, 从眶上裂之下内侧端, 循蝶骨体旁延至颞骨岩部尖端。左右侧之海绵窦相连。海绵窦经眼静脉与内眦静脉相通, 经破裂孔导血管和卵圆孔网与翼丛相接。海绵窦内有颈内动脉和外展神经通过, 窦的外侧壁有动眼神经、滑车神经和眼神经穿行。侧颅底诸多骨性孔道, 内有重要神经和血管进出颅腔(图2-1-3, 表2-1-1)。中颅底的主要孔、管、裂和压迹有7对。

(1) 视神经孔 位于蝶鞍前交叉沟的两侧, 有视神经及眼动脉通过。

(2) 眶上裂 位于蝶骨大翼和小翼之间, 向前通眼眶, 有动眼神经、滑车神经、外展神经、眼神经及眼上静脉通过。眶上裂骨折时, 若伤及上述神经, 则发生损伤侧眼球完全固定、上睑下垂、瞳孔散大、额部皮肤感觉和角膜反射消失, 即眶上裂综合征。

(3) 圆孔 位于眶上裂内端之后方, 上颌神经经此向前达翼腭窝。

(4) 卵圆孔 位于圆孔的后外方, 在蝶骨大翼后缘之前, 斜向后外, 有下颌神经及导血管经此向下达颞下窝。除有下颌神经通过外, 还有交通静脉通过, 此静脉连接海绵窦和翼静脉丛。

(5) 棘孔 位于卵圆孔的后外方, 有脑膜中动脉和静脉经此孔入颅腔, 向外前走行。三叉神经的硬脑膜支亦由此进入颅腔。在棘孔的后外有

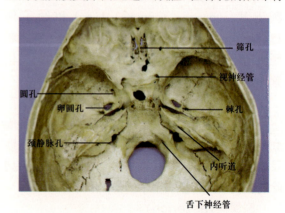

图2-1-3 颅底主要孔道

表2-1-1 颅骨孔及通过孔内的结构

骨孔	孔内结构
鼻裂	筛前神经、动脉和静脉
盲孔	少数有静脉通过
筛板	嗅神经,筛前、后动脉
腭大孔	腭大神经、动脉、静脉
腭小孔	腭小神经
眶上裂	第Ⅲ、Ⅳ、Ⅵ、V_1 及其分支(鼻睫、额、泪腺神经),眼上动脉、泪腺动脉脑膜返支、脑膜中动脉眶支及发自颈内动脉丛的交感神经小支
眶下裂	三叉神经上颌支、颧神经及发自上颌神经翼腭支的分支,眶下动脉、静脉,眼下静脉与翼静脉丛间的静脉
视神经管	视神经,眼动脉
圆孔	上颌神经,圆孔动脉
卵圆孔	下颌神经,三叉神经运动根
棘孔	脑膜中动脉、静脉
茎乳孔	面神经,茎突乳突动脉
破裂孔	通常无结构通过,颈内动脉横跨其上产,30% 的个体有翼管动脉
颈动脉管	颈内动脉,交感神经升支
髁孔	发自横窦的静脉
乳突孔	至乳突窦的静脉小支,枕动脉脑膜支
内听道	面神经、位听神经,迷路动脉
颈静脉孔	颈内静脉起始段,第Ⅸ、Ⅹ、Ⅺ颅神经
舌下孔	舌下神经,咽升动脉脑膜支
枕骨大孔	延髓、上颈髓,副神经脊髓根,椎动脉,脊髓前、后动脉

一小骨突名为角棘,其外侧为下颌关节窝。眶上裂、圆孔、卵圆孔和棘孔,排列在一条弧形线上,颅颌面联合根治术中,中颅窝切除凿骨线即循上述弧形线进行。

(6)破裂孔 位于颞骨岩部尖端和蝶骨体之间,在卵圆孔内侧约1.2cm处,颈内动脉经此入颅。在活体此孔下份被纤维软骨堵塞,上份有颈内动脉及其周围的交感神经通过。

(7)颈动脉管口 位于颈静脉孔前方稍内侧及下颌关节窝的内侧,颈内动脉即经此口入颅。颈动脉管口居下颌关节之内侧。如果从下颌骨关节突内侧缘向内约1cm,即可遇到颈内动脉入颅部位。颈内动脉通过有骨膜被覆的颈内动脉管入颅,该管位于颞骨岩部内,其外口位于颈静脉孔的前方及茎突内侧,内口位于岩尖。颈内动脉除其入口处有致密纤维带使之与岩骨固定而不易分离外,很容易自颈动脉管内的结缔组织分离。颈内动脉岩骨部分为两段,即垂直段(或升段)和水平段。

(8)三叉神经压迹 位于颞骨岩部前面近尖端处,承托三叉神经半月节。

(9)茎乳孔 茎突位于乳突的前内方,茎突与乳突间的茎乳孔居乳突根之内、前方约0.6cm。在乳突尖部下方的皮肤到茎乳孔的深度约2.5～4.0cm,幼儿较浅,故面神经易受损伤。

4.后颅底

前面中央部有鞍背和枕骨斜坡,承托脑桥和延髓;前外侧部为颞骨岩部后面;后为枕骨,容纳小脑。

(1)舌下神经管内口 位于枕骨大孔的前外侧缘上方,有舌下神经通过。

(2)颈静脉孔 位于舌下神经管内口的外上方、颈动脉管口之后及茎突根部的内侧,孔内有颈内静脉、Ⅸ～Ⅺ对脑神经通过,以及由枕动脉分出的脑膜后动脉入颅。颈内静脉孔是颅底外侧面比较大的骨孔,形态比较复杂。形状不规则和两侧不对称者占51%。类圆形20%,梨形11%。两侧颈静脉孔基本对称者占37%,在不对称者中右侧大于左侧者较多,二者之比为2:1。颈内静脉孔内有不完全的骨隔将孔内分为前后两部,前者为神经部,后者为血管部。

(3)内耳门 位于颞骨岩部的后面,颈静脉孔的上方,孔内有面神经、位听神经及内耳血管通过。后颅底的主要区域有桥小脑角区、颈静脉孔区和枕骨大孔区。颈内静脉在颈静脉孔处向上与乙状窦相延续,在颈静脉窝处膨大形成向上隆起的球状结构,称颈静脉球。岩下窦在颈静脉窝处汇入颈静脉球。舌咽神经、迷走神经和副神经伴行于颈内静脉前内侧出颈静脉孔。此外,尚有枕动脉脑膜支、咽升动脉脑膜支等血管经颈静脉孔入颅。颈静脉球的毗邻关系：①上方与外耳道内端、中耳、后半规管下臂、前庭以及内听道外端相毗邻；②前方与颈内动脉、耳蜗导水管、岩下窦、咽升动脉脑膜支相毗邻；③内侧与第Ⅸ、Ⅹ、Ⅺ脑神经及枕骨基板相毗邻；④外侧与面神经垂直段下部相毗邻；⑤向后上移行为乙状窦；⑥颈静脉球向下移行为颈内静脉。

四、颅骨骨性标志

头部以眶上缘、颧弓上缘、外耳门上缘至乳突的连线为界，分为后上方的颅部，前下方的面部。颅部的骨性标志对了解相对应的颅内结构，尤其脑组织的重要功能部位，以便在进行颅脑手术时尽量避免或减少损伤有重要的临床意义。颅骨的主要标志点如下（图2-1-4）：

（1）眉弓（superciliary arch）和眉间（glaballa） 眉弓是位于眶上缘上方的弓形隆起，此处皮肤表面长有眉毛。眉弓正对大脑额叶的下缘。眉间位于两眉弓之间的中点。

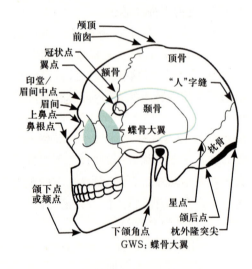

图2-1-4 颅骨的主要标点

（2）额结节（frontal tubercle） 为额骨外面最突出部。深面正对大脑额中回。

（3）颧弓（zygomatic arch） 由颧骨的颞突和颞骨的颧突共同构成，平颧弓上缘，相当于大脑半球颞叶前端的下缘。颧弓下缘与下颌切迹之间的半月形中点，为咬肌神经封闭及上、下颌神经阻滞麻醉的进针点。

（4）翼点（pterion） 位颧弓中点上方约3.8cm 处，为额、顶、蝶、颞四骨相汇合处，多数呈"H"型，少数呈"N"型。翼点内面有脑膜中动脉前支经过，此处遭受暴力打击时，骨折碎片可伤及此动脉，形成硬膜外血肿。

（5）星点 位于颅后部两侧，是枕、顶、颞三骨在乳突根后上方的交汇点。相当于外耳门上缘与枕外隆凸连线上方1.5cm，外耳道中心点后约3.5cm 处。星点适对横窦转折为乙状窦处。

（6）乳突（mastoid process） 位于耳垂后方。乳突后部的内面为乙状窦沟，容纳乙状窦。

（7）枕外隆凸（external occipital protuberance）和上项线（superior nuchal line） 枕外隆凸位于枕骨外面中部的隆起，其内面为窦汇。枕外隆凸的下方有枕骨导血管。颅内压增高时此导血管常扩张。后颅窝开颅术若沿枕外隆凸作正中切口时，注意勿伤及枕骨导血管和窦汇，以免导致大出血。上项线是由枕外隆凸向两侧延伸的弓形骨峰，其深面为横窦。

（8）前囟点和"人"字点 前囟点又称额顶点，自眉间向后13cm 处，为冠状缝与矢状缝汇合处，故又称冠矢点。新生儿前囟位于此点。前囟膨出是颅内压增高的体征。"人"字点又称顶枕点，位于枕外隆凸上方约6cm 处，为矢状缝和"人"字缝的交点处。新生儿后囟位于此点。

（9）冠状点 冠状缝与颞上线的交汇点。

第二节　前颅窝底的应用解剖

一、前颅窝底的解剖概述

前颅窝在颅底三个凹陷中居最前方,位置最高,位于眼眶和鼻腔上方,构成其顶壁。前颅窝与鼻科及眼科关系颇为密切。前颅窝底由额骨眶部、筛骨筛板、蝶骨小翼及蝶骨体的前部构成(图2-2-1),前方以额鳞为界,下邻眶、筛窦及蝶

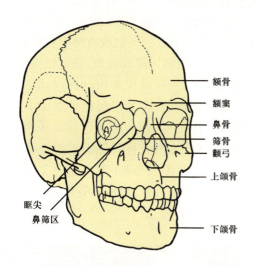

图2-2-1　前颅底面部的组成——包括额骨、额窦、鼻骨、鼻筛区、颧骨、眶尖、上颌骨和下颌骨

骨,后方以蝶骨小翼后缘及视交叉沟与中颅窝为界,承托额底,容纳大脑额叶、嗅神经、嗅球和嗅囊,其后与视交叉、垂体、海绵窦、颈内动脉、颞叶前端相邻。蝶骨小翼外端与额骨的Sylvian嵴连接,约30%～60%的人该处有脑膜中动脉分支、伴行静脉和(或)脑膜静脉窦。下方两侧的筛骨筛板极薄,是颅底骨折的常见部位。前颅窝底两旁为额骨眶部,构成眶顶,其表面有脑切迹和动脉沟。后方与蝶骨小翼相接,形成蝶额缝,由于前颅窝高低不平,故在对冲性颅脑损伤时,常发生额叶眶面挫伤。前颅窝的正中有鸡冠,鸡冠的前方有盲孔,再前方为额嵴。盲孔通常由硬脑膜充填。罕见情况或在年幼儿童,可见连接上矢状窦与鼻静脉的静脉穿越该孔。偶尔,通过盲孔区可发生脑膨出。鸡冠向后移行于筛骨棘。鸡冠两侧为

筛板,每侧筛板约有44个筛孔,其内有嗅丝及其周围的蛛网膜与硬膜通过,以及有筛前、筛后动脉的分支穿越。筛前神经的最大分支——鼻支穿越筛孔出颅。筛骨板两侧以额筛缝与额骨眶部相邻;后缘则以蝶筛缝与蝶骨相连。有时在眶顶存在脑膜眶孔,其内有眼动脉和硬脑膜中动脉的分支通过。经前颅底可达嗅沟、眶内、筛窦、蝶窦区、鞍区及上斜坡。

前颅底与副鼻窦及眼眶相毗邻。颅前窝底为筛窦、蝶窦及眼眶的上壁,颅前窝的前壁为额窦的后壁,其中筛板和额骨眶部等处骨质菲薄,外伤时易骨折形成脑脊液鼻漏,逆行颅内感染和眶周、结膜瘀血;骨折延及视神经管还可造成失明。前颅底的界限如下所述。

(1)前界　额骨嵴(frontal crest)和额窦后壁。

(2)后界　蝶骨小翼(lesser wing of the sphenoid bone)和鞍结节(tuberculum sellae)。前颅窝以蝶骨小翼后缘、前床突后缘、视神经、视交叉沟前缘为后界;但实际上,在此界限之后的垂体腺瘤、颅咽管瘤等蝶鞍区肿瘤虽属中颅窝范畴,但经常取前颅窝底手术入路。

(3)内界　从筛板沿着蝶骨平面延伸到蝶骨鞍结节。

(4)外界　额骨。

(5)上界　大脑额底、嗅球和嗅束。

(6)下界　额骨眶板,内侧是筛窦顶壁和鸡冠(crista galli)。

二、眼眶及其毗邻结构的应用解剖

眼眶由额骨、颧骨、蝶骨、泪骨及上颌骨共同构成,位于额骨的下方、面颅的上部,借眶上裂与中颅窝相通。两侧眶口(orbital aperture)左右对称,介于四边形和圆形之间。眶上裂内有动眼神经、滑车神经、三叉神经、外展神经及眼动脉等重要结构通过。

(一)嗅沟的局部解剖

嗅沟位于前颅窝的正中部,其前、后缘覆以硬脑膜构成的镰状襞,称嗅幕,形成嗅窝的顶。前嗅幕平均长3.3mm,后嗅幕平均长2.6mm。嗅窝平均长16.0mm、宽4.0mm、深3.7mm。嗅窝前缘与视神经管颅口前缘之间的距离平均18mm。嗅窝的底为筛板,它大于嗅窝,平均长21mm,宽度从前向后逐渐增加,前部平均为4mm,后1/3平均为5mm;高出Frankfurt平面22mm,通常在鼻根下方8mm。根据宽度和向外侧扩展程度的不同,筛板的形态可分5型,各型的出现度不一。筛板的位置也不是平直的,其中部下陷者约占50%(下陷约1.4mm);从前至后均匀地向下倾斜约占35%;从后向前均匀地向下倾斜者约占3.8%。筛板上有筛孔,平均为44个,嗅丝通过筛孔,连接位于嗅窝或嗅窝前部内的嗅球。筛板外侧与之额骨眶部相接,形成额筛缝。筛板后缘与蝶骨相接,形成蝶筛缝。筛板内侧(即嗅窝内侧壁)为鸡冠,位于前颅窝正中平面,覆以硬脑膜,长约21mm,高约12mm,大脑镰附着于此。在一些标本上,鸡冠可发生气化。鸡冠前方为盲孔,此孔在成人常闭锁,但有时来自鼻黏膜的小静脉经此注入上矢状窦。鸡冠前部有窄裂,筛前神经及伴行血管经此入鼻腔。筛板下面外侧为筛骨迷路,内有筛窦,有时筛窦向外侧伸延达眶顶。筛窦前小房最大的伸延长度为25mm,宽度为44mm;中小房最大的伸延长度为21mm,宽度为10mm;后小房最大的伸延长度为21mm,宽度为18mm。

额骨眶部及筛板极薄,颅部外伤时容易发生骨折。额骨眶部骨折时,血液可流入眼眶,形成球结膜水肿、眼睑青紫、肿胀。如骨折延及视神经管,由于出血的压迫或直接视神经损伤,可导致视功能明显下降或丧失。筛骨纸板骨折时,如伤及嗅神经、嗅球或嗅束,可引起嗅觉障碍。如伴有脑膜撕裂,可使沿筛板外侧缘走行的眼动脉分出的筛前、后动脉或筛前动脉的脑膜支破裂而出血,血液直接经筛板上的裂孔或经下方破裂的筛窦流入鼻腔;有时也发生脑脊液鼻漏;如伤及额窦后壁,血液和脑脊液可经额窦再流入鼻腔(图2-2-2)。

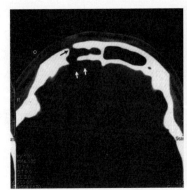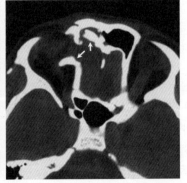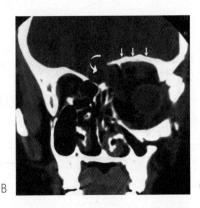

图2-2-2 前颅底骨折。A,额骨骨折,轴位CT显示右额骨骨折(黑箭),颅内积气(白箭);B,眶顶、筛骨粉碎骨折,轴位CT显示右眶顶筛骨粉碎性骨折(箭);C,左眶粉碎性骨折,冠状CT显示左眶顶抬高骨折(箭),眶外壁骨折,眶顶内侧与颅内相通(弯箭),眶容积明显扩大

眼眶骨骼发育不良,轻则引起眶上裂扩大,重则尤其是眶外壁、眶顶的大范围骨缺损或全部骨缺损,造成脑膜和脑组织突入眶内,临床上表现为典型的搏动性眼球突出(图2-2-3)。术前冠状CT是了解筛骨水平板位置的最佳手段,不可忽视(图2-2-4)。

(二)眼眶的局部解剖

眼眶(orbit)是一个窄小的解剖空间,内含许多重要结构,特别是眶内有丰富、疏松的脂肪组织,对手术野是一个干扰,眶尖(apex of orbit)部神经、血管和肌肉密集,解剖层次不清,而且眼眶又被副鼻窦、脑和眼球等器官围绕,位

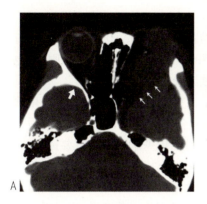
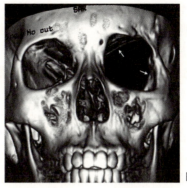
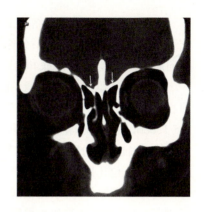

图2-2-3 神经纤维瘤病。A,轴位CT显示左蝶骨大翼缺失(小箭),脑组织疝入眶腔导致眼球突出。右侧骨壁正常(大箭);B,三维重建显示左眶壁大范围缺失(箭头)

图2-2-4 冠状CT显示双侧筛骨水平板位置(箭头)

置深在,使眼眶手术更加困难。

1.骨眶解剖

骨性眼眶是一个锥形、梨状结构,容积约33mL。眼眶前部开口宽4cm,高3.5cm,但是眼眶的最大径位于眶缘后1cm。从前向后眶分为三部分:前方为眶缘,较厚;中间较薄;后1/3的眶尖,较厚。后1/3眶尖部为颅底的一部分。眶缘又分为上方的眶上缘、下方和外侧的额部以及内侧的鼻筛部。骨眶的解剖示意图见图2-2-5。

(1)轴位平面 眼眶呈一对三角形结构。有些测量值对眼眶手术很有帮助,应牢记。两侧眶内壁距离为2.5cm,自前泪嵴至视神经管眶口前端约4.5～5cm。外侧壁与内壁相交约45°角,两侧外壁略呈90°角。外壁自眶缘至眶上裂距离

4cm。由于眶外缘与内缘相比明显靠后或者称眶开口的平面略向外旋转,故眶外缘接近眼球赤道部的水平(图2-2-6)。

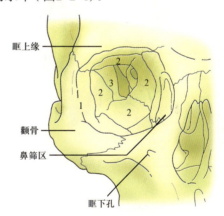

图2-2-5 骨眶的解剖示意图

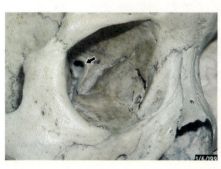
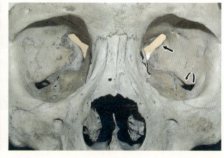
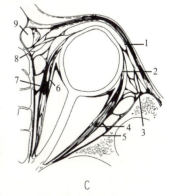

图2-2-6 眼眶的轴位解剖。A,眼眶骨正面观,示眶上裂(箭头)和眶下沟裂(弯箭);B,眼眶斜面观,示视神经孔(箭头);C,眼眶水平面。1.轮匝肌,2.Tenon囊,3.外侧支持韧带,4.外直肌,5.骨膜,6.Tenon囊,7.内直肌,8.内侧支持韧带,9.泪囊窝

（2）眼眶壁 眼眶在结构上虽不呈盒状，但它有4个壁。内壁和眶顶向后延伸至视神经管；外壁向后终止于眶上裂；眶底和内壁向后达眶下裂。

①眶顶：眶顶呈三角形，面向下，也稍向前。前部显著光滑、凹陷，最大的凹陷处距眶缘1～1.5cm，相当于眼球赤道部。眶顶由额骨和蝶骨小翼构成。前面部分眶顶被气化额窦占据。眶上切迹或眶上孔位于眶上缘内1/3交界处。眶顶除蝶骨小翼部分较厚外，其余均很薄，半透明，并且脆弱。眶顶可因各种外伤如木棍等直接刺伤致眶顶骨折（图2-2-7）。额神经在眶顶部的骨膜下，从后向前经其全长，并与之接触。经额开眶时打开眼眶顶即可见骨膜下纵行走向的额神经。眼眶上部手术时可经内上结膜（相对较安全）或外上结膜（有损伤泪腺导管和提上睑肌的危险）进入眼眶，也可经眉弓下皮肤或双重睑进入眼眶。

②眶内壁：内壁略呈长方形，内壁主要由筛骨纸板、筛窦和额骨间缝构成（相当于筛前后孔的水平），额骨间缝是内壁眶减压的重要标志，它标志着筛窦顶部，切除骨质时超过此缝可能暴露额叶硬脑膜，此种结构的关系最好以冠状面显示。前、后筛血管神经束位于此缝中，也是手术中必须确定的标记。前、后筛孔向后延续即达视神经管上缘。前颅窝的某些脑膜瘤和筛板上部的血供主要来自筛动脉，因而术中钳夹此动脉可减少术中出血。从前泪嵴至前筛孔约24mm，前筛孔至后筛孔12mm，后筛孔至视神经孔前端5～6mm。泪骨位于筛骨前部，并构成泪囊窝后部，泪骨是鼻外侧壁的一部分，它覆盖中鼻甲前端，内眦韧带的后支插入后泪嵴。泪骨向上隆起构成前泪嵴，是内眦韧带前支的附点，由此可见前后泪嵴构成泪囊窝。内壁后端由蝶骨构成，蝶筛连接处变异较大，主要是视神经管区。筛骨和上颌窦间的骨质构成内壁下缘，此处有较坚硬的骨嵴支持内下方眼眶。此骨嵴在内下壁眶减压时前部应保留，以减少眼球及眶内容的移位（图2-2-8）。

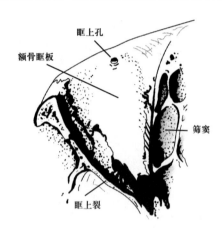

图2-2-7 眶顶仰面观

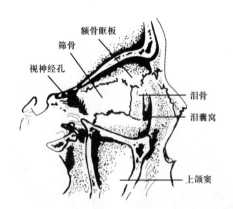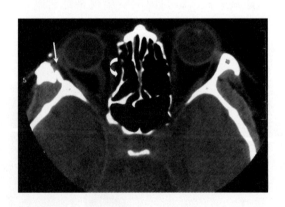

图2-2-8 眶内壁的解剖。A,眶内壁解剖示意图；B,眶内壁骨折。轴位CT显示右眼球内陷，眼眶内壁（弯箭）、外壁骨折（箭头）

③眶底：眶底呈三角形，上颌骨和蝶骨大翼构成眶下裂的关系应认真研究。经眶下裂前部从眼眶至翼腭窝并无明显的神经血管结构。眶下神经经翼腭窝进入眶底，从内向外走行至眶下裂前端距眶底前缘约2cm处，再向前进入眶下管，最后经眶下孔达面部（图2-2-9A）。由于眶底较薄

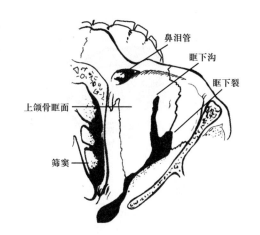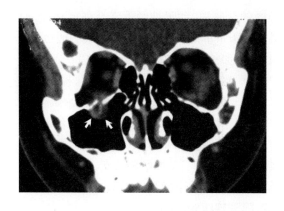

图2-2-9 眶底的解剖。A,眶底解剖示意图;B,右眶底骨折。眼眶冠状CT示右眶底骨折,眶内软组织疝入上颌窦呈"泪滴状"(箭头)

且有眶下神经管存在,所以眼眶外伤时常造成眶底骨折,引起一系列眼部症状(图2-2-9B)。

④眶外壁:眶外壁为三角形,基底向前。眶外壁由颧骨和蝶骨构成,后部以眶上、下裂为界。蝶骨的厚度不同,前端较厚,至眶上裂处较薄,此厚度对外侧开眶很重要。眶外壁和眶顶交界处为蝶额缝,在蝶额缝附近的眶上裂外端常有一孔,经此可自眼眶通向中颅窝,有一支脑膜动脉和一支小静脉经此孔穿过。眼眶后上外壁,蝶骨大、小翼构成眶上裂。

眶外壁的下端,蝶骨大翼下缘和光滑的上颌窦后壁构成眶下裂。眶下裂后为翼腭窝。外壁前部由颧骨构成,眶外结节位于外缘后5mm,眶外结节是外直肌制止韧带、眼球悬韧带、睑外侧韧带和提上睑肌腱膜等组织的附着点,眶外缘上1/4交界处为颧额缝,外侧开眶分离骨膜时此处粘连重(图2-2-9B)。

(3)眼眶有关腔隙

①眶上裂:在眶顶和眶外壁之间,是蝶骨大、小翼间的裂口。其外端由额骨封闭,内端较宽,在视神经孔之下。眶上裂长约22mm,为眼眶和中颅窝间最大的通道。经过总腱环之上的有滑车神经、额神经、泪腺神经、眼上静脉及泪腺动脉返支(图2-2-10A,B)。经过环内或外直肌二头之间的,由上向下依次为动眼神经上支、鼻睫神经、睫

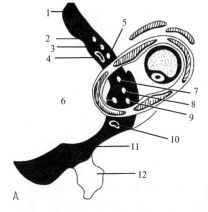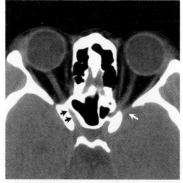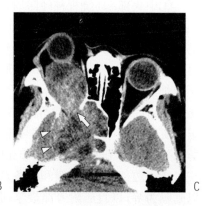

图2-2-10 眶上裂的解剖。A,眶上裂解剖示意图;B 轴位CT示眶上裂(白箭)和视神经管(黑箭);C,右眶神经鞘瘤,轴位CT显示右侧眼球明显突出,球后椭圆形高密度肿瘤,眶上裂明显扩大(箭),并显示肿瘤向鞍旁蔓延(箭头)。1.眶上裂;2.泪腺神经;3.额神经;4.眼上静脉;5.滑车神经;6.外展神经;7.动眼神经上支;8.鼻睫神经;9.动眼神经下支;10.眼下静脉;11.眶下裂;12.眶下沟

状神经的交感根、动眼神经下支及外展神经,有时最下为眼下静脉。某些眼眶肿瘤可经眶上裂向颅内蔓延,如神经鞘瘤等(图2-2-10C)。

②眶下裂:在眶底和眶外壁之间,构成眼眶和翼腭窝与颞下窝的通道。眶下裂自视神经孔外下方、近眶上裂内端起始,向前、向外,长约20mm,其前端距眶下缘约20mm。眶下裂的后端接近圆孔和蝶腭孔。此裂有三叉神经第二支、颧神经、蝶腭神经节的眶支及眼下静脉至翼丛的吻合支经过。

2.眼眶软组织解剖

(1)眶骨膜、脂肪及其相关结构　骨膜外间隙是眼眶手术的常用途径。骨膜在眶缘,眶上、下裂等处与骨壁紧密粘连,手术分离应小心,若撕破骨膜,可导致眶脂肪脱出。由于眶缘后1 cm的眶腔较宽,此种结构给手术中的分离带来麻烦。如不了解此种关系,垂直向眶内分离则撕破骨膜,致眶内脂肪涌出。实际上除眶外结节和眶缘外,其余骨膜非常易于分离,当然眶上、下裂处粘连也较紧密。

Knoornneef认为眶内网状结构将脂肪分成小叶和脂肪袋。在眼眶中后部,这些间隔呈隔膜状,界限不清,以致无明显的肌间隔分离锥内和锥外。眶内容的自由活动依赖于这些间隔相互滑动,且互不影响;而外伤或手术及炎症后可使之破裂或瘢痕化,将会在临床上产生眼球运动障碍,这就部分解释了眼眶爆裂性骨折后的复视问题。

①中央部:环绕视神经四周是疏松的组织,当眼球转动时,视神经及四周的血管神经易于移动。脂肪小叶很小,所包围的中隔也极细薄,解剖时容易剥离。一般脂肪叶为纺锤形,其长轴平行于视神经。眼球后部的中隔连续至眼球囊,使脂肪剥离后尚有齿状突起遗留在眼球囊上。脂肪和眼球囊之间没有间隔,故眼球与囊共同转动时脂肪也随之移动。眶前部脂肪分布如图2-2-11。

②周边部:位于骨膜和四条直肌之间,前方以眶隔为界,以直肌附着部最厚。脂肪被一层透明薄膜包裹,此膜又发出易撕断的细纤维连续至眶骨膜。此膜虽薄,若不破裂,膜和眶骨膜之间的血液只能到眼睑而不达结膜;一旦破裂,即形成

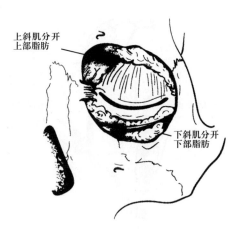

图2-2-11　眼眶前部脂肪分布

结膜下瘀斑。后部脂肪遮盖四条直肌的始端。眶脂肪的周边部因位于四条直肌之外的间隔区,故形成四叶,每一叶的后部连续到中央部,并且相互间有许多结缔组织中隔连接。

(2)眶上裂　眶上裂的神经血管结构经海绵窦,从眶上裂入眶,其结构关系与其在海绵窦内的位置有关。

(3)眼外肌

①眼外直肌:是眶内最明显的解剖标志。四条直肌起于肌腱环。上直肌、内直肌起始于蝶骨小翼和邻近视神经管的蝶骨体的Zinn环部;下直肌起于蝶骨体至大翼的Zinn环肌腱处;外直肌起于眶上裂缘和Zinn环上腱的蝶骨大翼结节。眼外肌经眶脂肪向前走行,并以肌锥为界限,肌间膜在眶后部不清,而眶前部界限明显。

②上斜肌:起于Zinn环的最内上端,在眶内向前紧贴额筛缝水平上方内壁走行。肌腹紧靠骨膜,内上方开眶时常可见到上斜肌腱穿过滑车。眼眶手术时如必要可在脂肪内暴露和切开滑车,但应小心,因为滑车内的任何瘢痕都可导致上斜肌运动受限。

③下斜肌:起始于内侧眶下缘骨膜、泪导管开口外侧。肌肉向外、向后经下直肌下方,以宽面附着于眼球外下方。当下斜肌经过下眶时,囊睑筋膜和Lockwood韧带包裹下斜肌。供应直肌的神经在锥内于后1/3进入肌腹。滑车神经走行于肌腱环外侧,进入上斜肌肌腹。下斜肌的支配来

自动眼神经下支的分支,下直肌手术易损伤。

（4）眼眶四个解剖间隙

①中央外科间隙:由肌肉和肌间膜围成的锥形间隙,也称肌锥内间隙。前为眼球,后为眶尖,其中主要有视神经、球后脂肪和神经及血管。这是眼眶肿瘤多发位置,常见的有海绵状血管瘤、静脉性血管瘤、视神经胶质瘤、视神经鞘脑膜瘤、神经鞘瘤等。因为此间隙位于眼球后部,故所引起的为轴性眼球突出。

②周边外科间隙:为骨膜与肌鞘膜之间的间隙,前部主要有泪腺,后部为脂肪充填。此间隙常发生的肿瘤有泪腺上皮性肿瘤、泪腺各种炎性假瘤、肉芽肿、神经鞘瘤、海绵状血管瘤、血管畸形等。此间隙病变体积较大时可侵及肌锥内。

③骨膜下间隙:为骨膜与眶骨间潜在的间隙,易于分离。此间隙在眶上、下裂和视神经孔处粘连紧密。由于骨膜下一般不与眶内沟通,手术切除此位置的肿瘤一般不会出现眼眶手术常出现的合并症。

④巩膜上间隙:为眼球与筋膜囊之间的潜在间隙,两者之间有疏松的结缔组织。此间隙在眶内或球内某些炎性病变时使之扩张,即间隙增宽,在B超上显示为筋膜囊水肿。

3.眼眶神经解剖和血管

（1）神经解剖

①感觉神经:眶内神经均来自三叉神经的第一支眼神经,供应眼眉、前额、眶周皮肤、眼、鼻外侧、鼻中隔、上唇等处感觉。眼神经在海绵窦外侧壁进入海绵窦,在眶上裂时已分为三支:额神经、泪腺神经和鼻睫神经。

额神经和泪腺神经:在眶上裂最上端入眶,于眶上部向前走行,经颅开眶时在骨膜下可见到额神经,这是开眶手术的一个重要标志。泪腺神经在眶外上方向前走行至泪腺及周围皮肤。眶上神经是最重要的感觉神经之一,眶上部切口不应损伤。

鼻睫神经:于Zinn环内上眶进入肌锥内,发出至眼球后长睫状神经和至睫状神经节的感觉神经。

睫状神经节:位于眶尖部视神经的外侧,它接收至睫状体的副交感神经和达虹膜括约肌的副交感神经。

上颌神经:经圆孔于翼腭窝深部进入眶下裂。此神经经翼腭窝向前外走行,发出蝶腭支向内经蝶腭孔支配鼻黏膜的感觉;向上发出齿槽分支支配牙龈、牙、外侧上唇;其颧支经眶下裂入眶。上颌神经主干向前为眶下神经,进入眶下沟、眶下管达上颌骨前面,支配下睑、颊部、内侧上唇的感觉。

②运动神经:运动神经包括动眼神经、滑车神经、外展神经。

动眼神经:动眼神经起自后交通动脉和大脑上动脉之间的脑干,在颅内开始端为很短的一段,然后进入海绵窦侧壁。此神经经海绵窦侧壁的内层,在进入Zinn环内的眶上裂之前分为上、下支,通过上、下支支配7条眼外肌中的5条。上支支配上直肌,并经或围绕上直肌内缘支配提上睑肌。下支在眶尖部分为3根:第一根走行内侧支配内直肌;第二根支配下直肌;第三根走行最长,沿下直肌外侧包绕下斜肌,途中发出副交感支达睫状神经节,支配瞳孔括约肌。

滑车神经:滑车神经起自脑干后部,头部钝性外伤易损伤此神经。滑车神经在颅内经一长距离后进入海绵窦侧壁,经动眼神经下方,在窦壁内,向上绕过动眼神经,于Zinn环上肌锥内进入眶上裂。此神经从外向内于肌腹后1/3交界处插入上斜肌外缘。

外展神经:外展神经进入海绵窦,与其他神经一起经眶上裂的肌锥入眶,沿外直肌肌腹走行于后1/3交界处穿入肌肉内。

（2）血管解剖

①颈内动脉系统:眼动脉是颈内动脉的第一大分支,是在颈内动脉刚出海绵窦后发出的分支,此处视神经位于眼动脉上方。眼动脉加入视神经后,与视神经内下方一同进入视神经管。

眼动脉是唯一进入眼眶的颈内动脉分支,为眼眶及眼球提供主要血液供应。多数人的眼动脉有大量的侧支循环来自颈外动脉与眼眶的吻合血管,因此早期手术可安全地将眼动脉在视神经管内、颅内或眶内发出分支之前结扎而保留视功能。眼动脉的远端支,尤其是脉络膜血管和视网膜中央动脉是终末支,各种眶内的手术操作均应注意勿损伤终末支,防止眼部缺血和失明。眶内的眼动脉分支变异较大,眼动脉在眶尖部的主干和少数较大的分支在眼眶手术或动脉造影中可见。眼动脉于视神经外下方入眶,并紧紧固定于视神经管的硬膜上。眼动脉还分为眶上、滑车上、鼻背和睑内侧动脉。

眼动脉在眶尖部的分支包括视网膜和脉络膜的终末动脉。2～3支后睫状动脉穿过巩膜支配眼前节,15～20支后睫状短动脉于视神经周围进入巩膜供应脉络膜和视乳头。泪腺动脉起自眶尖,沿外直肌外上方走行支配泪腺,它与脑膜中动脉和颞动脉有吻合。4条直肌的动脉在肌肉的肌腹附着点进入眼球与后长睫状动脉吻合,供应眼前节。

②颈外动脉系统:上部颞浅动脉供应前额,并与眶上和滑车上动脉吻合。在内侧,内眦动脉与鼻背和睑动脉分支吻合。眶深部供应鼻黏膜和中隔的蝶腭动脉,与前后筛动脉吻合。在下方,眶下动脉与下睑部动脉吻合,在眶深部的走行中,眶下动脉分支沿眶下沟入眶与肌动脉吻合。在上外侧,脑膜中动脉(上颌动脉分支)与眶内泪腺动脉吻合。

③静脉系统:无瓣膜的眼眶静脉向后引流。内眦静脉、鼻额静脉和眶上静脉汇合成眼上静脉。眼上静脉有三段:第一段沿上直肌内侧向后外走行邻近滑车;第二段于上直肌下进入肌锥内;第三段沿上直肌外缘进入眶上裂,入海绵窦。眼下静脉于外下侧形成一静脉丛,向后引流,与眼上静脉的分支吻合,经眶下裂进入翼丛,后直接入海绵窦。眶前部,内侧眶静脉主要引流内眦静脉和滑车上静脉。

(三)视神经管和视神经

1.视神经管的解剖

视神经管直径4.5mm,长8～10mm,眶口位于眶尖最内上方的蝶骨小翼内,其走行向内呈45°角,向上呈15°角,此种走行可在经筛、蝶入路时见到视神经管的内壁。视神经管正中表面突入蝶窦的上侧面。研究发现视神经和蝶窦之间有神经鞘膜和黏膜分隔仅见于4%的标本中,78%的标本中两者之间起分隔作用的骨壁厚度小于0.5mm,因此,在经蝶骨手术中蝶窦侧壁的操作极可能损伤视神经。

视神经管有三个壁:内壁、外壁和顶壁。内壁是眶内壁最上和最后端的延伸,并在蝶窦外壁前上部形成骨压迹。但视神经管内壁的形成可有变异,包括被部分或全部筛窦气房所包绕,后者称Onord气房。视神经管顶壁是蝶骨小翼的根部、视神经管内壁和顶部联合,其骨壁厚度2.3mm。视神经管顶与蝶窦顶相连,构成前颅底。外壁由起源于蝶骨体下部的小翼柱构成。视神经管外侧柱位于Zinn环内,构成眶上裂的内界。

视神经管的颅内开口处视神经固定,其上缘处形成硬脑膜镰状缺口,当蝶鞍内腺瘤或颈内动脉瘤上抬视交叉,甚至弥漫性严重脑水肿时,视神经上缘受压呈"V"形切迹。两侧视神经离开视神经管后孔或内口后经第三脑室前下底部上升,与鼻结节线呈45°汇集于视交叉。颅内段的视神经平均长度为(17±2.4)mm,偶尔颅内段的视神经较短而使视交叉直接位于蝶鞍上,称之为前置视交叉,绝大多数情况下视交叉均在鞍膈上方(10.7±2.2)mm处。因此,只有当垂体腺瘤体积足够大时,平均为22～24mm,才能侵犯视交叉而引起视野缺损。

2.视神经

视神经是大脑的白质,长4～5.5cm。视神经分四段:眼内段,长1mm;眶内段,约25～30mm;管内段,约5～10mm;颅内段,约16mm。眼球后极部至眶尖视神经管前端长度为2cm,所以视神经在球后呈"S"形,使眼球自由活动。因此,视神经从眼球至视交叉的总长度约5～6cm,其中眼内段即视盘,还可分成视网膜段、脉络膜段和巩膜段,视网膜神经节细胞轴突在此处从神经纤维层突然转向后方离开眼球。

筛板后的视神经直径由3mm突增至眼眶中部的4mm和颅内段的5mm,此处大约2/3的间质细胞由少突神经胶质细胞构成,这与髓鞘形成并包绕神经轴突有关,视神经的髓鞘和其他周围神经的髓鞘不同,即并非由雪旺细胞而是由少突神经胶质细胞形成,故而与脑白质传导束的髓鞘相似。视神经的眶内段和管内段有完善的与软脑膜相连的分隔膜,形成与轴突长轴方向一致的多孔状圆筒,将视神经分成各种形状和大小的平行神经束,增加了视神经的强度和柔韧性。星状胶质细胞与软膜紧密连接,起到营养和支持轴突作用,也参与组成血脑屏障。

大约在眼球后1cm处,眼动脉主干穿越软脑膜层的下方,通过充满脑脊液的蛛网膜下腔,处于中心轴位置,在视盘中心移行为视网膜中央动脉。视网膜中央动脉并不直接为视神经头部的筛板或筛板前段供血,视神经头部的筛板或筛板前段是由吻合动脉网或Zinn-Haller环供血,该吻合动脉网一般由4个短的睫状动脉组成,也有更多较小的Haller动脉环的小分支,具有自动调节功能,呈放射状排列。因此,视网膜内层由视网膜中央动脉供血,而视神经乳头则由脉络膜血管和睫状后动脉供血。

视神经的眶内段,长大约25mm,超过眼球后极部至眶尖之间的距离(<20mm)。由于在眶内的行径迂曲较长,眼球运动时视神经能在眼球后脂肪垫内自由移动,还可在眼球后视神经拉紧和扭曲前允许眼球外突6~8mm。视神经和来源于上、下、内直肌的结缔组织一起在眶尖部进入骨性视神经管,称为Zinn环。

视神经移行于大脑半球额叶直回下方,大脑前动脉和前交通动脉位于额叶与视神经之间,在前床突内侧,视神经正好位于颈内动脉海绵窦内段虹吸段之上,并借视神经周围组织支架与海绵窦相隔。当眶内发生占位病变时,出现眼球突出,高度眼球突出时视神经可将眼球后极部拉成"帐篷状"。如果由于肿瘤必须剪断视神经时,可自眼球后极部将肿瘤连同视神经一同剪断。但距离眼球后极部远则可能残余肿瘤,距离眼球后极

部较近时有可能导致眼球壁破裂,眼内容脱出。剥离视神经鞘后,其软脑膜血液供应会因此导致栓塞,这就是为何视神经鞘脑膜瘤将肿瘤完全切除,保留视神经,但功能仍完全丧失。

三、前颅底的骨性结构应用解剖

前颅底由额骨眶板、筛骨筛板(cribriform plate)(筛板及鸡冠)、蝶骨小翼(lesser wing of sphenoidal bone)和蝶骨平台(planum sphenoidale)构成,约占颅底前后径的1/3,内深外浅。成人鸡冠平均长21.6mm,宽4.7mm,高12.1mm。约10%的鸡冠可气化,与额窦相通。前颅窝右侧半通常大于左侧半,同较宽大的右侧额叶相一致。前颅窝的前壁和前外侧壁为额鳞,上有额嵴,为大脑镰附着处。前颅窝正中为嗅窝,容纳嗅球,其底为筛板,两侧嗅窝间为鸡冠,大脑镰附着于其上。其前方有盲孔,内有穿行静脉,沟通上矢状窦与颅外静脉系统。嗅窝外方为额骨眶部,构成眶顶。按Irish所述,前颅底是指位于前颅窝的颅骨,其下方为额窦、筛窦、蝶窦、鼻腔和眼眶,其上方为前颅窝,由额骨眶部、筛骨筛板和鸡冠、双侧蝶骨小翼和蝶骨体前部构成。其前壁及前外侧壁为额骨鳞部,与额窦仅有一菲薄骨板相隔。额鳞中线下端为额嵴,是大脑镰的附着处。前颅底的两侧为额骨眶部,构成眶顶,厚度约为0.7~1.1mm,呈弧形向上隆起,承载额叶底部。额骨眶部后方与蝶骨小翼相接,形成蝶额缝。

前颅底的后界以蝶骨小翼后缘、前床突后缘、视神经管颅口、视交叉沟前缘与中颅底和蝶鞍为界。但实际上,在此界限之后的脑下垂体、视交叉等中颅窝肿瘤亦可行前颅窝开颅术加以处理。两侧为额骨眶部。前颅底的正中为筛骨筛板,构成骨性鼻腔的上壁,稍凹陷,嗅丝即通过该处而分布于鼻腔嗅区。前颅窝正中凹陷部分为嗅窝,容纳嗅球,其底为筛板,两侧嗅窝间的骨嵴称鸡冠,大脑镰附于其上。前颅底分为三区:①前颅底骨性结构本身,包括骨眶板、筛骨、筛板、蝶骨小翼;②前颅底上区,包括紧邻颅底内上面的各种结构,如大脑额叶、硬脑膜和嗅神经等;③前

颅底下区，它的中央结构主要有鼻腔顶和筛窦等，两侧主要有眼眶、视神经和泪腺。

1. 前颅窝的前壁及前外侧壁

前颅窝的前壁及前外侧壁主要指额鳞。额鳞中线下端为额嵴，是大脑镰前端的附着处。额鳞、鼻部及眼眶之间有额窦。额窦上达眉弓，外侧达眶上切迹，其形态、范围和数目常有变异。额窦最大者向上可至发际，向外侧可达额骨的外侧角突。在经额部开颅时容易损伤额窦，造成颅内感染，术前应根据影像学检查结果判断额窦范围。

眶上缘内侧半有眶上切迹（孔）及滑车上切迹（孔）。眶上切迹（孔）及滑车上切迹（孔）均有神经血管通过，经额底入路常需辨别和保护。一般以位于眶上缘内、中1／3交界处或其附近者为眶上切迹（孔），以靠近鼻根部者为滑车上切迹（孔）。其上方的弓状隆起称眉弓，眉弓的平均厚度为8.86mm。左、右侧眉弓在正中线的相交处称眉间，与额极相当。每侧额鳞的最突出处为额结节（隆凸），以儿童较显著，与额中回对应。眶上神经和滑车上神经均属额神经的末梢支，前者较粗大。成人眶上切迹出现率为71.5%，眶上孔出现率为49.5%。92.5%的眶上切迹（孔）位于眶上缘内中1／3交界处，2.5%在此内侧，5%在此外侧。偏离范围为0.5～2.5mm。眶上切迹及眶上孔至中线的距离分别为22.01mm和26.15mm；眶上切迹宽度为4.02mm，眶上孔横径及纵径分别为3.03mm及1.52mm，眶上孔距眶上缘3.35（0.8～9）mm。滑车上切迹（孔）的孔径约为眶上切迹（孔）的1／2，切迹明显比孔多见，与眶上切迹（孔）间距7.25mm。眶上切迹及滑车上切迹均有横行的纤维结缔组织，形成骨纤维管，固定神经血管束。在眶上缘上方8～10mm范围内分离皮瓣时，应注意眶上孔及其神经血管束。

2. 额骨眶部

额骨眶部亦称眶板，属于前颅窝两侧部，构成眶顶，其内侧经额筛缝接筛窦什筛板，后方经蝶额缝接蝶骨小翼，额窦和筛窦均可伸入眶顶。眶顶是前颅窝的最薄区，成人为1.00～2.00mm。

两侧眶顶间为筛骨嵌入其中。眶顶内侧缘部下面有许多筛小窝，构成筛窦顶壁，其中有两条横沟，同筛骨迷路相应部分结合，构成眶颅管和眶筛管，分别开口于眶面的筛前孔和筛后孔，有神经血管通过。眶顶的脑面凹凸不平，冠状面上每侧眶顶均呈拱形外观，其隆起处与额叶眶面的脑沟相对应，凹陷处与脑回相对应。

3. 筛骨筛板、筛顶板

筛骨（ethmoid bone）位于两眶之间，前接额骨，后接蝶骨，上为颅腔，下为鼻腔及上颌窦，中间为骨性鼻中隔，左右对称。分为横行的筛板、中央的垂直板及两侧的筛骨迷路，筛窦位于筛骨迷路中。筛前、后孔间距13.82（6.92～26.70）mm，筛后孔距视神经管眶口5.12（1.98～8.44）mm。筛前、后孔60%在额筛缝以上，36.5%在缝处，45%在缝下方。寻找筛前、后动脉时，可沿额筛缝水平或两侧内眦连线或稍偏上水平，仔细剥离眶骨膜，接近骨孔时，即可见骨膜向孔内会聚而不易剥开。筛后孔与视神经管眶口间有骨性隆起相隔，可仅隔2mm，处理筛后动脉时应注意保护视神经。筛前、后孔间偶可有1～2支细小的副筛动脉入眶内侧壁，不要误作筛后动脉。前颅窝顶壁及筛板区是前颅底手术的高危区。筛窦顶壁及筛板构成了颅前底的中间部，是整个颅底最薄弱区，也是外伤及鼻窦手术最易损伤的区域。

（1）筛骨筛板　筛板为筛骨暴露于颅内的部分，其内有许多小孔，筛板位于前颅窝底中央，为嗅窝的最底部，筛骨板是前颅窝中的薄弱部位（图2-2-12），也是颅鼻沟通瘤的常见交通部位。成人筛板平均长20.8mm，其中约2/3构成嗅窝底。筛板上有许多筛孔，有许多嗅神经穿过，形似筛状。每侧平均有44（26～71）个小孔，嗅丝随硬膜和蛛网膜向外延伸，伴有筛前、后神经、血管穿过筛板，嗅丝入颅后至嗅球，位居其上方。筛前动脉最大的鼻支和筛前神经通过筛板、筛窦孔离开颅腔。筛板正中部被鸡冠分为左右两侧，鸡冠上覆盖有硬脑膜，大脑镰附着于此。鸡冠的前上方为盲孔，为上矢状窦始端。筛板呈中间宽前后窄的梭形状。筛板外侧与额骨眶板相接，形成额筛

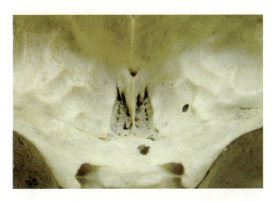 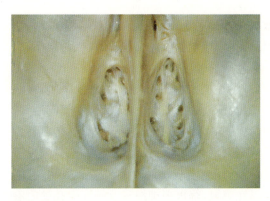

图2-2-12　筛骨筛板的解剖

缝；筛板后缘与蝶骨相接，形成蝶筛缝。筛板下方外侧为筛骨迷路，内有筛窦气房。筛板和眶顶部极薄，易在外伤中形成骨折。

筛板的范围：筛板平均长（前后径）21（113.8～28.2）mm，自前向后逐渐增宽，前端横径为3.6（1.6～5.6）mm，后部横径为5.8（3.6～8.0）mm，高出Frankfort平面22mm（图2-2-13）。其上表面并不平直，常有一定程度下陷及倾斜，形状亦有差异。外侧接额骨眶板，后接蝶骨体。正中部有个三角形的板状突起，称鸡冠（crista galli）。后部低而薄，前部翘起，长约21mm，高约12mm，覆以硬脑膜，游离缘有大脑镰附着。在冠状切面上，前颅窝整体上呈漏斗状，最深处为鸡冠两侧的筛板，通常低于眶顶内侧缘，呈窝状称嗅窝，临床上称为"嗅沟"（olfactory

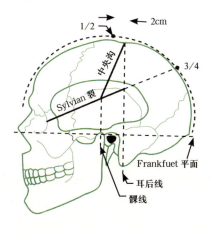

图2-2-13　Frankfurt平面，也称基线：眶下缘到外耳道（EAM）上缘的连线

groove），概念上同嗅束对应的脑沟有区别，亦有称后者为嗅束沟（olfactory tract sulcus）。

（2）筛顶板　筛顶板为筛窦的顶壁，位于筛板的外侧，是一向后向内下倾的骨板，组成前颅底的一部分，为额骨眶板的内侧部分，是一向后向内下倾斜的骨板。其大小和形状根据筛窦气化的程度有关，如果额窦气化发育好，可气化至筛窦的上方，此时的筛顶板的前部就可能构成了额筛板，成为额窦的底或后壁。由眶顶向筛板下倾斜的形式有两种：一种是直接斜向筛板；另一种是先形成一平台，在近筛板时陡然下降形成嗅窝。筛顶板与筛板间形成嗅窝，使筛顶与筛板间形成一高度差，前筛顶板与筛板之间形成的高度差的平均值为8.8mm，后筛顶板与筛板之间形成的高度差的平均值为2.8mm。

（3）嗅窝　筛顶板与筛板间移行如是先形成平台，再陡然下降即形成嗅窝（嗅凹）。嗅窝有三种类型：①Ⅰ型（12%），筛板几乎与筛窦顶位于同一水平，嗅窝很浅或几乎不存任；②Ⅱ型（70%），筛窦顶高于筛板，嗅窝较深，该窝的外侧壁即是上部筛窦的内侧壁，筛板菲薄（为颅底最薄的区域）；③Ⅲ型（18%），鸡冠低于筛窦顶，嗅窝的深度即是鸡冠的高度。

嗅窝是前颅底最低处，左右各一，浅者仅1～3mm，深者达8～16mm。嗅窝内侧界为鸡冠，外侧是筛窦气房，常高于嗅窝。嗅窝的底为筛板，其中部多下陷，其前后缘覆以硬脑膜构成镰状皱襞，称嗅幕。筛顶板与筛板间移行形成嗅窝者占半数以上,这时的筛窦顶壁明显高于筛板,并形成嗅窝侧壁,该壁骨板比筛顶板薄,极易损伤。

4.副鼻窦

前颅窝与副鼻窦及眼眶相毗邻。前颅窝底为筛窦、蝶窦及眼眶的上壁,前壁为额窦的后壁,其中筛板和额骨眶部等处骨质菲薄,外伤时易骨折形成脑脊液鼻漏,眶周、结膜充血,逆行颅内感染等,骨折线延及视神经管还可造成失明。前颅窝硬膜在鸡冠、筛板视神经管及颅底裂孔处附着牢固,余处则相对较松。大脑镰居中,附着于鸡冠上并向后延伸,分割左右半球,上、下矢状窦位于大脑镰的上、下缘,为脑的重要引流静脉,前、中颅窝交界处尚有沿蝶骨嵴走行的静脉窦,主要收纳脑膜中静脉的引流。前颅窝硬脑膜的供血动脉主要来自筛前、筛后动脉,蝶腭动脉的分支以及脑膜中动脉,前颅窝硬脑膜的感觉神经主要为筛前神经。两侧颈内动脉的分支——大脑前动脉,经前交通动脉相连接后沿纵裂在前颅窝脑底前行,转而向上,供应大脑半球内侧面。

(1)额窦 额窦位于额骨内,居额鳞、鼻部和眶部之间,其形态范围和数目常有变异。至3岁时可在平片上辨认。正位片上,5～6岁时额窦平均高6mm,宽6mm;14～15岁时平均高24mm,宽27mm;我国成人额窦前后径为7.7～8.0mm,左右径为24.8～26.2mm,上下径为28.8～29.6mm。额窦的数目、大小及形态有较大变异。有报道双侧均无额窦者,占13.2%;仅一侧有额窦者占19.2%;双侧均有一个窦者约为64.4%;一侧两个窦而另一侧有一个窦者占2.0%;双侧均有两个窦者占有1.2%。在眶上缘水平面上,额窦前壁厚度为0.8～10.0mm,多为0.8～3.0mm。

额窦在额鳞部上方可伸至眉弓以上,限于眉弓以下者占32.6%,平齐眉弓者41.7%,达眉弓与额结节之间者25.6%;在眶内侧壁可下达额筛缝,前达泪囊窝,后达筛后孔;外侧可达眶上切迹(眶上孔)之外侧,限于眶上切迹内侧者占36.3%,达眶上切迹者占40.1%,达眶上切迹与眶上缘中点之间者占9.6%,达眶上缘中点者占7.3%,至眶上缘中点之外者占6.7%。左右两侧无明显差异。少

数气化好的可达发际,外侧达额骨颧突。左右两窦互不相侵者占33.5%,左侧侵入右侧者占43.8%,右侧侵入左侧者占22.7%。少数侵入范围达5mm以上。穆家丰等根据其后前位投影情况将其分为5型:①Ⅰ型(额型):主要位于额鳞内,不向眶内伸展,占15.3%;②Ⅱ型(额及眶内、上壁型):除额鳞外,还见于眶上壁和内侧壁,占32.9%;③Ⅲ型(额及眶内侧壁型):向眶内侧壁伸展,占28.3%;④Ⅳ型(眶内、上壁型):完全位于眶内侧壁及上壁内,不存在于额鳞内,占3.5%;⑤Ⅴ型(眶内侧壁型):仅见于眶内侧壁内,占20%。

(2)筛窦 筛窦位于两侧的筛骨迷路内,容积为8～10mL,整体呈锥形结构,前窄后宽,呈蜂窝状,每侧有3～18个气房,气房的大小、排列及伸展范围极不规则,两侧不对称。按窦口所在部位将气房分为前、后两组,前筛窦开口于中鼻道,后筛窦开口于上鼻道,两组之前隔以菲薄的基板,前、后窦多不相通。成人筛窦前后径为3～4.5cm,上下径为2.0～2.5cm,前部宽不足1cm,后部宽不足1.5cm。各小房间均隔以薄骨片,脆而易碎。筛窦与眶内容物间由筛骨眶板及泪骨相隔。该板构成筛窦外侧壁的绝大部分,还构成部分眶顶及眶底。其前下宽,后上窄,呈矢状位,由内眦向后略凸向内侧。上部前后径为15.43(8.32～36.26)mm,下部前后径为25.67(14.94～31.62)mm;前部上下径为16.55(12.04～23.64)mm,后部上下径为12.89(8.44～17.12)mm;平均厚度地0.21mm。

筛顶壁长为28.2(13.4～48.2)mm,前端宽7.5(4.0～24.2)mm,后端宽9.6(4.0～32.5)mm;平均厚度为0.9mm,向筛板的移行部最薄,仅0.2mm。范围大小取决于筛窦气化程度,当向蝶窦及额窦气化时,则前后径增大;向眶上气化时,则宽度增大。前窄后宽,向后下倾斜,构成额窦底壁及前颅窝底的一部分。筛顶壁向后倾斜27°(5°～60°),向内侧倾斜11°(0°～30°)。内侧在中鼻甲附着处与筛板相接,外侧与额骨眶板相续,常看作眶顶的内侧部。外侧与内侧的筛板间,存在水平型和高台型两种连接方式。82.7%有高度

差,60%高于筛板4mm以上,最多可达12.3mm。筛窦气房随年龄逐渐增大。出生6个月时,筛板在Frankfurt平面上13.5mm;到9岁时,在平面上20.4mm;成人则为21.2mm。

筛顶壁是经筛窦手术的上界,损伤后易发生脑脊液漏。在行筛窦内手术时,切忌向内侧用力、刮匙及咬骨,手术方向均应严格限制在中鼻甲附着部外侧,以防误入颅腔。对于涉及筛窦者,术前应作前颅窝冠状面CT扫描,了解气化范围,防止盲目探查并损伤周围重要结构。筛窦及其邻近结构CT表现:①横断层面扫描可以清晰地观察到筛窦及其与眶和视神经的解剖关系,也可清晰地观察到视神经骨管与筛窦、蝶窦的毗邻关系,还可清晰地观察到颈内动脉和蝶窦的解剖关系,提示在进行筛窦和蝶窦手术时务必清晰地了解视神经和颈内动脉与筛窦和蝶窦的解剖关系,避免产生严重的并发症。②冠状层面扫描可以详细地观察到窦口鼻道复合体的结构和筛窦与眶内侧壁和颅底的解剖关系,同时可以显示出额窦、上颌窦及蝶窦,还可清晰地显示出筛窦顶和筛板的解剖关系。

(3)蝶窦　蝶窦的气化程度和形态变异很大,按气化程度可分为两种:较小的蝶窦,其后缘位于鞍结节垂直线以前者称为鞍前型,窦腔只限于蝶骨体内,窦壁较厚;另一种蝶窦较大,后缘位于鞍结节垂直线之后,名为鞍后型。窦壁较薄,此种蝶窦有42%发展到蝶骨体范围之外。蝶窦略似一个不规则的立方体,顶壁为蝶鞍窝骨板,上有垂体和视神经交叉。

蝶窦与蝶鞍窝的位置关系对垂体瘤手术有重要意义。蝶窦外侧壁上方与视神经管段相邻,其下方有颈内动脉隆起,蝶窦愈大则骨壁愈薄,甚至可有骨质缺损,致蝶窦黏膜与视神经或颈内动脉直接接触。外侧壁前方接近眶尖和眶上裂,蝶窦肿瘤可引起眶尖综合征。蝶窦前壁中央为喙部,与鼻中隔后缘上方相连接。喙部两侧有自然窦口,前壁近下方表面有蝶腭动脉,再前外侧为后组筛窦气房。蝶窦后壁骨质厚薄因人不同,蝶窦愈大后壁骨质愈薄,向后与脑桥和基底动脉相隔。

5.蝶骨平台及蝶骨小翼

蝶骨小翼后缘向后弯曲,弯曲半径在成人为26mm,该处硬膜厚度为2mm。前床突为蝶骨小翼后缘向后方弯曲突出而成,平均厚度约为6mm。视神经管位于前床突的内侧。前颅底的两侧为额骨眶部,构成眶顶,厚度0.7～1.1mm,向上呈弧形隆起,承载双侧额叶底部。

(1)局部解剖特点

①蝶骨平台:指蝶骨体的上表面,为一较宽广的骨面。前接筛板,后与视交叉沟间以蝶棱(limbus sphenoidalis)相隔,外侧移行为蝶骨小翼,下方为蝶窦或蝶上筛房。

②蝶骨小翼:为成对的三角形薄骨板,外侧端尖细,内侧端以两支连与蝶骨体前上部,上支薄而扁平,下支厚钝圆,二支间即为视神经管。小翼有上、下两个面和前、后两缘,上面平滑而微凹,向内侧续于蝶骨平台,构成前颅窝后部,承托额叶后部;下面构成眶上壁后部及眶上裂上界,位于额极前面;前缘与额骨眶板相接,隐于骨缝中;后缘光滑而锐利,构成"蝶骨嵴(sphenoid ridge)"的中部,突入外侧裂,其内侧端突向内后方,形成前床突(anterior process),有小脑幕游离缘(外侧岩突皱襞)附着。蝶骨嵴由内、中、外三个部分构成,这三段分别属于前床突、蝶骨小翼及蝶骨大翼,嵴外侧端距正中矢状面52.8(43～59)mm。

(2)前床突切除相关解剖　在常规前外侧手术入路中,常有部分前床突遮挡颈内动脉的硬膜下段近端部。在冠状平面上,前床突悬于ICA上方平均3(2～4)mm处。此段ICA全长都与骨质毗邻,其外侧面接触前床突的下内侧面,虹吸部向前接触视神经管支架。向内侧毗邻鞍前蝶骨,向后方达海绵窦边缘。术中可先切除前床突背面的硬膜,切除视神经管颅口后部的镰状皱襞。

6.视神经管

(1)内容物　视神经管是眶、颅间的骨性通道,有视神经和眼动脉穿过。

①视神经及其鞘膜:视神经由硬脑膜、蛛网膜及软脑形成的鞘膜包绕,硬膜鞘与管壁附着较

松,在眶口处分为两层,内层继续包绕视神经眶内段,与巩膜融合;外层与眶骨膜延续。眼外肌肌腱附着于硬膜鞘的两层分叉处,形成总腱环。蛛网膜层薄而细软,与硬膜间构成硬膜下腔,与软膜层间构成蛛网膜下腔。蛛网膜下腔充满脑脊液,颅内压可经脑脊液传递至眶内及眼球。

②眼动脉:眼动脉单独起于ICA者,占91.25%;起于脑膜中动脉和颈内动脉者,占7.50%;单独起于脑膜中动脉者占1.25%。眼动脉偶可经视神经管下的床—眼动脉孔入眶。起于颈内动脉者,84.81%源于其硬膜下段,15.19%源自其海绵窦段,眼动脉通常沿视神经下面行走,50%位于视神经下面正中,20%在下内侧,30%在下外侧;但远侧段有87.5%沿视神经下面外侧走行,然后绕视神经外侧面入眶;12.5%沿视神经下面内侧走行,然后经视神经内侧面入眶。

(2) 形态结构

①骨性结构:视神经管有3个壁,蝶骨小翼上、下支分别构成其上壁及外下壁,窦侧为内侧壁。其中上壁朝向前颅窝。视神经管长度是指其上壁长度平均为8.84(6.68 ~22.66)mm;外下壁长度为5.17(2.72 ~9.48)mm,内侧壁长度为10.2(8.10 ~13.52)mm。眶口处的厚度,上壁平均为2.51mm,外下壁1.45mm,内侧壁0.4mm;颅口处平均厚度,上壁0.52mm,外下壁1.28mm,内侧壁0.42mm;眶口平均高度0.52mm,平均宽度5.24mm;颅口处平均高度5.45mm,平均宽度7.77mm。眶口呈竖卵圆形,颅口呈横卵圆形,通常眶口稍小于颅口。眶口骨质往往环形增厚。为骨管最狭窄处,称视环。视神经管减压术中应除去眶口骨壁,以防水肿的视神经受卡压。

②镰状皱襞:视神经管上壁后缘往往有一弧形缺口,由硬脑膜返折形成的镰状皱襞填补,该皱襞自前床突向内侧延伸至蝶骨平台和蝶棱,覆盖视神经孔近端。有时,镰状皱襞特别坚韧,游离缘锐利,压迫视神经,在视神经上面出现深压迹。在颅脑外伤中,该皱襞可使视神经产生剪切伤。在该皱襞处,视神经无骨质保护,术中操作应轻柔。镰状皱襞前后径为2.67

(0.70 ~8.80)mm,较长者使视神经管上壁呈切迹状缺损。

(3) 毗邻结构　视神经管同蝶、筛窦关系密切,94%的视神经管同蝶筛窦外侧壁毗邻,蝶上筛房可使毗邻关系更复杂。视神经管在蝶窦或筛窦内形成隆起的比率和程度,同气化程度呈正相关,气化越好,形成隆起的比率即越高,隆起即越明显,骨壁亦越薄。

(4) 视神经管减压术的解剖学基础　视神经管易在额部受暴力时发生骨折,这是创伤性视神经病的最常见原因。视神经管内段受骨管限制,相对固定,在骨折或受到严重牵拉时,易致视神经挫裂伤、梗塞或出血以及视力减退,需尽早行视神经管减压术。在经额入路中,通常先自视神经管颅口处切开镰状皱襞,向前磨除视神经管上壁全长,纵行切开鞘膜;或先打开眶顶,自上斜肌与上睑提肌间入路寻找视神经眶内段,再沿视神经向后打开视神经管。经筛蝶入路中,应在窦腔的上外方寻找呈丘状、半管状或管状的视神经管隆起,常见于筛、蝶窦上壁与外侧壁间的移行部;若隆起不明显,可打开筛窦外侧壁寻找。视神经管内侧壁最薄,容易打开。

7.前颅底的解剖标志点

(1) 颞额颧点　位于颅骨侧面,额骨颧突前面与后面的交界处,为颧额缝的最外侧点。此点在额颧缝上平均8.0mm,frankfort 平面(FHP,是平蝶骨体底面的横截面)上47.7mm,此点后方为额下回。

(2) 棘点　为梨状孔两半的下缘最低点的切线与正中矢状面的交点。鼻棘点至前颅窝后界(视交叉前沟)的距离约为66.3±3.9mm,只要距鼻棘点不超过58mm,即可避免误入中颅窝;鼻棘点和视神经管眶口间的平均距离为61.0mm,两连线与正中矢状面所成的夹角平均约为11.5°,以此确定在行经鼻视神经管减压术时的入路方向和距离;鼻棘点至视神经管颅内口的平均距离约为66.4mm,表明在行视神经减压术或眶尖部手术时距离鼻棘点59mm 时,应十分小心,过深操作有可能进入中颅窝甚至损伤颈内动脉。

（3）眶内缘点　眶内缘点位于额骨、泪骨和上颌骨额突相衔接之处，即为额泪缝、额上颌缝和泪上颌缝三者的交点。眶内缘点（Dacryon点）是鼻外筛窦及鼻外视神经减压术的重要标志，较恒定，与筛前、筛后孔和视神经管眶口基本在同一水平，分开眶内侧缘骨膜即可找到，Dacryon点距筛前孔1.74(14.20～33.82)mm，距视神纤管眶口约4cm。筛前动脉经筛前孔向前内侧走行，在筛前管中通过筛窦。Dacryon点距筛前、筛后孔及视神经管眶口的平均距离分别为16mm、29mm、35mm，据此可定位筛前、筛后动脉，并避免损伤视神经。定位筛前后动脉也可基本确定筛板的位置。Dacryon点到前床突的平均距离49.8mm，颞额颧点到前床突的平均距离57.5mm，颞额颧点到颈内动脉管内口外缘的平均距离64.0mm。Dacryon点至眶上裂外侧缘平均距离为37.4mm，了解这些解剖特点有助于术中判断进入深度，及时保护眶上裂内重要结构。

四、前颅窝的硬脑膜

前颅窝的硬脑膜由不同方向的胶原纤维组成，硬脑膜在蝶骨平板上和蝶骨小翼后方处增厚，在嗅窝处则较薄弱。前颅窝的硬脑膜在鸡冠、筛板及视神经孔处附着紧密；手术剥离时容易撕破；在筛板与视交叉沟之间，以及蝶骨小翼后缘处附着稍差，其余部分如额窦后壁，其附着则较为疏松，与颅骨之间尚有潜在的硬膜外腔，故额窦外伤可致硬膜外血肿，额窦炎可并发破膜外脓肿。由硬膜内层在正中矢状面折叠而成的大脑镰，前端附着于鸡冠，后部与小脑幕相连。上矢状窦位于大脑镰上缘，起于大脑镰附着的前颅窝前壁破膜处；下矢状窦位于大脑镰的游离缘内，附着于鸡冠处的大脑镰前端。因为下矢状窦在此平面实际上并不存在，而上矢状窦则位于鸡冠前方。前颅窝后缘有由硬膜形成的蝶顶窦，此窦沿蝶嵴走行，主要联结脑膜中静脉和海绵窦，也接纳数支来自大脑浅静脉的桥静脉。

1.前颅窝硬膜与骨质间的联系

前颅窝的硬脑膜在鸡冠、筛板孔处附着紧密，手术时容易撕破，在蝶骨平台及蝶骨小翼后缘处附着稍差，其余部分附着疏松，与颅骨之间尚有潜在的硬膜外腔隙。

（1）前颅窝骨质同硬脑膜的结合程度　硬脑膜外层相当于颅骨骨膜，在颅底的孔、裂附近附着牢固，在静脉窦沟等部位则不很紧密。颅底骨质与硬膜间的黏合程度可分为紧密、松散和不结合三种情况。

（2）前颅窝硬脑膜与骨质间的血管神经

①筛前血管：筛前动脉经筛板前部的骨孔入颅，其脑膜支撑脑膜前动脉，通常供应前筛窦、额窦、筛板及附近硬脑膜，还发出供应大脑镰起始部的镰前动脉。

②筛后血管：筛后动脉经筛板后部的骨孔入颅，供应后筛窦、鸡冠后部及蝶骨平台硬膜，约有30%缺如。

③嗅丝和终神经：嗅丝(olfactory bundle)起源于鼻腔嗅黏膜内的双极嗅细胞，属于无髓纤维，经筛板进入嗅球(olfactory bulb)的内侧面和下面。每侧约有20支嗅丝，每支嗅丝均由硬膜和软膜蛛网膜形成的小管状鞘包被，其硬膜层向下与鼻腔骨膜融合，软膜蛛网膜层则形成神经周围细软的小梁状结缔组织。鞘内的蛛网膜下腔，下续于鼻腔黏膜，上通脑蛛网膜下腔，该腔内可能存在潜在的淋巴引流。骨折线通过筛板时，易撕破鞘膜，致脑脊液鼻漏。骨折还可损伤筛动脉，致鼻出血。终神经(nerve terminal)十分细小，为无髓神经纤维束，沿相应嗅束的内侧走行，在直回表面的蛛网膜下腔内呈丛状，其分支穿筛板，分布于鼻腔黏膜，其中枢端在嗅三角、内侧嗅纹及终板附近，可能属于交感神经，成年人均可见到。

④盲孔导静脉：穿经盲孔的导静脉，为鼻腔静脉与上矢状窦间的交通支，在小儿较明显，成人多已闭锁。约9%的上矢状窦起始于盲孔内。

⑤脑膜中动脉额支：脑膜中动脉额支，有分支分布于前颅窝外侧部硬膜，亦有小分支进入额骨眶板。

2.前颅窝的某些硬脑膜结构

硬脑膜在前颅底后缘形成蝶顶窦(sphenoparietal sinus），此窦沿蝶骨嵴走行，主要连接脑膜中静脉和海绵窦，也接纳数支来自大脑颞叶前端的桥静脉。

（1）嗅窝区硬脑膜 嗅窝表面的硬脑膜较薄，紧贴筛板，有嗅丝和筛动脉通过，被筛板和嗅球紧密夹在中间，向下凹陷。其前、后端均向大脑镰返折，形成稍高起的皱襞样结构，称嗅幕。由于该区不平坦，又有嗅球遮挡视野，常使脑脊液漏口的探查有困难，所以有人直接用大片骨膜或颞肌铺于该区上，以防遗漏漏口。

（2）蝶骨嵴区硬脑膜 蝶骨嵴区硬脑膜较厚，蝶骨小翼后缘的硬脑膜厚度为2(1.5～3.0)mm。该区硬脑膜与骨面黏着较紧密，出入骨面的小血管较多，在翼点入路中咬除蝶骨嵴时，见此处硬膜容易被剥破，硬膜外出血亦较多，出血不仅来源于骨断面，还来源于附近的硬膜和骨面。

①脑膜中动脉额支：供前颅窝的分支越蝶骨嵴，分布于眶顶外侧区，又称眶脑膜动脉。在蝶骨嵴外1/3处前方，有分支穿出硬脑膜，前行1～2cm，进入骨质中。眶支沿眶支沟走向前外方，穿眶支孔入眶。眶支孔位于眶上裂外侧，距眶上裂外侧缘7.0(2.0～15.0)mm，孔径多小于1mm。眶支46.3%以单支入眶，6.0%以双支入眶，偶以三支入眶。

②蝶骨嵴外侧端的硬膜血管：自穿出骨面到进入硬膜，平均长度12.5mm，内径0.2mm。

③脑膜中静脉窦和蝶顶窦：脑膜中静脉窦与脑膜中动脉伴行，紧靠动脉两侧，内有许多蛛网膜颗粒，收集硬膜小静脉，向上通入上矢状窦。伴脑膜中动脉前支者，向下注入蝶顶窦或海绵窦或蝶导静脉；伴脑膜中动脉后支者则入横窦。蝶顶窦行于蝶骨小翼后缘硬膜内，与脑膜中静脉窦及海绵窦均有交通。

3.硬脑膜的血供

前颅底外侧区的硬脑膜由脑膜中动脉额支营养，中央区的硬脑膜由发自眼动脉的筛前动脉和筛后动脉分出的小支营养。筛前动脉发出的分支较大，又称脑膜前动脉，分布于筛板前端硬脑膜。筛前动脉在眶内起于眼动脉，经筛前孔入颅，

向前沿筛板外侧缘前行而进入鼻腔。筛后动脉细小，有时缺如，主要经筛后孔入筛窦和蝶窦。筛板之后的硬脑膜也有来自颈内动脉的供血。

（1）硬脑膜的血供特征 供应硬脑膜的动脉有多个来源，包括颈外动脉（主要指脑膜中动脉）、ICA及椎-基底动脉系统。硬脑膜动脉分支在整个硬脑膜浅层内吻合成网，血管可以很直，亦可很弯，内膜和中膜均较厚。该网再发出分支，斜行于硬膜全层内。脑膜中动脉构成颅盖内板的主要血供，但较少参与颅底骨的供血，颅底主要由筛动脉、ICA、枕动脉、咽升动脉和椎动脉的分支供应。

（2）前颅底硬脑膜的血供 前颅底的硬脑膜通常有4支动脉供血，包括眼动脉发出的筛前、筛后动脉，以及两侧脑膜中动脉发出的眶脑膜动脉。Yaşargil 认为颈内动脉（ICA）发出一支细小的硬脑膜支，自其两分叉近端3～5mm处的上内侧壁发出，止于前床突区硬脑膜。偶尔有类似小动脉发自大脑前动脉（ACA）的A_1段，亦可对称性地发自A_1段，分布于蝶骨嵴内1/3区域硬脑膜。Gibo等描述，自ICA床突上段的眼段发出数支小分支，止于前床突、鞍结节等处硬脑膜。

五、前颅窝的脑组织、血供与神经支配

1.前颅窝脑组织

冠状切面上，额叶眶面（底面）外侧高，内侧低，中央向前颅底突入，位于筛骨筛板、额骨眶板及蝶骨小翼上面。额叶眶面的沟回类型虽然多变，但嗅沟是恒定存在的。嗅束沟呈前后走向，在中线附近纵贯额叶眶面，含嗅球、嗅束及嗅池。该沟内侧的皮质带为直回（gyrus rectus），外侧为眶回（orbital gyri），眶回被"H"形的眶沟分隔为前、后、内侧及外侧眶回（图2-2-14）。嗅球位于嗅束沟，嗅束自其后面发出，向后延伸。嗅束在横断面上呈三角形，尖隐于沟内，后端在前穿质附近变扁并展开，形成光滑的嗅三角（olfactory trigone），嗅束纤维自此分开，形成内、外侧嗅纹（olfactory stria），构成前穿质的前内侧界和前外侧界。内侧嗅纹弧状绕直回后端，至半球内侧面，消失于终旁回。外侧嗅纹呈明显白带状，沿

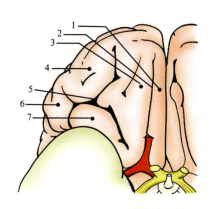

图2-2-14 1.直回；2.嗅沟；3.内侧眶回；4.前眶回，5.眶沟；6.外侧眶回；7.后眶回

前穿质前外侧缘行走，至岛阈（limen insula）处，呈锐角转向后内方，终止于海马钩头端的半月回（gyrus semilunaris），该回深部连接杏仁核皮质内侧部分。嗅纹表面覆有薄层灰质，有时亦称作内侧嗅回及外侧嗅回，外侧嗅回向外侧移行于环周回（gyrus ambiens）。来自嗅三角的灰质沿外侧嗅纹进入钩内。嗅三角、外侧嗅纹及钩的灰质，构成嗅纤维终止的梨状区。

额叶眶面的内侧部分，以及嗅球和嗅束由大脑前动脉的分支——额底内侧动脉和Heubner回返动脉的分支供血；前额叶眶面的外侧部分，由大脑中动脉的分支——额底外侧动脉供血。额叶眶面后内侧区的静脉血，经眶内侧静脉、嗅回静脉和大脑前静脉，引流至基底静脉；额叶眶面前部的静脉血，引流至上、下矢状窦。直回、嗅束沟及眶内侧回常由A₂段发出的眶额内侧动脉（额底内侧动脉）供血，该动脉主干行于直回内侧缘，向前外侧发出皮质支；眶额皮层的其余部分，由MCA发出的眶额外侧动脉（额底侧动脉）供血。直回狭长，外侧为嗅束沟及嗅球、嗅束；内侧伸入半球内侧面，以纵裂池为界，毗邻前交通动脉复合体；后方以内侧嗅纹为界，Heubner返动脉常越该区。

2.嗅神经、嗅球和嗅束及嗅动脉

嗅神经每侧有15～20条嗅丝，起自鼻腔嗅区黏膜内的双极细胞，经筛板孔入颅，止于嗅球的下面。嗅球是一个小的卵圆形灰质块，位于额叶眶面嗅沟的前端，内有许多中间神经元，其轴突形成索状的嗅束，沿嗅沟后行，至嗅沟的后端，移行为嗅三角。嗅神经主要包括嗅球和嗅束，嗅束嵌于嗅束沟内，嗅球灰色微红，呈较扁的卵圆形，长度平均12.27mm，居于额叶眶面嗅沟的前端，筛板外侧缘和额骨眶板内侧缘的上方。嗅束呈窄白带状，自起始至跨视神经处为21.2mm。嗅束后部分为内侧嗅纹和外侧嗅纹，前者终于前穿质和隔区，后者终于海马。嗅球覆盖着筛板的后1/3，嗅丝由脑膜鞘包绕，从嗅球的前边、内侧边及下面穿入嗅球内。

嗅束及该区域脑皮质的血供来自大脑前动脉分支，即额极动脉和中央前动脉。嗅神经由嗅动脉供应，该动脉53.3%起始于A₂段外侧面，46.7%发自眶额内侧动脉始段，偶可自来Hcubner返动脉，嗅动脉越嗅神经的上面，前行于嗅束沟内。该动脉在初始的数厘米内，发出终支至嗅球、束。前颅底骨折、前颅底肿瘤和鼻腔疾患均可损伤嗅觉系统而引起嗅觉减退或消失。

3.前颅窝底的血管

（1）前颅窝底的动脉 前颅窝底硬膜有筛动脉、脑膜中动脉额支、颈内动脉分支供血。筛前动脉（anterior ethmoid artery）为眼动脉的分支，伴筛前神经入筛前孔，经眶入颅腔，筛前动脉分出脑膜前动脉及鼻支，后者随筛前神经鼻支降入鼻腔及筛窦；筛后动脉（posterior ethmoid artery）亦为眼动脉分支，伴筛后神经入筛后孔，经眶筛管入筛窦、颅腔和鼻腔。筛前动脉多较筛后动脉粗短，约有52.5%的筛前动脉于筛前孔后方自眼动脉发出，贴眶内侧壁前行一段距离后入骨孔；20%的筛前动脉在筛前孔处发出，直接入骨孔，均有神经伴行，25%有静脉伴行。即使该动脉缺如，也会有神经入筛前孔，而筛后动脉仅少数有神经伴行。准确识别筛前动脉和筛后动脉，是减少经筛手术中出血的关键。筛前神经、血管在筛窦内均靠在筛顶壁下方，并与筛板同水平行走，但位置不固定，28.6%行于额筛板顶部，33.6%行于前筛窦气房内，37.8%行于基板顶部。术中寻找筛前动脉时，宜沿筛窦前壁向上并自前向后寻找,多见于前筛窦和基板顶部。筛后动脉可作为后筛顶的标志,走行于后筛顶壁下面的骨管内,27.7% 行于最后筛房前壁,39.5% 行于最后筛房内,32.8% 行于蝶筛板。

(2) 额叶眶面的静脉　额叶眶面的静脉多且较细,大致呈前后方向走行。一般以眶沟为界划分引流区,眶沟前方区域的静脉,向前行向额极,汇入大脑上静脉或上矢状窦,包括眶额前静脉及额极静脉;眶沟后方者,向后汇入侧裂内侧部的大脑(浅、深)中静脉、基底静脉或大脑前静脉,包括眶额后静脉和嗅静脉。这前、后两区的静脉间有许多细小的吻合支,沿嗅束沟走行者属嗅静脉。

第三节　中颅底的应用解剖

一、中颅底解剖概述

1.中颅底的孔道

中颅窝是位于颅底内面的一个哑铃形的空间,较前颅窝深,容纳两侧大脑半球的颞叶及脑垂体等结构。中颅窝可分成较窄的中部和两侧宽广深凹的外侧部。其内侧由蝶骨体的上面和侧面,前方由蝶骨大翼脑面,后方由颞骨岩部前面,外侧由颞骨鳞部构成。中颅窝底在颞颌关节的隆起处最厚,在颞鳞、下颌窝及卵圆孔前、圆孔外侧比较薄弱。中颅窝的最低点大致与颧弓上缘相平齐。额骨、颞骨鳞部和蝶骨大翼形成中颅窝底部分外壁,其交接点称为翼点。中颅窝底有眶上裂、圆孔、卵圆孔、棘孔和破裂孔等,分别有脑神经和血管通过。在中颅窝的前方可见眶上裂,是动眼神经、外展神经、三叉神经的眼支进入眼眶的通道。眶上裂内侧端的后方有圆孔,是三叉神经上颌支的通道。破裂孔的前外方有卵圆孔,其后外侧有棘孔。蝶体两侧有浅沟,为颈动脉沟,与破裂孔后方的颈动脉管内口相续连。

2.中颅底的突起

中颅窝的中央部为蝶骨体;中颅窝的中央凹陷为垂体窝,容纳脑垂体,以呈马鞍形的蝶鞍为中心,其凹陷的前部有横置的鞍结节(tuberculum sellae),将该凹陷分为前方较浅的视交叉前沟和后方深凹的垂体窝(hypophysial fossa)。鞍结节前方为视交叉前沟,沟的两端经视神经孔、视神经管与眼眶相通。垂体窝的两侧有颈动脉沟,此沟向后达破裂孔。在破裂孔的颞骨岩部尖端可见颈动脉管内孔,此孔与岩骨内的颈动脉管相通。解剖测得自盲孔至鞍结节的平均距离为42.5(28.0 ~50.0)mm。中部两侧从前向后,有3对突起:蝶骨小翼后缘的内侧端突出,即前床突(anterior clinoid process);鞍结节外侧端膨出,为中床突(middle clinoid process),中床突有时与前床突合到一起形成一孔隙,颈内动脉从中通过;蝶鞍后方向上突起为鞍背,鞍背的外上方呈结节状,为后床突(posterior clinoid process)。

3.中颅底的界限

中颅窝前方与眶尖区相邻,通过眶上裂与其相通;外侧与颞窝相邻,以颞鳞相隔;下方与颞下窝相邻,以蝶骨大翼相隔。中颅窝后部是颞骨岩部的前面,其后外侧有面神经管裂孔、岩浅大神经沟、岩浅小神经沟、鼓室盖及弓状隆起。中颅底的界限如下所述。

(1) 前界　蝶骨大翼、小翼。大小翼之间由眶上裂分开。中颅窝前界为蝶骨小翼后缘及视交叉前沟前缘,以锐利的蝶骨嵴与前颅窝分界,向内延续为前床突、视神经管内口上缘、视交叉前沟前缘。

(2) 后界　颞骨岩部。后界系颞骨岩部上缘的岩骨嵴和鞍背,岩骨嵴为颞骨岩部前面与后面交界处的骨嵴,以此为界区分中颅窝底与后颅窝。此处也是小脑幕外侧缘的附着处,向内延续为后床突、鞍背。

(3) 内界 两侧的岩锥与其内侧的蝶骨体。

(4) 外界 颞骨鳞部。两侧的外侧界以颞骨鳞部的边缘为界。

(5) 上界 大脑颞底。

(6) 下界 主要由颞骨岩部和蝶骨大翼组成。

颞根与枕外隆突的连线为上项线,可定位横窦,乙状窦前缘的上膝投影于鳞缝与顶乳缝的交界处,鳞-顶乳缝与乳突尖的连线是乙状窦降部通过颞骨的乳突部分前缘的投影。以星点、乳突尖、道上棘、颞根组成乳突表面三角(Fukushima 三角),其面积约为678mm²。以窦硬膜角、后半规管、颈静脉球组成迷路后三角,其面积约为62mm²。以鼓窦入口、颈静脉球、窦硬膜角组成经迷路三角,其面积约为220mm²。

二、中颅窝的骨性解剖结构

中颅窝底前界为蝶骨小翼后缘及其延长部(蝶骨嵴),其外侧是额骨、顶骨、颞骨鳞部和蝶骨大翼的交接点,称翼点。实际上此交接点是"H"型的骨缝区,有时只有颞骨鳞部与额骨或蝶骨大翼与顶骨的交接缝。该处有脑膜中动脉额支或脑膜窦的骨管(占35%)。在蝶骨嵴下方有介于中颅窝和眼眶之间的骨管,称脑膜眶后孔(占21%),有血管与脑膜中动脉和眼动脉分支吻合。

1. 骨性解剖标志及结构

外耳道上壁有外耳道上棘。颞线和颧弓根向后延伸,二者之间为外耳道上三角,深方15mm为鼓窦所在位置。颧弓根是颞骨的一部分,在外耳道前方。颧弓由颞骨颧突和颧骨颞突组成。颞肌经颧弓内侧向下止于下颌骨喙突。颞肌筋膜附着于颧弓上缘,咬肌附着于颧弓下缘和内表面。下颌窝被颞岩缝分为两部分,其前部较大,容纳下颌骨髁突。三叉神经半月节压迹位于岩骨前部,半月节压迹的外侧有岩浅大、小神经开口,两开口间距左侧约2.2mm,右侧约2.5mm。颈内动脉管位于半月节压迹之下,其前面96%开裂无骨性结构,被覆结缔组织,称为岩蝶韧带。面神经管在中颅窝底,有16%无骨组织覆盖,膝状神经节直

接与硬膜相贴。岩浅大神经管开口距乳突上棘约为26.9(21~35)mm。岩浅大神经沟宽1.5mm,岩浅小神经沟宽度为0.9mm,两神经均有脑膜中动脉的分支伴行供应。

(1) 前、后床突 前床突既是前、中颅窝的分界点,又是视神经、颈内动脉外侧的保护标志。前床突在出生后向外侧移位,新生儿两前床突间的距离平均为14mm,成人两侧前床突的尖端间的距离为25.2(21~32)mm,有硬膜覆盖的前床突中部的距离约为29mm。后床突间距13.2(8~18)mm。在前后床突间有时有骨性的鞍桥存在。中床突在鞍结节侧面,是蝶骨体的一个不恒定的结构,平均出现率为35%,常与前床突的骨质融合。前床突与颈内动脉之间被硬膜鞘分开,当前床突被磨除后,在颈内动脉外侧有两个明显的硬膜皱襞,分别称为颈内动脉近侧硬膜环和远侧硬膜环。覆盖颈内动脉的硬膜鞘与覆盖眶上裂处神经的硬膜、蝶骨表面的硬膜、鞍结节的硬膜以及海绵窦外侧壁的硬膜相互移行。

(2) 视交叉前沟及视神经管 视交叉前沟的宽度为6.8(3.3~10.3)mm,长度为6.8(3.3~10.3)mm。视交叉前沟与垂体窝的前壁以鞍结节分隔,其前缘为蝶骨缘(limbus sphennoidalis),再向前为蝶骨平台。鞍结节低于此缘约3(1~5)mm,与蝶骨平台呈约25°角。视神经骨管有硬膜包被,但在内口处,骨缘短于硬膜返折数毫米,使视神经仅有硬脑膜覆盖。仅有硬膜覆盖的视神经长约0.58mm,平均3mm,电凝时易受到损伤。从蝶窦内观察,视神经管在蝶窦外侧壁的外上方突起,有时仅以神经鞘和窦黏膜与蝶窦相邻,在经鼻蝶窦的手术时,易造成视神经的损伤。

(3) 鞍结节 视交叉前沟和蝶鞍前壁之间由骨性横嵴分开,此即鞍结节。鞍结节为一横嵴,宽约10mm,位于垂体窝前缘,分隔视交叉前沟与垂体窝。鞍结节与视交叉前沟前方横嵴硬膜壁之间的距离为7mm。距鼻棘点平均距离约67.9mm,鼻棘点和鞍结节连线与鼻底平面所成的夹角平均约为40.5°。

(4) 颧弓 颧弓(zygomatic arch)由颞骨

颧突和颧骨颞突组成，其结合点位于前中1/3交界处，颧弓上缘与中颅窝底在同一水平，为头颅侧面最突出的解剖标志。颞肌经颧弓内侧向下止于下颌骨喙突。其上缘锐利，颞肌筋膜附着于颧弓上缘；下缘圆钝，系咬肌的起始点。颞下窝位于上颌骨之后，翼突外侧板之外，向上经颧弓与颞窝相通。颧弓的离断与复位是扩大中颅底显露的重要手段，有利于中颅底及中颅窝颅内外沟通性肿瘤的暴露，特别是中颅窝底与颞下窝、翼腭窝沟通性肿瘤的显露。

(5) 弓状隆起　弓状隆起位于内听道之外后方，其下方为上半规管，这一解剖标志是颞下入路至内听道的重要解剖标志，但仅在50%～70%的成人中能够清楚见到，弓状隆起平坦不明显者占20%～30%。弓状隆起是上半规管定位标志，但上半规管并非总在其正下方。在上半规管的前端作一向后内60°角的虚线，该线即相当于内听道的长轴。在弓状隆起之前外侧是鼓室顶部，该处骨板平坦菲薄，其下为鼓室。

(6) 翼点　为蝶骨大翼、顶骨、额骨及颞骨鳞部相接处，约位于额骨颧突后3.5cm、颧弓中点上方约3.8～4cm处，相当于视交叉的平面。由额骨、颞骨、蝶骨、顶骨四骨汇合形成，多呈"H"形，少数呈"N"形。脑膜中动脉的额支经过其颅骨内面并嵌于其骨槽内。此处遭受暴力打击时，骨折碎片可伤及此动脉，形成硬膜外血肿。

(7) 外耳道上棘　外耳道上棘(Henle棘)是施行与乳突和鼓窦有关手术时的一个重要骨性标志(图2-3-1)。在其深约15mm处骨质变得致

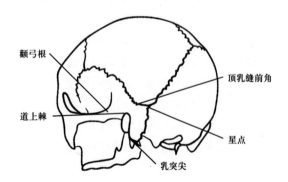

图2-3-1　颅底后外侧骨性标志

密，内含三个半规管。面神经即在其前下方。半规管直径约1mm，上后半规管近垂直，外侧半规管近水平。面神经管在水平半规管之下，在中耳腔与乳突气房间下行，自茎乳孔出颅。二腹肌后腹筋膜可作为手术标志。

(8) 三叉神经压迹　在颞骨近尖端处，有一指状压迹，叫做三叉神经压迹(Meckel窝)，容纳三叉神经半月节。该压迹位于岩尖表面，直径约为6.1(3.8～9.4)mm，上界为三叉神经切迹外缘；向前下扩展至岩浅大神经沟和破裂孔，常以一小嵴形成下界；外侧缘指向前上朝向三叉神经切迹的外界，然后向下外侧；内侧缘平行于三叉神经内侧端和蝶骨小舌尖之间的正中矢状面。

2. 中颅窝的孔与裂

中颅窝是颅底孔和裂最多的部位，在蝶骨体的两则呈弧形排列，可分为内、外两列。外侧列从前至后为眶上裂、圆孔、卵圆孔、棘孔；内侧列前为视神经管，后为破裂孔和颈动脉管内口。圆孔位于眶上裂的后内侧，其内有上颌神经通过，向下通向翼腭窝；圆孔的后方有卵圆孔，其内有下颌神经通过，向下通向颞下窝。卵圆孔的后外侧有棘孔，是脑膜中动脉入颅的部位。棘孔的后内侧为破裂孔，是颈内动脉入颅的部位。圆孔、卵圆孔、棘孔与三叉神经节关系密切。三叉神经半月节位于中颅窝底，岩骨内侧，呈半月形，长17～20mm，宽5mm，厚3mm，发出眼神经、上颌神经和下颌神经3个分支。下颌神经仅借硬膜及颈动脉管前端的薄骨性或膜性顶与颈内动脉分隔开。三叉神经腔(Meckel)为两层硬膜所形成的裂隙，蛛网膜也随三叉神经根突入三叉神经腔内，并包绕神经根直达三叉神经节处。三叉神经感觉根跨颞骨岩部上缘中份，进入后颅窝，在跨越岩骨时，走行于小脑幕与中颅窝底硬膜返折形成的膜性管道内。此膜性管道向前与三叉神经节相通，向后开口于后颅窝，上壁为小脑幕在岩骨的附着处，紧卡三叉神经感觉根，下壁为岩骨上面的硬膜，内、外侧壁为中颅窝底硬膜。

(1) 眶上裂　为蝶骨体外侧蝶骨大、小翼之间，形成一个向外上倾斜约45°的裂隙。该裂隙

的长轴朝向上、外、前方,是中颅窝与眼眶的重要通道(图2-3-2)。眶上裂为一斜行的三角形裂隙,内侧宽而外侧窄,在外直肌棘内侧处最宽,在裂外侧端内侧5mm处最窄。裂的上界为蝶骨小翼下面,内缘为蝶骨小翼根部下方和部分蝶骨体,下边为蝶骨大翼上缘,眶上裂长约15～20mm,从眶上裂外端至中线的距离为20～30mm。动眼神经、滑车神经、三叉神经眼支和外展神经及眼动脉、眼静脉经眶上裂入眶,与眼眶相通。在此裂隙的下边上方,有一个突起的小骨棘,为眶总腱环的外侧部附着处。在其外侧角处,蝶骨大翼与额骨的眶部相连接。眶上裂内侧端距颅底正中矢状面约14.0(8.4～21.1)mm,外侧端距眶外侧缘额缝处34.2(27.0～43.0)mm。从翼点至眶上裂外侧端的距离约为35mm。

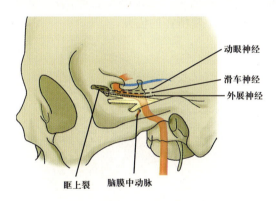

图2-3-2　眶上裂

(2) 圆孔　呈圆形,直径3.3～3.5mm,长4mm,距中线约17mm。该孔向前穿过蝶骨大翼行向翼腭窝,是上颌神经出颅的通道,圆孔内上颌神经分14束。在三叉神经节与圆孔之间,颅内段上颌神经的平均长度为10.3(4.5～15.1)mm。另外,圆孔内还有数支小动、静脉通过。在圆孔的后内侧,有时有蝶导静脉孔(emissary foramcn),此孔出现率为20%～70%,蝶导静脉通过此孔连于海绵窦与翼丛之间,纤细的蝶外侧神经也经此孔进入海绵窦。在圆孔的背侧(背内侧多于背外侧),有时可见Vesalius孔(右侧占49%,左侧占36%),孔内走行有来自海绵窦的基底导静脉和至海绵窦的蝶骨外侧神经。

(3) 卵圆孔　位于圆孔的后外方,其后内1mm为破裂孔。卵圆孔向下穿过蝶骨大翼与颞下窝相通,其长径为6.5(4～13)mm,宽径为3.2(1～8)mm。卵圆孔与圆孔的距离为12mm,与中线距离为20～22mm。卵圆孔多呈卵圆形(占92.8%),圆形者占1.2%,近圆形者占4.4%,肾形占1.0%,其他形状占0.6%;为单孔者占88.2%,多孔者占8.2%;与破裂孔或棘孔相连者占3.6%。下颌神经通过卵圆孔出中颅窝。在三叉神经节和卵圆孔之间,颅内段下颌神经的平均长度为6.6(2.9～11.1)mm。偶尔硬脑膜中动脉的副脑膜支、下颌神经的脑膜支和连接海绵窦与颅外翼静脉丛的静脉丛也走行于卵圆孔内。圆孔、卵圆孔和棘孔均恒定出现,出现率为100%,其左右侧长、宽径多不相等。Lang 认为右侧的圆孔、卵圆孔和棘孔比左侧的更接近中线并略靠后。

(4) 棘孔　位于卵圆孔的后外侧,是中颅窝底的第一个重要手术标志。棘孔中心的前内4mm为卵圆孔,其前缘距卵圆孔平均2.6(0.3～5.8)mm,邻近蝶骨角,孔径相对较小,是脑膜中动脉入颅的孔道,该动脉周围被静脉窦样的脑膜中静脉所围绕。手术时循脑膜中动脉沟向内追踪2～3cm即达棘孔。脑膜中动脉与其伴行静脉一道,从颞下窝经棘孔进入颅腔。棘孔后0.5～1cm有一个与岩骨前面相平行的浅沟,为岩浅大神经沟,是岩浅大神经穿过处,沿此神经往外即达面神经管裂孔。棘孔为直径2.5～3.5mm的骨性管道,宽2.1mm,左侧距中线约为30.0(23.8～38.9)mm,右侧为28.0(21.0～37.8)mm。棘孔可能不完整,通常后壁缺如。在少数情况下,也可能出现内、外排列或前、后排列的双棘孔,脑膜中动脉的前、后支则分别通过一孔入颅。

(5) 视神经管　位于蝶骨小翼根部与蝶骨体之间,视交叉前沟的两端。视神经管向前、外、稍下行走通向眼眶,内有视神经及包绕视神经的脑膜和眼动脉行于该管中。视交叉很少位于视交叉前沟内,往往是位于该沟的后上方。

(6) 破裂孔　位于颈动脉沟的后端,后床突的外侧。该孔由蝶骨、颞骨和枕骨围成,三者在此汇合不严留下破裂孔。破裂孔的后方是颞骨的岩尖和枕骨,内侧方为蝶骨体,前方和外侧方为蝶骨大翼。破裂孔的下半为软骨或结缔组织膜所封闭,内有咽升动脉的脑膜支及其静脉穿过。

(7)颈动脉管内口 位于颞骨岩部的尖端,居破裂孔上段的后壁,三叉神经压迹的下面,管的96%前上表面是开裂的,被称之为岩蝶下韧带的结缔组织覆盖,颈内动脉经此入颅。颈动脉管为岩锥内的一个弯曲的骨管,其近内口段从后向前内几近水平走行,近外口段则垂直上行。颈内动脉经此入颅,行经颈动脉管的该段颈内动脉,为颈内动脉岩段(图2-3-3)。

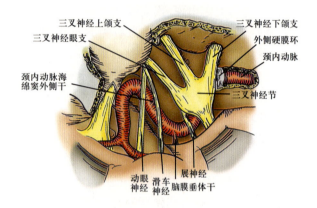

图2-3-3 从破裂孔和卵圆孔周围分离颅底硬膜至海绵窦的外侧壁暴露海绵窦内神经。切开Glasscock三角可暴露颈内动脉的岩骨段和外侧硬膜环

3.中颅底的局部解剖

(1)蝶鞍 蝶鞍为蝶骨体的上面,呈马鞍状,其中部凹陷处为垂体窝。蝶鞍的两则各有一条由破裂孔上行的浅沟,称为颈动脉沟,容纳颈内动脉和海绵窦。垂体窝位于中线蝶骨体上方,容纳脑垂体,在垂体窝的两侧有颈内动脉沟,前端抵视神经孔后1.5cm,后方止于颈内动脉管内口,海绵窦底位于此沟内,手术时勿损伤之。

(2)颞骨岩部 颞骨成对,构成中颅窝底和外侧部,分为颞鳞、乳突、鼓部和岩部4部分。鳞部主要与颞枕经小脑幕入路有关;乳突部是乙状窦前暴露和乙状窦后入路的操作重点;鼓部及茎突部的解剖关系是咽旁间隙的关键;而岩部在颅底操作中最为重要,为颅底手术的难点和精粹。颞骨岩部为三棱锥状,故亦称为岩锥(pyramid),其前面形成中颅底的后部。颞骨岩部骨质坚硬,内藏位听器官和颈内动脉岩段(图2-3-4)。在颞骨岩部前面靠近上缘中央有一隆起,称为弓状隆起。它是由内耳上半规管形成的骨性凸起,是手术中从中颅窝寻找内听道最好的解剖学标志,内听道正好位于弓状隆起的内侧下方。弓状隆起与颞骨鳞部之间的部分为鼓室盖,覆盖中耳鼓室。在弓状隆起的前内侧靠近岩尖处有一浅的骨性压迹,为三叉神经压迹,三叉神经半月节位于此。在弓状隆起与三叉神经压迹之间,有岩大神经、岩小神经、岩动脉和鼓室动脉通过。在弓状隆起的后外侧为鼓室盖,其骨板菲薄,易于损伤。颞骨岩部上缘亦称岩嵴,沿岩嵴有一浅沟,为岩上窦所在的位置。

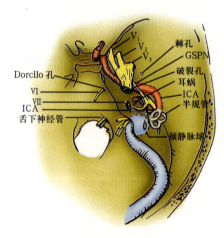

图2-3-4 颞骨的内部解剖示意图

(3)海绵窦 海绵窦为硬脑膜内层折叠在鞍旁眶上裂至岩尖之间与硬脑膜外层围成的五面体。海绵窦位于蝶鞍两侧,呈前后走向的不规则形,前方达眶上裂的内下端,后方循蝶骨体旁延伸至岩骨尖。两侧海绵窦借海绵前、后间窦相通。窦外侧壁有动眼神经、滑车神经、三叉神经和外展神经。海绵窦的中、下壁是硬脑膜外层,上壁、后壁、内壁及外壁外层均系硬脑膜内层。外壁内层则由动眼、滑车、三叉神经眼支的神经鞘及联结这些神经鞘的网状薄膜构成,动眼神经在后

床突外方5mm处,于小脑幕切迹内侧进入海绵窦外壁顶部,滑车神经在其后外侧进入该部。三叉神经眼支进入外壁下部。滑车神经以下、三叉神经眼支以上、鞍背斜坡以前的海绵窦外壁,即为Parkinson三角。外展神经从后部Dorello管进入海绵窦,在颈内动脉与三叉神经眼支之间前行。详见第二章第四节。

4.颅底外面的局部解剖

(1) 蝶枕结合　位于颅底中央部,前方的蝶骨体与后方的枕骨基底部结合,形成从前上到后下的骨块,一般25岁以前为软骨结合,25岁以后为骨性结合。蝶枕结合的左右两侧向上翘形成拱形,后部较前部宽阔,中央有一细小的隆凸,称为咽结节(pharyngeal tubercle),是上咽缩肌上部纤维的附着处。

(2) 翼突　从蝶骨大翼与蝶骨体交界处向下突起,被其间的翼窝(pterygoid fossa)分为翼突内侧板(medial pterygoid plate)和翼突外侧板(lateral pterygoid plate)。翼突内侧板较窄,直接向后下方伸出,其内侧面在活体时被黏膜覆盖成为鼻后孔和鼻咽部的外侧壁。在翼突内侧板后缘中点有一个小的骨性突起,在该突起的上方,形成一个切迹,是为咽鼓管咽口所在的位置。在翼突内侧板下端,形成一个朝下外方的骨性突起,为翼钩(pterygoid hamulus),在此钩根部的前方,有腭帆张肌腱通过形成的切迹。在翼突内侧板的根部,有翼管(pterygoid canal)向前通入翼腭窝。该管位于翼突与蝶骨大翼和蝶骨体的融合处,内有翼管神经通过。翼突外侧板向后外伸出,其外侧面形成颞下窝的内侧壁,根部与蝶骨大翼相续。

(3) 卵圆孔和棘孔　卵圆孔位于翼突外侧板后缘上端的稍后外侧,棘孔则位于卵圆孔的后外方,紧靠棘孔的后外方,蝶骨大翼后角形成朝向下方的一个突起,称为蝶骨棘(spine of sphenoid)。蝶骨棘的内侧面较为平坦,与蝶骨大翼后缘的相应部分组成咽鼓管(auditory tube)的前外缘,后内缘由颞骨岩部围成。咽鼓管向后进入颞骨岩部,向前到达翼突内侧板后缘的上部,蝶骨大翼后缘与颞骨岩部前缘结合形成岩蝶缝(petrosphenoidal suture)。有0.7%～10.4%的标本卵圆孔后壁缺如,此时卵圆孔和棘孔合二为一。同样,棘孔后缘在蝶骨大翼上不完整者占2.0%～17.0%。

(4) 破裂孔　破裂孔在颅底下面,由如下结构围成:前方为蝶骨体的后外部、蝶骨大翼和翼突的根部,后外方为岩尖(petrous apex),内侧方为枕骨基底部。破裂孔约1.0cm长,但没有大的结构贯穿于此孔,颈动脉管内口开口于该孔的后壁上,颈内动脉和其伴行的交感神经丛经该孔上半部进入颅内。在破裂孔内,来自于颈动脉交感神经丛的岩深神经(deep petrosal nerve)和岩大神经(greater petrosal nerve)组成翼管神经(nerve of the pterygoid canal)。经翼管在破裂孔下部前壁的开口进入翼管至翼腭窝。咽升动脉的脑膜支和来自海绵窦的迷走静脉贯穿于破裂孔。

三、眶上裂区的显微外科解剖

1.眶上裂的位置及形态

眶上裂位于眶上壁及眶外壁之间,为蝶骨大、小翼及蝶骨体之间的狭窄裂隙,略呈三角形。眶上裂外侧由额骨封闭,内侧较宽,位置在视神经孔外下方,由此向外此裂隙逐渐缩小。眶上裂常被分为两部分,外侧部位于眶上壁与眶外壁之间,向前方伸展;内侧部在眶外壁尖端及视神经孔周围骨质之间,两部分形状不同,外侧较窄,内侧较宽。眶上裂外侧较内侧稍前,外侧壁与内侧壁的夹角约45°。李凤鸣报道眶上裂长约20.21～20.26mm,宽度为3.56～3.72mm。张为龙报道眶上裂长约20.8mm,宽约7.1mm。Rhoton测量眶上裂的上边长15.9mm,下边长17.6mm,内边长7.0mm。

(1) 外壁　眶上裂的外壁由蝶骨大翼形成,是最锐利、最明确的边,外侧壁的坡度自外侧端向内侧端倾斜,上半边呈水平位,下半边呈垂直位,上、下半边交点是总腱环外侧附着点,称外直肌棘,为一小的骨质隆突。

(2) 上壁　眶上裂的上壁是由蝶骨小翼、前床突及视柱的毗邻部分组成。眶上裂的上缘位于蝶骨嵴内的1/2。前床突前外与蝶骨小翼联结,前内与视神经管顶部后缘及视神经管支柱联结。Lee等研究了73例成年韩国人头颅标本,测得前床突平均长度、基底宽度、厚度分别为(9.18±1.55)mm、(9.63±1.49)mm、(5.32±1.07)mm。视柱为分离视神经管与眶上裂的骨桥,Lee等报道视柱的平均厚度为(2.9±1.15)mm。

(3) 内壁 眶上裂的内壁没有外壁锐利,上部是视柱的外表面,下部由蝶骨体形成。颈动脉沟位于眶上裂内壁的后内侧,继续转向上后沿着视柱的后部和前床突的内侧走行。眶上裂的下端由蝶骨大翼与蝶骨体交界点形成,位于海绵窦下缘水平,向后与圆孔仅隔一骨桥,下为眶下裂后端。

2. 眶骨膜、硬膜及总腱环

眶骨膜是菲薄而坚韧的结缔组织,被覆于眶的各壁,与眶壁间借疏松的结缔组织相连。在后方视神经管处、眶上裂处及内上方筛骨管后,与硬膜相接,向下经眶下裂与颞下窝及翼腭窝的骨膜相连续。眶骨膜在泪沟处,分两层包围泪囊,被盖于沟顶的一层称做泪囊筋膜。眶缘的骨膜与眶筋膜、睑板紧密结合,共同构成眶隔,眶隔可防止眼睑炎症进入眶内。中颅底和海绵窦的硬脑膜经眶上裂延续为眶骨膜,覆盖在眶尖的骨膜、眶上裂及视神经管内的硬脑膜、视神经鞘的纤维成分融合在一起形成总腱环。此环横断面为卵圆形,环绕视神经孔的前端和眶上裂的上内侧。环的上方附着于蝶骨体,下方附着于眶上裂和视神经管之间的蝶骨小翼下,外侧到眶上裂前缘的外直肌棘。眼外肌主要起自总腱环(Zinn腱环),向前附于眼球的巩膜上,包围眼球呈圆锥形,故有肌圆锥之称,其中外直肌的2个头在眶上裂上内侧围成动眼神经孔。

3. 眶上裂内穿行结构及分区

(1) 眶上裂的分区 眶上裂被Zinn腱环分为外、中、下3个区。

①外侧区:此区狭窄,上方为蝶骨小翼,下方为蝶骨大翼外直肌的外侧份,内面为Zinn腱环及外直肌的起始部。经过总腱环之上有滑车神经、额神经、泪腺神经、眼上静脉经此区出入眶。

②中央区:由总腱环包绕的区域,即所谓的动眼神经孔。上面为腱环与蝶骨小翼的毗邻部,内面为视柱及蝶骨体,外面为腱环附着眶上裂外侧壁的突起,下面为跨越蝶骨体与外直肌棘的腱环部分。经过此区自上而下依次为动眼神经上支、鼻睫神经、睫状神经节的交感根和感觉根、动眼神经下支以及外展神经等。

③下侧区:位于腱环下侧的区域。此区下方为蝶骨大翼与蝶骨体的交界处,上方为腱环,外侧为外直肌棘下半边的蝶骨大翼,内侧为蝶骨体。此区充满眶脂体,有眼下静脉通过,但眼下静脉有时自腱环内穿行。

(2) 眶上裂的神经 经过海绵窦的动眼、滑车、外展和三叉神经的眼神经均经过眶上裂的外侧区及中央区入眶,故眶上裂也是颅底通过神经最多、最复杂的裂隙。

(3) 眶上裂区的血管 绝大多数情况下,眶上裂没有主要动脉通过,仅有脑膜中动脉前支和起源于海绵窦颈内动脉的眼动脉经眶上裂或眶上裂外侧的骨孔入眶。供应眶上裂区和这个区域肿瘤的动脉有:脑膜中动脉前支、眼动脉和泪腺动脉的脑膜回返支、颈内动脉的脑膜支、脑膜垂体干的幕缘分支、海绵窦颈内动脉的下外侧干的分支等。

眶内的静脉由两个主干组成,即眼上静脉和眼下静脉,这是自眶至海绵窦的主要引流静脉,其中眼下静脉较眼上静脉细。眼上静脉在眼眶的前内上方起始,在上斜肌腱鞘的上方,多数由眶上静脉和内眦静脉交通支汇合而成。在腱环处眼上静脉的直径为(2.6±0.2)mm。在眶上裂处,眼上静脉距眶上裂上壁的距离为0.6(0~3.0)mm,距眶上裂内壁的距离为10.9(5.5~14.8)mm。眼下静脉起始于眶内侧壁及下壁前部的静脉丛,向后于眶尖部汇入眼上静脉,也有单独经眶上裂注入海绵窦的。眼下静脉汇入眼上静脉后形成一条共同引流静脉,其中16.7%进入海绵窦前部,83.3%进入海绵窦的前下部。眼上静脉是自眶到海绵窦的主要引流静脉,但海绵窦与眼眶静脉具有丰富的侧支循环。眼的静脉主要向三个方向回流：①向后，由眼上、下静脉回流至海绵窦；②向前，通过眼静脉与内眦静脉的吻合注入面静脉系统；③向下，经眶下裂回流到翼静脉丛。

（4）眶上裂的毗邻　眶上裂内上方与视神经管相邻，其间有视柱相隔。视神经管内有视神经、眼动脉，包在硬脑膜鞘中。在视神经管颅口部，眼动脉多数位于视神经的内下方，在前行的过程中，眼动脉偏向外侧的角度比视神经大，到了视神经管眶部，多数已绕行至视神经的外下方。眼动脉入眶后，根据它与视神经的关系，将眼动脉分为三段：①第一段，位于视神经的下外方；②第二段，在视神经上方或下方斜向内横过视神经；③第三段，在视神经内上方前行。眼动脉在行程中有两次转向，形成两个弯曲。在第一、二段之间的弯曲称为角，在第二、三段之间的弯曲称为弯。眼动脉在眶内可分出至眼球的视网膜中央动脉，鼻侧和颞侧睫状后动脉，至泪腺的泪腺动脉，以及至眶壁的有眶上动脉和筛前、后动脉及眼动脉的终末支额动脉、鼻梁动脉。眼动脉在眶内的分支多集中于角处、第二段和弯曲处。视神经穿出巩膜后，先向后内侧行，抵达视神经孔时，4 条眼直肌起始的总腱环将其紧密包围，继之经视神经管入颅，续于视交叉。视神经眶内段长度约30mm，视神经管内长度约为6～7mm，颅口到视交叉段长度约10～12mm。颅口处的宽为5.2(3.5～7.0)mm，厚为2.7(1.5～4.8)mm。于颅口处，两侧视神经之间的内侧缘间距离为13.7(6.8～17.2)mm，两视神经之间的夹角为60.40°(10°～85°)。眶内侧有筛窦，与眶之间仅隔以菲薄的眶板，筛窦的炎症最易波及眶内。

眶上裂外直肌棘的后内上方为前床突，前床突前外与蝶骨小翼联结，前内与视神经管顶部后缘及视柱联结，内侧有颈内动脉通过，外下侧有海绵窦，前床突是前、中颅窝的分界点，又是视神经、颈内动脉外侧的保护标志。前床突高度为9.23(6.5～12)mm，两侧前床突尖之间的距离为25.67(24～27.5)mm，前床突和鞍结节的距离为

13.72(12～17)mm。眶上裂的下端与圆孔相邻，中间隔以骨桥，圆孔为眶下裂后端的开口，直径为3.1mm，两侧不对称者占1/3。海绵窦在前床突以前的一段，从外侧壁中通过的结构由上而下是滑车神经、动眼神经和眼神经，窦内的颈内动脉在此处自前床突内侧向上穿过硬脑膜之后，先向前、内、上方行至视神经下面，再弯向后、外、上方行走于视神经外侧（图2-3-5），然后于大脑前穿质的下面分成大脑前、中动脉两终支。

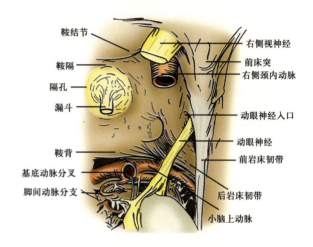

图2-3-5　颈内动脉穿出海绵窦后与视神经的关系

四、床突间隙和周围结构的显微解剖

前床突是蝶骨小翼向后突起的一对锥形骨性结构，它是鞍区手术的重要骨性标志。但在处理一些鞍内、海绵窦和眼动脉的手术时，前床突常妨碍手术显露，术中磨除前床突和周围的一些骨性结构，可通过床突间隙来增加显露。切开前床突表面的硬膜，用高速微型磨钻磨除之，产生的锥形腔隙称为床突间隙。该间隙内壁以硬膜与颈内动脉前垂直段的外壁相隔；外壁上有动眼神经经过，前内方是视神经，前壁的内侧是蝶窦的外壁；其下壁即海绵窦前下腔的上壁，为前床突下面的骨膜。床突间隙是术中磨除前床突后人为制造的一个六面体空腔。床突间隙区域内有颈内动脉C_2、C_3、C_4段，眼动脉，海绵窦外侧壁颅神经，多层硬膜返折，包括近环、远环、鞍隔、前岩床韧带、床突间韧带、海绵窦前壁、眶上

裂硬膜壁等,都位于总共约1cm³的区域。

1. 骨性结构

中颅窝位于前、后颅窝之间,以马鞍形蝶鞍为中心,前是蝶骨平台、鞍结节,其间的沟为视交叉前沟,交叉沟向两侧连至短管状的视神经管。蝶骨体中部有3对向外侧的突起,分别为前、中、后床突。前床突最靠前,中床突出于鞍结节下方约1～2mm,约有75%的人可辨认,后床突则是鞍背的外上缘。前、中、后床突间常有韧带或骨性联结,若为骨性联结,则在手术中给磨除前床突带来困难。Keyes发现后床突间为骨桥联结的占8.86%,前、中床突间常连成骨性,使颈内动脉沟成环状,并称为颈内动脉床突孔,并把这种不规则孔分成3型:完全型,即骨性结构完全融合成环,占70.2%;接触型,即骨性结构成环状,但中间有骨缝,占12.3%;不完全型,即互有突起,但不接触,中间距离小于3mm,占17.5%。

前床突是蝶骨小翼根部向后内侧的骨性隆起,由薄层骨皮质和骨松质组成,有时可有气化,并通过视柱与蝶窦相通。联结于蝶骨体形成视神经管顶,向内则延续为蝶骨平台;下脚即视柱,为视神经管下壁,与蝶骨体相连。前床突作为前、中颅窝交界的重要骨性标志,其几何大小直接影响床突间隙的空间大小和磨除后的手术操作空间,在处理眼动脉动脉瘤和鞍区脑膜瘤时,具有重要的意义。Lee测量前床突长度为(9.18±1.55)mm,其底宽约(9.63±1.49)mm,厚约(5.32±1.07)mm;Inoue等测量的结果为前床突长10.9(6.5～16.0)mm,宽15.2(12.0～19.5)mm,厚3.9(1.0～6.11)mm。磨除前床突可能会打开蝶窦,并发脑脊液漏、颅内感染、气颅等,对此可通过保留蝶窦黏膜完整、填塞肌条、脂肪等而重新封闭。

2. 床突间隙的局部解剖

(1) 床突间隙　切开前床突表面的硬脑膜,用高速微型磨钻经硬膜内广泛磨除前床突、视神经管顶,可见位于其下方由上壁两层硬膜间形成的锥形腔隙,该间隙的深层为硬脑膜深层,分隔床突间隙和海绵窦的前部,切开此膜可进入海绵

窦的前部,这就是床突间隙(clinoid space)。该腔隙的最大横径、前后径和上下径分别为(7.01±1.67)mm、(8.80±1.44)mm、(6.83±1.44)mm。床突间隙为一潜在间隙,不与海绵窦腔沟通,需磨除前床突后才得以显露,它上界为前床突顶层硬膜,下界为前床突底层硬膜,是通过外科手术磨除前床突后人为创造的一个操作空间。床突间隙为六面体,位于两层硬膜之间,前为视神经管、眶骨,后是海绵窦前壁,内侧是蝶骨体,外侧是眶上裂及颞窝硬膜。该腔隙的内壁以硬膜与颈内动脉的前垂直段的外壁相隔;外壁上有动眼神经经过;前内方是视神经;前壁内侧是蝶窦的外壁;其下壁即海绵窦前下腔的上壁,为前床突下面的骨膜。

(2) 硬膜环与硬膜返折　前床突表面的硬脑膜、下面的骨膜分别与颈内动脉外、前面的外膜融合,形成远环和近环。两环间颈内动脉平均长度为(2.34±0.73)mm,是颈内动脉海绵窦段的前垂直段。De Jesus认为床突间隙顶层硬膜(即远环)内由蝶骨平台、鞍结节,外由额窝、蝶骨小翼,后由海绵窦顶层硬膜、镰状韧带、斜坡内层硬膜共同围绕颈内动脉而形成;床突间隙底层则是颞窝外层硬膜在前床突下方向后延伸,到颈内动脉床突段外侧壁,包绕颈内动脉后到内壁,形成近环,并延至海绵窦内下壁和侧壁深层,同来自鞍底、颞窝内侧、斜坡外层和眶上裂的硬膜汇合。海绵窦顶层硬膜分两层,外是硬膜固有层,内是内膜层。顶层硬膜向前延续包绕前床突,外层硬膜覆盖前床突的上、外侧,内层硬膜覆盖前床突的下、内侧,两层硬膜在遇颈内动脉处分别形成环状。颈内动脉出海绵窦处为内层包绕,近心端叫近环;而颈内动脉出床突间隙处为外层包绕,远心端叫远环。两环之间的颈内动脉段叫颈内动脉床突段(图2-3-6)。

在近环处,部分内膜存在于颈内动脉与动眼神经间(颈内动脉动眼神经膜),此膜位于海绵窦顶层硬膜与颈内动脉床突段交界处,沿此膜即可进入海绵窦前腔。远环则位于颈内动脉入硬膜下腔处,是颈内动脉硬膜内与硬膜外的分界线,致密而完整,不易从颈内动脉上分离,外侧

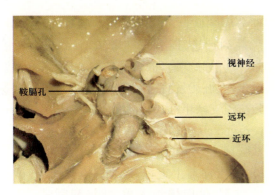

图2-3-6 颈内动脉硬膜环

是海绵窦顶层固有膜延续，内侧是鞍隔。远环有时也不完整，只有背外侧较厚，而内侧薄且易剥离，并有硬膜囊向外隆起。由于远环的以上解剖特征，切开远环时最好从内侧开始，并在颈内动脉后外侧时，注意可保留部分硬膜组织于颈内动脉上，以免撕裂颈内动脉血管壁。颈内动脉两环只存在于颈内动脉的外面和前面。无论一环或两环，该环有以下特点：①动脉环的方向不是水平的，而是斜向内下。②动脉环在颈内动脉的外、前面与颈内动脉外膜紧密融合，而在后、内面侧疏松结合，形成颈动脉陷凹。③动脉环在颈内动脉后内面有一束纤维组织与鞍结节外缘相接，似一韧带。暴露前床突间隙，剪开远环和近环，可显露颈内动脉床突旁段或床突下段、颈内动脉前曲段、海绵窦前下间隙。④远环内侧方与包绕颈动脉管内壁的硬膜相延续，后方与床突间韧带相延续。

（3）颈内动脉床突段 颈内动脉床突段是处于硬膜远环与近环之间的一段颈内动脉，状如楔形，长约5mm，位于前床突内侧、视柱后方、鞍结节外缘，三面环骨，而当后方是前床突与中床突的骨性联结时，则形成颈内动脉床突孔。颈内动脉床突段与骨质间有一层骨膜，称之为颈内动脉鞘，它上至远环，下至近环。因为近环常常不完整，海绵窦内静脉丛也就可沿颈内动脉而延伸至远环，称床突静脉丛，这一空间称做为床突静脉丛间隙。床突静脉丛个体差异甚大，多者状如海绵窦，少者缺如。在近环不完整情况下，由颈内动脉血管腔为中心，自内到外分别为颈内动脉血管壁、床突静脉丛、硬膜鞘（也就是骨膜），然后才

是骨质结构。

五、中颅窝的膜性结构

1.中颅底的脑膜及其形成物

（1）基本形态 中颅窝的脑膜基本形态与颅脑其他部位的脑膜一致，由外向内分为硬脑膜（dura mater）、蛛网膜（arachnoid mater）和软脑膜（pia mater）三层。

①中颅底的硬脑膜：紧贴颅内面，是脑的被膜组织的最外一层，主要由大量的成纤维细胞和按不同方向排列的胶原纤维构成。一般分为内、外两层，除分层形成静脉窦的部位外，两层之间黏附很紧，不易分开。硬脑膜外层紧贴颅骨的内面，与颅骨黏着的紧密程度不一，通常在颅底部黏着较颅顶部紧，而在颅底部又以血管、神经所通过的骨孔边缘处黏着较紧，尤其是在鸡冠、筛板、视神经孔、眶上裂、圆孔、卵圆孔、破裂孔、蝶骨体部、枕骨大孔、颈静脉孔及内耳门等处黏着特别紧密。由于硬脑膜与颅底骨黏着紧密，颅底骨折时，硬脑膜也常被撕裂，导致脑脊液外漏。在颅顶部除沿上矢状窦、脑膜中动脉及骨缝处黏着较紧外，其他部位均较松。硬脑膜内层为致密坚韧的纤维膜，很薄，内面光滑，在伤后或切开后如能妥善地缝合，即可迅速愈合，不致产生粘连，此层在神经出颅底处随神经延续形成神经鞘，并向颅腔内突出形成大脑镰、小脑幕、小脑镰及鞍隔等结构。

②蛛网膜：位于硬脑膜和软脑膜之间，透明。一般无血管，并不深入脑沟内，但随大脑镰伸入大脑两半球间的纵裂中，在蝶骨小翼处伸入大脑外侧沟的起始部。在上矢状窦及其附近，伸入窦内，形成蛛网膜粒或绒毛，是脑脊液回流的通道。在脑表面，蛛网膜与软脑膜密切接触，在脑沟处两者则分开形成较宽的蛛网膜下腔，腔中含脑脊液。在颅底某些部位，蛛网膜与软脑膜分隔较远，蛛网膜下腔则扩大成脑池。

③软脑膜：薄而柔软，富含血管，直接贴附在脑的表面，随大脑的沟回或裂而走行，但易于在脑表面分离，软脑膜参与脑神经鞘的构成，并

伸入脑室中形成脉络膜与脉络丛,是脑脊液产生的源头。

(2) 硬脑膜窦 硬脑膜窦(sinuses of dura mater) 位于硬脑膜内外两层之间或是内层的折叠部分之中,窦壁仅有一层内皮黏附,是颅内静脉回流的通道。循环于蛛网膜下腔中的脑脊液通过蛛网膜粒及绒毛也进入到静脉窦。成对的硬脑膜窦有海绵窦、蝶顶窦、岩上窦、岩下窦、枕窦、横窦及乙状窦等;不成对的硬脑膜窦有上矢状窦、下矢状窦、直窦、海绵间窦及基底窦(基底静脉丛)。

(3) 中颅底硬脑膜的供血动脉 中颅窝硬脑膜的供血动脉主要为脑膜中动脉(middle meningcal artery),主要分布于小脑幕上方除前颅窝一小部分以外的全部硬膜处,也可分支供应颅后窝的硬脑膜。在部分人群,尚有来自上颌动脉或脑膜中动脉的副脑膜中动脉(accessory middle meningeal artery) 经卵圆孔入颅供应部分脑膜。此外,颈内动脉颅内段的细小分支和泪腺动脉的返支也供养相邻部分的硬脑膜。脑膜中动脉在颞下窝发自上颌动脉(94% 起自第一段),经棘孔入颅后沿蝶骨大翼颅内面的脑膜中动脉沟行向外、上、前走行。一般分为前、后两个主支,称前支和后支。脑膜中动脉前、后两支的分叉部位可以邻近棘孔,也可在蝶骨大翼外上部的颧弓平面。脑膜中动脉入颅后即分出一个小的岩浅支,通过颞骨岩部的岩大神经孔,与耳后动脉的茎乳孔支吻合,并分支至面神经及鼓室壁。主干再发出分支至三叉神经节和三叉神经根,发出细小的鼓室上动脉至鼓室,供应鼓膜张肌。脑膜中动脉是颈外动脉的一个分支,其分支非常贴近大脑中动脉的皮质支,两者仅以脑膜相隔,尤其是前干与中央前动脉非常靠近,出现率恒定,手术时易于显露,走行方向几乎一致。

硬脑膜存在着丰富的血管网,动脉之间的吻合尤为发达。脑膜的动脉与静脉伴行,伴行静脉常位于脑膜中动脉的外侧,其位置更邻近颅骨,故骨折时易先受损。脑膜中动脉的伴行静脉支,一部分注入蝶顶窦,一部分汇成两条静脉干,经棘孔与卵圆孔出颅腔,注入翼丛。硬脑膜

的部分静脉血也可直接汇入静脉窦。静脉常与动脉并列行进,而且存在着50～90μm直径的正常"动静脉交通"的特殊结构,以静脉窦附近为最多,在胚胎发育过程中血管发育不良,极易导致交通支增粗,成为硬脑膜动-静脉瘘(dural arterivenous fistula,DAVF)。

脑膜中动脉行程在骨面上有清晰的槽状压迹。前支向前上走行,经过翼点深面,到达额骨的前部,供应蝶骨大翼、颞鳞和额骨;后支向后上走行,供应颞鳞和顶骨。在50%～71%的人群,前支的行程有一段通过骨性管道,骨管长约2.0～3.0cm,大多位于顶骨的前下角处,是中颅窝侧壁上的薄弱点。此处相当于颧弓以上4.0cm,额骨颧突以后3.5cm交界处。因此,脑膜中动脉极易为此处的骨折所撕裂,发生硬膜外血肿。有的外伤并无骨折,仅有硬脑膜与颅骨分离,亦可使脑膜中动脉损伤出血,形成硬膜外血肿。在颞区钻孔开颅时,应避免伤及此血管。脑膜中动脉除了供应硬脑膜血液外,也发出滋养动脉供养颅骨,主要分布于颞骨上部、顶骨及额骨后部,每侧约有100支,管径0.08～0.2mm。当硬膜外血肿扩大,使硬脑膜与颅骨内板分离时,必然使这些滋养动脉撕裂出血,使血肿变大,这可能是某些慢性硬膜外血肿的出血机制。脑膜中动脉颅底段总干长度(棘孔至分支处):左侧为26.4(8.0～38.0)mm,右侧为20.0(4.0～40.0)mm,平均内径左侧为1.0(0.8～1.5)mm,右侧为0.9(0.6～1.3) mm。

脑膜中动脉分支形态变异较多,田菊霞等根据50例标本观察结果,将其分为以下3型:①双干型(前、后干型,52%):脑膜中动脉总干分为前、后两干。按照分支位置的高低又将其分为低位干型和高位干型。低位干型(42%)总干很短,在颞叶下缘即分为前、后两干;高位干型(10%)总干较长,一般在靠近颞极才分为前、后两干。前干行至大脑外侧沟的前端处较恒定地发出颞内侧支,绕颞极转向内行于颅底三叉神经节的上方至鞍膈外侧,末梢在海绵窦内与颈内动脉的分支有吻合,而前干的主干上行经过位于顶骨前下角

内侧面的骨管（沟）后发出额支（1～3支）及额顶支（1～4支）。后干向颞叶上方行于大脑外侧沟后端分为顶支和枕支。②单干型（32%）：不分为明显的前后两干，而是总干在颞下回中、后1/3交界处发出颞外侧支，分支分布于颞叶后部及枕叶前部的硬脑膜，而主干向前上方行至颞中回前部向后上方发出顶支（1～3支），至大脑外侧沟的前端较恒定地发出颞内侧支，颞内侧支走行与双干型相同。③混合型（16%）：分支形态与典型的双干型和单干型有所差异，包括：脑膜中动脉前干延续为颞内侧支，后干发出颞外侧支、额支、额顶支、顶支、顶枕支及枕支，占6%；后干延续为枕支，而其前干发出颞内侧支、颞外侧支、额支、额顶支、顶支、顶枕支及枕支，占4%；脑膜中动脉后干与颞外侧支各有分支到小脑上部的硬脑膜，占2%；主干先发出2支颞内侧支，再发出额支、额顶支、顶支，占2%；由主干发出颞内侧支、额支、额顶支，占2%。

2.Liliequist膜

Liliequist膜位于漏斗后方，其前方是视交叉池，前外侧为颈动脉池，后面是脚间池，外侧缘附着幕上颞叶的内侧面，在视束和颞叶钩回之间有一游离缘。此膜分为上、下两叶，形成脚间池，上叶称间脑膜，前方贴附于乳头体后缘，分隔视交叉池和脚间池。下叶称中脑膜，向后附着于脑桥中脑沟，分隔脚间池和桥前池。两层均向外侧高于两侧的动眼神经蛛网膜鞘。间脑膜较厚，是蛛网膜下腔内的完整无孔的一层膜性屏障；中脑膜较薄，不完整，基底动脉上行洞穿此层膜性结构，达脚间窝。两叶均与覆盖鞍背的蛛网膜相接，脚间池向外与脚池和环池的幕上部分相交通。Rhoton等认为此膜来自覆盖鞍背的蛛网膜外层，向上延伸至两侧动眼神经之间。Liliequist膜的外侧并不附着于颞叶的钩回上，而是附着于动眼神经的蛛网膜鞘上，动眼神经周围是蛛网膜汇集点，Liliequist膜的间脑膜分隔视交叉池和脚间池，中脑膜分隔脚间池和桥前池，脑桥前膜分隔脑桥小脑池和桥前池，中脑脑桥外侧膜分隔环池和小脑桥脑角池，颈内动脉内侧膜形成颈内动脉池的外侧壁。

第四节　海绵窦的应用解剖

海绵窦（cavernous sinus，简称CS）位于颅底中央，与脑干、垂体、颈内动脉（ICA）、脑神经、眼眶、面部、鼻咽等器官和结构密切相连。曾被Parkinson描述为解剖学上的"宝石盒"，其解剖及其肿瘤性和血管性病变的治疗代表了神经外科最为复杂的领域。海绵窦是静脉窦腔还是静脉丛，一直是争论的焦点。但可以肯定的是，它接受许多颅内引流静脉，并与颅外静脉有广泛的交通支。静脉循环通路在海绵窦区呈窦状扩张，具有"吸水海绵"的作用，以保护眼球的功能。近年来，通过外科手术、大体解剖、显微解剖以及血管铸形等研究方法认为：海绵窦是一个包含有静脉血管丛、颈内动脉、脑神经、脂肪、结缔组织等结构的腔隙。其内的静脉丛是由粗细不等的静脉所组成的一个不规则的静脉丛，多次分叉又汇合，不完全包绕颈内动脉。

一、概述

1965年，Parkinson首先开展海绵窦的直接手术，并对海绵窦壁和其内走行的脑神经进行详细的描述，以Parkinson三角作为临床海绵窦手术的入路标志。海绵窦纵跨中颅窝底，两侧海绵窦环绕蝶鞍，呈前后狭长的不规则形。海绵窦外侧壁由两层硬膜组成，动眼神经、滑车神经、三叉神经的眼支和上颌支行于两层硬膜间，外膜厚而致密，内膜薄而疏松，两层硬膜较易分离。从海绵窦的各个不同侧面,以海绵窦内走行的脑神经的比邻关系来阐述海绵窦的解剖关系时,将海绵窦的各壁分成了不同的三角形解剖区域。对于海绵窦与颈内动脉的关系,目前认为海绵窦是一个硬膜间隙,其内含有静脉丛,颈内动脉与静脉丛只是毗邻关系。海绵窦前方达前床突和眶上裂的内侧部,后方到后床突和颞骨岩部尖端,上内侧抵中床突与后床突的连线,下外侧距圆孔-卵圆孔内缘连线平均约4mm。其顶部和外侧壁由硬膜封闭。在前、后床突中点的冠状切面上呈近似的直角三角形。根据海绵窦外侧壁的解剖特点,在进行海绵窦外侧壁手术入路时,多在Parkinon三角内切开硬膜,此三角中滑车神经的位置变异较多,所以海绵窦外侧切口应在动眼神经入窦点下方4mm,这样可以很好地显露颈内动脉的后升部、后曲部、水平部以及动眼神经后2/3段。为了显露海绵窦上壁,要磨除前床突。海绵窦上壁与前床突下面附着不紧密,可钝性分开,要边钝性分离海绵窦、边磨除前床突。但前床突磨除较大、较深时,易损伤前床突的下内侧面的动眼神经。

1.海绵窦的概念

　　海绵窦系胚胎发育期间硬脑膜内层折叠,在鞍旁眶上裂至岩尖间与该处颅底骨膜(硬脑膜外层)围成的六面体。海绵窦位于中颅窝蝶鞍和垂体两侧,蝶窦外侧壁的下方,是两层硬膜之间较宽大而不规则的锥形腔隙(图2-4-1),其中有许多纤维小梁把窦腔分成多个相互交通的小腔隙,形似海绵状。海绵窦并非真正的静脉窦,而是蝶鞍两侧的鞍旁间隙,其内含有静脉丛以及与其共存的颈内动脉和Ⅲ、Ⅳ、Ⅴ、Ⅵ对脑神经和交感丛。

　　传统的观念认为:海绵窦为一完整的充满血液的静脉管道,位于鞍旁两侧,由硬膜包裹的静脉通道,Ⅲ、Ⅳ、眼神经(V_1)和上颌神经(V_2)走行于其外侧壁的硬膜中,颈内动脉、Ⅵ走行其中,内含纤维小梁,故成海绵状。Taptas(1949)通过对成人新鲜标本、新生儿和胎儿的解剖观察,提出一个不同的概念,即所谓海绵窦就是一个由硬膜皱襞分开形成的硬膜外间隙,它不是一个静脉

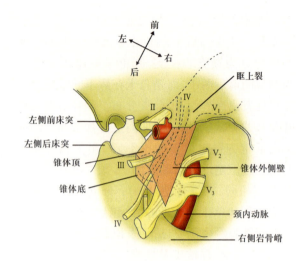

图2-4-1　显示右侧海绵窦和锥形间隙(阴影部分),其底朝向后颅窝,其尖伸向眶尖。颈内动脉经过海绵窦锥形间隙的前方,Ⅲ、Ⅳ、Ⅴ脑神经占据海绵窦外侧壁的上部,分别进入眶上裂

窦,而是静脉丛,颈内动脉和静脉丛的关系是毗邻关系。随着显微解剖的发展,Parkinson、Kaplan等也对传统的观点提出了质疑,认为海绵窦为硬膜皱折形成的硬膜外间隙,其内含有静脉丛,ICA与这些静脉丛只是毗邻关系,并不真正穿越静脉腔,并认为这些静脉丛实际为颅底静脉丛的一部分。这一观点已逐渐被人们接受,但人们早已习惯于"海绵窦"这一称谓,故一直沿用至今。

2.海绵窦的生理

　　海绵窦来自静脉,虽然颈内动脉和脑神经与其关系非常密切,但实际上这三者是平行并列关系。形成海绵窦的这段静脉扩大、膨胀,覆盖了动脉和神经,给人一种假象,即好像动脉、神经位于海绵窦内。脑神经具有完整的硬脑膜和蛛网膜包裹,使其在沿着海绵窦走行的过程中,避免了直接与静脉血接触。海绵窦的相对大容量、可扩张性和两侧相互交通是对眼球前、后房的房水动力学进行调节的重要因素。在正常压力下,前、后房的房水交换是快速而又非常稳定的。同侧的海绵窦为眼部提供了很快排出房水和剩余血液的空间,以维护眼的最佳功能状态,同时防止柔弱的视网膜动脉由于静脉回流不畅而发生破裂。静脉循环通路在海绵窦区的窦状扩张,具有"吸水

海绵"的作用,这对于保护眼球的功能是非常必要的。海绵窦的窦腔内壁上,具有分泌抗凝剂的细胞。形成海绵状的静脉通道后,其窦腔内表面积大大增加,会具有更多的这种分泌细胞,产生足够的抗凝剂,从而使得海绵窦内的血液不易凝结。海绵窦之所以十分重要,不仅仅是由于海绵窦内走行着许多重要的血管及神经,更重要的是它还起着"泵"的作用,走行于海绵窦内的颈内动脉,像泵一样不停地搏动,有利于静脉的回流。

3.海绵窦内间隙的划分

海绵窦内间隙主要是指颈内动脉在行经海绵窦过程中与海绵窦各壁之间所形成的不规则腔隙。对于海绵窦内分区,Harris等观察到海绵窦有3个主要间隙,按其与颈内动脉(ICA)的关系,分别称为内侧腔、前下腔和后上腔,少数有外侧腔,各间隙出现率从43%到100%不等。内侧、后上间隙大于前下、外侧间隙。内侧腔位于ICA和垂体间,最宽可达7mm,但常因ICA扭曲甚至突入垂体而闭塞;前下腔在ICA第一个弯曲(后曲)之下,外展神经由此穿过;后上腔居ICA与后部窦顶之间,也往往因为动脉扭曲而闭塞。至于ICA与窦外侧壁间的腔隙,虽然有人称之为外侧腔,但较上述三腔狭窄。外展神经穿过外侧腔时,内侧与ICA、外侧与CS外侧壁紧邻。

4.海绵窦的位置、形态、性质及内容

(1)海绵窦的位置和形态　海绵窦由中颅窝两层硬脑膜构成:骨膜层形成海绵窦的底和内侧壁大部,硬脑膜层形成海绵窦的顶和外侧壁及内侧壁上部。海绵窦又称鞍外腔(lateral sellar compartment),位于蝶窦、蝶鞍和垂体两侧,蝶窦外侧壁的下方,纵跨中颅底。前方达前床突和眶上裂,后方至岩骨尖和后床突,顶部和外侧由硬脑膜封闭,其顶的外侧为天幕内侧缘的硬脑膜皱折和动眼神经,内侧为垂体和垂体柄,前方为前床突和硬膜皱襞,后方是后床突。目前,多数学者认为呈前后狭长的不规则六面体结构,形如棱锥,具有上、下、前、后、内侧、外侧六个壁。两侧海绵窦间的平均距离为13mm,外侧壁至中颅窝最外侧硬膜附着处的距离为53(45～61)mm。海

绵窦下壁是硬膜外层,上壁、后壁、内壁和外壁外层均系硬膜内层,外壁内层则由动眼、滑车、三叉神经眼支的神经鞘及联结这些神经鞘的网状薄膜构成。外壁内、外层间有时可有一狭长的腔隙。动眼神经在后床突外3～11mm(平均5mm)、小脑幕游离缘内侧进入海绵窦外壁顶部。滑车神经在其后外侧也进入海绵窦外壁顶部。三叉神经眼支(有时包括上颌支)则进入海绵窦外壁下部。外展神经从后壁Dorello管进入海绵窦,内依颈内动脉,外邻三叉神经眼支前行,并分成2～5个细支。

(2)海绵窦的性质及内容　1976年Harris和Rhoton等观察到海绵窦是一个不间断的小梁状静脉通道。Bonnet认为海绵窦是两层硬膜间的腔隙,内围以静脉丛和神经的颈内动脉,所谓小梁状结构仅是众多小静脉的断面。Parkinson(1973)否认海绵窦是由许多纤维小梁分隔成海绵状一个大的静脉腔,而是由大小不等的静脉构成的不规则鞍旁静脉丛,包绕颈内动脉。海绵窦内层是否有完整硬脑膜包裹,说法不一。大多数学者认为海绵窦内侧壁有硬脑膜覆盖,即为鞍隔硬脑膜的延伸。Inoue等研究显示海绵窦为颈内动脉周围3个主要静脉间隙组成。1999年Weninger报道儿童海绵窦不是一个有隔的硬膜间隙,而是由许多独立的静脉构成。在海绵窦前部,许多小静脉分散在脑神经间,在海绵窦后部形成一个静脉丛。Destrieux提出海绵窦结构可因年龄不同而有变化:在儿童时期呈丛状结构,成年时期由于邻近静脉相互融合而呈腔隙状。作者更倾向于海绵窦是一个静脉丛,此静脉丛接受许多静脉,并与颅外静脉有广泛的交通。海绵窦内有许多小梁状结构,颈内动脉海绵窦段呈"S"形行经海绵窦内,外展神经位于海绵窦内,动眼神经、滑车神经、眼神经、上颌神经和部分下颌神经位于海绵窦外侧壁内(图2-4-2)。

在眶上裂部位,通过眶上裂的脑神经由一共同的脑膜鞘包绕,鞘由蝶骨的骨膜构成,鞘外侧壁有两层,浅层为中颅窝的硬脑膜,深层为骨膜层,海绵窦前部位于眶上裂内下方,与眼静脉交通。在前床突部分,动眼神经、滑车神经、眼神

经及展神经也共同包绕在一硬膜鞘内,鞘由海绵窦外侧壁的硬脑膜深层构成。在蝶鞍中部向后

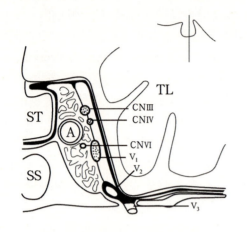

图2-4-2 经蝶鞍中部冠状位显示海绵窦结构的示意图

至三叉神经节前缘部分,脑神经之间间距增大,动眼神经、滑车神经、眼神经、展神经及上颌神经各自包绕在硬脑膜深层所形成的硬脑膜鞘内。在此以后,海绵窦的外侧壁上部仍为中颅窝的硬脑膜,下部则为Meckel腔。动眼神经走行于海绵窦的上方,滑车神经走行于小脑幕游离缘下方的硬脑膜襞内,外展神经则穿后颅窝的硬脑膜,经基底窦,越Dorello管,入海绵窦,行于颈内动脉海绵窦段后升段与Meckel腔之间,此段表面无硬脑膜鞘。

5.海绵窦内的脑神经

海绵窦外侧壁的硬脑膜两层间自上而下排列有动眼神经、滑车神经、三叉神经眼支和上颌支(图2-4-3)。外展神经行走于海绵窦内,居三

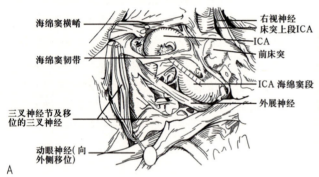

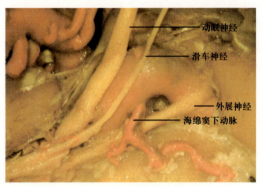

图2-4-3 A,牵开动眼神经,显露外展神经;B,切开海绵窦壁,显露海绵窦内结构

叉神经眼支内侧,颈内动脉下方或下外方,借纤维小梁固定于窦壁。动眼神经在鞍背、后床突外侧跨过小脑幕游离缘经海绵窦顶入海绵窦,走行于外侧壁,在前床突的下方进入眶上裂。动眼神经在海绵窦的长度为9.3mm,切除前床突时易造成该神经损伤。滑车神经穿入海绵窦的位置变异很大,经小脑幕下进入海绵窦者占21%,经盆区进入海绵窦占33%,经前后床襞分叉角处进入海绵窦外侧壁占46%。滑车神经先位于动眼神经的下方、眼神经的上方,继而逐渐上升,跨过动眼神经的外侧达其上方,至窦的前端入眶上裂。滑车神经在海绵窦的长度为10.9mm。三叉神经眼支自三叉神经节的前内侧分出后,向前下穿入海绵窦外侧壁,至外侧壁的下方,位于滑车神经和动

眼神经的下方,展神经和颈内动脉的外侧,向外上至眶上裂。眼神经在海绵窦的长度为16.0mm。外展神经由Dorello管进入海绵窦,行走于海绵窦中,先在颈内动脉后升段的外侧,继而在水平段的下外方前行至眶上裂,其在海绵窦的长度为17.9mm,在窦内分成2~5神经束。海绵窦内的神经主要由颈内动脉C_4段发出的分支供血。

二、海绵窦的边界与毗邻结构

1.海绵窦的边界

海绵窦位于蝶鞍两侧,包围脑垂体,是一静脉血管丛的腔隙。其前极内上方为视神经、视神经管和鞍结节,外上方为前床突及蝶骨嵴;内侧为蝶鞍及垂体;外侧为中颅窝、颞极和颞叶钩回;后上

方内侧为基底动脉分叉和其分支起始段及动眼神经和脚间窝,后上方为三叉神经、岩骨尖和岩上窦;内下侧为蝶窦的薄骨质和骨膜。前方达前床突和眶上裂;后方至后床突和岩尖部。两侧海绵窦通过前、后海绵间窦相互交通。中颅底的两层硬脑膜分开包绕着海绵窦,内层(靠近脑面的一层)形成海绵窦外侧壁的外层;外层(靠近颅骨的一层)形成了海绵窦的下壁并延续成海绵窦内侧壁。当两层硬膜到达破裂孔、卵圆孔和圆孔时分为两层。内层继续紧密贴附于骨壁走行,构成此间隙的内壁。内层越过蝶骨嵴向前到眶上裂,向上覆盖前后床突,继续向内一部分覆盖垂体窝,另外一部分覆盖垂体上表面,中间容纳垂体。外层硬膜向上附着于前、后床突,向内形成此间隙的上壁。继续向内,有覆盖垂体的硬脑膜的表层加入,封闭此间隙。上壁再向内,形成环形缺口,有垂体柄通过,然后越过中线到对侧途经蝶鞍外层硬膜,有时两层分离,中有静脉丛,为海绵间窦。这种"三明治"的结构到达眶上裂才终止。

在经前后床突中点连线的冠状切面上,此间隙近似为直角三角形,直角朝向外上(见图2-4-2),上壁和鞍膈同高,与额叶相邻,长为7～12mm,壁厚0.5～1.0mm;斜边为内侧壁,上部为垂体及其表层硬膜,下部和蝶窦顶部相邻,与后者仅隔0.54～1.0mm的骨板,内侧壁长15～22mm,壁厚0.1～0.5mm;外侧壁长15～20mm,与颞叶相邻,分内外两层。内层为网状纤维,外为致密结缔组织。前部扭转45°变细,移行为呈水平三角形的眶上裂,较紧密地包纳神经、脂肪和眶上静脉;后部变尖并扭转,由内、外两壁夹成弧形裂隙。此间隙的后壁和下壁由覆盖鞍背和斜坡的硬脑膜形成并移行为小脑幕的下壁。当硬脑膜从小脑幕延伸到前、后床突时,在两皱襞间形成舟状凹槽,称之为盆区,动眼神经和滑车神经携带蛛网膜从此穿入此间隙内。

2.海绵窦的毗邻结构

海绵窦的前方达前床突和眶上裂的内侧部,与视神经管和颈内动脉床突上段相邻;后方至后床突和颞骨岩尖,与颈内动脉管和半月节相

邻;上内侧抵中、后床突连线,内侧壁与垂体、蝶鞍、蝶窦相邻;上外侧邻大脑的颞叶,下外侧距离圆孔和卵圆孔内缘连线4(3.4～4.6)mm,下壁为蝶骨。此间隙的大小在成人男性为2.5cm(长)×2cm(高),宽度由颈内动脉的直径决定,两侧以蝶鞍相隔,平均相距13mm。

(1)海绵窦周围的骨性结构　海绵窦与周围骨性结构有密切的关系。海绵窦位于蝶骨体的两侧、卵圆孔、圆孔及眶上裂的内侧。其前下方邻蝶骨大翼,顶壁的前外侧邻蝶骨小翼,蝶骨大翼在其前下方,蝶骨小翼是其前外侧缘。前床突位于其前上方,后床突位于顶部的后方,后方邻近岩骨尖。

①前床突:前床突是蝶骨小翼根部向后的突起,表面为壳样较薄的骨皮质,内部为疏松的网状骨松质,有时还有气房,通过蝶骨小翼后根与蝶窦相通,由于这些气房的存在使磨除前床突后有形成脑脊液鼻漏的可能。前床突位于视神经、颈内动脉的外侧、海绵窦尖的外上方(图2-4-4)。Inoue测量前床突的长度(前床突尖-双视神经管内侧缘连线的垂直距离)为10.9mm(6.5～16.0mm),宽度为(视神经管外侧缘到前床突外侧缘的距离)5.1mm(2.2～8.0mm),前床突形成视神经管颅内段的外侧壁,外侧与蝶骨嵴的内侧缘相延续,内侧与蝶骨小翼的前后根相连,天幕前内侧缘、岩前韧带、床突间韧带和镰状韧带均附着于前床突。有中床突者可与前床突相连,形成颈内动脉床突孔。Keyes将这种异常的裂孔分为三种形式:a.完全型,前、中床突间有完整的骨桥相连,发生率为7.08%;b.接触型,前、中床突靠近,中间有狭窄的骨缝相隔,发生率为1.25%;c.不完全型,存在中床突,前中床突间有较大的间隙,发生率为19.15%。Inoue报道完全型双侧的发生率为14%,单侧为22%。在进入海绵窦的多种术式中,前床突的磨除至关重要,由于其外下侧有眶上裂神经通过,使床突的磨除有一定的难度。Dolence的方法是先打开眶顶和视神经管,用金刚钻磨除床突内的松质骨,再将表面很薄的壳样骨皮质折断,然后取出。

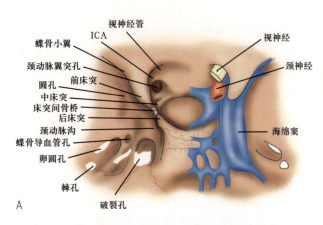

蝶骨小翼
视神经管
ICA
视神经
颈动脉翼突孔
视神经
圆孔 前床突
颈神经
中床突
床突间骨桥
后床突
颈动脉沟
海绵窦
蝶骨导血管孔
卵圆孔
棘孔
A
破裂孔

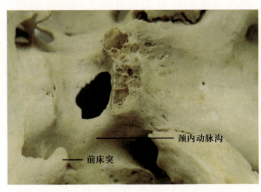

颈内动脉沟
前床突
B

图2-4-4 海绵窦与蝶骨的关系。A,前床突位于视神经和颈内动脉的外侧、海绵窦尖的外上方；B,前床突及颈内动脉沟

②蝶骨小翼后根：前床突的内侧缘与蝶骨小翼的前后根相连，前根自前床突内侧发出后向内走行，形成视神经管的顶。后根在视神经下方自前床突的内下侧发出，也向内走行，形成视神经管的底，二者都与体部相连，正好是眶尖、眶上裂和视神经管的交汇处。实际上后根是一个小的骨桥，从前床突内下缘延伸到蝶骨体外侧颈内动脉沟的前方，形成外侧高内侧稍低的坡度，将视神经管与眶上裂分离开来。后根的上表面也有一个后部高、前部低的坡度，符合视神经自后外上向前内下走行的角度。后根下表面构成眶上裂的内侧顶壁，海绵窦前部的上壁。后根的后缘轻度向下倾斜，容纳颈内动脉的床突段。在后根与蝶骨体部相交处正对蝶窦内视神经颈内动脉隐窝，该隐窝的上方是视神经隆突，下方为颈内动脉隆突。

③颈内动脉沟：颈内动脉沟（图2-4-4B）位于蝶骨体部两侧，是呈矢状方向走行的浅沟，有颈内动脉通过。颈内动脉沟起于鞍背侧方，向上方走行很短的距离后，在蝶骨体旁、鞍底的下方向前延伸，止于前床突的内侧。在气化较好的蝶窦内，可以见到蛇形的颈内动脉隆突，有时该部位的骨皮质很薄或缺如，通过蝶窦黏膜可以直接见到颈内动脉。

（2）海绵窦周围的膜性结构 海绵窦位于两层硬膜之间：外层（骨内膜）附着于颅骨内面，内层随脑外形及出入颅的神经和血管形成许多皱褶。每个硬膜皱褶都有两个面及游离缘和周围缘。除非有神经和血管通过，硬膜皱折的两个面

通常均黏合在一起。蝶鞍两侧的硬膜也各形成一皱褶，其游离缘后方与小脑幕、前方与额颞叶间皱褶的游离缘相延续。Kawase发现海绵窦的硬膜有3个与肿瘤浸润、扩散有关的部位：眶上裂周围的静脉丛、垂体周围的疏松组织、动眼神经和滑车神经的鞘膜袋，这些部位的脑膜壁都很薄甚至缺如。

①外层硬膜与颈内动脉上环：海绵窦的顶由两层硬膜构成，两层硬膜在眶上裂、前床突处分离。外层硬膜覆盖于前床突的上表面，内层则覆盖于其下表面。外层硬膜自前床突上表面向内侧延续，与颈内动脉的外膜相融合，形成颈内动脉的上环，继续向内延伸形成鞍隔，同时也是视神经鞘的组成成分。外膜还可自前床突尖弧形向内经视神经的上方到达鞍结节形成镰状韧带。但在鞍旁、海绵窦内侧并无硬膜，垂体与海绵窦之间仅仅相隔垂体包膜和一薄层疏松结缔组织，故一旦垂体腺瘤突破包膜则易侵入海绵窦。

上环是颈内动脉床突段(C_5)与眼动脉段(C_6)的分界，也是硬膜内与硬膜外的解剖界限。颈内动脉上环外侧与岩前韧带的前部相融合，以加强颈内动脉外侧的强度。由于上环与颈内动脉结合紧密，钝性分离可能损伤颈内动脉外膜。上环并非是一个真正的圆形，而是一个不在同一平面上围绕颈内动脉的膜性结构。上环的后外侧高、前下侧低，这样在颈内动脉与蝶骨体之间就可能有蛛网膜伸入，脑脊液也可随之流入，这一颈内动脉内侧小的蛛网膜下腔隐窝被称为颈内

动脉内侧隐窝(carotid cave)。由于该隐窝的存在，使一些床突下动脉瘤破裂后也可形成蛛网膜下腔出血。oikawa等观察到上环的内侧约在鞍结节上0.4mm，故认为鞍结节可以作为判断上环位置的标志，动脉瘤位于鞍结节以下时，可能与颈内动脉内侧隐窝关系密切，破裂后可引起蛛网膜下腔出血。Kim报道在70例海绵窦标本中有50例可以肉眼见到颈内动脉内侧隐窝。

②内层硬膜与颈内动脉下环：内层硬膜覆盖于前床突的下表面，向内侧延伸环绕颈内动脉形成颈内动脉下环。床突间韧带与内层硬膜融合，将海绵窦顶部分为两个三角，后外为动眼神经三角，前内为颈内动脉三角。在动眼神经三角内层硬膜参与形成动眼神经鞘，继续向外延续参与海绵窦外侧壁的构成。下环与上环不同，下环不与颈内动脉外膜相结合，在下环与颈内动脉之间有一狭窄的空间存在。在海绵窦的膜性结构上，Kawase认为有三处薄弱点：眶上裂、垂体外侧、动眼神经和三叉神经的硬膜囊，这些部位是肿瘤如脑膜瘤、垂体瘤等容易突破的地方。

(3) 海绵窦与垂体关系 颈内动脉与垂体外缘间隔有一薄层硬膜皱折，其内见少许结缔组织及静脉丛。Harris等发现在垂体不受ICA压迫时，此间隙平均为2.3mm，最宽可达7mm。但约28%的标本显示颈内动脉由海绵窦内壁膨出而压迫垂体，此时进行垂体腺瘤手术时，常致肿瘤切除不彻底或损伤ICA。Rhoton等也曾描述颈内动脉可通过海绵窦内壁突出，使垂体外缘呈波浪状或使海绵窦壁突入蝶窦内。

三、海绵窦壁及其分区

海绵窦位于蝶鞍两侧，呈前后狭长的不规则形，前端达眶上裂内侧，后端达颞骨岩部尖，其最大平均宽(8.7±0.7)mm，前后径(21.1±3.2)mm。外侧壁高(14.7±3.3)mm，内侧壁长(16.4±1.3)mm。海绵窦的断面面积最大的层面在轴位上位于垂体中、下部层面，冠状面上位于经过蝶鞍中部层面，矢状面上位于正中线向外经颈内动脉虹吸段层面。海绵窦内侧与垂体窝之间有一近

似垂直的硬膜相隔，且此硬膜与鞍隔、海绵窦顶的硬脑膜和海绵窦底的骨膜相延续(图2-4-5)。海绵窦位于眶上裂至颞骨岩尖之间，具有前、后、内、上、下和外侧硬膜壁。上、下、内、外四个壁向前床突集中，使海绵窦呈圆锥形。外侧壁的浅、深两层硬膜间从上而下有动眼神经、滑车神经、三叉神经眼支、三叉神经上颌支、三叉神经下颌支；海绵窦内有外展神经和颈内动脉，外展神经穿Dorello管进入海绵窦(图2-4-6)。III、IV脑神经穿过海绵窦的上壁，在其外侧壁的上部前行。三叉神经节及其分支眼神经(V_1)和上颌神经(V_2)位于海绵窦外侧壁上的硬膜鞘内。

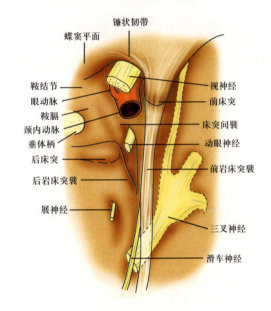

图2-4-5 海绵窦各壁的上面观。海绵窦内侧壁与鞍隔相延续

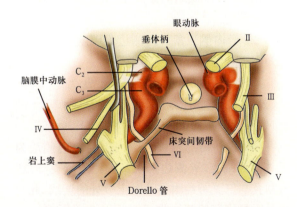

图2-4-6 外展神经穿Dorello管进入海绵窦

(一)海绵窦三角

Parkinson 首先描述了海绵窦外侧壁有一个尖顶向前的三角形区域:上为动眼神经和滑车神经,下为外展神经和三叉神经眼支,后为鞍背和斜坡。Harris 等进一步观察与测量,认为此三角的上界为滑车神经下缘,平均长为13(6~20)mm;下界为三叉神经上缘,平均长为14(5~24)mm;后界为鞍背的斜面和斜坡,平均长为6(3~14)mm。从动眼神经穿入处硬脑膜下方作一切口,向前与动眼神经及滑车神经平行延伸20mm,即可切开三角区的硬脑膜,掀起硬脑膜后进入海绵窦,再向外侧牵拉三叉神经的眼神经,即可显露三叉神经与颈内动脉之间的外展神经,这是临床上最常用的海绵窦入路。此后,相继发现海绵窦还存在其他许多可安全切开的区域。根据海绵窦的解剖标志,可将其分为若干解剖三角,选择这些解剖间隙可有效而安全地切除海绵窦内肿瘤。最常用的海绵窦三角是Parkinson 和Mullen 三角。

海绵窦三角可作为进入海绵窦的手术入路,临床上根据需要选择合适的三角作为手术入路,以避免损伤脑神经和血管。其中Parkinson 三角和内侧三角联合入路,可显露几乎海绵窦的所有结构和部位,故临床上应用最多的是额颞骨瓣(翼点入路)经海绵窦上、外壁联合入路处理海绵窦的病变。Dolenc 详细地将海绵窦壁上的血管神经间隙归纳为9个三角:

(1)前内侧三角　内侧边为Ⅱ脑神经,外侧边为Ⅲ脑神经,底边为硬膜缘。此三角可显露颈内动脉前弯。

(2)旁内侧三角　内侧边为Ⅲ脑神经,外侧边为Ⅳ脑神经,底边为天幕硬膜缘。

(3)Parkinson 三角　内侧边为Ⅳ脑神经,外侧边为眼神经,底边为天幕硬膜缘(图2-4-7)。此三角易于显露海绵窦外、下、后部。

(4)前外侧三角(Mullan 三角)　内侧边为三叉神经眼支,外侧边为三叉神经上颌支,底边为圆孔与三叉神经眼支入眶上裂处的连线。此三角易于显露海绵窦的前下部、颈内动脉前弯。

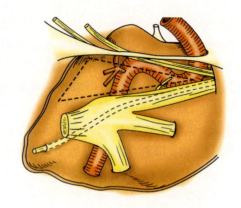

图2-4-7　Parkinson 三角

(5)外侧三角　内侧边为上颌神经,外侧边为下颌神经,底边为圆孔与卵圆孔连线。

(6)后外侧三角(Glasscock 三角)　内侧边为岩浅大神经,外侧边为棘孔与弓状隆起的连线,底边为下颌神经的背侧缘。

(7)后内侧三角(Kawase 三角)　内侧边为岩窦,外侧边为岩浅大神经,底边为三叉神经主干。

(8)内下三角(后面观)　内侧边为外展神经在Dorello 管处与后床突连线,外侧边为外展神经在天幕缘与Dorello 管连线,底边为岩骨尖。

(9)外下三角(后面观)　内侧边为外展神经在天幕缘与Dorello 管连线,外侧边为岩静脉入岩窦处与Dorello 管的连线,底边为岩骨尖。

利用这些解剖特点,对选择手术入路切除海绵窦内肿瘤很有益处。

(二)海绵窦壁的解剖

海绵窦内壁为单层硬膜,外壁为双层。多数学者认为海绵窦内侧壁有硬脑膜覆盖,即为鞍隔硬脑膜的延伸。也有人提出海绵窦内侧壁的上半部分为垂体外侧壁,下半部分为蝶窦和/或蝶骨体外侧壁骨膜,亦有极少数人认为海绵窦内侧壁根本无硬脑膜包裹,只有垂体外侧壁,并提出垂体、鞍旁、海绵窦静脉丛为一共同的硬脑膜外腔隙。外壁双层膜之间从上到下夹有动眼、滑车神经和三叉神经的眼支,内、外壁间容纳外展神经、颈内动脉和窦内属支、鞍旁静脉丛及交感神经纤维（图2-4-8）。在前、后床突中点的冠状切面上呈近似直角三角形，直角朝外上方，上壁与鞍隔并列，并相互移行，内侧壁或内下壁为三角的斜边，紧靠垂体和蝶鞍。

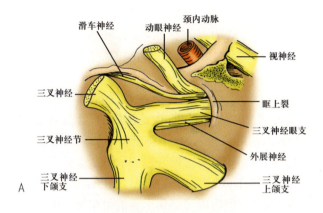

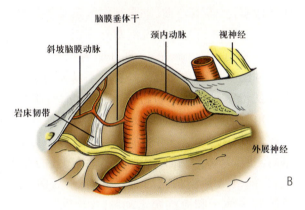

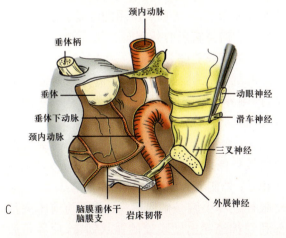

图2-4-8　海绵窦内部显微解剖。A，移去硬膜后的外侧观；B，移去海绵窦外侧壁Ⅲ～Ⅴ脑神经后外侧观，显示Ⅵ脑神经的行程；C，海绵窦后面观，向外牵开Ⅲ、Ⅳ、Ⅴ脑神经后，可见到颈内动脉海绵窦后曲段及其分支

1. 海绵窦的外侧壁

海绵窦的外侧壁在三叉神经节前缘之前，由中颅窝的硬脑膜构成；在三叉神经节前缘以后，外侧壁则由两部分组成，上部仍由中颅窝的硬脑膜构成，而下部则由Meckel腔构成。海绵窦外侧壁由浅深两层纤维膜组成，浅层厚而完整，深层薄而不完整；浅层为光滑、致密的颞叶内侧面硬脑膜，深层为疏松的网状纤维膜，常不完整，尤其在Parkinson三角处。因此在显微镜下观察外侧壁，可发现该三角区颜色较暗。通过外层切口，可以清楚地看见海绵窦外侧壁内的结构。动眼神经、滑车神经、展神经和三叉神经的分支走行在海绵窦外侧壁的浅深两层之间。Rouviere观察到，海绵窦外侧壁的深层在海绵窦内与浅层分离形成一个隔，将海绵窦分成一大一小两个空间，在隔的浅面较小空间内没有神经走行，动眼神经、滑车神经和三叉神经的分支走行在隔中，而不在外侧壁浅层中（图2-4-9）。

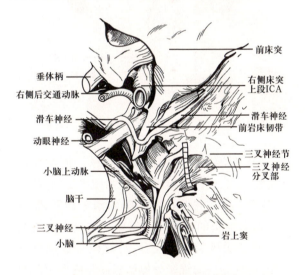

图2-4-9　海绵窦外侧壁脑神经的解剖关系。切除外侧壁后可见自上而下分布有Ⅲ、Ⅳ、Ⅴ神经

（1）外侧壁的界限　海绵窦外壁的骨性结构界限比较明确。前界是鞍结节、前床突和眶上裂，后界是后床突和颞骨岩尖，上界是前床突外缘和前岩床皱襞，下界是眼神经下缘或上颌神经上缘，内面是蝶骨体外侧面。

（2）外侧壁的分段及其临床应用　海绵窦外

侧壁内脑神经与颈内动脉的关系,见图2-4-10。颈内动脉后曲顶高出眼神经和外展神经上缘分别为(5.52±1.84)mm和(6.60±1.94)mm。在前床突尖外侧或外下方水平,动眼神经、滑车神经及眼神经与前床突尖垂直距离分别为(1.85±0.75)mm、(5.30±1.04)mm和(6.61±1.63)mm。脑神经进入海绵窦处相互之间的平均距离如下:Ⅲ和Ⅵ脑神经间为6.16mm;Ⅲ和Ⅴ脑神经间为12.34mm;Ⅳ和Ⅴ脑神经间为10.52mm;Ⅴ和Ⅵ脑神经间为6.50mm。从临床应用需要,以前床突(ACP)、后床突(PCP)为界,可将海绵窦分为前、中、后三段。

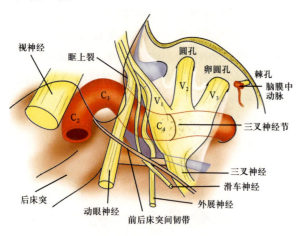

图2-4-10 海绵窦外侧壁与颈内动脉的关系

（3）海绵窦外侧壁的切开方法 海绵窦的外侧壁由深、浅两层组成。浅层由硬膜层组成,光滑、致密;深层主要由动眼神经、滑车神经、眼神经进入海绵窦的神经鞘膜组成,不完整。海绵窦外侧壁外层极易与内层分离,这两层之间连接疏松,也就是说海绵窦外侧壁极易与内侧壁相分离。分离海绵窦外侧壁可归纳为两种方法:

①Parkinson法:切开自动眼神经入海绵窦上壁处以下4mm,沿动眼神经、滑车神经下缘的坡度向前,再自该切口中点纵向作一切口。分离海绵窦外壁深浅两层,这种分离外壁的方法称"十"字切开法。

②Dolenc瓣形切开法:自后床突外侧近滑车神经入海绵窦上壁处,沿小脑幕游离缘内面和

动眼神经间向前,自动眼神经入海绵窦上壁处,转至海绵窦的外壁,向前经蝶骨嵴和蝶顶窦下、眶上裂上,向下外侧方切开,达卵圆孔。而后剥离海绵窦外壁的浅层,即可显示海绵窦内侧壁。

剥离海绵窦外侧壁外层之后即可看清海绵窦外侧壁的有关三角。切开旁内侧三角,可显露海绵窦外侧腔、前下腔和后上腔,但此三角可因滑车神经行程改变而影响其切开的显露。Parkinson三角的面积约为53mm^2,是海绵窦外侧壁较大的三角,也是常用的入路部位。经Parkinson三角入路,不需任何牵拉即可显露颈内动脉海绵窦段的后升部、后弯曲及部分水平部,同时亦可显露外展神经经Gruber韧带进入海绵窦处。但构成该三角上界的滑车神经的走行变异较多,且多有弯曲。动眼神经入窦点与眼神经的垂直距离约为4mm,海绵窦外侧切口在动眼神经入窦点下方4mm左右,即在眼神经稍上方,于眼神经平行切开硬脑膜外层时不易损伤走行变异的滑车神经。切开Parkinson三角,与旁内侧三角一样,可暴露海绵窦外侧腔、前下腔和后上腔。如向下方牵拉颈内动脉海绵窦段,还可显示内侧腔,垂体外侧面,颈内动脉海绵窦段的外、上、下面,ICA后曲部与后垂直段的外、后面,以及脑膜垂体干和海绵窦下动脉。如经Dolenc三角磨除前床突,二者联合应用则可显示颈内动脉前曲段和海绵窦段的外侧面。

2.海绵窦上壁

海绵窦上壁呈斜方形,外侧界为岩前床韧带,内侧界为鞍隔的硬脑膜,前界为颈动脉的硬脑膜,后界为岩后床韧带(图2-4-11)。

（1）海绵窦上壁的范围和分区 海绵窦的上壁较外侧壁小,内侧界为垂体柄,与鞍隔硬膜缘相续;外侧界为前床突外缘和前岩床皱襞,即动眼神经和小脑幕硬膜皱襞;前界为前床突基部和视神经穿出硬膜处的镰状韧带,后界是后床突、后岩床皱襞。上壁呈不规则四边形,其四个顶点分别是:经鞍结节前缘画一条横线,与前床突外缘的交点;前、后岩床皱襞的交点;后床突;后床突与视神经管颅口内缘连线与经鞍结

节前缘横线的交点。故海绵窦上壁的内边是鞍隔的外界和鞍结节外缘，其平均长度为12.10mm；外侧边是由自颞骨岩尖部端伸展至前床突的前床突皱襞和前床突外缘，平均长为24.84mm；前边是前床突基底和视神经管颅口，平均长约12.26mm；后边由颞骨岩部尖端到后床突之间的后岩床突皱襞，平均长约13.49mm。上壁和外侧壁一样，由深、浅两层膜构成，在动眼神经三角处两层易于剥离，而在颈动脉三角处相对较难。

　　海绵窦上壁用两条直线分成三区。第一条线平行于床突间韧带，由后床突到前床突的尖端；另一条线沿前床突内缘，从前床突尖端到视

神经管颅口内缘。这三区分别是：①位于后方的动眼神经三角，该三角内边为第一条直线，后边为后岩床皱襞，外边为前岩床皱襞，平均长度为19.57mm；②位于前内侧的颈动脉三角，该三角前外边是第二条直线，平均长约10.80mm，后方是第一条直线，内边是海绵窦上壁的内边；③位于前外侧的床突区，其前边是海绵窦上壁的前边，内、外边分别是前床突的内、外缘（图2-4-12）。

　　（2）海绵窦上壁的三角　海绵窦上壁可人为地划分为4个三角：Dolenc三角、Hakaba内侧三角、动眼三角及颈动脉三角。Hukuba三角和动眼神经三角较常应用（图2-4-13、图2-4-14）。

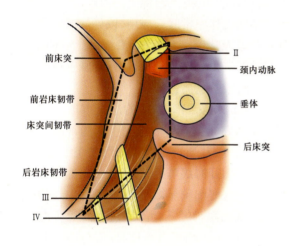

图2-4-11　海绵窦上壁

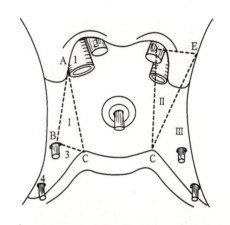

图2-4-12　海绵窦上壁三角区示意图。1,颈内动脉；2,视神经；3,动眼神经；4,滑车神经。Ⅰ,内侧三角；Ⅱ,颈内动脉三角；Ⅲ,动眼神经三角

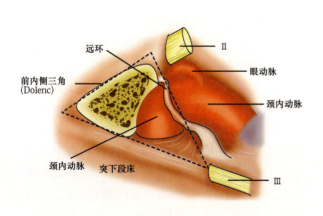

图2-4-13　海绵窦前内侧三角(Dolenc三角)

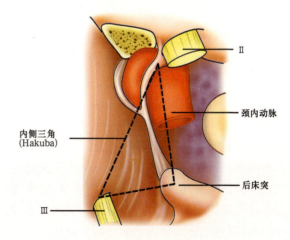

图2-4-14　内侧三角(Hakuba三角)

(3) 海绵窦上壁三角的临床意义 选择适当的手术入路打开海绵窦壁、迅速暴露病变、减少相关神经的损伤和牵拉是临床医师追求的目标。海绵窦的直接显微手术除了经海绵窦外侧入路切开海绵窦外侧壁之外,利用海绵窦上壁的血管、神经间隙切开上壁也是非常重要的手术入路。

①海绵窦上壁的显露:海绵窦上壁入路可采用打开额部或额颞部皮瓣和骨瓣,切开硬膜,牵开额叶和颞叶,抵达鞍区,显露海绵窦上壁。首先应仔细辨认海绵窦上壁及其周围的有关结构:前床突、后床突、动眼神经、滑车神经、垂体柄、鞍背和颈内动脉。海绵窦上壁的外缘毗邻小脑幕的硬膜缘和动眼神经,内邻垂体柄。颈内动脉在前床突内侧和视神经后外侧穿出海绵窦上壁的前部。其次,在切开硬脑膜时,应在前床突的基部切开,磨去前床突,即可暴露床突间隙,注意勿损伤位于前床突下方经海绵窦外侧壁前行的动眼神经和其内侧的颈内动脉及其发出的眼动脉。

②海绵窦上壁切开的部位:切开海绵窦上壁,进入海绵窦,可以避开走行于海绵窦两侧壁的动眼神经和滑车神经,切开上壁主要涉及颈内动脉的前膝段。Hakuba 提出海绵窦上壁的内侧三角是切开上壁的重要入路,此三角区无重要结构,经此切开上壁比较安全。利用此三角较易暴露颈内动脉海绵窦段的水平段、海绵窦的外侧腔和内侧腔。海绵窦上壁有3个常用的安全区域:颈内动脉三角、动眼神经三角和床突间隙,这些区域无重要结构通过,临床上可根据病变部位选择性切开海绵窦上壁,行海绵窦内病变手术。经床突间隙向后内侧切开颈内动脉三角,切断颈内动脉硬膜环有助于夹闭颈内动脉床突段动脉瘤。在切开动眼神经三角硬脑膜时,应靠近此三角内侧,因动眼神经和滑车神经经过此三角的外侧穿入海绵窦。打开上壁的最佳途径应从床突间隙开始,沿前、后床突连线切开硬膜更为安全,完全可避开进入海绵窦的脑神经,对显露和处理动眼神经三角、颈内动脉三角内的病变均有益处。

③经床突间隙进入海绵窦:经硬膜外途径,通过Dolenc三角磨开前床突和视神经管,形成的一锥形腔隙,称为床突间隙。Dolenc 发现海绵窦上壁包绕前床突,在前床突分两层,分别附着于前床突上面和下面,形成远环和近环。远环和近环之间的部分颈内动脉C$_3$段位于海绵窦外,磨开前床突,切开远环和近环,这样就可在不进入海绵窦的情况下暴露颈动脉4~6mm左右。在夹闭眼动脉动脉瘤时,可在此处实施阻断。切开动眼神经三角,可暴露海绵窦的后上间隙、颈内动脉海绵窦段前膝段(即C$_3$段)、脑膜垂体干的发出点和外展神经出Dorello管进入海绵窦内起始部分。切开颈动脉三角,可显示颈内动脉海绵窦段(C$_4$段)的前1/3部分前膝部、脑膜垂体干起点、海绵窦的内侧壁、海绵窦的内腔。上述三个间隙在临床工作中常联合应用,以处理海绵窦内各种肿瘤以及床突旁动脉瘤。海绵窦上壁两层,在动眼神经三角处易于剥离,在颈动脉三角处上壁两层相对较难剥离。

(4) 切开海绵窦上壁的注意事项 经海绵窦上壁入路是直接行海绵窦手术的常用二级入路方式之一,其要点是利用海绵窦上壁的血管、神经间隙切开海绵窦上壁,即从上壁的海绵窦三角切开进入海绵窦显露窦内病变,其中经颈内动脉三角或动眼神经三角入路进入海绵窦内较为安全。在切除海绵窦内肿瘤时,常与经海绵窦外侧壁入路联合应用。Sekhar 等报道13例经上壁入路手术切除海绵窦内肿瘤,有12例是与经海绵窦外侧壁入路联合应用。海绵窦上入路也常与海绵窦内侧壁入路联合应用,以切除位于或侵及海绵窦内侧腔的一些肿瘤,如颅咽管瘤和脊索瘤。

3.海绵窦后壁

海绵窦后壁位于斜坡与岩尖之间,其形状不规则。上界是后岩床皱襞,下接岩下窦,内接基底窦;外下界是前、后岩床皱襞交点,三叉神经穿经小脑幕形成的三叉神经孔内缘和岩下窦开口三点的连线;内界是基底窦开口。海绵窦后壁由硬脑膜内层构成,也可分成两层,但两层分离比较困难。在三叉神经根后外有一支岩上静脉汇入岩上窦。Dorello 管位于蝶岩韧带、颞骨岩尖、鞍背三者之间。蝶岩韧带外后端附着于岩尖,内前端分成两支,一支附着于后床突,另一支附着于斜坡,呈"Y"字形。海绵窦后壁中央有外展神经经蝶岩韧带下方的Dorello管进入海绵窦内(图2-4-15)。Dolenc把海绵窦后壁划分成2个三角:下内侧三角和下外侧三角。起源于岩-斜区的脑膜瘤可通过海绵窦后壁这两个三角侵入海绵窦内。后壁内只有外展神经经过,较易寻找,不易损伤。但由于后壁的位置特殊,一般不把经海绵窦后壁的手术入路作为切除海绵窦肿瘤的常规入路,只有在切除经后壁侵入海绵窦内的肿瘤时才被采用。

4.海绵窦内侧壁

海绵窦的内壁,即垂体窝外侧壁,由鞍结节和垂体外面,前、下、后海绵间窦开口以及后床突的外面三部分构成。其测量方法见图2-4-16。习惯上认为海绵窦的内壁,即垂体的外侧面,由鞍

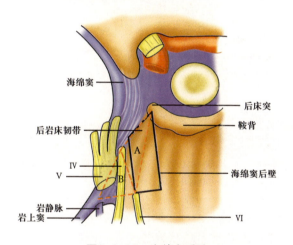

图2-4-15　海绵窦后壁

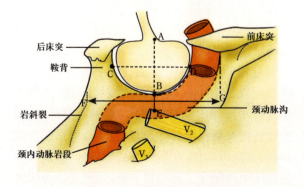

图2-4-16　海绵窦内侧壁的测量

隔向下发出纤维包绕垂体组成的硬膜囊构成。内壁很薄,呈突向外的半球形,由一层薄的结缔组织(即硬脑膜内层)构成,垂体肿瘤尤其是侵袭性垂体肿瘤,易经此壁侵入海绵窦内。左右海绵窦内侧壁构成了垂体硬膜囊的两个外侧壁,作为垂体和海绵窦的边界并将两者分隔开来。由ICA连至垂体硬膜囊的索带多为4条,分别在左前、左后、右前、右后四个方向固定垂体硬膜囊。索带形态不一,宽窄不等,长短不齐,其长短视ICA与垂体硬膜囊间的距离而变化。由于索带和鞍隔的存在,在切除垂体瘤后,垂体囊并不塌陷,而形成一个空腔。Dolenc发现蝶鞍和鞍旁区之间存在一层薄薄的不完整的"窗帘",常有小缺口。显微镜下观察也显示海绵窦内侧壁的胶原纤维层明显较海绵窦上壁和外侧壁为薄。内侧壁薄弱甚至缺陷,是垂体肿瘤生长至海绵窦的原因。而垂体腺瘤向海绵窦内生长后很少再突出窦外,可能与垂体腺瘤组织学良性特点和海绵窦外侧壁远较内侧壁坚厚有关。

5.海绵窦下壁

海绵窦下壁由硬膜外层即颅底骨膜构成,由内上斜向外下。与蝶窦以薄骨片相隔,一般与外侧壁在三叉神经上颌支、下颌支穿圆孔和卵圆孔的外侧缘相遇。骨质上有一层骨膜,即硬脑膜的外层。下壁的上界是垂体窝下缘,下界是圆孔、卵圆孔和破裂孔外缘的连线;前面是眶上裂;后面是岩尖。在破裂孔外缘有蝶岩韧带,该韧带分成横部和矢状部。横部起自面神经管裂孔,沿岩骨前面硬脑膜外缘向前内延伸,经破裂孔外缘(颈内动脉外缘)折转向前,移行为矢状部,横部内有岩浅大神经和岩浅小神经,该韧带的两支神经发自面神经的膝状神经节,自面神经管裂孔出来后沿各自的神经沟行向内下,与岩深神经合成翼管神经,向前经翼管进入翼腭窝。

6.海绵窦的前壁

海绵窦的前壁,相当于颈内动脉前升部和前曲部的前面。其外侧为眶上裂的内侧部,海绵窦借此与眶内相联系。内侧邻接蝶窦,有时前壁的外侧还与充分发育的筛窦相接。由于前壁很小,

因此有人认为海绵窦为五面体,没有前壁。海绵窦前壁由两部分构成:内侧半是颈内动脉海绵窦段前曲段膝部前面对应的骨质,与蝶窦或发育较好的筛窦毗邻;外侧半是眶上裂的内侧半。前壁的最大横径和上下径分别为(8.60±1.76)mm、(5.29±1.18)mm。

四、海绵窦内部结构的显微解剖

海绵窦内部结构有颈内动脉的海绵窦段及其分支、外展神经、交感神经、脂肪组织和结缔组织的纤维小梁。

1.颈内动脉海绵窦段

海绵窦段颈内动脉后曲的顶有时可达后床突,尤其是在动脉粥样硬化的老年病人更是如此。前升部的远端部分位于前床突的内侧,磨除前床突可以在不进入海绵窦情况下暴露颈内动脉长约6mm。颈内动脉床突上段和海绵窦交界处为两侧颈内动脉距离的最近点,约11.5mm。海绵窦内颈内动脉的主要分支有脑膜垂体干、海绵窦下动脉、垂体包膜动脉和眼动脉(图2-4-17)。脑膜垂体干和海绵窦下动脉是海绵窦段颈内动脉的最大、最恒定的分支。海绵窦下动脉是海绵窦段脑神经的主要供血来源。动眼神经、滑车神经、眼神经和上颌神经行于海绵窦外侧壁内,而外展神经与颈内动脉伴行于海绵窦腔内。海绵窦段颈内动脉与毗邻神经之间的关系,见图2-4-18。

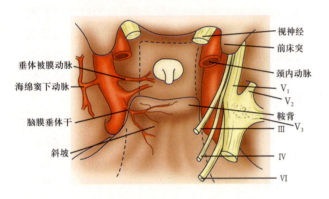

图2-4-17 颈内动脉海绵窦段的分支及其与海绵窦内神经的关系示意图

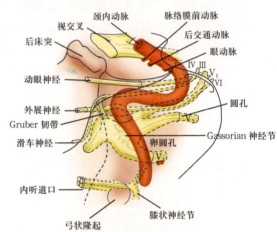

图2-4-18 海绵窦段颈内动脉与其毗邻神经的解剖关系示意图

(1)颈内动脉海绵窦段硬膜纤维环 颈内动脉海绵窦段由三个硬膜纤维环包绕。第1个环位于三叉神经半月神经节下方的颈内动脉岩骨段进入海绵窦的入口处,被骨膜环围绕,此处硬膜环是该动脉进入海绵窦的入口标志,颈内动脉在这个硬膜环以下的部分是相对固定的,而在这个环以上的海绵窦段是相对移动的。第2、3个环位于颈内动脉出海绵窦处。颈内动脉穿出海绵窦顶硬膜深、浅两层时,颈内动脉被两个硬膜环围绕分别形成近环、远环。近侧环位于动眼神经内侧,与鞍隔硬膜连续;远侧环位于颈内动脉出海绵窦处,延续为前床突的硬膜。近、远侧环在内侧处互相融合,而在外侧被前床突分隔。颈内动脉床突段即位于两环之间。切除前床突后显露床突间隙,该处颈内动脉被薄的骨膜围绕。颈内动脉在海绵窦内的行程围绕其纵轴形成几个扭转,在一定程度上与脑血流的温度调节有关。

(2)颈内动脉海绵窦段的分段和分型 颈内动脉海绵窦段分为后升段、后弯、水平段、前弯和前升段5个部分,并先后发出脑膜垂体干、海绵窦下动脉和McConnel垂体被膜动脉,前两者是海绵窦段颈内动脉的最大、最恒定的分支。颈内动脉由破裂孔段移行为海绵窦段,而后颈内动脉向上、向内走行,在后床突处折转向前、向内并在前床突内侧穿出海绵窦上壁。颈内动脉海绵窦段由后向前依次分为后升部(自破裂孔垂直上升至后曲)、后曲(位于蝶鞍后部的颈内动脉弯曲)、水平部(后、前曲间的一段)、前曲(位于蝶鞍前部的弯曲)和前升部(前曲至颈内动脉穿硬脑膜出海绵窦顶处)。后升部、水平部和前升部的长度分别为(10.4±2.08)mm、(13.4±2.39)mm和(4.5±1.42)mm,外径分别为(4.63±0.62)mm、(5.30±0.63)mm和(4.35±0.39)mm;后曲和前曲的角度为(93°±4.9°)和(42.5°±1.8°),后曲离鞍背距离为3.0～8.1mm;前曲与前床突距离为4.0～11.3mm。Sekhar把颈内动脉海绵窦段自入海绵窦到出海绵窦也依次分为5段:后垂直段(或称后升部)、后曲段(后膝部、后弯)、水平段(部)、前曲段(前膝部、前弯)和前垂直段(前升部)。颈内动脉在破裂孔远端上升,进入海绵窦,继续上行(即后垂直段),达后床突水平后

直角转弯(即后曲段),大多数直行向前(即水平段),至前床突内侧,穿过横形的硬膜板,形成突向前内方的弯曲(即前曲段和前垂平直段),自海绵窦段移行至床突下段。

颈内动脉海绵窦段总长度平均为18(15～23)mm,平均直径为5.4mm。Bouthiller将颈内动脉近、远环之间的那段单独称为颈内动脉床突段,而且认为该段位于海绵窦窦腔外,因而颈内动脉的海绵窦段变成了自岩舌韧带上缘到近环的一段。矢状面上的颈内动脉海绵窦段可分成3型:① "S"形:后曲段顶端明显高于水平段上面,占29.5%;②中间弯曲形:后曲段顶端与水平段上面持平,占55%;③直线形:后曲段顶端明显低于水平段,即自破裂孔呈直线行向上内出海绵窦,占15.5%(图2-4-19)。

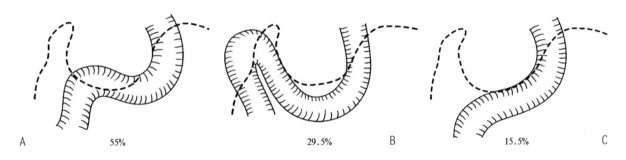

图2-4-19 颈内动脉海绵窦段的类型。A,中间弯曲形;B,"S"形;C,直线形

(3) 颈内动脉海绵窦段的位置和行程 颈内动脉在颞骨岩部尖端出颈动脉管内口,在蝶鞍的后下角,相当于后床突的外侧,破裂孔上面折转向上,再突然向前进入海绵窦,达前床突内侧转向上、后或外方,再转向上穿硬脑膜出海绵窦的顶。颈内动脉由破裂孔向后床突方向垂直上行,接着以第一弯曲转入水平部,前行约1.2cm以第二弯曲到达前床突内侧面,再向上穿出海绵窦顶。颈内动脉海绵窦段位置有三种:①居中,占57.5%,此时海绵窦内侧腔和外侧腔都存在;②突向外,紧贴海绵窦外侧壁,占22.5%,但未见把海绵窦外壁顶起者,此时,海绵窦外侧腔消失,内侧腔较大;③紧贴垂体外侧面,占20%。

(4) 颈内动脉海绵窦段的分支 颈内动脉

海绵窦段有四个主要分支,先后发出颈内动脉海绵窦后干、颈内动脉海绵窦外侧干、眼动脉和McConneLL垂体被膜动脉。颈内动脉海绵窦后干又称为脑膜垂体干,发出点位于后膝部顶端下方大约4～6mm处,从后升部的后面发出。颈内动脉海绵窦外侧干或称海绵窦下动脉(下外干)是颈内动脉海绵窦段的另一重要分支。海绵窦下动脉常起自颈内动脉水平段的外侧面,经外展神经后上方分为前、后两支,分布到海绵窦下壁、卵圆孔和棘孔区硬脑膜,也发出细小的分支供应海绵窦内的神经。约18%的标本中,可见到由颈内动脉海绵窦段水平部远侧半内侧面发出的McConnel囊动脉,供应围绕脑垂体的硬膜鞘。颈内动脉海绵窦段的分支大部分都与对侧的同名动脉有吻

合，还通过脑膜支与颈外动脉吻合。当海绵窦近端颈内动脉闭塞时，该吻合支保证了丰富的侧支循环途径。小脑幕动脉常与对侧同名支以及眼动脉的脑膜动脉和脑膜中动脉的分支相吻合；垂体下动脉在垂体窝底的分支围绕垂体形成吻合；海绵窦下动脉常发出圆孔动脉，通过圆孔与同侧颈外动脉相应的分支吻合，并发出分支与眼动脉、颌内动脉、脑膜前动脉及脑膜中动脉之间形成丰富吻合。

①眼动脉：存在率100%。只有10%～15%发自海绵窦内，85%发自海绵窦外颈内动脉的前垂直段，且绝大多数发自刚出海绵窦段颈内动脉前升部的前1/3处或海绵窦下动脉前支，少数可发自颈内动脉的近、远环间。该动脉出海绵窦上壁时的外径为(1.28±0.03)mm，随视神经一起，经视神经孔入眶。

②被囊动脉(McConnel垂体被膜动脉)：是最不恒定的属支，出现率较低，McConnel报道其出现率为50%，Harris报道为28%。通常起自海绵窦水平段的下内侧或脑膜垂体干，发起后向海绵窦内侧走行，进入鞍底的硬膜和垂体前叶，在垂体包膜和骨膜之间走行，主要分布在鞍底硬膜，在经蝶入路垂体手术中应加以注意。McConnell垂体被膜动脉常缺如，此动脉缺如时，由脑膜垂体干和海绵窦下动脉代偿。被囊动脉分前后两支：下囊动脉和前囊动脉，并发出分支，包括垂体中下动脉和垂体前动脉，穿入垂体包膜，供应垂体，分别与同侧垂体下动脉和对侧同名动脉吻合。

③海绵窦下动脉(inferior cavernous sinus artery)：又称颈动脉海绵窦下外侧干。海绵窦下动脉变异较大，平均出现率为82.5%(80%～89%)。国内张诗兴等报道国人海绵窦下动脉出现率为93.3%，脑膜垂体干的出现率为70%。常以单支从颈内动脉发出后分出四支，其中一支在三叉神经内侧向前至眶尖，另一支在三叉神经内侧向后至三叉神经半月神经节，还有一支向前下穿出圆孔，最后一支伴随外展神经出眶上裂。绝大多数发自颈内动脉水平段中部的外下面，在距脑膜垂体干5～8mm处自水平部的下外方1/3处

外展神经上缘发出，少数起自脑膜垂体干或与小脑幕动脉等共干。绝大多数呈单干发出，偶有双支。该动脉经过半月神经节下面、展神经的上方，向下走行于眼神经的内侧供应海绵窦的下外侧壁以及卵圆孔和棘孔的硬膜。其主干的平均外径为0.84(0.4～0.95)mm，平均长约4.20(4.00～8.85)mm。主要为海绵窦内的外展神经和海绵窦外侧壁上的其他脑神经供血。该动脉一般在越过外展神经上方后分为前、后两支，供应海绵窦外壁下部和下壁，分支供应卵圆孔和棘孔区硬膜，发处一分支(圆孔动脉)，与脑膜中动脉吻合，还发出天幕缘动脉伴滑车神经向后行至天幕缘。少数海绵窦下动脉的后支也发出半月神经节被囊动脉，供应被囊的深面；海绵窦下动脉的前支还可发出幕缘动脉。海绵窦下动脉与颅底关系密切，当颅底骨折时此动脉易受损伤。它在海绵窦内行程较长，自起始处开始，先向窦的前方伸向动眼神和滑车神经的深面，再呈襻返折到两神经的浅面，向后向上走行在海绵窦的顶部，最后穿过海绵窦上壁后抵小脑幕附着缘。眼动脉在海绵窦内可起自海绵窦下动脉的前支或幕缘动脉以及颈内动脉水平段前1/3处。

④脑膜垂体干(meningohypophyseal trunk)：又称颈动脉海绵窦后干。Inoue等报道颈内动脉海绵窦段出现率最高的分支是脑膜垂体干，可达100%，是海绵窦段颈内动脉最大且最恒定的分支，大多起自后曲段顶壁，先在海绵窦内侧向背侧走，然后分为2～3个口径相等的分支。脑膜垂体干的平均外径为0.82(0.42～1.00)mm；长度小于1mm者占55%，45%的长度超过1mm，最长可达5～6mm，与海绵窦下动脉的距离为(7.38±2.28)mm。

(5)脑膜垂体干的显微解剖

1)脑膜垂体干的分型　脑膜垂体干是由Parkinson(1964年)对颈内动脉海绵窦的分支描述后将其命名的，他发现脑膜垂体干有3个主要分支，即垂体下动脉、小脑幕动脉和脑膜背侧动脉，其出现率分别为100%、97.5%、97.5%。脑膜垂体干除这三支共干外，还有一个分支(三叉神经节动脉或外展神经供血支)。外展神经供血

支主要由脑膜背侧动脉分出,出现率为100%;三叉神经节动脉的出现率仅为37.5%,发自脑膜垂体干。由脑膜背侧动脉分出一支供应外展神经,占32.5%。Harris发现脑膜垂体干并非恒定地自干上发出垂体下动脉、脑膜背侧动脉和小脑幕动脉,6%的脑膜背侧动脉起自颈内动脉。根据脑膜垂体干一级分支和二级分支的情况,将脑膜垂体干分为典型的脑膜垂体干型和非典型的脑膜垂体干型。

①典型脑膜垂体干型:自脑膜垂体干上发出垂体下动脉、脑膜背侧动脉和小脑幕动脉这3个典型的分支,该类型称之为典型的脑膜垂体干型(图2-4-20A),这三个分支共一个主干,占64%～70%。

②非典型脑膜垂体干型:非典型的脑膜垂体干型是3支小动脉中的1～2支直接从颈内动脉上发出,占36%～30%。又分为单干型和非单干型。单干型的干上发出的并非这3个典型的分支(图2-4-20B),此亚型约占非典型的脑膜垂体干型的70%;非单干型为两个以上的分支直接起自颈内动脉,此型占30%。非典型的脑膜垂体干型的脑膜背侧动脉是最常从颈内动脉上直接发出。三支中两支共干,而另一支单独发自颈内动脉,约占脑膜垂体干的15%(图2-4-20C);垂体下动脉、小脑幕动脉和斜坡背动脉三支单独发自颈内动脉,约占10%(图2-4-20D)。后两种情况实际上是无干,因而可称为非干型的脑膜垂体功脉。脑膜垂体干再分成2～3干,而后又分支到各个供血器官,约占5%。

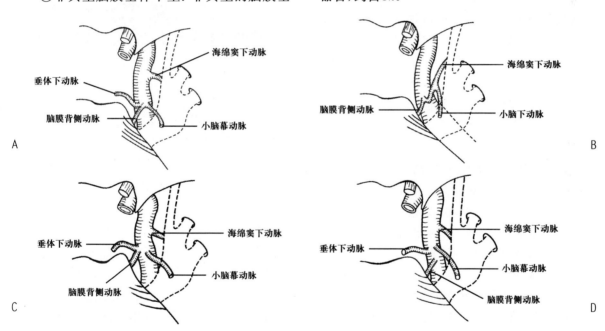

图2-4-20 典型与非典型脑膜垂体干型示意图。A,典型脑膜垂体干型;B,非典型脑膜垂体干型的单干型;C,垂体下动脉和脑膜背侧动脉共干;D,非典型脑膜垂体干型的非单干型

2)脑膜垂体干的分支

①小脑幕动脉(tentorial artery):为最恒定的分支,自后曲部走行在海绵窦后外方,至海绵窦顶穿过海绵窦上壁至颞骨岩部,供应颞骨岩部硬膜,继之沿小脑幕游离缘延伸,沿途分支供应动眼神经、滑车神经、海绵窦上壁和外侧壁,及半月神经节被囊深面,并与眼动脉的脑膜支、对侧同名动脉吻合。该动脉较长,大致为5～35mm,若其长度超过40mm且呈波浪状属于异常。外径0.30～0.85mm。

②脑膜背侧动脉(dorsal meningeal artery):又称斜坡背动脉,出现率80%～90%。其外径与小脑幕动脉相同,自后曲顶壁走向海绵窦的后下方,穿后壁走向斜坡。多数起自脑膜垂体干,亦有

直接起自颈内动脉,发起后向后曲部走向海绵窦后下方。穿过海绵窦后壁经蝶岩韧带下方的Dorello管伴外展神经走向斜坡,分布于海绵窦顶部的硬脑膜以及鞍背和斜坡部硬膜及外展神经,并分细支伸向鞍背后方的基底窦内,且与对侧同名动脉吻合以及颈动脉和椎-基底动脉的脑膜支吻合。该动脉通常分为三支:一支向鞍背斜坡硬膜走行,并与对侧同名支和椎动脉、脑膜支吻合;一支走向Dorello管供应展神经;另一支沿颞骨岩尖向后内侧硬膜走行,有的达内听道。外径近似于小脑幕动脉。

　　③垂体下动脉(inferior hypophysoal artery):垂体下动脉起源较复杂。Harris 等报道的垂体下动脉出现率为80%,外径0.3～1.0mm,多数起自脑膜垂体干,自后曲顶壁或顶壁内侧斜向前内,行程相对较直,向海绵窦后内侧走行,延伸至鞍底后份硬膜,进入垂体窝的底部,横过脑垂体后下方与鞍背前下方之间,达垂体的下外侧面,并有分支穿过硬膜供应垂体后叶、鞍底及鞍背前方的硬膜,与对侧同名动脉的分支形成环形吻合。

　　(6)颈内动脉海绵窦段与脑神经的关系

在破裂孔外,颈内动脉位于三叉神经下方,二者间有薄骨片和硬脑膜相隔;在海绵窦内颈内动脉借许多纤维组织小梁与窦壁相连。颈内动脉居海绵窦腔的最内侧,与垂体紧邻接,其内侧缘与垂体外侧缘间距约为2.2～7.2mm。颈内动脉海绵窦段的外侧从上向下依次与Ⅲ、Ⅳ、Ⅴ和Ⅵ对脑神经相邻,尤以Ⅵ对脑神经与颈内动脉窦段最紧密(图2-4-21)。颈内动脉在前床突内侧穿出海绵窦处、海绵窦中段(平蝶鞍中部)和后床突两侧颈内动脉间距分别为(13.7±20.87)mm、(17.90±11.21)mm 和(20.05±1.41)mm。

2. 海绵窦腔及与周围结构的联系

　　(1)海绵窦腔　海绵窦是一个不规则的六面体,颈内动脉由其后外下角进入其内,再由前内上角穿出。海绵窦内侧壁即为垂体囊外侧部,通常外凸,少数存在颈内动脉内突和垂体组织侧方扩展。垂体囊与颈内动脉海绵窦段之间的部分

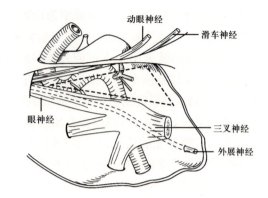

图2-4-21　颈内动脉海绵窦段与脑神经的关系

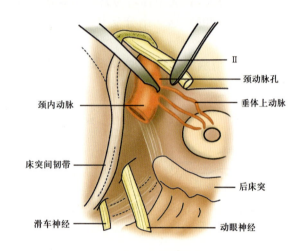

图2-4-22　颈内动脉腔隙

称海绵窦内侧间隙。Harris 和Rhoton(1976)系统地命名了海绵窦内的静脉间隙,这些间隙的命名是根据它们与颈内动脉的关系来确定的。①前下间隙(或腔):最大,位于颈内动脉前曲段、水平段的前外下;②后上间隙(或腔):位于颈内动脉后曲段、后垂直段的后上;③外侧间隙(或腔):颈内动脉水平段与海绵窦外壁之间;④内侧间隙(或腔):颈内动脉水平段与海绵窦内壁之间,该间隙最大可达7mm(图2-4-22)。内侧间隙和后上间隙分别大于外侧间隙和前下间隙。双侧均存在内侧间隙者占60%,仅一侧存在者占20%,不存在者为20%。海绵窦段颈内动脉可以内突或外突,因而内侧腔和外侧腔可以闭塞而不存在。海绵窦腔本身较小,加上纤维小梁的存在,这四个腔既相互沟通又相对独立。

（2）海绵窦的静脉属支及其联系

①海绵窦的颅内外交通：海绵窦内充满了静脉丛，了解这些静脉丛的结构及来源有助于控制术中出血。海绵窦主要接受大脑中静脉、大脑半球额叶眶面的静脉、蝶顶窦和眼静脉。眼上、下静脉汇合后经眶上裂在Mullan三角处注入海绵窦的前下腔。海绵窦在前方与蝶顶窦和Sylvian静脉相交通，外侧与脑膜中动脉的伴行静脉窦相交通，还接受大脑中静脉、大脑半球额叶眶面、垂体、蝶窦等静脉。海绵窦与颅内、外静脉的交通十分广泛，通过其静脉属支，直接或间接地与眶、脑等颅内外结构的静脉广泛联系（图2-4-23）。

海绵窦内的血液流向，主要是向后经岩上、下窦分别汇入乙状窦或横窦和颈内静脉或乙状窦（图2-4-24）。岩上窦位于岩嵴上，它在两层硬膜之间跨过三叉神经根，而岩下窦则行于该神经根的下方。少数岩上窦在内端分成上、下2支，分别经三叉神经根的上、下面与海绵窦相通；经岩下窦与颈静脉球相通，汇入颈内静脉，该窦100%存在，且常常比岩上窦大，岩下窦是海绵窦的主要引流径路之一。向前经眼上静脉、内眦静脉与

面静脉相交通，经眼下静脉与面深部的翼静脉丛相交通；向上经大脑中浅静脉及其与上矢状窦的交通支（Trolard静脉）和上矢状窦相交通。

②海绵间窦：两侧海绵窦间有跨中线的静脉通道相连，称海绵间窦。海绵间窦是位于鞍隔边缘内的小间隙，这些通道不规则，位于垂体囊与鞍内壁的骨膜间，可位于前、下、后任何方位。根据与垂体的位置关系可分为前、后、下海绵间窦，基底窦，鞍背窦等。左右海绵窦的内侧壁构成垂体硬膜囊的两外侧壁，实际上在垂体周围的任何位置都可以有此间窦存在。左右海绵窦间联系主要依靠各海绵间窦（前、后、下间窦，基底窦，鞍背窦等）相沟通，并连成围绕垂体周围的环状窦，这些窦直接影响着垂体手术的难度。巨大前间窦、发育宽大的下间窦，可能给手术操作造成困难，甚至无法切开鞍底硬膜继续鞍内手术。如遇较大的窦被切开，用海绵条堵塞，压迫片刻即可止血。垂体附近有两组静脉窦：一组是丛状窦，另外一组是海绵间窦。前者为垂体表面的毛细血管网，将垂体的血液导入海绵窦和海绵间窦。两侧海绵窦间的距离平均为12.6（9～18.5）mm。

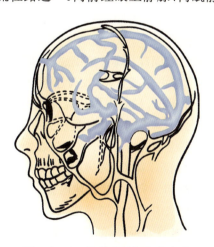

图2-4-23　海绵窦的颅内外交通

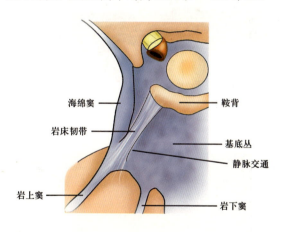

海绵窦——　　　　　　　——鞍背
岩床韧带——　　　　　　　——基底丛
　　　　　　　　　　　　　——静脉交通
岩上窦——
　　　　　　　　　　　　　——岩下窦

图2-4-24　静脉汇与海绵窦静脉交通

第五节　鞍区和第三脑室前部的显微解剖

鞍区是指位于中颅窝底的蝶鞍及其邻近骨性和软组织结构,包括鞍内、鞍上、鞍后和鞍旁区,以鞍隔为中心的硬脑膜、海绵窦、垂体、视神经、视交叉、终板、灰结节、乳头体等(图2-5-1)。鞍区前界为鞍结节;后界高起为鞍背,其两侧的突起是后床突;中间向下凹陷的是垂体窝。鞍旁有许多重要的解剖结构,包括视交叉、海绵窦、脑神经、颈内动脉、蝶窦、筛窦等重要组织,大约80%的成人,视交叉位于鞍隔的正上方,与垂体关系密切;而视交叉前置型和后置型的发生率分别为9%和11%。Willis环围绕视交叉至乳头体的下丘脑周围发出一系列复杂的穿动脉。鞍上肿瘤发生时,血管受到牵拉和挤压,使其支配区域缺血或出血。

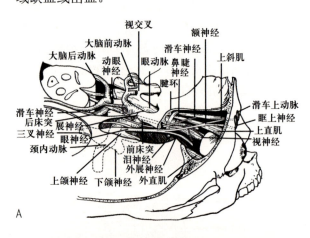

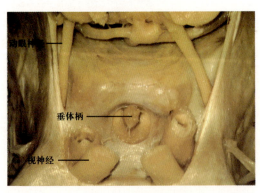

图2-5-1　蝶鞍区的解剖。A,蝶鞍区和眶区前外侧观示意图;B,鞍区的解剖

一、鞍区骨性结构的应用解剖

1.蝶骨的外科解剖

蝶骨与颞骨、枕骨都是构成颅底的重要骨质结构。蝶骨可分为蝶骨体,两侧对称的蝶骨大翼、蝶骨小翼和翼突。

(1)蝶骨的形态与位置　蝶骨位于颅底的中央,位置深在,上面为垂体,下面为鼻腔,因此成为经鼻蝶窦的手术途径。蝶骨中央为蝶鞍,其前缘为鞍结节,后缘为鞍背和后床突,鞍底是蝶骨的一部分。从蝶鞍两侧沿中颅窝延伸为前、后床突,这是前、后岩床韧带的附着处。

①蝶骨的侧面观:颧弓之上为蝶骨大翼,颧弓之下为翼突,侧面有两个重要的解剖标志点,即翼点(pterion)和关键孔。翼点位于蝶骨大翼的上端,相当于额骨颧突后3cm,颧弓上3.5cm处。关键孔位于颞上线和颧弓结合部后方,相当于额骨颧突和颧弓额突连接部的后方,翼点的前方。此孔是眼眶、前颅窝、中颅窝和颞下窝四个解剖腔隙的交汇点,对于以翼点入路为基础的术式有着重要的意义。

②蝶骨前面观:蝶骨呈蝴蝶形,形成眶后壁的一部分。中央是蝶骨体,蝶骨小翼从蝶骨体的上部向外上展开,蝶骨大翼从蝶骨体的下部向外展开。在大、小翼之间的骨性裂隙为眶上裂,视神经管位于眶上裂的内上方。犁骨与蝶骨体中线的前下部(窦前嵴)附着。翼突内、外侧板在蝶骨体下部的两侧向下突出,蝶骨体内含有蝶窦。眶上裂的外下侧缘由蝶骨大翼形成,内上缘由蝶骨小翼形成,其内有动眼神经、滑车神经和三叉神经第一支通过。蝶骨小翼形成眶上壁的一部分,蝶骨大翼形成眶后壁的一部分。成对的蝶骨大翼凹陷,容纳两侧颞叶。蝶骨大翼根部与蝶骨体连接部有圆孔,三叉神经第二支上颌神经经此孔出颅。其后外方为卵圆孔,三叉神经的第三支下颌神经经此孔出颅。在蝶骨大翼的根部再向后外方还可以见到棘孔。

③蝶骨上面观：垂体窝位于蝶骨体部的中央。其前方为鞍结节，后方为鞍背。视交叉沟是视神经孔之间骨性浅沟，其前方是蝶骨平台，后方是鞍结节，额叶和嗅束位居平坦的蝶骨小翼和平台之上。蝶骨小翼锐利的后缘游离，称之为蝶骨嵴。后者突入大脑外侧裂，分隔额叶和颞叶，蝶骨嵴的内侧游离端为前床突。鞍背与斜坡接续，其上部的外侧游离缘形成后床突。

(2) 蝶骨的毗邻关系　蝶骨小翼的上面承载嗅束、直回和额叶的后部。中脑和脑桥卧于斜坡的背面，视交叉位于视交叉沟的后方。Ⅱ～Ⅵ对脑神经都与蝶骨有关。视神经经视神经孔入眶。Ⅲ、Ⅳ、V_1 和 Ⅵ对脑神经经眶上裂进入眶内。V_2 和 V_3 分别经圆孔和卵圆孔出颅。上述骨孔均位于蝶骨上。蝶骨与动、静脉的关系也很重要。两侧蝶骨的颈动脉沟突出于蝶窦外侧壁的内面。基底动脉位于蝶骨的后方。Willis 环位居蝶骨上方的中央。走行于侧裂水平部的大脑中动脉平行于蝶骨小翼形成的蝶骨嵴。

2. 蝶鞍的显微外科解剖

蝶骨体上和中颅窝正中的马鞍形窝，即为骨性垂体窝，前方有鞍结节，鞍结节两侧有向后上突起的前床突，而在它前方两侧的视神经管口之间为视交叉前沟。后方是骨板样的鞍背，鞍背高度左 (9.0 ± 1.3) mm，右 (9.5 ± 1.5) mm，鞍背宽度 (18.9 ± 2.4) mm。颅底硬膜结构延续及其纤维结缔组织覆盖垂体窝，并在垂体四周皱起，形成鞍隔，其内藏有垂体。

(1) 蝶鞍(Sella)的形态与分型　蝶鞍位于中颅窝底的正中部，蝶骨体上面的骨性深窝，容纳垂体。蝶鞍形似马鞍形，其凹陷的前部有横置的鞍结节，将凹陷分为前方较浅的视交叉沟和后方深的垂体窝。蝶鞍的前界为鞍结节，其后界为骨板样的鞍背，接续枕骨斜坡。前方两侧为向上突起的前床突，后外为后床突。两侧常有小骨突，称中床突，鞍结节前方有界于两侧视神经管颅口之间的视交叉前沟。视交叉沟向两侧连接短管状的视神经孔（管），为视神经及眼动脉所通过。

蝶鞍的形态、大小及蝶鞍骨壁的厚度与垂体手术关系密切。蝶鞍形态变异较多，根据蝶鞍各径的大小，蝶鞍又可分圆形、椭圆形和扁形。正常人多为椭圆形，少数为圆形或扁圆形。国人圆形蝶鞍的出现率占25%，椭圆形占69%，扁形只占6%；欧洲人蝶鞍圆形占16.5%，椭圆形占75%，扁形占8.5%。鞍底的形状不一，成年鞍底的形状多见中间有浅凹，其次是平坦的，约50%的标本上鞍底呈弧形凹陷，另半数的鞍底呈扁平状，极少数可见中间部有轻度上凸。存在有明显垂体窝者占51%，其余为平面或平面兼有凹陷等。小儿鞍底较厚，可达20mm。前后床突通常在同一高度，偶尔后床突可稍高。根据前后床突间距的不同，蝶鞍可分为三型：间距大于50mm者称开放型，占39%；小于2mm者称闭锁型，占21%；界于2～5mm者称半开放型，占40%。此三型与颅型及蝶窦的发育程度有关。在前后床突间可有一骨桥连接，称之为鞍桥，出现率为6%，多为双侧性，有时不完整。Lang认为鞍桥在早期为软骨，儿童期骨化。前、中床突之间有时有骨性连接，形成颈动脉床突孔，出现率为10%。如此孔过小，可影响颈内动脉的血液循环。

(2) 蝶鞍骨质的厚度　蝶鞍有3个骨壁，即鞍前壁、鞍底和鞍后壁。蝶鞍骨质的厚度完全依赖于蝶窦的发育程度以及鞍内压增高的程度和时间。蝶窦随年龄增加而扩大，故鞍底也随之变薄，较薄的鞍底有利于经蝶垂体手术。根据蝶窦的气化程度不同，将其分为三型：鞍前型、鞍型和甲介型（图2-5-2）。正常鞍底骨厚薄不均，一般厚度（72%～82%）<1mm，其中40%鞍底骨厚度<0.5mm，18%>1mm，最薄者仅有几微米，最厚者达4mm。鞍前型蝶窦中，此前壁较薄，蝶鞍前壁厚为0.7～1.6（平均1.1）mm。

(3) 蝶鞍的大小　蝶鞍的前后径以矢状位上鞍结节到鞍背的距离表示，正常蝶鞍前后径为10.5(7～16)mm；蝶鞍的宽度以鞍底的最大横径表示，即鞍底宽，为14(9～19)mm；蝶鞍的高（深）以鞍底至鞍结节-鞍背连线的最大垂直距离表示，即从蝶鞍最低点作垂直于前后径的直线，交点与最低点距离为其深径，蝶鞍的深度为8.5(7～13)mm。鞍内容积（体积）变化也较大，一

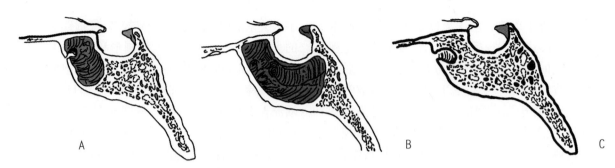

图2-5-2 蝶窦的气化程度分型。A,鞍前型；B,鞍型；C,甲介型

般认为蝶鞍的平均体积为1056(594～1084)mm³。

(4) 垂体窝及毗邻结构 鞍结节和鞍背之间的凹陷为垂体窝,其中容纳垂体。垂体窝位于中颅窝的中央,其形态因人而异。垂体窝的前方为鞍结节,后方为鞍背,底为蝶骨体的一部分,两侧前外和后外分别为前、后床突,上方为鞍隔所覆盖,其内容纳垂体腺。前床突为鞍结节的外侧延伸,与蝶骨平板间有一角度,平均25°(9°～43°);后床突为鞍背的外侧延伸。鞍底垂体窝凹陷者占51%,平坦者占20%。垂体窝外缘与前床突尖之间的骨桥构成颈内动脉床突孔,颈内动脉经此孔出海绵窦。在鞍结节两侧的突起为前床突,鞍背两侧的突起为后床突,蝶鞍的后外侧为颈动脉孔(颈动脉床突孔),颈内动脉由此进入颅内。在同侧的前、后床突之间由硬膜形成的床突间韧带相联结。

3.视神经管的应用解剖

视神经管(optic canal,OC)为颅-眶沟通的重要通道,颅内视神经由此进入眶内。视神经颅内段自视交叉前缘到视神经管颅口处,称为视神经颅内段,其横面呈卵圆形。在颅口,视神经宽度为3.5～6.0mm,平均4.30～5.0mm,厚2.0～5.0mm,平均3.0mm。视神经长度为8.0～19.0mm,平均12.0mm。Lang分别由颅内视神经内缘、外缘测量其长度,内缘平均为10.5(7.0～15.0)mm;平均外缘长为10.1(5.0～15.0)mm。Renn最先观察到在颅内段视神经进入视神经管时,神经缺乏骨性结构而仅被一层硬膜覆盖,称之为镰状韧带,其长度为0.5～8.0mm,平均3.3mm。随后Maniscalco等发现该段硬脑膜边缘极为锐利,称之为"镰状棘",认为在颅底外伤时这种锐利的硬膜缘极易切割视神经造成视力障碍。颅底硬膜由管口向后覆盖视神经后,即折向前方进入视神经管内,遂称之为硬膜返折部。经测量硬膜返折长1.0～6.0mm,平均3.7mm;硬膜返折边缘间距为7.0～13.0mm,平均10.2mm。该处神经有双层硬膜覆盖,上层连接颅底硬膜,下层进入管内构成视神经鞘。

二、垂体的显微解剖

垂体(hypophysis)是位于蝶鞍内呈椭圆形或圆形的内分泌器官,可分为腺垂体和神经垂体(图2-5-3)。神经垂体由来自下丘脑视上核和室旁核的神经纤维轴突末梢和垂体支持细胞组成,分泌两种神经激素:催产素和抗利尿激素。腺垂体可分为结节部、远侧部和中间部,中间部在成人期多数已退化。远侧部的细胞分泌各种重要激素,对外周内分泌组织和基本代谢活动起调节作用。手术中所见垂体前叶呈橘黄色,较坚实,垂体后叶色泽亮,呈灰色的凝胶状。前叶围绕垂体柄形成结节部,后叶较坚实地附着于垂体被膜。垂体的宽径大于长径和高径。垂体下面的形状与鞍底一致,外侧部和上缘因靠近的是软组织,形状变化较大。由于颈动脉的在外侧和后方的压迫,垂体的上表面略成三角形。垂体后叶是垂体柄增粗的部分,实际上是下丘脑的一部分。垂体通过垂体柄与下丘脑正中隆起相连,垂体柄由垂体结节部、下丘脑发出的神经纤维以及环绕其周围的血管系统组成。垂体柄穿过硬脑膜在鞍隔的裂隙与前叶的远侧部相连。腺垂体的血供来自垂体上

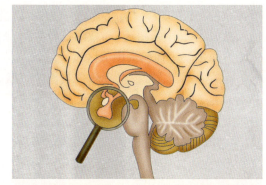

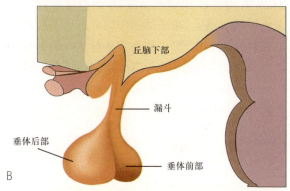

丘脑下部

漏斗

垂体后部

垂体前部

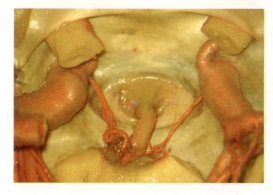

C

图2-5-3 垂体的解剖。A、B,垂体的组成;C,垂体的显微解剖

动脉(发源于颈内动脉海绵窦段),神经垂体的血供来自垂体下动脉,两个血管系统通过毛细血管襻与位于垂体柄的初级门脉系统和位于垂体前叶的次级门脉系统构成复杂的垂体门脉循环,既为垂体提供营养,又负责各种神经激素的传递。

1.垂体的分部及结构

根据垂体的形态、发生和功能,垂体可分为两部分,即腺垂体(前叶)和神经垂体(后叶)。前叶包绕垂体柄的部分形成结节部。后叶较小,仅占垂体重量的20%左右。垂体前、后叶和垂体

柄被一层垂体包膜所包绕。垂体前叶的包膜与蝶鞍的骨膜之间存在一潜在的腔隙,其内走行有静脉性毛细血管;垂体后叶包膜通常牢固地附着于垂体窝的后壁。垂体的上外侧有海绵窦段颈内动脉通过,有时垂体组织向该段动脉的上、下方突出,形成舌状小叶,致使垂体瘤切除时,可能引起血管损伤或肿瘤切除不彻底。垂体表面和垂体柄共同被覆一层结缔组织薄膜,这是一单层薄膜,称之为垂体囊,该膜伸入垂体,并构成垂体前、后叶之间的界膜。

腺垂体由原始的外胚叶的Rathke囊分化而来,又可分为结节部(漏斗部,包绕垂体柄)、中间部和远侧部(前叶、腺部)(图2-5-4)。腺垂体分泌生长激素(GH)、催乳素(PRL)、甲状腺刺激素(TSH)、促肾上腺皮质激素(ACTH)、滤泡刺激素(FSH)、黄体生成素(LH)和黑色素刺激素(MSH)。结节部为腺垂体沿漏斗茎的膜状延伸,附于正中隆突及漏斗茎的前面和侧面,有许多毛细血管襻穿通,可能无内分泌功能。中间部源自Rathke囊的后壁,在胎儿发育良好,成人则基本退化,孕期较为明显。远侧部为腺垂体的主体,细胞明显地按功能排列,其中泌乳素细胞和生长素细胞主要位于侧翼,促甲状腺素细胞和促性腺素细胞位于中1/3,促皮质素细胞亦位于内侧区,但更靠后方。这一特征与各类垂体腺瘤的好发部位基本一致。

神经垂体一般分为三区:灰白结节的内侧正中隆突(起)、漏斗蒂(垂体柄)和漏斗突(后叶、神经叶、神经部),分泌抗利尿激素(ADH),内含加压素和催产素。这些激素都在下丘脑内合

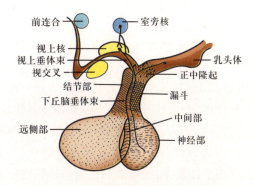

图2-5-4 垂体分部及与下丘脑的联系

成，经垂体柄输送并储存于垂体后叶。漏斗是视交叉与乳头体之间的灰结节，呈中空结构，逐渐变细，延续为漏斗茎，同结节部合为垂体柄。正中隆突为漏斗后下部的隆起，是下丘脑与腺垂体间血管联系的重要部位。视上核和室旁核分泌的抗利尿素和催产素经漏斗和漏斗茎的轴突输送至后叶，在后叶释放。结节部向下逐渐增厚，其后面出现一层纤维血管组织，称结节隔，越向下越厚，以新月状入垂体腺，覆于柄膝的前面和两侧，向下同中间部相续，内含有门脉血管和几支动脉。远侧部上面的外侧部高起，形成了自垂体柄向前外方走行的浅沟，结节部在两侧浅沟之间前伸，形成楔状腺体组织，内有许多较大的窦样腔。

2.垂体的形态

正常垂体完全位于蝶鞍内，上表面有凸、平或凹状。垂体上方有鞍隔被覆，中有鞍隔孔，垂体柄经此孔与下丘脑相连。如鞍隔孔较大时，则垂体上表面围绕垂体柄周围的区域呈凹状。垂体的形态存在个体差异，根据垂体矢状面的形状，可分为扁圆形或椭圆形、球形、三角形等三种，其中以扁圆形者最为多见，占90%，其横径大于长和高。也有长、宽、高基本相等的方形、球形，少数不规则形。在垂体前叶的被膜和骨膜之间有潜在的裂隙，其内含静脉和毛细血管，而垂体后叶附着于蝶鞍的后壁上。在垂体的中间叶有许多胶状滤泡和静脉毛细血管，可作为垂体前后叶的外科分界标志。垂体的底面形状为圆形下凸，同鞍底相一致，垂体的前、后部形态亦与垂体窝相关部位大致一致（图2-5-5）。

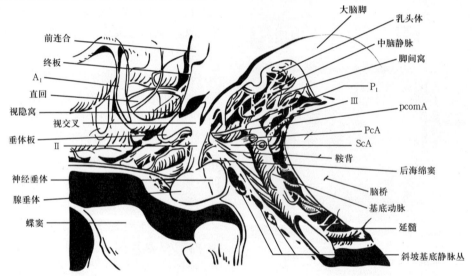

图2-5-5　垂体的形态及与下丘脑之间的联系

3.垂体的大小

垂体窝位于蝶骨体的上方，容纳脑垂体，其两侧有颈内动脉沟，此沟后部左侧比右侧更加凹陷。垂体窝上面有鞍隔，鞍隔从鞍结节伸至鞍背上界和后床突，前后长5～13mm，中央有隔孔。在前床突内侧，颈内动脉经过鞍隔，在隔下颈内动脉行向前内方。垂体为卵圆形灰白色腺体，其大小亦存在个体差异。腺垂体约占垂体体积的3/4。无论男女，从青年至中年，垂体外观保持稳定，成

人垂体大小似黄豆粒，高5～9mm，横径9～12mm，前后径7～10mm。其平均体积女性稍大于男性，尤其是有妊娠史的妇女。在新生儿，典型的垂体呈上凸状，2个月后转为扁平。整个儿童期内，各径均呈缓慢、线性增长，高度为2～6mm，无性别差异；垂体柄直径亦增长。在青春期，其形状和大小发生显著变化，女性较大且上凸明显，可高达10mm，这与垂体的生理性高分泌相一致；男性为7～8mm。孕期亦呈现生理性增生肥大，增重达

30%～100%,孕9个月时高度常达10mm,此时T_1WI示前叶信号增高;产后第1周达最高,可至12mm,此后很快回至正常大小。在月经期,垂体亦发生轻微肿胀。一般认为,成人男性腺体高度>8mm、女性>10mm时,应考虑垂体腺瘤。

男性、女性垂体的平均重量分别为0.44g和0.47g。40岁以后垂体重量呈进行性下降,70岁后可下降20%,组织学表现为进行性间质纤维化和远侧部细胞减少。

4.垂体的影像学表现

$MRIT_1WI$显示,垂体前叶信号与大脑白质等同,后叶呈高信号,高信号区可能不代表后叶的全部。后叶的高信号与下丘脑神经垂体的功能状态密切相关,主要为所含的神经内分泌颗粒所致。垂体腺瘤起源于前叶,主要向鞍上生长,由于生长方向不同,使正常垂体组织发生不同的移位。肿瘤将正常垂体组织推向上方者占56%,正常垂体组织包绕腺瘤者占36%,使正常组织向后方移位者占8%,均不移向前方和下方。成人男性垂体高径>7.7mm时,或局部低密度灶>3mm时均可视为异常。成人女性垂体高径变异较大,随年龄的增长而降低。女性垂体高径的正常界限为:20岁时为9.2mm,至90岁时缩小到6.0mm。判断垂体柄是否偏斜应以脑的中线为准。Ahmadi通过MRI检查,认为正常人有54%垂体柄居中,34%因垂体腺偏位而使垂体柄偏斜,12%因垂体柄入垂体腺偏侧而偏斜,而少数偏侧的微腺瘤,可使本来偏斜的垂体柄移至正中位。

5.垂体的血液供应

垂体血供非常丰富,主要由垂体上动脉(SHA)、垂体下动脉(IHA)(图2-5-6)以及被囊动脉供应。漏斗部接受垂体上动脉供血,漏斗的最下端的血液来自两方面:一是垂体下动脉;另一是来自小梁动脉(垂体上动脉的分支)与垂体下动脉的吻合支。进入垂体柄的动脉包括来自颈内动脉的垂体上动脉和来自后交通动脉的漏斗动脉。此外,少数后交通动脉发出细小的漏斗动脉至垂体柄,少数眼动脉发出的视交叉前动脉也参与垂体柄供血。每侧平均有5支血管进入垂

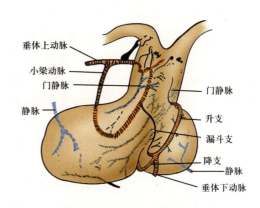

图2-5-6　垂体的血液供应

体柄,这些血管可与鞍上垂体腺瘤黏着或参与供血,若在经蝶术中撕破,可致鞍上池出血。垂体由门静脉系和门外(动脉)系双重供血,与激素的输送及神经内分泌的调节相关。垂体前、后叶的血供相对独立,致MRI增强效应亦不相同。后叶为动脉直接供血,注射增强剂20秒后即显强化;前叶主要由门静脉系供血,60～90秒才出现强化。尽管多数微腺瘤有门外血管直接供血,但强化的高峰总较前叶要迟,这可能与毛细血管结构有关。

(1)垂体上动脉　多起自床突上段颈内动脉(C_3)的内侧面和下面(眼动脉起点和后交通动脉起点之间的后内侧面),绝大多数起点在眼动脉段的前半部,口径约0.5mm。通常有两支,亦有报道每侧有3～5支。经视交叉下面通过鞍隔,以烛台式或单支式走向内后方,走向漏斗及垂体柄(图2-5-7),在不同平面到达漏斗,由此发出

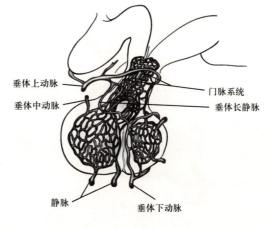

图2-5-7　垂体上动脉

垂体长、短动脉，经或不经垂体门脉系统供应垂体前叶，并分支进入垂体柄和正中隆突，两侧垂体上动脉在漏斗基底部及正中隆起相互吻合并进一步分支，形成复杂的有孔毛细血管丛，构成初级毛细血管床。初级毛细血管丛汇成较大的分支沿垂体柄向下汇集为数支垂体长门静脉，到达垂体前部，分散成血窦状毛细血管与前叶的血窦相通，称为次级毛细血管床，最后到达鞍隔下垂体前部的背侧。在漏斗最下端的毛细血管襻形成垂体短门静脉，直接到达垂体前部。从漏斗到垂体前部静脉窦的所有上述这些两级毛细血管丛，称之为垂体门脉系统。

垂体上动脉在走向垂体柄的途中，发出细支分布于视神经、视交叉、视束前部、乳头体、灰结节、垂体柄下表面等部。其中分布于垂体柄和垂体前叶者又称前群动脉和后群动脉，并与对侧相应分支形成环形丛，继而沿柄上下行。前群动脉达垂体柄结节部上缘，发出许多分支，在正中隆起及漏斗蒂形成围绕漏斗的初级毛细血管丛，血管丛逐渐汇合成数条宽阔而平行的血管，称垂体门静脉，沿柄下行至垂体前叶，即形成次级毛细血管丛。自正中隆起、漏斗和垂体柄的初级毛细血管丛至垂体前叶细胞间的次级毛细血管丛构成垂体门脉系统（图2-5-8）。后群动脉分布于垂体柄的后部，同样分支至正中隆起及漏斗蒂形成初级毛细血管丛，进而汇集成数条血管沿垂体柄下降入前叶远部血窦，这套具有两级毛细血管

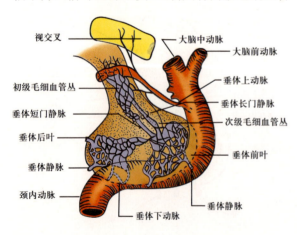

图2-5-8　垂体的动脉及垂体门脉系统

丛的系统称垂体门脉系统。其流域只限于正中隆起、垂体柄和垂体前叶。就是说，下丘脑与垂体后叶的血流并不经垂体门脉系统进入前叶。下丘脑不是发出神经纤维到达垂体前叶，而是通过垂体门脉系统实现对垂体前叶的调节。最后血管丛又合成垂体静脉回流到海绵窦（图2-5-7）。视交叉的下前面与漏斗、垂体有着同一血供来源。垂体腺瘤早期没有压迫视交叉，但出现视野缺损，可能是肿瘤的迅速生长，使大量血液经垂体上动脉"盗流"至垂体腺瘤，导致视交叉腹面中央区缺血，从而出现双眼颞上象限视野缺损。

（2）垂体中动脉　垂体上动脉在到达垂体柄前1～2mm处，发出垂体中动脉（MHA），亦称Loral动脉，通常每侧1支，行于垂体柄前外方0～2mm处，进入垂体前叶。垂体中动脉自Loral沟前端入前叶（图2-5-7），在穿垂体囊时发出囊下动脉，后者沿沟行至垂体柄下端，同邻近血管吻合。垂体中动脉主干沿Loral隔达膝隔外侧部，向下分出纤维核动脉，后者再分支供应前叶实质。其主干沿膝隔上行，发出分支与来自垂体下动脉的叶间支及沿柄下行的血管吻合。

（3）垂体下动脉　垂体下动脉是垂体的另一重要血液来源，起自海绵窦段颈内动脉（C4）的脑膜垂体干，通常左右各一支。该动脉自起始部发出后，向内侧进入鞍底，再向内走行到垂体后叶的基底部（图2-5-6、图2-5-7），在前、后叶之间的沟内分成升、降支，呈冠状位走行，上端达柄后方，与对侧同名动脉形成垂体下动脉环，由动脉环发出分支到后叶，进入垂体后叶微血管丛，为后叶的主要供血源。垂体下动脉自动脉环发出三组分支：①入后叶的直接穿支；②囊支，主要沿囊向后走行，穿入后叶内，亦有小支入前叶；③叶间动脉主干，行向膝下区，同对侧吻合，发支供应后叶实质并与门脉血管吻合，还有小支入前叶。

（4）其他供血动脉

①垂体囊动脉：从颈内动脉海绵窦段主干或颈动脉海绵窦后干发出，经海绵窦内侧间隙，进入垂体囊和骨膜的间隙之间，其下支经骨滋养

孔供应垂体窝的底部和蝶窦黏膜。其上支进入垂体(垂体下中动脉和垂体前动脉)。

②垂体副动脉:从后交通动脉发出的小分支,供应灰结节和漏斗,与垂体上动脉构成吻合。

(5)垂体的静脉　垂体前叶和后叶的输出静脉为垂体侧静脉和漏斗静脉,经不同途径引流至海绵窦,部分血液可上行注入海绵前间窦,而另一部分向下注入海绵下、后间窦。腺垂体下面由左右两侧较大的静脉间连接,最后注入左右海绵窦;起源于腺垂体后部的静脉通常为一条,称为外侧垂体静脉,在腺垂体与漏斗部之间结缔组织内向外侧行。来自神经垂体的血液注入海绵后间窦或海绵窦,由神经垂体后段起源的静脉在前后叶之间垂直下行,注入后海绵间窦。垂体柄的血液引流至海绵间窦或软膜血管网。短门静脉细而短,位于垂体柄的最腹侧端,沿垂体柄上行并与长门静脉交通(图2-5-8)。正常情况下,血液可能自正中隆突经长门静脉至前叶,然后经短门静脉或汇流静脉至后叶,可自此沿漏斗茎上行,再沿长门静脉下降。前叶的血管床为散布于实质细胞间的窦状隙,该隙比毛细血管宽大,由长、短门静脉灌注。长门静脉的供区占前叶的90%,短门静脉仅供邻近后叶的10%区域。垂体柄切断后,残存的前叶组织仍见内分泌活动,甚至无垂体功能低下症状,可能与门外循环有关。

6.垂体的神经支配

前叶的功能主要受下丘脑-垂体门脉系统的控制,产生于下丘脑的神经体液物质经垂体门脉系统进入前叶,调控垂体前叶的功能活动。组成垂体柄的许多神经纤维主要终止于垂体后叶,视上核和视旁核分泌的抗利尿激素(血管加压素)经视上垂体束传递到垂体后叶贮存(图2-5-9),其重要功能是控制水盐代谢的平衡,一旦垂体柄或视上核垂体束纤维的起源细胞受到损伤,将会引起尿崩症。

7.垂体的毗邻关系

垂体的上方被由脑膜形成的鞍隔所遮蔽。鞍隔是颅底硬膜的返褶,在蝶鞍上方,前后床突之间。鞍隔中央较薄,中央有一个2～3mm的小

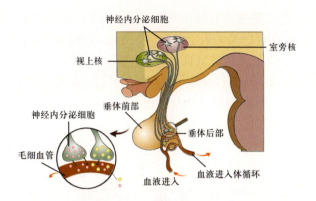

图2-5-9　下丘脑对垂体后叶的调控。右上图,视上核和室旁核通过垂体轴将血管加压素贮存于垂体后叶;左下小图,血管加压素的释放方式

孔,有的大至5mm,其中有漏斗通过。漏斗是由正中隆起和漏斗蒂相合而成,漏斗把垂体上面的前部与视交叉隔开,并将垂体与第三脑室底的灰结节相联结。视交叉距垂体鞍隔上方约10mm,与鞍隔之间形成视交叉池。蛛网膜和软脑膜环绕垂体柄,鞍隔以下的垂体周围,通常没有蛛网膜或软脑膜围绕。亦有人认为,蛛网膜和软膜可以通过鞍隔和垂体周围结缔组织囊之间,占据一个狭窄的间隙。这种情况,可形成空蝶鞍,经蝶手术可能损破蛛网膜而导致脑脊液漏。垂体窝被硬脑膜所覆盖,是颅底硬膜的延续,此硬脑膜并与垂体紧密相贴。

颈内动脉经过海绵窦时,与垂体两侧的关系也很密切。在垂体两侧的海绵窦中,还有动眼神经、车神经和展神经以及三叉神经的眼神经经过。鞍隔的前部介于垂体的前部和视交叉之间。鞍隔、鞍壁均有 V_1 分布,有大量神经末梢,鞍内肿瘤未突破鞍隔之前,由于鞍内压力的增加往往引起剧烈的头痛、畏光、流泪等三叉神经刺激症状。

三、视神经和视交叉的显微解剖

视神经管镰状皱襞为视神经管上壁后缘的一弧行缺口,是由硬脑膜返折形成的。在该皱襞处,视神经无骨质保护。

1.视神经

视神经略呈扁平形,其宽和厚,各家报道基本接近,即宽度在3.5～7.0mm,平均约5mm;视

神经厚度为1.58～6.0mm,平均约为3mm。颅口处视神经宽为5.2mm,厚为2.7mm。视神经的宽度与厚度间似乎呈负相关,视神经较宽则多数稍薄,较窄则多数稍厚。双侧神经纤维总量相等,所以左右两侧的视神经宽度和厚度大致相同(图2-5-10)。

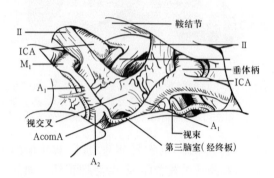

图2-5-10 视神经和视交叉与毗邻结构的解剖关系

(1) 视神经的视神经管段 视神经管位于蝶骨小翼根部和蝶骨体之间,管的外口开于眶腔后内方,内口开于颅前窝底蝶骨小翼根与鞍结节的侧方。视神经管的长度为5.5～11.5mm,平均9.2mm;其内口附近的宽度为5.0～9.5mm,平均7.2mm;外口附近的宽度为4.0～6.0mm,平均4.9mm。视神经被覆三层膜:硬膜鞘、蛛网膜和软膜,和眼动脉一起自管内通过。视神经管的内侧壁菲薄,为蝶窦和筛窦壁的一部分。视神经与蝶窦之间的骨壁厚度多为0.1～0.4mm,骨厚度>1mm者较少,<0.1mm者更少。视神经管间距是指视交叉前沟的前缘与颅内视神经孔内缘的交点之间的距离,平均为11.36mm。

(2) 视神经颅内段 视神经穿出视神经管时,位于海绵窦的内上方,其截面呈卵圆形。视神经颅内段被覆着软膜,包围在蛛网膜下腔(视交叉池)内。视神经自视神经管内口到视交叉前缘的长度为8～19mm,其平均值在国外为12mm,国人则为9.24～9.9mm。从视神经孔到视交叉的视神经外侧缘平均约15mm,左右视神经的长度基本相等,约有10%的双侧视神经长度相差2mm左右。韩亚男等所测国人视神经颅内段的长度为:右9.58mm,左9.66mm。视神经颅内段的长度不同,

对于视交叉与蝶鞍的关系及视交叉前间隙的大小有很大影响。进入视神经管前的颅口处,两侧视神经内侧缘间距离为9.0～24.0mm,平均为13.7mm。

(3) 视交叉前角 在视交叉前,左、右视神经内缘线的延长线相交所形成的角度称为视交叉前角。视交叉前角以锐角为多,其大小与视神经管间距及视神经颅内段长度有关,一般在50°～80°范围内。Schaeffer测得视交叉前角角度为60°～80°。国内韩亚男等测得视交叉前角为63.15°。视神经颅内段相等,视神经管间距不等者,间距大者前角大,反之则小。视神经管间距相等,视神经颅内段不等者,视神经长者前角小,反之则大。若视神经颅内段较长,视神经管间距较大,则间距与视交叉前角顶点之间的三角区面积亦较大,使此区不易受肿瘤压迫或受压情况出现较晚,因而患者在临床上出现视野缺损较晚且不明显,可能延误诊治。如两侧视神经管间距短,视神经颅内段亦短,则该三角区面积较小,自前方或下方来的肿瘤压迫可能性则大,同时还有一个原因就是视交叉中部后方的毛细血管与下丘脑的毛细血管有着密切的吻合。所以,视交叉中部前方的毛细血管网较中部后方的更薄弱,使排列在中部前方的双鼻下视网膜纤维更易受到损害。因此,许多患者早期往往表现为双侧颞上象限视野缺损。两侧视神经间的夹角越小,经额垂体手术的手术野越小,对手术不利。

(4) 视神经与镰状皱襞的关系 在视神经管内口处,视神经在进入骨性视神经管之前,有0.5～8.0mm的一段上面均有一段由硬膜鞘覆盖,平均3.0mm,出鞘后转为颅内段。该鞘是硬脑膜返折而形成的双层结构,自前床突越视神经上面,向内侧与蝶骨体上面的硬膜相续,呈横向的镰刀状,后边为菲薄的游离缘,故称镰状皱襞或镰状韧带(图2-5-11)。此处视神经被硬脑膜返褶成的镰状皱襞所覆盖,称此段视神经为视神经管膜部。国人镰状皱襞沿视神经长轴的平均长度为2.6(0.4～4.6)mm,短于国外报告的0.5～8mm;该皱襞宽度为视神经横

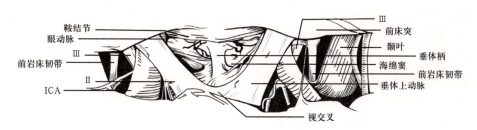

图2-5-11 视神经与镰状韧带

径的1.5～2.5倍,厚度介于0.1～0.8mm。双侧视神经内侧缘与镰状皱襞的交点间距平均为12.7(10.2～15.2)mm。

(5)视神经的毗邻关系 视神经上面覆盖着一薄层蛛网膜,称为视神经上膜,在镰状皱襞后缘同贴直回下面的蛛网膜及向视神经管内返折的蛛网膜相连续。视神经上膜的发育程度不同,发育好者呈膜状,差者仅为小片网膜加数条纤维丝;长者向后盖于A_1段上面,短者覆盖视神经不足0.5mm。多数在A_1段前方以稀网样止于视神经上面,少数包裹眶后动脉及Heubner回返动脉。视神经上膜与视神经上面多有粘连,重者至少黏于视神经上面的1/2区域,不易分开,轻者仅见数条细丝相连;少数与视神经间有一窄隙且无明显联系。视神经上膜的上面为直回下面软膜,二者多数是分开的,其间有眶动脉、Heubner回返动脉行走。多数A_1段行于直回下面软膜与视交叉上面之间,亦可行于视神经上膜下面。视神经与视交叉之间的间隙称为视交叉前间隙或第一间隙(图2-5-12),这是鞍区手术最常用的间隙之一,对于较小的鞍内型和鞍上型肿瘤经此间隙能完成全切除。

视神经横截面呈椭圆形,有些眼动脉起始部或颈内动脉本身凸入视神经下面,使视神经

上面膨隆,可致视神经上表面嵌于镰状皱襞后缘上。有报道视神经腹侧的眼动脉出现率为56%,多位于视神经中央1/3。Heubner回返动脉嵌入视神经者,可松解ACoA复合体并垫入支撑物。颈内动脉床突上段由前向后行,位于视交叉外侧,恰在视神经与视束所形成的夹角内,其内侧壁与视交叉外侧缘之间的距离为4mm。大脑前动脉近侧端越过视神经或视交叉上面行向内上方,在视交叉的前方(56%)、上方(44%)或少数在视交叉的一侧与对侧大脑前动脉近端借前交通动脉相连(图2-5-13)。

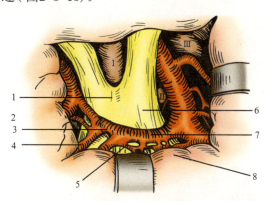

图2-5-12 视交叉前间隙与周围结构的关系

1,视交叉;2,终板;3,前交通动脉;4,左侧大脑前动脉远段;5,右侧Heubner返动脉;6,右侧视束;7,右侧大脑前动脉近段;8,右侧前穿质

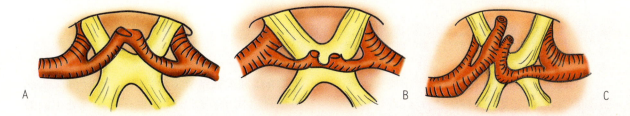

图2-5-13 大脑前动脉与视交叉的关系。A,视交叉前方;B,视交叉上方;C,视交叉一侧

2.视交叉

当视神经进入视交叉时,即分成交叉的和不交叉的两组纤维。交叉的纤维来自视网膜的鼻侧部,通过视交叉而进入对侧的视束。不交叉的纤维来自视网膜的颞侧部,通过视交叉进入同侧的视束。不交叉的和交叉的纤维在数量上约为2∶3。在视交叉中,除来自视网膜的纤维以外,还有联合纤维,但没有视觉功能,其纤维通过两侧视束及视交叉(位于视束的内侧及视交叉的后缘)而联系于两侧内膝状体之间。视交叉在下方与蝶鞍相毗邻;在上方与第三脑室底部相毗邻;在两侧由脑底动脉环的动脉所包围;在后面紧贴于灰结节下降而邻接脑垂体的漏斗;在前方则邻近视交叉沟。

(1)视交叉的类型 视交叉位置前后有变异。1924年,Schaeffer首先描述了其前置和后置情况,并将视交叉分为三种类型。Bergland(1969)

在尸解中进一步证实,并根据视交叉前缘与鞍结节间距离的不同,将视交叉分为三型(图2-5-14):前置型指视交叉位于鞍结节上方;后置型指视交叉位于鞍背上方;正常型指视交叉位于垂体或鞍隔上方。Renn对此进行了显微研究,用视交叉与鞍结节的距离进一步阐明了视交叉的三种类型。前置型,视交叉前缘与鞍结节距离<2mm;正常型为2~6mm,平均4mm;后置型为5~9mm,平均7mm。Lang对视交叉的宽度也进行了测量,结果为8.9~15.0mm,平均值11.6mm。两条视神经在视交叉构成的夹角为50°~80°,当这一角度较小时,经额行鞍区手术就变得极为困难,而当鞍结节上突超过视神经管颅口处颅内段视神经上缘连线时,经额入路也变得困难。术前在MRI正中矢状位上,容易判定视交叉的类型,以指导手术进行。

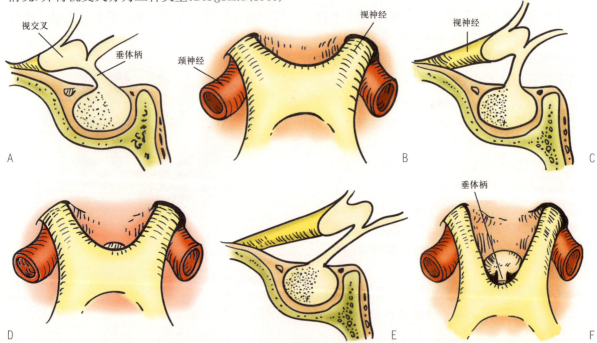

图2-5-14 视交叉的三种类型。鞍区的矢状位(A、C、E)与上面观(B、D、F)显示视神经与视交叉及颈内动脉的关系。A和B,前置视交叉;C和D,正常型视交叉;E和F,后置视交叉

①视交叉正常型:视交叉位于垂体和鞍隔中央部的上方,视交叉覆盖鞍隔和垂体,垂体前部不被覆盖,自鞍结节到视交叉前缘距离为2~6mm,

平均4mm。此型鞍结节常较平坦,占75%~80%。Renn报道,仅44%的鞍结节高出视神经入颅处上面的连线,最多也只高出3mm。鞍结节向上均不超过视

神经的1/2厚度水平,依据鞍结节的位置判断视交叉的前后类型有困难,因为鞍结节较平坦,其顶点有不确定感。视交叉的长度与宽度,其比值为0.8(0.6~1.6)。

②视交叉前置型:占5%~10%。视交叉前缘至鞍结节或位于其上方、前方,与鞍结节紧贴或覆盖鞍结节,其前缘与鞍结节相距≤2mm,有时位于视交叉前缘的后方2mm处。鞍结节与视交叉前缘的距离在2mm以下。视交叉前置位给经额入路的鞍区手术带来困难。

③视交叉后置型:占11%~15%。视交叉的后缘位于鞍背、后床突上方或部分位于其后方,覆盖鞍背。垂体完全位于视交叉的前方,鞍结节与视交叉前缘的距离为5~9mm,平均7mm。视交叉前置还是后置,可用来评价经视交叉前间隙操作的难易程度。视交叉后缘的位置并不那么重要,所以只需重点观测视交叉前缘的具体位置即可。

(2)视交叉的显微解剖　视交叉位于鞍隔之上,由两侧视神经相交而成。其上有终板、前连合,后为垂体柄、灰白结节、乳头体和动眼神经,下为鞍隔和垂体。在视神经中,来自两眼鼻侧半视网膜的纤维进行左右交叉,来自两眼颞侧半视网膜的纤维不交叉,这些交叉和不交叉的纤维有序地组成视交叉,在视交叉后续为视束,止于外侧膝状体。视交叉位置的变异及其内部神经纤维的排列特点,使病变从不同方位压迫视交叉,可产生不同的视野改变。因此,观察视力、视野障碍出现的先后及其发展的动态变化,对垂体区病变的诊断和鉴别诊断具有重要的参考意义。视交叉和视神经颅内段均位于视交叉池内,视交叉池的上面与终板池的前下部相接,后下方与脚间池毗邻,前下方以鞍隔为界,前上方以鞍结节为界,两侧方以一层蛛网膜与颈内动脉池相隔。在视交叉池内,除视神经、视交叉外,尚有眼动脉、垂体柄和供应视交叉和垂体柄的多个小动脉。

视交叉位于蝶鞍上方脑基底池中,呈椭圆形,其体积差别很大。视交叉的厚度(上下径)约为3~5mm,平均4mm。前后径平均为8(4~13)mm,

横径平均为13.28(10~20)mm。视交叉上经终板与前连合和第三脑室下部相接,后方紧邻垂体柄、灰白结节、乳头体和动眼神经。视交叉稍向前下方倾斜,与水平面呈45°角。视交叉并不与鞍隔接连,二者上下相距约5(1~10)mm。故垂体肿瘤增大向上穿破鞍隔后,在一定时间内,尚不致压迫视交叉。

(3)鞍区的显微解剖间隙

①第一间隙:又称视交叉前间隙,指视交叉前缘与鞍结节之间的间隙(图2-5-15),由两侧视神经内侧和蝶骨平台后缘组成,其内主要结构有视神经、视交叉、鞍结节、鞍隔孔以及对侧颈内动脉内侧壁及其分支。视交叉前缘至鞍结节的距离对选择手术入路有实际意义,如此距离<2mm时,由于前间隙不存在或较小,则经额垂体手术视野小,显露受到一定的限制,而翼点入路手术的最大优点是能处理视交叉前置型鞍区肿瘤。

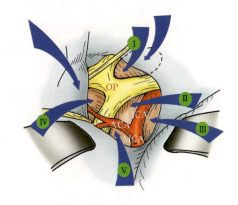

图2-5-15　鞍区间隙示意图:Ⅰ.视交叉前间隙;Ⅱ.视神经-颈内动脉间隙;Ⅲ.颈内动脉-天幕间隙;Ⅳ.终板池;Ⅴ.颈动脉分权上三角

②第二间隙:又称颈动脉-视神经间隙,由视神经或视束外侧缘、颈内动脉床突上段内侧缘和大脑前动脉近侧前缘组成,其中主要结构有颈内动脉床突上段及从内侧壁和下壁发出的穿支。翼点入路时由于头位向对侧偏转,通过此间隙比第一间隙更能清楚地看见垂体柄,使第二间隙的可视角度比经额下入路更为有利。因此,当肿瘤与垂体柄和下丘脑有粘连时,可通过第二间隙完成肿瘤分离。牵开颈内动脉和视神经后,即可见

位于深面的基底及其分叉。

③第三间隙：又称颈动脉-动眼神经间隙，由颈内动脉床突上段外侧壁、小脑幕游离缘和颞极基底部内侧缘组成。其内主要结构有从颈内动脉床突上段外侧壁发出的后交通动脉、脉络膜前动脉以及后床突。由于视角的原因，在翼点入路中此间隙的显露，明显优于额下入路。同前两个间隙相比，第三间隙应用较少。通过此间隙可完成后交通动脉动脉瘤和脉络膜前动脉动脉瘤的夹闭手术。

④第四间隙：即视交叉后间隙，是指切开终板所获得的间隙，由双侧视束的内侧缘与视交叉后缘围绕所成的间隙。

（4）视交叉的毗邻关系

①视交叉与蝶鞍及脑垂体的关系：视交叉位于蝶鞍的上方，真正位于视交叉沟中者极少。视交叉的位置，即视交叉是位于蝶鞍上方的前部，还是中部或后部，完全决定于视神经颅内段的长度。视神经颅内段一般长度平均约为13（4～21）mm，个体差别甚大。视交叉的下面与鞍隔相毗邻。鞍隔为颅底硬脑膜覆盖于蝶鞍上面的部分。通常视交叉与鞍隔之间被基底脑池分开，而非直接接触，其间的距离约为1～10mm。

鞍隔的下方为脑垂体。视交叉与脑垂体的关系完全决定于视交叉与鞍隔的关系。约95%的视交叉部分地或全部位于蝶鞍的上方。当视交叉位于视交叉沟时（<5%），仅脑垂体的前部被视交叉所覆盖；当视交叉位于脑垂体稍后方并部分地位于鞍背上方时，脑垂体的前部即不被视交叉所覆盖；在后置位的视交叉，全部脑垂体位于视交叉的前下方，即位于两侧视神经之间，视交叉位置的不同，肿瘤压迫视交叉的部位及其所引起的视野变化也不相同。当视交叉完全地位于鞍隔上方时，则肿瘤生长时即压迫视交叉的下方，引起典型的视交叉型的视野变化——两颞侧偏盲。如视交叉为后置型，则肿瘤在两侧视神经之间生长，完全不侵犯视交叉或仅侵犯其前缘。

②视交叉与第三脑室前部的关系：视交叉上面紧邻第三脑室底的前端。第三脑室在视交叉的上方有一突出部分，称为视隐窝，视交叉在此处与第三脑室底相连接。前置型视交叉，漏斗隐窝与视交叉的后面相邻接；后置型视交叉，漏斗隐窝可能同时与视交叉的后面及下面相邻接。因此视交叉有三面可与第三脑室发生关系，即上面借视隐窝、后面及下面借漏斗隐窝与第三脑室底相连。这一解剖特征可以解释，后颅窝肿瘤引起颅内压增高及脑室系统扩大时，可通过扩大的第三脑室，对视交叉产生压迫而出现视交叉方面的症状，使定位诊断更加复杂。

③视交叉与脑底动脉的关系：脑底部Willis环血管的位置常有变异。正常情况下，颈内动脉离开海绵窦后直接在视交叉的两侧经过。大脑前动脉自两旁向前内侧横越视神经的上面，而后交通动脉则横越视束前1/3的下面。当血管的行径异常时，大脑前动脉及前交通动脉可沿着视交叉的前面经过，后交通动脉可在视交叉的下面经过。这种异常的血管解剖关系在鞍区发生肿瘤时具有重要的临床意义。当肿瘤造成视交叉移位时，可将其紧压在动脉上，不仅有来自肿瘤本身的压迫，同时还可因动脉的压迫，而引起视野的改变及神经纤维的萎缩变性。

3.视神经和视交叉的血供

该部位具有血液供应吻合支丰富的特点（图2-5-16）。视神经和视交叉的动脉血供有上、下两组动脉。

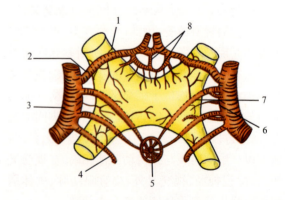

图2-5-16 视交叉供血示意图。1,视交叉前动脉；2,脑前动脉；3,颈内动脉；4,后交通动脉；5,漏斗周围丛；6,视交叉外侧动脉；7,垂体前上动脉；8,视交叉中央动脉

（1）上组供血动脉　3～6支，主要来自大脑前动脉和前交通动脉复合体，以双侧A_1段为主，其次来自垂体上前动脉。大致前后走向，在视交叉及视神经后段上面锯齿状迂曲行走，反复分支并广泛吻合，外径为0.05～0.35mm。主要来自于大脑前动脉和前交通动脉复合体者，在视交叉前缘及视神经后半内侧面同垂体上动脉的分支多处吻合或延续；主要来于垂体上前动脉者，自视神经间隙后行。

（2）下组供血动脉　每侧1～10支，多数为3～5支，来源于垂体上前动脉、颈内动脉及后交通动脉，直径0.1～0.25mm。供应视神经的分支多来自垂体上前动脉，少部分来颈内动脉。来自于垂体上前动脉者，先在视交叉池内分支，向上外行向视神经内侧缘，再向前、后分支行走，向后可至视交叉下面及前缘。视神经供血动脉自视神经后端沿视神经内缘前行，入视神经管中，明显呈"回返"行程，多在视神经内下侧面有分支，可见于视神经内侧缘与镰状皱襞的夹角内。下组动脉分支达到视交叉前缘及视神经后半内侧缘者，均可能同上组动脉发生吻合。垂体上前动脉至垂体柄上端的分支，几乎均发出小分支就近供应视交叉下面；垂体上后动脉分支供应视神经、视交叉者少，多数细小，兼向视束供血。颈内动脉的视交叉支多起于眼动脉段，少数起于后交通动脉段。少数后交通动脉发分支供应视交叉和视束，约1/3的垂体上动脉和颈内动脉的视交叉支与后交通动脉的视交叉或视束支吻合。垂体上动脉至视交叉的分支多至其内侧部，而颈内动脉和后交通动脉的分支则多至视交叉外侧部，双侧垂体上动脉对视神经、视交叉的供血互补。视交叉的中段仅由下组供血。

视交叉上面的血液供应来自大脑前动脉的分支。视交叉中部的血液供应来源于前交通动脉发出的分支。视交叉下面前部的血液供应主要来自大脑前动脉和前交通动脉发出的细小分支，如视交叉前动脉和视交叉中央动脉；视交叉下面后部的血供来自垂体上动脉和漏斗动脉的分支

（图2-5-17）。眼动脉的颅内段发出分支，供给视交叉的前外侧部。视交叉侧面血供来自颈内动脉的直接分支。视交叉的中段后下方，有来自颈内动脉、大脑后动脉和后交通动脉的分支供血。大脑前动脉和前交通动脉复合体的有关分支至视交叉和视神经后半的上面及前内缘，垂体上前动脉分支供视神经和视交叉，垂体上后动脉及颈内动脉有关分支主要至视交叉和视束前部，后交通动脉分支至视交叉和视束前部。

四、鞍区硬脑膜的显微解剖

鞍区硬脑膜指以鞍隔为中心，覆盖于蝶骨平台、前床突、鞍结节、后床突、鞍背上缘等骨性结构及两侧海绵窦的硬膜（图2-5-18）。

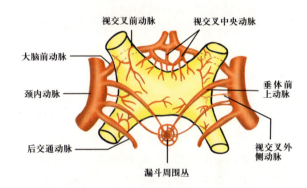

图2-5-17　视交叉下面的血液供应（视交叉底面观）

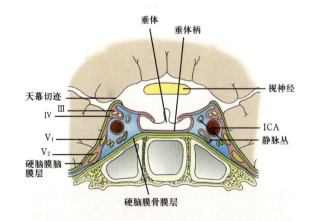

图2-5-18　鞍区的冠状面示意图。其中央是垂体，外侧是颞叶。这一区域的中颅底硬膜包括两层结构：外层为骨膜层，内层为脑膜层。硬膜内包绕海绵窦

1.鞍隔(diaphragma sellae)

(1) 鞍隔的定义　鞍隔指附着在鞍结节、前床突至后床突和鞍背之间,覆盖在垂体窝上方的硬脑膜。鞍隔被视为垂体硬膜囊的上壁,形成了蝶鞍的顶盖,是在鞍背和后床突间被覆在垂体上方的硬脑膜皱襞,前方附着于前床突和鞍结节上缘,后方附着在后床突和鞍背上缘,前、后方附着点常低于鞍结节顶点和后床突。覆盖于垂体上方的部分成为蝶鞍的顶,是垂体窝与视交叉池间的分隔层,在蝶鞍与颅腔之间起着屏障作用。位于鞍隔后外方的横板移行为盆区,其前缘是为动眼神经进入海绵窦的入口所在。盆区的外侧界为前床韧带,即小脑幕的前外侧延伸;后内侧界为后床韧带。前岩床壁主要由来自小脑幕切迹的纤维组成,通常边缘锐利,有时钝圆。

(2) 鞍隔的形态与大小　鞍隔多呈长方形,或四方形。鞍隔周边厚而中央薄,越往周边越厚,在漏斗柄穿过的隔孔边缘部分最薄弱,有0 ～5% 的鞍隔缺如。Rhoton 等报道,鞍隔多系长方形而非圆形,多凹或凸而非水平位。鞍膈孔处鞍膈向下凹陷者约占54%,平直者42％,向上膨隆者4%。据Rhoton(1970) 测量,鞍隔左右宽平均为11(6 ～15)mm,平均前后径为8(5 ～13)mm。鞍隔的宽度代表了海绵窦间的距离,是术中可以打开鞍隔的最大宽度。84%左右宽大于前后长度,余16%左右与前后长度两者相等。其前、后部的附着点或高或低,故鞍膈可向前或向后倾斜。鞍膈纤维大致围绕隔孔,呈同心圆。环绕隔孔周围的鞍隔较薄,由横行纤维构成,后方由斜行纤维构成。

刘冠豪将鞍隔的坚厚程度分为厚、中、薄三等:凡鞍隔的坚厚程度大于其自身的硬脑膜为厚,占2.1%;相近者为中,占63.8%;薄占31.8%。亦有人认为38%的鞍隔厚度仅相当于一层硬脑膜的厚度,薄鞍隔占62%,覆盖垂体部分很薄。约有10% 的鞍隔极薄,在经蝶窦手术时起不到防止器械损伤的屏障作用。Renn 发现38% 的鞍隔像一层硬膜,在经蝶鞍垂体瘤切除中提供足够的屏障作用。马大程解剖测量20 例鞍隔厚度平均为0.2(0.1 ～0.3)mm,约1/3 正常人鞍隔厚度

≤0.1mm。若鞍隔厚度<0.1mm 者,视为薄鞍隔,菲薄如纸,术中容易因牵拉产生CSF 漏。

2.鞍隔孔

(1) 鞍隔孔的形态　鞍膈中央开口为鞍隔孔,内有垂体柄和垂体上动脉穿过。鞍隔孔形状主要有圆形和椭圆形两种。多数呈圆形或椭圆形,少数为横椭圆形。鞍隔孔为圆形者约占70%,椭圆形占30%。国外有报道,鞍隔孔为圆形者占54%,横卵圆形者占46%。在视交叉下方,可见鞍隔与覆于其上的蛛网膜,形成褶襞,由漏斗孔延伸至鞍隔下方,覆盖除漏斗孔处以外的垂体部分。

(2) 鞍隔孔的分型　Busch 根据鞍隔孔的形状将鞍隔分为三型:①Ⅰ型,鞍隔完整,有垂体柄通过,占41.9%;②Ⅱ型,鞍隔不完整,垂体柄周围有3mm 大小的鞍隔孔,占37.6%;③Ⅲ型,周围仅宽2mm 或更窄的硬膜环,占20.5%。在Ⅲ型鞍隔中,垂体可以完全暴露,但有蛛网膜覆盖,有的垂体上面有一压迹,常呈偏心型。少数垂体受压于鞍底,即成为空蝶鞍综合征的原因之一。刘冠豪将鞍隔孔分为闭锁型和开放型(或敞开型) 两种:闭锁型,孔径很小,被通过的垂体柄所堵塞,窝中的脑垂体全被鞍隔遮盖,占17.8%;敞开型,鞍隔孔径较大,孔内除垂体柄通过外,尚有部分垂体裸露于孔中,占82.2%。敞开型的鞍隔孔有圆形和椭圆形的两种,以圆形居多,占75.6%。

蛛网膜覆于鞍隔上方和部分垂体上面者占90%,在鞍隔孔处蛛网膜伸入鞍隔下方者占10%。周敬德等发现在视交叉下方,可见鞍隔与覆于其上的蛛网膜,形成皱襞,由漏斗孔延伸至鞍隔下方,覆盖除漏斗孔处以外的垂体部分。Rhoton 认为,约半数蛛网膜下陷经鞍隔孔深入蝶鞍内,陷入垂体窝内,铺展于垂体前叶上面,在成人此蛛网膜深面可形成充满液体的间隙,形成垂体池,可随年龄增长而扩大。有时蛛网膜甚至可覆盖垂体后叶。在X 线下垂体池的显示率占20%。Bergland(1968) 在225 例尸解标本中证实有20%存在鞍内的垂体池。垂体池的存在是发生空蝶鞍的解剖学基础,同时经鼻蝶窦手术时易穿破此膜,发生脑脊液漏。

（3）鞍隔孔的大小　正常人鞍隔孔大小不一，个体差异很大，平均为(6.20±0.47)mm，起初一般直径为2～3mm，随年龄的增加而扩大。有人认为鞍隔孔直径>5mm者提示为异常扩大。但Renn报告，56%的鞍隔孔直径≥5mm；Bergland(1968)认为有39%的鞍隔孔直径>5mm。国内文献记载鞍隔孔的直径(或长径)>5mm者占75%，>6mm者占58%，少数可达8mm。马大程等报导有95%的鞍隔孔的孔径>5mm。约有8%～56%的蛛网膜突入孔内，但其深度多<2mm。鞍隔孔较大者，垂体腺被压低，并可发生位置偏移。

（4）鞍隔孔的临床意义　一般认为鞍隔厚度≤0.1mm，视为薄鞍隔，鞍隔孔>5mm者示为异常扩大，而鞍隔的坚厚程度、鞍隔孔的类型和大小与肿瘤的扩展有密切关系，直接影响垂体腺瘤扩展方向。如果鞍隔坚厚，鞍隔孔小，肿瘤向鞍上扩展受限，容易向蝶窦、向侧方海绵窦扩展。垂体腺瘤如向外侧扩展，可使颈内动脉海绵窦段受压而移位，窦内的动眼神经和滑车神经常受累，而外展神经可不被侵犯，因为它靠近颈动脉不易受到瘤体的直接压迫。反之，如果鞍隔薄，或鞍隔孔径大，则肿瘤易向上方扩展。大口径的隔孔不能成为经鼻蝶手术的屏障，易产生脑脊液漏。部分患者覆于鞍隔上的蛛网膜形成皱襞，经漏斗柄周围延伸到鞍隔下方，覆盖垂体，经蝶手术易因撕破网膜而引起CSF漏。

3.鞍隔的毗邻关系

（1）鞍隔与视交叉　视交叉位于鞍隔的上方，但不紧靠鞍隔，与鞍隔之间的间距为[1.00～10.00(4.78±2.23)]mm。多数视交叉位于鞍结节以上，少数位于鞍结节水平，未发现位于鞍结节水平以下的视交叉。

（2）鞍隔与垂体囊　垂体腺由垂体囊直接包裹，囊的侧方为海绵窦，后面凸入鞍背窝内，上面黏附于鞍隔。鞍隔构成蝶鞍的顶，侧方同海绵窦顶相续，前、后分别同鞍结节及鞍背表面的硬膜相续，中部有隔孔。在胎儿，垂体囊开口与隔孔基本一致；在成人，囊口大于鞍隔孔。常将两层合称"鞍隔"，以孔缘最薄，平均厚度为0.12mm，常被看作为经蝶术中隔上结构的保护屏障，经蝶术中所见实际上是垂体囊的上壁，并非真正的鞍隔层。

五、下丘脑及其毗邻结构的显微解剖

1.下丘脑

（1）下丘脑的形态及分区　下丘脑位于下丘脑沟的下前方、丘脑的腹侧，由下丘脑沟以下的第三脑室周围灰质组成，约2cm×2cm大小。下丘脑由视交叉、乳头体、灰结节、漏斗和垂体后叶组成，构成第三脑室底及部分侧壁。根据下丘脑外形上视交叉、灰结节和乳头体三个标志，通常将其分为视前区、视上区、结节区和乳头体区。其内部结构分为四个区域，即①视上部：位于视交叉的前上方，包括视上核、室旁核、视交叉上核、弥散视上核及下丘脑前区。②漏斗部：位于视交叉后方，包括下丘脑腹侧核、背内核、背核及后核。③乳头体：位于脚间窝。④外侧部：包括一些散在的核群和结节核。下丘脑通过调控垂体的功能活动（图2-5-19），使其成为全身自主功能活动的中枢，负责水代谢调节，摄食、体温控制的调节，血管和内脏活动的调节，糖和脂肪代谢的调节以及垂体激素的调节，还在控制睡眠—觉醒周期的变化以及情感活动中起重要作用。

（2）下丘脑的血供　下丘脑的血液供应来源丰富，主要来自Willis环各部发出的相关穿动脉。通常可划分为以下几类：外侧区由大脑中动脉的中央支供应；视上区（丘脑下部核、视上核、室旁核）由大脑前动脉中央支供应；结节区由颈内动

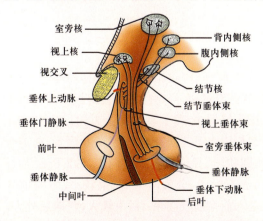

图2-5-19　下丘脑与垂体前、后叶的联系

脉和后交通动脉的穿支供应；乳头体区由大脑后动脉的内侧中央支和后交通动脉供应。从下丘脑的血供来看，以视上核和室旁核的血液供应最丰富，特别是视上核的毛细血管网是中枢神经系统中最为丰富的。其生理意义在于血液的变化可很快被感知，从而改变核团的神经活动。

供应下丘脑的穿动脉在蛛网膜下腔内走行一段距离后近于垂直穿入脑组织，这是供应下丘脑的穿动脉易受继发性损伤的解剖学基础。其蛛网膜下腔段多呈一定程度的迂曲，这本身是脑在活动时对血管牵拉的一种代偿机制，但这种代偿机制是有限的。当下丘脑向某个方向过度移位后，将在特定穿动脉形成剪切力，使血管扭曲，甚至闭塞。下丘脑前部受到视神经、垂体柄的固定，而后部活动度较大，因此这种扭曲尤其易于发生在下丘脑后部，再加上位于后方的穿动脉之间的吻合远较前部少，就使得下丘脑后部易于出现缺血性损伤。而前部由于供血穿动脉丰富、侧支吻合较多、毛细血管网丰富、活动度小，不易出现缺血，但对牵拉的耐受性小，易于出现出血性损伤。

2.第三脑室前部的外科解剖

(1) 终板(lamina terminalis)　是一薄层灰质膜，系原始神经管的颅侧终末端，构成第三脑室前壁下方的大部分，下方与视交叉上面相续，在视交叉上方与前交通动脉相交叉，自视交叉上面延伸至胼胝体嘴，上方为前连合和穹窿柱(图2-5-20)。终板高度平均为11mm。前方有前交通动脉复合体及终板池。前交通动脉通常位于终板下部，有30%位于终板中下1/3交界处(距下端4mm)上方。轻轻下压视交叉或上抬额叶下面，即容易见到终板，它与视交叉上面及视束内侧黏着疏松，较易分开。切除视交叉后方颅咽管瘤时，常见终板外观有些隆突，可在视交叉上方纵行切开终板进入第三脑室。仔离分离终板同视交叉间的蛛网膜小梁及小血管，推开终板，显露出终板-视束-视交叉间的梯形间隙，此为鞍区手术的第四间隙。

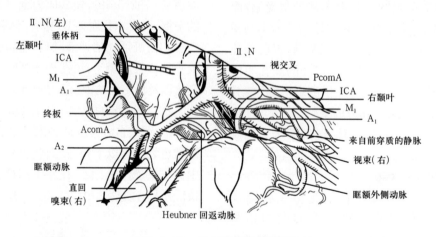

图2-5-20　终板及其毗邻结构

(2) 前连合(anterior commissure)　为致密的有髓纤维束，经穹窿前方及终板上部跨越中线，嵌入终板中，位于视交叉上方约1.5～2.0cm处，参与构成第三脑室前壁。从矢状面看，前连合呈卵圆状，长径位于竖直方向上，约2.5mm。其纤维向侧方行走，分为两束，前束较小，弯向前外方，进入前穿质及嗅束；后束较大，弯向后外方，填塞于豆状核前下面的深沟中，再向颞叶前部形成扇形辐射，联结两侧海马旁回等区。

(3) 隔区(septic area)　位于终板和前连合的前方，包括终板旁回和胼胝体下区，其上方邻接胼胝体嘴，后方傍靠终板，近似于长方形。终板旁回紧靠终板前方，几乎同终板范围等大，为狭窄的三角形灰质区。终板旁回前方是纵行的浅沟，称后旁嗅沟，其前方是纵行的胼胝体下区(旁嗅回)，再前方是纵行的前旁嗅沟。

（4）前穿质（anterior perforated substance）为遮盖于外侧裂深处的菱形区，有许多深部小血管穿通，位于嗅三角及内、外侧嗅纹的后方，内侧在视交叉与视束间的夹角内，后界为钩。内侧在视束上方同灰结节的灰质相续，在稍前方一些，同终板旁回相续；外侧延伸至岛阈，同前梨区相续，在更后方一些，同杏仁周围区（半月回）融合；上方同豆状核及屏状核的灰质相续。前穿质的下面同颈内动脉分叉部相邻。进入前穿质的分支中，有发自脉络膜前动脉起点远侧的颈内动脉分支、发自脉络膜前动脉主干的分支、起自大脑中动脉M_1和M_2段的分支（豆纹动脉）、起自大脑前动脉A_2段的分支及回返动脉。

第六节　后颅底的应用解剖

后颅窝底由斜坡、蝶骨岩部后面和枕骨基部构成。与前、中颅窝相比，此窝较深，小脑位于其中。斜坡上起鞍背上缘，下抵枕大孔前缘，上部宽22mm，中部宽42.7mm，全长45.01mm，承托脑桥和延髓。斜坡可分为鞍后区、鞍背上缘至蝶鞍底水平；上斜坡区，蝶鞍底水平至两侧内耳孔下壁连线；中斜坡，两侧内耳孔下壁连线至两侧颈静脉结节上缘连线；下斜坡，两侧颈静脉结节上缘至枕大孔边缘。后颅窝最厚处是颈静脉结节和枕髁前部，最薄处是枕鳞形成的枕大孔后缘。枕大孔前缘有舌下神经管内口，舌下神经由此出颅。后颅窝后壁中部有"十"字形的隆起，其中点为枕内隆突，向两侧各有一条横沟，前下是乙状沟，为横窦和乙状窦的压迹，乙状沟外侧壁骨质较薄。后颅窝的骨孔中有许多重要神经血管结构穿过，颞骨岩部后面是内耳孔，Ⅶ、Ⅷ脑神经由此通过，Ⅸ～Ⅺ脑神经及颈静脉则由内耳孔下方的颈静脉孔出颅。

一、后颅底的解剖概述

1.后颅底的形态解剖

后颅窝位置最低，底由蝶骨、颞骨及枕骨构成，前外侧壁为颞骨岩部，余由枕骨构成。前以鞍背和岩骨上缘与中颅窝相隔，后以横沟和枕内隆突与颅盖为界。枕骨中间部突向前形成枕骨斜坡，由鞍背、蝶骨体和枕骨底组成，斜坡为后颅窝的前界，承托脑桥和延髓。后颅窝顶部为小脑幕，其上为枕叶和颞叶。小脑幕内缘为游离状，称之为小脑幕切迹，是幕上与幕下的通道，有脑干通过。颞骨岩部的后面有内听道口，面神经、位听神经和迷路动、静脉由此出入内听道。弓下窝位于内听道口外上与岩上沟之间，有弓下动脉走行。内听道口与乙状窦沟之间、内听道口的外下方有内淋巴囊裂，为前庭导水管外口，内淋巴囊位于此裂隙与硬脑膜之间。裂孔的形态变异很大，56%为弧形，与内听道口相距约1cm。该裂口的外侧与乙状窦的内侧即为迷路后进路的手术通道。内听道口下方与岩枕裂后端有颈静脉窝。枕骨有很厚的肌层和丰富的神经血管分别位于上项线两侧，枕骨中线处最厚，尤以枕外隆突和枕内隆突重叠处最厚，可达3cm。

2.后颅底的边界

后颅窝的重要区域之一是小脑脑桥角（CPA）（详见第二章第九节），其内侧为脑桥外侧面，前外侧为岩骨后面，后外侧界为小脑前面。CPA为三角形的蛛网膜下腔，三叉神经、面神经、位听神经由脑干发出后经此间隙出颅。后颅窝另一重要区域是颈静脉孔区（详见第二章第十节），舌咽神经、迷走神经和副神经经此孔出颅。后颅底的界限为：①前界：颞骨岩锥的后面和斜坡；②后界：枕骨；③内界：枕大孔、小脑蚓窝（vermian fossa）、枕内嵴（internal occipital crest）、枕骨隆突(protuberance);④外界:顶骨;⑤上界:小脑半球;⑥下界:小脑窝、颈静脉孔和舌下神经孔。

3.后颅底的体表标志

后颅窝的常用体表标志有,①乳突(mastoid process):位于耳垂后方,乳突后部的内面为乙状窦沟,容纳乙状窦。②上项线(superior nuchal line):是由枕外隆突向两侧延伸的弓形骨峰,其深面为横窦。③枕外隆突(external occipital protuberance):位于枕骨外面中线的骨性隆起,其内面为窦汇。上项线从此突两侧弯向前下到达乳突,为项部肌肉止点。乳突相当于耳垂水平。外耳道上壁有外耳道上棘。颞线由颧弓根向后延伸,二者之间为外耳道上三角,深方15mm为鼓窦所在。枕外隆突的下方有枕骨

导血管。颅内压增高时此导血管常扩张。后颅窝开颅术若沿枕外隆突作正中切口时,注意勿伤及枕骨导血管和窦汇,以免导致大出血。④星点(asterion):星点定义为枕骨、颞骨和顶骨的交界点,为"人"字缝、枕乳缝和顶乳缝汇合点,位于颅后部两侧(图2-6-1)。在耳廓最高点后40mm、上12mm,相当于外耳门上缘与枕外隆突连线上方1.5cm,外耳道中心点后约3.5cm处。星点恰对横窦转折为乙状窦的内下方处,深部为乙状窦膝。横窦和乙状窦交点位于星点的前上方,在头颅的横断面上,该交汇点距星点的平均距离为9.7±1.2mm,星点与横窦的垂直距离约为2.6~3.4mm。在此点之下钻孔,进入幕下;在鳞乳缝与颞上线交界处钻孔,进入幕上。此两孔恰骑跨乙状窦膝。

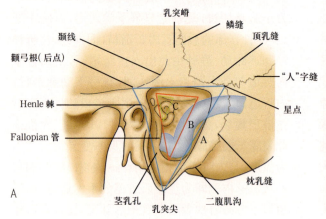
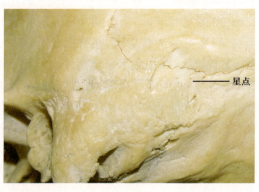

图2-6-1　后颅底的体表标志。A,解剖示意图;B,解剖标志

二、后颅底骨性结构的应用解剖

(一)后颅底骨性结构的形态解剖

后颅窝的骨性部分包括蝶骨、颞骨岩部和枕骨,即后颅窝由蝶骨鞍背、蝶骨体后部、颞骨岩部的后面、颞骨乳突部、枕骨底部、枕骨外侧部和枕鳞构成。前界为蝶鞍的鞍背(平均宽度约18mm)及后床突,鞍背的外上端有结节状突起,称为后床突,小脑幕前端附着于此,也是蝶岩韧带附着处;前外侧界为颞骨岩部上缘-岩上嵴,其上有岩上窦沟的纵形压迹,小脑幕前外

侧缘附着于此。横窦沟构成后颅窝的后外侧界,向后达枕内隆突,有小脑幕的后外侧缘附着。后颅窝的后部有枕内嵴,向后上终止于枕内隆突。枕内隆突向两侧延伸为横窦沟,达顶骨乳突角,移行于乙状窦沟,即乙状窦沟为横窦沟的直接延续,先向前下,继而向内下至颈静脉孔。乙状窦沟的后外端有乳突导静脉管内口。张为龙报道由后床突至后颅窝最背侧点的最大距离为8.2(7.4~9.2)cm,从岩嵴的三叉神经压迹外侧缘至横窦沟下缘的矢状径为6.6(5.8~7.7)cm。从横窦沟下缘至岩嵴测量,后颅窝的容积为

121.8(89.3～165.3)cm³。

1.前壁

前壁为斜坡,自上至下由鞍背、蝶骨体背面及枕骨基底部构成。前方邻近垂体窝和蝶窦,垂体腺瘤可向后发展侵蚀鞍背,累及斜坡。斜坡长约34(31～40)mm,是脑膜瘤和脊索瘤的好发部位。

2.前外侧壁

前外侧壁由颞骨岩部后面构成,其后方与小脑中脚及小脑半球相邻。自前向后较明显的解剖结构分别是岩尖、内耳门及乙状窦沟。斜坡与岩尖的岩枕缝结合,构成岩-斜区的大部分。前外侧壁最明显的特征是具有朝向外侧的内耳道。面神经、前庭蜗神经及迷路动脉经此孔进入颞骨。

3.后外侧部

后外侧部宽大而平坦,主要由枕骨枕鳞及颞骨乳突部构成。突出的结构是枕大孔、枕内隆突和舌下神经管。枕内嵴从枕内隆突走向枕骨大孔后缘,为小脑镰附着处。在枕骨大孔与横窦沟之间为小脑窝,左右两窝由枕内嵴分开,窝内容纳两侧小脑半球。枕骨大孔,位于后颅窝最底部的中央,呈一大致的卵圆形。枕骨大孔内通过脊髓延髓连接部及其被膜、副神经脊髓根、椎动脉以及椎内静脉丛与硬脑膜窦之间的连接部。齿突枕骨韧带,齿状韧带最上齿以及脊髓前后动脉也通过此孔。枕骨大孔前后径大于左右径(3.5∶3)cm。慢性颅内压增高,脊髓空洞症或髓内外肿瘤病人的枕骨大孔可以扩大。枕骨大孔前缘平均厚度为4.8mm,后缘平均厚度为5.4mm。在枕骨大孔前外侧缘的上方有舌下神经管,有舌下神经、咽升动脉脑膜支、脑膜静脉、延髓静脉与咽静脉丛的吻合支通过。硬脑膜延伸入管内,覆盖管壁,离开外口后即与颅底下面的骨膜融合。舌下神经管的硬膜入口处与椎动脉的距离平均为9(4～15)mm。在50%的个体,舌下神经纤维进入两个分隔的硬膜孔。舌下神经管的上外侧通常有裸管的内口(73%)。裸管开口于颈静脉孔者占85.7%,开口于乙状窦者占14%,约0.3%入舌下神经管。故裸管的静脉并非全是导静脉,该管颅内的管壁通常很薄,有时骨质稀疏。舌下神

经管纵径与矢状线夹角平均左侧为45.2°,右侧44.3°,舌下神经管在新生儿为4～6mm,2岁时为5～9mm,成人为8.2(6.0～14.4)mm。

(二)颞骨的解剖

颞骨的后面观呈三角形,上边是岩骨嵴,下边和内边是蝶岩缝和岩枕缝,外边是乙状窦沟。颞骨后面的结构由外向内包括外下方的前庭导水管开口、外上方的弓状隆起下窝和内听道开口内侧的岩骨尖。构成内听道口上缘的颞骨后侧部分为一骨性隆起,称为内听道上结节。内听道上结节是内听道口上方周围最明显的骨性隆起,乙状窦后入路时它阻挡了进入三叉神经外侧、脑桥前池以及外侧斜坡的手术通道。内听道上结节的内上方、中颅窝底的后内侧是三叉神经腔的凹陷部分,内有三叉神经后根通过。

迷路埋藏于颞骨岩部内,位于鼓室和内听道底之间,构成内耳。迷路可分为骨迷路和膜迷路两部分,骨迷路在膜迷路之外,二者之间充满外淋巴。膜迷路内充满内淋巴。

(1)骨迷路　分为耳蜗、前庭和骨半规管。耳蜗形状如蜗牛,蜗顶朝向前外,蜗底(即内听道底)朝向后内。蜗底直径约为10mm,从蜗顶到蜗底的高度为5mm。耳蜗实为骨质的蜗螺旋管,起于前庭,环绕蜗轴卷曲两圈半,以盲端终于蜗顶。自蜗轴发出骨螺旋板,突入蜗螺旋管,将该管分隔为不完全的上下两半,上半为前庭阶,下半为鼓阶。在耳蜗的起始部,鼓阶壁上有蜗小管的开口,通至蜗小管外口,外淋巴借此管与蛛网膜下腔相通。前庭介于耳蜗和骨半规管之间,前部有一大孔连通耳蜗,后部有小孔连通三个半规管。前庭的外壁即鼓室的内壁,上有前庭窗和蜗窗,内壁是内听道底。骨半规管为"C"形,互成直角排列。上半规管突向上方,在岩部前表面形成弓状隆起,与岩部长轴垂直;后半规管突向后方,与岩部长轴平行;外半规管突向外方,呈水平位(图2-6-2)。每个半规管都有两脚(单脚和壶腹脚)。上、后半规管的单脚合成一个总脚,故3个半规管有5个孔开口于前庭。磨开骨迷路时首先

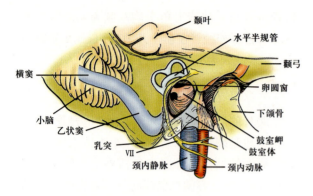

图2-6-2 颞骨的断层解剖示意图,显示主要血管、中耳与颞叶和下颌的关系

显露的通常是外半规管,而后是后半规管。

(2) 膜迷路 位于骨迷路中,分为蜗管、椭圆囊和球囊、膜半规管三部。蜗管在耳蜗的蜗螺旋管内,起端与连合管相连,盲端止于蜗顶,管内充满内淋巴。在蜗管底的膜螺旋板上有Corti器,是听觉的感觉器。椭圆囊和球囊在前庭内。球囊靠前,下端借连合管连接蜗管。椭圆囊靠后上方,后壁有5个开口,连通3个膜半规管,前壁发出椭圆球囊管,连接球囊和内淋巴管。内淋巴管自椭圆球囊管的中部发出,经前庭小管开口于颞骨岩部后面,在硬脑膜下扩大成内淋巴囊。在椭圆囊壁上的椭圆囊斑和球囊壁上的球囊斑是位觉的感觉器,与静止的位置觉有关,并感受直线加速运动的刺激。膜半规管在骨半规管内,在骨壶腹内的部分膨大为膜壶腹,壶腹嵴是位觉感受器,感受旋转运动的刺激。

三、后颅底脑组织的应用解剖

后颅底及其毗邻的脑组织主要是脑干(延髓、脑桥和中脑)及其相邻的第四脑室和小脑。小脑(cerebellum)位于脑桥和延髓的后方,借小脑幕与枕叶相隔,形如飞蛾,分为蚓部和两个小脑半球。借小脑上、中、下三脚分别与中脑、脑桥和延髓相连。在枕骨大孔的上方为两侧的小脑扁桃体。小脑有躯体各部的代表区,小脑半球是四肢的代表区,半球的上部代表上肢,半球下部代表下肢,故小脑半球损害表现为同侧肢体的共济失调。蚓部是躯干的代表区,调节头、颈、躯干肌肉

活动。蚓部主要与脊髓和前庭器官发生联系,维持身体平衡。上蚓部受损易向前倾倒,下蚓部受损易向后倾倒。

(一)脑干的显微解剖(见第二章第十一节)。

(二)第四脑室的显微外科解剖

第四脑室是位于延髓、脑桥和小脑之间的腔隙,此室向上借中脑导水管通第三脑室,向下与延髓中央管相连,经第四脑室下角的正中孔(1个)和两侧角的外侧孔(左右各1个)与蛛网膜下腔相通。上缘斜向上内,抵达小脑脚与脑桥联合处;下缘斜向上外,达绳状体处。上角为中脑导水管;下角至脊髓中央管;侧角到3个小脑脚会合处的稍下方延伸成侧隐窝。此窝为第四脑室侧孔(Luschka孔)开口处,与小脑脑桥角的蛛网膜下腔相通,并有脉络丛通过。

1.第四脑室的形态大小

第四脑室的底为菱形窝,由延髓和脑桥组成,两外侧为3对小脑脚,室顶朝向小脑,形如菱形的帐篷。脑室向两侧扩展,为第四脑外侧隐窝,其末端开口形成外侧孔(Luschka孔)。第四脑室借其底上的3个孔与蛛网膜下腔相交通,外侧孔位于脑桥小脑角处,内侧为绳状体,外侧为小脑。靠近菱形窝下角处的孔为正中孔(Magendie孔),其下界为闩,脑室内的脑脊液向下经此3孔可直接通入蛛网膜下腔。当这3个孔因先天性畸形、肿瘤、炎症、粘连而发生闭锁,可使脑脊液循环梗阻,脑室扩大而形成脑积水。

2.第四脑室壁

(1) 前壁 第四脑室前壁或称底,由延髓和脑桥后面联合组成,呈菱形,又称为菱形窝,分为上下二部分,即上三角和下三角。

1)下三角(延髓三角) 下三角的尖向下通向脊髓中央管。

①正中沟:为位于下三角中央的一条深沟,将下三角分为两份。沟的下端呈笔尖状,尖端为嘴部,居二侧薄束之间,嘴后方是闩,为一个三角形薄板。沟两侧有横行的约3~5条白色纤维束

称为听髓纹,此纹为下三角的上界,也是确定脑桥和延髓的分界。听髓纹向外侧达侧隐窝、听结节及耳蜗神经。

②舌下神经三角(内白翼):位于下三角内侧,紧靠正中沟,是尖向下、底向上的小三角,呈白色。舌下神经三角由一垂直沟将之分为内外份。内份称为Retzius内侧区;外份,由室管膜皱褶形成的数条小斜形沟覆盖着,称为Retzius外侧区,该部为脊髓前角基底部向上延伸所成的躯体运动区。内侧区内有XII神经核,外侧区内有staderini间界核,管理自主神经功能。

③听神经三角(外白翼):位于下三角的外份,为尖向下的小三角形。其底为上三角的下界。其上外角为一横向突起,向外延伸抵达侧隐窝内,此即听结节。该部为脊髓后角基底部向上延伸所成的躯体感觉区。由内向外有前庭神经内侧核、前庭神经外侧核、前庭神经上核和耳蜗神经核,孤束核居其内方,三叉神经感觉主核居其外方深处。

④灰翼(下凹):为尖向外上的小三角形,居内白翼和外白翼之间,其底斜向下内,因其呈灰色故名灰翼,与白色的白翼相区别。又因其表面凹陷故又名下凹,其内侧缘与舌下神经三角分界,外侧缘与听神经三角分界,底下缘以间索为界(间索为室管膜皱褶所构成的小嵴)。间索的下外方是最后区,色灰,居小脑下脚与延髓三角最下端之间,有时双侧的最后区相融合,称为最后区间连合。灰翼为自主神经运动核(迷走神经背核,下涎核)和内脏感觉核(孤束核)所在之处。

2)上三角(脑桥三角)　为菱形窝的听髓纹以上部分。

①正中沟:与下三角的正中沟相连续,向上进入中脑导水管。

②内侧区:主要是内侧隆突,又名面丘。位于舌下神经三角上方,系一卵圆形突起,向上由一条上宽3mm、上宽2mm的纵索(圆索)连至中脑导水管。内侧隆突的深部为面神经绕过外展神经核之处。外展神经核与面神经核均为脊髓前角基底部向上延伸而成。

③外侧区:位于延髓听神经三角之上方,为

耳蜗神经核所在地,司管听觉。

④中区(上凹,蓝斑):居外侧区与内侧区之间,为室管膜下的一片灰质,呈灰蓝色故名蓝斑。其下方有上涎核(司管泪腺、下颌下腺和舌下腺),上方有三叉神经运动核和三叉神经中脑核。

(2)后壁　第四脑室后壁即为顶,从矢状面看系由二斜面连续而成的一个尖顶。此顶分为下份、上份和中份三部分。

1)下份　下份为延髓的顶部,由覆膜于第四脑室的脉络组织构成。

①覆膜:覆膜为室管膜上皮薄膜,呈三角形,覆盖在延髓三角后面。其底向上,而尖向下,固定在闩上,两侧壁固定在绳状体上。覆膜正中有一孔,名正中孔(Magendie孔),呈圆形或卵圆形(长7～8mm,宽5～6mm),为第四脑室与蛛网膜下腔沟通处。

②下脉络组织:为三角形的软脑膜皱襞,位于覆膜与小脑之间,其底向上抵达后髓帆处。由前后两层所构成,前层与覆膜紧密粘连,后层铺在小脑下蚓及小脑扁桃体前面。两层间由纤细的结缔小梁相连,并有脑脊液。

③脉络丛:左右各一,系脉络组织,为富含毛细血管的穗样突起,由第四脑室顶的下份伸入室内,有上皮层遮盖着。每丛又分垂直与水平二份,垂直份靠近正中线,但左右不并合;水平份伸入侧隐窝面由侧孔凸出。左右两水平份的内端互相连合。

2)上份

①小脑上脚(结合臂):左右小脑上脚自上向内彼此靠近。其前面成为第四脑室顶的一部分,后面凸而光滑,外缘由大脑峡外侧沟与脑桥相分隔,内缘为前髓帆。小脑上脚由下列各束构成;齿状核—红核—丘脑束、脊髓小脑前束、Russel新月形束。

②前髓帆:是三角形的神经结构,其后上面借双层软脑膜与小脑侧部分隔,其前下面被第四脑室室管膜覆盖,其内侧缘为小脑上脚,其底与小脑上蚓(小脑小舌)相连续,其尖为前髓帆系带(居两侧小脑上脚之间)。前髓帆系带两侧为滑车

神经从脑桥出来必经之地。前髓帆为两层结构重叠组成:一层为白色层向下与小脑髓质相连续;一层为灰色层与小脑皮质相连续。

3) 中份

①外侧为小脑上、中、下三脚。

②后髓帆:呈一凹向前方的新月形,居小脑小结与绒球之间。其前线浮游于第四脑室腔内,与覆膜相连续,其后缘与小脑白质相连续,上面被室管膜上皮所盖,下面为小脑扁桃体。

四、后颅底的血管解剖

1.后颅底的相关动脉

后颅组织结构主要由椎-基底动脉系统供血,左右椎动脉每分钟接受约200mL 血液,供应脑干、小脑、大脑枕叶及部分颞叶等。详见第二章

第十四节。

(1) 椎动脉 双侧椎动脉通过枕骨大孔进入颅腔,在延髓腹侧面向前向内走行,至脑桥下缘汇合成基底动脉。颅内段椎动脉平均长25.4mm,主要分支有小脑后下动脉和脊髓前动脉。在老年人,椎动脉弯曲明显,偶尔可使舌下神经绷紧、移位。当椎动脉发生粥样硬化时,会突入内侧下橄榄体和外侧绒球之间的区域,并可能使IX～XII脑神经向后移位,将这些脑神经压向延髓或压向它们的硬膜出口。在大多数病例,舌下神经纤维走行在椎动脉上方,走行至椎动脉的前方罕见。舌下神经分为上、下两束。椎动脉在舌下神经上、下两束前方,占66.7%;在舌下神经两束之间,占30%;在舌下神经上下两束之后通过,占3.3%(图2-6-3)。

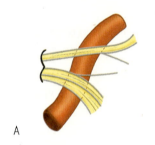 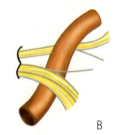 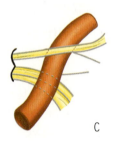 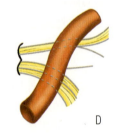

腹侧椎动脉(66.7%)　　先腹后背(20%)　　先背后腹(10%)　　背侧椎动脉(3.3%)

图2-6-3 椎动脉与舌下神经的关系。A,腹侧椎动脉(66.7%); B,椎动脉在舌下神经下束前方、上束的背侧(20%); C,椎动脉在舌下神经下束后方、上束的前方(10%); D,背侧型椎动脉(3.3%)

(2) 基底动脉 基底动脉的长度通常为29～31mm,直径为1.8～4.0mm,走行于脑桥基底动脉沟内,呈直线走行者占54%～80%,向右凹者占9%～30%。向左凹者占6.4%～10.0%,呈"S"形者占1.4%～6.0%。基底动脉的主要分支有小脑前下动脉、内听动脉、脑桥支、小脑上动脉和大脑后动脉。

(3) 小脑后下动脉 小脑后下动脉50.0%起自椎动脉的下1/3,27.6%起自椎动脉中部,15.3%起自椎动脉上部接近与对侧椎动脉汇合处,7.1%起自基底动脉。更有少数报道,小脑后下动脉可起自颅外段椎动脉。小脑后下动脉一侧缺如者占6.0%～8.5%;而一侧出现双小脑后下动脉者占0.9%。小脑后下动脉自椎动脉发出后,

在副神经纤维之间或舌咽神经与迷走神经之间向后走行,绕向延髓背侧,分为两支:外侧支供应小脑后下部,内侧支主要供应延髓后外侧部。小脑后下动脉可形成襻,绷紧与扭曲IX～XII脑神经,甚至影响V、VII、VIII脑神经,从而引起舌咽神经痛和高血压、三叉神经痛、半侧面肌痉挛,以及耳鸣和眩晕。

(4) 小脑前下动脉 小脑前下动脉52%起自基底动脉的下1/3,46% 起自基底动脉的中1/3,2% 起自基底动脉的上1/3 或椎动脉。一侧有2支小脑前下动脉者占11.1%。小脑前下动脉起点至两侧椎动脉汇合处的距离平均为4～25mm。小脑前下动脉襻位于内听道内者占40% 左右,内听门处占39;有时动脉襻位于面神经和位听神经的

下方,此时可因损伤面神经的中枢段而引起半侧面肌痉挛。小脑前下动脉的主要分支有4种排列:①Ⅰ型:占54%,动脉向外走行,至小脑桥脑角处,发出至绒球的细小分支后,在内听门处形成动脉襻,自动脉襻顶发出1～2支迷路动脉后,再分成3支,1支走至上半月叶和单叶之间的裂,1支至水平裂,另一支至小脑的背外侧裂。②Ⅱ型:占14%,动脉向外走行至小脑脑桥角,经过小脑绒球上方,然后在小脑下侧表面发出分支。这一类型最常见于小脑后下动脉细小的病例。此时,小脑后下动脉供血范围的血供较大程度上来自小脑前下动脉。③Ⅲ型:占26%,是Ⅰ型和Ⅱ型的结合类型,此叶小脑前下动脉供应小脑的中部和部分下表面。④Ⅳ型:占6%。小脑前下动脉的行程如同Ⅱ型,但发出分支至水平裂、背外侧裂和小脑上侧。此型小脑后下动脉的发育总比小脑前下动脉差。

(5) 小脑上动脉　小脑上动脉起自基底动脉上段,其内径为1.3(0.8～2.3)mm。在大脑脚周围脑池或其远方分为2(占94%)或3(占6%)支,行走至小脑上表面,供应小脑上脚、小脑核和小脑半球上面。另在小脑上动脉行程中,还发出一分支至脑桥被盖,供应面神经核和外侧丘系。

(6) 脊髓前动脉　起自两侧椎动脉汇合处近端5.8mm处,其外径为0.5mm。脊髓前动脉一侧缺如者占10%左右。两侧不汇合者占13%,脊髓前动脉除供应颈髓外,55%存在颅侧方向的分支。

2.后颅底的相关静脉

小脑上表面有数支桥静脉,经天幕窦引流至横窦、乙状窦和直窦根据静脉引流的方向,将后颅窝的静脉分为三群。

(1) 上群　引流小脑上面和脑干上部的静脉血液入Galen静脉,包括以下静脉。

①小脑中央前静脉:在蚓部中央叶与小舌之间的裂内起始,沿第四脑室顶上行,在四叠体池内注入上蚓静脉或直接终止于Galen静脉。

②上蚓静脉:引流上蚓及小脑半球邻近部分的静脉血液。近山坡处起源,沿山顶上面弯向前,注入Galen静脉或直窦。

③中脑后静脉:起自大脑外侧面,绕脑干向后、向上内伸延,注入Galen静脉,主要引流中脑后部及脑桥上部静脉血液。

④大脑大静脉:大脑大静脉由两支大脑内静脉汇合而成,沿胼胝体的后表面向后弯行,穿越大脑大静脉池,以直角进入下矢状窦和直窦之间的过渡带者占60%,与下矢状窦呈锐角汇入者占30%,而呈钝角汇入者占10%。大脑大静脉长10mm(5～15mm)左右,直径为3～5mm。偶尔,两侧大脑内静脉分别引流至静脉窦。

(2) 前群　引流脑干和小脑前部的静脉血液,最后经岩静脉注入岩上、下窦。

①脑桥中脑前静脉:汇集脑桥和中脑内的许多小静脉,向下与延髓前正中静脉延续,向上至脚间窝分为两支,称大脑脚静脉,注入基底静脉。此静脉常和桥横静脉连接岩上静脉。

②臂静脉:位于桥臂和结合臂表面,行向前外侧,注入岩上静脉,可借中脑外侧静脉与中脑后静脉交通。

③小脑半球上静脉:通常每侧两条,引流半球上面的静脉血液,注入岩上静脉。

④小脑半球下静脉:数条,可向前注入岩上静脉,或向后注入窦汇或横窦。

⑤小脑侧面的静脉:包括扁桃体内侧静脉、橄榄后静脉和绳状体静脉,均注入岩上静脉。

⑥岩上静脉(Dandy静脉):由来自脑桥、小脑半球、脑干和第四脑室的许多属支在CPA池汇合而成,行向前外,在内耳门上方注入岩上窦。

(3) 后群　小脑后群静脉注入窦汇和邻近的静脉窦。

①下蚓静脉:成对,在锥体叶的前方由扁桃体上后和下后静脉汇合而成,沿蚓部下面弯向后上行,注入窦汇或横窦,是引流下蚓部的最大静脉。

②小脑半球下静脉:引流小脑半球下面后部的血流,多注入下蚓静脉,也可直接注入横窦。

3.后颅窝的静脉窦

(1) 直窦　直窦多数是下矢状窦的延续,位于大脑镰与天幕交接部的硬脑膜内,在大脑镰与小脑幕的联结线内向后行,流入左、右横窦

(76%),或注入窦汇、左横窦或右横窦。直窦平均长50(40～69)mm,宽约4(2～5)mm。大脑大静脉是汇入直窦的最大的属支(86%),少数是由下矢状窦与大脑大静脉汇合而成。直窦接受天幕窦和小脑上静脉的静脉血,汇入左和/或右侧横窦。

(2)横窦　横窦是一对最大的静脉窦,位于枕骨横窦沟内,正好是小脑幕两侧后缘的附着处,始于枕内隆突,向前、外侧走行在顶骨的乳突角附近,继而向前下方走至颞骨,再向前下移行至乙状窦上曲,续乙状窦,两者交界处后部几乎为水平位,横窦中1/3前行形成一个突向上的弯曲。两窦交接点处的颅骨厚度为2.7～16.2mm,偶尔薄如纸。虽然横窦位置可能有变化,但通常右侧横窦比左侧大而高,左、右横窦的最大直径分别为7.7mm和7.9mm。右侧大于左侧者占60%～70%,左侧大于右侧者占15%～20%,左右侧相等者占(15%);且右侧血流量也最多,这可能是由于大的上矢状窦通常延续为右横窦所致。横窦除接受小脑幕窦的血液外,沿途还接受来自中颅窝的脑膜静脉、大脑中静脉及小脑下静脉、板障静脉和下吻合静脉的回流血液。一般无主要的导静脉与横窦相交通,枕部入路施行开颅术沿横窦上方锯开枕骨时,无大出血危险。

(3)乙状窦　乙状窦位于颞骨岩部的乙状窦沟内,呈"乙"形弯曲,先向前下,继而向内下至颈静脉孔的后外部,移行于颈静脉球。乙状窦在颞骨乳突部深沟内行向内下,再转向前下方达颈静脉孔的后外部,与颈静脉孔中的颈内静脉球接续。乙状窦与乳突小房仅隔一层薄骨板,乳突手术时不要误伤。在乙状窦上曲处,较恒定存在乳突导静脉。每侧乙状窦有乳突导静脉和髁导静脉与颅外静脉交通,故乳突或头皮感染可经乳突导静脉蔓延至乙状窦而形成静脉窦血栓,由此向下蔓延至颈内静脉。发自咽升动脉的后脑膜动脉,经颈静脉孔入颅,供应颈内静脉和乙状窦的上皮。

(4)颈静脉球　颈静脉球以乙状窦终缘与乙状窦为界。颈静脉球的穹顶位于终缘上方的平均距离,右侧为8.8(5.0～14.0)mm,左侧为8.2(5.0～13.0)mm,颈静脉球的平均直径为11.5(5.0～18.0)mm。其下方颈内静脉的平均直径,右侧为9.5(6.0～16.0)mm,左侧为8.0(5.0～13.0)mm。颈静脉窝的最高点离正中平面的平均距离,右侧为33.4(27.0～40.0)mm,左侧为32.1(26.0～38.0)mm。

(5)岩上窦　岩上窦位于岩骨嵴处,小脑幕前缘附着于颞骨岩部的岩上窦沟内,前通海绵窦,收集大脑下静脉和小脑上静脉以及来自脑干的静脉血液,其中包括在后颅窝沿三叉神经根走行的岩上静脉,汇入横窦或乙状窦。多数情况,此窦行经三叉神经腔开口的上方,但也可经其下方或分叉包围三叉神经腔的开口。在乙状窦前入路切除幕下病变,沿岩嵴切开小脑幕时,应注意避免损害岩上窦;必要时也可先结扎岩上窦,再打开小脑幕,以扩大显露。

(6)岩下窦　岩下窦在三叉神经腔开口内侧2～6mm处,始于海绵窦后端。位于颞骨岩部后缘内侧的岩下窦沟内,起自同侧海绵窦后下部,收集小脑前下静脉、岩骨内侧静脉和岩骨外侧静脉的血液,经岩枕裂至颈静脉孔,汇入颈内静脉。其上纵段借许多小支与基底静脉丛相交通;下横段平均宽3mm。岩下窦在舌咽神经和迷走神经之间进入颈静脉孔处者占48%,在舌咽神经前方者占30%,在Ⅹ神经内侧进入者占16%,在迷走神经和副神经之间者占6%。经岩枕裂至颈静脉孔,注入颈内静脉。其中岩下窦走至颈静脉孔中部者占23%,至孔的下部者占32%,至颅外部颈内静脉者占21%,终于颈静脉球者占17%,与颈静脉孔或颈静脉球无明显联结者占7%(低位注入颈内静脉),甚至可注入颈深部静脉丛而不直接注入颈内静脉。岩骨内侧静脉(46%病例存在),起自形成颈内动脉静脉丛的区域,通过岩尖区向下走行,在岩下窦终末段内侧11mm(平均)处汇入岩下窦;岩骨外侧静脉(50%病例存在),起自颈内动脉静脉丛,穿过颞骨岩部,至岩下窦终末部。岩下窦较岩上窦大,除接受小脑下面和脑干的静脉外,还收集迷路静脉及其他的局部静脉。

(7)岩前窦　岩前窦又称鳞岩窦,为颞骨岩部和鳞部之间走行的一条小静脉窦,从前方汇入横窦。双侧有岩前窦者占15.9(7/44)%,仅单侧(左侧较右侧更常见)出现者占43.22(19/44)%。岩前窦在其头端,于颞骨颧突附近,穿过颞骨鳞部,与颞深静脉交通。

(8) 岩鳞窦 岩鳞窦在三叉神经压迹外侧,起自棘孔部,沿鼓盖走行至颞骨岩部上缘,连接硬脑膜中静脉主干与岩上窦。

(9) 副窦 副窦起自蝶裂,向后走行在颞骨岩部上缘,引流至岩上窦。其前部与来自眼眶的静脉吻合。

(10) 窦汇 窦汇是一个膨大的静脉窦汇集处,位于枕内隆突平面,在正中线稍右侧,相当于"人"字缝尖至枕骨大孔后唇的中点处,由上矢状窦与直窦汇合而成,向两侧分出横窦。窦汇接受上矢状窦、直窦和枕窦的血液,经两侧的横窦流出。窦汇的形状变异较大。上矢状窦、直窦汇入右侧横窦者较多,约占30%;上矢状窦和直窦各分为左右支,两窦的右支合为右横窦,两窦的左支合为左横窦者占26%;而上矢状窦、直窦、枕窦及横窦汇合者占44%。

(11) 小脑幕窦 小脑幕窦来自小脑表面的桥静脉,通常至小脑幕上面延续为小脑幕窦,再注入横窦或乙状窦,少数向内侧注入岩上窦或直窦。小脑幕窦可分为内侧小脑幕窦和外侧小脑幕窦,分别位于小脑幕的内侧和外侧部。

(12) 枕窦 位于小脑镰的附着缘内,多数由缘窦联结而成,达枕骨大孔的边缘,下端分两支,围绕枕骨大孔前行。枕窦开口于左右横窦或窦汇。由于易变异,在后颅窝手术或小脑延髓池

穿刺时应注意避免损伤。

(13) 缘窦 环绕枕骨大孔,向下与无瓣膜的椎管内静脉丛交通,再与腹盆部的静脉连接,这就提供了颅腔-腹盆部潜在性直接通道。当增加腹压时,可使腹盆部静脉血流向上流动,从而使腹盆腔的肿瘤细胞或感染栓子不经过肺循环而直接转移到颅腔。

4.后颅底的相关导静脉

(1) 乳突导静脉 乳突导静脉走行在乳突导静脉管内,管内口处与乙状窦交通,外口处与枕静脉和/或耳静脉吻合。乳突导静脉管的内口最常位于乙状窦沟上弯处的乙状窦沟降支,外口在乳突基底处(有时可有2～3个外口),管在内、外口间呈直线状或盘绕状走行,平均长11.6(5.0～22.2)mm。管内口的平均直径为3.2(0.5～6.2)mm,外口的平均直径为3.2(0.5～10.0)mm。乳突导静脉管可缺如,右侧缺如者占4.5%,左侧缺如者占11.5%,双侧缺如者占20.0%。

(2) 枕骨髁导静脉 枕骨髁导静脉走行在枕骨髁后管内。枕下三角部静脉,经此导静脉与乙状窦或颈内静脉相交通。

(3) 舌下神经管内静脉丛 舌下神经管内静脉丛与岩下窦交通者占35.2%,与枕大孔缘静脉丛和基底静脉丛交通者占34.0%,与乙状窦终末段交通者占13.5%,与颈静脉球交通者占11.5%,舌下神经管内静脉丛通过椎前静脉与椎静脉交通者占5.8%。

(4) 破裂孔导静脉 在破裂孔处,破裂孔导静脉使海绵窦与翼静脉丛相交通。

第七节 岩-斜区的显微解剖

岩-斜区包括岩骨、斜坡及其附近的Ⅲ～Ⅵ脑神经和大血管等结构,是近年来颅底外科最为活跃的区域。

一、岩-斜区的定义

关于岩斜区的范围一直没有定论。Castellano和Ruggiero于1953年根据尸检把后颅窝脑膜瘤分为小脑凸面、小脑幕、岩骨后表面、斜坡、枕大孔区

脑膜瘤5类；Ysargil 于1987年则依据手术把后颅窝肿瘤分为斜坡、岩骨-斜坡区、蝶-岩-斜区、枕骨大孔、桥小脑角肿瘤5类，第一次提出了"岩斜区"的概念。以上两种方法均未将岩骨-斜坡区非常明确地定义出来。Aziz 等将岩斜区范围限定于前为鞍背，后为枕骨大孔前缘，外侧为三叉神经、面神经、前庭蜗神经的区域，并以内听道口连线、颈静脉孔上缘连线将此区域分成上、中、下三区。

岩斜区不同于单一的斜坡或岩骨的区域，它是指以颞骨岩部后表面与枕骨斜坡连接部以岩斜裂为中心的一个区域，包括上到后床突、下到枕骨大孔、内到斜坡外1/3、外到内耳道内侧缘的区域。目前对岩斜区的定义有不同的说法，国内于春江等认为岩斜区是指位于上2/3斜坡和内耳道以内岩骨嵴的区域。作者将岩上窦、岩下窦之间以岩-斜裂为中心的区域称为岩-斜区（图2-7-1）。此区解剖关系复杂，向前可涉及鞍旁、海绵窦、小脑幕

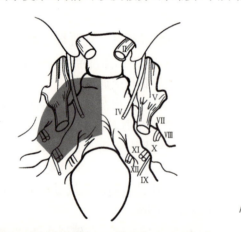

A

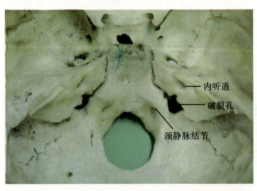

内听道

破裂孔

颈静脉结节

B

图2-7-1 岩斜区的解剖。A,岩斜区的范围（阴影区）；
B,岩斜区的骨性结构

切迹，后可涉及脑干、基底动脉，下可涉及枕骨大孔，外可累及桥小脑角区。周围重要的脑神经有Ⅴ、Ⅶ、Ⅷ及后组脑神经；涉及大脑后动脉、小脑前下动脉、小脑上动脉等重要血管结构。

二、岩-斜区的分区及解剖

岩骨-斜坡区是蝶骨、颞骨和枕骨三骨交汇所围成的区域，简称岩-斜区。从外科解剖角度可将岩-斜区分成三个区域，即：上岩-斜区、中岩-斜区、下岩-斜区。

1. 上岩-斜区的解剖

上岩-斜区顶界为视丘下部，后界为大脑脚和后穿质，下界为脑桥中脑界沟，向前外侧可至蝶鞍和鞍旁区。在上岩斜区，基底动脉分支成大脑后动脉和小脑上动脉。由颈内动脉发出的后交通动脉行于动眼神经的上内侧，在大脑脚间池与大脑后动脉相接。上岩-斜区脑膜供血由颈内动脉的脑膜支和脑膜中动脉的后支供应。静脉回流主要由大脑脚静脉、后交通静脉、脑桥中脑静脉等引流。

海绵窦后部（壁）位于岩尖、斜坡交界区，由四边构成：上边为后岩床韧带（皱壁），下边位于岩斜裂的上缘，内侧边为鞍背外缘，外侧边位于Meckel 腔开口的内侧。外展神经在海绵窦后壁下缘穿入硬膜，经蝶岩韧带下方入海绵窦。Rhoton 将海绵窦后部和相关的岩尖结构分为两个三角：外下斜坡旁三角和内下斜坡旁三角。①外下斜坡旁三角：位于岩尖的内侧面，其内侧边为滑车神经和外展神经硬膜入口的连线，上边为滑车神经硬膜入口和Meckel 腔外侧第一条岩上静脉入岩上窦处的连线，下边为外展神经硬膜入口和Meckel 腔外侧第一条岩上静脉入岩上窦处的连线。Meckel 腔开口恰位于该三角的中心。②内下斜坡旁三角：该三角的上边为滑车神经硬膜入口和后床突的连线，内侧边为外展神经硬膜入口和后床突的连线，外侧边为外下斜坡旁三角的内侧边。岩-斜脑膜瘤可从这两个三角以不同的方向侵犯海绵窦。一般而言，上述两个三角的暴露须从幕下进行。岩骨尖部Kawase 三角则由以下四点确定：岩骨嵴三叉神经压迹后缘；弓状隆起延长

线与岩骨嵴的交点；弓状隆起延长线与岩浅大神经的交点；岩浅大神经与下颌神经交点。周良辅等测得该三角面积为3.1cm²。与上岩－斜区相关的脑神经（图2-7-2）。

2. 上岩－斜区的毗邻结构

小脑幕后外侧缘附着于横窦沟，前外侧缘附着于岩上嵴，内夹有岩上窦，前内侧缘游离，呈"U"形向前附着于后床突，与鞍背形成小脑幕裂孔。小脑幕裂孔的前后径（鞍背中点至直窦前缘）平均为4.85cm；与岩上嵴交角平面的左右径平均为3.45cm。两侧后床突之间的平均间距为1.72cm。在小脑幕平面，从前向后有视神经、大脑后动脉、动眼神经、小脑上动脉、滑车神经（前外侧）、桥池、大脑中脚和中脑、两侧的环池、四叠体池。V与Ⅶ、Ⅷ脑神经间常能见到岩上静脉（Dandy静脉），该静脉汇入岩上窦，1～3根不等，长约5～10mm。Dandy静脉70%为单支，25%有双支，三支者仅占5%。颞骨岩部内侧有光滑的三叉神经压迹，三叉神经半月节位于该压迹上方的Meckel腔内，其毗邻的解剖结构如图2-7-3。压迹外侧为弓状隆起，隆起的外侧与颞鳞之间为鼓室盖。弓状隆起下方有内耳的上半规管，前下方为面神经管裂孔。岩浅大神经由面神经膝状神经节发出后，穿出面神经管裂孔，入破裂孔，参与颈

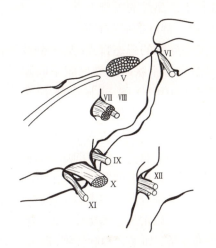

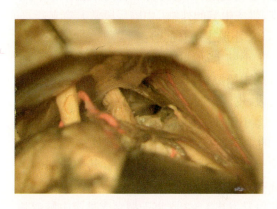

图2-7-2 上岩－斜区的脑神经。A，上岩－斜区脑神经示意图；B，切开天幕显示上岩斜区脑神经

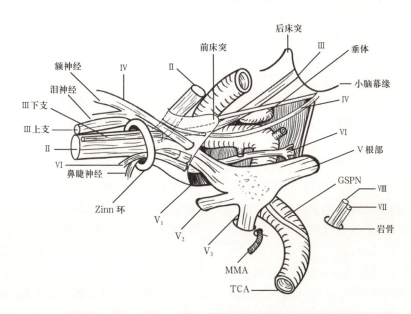

图2-7-3 Meckel腔区的解剖示意图

内动脉管内由岩深神经构成的颈内动脉交感神经丛，并与岩深神经共同形成翼管神经，进入翼管，支配泪腺、鼻黏膜下腺体。岩浅大神经下方有舌咽神经的分支-岩浅小神经平行走行，进入卵圆孔或Arnold小管。

3.与上岩-斜区相关的血管

(1) 大脑后动脉的解剖

①大脑后动脉的分段：依据大脑后动脉的走行，将其分成中脑前段、中脑外侧段和中脑后段三段。

②SCA的穿支：中脑前段动脉常发出4~6个穿支，其中2~3个穿支至脚间窝，另2~3个穿支供应大脑脚的腹侧；外侧段常发出5~7个穿支，供应中脑的外侧；中脑后段常无穿支。

(2) 小脑上动脉的解剖

①小脑上动脉的分段：依据SCA的走行，将其分成中脑脑桥前段、中脑脑桥外侧段、中脑小脑裂段、皮质段四段。

②小脑上动脉的穿支：在中脑脑桥前段，SCA的主干支在距起点约4.54mm处常发出1~2个穿支，回返至脚间窝供应中脑，其中较细的一支在桥前段常不发出分支；主干支在中脑脑桥外侧段常发出2~3支直干型穿支供应中脑或脑桥的外侧面。另外，还发出一支较粗的长旋支，沿中脑的后外至下丘，供应下丘和小脑上部。在中脑小脑裂段，特别是在其末段，主干支常发出3个短小的直干型分支，供应脑桥背外侧面，在其移行为皮质支前常发出一较大分支供应下丘和小脑上部。而另一支SCA在此段也常发出2~3支穿支供应脑桥背外侧、小脑上脚和前髓帆。皮质段主要发出分支供应小脑后上部。

③SCA与动眼神经的关系：SCA的起始部行于动眼神经的下方，其上方常与动眼神经的下面接触，从起始部到接触点SCA的长度为4.2(1.5~7.5)mm，从起点到接触点动眼神经的长度为4.5(2.8~8.4)mm。

④SCA与滑车神经的关系：滑车神经起于下丘的下方并在小脑中脑裂中前行，行走于SCA主干的内侧或外侧；到达中脑外侧面时，行于小脑

幕和小脑上动脉之间，在整个行程中滑车神经可以多点与SCA接触。

⑤SCA与三叉神经的关系：SCA常行于三叉神经的上方，当SCA形成一向下突的环时，即与三叉神经发生接触时，接触点常位于三叉神经的上面或上内侧面。SCA到接触点的距离为19.8(12.6~32.2)mm，接触点的宽度为2.4(1.6~5.2)mm。SCA在起点处一般刚好在小脑幕游离缘的上方内侧，在前、中切迹区交汇处行至游离缘的下方，在小脑幕的下方它发出分支供应小脑的上表面，在小脑幕游离缘的中后1/3处，SCA行于游离缘的内侧下方。

(3) 岩上静脉的显微解剖

①岩上静脉的形态特点：岩上静脉干粗短，壁薄，呈游离悬空状跨越蛛网膜下间隙，其长度为[2.9±2.0(0.9~8.5)]mm，外径为[2.3±1.0(0.8~4.3)]mm。岩静脉干短者管径较粗，干长者管径较细。在经乙状窦后入路行桥小脑角及岩-斜区手术时，要注意岩上静脉的这一解剖学特征。先探查岩静脉，如果岩静脉较粗，则不要过分牵拉岩静脉，应先解剖分解和游离岩上静脉，使岩上静脉的长度延长，以增加手术操作空间，避免术中出血，减少并发症；如果岩静脉较细，提示岩上静脉多是线型，术中更易于保留。房台生等发现岩上静脉可为1~3支。若岩上静脉为多支型，术中亦可根据岩静脉的解剖学特点，选择性电凝切断其中的某一影响术野的小支。可用双极电凝镊子多次电凝，使得岩上静脉中的某一支呈灰白色后再行剪断。临床上约有35%以上的标本中有2支以上的岩上静脉，其间距常在0.8mm以上，若将其中一小支电凝剪断，可明显增加手术操作的空间。

②岩上静脉与三叉神经根的关系：岩上静脉多(92.5%)位于三叉神经根背外侧，少数岩上静脉位于三叉神经根的腹外侧。岩上静脉常注入岩上窦的内1/3处，少数注入中1/3处。岩上静脉与三叉神经根的距离变化较大，最短距离为[5.0±3.8(0~17.6)]mm，提示岩上静脉可与三叉神经根接触或对神经根形成压迫，说明血管压迫引起三叉神经痛的学说有其解剖学基础；最长距

离可达［7.1±4.1(1.4～21.2)］mm。在进行三叉神经微血管减压手术时，从岩上静脉尚须继续向腹内方寻找三叉神经根，手术操作的平均范围为5～7mm。

③静脉的辨认：岩上静脉确认需循朝向岩骨尖的方向，距横窦与乙状窦在硬脑膜内面的交角处的平均距离为31.2mm处寻找。岩上静脉入口处与听神经的上缘的平均距离为6.6mm，故也可在位听神经正上方6mm处寻找岩静脉。

4.Meckel腔的解剖

Meckel腔位于颞骨岩尖，海绵窦后部的外下方，是后颅窝向中颅窝后内侧部分突入的硬脑膜陷凹，其内容纳半月形的三叉神经节和三叉池。Meckel腔占据海绵窦后部下方，其内侧壁参与构成海绵窦后部外侧壁的下部，海绵窦位于其上方和下方与岩上窦和岩下窦交通。三叉神经鞘瘤大多起源于Meckel腔内的三叉神经节。Meckel腔的卵圆形嘴刚好在岩上窦的下方，该腔向前延伸，像三指的手套，套着三叉神经根、节、分支伸入到中颅窝硬膜间腔内，直至它们各自出颅孔。尤其是发生在Meckel腔的肿瘤，通过此腔向前可向三叉神经分支生长，向后可向后颅窝生长，向内可侵袭海绵窦。由于Meckel腔内解剖结构的特点，肿瘤的生长可分为以四型：①Ⅰ型，肿瘤主要限制在腔内；②Ⅱ型，主要向中颅窝生长，可侵入海绵窦；③Ⅲ型，主要向CPA生长；④Ⅳ型，肿瘤同时向中、后颅窝生长。打开硬膜间隙，可完全暴露Meckel腔及三叉神经分支，切开腔的硬膜及肿瘤包膜，小心分离三叉神经根、三叉神经节及三叉神经分支，通过Meckel腔，结合岩尖、内听道上区骨质的安全磨除，可明显扩大自后颅窝向中颅窝的暴露范围，切除岩-斜区的肿瘤。

(1)Meckel腔的形态解剖

①Meckel腔壁：形成Meckel腔的硬脑膜来自后颅窝，但其厚度较后者薄，其原因是，后颅窝的硬脑膜包括固有硬脑膜层和骨膜层两层，而形成Meckel腔的硬脑膜仅为固有硬脑膜层一层。Meckel腔提供了一个中颅窝和后颅窝之间

的自然通道，分为上、下、前、后壁及内、外侧壁。Meckel腔前壁和上壁与海绵窦后部静脉间隙相邻；其外侧壁与中颅窝内侧壁的硬脑膜相贴；内侧壁前部与颈内动脉海绵窦段后升部相邻，并夹Ⅳ脑神经，也有少量结缔组织相连；内侧壁后部与颞骨岩尖部的骨膜相贴；下壁深面有岩大神经沟内的岩浅大神经横行向外走行，岩浅大神经前下方紧邻岩浅小神经。其内侧壁参与构成海绵窦后部外侧壁的下部，海绵窦位于其上方和下方与岩上窦和岩下窦交通。动态增强扫描早期Meckel腔和三叉神经节均无强化；中期Meckel腔外壁的硬脑膜开始强化，但强化较轻，三叉神经节无增强；后期Meckel腔的内外侧壁较中期强化明显，三叉神经节出现强化。常规增强检查（注射造影剂后5min)Meckel腔内外侧壁均显强化，边缘清晰。

②Meckel腔的大小：韩群颖等测得Meckel腔的上下径、内外径和前后径分别为：(12.2±1.6)mm、(5.5±0.7)mm和(13.6±2.3)mm，而三叉神经节的相应数值分别为(10.3±1.9)mm、(3.2±0.9)mm和(12.7±1.7)mm。邵君飞等测得Meckel腔的上腔深度为(14.11±1.45)mm，下腔深度(15.78±1.56)mm，宽为(12.15±1.34)mm，厚度(5.61±0.55)mm。

③Meckel腔内结构：Meckel腔入口位于小脑幕游离缘、岩上窦和床岩韧带下方，三叉神经节位于Meckel腔内，由关系密切的三种间隙围绕：三叉神经池、Meckel腔和海绵窦硬膜外间隙。三叉神经节表面覆盖蛛网膜，蛛网膜沿着神经节和近端神经根延伸，与三叉神经节之间有一定的间隙。此蛛网膜向后与后颅窝的蛛网膜相延续，包绕三叉神经形成蛛网膜下腔，此蛛网膜下腔间隙即三叉神经池；向前延伸至三叉神经节的前1/3，蛛网膜与Meckel腔的硬脑膜间有潜在的间隙，为硬膜下腔，而与神经节之间有一定的间隙，从而与三叉神经节疏松纤维内的间隙共同构成蛛网膜下腔的三叉池。

(2)三叉神经节及其分支的相关解剖

①三叉神经节：三叉神经在脑桥腹外侧

面由脑干发出,与伴随蛛网膜、硬膜一并进入Meckel腔。三叉神经感觉根与内侧方的运动根合并后离开脑桥前池,穿过位于内听道和鞍背正中间的Meckel腔颅口。Meckel腔内容纳三叉神经节,三叉神经节位于Meckel腔内,其长轴朝向前内。三叉神经感觉根进入中颅窝后组成三叉神经半月节,三叉神经节位于颞骨岩尖部的三叉神经压迹处,呈卵圆形、三角形或半月形,底朝前下,接受三叉神经的3个分支。在三叉神经节前半的四周,伴随神经节的蛛网膜变得很薄弱,硬脑膜则将3个分支相对紧密地包绕着,最后与神经外膜相延续。其中硬脑膜与三叉神经的眼神经支包绕得最紧密,不易将其解剖分离。三叉神经瘤大多起源于其腔内三叉神经节。

②三叉神经池:Meckel腔内容纳三叉神经节和三叉池,并被三叉神经节分隔为上下两部分,即位于节上的上腔和节下的下腔。三叉神经节表面覆盖有蛛网膜,与后颅窝的蛛网膜相延续。该蛛网膜包绕三叉神经节,并与三叉神经节之间有一定的间隙,形成蛛网膜下腔的三叉池。三叉神经节表面的蛛网膜与Meckel腔的硬脑膜间有潜在的间隙,形成硬膜下腔。在显微镜下观察三叉神经节上壁蛛网膜呈锯齿状附于神经节的中线附近;下壁蛛网膜附于神经节的后2/3,即三叉神经根和三叉神经节的后半浸泡在脑脊液中。蛛网膜包裹三叉神经节,与三叉神经节之间有一定的间隙,松散的三叉神经节纤维之间也有一定的间隙,共同构成三叉池。在活体,三叉池内充满脑脊液,与后颅窝的蛛网膜下腔交通。临床上经卵圆孔穿刺注射药物及射频热凝技术治疗三叉神经痛时,穿刺针穿刺角度应适当前倾,避免刺入半月节后2/3的三叉池内。穿刺深度不宜过深,以免穿入内侧的海绵窦,伤及眼神经、上颌神经和动眼神经,甚至伤及颈动脉,造成角膜溃疡、动眼麻痹、出血等并发症。

③三叉神经的分支:打开硬膜间隙,可清晰地显露Meckel腔及三叉神经节分支。V_1(三叉神经眼支)位于三叉神经节前方稍上,经海绵窦外侧壁前行经眶上裂入眶;V_2(三叉神经上颌支)位于前下方,经海绵窦外侧壁下方穿圆孔入翼腭窝;V_3(三叉神经下颌支)位于三叉神经节下方,与三叉神经运动支共同经卵圆孔入颞下窝。三叉神经运动支纤维被表面光滑的神经外膜包裹,与松散的三叉神经半月节纤维分界明显,位于三叉神经节的深面,在下颌支内侧进入卵圆孔。将三叉神经节向前掀起,可见1～3束三叉神经运动支在三叉神经节深面中份前行,随后90%并为一束行向前下,在下颌支内侧穿卵圆孔入颞下窝。

(3)Meckel腔毗邻结构的显微解剖 Meckel腔后上方有岩上窦,位于颞骨岩部上缘的浅沟内,由蝶鞍侧面起自海绵窦,沿小脑幕附着缘向后外侧行,汇入乙状窦的起始部或横窦的最前端。Meckel腔深面有岩浅大神经。岩浅大神经前下方紧邻岩浅小神经,岩浅大神经的起始部总是在颈内动脉岩段的上外侧,自面神经膝状神经节发出,走在颈内动脉岩段水平部前缘上方的岩浅大神经沟内。岩浅小神经自鼓室丛发出,穿出岩骨,平行走行于岩浅大神经下方的岩浅小神经沟内,后汇入三叉神经下颌支至卵圆孔下方的耳神经节。岩浅大、小神经出现率为100%。棘孔紧邻卵圆孔后外侧,脑膜中动脉经此孔入颅,常与脑膜粘连,不易分离。Meckel腔外侧缘、岩浅大神经及其前方的棘孔是暴露颈内动脉水平部的重要标志。Meckel腔外侧壁与中颅窝内侧壁硬脑膜紧密相贴,内侧壁前部与颈内动脉海绵窦段后升部相邻,两者间夹着Ⅵ脑神经,并有少量结缔组织相连,内侧壁后部与颞骨岩部尖的骨膜相贴。

Meckel腔上部与颈内动脉之间夹着Ⅵ脑神经,下部之间以硬脑膜和薄骨片,或仅有硬脑膜相隔。其前方和上方与海绵窦后部静脉间隙、外侧与中颅窝内侧壁硬脑膜、内侧与颈内动脉和Ⅳ脑神经、后下方与颞骨岩部尖相毗邻。动眼神经自海绵窦外侧壁上缘近中点处以锐角进入海绵窦外侧壁两层硬膜之间,沿海绵窦外侧壁上缘,在Meckel腔内上、三叉神经眼支上方向前经眶上裂入眶。滑车神经自中脑背侧下丘下方出脑,绕大脑脚外侧前行,在后床突后外方进入海绵窦外侧壁两层硬膜之间水平前行,经眶上裂入眶。滑车神经海绵窦外侧壁内段位于动眼神经下方、Meckel 腔内上、三叉神经眼支上方。外展神经穿海绵窦后壁进入海绵窦,贴颈内动脉海绵窦内后升段外侧、水平段上侧,三叉神经节和三叉神经眼支内侧向前经眶上裂入眶。

(4)Meckel 腔和三叉神经节的血液供应 Meckel 腔的动脉主要由脑膜中动脉分支和颈内动脉海绵窦内分支在三叉神经节的下表面横向吻合。脑膜中动脉由棘孔进入中颅窝底的两层硬膜之间弯曲向外上走行,可发出1～2支小动脉行向内,在三叉神经节深面与内侧来源的颈内动脉分支相吻合,共同参与 Meckel 腔和三叉神经节的血液供应。来源于颈内动脉的分支主要发自颈内动脉海绵窦内水平段的上面和前外侧面。自颈内动脉海绵窦内水平段的上面发出的数个小动脉分支向外在半月节深面与脑膜中动脉的分支吻合;自前外侧发出的小分支先向前外进入海绵窦外侧壁两层硬膜之间,再急转向后伴滑车神经后行,沿途发出次级分支分布到眼支和三叉神经节前部。

(二)中岩-斜区的解剖

中岩-斜区是指脑桥前方和脑桥小脑角内侧部分的区域,其上界相当于脑桥和中脑交界处水平,下界相当桥延沟水平,外侧界到岩骨的后表面和小脑脑桥池、面听神经内侧面。

1.与中岩-斜区相关的脑神经

①三叉神经起自脑桥臂,出桥臂向前外上行,越过颞骨岩部尖后向前下方行走。三叉神经走行在面听神经复合体的前内侧(图2-7-4A)。三叉神经后根的毗邻部位及其周围的硬膜和蛛网膜共同形成Meckel 腔。Meckel 腔位于颈内动脉岩部内侧上方的三叉神经压迹中,其三个分支参与海绵窦外侧壁的组成。三叉神经走行的特点使得磨除三叉神经节外下方颞骨岩尖的骨质,即磨除内听道上区的骨质后,三叉神经可向下、向外移动,这有利于暴露岩-斜区和海绵窦的后部。Meckel 腔为两层硬膜所包裹,其内为三叉神经半月节,位于岩骨的三叉神经半月节压迹处。

②外展神经起自桥延沟,距正中矢状面4～6mm,由起点至进入眼眶的长度为59mm。外展神经起始后向前外方行进,在蝶骨基底进入硬脑膜,然后继续向上前行,越过后床突基部进入海绵窦。此沟覆以Gruber 蝶岩韧带而形成Dorello 管(图2-7-4B),管内还容纳岩下窦。

外展神经出桥延沟,在桥前池中沿斜坡上行,经Dorello 管入海绵窦(图2-7-5)。其在Dorello 管处位于颞骨岩部内侧的岩斜裂处。在Dorello 管的上方有蝶岩韧带,是辨别外展神经的重要的解剖标志。在磨除了颞骨岩尖部位的骨质时,内侧受Dorello 管限制。

③面听神经从桥延沟的侧方出脑桥向上外行,经内耳门入内耳道,此段为颅内段,长度为12.3(11.2～14.4)mm。面神经和听神经位于三叉神经和岩上静脉的外下方、舌下神经的上方

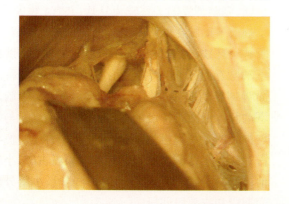

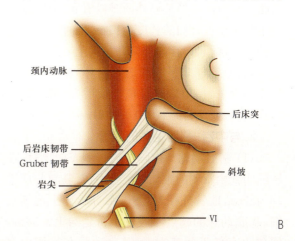

A

颈内动脉

后床突

后岩床韧带
Gruber 韧带
岩尖

斜坡

Ⅵ

B

图2-7-4 中岩-斜区的结构。A,中岩-斜区脑神经;B,Gruber 韧带

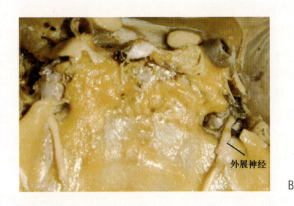

图2-7-5 Dorello 管。A, Dorello 管示意图; B,Dorello 管

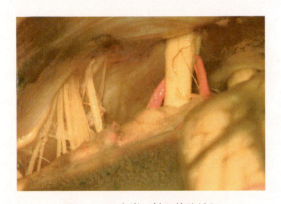

图2-7-6 中岩-斜区的脑神经

2～3mm（图2-7-6），由内向外侧排列，依次为面神经运动根、中间神经、前庭神经和蜗神经。中间神经较细小，紧贴前庭蜗神经，常连接在一起。前庭神经与蜗神经紧密相贴，肉眼难以区分，由于它们位于面神经的外侧和稍下方，故脑桥小脑角入路手术时面神经被遮挡而难以看到。前庭蜗神经由脑干至内耳门的长度为14mm。面神经和前庭蜗神经紧密相邻，行向外侧并稍向上方进入内耳道，在行经蛛网膜下腔和进入内耳道时，面神经位于最前方，前庭蜗神经位于最后方。第二段为内耳道段，长度为9.2(9.0～9.4)mm。

2. 与中岩-斜区相关的血管

（1）基底动脉 由脑桥的腹侧表面上行，在桥延沟处由双侧的椎动脉汇合而成，其总长度平均为26mm，血管外径为3.8～4.4mm，向上逐渐变细。基底动脉的起点一般位于桥延沟上2.56mm，偶尔也有低于桥延沟者。基底动脉在行程中多位于脑桥腹侧的中线附近，但亦有在脑桥偏向一侧或迂曲行走。在基底动脉的行程中从两侧依次发出小脑前下动脉、小脑上动脉和大脑后动脉，基底动脉的头端多位于脑桥中脑沟的脚间窝处，但高位的基底动脉头端可上达乳头体，下达脑桥中脑沟下1.3mm。基底动脉在其行程中从其背侧和两侧发出9～15支脑桥支，供应脑桥的腹侧和外侧，分别称为短旋动脉和长旋动脉。这些脑桥支长短和管径不一，既有长的旋支也有短的直干支，甚至有长旋支供应到绒球。

（2）小脑前下动脉 由基底动脉的下1/3段发出，向外侧斜行，在小脑中脚处形成桥臂襻，至绒球外上方向内下侧，形成一个突向外的内耳道襻，最后分为内侧支和外侧支，分布于小脑下面的前外侧部，还发出分支至脑桥、延髓及 V、Ⅶ、Ⅷ脑神经根及齿状核。无论在内耳道内或外，内耳道襻与Ⅶ、Ⅷ脑神经紧密相随。小脑前下动脉与Ⅶ、Ⅷ脑神经的关系较为复杂，共有4种关系：小脑前下动脉在面听神经处形成一襻，此襻将面听神经环绕，血管位于面听神经的背侧；小脑前下动脉穿行于面听神经间；小脑前下动脉行于面听神经的腹侧并压于面听神经根上；小脑前下动脉行于面听神经的背侧。小脑下前动脉与外展神经的关系也极为密切，动脉行于神经腹侧者占79%，行于背侧者占15%，穿神经根者占6%。小脑前下动脉分为脑桥前段、脑桥外侧段、小脑外侧间裂段和皮质段四段。

（三）下岩-斜区的解剖

下岩-斜区主要指延髓和枕大孔区。此区前界为延髓前池，后界为小脑延髓池，上界为桥延沟处，下界为延髓与脊髓交界处。延髓的前部由锥体组成，正对斜坡、枕大孔前缘和齿状突嘴部。延髓的外侧部由下橄榄体组成，借橄榄前沟与锥体分隔开，舌下神经根则由橄榄前沟发出，向外侧经舌下神经管出颅。舌咽神经、迷走神经和副神经由橄榄后沟发出后向外侧经颈静脉孔出颅。第四脑室侧隐窝通过Luschka孔与桥小脑池相通，Luschka孔位于舌咽迷走神经的后面，第四脑室脉络丛有部分经此孔穿出。

1.下岩-斜区相关的神经

舌咽神经、迷走神经起源于延髓橄榄后沟的上1/3，副神经根起源于橄榄下2/3和下位延髓及上位的颈髓，舌咽神经和迷走神经根的起点位于舌下神经根起点的背侧。舌咽神经通常以单干起源，双干起源的较少见，如以双干起源，小的腹侧干常为运动根，大的背侧干为感觉根。迷走神经的起点紧贴舌咽神经的下方，由大小不等的神经根丝构成。副神经根较长，也是由大小不一的神经纤维构成，有时迷走和副神经作为一束进入迷走道，很难分辨下位迷走和上位副神经根。舌咽神经向前外上方走向舌咽道，而迷走神经和副神经斜向外上行入迷走孔，在入迷走孔处，副神经的颅根和脊髓根有时也被一隔膜分开。舌下神经可以呈两束或扇形起于橄榄前沟的下2/3，

以两束者多见，而后在蛛网膜下腔中向前外侧走行，在椎动脉的后方向舌下神经管汇聚。进入舌下神经管时，它可以通过1个孔或2个孔，以2个孔洞多见。两孔间的距离为0.50～5.62mm，在舌下神经管入口处偶尔有一小骨板将两股舌下神经分开。

2.下岩-斜区相关的血管

（1）椎动脉（VA）　见第205页。

（2）小脑后下动脉（PICA）　发自椎动脉，靠近或穿过舌下神经根向后绕过延髓进入小脑延髓池。位于舌咽、迷走、副神经根的前面，并穿过以上神经根之间离开小脑延髓池。PICA与舌下神经之间的关系与PICA的起点密切相关，有三种情况：

①直接行于舌下神经根的上下或后表面；

②穿行于舌下神经根中，较少见；

③偶尔在经过舌下神经时形成襻。PICA通常穿过舌咽、迷走和副神经，在穿过这些神经时，可以形成一个襻，环绕这些神经。通常在面听神经的下方外行，不与面听神经接触。岩骨斜坡下区的硬膜接受来自咽升动脉分支、椎动脉脑膜支、枕动脉脑膜支的供血。此区的静脉回流主要靠桥延沟静脉、延髓内侧和延髓外侧静脉，以及橄榄体后静脉，经岩上窦、岩下窦或乙状窦引流。PICA可以分为延髓前段、延髓外侧段、扁桃体延髓段、扁桃体远段和皮质段五段。

第八节　桥小脑角区的应用解剖

桥小脑角区（cerebellopontine angle，CPA）系指脑桥、延髓与其背侧小脑相交的区域。桥小脑角区内自头侧到尾侧的脑神经有三叉神经、外展神经、面神经、中间神经、位听神经、舌咽神经和迷走神经（图2-8-1）；涉及的动脉有小脑后下动脉、小脑前下动脉和内听动脉等。

小脑与脑干间的裂隙称为小脑脑桥裂和小脑延髓裂。小脑脑桥裂呈尖端向外的V字形，由小脑岩骨面的返折围绕脑桥和小脑中脚的外侧面而成。该裂的上支在小脑中脚的头端与小脑岩骨面的上部之间，下支在中脚的尾端与小脑岩骨面的下部之间。小脑延髓裂位于小脑与

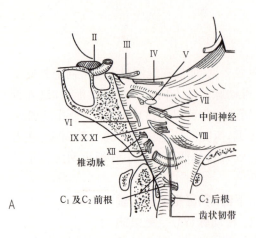

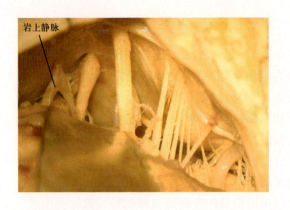

图2-8-1 桥小脑角、枕大孔区的脑神经。A,桥小脑角、枕大孔区的脑神经示意图;B,桥小脑角的脑神经解剖

延髓之间。第四脑室外侧隐窝,即第四脑室侧孔(Luschka孔)与小脑脑桥角沟通。Luschka孔位于脑桥延髓沟的外端,舌咽神经起点的背侧,邻近小脑脑桥裂与小脑延髓裂交界处。Luschka孔有脉络丛突出,恰好在面神经和位听神经之下,舌咽神经背侧。枕下入路手术中不一定能看到Luschka孔,但一般均能见到脉络丛。脉络丛外侧为小脑的绒球。绒球也是乙状窦后入路的重要解剖标志,它恰好在面神经和位听神经起点之后突入小脑脑桥角。

一、骨性结构

桥小脑角(CPA)以覆盖在颞骨和斜坡背面的后颅窝硬脑膜为前界,以脑桥、小脑中脚上缘、二腹叶、绒球下缘为后界。头端是Ⅵ、Ⅶ、Ⅷ脑神经,这些神经的中间部在此区域内进出脑干,再靠尾端是Ⅸ、Ⅹ、Ⅺ脑神经。脑小脑角区域的重要外科结构是小脑绒球和第四脑室侧孔。广义上的桥小脑角包括了三叉神经穿越后颅窝的部分。主要由颞骨岩部后面组成,从外向内有外下方的前庭水管外口,外上方的弓状下窝、内耳道、内耳门及其内侧的岩尖和斜坡侧缘。

1.岩骨上表面

颞骨岩部的表面结构是脑桥小脑角区所有手术操作的重要标志。岩骨上表面中部为弓状隆起,相当于上(垂直)半规管的位置。弓状隆起的前外侧有一凹形薄骨板,即鼓盖,其下为鼓室。弓状隆起的前内侧有面神经管裂孔,内有岩浅大神经和脑膜中动脉岩支通过。在破裂孔外侧另有一孔,内有岩浅小神经通过,近岩尖部为颈动脉管的上壁。岩骨尖表面有浅凹,即三叉神经压迹,其上有Meckel腔,容纳三叉神经半月节。

2.内耳道解剖

(1)内耳道形态解剖   内耳道(internal acoustic meatus)位于颞骨岩部后面,自内听门向前外侧方走行,与横断面约呈15°角(5°~35°角)。与岩骨长轴呈45°角,与两外耳道连线约呈8°角,与颅脑矢状面约呈80°~90°角。内听道的大小见图2-8-2。作者对内听道亦做了相关测量,内听道口的宽度,平均为7.5mm;高度平均为5.6mm(表2-8-1)。两内听道口间距(后唇),平均为54.4mm。内听道长度,平均为(10.3±1.5)mm,宽(4.3±0.8)mm。

内听道前上方与三叉神经相邻,后下方为颈静脉孔,内侧为小脑和脑干,是面神经和位听神经出入颅腔的孔道。内听道顶壁厚薄不一,薄者4mm,厚者1cm左右。面神经和前庭蜗神经发自脑干腹面小脑绒球内侧的桥延沟,两神经根部距离约2~3mm。两神经相伴向后外上侧走行,斜行通过脑桥小脑角中部,到达内耳门进入内听道,越接近内耳门两者距离越小。面神经较细小,位于内耳门的前上,听神经较粗大,位于其后下方。听神经瘤手术时,在内听道后方、上方及前方的骨质均被磨除,可获得270°内听道显露。内听道

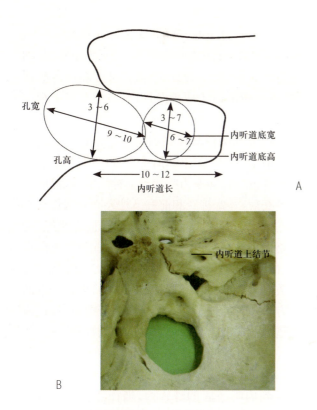

图2-8-2　内听道的解剖。A,内听道内大小测量(mm); B,内听道上结节

表2-8-1　内听道相关结构的测量

项目	平均值(mm)	范围(mm)
内听道口宽度	7.5±1.1	5.9～8.8
内听道口高度	5.6±1.2	4.3～7.1
内听道长度	10.3±1.3	8.2～12.2
内听道宽度	4.3±0.8	3.2～5.6
内听道后缘-岩尖	16.4±2.5	13.2～19.3
两内听道口间距(后唇)	54.5±3.4	51.3～56.9
内听道-颈乳孔	6.4±0.8	5.4～7.6
三叉神经-内听道后唇	15.5±1.1	13.8～18
内听道后缘一弓状下窝	4.9±1.2	2.6～7.8

后唇的磨除需循内听道长轴一层层的磨薄,先用切削钻头后改为金刚钻头,在显微镜下用水不断冲洗,不得偏离轴线。否则可能损伤耳蜗和上垂直半规管前端。内听道的外下10～11mm处有扇形凹陷,即内淋巴囊所在压迹,内上有前庭导水管外口裂隙,多呈弧形缝,亦有呈"人"字形、横形或纵形缝者。导水管由此向前上走行于后半规管总脚内侧向前下入前庭内侧壁,全长7～8mm。耳蜗导水管外口在内听道口下4～5mm,颈静脉球凹的后内。

(2) 内听道底的解剖　内听道及内听道底的显微解剖结构如图2-8-3所示。内听道底向外下方倾斜,倾斜角度在新生儿约37°,1周岁时为21°;成人右侧14.3°(5°～35°),左侧12.84°(4°～29°)。内听道长度的测量是沿其上缘并远达横嵴的基底部。内耳道口宽度约为(7.7±0.7)mm,平均高为4.4(1.5～7.4)mm,在内听道中部高为4.37(2.3～6.1)mm,在内听道底横嵴区高为3.68mm。长度约(9.9±0.9)mm,内耳道后壁-颞骨岩部长轴夹角约为(48.8°±7.8°)。内听道底被横嵴和垂直嵴分为4个部分。与中颅窝岩大神经沟相连的面神经管位于内听道底的前上部,面神经、蜗神经、前庭上神经、前庭下神经依其在各分区的排列位置通过内听道(图2-8-4),其中面神经孔为管状孔,其余三个孔道

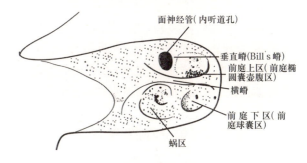

图2-8-3　内听道底(右侧)的结构。内听道底有三个骨性通道,其中面神经管开口为一个独立的孔道,而前庭神经和耳蜗神经的进出孔道为筛状

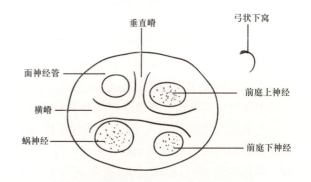

图2-8-4　内听道底的解剖结构示意图

为筛状。中间神经和单神经（后壶腹神经）也行于内听道内，前者由膝状神经节内双极细胞的中央突组成，在内听道内离开面神经干，通常在脑桥下缘与前庭蜗神经一起进入脑干，因此，它跨越于面神经和前庭蜗神经之间；后者在横嵴下方加入前庭下神经。磨除内听道后壁后，显露的内听道底的解剖结构见图2-8-5。

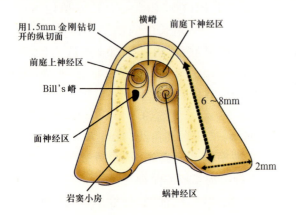

图2-8-5 磨除内听道后壁后显露右侧内听道底的形态结构。内听道后壁最大可磨除的范围是6～8mm

自内听门向内窥视，内耳道底中间水平线上被镰刀状的横嵴分为上、下两部分，上部较小（图2-8-4）。横嵴长约（6.8±0.9）mm，横嵴下方有前后2个小孔，前半部为蜗神经管，后半部为前庭下神经孔。横嵴上方被垂直嵴（Bill's bar）分为前后两部分，前者较高为面神经通过，后者为上前庭神经通过。垂直嵴长约（2.9±0.5）mm。乳突气房出现在内听道上方的几率是22%，在内听道下方的出现几率是29%，乳突气房出现在内听道孔外侧唇的几率是17%。内听道顶的高度是3.58（1.8～7.7）mm，面神经管的内听道孔（Fallopian管在内听道底的开口）宽1.19（0.6～1.99）mm。右侧开口比左侧的要宽，男性的比女性的要宽。了解内听道顶的高度，有助于从中颅窝入路抵达内听道进行安全手术磨除。

内听道垂直嵴（Bill's bar）距膝状节长4mm，由膝状节沿神经向后亦可到达内听道。下半部亦有一纵隔分为两孔，前者较大，有螺旋形小孔分布，耳蜗神经支由此通过，后者为前庭下神经穿

过。4个开口分居内（或称前）上、内（或称前）下、外（或称后）上和外（或称后）下4个象限，分别通行面神经、耳蜗神经、上前庭神经和下前庭神经。垂直嵴前方为面神经管，后方为前庭上神经管。内耳道内面神经、蜗神经、前庭下神经、前庭上神经分别按内耳道底的位置分布走行在内耳道的前上、前下、后下和后上方。内听道后壁存在气房者占17%。即在内听道口面神经居前，前庭上神经在后，耳蜗神经和前庭下神经则分别位于下部的前后份。听神经瘤通常起源于前庭神经，常常将面神经挤向前方。但由于肿瘤的生长方向有异，故面神经亦可位于肿瘤的前上方或前下方。少数听神经瘤源自耳蜗神经，则可将面神经推向上方。在听神经瘤手术中，磨除内听道后壁，在内听道外端的前上象限最容易确认面神经。

（3）内听道内结构 硬脑膜和蛛网膜由后颅窝进入内听道后和骨膜紧密融合一起，一直延续到内听道底的骨管内。当神经由内听道进入骨孔时，神经本身的束膜和骨衣融合在一起，组成薄的神经鞘膜。内听道口处脑膜骨膜层最厚，愈向底部愈薄。内听道除神经血管外，里面充满脑脊液，和小脑脑桥池相连，形成内听道内面听神经池（图2-8-6）。Lescanne等（2002）通过解剖研究认为：内听道内存在面听神经池包绕前庭耳蜗神经和面神经，包括前庭神经节。面神经在外上方，前庭上神经在后下，前端略膨大为前庭神经节，中间神经位于两神经间，与前庭

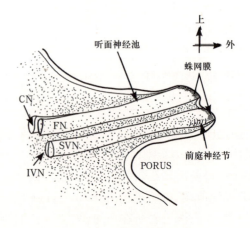

图2-8-6 内听道内面听神经池

上神经常有数条纤维束联络（图2-8-7）。前庭下神经在镰状嵴之下后方，与耳蜗神经紧邻，两者不易分开。耳蜗神经比前庭神经粗，前者约有35000～50000根纤维，后者有14000～24000

根。面神经有10000根纤维，出内听道底时，口径最小仅1mm。面神经与骨管几乎无间隙是面神经水肿最易嵌压的地方，是全段面神经解压的重点部位。

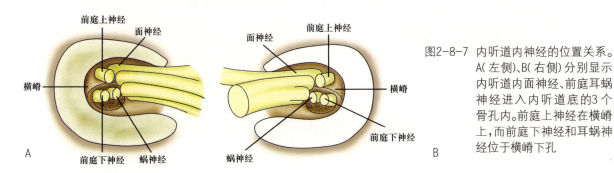

图2-8-7　内听道内神经的位置关系。A（左侧）、B（右侧）分别显示内听道内面神经、前庭耳蜗神经进入内听道底的3个骨孔内。前庭上神经在横嵴上，而前庭下神经和耳蜗神经位于横嵴下孔

3.内耳门的解剖

（1）内耳门的形态　内耳门位于岩骨内侧面中央，形状稳定，为前窄浅后宽深，后缘锐利，前缘平坦。内耳门长径由前上到后下，平均8(7～9)mm；短径为垂直方向，平均5(4～7)mm（图2-9-2）。内听道口位于岩骨后面的内、中1/3处，77%为椭圆形，余为圆形、肾形、三角形或方形。内听道呈柱状，粗细、长短根据头形和骨气化程度不同而不同。在内听道口下4～5mm岩骨下缘有耳蜗导水管，使外淋巴与颅后窝蛛网膜下腔相通。

（2）内耳门的毗邻解剖　面神经和前庭蜗神经发自脑干腹面小脑绒球内侧的桥延沟，两神经根部距离约2～3mm。两神经相伴向后外上侧走行，斜行通过脑桥小脑中部，向外上到达内耳门进入内听道，越接近内耳门两者距离越小。面神经较细小，位于内耳门的前上；听神经较粗大，位于其后下。从后面观察时，面神经被前庭蜗神经遮掩。面神经向外走行，在内听道底进入面神经管。前庭蜗神经实际上包括三条神经，但在脑桥小脑池内和内听道看起来为一条神经。这三条神经包括蜗神经、前庭上神经和前庭下神经，在横嵴内侧数毫米处汇合形成一条神经。蜗神经从蜗区发出，在前庭蜗神经的前下部走行，而前庭上、下神经分别在前庭蜗神经的后上部和后下部走行，这种位置关系与内听道底的分区是一致的。面神经和蜗神经二者之间的关

系密切，在听神经瘤的切除中极易损伤面神经，特别是大型听神经瘤已改变面神经走向，使其明显拉长，并将其推向脑桥小脑角的前下方或前上方。术中应利用面神经在内听道内的恒定解剖位置，在显微镜下仔细寻找内听道段的面神经，然后向脑干侧分离。

三叉神经位于面、听神经的上方，舌咽、迷走、副神经束位于其下方。小脑前下动脉发出后向外侧斜行，由桥前池行向桥小脑角池，经过同侧外展神经腹侧或背侧，在接近面、听神经之前分叉，形成内、外侧支，外侧支伴随面、听神经走行，在接近内耳门处折返形成血管襻，折返后行向脑干。小脑前下动脉成襻后回返向脑干方向，沿途发出细小分支到面、听神经（图2-8-8）。

在内听道周围走行的动脉包括：①小脑下前动脉或小脑下后动脉的内听道段；②迷路动脉；③弓下动脉；④穿动脉(Matsushima,1992)，尤其是回返穿动脉。小脑下前动脉或小脑下后动脉内听道段是这些动脉中最粗大的，行于内听道前方，与面神经和前庭蜗神经形成动脉-神经复合体，在此内听道段突然改变行程，形成内听道襻（图2-8-9）。大约有一半的襻行于面神经和前庭蜗神经之下方，而另一半行于这两个神经之间。在听神经瘤时，内听道动脉襻环绕瘤体。

4.内听道上结节

位于内听道以上，岩骨嵴以下，内听道侧

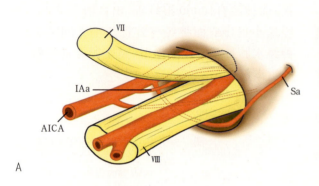
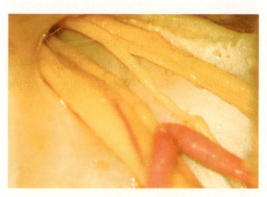

图2-8-8 内听道口神经与血管的解剖位置关系。A,内听动脉从面神经下面和耳蜗神经上表面经过,经弓下动脉耳蜗神经和内听道顶之间,离开内听道口后走向内听道外侧壁,进入弓下窝;B,迷路动脉。Ⅶ,面神经;IAa,内听动脉;Sa,弓下动脉

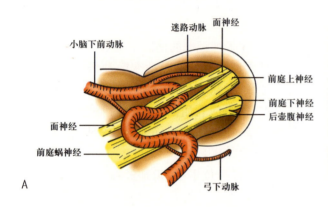
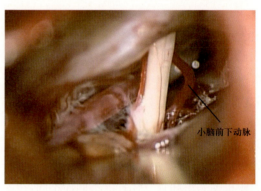

图2-8-9 面神经、听神经和动脉襻之间的关系。A,图示动脉-神经复合体;B,术中见小脑前下动脉襻

方、弓下窝垂直线中线侧和三叉神经压迹外侧的骨性部分,称为内听道上结节(suprameatal terbucle)。内听道上结节是内听道前上方的岩骨突起,其前、后界分别为经三叉神经切迹前缘、内听道后缘的岩嵴垂直线,上、下界分别为岩上嵴和内听道。该结构区域有许多重要的神经结构,统称为内听道上区。该结节阻碍了手术从侧方向岩-斜区的显露、从后方对中颅底的显露以及从中颅窝方向对后颅窝的显露。自中颅底观察,内听道上结节的前内方为颈内动脉沟,内侧为岩尖,前外侧为颈内动脉管,后外侧为弓状隆突。该结构的大小差异较大。有作者报道,隆起的最高点与三叉神经压迹外缘的距离平均为10.2(6.8~14.4)mm,内听道上结节由内到外的宽度平均为10.7(2.7~7.2)mm,由上至下的直径平均5.0(4.2~7.4)mm,平均高度

3.8(2.8~5.5)mm。作者测得内听道上结节的宽度为[10.2±1.4(7.5~12.8)]mm,内听道上结节的高度为[4.8±0.6(3.9~6.5)]mm,内听道上结节的突出高度为[3.7±0.4(2.8~5.2)]mm,两内听道上结节间距为[47.1±2.8(43.5~50.4)]mm,内听道上结节最凸-三叉神经切迹前缘的距离为[14.9±2.1(10.6~17.5)]mm,见表2-8-2。而宫剑等报道内听道上嵴宽为(13.51±2.23)mm,厚为(5.85±1.15)mm。

5.Dorello管

(1)Dorello管组成 Dorello管是由Gruber韧带、颞骨岩尖及上斜坡外侧缘三者组成的一个不规则骨纤维管道。Gruber韧带呈蝴蝶状,两侧附着处较宽,中间部分较细。Dorello管顶主要由Gruber韧带构成,其次是由Gruber韧带和颞骨岩尖骨突共同组成,其顶长度(9.83±1.98)mm,顶与底间最

表2-8-2　内听道上结节相关结构测量

结构间的间距	平均值(mm)	范围(mm)
内听道上结节的宽度	10.2±1.4	7.5～12.8
内听道上结节的高度	4.8±0.6	3.9～6.5
内听道上结节的突出度	3.7±0.4	2.8～5.2
两内听道上结节间距	47.1±2.8	43.5～50.4
岩尖-内听道上结节最凸	18.3±1.8	15.2～21.6
后床突-内听道上结节最凸	26.8±2.0	24.6～29.8
内听道上结节最凸-三叉神经切迹前缘	14.9±2.1	10.6～17.5

大垂直距离(2.14±0.70)mm。其外侧附着于颞骨岩尖上部的蝶棘，最宽处(1.79±0.96)mm；中间部分最窄，宽度(1.10±0.56)mm；内侧附着于上斜坡外侧缘，最宽处(1.31±0.96)mm。在Dorello管内，外展神经呈扁平状，紧贴管底骨面行向外下方。外展神经伴行动脉为脑膜背侧动脉的分支，83.3%以单干形式经过外展神经内侧。外展神经入海绵窦处距颈内动脉后升部后壁(3.97±1.83)mm，在Meckel腔内侧(3.11±0.95)mm。

(2)Gruber韧带　Gruber韧带又称上蝶岩韧带、岩斜坡韧带、岩床突韧带、岩蝶骨韧带等。Gruber韧带位于岩斜坡区两层硬脑膜之间，组成Dorello管的顶，其外侧附着于颞骨岩尖上部的蝶棘，内侧附着于上斜坡外侧缘。Gruber韧带形态变异较少，但该韧带可完全骨化或发育不良等。

(3)Dorello管手术注意事项　在Dorello管区外展神经与其伴行动脉位置关系较为恒定，故在岩尖附近和Gruber韧带深面，外展神经穿过Dorello管处内侧或外侧易找到该伴行动脉。Dorello管区手术应注意避免损伤外展神经伴行的动脉。外展神经穿行于Dorello管的外侧或中1/3，与颞骨岩尖接近。外展神经在岩斜区硬脑膜内走行于斜坡旁内下三角内，穿经Dorello管时外展神经呈扁平状，且紧贴管底骨面。Dorello管顶与底间的最大垂直距离仅为(2.3±0.8)mm，故外展神经在Dorello管狭窄的空间中走行是它易受损伤的解剖学基础。若颞骨岩尖附近骨折、Gruber韧带水肿以及脑水肿颅内压增高时，均有可能引起外展神经损伤或受压于颞骨岩尖而出现外直肌麻痹。在磨除岩尖附近骨质处理岩-斜区脑膜瘤时，应注意避免损伤外展神经，尤其在岩尖骨突参与构成Dorello管顶时。外展神经出Dorello管即进入海绵窦后部，距颈内动脉后升部后壁3.9mm，在Meckel腔内侧3.1mm。这种较为恒定的位置关系，为临床上处理肿瘤或血管性病变时保护外展神经提供了解剖学基础，即在Meckel腔内侧、眼神经内下方追踪、保护外展神经。

二、桥小脑角的神经结构

脑桥小脑角区的前外侧界为颞骨岩部内侧部，后界为小脑中脚和小脑半球，内侧界为脑桥基底部下部和延髓上外侧部，上界与下界由脑桥小脑裂的上、下两肢构成，脑桥小脑裂是由小脑岩面包绕脑桥外侧部和小脑中脚的鞍裂构成的。脑桥小脑角最主要的内容是脑桥小脑角池，及在此池走行的神经和血管。内听道处的面神经和前庭耳蜗神经位于脑桥小脑角的中央，三叉神经与舌咽神经、迷走神经及副神经分别位于它们的上、下方。小脑前下动脉在内听道前面形成内听道襻之后，走行于面神经和前庭耳蜗神经之间，动脉和神经的这种结合叫做动脉-神经丛。起始于小脑前下动脉的弓下动脉包被于内听道后缘的硬脑膜内。当切除内听道外侧的硬脑膜时，可显露出前庭水管。实施听神经瘤手术时需磨开内听道后唇，内听道外侧的骨质磨除过多时，可暴露出总脚和后半规管，术前如仍有一定听力时，应保护这些结构。总脚是距内听道底最近的结构，其平均距离为4.0mm。

面神经、三叉神经、外展神经、舌咽及迷走神经在前面已做过叙述，在此不再详述。

脑桥小脑角内主要有面神经、中间神经和蜗神经、前庭上、下神经通过。后组脑神经在脑桥小脑角的尾端，三叉神经在其头端，外展神经则在内侧(图2-8-10B)。

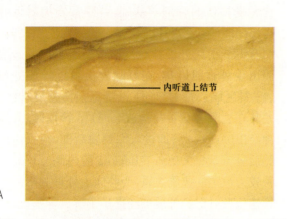
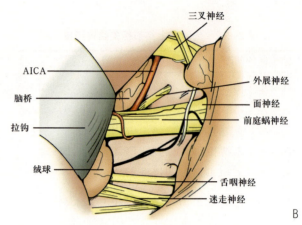

图2-8-10　内听道上结节及其毗邻结构的解剖。A,内听道上结节；B,标准乙状窦后入路显露的桥小脑角池的神经及内听道上结节示意图

1.中间神经

（1）中间神经的类型　中间神经是面神经的感觉根，内含副交感运动纤维和味觉纤维，控制泪腺、舌下腺、下颌下腺和腭鼻黏膜的腺体，并供应舌前2/3的味蕾。中间神经在脑桥小脑角和内听道与面、听神经的关系有三种情况。

①在邻近脑干处加入听神经的腹侧面，然后在脑桥小脑角游离走行一段，再加入面神经的运动根，这是最常见的一种（图2-8-11A）。此型中间神经在不需磨除内听道后壁的情况下可暴露。

②游离段中间神经完全在内听道内（图2-8-11B），中间神经游离段只在内听道口可见，此型占20%。

③中间神经游离段3支中的2支在脑桥小脑角，1支在内听道（图2-8-11C）。在内耳道入口处面神经运动根贴在位听神经前上方的凹槽内，中间神经夹于位听神经及面神经运动根之间；在内耳道中位，中间神经和面神经运动根合成一干，越过位听神经的前面；至内耳道外侧部（近内耳道底处）位听神经分为前庭神经和蜗神经，面神经位于它们的上方；在内耳道底，面神经、蜗神经和前庭神经的分支分别通过相应孔区进入内耳。耳蜗神经比前庭神经粗，多数听神经瘤起源于内耳道部的前庭神经。

（2）中间神经的分段

①起始段：与位听神经并行，长约(7.5±2.2)mm。

②中间段：呈游离状，长度(9.2±1.5)mm，位于前庭上神经的前方。完全在内耳道内者仅占15%，在脑桥小脑角池者占85%。

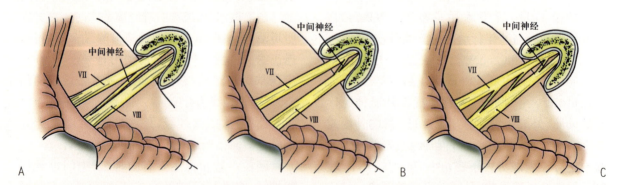

图2-8-11　桥小脑角上面观,显示中间神经与面神经、前庭神经的关系。A,最常见的位置关系,在起始部的数毫米范围内,中间神经位于前庭神经的腹侧,然后于CPA池内有一游离段,然后加入面神经运动根；B,游离段只位于内听道口；C,中间神经包括三个游离部分

③尾段：与面神经合并走行至内耳道底，该段长约(5.7±3.4)mm。中间神经多数呈单根，自前庭上神经的前上方分出，在内听道内位于前庭上神经的前方，少数呈多根，但在与面神经汇合之前先合并为单根。单根占70%，最多者由3条根丝组成，走行于前庭上神经前方。中间神经起点与舌咽神经起点距离(2.7±1.2)mm。

2.位听神经及其邻近结构

位听神经包括司听觉的耳蜗神经和司平衡的前庭神经。

(1) 耳蜗神经 起自内耳螺旋神经节，经内听道、脑桥小脑角，止于耳蜗神经前、后核；由此核发出纤维在脑桥内进入同侧与对侧的外侧丘系，上行终于下丘核及内侧膝状体，又从内侧膝状体发出纤维经内囊豆状核下部形成听放射，终于颞横回(听区皮质)。

(2) 前庭神经 起自内耳前庭神经节、周围支至三个半规管的壶腹、椭圆囊和球囊，中枢支与耳蜗神经一起经内耳也入颅腔，在脑桥和延髓交界处进入脑桥前庭核，再由此核发出纤维形成前庭小脑束和前庭脊髓束，并通过内侧纵束与其他脑神经核发生联系，其功能主要维持机体平衡。

3.三叉神经及其邻近结构

位于小脑幕附着缘之下，向前外侧走行，越过岩骨嵴后进入Meckel腔，与三叉神经半月节相连。三叉神经向后下弯曲抵达脑桥旁，穿脑桥臂根部入脑。该段神经根实际是由半月神经节的中枢支组成，其中包括传导面部痛、温觉的粗大根，传导头面部轻触觉的中间根和执行三叉神经运动功能的小根。其后根位于小脑幕附着缘下方，向前外侧走行，长约(6.1±1.4)mm，直径约为(4.1±1.2)mm，位于外展神经外上方约(5.5±1.7)mm，面、位听神经内上方约(7.4±1.7)mm。在脑桥侧池内，三叉神经的三个根可被辨认。三叉神经的运动根黏附在感觉根前内侧的上方，枕下入路时不易见到运动根。脑桥臂接受小脑上动脉供血，三叉神经与小脑上动脉的接触被认为是三叉神经痛的主要原因之一。另外，在三叉神经上

见到三叉动脉者约占半数，三叉动脉多发自基底动脉的中上段，沿脑桥基底横向走行至脑桥臂三叉神经根部，继而伴三叉神经走行。

三、桥小脑角的血管结构

与脑桥小脑角肿瘤尤其是听神经瘤关系最密切的动脉是小脑前下动脉(小脑前下动脉)。桥小脑角区的神经和血管的关系见图2-8-12。小脑前下动脉、迷路动脉、小脑后下动脉、脉络动脉可参见相关章节。

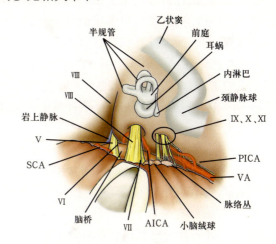

图2-8-12 桥小脑角及颈静脉孔区脑神经及半规管之间的立体位置关系

1.弓下动脉

多由小脑前下动脉襻分出，或由内听动脉分出，穿岩乳管进入鼓窦，是唯一供应迷路和中耳的交通动脉。经迷路手术时，可见到80%的弓下动脉在弓下窝下5mm处进入硬脑膜。弓下动脉孔距内听道口后缘平均为5.5mm，内听道后缘距内淋巴囊骨嵴9.5mm。为探查内听道常以弓状隆起(上半规管)为主要标志。

2.小脑上动脉

从基底动脉发出，发出点在大脑后动脉的下方，这两支动脉间夹持动眼神经。小脑上动脉发出后走行在小脑幕下方，紧邻三叉神经孔。在40%的三叉神经上可看到三叉神经动脉，多发自基底动脉中上段，少数来自于小脑上动脉。

第九节　颈静脉孔区的显微解剖

一、颈静脉孔的位置和形态结构

1.颈静脉孔的形态

颈静脉孔是位于侧颅底的枕、颞骨之间较大的不规则裂隙，外形和大小变异较大。由颞、枕骨共同围成，位于颅底枕髁的外侧，左右各一，呈不十分规则的椭圆形。其内有后组脑神经和颈内静脉穿行，该孔为颅底最低点，有利于颅内静脉引流至颈内静脉。颞骨岩部下面有一深窝，为颈静脉窝，构成颈静脉孔的前内界及外界，窝内容纳颈静脉球。由颈静脉球造成的穹隆陷窝双侧均存在的占49%，仅右侧出现的占36%，仅左侧出现的占6%，双侧均缺如者占9%。亦有报道54%的颅骨两侧均存在由颈静脉球造成的明显的穹隆状陷窝。枕骨颈静脉突的前缘有一深而宽的切迹，为颈静脉切迹，构成颈静脉孔的后内界。在孔的外侧壁，有乳突小管存在，迷走神经耳支穿经此管。在其前缘有鼓室小管开口，舌咽神经鼓室支经此入鼓室。颈静脉孔内存在颞骨和枕骨向孔内突出的颈静脉内突，分别称为颞突和枕突，部分融合形成骨桥，骨桥出现率约为5%～30%。颞突出现率为100%，而枕突出现率为30%～43.6%。骨桥在影像学检查中具有一定的意义，骨桥增生可压迫舌咽神经，导致舌咽神经痛等症状。

颈静脉球向上突出，从而抬高仅隔以薄骨板的下鼓室壁，临床上称之为高位颈静脉球。1993年，Rauch等对378块保存完好的颞骨颈静脉球进行局部解剖研究，将颈静脉球顶突入内耳道下壁以上超过2mm定义为高位颈静脉球。目前，高位颈静脉球定位标志不一。由于标准和测量方法不同，所以高位颈静脉球的发生率各家报道差异较大（3.5%～81.2%）。梅祯峰（2000）等选择鼓环为标志测得高位颈静脉球出现率为17.5%，右侧明显多于左侧。颈静脉窝的深度具有显著的临床意义，其内容纳颈静脉球，与前庭导水管内口、内耳道、面神经垂直段相邻。当进行经迷路和迷路后入路手术时，应小心操作以免引起高位颈静脉球所致的大出血。

2.颈静脉孔内结构

颈静脉孔内通过的结构由前内向后外，依次为舌咽神经、岩下窦、迷走神经和副神经、脑膜后动脉和颈静脉球。颈静脉孔内有颞骨和枕骨向孔内突出的颈静脉内突，分别称为颞突和枕突，部分融合形成骨桥。颈内静脉和颈内动脉相互伴行，两血管所经颅底孔洞——颈静脉孔和颈动脉管外口，仅靠一薄层骨板相隔，颈动脉管在前，颈静脉孔在后。从颅内看，颈静脉孔位于颞骨岩部外1/3的后面，岩枕裂的后端，岩部与枕骨结合处；从颅外看，颈静脉孔位于颈动脉管外口、茎突和枕髁三点连线形成的三角区内，居颈动脉管外口之后，茎突的前内侧，枕骨髁的外侧的稍上方。

颈静脉孔内口前内侧部的前外上方为内耳门，后内下方为舌下神经管，三者连线近乎呈一直线。其后外侧为前庭导水管（亦称内淋巴囊裂）外口，后内侧可出现髁管。颈静脉孔前内侧部有岩下窦沟从颞骨岩部尖向下沿岩枕裂延伸，其内的岩下窦与展神经一同通过Dorello管。岩下窦向外下方引流至颈静脉孔注入颈内静脉。颈静脉孔后外侧部则有乙状窦沟从横窦沟外端沿颞骨乳突部延伸。乙状窦与乳突小房仅隔一层薄骨板，乳突手术时不要误伤。岩上窦位于颞骨岩部的上缘，将海绵窦的血液引入横窦延续为乙状窦之处。颈静脉孔外口的前方为颈动脉管外口，外侧为茎突、茎乳孔以及稍远处的乳突，内侧为舌下神经管、枕髁和枕骨大孔，后方为枕骨茎突。茎突是咽旁间隙的中心解剖标志，能保护其深面的颈内动、静脉和后组脑神经。

3.颈静脉孔大小

颈静脉孔位于后颅窝，由颞骨的颈静脉切迹和枕骨的同名切迹构成，是一个具有内、外口和球部的不规则形管道。左右两侧大小存在较大的差别，以右侧偏大为多，约占3/5，左侧大于右侧者约占1/5，余下的左右侧相等。造成两侧颈静脉孔大小差别的原因可能与右侧颈内静脉移行为较短的无名静脉,受右心房舒张时造成的负压吸引力较大,在颈静脉孔处因血管走行弯曲而形成较大的涡流对颈静脉孔冲击较大所致。颈静脉孔大小的不同可推断两侧颈静脉球的大小及血流量的多少。术前骨窗CT显示颈静脉孔的大小,有助于判断两侧血流量的多少。一般认为,孔的大小与颈静脉球大小成正比,与乙状窦和横窦是否为优势导流侧有关。Sturrock观察312个颈静脉孔,认为69%的右侧颈静脉孔大于左侧,23%左侧较右侧大,余8%两侧基本相等。Glassman和Dodo进一步探讨了左右颈静脉孔的不对称与手的左利和右利之间的关系,54例中有36例右侧颈静脉孔大于左侧,其中28例与手的"偏利"有明确相关性。但能否仅靠手的"偏利"来判断颈静脉孔的"偏利"尚值得怀疑,因为在其观察的7例左利手者有4例右侧颈静脉孔占优势。1997年,Graham对颈静脉球的形态进行了观察,认为颈静脉球的大小变异较大,平均宽为15mm,高20mm,圆顶的顶高有时可以高出乙状窦水平段19.05mm(75%),有时高出不到6.35mm(25%)。颈静脉窝的深度左右两侧无显著性差异。颈静脉窝的顶为鼓室的下壁,颈静脉窝穹窿顶高于鼓环者占多数,这并不表明颈静脉窝多突入鼓室,因颈静脉窝穹窿顶常偏离鼓室底而位于其内侧。

颅内及颅外颈静脉孔的骨管及开口的大小和外形常不一致,颅内的颈静脉孔似鸟状,而颅外的开口呈瓶状。两颅外颈静脉孔不对称,2/3的病例右边孔大,这种不对称与颅内颈静脉球的不对称及乙状窦的大小有关系。颈静脉孔的颅内通道入口处被硬膜盖住,颅内有两个特征性的孔道,分别形成舌咽神经通道、迷走通道。硬膜覆盖的岩下窦进入颈静脉球的中间,后组脑神经在不同的平面通过颈静脉孔,这些神经通过由骨内孔硬膜和颅外骨膜形成的组织隔,组织隔上有岩下窦的开口。脑神经在颈静脉孔的位置关系不是固定的。影像学的观察有助于对颈静脉孔区形态结构的了解以及选择准确的手术入路。

4.颈静脉孔毗邻结构

颈静脉孔外口的前方为颈动脉管外口,外侧为茎突、茎乳孔,再向后外侧为乳突。内侧为舌下神经管、枕髁和枕骨颈突。茎突是咽旁间隙的中心解剖标志,能保护其深面的颈内动脉、静脉和后组脑神经。颈静脉孔内口前内侧部的前外上方为内耳门,后内下方为舌下神经管,三者连线近乎呈一直线。其后外侧为前庭导水管外口,后内侧可出现髁管。颈静脉孔前内侧部有岩下窦沟从颞骨岩尖向下沿岩枕裂延伸,其内有岩下窦至颈静脉孔注入颈内静脉。颈静脉孔后外侧部则有乙状窦沟从横窦末端沿颞骨乳突部延伸。颈静脉孔与周围结构的距离,与其本身的大小有关,主要与颈静脉窝的大小有关。颈静脉窝较大时,顶部与鼓室仅隔一层很薄的骨板。此时颈静脉孔外口与茎突、茎乳孔间的距离也较短,反之此距离较长。乙状窦与乳突小房仅隔一层薄骨板,乳突手术时容易误伤。岩上窦位于颞骨岩部的上缘,将海绵窦的血液引入乙状窦上膝处。

5.颈静脉孔与临床

颈静脉孔发生病变时,较大颈静脉孔的症状出现相对较晚,然而较大的颈静脉孔血流量大,处理横窦时并发症相对较多。虽然颈静脉孔的基本形状为不规则的三角形,但由于乙状部和颈静脉窝大小变化、两侧颈静脉孔内突发育程度的不同,致使颈静脉孔的形状不规则而且多变。如果两侧颈静脉孔内突形成骨桥,颈静脉孔的形状更不规则。颈静脉孔形状的不规则性,是该区病变症状多变的解剖基础。由于颈静脉孔大小的不同可推断两侧颈静脉球的大小及血流量的多少,因此,术前骨窗CT显示颈静脉孔的大小,有助于判断两侧血流量的多少。

二、颈静脉孔分区

颈静脉孔为自颅内开口通向颅外的前、外、下方的不规则骨性管道,颈静脉孔由前外侧的颞骨岩部和后内侧的枕骨围成。临床上,将颈静脉孔分为前内侧较小的神经部和后外侧较大的静脉部,硬膜返折是辨认颈静脉孔内脑神经的标志。Dodo 通过对64例儿童颅骨和222例成人颅骨的观察研究，提出将颈静脉孔分为两型：颈静脉孔的前内侧部走行于舌咽神经，后外侧部走行于迷走神经、副神经和颈内静脉。目前较为公认的两分法，是将颈静脉孔分为包括岩下窦和舌咽神经的前内侧部分和包括迷走神经、副神经、颈静脉球的后外侧部分。也有将颈静脉孔三分法，即将颈静脉孔分为前、中、后三部分。前内侧部包含有注入颈内静脉的岩下窦；中间部为舌咽、迷走和副神经通过；后外侧部分有颈内静脉的起始部颈静脉球穿行。

　　静脉部大，是颈静脉球所在部位，占据颈静脉孔的后外侧；神经部小，居孔的前内侧。少数(6%～25%) 舌咽神经经神经部之前独立的骨管出颅。静脉部内有颈内静脉、迷走神经、副神经和脑膜后动脉通过。静脉部变异较大，左右大小不等，其大小介于(5.12～13.32)mm×(4.06～12.44)mm，平均左右径×前后径，左侧为7.6mm×11.6mm，右侧为8.6mm×12.9mm。神经部较恒定，左右两侧差别不大，神经部左右径×前后径为(3.92～7.32)mm×(4.60～7.30)mm，平均约(3mm×5mm)～(4mm×6mm) 大小，内有岩下窦、舌咽神经通过。静脉部和神经部之间由纤维桥或骨桥分隔。围成颈静脉孔的颞、枕两骨均长有伸向孔内的骨性突起，分别称枕突和颞突，突起的长短因人而异，突起间借纤维隔膜连接即为纤维桥，突起汇合在一起，便构成骨桥。据Rhoton 等报告，约3/4的人静脉部与神经部由纤维桥隔开，另1/4 人由骨桥隔开，但两侧均为骨桥者甚少。有时枕骨存在两个枕突且均与颞骨两个颞突相互汇合，构成独立的舌咽神经管和迷走-副神经管。此时，颈静脉孔分为三部分：内侧的舌咽神经管，内有舌咽神经穿行；中间部的迷走-神经管，有迷走神经和副神经穿行；后外侧部最大，容纳颈静脉球。

　　临床上发现颈静脉孔内口处硬膜分别沿舌咽神经和迷走神经、副神经入孔形成舌咽道和迷走道，且二者间隔以纤维或骨性间隔，但颈静脉孔内并不存在"静脉部"或"神经部"的固有腔隙，

未发现将其分成神经部或血管部的明显标志；相反，IX、X、XI神经位于同一结缔组织鞘中，且均位于颈静脉球的前内侧，因而不宜再使用"神经部和血管部"的名称。Katsuta 根据通过颈静脉孔的结构将其分为岩部、颈内部（或神经部）和乙状窦部。神经部有IX～XI神经穿行；岩部为接收岩下窦、舌下神经管静脉、岩下斜裂静脉和椎静脉丛分支的一个典型的静脉窦；乙状部接收乙状窦血流。Saleh 发现IX～XI神经穿行于颈静脉孔可分为不同的类型，并与颈静脉球之间常有骨或薄组织相隔。70%颈静脉孔借骨和纤维组织分为两个腔隙，舌咽神经穿行于颈静脉孔的前腔隙，而颈静脉球和X、XI神经位于后腔隙；25%的IX、X、XI神经位于前腔隙，而颈静脉球位于后腔隙；5%观察到颈静脉孔被骨骼分隔为三个腔隙，前腔隙容纳IX神经，中腔隙容纳X、XI神经、后腔隙容纳颈静脉球。单纯将颈静脉孔分为传统的神经部和血管部或将颈静脉孔划分为神经部、岩部和乙状部均不符合解剖实际，而依据IX～XI脑神经出颈静脉孔的不同对颈静脉孔进行划分更为准确。这一解剖学特点对颈静脉孔区手术的指导意义在于：①企图通过切除颈静脉球而达到完全显露X、XI神经根在大多数情况下是不可能的，欲完全显露出颈静脉孔X、XI神经，需要切除颈静脉孔后外侧缘的骨壁；②来自IX神经的肿瘤只要在手术显微镜下仔细分离，可避免损伤颈静脉孔其他后组脑神经。因此，颈静脉孔的分部应根据解剖实际情况，即根据颈静脉孔内的穿行结构特点而进行分类，而按照解剖方位分为前内和后外侧部或前内、中间和后外侧部进行分类，仅仅是有利于进行解剖描述的需要。

三、骨性颈静脉孔

1.颈静脉孔内面观

　　颈静脉孔内形似鸟状，头部相当于神经部，腹部相当于静脉部，细长的两端分别为与海绵窦相连接的岩下窦和与横窦相续的乙状窦。内听道、颈静脉孔神经部和舌下神经孔三者依次自外上向内下排列，三者在近乎一条直线上，直线的

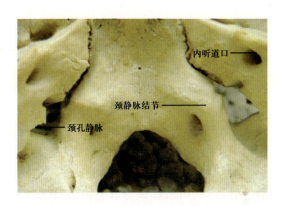
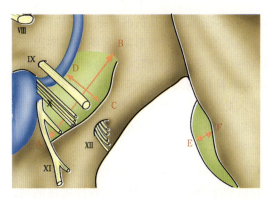

图2-9-1　A,颈静脉结节；B,颈静脉结节的大小。A－B,颈静脉结节的长度为1.65±0.36cm(1.2～3cm)；C－D,颈静脉结节的宽度为［1.15±0.16cm(0.7～1.7cm)］；E－F,颈静脉结节的厚度为［0.61±0.15cm(0.2～1cm)］颈静脉球

底是枕骨的枕髁。髁管位于颈静脉孔的后内侧,开口于颈静脉球的后内侧壁,是椎静脉系统和颈内静脉系统之间的交通。前庭水管外口又称内淋巴囊裂,前庭小管开口于此的两层硬膜之间,是内耳内淋巴向乙状窦的引流的通道,位于颈静脉孔的外上角。颈静脉结节(jugular tubercle)是颈静脉突上表面突起最明显的部分,与枕髁相对应。颈静脉结节的大小测量见图2-9-1；颈静脉结节与毗邻结构的解剖关系见图2-9-2。

2.颈静脉孔外面观

颈静脉孔外口呈烧瓶状,位于颈动脉管外口的后方,茎突的内侧,舌下神经管外口的前外侧。从下往上看,颞骨形成的颈静脉球穹窿较孔的外口更明显,其前内侧部和后外侧部的开口在从前向后的方向上显露最清楚。枕髁位于枕骨大孔前外侧缘、颈静脉孔的内侧下方,起自枕骨髁突前外侧略朝外下,尾部较前端更靠外,与寰椎的横突相关节,其关节腔正对脑干和脊髓交界处。枕髁外侧枕突的底面是头外直肌的附着点,此肌肉是显露颈静脉孔的重要解剖标志。颈动脉管外口位于颈静脉孔的前方,两者以颞骨形成的颈动脉嵴相分隔,嵴的内侧有鼓管的开口,茎突是颅底侧方的另一重要解剖标志,起于鼓骨延伸向下,位于颈静脉孔外口的外侧缘。面神经经茎乳孔(stylomastoid foramen)出颅,位于其根部后外侧方。

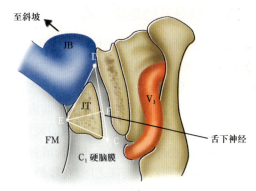

图2-9-2　冠状位显示颈静脉结节与毗邻结构的立体解剖关系。FM,枕大孔；V_3,硬膜外椎动脉水平段

3.骨性颈静脉孔内结构

(1)颞突　颞突是构成颈静脉孔前外侧壁的颞骨伸向孔内的骨性突起,较恒定地位于颞骨三角切迹的后外侧。细长的尖指向孔的后内侧壁、舌下神经孔的后缘,是颈静脉孔前外侧壁静脉部和舌咽神经之间的分隔。

(2)枕突　枕突是构成颈静脉孔后内侧壁的枕骨伸向孔内的骨性突起,其变异较大,圆钝,常为略突的骨性隆起,分别位于舌下神经管的上方(占98.6%)和后方(占11.4%)。枕突两侧的凹陷分别有舌咽神经和迷走、副神经经过。

(3)Hemate突　Hemate突是颈静脉孔神经部内侧端发自枕骨、伸向对侧颞骨表面的骨棘。

(4)锥形窝　沿颈静脉球的内侧缘、颞突的内侧面向孔内延伸一骨嵴,称颈内嵴。嵴的尖端略指向内侧,在颈静脉孔的前壁颞突的内侧形成一个三角形的隐窝,称锥形窝,容纳周围淋巴管,耳蜗管开口于窝的前尖部。嵴的内侧面形成浅的沟,称舌咽神经沟,舌咽神经在耳蜗管开口处的下方进入此窝穿行于内,有时嵴的边缘伸向附近的颞骨则形成深沟,还有可能与颞骨融合形成舌咽神经管。

(5)颈静脉窝 颈静脉窝是颈静脉孔向颅外移行过程中静脉部膨大形成的骨性穹窿陷窝,也称颈静脉穹窿,容纳颈静脉球。其顶部光滑,但顶点有嵴且不规则,略偏向乙状窦入口的外侧。

四、颈静脉孔的硬膜结构

颈静脉孔区的硬膜间隙目前尚无统一的划分方法。Katsuta根据通过颈静脉孔的结构,将颈静脉孔的颅内开口处的硬膜间隔分为岩部、颈内部(或神经部)和乙状窦部。岩部位于前内侧,乙状窦部位于后外侧,连接颞突和枕突的硬膜间隔及舌咽神经、迷走神经、副神经共同构成神经部,神经部介于岩部和乙状窦部之间。在颈静脉孔入口处,覆盖在神经部上外侧缘的硬膜返折增厚并伸向下内覆于舌咽道和迷走道上方。舌咽神经和迷走神经通道的前外侧部有时有一唇样物突向后内方,架越在两通道入口处。该形成物以骨或纤维为支架,表面覆以硬膜而构成。在两道的道口处,硬脑膜皱襞呈唇样突起,自前外缘向后内方伸出,盖在道内的神经上,称颈静脉孔硬膜返折。舌咽道的硬膜返折较迷走道明显,是辨认舌咽神经的重要标志。舌咽道口的硬膜皱襞较迷走道口皱襞长而多见,其向后内方覆盖伸出的最大距离可达2.5mm;而迷走通道的硬膜返折不明显,常常缺失,且覆盖的最大距离也只有1mm。耳蜗小管开口于舌咽道的内上方。舌咽道和迷走道的识别有助于舌咽神经和迷走神经、副神经的区分。

五、颈静脉孔的神经结构

舌咽神经、迷走神经、副神经作为颈静脉孔区重要神经结构,共同起自于延髓橄榄后沟。颈静脉孔是颅底孔裂中唯一通过3对脑神经的地方。舌咽神经、迷走神经和副神经的根丝自上而下起自下橄榄背侧、延髓和脊髓的后外侧沟。其中舌咽神经位于最上方,迷走神经位于中间,副神经在最下方,共同构成舌咽、迷走、副神经复合体,向前外侧至颈静脉孔处再彼此分离。根丝逐级汇合形成舌咽、迷走和副神经,并于孔的周围形成神经节。颈静脉孔区的病变常常同时引起这三对脑神经的损伤并产生相应的症状,称为颈静脉孔区综合征。在颈静脉孔内口,Ⅸ脑神经单独穿过硬脑膜,并以纤维性或骨性间隔与Ⅹ、Ⅺ脑神经分开,这有利于颅内分离垫开压迫Ⅸ神经的责任血管而不损伤Ⅹ脑神经,以治疗舌咽神经痛;而在颅外,Ⅸ脑神经紧贴鼓室下壁,并与颈内动脉关系密切,手术入路困难。

六、颈静脉孔内的血管

颈静脉球及颈内静脉的近端既接受颅底内侧静脉的回流,同时也接受颅外侧的静脉回流,回流颈静脉孔的静脉结构有乙状窦、岩下窦、椎静脉丛、舌下神经管静脉丛(前髁管静脉)、髁导静脉(后髁管穿静脉)及位于岩斜裂下方的静脉。颈静脉孔的血管由乙状窦的水平部延伸而成,乙状窦进入颈静脉孔的静脉部后延续为颈静脉球,乙状窦是颈静脉回流的主要属支。球部的体积和位置亦是变化的,球部平均宽约15mm,高约20mm。在颈静脉孔的外口,颈内动脉、颈内静脉和脑神经被致密的结缔组织层包裹。

1.乙状窦和颈静脉球

乙状窦是颈静脉孔回流的最主要属支,经乙状窦沟达颈静脉孔后外侧缘急转向前下,越过枕乳缝的近端入孔,移行为颈静脉球。颈静脉球是乙状窦和颈内静脉在孔内移行过程中,由于接受不同方向来源的静脉回流,血流速度减慢,流量骤增而形成的局部球形膨大。颈静脉球突向颈静脉孔静脉部的前外侧岩骨、内耳道及内耳的下方,一般右侧较左侧更明显。颈静脉球变异较大,这与乙状窦是否是主侧引流有关。

2.岩下窦和岩斜下静脉

岩下窦是除乙状窦外引流至颈静脉球的最

大血管。其位于后颅窝斜坡内侧面岩斜裂的岩下窦沟内,前上部与海绵窦和基底静脉丛相连,下方回流入颈静脉球,中途通过横穿岩骨的小静脉与颈内动脉周围的静脉丛以及岩斜下静脉相交通。岩下窦行经Dorello管附近,沿途接收周围多条回流静脉,与Ⅵ、Ⅸ、Ⅹ、Ⅺ脑神经,颈静脉球的关系密切。约46%病例存在岩骨内侧静脉,50%病例存在岩骨外侧静脉;岩骨内侧静脉在岩下窦终末段内侧约11mm处汇入,岩骨外侧静脉至岩下窦终末部,与颈内动脉管静脉丛相交通。Sen等研究发现岩下窦通常以单支或多支薄壁管道行于舌咽神经和迷走神经、副神经之间,有时这些神经间亦有其他大的静脉管通过。

　　岩下窦接纳斜坡区的血液,形成单一或多个静脉道,穿过舌咽-迷走神经间(48%),或舌咽神经前(30%),或迷走神经后(16%),或迷走-副

神经间(6%),汇入颈静脉球内侧壁。左右岩下窦大小有差别,多数右侧岩下窦比左侧引流量大。岩斜下静脉位于岩斜裂颅外侧的沟内,与岩下窦相对应,其引流较岩下窦更发达,少数情况下两者之间无骨板分隔。岩下窦汇入颈静脉球的位置可有不同形式(图2-9-3),大部分直接汇入颈静脉球中部的前内侧壁,部分汇入乙状窦或颈内静脉。岩下窦和岩斜下静脉多在舌咽神经入孔处的下方汇合,并与舌下神经管静脉丛、椎静脉丛的分支和髁导静脉一起构成丛状静脉窦,于舌咽神经和迷走神经、副神经之间引流入颈静脉球。岩下窦汇入颈静脉球的方式有三种:①直接开口于舌咽神经和迷走、副神经之间;②开口于迷走和副神经的下方;③形成短的岩下窦静脉引流入颈静脉孔外口下的颈内静脉。Ayeni等认为其汇入的三种情况分别占50%、5%和45%。三种形

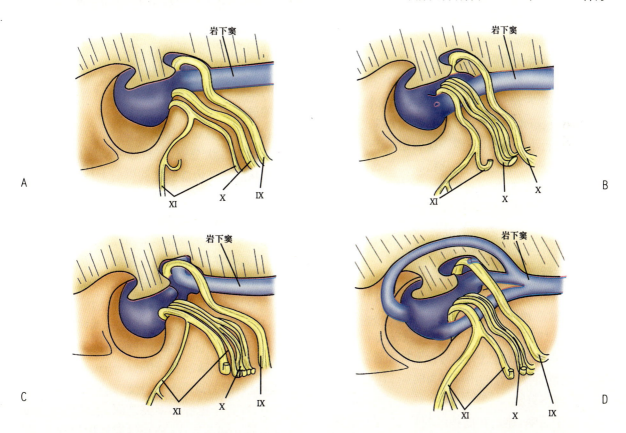

图2-9-3　Ⅸ-Ⅺ脑神经在颈静脉孔内口的位置及其与岩下窦的相互关系示意图。A,岩下窦在舌咽和迷走神经之间直接汇入颈静脉球;B,岩下窦在迷走和副神经下方直接汇入颈静脉球;C,形成短的岩下窦静脉引流入颈静脉孔外口下的颈内静脉;D,同时汇入颈静脉球和颈静脉孔外口下的颈内静脉

式可同时出现或单独存在。注入的可以是颈静脉球、颈内静脉或同时汇入颈静脉球和颈内静脉三种情况。提示岩下窦不仅可单独,还可以分支形式汇入颈内静脉或颈静脉球,如果术中需要断开岩下窦时,不仅要注意颅骨内侧面的分支,还要注意有很大可能存在到颈静脉孔外面的分支,特别是当在迷走神经内侧见不到岩下窦分支时,要考虑到岩下窦位于迷走神经外侧和单独注入颈内静脉的可能,防止盲目切断引起大出血。髁导静脉在颈静脉孔后缘的中部回流入乙状窦和颈静脉球交界处的后内侧缘,经常与椎静脉丛、岩下窦或通过骨管与舌下神经管静脉丛相联系。乙状窦有时亦接受起自延髓背外侧的桥静脉引流。了解岩下窦的汇合方式,对术中判断颈静脉球的出血部位及妥善处理岩下窦有重要意义。明确岩下窦的解剖特点,不仅为岩斜区及颈静脉孔区手术的成功创造良好条件,而且有助于理解颈静脉孔转移瘤的来源与途径。

3.舌下神经管静脉丛

舌下神经管静脉丛位于舌下神经管内,围绕舌下神经的周围,也称前髁管静脉(anteriorcondylar vein),丛内有许多小梁并以此固定舌下神经,其与围绕枕大孔的边缘窦相交通,多在岩下窦的尾部入丛状静脉窦或直接回流入颈静脉球,偶尔也可引流入乙状窦的末端,与后髁管穿静脉和椎静脉丛通过骨性的管道相通。髁导静脉、舌下神经管静脉丛也汇入颈静脉球或颈内静脉。

4.后髁管穿静脉

后髁管穿静脉经枕髁后外侧缘的髁管后孔,穿髁管在颈静脉孔后缘的中部回流入乙状窦和颈静脉球交界处的后内侧缘,经常与椎静脉丛、岩下窦之间或通过骨管与舌下神经管静脉丛相通。后髁管穿静脉的出现率为64%～78%。

5.岩下静脉

位于舌咽、迷走和副神经的后方,起自延髓的背外侧,终止于乙状窦。部分位于神经的前方,起自延髓的腹外侧,出现率为34%。

七、颈静脉孔区的动脉系统

动脉是手术中需要处理的重要结构,与颈静脉孔区手术有关的动脉有上颈部和岩部的颈内动脉、颈外动脉的后外侧分支和椎动脉的上部及其分支。

1.颈外动脉

颈外动脉(extemal carotid artery)位于颈内动脉的前方,在其分为终末的上颌动脉和颞浅动脉以前发出前后两组共6条分支,前组包括甲状腺上动脉、舌动脉和面动脉,后组包括咽升动脉、枕动脉和耳后动脉,其中后组与颈静脉孔有关,前组的起点在颈静脉孔手术中也可看到。

(1)咽升动脉(ascending pharyngecl)咽升动脉是颈外动脉后组的第一条分支,咽升动脉是颈静脉孔周围硬膜的主要供血来源,供应颈静脉孔区周围的大部分硬膜。发出后沿颈内、外动脉之间上行,沿途发出许多分支供应周围的肌肉、神经和淋巴结。其脑膜支经破裂孔供应中颅窝底的硬膜,并经颈静脉孔或舌下神经孔供应后颅窝的硬膜。咽升动脉还发出鼓室下动脉与舌咽神经的鼓支一起穿鼓管达鼓室。

(2)枕动脉(occipital artery)枕动脉是后组的第二大分支,起自颈外动脉后表面,在二腹肌后腹于颈内静脉之间斜向上行,达乳突的内侧、头最长肌的浅面或深面,如果是深面则位于二腹肌沟内侧的枕动脉沟内。经过头最长肌后枕动脉经头夹肌的深面穿胸锁乳突肌和斜方肌起点,其间有筋膜,最后达上项线的皮下组织。枕动脉发出数个肌肉和硬膜的分支,并与其他颈外动脉的分支,如咽升动脉、还有椎动脉的分支相吻合。枕动脉的脑膜支经颈静脉孔或髁管进入后颅窝,是颈静脉孔区肿瘤的主要供应来源之一。

(3)耳后动脉(posterior auriculartery)耳后动脉是后组的最后一个分支,起自二腹肌后腹的上方,穿行于腮腺和茎突之间,在乳突的前缘分成耳后支和茎乳支,分别供应耳后和枕部。茎乳支起自茎乳孔的下方,入茎乳孔供应面神经,虽然与脑膜中动脉的岩支有吻合,但其缺失将导致面神经麻痹。耳后支可与枕动脉发自同一分支,有时还缺如,此时的茎乳动脉自枕动脉发出。

2.椎动脉

椎动脉(vertebral artery)经$C_2 \sim C_6$椎体横突孔穿出后,上升并向外偏斜穿寰椎的横突孔,然后向后内侧绕寰椎侧块的后方进入枕下三角,沿其内侧缘向前向上,穿枕骨大孔和寰椎之间的寰枕膜和蛛网膜进入后颅窝,并在穿过硬膜处形成一厚的硬膜环带。在斜坡的后方、脑干腹侧、桥延沟附近,两侧椎动脉汇合成基底动脉,其主要分支有脑膜支、脊髓后动脉、脊髓前动脉、小脑后下动脉和起自基底动脉的小脑前下动脉。椎动脉脑膜支起自硬膜外边缘的椎动脉,供应颅颈交界区的硬膜,脊髓后动脉(posterior spinal artery)在椎动脉穿硬膜附近或小脑后下动脉的起点处起自椎动脉的前方,左右各一,两侧向下和向内合成一支脊髓后动脉。

八、颈静脉孔区的毗邻结构

颈静脉孔周围的孔腔主要有枕骨大孔、舌下神经管、颈动脉管和髁管。枕骨大孔位于两侧颈静脉孔之间,与一侧颈静脉孔之间的距离在$12.0 \sim 21.0$mm之间,平均18.78mm。舌下神经管位于颈静脉孔的前下方,两者之间的距离为$4.5 \sim 9.25$mm,平均7.47mm。有时一侧舌下神经管成双,此时舌下神经分为2支,各行其道出颅,其后再合成一条。在舌下神经管内,舌下神经后方有注入颈静脉球的静脉丛存在,有时舌下神经管被岩下窦所包绕。舌下神经颅底段走行于其他后组脑神经的前外侧与咽升动脉相伴。颈动脉管与位于后外侧的颈静脉孔借助颈动脉嵴(carotid crest)薄形骨板相隔,入颈动脉管前

为致密的结缔组织鞘所包绕,并与从颈静脉孔最前方出颅的舌咽神经紧邻。髁管内通行髁导静脉。髁导静脉是颈内静脉球的另一属支,在距舌下神经管8.44(4.25~11.0)mm、距枕骨大孔边缘6.86(5.0~11.0)mm处注入颈静脉球的下方。髁导静脉与周围静脉丛常有联系,故其变异较大。

颈内静脉球部附近的重要结构包括内听道、前半规管、中耳以及外听道的内侧部。面神经可能走行于颈内静脉外壁1.0mm的范围内,被颈内动脉孔来源的颈内动脉分开。颈静脉球由颈静脉孔下行到颅外开口,其大小为7~9mm。颈静脉球的毗邻关系为:①上方与外耳道内端、中耳、后半规管下臂、前庭以及内耳道外端相毗邻。刘良发等(1999)测量颈静脉球与后半规管腹壶端的距离为(3.8 ± 3.6)mm。颈静脉球为低平型时,颈静脉球与后半规管壶腹端的距离较大,平均为8.2mm;而颈静脉球为隆起型时,二者的距离较小,平均为1.6mm。当颈静脉球位置处于高位时,即高位颈静脉球可高达与后半规管壶腹端相接触。②颈静脉球的前方与颈内动脉、耳蜗导水管以及从颈静脉孔前、中腔隙穿行的结构有岩下窦、咽升动脉脑膜支,后组脑神经和脑膜后动脉相毗邻。③后方与乙状窦水平段相毗邻。颈静脉球与乙状窦垂直臂下端之间的距离为(5.8 ± 1.5)mm。④内侧与骨基板相毗邻。⑤外侧与面神经管第三段(乳突段)相毗邻。saleh测量面神经与颈静脉球外侧距离平均为7.8mm,刘良发等测量平均为8.8mm。⑥颈静脉球下方移行为颈内静脉。岩下窦开口于颈静脉球前壁,偶有耳蜗导水管静脉,以及后组脑神经附近的静脉也汇入颈静脉球。

第十节　斜坡区的显微解剖

在枕骨大孔与鞍背之间有一宽厚骨板，即枕基或枕骨基底部，临床上称其为斜坡。因该区域解剖位置深，毗邻关系复杂，使该区域的手术治疗一直是颅底外科的难点。

斜坡上方紧邻蝶窦、鞍底及鞍背；下方紧邻枕骨大孔、寰椎以及枢椎齿状突。在颅外，斜坡前界位于咽顶及鼻咽、口咽后壁的黏膜垫上，其颅外的解剖测量见图2-10-1。在颅内，椎-基底动脉在硬膜后方走行，其后为脑桥与延髓。硬膜内，斜坡上外侧与岩尖、中颅窝底及小脑幕切迹等结构为邻，下外侧以桥小脑角及颈静脉孔为界；硬膜外，斜坡上与蝶窦、筛窦、额窦、后鼻孔开口及鼻腔为邻，外侧与翼突、颞下窝及其神经、血管、肌肉结构邻接。因为斜坡位于颅底中央，且与很多疾病有关，需要先进的神经影像技术如高分辨CT、超选择血管造影与MRI才能使该区病变精确描述。斜坡外科发展的另一个重要因素，是显微

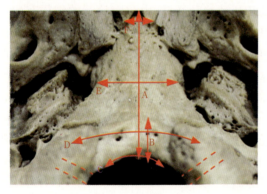

图2-10-1　斜坡颅外解剖测量。A，正中线斜坡的长度（从枕骨大孔前缘到犁骨的长度）平均为30.4(23 - 33.5)mm；B，正中线斜坡的高度（从枕骨大孔到咽结节）平均9.8(6 - 14)mm；C，枕骨髁的间距（沿枕骨大孔前缘两侧枕骨髁的距离）平均为20.9(13 - 27.5)mm；D，颅骨外舌下神经管突之间的间距平均为34.5(25.4 - 38.5)mm；E，从枕骨大孔前缘到犁骨中点的岩骨内部颈动脉沟之间的距离平均为22.1(16 - 26.5)mm；F，两侧犁鞘管间距平均为9.7(5 - 12)mm

外科技术的发展，它使在这个解剖关系复杂的区域内切除病灶，同时最大限度地保留功能和减少并发症成为可能。取得成功的一个绝对必备的条件就是对显微外科解剖的详细了解。病变性质与手术入路的不同，局部解剖关系也随之变化。

一、斜坡的分区

斜坡位于后颅窝正中，是由鞍背到枕骨大孔的一条倾斜的骨坡，表面十分平坦，从上向下依次为鞍背、蝶骨体的后面和枕骨基底部。其后方毗邻脑干腹侧。斜坡的中部有一浅凹承受脑桥，其下承载延髓。鞍背之间为大脑脚和脚间窝。斜坡可进行以下分区：①鞍后区：位于鞍背上缘至蝶岩缝，垂直距离约12mm；②上斜坡区：蝶岩缝至两侧内听道孔下壁，垂直距离约为19mm；③中斜坡区：两侧内耳孔下壁至两侧颈静脉结节上缘的连线，垂直距离约5mm；④下斜坡区：两侧颈静脉结节上缘连线至枕骨大孔前缘，垂直距离约9mm。上述分段，有助于临床医师准确判别病变的位置，根据病变发生部位，设计最佳手术方案，选择合适的手术入路。按照SekhAr的方法，可以将斜坡分为三区。

（1）上斜坡　从鞍背及后床突到外展神经穿Dorello管处，包括岩尖以及横跨岩尖的三叉神经。上斜坡范围：外侧是位于海绵窦内的颈内动脉、神经、血管等结构，及小脑幕裂孔、颞叶；后界为基底动脉以及基底动脉向中脑发出的穿支；前界是蝶鞍以及蝶窦。

Dorello管及其穿行结构如下。

①外展神经行径及其毗邻结构：外展神经在后颅窝岩骨斜坡区硬脑膜内几乎垂直向上走行达Dorello管入口处，该段走行于斜坡旁内下三角区内。此三角由后床突中点、外展神经入后颅窝硬脑膜处和滑车神经在天幕缘处三点连线围成。外展神经均经过Dorello管内，其中85%经过Dorello管外1/3。在由岩尖参与构成Dorello管顶者（约点15%），外展神经均经过岩尖骨突的

下方；而由双Gruber韧带构成Dorello管顶者（约点85%），外展神经均经过该韧带下方的深面。在Dorello管内，外展神经呈扁平状，紧贴管底骨面行向外下方。作者测得Dorello管顶与底间的最大垂直距离为(2.3±0.8)mm，双侧外展神经出颅间距为［21.1±2.8(17.5～25.5)］mm。

②脑膜背侧动脉：脑膜背侧动脉多起自颈内动脉海绵窦段的脑膜垂体干者(85%～90%)，少数直接起自颈内动脉海绵窦段后曲部(10%～15%)。起始处直径约(0.5±0.1)mm，发出后向海绵窦后下走行，有1～3个分支。外展神经在Dorello管段的血供主要来自脑膜背侧动脉分支，若神经血供受影响亦可导致神经功能障碍。脑膜背侧动脉多数以单干的形式伴外展神经穿经Dorello管(75%)。万玉碧等报道Dorello管区外展神经的伴行动脉出现率为76.7%。

(2) 中斜坡 从Dorello管到颈静脉孔神经部，包括舌咽神经、迷走神经以及副神经。中斜坡后界为基底动脉以及其分支、基底动脉结合部、脑桥；外侧界包括面神经、位听神经；前界为鼻咽部以及咽后组织。

(3) 下斜坡 从Ⅸ～Ⅺ脑神经到枕大孔下缘，包括枕髁以及舌下神经管。下斜坡的后界为椎动脉、桥延结合部、延髓上颈髓结合部；外侧界为舌下神经、乙状窦、颈静脉；前界为鼻咽部及咽后组织。

二、斜坡区的骨性结构

斜坡位于颅底中央，完全是一个形态学概念。斜坡由蝶骨和枕骨基底部两部分组成。这两部分在青春期(12岁左右)于斜坡中、上1/3处被蝶-枕软骨连接所分隔。进入青春期后，蝶-枕软骨连接逐渐骨化，二者之间的缝隙消失，融合成斜坡。斜坡上界为鞍背，鞍背之间为大脑脚和脚间窝；下界为枕骨大孔前缘。其前外侧借岩枕缝和颈静脉孔与岩部毗邻，后外侧借枕骨髁后缘与枕骨鳞部分界（图2-10-2）。斜坡的上端（两侧颞骨岩部尖端连线水平）比较窄厚。在年幼时该部位借软骨与蝶骨相连接。一般在19～20岁时，

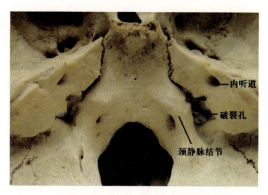

图2-10-2 斜坡区的骨性结构

——内听道
——破裂孔
颈静脉结节

此软骨结合部全部骨化。

成人斜坡平均长径为45mm(37～52mm)，最窄处为鞍背，平均宽约18mm，最宽处位于两侧舌下神经管之间，宽径为28mm，斜坡平均宽径约23mm。江涛等测量斜坡长为44.9mm，最窄处为鞍背，鞍背宽18.1mm；最宽处为两侧舌下神经管之间，约为27.3mm。斜坡成斜面，与水平线呈角96°～143°。构成斜坡下半部分的枕骨基底分成前内侧和后外侧两部分，其间为枕骨软骨连接。这种软骨连接在枕骨髁中间穿过，骨化后两骨块融合成枕骨髁。舌下神经管位于枕骨髁前上方，其走行方向基本上与枕骨间软骨连接一致。枕骨髁后外方的髁窝有穿通的孔道，称为髁管，其内有导静脉通过，注入乙状窦。

三、斜坡区的神经和血管结构

1.上斜坡区的神经和血管解剖

上斜坡位于小脑幕切迹前方，即中脑所在区域。上界为鞍背，两侧与鞍旁毗邻；下界为脑桥中脑沟；第三脑室底构成上斜坡区的顶；后壁由大脑脚和后穿质围成。小脑幕切迹将上斜坡分成幕上和幕下两部分，上与四叠体池相接，下与桥前池相邻。脚间池位于上斜坡中间部位，在侧方与环池相交通。Liliequist膜的上、下两叶分别构成脚间池的上壁和下壁。其上叶又称间脑膜，附于乳头体后缘，将脚间池与视交叉池分开；下叶又称中脑膜，止于脑桥中脑沟，分隔脚间池和桥前池。Liliequist膜的两叶均与覆于鞍背的蛛网膜相连。走行在上斜坡区的脑神经主

要有动眼神经、滑车神经,这两对脑神经均位于上斜坡区的幕下部分。动眼神经在脚间窝内由中脑发出,在后床突外侧进入海绵窦顶;滑车神经起自四叠体下丘的下方,先行于小脑幕下方,随后在位于岩骨尖和前床突之间韧带的外侧进入小脑幕游离缘。进入海绵窦之前,滑车神经也走行于大脑后动脉和小脑上动脉之间,颞叶沟回的内侧。基底动脉通常在后床突水平分出成对的大脑后动脉和小脑上动脉。后交通动脉起自颈内动脉,在脚间池内行于动眼神经内上方,与大脑后动脉连接,围成Willis环。位于两侧大脑脚之间的区域为后穿质,其中有许多动脉穿行。发自大脑后动脉和基底动脉的穿行动脉称为后丘脑穿动脉,而发自后交通动脉的穿行动脉称为前丘脑穿动脉。

2.中斜坡区的神经和血管解剖

中斜坡位于上、下斜坡之间,其上界为横行于中脑和脑桥之间的中脑脑桥沟,下界为桥延沟。中斜坡区的主要神经有三叉神经、外展神经和面听神经复合体,主要的血管是基底动脉、小脑前下动脉及其三个主要分支。三叉神经由脑桥出脑,向前外侧走行,在岩骨尖处进入中颅窝底的Meckel囊。在蛛网膜下腔走行的三叉神经主要由粗大的感觉根和较细的运动根组成。感觉根的纤维起自Meckel囊内的神经节。靠近神经节的三叉神经根丝呈丛状,相互交错,靠近脑桥的根丝逐渐形成束状。三叉神经的三个感觉分支在感觉根内有较恒定的定位关系。V_1的神经根丝居内上方,V_2的神经根丝居外下方,V_3的神经根丝则居二者之间,但三个分支的神经纤维在感觉根内存在着一定程度的吻合。三叉神经运动根位于感觉根的内上方,乙状窦后入路常看不到运动根。在蛛网膜下腔的三叉神经,感觉和运动根丝之间存在着明显的吻合,三叉神经运动根内含有一定数量的躯体感觉纤维。

外展神经在桥延沟内距前正中裂4.0~6.0mm处由脑干发出,多为单根,少数呈双根。外展神经出脑后向前外侧行进,经中斜坡区在上斜坡区进入硬脑膜,随后在硬膜外穿行基底静脉丛,在

后床突的后外侧方穿过Dorello管进入海绵窦。Dorello管夹于连接岩骨嵴和后床突之间的蝶岩韧带下方,管内容纳外展神经和岩下窦。岩下窦在Dorello管内通常位于内上方,而外展神经靠近岩骨尖部,位于岩下窦的外下方。面神经和前庭蜗神经在桥延沟外侧份由脑干发出,由内侧向外侧的排列顺序依次为面神经、中间神经、前庭神经和蜗神经。自脑干发出后,面神经和前庭蜗神经在小脑绒球前面走向内听道。面神经位于前庭蜗神经前面,中间神经较细,常贴附于前庭蜗神经一起走行。前庭神经与蜗神经出脑后紧密贴附,往往形成一束,肉眼难以区分。

3.下斜坡区的神经和血管解剖

位于斜坡下1/3,上界为桥延沟,下界为延髓和脊髓交界处,C_1神经根在此发出。延髓前部的皮质脊髓束向外凸起,形成锥体,与下斜坡、枕骨大孔前缘和枢椎齿突相对。延髓外侧为下橄榄体,借橄榄前沟与锥体相邻。下斜坡区的神经主要有舌下神经、舌咽和迷走神经以及副神经。舌下神经从延髓腹侧面的橄榄前沟出脑,其根丝与脊神经前根排列在同一直线上。舌下神经根丝上端距桥延沟约4.0mm,根丝数目大约12~15条,舌下神经根丝发出后汇合成4~6束,绕橄榄体向前外侧行。在蛛网膜下腔,舌下神经的几个束支再聚合成两支,在进入舌下神经管前再合成一干,经舌下神经管出颅。正常情况下,常有一个静脉丛伴随着舌下神经通过舌下神经管,连接椎静脉和边缘窦。舌下神经在蛛网膜下腔从前面跨越椎动脉,走向舌下神经管。如椎动脉向背侧弯曲,则向前压迫舌下神经,引起舌下神经痛。在延髓背外侧,第四脑室外侧隐窝借Luscha孔与桥小脑角池相交通。第四脑室脉络丛经Luscha孔突入桥小脑角,正好位于面神经和前庭蜗神经下方,以及舌咽、迷走神经的后方。

椎动脉离开寰椎横突孔后,在寰椎后弓上面绕过寰椎侧块向后内侧走行,穿寰枕后膜和硬脑膜,在副神经脊髓根前方经枕骨大孔进入后颅窝。椎动脉在延髓腹侧向前上和内侧走行,在桥延沟水平与对侧椎动脉汇合成基底动脉。小脑后

下动脉(PICA)是椎动脉最大的分支,通常起自椎动脉,其发出点比脊髓前动脉发出点低,相当于延髓橄榄中或下1/3水平。PICA行程迂曲,呈"S"形。据张致身等人观察,该动脉有三个比较恒定的弯曲。第一个弯曲较小,位于延髓侧方,又称外侧襻。该段动脉与舌咽、迷走和副神经复合体关系密切。根据PICA与Ⅸ~Ⅺ神经复合体的位置关系,可分为三型。①背侧型:PICA外侧襻位于Ⅸ~Ⅺ神经复合体背侧;②腹侧型:PICA位于神经复合体腹侧;③穿神经根型:PICA穿行于Ⅸ~Ⅺ神经之间。由于动脉紧邻神经根或动脉襻勾绕神经根,故该段动脉病变或移位均有可能压迫或牵拉神经根而产生相应的临床症状。第二个弯曲较深,位于小脑扁桃体下端的内侧面,又称尾襻。此襻通常位于枕骨大孔或稍上水平。第三个弯曲也较深,又称头襻,位于第四脑室外侧孔水平。PICA损伤或闭塞,可导致其功能性终末动脉-延髓支供血区梗塞,引起延髓背外侧综合征(Wallenberg综合征)。

四、斜坡区的硬脑膜及其静脉窦

1.斜坡区的硬脑膜

岩斜坡区的硬膜血供,主要来自脑膜垂体干和咽升动脉。脑膜垂体干的脑膜背侧动脉分为斜坡支和岩支。供应上斜坡区硬膜的斜坡支,与对侧同名动脉以及来自颈静脉孔和舌下神经管的咽升动脉脑膜支相吻合;供应岩尖部硬膜的岩支与来自中颅窝方向的脑膜中动脉分支、来自颈静脉孔的咽升动脉分支相吻合。咽升动脉脑膜支,分别自颈静脉孔和舌下神经管入颅,颈静脉孔支沿岩下窦壁走行,分支分别行向窦两侧,供应中斜坡硬膜的分支与上方的脑膜背侧动脉斜坡支、下方的咽升动脉舌下神经管支分支、对侧同名动脉相吻合。供应岩尖部硬膜的分支,与脑膜背侧动脉岩支吻合;舌下神经管支,入颅后随即分为数支,分别向内上方、内侧、内下走行供应下斜坡、枕大孔前缘、上颈段椎管前壁硬膜。下斜坡硬脑膜供血主要来源于三支动脉,即咽升动脉、椎动脉的脑膜支和枕动脉的脑膜支。咽升动脉由颈外动脉起始部的内

侧壁发出,沿咽侧壁上行至颅底,其脑膜支经颈静脉孔或舌下神经管进入后颅窝,分布于颞骨岩部后面、脑桥小脑角和下斜坡的硬脑膜。椎动脉通常发出两脑膜支,前支起自C₂水平,经枕骨大孔前部入颅,分布于枕骨大孔前面的硬脑膜;后支起自寰椎后弓上方椎动脉(相当于第三段),经枕骨大孔后部入颅,分布于后颅窝硬脑膜、小脑镰和小脑幕。枕动脉脑膜支经颈静脉孔、髁管或乳突孔入颅,分布于岩骨斜坡区和枕骨大孔外侧的硬脑膜。斜坡区硬脑膜负责收集该区域的静脉回流,而且各个静脉窦之间互相交通,形成广泛的网络联系。

2.斜坡区的静脉窦

斜坡区主要的静脉窦有岩上窦、岩下窦、乙状窦、基底静脉丛、边缘窦和Labbé髁窦。

(1)岩下窦 位于岩枕裂的岩下窦沟中,是成对的小窦,较岩上窦短而粗。其前端也起自海绵窦后部,斜向后下,经颈静脉孔,注入颈静脉球。岩下窦位于斜坡的头端侧方,左、右侧颞骨岩缝与枕骨之间的硬膜内,它引流海绵窦,收纳迷路静脉和局部静脉血,汇入颈内静脉。

(2)基底窦 又称基底静脉丛,位于斜坡骨质之上,斜坡硬膜外,是一宽阔的具有纤维小梁的间隙,自斜坡向上延至鞍背根部。基底窦上端连接蝶鞍两侧的海绵窦以及颞骨岩部的岩上、下窦,向下连接椎管内静脉丛。在基底窦内可见到颈内动脉海绵窦段分支——脑膜背侧动脉。该动脉穿海绵窦后壁,向上后方攀斜坡侧缘伸向基底窦内,再发出小支与对侧同名动脉吻合。脑膜背侧动脉的小分支沿斜坡外展神经走行,营养外展神经。有少数来自颈内动脉后曲下方的血管,外径仅有0.3~0.5mm,穿蝶岩韧带经Dorello管沿外展神经走向斜坡。

(3)边缘窦 沿枕骨大孔边缘分布,又称寰枕窦。边缘窦向上通过基底静脉丛与海绵窦相连,向后将枕窦与基底-椎管内静脉丛连成一体。

(4)Labbé髁窦 位于枕骨髁内侧面,由前上行向后下。Labbé描述此窦长度约10~12mm,经髁孔把颅内的基底静脉丛和颅外的椎管内静脉丛连接起来。

五、斜坡区的毗邻结构

1.脑干腹侧间隙

脑干腹侧方解剖结构复杂,涉及Ⅲ~Ⅻ共十对脑神经,椎-基底动脉及其分支,脑干的中脑、脑桥、延髓,及相关的幕下脑池,如脚间池、脑桥前池、延髓前池、环池、桥小脑脚池、小脑延髓外侧池等。Rhoton等以脑干分段对应的硬膜内结构分为上、中、下三个间隙。脑干腹侧方硬膜内间隙可分成与延髓和枕大孔周围相关的下间隙;与脑桥、桥前池和小脑桥角相关的中间隙;与脚间池诸结构和蝶鞍、鞍旁区相关的上间隙。

(1)下间隙的解剖　下间隙与枕大孔、延髓相对应,位于下斜坡区的后方,此间隙包括位于前方的延髓前池和两侧的桥小脑角池。该间隙的上界为脑桥和延髓的结合部(桥延沟),下界为上颈髓和延髓结合部,相当于C_1神经根的头端。延髓的前部由椎体形成,其前方有枕大孔的前缘和齿突的头端。延髓的外侧部由下橄榄体形成,以橄榄前沟与锥体分界。小脑延髓裂是位于小脑与延髓之间的裂隙,向上延伸到小脑扁桃体和延髓的后面之间,靠近第四脑室的外侧隐窝与桥小脑角相交通。外侧隐窝经外侧孔(luschka孔)与桥小脑池相通,第四脑室脉络丛恒定地从外侧孔突出第四脑室,位于舌咽神经和迷走神经的后表面,恰在面神经和位听神经与脑干的连接处下方。

椎动脉从寰椎侧块的横突孔穿出,在侧块的后方向内走行在髁突的后方,穿寰枕后膜进入后颅窝,相当小脑延髓池的下部,走行在延髓的外侧,上行进入延髓前池,约在舌下神经根出延髓外侧沟处转向延髓腹侧,在桥延沟处与对侧同名动脉汇合成基底动脉。85%的椎动脉在舌下神经根丝之上,由前向后行,继而在其内侧上行;15%的椎动脉在下束之外侧上行,穿上下束间隙达上束之内,然后上行。PICA多从椎动脉发出,在舌下神经的上方或下方,或之间向后绕延髓在Ⅸ、Ⅹ、Ⅺ神经根的前方进入小脑延髓池,并在神经根的上方或之间离开此脑池,这三对神经沿下橄榄体的后缘发出上行。PICA起点变化较大,距

椎-基动脉交叉点平均距离为(18.4±2.8)mm。舌下神经在延髓外侧沿脊髓根向上的延长线上发出,舌下神经多数为条索状结构,以两组(上、下束)呈辐射状走向前外,向舌下神经管内口处集中,在椎动脉腹侧部进入舌下神经管。

(2)中间隙的解剖　中间隙对应脑桥和小脑的前外侧面,中斜坡区的后面,即为脑桥前池。该池内有基底动脉,在脑桥腹侧的基底动脉沟内向上行,长度约为25.3(14.7~29.5)mm。上界相当于中脑脑桥沟水平,下界相当于桥延沟水平,外侧界为岩骨的后面和桥小脑池。脑桥小脑裂由小脑岩面包绕脑桥外侧部和小脑中脚皱裂形成,此裂有上、下两肢,小脑中脚为桥小脑脚,小脑绒球在面、听神经的后方突入桥小脑角内。面神经和位听神经恰在此裂后肢的前方,桥延沟的外侧端与脑干相接,在舌咽神经根的最头端之上平均距离约2.3(1.0~4.3)mm。此点可作为从下方寻找面听神经的解剖标志。

三叉神经根在脑桥小脑裂的上肢附近出脑,向外侧行走至岩尖处的Meckel腔。外展神经从桥延沟水平出脑,在后床突后下方,平均距离19.7(15.6~18.0)mm处,向上穿过斜坡硬膜,经位于岩床韧带之下的Dorello管,在硬膜外被包埋在基底静脉丛内上行,最终进入海绵窦。基底动脉在脑桥的前面上行,在中斜坡区发出小脑前下动脉,起点与基底动脉形成一个向下开放的45°角,多数1支(85%),少数2支(14%),或缺如(1%)。小脑前下动脉在桥延沟处环绕脑桥发出分支到进入内听道的神经和突出外侧孔的脉络丛,发出分支进入内听道的动脉称为内听动脉或迷路动脉,供应面听神经和耳蜗及前庭器,回返支开始行向内耳道,然后返转向内供应脑干。

(3)上间隙的解剖　上间隙位于中脑的前方,与小脑幕切迹的前部对应,向前向外延伸到蝶鞍区和鞍旁区,形成前岩床皱襞,前方为Liliequist膜,后界是大脑脚和后穿质,大脑脚之间为脚间池,下界为三叉神经起点和脑桥中脑沟的上方。前、后岩床韧带从岩尖到前、下丘发

出，在其行向海绵窦之前行于海马沟的下内方，经动眼神经的下方，进入海绵窦的外侧壁。小脑幕的内侧缘将此间隙分隔成幕上、幕下两个间隙。Liliequist膜外侧缘附着幕上颞叶的内侧面，分为上、下两叶，形成脚间池。上叶称为间脑膜，前方贴附于乳头体后缘，分隔视交叉池和脚间池；下叶称为中脑膜，向后附着于脑桥中脑沟，分隔脚间池和桥前池。间脑膜较厚，是蛛网膜下腔内的完整无孔的一层膜性屏障。中脑膜较薄，不完整，基底动脉上行洞穿此层膜性结构，达到脚间窝，在后床突水平发出大脑后动脉和小脑上动脉。Rhoton认为Liliequist膜的外侧并不附着于颞叶的钩回上，而是附着于动眼神经的蛛网膜鞘上，动眼神经周围是蛛网膜汇集点。动眼神经从脚间窝发出，在后床突的外侧进入海绵窦的顶壁。前、后岩床韧带从岩尖到前、后床突，是小脑幕切迹的延伸。滑车神经从四叠体下丘发出，在其到达海绵窦之前行于海马沟的下内方，经动眼神经的下方，进入海绵窦的外侧壁。后交通动脉从颈内动脉发出后走行于动眼神经的内上方，与脚间池内的大脑后动脉相连。大脑后动脉走行在脚间池内，与从颈内动脉发出、走行在动眼神经的内上方的后交通动脉相吻合。两大脑脚之间的区域为后穿质，有许多穿动脉进入。从大脑后动脉和基底动脉发出到后穿质的分支称后丘脑穿动脉，平均13.6(12～17)支，横断面直径0.1(0.07～0.6)mm。从后交通动脉发出者称之为丘脑穿支动脉，平均10.6(7～13)支，横断面直径0.2(0.06～0.6)mm。

2.延髓和脑桥

斜坡背侧平坦，其后方自下向上为延髓和脑桥。延髓腹面正中裂两侧的锥体和脑桥腹面宽大的横形隆起即脑桥基底部，斜卧于斜坡之上。舌下神经根在延髓锥体与橄榄之间的前外侧沟出脑，与脊神经前根出脊髓的部位相当；舌咽神经根、迷走神经根和副神经根，自延髓侧面的橄榄后沟及共同向下的沿线出脑。脑桥延髓沟内自内向外分别有Ⅵ、Ⅶ和Ⅷ脑神经出脑。外展神经根在斜坡与脑桥基底之间斜向上方走行，穿岩下窦硬膜后向海绵窦延伸。动眼神经自鞍背上前方的脚间窝出脑，故舌下神经和动眼神经分别与斜坡的头端、尾端邻近。

3.椎动脉与基底动脉

椎动脉入颅后，由后下向前上走向斜坡，在斜坡下端，两侧的椎动脉合成基底动脉，汇合点一般在桥延沟中点，居左、右展神经之间，向上行于脑桥基底沟中。基底动脉在基底沟内上行，一般呈直线，亦有少数呈曲线行走或偏离基底沟。基底动脉多数为单干，少数呈双干，此种变异在施行该部位手术时值得注意。

4.颈内动脉岩段

Meekel腔外侧缘、岩浅大神经及其前方的棘孔是暴露颈内动脉水平部的重要标志。颈内动脉起于颈内动脉管颅外口，终止于破裂孔后缘，在颈内动脉管内膜内行走，周围绕以结缔组织、静脉丛和节后交感神经。按其走行方向可分为垂直部、弯曲部和水平部三部。在岩斜区手术中主要涉及的是水平部。在Meekel腔下方，85%的颈动脉管顶端只是一层菲薄的骨质，常有骨质缺损。包裹岩段颈内动脉的静脉丛是从海绵窦后下部经破裂孔段延伸而来。脑膜中动脉是中颅窝入路重要的定位标志，它通过蝶骨的棘孔入颅腔，棘孔紧邻卵圆孔后外侧，位于颈动脉管前外侧约4.4(2.9～5.8)mm处，常与脑膜粘连，不易分离。

5.岩浅大、小神经及膝状神经节

Meckel腔深面有岩浅大神经，该神经前下方紧邻岩浅小神经。岩浅大神经的起始部总是在颈内动脉岩段的上外侧，自面神经膝状神经节发出，出面神经管后，走行在颈内动脉岩段水平部前缘上方的岩浅大神经沟内，位于硬脑膜两层之间，再经Meckel腔深面进入翼管。岩浅大神经走行方向和岩段颈内动脉水平段基本平行。将Meckel腔底部硬膜向前外侧翻开，至三叉神经压迹外侧时，可见岩浅大神经位于硬膜下方，需结合锐性方法分离。

第十一节 脑干的显微应用解剖

脑干(brain stem)由尾至头侧依次为延髓、脑桥及中脑。其下界为锥体交叉(C$_1$神经根起源处),上界为视束平面(环绕中脑大脑脚,从视交叉行至外侧膝状体)。脑干的解剖结构是所有神经系统解剖中最复杂的部位,是神经系统承上启下的交通枢纽,其内有各种神经核团及传导通路,涉及神经系统的绝大部分功能,如躯体的运动功能(包括面部及躯干),特殊感觉中的听觉、味觉及平衡觉,躯体的一般感觉(即浅、深感觉),自主神经系统功能等;另外,还涉及一些神经系统的高级功能,如意识、思维等。脑桥和延髓的背面与小脑相连,它们之间的室腔称为第四脑室。Ⅲ~Ⅻ对脑神经附着于脑干。

一、脑干的大体解剖

尽管解剖学上脑干包括间脑,但从功能上和临床定位诊断上所指的脑干是指腹侧头端从乳头体后缘,背侧至后联合以下,尾端为颈髓最高水平之间的中脑、脑桥和延髓三部分。脑桥和延髓又统称为菱脑。脑干前上部为中脑,中脑介于脑桥与间脑之间;后下部为延髓,下与脊髓相接。脑桥和延髓卧于枕骨斜坡上,其背面为小脑。延髓、脑桥和小脑共同围绕第四脑室。脑干是脊髓和小脑以及脊髓和大脑的中间枢纽,与小脑有三组神经纤维束相连。

(1)小脑上脚(结合臂) 连接小脑与中脑,其神经纤维主要来源于小脑的齿状核,在脑桥和中脑的结合处越过中线,主要与对侧的红核相连接。

(2)小脑中脚(脑桥壁) 含有来自对侧脑桥基底部神经元发出的桥小脑纤维,这些神经元为连接大脑皮质和小脑皮质的二级神经元,它们接受穿过内囊下行的皮质脑桥束的神经冲动。

(3)小脑下脚(绳状体) 为进入小脑皮质的上行神经纤维。

(一)脑干的外形

1.脑干的腹侧面

(1)延髓(medulla oblongata) 长约3cm,上端借横行的延髓脑桥沟(桥延沟)与脑桥为界,下接脊髓并与脊髓的沟、裂相连。延髓腹侧面正中线上的纵裂称前正中裂(anterior median fissure),裂的两侧各有一条纵行隆起,称锥体(pyramid),它是由大脑皮质发出的锥体束构成。在锥体下端绝大多数纤维左右交叉,形成锥体交叉。交叉后的纤维在脊髓外侧索内下行。在锥体外侧的卵圆形隆起是橄榄(olive),两者之间隔以前外侧沟(anterolateral sulcus),舌下神经由此沟出脑,在橄榄外侧的后外侧沟中,从上向下依次排列着舌咽神经、迷走神经和副神经的根丝,三者根丝之间的界限不明显。脑干的形态解剖结构,见图2-11-1。

(2)脑桥(pons) 位于脑干的中部,其腹侧面膨隆称为脑桥基底部,是由大量横行纤维和部分纵行纤维组成,基底部正中有纵行的基底沟(basilar sulcus),容纳基底动脉。基底部向两侧逐渐缩细,移行为小脑中脚(middle cerebellar peduncle)。在基底部与小脑中脚交界处有粗大的三叉神经根出脑干。脑桥下缘借横行的桥延沟与延髓分界,沟内自内向外排列有展神经、面神经和前庭蜗神经。延髓、脑桥和小脑的交角处,临床上称为桥小脑三角(pontocerebellar trigone),面、前庭蜗神经根恰好位于此三角内。该部位的肿瘤除造成听力障碍和小脑损害的症状外,还可压迫位于附近的面神经、舌咽神经和迷走神经,从而产生相应的临床症状。

(3)中脑(midbrain) 腹侧面上界为视束,下界为脑桥上缘,两侧有粗大的由纵行纤维构成的隆起,称大脑脚底。两侧大脚脚底之间为深陷的脚间窝(interpecduncular fossa),动眼神经自窝的外缘出脑。脚间窝的尾侧部正中为一浅灰区称

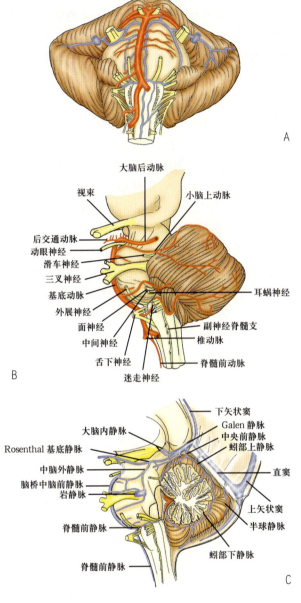

位于楔束结节的外上方,向背侧斜行进入小脑。延髓背侧面上部中央管敞开,构成菱形窝的下半。

(2) 脑桥 脑桥的背面形成菱形窝的上半。左、右小脑上脚为菱形窝的上外侧界,两上脚之间夹有薄层白质层,为上髓帆,构成第四脑室的顶。菱形窝由延髓上部和脑桥的背面共同构成。菱形窝的下外界是薄束结节、楔束结节和小脑下脚,上外界为小脑上脚。两个侧角延伸到小脑下脚背侧,为外侧隐窝(lateral recess)。菱形窝的中央有一条纵沟称正中沟,将其分为对称的两半,它的两侧有与其平行的界沟,界沟外侧微微隆起的三角区,称前庭区,其深面有前庭神经核群。前庭区的外侧角上有一小隆起,称听结节(acoustic tubercle),内隐蜗神经后核。界沟与正中沟之间有内侧隆起(medial eminence)。髓纹(striae medullares)为数条白色、自后正中沟横行或斜行向外侧隐窝的条索状结构,可作为延髓和脑桥背面的分界线。靠近髓纹上方,内侧隆起特别膨隆,称为面神经丘(facial colliculus),内含展神经核和面神经膝。界沟上端,有一灰蓝色小区,称蓝斑(locus ceruleus),其深面为一组含色素的网状结构神经细胞。髓纹以下,内侧隆起有两个三角,即舌下神经三角和迷走神经三角。舌下神经三角(hypoglossal triangle)位于背内侧,内藏舌下神经核;迷走神经三角(vagal triangle)位于外侧,深部有迷走神经背核。迷走神经三角的下方,有狭窄的半透明的嵴通过,该嵴称为分隔索(funiculus seperans),其与薄束结节之间为狭小的最后区(area postrema)。第四脑室底的尾侧近尖端处,呈"V"形,称为闩(obex)。

(3) 中脑 中脑背面有两对圆形隆起,上丘(superior colliculus)是前上方的一对,大而色泽较暗,是视觉反射中枢;后下方的一对较小但较隆起,叫下丘(inferior colliculus),与听觉传导径路有关。上丘臂(brachium of supeior colliculus)自上丘外缘伸向腹侧,经丘脑枕的下方续于外侧膝状体。下丘臂(brachium of inferior colliculus)是一扁平短节,由下丘

图2-11-1 脑干的形态解剖。A,脑干的腹侧面观;B,脑干的侧面观;C,脑干的静脉回流

为后穿质,有大脑后动脉的中央支穿入。大脑脚的外侧毗邻海马旁回和沟,有滑车神经横越。

2.脑干的背侧面

(1) 延髓 延髓背侧面的下部类似脊髓。脊髓的薄束和楔束向上延伸,在第四脑室下端,薄、楔束分别扩展为膨隆的薄束结节(gracile tubercle)和楔束结节(cuneate tubercle),其深面有薄束核和楔束核。小脑下脚为一粗大纤维束,

行向内侧膝状体。

3.第四脑室

第四脑室(fourth ventricle)是位于延髓、脑桥和小脑之间的室腔,形似帐篷。其底为菱形窝,顶朝向小脑,顶的前部由小脑上脚和上髓帆构成,顶的后部由下髓帆和第四脑室脉络组织构成。脉络组织上的部分血管反复分支成丛,夹带着软膜和室管膜上皮突入室腔,形成第四脑室脉络丛(choroid plexus of fourth ventricle)。第四脑室上通中脑水管,下通延髓下部和脊髓的中央管,并借1个正中孔(median aperture)和2个外侧孔(lateral aperture)与蛛网膜下隙相通。

(二)脑干内部的解剖

1.延髓

延髓由桥延结合处至C_1神经根。从脑干腹侧面观察延髓最为清楚。延髓位于脑干的最尾侧,略成倒置的锥体,上宽下窄。上端在腹侧面借桥延沟与脑桥相连,背面二者以髓纹为界;下端在平枕骨大孔处,即C_1神经最上神经根丝,向下连接脊髓。延髓长约2.5～3.0cm,分为上下两段,下段称闭合部,外形与上颈髓相似,其内的空腔为中央管;上段称开放部,此部中央管已放开,形成第四脑室的下部。

(1)锥体 延髓腹侧正中裂两侧的纵形隆起为锥体,由下行的皮质脊髓束、皮质延髓束构成,其内走行皮质脊髓束,故该运动神经通路又称为锥体束。锥体束在中脑与皮质脑桥束一起经大脑脚中部下行,在脑桥则被基底部的桥核及横行纤维包绕(脑桥小脑束),外观见不到。锥体的平均宽度为5.5(4.0～7.0)mm,外侧以前外侧沟与下橄榄为界。前正中裂的下部为锥体交叉,其内为锥体下行的纤维大部分交叉形成,交叉后的纤维至对侧的脊髓外侧束。

(2)下橄榄(inferior olive) 下橄榄位于锥体外侧,其内为下橄榄核。锥体与橄榄之间为前外侧或称腹外侧沟,舌下神经的根丝自此出脑,沿下橄榄核表面走行。舌下神经、外展神经、滑车神经、动眼

神经与脊髓前运动神经根相对应,支配骨骼肌运动,均位于第四脑室和导水管中线两旁。下橄榄的上缘至桥延沟的平均距离为1.0(0.5～2.5)mm。下橄榄的平均长度为14.0(9.5～16.0)mm,平均宽度为5.6(4.5～7.0)mm。

(3)旁橄榄区(parolivary area) 旁橄榄区指在橄榄外侧,橄榄后沟形成的一平滑区,平均宽3mm,其构成了旁橄榄窝的内侧边缘。

(4)延髓表面的沟裂 脊髓表面纵形的沟和裂,皆向上延续到延髓。延髓腹侧面有前正中裂;后正中有后正中沟,两侧各有前、后外侧沟。由于中央管开放为第四脑室,故后正中沟仅到延髓中部。锥体借前外侧沟与其后外侧的橄榄体分开,内隐下橄榄核,舌下神经根由此沟出脑。橄榄体的背侧为橄榄后沟,沟内自上而下依次有Ⅸ、Ⅹ和Ⅺ对脑神经根(舌咽、迷走和副神经)出脑干。

(5)延髓的隆起 前正中裂两侧从前至后共有5对隆起,从腹侧至背侧依次为锥体、橄榄体、绳状体、楔束结节和薄束结节。延髓腹侧前正中裂下部两侧的纵行隆起为锥体,其内走行有下行的皮质脊髓束。延髓的背面,上半为第四脑室底的下半部分。在髓纹的下方、中线两旁是舌下神经三角和迷走神经三角。在第四脑室下方的末端,形成Magendie孔(第四脑室正中孔);在第四脑室的外侧形成Luschka孔(第四脑室外侧孔),此孔位于脑桥延髓角。两外侧孔的连线约相当于脑桥与延髓的分界线。

延髓背侧中线下半部两旁各有3个对称性隆起,由外至内依次为灰结节(系三叉神经脊束和脊束核构成)、楔束结节(内有楔束核)、薄束结节(内有薄束核)。薄束结节和楔束结节的深方有薄束核和楔束核。脊髓后正中沟向上延伸于延髓的下半,在沟的西侧,脊髓的后索扩展形成与薄束核和楔束核相当的两个独立结节,分别称为薄束结节和楔束结节,其深部有薄束核和楔束核,脊髓的薄束和楔束投射至此。在楔束结节的外侧有一个不甚明显的纵行隆起为三叉神经结节或灰结节,系三叉神经脊束和脊束核构成,另有一隆崎为小脑下脚或绳状体,是进入小脑的一

个纤维体系。小脑下脚沿第四脑室侧缘进行,经过外侧隐窝的深面,转向背侧,进入小脑,使小脑与脊髓、延髓间的主要联系纤维。

(6) 延髓出入的脑神经 自延髓出入的神经有舌下神经、舌咽神经、迷走神经和副神经。前外侧沟内发出Ⅻ对脑神经根(舌下神经)。舌咽、迷走和副神经根自延髓侧面的橄榄后沟及其下方的延髓出脑干。

2.脑桥

脑桥(pons)介于中脑与延髓之间,以斜方体或内侧丘系的腹侧缘为界分为腹侧的基底和背侧的背盖部。脑桥背面形成第四脑室的上部,并借小脑中脚与小脑相连。其上缘与中脑的大脑脚相分隔,下缘借桥延沟与延髓分隔,此沟系脑桥小脑纤维束在脑桥表面的横沟。脑桥平均长约28.6mm(22.0~33.0mm)。脑桥的背面观,下界限为髓纹,上界为滑车神经平面。在第四脑室底髓纹之上的中线两旁各有一个由面神经内膝形成的局限性突起,即面丘。脑桥、延髓与后方的小脑交角处,临床上称为桥小脑三角。面神经、前庭神经恰位于此三角。当此处有病变压迫时,可出现听力障碍和小脑及面神经损害症状,同时还可压迫三叉神经、舌咽和迷走神经根,产生相应的症状。

(1) 脑桥基底部 脑桥基底部为联系大脑、小脑皮质间的中继站,腹侧面宽阔膨隆,称为脑桥基底。在脑桥基底中线两旁也包含锥体束。脑桥基底部形成一腹状突出,皮质脑桥纤维终止于同侧桥核(二级神经元),其轴突则横行穿过中线抵对侧小脑皮质。脑桥基底部有许多横行纤维,向两侧逐渐缩窄的部分称为小脑中脚或脑桥臂,转向背侧进入小脑,移行处有大的三叉神经根出入脑桥,此为脑桥腹侧面与小脑中脚的分界线。脑桥小脑纤维束在脑桥腹侧面正中形成一纵行的浅沟,称为基底动脉沟,容纳基底动脉,但与基底动脉的行程并不完全相符。基底动脉沟并非基底动脉压迫造成,而是中线两旁的锥体束的隆起所致。侧面观,脑桥基底横向纤维形成脑桥臂。三叉神经根位于脑桥臂的前部,从脑桥基底部穿出。

(2) 桥延沟 在桥延沟内自内向外依次有外展神经、面神经和前庭蜗神经根出脑。外展神经靠内侧,距正中线4~5cm,前庭蜗神经在最外侧,恰居桥小脑三角处。面神经在前庭蜗神经的内侧,它与前庭蜗神经之间有细小的中间神经。腹侧面有大量的横向纤维,向两侧逐渐变窄,移行为小脑中脚或脑桥臂,转向背侧进入小脑。三叉神经在脑桥基底部与小脑中脚交界处即脑桥臂出入脑桥。通常把三叉神经根视为脑桥腹侧面与小脑中脚的分界线。从后面看时,在第四脑室底、髓纹之上的中线两旁各有一个由面神经内膝形成的局限性突起,即面丘。

(3) 脑桥内的神经 自脑桥出入的神经有三叉神经、外展神经、面神经、位听神经。脑桥和延髓的相接处,即桥延沟,自内向外有Ⅵ(外展神经)、Ⅶ(面神经)、Ⅷ(位听神经)对脑神经根出脑,Ⅶ、Ⅷ对脑神经行走在脑桥和小脑间的夹角内,即桥小脑角。外展神经居最内侧,约距中线4~5cm,位听神经在最外侧。Ⅴ对脑神经的感觉和运动根从脑桥基底部与小脑中脚交界处出入脑桥。

3.中脑

中脑(midbrain)是脑干的上部,介于脑桥与间脑之间,结构较为简单,其内的室腔为中脑导水管。腹面自脑桥上缘至乳头体,背面自滑车神经出脑处向上至松果体柄。脑桥与中脑的移行部狭细,称为菱脑峡,此处可见左右小脑上脚或称结合臂,左右结合臂之间有前髓帆,滑车神经在前髓帆内交叉后于中线两侧出脑,出脑后绕过大脑脚,再到脑干腹侧。滑车神经是唯一一对自脑干背面出脑的神经。

(1) 中脑腹侧面观 可见中脑两侧粗大的特征性的大脑脚,由皮质脑桥束(额桥束、颞桥束、顶桥束)、皮质脊髓束和皮质核束纤维组成,这些神经纤维在乳头体平面后方离开两侧内囊。两侧大脑脚之间为脚间窝,大脑脚的内侧面有一浅沟,即动眼神经沟,动眼神经由此沟穿出中脑。脚间窝的窝底灰质上有血管穿行的小孔,称为后穿质。成人中脑长约15~20mm。大脑脚的脚底集中了大量的下行纤维束。当中脑的病变如肿瘤、脑炎及外伤时,可出现动眼神经与椎体束交叉综合征(Weber 征),表现为病灶侧动眼神经麻痹及身体对侧偏瘫。

(2)中脑背侧面观　中脑的背面称顶盖,由两对圆形小丘组成。上一对称为上丘,为视觉的皮质下中枢;下一对称为下丘,是听觉通路上的重要中枢。上下丘合称为四叠体。左、右上下丘之间有一纵行的正中沟,沟的上端容纳松果体,两侧上下丘之间亦有一横沟,横沟向外侧面延伸,分隔上、下丘臂。下丘臂较粗,从下丘通至间脑的内侧膝状体;上丘臂自上丘向前延伸,终于间脑的外侧膝状体。

(3)中脑的内部结构　中脑内有三叉神经中脑核、动眼神经核、滑车神经核以及黑质和红核等。三叉神经中脑核位于中央灰质外缘,自三叉神经处一直延伸到上丘平面;动眼神经核位于上丘平面,分为成对的外侧核和单一的正中核。动眼神经副核位于动眼神经核上部的背内侧,发出副交感节前纤维,至睫状节交换神经元,节后纤维支配瞳孔括约肌和睫状肌。滑车神经核位于下丘平面,发出纤维形成滑车神经,围绕中央灰质向后下行,在中脑与菱脑交界处交叉至对侧出脑。黑质是中脑最大的神经核团,占中脑全长并伸入间脑尾部,黑质的细胞含有黑色素,并可合成多巴胺。红核是被盖部的一对大而圆的核团,从上丘平面的尾端一直伸到间脑尾部。红核接受小脑、大脑额叶及纹状体的纤维,发出纤维至脊髓前角即红核脊髓束,是锥体外系的一个重要组成部分。红核与机体的运动功能有关,是自大脑皮质到脊髓通路上的一个中继站。当一侧包括红核在内的被盖部损伤,可引起对侧肢体的运动障碍,包括震颤、共济失调和舞蹈样运动。

(4)出入中脑的脑神经　出入中脑的神经有滑车神经、动眼神经。滑车神经在脑神经中最细,仅支配眼球的上斜肌。该神经发自中脑下丘平面的滑车神经核,于前髓帆内交叉后由中脑的背侧出脑,这有别于其他脑神经。出脑后绕过大脑脚,再到脑干腹侧,之后在小脑上动脉和大脑后动脉之间前行并穿入硬脑膜。然后在海绵窦外侧壁内于动眼神经和眼神经之间前行,经眶上裂入眶。动眼神经由动眼神经沟出脑,向前行经海绵窦穿眶上裂进入眶内。动眼神经内还含有副交感神经纤维,管理瞳孔括约肌和睫状肌,调节瞳孔的变化。

二、脑干的局部解剖与手术入路选择

脑干的组织结构及解剖结构密集,生理功能十分复杂,脑干内有重要的神经结构,如10 对脑神经核、上下神经传导束和网状结构,这些结构对损伤的耐受性差。因此,脑干区域的手术危险性大,过去由于技术条件的限制使脑干病变的手术曾被视为手术禁区。

1.脑干各部位的局部解剖与手术入路选择

位于中线的网状结构将脑干分成腹侧与背侧两部分,同时又将脑干分成前后两个外科平面。因此,脑干被分成六个部分:即背侧延髓、腹侧延髓、背侧脑桥、腹侧脑桥、背侧中脑、腹侧中脑。脑干肿瘤的手术入路很多,以选择最接近肿瘤的手术入路、在脑干内最表浅的部位切开进入为原则,既要摘除占位病变,又要最低限度地避免损伤脑干结构。熟悉各部位的局部解剖结构及邻近结构的相关解剖对于正确选择手术入路是非常重要的。

(1)延髓腹侧　其上部有锥体和橄榄体,其内分别为同侧皮质脊髓束和皮质橄榄小脑束,后者系橄榄下核所在,为锥体外束;下部为出入前外侧沟的舌下神经下根;延髓正中有锥体交叉。在锥体束的后方,中央管的前方有脊髓丘系,系上升的脊髓丘脑皮质束,为上行的感觉传导纤维。由于运动纤维的表面位置关系,可通过延髓正中切口进入病变而减少损伤功能核团及传导束。另外,旁正中斜向入路即在前外侧沟水平在舌下神经和C_1神经根之间进入,可以避免损伤锥体束。其他解剖标志有位于前正中裂的椎动脉和脊髓前动脉,出入橄榄后区的Ⅸ、Ⅹ脑神经纤维和Ⅺ神经根。延髓腹侧病变的手术常选择枕下远外侧入路。

(2) 延髓背侧 分为开放部和闭合部,延髓背侧开放部构成第四脑室底,其内有丰富的感觉和运动神经核,Ⅹ和Ⅻ对脑神经核在髓纹下方,下凹内侧为舌下神经核,位于舌下神经三角内。下凹外侧为灰翼,内为迷走神经运动背核。弧束核及弧束位于迷走神经运动背核外侧,这些核位于室管膜表面的下方,相对0.5cm深处,旁正中位。弧束核前方是疑核所在地,发出Ⅸ、Ⅹ、Ⅺ对脑神经躯体运动纤维,支配鼻咽部横纹肌。延髓核位于第四脑室底部的三角(Bulbar triangle)。延髓背侧手术入路必须避开这些核,以避免引起吞咽、构音、味觉等障碍。第四脑室底下外侧是耳蜗神经核所在地,位于听觉区域内,损伤该区域,可出现中枢性单侧耳聋。该区域的手术可选择枕下正中经第四脑室入路。

(3) 脑桥背侧 脑桥背侧包括菱形窝、面神经膝部、面丘、外展神经核、后正中沟及可变化的髓纹。髓纹最多见为3～5条,走行方向是从正中向外侧,至第四脑室外侧隐窝。髓纹将菱形窝分成上下两部分。后正中沟与界沟之间为内侧隆起,髓纹上方的内侧隆起为面丘,界沟下端有一浅凹称下凹。从下凹发出两条斜向浅沟,将内侧隆起下方分成舌下神经三角和迷走神经三角,界沟外侧大三角区称前庭区或前庭三角。内侧纵束是脑干内主要交叉纤维束,它控制着眼球及头眼联合运动。在面丘内外展神经核和中脑动眼神经核之间中点,通过正中沟进入第四脑室底。在面丘水平,外侧丘系(即上升听觉传导束)和脊髓丘系(即上升脊髓丘脑皮质感觉传导束),位于外展神经核的前外侧部和前内侧部。在外侧丘系外侧有三叉系将脑桥与小脑中脚连接。该区域的手术目的是要保持Ⅵ、Ⅶ对脑神经和内侧纵束解剖及功能的完整性,故选择在面上三角、面下三角内进入。脑桥背侧病变,其手术入路可选择枕下正中经第四脑室入路。

(4) 脑桥腹侧 脑桥腹侧有Ⅴ～Ⅷ脑神经出入脑干点,血管标志有小脑前下动脉、基底动脉及穿通支,由皮质脊髓束和皮质脑桥束形成的运动通路位于一侧脑桥的中部。手术经过这一区域时,可引起运动功能障碍,有Ⅴ脑神经出入脑桥点,可以确定为疏松的运动纤维区。该区域的范围为1cm宽,中线旁1cm高。手术在此进入可以避免矢状位丰富运动纤维损伤。对于扩展至桥小脑角肿瘤,可以选择枕下乙状窦后入路、乙状窦前经岩入路。

(5) 中脑腹侧 腹侧中脑以大脑脚为界限又分成两个部分,即前内侧部和前外侧部,前外侧部位于内侧丘系和外侧膝状部水平。大脑脚表面由皮质脊髓束和皮质延髓锥体束组成。在锥体外系、皮质髓纹-黑质丘脑系统的通路上,有黑质位于其下方几毫米。红核由于位置深在,手术很难达到。主要的解剖标志是内侧动眼神经出入大脑脚内表面、在大脑后动脉和小脑上动脉之间走行在外侧的滑车神经。皮质脊髓束只占据大脑脚内侧3/5,外侧为相对安全进入区,其上方为大脑后动脉,下方为小脑上动脉,内侧为动眼神经和基底动脉,外侧为锥体束。滑车神经在环池内,外侧膝状体在同侧视束的后上方。手术入路经颞下入路可达大脑脚前内侧部;而颞枕经小脑幕入路,可以达到前外侧部。

(6) 中脑背侧 背侧中脑外表有两对突出的结构为上丘、下丘,主要为听觉纤维和眼球运动纤维高度集中的结构。在小脑上天幕下入路中,涉及的解剖结构有Galen静脉、大脑内静脉、Rosenthal基底静脉、四叠体、导水管。两上丘之间的沟内容纳有松果体,上丘有少量视觉传导纤维到达,大部分只终止在外侧膝状体。下丘有大多数听觉纤维,而内侧膝状体只有少量纤维在下丘内,耳蜗神经位于导水管的腹侧部,发出内侧纵束。耳蜗神经纤维包绕导水管在前髓帆交叉,在下丘的下方出脑干。在中线上,导水管前的0.5cm水平内有动眼神经、躯体运动核,其后方是E-W核,动眼神经核的前外侧有内侧纵束。三叉丘系位于导水管的外侧部,尽管在上、下丘之间存在着少量的丘间纤维,但仍可以通过内侧丘系间安全区进入脑干。该安全区的界线上方是后联合纤维和核,下方为下丘下方的滑车神经,外侧为下丘臂内的脊髓丘脑束,内侧为中线。此部位手术入路主要选择经小脑上-天幕下入路和枕下-天幕上入路。

2. 第四脑室底的解剖结构及手术入路选择

第四脑室底即为菱形窝,其前为延髓和脑桥,两外侧为三对小脑脚。一般认为第四脑室底沿脑干纵轴长约30～35mm,其中15mm相当于延髓部分,20mm相当于脑桥部分;横径16～20mm;其上界为小脑上脚,下部两侧为小脑下脚、楔束结节和薄束结节。第四脑室底病变的手术入路采用枕下后正中入路,第四脑室底的切开部位应根据病变的部位及范围正确选择。

(1) 第四脑室底的大小及表面解剖　有报道第四脑室底头尾向长度为29～33.7mm。Robertson以Luschka孔狭窄处作为第四脑室底外侧缘,测得第四脑室底的宽度为17(13～20)mm。Lang(1991)等对第四脑室底的长度、宽度及表面解剖标志进行了观察与测量,以侧隐窝内蜗神经核表面作为第四脑室底的外侧缘,测得第四脑室底的宽度为24(21～26)mm。第四脑室底表面都能看到闩、正中沟、内侧隆起及其上的面丘和滑车神经穿出部位,也能辨认出舌下神经三角和迷走神经三角;同时,认为髓纹的走向、数目不恒定,不能作为术中定位标志。Bogucki等观测了40例脑干标本,在所有脑干解剖标本中都能辨认出正中沟、闩、舌下神经三角和迷走神经三角,37%的标本面丘难以辨认,30%的标本无可见的髓纹,且髓纹的走向和数目变化很大。即闩、正中沟、舌下神经三角和迷走神经三角为第四脑室底的恒定解剖标志,具有术中定位价值,面丘也可作为解剖定位标志,但有时不易辨认,髓纹变异大,不宜作为手术中的定位标志。术中以舌下神经三角和迷走神经三角的上缘作为面神经上三角的底边更易辨认。

(2) 面丘　是第四脑室底上半部分最突出的结构,由其深部的外展神经核及面神经组成。面丘头尾向长6.8(6.52～7.29)mm,左右宽5.7(5.09～6.54)mm,内侧缘距正中沟0.6(0.30～0.83)mm,面丘上缘距滑车神经穿出部位13.8(13.2～14.48)mm,面丘下缘距闩的平均距离为15.7(13.36～18.32)mm,可见面神经上三角头尾向较为宽阔,为手术切口提供了较宽广的区域,在这个三角内作旁正中切口,其长度可达10mm。Kyoshima等认为在面神经上三角的旁正中距正中沟5mm切开脑干,不致损伤内侧纵束,但从三叉神经运动核与正中沟的距离来看,三叉神经运动核易受损伤。面神经上三角的内侧为内侧纵束,下方有面神经、舌下神经核和迷走神经背核,因而术中暴露病变时只能向外上牵拉脑干,但这也有可能损伤三叉神经运动核,甚至损伤滑车神经。

(3) 面神经上三角和面神经下三角　Kyoshima(1993)等在经第四脑室底成功切除3例脑干肿瘤的基础上,提出第四脑室底面丘上、下存在两个神经结构稀疏区,即"面神经上三角"(外展神经核上面神经与滑车神经穿出部位之间)和"面神经下三角"(外展神经核下面神经与舌下神经核之间),这两个区域头尾向长度分别为13.8mm和9.2mm。外科解剖标志分别为面丘上缘和滑车神经穿出部位及面丘下缘和舌下神经三角上缘。在两个三角内作长度不超过10mm和7mm的旁正中切口较安全,切口距中线的距离过小会损伤内侧纵束,距中线过远易损伤面神经上三角的三叉神经运动核和面神经下三角的面神经,一般以距中线3mm为宜。面神经下三角头尾向长度较短,在这个三角内作旁正中纵行切开脑干长度不宜超过7mm。迷走神经背核尾侧部分位于舌下神经核背侧,其余部分位于舌下神经核外侧,上极不超过舌下神经核上缘水平。因此,在面神经下三角作纵行切口只要不超过舌下神经核上缘,就不会损伤迷走神经背核,而舌下神经核是运动神经核,可于术中通过电刺激准确定位。

(4) 舌下神经三角和迷走神经三角　舌下神经三角与面丘在同一条纵行线上,即位于正中沟与界沟之间的内侧隆起上;迷走神经三角位于舌下神经三角外侧。两三角均在两侧侧隐窝连线的下方,深部分别为舌下神经核和迷走神经背核。两三角左右宽3.1(2.5～3.37)mm,长6.5(5.01～8.77)mm。

三、脑干的毗邻解剖结构

选择适当的手术入路是提高脑干手术安全性的关键之一,而了解脑干毗邻结构的解剖关系对于选择手术入路亦是非常重要的。

1.脑干腹侧的毗邻结构

脑干腹侧方解剖结构复杂,涉及Ⅲ～Ⅻ共10对脑神经、椎-基底动脉及其分支及相关的脑池,如脚间池、脑桥前池、延髓前池、环池、桥小脑脚池、小脑延髓外侧池等。脑干腹侧方的分段,可以依据骨性斜坡和脑神经与斜坡的关系进行分段。Rhonton等以脑干分段对应的硬膜内结构分为上、中、下三个间隙。这种分类可对应MRI矢状位脑干影像,可为术前确定手术方案提供解剖参数。

(1)脑干腹侧方骨性毗邻结构 脑干腹侧方毗邻斜坡,斜坡位于后颅窝前部的正中,是由鞍背到枕大孔的一条倾斜的骨坡;从上到下依次为鞍背、蝶骨体的后面和枕骨基底部。在中部有一浅凹承受脑桥,其下承载延髓。鞍背之后为大脑脚和脚间窝。斜坡长44.9mm,最窄处为鞍背,鞍背宽18.1mm;最宽处为两侧舌下神经管之间,约为27.3mm。脑干腹侧与斜坡之间为脑池。

(2)脑干腹侧方硬膜内间隙 脑干腹侧方硬膜内间隙主要由幕下脑池组成,但脑池变异大。随着影像学的发展,从神经外科角度,脑干腹侧方硬膜内间隙可分成:与延髓和枕大孔周围相关的下间隙;与脑桥、桥前池和小脑桥角相关的中间隙;与脚间池诸结构和蝶鞍、鞍旁区相关的上间隙。详见第二章第十一节。

(3)Lilequist膜 位于漏斗后方,其前方是视交叉池,前外侧是颈动脉池,后方是脚间池。Liliequist膜来源于覆盖鞍背的蛛网膜外层,向上延伸到两侧动眼神经之间。此膜分为上、下两叶,形成脚间池,上叶称间脑膜,前方贴附于乳头体后缘,分隔视交叉池和脚间池;下叶为中脑膜,向后附着于脑桥中脑沟,分隔脚间池和桥角池。两层均向外侧高于两侧的动眼神经蛛网膜鞘。间脑膜较厚,是蛛网膜下腔内的完整无孔的一层膜性屏障;中脑膜较薄,不完整,基底动脉上行穿过此层膜性结构,达到脚间窝。两叶均与覆盖鞍背的蛛网膜相接,脚间池向外与脚池和环池的幕上部分相交通。Rhonton指出Liliequist膜的外侧并不附着于颞叶的钩回上,而是附着于动眼神经的蛛网膜鞘上,动眼神经周围是蛛网膜汇集点。Liliequist膜的间脑膜分隔视交叉池和脚间池,中脑膜分隔脚间池和桥前池。脑桥前膜分隔桥小脑脑桥池和桥前池,中脑桥外侧膜分隔环池和桥小脑角池。

2.小脑脚及其中的纤维束

(1)小脑下脚 由多种纤维组成,其来源有:①同侧的外侧楔核;②对侧的下橄榄核;③脊髓小脑后束;④对侧弓状核;⑤脑神经感觉核中同侧的三叉神经脊束核、前庭核及孤束核;⑥网状结构的外侧网状核及旁正中网状核。

(2)小脑中脚 纤维起自于桥底的桥核,发出纤维大部分行向对侧,形成桥臂入小脑,小部分在本侧入小脑。桥核接受大脑皮质各部分来的纤维,组成额桥束和颞顶桥束,经中脑入桥底,从而构成大脑—脑桥—小脑通路,投射于小脑皮质。

(3)小脑上脚 主要由小脑传出纤维组成。这些纤维发自小脑齿状核、闩核及球状核,集中成左右两束,沿第四脑室上外侧缘上行并互相接近。至中脑下丘下缘处进入深部,经大脑导水管至其腹侧交叉。交叉后的纤维围绕红核,一部分止于红核,另一部分上行止于丘脑。此外还有脊髓小脑前束在脑桥上缘处转至被盖背侧,沿小脑上脚外侧面及背侧面进入小脑。

3.小脑幕的局部解剖

(1)小脑幕 小脑幕(tentorium of cerebellum)位于大脑横裂内,为硬脑膜重叠形成的结构,乃横窦沟和乙状窦沟处的硬脑膜内层向前折叠,在大脑与小脑间形成的帐篷样结构。其外周附着在岩骨嵴和横窦的硬脑膜壁,幕顶恰在胼胝体压部下。向后沿正中线与大脑镰相连,两者形成直窦,它将大脑大静脉收集的血液引流到上矢状窦与左右横窦汇合形成的窦汇内。小脑幕把颅腔分隔成上大、下小两部分,以此为界将颅腔区分为幕上结构和幕下结构两部分。

（2）小脑幕切迹 为小脑幕前缘游离形成的一个朝向前方的弧形切迹。它与鞍背围成一个前宽后窄的裂孔，叫小脑幕裂孔（tentorial hiatus）。此裂孔的前后径平均约为43（40～56）mm；横径平均约为28（25～32）mm。裂孔中有脑干通过，中脑和小脑幕裂孔间的环状间隙为脑脊液循环的必经之路。因此，切迹上下任何一方，只要有占位性病变或任何原因造成的压力过大，皆可越界形成脑疝，即天幕裂孔疝。

（3）中脑 相当于小脑幕切迹平面的中脑内部结构，从前到后是：大脑脚脚底、黑质、红核、中脑被盖部的网状结构，中脑导水管周围灰质及其腹内侧的动眼神经核、中脑导水管和上丘。脑疝形成后所出现的一些临床症状和体征，均为这些组织结构受损后所产生的功能障碍。

（4）脑池

①脚间池（interpeduncular cistern）：位于中脑腹侧与鞍背之间为脚间池，它上与视交叉池和两侧大脑外侧裂池（cistern of lateral fissure of cerebrum）相连接，两旁与环池相交通，下与桥池相延续。在此池内有动眼神经、后交通动脉、基底动脉和大脑后动脉等通过。动眼神经夹于上方的大脑后动脉和下方的小脑上动脉之间，向前上走行，进入海绵窦内。

②环池（cisterna ambiens）：环绕中脑两侧的是环池和其外侧的环池翼，它是小脑幕裂孔区三个脑池中最窄的一个，滑车神经向前和大脑后动脉向后走行时都经过此池。

③四叠体池：四叠体与切迹缘之间为四叠体池。此池较宽，有大脑大静脉经此进入直窦内，故又称为大脑大静脉池。在正常情况下，颞叶的海马旁回钩位于脚间池上方；海马旁回和舌回位于环池的上方，胼胝体压部和扣带回后部位于四叠体池的上方。小脑幕裂孔具有足够的空间，不会影响内部及其邻近结构的功能。当有占位性病变发生时，上述不同的脑组织可疝入其邻近的脑池内。小脑幕裂孔疝的形成可导致脑干、动眼神经的病理改变。当幕上占位病变不断增长时，患侧大脑半球和脑干向对侧移位，但由于大脑半

球上部有大脑镰的限制，其移位较轻，而半球的底部靠近中线的结构，如钩回和海马旁回等移位较明显，并且由于脑干向对侧移位时，脑干与同侧小脑幕切迹之间的间距增大，促使颞叶钩回疝入脚间池中，最初是患侧的动眼神经、大脑后动脉、后交通动脉和大脑脚受到牵拉和挤压，随着病情持续发展，对侧的神经和血管亦受牵拉，最后全部中脑均遭受挤压。

4.枕骨大孔区的局部解剖

（1）延髓 延髓（medulla oblongata）由桥延沟至C_1神经根，长约2.5～3.0cm。延髓正中沟两旁纵向隆起的棒状结构为锥体，其内为下行的皮质脊髓束构成。锥体的下部正对枕骨大孔前缘。锥体与橄榄之间为腹外侧沟，舌下神经的多条根丝自此沟出脑，沿下橄榄表面走行。舌下神经、外展神经、滑车神经、动眼神经与脊髓前运动根相对应。这些神经核均位于第四脑室和导水管中线两旁。延髓的侧方有数支脑神经，最下端为副神经，其上为迷走神经和舌咽神经。延髓的背侧有三叉神经脊束核、薄束核、楔束核及前庭神经核。第四脑室底以及正中孔、侧孔均位于延髓。

（2）枕骨大孔（foramen magnum） 位于后颅窝底的中央，形状近于卵圆形，前部稍窄，后部较宽，是颅与颈的交界部，其内有延髓与脊髓相连接。椎动脉和副神经的颈脊神经部经枕骨大孔进入颅内。枕骨大孔的前外侧缘有舌下神经管内口，舌下神经经此孔出颅腔。

（3）硬脑膜窦（sinuses of dura mater）位于硬脑膜的内外两层之间，是颅内静脉血的回流通道。枕内隆突为窦汇（confluence of sinuses）所在部位，由上矢状窦与直窦在枕内粗隆处汇合而成。枕内粗隆向下的骨嵴称为枕内嵴，为小脑镰附着处，内有枕窦。枕内隆突向两侧各有一横沟，为左右两侧横窦所在，横窦转向前下方连接乙状窦沟，为乙状窦的位置。乙状窦的末端接颈静脉孔，颈静脉孔呈"8"字形，前小后大，前部内有Ⅸ、Ⅹ、Ⅺ脑神经，后部为颈内静脉起始部。孔内通过的结构由前向后有舌下神经、迷走神经、副神经以及乙状窦与颈内静脉相连续处。

四、脑干的血管解剖

脑干的血管构筑规律与脊髓和大脑的血管构筑规律大同小异，分深浅两个系统。深动脉系统为旁正中动脉，相当于深穿动脉支，从腹侧面直接进入脑干，供应深部灰质；浅动脉系统分为长旋动脉和短旋动脉，在脑干表面走行一段距离后进入脑干，相当于大脑的皮质支。

(一)动脉

脑干主要接受椎-基底动脉系统的血液供应。椎动脉是锁骨下动脉的第一个分支，在颈内静脉、椎静脉、交感干的后方走向 C_7 横突，伴随交感神经纤维穿过上6个椎体的横突孔，绕寰椎侧块，穿寰枕后膜进入颅内。椎动脉入后颅窝后，在延髓两侧上行，在锥体前方于桥延沟处汇合成基底动脉。

1.脑干相关的动脉

(1) 椎动脉　椎动脉分支有脊髓后动脉、脊髓前动脉、小脑后下动脉(PICA)、延髓旁正中和外侧窝动脉。PICA 是椎动脉颅内段的最大分支，其第一个分支供应延髓背外侧1/3区，发出点比脊髓前动脉低。其主干向小脑后下方走行，行程弯曲。首先是绕过橄榄体下端向后，在舌咽、迷走和副神经的根丝背侧上行，至脑桥下缘再沿小脑下脚转向下。由于PICA存在弯曲，后颅窝占位病变时，这些弯曲会有所改变或移位；当小脑扁桃体疝时，该动脉可向下移位至枕骨大孔水平以下。PICA 的主要分支有延髓支和小脑支。延髓支为一组小血管，约5~8支，主要供应延髓背外侧区(橄榄后区)，包括脊髓丘脑束、红核脊髓束、网状脊髓外侧束、三叉神经脊束及其核、迷走神经背核、疑核、孤束核、前庭外侧核以及网状结构。小脑支供应小脑半球下面等，小脑支和脉络丛支与附近血管有丰富吻合。但延髓支是机能性终动脉，PICA 血栓形成时，易引起延髓背外侧综合征。

延髓旁正中和外侧窝动脉，分别供应延髓旁正中和每半侧延髓中1/3区血运（这些动脉也可发自基底动脉和小脑下前动脉）。

(2) 基底动脉　由左右椎动脉在脑桥下缘合并而成。经脑桥基底沟上行至脑桥上缘，分为左右大脑后动脉。基底动脉发出分支至每侧的脑桥旁中央区，并发出长周(长旋)动脉、短周(短旋)动脉。小脑前下动脉起自基底动脉下部，在供应小脑之前，先发出分支至延髓上部的中1/3和延髓附近的脑桥基底部。小脑上动脉恰在基底动脉发出两侧大脑后动脉之前发出，在桥小脑裂中，该动脉发出分支穿过脑桥上部的被盖到小脑上脚。小脑上动脉的另一些分支供应四叠体的下丘和中脑下部被盖的背外侧部。

2.脑干各部位的血液供应

(1) 延髓的血液供应

①延髓的血供来源：延髓接受来自前内(中央旁)、前外、外侧及背侧组动脉的血液供应。脊髓前动脉和椎动脉发出延髓中央旁支，供应延髓内部结构，包括锥体、锥体交叉、内侧纵束、网状结构、顶盖脊髓束、舌下神经核、孤束和孤束核、迷走背核等。脊髓后动脉供应薄束、楔束及其核团。PICA 发出其后支供应延髓背侧，包括脊髓丘系、三叉神经脊束核、三叉丘系、疑核、绳状体、前庭外侧核等。分布于延髓腹外侧区脑组织的营养动脉，其起始处与前正中沟的距离在8~10mm之间，除小脑前下动脉外，起始均在脑桥延髓沟之下6~13mm。在脑干附近进行手术时，应注意对该营养血管的保护。小脑前下动脉、椎动脉、基底动脉和PICA 发出至延髓腹外侧区脑组织的营养动脉在入脑处均在前庭蜗神经的内下方，其距离在6~10mm之间，因此在行听神经瘤等手术时，在其神经的内下方应注意辨认和保护上述营养动脉。小脑下前动脉、PICA 发出的营养动脉均在远离动脉起始处约2mm之后发出。

②延髓腹外侧区血供的应用解剖：延髓腹外侧区(橄榄后沟之后)深层相当于孤束核、疑核和巨细胞核群的网状结构区域内，其内有与呼吸和心血管活动相关的调节中枢即生命中枢。桥小脑三角、岩斜区的手术时，除应避免过重牵拉延髓外，还应防止损伤供应该区域的血管，如不

注意延髓腹外侧区血供的保护可能引起严重的后果。发自椎动脉和基底动脉至延髓腹外侧区的营养动脉，绝大多数起于它们的外侧壁或后外侧壁，术中分离上述二动脉应注意这种解剖关系。延髓腹外侧区营养动脉来源于PICA的占20%，虽然所占比例不大，但PICA具有起始复杂、管径弯曲、行径变异多及供应小脑范围变化大的特点。术中除了要避免PICA的直接损伤外，还应避免过多牵拉该动脉，以免其发出的延髓支被损伤造成脑干梗死而导致术后水肿、出血，甚至死亡。DSA造影很难显示椎动脉发出的脊髓支、肌支、脑膜支和延髓支。延髓周围区域的手术后，尽管有时治疗后复查DSA 示椎动脉、基底动脉、PICA 等显影正常，但有的病人术后仍出现脑干症状，可能和延髓腹外侧区营养动脉因痉挛或栓塞导致该营养动脉闭塞等有关。

（2）脑桥的血供　脑桥由基底动脉发出的3组脑桥动脉和小脑上动脉、小脑前下动脉供应血液。脑桥基底的外侧2/3和被盖部分系由成对的长周和短周动脉供应。

①脑桥旁正中动脉(paramedian arteries)：有十余支，起自基底动脉，从基底沟两侧进入脑桥，供应脑桥基底部的脑桥核、皮质脊髓束、皮质核束和皮质脑桥束，有些长支可伸入被盖部，供应内侧丘系和网状结构。

②脑桥短旋动脉(short circummferential arteries)：自基底动脉两侧发出，绕行脑桥腹面，从脑桥腹外侧穿入脑桥底，分布于脑桥底外侧的楔形区，此区是旁正中动脉、长旋动脉供应区之间的地带。供应脑桥基底部前外侧一个楔形区，包括皮质脊髓束和内侧丘系各一部分纤维、脑桥核和桥小脑纤维，以及三叉神经和面神经根及其核的一部分。

③脑桥长旋动脉(long circumferential arteries)：从基底动脉两侧发出后，绕至脑桥背面穿入脑实质。长旋动脉在行程中，或直接向外侧，或发出小支与小脑前下动脉和小脑上动脉吻合，与小脑前下动脉一起供应脑桥被盖尾侧的大部分；与小脑上动脉一起供应被盖的头端。长

旋动脉的供应区包括Ⅴ～Ⅷ对脑神经核、内侧丘系、脊髓丘脑束、脊髓小脑束、小脑上脚和脑桥网状结构和斜方体、外侧丘系、绳状体、脑桥臂等。通常脑桥出血，多为旁正中动脉破裂所致。

（3）中脑的血供　中脑的血液供应较丰富，各血管之间吻合较多。因此，中脑血管闭塞性疾病较为少见。中脑的动脉主要来自大脑后动脉、脉络膜后内侧动脉、四叠体动脉、小脑上动脉、丘脑穿动脉和脉络膜前动脉等。可分为前群动脉、外侧群动脉和后群动脉3 组。

①前群动脉：又分成外侧及中间亚组。主要为大脑后动脉交通前段发出的中央支，有时从后交通动脉、基底动脉交叉处和脉络膜后内侧动脉或小脑上动脉发出。经脚间窝穿入，在脚间窝形成血管丛，供应脚间窝底和中缝两旁结构。内侧支供应动眼神经核及根、滑车神经核、红核、中脑水管周围、中脑网状结构等。

②外侧群动脉：中脑前外侧动脉被称为大脑脚支，有多支血管，一般由小脑上动脉、大脑后动脉、脉络膜后内侧动脉和四叠体动脉发出，经大脑脚外侧和上、下丘臂进入。其供应大脑脚的中间部和外侧部、黑质、红核和小脑被盖外侧部、内测丘系和外侧丘系。

③后群动脉　主要是大脑后动脉或小脑上动脉和四叠体动脉的分支，在上、下丘表面形成血管网，发支供应上丘和下丘，长支可达中脑水管用围灰质。

（二）静脉

脑干静脉形成丰富的吻合网。延髓静脉（包括四脑室壁静脉）与脊髓上部和小脑下部静脉相交通，随小脑下部的脑桥下部静脉一同流入横窦或岩上窦。延髓静脉还与绒球静脉相连，后者收集小脑前部血液流入岩上窦或岩下窦。脑桥前部静脉与中脑脚间窝静脉相连，后者经Rosenthal基底静脉流入Galen 大脑大静脉。脑桥外侧静脉形成集合静脉，向前在中脑外侧沟走行，绕过中脑时与基底静脉交通。

（1）纵行静脉　延髓前正中静脉向上延续

为脑桥中脑前静脉,再向上至脚间窝形成大脑脚静脉,注入基底静脉或向外后环绕大脑脚注入中脑后静脉;中脑外侧静脉,在中脑外侧沟上行,与岩上静脉和中脑后静脉或基底静脉相连;延髓外侧静脉与桥延沟静脉形成中小脑脚静脉,汇入小脑脑桥裂静脉或直接注入岩上窦。

(2) 横行静脉　主要有桥延沟静脉、桥中脑沟静脉、脑桥横静脉、延髓横静脉等。中脑和脑桥的静脉与间脑和第三脑室腹侧静脉之间存在广泛的吻合。

第十二节　枕骨大孔区的应用解剖

一、枕大孔区的肌肉和筋膜

枕骨大孔区皮下为颈筋膜,颈筋膜向上与骨膜、帽状腱膜融合并附着于上项线,向前形成颈部肌肉的筋膜鞘,在中线与项韧带融合。项韧带附着于枕骨正中,从枕外隆突到枕大孔,并附着于颈椎棘突。项韧带将肌肉左右分开,此处血管很少。手术沿项韧带进入,可减少术中出血。寰枕后筋膜从寰椎后弓延伸到枕大孔后面,椎动脉和颈神经根从此膜的外侧通过。

1.颅颈交界区软组织的解剖

颈肌依位置分为颈浅肌群、舌骨肌群和颈深肌群。颈浅肌群指颈阔肌和胸锁乳突肌。舌骨下肌群包括胸骨舌骨肌、胸骨甲状肌、甲状舌骨肌和肩胛舌骨肌;舌骨上肌群包括二腹肌、茎突舌骨肌、茎突舌肌、茎突咽肌、下颌舌骨肌和颏舌骨肌。颈深肌群的外侧组为前、中、后斜角肌,内侧组为颈长肌、头长肌和头直肌。枕颈部交界处的肌肉十分发达,枕部的肌肉分为以下4层。

(1) 第一层　为最浅层,其前方有耳后的胸锁乳突肌(sternocleidomastoid muscle)和后方中线的斜方肌(trapezius muscle)。胸锁乳突肌起自胸骨柄的前面和锁骨的胸骨端,二头向上汇合为一个肌腹,上端止于乳突外侧面及上项线的外侧部,受副神经和C_2神经前支支配。斜方肌位于项部和背上部皮下,为三角形的阔肌,底向脊柱,尖在肩峰。其肌纤维以腱膜起自上项线的内1/3、枕外粗隆、项韧带全长,C_7棘突及胸椎棘突和棘上韧带。其上部肌纤维斜向外方,止于锁骨外1/3的后缘及其附近的骨面;中部纤维平行向外,止于肩峰内侧及肩胛冈上缘的外侧;下部纤维斜向外上方,止于肩胛冈下缘的内侧。在这一层内,还有枕动脉及枕大神经一起穿上项线中内1/3交界附近达皮下,斜向外上位于枕骨粗隆的两侧、斜方肌上方止点的外侧缘。而两侧的枕小神经包绕胸锁乳突肌的后缘也向外上达耳后。斜方肌受副神经支配。

(2) 第二层　有头夹肌、颈夹肌和肩胛提肌。头夹肌(splenius capitis muscle)为夹肌上部大部分的肌束,起自项韧带的下部后缘、C_7和上位3个胸椎棘突及其棘上韧带,位于胸锁乳突肌和斜方肌的深面,肌纤维斜向外上,止于上项线的外侧部分,并于胸锁乳突肌深面止于乳突的后缘和枕骨上项线外侧1/3下方的粗糙面。枕大神经到达上项线之前,先潜行于头夹肌深面。

(3) 第三层　有头半棘肌、颈半棘肌和头最长肌。枕大神经自头半棘肌穿出后向外上达上项线中点附近与枕动脉交叉伴行向上。枕小神经自胸锁乳突肌的深面穿出向后。半棘肌(semispinalis muscle)起自$C_2 \sim T_{12}$的横突,按其止点和位置可分为头半棘肌、颈半棘肌、胸半棘肌。头半棘肌(semispinalis capitis)起自枕部上下项线之间,位于头夹肌和颈夹肌的深面,项韧带两侧;颈半棘肌起自$C_2 \sim C_7$,位于头半棘肌的深面,大部分肌肉止于第二颈椎。该肌群的作用为仰头,使脸稍转向对侧。头最长肌(longissimus cervicis)起自上位$T_4 \sim T_5$横突及下位$C_3 \sim C_4$的关节突,在胸锁乳突肌和头夹肌深面止于颞骨乳突的后缘。下端与颈半棘肌黏着并向下延续,受脊神经支配。

(4) 第四层 也是最深层,主要有头短肌群,包括头后大小直肌、头上斜肌和头下斜机,位于头半棘肌的深面,由枕下神经支配($C_1 \sim C_2$)后支支配。头后大直肌以一尖腱起自C_2棘突,肌纤维斜向外上方,止于枕骨下项线的外侧部及其稍下方的枕骨;头后小直肌以一细腱起于寰椎后结节,肌纤维向上,止于下项线的内侧及其下方的枕骨。上斜肌起自寰椎横突的上面,肌纤维行向后上方,止于枕骨上、下项线之间的头后大直肌浅面;下斜肌起自枢椎棘突的外侧面及其椎弓板上部,向外上方止于寰椎横突下外侧面的横突。头后大、小直肌作用于寰枕关节,使头后仰;头上、下斜肌使头和寰椎沿枢椎旋转。该肌群的血液供应来自椎动脉和枕动脉的深支,由C_1神经后支支配。

2.枕下三角

头上、下斜肌和头后大直肌之间围成的三角形区域称为枕下三角(图2-12-1)。枕下三角位于项区上部深层,其上内界为头后大直肌;上外界为头上斜肌;下外界为头下斜肌;浅面借致密结缔组织与头夹肌和头半棘肌相贴,枕大神经行与其间;底为寰枕后膜和寰椎后弓。在此三角内有枕下神经(C_1神经的后支)和椎动脉经过。椎动脉穿寰椎横突孔后转向内,行于寰椎后弓上

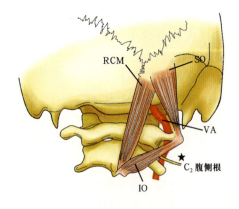

图2-12-1 枕下三角示意图。SO,上斜肌;IO,下斜肌;RCM,头后大直肌;VA,椎动脉;C_2腹侧根

面的椎动脉沟内,继而穿寰枕后膜入椎管,经枕骨大孔入颅。头部过分旋转或枕下肌痉挛可压迫椎动脉,使颅内供血不足。枕下神经在椎动脉与寰椎后弓之间穿出,行经枕下三角,支配枕下肌。

3.颅颈交界区的解剖标志

(1) 头侧直肌 是界定咽旁间隙结构和枕下三角内结构的确切标志。头侧直肌起自寰椎横突,止于枕骨颈静脉突,后组脑神经、交感干和颈内动脉、颈内静脉等走行于寰椎横突和头侧直肌的前方,椎动脉及周围静脉丛位于头侧直肌的后方。

(2) 二腹肌后腹(或二腹肌沟) 可作为确定面神经颅外段起始部的解剖标志。颈静脉突恰为颈静脉孔的后外侧边界,茎乳孔位于颈静脉突的前外侧缘,故颈静脉突可作为确定颅外颈静脉孔、茎乳孔以及保护重要脑神经的解剖标志。切除颈静脉突可自后、外、下方显露颈静脉孔内结构。二腹肌后腹前缘的筋膜向前与茎乳孔处面神经周围的结缔组织相延续。

(3) 颈动脉嵴 位于颈静脉孔和颈动脉管之间的狭长骨嵴,构成颈静脉孔的前界。舌咽神经出颈静脉孔时行于迷走神经、副神经的前方,颈内动脉的外侧。因此,磨除颈动脉嵴时应注意避免损伤舌咽神经。

二、骨性枕骨大孔

1.骨性枕骨大孔的形态结构

枕骨大孔区的骨性结构包括枕骨、寰椎和枢椎。形成枕骨大孔主要部分的枕骨由四部分组成:前方的基底部(basal part),后方的鳞部(squamosal part)以及两则的髁部(condylar part)。枕骨鳞部为内凹外凸的瓢状扁骨,其内表面中间有一突出的纵行的枕鳞骨嵴,称为枕内嵴,沿中线下降,是小脑镰的附着点。枕内嵴的下端向两侧分开形成枕骨大孔的两后缘。枕骨的基底部也称斜坡,是骨质较厚的部分,与枕骨大孔呈45°角向前延伸与蝶骨相融合。斜坡的内面略向内凹陷,两侧以岩枕裂(petroclival fissure)与颞骨的岩部分开,其颅底外侧面有一个小的隆突,称咽结节(pharyngeal tubercle),是咽缝(raphe pharyngis)的附着点,为重要的手术解剖标志。斜坡上借鞍背下方的蝶枕软骨联合与蝶骨相接,下与寰椎、齿状突关系密切。枕骨粗隆位于枕骨外面的两侧枕鳞上方的中间,其两侧向外的横嵴为上项线,下方与之平行的骨嵴为下项线。枕外粗隆在颅内对应窦汇,两侧为横行的横窦。枕外嵴于下项线以下更明显,垂直下达枕骨大孔,其颅内对应枕内嵴。

枕骨大孔位于后颅窝,其腹侧壁由致密的骨质组成,其间充满致密的韧带,厚薄不一,在C_1前弓和齿状突水平其厚度可达23mm。枕大孔背侧壁较疏松,骨间隙较大,韧带等软组织较薄弱,亦无重要结构走行于背侧。枕骨大孔以前窄后宽的圆形最多见,其次为不规则的椭圆形,少数为长菱形。狭窄的枕骨大孔前部在齿状突上,较宽的后部有延髓通过。枕骨大孔的内径差异较大,其前后径(平均3.5cm)大于左右径(平均3cm),呈卵圆形。Calvy等(1987)在冠状位和矢状位测量成人枕骨大孔直径分别为29.7mm和35.3mm。孔的前半由于两侧枕骨髁的侵入,略窄于后半。

2.枕骨髁的位置及形态

枕骨髁,又称髁突(condylar process)。在枕骨大孔前部两侧,成对的髁部位于枕骨大孔的前半部,形成枕骨大孔的两侧缘,其向下的关节面与寰椎髁突相关节,内侧面的髁结节是齿状韧带(dcntate ligament)的附着点。枕骨髁关节表面的外侧高于内侧界。其前界尖锐并且沿着枕骨髁的体部向下突出,其后界常常与髁后窝连续。枕髁的前上方是舌下神经管(hypoglossal canal),位于枕髁的上半部,从后向前、从内向外。少数(约6%)的单侧或双侧舌下神经管被骨性间隔部分或完全分开。枕骨髁后方的髁窝(condylar fossa)位于枕髁的后方,72%~80%穿通,成为髁管(condylar conal),内有髁导静脉通过,是髁静脉回流乙状窦的通道。

枕骨髁形态多样性,包括豆形、棱晶形、扁平形、凸面形、短宽形、扁长形等。左右侧枕骨髁形状常有区别,表面形状多为一个拉长的卵圆形或豆形。从枕骨髁后部向外延伸的四边形

骨板称为颈突,构成颈静脉孔的后壁,位于静脉孔静脉部的外侧,其根部的后方有茎乳孔,系面神经出颅的地方。颈突下表面有时向下发出乳突旁突,长者可与寰椎横突接触。枕骨髁内表面的舌下神经管上方,岩枕裂下端内侧有一隆起,即颈结节。该结节后部有一浅沟,是Ⅸ～Ⅺ脑神经的径路。枕骨髁的长轴向前内方向会聚,向内侧平面的平均角度是26.5°(17°～40°),长与宽的比例约为2∶1。Bernhard(1976)报告枕骨髁平均高度为11.9mm,一个关节表面大小接近$1.12cm^2$。枕骨髁的关节表面在前部的分开距离是24.6(18～31)mm,在后部是42.8(39～48)mm。Issing测定关节表面的长度为22.9(15～29)mm。Knese(1949/1950)测算两个轴相交的前角在男性为124°,而在女性为127°。矮的枕骨髁与较大的角度相关联,发育不良的枕髁角度可达152°。枕骨大孔后正中线至枕骨髁的测量,见图2-12-2。后正中线至枕髁内侧缘的距离为(27±0.5)mm,后正中线至枕髁外侧缘的距离为(40±0.4)mm。

3.寰椎的形态解剖

寰椎(atlas)侧块的上方和下方各有椭圆形的关节面,分别与枕髁和枢椎相关节(图2-12-3)。每一侧块的内侧有一小结节,是寰椎横韧带的附着处。左右侧两个卵圆形的长轴或肾形上关节面(分为前、后两部分)向前内侧方向汇合。紧接在上关节凹的后面是一条横向的

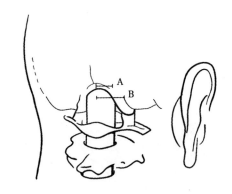

图2-12-2　枕骨大孔后正中线至枕骨髁的测量。A,后正中线至枕髁内侧缘的距离;B,后正中线至枕髁外侧缘的距离

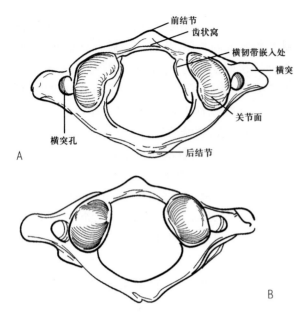

图2-12-3 寰椎解剖示意图。A,上面观;B,下面观

沟,椎动脉和相伴随的静脉及C$_1$神经从中走过。侧块的外侧是横突,在体表可触及,是手术解剖学的重要标志。其根部的横突孔(transvcrse foramen)有椎动脉穿过,与颈内静脉、后组脑神经相毗邻。C$_1$椎体的横突孔位于侧块和横突之间,椎动脉经横突孔至后弓上表面向内穿寰枕筋膜入颅。后弓外侧部的上面有一浅沟,有椎动脉和C$_1$神经通过,并形成椎动脉压迹,即椎动脉沟,宽5.7mm,其内侧缘至寰椎后结节中点即半距,右侧为20.1mm,左侧为19.0mm,两侧寰椎椎动脉沟内侧缘之间的全距为38.8(30.1~46.0)mm。行寰椎后弓切除减压时,切除范围半距控制在15mm(10~16mm)、全距25mm以内,可避免损伤走行于椎动脉沟内的椎动脉。37%~52%的寰椎上

关节面后缘到后弓间有一骨桥,将上述浅沟围成完全或不完全的骨孔。寰椎的最大宽度(在侧块的区域)欧洲男性为83(74~90)mm,女性则为72(65~76)mm。Hasebe(1913)测量欧洲成年人的平均值为80.9(73~85)mm。寰椎的横突孔通过椎动脉和相伴随的静脉,该孔位于上关节凹和寰椎侧块之间。寰椎横突孔的内侧边界距中线26(22~30)mm,比枢椎的横突孔靠外侧更远。而且,寰椎横突孔的下界比其上界更靠近内侧。

4.枢椎

枢椎(axis)是第二颈椎,其突出的特点是前方向上的齿状突(odontoid proccss)。枢椎上关节面是肾形者约占38%,还有圆形、椭圆形或其他形状。枢椎的上关面以134.7°(124°~141°)向前汇聚。Frizzi(1915)发现这些关节面的平均长度是18.5(16.4~20.4)mm,右边的平均宽度是16.3mm,左边平均宽度为16.6(14.8~17.9)mm。枢椎体的高度为22.13(17~26)mm。Hasebe(1913)报道日本男性枢椎体的高度平均为19.3mm,女性为17.3mm。齿状突的前方有光滑的关节面,与寰椎前弓后方的关节面相关节,尖端有翼状韧带(alar ligamcnt)附着,根部后方有寰椎横韧带(transverse ligament)经过,枢椎的椎板(图2-12-4)厚,棘突最大最坚固,常作为定位标志。枢椎的横突孔指向外上与寰椎横突孔相呼应。国人齿状突的平均高度为15.7mm,宽约11.2mm。Hasebe测量日本男性齿状突的平均高度为17.9mm,女性为16.5mm;男性和女性齿状突的宽度分别为10.5mm和9.8mm。齿状突尖端有齿突尖韧带,侧面有翼韧带,后面有寰椎横韧带。

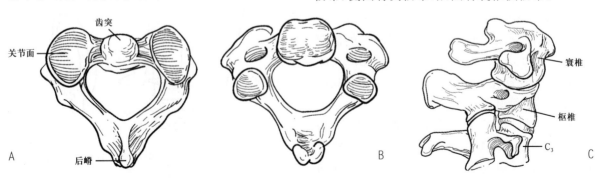

图2-12-4 枢椎解剖示意图。A,上面观;B,下面观;C,侧面观

三、枕骨大孔区的关节联系

颅颈之间的关节包括枕髁、寰椎和枢椎之间的连接,功能上为一完整的关节,具有较大的运动范围,允许头部做水平和垂直运动,以适应眼-头协同运动。枕骨和寰椎之间的联系主要依赖两侧成对的寰枕关节和前后寰枕筋膜。寰枕关节(atlanto-occipital jiont)由枕骨的枕髁和C_1的髁突及其关节囊组成,位于枕骨大孔前半部的两侧。前方的寰枕筋膜(atlanto-occipital membrane)位于枕骨大孔前缘和C_1前弓之间,后方的寰枕筋膜(posterior atlanto-occipital membranc)位于枕骨大孔后缘和C_1后弓之间,两者于椎动脉和C_1神经根的后方交汇并围绕椎动脉。

枕骨和枢椎之间的连接由顶盖筋膜、尖端韧带和成对的翼状韧带四部分组成。顶盖韧带是后纵韧带的头侧延伸、覆盖于齿状突和"十"字韧带的后表面,起自枢椎体的后方,上达枕骨大孔前方枕骨基底部的上部。翼状韧带(alar ligament)起自齿状突上部的两侧,止于枕骨髁内表面的结。尖端韧带(apical ligament)位于前寰枕筋膜和"十"字韧带之间,起自齿状突的尖端,终于枕骨大孔的前缘。寰椎和枢椎之间的关节由4个滑囊关节组成:中间2个分别位于齿状突的前方和后方,两侧的2个则位于寰椎和枢椎上下相对的侧块之间。前方和后方齿状关节的关节囊分别是独立的,前者位于齿状突的前方和寰椎前弓的后方,后者位于软骨覆盖的横韧带的前方和齿状突的后方。

1.寰枢关节(atlantoaxilal joint)

寰枢椎共有4个关节,内侧2个在齿状突前后,外侧2个在寰枢椎侧块关节突之间。齿状突前后的关节均有自己的关节囊,前关节囊在齿状突前面和寰椎前弓的后面之间。后关节囊在齿状突后面和寰椎横韧带前面覆盖的软骨之间。寰枢关节囊的前部和内侧部比后外侧部更薄一些。

(1)寰枢外侧关节(lateral atlantoaxilal joint)包括寰齿正中关节与寰齿后关节。由寰椎两侧块的下关节面与枢椎的上关节面构成,左右各一。

(2)寰枢正中关节(median atlantoaxilal joint)由齿突与寰椎前弓后方的齿突凹和寰椎横韧带构成。寰齿正中关节由寰椎前弓齿突凹与齿突前关节面组成;寰齿后关节由齿突后关节面与连接于寰椎侧块内侧的横韧带中心的纤维软骨面组成。寰枢关节沿齿突的垂直轴运动,使头连同寰椎进行旋转。寰枕、寰枢关节的联合运动可使头做俯仰、侧屈和旋转运动。

4个关节均有独立的纤维囊和滑膜腔。除4个关节外,寰枢椎之间还有"十"字韧带、前纵和后纵韧带相联结。"十"字韧带分横部和垂直部,横部即寰椎横韧带,横越齿突基部后面,将椎管分为较小的前部(有齿突)和较大的后部(有硬脊膜和脊髓)。横韧带中部较宽,两端较窄,附着在寰椎侧块的内侧面。横韧带中部向上、下发出细束(即"十"字韧带的垂直部),分别附着于斜坡和枢椎椎体后面。

2.寰枕关节(atlantooccipital joint)

寰枕关节由枕骨髁和两侧的寰椎侧块的上关节面构成,属双轴性椭圆关节。其关节面呈凹椭圆形,属联合关节,关节囊松弛,完整地附于关节面周围。关节囊外有寰枕前膜、寰枕后膜和寰枕外侧韧带以加强其稳定性。寰枕前膜位于枕骨大孔前缘与寰椎前弓上缘之间,两侧附着于寰枕关节囊,其中间部分有前纵韧带加强。寰枕后膜连接枕骨大孔后缘与寰椎后弓上缘,寰枕外侧韧带连接寰椎横突与枕骨颈静脉突。寰枕关节的作用是使头部做屈伸和侧屈活动。两侧关节同时活动,可使头做俯仰和侧屈运动。

3.枢椎与枕骨的联系

枢椎与枕骨由覆膜、齿突尖韧带和成对的翼韧带相联结。覆膜是后纵韧带向颅端的延伸。齿突尖韧带由齿突尖到枕骨大孔前缘,介于前寰枕膜与"十"字韧带垂直部之间。翼韧带起自齿突上部两侧,向外上方附着于枕骨髁内面。

四、枕骨大孔区的韧带

寰椎和枢椎之间的韧带联系有"十"字韧带、前纵韧带、后纵韧带以及位于寰枢椎后弓之间的黄韧带(图2-12-5、图2-12-6)。寰枢椎通过"十"字韧带、前后纵韧带和关节周围的关节囊相连接。在齿状突后面横行的和垂直的韧带构成

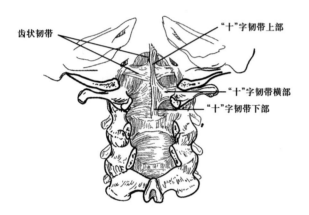

图2-12-5 枕骨大孔区韧带(前面观)

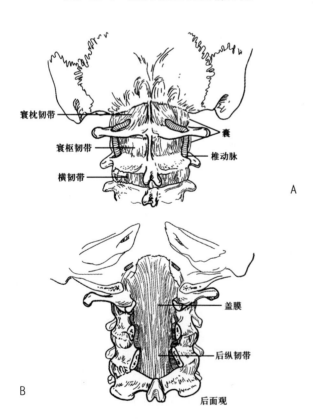

图2-12-6 枕骨大孔区韧带(后面观)。A,寰枢韧带;B,后纵韧带

"十"字韧带。横行的部分也叫横韧带,它在齿状突后较宽,在寰椎侧块内侧结节的附着处较窄。寰枢椎前面有前纵韧带连接二椎体。后纵韧带附着在"十"字韧带的横行部分以及斜坡,向下走行于齿状突和椎体后面。寰枕关节囊和寰枕前、后筋膜连接寰椎和枕骨。齿状突和寰枕前筋膜从枕大孔前缘延伸到寰椎后弓。寰枕后筋膜从枕大孔后缘到寰椎后弓,其外侧界在C_1神经根和椎动脉的后方,有时此膜在椎动脉后方可能骨化。寰椎和枕骨之间的连接还有4个纤维膜和韧带,即覆膜、尖韧带和成对的翼状韧带。

1.前纵韧带和后纵韧带

前纵韧带(anterior longitudinal ligament)和后纵韧带分别位于寰枢椎前弓的前方和后方,前者起自寰椎的前弓和枢椎的椎体,后者则达"十"字横韧带以上及斜坡。前纵韧带上窄下宽,紧贴于寰椎前结节、椎体上下缘和椎间盘前缘,由上向下延伸,直达骶骨盆面,抑制脊柱过伸。后纵韧带较窄,自枢椎体后表面向下延伸,由两层结构组成,深层纤维参与到环形纤维中,浅层纤维在深层纤维的内侧并与其松弛相连。在侧方浅层完全与深层分开,并且向外扩展形成结缔组织膜,覆盖硬膜、神经根和椎动脉。这部分可以相对较厚,但另外一些地方可能较薄或形成不完全,特别是在后方,围绕神经根和椎动脉的部分常较易鉴别出来。后纵韧带紧贴椎体上、下缘和椎间盘后缘,至骶骨后方,其作用与前纵韧带相反。前纵韧带与后纵韧带在椎间孔相互连接。

2.寰椎横韧带

寰椎侧块的内侧面常有数个结节为横韧带的黏着处。在附着处附近平行的纤维形成圆状韧带,韧带增厚覆盖齿状突的后表面。寰椎横韧带位于寰椎两侧块之间,为胶原纤维构成的圆柱形纤维索,它们互相以锐角交叉,使韧带在颈椎和头向前折时轻度伸展。其上缘锐利,下缘圆钝,紧密贴附于齿突后面。当头部和颈椎前屈时,横韧带发生紧张,防止齿突向后移位,压迫脊髓。寰椎横韧带是颅-颈交界处最强劲的韧带,撕断张力达130kg。韧带在其中间有近10mm宽和2mm厚。

3.寰椎"十"字韧带

寰椎"十"字韧带位于齿状突的后方,分横部与直部两部分,其横、纵纤维呈"十"字形交叉。横向纤维又称寰椎横韧带,围绕齿状突的后方连接两侧的寰椎侧块结节,由横韧带与枢椎体后面连至枕骨大孔前缘的纵行纤维索组成,其中横韧带是十字韧带的主要部分,纵行纤维加强横韧带作用,防止齿突向齿突尖与枕骨大孔前缘移位。横韧带位于齿状突后方部分,张于寰椎两侧块内侧缘,使齿突与寰椎前弓后面的齿突凹相接,寰椎横韧带中部向上、下各发出一纵行纤维束,分别附着于枕骨大孔前缘和枢椎椎体后面。横韧带上方的纵向纤维位于顶盖韧带和尖端韧带之间。横韧带水平以下的纵向纤维止于枢椎椎体的后表面。十字韧带的上纵带总是存在的,它由疏松结缔组织所包绕,并与前寰枕膜融合;下纵带与枢椎椎体的后表面相连,有时缺失。寰椎十字韧带限制齿突向后移位,当暴力损伤韧带时,齿突向后上移位,可压迫延髓和脊髓。

4.翼状韧带(alar ligaments)

是一对圆柱状强度很大的韧带,左右各一。翼状韧带起自齿突上2/3的侧方,向外上走行,止于枕骨髁前内侧面。在正中矢状面不能见到该韧带,其最上部纤维可跨过中线形成横枕韧带,这个韧带有一部分深纤维延伸到齿状突的侧后边界,而浅纤维连接到齿状突顶的一部分。翼状韧带断面呈圆形,直径约为8mm。其主要功能是限制寰枢关节旋转。当向右旋转时,左侧绷紧,反之右侧绷紧。当旋转时枢椎略微向上的运动,有助于翼状韧带的松弛,使其运动范围更大。

5.齿状突尖韧带

齿状突的尖韧带(apical ligament of dens)起始于齿突尖,呈扇形止于枕骨大孔前缘两翼状韧带之间,与寰枕前膜和"十"字韧带间有脂肪组织垫分开。尖韧带宽2～5mm、长2～12mm,无特殊功能意义。

6.顶盖膜(membrana tectoria)

又称覆膜。在前硬膜之下,枢椎的齿状突和"十"字韧带被一层宽阔的相当强度的韧带从后方覆盖,称为顶盖膜(图2-12-7),相当于后纵韧带向上的延续,向上止于枕骨大孔前缘。这个扁平状的韧带由两层组成,其浅、深层均附着于枢椎的椎体后面,分别为背侧覆膜和腹侧覆膜。背侧覆膜在枕骨大孔上方与斜坡硬脑膜融合;腹侧覆膜向上止于枕骨基底部,向下贴附于枢椎体后面和"十"字韧带。这两层覆膜到达枕骨大孔时与寰枕关节囊融合。此膜借一薄层疏结缔组织与寰椎字韧带相隔。

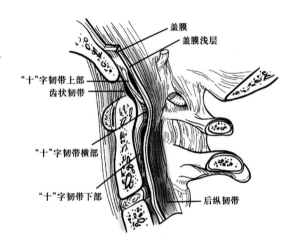

图2-12-7 颅颈交界区韧带,显示顶盖膜

7.寰枕前膜(anterior atlatooccipital membrane)

位于寰枕关节囊的前方,由致密网状纤维构成,连接枕骨大孔前缘和寰椎前弓上缘。外侧与囊韧带混合,内侧被一束由前纵韧带延伸于枕骨基底部和寰椎前结节之间的正中索加强。

8.寰枕后膜(posterior atlatooccipital membrane)

位于寰枕关节囊的后方,也是宽而薄的结缔组织膜,连接于枕骨大孔后缘和寰椎后弓上缘,外侧与关节囊相混合。它在椎动脉、静脉丛和C_1神经之上成弓状,弓的边缘有时可骨化。

五、枕大孔区的神经组织

枕大孔区的神经结构主要有延髓、小脑、第四脑室、上段颈髓、后组脑神经和上位颈髓脊神经。延髓和脊髓以C_1神经根为界,即位于C_1神经根头侧的是延髓。C_1 神经的前根是恒定的,出现率为100%,而后根有时缺如。延、颈髓的界线在腹侧容易辨认,而背侧有时不易区别。所以,区分延髓和颈髓以 C_1 的腹侧根较为可靠。第一齿状韧带位于脊髓与硬脊膜之间,是一白色三角形的纤维片,其内侧缘相连续,位于背腹脊神经根之间,外侧缘以三角形的纤维附着于枕大孔周围的硬脊膜上。最头侧的纤维位于枕大孔水平椎动脉颅内段起始部之上,尾侧的纤维位于椎动脉颅内段起始部下方,两者之间的齿状韧带外侧缘与椎动脉、脊髓后动脉和 C_1 神经根黏着在一起。

1.小脑和延髓

延髓经枕骨大孔与脊髓相连,其前部由延髓锥体构成,前方对应下斜坡、枕骨大孔的前缘和齿状突的头侧部分。延髓的前正中沟位于两侧锥体之间,分开延髓上部,但于锥体交叉处消失,又于锥体交叉下方出现并与脊髓前正中沟相续。延髓的侧面由下橄榄核构成,其后面的小脑下脚由内侧的薄束和薄束结节构成,外侧由楔束及楔束结节构成。小脑延髓沟(ccrebellomedullary fissure)位于小脑和延髓之间的前上方,沿第四脑室顶部从内向外至外侧隐窝,其后壁由中间的蚓垂和两侧的扁桃体、二腹叶构成,前壁由下髓帆和脉络丛组织构成,术中显露小脑延髓沟需从后极抬起扁桃体或切除之。下髓帆位于蚓垂和扁桃体上极之间,与第四脑室脉络丛组织共同组成第四脑室顶的下半部。

小脑位于枕骨大孔的后上方,两侧半球之间的浅沟为后正中切迹(posterior cerebellar incisure),被小脑镰所分隔。蚓部的上部为锥体(pyramid)、下部称之为小脑蚓垂(uvula)。正中切迹的下端正对枕骨大孔的后上方,为枕大池所在部位,经第四脑室正中孔(foramen magendie)与第四脑室相通。与枕骨大孔关系最密切的小脑部分是两侧的二腹叶和小脑扁桃体,以及由蚓锥体、蚓垂和蚓结节构成的小脑下蚓部。二腹叶位于枕骨大孔的外侧缘,其下极和后表面对应枕大池,其腹侧部分正对第四脑室顶的下部,其前面

的上极借小脑延髓沟与延髓的后方分开。扁桃体位于枕骨大孔的后上缘,被二腹叶所覆盖,二者与枕骨大孔疝的病理发生过程有密切的关系。

2.脑神经

舌下神经和副神经的脊髓根均与枕骨大孔有着密切的解剖关系,枕骨大孔病变常常累及这两组脑神经。舌下神经的根丝自延髓腹面锥体与橄榄体之间发出,走向后外方,穿舌下神经管出颅。根丝与椎动脉之间的关系有3种情况:位于椎动脉的后方,位于椎动脉的腹后两侧,位于椎动脉的前方。副神经脊髓根(spinal accessory nerve)纤维起自上6颈髓节,位于脊髓的前后根丝之间,其主干经枕骨大孔的外侧缘后部、在椎动脉后方上行由椎管入后颅窝。

3.脊神经

枕骨大孔区相关的脊神经根自脊髓发出后直接经硬膜孔达硬膜外, C_1 神经根是与枕骨大孔关系最密切的颈神经,恰好位于枕骨大孔的下缘,与其他脊神经所不同的是其后根的组成: C_1 的腹侧根一般由4～8条神经根丝组成,出硬膜前腹侧根连同背侧根在硬膜内、椎动脉起始部的后下方,同椎动脉一起出硬膜孔再沿椎动脉的前方达 C_1 横突外侧面下行与颈神经丛发生联系。 C_1 的背侧根远较腹侧根复杂,发出后于硬膜孔周围并入腹侧根。Rhoton等观察50例 C_1 神经根组成,仅发现15例脊髓后根出现,且这15例脊髓后根均接受来自副神经脊髓根的纤维,余35例脊髓后根缺失。①耳大神经(great auricular nerve):来自 C_2、C_3 神经,分布于耳廓和腮腺表面皮肤。②枕小神经(lesser occipital nerve):来自 C_2、C_3 神经,属颈丛的分支,分布于颈上部、耳廓后面及邻近的颅顶皮肤。③ C_1 神经后支(枕下神经):在椎动脉与寰椎后弓之间穿出,进入枕下三角,支配枕下肌。④ C_2 神经后支:在寰椎后弓与枢椎板之间后行,于头下斜肌下方穿出,分支分布于该肌后,然后分为较大的内侧支和较小的外侧支,其内侧支称枕大神经(greater occipital nerve),于头下斜肌与头半棘肌之间上行,在斜方肌在距枕外隆突外侧约2.5cm处穿

斜方肌和深筋膜。封闭枕大神经可于枕外隆突下方一横指处，向外侧约2.5cm处进行。⑤C_3神经后支：发出后绕过C_3关节突，分为内侧支和外侧支，内侧支又发出细小的第3枕神经，穿斜方肌，分布于颈上部和枕外隆突附近的皮肤。

六、枕大孔区的血管

与枕骨大孔有密切关系的血管主要有椎动脉(vertebral artery)及其分支、小脑后下动脉和椎动脉脑膜支(meningeal branch)。

1.椎动脉(vertebral artery)

(1) 椎动脉的分段　成对的椎动脉起于锁骨下动脉第一段上壁，穿上6个颈椎的横突孔，在寰椎侧块后方转向内，行于寰椎后弓上面的椎动脉沟内，绕枕髁的后方穿寰枕后膜入枕大孔达延髓的前方。椎动脉的硬膜外部分为三段。

①第1段(V_1)：从锁骨下动脉的起点处到进入C_6横突孔之前。

②第2段(V_2)：在C_6～C_1横突孔之间。

③第3段(V_3)：从C_1横突孔到进入硬膜前，该段椎动脉在寰椎侧块后方内行，经过寰椎后弓外侧部上面的椎动脉沟(或孔)，在后寰枕膜外缘进入硬膜。

椎动脉部分被后寰枕膜、头后大直肌、头上斜肌和头下斜肌所覆盖，并为静脉丛所包绕，末端发出脑膜后动脉、脊髓后动脉和颈深部肌支，偶尔发出小脑后下动脉。约90%的椎动脉从C_6向上穿行在横突孔中。这些横突孔左侧的前后径为6.5～7.5mm，右侧的前后径约为7mm。横突孔和相邻横突孔之间的空间里有椎静脉丛和围绕动脉的交感神经丛横越。这个交感神经丛与椎神经相连，它常起源于星状神经节，而较少起源于下或上颈神经节。

(2) 椎动脉的分支　椎动脉在枕骨大孔区的分支有脊髓后动脉、脊髓前动脉、小脑后下动脉和前后脑膜动脉。成对的脊髓后动脉起自椎动脉硬膜孔的周围、硬膜外或硬膜内，或起自小脑后下动脉，入蛛网膜下腔后，在齿状韧带的头侧分别分为向上的延髓支和向下的脊髓支。小脑后下动脉多

起自硬膜内椎动脉，少数则起自硬膜外椎动脉接近硬膜孔处。脊髓前动脉由发自两侧椎动脉腹侧的两支共同形成，其中一支常为脊髓前动脉的延续，而另一支则有可能中止于延髓，其主干于前正中沟周围穿枕骨大孔下行达脊髓前方。

(3) 椎动脉的分部　根据椎动脉的行程可将其分为椎前部、横突孔部、寰枢部、寰椎部和蛛网膜下腔部。

①椎动脉的寰枢部：行走在枢椎和寰椎之间的部分，此部在头转动时受到牵拉，故其血管内膜及外膜所含的弹性纤维比横突孔部多，使头和寰椎自由旋转约35°。约65%的椎动脉在C_2和C_3之间的缝隙中向上走行，然后走向外侧，最后再向上走行几乎以直角走向寰椎横突孔。第一个弯曲在枢椎横突孔，血管的中点在中线旁11.2mm。第二个弯曲可在C_2颈椎，或在其上方6mm处。C_2神经根的前支由后向前绕过该段椎动脉。椎动脉自C_2、C_3椎间隙到枢椎横突孔的长度为39(29～56)mm，椎动脉的直径为2.5～5mm，约56%的左侧椎动脉比右侧宽。在寰椎的上表面，椎动脉弯折或向后成角走行在寰椎的椎动脉沟。枕下神经也在该动脉之下向背侧行走。该段椎动脉常常发出肌肉支，它与枕动脉和颈升动脉的分支相吻合，而与颈升动脉较少吻合。椎动脉这一段位于紧靠寰椎外侧关节，粗大的静脉位于关节、动脉和神经之间。Tomita等(1987)认为椎动脉这一段移位将引起颈性眩晕。如果一条椎动脉较粗大但有动脉粥样硬化改变，那么由另外较细的椎动脉所提供的血液供应可能就不充分。因此许多作者认为椎动脉即使因动脉粥样硬化改变血流量有所减少，但通常延髓的血液供应是足够的，除非在颈区的操作引起血液供应进一步减少(也包括椎动脉造影)，才会引起延髓外侧综合征的症状。

②椎动脉寰椎部：是从穿寰椎横突孔始至进入硬膜之间的部分，该段椎动脉长为44(27～60)mm，椎动脉出C_1横突孔至入硬脑膜点之间的距离为(22±3)mm(图2-12-8)。寰椎横突孔后面的高度为2～5mm。穿出横突孔后，椎动

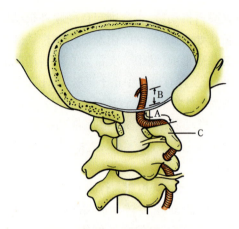

图2-12-8 椎动脉测量。A,椎动脉出C_1横突孔至入硬脑膜点之间的距离(22±3)mm;B,椎动脉穿硬膜至分出PICA的距离(17±8)mm;C,横突结节

脉外侧段走行在寰椎上方5.1(0~13)mm、寰椎后弓后缘后方。椎动脉在中线旁12.8(6~20)mm进入硬膜,左侧距离大于右侧。通常椎动脉在寰椎部发出肌支到颈部肌肉,这些分支与该区其他动脉有吻合,至肌肉的分支血管直径可达0.8mm。约有4%的椎动脉寰椎部发出小脑后下动脉(PICA),PICA在椎动脉附近独立进入硬膜及蛛网膜。在枕下手术入路时,应注意这种可能性。

③椎动脉蛛网膜下腔部:硬膜内椎动脉起自位于枕骨大孔后外侧缘下方的漏斗形硬膜孔,穿过后寰枕筋膜和硬膜。该处硬膜较厚,围绕椎动脉形成4~6mm长的漏斗形孔。该孔是椎动脉及其脊髓后动脉分支、C_1神经的共同通道。C_1神经根由此出椎管,脊髓后动脉由此入椎管,两者连同椎动脉被围绕在同一纤维环内,此处的椎动脉恰位于C_1神经根的后方、脊髓后动脉和副神经脊髓根的前方。进入硬膜后,椎动脉沿延髓侧面向前上走行,在舌下神经根之前或之间穿过锥体,在桥延沟附近与对侧椎动脉汇合成基底动脉。在蛛网膜下腔,椎动脉可直行或弯行走向对侧的同名动脉。椎动脉首先在脊髓和延髓的侧方绕行,然后走行在其前方。椎动脉蛛网膜下腔段

的长度约为25.4(19~35)mm。

2.小脑后下动脉

小脑后下动脉(PICA)发出后穿舌下神经、迷走或副神经根丝向后,经延髓侧方绕小脑下脚达延髓背侧,继于小脑下脚背侧向上,沿第四脑室正中孔两侧入小脑延髓沟。在小脑延髓沟顶端、扁桃体与小脑蚓垂之间分支为蚓支和皮层支,蚓支向上供应小脑蚓部,皮层支向外供应小脑皮层的表面。90%PICA发自椎动脉,约有6%~10%的PICA起源于基底动脉,少数起源于硬膜外椎动脉。Brunner观察到有7.3%为单侧缺乏PICA,此时由PICA供血的区域则从同侧发育良好的小脑前下动脉得到代偿。

3.枕骨大孔区硬脑膜的血供

枕骨大孔区周围的硬脑膜由椎动脉、咽升动脉(ascending pharyngeal artcry)和枕动脉(occipital artery)的脑膜支供血。PICA、脊髓后动脉和颅内椎动脉的起始部常发出脑膜支供应枕大孔区硬膜,椎动脉脑膜前支多经C_2和C_3椎间孔入椎管内并穿行于后纵韧带和硬膜之间;椎动脉脑膜后支起自硬膜外寰椎髁突周围的椎动脉或硬膜内小脑镰附近的颅内椎动脉。咽升动脉发出的脑膜支经舌下神经管和颈静脉孔达枕骨大孔以上的硬膜。后颅窝硬脑膜还接受海绵窦段颈内动脉的脑膜垂体干的供血。

4.根动脉和脊髓前动脉

(1)颅颈区的根动脉 根动脉伴随C_1的腹根和背根到达脊髓和脑干。C_2水平根动脉的直径为300~400μm,而左侧平均为300μm;C_1水平根动脉的直径为700~800μm。腹侧根动脉常常与脊髓前动脉及脊髓和延髓的邻近动脉形成吻合。

(2)脊髓前动脉 脊髓前动脉在两根椎动脉结合前5.8(1~13)mm处发出,其外径为0.75(0.25~0.9)mm。自发出走行一段后在桥延沟13.9(5~38)mm处与对侧脊髓前动脉结合。10%一侧脊髓前动脉缺失,38%存在有副脊髓前动脉。

第十三节 颅底血管的显微解剖

一、Willis 动脉环及其穿支动脉

1.Willis动脉环的分型

Willis 动脉环由双侧大脑前动脉近侧段(A_1)、前交通动脉、双侧颈内动脉和后交通动脉及大脑后动脉近侧段(P_1)组成(图2-13-1),位于脑底面蝶鞍上方的鞍上池内,又名基底动脉环、大脑动脉环或环状动脉。1664 年Thomas Willis 首先描述此环,故称为Willis 环。Willis 环的分型,目前尚未统一。有人将之分为原始型、近代型、过渡型、混合型和发育不全型,亦有人则较为简单地分为正常和异常两型。

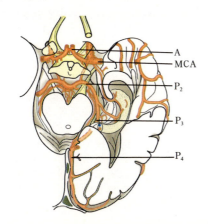

A

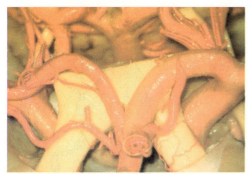

B

图2-13-1 Willis 动脉环和大脑后动脉(P_2-P_4)及其分支示意图。A,前交通动脉复合体; MCA,大脑中动脉; ant. Cho,脉络膜前动脉; med. post. ch.a,脉络膜后内侧动脉; lat. post.ch.a,脉络膜后外侧动脉; cal,距状动脉。B,Willis 动脉环

2.Willis环前部的穿支

(1) 颈内动脉的穿支 床突上段颈内动脉穿过海绵窦顶的硬脑膜后,在前床突内侧和视神经下方进入颅腔,向后、上、外侧走行,在视交叉之外和前穿质之下分为大脑前动脉和大脑中动脉。沿途除发出眼动脉、后交通动脉和脉络膜前动脉外,还发出许多小穿支(图2-13-2)。

(2) 大脑前动脉的穿支血管 大脑前动脉自颈内动脉发出后,在视交叉(70%)或视神经(30%)上方与前交通动脉相接。大脑前动脉最大的穿支是Heubner 回返动脉,直径0.2~2.9mm(平均1.0mm),通常起自大脑前动脉水平段(A_1)或A_2近端,有时也起自前交通动脉、颈内动脉分叉部,甚至大脑中动脉。该回返动脉约60% 走行于A_1 之前,故抬起额叶后,首先显露的往往是该动脉;另外,40% 的回返动脉行于A_1与前穿质之间。当A_1发育不良,回返动脉管径接近A_1 时,更易混淆。Heubner 回返动脉本身又可发出约4 支穿支动脉,分别止于前穿质、Sylvian 裂和额叶底面。Heubner 回返动脉的供应范围包括尾状核和壳核前部、苍白球外侧部尖端、内囊前肢、钩束和嗅区(图2-13-3)。除Heubner 回返动脉外,A_1 还发出2~15 支(平均8 支)穿动脉,止于前穿质、视神经和视交叉背面、下丘脑、Sylvian 裂、纵裂和额叶底面。起自A_1 的下丘脑小动脉损伤而回返动脉完好时,可出现精神症状但无瘫痪;回返动脉闭塞时,可引起以上肢为主的轻偏瘫;A_1 受损同时累及回返动脉时,因大脑前动脉远端可接受来自对侧的血流,故仅出现轻瘫,这与前动脉远端闭塞所致的严重瘫痪形成对照。

3.Willis环后部的穿支

后交通动脉一般发出4~12 支(平均7 支)穿动脉,供应下丘脑后部、丘脑前部和底部及内囊后肢。其中最大的一支是乳头体前动脉(又称丘脑前穿动脉或丘脑灰结节动脉),多起自后交通动脉中段,直径0.3~1.0mm,在乳头体前或

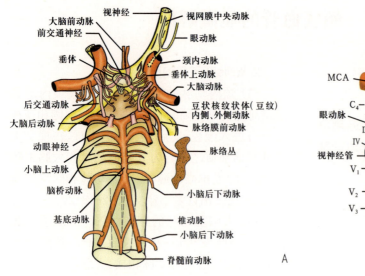

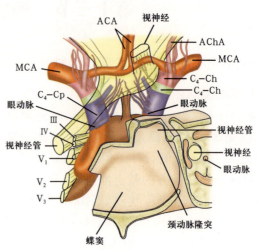

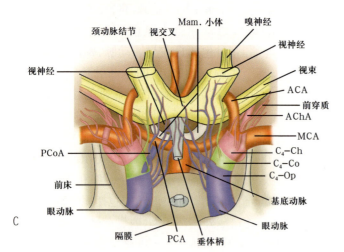

图2-13-2　颈内动脉的穿支动脉。A,Willis环的分支；B,前方观,左侧视神经于进入视神经管处切断并向上抬起,显露穿支动脉情况,眼动脉起源于海绵窦,ICA经过海绵窦时在发出眼动脉前于蝶窦侧壁形成一向外侧的突起,动眼、滑车、外展和眼神经及上颌神经、三叉神经下颌支经过蝶窦的外侧的海绵窦壁,垂体上动脉起源于眼动脉部；C,双侧视神经离断后抬起前面观,显示第三脑室底下表面及经过的穿支,垂体柄在鞍隔上方离断

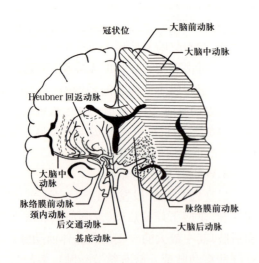

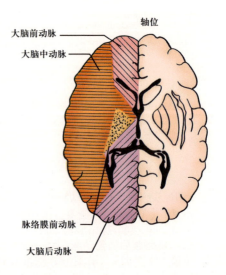

图2-13-3　颅内血管供血分布图。A,冠状位显示Heubner回返动脉的起源及其供血范围；B,水平位显示脉络膜前动脉的供血范围

侧方进入第三脑室底,供应丘脑和下丘脑前部及外侧壁。大脑后动脉近段(P$_1$)的上、后面发出1~13支(平均4支)穿动脉,行向后上,又分成许多分支,止于中脑后部、脚间窝、大脑脚、后穿质和乳头体。

二、颈内动脉系统及其分支的显微解剖

(一)颈内动脉的显微解剖

1.颈内动脉的形态解剖

颈内动脉从岩骨段到床突上段有4个襻和2个纤维环。颈内动脉受远、近两个纤维环约束。前床突表面的硬膜和下面的骨膜分别与颈内动脉外、前面的外膜融合,形成远环和近环,近端纤维环在动脉出海绵窦处,远端纤维环在其由海绵窦段移行为硬膜内段之间。此两环之间恰是颈动脉床突段,两环之间的颈内动脉长度为2.34±0.73mm,是颈内动脉海绵窦段的前垂直段。颈内动脉两环只存在于颈内动脉的外面和前面,而在其内、后面仍是一个环。颈动脉环有以下特点:环的方向不是水平的,而是斜向内下;动脉环在颈内动脉的外、前面与颈内动脉外面紧密融合,而在后、内面侧疏松结合,形成颈内动脉凹陷;动脉环在颈内动脉后内面有一束纤维组织与鞍结节外缘相接;远环内侧方与包绕颈内动脉管内壁的硬膜相延续,后方与床突间韧带延续。4个颈动脉襻是:后襻(或膝襻)在岩骨内,动脉由垂体部转弯为水平部;水平段的颈动脉在三叉神经节的下方,行向前内,穿出破裂孔形成外侧襻;颈动脉继续上行,入海绵窦后部内,在后床突的外侧形成内侧襻;颈动脉在海绵窦内继续近乎水平向前走行,该动脉由海绵窦内段移行为床突段,形成前襻,颈动脉由此转入硬膜内段。

颈内动脉颅内段开始于岩尖破裂孔,在此处颈内动脉位于三叉神经半月节的内侧,与三叉神经半月节以硬膜袖套相隔,出破裂孔后,向上、向前、向内侧走行,到达蝶鞍后外侧部,进入海绵窦。颈内动脉海绵窦段上行很短的距离后旋即向前沿蝶鞍外侧,先沿蝶鞍的后外侧面上升

一小段距离,而后弯向前,沿着蝶鞍的侧壁走行,进入颈动脉沟。当颈内动脉接近蝶鞍的前部时,再次弯向上、向内,在前床突下方内侧出海绵窦。颈内动脉自前床突内侧向上穿出硬膜环后,先向前、内、上方行至视神经下面,再弯向后、外、上方走行于视神经外侧,在大脑前穿质的下面分成大脑前、中动脉两终支。前床突上段在走行过程中,依次发出眼动脉、后交通动脉及脉络丛前动脉等三大分支。据此,可将颈内动脉床突上段分成三部分,即眼动脉部、交通动脉部及脉络丛动脉部。Rhoton等(1978)对两侧颈内动脉之间的距离进行测量,发现两侧颈动脉间距离最短的部位82%在床突上,14%在海绵窦内,4%在蝶窦内。此距离平均为12mm(4~18mm)。颈内动脉前床突上段的平均长度为(16.2±2.90)mm,在脑池段的长度为13.4(8~18)mm。颈内动脉血管壁的滋养血管,通常仅存在于眼动脉起始之前的颈内动脉上。但是,血管壁出现动脉硬化时,可以延伸至颈内动脉分叉部。

2.颈内动脉的分段

传统的分段是逆血流,从头侧向尾侧分段。Fisher根据动脉造影片从颈内动脉终点开始,由远及近将颈内动脉分成5段,其分段为逆血流方向(图2-13-4)。Gibo和Rhoton对颈内动脉的

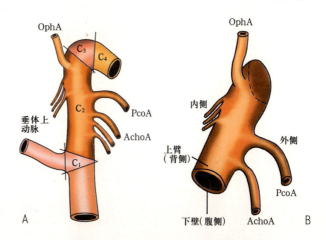

图2-13-4 颈内动脉的分段。A,右侧颈内动脉分段;B,右侧颈内动脉的4个壁。PcoA,后交通动脉;AchoA,脉络膜前动脉;OphA,眼动脉

分段方法正好相反,是顺血流由近及远将颈内动脉分为颈段、岩段、海绵窦段和床突上段等4段,其中海绵窦段和床突上段合称颈动脉虹吸部。临床上所谓的"颈内动脉虹吸段"是指起自颈内动脉海绵窦段后曲,止于颈内动脉分叉处,包括海绵窦段、眼动脉段和交通段。Bouthiller(1996)根据血流的方向和海绵窦显微解剖提出新的颈内动脉分段方法。自颈内、外动脉分叉处顺血流方向分为7段,即颈段(C_1)、岩骨段(C_2)、破裂孔段(C_3)、海绵窦段(C_4)、床突段(C_5)、眼动脉段(C_6)和后交通动脉段(C_7),这一分段法目前在临床上较为实用。

(1)Fisher分段法 从脑血管造影上习惯将颈内动脉分成5段,从近端到远端依次为:

1)岩骨(C_5)段 位于颞骨岩部的颈动脉管内,发出颈鼓支和翼管支。

2)海绵窦(C_4)段 此段又分为5部分(段),

即前、后垂直部(段),前、后弯曲部(段)和中间的水平部(段)。颈内动脉海绵窦段近端的直径为3.3～5.4mm,而床突上段近端为2.4～4.1mm。颈内动脉海绵窦段的主要分支,见图2-13-5。

①脑膜垂体干:脑膜垂体干(背侧主干)自颈内动脉海绵窦段背侧发出,这是一支恒定的血管。它的分支包括小脑幕动脉(供应小脑幕和小脑幕的岩骨附近处),脑膜背侧动脉(供应鞍背和斜坡的硬膜),垂体下动脉(供应垂体的后部)(图2-13-6A)。

②海绵窦下外侧干(海绵窦下动脉):此动脉主要发自颈内动脉海绵窦段,Harris报告为84%,而Pakinson报道占80%。供应海绵窦内的神经组织、海绵窦壁、三叉神经节、中颅窝底海绵窦周围的硬膜和小脑幕游离缘。自颈内动脉水平部发出,多在跨过外展神经后分为前、后两支(图2-13-6B)。前支向海绵窦前方呈迂曲状,主

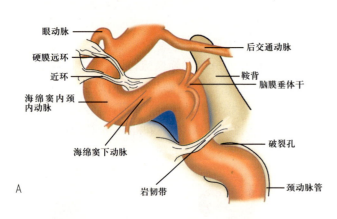

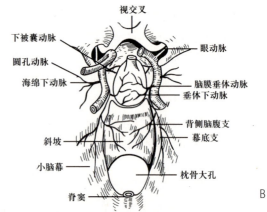

图2-13-5 颈内动脉海绵窦段及其分支。A,矢状位显示海绵窦段的分支;B,水平位显示海绵窦段的分支

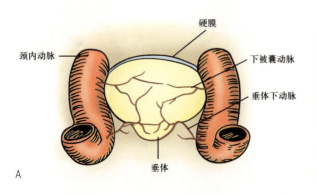

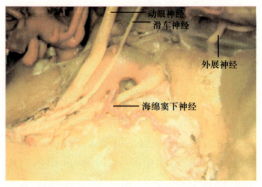

图2-13-6 颈内动脉海绵窦段的分支。A,垂体下动脉和下被囊动脉(垂体下面观);B,海绵窦下动脉

要分布在三叉神经上颌支的深面；后支分布于海绵窦底的中份及后份，紧紧贴附于颅底硬膜上，并与对侧同名动脉吻合。有24%海绵窦下动脉起自脑膜垂体干，先向海绵窦前下方走行，在Parkinson三角的后部走行，再发出分支到小脑幕或海绵窦侧壁以及海绵窦底部的硬膜。

③被囊动脉：1953年由McConnel命名，亦有称包膜动脉。此动脉不恒定。它又分为前、后两支，供应鞍底硬膜和垂体。但Harris和Rhoton发现包膜动脉的出现率只有28%。

④残存原始三叉动脉：起自颈内动脉海绵窦段的脑膜垂体干的近侧，发出向后走行，穿海绵窦壁，从鞍背穿出向内弯曲走行，在小脑上和小脑前下动脉之间与基底动脉吻合。其出现率仅为0.1%～0.2%。

3）膝段（C_3）段　为海绵窦段和床突上段间的转折，由此段发出眼动脉（图2-13-7）。颈内动脉前床突段的四周几乎均被骨质包绕，外侧为前床突的内侧面，前面与眶尖骨板紧密相邻，而内侧面则位于蝶骨体上，后缘与海绵窦腔相邻，但有时中床突形成动脉与海绵窦之间的骨性分隔。垂体上动脉起自颈内动脉的下内侧，在颈动脉池和视交叉池内，走行于视神经下方，供应垂体柄、灰结节、垂体前叶和视神经、视交叉的下面（图2-13-8）。与对侧同名动脉及垂体下动脉相吻合，形成一沿着垂体柄环绕及纵向的血管丛，这就是垂体门脉系统，有助于术中确定垂体柄位置。

①垂体上前动脉：出现率为98%。其主支至垂体柄之中、上部，加入该部周围的动脉网。约

30%的病例其主支尚发出降支（即前叶动脉），与垂体柄平行下降，穿鞍隔至垂体前叶。此外，垂体上动脉还发出视神经返支（该支抵达视神经后部之下方再弯向前行）及视交叉支（该支抵达视交叉的腹侧面）等两个分支。

②垂体上后动脉：出现率为70%。发出后向内上方斜行，多分成2支，其内侧支加入漏斗柄动脉丛；外侧支则分布于视交叉的腹侧面及其外侧缘。

4）床突上（C_2）段　颈内动脉床突上段起自于颈内动脉刚出海绵窦处，在前床突的下内侧、视神经外下方出海绵窦，穿过硬膜进入颈动脉池，位于前后床突连线的上方。颈内动脉穿出海绵窦至前床突内下方时，前床突可不同程度地盖住或压迫床突上段颈内动脉的近端及近端分支的起始部。颈内动脉床突上段全程在颈动脉池内走行，动脉向上、向后、稍向外走行于视神经的外

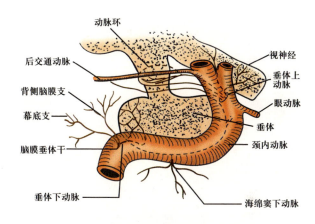

图2-13-7　颈内动脉海绵窦段和膝段的分支

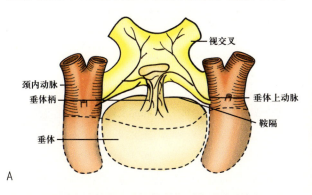

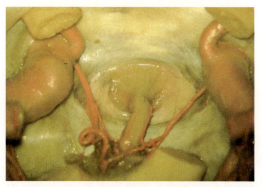

图2-13-8　垂体上动脉。A，垂体上动脉示意图（垂体前面观）；B，垂体上动脉

侧至颈内动脉分叉部。颈内动脉紧靠近视神经外侧走行，与之平行也可呈凸形或者凹形，与视神经伴行。有时颈内动脉的迂曲可在视神经进入视神经管处深深地嵌入视神经。颈内动脉床突上段的长度、管径及弯曲程度存在着差异。虽然颈内动脉分叉通常位于前穿质下方，但也可高至外侧裂水平。颈内动脉床突上段跨过海绵窦的上壁，将该段动脉向内或向外牵引可有助于暴露海绵窦上壁。颈内动脉在到达视交叉外侧及前穿质下方时分为大脑前动脉及大脑中动脉，沿途除发出眼动脉、后交通动脉、脉络膜前动脉外，还发出许多小的穿通支。根据眼动脉、后交通动脉及脉络膜前动脉的起源又可将床突上段颈内动脉分为三段（图2-13-9）。眼动脉部，从眼动脉起点到后交通动脉起点；交通部，从后交通动脉起点至脉络膜前动脉起点；脉络膜部，从脉络膜前动脉起点至ICA分叉为大脑前动脉和大脑中动脉。起源于眼动脉部的穿支，分布于视神经、视交叉、视束及第三脑室底的灰结节和漏斗。起源于交通部的穿支，亦分布于视束、第三脑室顶及乳头体。起源于脉络膜部的穿支，进入到前穿质。

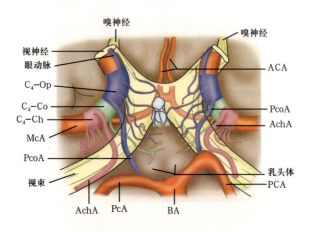

图2-13-9　颈内动脉床突上段分段及穿支动脉(下外方观)

①眼动脉段：自眼动脉起点至后交通动脉起点间的颈内动脉，长度6.36～12.08mm，平均(9.17±1.46)mm。此段为颈内动脉床突上段最长的一段，发出的穿通支数目也最多，发出部位多

位于内下壁。其中最粗的一束为垂体上动脉。多起自于颈内动脉内下壁，主要分布于垂体柄和视交叉，其次分布于视神经、乳头前区和视束。

②后交通段：自后交通动脉起点至脉络膜前动脉起点间的颈内动脉。此段为颈内动脉床突上段最短的一段，长度0.7～5.0mm，平均(2.98±1.15)mm。

③脉络膜前动脉段：自脉络膜前动脉起点至颈内动脉分叉处间的颈内动脉。长度1.44～6.94mm，平均(4.25±1.26)mm。每侧从颈内动脉后壁发出数支穿动脉分布于前穿质、视束及沟回。

5) 终末(C_1)段　此段发出后交通动脉和脉络膜前动脉，并在前穿质下分为大脑中动脉和大脑前动脉，参与Willis环前部的构成。后交通动脉，发自颈内动脉的下外侧；脉络膜前动脉，发自颈内动脉的后交通动脉远端下外侧，最后分成大脑前动脉和大脑中动脉。在颈内动脉分叉近端3～5mm处，恒定地发出一支颈内动脉的硬膜动脉支，该动脉发自颈内动脉的上内侧壁，走向前床突区的硬膜，极少数情况下发自大脑前动脉(A_1)，牵拉可使该动脉变白，看上去像一条脉络膜束带，如意外地将其从主干上撕脱，尤其是局部颈内动脉敷用罂粟碱时，可汹涌出血，常是不明原因出血的根源之一。

(2) 颈内动脉Bouthiller分段法　颈内动脉Bouthiller分段法与Fischer分段法的比较见表2-13-1。

表2-13-1　颈动脉分段比较

Fischer 分段法	Bouthiller 分段法
C_1	颈段
C_2	岩骨段
C_5　C_3	破裂孔段
C_4+ 部分C_5	海绵窦段
C_3　C_5	床突段
C_2　C_6	眼动脉段
C_1　C_7	交通段

1）C_1 段（颈段） 颈段为颈总动脉分叉部至颈内动脉管开口。在颈动脉鞘内，颈内动脉与迷走神经伴行，被后交感神经包绕。位于颈外动脉的后内侧，止于岩骨颈内动脉入口处，此段无分支。

2）C_2 段（岩骨段） 岩骨段远端界限为破裂孔颅外开口，被节后交感神经包绕，止于破裂孔后缘（位于Meckel腔的内下方），该段又包括以下三段。

①垂直段：颈内动脉在岩骨内上升然后屈曲。

②后曲：在耳蜗前向前内弯曲。

③水平段：位于岩浅大、小神经的内侧，鼓膜前。

3）C_3 段（破裂孔段） 破裂孔段远端界限为岩舌韧带的上缘。颈内动脉在破裂孔上方走行，形成外侧曲。在破裂孔的管性部分上升至鞍旁，穿过硬脑膜经岩舌韧带延续为海绵窦段。

①颈鼓支：至鼓室，不恒定。

②翼支（翼管支）：出现率为30%，穿破裂孔，延续为翼管动脉。

4）C_4 段（海绵窦段） 海绵窦段远端界限为颈内动脉下环。先向前再向内上行走，并向后弯曲（颈内动脉内侧曲）。水平走行，然后向前弯曲（颈内动脉前曲的一部分）至前床突，止于近端硬膜环（不完全包绕颈内动脉）。此段分支主要有：①脑膜垂体干：最大，最近端，又分出小脑幕动脉、脑膜背侧动脉和垂体下动脉（供应垂体后叶）。②脑膜前动脉。③至海绵窦下部的动脉分支。④McConnell包膜动脉，出现率为30%，供应垂体包膜。

5）C_5 段（床突段） 为颈内动脉上、下环之间，止于远端硬膜环（完全包绕颈内动脉）。

6）C_6 段（眼动脉段） 眼动脉段与后交通动脉段（C_7）的分界是后交通动脉的起始部。起于远端硬膜环，止于后交通动脉处。此段发出以下分支：

①眼动脉：其起点89%在海绵窦远端，8%在海绵窦内，约3%缺失。眼动脉发出后经视神经管入眶。

②垂体上动脉及其分支：供应垂体前叶、垂体柄。

③后交通动脉：少数有前丘脑穿支，供应视束、视交叉和下丘脑后部。

④脉络膜前动脉：距后交通动脉2～4mm发出，供应视束的一部分、苍白球内侧、内囊膝部、内囊后肢下半部、海马钩回、豆状核后纤维。

7）C_7 段 起自后交通动脉，在视神经与动眼神经之间走行，在前穿质下分支为大脑前动脉和大脑中动脉。临床上又将颈内动脉位于床突以上的部分称之为床突上段，包括C_6和C_7段。

3.颈内动脉的分支

（1）眼动脉 眼动脉（ophthalmic artery）是颈内动脉床突上段的第一个主要分支，多数出海绵窦部穿过硬脑膜移行于膝段，称为硬膜下起始，约占95%（图2-13-8B）。少数起源于颈内动脉海绵窦段称硬膜外起始（约占5%）。Rhoton（1978）认为在89%的个体中，眼动脉在海绵窦外从颈内动脉分出，8%在海绵窦内分出，3%此动脉缺如。前者中72%从颈动脉上表面的内1/3，13%从中1/3，4%从外1/3分出，向前经一骨孔进入视神经管的底部。少数情况下，眼动脉在海绵窦内分出后，经过独立的骨孔，从底部进入视神经管。眼动脉以钝角起自颈内动脉的前内侧者，占53.6%；起自上内侧者，占31.5%。硬膜下起始眼动脉，在视神经硬脑膜下腔内走行一段距离后穿入视神经硬膜鞘的下壁内。Inoue的研究认为8%的病例眼动脉起自床突下海绵窦段，经眶上裂内侧入眶。眼动脉的异常起始取决于它同邻近血管所建立的吻合支，这些吻合支可存在于：①脑膜中动脉和泪腺动脉之间；②面动脉的内眦动脉和眼动脉的鼻背动脉之间；③上颌动脉的眶下支和眼动脉的分支之间。

眼动脉全程分为颅内段、管内段和眶内段三段。最初行程和蝶骨体及视交叉上颈内动脉关系密切，常常有一段与此段的颈内动脉相粘连，眼动脉最常见于硬膜下间隙，网状结缔组织将其颅内段与视神经相连。在颅内段起始部的直径平均为2（0.5～3.0）mm，其颅内段的长度为3.33（2～5.1）mm，在86%的个体中平均为3mm。眼动脉始端的位置，介于前床突尖的前方5mm至后方7mm 的范围内(平均在前方0.6mm),及前床突尖的内侧4.5(2～10)mm 的范围内。40% 被镰状襞所覆盖。眼动脉穿过视神经硬膜鞘后,行于神经鞘与视神经管骨膜之间。该动脉进入视神经管处,位于视神经下方(下外方占25.9%,正下方占32.7%,下内侧占41.4%),穿过视神经袖套,走行于袖套与视神经管骨膜之间。在视神经管内,眼动脉位于视神经的下外方者占84.5%,位于下内方者占15.5%。进入眼眶后,位于视神经之上者占82.6%,位于视神经之下者占17.4%,在眶内的直径为1.0～2.0mm。管内段在视神经鞘内走行一段距离后穿视神经鞘下壁的内层行于鞘壁内。眼动脉入眶后,途中发出泪腺动脉、睫后短动脉、睫后长动脉、视网膜中央动脉、筛后动脉、筛前动脉、眶上动脉、睑内侧动脉、脑膜返动脉等(图2-13-10)

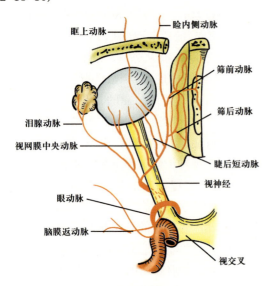

图2-13-10　眼动脉的分支模式图

(2) 后交通动脉

①后交通动脉的基本形态:位于脑底,丘脑下部灰结节和乳头体两侧,是组成Willis 环的重要动脉之一。发自颈内动脉颅内部分的前床突上段(C_5) 起始部的下内侧壁。发出后在视交叉外侧、视束下方、动眼神经的上方向后内方斜行,于乳头体外缘跨越视束之始段,与大脑后动脉始段的前上壁相连接。它先走行于颈动脉池前部2～8mm

内,然后穿过脚间池走向后内,被蛛网膜袖套包裹,并被由池壁发出的纤维带悬吊,使其更为稳定。后交通动脉贴近后床突表面的硬膜向后行走,在距基底动脉分叉外方约1cm 处与大脑后动脉连接,是维系颈内动脉系与椎-基底动脉系压力平衡的主要渠道。后交通动脉的上方为视束和大脑脚内侧面,下方为蝶鞍,内侧为乳头体和灰结节,下外侧为动眼神经及颞叶海马回钩。与Willis 环上的其他动脉一样,壁内的弹性组织少,加上血流动力学因素,因此是脑动脉瘤的好发部位之一,多发生于颈内动脉下外侧壁或与后交通动脉的交接处。该部位动脉瘤较易破裂出血,较大的动脉瘤常压迫动眼神经引起动眼神经麻痹,出现如复视、眼睑下垂、眼球外斜、瞳孔散大、对光反射和调节反射消失等,还可压迫内侧的视神经和视交叉,引起视力减退、视神经萎缩和视野缺损等。

②后交通动脉的大小及长度:后交通动脉管径相差很大,细的呈线形,粗的可代替大脑后动脉的P_1 段而成为该动脉血流的主要来源。该动脉随着年龄的增长,渐渐变小。始端的直径较终端略大,但差别很少超过1mm。67.5% 的后交通动脉直径相当于大脑后动脉的1/3～1/2,8.0% 与大脑后动脉管径相等,24.5% 大于大脑后动脉。后两种情况看上去,大脑后动脉宛如后交通动脉的延续。后交通动脉平均外径为1.3(0.5～2.8)mm,左右等粗者占50%,平均长度为14～15(9～34)mm。有报道国人平均左侧13.56mm,右侧13.77mm。

③后交通动脉的穿支血管:后交通动脉发出后向后、下、内行进入脚间池,在其行程中发出2～10 条分支(平均7 条穿支),这些分支的直径多为0.3(0.1～1.0)mm(图2-13-11)。通常自后交通动脉起点后2～3mm 处始发,大多数从后交通动脉的上表面和外表面发出,分支点均匀地分布在后交通动脉上,向后下和内侧走行进入脚间池。后交通动脉的这些穿支向上、向内进入灰结节、后穿质、视交叉、视束、大脑脚、乳头体,分布于第三脑室底部、下丘脑后部、丘脑前部、内囊后支、底丘脑。阻断这些穿支后将造成相应分布区

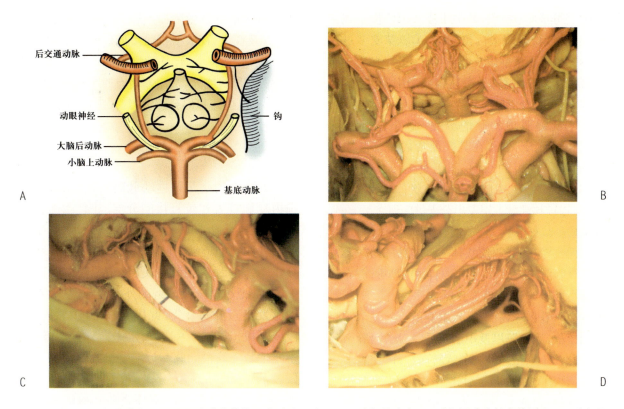

图2-13-11　后交通动脉。A,后交通动脉的位置和分支示意图；B,后交通动脉；C,后交通动脉长度的测量；D,后交通
动脉的分支

的脑梗塞,可引起对侧偏身颤搐,或伴有下丘脑损害症状,如记忆丧失、性格变化,内分泌功能紊乱、厌食、体温调节和意识的障碍等。通常发自后交通动脉前半的4条穿支血管分布于丘脑部、丘脑腹侧部、视束的前1/3和内囊后肢,发自后半的3条穿支血管分布于后穿质和丘脑底核。

(3)脉络膜前动脉

①脉络膜前动脉的形态解剖:该动脉的出现率为100%,其中92%(交通前段73%,交通后段27%)起自颈内动脉下外侧壁。也有报道97.6%的脉络膜前动脉是从颈内动脉发出后交通动脉后的下外侧发出,从大脑中动脉发出者只占1.1%,或从交通动脉(0.6%)或颈内动脉分叉处(0.7%)发出。如果从颈内动脉发出,则脉络膜前动脉的起点位于后交通动脉始端的远端2.7(1.1～5)mm,距颈内动脉分叉近端2～5(2.0～8.0)mm(Rhoton,1979),距颈内动脉终末段(3.5±0.14)mm处。脉络膜前动脉起

自大脑中动脉者占6%,起自后交通动脉者占2%。其管径为0.5～1.5mm,Rhoton(1979)报告为0.7～2.0mm。70%脉络膜前动脉是单干发出,通常发出后立即或走行2～5mm后分成两干;30%发出时即为2～4支相互独立的血管。与后交通动脉不同,前者起自内下壁,而脉络膜前动脉起自外下壁。

②脉络膜前动脉的行程及分段:该动脉发出后,在颈动脉池的后内侧走行,到达后交通动脉后外侧,在此处与后交通动脉分道而行。行向后内至视束表面前1/3处再向内并越过视束(动脉与视束第一次交叉),在蛛网膜下腔中沿视束表面后行,然后在中脑与视束之间的沟内继续后行至视束后1/3处再次越过视束外行达其外侧(与视束第二次交叉),进入脉络裂。绕丘脑枕,经侧脑室形成脉络丛,在室间孔附近与脉络丛后外动脉吻合。故以脉络裂为界,可将该动脉分成池段和丛段,再根据池段与视束的相互位置关系,

又把它分成3个小段,其中Ⅰ段及Ⅲ段位于视束外侧,Ⅱ段位于视束内侧。其中Ⅰ段穿支多进入前、后穿质,视束前段及颞角等处;Ⅱ段穿支分布于视束中段、大脑脚及海马钩部;Ⅲ段穿支分布于视束后段、外侧膝状体及其前外方的脑实质。

③脉络膜前动脉的分支:脉络丛前动脉沿视束两次交叉后,在其表面形成一个凸向内的动脉弧,由弧的凸侧、凹侧发出10多支小动脉,分布于视束、中脑和外侧膝状体等结构(图2-13-12)。该动脉近端发出分支供应视交叉下面、视束后2/3、灰结节、乳头体、大脑脚中1/3等处。其中有两支较大者,叫纹状体内囊动脉脉,97.5%发自脉络膜前动脉,2.5%直接发自颈内动脉,分布到内囊后肢下2/5(相当于丘脑皮质束、视、听辐射通过处)、苍白球内侧部、丘脑腹前核外侧部和腹外侧核群、底丘脑以及中脑黑质、红核等。脉络膜前动脉的主干至大脑脚前缘转向后外,通过环池侧翼,行于大脑脚与颞叶内缘之间,在海马钩附近经脉络裂,进入颞角,参与形成侧脑室的脉络丛。Rhoton等(1979)发现后交通与脉络膜前动脉之间脉络丛前动脉的深部穿支主要分布于苍白球中间部、壳核后部、内囊后肢后2/5部、尾状核尾部及杏仁核等部位。尚有穿支发出,这些分支发自颈内动脉下内侧的,常终止于视束、内侧颞叶和后穿质。脉络膜前动脉细小,行程较长,较易发生闭塞。闭塞后可能产生供应区域相应的症状,如对侧偏瘫(大脑脚脚底中2/5供血不足、软

化)、对侧偏身感觉障碍及偏盲(累及内囊后肢下2/5及视束、视放射供血障碍)。但由于此动脉分布广泛,且有变异,且脉络膜前动脉与脉络膜后外侧动脉有吻合,故阻塞时有时不出现恒定症状。若出现偏瘫和偏身感觉障碍,常可消退,偏盲则长时间存在。

(二)大脑中动脉

大脑中动脉是颈内动脉的直接延续,也是颈内动脉较大和较直接的分支,其起始部直径为2.4～4.6mm,70%大于大脑前动脉。其起始段位于外侧裂的近端、视交叉的外侧、嗅三角和前穿质下方的颈内动脉分叉。该动脉的主干向外侧走行,抵达前床突附近的外侧裂止,从大脑中动脉发出点到其分叉,此段称水平段、翼段、蝶段或M₁段,长约14～16mm,水平向外行走。注意不要把从大脑中动脉M₁近端发出的粗大颞干当做大脑中动脉的真正分叉。从分叉到出外侧裂处,大脑中动脉呈"C"形环绕岛叶前端进入外侧裂,此为环绕段(M₂)。M₂由上干和下干组成,上干和下干在分叉处分开。M₁段的分支可分成两组,上外侧或颞侧组及下内侧或深穿组。M₃和M₄为远端分支,M₅段为终末分支(图2-13-13、2-13-14)。

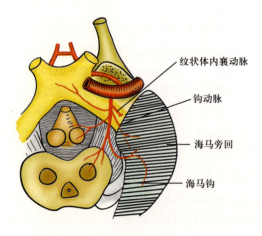

图2-13-12 脉络膜前动脉的走行和分支

纹状体内襄动脉
钩动脉
海马旁回
海马钩

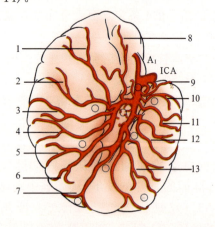

图2-13-13 大脑中动脉分段(M₁～M₅)及其分支。1,前额动脉;2,额盖动脉;3,前中央沟动脉;4,中央沟动脉;5,顶叶前动脉;6,顶叶后动脉;7,枕叶角动脉;8,眶额动脉;9,颞极动脉;10,颞前动脉;11,颞中动脉;12,颞后动脉;13,颞枕动脉

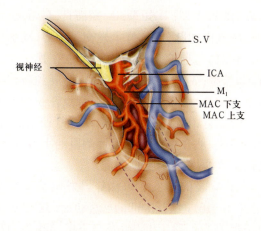

图2-13-14　大脑中动脉的分支

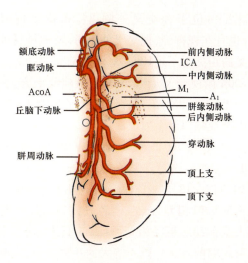

图2-13-15　大脑前动脉分段(A₂～A₅)及其分支

(三)大脑前动脉及其分支的显微解剖

　　脑底动脉环前部的主干,包括大脑前动脉(ACA)和前交通动脉(ACoA)。大脑前动脉在视交叉外侧,正对嗅三角处,呈直角或近乎直角方向由颈内动脉发出,在脑底部水平位向中线走行,近中线处两侧大脑前动脉平行折入大脑纵裂,以后沿胼胝体沟由前向后至胼胝体压部,与大脑后动脉的末梢支吻合,从而形成颈内动脉系和椎-基底动脉系的另一吻合途径。脑底动脉环前部诸主干的直径有下述相互关系:前交通动脉很粗大者,两侧A₁直径常相差很大,当两侧A₁直径相差较小(0.5mm以下),前交通动脉的平均直径亦较细小(平均1.2mm)。当存在前交通动脉瘤时,85%有A₁发育不良。

　　大脑前动脉-前交通动脉复合体与视神经和视交叉的关系如下:大脑前动脉的A₁段在颈动脉的较近侧发出,短而直,在视交叉上被拉直,在有垂体瘤发生时,很容易受压迫。从颈内动脉的较远侧发出者较长,屈曲成弧形,甚至可以延伸到鞍结节的前方,完全覆盖视交叉前间隙。

1.大脑前动脉分段

　　双侧大脑前动脉在视交叉或视神经的上方汇合,以前交通动脉为界,可将大脑前动脉分为交通段(近侧段)和交通后段(远侧段)。汇合点近侧的大脑前动脉用A₁表示,远侧用A₂表示。亦可按Fischer法将大脑前动脉分为A₁～A₅五段

(图2-13-15)。A₂段和A₃段合称升段,A₄段和A₅段合称水平段。

2.大脑前动脉A₁段的解剖

　　大脑前动脉A₁段自颈内动脉分叉部发出,穿行在从嗅三角到视神经外侧由增厚的蛛网膜囊形成的隧道内,然后进入终板池。有时,可在额叶眶面形成襻,这样它与前交通动脉的连接点就相当靠前。

　　(1)大脑前动脉A₁段的形态　A₁段以直角自颈内动脉发出后,向内稍向前行至半球纵裂,呈略向后凸,弧形越过视神经和视交叉与对侧A₁段以前交通动脉相连。A₁段的走行并非均平直地斜向前内侧,28%有不同形式弯曲,多为近端凸向下内方,远端凸向上外方。从侧面观,大脑前动脉有4个弯曲:大脑前动脉起点与ACoA间,凸向后上方;转向半球间裂处,凸向前下方;在胼胝体嘴与膝交界处,凸向后上方;绕胼胝体膝处凸向前方。

　　(2)A₁段的起始部位　大脑前动脉的起始部,位于外侧裂内侧端、视交叉外侧及前穿质下方,经视神经和视交叉上方及内侧嗅纹下方向前内侧走行,进入半球间裂。在接近半球间裂时,经前交通动脉(anterior communicating artery,ACoA)同对侧大脑前动脉相连,入纵裂后经终板前方上行,再弧状绕过胼胝体膝,在胼周池内后

行。62.6% 位于视交叉外侧,34.3% 位于视束外侧,也有在视神经、视交叉外侧者,与视神经或视交叉的距离常不足10mm。A_1 段与前交通动脉交接处,70% 在视交叉上方,30% 在视神经上方。在视神经上方者,23% 在视神经近交叉半上方,7% 在近视神经颅口半上方。

(3)A_1 段 的 直径 通常 A_1 段 的 直径 为 1.0～3.0mm(外径平均左侧2.5mm,右侧2.4mm),平均长12.7(7.2～18)mm。两侧相差0.5mm 以上者占50%,但相差1mm 以上者只占12%。如果将双侧大脑前动脉直径相差>1mm 为标准,则术中见到双大脑前动脉A_1 段不等大的几率很小。大脑前动脉的直径与大脑中动脉相比,71% 小于后者,和大脑中动脉相同大小占24%,5% 可比大脑中动脉粗大,主要见于对侧A_1 段发育不全或者细小的情况。此段往往呈现不同形式的弯曲,其中最常见的是近侧半弯向下内方,远侧半弯向上外方。A_1 发育不全是大脑前动脉异常中最常见的形式,出现率约占10%,多见于右侧。发育不良时,A_1 段较细,外径为0.5～1.5mm,可小于1mm,甚至小于0.5mm;而对侧A_1 往往较粗大,分成左右侧A_1 供应两侧半球。临床上发现A_1 发育不良与前交通动脉瘤的发生有关,这可能由于两侧血管不对称,使血管内液体动力学发生局部性改变,为动脉瘤的发生提供了机械条件。

(4)A_1 段的分型 按大脑前动脉A_1 段的长短分为3 种类型:①短型:A_1 短而直。最常见,占70%。从颈内动脉分出,位于视交叉上方,动脉的行径较直。与前交通动脉的汇合点在视交叉上方。②长型:A_1 长而呈弧形弯曲,伸展到鞍结节前方。占23%。动脉行径扭曲,汇合点在视神经近侧段的上方。③特长型:占7%。动脉行径扭曲,有时呈环状,汇合点在视神经远侧段的上方,可越过鞍结节,覆盖于交叉前间隙。

(5)A_1 段的分支 每侧A_1 段发出数支穿支(图2-13-16),包括Heubner 返动脉。这些穿支中,54% 发自A_1 段上壁,9% 发自下壁,32% 发自后壁,5% 发自前壁,直径为0.2(0.1～1.0)mm。

(6)A_1 段发育不全 A_1 段发育不全是常见的脑动脉变异。由于研究方法和确定直径大小的标准不同,大脑前动脉近端不等大的差异也很大。一般认为A_1 段的管径<1.0mm 为发育不良,而管径<0.5mm 为极度发育不良。亦有人认为A_1 直径<1.5mm 时,称作发育不良,见于10% 的个体。两侧A_1 的直径常不相等(80%),其中左大于右占51.2%,右大于左占28.8%。两则A_1 均等者约占20%。也有认为左右交通前段管径等大者占49.26%,左侧大于右侧者占31.9%,右则大于左侧者占18.82%。Yaşargil 等报道双侧A_1 段等直径者,在脑血管造影中仅见于58% 病例,尸检见于41.5%,术中见于20%;左侧A_1 段常较粗大,在80% 病例中见较粗大的A_1 段分为两支A_2 段(图2-13-17)。一般左侧A_1 段平均直径大于右侧,与临床上多见右侧A_1 段发育不全相符。

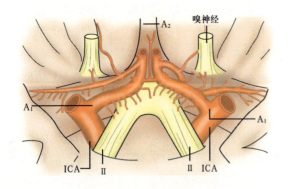

图2-13-16 大脑前动脉的穿支血管和回返动脉。起源于ACA、AComA 供应于视神经、视交叉和视束的血管。A_1 和AComA 位于视交叉上方,A_1 段的回返动脉供应视神经和视交叉,起源于A_2 段外侧的回返动脉位于A_1 的前上方

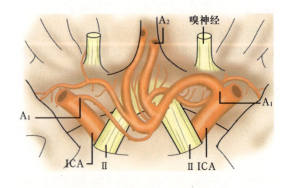

图2-13-17 双侧A_2 段起源于左侧粗大的A_1 段,右侧A_1 段细小。回返动脉起源于A_2 段。AComA 分支位于视交叉上方,供应终板

3.大脑前动脉A₂段的解剖

大脑前动脉交通后段(远端大脑前动脉,A₂段)是前交通动脉以远的大脑前动脉。从前交通动脉水平起,至楔前动脉止。此段行于大脑纵裂内,在终板池内沿终板前方上升,经大脑纵裂从终板池进入胼胝体池。绕过胼胝体膝部,沿胼胝体沟走向后方,至胼胝体压部稍前延伸为楔前动脉,途中发支供应额叶、顶叶、枕叶内侧面以及胼胝体。

(1)A₂段的行程和分型　A₂段自前交通动脉起始,经终板前方上升,进入半球间裂底部,每侧1条,两条常不靠在一起。90% 两侧A₂段相等,72%左侧A₂段位于右侧A₂段的后方,相反者为28%。根据A₂段起始部情况,可将A₂段分为3种类型。

①单干型:两侧A₂段相互融合,仅有一根,同时供应两侧大脑半球的内侧面。A₂走行一定距离后再分为两侧A₂段,占2.0%。

②双干型:占92%,又可分为对称双干型和非对称双干型两种情况。每侧各有一支A₂段,如果两侧A₂段分别由两侧A₁段延续而来,称为对称双干型,分别供应同侧半球内侧面,占80%;如果双侧A₂段主要由一侧A₁段延续而来,其中一根还向对侧供血,则称为非对称双干型,占12%。

③三支型:三根A₂,占6.0%。其中一根为大脑前副动脉,供应一侧或供应两侧半球;还有一种双侧半球性大脑前动脉。一侧大脑前动脉远侧段分布于同侧半球的部分区域,还发支至对侧半球。

(2)A₂段的穿支　A₂段5mm以远亦发出数支(平均4.8支)穿支动脉,这些穿支多数起始于主干外侧面(46%)及上面(43%),少数起始于下面(11%)。向后进入视交叉、终板及胼胝体下方区域,供应下丘脑前部、透明隔、前连合内侧部、穹窿柱、纹状体前下部及眶额皮层。A₂段的一个较大分支,位于终板前方,在终板池内上升,行于大脑半球间的纵裂内上行至胼胝体膝,称为胼前动脉。

(3)A₂段的皮质支　A₂段发出的皮质支主要有眶额内侧动脉和额极动脉,有时亦发出额前内动脉、胼缘动脉及额中内动脉。

4.Heubner回返动脉

(1)Heubner回返动脉的起源　Heubner回返动脉(recurrent artery of Heubner)又称为前内侧丘纹动脉(Anteromedial thalamostriate artery)。1872年,Heubner氏首先描述来自大脑前动脉的回返动脉,在相当于大脑前动脉平前交通动脉外侧缘发出一条起自大脑前动脉的回返动脉,沿着大脑前动脉折返到前穿质,是大脑前动脉近端重要的内穿支之一。1930年Critchley注意到这根动脉还可以发自A₁段近前穿质处、颈内动脉分叉部、大脑中动脉或前交通动脉。该血管的重要性越来越为人们所重视,并被命名为Heubner回返动脉。该动脉主要供应尾状核前部、豆状核前部、苍白球外侧、内囊前肢等部位,部分供应视束,额叶眶面及颞叶内侧面,亦有小分支参与丘脑的血供,是脑内较恒定的血管之一。该回返动脉闭塞可导致失语、偏瘫等严重的并发症。Heubner回返动脉起源于前交通动脉水平的大脑前动脉,即A₁和A₂的连接部(81.25%),且绝大多数在前交通动脉2mm的范围内(>50%)。亦可从A₁段发出(8.75%),或从A₂的近侧0.5mm发出(10%)。Aydin等认为Heubner回返动脉从A₁和A₂连接部起源者占58%,起源于A₂段的为23%,A₁段的占4%,双侧出现率为90%以上,但是对称出现率只有13%。

(2)Heubner回返动脉的形态　Heubner回返动脉是脑底动脉环的一根重要穿支,通常从ACoA外侧缘的A₁上发出,偶尔从ACoA以远的A₂发出。Heubner返动脉的起点变异较大,与ACoA关系密切,是前交通动脉复合体不可分割的组成部分。Heubner回返动脉的直径介于0.2~2.9mm,平均1mm。国内徐涛、曾司鲁等对Heubner回返动脉进行解剖观察和总结,发现所有标本均具有该动脉,平均管径0.91mm,长度28.5mm。此动脉从大脑前动脉分出后,沿大脑前动脉的上方行进,位于终板池内。60%位于A₁前方,或A₁后上方与前穿质之间(占40%),再与大脑中动脉伴行,进入前穿质(39%)、外侧裂(41%)或额叶底面(20%)。如果该回返动脉在行进途中位于A₁的外侧,则经额底暴露视交叉时,可能先暴露回返动脉,然后再暴露大脑前动脉主干。在回返动脉的近端,可有长达6～7mm的一段被大脑前动脉的外膜层覆盖。该动脉较为恒定地出现,多为1支(90.0%),少数为2支(10.0%),是兼有中央支和皮质支的动脉。多数发育良好(96.25%),少数纤细(3.75%)。当同侧A_1发育不良时,回返动脉也细小,此时常从近端大脑前动脉的外侧或中部发出1支较粗的分支动脉,称为副Heubner动脉,以代偿Heubner回返动脉的供血不足。

(3)Heubner回返动脉的分型及其与临床的关系   Heubner回返动脉的起源、走行与A_1的关系非常密切,不仅关系到Heubner回返动脉的术中鉴别,而且对前交通动脉复合体区域的手术影响很大。在经侧裂入路中,抬起额叶见前交通动脉复合体部位的第一支动脉,即可能为回返动脉。若A_1段发育不良,则该侧回返动脉可与A_1段等粗,易与A_1段混淆。根据Heubner回返动脉的行程及与A_1的关系,可分为三种类型。

1)Ⅰ型   又称为远外侧型,发出后即向外侧行于终板池内,与A_1相距较远。大脑前动脉复合体部位手术时,上抬额叶,根据其走行方向可以与A_1加以区别,但是应注意与对侧眶额动脉和额极动脉的区别。

2)Ⅱ型   或称为A_1周围型,发出后与A_1段全程或部分伴行。周围型的回返动脉,与A_1的关系甚为密切,手术时应仔细加以解剖,如果术中需要对A_1进行阻断,应沿血管壁锐性切断蛛网膜小梁,避免钝性分离,以免损伤回返动脉或A_1段小的穿支,影响手术操作或引起术后并发症。在这一型中,进一步根据回返动脉与A_1的关系,又分为三个亚型。

①上型:回返动脉在A_1的上方。回返动脉沿A_1上壁走行,在起始5～10mm内,有蛛网膜小梁黏附于A_1段,然后弧形越至颈内动脉分叉的前外侧,经大脑中动脉起始段前面穿通入脑。

②外侧型:回返动脉在A_1外侧,包括上外侧和下外侧型。有数处散在的蛛网膜小梁连接其间,弧形越过颈内动脉两分叉,亦经大脑中动脉始段前而穿通入脑。

③下型:回返动脉在A_1的下方。

3)Ⅲ型   或称为内侧型,发出后走行于A_1的内侧。内侧型的回返动脉,翼点入路时,同侧A_1会阻碍回返动脉的显露,故对术中未能发现回返动脉的病例,术中阻断A_1时要避免同时阻断回返动脉。

(4)Heubner回返动脉的灌注范围   Heubner回返动脉沿A_1逆行到颈内动脉分叉部和大脑中动脉的近端进入前穿质,供应尾状核前部、壳前1/3、苍白球外侧和内囊前肢(图2-13-18)。如Heubner回返动脉阻塞或损伤可影响该侧内囊膝部及后肢供血,临床表现为不全偏瘫和失语,面部、上肢轻度上运动神经元瘫痪,对侧下肢严重的上运动神经元瘫痪,如发生在优势半球侧还可能出现智能障碍。

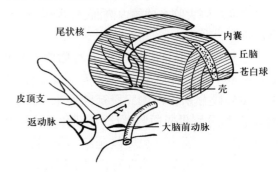

图2-13-18   Heubner返动脉的起始和分布

(四)前交通动脉的应用解剖

前交通动脉在终板池内连接两侧大脑前动脉,均衡或代偿前循环两侧的血流,形成一个Willis环的循环通道。Yaşargil等将前交通动脉定义为:连接双侧A_1段的一支短血管,以保证双侧颈内动脉间可通过Willis环循环。临床上以前交通动脉为中心,连同邻近的A_1段和A_2段,甚至还包括Heubner回返动脉,合称为前交通动脉复合体,亦有称之为大脑前-前交通-回返动脉复合体。前交通动脉是动脉瘤的好发部位。A_1段发育不全与前交通动脉瘤的发生有较高的相关性。Willis环前部不对称等异常,可致血流动力学改变,血流动力可对某些顶点区施加异常大的应力,前交通动脉前壁接受A_1段血流冲击的最大应力,致该处局部膨出形成动脉瘤。

1.前交通动脉的形态

前交通动脉形态、直径变异较大。其主干常呈圆形外观,少数呈扁平形;或因广基连于一侧,以细线状连于另一侧,而呈三角形。其长度一般为0.1～3mm,平均管径为1.5(1.0～3.0)mm,发育不良时管径可仅为0.5～1.0mm,极度不良时管径为0.1～0.5mm,少数异常增粗时可达3mm以上。直径<1.0mm者,称之为发育不良,占44%。直径超过A_1者占26%,前交通动脉平均直径较A_1段小1mm,26%的个体≥较小A_1段的直径。40%前交通动脉直径≤1.5mm,16%直径≤1.0mm。一般而言,两侧A_1段间的直径差增大时,前交通动脉直径亦增大;前交通动脉粗大者,两侧A_1段的直径常相差显著。两侧A_1段直径差≤0.5mm者,前交通动脉直径平均为1.2mm;直径差>0.5mm者,前交通动脉平均直径为2～2.5mm。前交通动脉主干较长者,常呈弧形、扭结或扭曲。30%的前交通动脉位于终板下部,肿瘤位于视交叉前时,该动脉可被推向后上方;肿瘤位于视交叉后方时,前交通脉则位于肿瘤前方,此时将限制经终板入路。

2.前交通动脉的分型

前交通动脉主干连接于两侧大脑前动脉之间,其数目和长度亦变异很大。通常将一支者称为简单型,其余均称作复杂型(变异型),包括两支型(图2-13-19)、三支型、"Y"型等。多根前交通动脉常有各种形状,直径也可各不相同,往往是1根较大,其余较细。前交通动脉大多数只有1根,占60%,有2根者占30%,3根者占10%;长度多为3.5(1.0～11.3)mm,管径为1.40(0.73～2.4)mm。张诗兴报道前交通动脉的长度平均为4.0(1.5～8.8)mm,管径为1.7(0.2～2.5)mm。在1.5%～10%的个体中,从前交通动脉发出第三根动脉,位于两侧A_2之间,其直径与A_2相等,称为Wilder终末动脉。

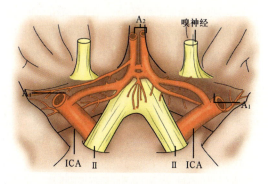 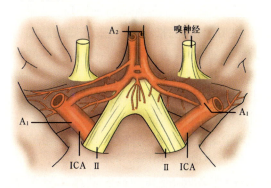

图2-13-19 两支型前交通动脉。A,A_1段由两支前交通动脉相连.多支返动脉供应视交叉;B,A_1段由两支前交通动脉相连,右侧两支粗大的回返动脉,分别起源于前交通动脉的近端和远端,左侧回返动脉起源于A_1段的后表面,有一束起源于前交通动脉的小支供应视束

3.前交通动脉的分支

前交通动脉常发出一些小穿动脉,走向漏斗、视交叉、联合下区和下丘脑的视前区。这些分支均发自前交通动脉的后下壁,其前壁几乎未见有分支发出(图2-13-20)。穿动脉发出后,紧靠漏斗和视交叉区,进入下丘脑的视前区。经翼点入路处理突向后上方的大型前交通动脉瘤时,损伤穿支的危险性较高,正确识别和保护这些穿支是前交通动脉瘤手术成功的关键。采用经纵裂-终板入路时,也应注意前交通动脉的变异和保护

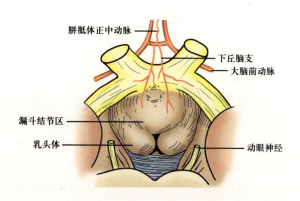

图2-13-20 前交通动脉的分支

穿支脉。一旦穿支动脉损伤将导致精神障碍、水电解质平衡紊乱等下丘脑症状。Yaşargil 认为分支的起始位置与双侧A₁段变异有关。若A₁段大小相同，则分支多起自前交通动脉中点；若A₁段大小不等，则分支多偏向A₁段较大侧。

三、椎-基底动脉系统及其分支

(一)基底动脉及其分支的显微解剖

1.基底动脉的外科应用解剖

(1) 基底动脉的形态解剖　基底动脉由两侧椎动脉在桥延沟附近汇合而成，汇合处位于桥前池内，在脑桥表面沿脑桥基底动脉沟向前上行，至脑桥、中脑连接部，在鞍背水平进入脚间池，在此分成双侧的大脑后动脉。随着年龄的增长，基底动脉会更迂曲延长，分叉水平更高，甚至侵及第三脑室后部。基底动脉常偏离中线，尤其是老龄组，只有25%能见到笔直的动脉，近端基底动脉常凹向较大的椎动脉一侧。基底动脉的前下方为颅底斜坡，二者相距约2～3mm，但基底动脉前端向后弯曲约距鞍背1cm，并在鞍背顶端或其稍上方分叉而终，当蝶鞍、斜坡或脑干占位性病变时，常使基底动脉移位。

(2) 基底动脉的大小和长度　该动脉平均长度约为30(20～40)mm，亦有报道其长度为16～31mm，平均26mm。其直径在其椎动脉起源处较大，约3～8mm(平均5～6mm)，而其顶部约3～7mm(平均4～5mm)。在小脑上动脉以下，基底动脉的直径平均为4.1mm，在小脑上动脉与大脑后动脉近段间约为3.5mm。基底动脉的上端分叉点的位置变异较大，但基底动脉头端多位于脑桥中脑沟的脚间窝处，占88%，最低可在脑桥中脑沟下1.3mm(占10%)。约2%的基底动脉头端最高可达乳头体的喙侧。对于基底动脉头端动脉瘤及其邻近区域动脉瘤，如大脑后动脉P₁段及P₁～P₂段结合部动脉瘤，术前明确基底动脉头端的位置以及基底动脉头端与鞍背等的关系是十分重要的，它不仅决定手术入路的选择，更直接决定患者的预后。

(3) 基底动脉的穿支　基底动脉沿途发出旁正中和周边穿动脉，供应大部分脑桥和中脑，位置较高的穿支与基底动脉P₁段的内侧穿支在脚间窝内构成动脉丛。基底动脉上段1cm内的后面和外侧面可发出3～18支(平均8支)穿动脉，其直径约0.1～0.5mm。这些穿动脉从基底动脉的后表面发出者占50%，两侧发出者各占25%，没有穿支从前表面发出，这些穿支终于脑桥外侧部、大脑脚和后穿质。同时还发出以下分支：

①脑桥动脉　约10余条细支穿入脑桥。

②内听动脉　又称迷路动脉，80%起自小脑前下动脉，15%～20%起自基底动脉。内听动脉有两个终支即耳蜗支和前庭支，供应半规管、球囊、椭圆囊及耳蜗等结构。

③小脑前下动脉(AICA)　起自基底动脉的下1/3处，分布于小脑半球下面前外侧部，同时是脑桥下部和延髓上部的供血动脉之一。

④小脑上动脉(SCA)　在近脑桥上缘处由基底动脉发出，分布于脑干上部背外侧、小脑上脚、第四脑室底核群、部分齿状核及小脑半球上部。

2.小脑前下动脉

AICA起源变异不大，绝大多数发自基底动脉(88%～97%)，主要从中、下1/3段发出(74%～83%)，少数可起自椎动脉(2.8%)。起点与基底动脉形成一个向下开放的45°角，经同侧外展神经腹侧或背侧绕脑干行向外侧，发出桥延支到桥延沟附近脑干和下橄榄核。多数为1支(81%)，少数为2支(18%)或缺如(1%)，通常两侧对称，左右等粗者占多数。发出后向外侧斜行，先行于外展神经根的腹或背侧，再走行在面神经和前庭蜗神经的腹侧(或两神经之间)与之伴行直抵内耳门附近，在小脑中脚处形成桥臂襻，至绒球外上方弯向下内侧，形成一个突向外的内耳道襻，此后分为内侧支和外侧支，分布于小脑前下的前外侧部，还发出分支至脑桥、延髓及Ⅵ、Ⅶ、Ⅷ对脑神经根及齿状核。其主干在接近面神经、听神经处分为上、下两支，上支又向外发出分支，沿小脑中脚至小脑脑桥裂上唇和附近的岩骨面；下支常进入小脑延髓裂的外侧部，第四脑室侧隐窝之下,而后供应小脑岩骨面的下部。AICA不仅分布至小脑和内耳,而且是脑桥下部和延髓上部的血供来源,与脑桥小脑三角(CPA)肿瘤,尤其是听神经瘤关系最为密切,根据CPA肿瘤的起源和AICA的正常走行,可大致推测AICA的移位方向。多数情况下AICA在面神经、前庭蜗神经下方围绕脑干,故常被肿瘤向下推移;如AICA位于面神经、前庭蜗神经之间,源自前庭蜗神经的肿瘤常将之推向前方;若AICA在面神经前庭蜗神经之上,则一般被肿瘤推向上方。这些位置解剖关系,对于乙状窦后入路术中保护该动脉有重要意义。如损伤AICA,可造成听力丧失、面瘫、脑干损害甚至死亡。该动脉主干与外展神经关系密切,可作为术中寻找的标志。

(1)小脑前下动脉的分支

①桥延支:在小脑中脚附近发出的一些细支,于脑桥腹外侧或桥延沟外侧部入脑干。

②内听动脉:又称迷路动脉,细长,是内耳的主要供应动脉。平均约有80%(73%～90%)以上的内听动脉起自AICA动脉襻的顶部(图2-13-21),也可自基底动脉下段(7%～34%)、小

脑后下动脉或椎动脉发出(3%)等。Sunderland报道,起自AICA者占83%,多为1支(38%)或2支(36%)。少数为4支,主支的外径平均为0.2mm。发出后伴行于前庭蜗神经和面神经腹侧,经内耳门前内缘与面神经之间入内耳道,沿面神经与内听道前内侧之间向内听道内行进,于内听道底分为前庭支和耳蜗支,供应半规管、球囊、椭圆囊及耳蜗等结构。因此该动脉无侧支吻合,为一功能性"终末动脉",故当内听动脉血液供应不足时,可产生平衡障碍,出现恶心、呕吐,眩晕等症状,一旦损伤可产生前庭症状和听力障碍。因此,内听动脉可作为椎-基底动脉系统早期病变迹象的一面镜子。迷路动脉的保留是保留听力的重要条件,当小型听神经瘤患侧听力较好、企图保留听力时,在术中同时保留耳蜗神经和迷路动脉非常重要。在内耳道中段以后,前庭蜗神经前上面必有迷路动脉主支伴行,手术时要避免损伤,以保护听力。此外,在此位置的迷路动脉也可作为辨认前庭蜗神经与面神经的分界标志。听神经瘤时,内听道外发出的迷路动脉多位于肿瘤的前下方,因此处理此处包膜时应注意分辨。

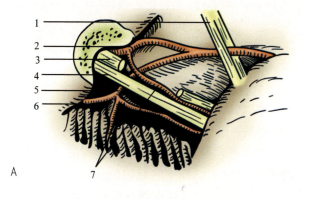
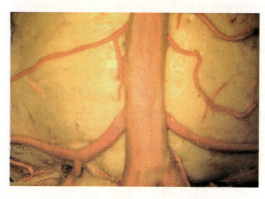

图2-13-21　小脑前下动脉。A,左侧小脑前下动脉的分支;B,小脑前下动脉对称性以45°角发出。1,外展神经;2,迷路动脉;3,面神经;4,前庭神经;5,小脑弓下动脉;6,弓下动脉;7,回返穿通动脉

③回返穿通动脉:回返穿通动脉(recurrent perforating artery,RPA)是特殊类型的穿通动脉,一侧一支,走行于面神经与听神经之间。由于回返穿通动脉支配面听神经和脑干内结构,一旦损伤,即使面听神经解剖完整,仍不免出现面瘫或听力障碍。

④弓下动脉(subarcuate artery,SA)和小脑弓下动脉:弓下动脉供应内听道后壁骨质的血运位置固定,该动脉很细。枕下入路手术磨除内听道后壁前,须先将弓下动脉电凝,以免引起术中出血。Martin等认为Yaşargil提到的位于内耳门后上唇供应听神经的主要动脉之一是弓下

动脉,所以在切除肿瘤前先处理好弓下动脉有利于减少术中失血。小脑弓下动脉可呈襻样与弓下窝硬脑膜紧密贴附,亦给手术造成一定的困难。

(2) 小脑前下动脉襻 AICA伴随面听神经向外侧走行,在接近内耳门处常向内侧返折,形成血管襻,并在襻上发出上述主要分支(图2-13-22)。AICA在接近面听神经之前分叉,形成内、外侧支,外侧支伴随面听神经走行。AICA动脉襻顶位于内耳门处占20%～70%,突入内耳道者占34%～40%,其余远离内耳门,与内耳道无关。动脉襻多位于面听神经的中间或腹侧位,Mazzoni等发现中间位(62%)最多,但雷晓环等发现前位(33.3%)最多,中间位(31.9%)次之。有相当一部分襻顶与内耳门关系密切,即使在小型或位于内听道内的听神经瘤手术中也有损伤的可能。熟悉血管襻的解剖有助于对相关的神经进行定位,如血管襻是中间位类型,从后外侧壁显露内耳道首先是前庭神经,由此向前是血管襻的返支、中间神经、面神经,可将返支作为识别前庭神经和面神经的一个标志。因此,正确认识AICA动脉襻与内耳门和面听神经的相对位置关系,对降低手术死亡率和保护面神经和听力是很有意义的。听神经瘤常起源于前庭上神经,所以襻的近侧和襻顶往往会位于肿瘤的前方和下方,术中在处理肿瘤前下方的包膜时要格外小心。从该动脉襻的解剖关系来看,枕下乙状窦后入路处理听神经瘤时,应先处理肿瘤的后上方,后处理到肿瘤的前下方。

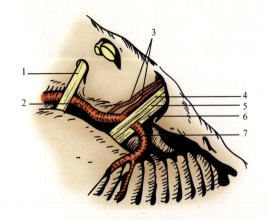

图2-13-22 右侧AICA动脉襻。1,外展神经;2,小脑前下动脉;3,迷路动脉;4,面神经;5,中间神经;6,前庭神经;7,小脑前下动脉襻

3.脑桥动脉

自基底动脉后壁和两侧发出,约10条细支,长短不一(图2-13-21B)。在基底动脉沟两旁穿入脑桥。脑桥动脉包括长旋动脉、短旋动脉及旁正中动脉三组。

4.小脑上动脉

在近脑桥上缘距基底动脉分叉不远处,小脑上动脉起自基底动脉的上端。每侧1～2支,发出后与大脑后动脉伴行,跨越动眼神经下方,绕大脑脚侧面至小脑上面,分为内、外两终支。内侧支分布于小脑上面内侧大部分及小脑上蚓部、前髓帆等处;外侧支较小,分布于小脑上面外侧部分及小脑上脚、小脑中脚部分。还有分支到脑桥、中脑和第三脑室脉络组织。

(二)椎动脉的应用解剖

临床将椎动脉和基底动脉二者合称为椎-基底动脉系统,即后循环。椎动脉(vertebral artery,VA)起自锁骨下动脉第一段上壁,发出后向上穿行C_6颈椎以上的5～6个颈椎横突孔,离开寰椎横突孔后,在寰椎侧块后方、后弓上面弯向后内侧走行,穿寰枕后膜,经枕骨大孔入颅腔,走行在一个纤维性、骨性、肌性的通道中。沿延髓腹侧面向上、前内侧行,与对侧椎动脉在桥延沟附近汇合成基底动脉。

1.椎动脉分段及毗邻结构

椎动脉按其走行可以分为颅外段和颅内段,而颅外段又依次分为3段,共分4段。

(1) 椎动脉第一段(V_1) 即近段。V_1段就是指从锁骨下动脉上的起始处至进入C_6颈椎横突孔前的部分,V_1段在颈长肌和前斜角肌之间向后上行,在颈总动脉和椎静脉后方与甲状腺下动脉相交叉。左侧椎动脉被胸导管跨过。该动脉的后方有C_7颈椎横突、星状神经节、第7及第8颈神经根后支。此段行于椎动脉三角内。

(2) 椎动脉第二段(V_2) 即横突段。V_2段自C_6颈椎横突孔下缘至C_2颈椎横突孔下口,穿C_3～C_6横突孔向上。V_2段在C_2～C_6脊神经前支的前方、颈椎横突孔内垂直向上走行,穿经颈椎横突孔上行,走行于一个由骨、肌肉、神经所围成的管道中,伴行有一静脉丛和交感神经丛缠绕,主要为颈交感神经的节后纤维。椎动脉及伴行的静脉丛和神经丛三者在颈椎横切面上均位于横突孔的内侧,横突孔外侧为纤维束、筋膜、骨膜等结构。在横突间隙处椎动脉和颈神经根被起自钩突和钩椎关节外侧的纤维韧带束所包裹,形成椎动脉、颈神经根和钩椎纤维韧带束的复合体。V_2 段发出一些节段性的根动脉,直径在 0.2 ~ 0.5mm,进入椎间孔分为两支。一支至椎体后面与对侧同名动脉吻合,营养椎体及骨膜;另一支沿神经根内侧走行,营养脊神经根、脊髓及被膜。V_2 段的管(外)径左侧在 2.40 ~ 4.70mm 之间,平均为 3.39mm;右侧在 1.70 ~ 4.00mm 之间,平均为 3.12mm。

(3)椎动脉第三段(V_3) V_3 段即远段。V_3 段经头外直肌内侧弯曲向后行至寰椎侧块内后方、C_1 颈神经前支外侧,继而行于寰椎后弓上面的椎动脉沟内,在寰枕后膜下缘穿入椎管,此段行于枕下三角内并有头半棘肌覆盖。行经枕下区域的椎动脉 V_3 及其分支、动脉周围自主神经丛及毗邻的脊神经等结构,均位于静脉间的腔隙中,构成椎动脉复合体,又称枕下海绵窦。

①V_3 段的形态:从 C_2 颈椎(枢椎)横突孔下口出枢椎孔,转向后内,沿寰椎后弓上表面的椎动脉沟走行,至枕骨大孔穿寰枕膜处。从枢椎横突孔至穿入硬脑膜的这段椎动脉,又称枕下段(suboccipital segment of the vertebral artery)。V_3 段在寰椎横突孔处续于 V_2 段,绕寰椎侧块后外方经椎动脉沟向后内行走,至寰枕后膜下缘。因此,此段又称为水平段。V_3 段又可以分为垂直部和水平部。从枢椎横突孔下口至寰椎横突孔上口,叫垂直部,被静脉丛包绕,长度为(25.48±3.21)mm;从寰椎横突孔上口至穿硬脑膜处,又叫枕下部或水平部,走行于寰椎后弓上面的椎动脉沟内,此段由静脉腔隙衬垫,长约(35.40±4.20)mm。

②V_3 段的弯曲:椎动脉弯曲在椎动脉 V_3 段比较明显。钟世镇等观察认为 V_3 段的行程存在 4 ~ 5 个明显的连续弯曲,以 5 个弯曲居多(93.8%)。

第 1 个弯曲位于枢椎横突孔,第 2 个弯曲位于枢椎横突孔上口和寰枢侧关节的后外侧,第 3 个弯曲位于寰椎横突孔上口,第 4 个弯曲位于寰椎椎动脉沟部,第 5 个弯曲位于椎动脉颅内外段交界部。从 C_2 横突孔下口几乎是水平向外侧穿 C_2 横突孔,在 C_2 下口处形成第一个明显弯曲;然后在 C_2 横突孔上方椎动脉向上外呈弧形或发夹样突出,上行于寰枢关节的外侧,形成第 2 个弯曲;在 C_1 横突孔上方椎动脉呈直角转向后外,形成第 3 个弯曲;在侧块后方椎动脉先向后内再向前呈 "U" 形弯曲,此为第 4 个弯曲,侧块后极至椎动脉前方最大的距离为 3.88mm。椎动脉向前穿硬脑膜转向内上方,形成与颅内段交界处的另一个大弯曲,此为第 5 弯曲。这些弯曲的形成是为了适应头颈运动的。随着年龄的增加,这些弯曲越发明显,在头颈转动时常常产生血管扭曲、狭窄、卡压,而造成椎动脉阻塞。V_3 段有椎动脉分支至枕下三角,营养颈部肌肉,并与枕动脉降支、颈深动脉(肋颈干的分支)及颈升动脉有吻合。C_2 颈神经前支从后外向前跨过椎动脉。

③V_3 段的纤维环:椎动脉从寰椎横突孔走出时,被一纤维骨膜环包绕,此为外侧硬膜环。椎动脉进入寰枕后膜时与 C_1 神经一道被另一硬膜环包绕,此环称为内侧硬膜环(图2-13-23),内侧硬膜环的骨化率为 22.5%。

(4)椎动脉第四段(V_4) 又称颅内段。椎动脉穿过寰枕筋膜后,经枕大孔,进入后颅窝,位于小脑延髓外侧池内。沿着舌下神经根自延髓的下方,向前内走行。到达桥延沟,与对侧椎动

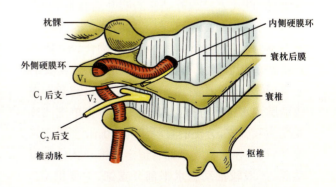

图2-13-23 椎动脉的硬膜环

脉汇合形成基底动脉。舌下神经根多集成两束经椎动脉腹侧或背侧走向舌下神经管内口。V_4穿硬膜及蛛网膜进入蛛网膜下腔内的长度平均为25.4mm。椎动脉在其进入硬膜处,平均直径为4.4(1.8～6.2)mm,比其起始处(1.6～5.7mm,平均3.9mm)或末端(1.7～5.5mm,平均3.7mm)更大。副神经延髓支斜行与椎动脉交叉,行于椎动脉与齿状韧带后方。在这一区域内有两对齿状韧带(dental ligament),第一齿状韧带位于枕骨大孔平面、椎动脉后方,在C_1前根与脊髓后动脉之间附于软膜上;第二齿状韧带在C_1、C_2神经进出硬膜的中间,在椎动脉周围形成硬膜套。切开齿状切带可扩大脊髓的暴露范围,若再结合乳突切除,可将暴露范围扩大到椎-基底动脉交界处。

2. 颅外段椎动脉的解剖

(1) 椎动脉颅外段分支、吻合 椎动脉颅外段分支有脊髓支和肌支。脊髓支是许多小支,经椎间孔进入椎管,供应脊髓及其被膜。肌支起于椎动脉弯曲绕过寰椎侧块处,供应附近深层肌肉并与枕动脉、颈深动脉和颈升动脉相吻合。V_1段的分支较少。据贾云凤观测15具标本发现9侧椎动脉起始段有分支,其中7侧发出单支,2侧发出双支。该分支向后沿神经根进入椎管,为颈部的根动脉,外径约为0.56mm。V_2段发出节段性的根动脉,直径约0.2～0.5mm,进入椎间孔后分为两支,比较恒定的有脊支,分布到神经节以及脊膜,另一支分为两条细支,分别分布到椎动脉的后缘以及通过硬膜外间隙分布到椎板、黄韧带深面。椎动脉在椎体前缘的分支与来自甲状颈干的颈升动脉,以及来自颈外动脉的咽升动脉有吻合,至关节突后方的颈后支与来自肋颈干的颈深动脉有吻合,这些吻合属细小的肌支吻合。V_3段在寰枢关节部以及椎动脉沟水平部有比较粗大的分支。瞿东滨等观测40例椎动脉,95%(38例)在椎动脉沟水平部有分支,其中大部分为单支,25%发现为双分支,分支的直径约为1.0mm,主要营养枕下肌群。在寰枢关节部有恒定的椎动脉分支根动脉,一般较椎动脉水平部分支细,主要供应C_2神经根节以及枕下肌群,直径0.5～1.3mm。

(2) 椎动脉颅外段直径、长度及变异 左右椎动脉长度对比差异无显著性,而椎动脉外径左侧显著大于右侧,是因为左侧锁骨下动脉直接起自主动脉弓,发生过程中接受更高的压力所致。赵森等观察51例椎动脉起点外径,左侧为4.29(2.6～6.7)mm,右侧3.86(2.5～5.2)mm。亦有报道V_1段起点的外径左侧为(4.35±0.78)mm,右侧为(3.97±0.56)mm;左椎动脉长度为(40.1±5.8)mm,右侧为(39.6±9.3)mm。椎动脉V_1段的形态变异较大,但起始和入横突孔处位置相对比较恒定。

3. 颅内段椎动脉的解剖

双侧椎动脉汇合点一般是在斜坡的下缘,但随着年龄的增长,动脉变得迂曲,汇合部位可有变异。椎动脉颅内段变异较多,两侧椎动脉的直径往往不等,其直径差异较大(0.92～4.09)mm,常见一侧椎动脉特别粗大,延续为基底动脉,而另一侧延续为小脑后下动脉,左侧粗大者多见。椎动脉颅内段的分支包括几支小的脑膜支、延髓支(延髓前外侧、外侧和后外侧动脉)、脊髓前动脉、脊髓后动脉及小脑后下动脉(PICA)。其中最大且变异最多的分支是PICA。脊髓前动脉在锥体交叉水平与对侧的同名动脉联合,在延髓前池内,向下走行,到达颈髓。小的脊髓后动脉通常起自PICA(73%),也可起自椎动脉,以小血管丛形式在延髓和脊髓的后外侧面下行。椎动脉主要发出如下分支:

(1) 椎动脉脑膜支 称为脑膜后动脉,约在枕骨大孔平面,于椎动脉穿过硬膜前,发自椎动脉V_3段的水平部,约1～2支,分布于后颅窝底的硬脑膜及小脑幕、小脑镰。

(2) 脊髓后动脉 87%由椎动脉发出,少数起自PICA。发出后通常为上、下两支,上支向上内侧行,分布于薄束结节、楔束结节及延髓侧面,与PICA及椎动脉的延髓动脉吻合;下支下降于脊髓背侧面,分布于延髓后面。

(3) 脊髓前动脉 在接近桥延沟处起自椎动脉,斜向下内侧行走,左右脊髓前动脉多在锥体交叉至C_2～C_3颈髓平面汇合为一条,并沿前正中裂继续下降。少数情况下,脊髓前动脉可为单根型、双根不吻合型、三根型和四根型,每侧发出数支延髓支,行向内侧,经前正中裂入延髓。

(4) 延髓动脉 从椎动外侧壁发出1～3支,绕锥体和橄榄体向外侧行,分支供应橄榄、Ⅸ～Ⅻ对脑神经根及延髓外侧结构,并与小脑动脉的延髓支、基底动脉的短旋动脉以及脊髓前动脉的延髓支在延髓侧面吻合。

(5) 小脑后下动脉 见下述。

(三) 小脑后下动脉(PICA)

PICA是椎动脉最大、最远端、最复杂而迂曲、走行不定和供血区域不定的分支。起于延髓水平,环绕延髓,与舌咽神经、迷走神经、副神经和舌下神经伴行抵达小脑下脚表面,然后进入小脑延髓裂终止于小脑枕下部表面。起始于椎动脉的PICA发自基底动脉起始部下方约5～16mm处不等,最多见于8～13mm处(85%以上)。PICA的口径为0.65～3.1mm(平均2.0mm)。从椎动脉上部外侧发出后,向后上行至小脑底面,并发出内、侧小脑支,内支与对侧小脑后下动脉内支及同侧小脑上动脉吻合;侧支与同侧AICA吻合,参与对小脑半球底部和蚓部下面的血供。PICA的终末支为延髓支和椎动脉的延髓支一起共同支配延髓背外侧部。PICA发自椎动脉颅内段者,占77%～93%;发自椎动脉颅外段者,占18%。岩下桥静脉出现率为33.3%,颈静脉孔区术中静脉的处理应依据病变的位置、性质和静脉的形态慎重权衡,尽量保留脑干静脉及较粗大的桥静脉。

(1) PICA的定义 对PICA的定义有两种不同的说法,有人将其定义为起源于椎动脉的小脑动脉;而另一种定义是供应小脑后下部的小脑动脉,此时PICA多起于椎动脉,也可起于基底动脉。由于定义的不同,导致在解剖描述中出现较大的偏差。在这两种定义中,多数人认同第二种定义,即不论其起源于何处,只要是主要供应区为小脑后下区,即定义其为PICA。如果存在小脑后下动脉,那它是椎动脉最大的分支,可为两支PICA。当一侧PICA缺失时,该侧的PICA供血区则

由同侧的小脑前下动脉代偿供血,且其管径往往大于对侧的PICA,其走行多是从发出点直接跨过桥延沟,而后沿PICA的第三段走行,此类PICA多发出分支供应延髓的背侧面,很少发出分支供应延髓的外侧面,而对同侧小脑前下动脉供应区则是发出一个较小的分支供血。

(2) PICA的起源 PICA在椎动脉上的起点变异很大,其起始部位多在枕骨大孔下方到椎-基底动脉交界处。其起点可以低到椎动脉的颅外段,也可高至双侧椎动脉汇合处或基底动脉下段。PICA多起源于椎动脉的颅内段,最常见起自椎动脉汇合点下方14～16mm处、平橄榄中下1/3平面发出(74.4%)(图2-13-24)。Lister等发现42例PICA中35例起于枕大孔上方,仅7例起于下方。起始处在枕大孔下方14mm到上方26mm范围内(平均在枕骨大孔上方8.6mm)、椎动脉和基底动脉交界处下方0～35mm范围内(平均16.9mm)。PICA起源于椎动脉后方和外侧面较内侧面和前方更多见,亦可起于枕大孔下方的硬膜外的颅外段椎动脉(约占10～20%),但均起源于距椎动脉穿入硬膜处1cm范围以内的区域。颅外段起源的PICA不发出分支,其走行平行于椎动脉和C$_1$神经,这三个结构一起穿过寰枕后膜达硬脑膜内,位于脑干的外侧或后方,而后转向延髓的前方,在此段PICA不发出分支到脑干的前面。亦有少数甚至起源于基底动脉下1/3段。由于PICA可起源于椎动脉的颅外段,熟知PICA的这

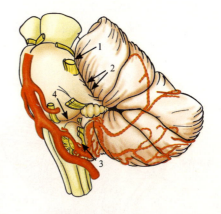

图2-13-24 小脑后下动脉的标准起点(侧面观)。1,三叉神经根;2,脑桥小脑裂;3,延髓;4,桥延沟

一起源对于保障手术成功有着十分重要的意义,可以避免因PICA的供血区如延髓的外侧面、中下橄榄等区域出现缺血性损害而引起的神经功能障碍。采用远外侧经髁入路处理颅颈交界处的病变时,应预先通过MRI或行双侧椎动脉造影了解并明确PICA与椎动脉的关系。如发现PICA起源处位于枕骨髁处或枕骨髁的后方,则表明PICA可能起源于硬膜外。

其起点的位置决定其行程,颅内起源的PICA起始后向后、外侧或上方走行较前方、内侧或下方更常见。发出后在延髓前池内,多数向外绕过小脑延髓外侧池内的橄榄体下缘向上至舌下神经根出脑干处。然后转向尾侧,在前方XII颅神经根与后方IX、X、XI颅神经之间通过,位于延髓外侧面和小脑二腹叶之间,发出细小分支到延髓的外侧和后外侧。继续下行形成一尾襻,绕小脑扁桃体下缘,形成下襻后返折向上,进入枕大孔。35%的情况下,该动脉要低于扁桃体下方几毫米,因此血管造影尾襻的位置不能作为判断扁桃体下疝的标准。PICA在扁桃体表面上行,发出延髓后外侧支,直至到达延髓的后髓帆。在该处发出分支到扁桃体前部和第四脑室脉络丛。然后在小脑扁桃体上极形成襻,至扁桃体内侧分成两个二级终支:内侧支分布至小脑下蚓,外侧支供应小脑半球下面中后部。上述二终支均与小脑上动脉和小脑前下动脉有吻合。PICA起源、走行及其穿支分布的多变性,可能是其易于梗塞和手术中易于损伤的主要原因。

(3)PICA的分段 PICA一般比小脑前下动脉粗大,其行程弯曲,呈"S"形,约在下橄榄下端处发自椎动脉,绕延髓、经过迷走神经与副神经间至延髓后外侧面,在小脑扁桃体下端处转折向上,于延髓后面上行,至第四脑室顶下面弯向内侧,循扁桃体内侧行向后下,进入小脑段,分为蚓支和小脑扁桃体支。PICA依行程可分为延髓前段、延髓外侧段、扁桃体延髓段、髓帆扁桃体段、皮质段五段。PICA常环绕延髓或扁桃体,走行迂曲和在低位颅神经、靠近扁桃体和第四脑室顶部尾侧的脑干侧形成复杂的环。PICA的延髓前段、延髓外侧段、扁桃体延髓段发出穿支直接或后旋后进入延髓背外侧;扁桃体延髓段、髓帆扁桃体段发出分支至第四脑室脉络膜及脉络丛,成为第四脑室顶中线区及外侧隐窝脉络组织的主要供血来源。因此,PICA阻塞会引起延髓背外侧梗死,其穿支阻塞则可能引起相应供血区域的不同程度梗死。

①延髓前段(anterior medullary segment):从起点向后越过舌神经根,到达下橄榄体最高点。此段位于延髓前方,从起点到橄榄最隆突部的垂线,即延髓前面和外侧面的分界线为止(图2-13-25)。

②延髓外侧段(lateral medullary segment):从下橄榄体最高点到舌咽神经、迷走神经和副神经根水平。

③扁桃体延髓段(tonsillomedullary segment):始于PICA穿过舌咽、迷走、副神经后,从副神经平面,沿扁桃体下行,然后内行穿过延髓后面,上行至扁桃体内侧面的中部水平(图2-13-26)。

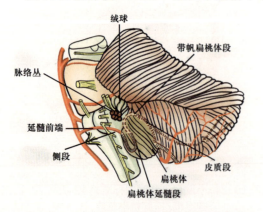

图2-13-25 小脑后下动脉各段(外侧面)模式图

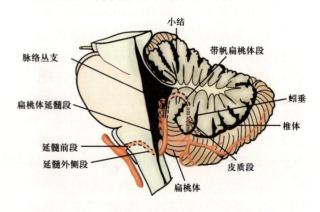

图2-13-26 小脑后下动脉各段(正中矢状断)模式图

④髓帆扁桃体段：先在小脑延髓裂内沿扁桃体内侧面向第四脑室顶上升，继而向下形成凸向上方的弯曲。在蚓部、扁桃体和小脑半球间走行，头端形成一个向上凸的血管襻，称颅襻或扁桃体上襻，此襻顶部覆盖后髓帆，并发出分支到脉络丛，该段又称脉络丛段。

⑤皮质段(cortical segment)：为PICA的终末段，从扁桃体的外上方辐射状分支到小脑半球的枕面，绕经扁桃体时分成内外两干。内侧干上行，供应蚓部和附近的小脑半球；外侧干向外越过扁桃体，供应小脑半球的大部和扁桃体。

(4) 小脑后下动脉毗邻神经解剖　椎动脉在舌咽、迷走、副和舌下神经前面走行，PICA的近端环绕这些神经之间走行并常牵拉、扭曲神经根。如果椎动脉在橄榄的前方走行则PICA起始部在橄榄前方；如果椎动脉迂曲并缠绕向后，则PICA起始部在橄榄的外侧。PICA与IX、X、XI对脑神经的位置关系密切（图2-13-27），可分为3型：背侧型，即动脉的前段和外侧段，位于神经根的背侧；腹侧型，动脉位于神经根的腹侧；穿神经根型，即尾襻穿于IX、X、XI脑神经根之间。

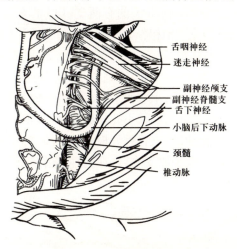

图2-13-27　小脑后下动脉穿副神经根

(四)小脑前下动脉(AICA)

AICA多数起自基底动脉下1/3段，占73.9%；起自基底动脉中1/3段、PICA、椎动脉者，分别占13.04%、5.55%、2.47%，还有4.83%的个体该动脉

缺如(钟世镇，1958)。左右侧完全对称者仅占33.98%。多数为一支，少数为两支，平均外径为1.42(0.52～2.40)mm。Rhoton认为AICA自基底动脉以单干发出者，占58%，以双干、三干发出者各占20%，有2%的个体该动脉缺如。AICA在行经绒球时形成的襻状位置恒定，动脉造影时可作为定位绒球的依据。AICA与脑桥、第四脑室外侧隐窝、小脑脑桥裂、小脑中脚及小脑半球前面等部位关系密切。该动脉发出后绕过脑桥向后外侧走行，可在IV颅神经背侧或腹侧通过，从桥前池进入桥小脑角池。在小脑中脚处形成桥臂襻，形成一个凸向外的内耳道襻，发出细长的迷路动脉，最后分出内侧支和外侧支，分布于小脑下面的前外侧面。AICA和PICA末梢支之间存在着丰富吻合(图2-13-28)，且与PICA管径大小之间常存在互补关系。

1.AICA的起始与分叉

AICA常为单个血管起于基底动脉，也可有两支或三支。可起于基底动脉的任一点，但最常见起于其下1/3段(图2-13-29)。两侧的起始

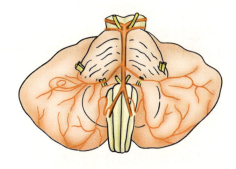

图2-13-28　小脑前下、后下动脉吻合的模式图

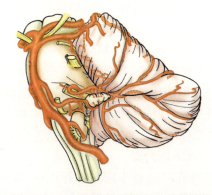

图2-13-29　小脑前下动脉的起点(前外侧面观)

部水平常不对称,一侧可明显高于对侧。Martin等发现50例AICA,72%为单个主干,26%为两支动脉,2%为三支动脉。单一主干的AICA分为头侧干和尾侧干。头侧干和尾侧干重复的AICA与单个主干AICA分叉形成的头侧干和尾侧干有相似的分布。约2/3分叉前穿过面神经和前庭蜗神经,1/3分叉后穿过。分叉近端的为主干,分叉后形成的是头侧干和尾侧干。如果分叉靠近面神经和前庭蜗神经,单独的头侧干或分叉后的两个干可能是面肌痉挛或恶性耳鸣的责任血管。双干型AICA的主干也常分叉,发出分支到小脑和脑桥的头侧干和尾侧干。穿过神经后,头侧干常在小脑绒球上外侧走行至小脑中脑脚,分布到桥小脑裂上唇和颞骨岩部表面邻近部分。如果分叉靠近面神经和前庭蜗神经,尾侧干走向小脑绒球尾侧供应一部分小脑绒球和脉络膜丛。如果分叉在神经远端,尾侧干在靠近Luschka孔的桥小脑裂下肢内走向后方。尾侧干在外侧隐窝下方转向外侧之前常进入小脑延髓裂的外侧。尾侧干的远端分支常与PICA吻合,头侧干的分支常与AICA吻合。

2. AICA分段

AICA起于脑桥水平,与外展神经、面神经和前庭蜗神经伴行抵达小脑中脚表面,然后沿小脑脑桥裂走行终止于小脑岩部表面。AICA由桥前池进入桥小脑角池,一般在三叉神经下方,越过面神经和前庭蜗神经的腹侧、背侧或两神经之间,贴脑桥后下行,途中发出分支供应脑桥上1/3和延髓上缘的外侧。在内耳门附近形成动脉襻,返回的AICA到达绒球外上方,形成一个突向外的襻,最后分为内、外两个二级终支。内侧支内行分布于小脑前下面(小结、绒球、扁桃体、二腹叶、上半月叶)和齿状核;外侧支较细小,沿小脑中脚外行经小脑边缘达水平裂。根据AICA的行程,可分脑桥前段、脑桥外侧段、绒球小叶段和皮质段。每一段根据动脉分叉的水平可包括多个主干。

3. AICA的分支

AICA在经过桥小脑角的行程中,发出四个分支:迷路(内听道)动脉,进入内听道到达内耳;回返穿支动脉,从其起始向内侧走行供应脑干;弓下动脉,穿过弓下窝硬膜到达弓下窝;小脑弓下动脉,发出一个分支到弓下窝,另个分支到小脑。

(1) 迷路动脉 又称之为内听道动脉或内听动脉,为AICA在内听道的分支,大部起自AICA襻或襻的前后段(83.6%),其中77%的迷路动脉起于AICA的内听道前段,21%起于内听道段,2%起于内听道后段,54%起于单根的AICA,23%起于重复或三重AICA,23%起于回返穿动脉或弓下动脉或AICA。发出后行于Ⅶ、Ⅷ对脑神经之间或上方,在至内耳门附近时,常形成一动脉襻,迷路动脉由该动脉襻发出。迷路动脉发出后行于面神经和前庭蜗神经之间进入内耳道,分支供应周围骨、衬于内听道的硬膜、内听道内的神经,终止并发出前庭、耳蜗和前庭蜗动脉供应内耳的器官。

迷路动脉为一细长动脉,直径为0.15mm,为终末动脉。12.3%的迷路动脉直接起于基底动脉下段,亦有发自AICA或椎动脉者(4.1%),少数有两个起源。Fisch(1968年)和Martin等(1980年)描述该动脉100%发自AICA。在桥小脑角处,30%有一支内听动脉,54%的有两支,14%的有三支,2%的有四支。当迷路动脉行于小脑脑桥(上)池或进入内耳道后,可分三支;前庭支、蜗支和前庭蜗支(图2-13-30)。前庭支供应前庭神经,球囊,椭圆囊和外、上半规管;蜗支供应蜗神经,并分多数小支进入蜗轴小孔形成动脉网,供给鼓阶骨壁、螺旋神经节、骨螺旋板和基底膜。各支末梢相对独立,较少侧支吻合。在内耳,迷路动脉与颈

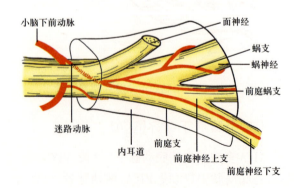

图2-13-30 迷路动脉在内耳道的分支

内动脉各分支间也没有完善的吻合。因此,侧支循环很差。球囊、椭圆囊的半规管对血供变化颇为敏感,血流稍有减少即可产生恶心、呕吐、眩晕等平衡障碍,耳蜗对供血减少可引起高调耳鸣。因迷路动脉有相当一段位于脑池中,AICA 的襻顶也位于脑池内,易被桥小脑角区、颈静脉孔区的各类肿瘤浸润包裹,术中不易分辨,极易造成血管损伤,影响面听神经、脑干的血供,造成术后同侧听力丧失、面瘫、脑干损伤甚至死亡。

(2) 返回穿支动脉(Recurrent perforating branches)　由AICA进入内耳门以前或后起始,随面神经和前庭蜗神经返折而行,分支至脑桥和延髓上部。多数起于内听道前段,但也可以起于内听道段和内听道后段。起始后常走向内听道,再沿面神经、前庭蜗神经返转走行到达脑干,呈环形。亦发出分支到小脑中脚、脑桥邻近部分、三叉神经进入脑桥臂的周围区域的脑桥,极少数分支至桥小脑角的脉络膜丛、延髓上外侧和舌咽、迷走神经。与面神经和前庭蜗神经的关系有显著的变异,多数起于神经下方、前下方、前方或神经之间,在神经内侧或上或下方走行。Martin 等认为返穿动脉的出现率为81%,且74% 为1 支,2 支者只有6%。

(3) 弓下动脉(subarcuate branch)　起于内耳门内侧的AICA,穿过覆盖在弓下窝的硬膜进入弓下窝,滋养半规管区域的岩部骨质,其出现率为72%。其中26% 起于内听道前段,4% 起于内听道段,42% 起于内听道后段。少数起于内听道,起于内听道的弓下动脉,一部分回返,穿过内耳门到达弓下窝;另一部分穿过内听道壁到达弓下窝。弓下动脉多数起于面神经的后方,并向后上方走行到达弓下窝。少数起于面神经前方、下方或前下方,穿过面、前庭蜗神经下方到达弓下窝。有两支弓下动脉的报道,其中一个分支通过穿过弓下窝进入弓下管,另一个穿过内听道壁到达弓下管。

(4) 小脑弓下动脉　是AICA 的一个小分支,分布于小脑绒球和绒球下邻近的小脑皮质。Mazzoni 报道AICA 发出一支到弓下窝,另一支到小脑。它常起于内听道环近端,在向上外侧到达弓下窝之前穿过面神经和前庭蜗神经下面。在窝内发出弓下动脉,然后转向内侧供应小脑。

(5) 皮质支　分布于小脑前面和下面前部。AICA 供应的皮质区域变异较大。动脉穿过神经后,头侧干常穿过小脑绒球上方分布到桥小脑裂上唇;尾侧干穿过小脑绒球尾侧,供应小脑半球前表面的下部。

4.小脑前下动脉的毗邻的神经关系

小脑前下动脉(AICA) 起自基底动脉,多于外展神经腹侧环绕脑桥,入桥小脑角池后,行于面听神经上/ 下或自面听神经之间穿行,可呈襻状突入内听道。至绒球外上方弯向下内,分为内侧支和外侧支,分部于小脑下面前外侧部,尚有分支至第Ⅵ～Ⅷ对颅神经根和脑桥下外侧部及小部分延髓。在小脑脑桥角池内,AICA 与面神经、耳蜗及前庭神经的关系密切,靠近脑桥,呈横向略向下走行,发出分支到从桥延沟至上1/3 脑桥的外侧部,是脑桥下部和延髓上部的主要供血来源。

①外展神经:AICA 与外展神经关系密切,有85% 与外展神经接触,其中60% ～80% 位于外展神经下方,16% ～36% 位于神经上方,或从多根神经干之间穿过。AICA 起始段经展神经腹侧者,占73.0%;经外展神经背侧者,占23.5%;穿过展神经者占3.5%;左右对称者占71.0%。

②面神经和前庭蜗神经:AICA 与面听神经和内耳道的关系最为密切,其与面神经、前庭耳蜗神经、Luschka 孔和小脑绒球等的位置关系相对恒定。最常见的是AICA 在面听神经的不同部位穿过面听神经复合体(占65%),其次AICA 位于面神经根腹侧或背侧(占18%),少数动脉呈襻状围绕面听神经,这个动脉环可以位于面神经出脑干处的上方或下方。在这几种关系中,AICA 可与面听神经直接接触,迂曲的动脉压迫面神经和前庭耳蜗神经可引起这些神经的功能障碍,手术解除压迫可解除症状,这也支持了血管压迫可能也是面肌痉挛等的主要原因之一。

5.小脑前下动脉襻

AICA 及其分支在桥小脑角处构成动脉襻,

其中约56%～85%位于内耳道外,10%～25%位于内耳门处,5%～19%进入内耳门。亦有将AICA襻与内听道的关系分四类:位于桥小脑角池、内听道口附近、内听道口和内听道内,其出现的几率分别为16%、33%～50%、14%～40%、20%～27%(图2-13-31)。该动脉襻与面听神经复合体的关系可分为三类:①Ⅰ类,动脉襻或其分支在面听神经之下,约占46%;②Ⅱ类,动脉襻在神经之间,占36%;③Ⅲ类,动脉襻在神经束之上,占6%。若有两个动脉襻存在,又可分为三个亚型:Ⅰ型,一个襻在神经束之下,另一个襻在神经之间,占3%;Ⅱ型,一个襻在神经之上,另一个在神经之间,占3%;Ⅲ型,两个襻均在神经之下,占3%。无动脉襻者也占3%。在血管襻顶附近发出1～2支内听动脉。内听动脉沿面神经与内听道前内侧壁之间行走,进入内听道。AICA成襻后回返向脑干方向,沿途发出细小的回返穿通支到面听神经,终支到面听神经发出的脑干附近和小脑。

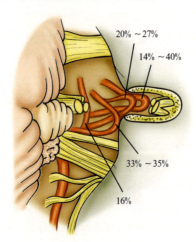

图2-13-31　小脑前下动脉襻的位置

6.小脑前下动脉和听神经瘤

AICA在桥小脑角区成襻走行,其与面、听神经相邻,与听神经瘤的解剖关系可以是:①AICA位于肿瘤下方,见于AICA位于面听神经下方者,是最常见的一种。②AICA位于肿瘤前方,见于AICA行于Ⅶ、Ⅷ颅神经之间者。③如果AICA行于面听神经之上,则被肿瘤推向上方。当大型听神经瘤手术分离脑干侧时,应尽量远离AICA主干,

因损伤后可以引起眩晕、面瘫、听力丧失、脑干外侧和小脑梗死,甚至死亡,尤其在AICA较粗时更应注意。在进入桥小脑角区之前AICA主干与外展神经关系密切,可作为术中寻找的标志。

(五)小脑上动脉(SCA)

SCA起始于脚间池内,向外侧走行。在脚间池内,发出几支小分支。动脉周围包以蛛网膜套袖。发出后在脑桥和中脑之间的沟内,环脑干伴大脑后动脉向后外走行,动眼神经在这两动脉中间穿过。动脉继续在脑桥侧面后行,进入环池。在外侧环池内,SCA先形成一浅尾襻,然后分成外侧支和内侧支,在此处其主干或两分支之一常直接接触或弯曲贴在三叉神经表面。外侧支(边缘支)于三叉神经上方沿小脑方叶向前外侧走行,然后在水平裂内向后外侧延伸,供应小脑半球上外侧及深部核团;内侧支作为主干环绕中脑脑桥结合部,发出几支半球支,到达四叠体池顶盖尾部和下丘,发出细小穿动脉,供应结合臂和下丘,然后接近对侧同名动脉。在环池的幕下部分、脑干的后方、小脑幕游离缘的前方处与滑车神经、基底静脉和大脑后动脉相互伴行。在上蚓部表面,转向下成为上蚓动脉。小脑半球支到达小脑的上表面,呈放射状走向水平裂,供应小脑上内侧半球和齿状核,所有半球支和上蚓支均可与小脑前下或后下动脉形成吻合。在四叠体池内SCA内侧支与大脑后动脉之间有很多细小吻合。从大脑后动脉和小脑上动脉,常发出数支后穿质穿动脉。

四、颅底静脉窦

静脉窦收集来自脑、脑膜、眼、耳的静脉血,汇入颈内静脉,少部分经导静脉和板障静脉汇入头皮静脉。静脉窦壁一旦破裂,因不能回缩塌陷而使止血困难,且可能发生气体栓塞。各静脉窦间的汇流关系如下。

1.横窦

横窦是颅内最大的成对静脉窦之一,位于枕骨横窦沟内,正是小脑幕后缘和外侧缘的附

着处（图2-13-32）。横窦起于窦汇，向外、向前，再折向下延为乙状窦，途中接受来自大脑下静脉、下吻合静脉（Labbé静脉）、小脑下静脉、岩上窦、小脑幕窦、板障静脉的血液回流。多数（约62.9%）的右侧横窦口径＞左侧横窦，但亦有少数（约24.1%）恰好相反，两侧相等者约占13%。横窦口径和形态的变异颇大。有时左侧横窦可缺失，此时，板障静脉、大脑浅静脉、同侧其他静脉窦和对侧横窦明显扩张代偿。偶尔可见双侧横窦缺失者。

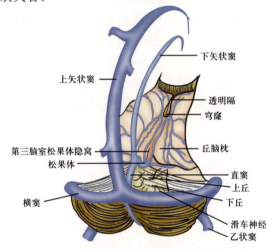

图2-13-32　颅内静脉窦的引流。显示双侧横窦

2.乙状窦

乙状窦上接横窦，向下经颈静脉孔延为颈内静脉（图2-13-33），亦是颅内成对的最大静脉窦之一，位于颞骨乳突部和枕骨内侧面的乙状窦沟内。乙状窦沟的骨壁很薄，与乳突小房相邻，并

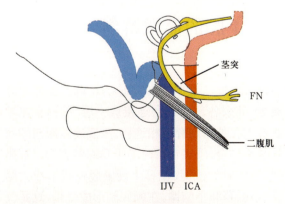

图2-13-33　乙状窦向下延伸为颈内静脉

经乳突导血管与颅外浅静脉交通。乙状窦的大小取决于同侧横窦的大小，所以多数右侧乙状窦较大。乙状窦的变异也很大。若发育不良或完全缺失，横窦血液难以或不能向下引流，改经乳突导血管和岩鳞窦出颅。

3.窦汇

窦汇系上矢状窦、直窦、枕窦和两侧横窦的汇合点，位于枕内隆突处。窦汇的变异最大，真正由五个窦汇合在一起的只是少数。关于窦汇的分型很多，陈义蔚将其分为四型。①简单型：上矢状窦、直窦和枕窦在枕内隆突处汇合，由此向两侧分流成左、右横窦，约占22%。②双分支型：上矢状窦和直窦在枕内隆突，附近均分为两支，上矢状窦的左支与直窦的左支汇合延续为左横窦，上矢状窦的右支与直窦的右支汇合延续为右横窦，此型约占26%。③上矢状窦偏侧型：上矢状窦不分支而偏流于一侧横窦，偏流于右侧横窦者占30%，偏流于左侧横窦者占2%。④直窦偏侧型：直窦不分支而偏流于左侧（18%）或右侧（2%）横窦。

4.枕窦和环窦

枕窦位于小脑镰内，自枕内隆突开始，沿枕内嵴向下到枕骨大孔边缘，分为两支，向两侧环绕枕大孔后缘形成半圆形的环窦，分别注入同侧乙状窦。枕窦以1条者为多见，约占70%，亦可为多支，或完全缺失（占8%～40%）。一般小儿枕窦发育良好，成人较细小，口径最小者仅0.2mm，最粗的可达4～6mm，偶有特别粗大的枕窦，似上矢状窦的直接延续。

5.岩上静脉及岩上窦

岩上静脉恒定出现在三叉神经根周围，95%位于三叉神经根的背外方或背内侧方，5%位于三叉神经根的正上方，与三叉神经多无接触。是后颅窝前外侧结构的主要回流静脉，起自小脑后、腹侧、内侧及上方，引流脑桥和中脑的腹外侧和小脑的血液入岩上窦。80%岩上静脉为单支，约20%为双支或多支。岩静脉常有1～3个属支。其入口多位于三叉神经外侧、内听道上结节上方。岩上静脉入口与三叉神经之间的垂直距离为[3.8±1.2(2.4～5.6)]mm；岩上静脉汇入岩上窦点,距三叉神经门的距离为[7.8±2.8(4.7～11.6)]mm,多在内听道口上方的内侧汇入岩上窦。其主支岩上窦行于岩上嵴上的岩上窦沟中,向内侧于Meckel腔开口内上方汇入海绵窦,向外侧于窦硬膜角处汇入横窦-乙状窦交汇处。

岩上窦位于内听道上结节以上,位于岩骨嵴和小脑幕前缘的附着处,在岩上嵴的岩上窦沟内。构成岩上窦的硬膜形成三叉神经开口缘,并于三叉神经之中线侧形成海绵窦。岩上窦前起海绵窦后端,收集大脑下静脉和小脑上静脉的血液,其侧方注入乙状窦和横窦结合部(图2-13-34)。位于内听道上结节的注入岩上窦的岩上静脉在磨除孔上结节,显露Meckel腔以及中颅窝后部时需要切断和剥离。有时岩上窦可分成两支包绕三叉神经,形成环状岩上窦,在三叉

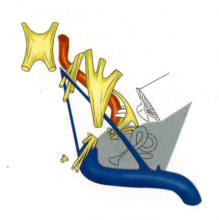

图2-13-34 岩上窦和岩下窦起始和汇入点之间的关系

神经根切断术中若不慎损伤该窦,可造成严重出血。偶有双侧岩上窦均缺失者。此外,岩上窦与岩下窦间也可有联系。

6.岩下窦

岩下窦行于岩斜裂处的岩下窦沟中,较岩上窦粗短,起自海绵窦后缘,向上方汇入海绵窦。向后下斜行,收集内耳、脑桥和小脑底面的静脉血,至颈静脉孔前汇入颈内静脉起始部。

7.直窦(straight sinus)

直窦始于Galen静脉与下矢状窦汇合的膨大处,是仅次于上矢状窦的第二大引流静脉,横切面呈三角形。丘纹静脉向前走向室间孔,并在这里与透明隔静脉及脉络丛静脉汇合,形成大脑内静脉,最后加入Rosenthal基底静脉和大脑后静脉,再汇入Galen静脉。按直窦前后走行方向,可将其分为四种类型:前后水平型,占62%;前高后低型,占19%;前低后高型,占12%;弯曲型,占7%。直窦平均长度为[38.8±4.8(15～50)]mm,平均宽度为[3.6±1.0(2～4)]mm,单一直窦占93%;双直窦占7%。

8.蝶顶窦

蝶顶窦位于蝶骨小翼后缘,向内行,与硬脑膜中静脉交通,汇入海绵窦。

9.基底静脉丛

基底丛位于斜坡,上连海绵窦和岩上、下窦,下接椎内静脉丛。

第十四节 蛛网膜和蛛网膜下腔的显微解剖

一、概述

1.脑的被膜

(1)硬脑膜 硬脑膜被覆在脑的表面,如同一层坚韧而略带光泽的腱膜,主要由胶原纤维组成,其内含有少量弹力纤维。该膜由骨膜层和脑膜层组成。外层即为骨膜层,其内含有血管神经,对内外环境变化的刺激很敏感;内层即脑膜层,较薄。此二层膜除在静脉窦及淋巴囊处相分离处,其余各部均紧密连接成一层。硬脑膜在颅底枕大孔处与硬脊膜相连接。颅底硬脑膜与颅底骨紧密结合,颅底骨折时易于和蛛网膜同时被撕裂,导致脑脊液漏。在幕上硬脑膜返折形成大脑镰、小脑幕和小脑镰。在颅底则形成鞍隔,这是位于蝶鞍上面、略呈水平位的硬脑膜板,张于鞍背

上缘和鞍结节之间，构成垂体窝的顶，其中央有一小孔，谓之鞍隔孔，垂体柄穿行其中。

硬脑膜的某些区域，内外两层分离形成静脉窦，亦称硬脑膜窦。窦壁的外层由致密胶原纤维组成，坚韧而无弹性；内层由疏松胶原纤维组成。窦壁无平滑肌，不能收缩和扩张；窦腔内面衬有一层内皮细胞，但无瓣膜。在脑静脉入窦腔的入口处，半月瓣、小梁和中隔等瓣膜装置，起调节入窦血流量的作用。静脉窦多分布在颅底，按其位置分为后上组和前下组。后上组包括上下矢状窦、横窦、乙状窦、直窦、窦汇、岩鳞窦和枕窦等；前下组有海绵窦、海绵间窦、岩上窦、岩下窦、蝶顶窦和基底窦等。海绵窦前端借眼静脉与面部浅静脉交通，向下借卵圆孔与翼静脉丛相通，向后与基底窦（基底静脉丛）相通，基底丛向下与椎内静脉丛相通。蛛网膜下腔通过蛛网膜颗粒与硬脑膜窦相交通。

（2）脑蛛网膜　脑蛛网膜可分为颅底蛛网膜、凸面蛛网膜和小梁蛛网膜。颅底和凸面蛛网膜与软脑膜围成蛛网膜下腔。小梁蛛网膜横跨蛛网膜下腔，连接软脑膜与颅底或凸面蛛网膜，是真正的脑池间隔。蛛网膜薄而透明，无血管和神经，与硬脑膜之间贴在一起，但有潜在的腔隙，称为硬膜下隙。蛛网膜与软脑膜之间的蛛网膜下腔内含有脑脊液和血管，向下与脊髓蛛网膜下腔相通。蛛网膜向软脑膜发出许多蛛网膜小梁，故蛛网膜下腔呈网眼状。大脑半球的蛛网膜下腔常相当窄，而在脑底则往往较宽。这些宽阔区域称之为"池"，如小脑延髓池（枕大池）、外侧裂池、视交叉池（居视交叉下方）、脚间池（乳头体后方、脚间窝及其附近）、桥池（脑桥基底的腹侧）和四叠体池（小脑前方，顶盖的背侧）等。其中视交叉池、脚间池和桥池合称为基底池。蛛网膜在矢状窦附近形成许多"菜花状"突起，突入硬脑膜窦内，称蛛网颗粒。脑脊液通过这些颗粒渗入到静脉窦内，再回流入颈内静脉。在后颅窝，Liliequist膜中脑叶、脑桥腹侧蛛网膜、小脑-脑桥蛛网膜、小脑-延髓腹侧蛛网膜属于颅底蛛网膜，小脑前中央蛛网膜、小脑-延髓背侧蛛网

膜属于凸面蛛网膜，其余均属于小梁蛛网膜。脚间池、四叠体池、枕大池是后颅窝蛛网膜最密集的区域。

（3）软脑膜　软脑膜为一层菲薄而富于血管、神经的被膜，贴附在脑的表面，与脑紧密结合不易分开，并随其表面沟裂而伸展，对脑的营养起重要作用。不仅向脑实质内发出许多小梁，而且伴随血管向实质内延伸一段，宛如血管外的"袖套"。但毛细血管、小静脉及小动脉的周围没有软脑膜形成的"袖套"。软脑膜与蛛网膜间有蛛网膜下腔。

2.蛛网膜和蛛网膜鞘的解剖

颅内蛛网膜的分布并不均匀，越是血管、神经结构集中和关系复杂的部位，蛛网膜和小梁越丰富，结构越复杂；而血管、神经结构关系简单的部位，蛛网膜的分布较稀疏，结构也相对简单。颈内动脉分叉、下丘脑、脚间池、动眼神经蛛网膜鞘、松果体区等区域，蛛网膜较密集。

（1）蛛网膜的命名和划分　对颅内蛛网膜的研究主要集中在Liliequist膜。1994年，Vinas提出"小梁蛛网膜"的概念并对其进行了较全面的观察和命名。目前临床上采用的命名，均为Rhoton和Vinas的命名，对于Rhoton和Vinas未曾介绍或描述不一的蛛网膜，则根据其位置以及与周围结构的关系命名。根据蛛网膜的位置可将颅内蛛网膜分为三类：凸面蛛网膜、颅底蛛网膜和小梁蛛网膜。

①凸面蛛网膜：包括小脑延髓背侧蛛网膜、小脑半球凸面蛛网膜和大脑半球凸面蛛网膜。颅底蛛网膜和凸面蛛网膜相连续，共同组成所谓的"蛛网膜外层"，覆盖脑表面。

②颅底蛛网膜：包括嗅神经蛛网膜、视交叉蛛网膜、外侧裂蛛网膜、Liliequist膜中脑叶、脑桥腹侧蛛网膜、小脑延髓腹侧蛛网膜和小脑脑桥蛛网膜。颅底蛛网膜和凸面蛛网膜与软脑膜之间的间隙即蛛网膜下腔。

③小梁蛛网膜：由蛛网膜小梁交织而成，横跨蛛网膜下腔，连接颅底或凸面蛛网膜与软脑膜，将蛛网膜下腔分隔为相对独立的池，是真正

的脑池间隔,包裹、缠绕或附着于在脑池之间穿行的血管和神经。

(2) 蛛网膜的形态和结构　颅底蛛网膜和凸面蛛网膜一般较厚,致密,呈完整的膜状。除脑血管、脑神经、垂体柄穿过处之外,无窗孔,包裹或覆盖脑血管、脑神经和脑组织。在某些部位形成返折,如鞍隔表面的视交叉蛛网膜颅底层与Liliequist膜中脑叶环绕垂体柄形成经鞍隔孔进入鞍隔下方的返折构成垂体池的壁。小梁蛛网膜的形态和结构变异较大,可呈网状,由纤细、坚韧的蛛网膜小梁交织而成,有大小不等、或疏或密的窗孔,如基底动脉分叉蛛网膜;或膜状、完整、致密、无窗孔、厚薄不一、透明或半透明,如Liliequist膜间脑叶;或致密坚韧的短带状、条索状,如大脑前蛛网膜。

颅内蛛网膜绝大多数结构单一,只有少数呈分叶状结构,如Liliequist膜、视交叉蛛网膜、小脑前中央蛛网膜。视交叉蛛网膜和小脑前中央蛛网膜均由两叶组成。视交叉蛛网膜以其在双侧直回后部的附着处为"嵴",向后沿视交叉上、下分为两叶,分别覆盖视交叉上表面和鞍隔表面;小脑前中央蛛网膜源于连接小脑蚓部上端、双侧小脑半球内上端与Galen静脉复合体的蛛网膜"嵴",向前沿中脑两侧平行于中脑表面分为左、右两叶,分别覆盖中脑的左、右背外侧面。Liliequist膜则更复杂,由中脑叶、间脑叶和一对中间叶组成。

(3) 脑神经蛛网膜鞘　走行于颅底的脑神经在脑池内或离开脑池时,均被各自的蛛网膜鞘包裹,其中动眼神经蛛网膜鞘最发达。动眼神经自脚间窝穿出,离开大脑脚少许即被众多的蛛网膜附着,包括颈内动脉内侧蛛网膜、颈内动脉外侧蛛网膜、后交通蛛网膜、脉络膜前蛛网膜、动眼神经外侧蛛网膜、中脑脑桥内侧蛛网膜、中脑脑桥外侧蛛网膜、Liliequist膜中脑叶、间脑叶和中间叶、基底蛛网膜、小脑上蛛网膜以及基底动脉分叉蛛网膜,这些蛛网膜形成"蛛网膜鞘"将动眼神经完全包裹。若蛛网膜鞘与动眼神经之间较疏松,则形成动眼神经池。嗅神经被嗅神经蛛网膜完全包裹于嗅沟内。视神经被视交叉蛛网膜包裹进入视神经管。滑车神经可以完全走行于小脑上蛛网膜之中。Yaşargil曾指出三叉神经有自己的蛛网膜鞘,独立于桥小脑池。三叉神经自脑干发出后,在桥小脑池内就有其固有的蛛网膜将其包裹,被小脑脑桥蛛网膜和中脑脑桥外侧蛛网膜包裹进入Mechel's腔,使三叉神经与小脑脑桥池中其他结构分隔开。有时与岩上静脉包裹在一起。面神经和前庭蜗神经被小脑脑桥蛛网膜包裹进入内听道。舌咽神经、迷走神经、副神经被小脑-延髓腹侧蛛网膜和小脑-延髓背侧蛛网膜共同包裹进入颈静脉孔。舌下神经被小脑-延髓腹侧蛛网膜包裹进入舌下神经管。唯有外展神经,其远侧段虽也被小脑脑桥蛛网膜和脑桥腹侧蛛网膜包裹直到进入海绵窦,但走行于桥前池内的部分直接裸露于脑脊液中,无蛛网膜附着或包裹,可能是该神经易被病变侵袭或手术损伤的原因之一。

(4) 脑神经蛛网膜鞘的临床意义　脑神经蛛网膜鞘为术中确认、分离和保护脑神经提供了可靠的界面。动眼神经鞘使该神经的空间位置保持相对固定,是防止神经结构间的牵拉和固定装置。动眼神经鞘膜在手术过程中将成为动眼神经的保护层,经翼点入路手术中看到的动眼神经实际上是隔蛛网膜所见。动眼神经鞘除靠近大脑后动脉P$_2$段的部分外,大部分区域无血管贯穿,可较安全地切开。该鞘是经颞下-经岩入路、眶颧入路及翼点-颞前入路至基底动脉上部的手术必须遇到的结构。后颅窝蛛网膜及其小梁与脑干附着紧密,包裹或缠绕脑神经、血管及其穿支,只能锐性分离。任何牵拉、撕扯均会造成脑干、脑神经、血管尤其穿支的机械性损伤。听神经瘤是后颅窝的常见肿瘤,起源于前庭神经离开桥小脑角池的部位。肿瘤若起源于脑池外,随着肿瘤由内听道向颅内生长,将小脑-脑桥蛛网膜推向颅内,返折的小脑-脑桥蛛网膜构成覆盖听神经瘤颅侧面(即脑池侧)的第一层蛛网膜,将肿瘤与小脑-脑桥角池内的面、前庭蜗神经颅内段分隔开,为面、前庭蜗神经颅内段的解剖学保留提供解剖界面。肿瘤继续生长,占据桥小脑角池,该池受压变形,手术中或影像学所见的肿瘤附近脑脊液潴留,即为变形的桥小脑角池,肿瘤与小脑-延髓外侧池之间隔以脑桥-延髓外侧蛛网膜与返折的小脑-脑桥蛛网膜,与桥前池之间隔以基底池蛛网膜与返折的小脑-脑桥蛛网膜,与环池和(或)脚间池之间隔以中脑-脑桥外侧蛛网膜与返折的小脑-脑桥蛛网膜,肿瘤后极被返折的两层小脑-脑桥蛛网膜覆盖。可见,听神经瘤与桥小脑角池内的神经、血管和脑干可以被蛛网膜完全隔离,术中准确辨认并按照这一层蛛网膜界面分离,有助于将听神经瘤的切除完全控制在蛛网膜外,减少对周围结构的牵拉影响。

3.蛛网膜下腔池的定义

蛛网膜下腔,系脑的蛛网膜与软膜之间的腔隙;脑池,即蛛网膜下池是颅内蛛网膜下腔的较大间隙,其内容为脑脊液,内含有重要的血管和神经组织结构。在软膜陷入脑的沟裂处、脑不同部位的邻接缝隙处或血管神经行经处,蛛网膜下腔变得宽阔,称蛛网膜下池,与脑室、蛛网膜下腔共同形成脑脊液的循环通路和贮存体系。脑池多数位于脑底面,总称为基底池。术中打开相关的脑池放出脑脊液可使颅内压迅速有效地降低,不但能减轻脑水肿、脑肿胀,而且可以扩大手术空间。脑池,特别是基底池,能提供解剖的自然通道,最大限度地减少对脑组织的牵拉、压迫甚至可以避免不必要的切割损伤,使手术中能最大限度地保护脑的重要结构及其有关的脑血管系统。随着显微神经外科的发展,人们能够在更深入、更隐蔽的部位对重要的血管和神经结构进行手术操作,而这些部位都是在各自相关的脑池内。因此熟悉脑池的解剖、形态、走行、界限和分隔的特点以及其内的重要结构,尤其是含有重要血管、神经的颅底脑池的显微解剖,对设计和实施颅底显微手术非常重要,也是每一位颅底显微外科医师必须具备的基本功。

4.蛛网膜下腔池的结构

以结缔组织和间皮组成的蛛网膜和软膜形成无数纤维小梁连接于两层之间,小梁宛如支架,悬吊着血管并与血管粘连。池中小梁的密度和强度

有所不同。在许多部位(如脑底),小梁形成薄膜,把蛛网膜下池分成未完全隔断的腔室,薄膜可使脑脊液流动受到一定程度的阻碍,打开一个蛛网膜下池,脑脊液会迅速从该池流出,造成该池的塌陷,但脑脊液不会迅速从邻池流出。而在许多部位(如脑的上外侧面和内面),蛛网膜下腔没有明显的薄膜,或者膜存在着大小不等的孔隙,脑脊液可在腔中自由流动。

蛛网膜将蛛网膜下腔分成相对不连续的间隔。蛛网膜下腔并非均匀的间隙,而是一个被许多隔分割成若干独立而又彼此相通的脑池。这些脑池有固定的部位、结构和内容。因此,打开一个蛛网膜池脑脊液不会迅速地从邻近的池流出及造成整个蛛网膜下腔塌陷。薄的蛛网膜形成基底池的壁,脑脊液在池中停留,池壁可能影响脑脊液流动方向。蛛网膜下池中有血管、神经走行,血管可从一个池进入另一个池(如大脑前动脉从颈动脉池进入视交叉池),基底池与脑神经之间的关系见图2-14-1。有些蛛网膜纤维增厚,并与血管粘连,使神经及血管结构在该处固定。这些区域是神经外科的重要标志,而且是了解蛛网膜下腔的关键。小梁和隔膜上还有复杂的神经末梢(球状、襻状等),传递有关脑脊液压力的信息。

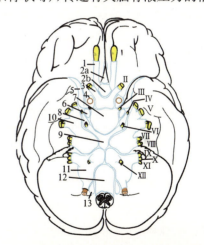

图2-14-1　基底池(阿拉伯数字)与脑神经(罗马数字)之间的关系。1,嗅神经池;2a,胼胝体池;2b,终板池;3,视交叉池;4,颈动脉池;5,外侧裂池;6,脚池;7,脚间池;8,环池;9,脑桥前池;10,桥小脑上池;11,桥小脑下池(小脑-延髓外侧池);12,脊髓前池;13,脊髓后池

在脑裂、脑池处的蛛网膜又可分为脏、壁两层蛛网膜。壁层蛛网膜包被于整个脑的表面，与硬脑膜的最内层紧密贴合，在小脑幕裂孔处附于小脑幕游离缘，构成环池的壁层，为幕上、下脑脊液的通道；脏层是壁层在脑裂、脑沟处向深部的延伸，构成脑池的内侧壁，并包绕某些穿经蛛网膜下腔的血管和神经，状如套袖。两层之间有脑脊液按一定方向流动，并有血管和神经通过。很多蛛网膜下池有清楚的解剖间隔，但有些部分则没有。它们被大小不等的多孔的隔膜分开，在正常情况下，允许脑脊液彼此持续交换。蛛网膜下腔出血、感染性脑膜炎、化学性脑膜炎（如颅咽管瘤）、恶性肿瘤细胞在蛛网膜下腔播散（如癌性脑膜炎），蛋白渗出物也在此播散（如脑膜瘤、听神经瘤），可使这些小孔部分或全部堵塞，从而妨碍了脑脊液正常循环。在手术时从基底池放出脑脊液，脑容量迅速有效地降低，因此容易进入颅底。在探查桥小脑角肿瘤、岩斜区以前打开小脑延髓外侧池，放出脑脊液，手术容易操作就是一个很好的例证。打开外侧裂池、颈动脉池、交叉池及脚间池对鞍区、鞍旁及海绵窦肿瘤的手术亦可取得类似的效果。

5.蛛网膜下腔池的形态和分布

蛛网膜下腔池（脑池）由脑表面或软脑膜、小梁蛛网膜、颅底或凸面蛛网膜围成许多大小不一、形态各异的脑池，见表2-14-1和图2-14-2。一般沿大的血管或脑的沟、裂延伸，相邻脑池之

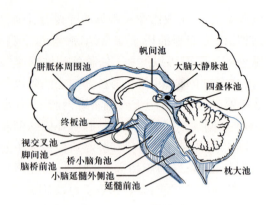

图2-14-2　大脑内侧面所见的脑池

间由小梁蛛网膜分隔。脑神经可位于单个脑池内，如视神经位于视交叉池；也可走行于多个脑池，如动眼神经穿经脚间池和动眼神经池。脑血管则往往穿行于多个脑池之间，如后交通动脉经过颈内动脉池、后交通动脉池或颈内动脉-后交通动脉池、脚间池等。脑池之间既相互隔离又互相交通。由于小梁蛛网膜的存在，脑脊液流经蛛网膜下腔不同部位时受到不同程度的阻碍，但相邻脑池之间经小梁蛛网膜的窗孔或血管、神经穿过该膜时周围的缝隙或由于该膜不完整甚至缺如，不同程度地相互交通，保证了脑脊液的顺利循环。脑池的分布是有规律的，如鞍区的脑池大致呈同心圆排列，以视交叉池为中心，其他脑池环绕在视交叉池周围。后颅窝的脑池则以脑干为中心，环绕脑干分布。颅内脑池较集中的区域有：颈内动脉分叉周围、动眼神经周围、松果体区。

6.蛛网膜下腔池的功能

蛛网膜下腔和蛛网膜下池及其中的脑脊液对脑组织、脑血管和脑神经等提供了营养、支持和保护作用。脑的许多重要结构，如脑神经、血管等，均走行在蛛网膜下腔内。在蛛网膜下腔中有大量结缔组织纤维带粘连和支持池中的血管与神经。蛛网膜下腔，特别是基底池，能提供解剖的自然通道，并可保护重要的脑结构及与其有关的神经血管系统。每个基底池中的神经和血管对设计手术入路及施行颅底手术具有重要意义。可根据基底池的情况制订自己喜欢的手术入路和入颅途径。基于蛛网膜下池的上述结构特征，实施

表2-14-1　颅内蛛网膜下池的划分

上方脑池	Liliequist 膜前组	Liliequist 膜后组
胼胝体池	终板池	脚间池
四叠体池	嗅池	脚池
中间帆池	视交叉池	动眼神经池
枕大池	垂体池	环池
小脑上池	颈内动脉池	桥前池
	后交通动脉池	延髓前池
	颈内动脉-后交通动脉池	小脑脑桥池
	Sylvian 池	小脑延髓外侧池

手术过程中,须注意以下事项。

①熟悉蛛网膜下池的显微解剖和功能有助于手术的顺利进行。每个池中通行有不同的动脉、静脉和神经,对这些血管神经及它们的位置关系必须深入了解,并可从中选择有利的手术通道。正如Yaşargil所言,蛛网膜下池是外科医师的引导图。

②脑的某些部位是蛛网膜下池的交汇处,其内的结构多而复杂。

③必须注意各种病变与蛛网膜下池的关系。有些疾病如蛛网膜下腔出血、脑肿瘤及AVM等发生于蛛网膜下池;有些病变可侵入邻近的池(如蛛网膜囊肿、颅咽管瘤、外生性胶质瘤、上皮样囊肿)。这时病变被重叠的蛛网膜不同程度地包着。重叠的蛛网膜如同隔膜使肿瘤与结构分开,为手术切除提供了良好的分离界面,使得肿瘤较易地从邻近结构中分离出来;起源于硬膜外的病变,如垂体腺瘤、骨瘤、脊索瘤、软骨瘤、颈静脉球瘤及硬膜外转移瘤等,它们的瘤体突入硬膜,被硬膜及蛛网膜包裹,此时硬膜与蛛网膜可将病变与通行于蛛网膜下池中的正常血管、神经相互隔开。

二、小脑幕上脑池
1.前颅窝相关蛛网膜池

(1)嗅池　嗅池又称嗅神经池,即围绕嗅束的蛛网膜下腔(图2-14-3),由位于外侧的眶回及内侧直回间的蛛网膜包绕着嗅束而形成。嗅池位于眶回与直回之间的嗅束沟内,呈长条索状。沟深度为5～10mm,嗅池在沟内呈长条状延伸。其长度为(32.68±2.97)mm,宽度为(7.18±1.82)mm,深

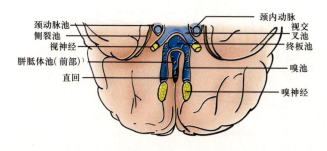

图2-14-3　前颅窝相关的重要蛛网膜池

度为(7.20±1.27)mm。其下面前端以前颅窝底为界,包括筛骨的筛板,外侧为眶回,内侧为直回,下部贴前颅窝底,后界为视交叉池和颈动脉池并与其一壁之隔。在颈内动脉分叉处的上方,嗅神经池与周围其他脑池相连接。嗅池内主要结构有嗅球、嗅束、部分眶额动脉、嗅动脉及其分支,以及额下静脉、嗅静脉、眶静脉,其中内侧眶额动脉的特点是在其向两侧经额叶眶面横越时特征性地伸入嗅神经池内,襻状突入沟内,再出沟沿眶回表面横过额叶眶面行向外侧。抬起额叶时,可因嗅神经自池中撕脱而发生出血,所以额下入路或额外侧入路时,最好先解剖嗅池;经纵裂前部的手术有时亦需从额底游离此池的嗅神经,防止因牵拉过度而损伤神经。

(2)胼胝体池(前部)　胼胝体池位于覆盖着扣带回的软脑膜与大脑镰之间,是颅内最长的一个池,环绕胼胝体。胼胝体池位于大脑半球的纵裂内,顶部为大脑镰下缘与两侧纵裂池相连;前部随大脑镰伸至鸡冠,在胼胝体嘴附近与胼胝体前面的终板池邻接;向后沿纵裂延伸,形成胼胝体池的后部。后部止于胼胝体压部末端下方,与四叠体池及大脑中帆池相邻。胼胝体池的平均最大宽径为(3.44±0.40)mm。为了便于解剖和理解,以中央沟内侧面为界将其划分为前部和后部。胼胝体池前部即大脑纵裂池,池内并无分隔,胼胝体池前部与池后部无明显分界,在胼周动脉与胼缘动脉的分叉处均有增厚的蛛网膜纤维包绕。此池内侧为大脑镰,外侧延伸到扣带回;向前随大脑镰延伸到鸡冠并在胼胝体嘴附近加入终板池。其内包含的主要结构有胼周动脉及其终末支、额极动脉、胼缘动脉起始部和大脑前静脉及其回流到下矢状窦的汇流支。在处理大脑前动脉远段动脉瘤时,需开放该池。

2.鞍旁脑池

鞍上池系鞍隔上方扩大的蛛网膜下腔,由视交叉池、颈动脉池、侧裂池及脚间池等组成。在CT或MRI横断面扫描图像上呈五角星形,其前界为额叶直回,侧方为颞叶海马钩回,后方为中脑。鞍上池可见视交叉与鞍背,外侧部(相当于侧裂池

中)可见大脑中动脉,后部(相当于脚间池处)可见基底动脉。鞍隔孔正常大小时,鞍上池的蛛网膜囊在鞍隔孔处围绕垂体柄形成盲囊或经鞍隔孔向垂体凹面轻微突出者约占50%,鞍内或垂体周围无硬脑膜下腔及蛛网膜下腔;如鞍膈孔直径>5mm或先天性鞍隔缺如时,鞍上蛛网膜囊便可突入鞍内,形成鞍内蛛网膜囊肿,即空蝶鞍。

(1)颈动脉池和后交通动脉池 后交通蛛网膜将其与颈内动脉池分隔成两个独立的脑池。但颈内动脉池与后交通动脉池并不是在所有的标本中均互相独立,这取决于后交通蛛网膜,若该膜缺如,则二者融合为一个完整的池,称为"颈内动脉-后交通动脉池"。颈内动脉池、后交通动脉池、颈内动脉-后交通动脉池可同时存在。后交通动脉可被后交通蛛网膜和Liliequist膜间脑叶划分为3段:颈内动脉池段、后交通动脉池段和脚间池段。

颈动脉池位于额叶底面及前床突的下方,海绵窦和脚间池的上方,蝶鞍两侧,视交叉池两旁偏下,左右各一。其上界游离于前床突硬膜和额叶眶面;下界游离于海绵窦;内侧与视交叉池共壁;外侧游离于颞叶内侧和小脑幕游离缘(图2-14-4)。颈动脉池与视交叉池和脚间池间有间隔,打开该池时并不一定有脑脊液从这两个池溢出。该池的蛛网膜既不随颈内动脉进入海绵窦,也不附着于前床突。此池下部与脚间池上部相接,常与脚间池上壁合成一层厚韧的膜状结构,横架于两侧颞叶的内侧缘或两侧动眼神经

的蛛网膜鞘之间,并在漏斗处与视交叉池融合。这层膜状结构为Liliequis两层膜之一,称为间脑膜。该膜厚薄不一,但常为两层。颈动脉池内包含有颈内动脉床突上段(C_2)、眼动脉、后交通动脉和脉络膜前动脉起始部、供应视神经和垂体柄的小动脉支(图2-14-5)。近心端与海绵窦相连,远心端止于颈内动脉分叉处,平前床突的硬膜及额底面,池呈圆柱形。该池的长度为(15.06 ± 3.07)mm,宽度为(12.01 ± 1.32)mm,整个颈动脉池深达1～2cm。此外,颈内动脉池的蛛网膜常与小脑幕游离缘及前床突的硬膜相分离,但当蛛网膜下腔出血后很容易发生粘连,尤其是与位于前床突下的后交通动脉起始部动脉瘤分离时就更为困难,必须进行锐性分离。打开颈动脉池并非总有脑脊液从视交叉池及脚间池流出,因为池与池之间有隔膜存在。池内除后交通动脉及脉络膜前动脉在起始部有自己的蛛网膜小梁形成袖套以外,其余部分小梁纤维相当无规律。颈动脉池与后交通动脉、鞍背、动眼神经及脚间池的关系特别重要,因为动脉瘤通常从颈内动脉外侧壁发出,并且常累及这些结构。颈动脉池的蛛网膜容易从前床突及海绵窦前部分离,也不附着在小脑幕切迹游离缘,而与脚间池相连接。

(2)视交叉池 视交叉池是由环绕两侧视神经和视交叉之间前上方的蛛网膜构成的封闭性蛛网膜下腔(图2-14-6)。池的上部与视神经及视交叉上面紧密相连,远端与终板池的下部连接,后下方为脚间池,并与脚间池共壁。视交

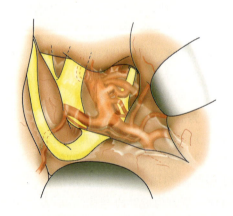

图2-14-4 颈动脉池及侧裂池

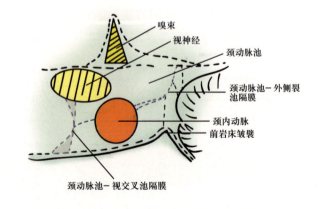

图2-14-5 颈动脉池的冠状切面示意图

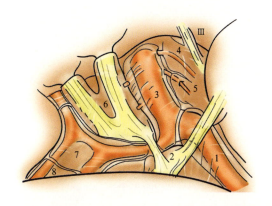

图2-14-6 视交叉池周围结构。1,侧裂池及其内的大脑中动脉;2,嗅神经及嗅束;3,颈动脉池及颈内动脉;4,大脑后动脉;5,脚池及脉络膜前动脉;6,视交叉池及视交叉;7,终板池及大脑前动脉和前交通动脉;8,胼胝体池及A_2段

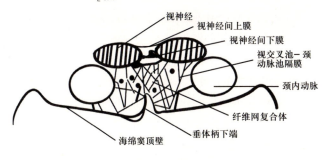

图2-14-7 视交叉池的冠状切面示意图

叉池侧壁长(14.88±13.07)mm,上表面前壁长(14.2±11.47)mm,后壁长(10.37±11.59)mm。池内有视神经、视交叉、垂体上动脉、垂体柄以及供应视神经、视交叉和垂体柄的许多小动脉分支(图2-14-7)。眼动脉由视交叉池进入视神经管。连接视交叉池与脚间池增厚的蛛网膜被称为Liliequist膜。这个增厚的蛛网膜壁从视神经下面连接到漏斗和垂体柄,并与鞍隔相连,对视神经起约束和牵制作用。Liliequlst膜较厚,是鞍区手术的一个重要标志。术中打开视交叉池可以明显扩大手术的操作空间。视交叉池以鞍隔为界,前下方可延伸到漏斗和垂体柄,终止于鞍隔;两侧方分别与双侧颈内动脉池相毗邻。视交叉池的前方以蝶骨缘为界,侧前方为视神经管,此处蛛网膜随视神经向管内延伸一段距离,其余部分则与蝶骨为界。视神经下表面到垂体柄

之间常常被致密的蛛网膜纤维所束缚,将垂体柄完全固定成柱状。当鞍隔不完整或鞍隔有缺损时,蛛网膜可陷入垂体窝内,视交叉池有可能延伸到鞍内,成为原发空蝶鞍形成的解剖学基础。

(3)终板池 终板池位于终板前面,借一层室管膜和薄层终板与第三脑室相隔。其前下界为视交叉上面,在此与视交叉池相邻;前上界,胼胝体嘴部覆盖该池;上界为中间的胼胝体嘴和两侧的前穿质;下界为视交叉上面,与视交叉池相隔。前方以大脑前动脉A_2段起始部为界,后界为终板(图2-14-8)。终板池底边左侧长度为(8.99±1.15)mm,右侧长度为(21.00±1.09)mm,最大宽度为(16.42±2.58)mm。两侧蛛网膜从视神经到额叶嗅区形成一纤维增厚带,为该池的最外界限,此处蛛网膜增厚呈隧道状,包绕两侧大脑前动脉(ACA)。大脑前动脉由颈动脉分出必须经此通道入终板池,Heubner回返动脉即经此通道进入和走出终板池。另外还有两处蛛网膜增厚,一处在额极动脉起始处,增厚的蛛网膜带束缚两侧A_2段;另一处在两侧直回间,终板池在半球之间的纵裂内向前延伸,并以短而坚韧的纤维连于两侧直回之间。池内的主要结构包括大脑前动脉A_1段的大部分及其发出的中央短动脉、大脑前动脉内侧纹状体支(Heubner回返动脉)、前交通动脉复合体(ACoA)及其供应下丘脑的深穿支、丘脑下动脉、大脑前动脉A_2段的近侧大部分(图2-14-8)、内侧眶额动脉起始部、大脑前静脉及前交通静脉,偶尔还含有额极动脉起始部。池内有许多小纤维丝状带与大脑前动脉A_2段、前交

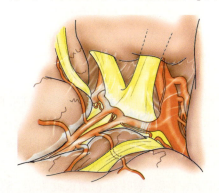

图2-14-8 终板池,A_1和A_2及其分支亦被包绕在其中

通动脉和终板相连。池的中央有密集的小梁纤维从终板连接并悬吊着前交通动脉复合体,在内侧眶额动脉起始附近亦有增厚的蛛网膜带约束着两侧大脑前动脉A_2段。在大脑前动脉A_1段及前交通动脉瘤手术时,需开放终板池,辨认和保护上述穿通血管。

(4) 外侧裂池　外侧裂池系脑基底池至大脑凸面外侧蛛网膜下腔的过渡沟裂,实际上是视交叉池向外侧的延伸,位于额叶眶面与颞极之间的大脑外侧裂前端。外侧裂池最内及下界为大脑中动脉起始部。与脑岛的形状一致,呈三角形,前部较后部高。其内下方有增厚的蛛网膜束带跨越额叶外侧的嗅三角与颞叶内侧底部之间,池的后上部由于额叶和颞叶皮质彼此靠近,而宽度变得窄小,外侧裂愈到远端愈狭窄。该池源于颈内动脉发出的大脑中动脉的起始部,在此处蛛网膜增厚形成环状套袖包绕大脑中动脉,并位于额叶底外侧与颞叶内侧底面之间。大脑中动脉走行于外侧裂池内,大脑中动脉进入外侧裂前首先通过蛛网膜所形成的管道。外侧裂池中有大量的额颞叶纤维横跨在动脉表面,横竖交错的纤维分别与额叶、颞叶及大脑中动脉相连。在动脉远端这些纤维几乎形成了第二层膜。

外侧裂分深、浅两部分。侧裂的浅部,分为前升支、水平支和后支。前升支与水平支将额下回分成眶部、三角部盖部;后支分隔额叶、顶叶和颞叶。侧裂池为其深部,分前后两部,前部又称蝶部,与额部相对;后部称作盖部,与岛叶相对。此池下通基底各池,上连大脑半球表面的蛛网膜下腔。最内及最下部是大脑中动脉(MCA)起始部,其到达颞叶内侧面,进入侧裂前从增厚的蛛网膜鞘内穿过,进入侧裂池内即被额、颞叶间的纤维缠绕。

外侧裂池内主要结构为大脑中动脉M_1段、豆纹动脉起始部、颞极动脉、颞前动脉、大脑中动脉分叉部和其他主要分支的起始部,M_2段、Sylvian浅静脉和Sylvian深静脉的岛叶支也在池内(图2-14-9)。由于额、颞叶在表面彼此靠近,整个脑池越向外越狭小。一般认为外侧裂池上部长为

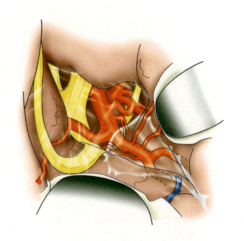

图2-14-9　外侧裂池的显微解剖,M_1及其分支包绕在其中

15～20mm,平均为(18.63±2.02)mm,基底部长(38.08±3.22)mm,在脑表面的宽度为5～10mm,平均为(5.65±0.92)mm,池深(7.02±2.28)mm。外侧裂池常因额叶、颞叶相互贴近而变窄或被脑实质所覆盖。此池之底在脑岛附近增大,容纳大脑中动脉的各分支。大脑中动脉两干先是彼此分离,然后靠近。在大脑中动脉分叉的起始部、分离的两干间及重新靠近处,均有蛛网膜增厚。外侧裂池不但是翼点入路的必经之路,而且也是常用的手术入路。经外侧裂池手术,应注意以下几点。

①外侧裂不仅包括岛叶的长短回,还包括颞叶的长短回以及颞顶盖回的深部。因此,术中必须注意Sylvian裂内的额叶及颞叶盖部的脑沟。

②外侧裂不是一个笔直的由前到后的结构。打开表面的脑膜即可见到在颞叶及额叶之间的侧裂血管分支。

③当分离外侧裂深部时,须时刻牢记岛叶的周边和中央的脑沟及其与血管的关系,进入Sylvian裂大约6cm深就会遇到脑干。

④在外侧裂前部有大脑中动脉的M_1段及其颞叶分支和穿支,在中部有大脑中动脉的上、下主干,这两支均可能走行很深并且十分曲折。

⑤在Sylvian裂后部,额顶及颞支血管襻绕盖部周围,这些血管非常难以确认,有时只能通过顺着很远的周围支进入顶叶或颞叶来辨认。外侧裂后部中的血管挤缠在一起,并且分布到不同的区域。因此术中应仔细辨认和细心分离。

根据外侧裂池的大小和蛛网膜的厚薄将外侧裂池分为四个类型（表2-14-2）。开放侧裂池的难易与该池的类型密切相关，显微外科分离外侧裂池所遇到的困难，随着上述分类序列号的增加而增大。如暴露第Ⅲ类侧裂池已相当困难，但比第Ⅳ类还容易些，第Ⅳ类侧裂池的分离极其困难，多见于脑膜炎或蛛网膜下腔出血后的病人，为坚韧脑膜池（脑膜炎后脑池），几乎是不可能分开和显露的。外侧裂池的起始部较宽，随着外侧裂远端逐渐狭窄，池也逐渐变窄。但贴着岛叶表面的池的底部很宽。外侧裂池可呈不同状态，有时池容积大，蛛网膜薄而透明，手术最易剥离；若池容积小，膜薄但不透明，剥离时有一定困难；如

表2-14-2　外侧裂池的分型

分类	池的体积	蛛网膜特点	分离难度
Ⅰ	大	透明而脆弱	易
Ⅱ	小	透明,质薄	
Ⅲ	大	增厚,坚韧	
Ⅳ	小	增厚,坚韧	难

池容积小,而池壁厚而坚韧,则术中最难剥离。

3.其他脑池

（1）垂体池　鞍区的蛛网膜壁层经鞍隔孔向下延伸，覆盖垂体前叶的上表面，转而移行为包绕垂体柄的蛛网膜脏层。蛛网膜脏壁层间为CSF，构成垂体池。此池向后向外的延伸大小不等，有时可延伸到垂体后叶的上表面。

（2）侧方脑池

①脚池：脚池位于海马及海马旁回和大脑脚之间，坐落于脚间池顶之上。其前外下侧延伸至颈内动脉池，后外下方与脚间池顶部相连接，后外侧与环池相沟通。池内主要结构包括脉络膜前动脉、脉络膜后内侧动脉和基底静脉。脚池的内侧壁在脉络膜前动脉与后交通动脉之间，与颈动脉池及脚间池之间有一个清楚的明确分界。脚池呈四边形，后端与后上端分别与四叠体池及侧脑室脉络裂相通。横截面呈三角形，三边长度分别为(10.48±2.56)mm、(9.64±1.78)mm、(3.58

±0.25)mm。1959年,Liliequist将脚间池向前外侧延伸的部分划定为一个独立的脑池并命名为"脚池"。Yaşargil指出脚池于后交通动脉和脉络膜前动脉之间与脚间池、颈内动脉池有清晰的界限。Rhoton描述了分隔脚池与环池的"大脑脚蛛网膜"。后交通动脉（PCoA）由颈动脉池进入脚间池，脉络膜前动脉（AChA）从颈动脉池进入脚池。术中可清楚地将该池与环池从脚间池分离开。脚池与环池之间无蛛网膜结构分隔，直接相通，可人为地以大脑后动脉上缘为界区分二池。在后交通动脉与脉络膜前动脉蛛网膜之间有脉络膜前蛛网膜，分隔脚池与后交通动脉池或颈内动脉-后交通动脉池，不但在脉络膜前动脉及后交通动脉之间提供一个有价值的外科蛛网膜界面，而且是手术中的重要标志，为手术入路能提供较大的操作空间。

②环池：环池环绕中脑的外侧面，小脑幕切迹的上、下。前上部位于小脑幕上，后下部位于小脑幕下。前缘与大脑脚池相邻，内侧缘与大脑脚及脚间池为界，外侧缘幕上部为颞叶内面、海马沟，幕下部为小脑方叶，下界与桥小脑脚（上）池共壁，仅隔一层蛛网膜。环池的最大宽度为(3.16±0.37)mm。脉络膜前动脉与外侧脉络膜后动脉彼此相距几毫米进入脉络膜裂内。每个环池有一部分向上延伸，Liliequist称之为环池翼部，包括环池从颞叶海马沟延伸至丘脑枕表面，前内侧到Mecket孔附近的帆间区。环池延伸范围广泛，从颞叶钩回向上达到丘脑枕，向前内可达到室间孔附近的中间帆。环池后部环绕大脑脚部分包含一层仅1～1.5mm厚的脑脊液，在小脑幕切迹内侧缘起缓冲的作用。滑车神经与环池下部蛛网膜层的外侧壁融合。术中通过推移环池壁可以确认和保护滑车神经。环池内有大脑后动脉P_2段及其分支（丘脑膝状体动脉、脉络膜后内侧动脉、脉络膜后外侧动脉）、小脑上动脉、滑车神经，后两者携带固有的蛛网膜鞘环绕大脑脚（图2-14-10）。

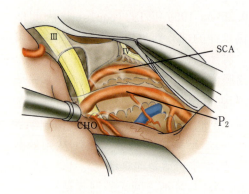

图2-14-10 大脑后动脉P₂在环池中，小脑上动脉跟滑车神经均有自己的蛛网膜腔。脉络膜前动脉包绕在脚池中。Ⅲ，动眼神经；Ⅳ，滑车神经；SCA，小脑上动脉；P₂，大脑后动脉P₂段

三、小脑幕下脑池

1.小脑幕下前部脑池

（1）脚间池　脚间池居两侧颞叶内面之间，上宽下窄，位于双侧大脑脚之间的脚间窝内，呈圆锥形。由于大脑脚在两侧视束之间走行，并在脑桥集中，致使其间蛛网膜腔形成圆锥形盲管。池顶部为中脑下部、间脑下面、后穿支及乳头体；前下界为斜坡；侧方向下与环池相连，侧方向上以颈内动脉、海马旁回内面及脚池为界；上方与颈内动脉池、脚池及颞叶内侧相邻接；后下界抵脑桥上缘，脚间窝为其后下方的隐窝，后外侧与环池后部相邻。脚间池的侧翼，有人称其为后交通动脉池。其外侧壁为颞叶内侧面；顶壁为视束及视交叉下面；外上壁是脚池底壁；内下为Liliequist膜的下丘膜。脚间窝是脚间池最后的隐窝。脚间池下部与桥前池相连但并不相通，上与视交叉池、颈内动脉池相毗邻，两侧与环池相隔。脚间池长为（10.01±2.05）mm，高（10.34±1.98）mm，最大深度为（19.47±2.28）mm，宽（8.98±1.93）mm，池顶宽度为（11.35±2.85）mm。脚间池前后壁发育良好，形似窗帘，从一侧颞叶内侧面到另一侧，在漏斗及垂体柄周围与视交叉池后壁融合。脚间池内主要结构为基底动脉上的1/3、由其发出的大脑后动脉P₁段及小脑上动脉起始部、内侧脉络膜后动脉、丘脑膝状体动脉及其分支、后交通动脉后部及其分支、基底静脉及动眼

神经。当动眼神经离开该池后可见它有自己清楚的蛛网膜袖套。该池下部呈三角形，延伸到基底动脉的中部。小脑上动脉起始部位于脚间池内，小脑上动脉及大脑后动脉起始部之间没有明显的蛛网膜，但在动眼神经水平小脑上动脉有自己的蛛网膜袖套。

（2）脑桥前池　位于脑桥腹侧和斜坡之间，环绕基底动脉。蛛网膜包绕着基底动脉、小脑前下动脉，后者从脑桥前池进入桥小脑。基底动脉和脑桥中脑前正中静脉从脑桥前池进入脚间池。脑桥前池上部与脚间池分开，池的两侧上部为桥小脑（上）池的内侧壁，池的下缘在近延髓脑桥沟处与小脑延髓外侧池相接；下部与延髓前池在脑桥延髓沟处分开。椎动脉在脑桥延髓沟下汇合为基底动脉，并由此进入脑桥前池，因此该池下壁在桥延沟处蛛网膜增厚。脑桥前池内有近侧2/3的基底动脉、小脑前下动脉起始段、部分椎动脉，及外展神经从脑桥至Dorello管之间的全部游离段。

（3）延髓前池　位于延髓腹侧，上界起自脑桥延髓沟，系桥前池的延续，跨越延髓的腹侧；下界至颈髓上部，覆盖延髓的腹侧面。其前为斜坡，向外侧扩展至邻近的含有椎动脉及舌下神经的小脑延髓外侧池，该池含有脊髓前动脉、延髓前静脉和延髓横静脉。

2.小脑幕下侧方脑池

（1）桥小脑角池　桥小脑角池为成对结构，呈圆锥体形。该池后内侧部分在脑桥延髓沟处附着于脑桥，脑桥的外侧面构成该池的内侧壁；顶部位于小脑幕裂孔的下面，与环池一壁之隔，其间为蛛网膜壁；底部与小脑延髓外侧池邻接，中间隔以蛛网膜。外侧沿颞骨岩部延伸，进入内听道及三叉神经半月节窝（Meckel腔）。池的后部被小脑半球前部的后方叶和上部的半月叶所覆盖，内侧绒球正在桥小脑池的后方。桥小脑池内主要结构包括小脑前下动脉及其分支，内听动脉，侧隐窝静脉，Ⅴ、Ⅶ、Ⅷ脑神经（面神经、前庭耳蜗神经），滑车神经，外侧脑桥中脑静脉，以及岩上静脉（Dandy静脉）（图2-14-11）。三叉神经

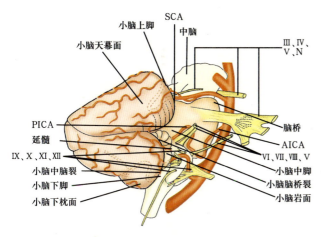

图2-14-11　桥小脑角池内的结构

有自己的类似池样的鞘,并与该池分开,但在进入桥小脑池处形成一个隐窝,与动眼神经在脚间池中的情况类似,有自己的蛛网膜鞘并与池分开。在经乙状窦后入路时,须先打开桥小脑角池,才能看到池内的各结构。

(2)小脑延髓池和小脑延髓外侧池　小脑延髓外侧池,或称桥小脑下池,为成对结构,位于延髓前外侧。覆盖在Ⅸ、Ⅹ及Ⅺ脑神经表面的蛛网膜将该池在背侧与枕大池分开。池的前上缘为脑桥延髓沟,与脑桥前池相邻;上部外侧借蛛网膜与桥小脑角池或桥小脑(上)池分隔;后部与小脑延髓池邻接;下部延伸至枕大孔。前方与延髓前池相邻,但分离二池的蛛网膜薄弱且不清楚。两侧方沿枕骨随Ⅸ、Ⅹ、Ⅺ、Ⅻ脑神经的蛛网膜袖套一起进入颈静脉孔和舌下神经孔。蛛网膜覆盖Ⅸ、Ⅹ、Ⅺ脑神经的颅内段,该池在背侧与枕大池、在上部与桥小脑池分开。小脑延髓外侧池内有椎动脉、小脑后下动脉起始部、橄榄后静脉、外侧延髓静脉、岩下静脉及Ⅸ、Ⅹ、Ⅺ、Ⅻ脑神经。在小脑延髓池内,舌咽神经的根丝位于小脑绒球和Luschka孔脉络丛的前方,且位置关系相对恒定。因此,可将小脑绒球和Luschka孔脉络丛复合体作为辨认舌咽神经脑池段起始部的解剖标

志。在颈静脉孔内口,舌咽神经根丝汇合后经单独的硬膜通道(舌咽道)入颈静脉孔,迷走神经和副神经则经迷走道入颈静脉孔。颈静脉孔神经部上外侧缘的硬膜返折是于颈静脉孔内口辨认脑神经的标志。这一区域的肿瘤与小脑延髓池的关系可分为5类:局限于脑池内生长;在小脑延髓池内生长但压迫邻近脑池;侵入小脑延髓池以外多个脑池生长;起源于小脑延髓池周围结构侵入脑池生长;起源于小脑延髓池周围结构压迫脑池但未侵入脑池生长。

3.小脑幕下后部脑池

(1)枕大池　脊髓背侧蛛网膜下腔经枕骨大孔与颅腔内相通,此处蛛网膜下腔变宽、扩大而成为枕大池。由于小脑延髓池骑跨枕大孔,故将其称为枕大池,又称小脑延髓背侧池。此池变异很大,最大长度为(18.77±1.77)mm,最大宽度为(32.47±3.88)mm。枕大池中有小脑后下动脉的下蚓支、扁桃体中央静脉及一些小血管,其中包括延髓及所覆盖的硬膜之间的引流静脉,附着在窦的背侧壁上。池内还有有延髓背侧面、双侧小脑扁桃体和$C_{1\sim2}$神经等重要结构。枕大池中有许多坚韧的小梁,连接于该池后壁与延髓背侧、小脑扁桃体及小脑后下动脉之间。延髓、小脑扁桃体及同侧小脑后下动脉之间有类似的纤维牵引。池中通常有蛛网膜将之纵向分成两部分。第四脑室脉络丛常经第四脑室正中孔(Magendie孔)突入枕大池。其前缘为脊髓上部及延髓下部的背侧表面,并延伸至后髓帆。

(2)小脑上池　小脑上池覆盖在小脑上蚓部和两侧小脑半球上,并与外侧小脑半球表面的蛛网膜下腔相通。其前界与小脑幕、四叠体及环池相邻,与四叠体池和环池相连;后界为小脑上蚓部;两侧分别与小脑表面蛛网膜相延续。池内结构有小脑上动脉终末支、小脑上蚓部、小脑上静脉和蚓静脉。

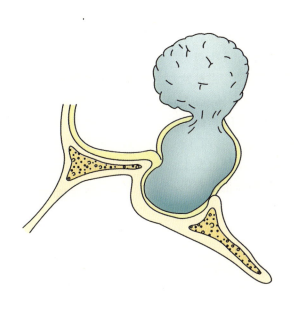

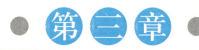

颅底病变的临床表现、
诊断及治疗原则

第一节 概述

颅底肿瘤组织来源于颅底周围的神经、血管、脑膜及其他软组织等结构或颅骨本身，具有侵犯颅底诸结构（如鼻旁窦、眶腔、蝶鞍、鼻咽部、斜坡、枕骨大孔、颅颈区或颞下窝等）的倾向。传统分类是根据肿瘤所在的解剖部位进行的，即分为前颅窝底肿瘤、中颅窝底肿瘤和后颅窝底肿瘤三大类。按性质分为良性和恶性两大类。按来源分为原发性和转移性两大类，原发性肿瘤可发生于脑组织、脑膜、脑神经、垂体、血管及胚胎残余组织等；转移性肿瘤指身体其他部位的恶性肿瘤转移或侵入颅内形成的转移瘤。颅底肿瘤一旦压迫颅底的神经血管，早期即可发生脑神经损害症状，即使是颅内良性肿瘤也会有极大危害，甚至危及生命。

一、颅底肿瘤的分类

颅底肿瘤可发生于不同的胚层，包括腺上皮、神经外胚层、中胚层或间质组织，其病理学特点与其好发部位有关。准确的肿瘤组织学诊断是治疗决策及判断预后的基础。神经外科医师需要了解病理学诊断，以便做好术前治疗评估。颅底肿瘤临床分类方法有两种，一是根据肿瘤部位，二是根据肿瘤病理学特点和胚胎来源进行分类，介绍如下。

根据肿瘤所在解剖部位分为前颅底肿瘤、中央颅底肿瘤、侧颅底肿瘤、后颅底肿瘤（包括脑干肿瘤）。后颅窝底肿瘤又按具体发生部位可分为小脑脑桥角肿瘤、脑干肿瘤、岩骨斜区肿瘤、枕骨大孔区肿瘤、颈静脉孔区肿瘤及颞骨球瘤等。Morita 等（1998）依据肿瘤的生物学特性提出如下分类方法。

①良性肿瘤，如脑膜瘤、垂体腺瘤、神经鞘瘤、副神经节细胞瘤（嗜铬细胞瘤）、海绵状血管瘤、表皮样囊肿和幼稚型血管纤维瘤等；
②慢性生长的低度恶性肿瘤，如颅咽管瘤、软骨肉瘤、低级别的成神经细胞瘤及腺样癌等；

③快速生长的高度恶性肿瘤，如癌肿（鳞癌、腺癌、移行上皮癌与未分化癌）、肉瘤（横纹肌肉瘤、Ewing 肉瘤、纤维肉瘤）、高级别的成神经细胞瘤、淋巴瘤、骨髓瘤及转移瘤等。

部分颅底肿瘤，如脊索瘤、颅咽管瘤，源于残余胚胎组织；部分颅底肿瘤起源于颅外，经颅底孔道侵袭至颅内，如颈静脉球瘤、副神经节瘤、嗅神经母细胞瘤等。其他颅外的恶性肿瘤如淋巴瘤、鼻咽部肿瘤也可侵犯颅底。炎性病变，如结节病、肉芽肿、囊虫病、棘球绦虫病等，也可以出现类似肿瘤的占位表现。颅底不同的部位，有不同类型的肿瘤（表3-1-1）。

二、颅底肿瘤的生长方式

颅底肿瘤多数属脑外肿瘤。实质外颅底肿瘤表现为两种基本生长方式：膨胀性生长，有良好的界限；浸润性生长，肿瘤细胞扩散生长。多数实质外肿瘤（90%）界限清楚，非浸润生长，肿瘤与神经组织之间总有一层可分离的软脑膜层，这一软脑膜层为肿瘤与神经血管、脑表面之间的屏障。因此，肿瘤与硬膜外、硬膜下或蛛网膜下腔的血管结构较少或没有粘连。此类肿瘤可采用精湛的显微神经外科技术做到完整切除，达到根治的目的。绝大多数颅底脑膜瘤、神经鞘瘤、软骨瘤、球瘤、表皮样囊肿、垂体腺瘤等表现为这一特征。实质外肿瘤生长方式：①不破坏硬膜及蛛网膜层，这些肿瘤可生长至很大。②某些开始时边界清楚的肿瘤（如脑膜瘤、垂体腺列瘤、脊索瘤及颅咽管瘤）突然改变其生长特性而侵袭生长，浸润至周围结构。③某些实质外肿瘤表现为极度的粘连性，全切肿瘤而不引起并发症是不可能的，如大部分颅咽管瘤易引起下丘脑损伤，而海绵窦脑膜瘤、脊索瘤、软骨肉瘤则易引起脑神经损伤。

约10%的"良性"实质外肿瘤，表现为扩散或侵袭性生长的趋势。这种生长方式在侵袭性颅底脑膜瘤、侵袭性垂体腺瘤、颅咽管瘤、脊索瘤、

表3-1-1 颅底不同部位及常见肿瘤

肿瘤发生部位	肿瘤的性质
蝶窦／颌窦	垂体腺瘤,黏液囊肿,囊腺癌,蝶骨巨细胞瘤
颞骨	腺癌,腺瘤／垂体肿瘤,血管肿瘤,球瘤
垂体	腺瘤,颅咽管瘤,粒细胞肿瘤,副神经节瘤
视交叉	星形细胞瘤
嗅沟	脑膜瘤,成神经细胞瘤,浆细胞瘤,炎性假瘤
鞍区	颅咽管瘤,脑膜瘤,垂体腺瘤,生殖细胞瘤,软骨瘤,软骨肉瘤
第三脑室	星形细胞瘤,室管膜瘤,少突胶质细胞瘤,淋巴瘤,胶样囊肿,错构瘤
松果体腺	生殖细胞瘤,松果体瘤,成松果体细胞瘤
海绵窦	脑膜瘤,动脉瘤,海绵状血管瘤,转移瘤,成骨细胞瘤,纤维瘤
脑桥小脑角	神经鞘瘤,脑膜瘤,皮样／表皮样囊肿,转移瘤,三叉神经鞘瘤
颈部	脑膜瘤,脊索瘤,腺癌,三叉神经鞘瘤
斜坡	脊索瘤,脑膜瘤,鼻咽部侵入性肿瘤,黏液瘤,骨瘤与软骨肉瘤,巨细胞瘤,神经鞘瘤,胆脂瘤
枕骨大孔区	神经鞘瘤,硬脑(脊)膜瘤,(上)皮样囊肿,胶质细胞瘤,骨瘤,脊索瘤,血管母细胞瘤,恶性淋巴瘤
颈静脉孔区	神经鞘瘤,颈静脉球瘤,脑膜瘤,表皮样囊肿,皮样囊肿,脊索瘤横纹肌肉瘤

颈静脉球瘤、上皮样囊肿及视神经胶质瘤中非常明显。表现为这种扩散、破坏性生长的肿瘤多数位于脑、脊髓及其支撑结构的腹侧面。这些肿瘤开始可向外膨胀性生长,常向任何可能的间隙生长(如裂隙、缝、脑池、静脉窦、颅底孔道等)。由于肿瘤没有易于分离的蛛网膜层,因而与血管、软膜及其他周围结构常常粘连紧密。对肿瘤的影像学表现进行定期随访,可以发现其准确的生长方式,并动态观察其多变的自然病史。某些肿瘤可以数年不活动,也不引起症状,或仅引起较小的症状而仍稳定;某些肿瘤缓慢稳定地生长;另外,部分肿瘤虽然数年不活动,但可以突然侵袭性生长,并穿透颅骨、硬膜及蛛网膜等屏障。

三、颅底肿瘤的临床表现

1.颅底肿瘤的表现形式

(1)肿瘤迅速增长或卒中,危及生命 此类肿瘤临床症状急剧恶化,表现出危及生命的症状和体征(如脑疝或亚急性的梗阻性脑积水等表现)。肿瘤的大小(大型、巨大型)、部位和肿瘤的生长方式是导致此类严重症状的原因。

(2)肿瘤引起持续而无法接受的脑功能障碍 这类肿瘤常常已经造成了明显的脑神经功能障碍,如复视、视野缺损、面瘫、构音障碍、吞咽困难等,大脑、小脑功能缺损(共济失调、辨距不良、步态不稳)和脑干功能缺损,或内分泌失调(闭经、性欲低下、肥胖症、厌食症)等。

(3)肿瘤产生间断而反复的症状 尽管神经系统未受损,这类患者间断性出现与肿瘤相关的神经功能障碍,包括癫痫、头痛、疼痛(三叉神经、舌咽神经痛)、眩晕、耳鸣和其他自主神经不适症状。出现间断性而逐渐加重的无法忍受的症状,将严重影响其工作和生活,须在近期施行外科手术治疗。

(4)肿瘤完全没有症状 因为其他原因做检查时偶然发现肿瘤,临床上称为"无症状"性肿瘤。部分肿瘤体积比较小。这类肿瘤多数可以通过神经影像检查进行随访,对于无症状的病人可周期性观察评价其生长趋势,不必急于手术治疗。

2.颅底肿瘤的一般症状

(1)脑神经症状 十二对脑神经均在颅底

通过。颅底肿瘤均可引起相应部位的脑神经受压，导致脑神经功能障碍。

(2) 颅高压症状和体征 约90%的颅内肿瘤病人出现头痛、呕吐和眼底视乳头水肿等颅内高压症状。症状发展通常呈慢性、进行性加重过程，当肿瘤囊性变和瘤内出血时，可表现为急性颅内压增高。呕吐中枢在延髓第四脑室基底部，是在大脑皮质的控制与支配之下，接受由迷走神经、内脏神经以及舌咽神经、视神经、嗅神经与前庭神经等传来的各种冲动。当这些冲动刺激呕吐中枢使其超过一定的阈限，并大于大脑皮质对呕吐中枢的控制时，呕吐中枢即发出传出冲动，并通过一系列的反应引起呕吐。呕吐的特点是：①颅内压增高所致的呕吐为喷射性，可能因为呕吐中枢的敏感性过高，其感受阈下降。其特点是呕吐前多无恶心，即使有亦较轻。喷射性呕吐常发生于头痛剧烈时，严重者食后即呕吐，并出现脉搏缓慢。②小脑幕下肿瘤因容易影响延髓、前庭及迷走神经的功能，出现呕吐的机会更多。其特点是呕吐连续数日，频繁发作，不能进食，以后自行停止。间隔一段时间又再次呕吐，可引起病人脱水、消瘦或营养不良。

(3) 局部脑组织受压症状 颅底肿瘤在早期常无明显症状，仅在肿瘤较大时才出现上述症状，而表现较多的是脑神经麻痹。不同部位肿瘤有不同的局部症状和体征：常见的有精神症状（额叶）、癫痫（额叶和颞叶）、偏瘫或单一肢体瘫痪（运动区）、失语（优势半球额下回或颞上回）、视野缺损（鞍区、颞叶深部或枕叶）、内分泌功能紊乱（鞍区、下丘脑、松果体）、共济失调（小脑）、脑神经症状（脑干或后颅窝肿瘤）。如脑干受压，可引起交叉性瘫痪。随着影像学的发展，大多数颅内肿瘤都可以凭借CT、MRI检查得以确诊。

四、颅底肿瘤的影像学特征

(一)颅底肿瘤影像学特点

颅底肿瘤的影像学特征对于术前评价肿瘤的解剖位置和累及范围有重要意义。MRI对不同组织能提供最佳对比图像，包括质子密度像、T_1加权像、T_2加权像和脂肪抑制像。不同正常和病理组织的T_1加权像和T_2加权图像差别要比质子密度像变化大。采用不同的脉冲序列来获取T_1或T_2数据资料就构成了MRI敏感性增加的基础。在脑脊液和脑实质交界处，MRI可能过少或过多地显示组织结构。脑沟的宽度通常被扩大，临近的脑回表面显示的比实际解剖要少。T_1像具有最好的解剖分辨率，而T_2像的病变显示敏感性最高。采用顺磁性造影剂如Gd-DTPA，能明显提高检出中枢神经系统病变的敏感度。

1.影像检查的局限性

现行的神经影像尽管可以提供1mm的分辨率和极好的敏感性，但对于许多手术关键区域和感兴趣的病理问题尚不能提供有价值的信息。①脑实质外肿瘤的发源层通常很难确定：软膜、蛛网膜和硬膜的分界，以及它们之间是否有粘连反应，即使是最好的神经影像也无法确认。在肿瘤占据硬脑膜外、硬脑膜下或蛛网膜下腔时，MRI无法显示出硬脑膜，因此，也无法清楚地提供分离界面、是否有蛛网膜炎以及粘连程度等信息。有些肿瘤虽然在影像上未能显现界面，但是实际也很容易分离；另有些肿瘤在术前的影像上看似与脑组织分界清晰，但实际上却粘连紧密，切除十分困难。②CT和MRI对肿瘤周围组织是否粘连无法做出正确的判定：不管脑膜瘤大小，肿瘤周围MRI信号增加或CT密度减低表示有明显的蛛网膜-软膜粘连，并伴有肿瘤下方皮层胶质细胞的萎缩。影像上有极小或没有肿瘤周围反应的脑膜瘤，通常不难从周围组织分离下来。神经鞘瘤很少有肿瘤周围低密度改变，也很少与小脑、脑桥及延髓蛛网膜层粘连，但却与Ⅶ、Ⅷ脑神经粘连严重。颅咽管瘤在影像上很少表现为肿瘤周围水肿或组织反应（即使在较大的囊性病灶）。

2.影像诊断标准

(1)CT扫描的应用价值 主要用于评价骨性结构、孔、裂、管（颈动脉管）及钙化。也可用于评价副鼻窦、鼻腔、咽部、浸润性眶内肿瘤及累及颞骨的病变或颞骨内结构。一般采用3～5mm

的冠状位或轴位薄层扫描,包括骨窗位和软组织位。但CT不能充分显示颅内结构特征,如硬脑膜、软脑膜和脑组织。

(2)MRI的诊断价值 MRI是评价颅底病变的重要技术进步,可以清晰地显示颅内结构的特征,注入造影剂后更能准确地描述病变的性质。通过T_1WI、T_2WI、增强像、脂肪抑制像、血管成像,矢、冠、轴三维扫描等可以很好地将病变与周围结构区分,并可初步定性。对于判定垂体柄、垂体组织、视通路、海绵窦内病变、脑干和内听道内肿瘤等尤有价值。

(3)DSA的诊断价值 DSA主要明确肿瘤供血来源,进一步定性;必要时同时行栓塞治疗。对于侵犯颅底颈内动脉、椎动脉、重要静脉窦或引流静脉的肿瘤,用以评价动脉或引流静脉的侧支循环。

(二)颅底骨质侵犯的影像学评价

起源于颅底不同区域、不同组织的颅底肿瘤,除具有不同的密度和MRI信号外,共同特点是:肿瘤本身的生长与浸润,肿瘤与其邻近的颅底骨质或肿瘤发生骨产生相互作用和影响,颅底骨质出现相应的病理改变,在CT、MRI上表现出相应的影像学特征。因此,术前了解颅底肿瘤的颅底骨质改变,将从一个侧面反映颅底肿瘤的生物学行为特征,为全面术前评估颅底肿瘤的手术风险和手术疗效提供更充分的信息。

CT、MRI骨质病理改变判断标准为:颅底正常骨质结构消失且边缘模糊、无骨质增生硬化,为CT骨质破坏;颅底骨髓正常T_1WI高信号消失,被T_1WI低信号取代,增强扫描明显强化。颅底骨质局部受压或骨质消失并边缘增生硬化,为CT骨质受压吸收。直接显示肿瘤压迫和/或推移骨质,髓内无肿瘤信号,为MRI骨质受压。

1.正常中、后颅底结构CT、MRI表现

(1)CT表现 颅底层面可显示岩尖、蝶骨大翼、蝶骨体、蝶窦、枕骨基底部。卵圆孔、棘孔和破裂孔结构显示清晰,卵圆孔、棘孔显示率达100%。蝶骨体和枕骨基底部,由密质骨和松质骨组成,

二者的构成比例个体差异较大,可表现为边缘薄层密质骨、中央较厚松质骨,也可表现为较均匀之密质骨并骨内局限性松质骨,或介于二者之间。卵圆孔和棘孔的位置、大小、形态,两侧基本对称,边缘伴轻微骨质硬化。卵圆孔呈类圆形或椭圆形,长径(6.90±0.72)(6.00～8.00)mm,短径(3.55±0.51)(3.00～4.00)mm,两侧卵圆孔内侧缘间距(4.83±0.11)(4.60～5.10)cm。棘孔呈针孔状。枕骨基底部两侧见对称的舌下神经管,边缘伴轻微骨质硬化。

(2)MRI表现 轴位扫描,颅底层面显示双侧岩尖、蝶骨大翼、蝶骨体、蝶窦、枕骨基底部,左右对称。岩尖、蝶骨体、枕骨基底部T_1WI为显著均匀高信号,T_2WI稍高信号。冠状扫描,蝶骨大翼和卵圆孔显示清晰明确。轴位和冠状扫描,圆孔和棘孔难以显示。蝶骨大翼,借其内的骨髓组织,轴位扫描显示T_1WI高信号、T_2WI稍高信号。冠状T_1WI扫描,蝶骨大翼于高信号上下见薄层极低信号密质骨;蝶骨大翼与颞骨鳞部交接区呈条状极低信号影。经鞍背的冠状层面可显示两侧的卵圆孔,孔内为软组织信号影。MRI测得卵圆孔横径(左右径)(4.45±0.51)(4.00～5.00)mm,上下径(5.6±0.5)(5.00～6.00)mm,两侧卵圆孔内侧缘间距(4.86±0.11)(4.70～5.00)cm。

2.颅底肿瘤颅底骨质侵犯的病理特征

根据颅底肿瘤病变的组织学类型、肿瘤的生物学行为以及肿瘤的发生部位、侵犯方式的不同,颅底肿瘤引起的颅底骨质改变,也表现出相应的特征性改变。

(1)外压性改变 造成颅底骨外压性改变的多见于生长缓慢的肿瘤,肿瘤在很长时间内以极低的速度逐渐增大,对邻近的颅底骨产生压迫作用,造成颅底骨质吸收。肿瘤压迫岩尖,造成岩尖骨质吸收或部分岩尖骨质消失,但边缘骨质常见硬化;肿瘤压迫蝶骨体、蝶骨嵴,常见蝶骨体、蝶骨嵴骨质吸收、凹陷和硬化,导致骨性中颅窝底扩大;对后颅底骨质的压迫,出现颅板局部骨质缺损。显示颅底骨质硬化,CT较MRI优越,表现为骨质受压、致密;由于骨质增生硬化致骨髓消

失,MRI上无骨髓高信号,表现为极低信号,与周围组织不易区分。

(2) 骨质破坏性改变　来自颅底区、颅底上区和颅底下区的肿瘤,均可直接侵入颅底骨内,产生明显的骨质破坏。这种骨质破坏,表现为浸润性溶骨性破坏,导致颅底局部或广泛骨质消失,破坏边缘模糊不清,无边缘反应性骨质硬化。CT表现为局部或广泛正常骨质被低密度的肿瘤组织取代,破坏边缘不清,呈虫蚀状或锯齿状。MRI显示颅底骨质破坏以T_1WI为佳,表现为正常极低信号的颅骨内外板和高信号的板障骨髓被低信号肿瘤组织取代,肿瘤信号与颅骨内外板、板障信号差别显著,颅底骨质破坏易于识别。

五、颅底肿瘤的诊断

头颅CT与MRI是主要的诊断方法,有时需行DSA和颈动脉阻断试验,了解肿瘤血供、颅底大血管与肿瘤的关系。同时CTA、MRA、MRV可了解肿瘤与血管的关系。随着非侵袭神经影像技术的广泛有效和常规的应用,高品质CT和MRI使得超早期发现组织密度或信号的可疑变化成为可能。小型(1～2cm)和中型(2～4cm)的肿瘤可被及时查出。肿瘤的好发部位也是颅底肿瘤定性诊断的主要依据。颅底肿瘤诊断的常规过程为,首先是肿瘤的定位诊断;然后可以列出2～3个可能的定性诊断;最后,再根据肿瘤的影像学特点,将肿瘤的定性诊断限制在1～2个。

MRI是颅底肿瘤的首选诊断手段。MRI的组织对比度优于CT,可以准确地反映肿瘤的组织特性,较好地显示肿瘤的内部结构,它比CT更有效地反映肿瘤的本质,尤其是它所具有的三维成像特点,为手术方案的拟订、放疗计划的确定以及立体针吸收活检的入路选择提供更多的信息。三维MRI能更清晰地描绘组织轮廓,应用显影剂增强有利于发现微小的颅底肿瘤,并可以精确地获知肿瘤的扩展范围。应用脂肪抑制技术和弥散像,有利于对富于脂肪的肿瘤,特别是胆脂瘤的鉴别。头颅MRI对肿瘤钙化和颅骨皮质的诊断不如CT。对于伴有颅骨侵犯的肿瘤,CT可弥补MRI

的不足。CT可以获得良好的颅骨骨窗像,能够发现肿瘤对颅骨的微小侵袭。CT发现肿瘤内部的钙化斑点,有助于肿瘤性质鉴别诊断。MRI定位、定性颅底肿瘤主要以依据以下几个方面。

1. 肿瘤的部位

MRI可区分脑内与脑外肿瘤。脑外肿瘤常呈现以下表现:①肿瘤有一宽底部,紧贴于颅骨内面;②肿瘤邻近蛛网膜下腔(脑池)增宽,或在脑池、脑沟内有异常信号;③邻近脑白质受挤压且向脑室方向移动。此外,脑外肿瘤可以呈现"假包膜"征象,但并非脑外肿瘤所特有,部分脑内肿瘤亦可有此征象。T_1WI可很好地显示脑外肿瘤,有利于明确肿瘤的病理解剖关系。

2. 肿瘤的信号特点

绝大多数肿瘤由于肿瘤细胞内和(或)细胞外自由水增多,在T_1WI上呈低信号,在T_2WI上呈高信号,构成了这部分肿瘤信号变化的共同特征。尽管个别肿瘤T_1和T_2延长时间上有差异,如胶质瘤、转移瘤、脑膜瘤在T_1与T_2延长程度上顺序递减。但总体上讲,肿瘤T_1和T_2延长程度尚不足以作肿瘤定性诊断。有一些肿瘤由于含有特殊的结构,其MRI信号强度不同于绝大多数肿瘤。在T_1WI上,可整体或部分地呈现高信号,如颅咽管瘤、胶样囊肿、脂肪瘤、皮样囊肿、畸胎瘤、错构瘤、肿瘤卒中以及黑色素瘤转移等;T_2WI上呈等信号或低信号,如脑膜瘤(70%)、脑转移癌,少突神经胶质瘤(30%)、淋巴瘤(10%～15%)及成人髓母细胞瘤等。虽然单靠信号强度特征仍不能准确地对上述肿瘤作定性诊断,但若辅以正确的定位,可望大体上得到定性诊断。

颅底肿瘤得到正确定性是建立在综合考察肿瘤的部位、信号特点、边缘、血供、增强情况以及周围水肿情况的基础上,其中最重要的是肿瘤的部位和信号特点。有些肿瘤信号有特异性如垂体瘤、脑膜瘤容易定性。但是,也有一些肿瘤难以定性,尤其是肿瘤继发出血、囊变、坏死时或肿瘤相当大时。信号强度均匀的脑内肿瘤绝大多数是良性的。有一些良性肿瘤,如颅咽管瘤的信号强度可以很不均匀,肿瘤若发生囊变、坏死、出血或钙化,其原有的信号强度可发生变化。囊变或坏死在T_1WI上呈较肿瘤更低的信号,在T_2WI上呈较肿瘤更高的信号。钙化明显时,都表现为低信号。这使原来比较均匀的肿瘤信号变得不均匀,使原来不均匀的肿瘤信号变得更不均匀。

3.肿瘤的边缘

信号强度均匀的肿瘤,往往边缘光整,如脑膜瘤、垂体瘤;信号强度不均匀的肿瘤,如边缘不清楚、不规则,常常提示肿瘤对周围组织有浸润,如恶性胶质瘤。有的肿瘤在对比增强时边缘较清晰,但平扫时边缘模糊;若肿瘤内部信号不均匀,平扫肿瘤边缘所见较接近肿瘤病理所见。部分肿瘤具有假包膜,这对于肿瘤定性诊断有一定的帮助,如脑膜瘤的假包膜在多种脉冲序列中呈低信号,反映了瘤周血管受压、移位,或瘤周脑实质受挤压,或为纤维化的粘连环状结构,或显示了硬脑膜。直径>4cm的脑膜瘤中,70%有假包膜。

4.肿瘤的血供

肿瘤的血供及其与颅内大血管的关系,在MRI上能清晰显示。由于绝大多数肿瘤在T_2WI上呈高信号。因此,T_2WI有助于显示具有流空现象的肿瘤血管,表现为曲线状或圆点状低信号。部分肿瘤在其底部呈树根样低信号,进入肿瘤后如曲线状或圆点散在性分布,这在大脑凸面脑膜并非少见,有上述征象者肿瘤血供丰富。此外,MRI较CT能更好地显示肿瘤与毗邻血管的关系,如垂体腺瘤侵入海绵窦,鞍上脑膜瘤包绕大脑前和大脑中动脉。对于血流的速度也可作一个大概的估计,如低信号往往提示动脉血流或流速较快的静脉血;高信号常常代表缓慢流动的静脉血。

5.肿瘤的强化

颅内肿瘤灌注性能较差,血脑屏障损害时异常对比增强。Gd-DTPA增强MRI扫描,可提高平扫颅内肿瘤阴性的检出率,如直径1cm以下的等信号脑膜瘤;对于平扫已显示的脑肿瘤,增强扫描也有助于明确肿瘤的边缘,并帮助定性诊断。由于血脑屏障破坏往往提示存在肿瘤异常对比增强,程度常常与脑内肿瘤的良、恶性有相关性。因此,增强扫描已成为术前颅底肿瘤的重要的检查方法。肿瘤可呈弥漫性增强,后者又可表现为小结节状、环状及不规则形增强。重要的是增强发生、持续以及消退的时间,即信号强度-时间曲线。Gd-DTPA增强的机理与CT不一样,但两者均与血脑屏障密切相关。肿瘤发生异常对比增强的快慢与肿瘤血供程度有直接的相关性,造影剂溢于血管周围间隙,进入间质组织的速度均取决于血脑屏障的有无、受损程度的轻重。使用梯度回波脉冲序列较自旋回波能及时地显示肿瘤的增强情况。垂体腺瘤往往立即明显增强,此后增强缓慢消失。微腺瘤在一开始不发生增强,其中50%要到5min后才发生增强;脑膜瘤常常呈瞬时增强,增强消退比较慢,在注射Gd-DTPA后30～60min内仍显示较明显的对比增强;听神经瘤增强高峰在3～5min;胶质瘤增强速度较慢;脑转移的增强速度较胶质瘤为快。

6.瘤周水肿

肿瘤周围的水肿多属于血管源性水肿。由于血脑屏障受损,引起脑白质周围的液体积聚。脑白质由于血管内皮间接合较松弛,使得肿瘤周围水肿较容易在脑白质中发生、发展。水肿液体中自由水含量高,因此,T_1和T_2时间均延长,尤其在敏感的T_2WI上呈十分明显的高信号。当血脑屏障受损严重时,蛋白质亦可随水分进入血管外间隙,使得水肿液体中结合水成分也增多,此时水肿与肿瘤的界限就有可能不清楚,特别是在T_1和T_2较长的肿瘤。要区分肿瘤与周围水肿,只有通过Gd-DTPA增强MRI扫描。肿瘤周围水肿还与肿瘤的部位、肿瘤的性质以及全身情况等有关。MRI在显示脑内外肿瘤周围水肿方面较CT敏感。

六、颅底肿瘤的术前评估

显微手术、术中脑神经的监测和脑血管重建技术,提高了颅底外科手术的安全性,减少了术后并发症。各种开颅设备(如高速颅钻)性能更加完善,颅底新型植入材料(如人工硬脑膜、颅骨替代品)的研制成功,为推动颅底外科的发展起到了关键作用,拓宽了颅底肿瘤的外科治疗范围。为了寻找最佳的治疗方法,不仅需要全面地了解颅底肿瘤的自然病程,还应了解其对病人生活质量的影响、病人目前所从事的工作及其对自身所患疾病现状、治疗和预后的理解程度,做出最适合不同病人的术前评估。针对每个病人的特殊性,制定出个体化的治疗方案,以选择最佳方案。

为便于颅底肿瘤术前评估,应进行细致的神经系统体查,如视力、视野检查、内分泌学检查、听力测定及脑干诱发电位等检查。增强MRI、CT骨窗像,是颅底肿瘤术前诊断的必须手段。CTA、MRA或脑血管造影以及颅底肿瘤术前栓塞,可视病情需要选用。完善的术前评估,需同时考虑以下几个问题:①同类肿瘤可采用不同的治疗方法;②不同的治疗方法对改善病人症状及阻止肿瘤生长的作用;③各种治疗方法的危险性;④哪种治疗更有利于病人预后的改善;⑤综合治疗时采用不同治疗方法的排序。最后,向病人列举不同治疗方法的目的及风险。

1.症状性病人的治疗决策

症状性病人包括:临床上有神经系统症状的病人,病情发展快,有明显的神经受压移位者,如影响病人视力的鞍区脑膜瘤、进行性发展的听神经瘤、压迫延髓的枕骨大孔区肿瘤等。此类病人手术指征明确,应积极手术治疗,但手术风险较大。对某些听力下降多年并无其他症状的听神经瘤,病人已习惯生活在单侧轻度听力障碍中,不愿承担手术后并发症的风险者,也可选择先观察。此时,应定期(3～6个月)复查MRI,追踪随访。

2.无症状性病人的治疗决策

一些颅底良性肿瘤的病人无明显症状,行头颅MRI或CT检查时偶然发现颅底肿瘤。因其诊断明确,肿瘤生长缓慢,对此类病人可在发现肿瘤初期随访3～6个月后再复查MRI或CT,如果病情稳定而肿瘤未见增大,则可继续观察;如果肿瘤增大,甚至引起严重脑水肿或压迫重要神经组织,影像学检查提示有占位效应者,应及早手术治疗。肿瘤的定性诊断不明确者或有疑惑者,

肿瘤周围伴有轻度水肿者,也可开颅探查,进行组织活检,明确诊断。

理想的手术是完整的将肿瘤连同受累的颅骨和硬脑膜一并切除。但是这种手术对病人预后未必最有利。在进行治疗方法评估时,应首先考虑病人的神经功能是否可以保全;术前的神经功能障碍是否可以得到恢复。如果全切肿瘤危险性很大,并可能留有严重的神经功能障碍,降低了病人的生存质量,那么应选择部分切除肿瘤的方法来保全神经功能,不要强行切除与重要神经粘连紧密的瘤组织,即肿瘤的全切除不能以牺牲神经功能做代价。

七、影响颅底肿瘤手术疗效的因素

手术能否取得良好疗效,主要取决于以下三方面的因素。

(1) 术者因素 包括术者的知识水平、培训经历、显微外科技巧、心理素质和应激能力、运用器械的能力,以及助手的配合能力等。其中,有两个重要的因素直接影响颅底手术的成败,即精巧的颅底手术器械和熟悉的颅底应用解剖知识。影响手术方式有两个不可忽视的因素:病变所在的解剖层次及与周围解剖层次的关系;其次是病变所在的解剖部位与周围结构的关系。开展颅底外科必须有扎实的显微神经外科基础、熟悉颅底解剖、熟练的实验颅底外科技术、经常观摩成功的手术和在有经验的颅底外科医生指导下进行手术,这是获得颅底手术成功的必要条件。

(2) 患者因素 包括疾病的严重程度(如肿瘤的部位、大小、性质、侵袭范围和进展情况等),患者是否有其他脏器疾病,以及患者的依从性、心理素质、教育背景和经济基础等。

(3) 环境因素 包括手术设备、围手术期监护水平、辅助科室的专业水平和协同配合状况,以及其他社会人文因素等。作为其中核心因素的术者具备外科技巧和知识水平固然重要,其他的因素也不同程度地影响着疾病的转归。

第二节　颅底脑膜瘤

颅底是脑膜瘤的好发部位,病人就诊前肿瘤可能长到很大,肿瘤不仅侵犯硬膜,而且也侵及颅底骨、软脑膜和邻近的重要结构。不同解剖位置的颅底脑膜瘤,其复发率亦有明显的差异:如发生在蝶骨嵴外侧和嗅沟的脑膜瘤,其复发率较低,而发生于蝶骨嵴内侧、海绵窦、眶上裂的脑膜瘤,其复发率特别高。这与这些部位肿瘤易于侵袭颅骨、无明确界限、有硬脑膜侵袭等有关。受侵袭的颅底骨和硬脑膜的有限切除遗留下肿瘤细胞,无疑将成为肿瘤复发的根源。无论脑膜瘤是在颅底的何处,所有的颅底脑膜瘤手术切除总的原则是相同的。然而,切除起源于颅底不同部位的肿瘤,所采用的方法和策略是不同的,要考虑个体差异,即要实施个体化原则。

一、概述

1.颅底脑膜瘤的发生部位

脑膜瘤起源于赘生的蛛网膜帽状细胞。原始脑膜细胞起源于神经轴顶和发育中迁移到神经管部位的中胚层细胞。蛛网膜帽状细胞可见于成人的蛛网膜颗粒的顶点,在许多方面与蛛网膜屏障细胞形态相似。在整个脑膜的许多部位都可发现蛛网膜帽状细胞,特别是在静脉窦(海绵窦、横窦、乙状窦和岩上窦等)和大的脑静脉附近、基底丛或筛板上及鸡冠周围,Ⅱ～Ⅶ和Ⅸ～Ⅻ脑神经出颅处尤为明显。脑膜瘤主要起源于硬膜增厚或返折部位,显微镜下显示其起源于与硬膜关系密切的蛛网膜颗粒或蛛网膜细胞。在颅底,这些肿瘤多位于血管或神经出颅处的骨孔周围,或与骨性解剖相对应的硬膜重叠或返折处。像大多数脑膜瘤一样,颅底脑膜瘤是生长缓慢的肿瘤,挤压神经和血管,而非侵袭和破坏。

颅底脑膜瘤大多数(95%)为单侧生长,有平坦的硬膜基底。最初像洋葱分层一样向外生长进入蛛网膜间隙,位于脑组织表面。就诊时肿瘤已经在一定程度上穿过硬膜(进入硬膜外间

隔),有时甚至穿透骨膜(骨内膜)和邻近的骨质(3%～5%)。在侵及邻近的颅盖骨和生长至颅外之前,可刺激颅骨使之增生肥厚,以及不同程度地浸润骨质,这很大程度上取决于起源的特殊部位。颅底脑膜瘤好发的部位有(图3-2-1,图3-2-2):①蝶骨嵴脑膜瘤:起源于蝶骨大、小翼,内始自前床突,外抵翼点。是颅底脑膜瘤中最常见的发病部位。②鞍结节脑膜瘤:包括起源于鞍结节、前床突、鞍隔和蝶骨平台的脑膜瘤,其发生率居颅底脑膜瘤的第二位。③嗅沟脑膜瘤:与前颅窝底筛板及其后方的硬脑膜粘连。④中颅窝脑膜瘤:发生于蝶骨大翼内侧中颅窝底的脑膜瘤,

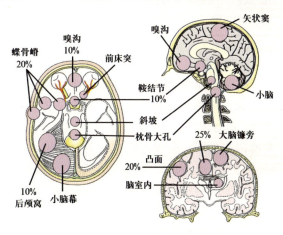

图3-2-1　脑膜瘤的常见发生部位和比例

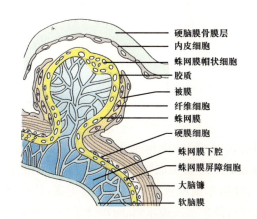

图3-2-2　蛛网膜粒的构成。蛛网膜盖细胞,即是脑膜瘤的起源

亦包括海绵窦脑膜瘤等。⑤后颅底脑膜瘤：包括桥小脑角脑膜瘤；岩-斜区脑膜瘤；小脑幕脑膜瘤，肿瘤基底附着于小脑幕；枕骨大孔脑膜瘤，肿瘤发生于枕骨大孔四周的硬脑膜。根据其在颅底的位置将其进一步分为中央区、旁中央区、外侧区脑膜瘤（表3-2-1）。

表3-2-1 颅底脑膜瘤的分布

A 中央区	B 旁中央区	C 外侧区
嗅沟	眶顶	蝶骨嵴外侧
鞍结节	蝶骨嵴内侧	蝶-眶
鞍膈	海绵窦内	蝶颞、额
鞍背	Meckel 腔	碟侧裂
斜坡	鞍旁	桥小脑角外侧
岩-斜	桥小脑角内侧	颈静脉孔
枕大孔		蝶骨（颞下窝，翼腭窝）

2. 发生率

脑膜瘤是颅内最常见的良性肿瘤之一，其发生率占颅内原发肿瘤的13%～19%，仅次于胶质瘤。多为良性，恶性脑膜瘤仅占其中的1.2%。人群调查显示脑膜瘤占所有原发性颅内肿瘤的17%～23%，如果包括尸检资料在内则高达38.7%。据估计美国每年颅内脑膜瘤平均发病率大约为1.6/10万，约50%位于颅底。颅底脑膜瘤的性别分布特点与脑膜瘤总体的性别分布特点是一致的，其发病高峰为41～50岁，儿童及老年发病较少。中年女性多见，男女之比为1.0∶(1.5～2.0)，但肿瘤恶性变无性别差异。儿童病例少见，仅占颅内原发肿瘤的1.5%～4.0%。

3. 颅底脑膜瘤的分类

Rubinstein描述了四种脑膜瘤的主要类型，即脑膜内皮型（内皮细胞型或合体细胞型）、过渡型、纤维母细胞型和血管母细胞型。Rubinstein认为血管母细胞型应基于细胞构成多、卵圆形细胞核并且毛细血管丰富，这些毛细血管可能扩张或被压缩。组织染色时可见到有丝分裂象，但没有典型的脑膜内皮型或过渡型脑膜瘤的涡或巢。如此定义的血管母细胞型脑膜瘤，在组织学上与毛细血管母细胞瘤(capillary hemangioblastoma)相似，代表了一种以血液腔隙形成为基础的肿瘤。这种脑膜瘤的亚型被叫做脑膜血管外皮细胞瘤，该肿瘤最常位于窦汇处，比其他类型脑膜瘤可能更易于复发和远处转移。该肿瘤由于缺乏脑膜细胞，由此可与偶尔遇到的血管丰富的脑膜瘤相鉴别。尽管细胞多形性和有丝分裂相等非典型特点的存在可能令人不安，但判断恶性脑膜瘤的实用标准为脑实质受侵犯和存在远处转移。如上所述，这些恶性脑膜瘤的组织学表现并非必须是非典型性的；尽管脑膜瘤的所有组织学类型都可是非恶性的，但如上定义的血管母细胞亚型恶变的可能性较大。

从手术的角度来看，将颅底的脑膜瘤分成如下三种：①主要向颅内生长的脑膜瘤，主要有嗅沟、床突、蝶骨平台、蝶骨翼的肿瘤，属于前颅窝底脑膜瘤。②主要向颅外生长的脑膜瘤，有视神经管脑膜瘤。对于局限性的骨内的向颅外生长的脑膜瘤，手术的目的是彻底切除，通常仅在硬膜外即可。视神经管脑膜瘤是颅外、球后脑膜瘤，可以通过视神经管向颅内浸润。手术方案的重要组成部分是确定视神经上肿瘤的边界。手术入路必须保证完全显露视神经，必要时可以显露视交叉甚至后方的脑组织。值得注意的是，肿瘤可以通过对侧的视神经进入对侧。如果不能将肿瘤从神经上分离下来，就要牺牲视神经以保证彻底切除肿瘤。③同时向颅内外生长的脑膜瘤，如位于鼻旁窦、眼眶、海绵窦的肿瘤。

4. 颅底脑膜瘤的病理

脑膜瘤起源于蛛网膜帽细胞(arachnoid cap cells)，该细胞属于网织内皮系统的一种细胞，可演变成多种其他细胞。瘤内各种不同的细胞成分多寡不同，形成不同病理类型的脑膜瘤。

颅底脑膜瘤肉眼所见，有3种形态：球状或半球形、哑铃形或分叶状、扁平形或地毯形。大多数肿瘤有完整包膜，表面光滑或呈颗粒状，有时可见粗大的引流静脉。肿瘤多呈实体性，少数发生钙化，囊变者少见。但有时可见到有着广泛硬膜和颅骨侵犯的扁平型肿瘤(enplaque meningiomas)。病理类型不同,肿瘤质地不一。偶可见有出血、变性、坏死。血供丰富,主要来自颅底硬膜的供血动脉。各型脑膜瘤中,以血管母细胞型脑膜瘤的血供最丰富。除恶性脑膜瘤和神经纤维瘤病伴发的多发性脑膜瘤外,绝大多数脑膜瘤呈膨胀性生长,肿瘤对附近的脑组织常造成压迫,虽可呈分叶状或呈指状突起,但均并不侵入脑实质内,与脑组织分界清楚,偶尔可见大血管或脑神经嵌于瘤组织表面。扁平型脑膜瘤广泛侵犯硬脑膜和颅骨,使全切肿瘤更加困难。颅骨通常肥厚增生,可伴有颅底骨受侵蚀破坏和受刺激而增生,而这种广泛的新骨形成并不总是与肿瘤侵犯有关。溶骨性颅骨缺损常表示肿瘤有侵袭性。恶性脑膜瘤呈浸润性生长,大血管和脑神经可被包裹于瘤内。

脑膜瘤常见的病理类型包括:①内皮型:肿瘤有蛛网膜上皮细胞组成,是最常见的类型,多见于大脑镰、蝶骨嵴和嗅沟,占脑膜瘤中的占40%～58%。主要见于蝶骨嵴、鞍结节和嗅沟。②纤维型:由纤维母细胞和胶原纤维组成,主要见于后颅窝和小脑幕,是除内皮型以外的第二位常见的脑膜瘤类型。③血管瘤型:瘤内有丰富的血管成分。④砂粒型:瘤内含有大量砂粒体。⑤移行型或混合型或过渡型:也较多见,瘤内含有上述四种成分,主要见于蝶骨嵴、鞍结节和桥小脑角。⑥恶性脑膜瘤:细胞形态及生长特征具有恶性肿瘤的特点,且可以发生转移。

二、临床表现

颅底脑膜瘤可生长在颅底的不同部位,是一种生长缓慢的肿瘤,病程较长(2～4年)。当肿瘤体积较小或长在脑的不敏感部位时,病人无症状或症状轻微,如慢性头痛。当肿瘤长大或长在脑神经敏感部位才表现出脑神经受压迫症状,如偏身麻木、无力、癫痫发作、嗅觉减退、视力下降、面部发麻或抽搐、一侧听力下降、精神症状等,严重者可出现头痛、呕吐、眼底水肿等颅内压力增高症状。由于颅底脑膜瘤系非侵入性肿瘤,CT和MRI可使许多头痛逐渐加重和其他非特异性主诉(如眩晕)的肿瘤病人在疾病的相对早期即可被确诊。目前还不能预测某个病人脑膜瘤的生长潜力。因此,对于无症状的小型颅底脑膜瘤可采取保守治疗、定期观察的方法,在随后的重复神经放射学检查中来评估最终的肿瘤生长情况。

脑膜瘤好发于成年女性,除具有颅内肿瘤的共同表现外,还与其发生部位和大小有密切关系。肿瘤邻近颅骨出现骨质增生肥厚改变,乃为脑膜瘤的特征性征象。颅底脑膜瘤具有下列特征:①通常生长缓慢、病程长,一般为2～4年。少数生长迅速,病程短,术后易复发和间变,特别见于儿童。②肿瘤长得相当大,症状却很轻微,如眼底视乳头水肿,但头痛却不剧烈。当神经系统失代偿,才出现病情迅速恶化。这与胶质瘤相反,后者生长迅速,很快出现昏迷或脑疝,而眼底却可正常。③多先有刺激症状,继以麻痹症状,提示肿瘤脑外生长。④可见于颅内任何部位,但有好发部位及相应综合征。颅底脑膜瘤的临床表现有局灶症状与颅内压增高症状,前者随肿瘤部位而各异。常见颅底脑膜瘤的局灶症状如下。

1.前颅底和嗅沟脑膜瘤

前颅窝底脑膜瘤的常见部位是:嗅沟、鞍结节、蝶骨平台、眶顶、视神经鞘和蝶骨翼。前颅底脑膜瘤起源于筛板外侧的眶顶部;嗅沟脑膜瘤起源于筛板。前颅底脑膜瘤常缺少神经系统局灶症状,肿瘤巨大时,出现高颅压征;而嗅沟脑膜瘤主要有单侧或双侧失嗅、视力障碍、额叶精神症状,头颅X线片可见筛板下陷,嗅沟区骨质增生,颅脑CT和MRI显示肿瘤位于嗅沟区。嗅沟脑膜瘤很少在早期出现嗅神经的症状,大多数患者直到肿瘤大到影响视力时才来就诊。颅骨平片发现筛板骨质破坏和蝶骨平台骨密度增高,提示需要进一步CT、MRI或DSA检查。

2.鞍上脑膜瘤

鞍上脑膜瘤包括起源于鞍结节、前床突、鞍膈和蝶骨平台的脑膜瘤。

(1)鞍结节脑膜瘤 约占脑膜瘤的10.4%,起源于鞍结节、视交叉前沟。蝶骨平台脑膜瘤属于蝶骨隆起部脑膜瘤,也常统称为鞍结节脑膜瘤。应注意与起源于筛板的嗅沟脑膜瘤相鉴别，主要看头颅平片中有无筛板和骨质增生性改变。肿瘤通常将视神经、视交叉向后、下、外侧推移，肿瘤可以向一侧或双侧视神经管生长，颈内动脉也会被推向外侧，但不如视神经明显，偶尔会被肿瘤包裹。肿瘤巨大时，下丘脑、第三脑室会受压上抬或变形。

临床往往表现为进行性一侧或双眼视力障碍，不规则的视野缺损，垂体功能异常少见。肿瘤巨大时可出现智能减退和精神症状，与肿瘤压迫额叶底面有关。CT扫描约88%出现骨质增生，肿瘤增强效应较明显；MRI可清楚显示肿瘤与视神经、颈内动脉、垂体、垂体柄的关系，脑膜尾征不一定很明显，大脑前动脉复合体或可受累；脑血管造影常见有颈内和颈外动脉双重供血，此为与垂体腺瘤的重要鉴别点。

(2)鞍隔脑膜瘤　发生于鞍隔及其附近硬脑膜，常向视神经后方生长，视神经、视交叉受压上抬，压迫下丘脑引起垂体功能低下症状。分为三型：A型，肿瘤起源于鞍隔上面，位于垂体柄前方；B型，肿瘤起源于鞍隔上面，位于垂体柄后方；C型，肿瘤起源于鞍隔下面，垂体柄受压不见。因视觉症状出现早，比鞍结节脑膜瘤易发现。

临床上表现为三种情况：一是一侧视力障碍和视野缺损，类似鞍结节脑膜瘤；二是双侧视力障碍和双颞侧视野缺损，类似无功能垂体腺瘤；三是垂体功能低下，记忆力减退。CT表现为鞍内或鞍上稍高密度影，强化明显。MRI可见明显脑膜尾征。C型易误诊为垂体腺瘤。

(3)前床突脑膜瘤　起源于前床突周围及蝶骨嵴内侧硬脑膜，有蝶骨嵴内侧脑膜瘤、蝶海绵窦脑膜瘤之称。Al-Mefty将其分为三型：Ⅰ型，肿瘤起源于前床突下方和颈内动脉之间的蛛网膜相隔；Ⅱ型，肿瘤起源于前床突上方或侧方，包绕颈内动脉及其分支，但与颈内动脉和视神经、视交叉间均有蛛网膜相隔；Ⅲ型，起源于视神经管内，与颈内动脉之间有蛛网膜相隔，但和视神经、视交叉之间无蛛网膜相隔。临床表现为缓慢进展的单侧视力下降，可出现眶上裂综合

征、海绵窦综合征及Foster-Kennedy综合征。影像学表现为以前床突或蝶骨及内侧为中心的球形或扁平形肿块影，常常有脑膜尾征，同侧颈内动脉床突上段及其分支常受累。

3.蝶骨嵴脑膜瘤

蝶骨嵴脑膜瘤起源于蝶骨嵴，肿瘤同时侵犯前、中颅底，按其黏着部位又分为蝶骨嵴外、中、内1/3脑膜瘤。蝶骨外1/3脑膜瘤（大翼型）起源于蝶骨大翼，缺少典型的神经系统局灶症状，仅表现为颞部骨性隆起，肿瘤巨大时，引起颅高压症状。头颅X线片可见翼点部骨质增生或骨质吸收，CT和MRI显示肿瘤基底位于蝶骨嵴外1/3处。蝶骨嵴中1/3脑膜瘤（小翼型）起源于蝶骨小翼，可因肿瘤侵及眶上裂而引起眼球运动麻痹、角膜反射障碍和患侧突眼。头颅X线片可见眶上裂狭小，骨质增生或骨质吸收。CT和MRI显示肿瘤基底位于蝶骨嵴中1/3处。蝶骨嵴内1/3脑膜瘤（床突型）起源于前床突，早期出现单眼视力、视野障碍，原发性视神经萎缩，肿瘤累及颞叶内侧时可引起幻嗅、幻味和钩回发作。

4.中颅底和海绵窦脑膜瘤

中颅底脑膜瘤起源于蝶骨大翼内侧以及中颅窝底部的肿瘤，常侵袭岩骨和斜坡。中颅窝前界为蝶骨嵴，后方以颞骨岩部与后颅窝相隔，窝的中央为蝶骨体，在这一区域有眶上裂、圆孔和卵圆孔等重要脑神经通路。如病人早期即出现眼球突出和眶上裂综合征，提示肿瘤原发于蝶骨嵴内侧，通常归于蝶骨嵴脑膜瘤。中颅窝脑膜瘤约占颅内脑膜瘤总数的2%～7%，肿瘤常侵犯海绵窦及Ⅲ、Ⅳ、Ⅴ、Ⅵ脑神经，向前可到蝶骨嵴，向内压迫蝶鞍，向后可侵犯岩骨尖，甚至通过小脑幕裂孔进入后颅窝，肿瘤紧靠颈内动脉、海绵窦及脑膜中动脉主干。病理类型以血管瘤型较常见。肿瘤于硬膜内生长，体积多较大，有时肿瘤也可位于硬膜外。位于中颅窝的脑膜瘤，按其与硬脑膜的黏着部位分为四种：中颅窝内侧脑膜瘤、眶上裂脑膜瘤、岩尖脑膜瘤和中颅窝外侧脑膜瘤。前三者合称鞍旁脑膜瘤，后者即为狭义的中颅窝脑膜瘤。海绵窦脑膜瘤起源于海绵窦内，肿瘤呈

膨胀性生长,可突破海绵窦外侧壁,进入中颅窝。常引起眼球运动障碍和角膜反射迟钝或丧失等,CT 和 MRI 显示肿瘤位于海绵窦内。

经中颅窝出颅的脑神经较多,由于肿瘤毗连海绵窦及中颅窝的多支脑神经,故中颅窝底脑膜瘤往往早期临床表现即很明显,而且有定位意义,应重视病询问史。早期常有肿瘤侧Ⅲ～Ⅵ脑神经损害症状,如复视、瞳孔散大、眼球活动受限、面部感觉减退等,常伴有颞叶癫痫。肿瘤引起一侧视力下降,一侧视神经原发性萎缩也不少见。三叉神经的V_2、V_3支经卵圆孔和圆孔出颅,典型的中颅窝底脑膜瘤早期多发生三叉神经痛,高达38.0%。除表现为三叉神经痛外,还可出现一侧面部痛觉减退和麻木。

肿瘤生长较大时,向前影响海绵窦或眶上裂,可出现眼球活动障碍、眼睑下垂、复视等眶上裂综合征。患侧视力下降,多见于肿瘤较大且向中颅窝前部生长者;肿瘤向后发展,可表现为Ⅶ、Ⅷ脑神经损害。肿瘤压迫视束,表现为同向性偏盲。内侧型肿瘤颅高压症状不明显,这与早期出现局灶性体征有关;外侧型肿瘤,可表现为颞部隆起,颅内压增高症状。

眶上裂是眶后的一个三角形裂隙,由内侧的蝶骨体、上方的蝶骨小翼、下方的蝶骨大翼及外侧的额骨围成,动眼神经、滑车神经、外展神经、V_1。交感神经颈内动脉从分出的交感神经、眼静脉、脑膜中动脉眶支、泪腺动脉的脑膜返支等均经此裂出入眶与中颅窝之间,故病灶侵及眶上裂,将引起一系列神经和循环障碍的表现,称为眶上裂综合征(supra-orbital fissure syndrome)。

①全眼肌麻痹:除动眼神经支配的上睑提肌提上睑外,其余动眼神经、滑车神经、外展神经支配的4条直肌和2条斜肌都是运动眼球的。故眶上裂病灶损害动眼神经、滑车神经、外展神经,除上睑下垂外,全部眼外肌麻痹,表现为上睑下垂,眼球固视,向各方向运动障碍,可有突眼、复视。由于病眼不能向各方运动,与健眼不能同步转动,因此除病眼固视方向的目标外,两眼视轴不能同时注视同一目标,而产生复视。

②瞳孔散大:对光反射和调节反应消失。动眼神经内含动眼神经副核(E-W核)发出的副交感节前纤维,此纤维经眶内副交感神经节－睫状神经节换神经元后,发出15～20支睫短神经,穿眼球后壁巩膜,循眼球壁前行至眼内肌。此副交感神经通路的兴奋,引起睫状肌收缩,睫状小带(晶体悬韧带)放松,晶体变突。同时瞳孔括约肌收缩,瞳孔缩小。动眼神经受损,上述副交感神经通路阻断,则瞳孔散大,调视(视近物)功能障碍,且直接光反射消失。

③眶内及额部出现疼痛、感觉障碍,角膜反射迟钝或消失。三叉神经眼支(V_1)由感觉纤维组成,经主要分支——泪腺神经、额神经、鼻睫神经的分支分布于眼球、泪腺、结膜、部分鼻腔黏膜、鼻背皮肤、眼睑皮肤、额部皮肤和头皮。如病灶刺激V_1,则分布区出现疼痛;如V_1受病灶破坏,则分布区出现感觉消失。

角膜反射是指轻触一侧角膜,立即引起两眼的眨眼现象。眼神经受损,反射通路阻断,角膜反射消失。部分受损,角膜反射迟钝。V_1中含有交感节后纤维至眼球,交感神经颈内动脉丛也发纤维入眶,交感纤维受损,表现瞳孔缩小等Horner's综合征中的眼部症状。在眶上裂综合征中,表现瞳孔散大还是缩小,决定于主要受损伤的是交感神经纤维还是副交感神经纤维。

④眶内水肿,眼结合膜水肿,眼球后水肿,眼球可轻度突出。眶内组织液由眶内上、下眼静脉收集回流。眼静脉向前与内眦静脉、面静脉交通,向后经眶上裂汇入海绵窦。病灶侵及眶上裂,阻断眼静脉回流,眼静脉曲张及眶内水肿,眼球后组织疏松,组织液淤滞,引起眼球突出。

5.天幕脑膜瘤

小脑幕脑膜瘤是指肿瘤基底大部分附着在小脑幕和后颅窝底硬脑膜的脑膜瘤,也可以称为后颅窝底脑膜瘤。小脑幕脑膜瘤位于脑外,肿瘤起源于天幕的任一部位,可向幕上生长或幕下生长,亦可呈哑铃形生长,或同时向幕上、下生长,因此有幕上型、幕下型和哑铃型之分。肿瘤常与窦汇、直窦、横窦黏着,并侵入这些静脉窦。少数肿瘤自天幕裂孔游离缘长出,又称天幕裂孔脑膜瘤。CT和MRI可显示肿瘤的确切部位,尤其是MRI,可直观地显示肿瘤于天幕以及两者之间的相互关系,包括肿瘤是否侵及邻近的静脉窦。

(1)天幕脑膜瘤的分类 小脑幕形如帐幕,顶部连接大脑镰,其后缘及两侧缘附着于颅骨横窦沟及至颞骨岩部上缘。小脑幕前为游离缘形成一切迹,称为小脑幕切迹,与鞍背围成小脑幕裂孔,有中脑通过。小脑幕向前伸附着于前床突,后缘附着在横窦沟两唇,内有横窦通过。小脑幕外缘附着于岩骨嵴,内有岩上窦通过。小脑幕将颅腔分为幕上和幕下两大部分。幕上面支撑大脑枕叶和部分颞叶;下面覆盖小脑。硬脑膜分为两层,在某些地方形成较大的间隙称为硬脑膜静脉窦。

小脑幕在颅内占据的范围大,此处脑膜瘤发生率较高。天幕脑膜瘤的分类存在一定困难,主要根据肿瘤主体所在的局部解剖部位,其次是根据后颅窝底脑膜瘤与后颅窝底硬脑膜及小脑幕的附着点而决定。从外科角度上讲,手术入路和肿瘤周围的重要脑神经、血管结构才是分类的依据。比如,发生在岩骨锥体的脑膜瘤,无论肿瘤发生于小脑幕的前缘表面,抑或脑膜瘤的基地附着在颞骨锥体后面,甚至来自斜坡。决定手术的两个问题是:脑膜瘤是与小脑幕切迹有关,还是和岩骨斜坡有关。由于以脑膜瘤的硬脑膜附着点分类法有其局限性,Samii等将天幕脑膜瘤分为6组:鞍旁(海绵窦)区脑膜瘤、小脑幕脑膜瘤、镰幕脑膜瘤、岩斜区脑膜瘤、桥小脑角脑膜瘤和窦汇旁脑膜瘤。

(2)临床表现 天幕脑膜瘤占全部颅内脑膜瘤的3%~5%。肿瘤以向幕下生长居多,约占41%;呈哑铃形生长者,约占44%;单纯向幕上生长,仅占15%。发病年龄在40~50岁之间,女性明显多于男性。因肿瘤生长缓慢,早期很少出现定位体征,晚期可出现颅内压增高和压迫小脑、脑干及其相应脑神经的症状。起源于小脑幕下的肿瘤多压迫一侧小脑,常有一侧的小脑体征,如指向病侧的粗大水平眼震、指鼻和轮替动作不准确。肿瘤向幕上生长者,可压迫颞枕叶出现视野障碍,如象限盲或同向偏盲。

6.桥小脑角脑膜瘤

肿瘤起源于岩骨尖至乙状窦前缘的岩骨后表面,此区域的脑膜瘤可在内听道的前方或后方生长,也可向头端及尾端蔓延。多数附着点在内听道内侧,接近岩上窦。朝天幕裂孔方向蔓延的脑膜瘤,多起源于Meckel's腔、斜坡或天幕切迹区的硬脑膜。内耳门后的肿瘤多起源于岩骨和颈静脉孔之间的硬膜。由于肿瘤生长的方向各异,肿瘤与血管及脑神经的关系也迥然不同。根据肿瘤不同的起源,面听神经可被推向肿瘤的前方或后方。一般可出现以下两种肿瘤形态学改变:膨胀性生长,肿瘤生长并推移周围的结构;扁平状生长,肿瘤沿邻近结构生长并包裹之。后一种类型肿瘤需要运用非常精细的切除技术,所幸此类肿瘤的发病率远少于前一种类型。

膨胀性生长的脑膜瘤和听神经瘤一样,推移并牵张周围的神经结构,但很少与神经结构紧密粘连。因此,临床上出现明显的脑神经症状,Ⅴ~Ⅷ脑神经功能障碍为首发和主要症状,锥体束征轻微且少见。病程晚期,可出现小脑症状和颅高压征。Ⅴ~Ⅷ脑神经功能障碍主要是由于神经的功能性麻痹,而不是因为永久性的病理解剖学改变。即使是前庭蜗神经功能,肿瘤切除后也有可能获得良好的恢复。

7.斜坡脑膜瘤

肿瘤起源于岩斜缝及其内侧的斜坡部位,可向上生长至幕上、鞍旁,向下至枕大孔,向外至脑桥小脑角。临床表现以脑神经功能障碍为首发和主要症状,其中以三叉神经和听神经功能障碍最常见,动眼神经、外展神经、面神经和后组脑神经也可受累。至肿瘤较大时可出现颅高压征和小脑症状;锥体束征轻微、少见。CT和MRI显示肿瘤主体位于岩斜区或斜坡。

8.枕大孔脑膜瘤

肿瘤黏着于枕大孔区硬脑膜,附着点在延髓腹侧(枕大孔前缘)者最常见,占54%;位于延髓左、右两侧和背侧者各约占15%。由于枕大孔处蛛网膜下腔较大,临床上可无症状、症状不明显或不典型。MRI有助于明确诊断，显示肿瘤位于枕大孔区的具体部分，可分为两类：颅脊型，肿瘤主体位于颅内，主要表现为头痛、呕吐、延髓压迫征、后组脑神经麻痹和小脑征；脊颅型，肿瘤主体位于上颈段椎管内，主要表现为枕颈部疼痛和肢体感觉、运动障碍。

三、颅底脑膜瘤的影像学表现和诊断

术前根据MRI上T_1和T_2像上肿瘤与周围脑组织之间是否存在环状阴影来判定肿瘤是否具有侵袭性，脑膜瘤周围的环状低信号区为肿瘤的被膜，若其T_2像表现为低信号而T_2像上表现为高信号，则表明两者之间存在脑脊液，反之两者界面消失。肿瘤周围的蛛网膜已破坏，若伴有毗邻组织的水肿，则提示肿瘤为侵入性生长。因此，术前可根据MRI上肿瘤与脑组织表面的界面关系将脑膜瘤分为侵袭性和非侵袭性两类。

(一)脑膜瘤的影像学诊断

使用头颅X线片、放射性核素扫描、脑回波检查、脑室造影术、气脑造影术和颈动脉血管造影术等检查方法辅助诊断脑膜瘤已成为神经外科的历史。先进的三维MRI、现代的螺旋三维CT无疑是诊断脑膜瘤的金标准。CT、MRI可清楚显示颅内解剖结构，准确提供病变部位及侵及范围、毗邻关系等资料。非增强MRI显示脑膜瘤较差，但增强MRI显示脑膜瘤有较大优势。据报道CT的敏感性高达96%、特异性大约为90%。而MRI显示颅骨较差，因此，涉及肿瘤与颅骨相互关系的大量信息在CT骨窗位易于得到。但正由于MRI颅骨成像较差这一特点，有助于显示CT易于产生颅骨伪影的部位（如脑桥小脑角）的小肿瘤。脑膜瘤的诊断一旦确定，用CT或MRI（特别是MRI）进行的冠状位、矢状位和三维成像将有助于对肿瘤的三维结构和外形进行定位，以及有助于在评估肿瘤与重要血管之间的相互关系时有一个整体概念。DSA虽然不再作为主要的诊断工具，但仍然是重要的辅助措施，可显示主要的肿瘤供血动脉、毗邻的重要血管和硬膜（静脉）窦

的开放情况。尽管动态MRI和CT扫描也能显示动脉和静脉的开放情况，但脑血管造影可提供颅内血液循环总的评估情况。

1.脑膜瘤的MRI表现

国内李坤成等应用Gd-DTPA造影增强MR血管造影（MRA），认为脑膜瘤均有明显的肿瘤染色，同时可清楚地显示肿瘤的供血动脉、引流静脉和静脉窦的受累情况，与术中所见相符。MRA在鉴别诊断方面（脑膜瘤主要为颈外动脉供血，而胶质瘤为颈内动脉供血）及指导选择手术方案均有重要意义。"肿瘤-脑强化带"是指在增强MRI图像上肿瘤近脑表面部分出现弧形的比肿瘤强化更显著的强化带，宽约2mm；"硬膜尾征"是指肿瘤边缘硬膜呈鼠尾状增强，长约5～30mm不等。"肿瘤-脑强化带"镜下为包膜下或肿瘤与脑交界处大量扩张的血管及散在的镜下出血灶，此征为脑膜瘤所特有，对不典型脑膜瘤的诊断有重要意义；"硬膜尾征"镜下为结缔组织增生，其中大部分(79%)有肿瘤细胞浸润，此征虽非脑膜瘤所特有，但它的出现可高度提示脑膜瘤，且在手术时应尽可能地充分切除。周林江等将脑膜瘤-脑组织界面MRI表现分为4型：T_1WI和T_2WI均呈低信号者，为Ⅰ型；T_1WI呈低信号，而T_2WI为高信号为Ⅱ型；无明显异常信号分界为Ⅲ型，混合型为Ⅳ型。脑膜瘤周边T_1WI、T_2WI低信号环影代表纤维结缔组织包膜，脑膜瘤周边强化环系肿瘤纤维结缔组织排列较稀疏且包含丰富的毛细血管所致；周边T_1WI低信号、T_2WI高信号环代表脑脊液间隙。

(1) 典型脑膜瘤的MRI表现 典型颅底脑膜瘤具有以下特征性的表现。①特有的好发部位：蝶骨嵴、嗅沟、小脑幕、桥小脑角区、鞍结节、岩斜区及枕骨大孔。②增强前表现：T_1WI上呈等或略低于脑灰质信号，T_2WI上呈稍高信号或等信号。肿瘤边缘多光滑，内部可因钙化、囊变、纤维分隔、血管等结构而显示信号欠均匀。③增强后表现：脑膜瘤为颅内脑外肿瘤，缺乏血脑屏障，再加上血供一般较丰富，故信号增强发生快而显著，持续时间达30～60min。④瘤周水肿：良性脑膜瘤一般无明显水肿，当肿瘤很大或部位特殊（压

迫回流静脉或静脉窦），或恶性脑膜瘤可出现瘤周水肿，表现为T_1WI呈低信号，T_2WI呈高信号。⑤硬膜尾征：约60%以上的脑膜瘤在增强时，邻近脑膜呈带状增厚并明显增强，称硬膜尾征。可能代表脑膜反应性增生、纤维细胞和毛细血管增生，也可为肿瘤向周围硬膜浸润所致。出现硬膜尾征可高度提示脑膜瘤，但不具特异性。⑥脑膜瘤的脑外占位征象：包括邻近颅骨骨质改变，主要表现为增生硬化，广基与硬膜相连，肿瘤假包膜（肿瘤与瘤周水肿之间的线样低信号）和白质移位征。另外，MRI可了解肿瘤的质地，一般情况下，T_2WI信号越高，提示肿瘤含水量越大，质地越软，越有利于手术分块切除；T_2WI信号越低，提示肿瘤含水量越小，质地越硬，越不利于分块切除。

（2）不典型脑膜瘤的MRI表现　不典型脑膜瘤多表现为部位特殊、信号多样、多部位同时发生等特点。①囊性脑膜瘤：发生率占颅内脑膜瘤的4%～7%，囊性灶多较小，并位于瘤内，主要由瘤内退变引起，少数瘤外囊型可能为瘤周脑脊液积聚所致。Nauta等将囊性脑膜瘤根据囊腔的部位分为4型：瘤内中心型；瘤内周围型；瘤周邻近脑实质型；位于肿瘤与邻近脑实质的瘤周囊型。由于MRI分辨力高、无伪影，又可多维成像，故对囊性脑膜瘤的正确诊断率明显高于CT，尤其是增强MRI，囊液在T_1WI呈低信号，T_2WI呈高或等信号。增强扫描可区分囊壁是否有肿瘤细胞浸润，囊壁有明显增强的提示有肿瘤细胞浸润，反之则无肿瘤细胞存在。②恶性脑膜瘤：约占颅内脑膜瘤的1%～2%，以男性相对多见。出现下列征象常提示为恶性，即肿瘤信号不均匀，肿瘤出现囊变或出血；肿瘤外形不规则，呈分叶状或出现"蘑菇征"，肿瘤边缘与正常脑组织分界不清，呈浸润性生长；瘤周水肿明显；增强扫描呈不均匀性增强；肿瘤邻近颅骨广泛骨质破坏或伴有转移及术后很快复发。③儿童脑膜瘤：占颅内脑膜瘤的1%～4%，占儿童原发性颅内肿瘤的1%～3%。男女发病率相近；发病部位不典型，以后颅窝及脑室内相对较多；恶性脑膜瘤比例较高，约占7%～16%；MRI表现常不典型，常出现囊性变、出

血等征象。④出血性脑膜瘤：约占颅内脑膜瘤的5%，多见于脑膜上皮型和血管母细胞型。因脑膜瘤内出血发生的时间不同其信号呈多种变化，增加了确诊难度。在出血亚急性期，T_1WI与T_2WI均呈高信号，慢性期由于含铁血黄素沉积，而T_1WI和T_2WI均呈低信号。⑤多发性脑膜瘤：占颅内脑膜瘤的1%～3%，单个瘤体体积常常较小，有时只有通过增强扫描才能发现。有时多发性脑膜瘤可与神经纤维瘤病同时发生，称脑膜瘤病。多发脑膜瘤瘤体信号特征多与典型脑膜瘤相似。⑥脑室内脑膜瘤：占颅内肿瘤的0.5%～4.5%，多见于儿童，以侧脑室三角区及第三脑室常见，前者多并发局限性脑室扩张或脑积水，后者可并发颅内高压。脑室内脑膜瘤以纤维母细胞型居多。

2.脑膜瘤的影像学诊断与鉴别诊断

典型脑膜瘤无论在其发病年龄、性别、部位及影像学表现等各方面均具特征性，易与其他疾病鉴别。不典型脑膜瘤往往需行鉴别诊断，增强MRA或DSA可从肿瘤的主要血液供应方面加以鉴别。

（1）囊性脑膜瘤　囊性脑膜瘤较大时，往往深入脑实质内，需与胶质瘤进行鉴别。囊性脑膜瘤之囊肿往往与肿瘤实质部分的分界很清楚，囊壁光整，可有肿瘤细胞浸润，亦可单纯为一纤维囊壁，囊液信号与脑脊液相近。另外，瘤体实质部分呈均匀一致性增强，与硬膜广基相连或见硬膜尾征，邻近颅骨可有增生性改变。脑胶质瘤常为不规则多囊性改变，囊壁厚薄不均，极不规则，强化程度可因肿瘤分化程度不同而异。

（2）出血性脑膜瘤　瘤内出血处于亚急性期时，于T_1WI和T_2WI上均呈高信号，需与瘤内脂肪组织进行鉴别。此时加作脂肪抑制像，若为脂肪则高信号被抑制呈低信号，否则为出血。病灶出血后期吸收后残存囊腔，此时可认为囊性脑膜瘤。

（3）桥小脑角区脑膜瘤　需与听神经瘤鉴别，后者多起自内听道段，然后通过内听道达桥小脑角区形成瘤体，常表现有同侧内听道扩大呈喇叭口状，或有骨质吸收、内听道边缘模糊等改变。临床上常有听力下降或耳聋。

（4）鞍旁或鞍结节脑膜瘤　需与垂体腺瘤、

动脉瘤鉴别。垂体腺瘤起自垂体,常有蝶鞍扩大、鞍隔抬高,肿瘤向下浸润穿破鞍底达蝶窦内,MRI矢、冠状位扫描均找不到正常垂体组织,而脑膜瘤可找到垂体的踪迹。鞍区动脉瘤,有血栓形成时可在MRI平扫时表现为略高信号,但强化时无增强或形成充盈缺损;若无血栓形成则表现有流空现象。MRA或DSA可明确诊断。

(二)颅底脑膜瘤的诊断

1.鞍隔脑膜瘤诊断

目前,临床及影像学仍将起源于鞍结节、鞍隔、蝶骨平台,解剖范围直径不超过3cm以内的脑膜瘤统称为鞍上脑膜瘤。鞍隔脑膜瘤是指自鞍隔脑膜的蛛网膜颗粒生长的脑膜瘤,较为罕见。术前CT表现为肿瘤向鞍内生长压迫垂体腺或肿瘤向鞍上、鞍旁生长,CT较难分辨肿瘤与垂体腺等解剖结构,可误诊为垂体瘤等肿瘤。MRI可提示鞍隔脑膜瘤向鞍上、鞍内生长,压迫垂体腺使之变扁,肿瘤信号酷似垂体腺瘤等肿瘤,若诊断医师缺乏对鞍隔脑膜瘤的认识,常可误诊为垂体瘤。有以下表现者应考虑鞍隔脑膜瘤:①CT上表现为鞍上圆形、哑铃形、类圆形均匀或略均匀的稍高密度或等密度影,可伴有钙化,增强有明显强化;②MRI在冠状面或矢状面上表现为正常垂体腺之上的圆形或类圆形影,T_1WI上呈较均匀等信号,增强明显,边缘清楚,T_2WI上呈略均匀等高信号区;③MRI在冠状面或矢状面上可显示正常垂体腺,可见垂体柄受压移位表现;④视力障碍及头痛表现,无内分泌紊乱,以及生长激素和泌乳素正常等。由于垂体腺在肿瘤下方,二者境界较清楚,容易鉴别, 故MRI对诊断鞍隔脑膜瘤有其独到之处。CT很难分辨出鞍隔脑膜瘤与垂体腺,但CT在显示脑膜瘤伴钙化时比MRI优越。鞍隔脑膜瘤位于垂体腺上方,经鼻蝶入路手术,切除肿瘤难度大,时常不可避免地损伤垂体腺,较难全部切除肿瘤,容易残留肿瘤组织,术后易复发,术中损伤垂体的几率较大。术后可出现或加重视力障碍、内分泌功能失调等并发症。因此,术前应明确诊断,以便正确选择手术入路。鞍隔脑膜瘤主要应与垂体腺瘤、颅咽管瘤相鉴别。

2.蝶骨嵴脑膜瘤的诊断

详见第五章第二节。

3.岩-斜区脑膜瘤的诊断

详见第五章第九节。

四、侵袭性脑膜瘤

1.侵袭性脑膜瘤的定义

脑膜瘤具有肉眼或镜下向邻近硬脑膜、蛛网膜、蛛网膜下腔、骨骼、肌肉或(和)脑组织浸润者,即侵袭性脑膜瘤。毗邻组织均可受脑膜瘤浸润,但多表现为脑浸润,并与脑膜瘤的分级有关。这些有脑膜瘤细胞浸润的组织在手术时若不予以全切除,将可能成为术后复发的根源。

2.侵袭性脑膜瘤的影像学特征

肿瘤邻近组织受浸润达一定程度时,均可出现影像学表现,CT和MRI是术前诊断侵袭性脑膜瘤的重要手段。当然,浸润轻微时,如只有组织学才能显示的浸润,影像学检查受限;不出现各种组织受浸润的影像学表现时,仍不能除外影像学难以显示的、特别是组织病理才能显示的各种组织浸润的存在,尤其是脑组织浸润。送检的病理标本中常不包括肿瘤与正常组织之间的界面,从而无法确定是否存在组织病理学上的脑膜瘤邻近组织受浸润。肿瘤周围组织受浸润与否,可能与肿瘤的复发等预后因素有关。临床上常用免疫组化等方法,间接推测脑膜瘤的侵袭性。

当脑膜瘤细胞浸润透过蛛网膜、蛛网膜下腔和软脑膜后,进一步长入邻近脑组织,即形成脑浸润。脑浸润是判断脑膜瘤良、恶性的病理学指标之一。WHO(2000年)分类认为脑浸润可发生于组织学上为良性、非典型性或间变性(恶性)脑膜瘤,有脑浸润的脑膜瘤较易复发,伴有组织学上脑浸润的良性脑膜瘤的临床过程与非典型性脑膜瘤相似,但不出现非典型性和间变性(恶性)脑膜瘤的遗传学(基因)改变。脑膜瘤的近脑面一般都有脑脊液-血管间隙与脑组织相隔。当CT和MRI各层面均能清楚显示此间隙时,往往可以认为无脑浸润存在。当肿瘤生长达一定程度时,脑脊液-血管间隙可因受压或浸润而部分或全部闭塞,这时CT和MRI可以显示为部分或全部脑脊液-血管间隙消失。但是,这时可能并无脑浸润存在,或可能只有蛛网膜或蛛网膜下腔(包括其内的血管)浸润(提示为侵袭性脑膜瘤)。脑浸润轻微时,也可能仅显示为部分或全部脑脊液-血管间隙消失,难以与上述情况区别。以下征象提示可能存在脑浸润。

(1)肿瘤边界毛糙模糊 肿瘤细胞浸润脑组织达一定程度就能为CT或(和)MRI所显示。有脑浸润者,肿瘤与脑组织间的脑脊液-血管间隙消失,往往平扫就能显示,但不能根据这种表现就确定存在脑浸润。增强成像,特别是MRI增强成像,才能较好地显示脑浸润。增强后成像无脑浸润的脑膜瘤,其边缘常清楚锐利,如存在脑浸润则变得毛糙模糊,这时与邻近无脑浸润部分清楚锐利的边界相比,显示较为突出。

(2)肿瘤边缘指状突出或出现伪足征 这种表现曾认为是一种提示为间变性(恶性)或非典型性脑膜瘤的征象,其实就是脑浸润的一种表现。往往需MRI增强成像才能显示。表现为肿瘤边界有肿瘤组织呈指状突入邻近脑组织,或呈线条状(即伪足状)伸入邻近脑组织。

(3)蘑菇征 早在1982年,New等分析恶性脑膜瘤的CT表现时,首先提出蘑菇征为提示恶性脑膜瘤最为有用的征象。此征象以增强成像显示为佳,表现为球形肿瘤沿硬脑膜附着部向四周延伸的增强带,此增强带比一般所见脑膜尾征伸得更远,也更厚或更粗,且近脑面常较毛糙不平。这种表现的病理基础可能为沿肿瘤邻近硬脑膜面的硬脑膜、蛛网膜、蛛网膜下腔、软脑膜和脑浸润所造成。

(4)颅底骨质受浸润 颅底侵袭性脑膜瘤可伴有骨以及肌肉等其他颅外软组织浸润。在脑膜瘤邻近1.5~2cm范围内的蛛网膜增厚,镜检显示肿瘤细胞存在蛛网膜和蛛网膜下腔浸润,如手术时不切除,以后可能复发。骨质增生的原因,有以下几种学说,即:肿瘤细胞分泌的物质刺激邻近正常骨内的成骨细胞,继而形成骨质增生;

肿瘤造成邻近骨内血管异常,继而造成骨质增生;肿瘤本身产生骨质;肿瘤刺激而非浸润邻近骨质,造成骨质增生;邻近骨质受肿瘤浸润,继而发生骨质增生。Pieper等的51例颅底脑膜瘤中,术前CT和MRI发现其中26例(51%)伴有邻近骨质增生,其中25例病理证实增生骨质处有肿瘤浸润。Kvasha的42例伴骨质增生的脑膜瘤,行骨增生处病理检查也都发现有脑膜瘤细胞浸润。所以,骨质增生虽不一定全部都是肿瘤浸润所致,但其中多数为骨浸润所致,故脑膜瘤伴骨质增生者属侵袭性脑膜瘤的机会较大。仅伴邻近骨质增生,而无其他病理上恶性表现的脑膜瘤仍属良性脑膜瘤,多数在手术时并不切除伴发之增生骨质,这类病例术后复发率并不特别高或术后复发时间很长,推测肿瘤在增生的骨质内可能生长甚慢。脑膜瘤伴颅骨破坏者,一般认为全属肿瘤浸润所致,并且可能为非典型性或恶性脑膜瘤。

五、脑膜瘤的治疗

(一)手术治疗

脑膜瘤可引起邻近脑组织的水肿和肿胀,导致脑室系统的变形、阻塞及占位效应,从而引起颅内压增高。尽管脑膜瘤是良性肿瘤,多数呈球形,少见恶性表现,但对颅底的广泛侵袭和产生的"骨肥厚",使得脑膜瘤的完整切除存在许多困难。研究表明,骨质受到肿瘤的侵蚀,而非单纯骨肥厚,建议广泛切除受累的骨质,广泛切除颅底骨质及硬膜后需行颅底重建,并应避免死腔,严密修补,以避免脑脊液漏。

1.脑膜瘤切除程度分级

目前,仍采用Simpson提出的分级标准。Ⅰ级全切:肿瘤肉眼全切除,包括切除受累的硬脑膜、静脉窦和颅骨;Ⅱ级全切:肿瘤肉眼全切除,电凝烧灼受累的硬脑膜、静脉窦和颅骨;Ⅲ级:肿瘤肉眼全切除,未处理受累的硬脑膜、静脉窦和颅骨;Ⅳ级:肿瘤部分切除;Ⅴ级:仅作开颅减压术或加作肿瘤活检。除非首次手术做到完全切除,否则复发率很高,应争取做到Simpson Ⅰ级全切。但是,对于广泛生长并影响功能区的脑膜瘤,不可强求Simpson Ⅰ级全切。

2.脑膜瘤手术全切除的术前评估

术前根据CT和MRI征象,判断硬脑膜、静脉窦和颅骨受累的程度与范围,从而估计Ⅰ级切除的可能性,以便设计具体手术方案。术中根据肿瘤与周围组织如脑神经、血管和脑组织的关系,进一步判断与确定肿瘤的切除程度:多数脑膜瘤有完整包膜,在生长过程中,不破坏其周围的蛛网膜鞘,既不包裹,也不浸润邻近的动脉与神经,仅仅使其受压与移位,这类肿瘤可获Ⅰ级切除;另一类脑膜瘤,则可穿越周围的蛛网膜,浸润邻近的神经组织和动脉壁,甚至使血管腔闭塞,这类肿瘤难以根除性切除,肿瘤切除的目的是减轻对神经结构的压迫,消除颅内高压。分离、切除前一类肿瘤时,宜先在肿瘤附着部离断血供,包膜内切除主要瘤块后,再将肿瘤包膜自邻近的重要结构上分离、切除之,再切除受累的硬脑膜与颅骨。分离、切除后一类脑膜瘤时,首先要判断重要血管、神经在肿瘤内的部位与走向,以免在囊内切除时,损伤这些重要结构。为保留这些重要血管、神经的功能,不得不残留一些黏附于其上的肿瘤。有时,为获得根除性切除,可暂时牺牲一根脑神经,在根除性切除肿瘤后行神经吻合或移植。大型肿瘤与视神经、视交叉、下丘脑、前循环动脉常常有粘连或包绕,需要精细的显微手术技术以求彻底切除肿瘤并保护周围结构。对于血供极其丰富的脑膜瘤,特别是血管母细胞型脑膜瘤,宜术前先作栓塞治疗。栓塞后5～7天内施行根除性手术,以减少术中出血。

3.脑膜瘤手术治疗原则

脑膜瘤的治疗原则是尽可能地切除肿瘤,最大限度地保护正常的血管、神经及脑组织。通常的做法是在肿瘤基底阻断主要血供后,先用激光刀、CUSA或电磁刀行肿瘤包膜内切除,再沿肿瘤包膜界面分离。分离肿瘤包膜时,一手用吸引器吸除湿棉片,显露肿瘤边界,同时轻轻向邻近脑组织轻压做牵开分离,另一手用肿瘤镊轻轻提拉肿瘤包膜作反牵引,只要分离界面正确,包膜内切除充分和分离部位无供血动脉,通常较易将肿瘤自邻近正常组织上游离下来。若感阻力,应调整分离平面,增加包膜内切除和显露,离断分离部位的供血动脉。

(二)脑膜瘤的伽玛刀治疗

下列因素决定立体定向放射外科(伽刀)是否适用于脑膜瘤的治疗:①脑膜瘤大多生物学行为良性,有包膜,边界清晰,一般呈非浸润性生长,不侵袭周围正常脑组织。CT或MR的增强影像可以清楚地显现小的脑膜瘤,且影像改变有一定的特异性,尤其是未行手术切除的脑膜瘤。伽玛刀治疗时通过准确地辨别瘤体界限,剂量计划可以完整覆盖肿瘤组织。②脑膜瘤生长缓慢。脑膜瘤一般血供丰富,较高的放射剂量照射后产生迟发性血管闭塞,造成脑膜瘤内缺血、坏死。③伽玛刀为局部聚焦照射,治疗后出现继发性损伤的机会较外放疗少。此外,鞍区脑膜瘤伽玛刀治疗后出现继发性垂体功能减退的几率也较外放疗低。④尽管放射外科属高剂量辐射,但因瘤周正常结构的受照剂量随距离的增大呈梯度锐减,伽玛刀治疗后肿瘤邻近的脑神经功能麻痹发生率仍较低,提示放射外科治疗在保护脑神经功能方面的安全性。⑤伽玛刀的治疗时间较普通放疗大大缩短,且避免了手术麻醉、出血或感染等风险,患者容易接受。

脑膜瘤伽玛刀治疗的适应证包括:①生长在颅底深部的脑膜瘤;②肿瘤平均直径<30mm;③肿瘤边缘距离视神经、视交叉和视束需>5mm;④多发性脑膜瘤、手术后残留或复发的脑膜瘤;⑤高龄(>70岁)患者,且影像资料证实肿瘤持续生长者;⑥患有心肺肾、血液系统疾病或糖尿病等,有手术禁忌或不能耐受手术的患者;⑦颅底脑膜瘤术后残留或复发。

脑膜瘤通常是良性肿瘤,如果能被全切,则复发率很低,病人常能治愈。总的来说,颅底脑膜瘤手术全切除是困难的,其术后复发率高达9%～32%。肿瘤复发与下述因素有关:①病理类型:恶性脑膜瘤易复发,良性脑膜瘤中,脑膜上皮型脑膜瘤的复发率最高；②肿瘤部位：海绵窦和岩斜区脑膜瘤复发率最高；③肿瘤生长方式：呈地毯状生长者易复发；④肿瘤切除分级：肿瘤切除越不彻底，术后复发率越高。导致脑膜瘤术后复发的关键因素是肿瘤的病理性质和切除程度。妨碍Ⅰ级切除的因素有：①肿瘤部位深在或因颅底重建困难，未能切除受累的硬脑膜与颅底骨；②因肿瘤侵及静脉窦致不全梗阻或因静脉窦重建困难，未切除受累的静脉窦；③肿瘤包绕重要血管和脑神经，难以分离切除；

④肿瘤沿硬脑膜扁平形扩展至远离肿瘤边缘的地方，未引起术者重视而未能切除。⑤一些质软的脑膜上皮型脑膜瘤，若不仔细沿正确的肿瘤界面分离，可使少许瘤细胞残留在肿瘤边缘的蛛网膜下腔，导致日后复发；⑥少数分叶状脑膜瘤，或表面呈颗粒状的脑膜瘤，在肿瘤分离界面欠清时，造成微小的肿瘤结节残留；⑦因肿瘤血供丰富、脑水肿，或因技术因素等，妨碍沿正确的肿瘤界面分离，引起肿瘤与重要结构，如脑干和颅底大血管等粘连。

第三节　垂体肿瘤

第三脑室前部和鞍区肿瘤种类繁多，依据肿瘤发生所在解剖位置可分为鞍内、鞍旁、鞍上（鞍结节）、鞍前（鞍骨平台）、鞍后（斜坡上部）和鞍底肿瘤。鞍内肿瘤主要是垂体腺瘤。鞍上肿瘤有脑膜瘤、生殖细胞瘤、颅咽管瘤、上皮样囊肿、视神经胶质瘤。鞍旁肿瘤主要为脑膜瘤和海绵状血管瘤。鞍后肿瘤多为脊索瘤、脑膜瘤、上皮样囊肿。鞍区与第三脑室前部的肿瘤按其与颅底（蝶鞍）、脑组织和脑室的关系可分成：①来源于颅底或脑底结构，向上侵入颅内或脑内，如垂体腺瘤、颅咽管瘤、脊索瘤、上皮样肿瘤、脑膜瘤、蛛网膜囊肿等。②来源于神经轴外结构并侵入脑室，如胶样囊肿、颅咽管瘤、上皮和皮样囊肿、畸胎瘤、海绵状血管瘤、脉络丛乳头状瘤、肉芽肿等。③来源于神经轴并浸入脑室，如下视丘或视觉结构胶质瘤、生殖细胞瘤、髓母细胞瘤等。第三脑室前部肿瘤可以来自第三脑室结构如丘脑、下丘脑，或来自室管膜或脉络丛。

一、概述

垂体肿瘤包括垂体腺瘤、垂体细胞瘤、垂体

腺癌和垂体转移癌等四种病变。其中垂体腺瘤是最常见的肿瘤，其发病率约在（1/10万）～（7/10万），占颅内肿瘤的第三位，约占颅内肿瘤的10%，仅次于胶质瘤和脑膜瘤。20～50岁的人群多见，男女发病率没有显著差异，一般为青壮年高发。近年来垂体腺瘤的病例有增多的趋势，华山医院统计结果，占脑肿瘤的19.8%。其原因除内分泌诊断技术的发展、神经放射等检测技术设备的提高外，电镜的应用、显微手术（尤其是经蝶入路手术）的开展等，跨学科的专业知识的普及，各专业的密切协作及人们的自我保健意识、生活水平的提高也不无关系。尸检的病例中，亚临床的垂体腺瘤发现率为20%～25%。至于垂体细胞瘤、垂体腺癌和垂体转移癌等临床上极少见。

垂体肿瘤的主要危害有以下几个方面：①垂体激素水平的改变，会造成代谢的紊乱和其他脏器的损害；②肿瘤的压迫，使垂体激素水平下降，从而造成靶腺功能的降低；③肿瘤压迫蝶鞍区重要结构，有可能损伤到视交叉、视神经、海绵窦、脑底动脉、下丘脑、第三脑室，甚至额叶颞叶和脑干。

二、垂体腺瘤

(一)概述

垂体腺瘤为颅内多发肿瘤,约占颅内肿瘤的10%～15%(而尸检中可达27%)。70%以上发生在30～50岁间。据Hall等报告,100例志愿者行高分辨率的Gd-DTPA增强MRI扫描研究中,成人中有10%垂体区有异常信号,并可以诊断为垂体腺瘤。近年来对复发性垂体腺瘤的研究认为,约有1/3的垂体腺瘤,其生物学行为具有侵袭性,侵犯海绵窦和周围骨质及硬脑膜。因此,事实上的垂体腺瘤难以达到真正的全切除,术后残余是复发的首要因素。垂体腺瘤多发生于青壮年,小儿及老人少见。男、女发病率大致相等。Mortini报告1 140例垂体腺瘤的经蝶手术治疗,发现临床以无功能腺瘤(NFPA)最多见(33.2%),垂体大腺瘤占69.1%,其中20.4%的垂体大腺瘤侵袭到一侧或双侧海绵窦;762例有分泌活性的垂体腺瘤早期手术治愈率为66.1%,其中垂体微腺瘤的疗效优于垂体大腺瘤,治愈率分别为78.9%和55.5%。

根据其生物学行为,将垂体腺瘤分为非侵袭性与侵袭性垂体腺瘤。垂体腺瘤生长突破其包膜并侵犯邻近的硬脑膜、视神经、骨质、海绵窦等结构时,称之为侵袭性垂体腺瘤。侵袭性垂体腺瘤发生率的报道差异较大,主要是采用不同的判断标准所致。常用的标准有:①术中观察有无肿瘤组织侵犯硬脑膜、骨质、海绵窦、视神经等;②术中取硬脑膜病检有无瘤细胞侵犯硬脑膜;③影像学检查有无肿瘤破坏骨质,有无侵犯海绵窦、蝶窦。依据标准①有人报道侵袭性垂体腺瘤的发生率为5%～20%之间。有作者依据标准①、③报道侵袭性垂体腺瘤的发生率为43%。Selman等人在其研究的60例垂体腺瘤患者中,依据标准②,术中取鞍底硬脑膜病检,发现镜下垂体腺瘤的侵袭率高达85%,其中微腺瘤占69%,鞍内大腺瘤占87%,鞍上扩展的大腺瘤占94%。

(二)垂体的生理、功能调节

垂体对调节体内各分泌腺的平衡发展起着重要的作用。由垂体释放各种激素通过靶腺(甲状腺、性腺、肾上腺)对身体各器官、组织起调节作用。垂体还受靶腺的反馈影响。内分泌系统的主要功能是调节体液和物质代谢,使其保持动态平衡,从而保持机体内环境的相对稳定;相反,内分泌腺也受体液和物质代谢的调节。这一功能主要通过中枢神经-下丘脑-垂体靶腺轴的调节来实现(图3-3-1)。具体地说就是下丘脑受到中枢神经释放递质的影响,在下丘脑核群中合成或释放促垂体释放激素或抑制激素(或称因子),然后来调节垂体前叶促激素的释放或抑制,再调节靶腺相应激素的合成及释放;这些激素通过全身多种组织参加人体内的代谢及生理调节。垂体可通过反馈作用于下丘脑,靶腺通过反馈作用于下丘脑及垂体来保证内分泌的顺利调节。

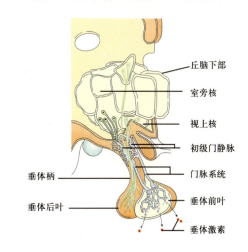

丘脑下部
室旁核
视上核
初级门静脉
门脉系统
垂体柄
垂体后叶
垂体前叶
垂体激素

图3-3-1 视丘下部对垂体前叶的控制示意图

1.下丘脑的分泌细胞

下丘脑的神经分泌细胞具有内分泌功能,能合成激素,然后把这些激素释放入血发挥效能。下丘脑的神经分泌细胞分为两类。

(1)视上核及室旁核 视上核的神经分泌细胞主要分泌抗利尿激素,作用于肾小管,促进水的重吸收,具有抗利尿作用(图3-3-2);室旁核主要分泌催产素,促进子宫收缩,有利于分娩及乳腺射乳。

(2)下丘脑促垂体神经分泌细胞 促垂体神经分泌细胞分泌促垂体激素,调节垂体前叶的分泌功能。促垂体激素有促甲状腺激素释放激素(TRH)、促黄体生成激素释放激素(LRH)、促肾上腺皮质激素释放因子(CRF)、生长激素释放因子(GHRF)、生长激素抑制激素(GHRIH)、黑色素细胞刺激素抑制因子(MIF)、催乳素抑制因子(PIF)。

2.垂体前叶激素

(1) 垂体促激素　垂体促激素的主要生理作用是促进另一分泌腺的分泌功能(靶腺功能),主要有:

①促甲状腺激素(TSH):促进甲状腺滤泡细胞分泌甲状腺激素。TSH分泌过多或过少引起甲状腺功能亢进或减退(图3-3-3)。

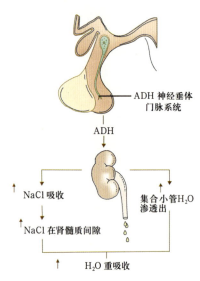

图3-3-2　ADH分泌控制示意图

(2) 垂体激素

①生长激素(GH):促进机体生长、蛋白质合成,脂肪储存,血糖升高及再吸收磷增加。GH分泌过多,引起巨人症或肢端肥大症,分泌减少引起侏儒症。GH是通过生长介素又称胰岛素样生长因子(IGF-1)实现的。

②催乳素(PRL):垂体前叶的泌乳细胞在泌乳素抑制因子(PIF)的调节下分泌乳素,促进乳腺合成并分泌乳汁。PRL(ng/mL)<25,正常;25～150(ng/mL),中度升高;>150(ng/mL),显著升高,催乳素腺瘤可能。临床上一般将PRL>200ng/mL作为诊断催乳素腺瘤的基线水平。

②促肾上腺皮质激素(ACTH):促进肾上腺皮质分泌肾上腺皮质激素。ACTH分泌过多使肾上腺分泌皮质醇增多,引起肾上腺皮质功能亢进征;ACTH分泌过少,引起肾上腺皮质功能低下,产生低血压、高热、昏迷、低血糖等。

③促性腺激素:包括促卵泡成熟激素(FSH)和促黄体生成激素(LH)。FSH促进卵泡成熟、精子生长;LH促进排卵和黄体形成,对男性促进睾丸间质细胞分泌雄激素。促性腺激素减少可引起性腺发育不良,性欲减退,女性闭经,男性阳痿,精子缺乏,面黄苍白,皮肤细腻,毛发脱落。

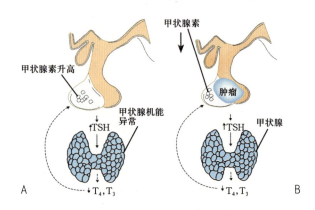

图3-3-3　TSH的分泌调节。A,原发性甲状腺功能减退症,导致T_3和T_4分泌不足,反馈性引起垂体促甲状腺素细胞,TSH分泌增多;B,鞍区各种类型的肿瘤,压迫或破坏促甲状腺素细胞,或引起垂体柄变形移位,破坏了TRH的释放路径,引起垂体继发性甲状腺功能减退症,TSH分泌降低,导致T_3和T_4向外释放减少

③黑色素细胞刺激素(MSH):使皮肤色素加深。

3.受垂体前叶控制的靶腺

(1) 甲状腺　甲状腺激素包括甲状腺素(T_4)和三碘腺原氨酸(T_3)。甲状腺激素主要促进细胞内的生物氧化作用。对维持糖、蛋白质、脂肪等的正常代谢、促进机体的生长发育有重要作用。

(2) 肾上腺皮质　肾上腺皮质受垂体ACTH的兴奋,分泌多种类固醇激素,按其生理作用分三组:①醛固酮,主要作用为保钠排钾,参与水和电解质平衡的调节。②氢皮质素(氢化可的松或皮质醇),具有促进糖原异生等多方面的生理作用。③性激素,主要为雄激素。

(3) 性腺　①男性睾丸,受垂体FSH的调节使睾丸曲精细管产生精子。睾丸间质细胞受垂体LH调节分泌雄激素(睾酮)。②女性卵巢,受垂体促性腺激素的调节,使卵巢周期性排卵,分泌雌激素和黄体酮。

(三)垂体腺瘤的生长特性

垂体腺位于鞍隔下及蛛网膜下,垂体腺瘤发生及扩张时,鞍隔硬膜及蛛网膜上抬,并可突破鞍隔孔向鞍上生长,其至向第三脑室底、鞍后和鞍旁及额底生长(图3-3-4)。大型或巨大型肿瘤常为侵袭性。一般认为,分泌激素的肿瘤比不

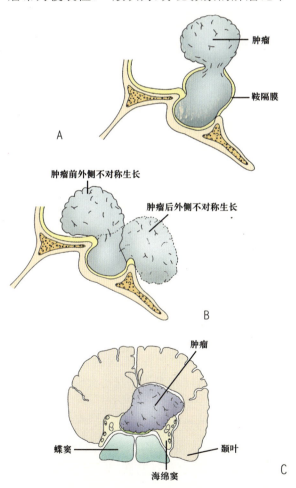

图3-3-4　垂体腺瘤的扩展方向和形态。A,肿瘤突破鞍隔孔向鞍上生长,肿瘤呈哑铃形,鞍上与鞍内的肿瘤在鞍膈处有一窄形的细腰;B,肿瘤向额底及鞍后生长;C,肿瘤向鞍旁扩展

分泌激素腺瘤更容易表现为侵袭性生长。垂体腺瘤侵袭海绵窦的方式有:①垂体腺瘤真正侵入了海绵窦,即静脉间隙被充填,颈内动脉部分或全部被肿瘤包裹。②肿瘤压迫海绵窦但并没有侵入它。MRI显示颈内动脉可以被肿瘤局部包绕,但绝不完全包裹。在肿瘤和海绵窦之间仍然存在纤维层或硬膜。

(四)垂体腺瘤的分类

1.垂体腺瘤的病理学分类

传统的垂体细胞分类是将垂体腺细胞分为嗜酸性细胞(约占前叶细胞总数的35%)、嗜碱性细胞(15%)和嫌色性细胞(50%)三种。因此,按传统光镜检查,临床上将垂体腺瘤分为嫌色性垂体腺瘤、嗜酸性垂体腺瘤、嗜碱性垂体腺瘤、混合性垂体腺瘤与垂体腺癌。但此种分类已不能揭示肿瘤的细胞学本质,因为每一种腺细胞中都有两种以上不同的激素细胞,都不是单一性的。随着电子显微镜在临床的广泛使用以及免疫细胞学技术的发展,可识别腺垂体的各种细胞的亚细胞结构,区分细胞的来源。将垂体内分泌激素的测定及激素功能的临床表现结合起来,从而将垂体腺瘤分为有分泌功能性腺瘤和无分泌功能性腺瘤两大类,前者可按激素过度分泌的种类进一步分类(表3-3-1)。这种分类是以超微结构的特点为主要依据,鉴别出肿瘤是来自哪一型垂体细胞。这一分型对后续治疗是有帮助的。

表3-3-1　垂体腺瘤分类

功能性腺瘤	非功能性腺瘤
生长激素腺瘤:肢端肥大症	大嗜酸性细胞腺瘤
泌乳素腺瘤	分泌少量激素腺瘤:生长激素,泌乳素
促肾上腺皮质激素腺瘤:库欣氏征,尼尔森氏征	分泌异常物质腺瘤
促甲状腺素腺瘤	
促性腺激素腺瘤	
混合型腺瘤:生长激素-泌乳素腺瘤,促肾上腺皮质激素-泌乳素腺瘤,泌乳素-促甲状腺素腺瘤	

（1）功能性腺瘤　具有分泌功能的腺瘤约占垂体腺瘤的75%左右。

①生长激素细胞腺瘤(GH腺瘤)：约占16%，肢端肥大症是垂体生长激素细胞腺瘤最常见的症状。垂体生长激素细胞腺瘤为腺垂体的一种原发性病变，下丘脑生长激素释放因子的刺激可能与此类肿瘤的病因学有关。在形态学上，生长激素细胞腺瘤可分为浓密颗粒型与稀疏颗粒型两种。浓密颗粒型生长激素细胞腺瘤为实体性，稀疏颗粒型生长激素细胞腺瘤在光镜下结构弥散，是由嫌色性细胞或轻度嗜酸性细胞构成。

②催乳素细胞腺瘤(PRL腺瘤)：占28.9%。女性多见，是最常见的有分泌功能的腺瘤。大多数位于鞍内，多为微腺瘤。催乳素腺瘤也分为浓密颗粒型与稀疏颗粒型两种，以后者占大多数。

③促皮质激素细胞腺瘤(ACTH腺瘤)：占14.4%，是分泌ACTH的皮质激素细胞腺瘤。临床上表现为Cushing综合征的微腺瘤，称为Cushing病；而表现为Nelson综合征者，肿瘤常较大并有侵袭现象。这两种肿瘤都是由嗜碱性细胞组成。

④促甲状腺素细胞腺瘤（TSH腺瘤）：此类肿瘤少见，占0.5%。伴有原发性甲状腺机能低下，推测肿瘤是由于长期甲状腺机能低下，促甲状腺素细胞受到过度刺激而产生。

⑤促性腺激素细胞腺瘤(FSH或LH腺瘤)：此类肿瘤亦少见，仅占3.3%。垂体腺瘤是来自促性腺激素细胞，可能与长期靶器官机能衰退有关。在免疫细胞化学检查中，可以证明此腺瘤细胞产生FSH和/或LH。

⑥多激素细胞腺瘤（混合性腺瘤）：占12%。这是一组含有一种或多种肿瘤细胞，分泌多种激素的垂体腺瘤，其肿瘤细胞来源不详。单一形态腺瘤中，只能辨认出一种细胞，这种细胞可分泌两种或两种以上的激素，这种多激素腺瘤可能来自未分化的干细胞；多种形态或混合性腺瘤则可能同时来自两种或两种以上不同的成熟细胞，每一型细胞只含有一种可被免疫染色的激素。

（2）无分泌功能性腺瘤　这一类肿瘤约占25%，早期没有或只有轻度的内分泌失调，如性欲减退、阳痿、早泄或女性不明显的月经紊乱。临床上症状较隐蔽，多数到了晚期才被发现。肿瘤往往很大，压迫垂体、视神经或视交叉，引起视力障碍、头痛、肥胖时才引起重视。光镜检查常为嫌色性细胞腺瘤。以往认为嫌色细胞不具有分泌功能。但在电镜下，仅20%～25%的嫌色细胞为无分泌功能细胞，有人认为这是胚胎发育过程中未分化的干细胞。用免疫细胞化学方法检测，肿瘤细胞内可见少量的GH、PRL、LH、ACTH、TSH分泌颗粒。因此认为肿瘤细胞仍具有一定的分泌功能。不产生临床症状的原因可能是细胞在大量排出分泌颗粒后，代谢呈休止状态或分泌颗粒被细胞溶酶体所吞噬。亦有人认为是肿瘤细胞退变，丧失分泌激素的能力，或者产生的激素量太少或无生物活性而不产生临床症状。

①非瘤样细胞型腺瘤：占无分泌功能型腺瘤的3/4。瘤细胞没有分化的特点，无法判定细胞来源，可能是成熟腺垂体细胞未分化的结果，有人认为是未分化型腺瘤。组织学上为嫌色性，用过氧化物酶技术检测，腺垂体激素均为阴性。

②瘤样细胞型腺瘤：几乎完全由瘤样细胞组成。形态学上，这种肿瘤可以是嫌色性或嗜酸性的。用过氧化物酶技术显示，细胞内无激素贮存。这种肿瘤有复发倾向。

2.垂体腺瘤的临床分级

（1）垂体腺瘤的分级　垂体腺瘤从外科手术角度，根据肿瘤大小和生长范围分为五级。又有人将Ⅰ、Ⅱ级定为局限型，Ⅲ级为侵蚀型，Ⅳ级为弥漫侵蚀型，Ⅴ级为巨型腺瘤。国内也有根据肿瘤大小分为微腺瘤（相当于Ⅰ级）、大腺瘤（相当于Ⅱ～Ⅲ级）和巨大腺瘤（相当于Ⅳ～Ⅴ级）三类。

①Ⅰ级（微腺瘤）

Ⅰa：蝶鞍大小正常，鞍结节角110°，肿瘤直径2～5mm。CT检查难以发现，MRI冠状位可能看到肿瘤的间接征象。

Ⅰb：蝶鞍大小正常，鞍结节角<110°，鞍底有局限性轻微骨质变薄，鞍底倾斜或双边。CT增强冠扫可以发现，肿瘤直径<10mm。

②Ⅱ级（鞍内型）：肿瘤位于鞍内或轻度向鞍上生长。蝶鞍扩大，鞍结节角<90°，鞍底改变明显。肿瘤直径>10mm。临床上表现头痛，无视力视野改变。CT及MRI可见肿瘤。

③Ⅲ级：肿瘤直径>20mm，蝶鞍扩大，鞍底有局限性侵蚀。鞍结节角<90°，CT及MRI可见肿瘤向鞍上生长，进入视交叉池，临床上可有视力、视野障碍。

④Ⅳ级：肿瘤直径达40mm。蝶鞍明显扩大、脱钙和破坏，蝶鞍角<90°。CT、MRI见肿瘤向鞍上方向生长或向蝶鞍内生长，第三脑室前下部抬高。临床有明显的视力、视野障碍。

⑤Ⅴ级：肿瘤直径>40mm，肿瘤向鞍上、额叶、鞍旁、海绵窦、颞叶及蝶窦鞍外方向生长。第三脑室前部抬高，甚至形成脑积水。临床上有明显视力、视野障碍或脑叶受损、颅内压增高症状。

(2) 垂体腺瘤的分型

①Ⅰ型：这型肿瘤位于鞍内，包括垂体微腺瘤。微腺瘤是指直径<10mm的肿瘤，大腺瘤是指直径>10mm的肿瘤。功能性腺瘤（分泌活跃）通常是微腺瘤，肿瘤大多位于一侧。MRIT$_1$WI冠状和矢状位可显示局部低信号灶，无局部低信号灶，但可见腺体表面不对称膨大（向上或向下膨隆），或可见到垂体柄向对侧移位。Ⅰ型鞍内腺瘤最好采用经蝶入路切除。

②Ⅱ型：此型肿瘤是突破鞍隔限制到达视交叉下方的大腺瘤，通常无分泌功能（分泌不活跃）。肿瘤压迫视交叉而产生临床症状。当肿瘤呈对称性、圆形生长（呈球形），且边界清楚时，或鞍内与鞍上肿瘤广基相连时，从下方经蝶入路是最佳的方法。

③Ⅲ型：此型包括巨大型、侵袭性腺瘤。肿瘤突破蝶鞍向任一方向生长（视交叉旁、视交叉后方、脑桥前方及第三脑室、额下及颞叶）。此型肿瘤又可分为以下四个亚型：

Ⅲa（鞍上-视交叉上型）：肿瘤基部位于视交叉前方，产生额叶中下部受损症状，与鞍结节脑膜瘤相似。如果肿瘤向鞍上扩展，上缘超过蝶骨嵴上方20mm，则称之为为巨大腺瘤。通常，肿瘤

颈位于一侧视神经和颈内动脉之间，或位于颈内动脉与海绵窦顶之间，累及第三脑神经。并且，肿瘤可向鞍上生长至额叶甚至额极。肿瘤可以长到很大体积，但总是由薄层鞍隔覆盖。

Ⅲb（鞍上-鞍背型）：肿瘤的基部位于视交叉后方，从门氏孔向上生长，充满脚间池，外周包裹着菲薄的蝶鞍硬膜和第三脑室壁。肿瘤也可向后生长至斜坡后、脑桥前方，向侧方生长可达桥小脑角。

Ⅲc（鞍旁-海绵窦型）：肿瘤从鞍旁向一侧或两侧生长，进入海绵窦，向侧方生长可将颞底硬膜顶起，同时侵入颞窝和眶内。

Ⅲd（弥散侵袭型）：肿瘤向硬膜外、硬膜内和硬膜下腔各个方向侵袭性生长。肿瘤沿硬膜下弥散性生长可侵袭蝶骨前下部以及蝶窦、斜坡。肿瘤可进一步从侵袭的斜坡将硬膜顶起，而侵入桥前池。肿瘤向鞍上生长可包裹视交叉。该型肿瘤也可从硬膜外生长至中颅窝底，侵及硬膜本身，成为硬膜内外肿瘤，并可蔓延至Meckel腔；向外侧生长至第三脑神经和小脑幕边缘。

(五)垂体腺瘤的临床表现

1.一般症状

头痛，以双颞侧或前额侧为多见，随着肿瘤的生长而加重。若肿瘤长入第三脑室及侧脑室内，亦可出现颅内高压症及其他神经症状。2/3以上的垂体腺瘤病人有头痛症状。垂体本身没有痛觉纤维，头痛的出现和加重是由于肿瘤压迫周围硬脑膜、颈内动脉外膜及诱发颅内压增高引起，往往提示病变进展。垂体腺瘤生长到一定程度，突破鞍隔后由于压迫缓解，头痛可暂时减轻。

2.垂体卒中的临床表现

垂体卒中即垂体腺瘤卒中，是指垂体腺瘤生长过程中突发瘤内出血或坏死致瘤体突然膨大引起的并发症，多急性起病。突然表现为急剧加重的头痛，或合并恶心、呕吐及视力视野障碍，甚至眼球突出、脑神经麻痹。具有典型的临床表现，主要表现为突发性鞍旁压迫综合征和/或脑膜刺激征。轻者于数日后自行缓解，重者可迅速

出现严重的神经系统症状,昏迷、甚至死亡,病情严重者可有神志障碍、昏迷、颅内压增高、肾上腺皮质功能衰竭等导致死亡,其原因是垂体瘤急性出血或梗塞引起。垂体卒中后,如病人仍得以存活,常导致垂体功能低减,故而激素分泌过度症状可能缓解。其发病率约占垂体腺瘤的0.6%～10%。男性患者较女性为多,男女发病率之比约为2：1。卒中可分为完全型和不完全型,还有一类病人可无明显自觉症状或仅有不严重的头痛史,术中可见肿瘤内有陈旧性出血。MRI对确定垂体卒中十分有帮助。

3.内分泌障碍症状

腺垂体可分泌促肾上腺皮质激素(ACTH)、黑色素细胞刺激素(MSH)、生长激素(GH)、催乳激素(PRL)、促甲状腺激素(TSH)及促性腺激素(LH及FSH),不同类型肿瘤其内分泌改变水平不同。①GH:可因年龄、性别的不同而有较大的变化。正常青年为0～11.6μg/L,少年为1.0～88μg/L,而巨人症或肢端肥大症病人中可高于正常值数十倍以上。②PRL:正常值,女性为30μg/L,男性为20μg/L。若催乳素>200μg/L,可较肯定有垂体泌乳素腺瘤。③ACTH:血浆中正常值为25～100ng/L(晨8时)。若发生ACTH腺瘤,血中皮质醇含量升高,昼夜节律消失。尿皮质醇,正常是30～276nmol/24h,高于276nmol/24h有诊断意义。④TSH:正常值为2～10mIU/L,T_3 0.5～1.3nmol/L,T_4 65～155nmol/L。测定病人血浆TSH与T_3、T_4浓度均有增高。⑤促性腺激素:有两种,即卵泡刺激素(FSH)与黄体生成素(LH),FSH可促使卵泡发育成熟,与LH协同作用,使雌激素分泌引起排卵,与睾丸酮协同作用促使精子生长。LH正常值男性为6～23IU/L,女性为5～30IU/L(卵泡期);FSH经前期4～30IU/L,排卵期18～90IU/L。⑥黑色素刺激素:正常值为20～110pg/L。

(1) 生长激素细胞腺瘤

1) 肢端肥大症

①GH腺瘤发生在儿童骨骼闭合以前表现为巨人症,在成人则表现为肢端肥大症。

②因皮下脂肪、结缔组织增生致眶、额、颧、鼻、耳、唇、舌肥大隆突。牙齿稀疏,皮肤黑而粗糙、松垂,多汗多油脂,原理尚不清楚。女性失去第二性征特点,其面容酷似男性。腕横韧带增生压迫正中神经可产生腕管综合征。

③心脏肥大,血管壁增厚,血压增高导致心力衰竭;舌、咽、软腭、悬雍垂、声带肥厚可导致鼾声和呼吸暂停综合征。

④脊柱、骨骼关节、软骨增生可导致椎管狭窄、神经疼痛,甚至产生脊髓压迫症。

2) 内分泌代谢紊乱

①性腺功能障碍:早期男性性欲亢进,晚期减退、无欲、阳痿。女性月经紊乱、闭经。两性均可不育。

②肾上腺皮质功能障碍:早期有功能亢进,女性病人毛发增多、阴蒂阴唇肥大。晚期乏力、软弱,提示肾上腺皮质功能减退。

③代谢紊乱:35% 病例并发糖尿病,这是由于GH过多使肝三酸甘油酯酶和脂蛋白酶活性减少,影响葡萄糖对胰岛素的反应,具有葡萄糖的不耐受性。早期多食,体重增加,晚期体重减轻。尚有多饮、多尿,甚至出现糖尿病性酮症酸中毒等一系列并发症。

④甲状腺功能障碍:甲状腺机能减退和机能亢进,如多汗、突眼性甲状腺肿。

⑤约有1/3病例伴有高泌乳素血症,有溢乳闭经,可能为GH-PRL 混合性腺瘤或下丘脑功能失调所致。

(2) 泌乳素腺瘤

①多见于青年期(20～30 岁)女性。女性多于男性(约5 ：1)。PRL 分泌过度,在女性典型的临床表现为闭经- 溢乳- 不孕三联症(称Forbes-Albright 综合征),导致继发性闭经、不育、持续性泌乳、轻中度肥胖,并可伴糖耐量减低;男性也有性功能低减,表现为性欲减退、阳痿、第二性征减退等症状,部分病例可有乳腺增生及泌乳。

②PRL 腺瘤往往不易早期发现,待发现时瘤体一般都已较大。病程较长,多为微腺瘤,晚期肿瘤可以引起头痛、视力视野障碍,有性功减退、乏

力困倦、肥胖等垂体功能低下表现。男性则表现为性欲减退、阳痿、生殖器萎缩、少精不育。

③血清PRL值增高，且不被L-多巴所抑制。正常女性PRL＜30μg/L。如PRL值＞200μg/L以上，则PRL腺瘤诊断无疑。但值得注意的是PRL值受许多药物如避孕药、中枢神经系统抑制药物、创伤、肿瘤等多种因素影响，应予以排除。

（3）促肾上腺皮质激素细胞腺瘤（ACTH腺瘤，Cushing病）

①多见于青壮年，女性为主。瘤体很小，病程数月至十余年不等。

②典型的向心性肥胖、多血质、"满月脸"和"水牛背"，但四肢瘦小。这是由于糖皮质激素能刺激食欲，体重增加，同时脂肪分布异常。

③蛋白质代谢紊乱，致全身蛋白质消耗。病人腹部、腋部可见到紫红色条纹，这是由于糖皮质激素抑制胶原合成，使皮肤、真皮处成胶原纤维断裂，皮下血管暴露的结果。脊椎、颅骨骨质疏松。病人有腰背酸痛及病理性骨折。影响儿童骨骼生长。

④皮肤色素沉着增加，膝、肘和指间关节的伸面明显。

⑤高血压，存在于各类型的Cushing综合征病人中，但不能作为垂体源性Cushing病与其他Cushing综合征的鉴别依据。

⑥多毛症，常见于各型的Cushing综合征。这是由于ACTH刺激肾上腺皮质产生雄性激素增加的结果，女性病人常表现为男性型毛发分布特征，如胡须增多、四肢汗毛增多等。

⑦过多的ACTH致血皮质醇增加，出现低血钾、低氯、高血钠、表现无力，严重者可出现低钾性碱中毒，需紧急处理。

⑧糖代谢紊乱可致糖尿病，表现血糖增高和多饮多尿。

⑨性腺功能障碍，高皮质醇血征可抑制垂体促性腺激素的分泌，导致女性闭经、不孕及男性化（血睾酮升高）。男性血睾酮减低而出现睾丸萎缩、性欲减退、阳痿。儿童则生长发育障碍。

（4）Nelson综合征　双侧肾上腺全切除后，丘脑下部CRH（促皮质释放激素）缺少皮质醇的负反馈抑制，导致CRH长期刺激垂体而引起垂体腺瘤，分泌大量的ACTH及β-MSH（β-黑色素细胞刺激素）。Nelson综合征患者的血ACTH值增高（50～200ηg/L），地塞米松抑制试验不抑制。血ACTH＞1 000ηg/L有明确诊断价值。该肿瘤富于侵袭性，除破坏蝶鞍，向鞍外扩展外，产生脑神经麻痹。Horky调查一组66例Cushing氏病人，结果发现：病人20岁之前行肾上腺切除发生Nelson综合征的可能性为100%；20～39岁切除，可能性为34.7%，而40岁以上则不会发生Nelson综合征。

（5）促性腺激素细胞腺瘤　包括FSH、LH腺瘤。起病缓慢，多见于男性，早期多无性欲改变，缺少特异性症状，早期诊断困难。晚期以性功能减退、生殖器官萎缩等为主要临床表现。

（6）促甲状腺激素细胞腺瘤（TSH腺瘤）甚为罕见，呈侵袭性生长。TSH分泌过度，可导致垂体性甲亢。临床表现类似无分泌功能性嫌色性细胞腺瘤，所不同的是有甲状腺肿大等功能亢进的症状和体征。血中甲状腺素水平增高，一般无突眼。特点是血中TSH水平增高，TRH兴奋试验可呈正常或过高反应。治疗上以治疗垂体病变为首要。

（7）无分泌功能的嫌色性细胞腺瘤　肿瘤生长缓慢，常见于青壮年，占垂体腺瘤的20%～35%。早期有轻度内分泌症状，如性欲减退等，但容易被忽视，待肿瘤很大时压迫视神经、视交叉出现视力障碍时，方才发现，因此肿瘤往往较大。女性表现为月经紊乱、闭经、不孕，男性表现为阳痿、性欲减退。肿瘤常向鞍上、鞍旁、额叶、颞叶内生长，甚至突向第三脑室，压迫室间孔导致脑积水等颅内压增高征。晚期出现无力、倦怠、面色黄白等垂体功能低下表现。TSH分泌不足，基础代谢率降低。

4.垂体前叶功能低减

垂体腺瘤对周围正常垂体组织的压迫、侵蚀，使垂体激素分泌减少、相应的靶腺萎缩，病人血中垂体及其靶腺激素水平呈低水平、垂体功能兴奋试验呈低反应性。垂体激素分泌受损的可能性为GH>GnTH>ACTH>TSH。垂体前叶功能低减常为无功能瘤的首要表现，但其早期临床症状多不明显，故此类肿瘤发现时体积常已较大。而功能性垂体腺瘤在一种垂体激素分泌过多的同时，也可有其他激素分泌不足，导致出现相应临床症状，如男性PRL腺瘤。在儿童则以生长发育障碍和性腺功能减退症状最为常见，常表现为垂体性侏儒或性成熟障碍。在成人中，如出现甲状腺和肾上腺皮质功能减退，表示病情严重。

5.肿瘤的压迫症状

(1) 视力、视野障碍症状 是肿瘤压迫视神经、视交叉与视束之故。视力下降、视神经萎缩，尤以视野缺损为特征性表现，有定位意义，视盘水肿少见。一般病程在中、晚期，先出现视野象限性缺失，继而出现典型的双颞侧偏盲。在视野障碍的同时，可出现视力减退，甚至全盲。若肿瘤向外发展或侵入海绵窦，亦可累及Ⅲ、Ⅳ、Ⅴ、Ⅵ脑神经，引起眼肌麻痹。因视神经直接受压，可致视神经乳头苍白、缩小，呈视神经原发性萎缩。

(2) 下丘脑受压及颅高压症状 肿瘤向上生长，侵及下丘脑，会导致病人肥胖、嗜睡、多食(或厌食)，也可能出现尿崩症、体温调节障碍等。肿瘤向上生长至第三脑室，压迫室间孔引起脑积水所致。

(3) 海绵窦压迫 肿瘤压迫、侵蚀海绵窦，累及Ⅲ、Ⅳ、V₁、V₂及Ⅵ脑神经，可见眼球运动障碍、突眼、复视、斜视、瞳孔扩大、眼睑下垂和三叉神经痛等。上述症状可缓慢出现，也可急骤发生。

(4) 脑脊液鼻漏 少数病例肿瘤向下生长，破坏鞍底、蝶窦，造成脑脊液鼻漏，可并发脑膜炎，造成严重后果。

(六)垂体腺瘤的辅助检查

1.内分泌检查

测定垂体及靶腺激素水平及垂体功能动态试验，有助于了解下丘脑-垂体-靶腺的功能，对诊断有重要意义。应用内分泌放射免疫超微测量法，可以直接测定垂体和下丘脑多种内分泌激素，以及垂体的功能试验，有助于了解垂体、靶腺功能亢进、低下或正常等情况。

(1) 泌乳素(PRL)测定 垂体泌乳素细胞分泌泌乳素。正常PRL值，女性为20～30μg/L(或750mIU/L)，男性为20μg/L。如PRL≥200μg/L，诊断PRL腺瘤无疑。如果PRL<100μg/L，不能轻易地诊断PRL腺瘤，因为PRL受很多因素的影响，如下丘脑、垂体柄的创伤、肿瘤、炎症、出血及抗高血压药物、镇静镇痛药物等均可抑制泌乳素的抑制因子(PIF)，使泌乳素值上升。因此一次测定不够准确，要多次。多时点的检查，并且要进一步做功能动态试验来弥补影响因素所致的欠缺。

①兴奋试验：有TRH、氯丙嗪、灭吐灵、L-色氨酸、精氨酸、舒必利、胰岛素诱发低血糖、高渗盐水等试验。较常用的为TRH和灭吐灵试验。

②抑制试验：有多巴胺、L-多巴、水负荷、低渗盐水、氯苯甲异喹、溴隐亭试验。常用的为L-多巴和氯苯甲异喹试验。

(2) 生长激素(GH)测定 生长激素由垂体GH细胞分泌，受下丘脑调节。GH基础值≤5μg/L。GH腺瘤的GH值≥10μg/L即可诊断。

①兴奋试验：有低血糖、L-多巴、TRH、LHRH、胰升血糖素及精氨酸试验。

②抑制试验：有葡萄糖试验，是较常用的方法。

(3) 促肾上腺皮质激素(ACTH)测定 ACTH腺瘤绝大多数为直径≤2～4mm的微腺瘤，在影像学上常常很难确定。因此，内分泌检查对ACTH腺瘤的诊断具有更重要的价值。垂体ACTH细胞分泌ACTH，有下丘脑-垂体-肾上腺轴调节。正常血浆ACTH值10～80ng/L(上午8～10时，平均值为22pg/mL；晚10～11时为9.6pg/mL)。ACTH的分泌微量、不稳定，又受节律变化及内外环境因素的影响，因此所测数值可以有较大的波动。应多次多时点测定，视其值的趋势较为可靠。ACTH腺瘤有约50%病例ACTH值明显增高，同时伴有血浆皮质醇中度升高，如能选择性导管采集双侧岩下窦，颈内静脉，下腔静脉血测定ACTH值，对定性定侧具有更高的价值。

①兴奋试验：有低血糖、甲吡酮、赖氨酸-8-

血管加压素(LVP)试验。

②抑制试验:有地塞米松试验,较常用。

(4)甲状腺刺激素(TSH)测定 垂体TSH细胞分泌TSH,血浆正常TSH值为1～5μg/L。TSH增高见于垂体TSH腺瘤、下丘脑性甲亢、原发性甲低、甲状腺炎和甲状腺肿瘤等。TSH减低可见于垂体肿瘤、炎症和脓肿。TRH兴奋试验(甲状腺刺激素释放因子兴奋试验)是应用TSH 5～10U肌肉注射后测定甲状腺素或甲状腺吸碘率,以便了解垂体前叶功能。如结果增高说明垂体功能减低。促甲状腺刺激素瘤(TSH瘤),给予TRH后对TRH无反应,几乎或根本没有TSH改变。

(5)促性腺激素(FSH、LH)测定 垂体前叶FSH细胞和LH细胞分泌FSH和LH。FSH正常值为120μg/L,LH为40μg/L。垂体FSH/LH腺瘤时,FSH/LH水平增高。垂体功能低下时FSH和LH低,需同时测定睾丸素和雌激素及其他激素协助诊断。

(6)黑色素刺激素(MSH)测定 正常人血浆MSH水平为20～110pg/mL。MSH增高可见于垂体功能低下及增生型皮质醇增多症。肾上腺皮脂腺瘤所致皮质醇增多症中MSH减低。

2.内分泌功能评价

内分泌功能评价是制定治疗计划、估计预后的重要指标,包括出入水量、电解质、血和尿渗透压、基础代谢率及相关激素水平的测定。

(1)垂体前叶功能评价

①基础指标:包括血清皮质醇、TSH、LH、FSH、PRL、T_3和T_4以及雌激素和睾酮等。

②应激指标:包括ACTH刺激后(250μg)血皮质醇的变化,TRH刺激后(200μg)血TSH的变化,LH-RH刺激后(100μg)血LH和FSH的变化,以及胰岛素刺激后(0.1～0.3U/kg)血GH的变化。使用相应的ACTH、TRH或LH-RH静脉推注30min后,抽血检查相应激素水平的变化。结果评定标准:ACTH刺激后,皮质醇水平<18μg/dL或较基础值上升<7μg/dL评定为肾上腺功能低下;甲状腺激素水平低于正常下限伴有对TRH刺激不敏感者,判定为甲状腺功能减退;LH-RH刺激后LH较基础值上升<3倍和FSH较基础值上升<2倍者,

判定为性腺功能低下。胰岛素刺激试验:分别于注药前及注药后30min、45min、60min、90min和120min抽血检查激素水平变化。

(2)垂体后叶功能评价 测定患者的出入水量,监测血清和尿渗透压。

3.影像学检查

鞍区薄层CT断层扫描和MRI的三维影像及其增强扫描,可以直观垂体的形态和肿瘤的大小、位置、形态及其与周围结构的毗邻关系,为垂体腺瘤的诊断提供最直接而可靠的证据。

(1)蝶鞍X线侧位相及蝶鞍断层 蝶鞍X线侧位相及蝶鞍断层检查,可间接推断垂体腺瘤的存在与否。X线片只能提供一个间接诊断依据,或对诊断大腺瘤有帮助,即见蝶鞍扩大、鞍底倾斜、鞍背及鞍底骨质侵蚀变薄或双鞍底。这些表现常只见于中等或大型垂体腺瘤,而蝶鞍的薄层(2～3mm)断层X线片,对垂体微腺瘤的诊断具有重要意义。正常蝶鞍前后径为7～16mm,深径7～14mm,宽径9～19mm,体积为346～1 337mm³。鞍结节角或鞍隔角的变化是早期垂体腺瘤征象之一。在标准矢状位分层片上,此角正常为110°,肿瘤很小时,蝶鞍形态、大小可以正常(如ACTH腺瘤)。随垂体腺瘤的生长,鞍结节角会渐渐变小,可由钝角变为直角或锐角。蝶鞍断层X线片上,鞍隔角<110°,蝶鞍扩大,且可见鞍背及鞍底骨质吸收。随着肿瘤的增大,可以相继出现鞍底倾斜、双边、鞍底骨质侵蚀变薄,后床突鞍背骨质吸收、竖起、后移,前床突上抬。蝶鞍平片了解蝶鞍的气化情况,为选择术式提供条件。

(2)CT扫描 用高分辨率多层面CT扫描能直接显示垂体本身轮廓和肿瘤大小。快速注入对比剂的冠状薄层CT扫描可显示垂体、漏斗、海绵窦及其内容物、视交叉、下视丘、鞍上蛛网膜下腔和第三脑室隐窝。正常垂体的CT表现为均匀一致的与脑组织等密度的影像,且呈均匀一致性增强。在冠状位上呈一上缘扁平或凹陷入的碟形。从垂体表面至鞍底的正常高度,成年男性为2～5mm,女性为2～7mm。如垂体上缘凸起,漏斗移位,垂体高度增高,应高度警惕垂体腺瘤的诊

断。若遇有低密度区或高密度区,则提示囊性变、坏死或出血。若增强不出现局限性低密度区,提示可能有微腺瘤存在。有高密度区的增强,一般可诊断为垂体腺瘤。如垂体增强后出现局限性低密度区,除垂体腺瘤外,还有可能为囊肿、脓肿、上皮样囊肿、颅咽管瘤囊变部分及梗塞、转移灶等。

(3)MRI 磁共振成像 垂体腺瘤在T_1、T_2WI,肿瘤的信号与脑灰质同步变化或略低,其形态呈圆形、椭圆形或不规则形,且向鞍上或鞍旁生长,可以看清其毗邻关系。微腺瘤则为高或等信号区、囊变为低信号区,出血时可为高信号区。

1)MRI 检查的注意事项

①肿瘤大小与生长方向:冠状面可见肿瘤与视神经、颈内动脉之间关系,矢状面可见肿瘤与鞍底、蝶窦以及肿瘤上方与下丘脑、脑干之间关系。肿瘤的生长通常可分为两种:一种为侵蚀性生长,肿瘤多为向蝶窦内侵犯破坏,向两侧海绵窦生长;或为包绕颈内动脉,向上方侵蚀。另一种为膨胀性生长,肿瘤也会向蝶窦内侵犯,但不向两侧包绕颈内动脉。在MRI 矢状位上,通过鞍底与肿瘤最大直径方向做一连线,即为术中清除肿瘤的主要方向。

②肿瘤的性质:MRI 可提供肿瘤的三种不同性质的表现:肿瘤囊性变,MRIT_2WI 表现为高信号,T_1WI 为低信号;肿瘤坏死和出血,MRIT_1和T_2WI 均为高信号;肿瘤质地,T_2 表现为等信号,说明肿瘤质地较硬。前两者宜采用经蝶入路手术。

③蝶窦的情况:蝶窦气化情况是判断是否采取经蝶手术的关键之一。从MRI 片矢状位上可清楚地见到蝶窦气化情况。蝶窦气化良好者,宜经蝶手术。同时,在MRI 矢状位和冠状位上还可见到蝶窦内的分隔。肿瘤破坏鞍底向蝶窦侵犯,如果蝶窦内有分隔,就会支撑,使蝶窦内结构复杂化。

若取含颈内动脉海绵窦段和床突上段的冠状位MR 片,作两段共同的内、外侧切线和中心连线,则正常垂体的侧方扩展均越过内侧切线,但几乎不超越中心连线。若垂体腺瘤向侧方越中心连线者,可提示海绵窦受侵犯,而达外侧切线才

是较可靠的侵犯指征。每侧约有4 条纤维连于垂体囊和颈内动脉之间。因此,垂体腺瘤切除后,海绵窦内侧壁不会明显内陷。

2)微腺瘤的MRI 表现 由于目前MRI 的空间分辨率的限制,3mm 以下的垂体微腺瘤,如ACTH 腺瘤,直接征象的敏感度与CT 相差无几,因此需行冠状面薄层T_1WI 扫描,其间接征象比直接征象更具敏感性。

①间接征象:鞍隔向上不对称膨出,垂体柄偏移,鞍底倾斜。垂体柄偏移及鞍底倾斜以T_1WI 显示清晰。由于颈内动脉的容积效应的影响,一般不单独以矢状位T_1WI 诊断微腺瘤,还要做横断面薄层扫描。

②直接征象:绝大多数微腺瘤在T_1WI 上呈低信号,T_2WI 表现为高信号,质子密度加权像为等信号。

3) 大腺瘤的MRI 表现 肿瘤直径>10mm 的腺瘤,T_1WI 可见肿瘤内有较低的信号即等信号,T_2WI 呈等信号或较高信号。注入Gd-DTPA 后5min 肿瘤呈明显增强。肿瘤发生囊变或坏死时,T_1WI 可见肿瘤内有更低的信号,而T_2WI 为更高的信号。如有肿瘤出血,在亚急性期T_1、T_2 均显示为高信号。

4) 巨大腺瘤的MRI 表现

①肿瘤向鞍上发展,占据视交叉池:肿瘤的信号与视交叉池的脑脊液信号形成鲜明的对比,呈现清晰的肿瘤上缘。在冠状位上,鞍隔平面的肿瘤可呈葫芦形向内面凹。当肿瘤直径>40mm 时,第三脑室下部和侧脑室前角常受压,肿瘤呈多环轮廓。侵袭性垂体腺瘤可突入额叶,也可突入颞叶、海绵窦、筛窦、蝶窦、脚间池和桥池之中。

②肿瘤向鞍旁发展:垂体腺瘤侵入鞍旁海绵窦,其表现为海绵窦内充满肿瘤信号,颈内动脉向上或向下移位,并被肿瘤信号包绕。肿瘤向下发展,可见蝶窦内肿瘤信号。

5) 动态增强MRI 对临床疑诊垂体微腺瘤,而MRI 平扫难以确定时,可采用动态增强MRI 检查协助诊断。方法是:在动态扫描序列开始的最初10 秒钟内经静脉注射Gd-DTPA(0.05～0.1mmol/kg)完毕后,用自旋回波(SE)T_1 加强冠状位动态扫描

序列,参数为TR250毫秒,TE15毫秒,1次激励,矩阵128×256,层厚3mm,扫描野210mm×210mm,连续6次采集资料,每次采集时间为35秒,总时间为210秒。

(4)脑血管造影 数字减影血管造影(DSA)可以了解肿瘤的供血情况、肿瘤与周围的血管关系及与动脉瘤的鉴别。

(七)垂体腺瘤的诊断与鉴别诊断

1.垂体腺瘤的诊断

垂体腺瘤属生长缓慢的内分泌良性肿瘤,病程可达数年至十余年。肿瘤初期为内分泌症状,如女性闭经、泌乳、性冷淡,男性阳痿、早泄等内分泌紊乱。但是微腺瘤的早期、老年性垂体腺瘤(内分泌功能衰退)、儿童期垂体腺瘤(性征尚未发育完全)内分泌症状很不明显,当肿瘤生长到一定程度和大小时,累及到许多代谢障碍(如肥胖、糖尿病)及内分泌腺功能障碍(如生长停滞、侏儒肢端肥大等症状)时方才引起重视。垂体腺瘤的诊断除了内分泌的临床表现外,还行内分泌学的检查、内分泌学试验、蝶鞍断层X线、CT、MRI等影像学检查,综合分析作出诊断与鉴别诊断。无功能性垂体腺瘤、侵袭性垂体腺瘤常常生长很大,累及到周围的许多重要结构,而出现头痛、视力视野障碍和其他脑神经损害症状。侵袭性垂体腺瘤的诊断标准如下:①垂体腺瘤的细胞侵犯周围正常组织(骨、脑、硬脑膜),在影像学上显示腺瘤已侵犯海绵窦内壁或海绵窦内壁受压、海绵窦内脑神经受压移位;广泛骨质破坏,如斜坡、蝶窦的骨质;颈内动脉受包绕。②术中搔刮海绵窦内侧壁有粗糙感。③病理学检查:鞍底硬脑膜有腺瘤细胞浸润。垂体腺瘤具有侵袭性,这是造成复发和转移的因素。

2.垂体卒中的诊断

垂体腺瘤生长速度较快,瘤体内出血,称为垂体卒中。典型的垂体卒中表现为剧烈头痛、视力急剧下降、垂体功能低下,甚至昏迷等症状。亚急性和慢性垂体卒中患者,无上述典型症状和体征,仅有垂体腺瘤的一般症状。对于因视力障

碍就诊的患者,应密切注意视力、视野变化情况,如果患者剧烈头痛后视力急剧下降,特别是伴有颞上象限或颞侧偏盲的患者,应高度怀疑视交叉受压。CT平扫时,肿瘤可呈现为低密度(水肿或坏死),也可出现高密度区(出血),注射造影剂后肿瘤可呈现周边性强化。垂体卒中在T_1和T_2WI上,可显示病灶内为高信号区。具有下列表现者应考虑垂体卒中:突然头痛并伴有呕吐和脑膜刺激征;有鞍内肿瘤证据,伴有或不伴有鞍上侵犯;突然视力视野障碍、眼肌麻痹。有时进行性头痛是垂体卒中的唯一报警信号。

3.垂体腺瘤的鉴别诊断

垂体腺瘤自鞍内生长,逐渐向鞍外、鞍上、鞍旁及脑叶内生长,并出现相应的临床症状。这与原发于这些部位或累计这些部位的其他病变所产生的临床表现容易混淆,甚至在影像学上也难以鉴别。

(1)颅咽管瘤 属颅内先天性肿瘤,是儿童最常见的鞍区肿瘤之一。60%见于15岁以下青春期前的儿童,也可见于青壮年。临床表现为发育停滞、身材矮小或侏儒等内分泌功能低下表现,约1/3伴有尿崩症。肿瘤有鞍内型、鞍内鞍上型、鞍上型和第三脑室型。肿瘤的部位及内分泌症状易与垂体腺瘤相混同。但是颅咽管瘤的尿崩症、影像学上的鞍上蛋壳样钙化、肿瘤内囊性改变为其主要特点。增强CT或MRI,可见囊性肿瘤为环形囊壁增强,易于垂体腺瘤鉴别。

(2)脑膜瘤 生长于鞍内、鞍隔、鞍结节、鞍旁、海绵窦或蝶骨嵴内1/3,脑膜瘤须与垂体腺瘤相鉴别。脑膜瘤多出现骨质改变,且无内分泌症状,CT扫描多为均匀的高密度影像。MRI的T_1像呈等或稍低信号,T_2为等信号或稍高信号(垂体腺瘤多为T_1低信号,T_2高信号),肿瘤内可有流空现象,脑血管造影可有肿瘤染色。

(3)鞍上生殖细胞瘤 鞍上生殖细胞瘤也称异位生殖细胞,发生率占0.5%～2%,为多见于女性儿童和青春期的高度恶性肿瘤,可同时见于鞍上和松果体区。由于鞍上生殖细胞瘤起源于第三脑室底部和垂体柄,压迫视丘下部和视交叉及

其邻近结构，而出现尿崩症、视力视野障碍和垂体前叶功能障碍，所以难与垂体腺瘤鉴别。但CT扫描蝶鞍及垂体正常，MRI可见松果体区同时存在与鞍上信号相同的肿瘤是本病的主要特点，放射治疗效果最佳。由于生殖细胞瘤容易脱落到脑脊液中，脊髓转移的发生率为4%～13%，因此脑脊液瘤细胞检查是诊断本病的可靠手段之一。

（4）脊索瘤　是生长于颅底中线区的颅内外局部先天性肿瘤。临床较少见，表现为多发性脑神经损害症状，没有内分泌症状。最显著的X线改变为颅底骨质的溶骨性破坏。肿瘤有斜坡型、鞍旁型和鞍内型。特别是鞍内型要与垂体腺瘤相鉴别。

（5）鞍区动脉瘤　特别需要鉴别的是颈内动脉眼动脉段动脉瘤或大脑前动脉、前交通动脉的动脉瘤。这些部位的动脉瘤常常压迫视神经、视交叉或视束而产生类似垂体腺瘤或侵袭性垂体腺瘤所致的视野缺损。颈内动脉眼动脉段动脉瘤，常自颈内动脉的内侧壁呈水平方向深入蝶鞍，引起视力障碍及视野缺损，伴有垂体功能障碍，有时可以破坏鞍底，深入蝶窦，临床上与垂体腺瘤难以区别。CT扫描可见鞍区有密度较高的圆形块物，增强后可见圆形肿块边界光整，瘤内的层状血栓密度增高，瘤中心流动的血液呈低密度，形成一不同的同心环状图像，即"靶环征"为其特点。颅内动脉瘤由于存在流空效应，在MRI上往往呈圆形或椭圆形的血流信号，境界清楚。如果动脉瘤腔内有血栓，则血栓呈长T_1、长T_2信号。

（6）空蝶鞍综合征　常由于先天因素或后天结果造成蝶鞍内相对空虚，被蛛网膜下腔充填，产生类似垂体腺瘤的特征。但在CT扫描上很容易鉴别，空蝶鞍CT表现为鞍内低密度不增强，MRI像T_1低信号、T_2高信号，与脑脊液相同；正常垂体受压变形移位。

（7）垂体窝囊肿　临床较少，可分为4类：小囊肿，位于垂体前后叶之间，称中间部囊肿，其内含清亮液体；Rathke氏裂隙囊肿，腔内含有结晶的黄色液体或黏液；蛛网膜囊肿，位于垂体的外侧部和底部，含清亮液体，与下腔有交通；其

他囊肿，包括囊虫性囊肿及手术后囊肿。这些囊肿也可以产生头痛或内分泌紊乱症状，须经临床检查、CT、MRI的鉴别来确定诊断。

（八）垂体腺瘤的治疗

垂体腺瘤的治疗主要有手术治疗、放射治疗和药物治疗三种。由于垂体肿瘤的大小不同以及病人年龄和一般情况不同，各种垂体腺瘤对以上治疗方法的效果亦不同。一般来说，手术适用于各种类型较大的垂体腺瘤，微腺瘤中的ACTH型、GH型以及药物治疗不能耐受或治疗不敏感的PRL瘤；药物治疗适用于PRL微腺瘤、TSH微腺瘤以及部分分泌性大腺瘤术后的病人；放射治疗适用于术后肿瘤残留的病人，或不愿意手术的ACTH或GH微腺瘤病人。

1.手术治疗

Ⅰ型病人在确诊后应立即给予脱水药物及激素治疗，并尽早手术以减轻对下丘脑及视神经、视交叉的压迫；Ⅱ型病人可首先采用保守治疗措施，等病人一般状况好转后，及早行手术治疗；对Ⅲ、Ⅳ型病人，如已有视力视野障碍，观察治疗一段时间无好转，应手术治疗。如无视力视野障碍，可以在严密观察、定期随访的基础上采取保守疗法，适当补充激素。在此期间如果占位效应明确，应考虑手术治疗。由于内窥镜外科技术的发展，绝大多数垂体腺瘤均可选用经蝶窦手术切除垂体腺瘤。

2.药物治疗

约有1/3的垂体腺瘤不需马上手术，可采用药物暂时治疗，促使肿瘤缩小以改善视力功能。有1/4的病人可用药物作为外科治疗的补充，如妊娠期病人，用药物治疗控制肿瘤生长，以便分娩后再行手术切除。药物治疗的目的是试图减少分泌性肿瘤过高的激素水平，改善临床症状及缩小肿瘤体积。

（1）PRL腺瘤　PRL腺瘤治疗的药物有溴隐亭、norprolac（诺果亭）等。溴隐亭对控制泌乳、恢复月经及改善症状有一定的帮助，并能使不孕者怀孕。对预防及恢复视力和垂体功能，对整

体的生长与性成熟,是一个无损害的治疗。溴隐亭在青春期患者中,其大腺瘤的治疗亦有效。CT与MRI监测其对缩小大泌乳素腺瘤,效果是明显的,平均肿瘤缩小70%,视野明显改善,垂体功能显著改善。每日常规用溴隐亭为7.5mg。但在停药后,症状又会重新出现,故药物治疗只起改善症状、缩小瘤体的作用,而不能根除肿瘤。

泌乳素腺瘤手术治疗的主要目的是:①减少肿瘤体积;②纠正高泌乳素状态;③恢复视力和脑神经功能;④保留垂体前叶功能。对于部分大腺瘤和巨大腺瘤,术前予以服用多巴胺激动剂的治疗常可以提高手术的治愈率。女性泌乳素腺瘤术前服用溴隐亭后经蝶窦手术,无论对大腺瘤或微腺瘤患者,术前溴隐亭治疗未对手术治愈率产生明显影响。对于巨大泌乳素腺瘤,可先给药物治疗,以便有效缩小肿瘤体积和控制PRL水平,使肿瘤由"侵袭性"变为"非袭性",从而提高手术治愈率。溴隐亭一般使用6周后再手术,能使肿瘤达到最大限度地收缩。延长药物治疗会增加继发性神经后遗症的风险,并且增加肿瘤的纤维化或更多疤痕,对随后的手术治疗带来更多的困难。

(2)GH腺瘤 GH腺瘤治疗的药物有溴隐亭、生长抑素、雌激素、赛庚啶等。赛庚啶作用于下丘脑,以抑制ACTH分泌所必须产生的物质(可能是CRH),主要抑制5-羟色胺分泌。这种药物的应用,有刺激食欲、增加体重和睡眠的作用,而使病情复杂化。其缓解率为一般30%～50%,但停药后几乎所有病人又复发。

(3)ACTH腺瘤 ACTH腺瘤的药物治疗有:①赛庚啶,24mg/d,少数病例有效,目前关于赛庚啶治疗ACTH腺瘤、Nelson征与GH腺瘤的报道较多。②溴隐停,可以抑制ACTH分泌,但长期疗效不肯定。③Na-Valproate、GABA转氨酶抑制剂可抑制CRH刺激ACTH分泌,用于治疗Nelson综合征。④作用于ACTH合成的药物有甲吡酮、氨基导眠能、酮康唑等。氨基导眠能(aminoglutethinide,AG)主要是阻断肾上腺激素合成,也阻断甲状腺和卵巢激素的合成,是一个短期抑制剂,治疗ACTH腺瘤有一定效果。停药后又可复发,不能根治。可作为术前、术后或放疗前的辅助治疗。

3.放射治疗

多数大型、巨大型垂体腺瘤质地较脆,组织松软,加之比较理想的手术入路,约有87.5%的肿瘤能做到显微镜下的全切或近全切除。但由于垂体腺瘤具有侵袭性生长的特点,故临床上仅能做到镜下全切而很难达到细胞全切。因此,单靠手术的方法很难长期控制肿瘤生长。对术后未能全切除的病人均应行放疗治疗,时间一般在术后1～2个月内,而在术后15天～1个月后为最佳。但对于术后视力较差的病人,放疗时间宜推迟到3～6个月,待视力、视野恢复到最佳水平时再考虑是否放疗,以免放疗后视力恶化。多数功能性腺瘤的病人,术后血液激素仍呈高分泌状态,或即使早期激素水平下降但未达正常范围,对此类病人在放疗的同时辅以溴隐亭治疗,直至血激素水平正常渐减量、停药。放疗作为一种抵抗垂体腺瘤复发的手段,其疗效已经得到广泛的肯定。Selman认为,肉眼下全切的肿瘤,镜下仍有残留,大约有88%的鞍内和94%的向鞍上发展的大腺瘤有硬膜侵犯。

放射治疗的适应证包括:①手术未全切除者;②术后肿瘤复发,且肿瘤不大者;③诊断肯定,而临床症状不显著者;④年老体弱,或有重要脏器疾病无法耐受手术者。放射治疗能控制肿瘤的生长,缩小肿瘤的体积,但不能根治肿瘤。垂体腺瘤的放射治疗可以作为手术治疗或者药物治疗的一种辅助治疗,它能使某些临床症状好转,但不能达到根治的目的。无分泌功能的大腺瘤术后辅以放疗,对巩固疗效、延缓复发、改善视力和视野均具有很好的疗效,特别是对肿瘤未能全切的大腺瘤、侵袭性肿瘤,均应术后放疗。实质性肿瘤对放射治疗相对较为敏感;无分泌肿瘤对放射治疗呈中度敏感,有分泌功能性腺瘤的放疗疗效不如无分泌功能性腺瘤。对于分泌性垂体腺瘤,放射治疗主要适用于内分泌症状较轻,激素升高水平较低者:①PRL腺瘤,放射后肿瘤缩小不明显,放疗对降低PRL不够理想,效果不满意,因此PRL腺瘤术后不需常规放疗。②GH腺瘤对放疗相对较敏感,30%～70%的病例,血中GH水平可降至5μg/L以下;60%～80%的病例,血中GH水平可降至10μg/L以下。但有效反应缓慢,GH下降至理想水平需较长时间。③ACTH腺瘤,有效率为20%～50%,儿童可达80%,对Nelson综合征同样有疗效。分泌性腺瘤(TSH及PRL微腺瘤除外)应首选手术治疗,对手术未能全切除肿瘤病例,术后辅以放射治疗,可减少肿瘤的复发率。对肉眼下全切除的肿瘤病例,若术后达到治愈标准者,可不行常规放疗,但必须定期随访。

第四节　颅咽管瘤

颅咽管瘤(craniopharyngioma)是一种良性的先天性肿瘤,起源于原始口腔外胚层所形成的颅咽管残余上皮细胞,多位于鞍上,与视神经、视交叉、垂体柄、漏斗、第三脑室底等结构关系密切。肿瘤的生长导致临近结构受压,产生诸如视力障碍、视野缺损、神经内分泌功能紊乱、甚至脑积水等症状。治疗以手术为主,残余肿瘤可辅以放射治疗。

一、流行病学

颅咽管瘤是颅内最常见的先天性肿瘤,约占颅内肿瘤的5%～6%,占颅内先天性肿瘤的60%,约占鞍区肿瘤的15%,是小儿幕上最多见的肿瘤,占儿童幕上肿瘤的40%。颅咽管瘤的总发病率为每年0.13/100万人,无性别和种族差异。肿瘤发病高峰与年龄呈双峰样分布,好发于儿童组(5～14岁)和老年组(50～74岁),以前者更多,而在15～34岁的年龄组发病率最低。

二、颅咽管瘤的病因及病理

颅咽管瘤起源于胚胎期的Rathke囊的残余上皮细胞。McLean(1930)首先提出颅咽管瘤的命名并沿用至今。显微镜下根据颅咽管瘤组织学特征,将其分为:①成釉质细胞型,类似于发育为牙齿釉质的细胞所组成。此型最为常见,也称为儿童型颅咽管瘤,几乎所有儿童和2/3成人为该型。②乳头鳞状上皮型,也称为成人型颅咽管瘤,约1/3的成人和极少数儿童为该型。小儿病人几乎全部为成釉质型,而约2/3成年病人为成釉质型,其余1/3为乳头鳞状上皮型。其病理表现为实性瘤体,可有小的囊变,但少有钙化。可能分别来自不同的胚层,前者在组织学上类似于釉质瘤或牙源性囊肿,瘤内存有牙齿,故有齿胚起源之说;后者源于黏膜。其鳞状细胞型可能起源于垂体柄或垂体前叶的扁平上皮小巢,过去一直将这种扁平上皮小巢视为颅咽管的残迹,见于3%的新生儿,并随年龄增长而增多。

大多数颅咽管瘤发生在鞍区的鞍隔以上、第三脑室底部以下的鞍上范围内(隔上型),肿瘤好发于视交叉、垂体柄或灰结节附近,压迫视交叉及影响垂体柄、下丘脑功能;也可向鞍旁发展侵入海绵窦或中颅窝;向视交叉后发展,突入第三脑室导致室间孔阻塞引起脑积水;向鞍后发展可达上斜坡、脚间窝等(图3-4-1)。少数发生在鞍隔以下的垂体窝内(隔下型),对垂体内分泌功能影响较明显,肿瘤长大时可顶起鞍隔。少数肿瘤发生在第三脑室内(室内型),随着肿瘤的生长导致脑积水,并压迫下丘脑,该型早期对视神经、视交叉即产生压迫,肿瘤增大可突入脚间窝及鞍区(室内、室外型)。肿瘤可侵及额下、颞下、第三脑室、后颅窝等,尤其是肿瘤的囊性部分可朝各方向发展。

颅咽管瘤的边界清楚,其体积大小、生长范围有较大的差别,肉眼可见表面光滑或呈轻度凹

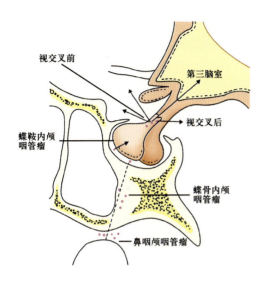

图3-4-1 颅咽管瘤的发生部位和生长方向

凸结节状。肿瘤无包膜,多为球形、结节状或不规则状,瘤体较小时呈实质性,长大后多数肿瘤为囊性或部分囊性,也有无囊的实质性肿瘤。颅咽管瘤囊性变占68%～85%,囊性肿瘤往往呈多房性,各房间的分隔厚薄不均。少数为多囊性,囊壁光滑并布满大小不等的白色钙化斑点,典型的囊性内容物呈黄褐色或黄绿色,有时呈暗绿色,透明或混浊,黏稠囊液可呈乳糜状,囊液内有闪烁飘浮的胆固醇结晶及坏死、液化的上皮碎屑,放置不易凝固。囊液流入蛛网膜下腔易引起化学性脑膜炎,瘤体往往与邻近重要结构有粘连,特别是垂体柄、下丘脑。肿瘤与周围脑组织间有胶质增生,两者紧密相连。90%以上的儿童颅咽管瘤为囊性,囊壁光滑,壁薄者为半透明薄膜,壁厚者囊壁坚韧,呈灰白色,囊壁上多有钙化斑点,有时囊内的实质部分钙化十分坚硬。实性肿瘤为匀质状,质韧,内为灰白色组织,伴有砂粒样钙化。颅咽管瘤的钙化是上皮细胞变性所致,钙化灶内坏死细胞呈年轮样层状排列,在成釉质型颅咽管瘤中尤为明显。肿瘤内的小钙化灶可融合成大的团块样钙化灶,其内可有活的瘤细胞生存。

三、颅咽管瘤的分型和分级

为了最佳地选择手术入路,达到颅咽管瘤的全切除,根据其生长部位和生长方式,将颅咽管瘤进行分型。主要以术前高质量的CT与MRI为根据,尤其在矢状位与冠状位影像上,肿瘤与垂体窝、鞍隔、第三脑室底部以及第三脑室等解剖结构的关系,作为分型的标准。

1.Samii 分类法

(1) 根据肿瘤在垂直面的生长程度分级 根据颅咽管瘤垂直面生长程度共分五级:①Ⅰ级:肿瘤仅限于鞍内,或鞍隔以下;②Ⅱ级:肿瘤位于脑池(鞍上池),有/无鞍内生长;③Ⅲ级:肿瘤位于鞍上池,向上突入第三脑室,但不超过1/2者;④Ⅳ级:肿瘤从鞍上池突入第三脑室内1/2以上者;⑤Ⅴ级:肿瘤位于脑池内,顶部达透明隔或进入侧脑室。Ⅲ、Ⅳ和Ⅴ级肿瘤采取经额下或经中线入路,Ⅰ级和Ⅱ级可采取经蝶入路。

(2) 根据肿瘤的侵袭方向分型 根据颅咽管瘤在水平面和矢状面的侵袭方向分为四型。①鞍型(S):肿瘤向鞍底生长,侵犯蝶窦;②外侧型(L):肿瘤向外侧扩展,侵入额底或从侧脑室旁侵入颞叶;③后位型(P):肿瘤向后扩展,累及或压迫中脑,甚至突入后颅窝;④前位型(A):肿瘤向前方生长,侵袭额叶和扩展进入纵裂。某些特殊部位的肿瘤,如肿瘤完全位于脑室,则采用经脑室入路,位于视交叉后肿瘤者采用额外侧-经终板入路或翼点-经终板入路。

(3) 依据肿瘤与视交叉的关系分型 依据肿瘤与视交叉的关系,可分为视交叉后型(约占1/3)、视交叉下型(约占1/3)、视交叉前型(约20%)以及鞍内型(约10%～15%)。

2.Yaşargil分类

Yaşargil根据颅咽管瘤生长部位分为3个腔室,6种类型:①肿瘤位于蝶鞍内或鞍隔下腔隙(A型);②肿瘤位于鞍上池腔隙(C型);③肿瘤位于脑室内腔隙(F型);④肿瘤从鞍上侵入鞍内(B型);⑤肿瘤位于鞍上但侵入第三脑室者(D型);⑥肿瘤从鞍上向鞍旁生长者(E型)。国内朱贤立等在Yaşargil六型基础上将其简化为以下4型:鞍隔下、鞍隔上及第三脑室内型和第三脑室内外型。

3.术前病情分级

对肿瘤的大小、视力和内分泌障碍程度,分别订出指数(表3-4-1),再根据三项指数的累积数将颅咽管瘤术前病情分为Ⅰ～Ⅳ级。Ⅰ级:累积指数≤3分;Ⅱ级:累积指数4～6分;Ⅲ级:7～9分;Ⅳ级:≥10分。

表3-4-1　颅咽管瘤术前病情分级指数

肿瘤大小(最大直径)	指数	视力障碍(两眼平均视力)	指数	内分泌障碍	指数
≤1cm	1	≥1	0	无内分泌障碍	0
≤2cm	2	0.8～0.9	1	出现侏儒、肥胖、性发育障碍(GH、性激素下降)之一	1
≤3cm	3	0.6～0.7	2	尿崩、精神萎靡、轻度食欲不振(抗利尿、早状、皮质激素下降)之一	2
≤4cm	4	0.3～0.4	3	明显精神萎靡、食欲不振(皮质激素明显下降),经替代治疗明显好转	3
>4cm	5	≤0.2	4	经激素替代治疗无明显好转	4

四、临床表现

颅咽管瘤是良性肿瘤,生长缓慢,因而病程较长。一般儿童的病程比成人短,大部分病程在半年内,成人多数超过1年。颅咽管瘤的临床表现视肿瘤生长部位及发展方向、年龄大小不同而异。其临床表现常常复杂多样,可出现眼部、内分泌、神经精神等多方面临床表现,因而常常被误诊。初发症状以头痛较多,继之出现视力和视野障碍、月经异常或尿崩症等。广泛合理地运用CT和MRI等影像学检查,有助于对颅咽管瘤做出早期诊断。颅咽管瘤的临床体征,在成人与儿童有许多不同之处。儿童以发育障碍及颅压高多见,而成人则以视力、视野障碍及垂体功能低下多见。

(1)颅内压增高症状　儿童颅咽管瘤的颅内压增高症状明显高于成人,表现为严重的头痛、呕吐,却无局灶性症状。这主要是由于肿瘤向鞍上发展累及第三脑室前部,阻塞室间孔,或向后生长压迫中脑导水管,导致脑积水引起颅压增高。表现为头痛、恶心、呕吐、视乳头水肿等颅内压增高症状。

(2)内分泌功能紊乱　术前最常见的激素改变是GH及性激素分泌减少,绝经期前妇女均有闭经(原发或继发)。颅咽管瘤病人内分泌功能紊乱的病因仍有争论。依据肿瘤部位,既可从下丘脑,又可从垂体柄的下丘脑-垂体血管来影响下丘脑激素的分泌。此外肿瘤还可通过侵犯及破坏垂体组织,来影响垂体激素分泌。约70%的患者,因肿瘤侵犯或压迫垂体、垂体柄,或下丘脑受压而发生内分泌障碍,其中成人垂体前叶功能障碍表现为性功能低下,在女性有闭经,男性表现为阳痿。约1/3的颅咽管瘤表现为肾上腺皮质功能低下,1/4可见甲状腺激素异常。内分泌功能障碍是儿童颅咽管瘤常见的症状,儿童颅咽管瘤常表现为身材矮小、肥胖、第二性征发育迟缓和尿崩症;甲状腺功能低下和肾腺皮质功能亢进症状较少见。典型儿童颅咽管瘤,表现为发育矮小,肥胖,反应迟钝,偏盲和学习成绩下降。垂体后叶功能障碍,表现为尿崩症或水电解质平衡紊乱,这在成人中更为多见。下丘脑受损时,患者肤色白嫩、肥胖,即脂肪性营养不良症,偶可见青春期早发症及间脑综合征等。临床表现为乏力倦怠、行动迟缓、食欲差、皮肤苍白无光泽、基础代谢率低下等。女性表现为闭经,男性性功能下降,阴毛、腋毛稀疏、脱落。

(3)视力、视野改变　约60%～80%的小儿和90%～95%的成人颅咽管瘤表现为视力、视野障碍,这与肿瘤对视神经、视交叉的直接压迫或位于视交叉下面的营养动脉发生供血障碍有关。成人多以视力减退为首发症状,约有80%的成年病人有视野缺损、视物盲点等。而儿童由于主诉不清,常常视力障碍达到很严重的程度,甚至主诉视物不清或一眼已失明,才被发现。视野改变的具体情况则依视觉传导路径不同部位受损而各不相同,如上象限或双颞侧偏盲等。当肿瘤位于鞍上,压迫视神经、视交叉、视束引起视神经原发性萎缩,可导致视力下降或偏盲。视野可有双颞侧偏盲或同向性偏盲。

(4) 视丘下部损伤表现 当肿瘤向鞍上发展,增大导致第三脑室底部、下丘脑受压,病人可出现尿崩症,表现为多饮多尿(图3-4-2),24小时出入量可达4000mL以上。此为肿瘤侵犯视上核、室旁核、视上-垂体束或垂体后叶导致抗利尿激素生成减少所致。当肿瘤侵犯灰结节及漏斗部,病人可表现为向心性肥胖,少数可极度消瘦。当肿瘤侵犯视丘下部,病人可出现嗜睡,体温调节障碍,高热及体温低于正常,及自主神经性发作和慢性高钠血症等下丘脑功能障碍表现。

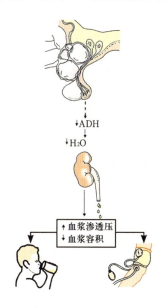

图3-4-2 由于肿瘤引起视丘下部ADH分泌不足,导致垂体性尿崩症和反射性多饮

(5) 精神障碍 主要为记忆力下降、痴呆、抑郁、嗜睡、人格改变等,多因肿瘤侵及下丘脑、乳头体、海马、脑干等所致。

(6) 其他症状 肿瘤侵犯内囊、大脑脚时,可引起偏瘫或锥体束征,当囊壁破裂、囊液流入蛛网膜下腔,常引起化学性脑膜炎。

五、颅咽管瘤的影像学特征

1.颅骨X线平片

儿童颅咽管瘤几乎均有病理改变(约为95%),成人也有2/3的病人有异常,表现为鞍区有异常钙化灶。钙化一般在鞍上部,也可见于鞍内,钙化的形态多种多样,多为斑点状、团块状或云雾状,少数为圆弧状或沿肿瘤囊壁钙化呈蛋壳状。钙化率在小儿为70%~90%,成人为30%~50%。平片还可见蝶鞍扩大、变形及前床突、鞍背骨质破坏等。儿童颅压高者平片出现颅缝分离,脑回压迹增加及头颅增大等。钙化是鞍内颅咽管瘤与垂体瘤鉴别的要点之一。

2.颅咽管瘤的CT影像特征

CT扫描能显示肿瘤的实质和囊性部分,或X线平片未发现的钙化,肿瘤实质部分可被造影剂强化。肿瘤大小、形状不一,常为多房性,囊内容物在CT上表现为低密度或等密度。可以很好地反映骨质、肿瘤及其他组织的密度情况,显示蝶鞍、颅底及蝶骨的骨性解剖,对手术入路的选择很有帮助。CT平扫时,多数肿瘤为较均匀的低密度灶(不包括钙化)。囊性病变较多见,而形成实质性病灶密度较低的原因可能与肿瘤内含较多的胆固醇结晶有关。因此,等密度病灶很难推测是囊性肿瘤还是实质性肿瘤,只有个别病灶平扫呈现为均匀或不均匀的高密度病灶,所含角蛋白或钙化是形成高密度的原因。实质性肿瘤呈均一的密度增高影,增强扫描可见均一强化;囊性肿瘤仅有环形薄壁增强。钙化灶呈较高密度影,CT提高了肿瘤钙化的检出率,临床上约有95%以上的病灶有钙化。颅咽管瘤的钙化率较高,但各家所报道的钙化率相差很大,多数为壳状钙化,大小不一的块状、点状等形态不同的钙化可同时存在。实体性肿瘤为点片状钙化。

注射造影剂后,病灶不均匀增强,囊性病灶的整个或部分囊壁呈环状、弧形或壳状增强,少数行间隔的囊性病灶还可显示为分房状增强,实质性病灶表现为整个病灶均匀或不均匀性增强,囊性与实质性混合病灶。强化的表现可多种多样,无论从影像还是术中观察,颅咽管瘤周围脑组织极少有水肿发生。病灶涉及鞍上池时,可见鞍上池有不同程度的闭塞;肿瘤较大而压迫第三脑室时,可见第三脑室前部消火,有时并发阻塞性脑积水;肿瘤向鞍旁生长时,则可引起第三脑室向对侧移位。CT扫描显示肿瘤的实性部分占70%以上时,属原发实性肿瘤;囊性部分占70%以上时属原发囊性肿瘤。

3.MRI影像学特征

MRI可清晰地显示肿瘤位置及其与垂体、视交叉、颈内动脉、大脑前动脉等周围结构的关系。在判断肿瘤的起源部位,肿瘤的囊性成分,病灶的大小、形态及肿瘤对正常结构的影响等方面优于CT。MRI三维空间图像不但能显示肿瘤本身,还能显示邻近的解剖细节,这对于手术入路的选择有指导作用,但对定性诊断有重要意义的钙化则不如CT。尽管MRI和CT对于颅咽管瘤的正确诊断率较高,能够提供大量关于诊断及颅咽管瘤局部解剖的信息,但对于颅咽管瘤和垂体柄、下丘脑之间有无粘连及粘连程度等,最终还需要依靠术中探查,才能清楚地判断。

颅咽管瘤MRI表现变化多样。囊性颅咽管瘤内含较高浓度的蛋白、胆固醇、正铁血红蛋白等,可同时含有以上两种或两种以上的成分,在T_1WI和T_2WI均显示为高信号。实质性颅咽管瘤T_1WI为等低或等信号,T_2加权像为高信号,或长T_1和长T_2信号;囊性肿瘤因所含成分不同而表现复杂。如果囊性颅咽管瘤囊液含少量蛋白,则T_1WI显示为较低信号;信号强度高于脑脊液,而T_2WI上表现为高信号;少数囊液含角蛋白、钙质或散在的骨小梁,则T_1WI、T_2WI均呈现为低信号。总的来说,MRI所显示的钙化率低于CT,但它可明确肿瘤与周围结构的毗邻关系,指导手术入路和肿瘤的切除。囊性和实质性所构成的混合性病灶可具有上述两种以上的信号特征,表现较为复杂,这和CT的影像表现是相似的。

六、颅咽管瘤的诊断

根据病人有颅高压症状、内分泌功能障碍、视力视野改变、视丘下部损伤等表现,加之头颅平片、头颅CT及MRI检查结果,可作出临床诊断。单纯依据MRI信号强度难以与其他肿瘤相区别,要结合临床病史,肿瘤的位置、大小、有无囊变及垂体形态等作出综合判断。需要注意鉴别的肿瘤有垂体腺瘤、鞍结节脑膜瘤、视交叉或下丘脑的胶质细胞瘤、动脉瘤、畸胎瘤、胚胎性肿瘤等。

1.视神经及内分泌检查

(1) 神经眼科检查

(2) 内分泌学检查　促肾上腺皮质激素释放因子 (CRF) 及ACTH负荷试验等有助于了解这一系统的贮备功能。测定血清TSH、甲状腺激素 (T_3、T_4),以了解甲状腺功能状况,测定血清电解质含量、24h尿量、尿比重与尿渗透压等,对估价神经垂体功能有帮助。颅咽管瘤在内分泌学上属非功能性肿瘤,一般没有垂体激素异常增高,但由于肿瘤压迫下丘脑、垂体柄而导致泌乳素抑制因子(PIF)的分泌异常,故有的患者血泌乳素值可高达150g/L。

2.与鞍区其他肿瘤的鉴别

儿童颅咽管瘤根据临床表现及X线平片、CT、MRI检查,一般可明确诊断,但在实性和成人颅咽管瘤时往往会遇到困难,常需与以下肿瘤进行鉴别。

(1) 垂体腺瘤　垂体腺瘤是鞍区最常见的肿瘤,约占鞍区肿瘤的75%;其次为颅咽管瘤,约占15%,这两种肿瘤发病部位及手术方式类似,但二者术后并发症、预后均不同。颅咽管瘤的发病年龄分布呈双峰,第一个高峰在5～12岁,第二个高峰在40～50岁,肿瘤发病性别无明显差异。垂体腺瘤多见于20岁以后的成人(20～45岁年龄段高发),发病高峰在30～40岁,儿童少见。女性明显多于男性。该肿瘤起源于垂体前叶,可分为具有激素分泌功能的功能性垂体腺瘤和无激素分泌功能的非功能性垂体腺瘤。综上所述,尽管颅咽管瘤和垂体腺瘤有许多相似之处,但根据二者流行病、病理、临床表现和影像学的不同综合分析,能提高术前的确诊率,增加治疗的针对性。

(2) 鞍结节和鞍隔脑膜瘤　脑膜瘤中约有

10%发生在鞍上。鞍结节和鞍隔脑膜瘤多发生于成人,内分泌功能障碍和下丘脑损伤症状少见,病人主要表现视力、视野的改变,以视力下降为主。肿瘤可刺激周围骨质,如鞍结节或前床突发生骨质增生。影像学检查常见局部骨质,如鞍结节部位有骨质破坏;CT显示等密度或略高密度影,无囊变和钙化少见;CT和MRI增强扫描可见鞍上明显的均匀强化影。而颅咽管瘤则无此现象,CT和MRI增强扫描时脑膜瘤强化比颅咽管瘤强,这一点有助于两种肿瘤之间的鉴别。

(3) 鞍上生殖细胞瘤 又称异位松果体瘤,在鞍区肿瘤中居第四位。该肿瘤由于缺乏包膜,可种植到蛛网膜下腔。主要发生在儿童及青春期,70%发生在7～20岁年龄段,以女性多见,男女之比为1:2。垂体后叶功能障碍是其主要临床表现,尿崩症为大多数患者的首发和长期的唯一症状。随着肿瘤的增大,逐渐出现不规则的视力和视野改变。肿瘤累及垂体可导致垂体前叶功能低下,患者可出现性欲下降。儿童发病者可出现发育迟缓,有时出现性早熟。影像学检查显示肿瘤为实性无囊性变,钙化亦罕见,这是与颅咽管瘤的重要鉴别点。

(4) 视神经或视交叉部神经胶质瘤 是发源于视交叉、视神经和丘脑下部的神经胶质瘤,多为分化良好、级别较低的星形细胞瘤,其他还有少突胶质细胞瘤、多形性胶质母细胞瘤等。在成人发病者,肿瘤多呈侵袭性生长,伴出血、坏死。起源于视交叉的胶质瘤可向上侵入丘脑下部,而起源于丘脑下部的胶质瘤向下发展可压迫视神经或视交叉。多见于儿童及青少年,好发年龄在7～20岁,且约3/4的病人发病年龄在12岁以前。

临床上以视力、视野改变为主,常为单侧视力减退,随着肿瘤的增大可出现单侧突眼和视野改变,病侧视乳头水肿或原发性视乳头萎缩。一般无眼球运动障碍,部分病人有内分泌功能低下表现,如肿瘤长入第三脑室前部可产生脑积水。X线上可见一侧视神经孔扩大是其重要的诊断依据。MRI检查显示肿瘤全部为实性,无囊变,无钙化,增强扫描均匀强化,MRI的T_2像为均质高信号。

(5) 丘脑下部错构瘤 多起自灰结节和乳头体,故又称灰结节错构瘤,是一罕见的先天性脑组织发育异常性病变,并非真正的肿瘤,而是由大小不同的、似灰质样的异位脑组织构成,有蒂或无蒂与灰结节和乳头体相连,伸向后下方进入脚间池,有时突入第三脑室,偶可位于视交叉前,或游离于脚间池。丘脑下部错构瘤可单独存在或同时伴有单个或多个脑及脑外先天性畸形。有蒂的错构瘤主要表现为性早熟,而无蒂的错构瘤多以痴笑样癫痫为主。表现为性早熟的错构瘤,一般体积较小,直径<1.5cm者多为性早熟,而直径>1.5cm者多有痴笑样癫痫。

(6) 与鞍区其他少见肿瘤的鉴别 鞍区其他一些较少见肿瘤如畸胎瘤瘤内也可有钙化或骨化,但一般不出现典型的蛋壳样钙化。表皮样囊肿的囊壁偶尔也可发生类似于颅咽管瘤表现的蛋壳样钙化,但囊内密度较低。MRI扫描T_1WI信号较低。另外,在诊断颅咽管瘤时,还要注意与Rathke囊肿、动脉瘤、淋巴瘤炎性肉芽肿等鞍上病变相鉴别。

3.颅咽管瘤的误诊

(1) 因肿瘤钙化而导致误诊 绝大多数颅咽管瘤有钙化,具有较典型的影像学特征,对颅咽管瘤的定性诊断起到重要作用,但不能以钙化作为诊断颅咽管瘤唯一的标准。影像学诊断容易与以下疾病相混淆。

①与有钙化的动脉瘤鉴别:巨大动脉瘤瘤壁上可有钙化,增强扫描时瘤壁因有机化组织而强化,动脉瘤腔内有血液处强化非常显著,与颅内动脉瘤强化一致;此外,前交通动脉瘤的位置可与颅咽管瘤一致。因此强化均匀的动脉瘤有时与颅咽管瘤鉴别较为困难,要仔细分析瘤体与Willis环诸血管的关系。不能区分时,要行MRI甚至脑血管造影。如果术中误认为是颅咽管瘤而行切除,后果将十分危险。

②与第三脑室下方或第三脑室内胶质瘤鉴别:第三脑室下方的星形细胞瘤常表现为鞍上实质性肿块,略有钙化,CT和MRI影像学表现与

颅咽管瘤基本相同;第三脑室内胶母细胞瘤,也可有钙化表现,与第三脑室颅咽管瘤有相似之处;单纯依靠影像学资料两者难以鉴别。

(2) 因视力障碍或眼球运动障碍导致的误诊 颅咽管瘤位于鞍区或第三脑室,可从不同方向压迫视神经、视交叉或视束,还可压迫供应这些结构的血管,导致视力下降、视野缺损、眼底视盘水肿或萎缩。颅咽管瘤病人出现视力及视野改变约占80%以上。如肿瘤向鞍旁生长,可压迫Ⅲ、Ⅳ、Ⅴ、Ⅵ脑神经出现相应的眼部症状。由于颅咽管瘤合并眼部症状较多,所以易被眼科医生诊断为弱视、屈光不正、视神经炎、眼底病及斜视等原发的眼科疾病,从而延误了颅内原发肿瘤的治疗。

(3) 因内分泌障碍导致的误诊 颅咽管瘤除了以视力和视野的改变为首发症状外,因其位置与下丘脑毗邻,压迫该结构可出现多种神经内分泌改变,如尿崩症;尤其是儿童病人因其颅骨骨缝闭合不紧,颅内压增高表现较迟;其他,如产生肥胖、多食、厌食、高热,儿童性器官不发育、成人性欲低下并第二性征消失,妇女停经、泌乳障碍等症状。在临床上常被当作内分泌疾病或妇科疾病进行治疗,经激素替代治疗后一些症状可暂时好转。随着肿瘤体积的增大,出现脑积水、颅内高压等表现,才发现原发病,延误了治疗,增加了治疗的难度。

七、颅咽管瘤治疗

颅咽管瘤的治疗,仍然是神经外科医生面临的难题,可因不同时期、不同医疗技术、不同病情和不同经济条件等而有不同层次的治疗要求和目的。第一层次是仅处理肿瘤造成的脑积水,降低颅内压;或仅切除少量肿瘤甚至仅放出囊内液,以缓解肿瘤对视交叉的压迫。第二层次是控制或延缓肿瘤的生长。第三层次是手术全切肿瘤。第四层次是不但要全切肿瘤,还要恢复病人的正常生理状况,包括内分泌激素水平恢复或接近正常,达到治愈境界。这一境界还有待神经外科、内分泌科等多学科的共同努力,经历长时间的临床实践和艰苦探索才能完全实现。

目前颅咽管瘤的治疗方法呈多样化,存在不同观点。不论单独或联合应用,其最终疗效还需经长期随访来确定。本病若能手术全切除,则可治愈,但也有极少数肿瘤不作治疗也几乎不增大;有些肿瘤即使在肉眼下全切除又很快复发。因此,对不同病例应采取不同的治疗方法。当前,神经外科界已有越来越多的同道接受如下的观点:颅咽管瘤的治疗应争取早期诊断,采用显微技术,在不引起严重术后并发症和神经功能障碍的前提下,尽可能在首次手术时完成肿瘤全切除。

1.颅咽管瘤的手术治疗

根据肿瘤的位置、大小、伸展方向及患者的年龄与全身状况等,选择合适的手术入路,争取镜下肿瘤全切。但实际上,由于肿瘤的部位和发展方向不同,以及肿瘤与下丘脑、视神经、颈内动脉等重要结构的关系,部分病例难以达到肿瘤全切除,为了保护这些重要结构,有时只能做次全切除或部分切除。如肿瘤以灰结节为中心生长,并向脑室内发展或与下丘脑粘连紧固,若勉强切除肿瘤,术后可引起严重的水、电解质代谢紊乱,并带来长期的记忆障碍、痴呆等精神症状。如肿瘤位于视交叉下且与之紧密粘连,术中若盲目牵拉与剥离,将引起位于视野外的视束、颈内动脉及其分支损伤的危险。手术疗效根据医生的经验而异,手术死亡率一般在2%～5%之间。详见第五章第七节。

2.放射治疗与立体定向放射治疗

颅咽管瘤组织学上虽属良性肿瘤,但对放疗有效,术后可行放疗,病灶照射剂量为5 000～6 000Gy,可有效地降低肿瘤复发率。放疗主要并发症为放射性脑坏死、垂体功能低下、血管闭塞等,在小儿还可引起智力低下。

3.激素替代疗法

术前或术后出现下丘脑、垂体功能障碍者,术后常需补给激素作为替代疗法。其中首先应补充维持生命所必需的肾上腺皮质激素,其次为维持甲状腺激素水平而使用干燥甲状腺粉50～100mg/d,或优甲乐。伴有侏儒症者可给予生长激素,如Somatropin等类生长激素制剂(每周0.5IU/kg)。若有性功能障碍,则应根据患者的睾丸酮水平而对症治疗。

第五节 神经鞘瘤

一、听神经瘤

听神经瘤(acoustic neurinoma)起源于听神经鞘,是一种典型的神经鞘瘤,由Ⅷ脑神经的前庭分支外层的鞘膜细胞过度生长形成的一种良性肿瘤。听神经瘤多发生于听神经的前庭段,少数发生于该神经的耳蜗部(图3-5-1)。本瘤好发于中年人,高峰在30～50岁,最年幼者为8岁,最高年龄可在70岁以上,平均年龄为39.8岁。发生于小儿的单发性听神经鞘瘤非常罕见。国内外统计资料基本一致,约占颅内肿瘤的10(8.43～12.01)%,占桥小脑角肿瘤的72.2%,占颅内神经鞘瘤的90%以上。肿瘤大多数是单侧性,少数为双侧性。如伴神经纤维瘤病时双侧性较多,双侧听神经瘤属神经纤维瘤病Ⅱ型(neurofibromatosis type-2,NF-2),又称中枢性多发性神经纤维瘤病或多发性双侧听神经纤维瘤病。在人群中的发病率约为(1/50 000～1/100 000)。

(一)听神经瘤的病因学

听神经瘤的确切病因尚不清楚。有人提出

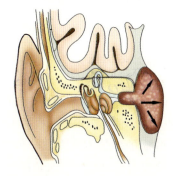

图3-5-1 肿瘤多数发生于听神经的前庭段,少数发生于该神经的耳蜗部,随着肿瘤生长变大,压迫脑桥外侧面和小脑前缘,充满于桥小脑角窝内

听神经瘤是一种基因疾病。位于第22号染色体长臂上的NF-2肿瘤抑制基因的突变是单侧和双侧听神经瘤的分子机制,体细胞基因突变及髓鞘蛋白表达不足,导致了Schwann细胞转化生长失控,形成肿瘤。有人提出肿瘤与雌激素作用相关,因此女性发病率较高,而且发生在女性的肿瘤体积也相对较大,免疫组织化学方法进一步证实瘤细胞膜表面有雌激素受体的表达。

(二)听神经瘤的病理学

Ⅷ脑神经肿瘤曾被称做周围神经成纤维细胞瘤、神经鞘瘤、雪旺氏细胞瘤。早期不能确定肿瘤细胞起源,可能是导致描述性术语多样性的原因。其最具独特的特征为神经经过内耳门后胶质细胞基质向雪旺氏细胞转化,此转折点的远侧听神经具有周围神经特性。人类听神经长约18mm,近端2/3覆有神经胶质(少突神经胶质)。远侧部分雪旺氏细胞分化成神经内膜、神经外膜、神经束膜、成纤维细胞和成熟雪旺氏细胞。Ⅷ脑神经中的前庭神经部分神经胶质与雪旺氏细胞之间的分界面要比耳蜗神经部分更远。听神经雪旺氏细胞瘤起源于前庭神经部分,特别是神经由内耳门转为听道的部分。随着肿瘤增大,对耳蜗神经的部分压迫,最终累及远侧结构的血液供应。有趣的是由于前庭神经的适应能力,最早出现的症状常常不表现在前庭神经部分;相反,蜗神经受压,病人主诉耳鸣和偶尔头晕是就诊的主要症状。

肿瘤肉眼观瘤体呈黄白色、质地硬韧或有囊性变,包膜完整,表面大多光滑,有时可呈结节状,其形状与大小取决于肿瘤的生长情况,部分肿瘤侵蚀内听道或与邻近脑神经粘连,血供丰富。肿瘤的实质部分色泽灰黄至灰红色，质坚而脆。瘤组织内常有大小不等的囊腔，含有淡黄色透明囊液，可伴有纤维蛋白凝块。肿瘤与小脑邻近之处黏着紧密，但一般不侵犯小脑实质，分界清楚。肿瘤多数有一侧伸入内听道口，常与脑膜紧密黏着。面神经管紧贴肿瘤的内侧，发生粘连，肉眼无法分清。随着肿瘤的生长，开始侵蚀耳门，然后沿着低阻力的方向生长进入桥小脑角，位于小脑幕、岩锥、小脑半球和脑干之间。当肿瘤向外生长遇到软组织时，在某种程度上肿瘤外观似圆顶形或有少许浮雕感。肿瘤进一步生长至桥小脑角，表面覆盖一层蛛网膜，此膜给肿瘤一个囊性包裹的外观，为术中分离提供了界面。

听神经瘤起源于Schwann细胞，多数来源于听神经的前庭部分，3/4起源于上前庭神经，少数来自耳蜗部分。肿瘤组织中网状纤维网围绕增生的Schwann细胞。肿瘤由两种结构不同的细胞成分构成，命名为Antoni A和Antoni B类型。这两种细胞类型由梭形细胞构成。梭形细胞有延伸的细胞核，由原细胞质构成，占雪旺氏细胞类型的多数。两种细胞类型的不同在于其细胞密度和嵌合体结构。Antoni A型，组织一般是致密的，带有交织纤维束可变的突起；Antoni B型，组织结构较少。Antoni A型，瘤细胞多为梭形，呈束状或旋涡状排列，局部可见胞核呈栅栏状排列，胞浆较窄，细胞突起平行排列于间质中。Antoni B型，肿瘤组织结构疏松，瘤细胞形态各异，细胞稀疏分布，无一定排列方式，胞膜外可见完整的基板，胞浆宽大，内有大量多聚核糖体、嗜铌颗粒及粗面内质网。

囊性听神经瘤，虽然Antoni A、B型细胞均可见到，但以退变的B型细胞为主。以往大家认为Antoni A型表示肿瘤增殖期，而Antoni B型则是A型退变的结果，并认为体积较大的肿瘤多为B型。电镜观察发现Antoni A瘤细胞排列密集，A、B两型的组织结构与肿瘤大小无直接关系，两种类型的细胞均应视为该肿瘤中固有的细胞成分。

(三)听神经瘤的病理生理及其发生机理

听神经瘤的血供主要来源于颈外动脉的脑膜支、小脑前下动脉。小脑前下动脉在接近肿瘤处分出一支进入肿瘤包膜，并分成若干小支进入肿瘤组织。其他有基底动脉分出的脑桥动脉、小脑上动脉、小脑后下动脉的分支至肿瘤，同时也接受小脑表面动脉的血供。听神经鞘瘤较小时，与其密切相关的血管是小脑前下动脉。其静脉回流主要通过岩静脉进入岩上窦。瘤体长期推挤邻近血管组织，使血管走行方向发生变化。小脑前下动脉常被推向瘤体腹侧中上部，其发出滋养面神经的分支血管受压迂曲，甚至分支血管穿过瘤包膜再滋养面神经。

囊腔形成是部分肿瘤快速增大的重要因素。听神经瘤沿神经向阻力较低的内听道外及桥小脑角区生长，与该区血管、神经及脑干之间的关系密切。一般小型瘤体与邻近结构粘连不紧，容易分离；而大型瘤体与周围结构粘连紧密，常对脑干产生严重的压迫，使之变形并向对侧移位。同时，面神经和听神经被牵拉而延长，神经纤维变细。听神经瘤引起耳聋的机理尚不清楚，大致分为以下3种类型：①神经性损害反应，蜗神经直接受侵或受压，导致其功能和/或结构的破坏；②耳蜗源性损害，耳蜗末梢血供受阻(内听动脉受压)，使局部缺血；③神经-耳蜗源性损害，内耳淋巴液的生化改变(如肿瘤位置沿神经排列的高蛋白聚积)，耳蜗因传出调控被肿瘤干扰或破坏而致其主动微调机制异常。

(四)听神经瘤的生物学特性

听神经瘤是颅内常见的良性肿瘤之一，生长比较缓慢，但生长速度各不相同，部分学者认为肿瘤囊性及血管密度影响肿瘤生长，与病人的年龄、性别无关(不包括NF-2)。根据大量的临床实验研究，肿瘤的生长方式大致分为静止状态、均衡生长、顿挫生长、稳定生长、负向生长五种模式。Strasnick等提出肿瘤生长率0.61毫米/年，78%的听神经瘤生长速率低于0.2毫米/年，97%

的病例肿瘤生长速率在随访期间相对稳定不变。

囊变听神经瘤的生长速度明显高于非囊变听神经瘤,Charabi 认为囊变听神经瘤的生长速率是非囊变者的10倍,然而细胞增殖指数低于无囊变者。神经影像和组织病理学的研究提示囊性听神经瘤的生长不是先天性的,但可用囊性成分扩张来解释。

肿瘤的血供可能是其生长的限速因子,影响肿瘤囊性变性或复发等临床生物学行为。肿瘤复发过程通常很缓慢。国内周良辅等报道复发性听神经瘤占6.6%,肿瘤大部切除或部分切除,术后复发时间分别为3年和1.4年,伴有不同程度的脑积水。Kameyama观察肿瘤残余的19例病人中,一半以上的病例有肿瘤复发。肿瘤复发的原因,不仅在于肿瘤残留,尤其是内听道内残留,还与颈外动脉和椎-基底动脉的血供、肿瘤组织玻璃样变性、细胞密度及增殖性细胞核抗原标记指数相关。

(五)听神经鞘瘤分期与分型

1.根据肿瘤的大小分期

听神经瘤根据肿瘤的大小,表现为不同的临床分期,共分为如下四期。

第一期:肿瘤直径<10mm,仅有听神经受损的表现,除耳鸣、听力减退、头昏、眩晕和眼球震颤外,别无其他临床症状。

第二期:小型肿瘤,直径1~2cm。除听神经症状外,出现邻近脑神经损害症状,如三叉神经和面神经症状及小脑功能障碍,无颅内压增高的症状。内听道扩大。

第三期:中等型肿瘤,直径2~3cm,除上述症状外,有后组脑神经及脑干损害的症状,小脑受损症状更为明显,伴有不同程度的颅内压增高。内听道扩大并有骨质吸收。

第四期:大型肿瘤,直径>3cm,病情已发展到晚期,症状已扩大到全脑,梗阻性脑积水表现严重,脑干受损也很明显,有时还可以出现对侧脑神经受损表现。语言障碍和吞咽困难都很明显,严重者表现为意识障碍,如淡漠、嗜睡、昏迷等。

2.分型

(1)按照肿瘤大小分型　根据术前CT或MRI轴位像测定内听道外肿瘤的最大直径,将肿瘤分为小型<15mm,中型15~30mm,大型>30mm。

(2)按肿瘤起始部位分型

①外侧型:肿瘤起始于听神经的远端,此型占70%左右。该型肿瘤的临床症状演变有一定规律性,属于听神经鞘瘤的典型病例。

②内侧型:肿瘤起始于听神经的近端,比较靠近脑干。此型约占20%~25%。由于肿瘤靠近脑干,在疾病的早期即可出现脑干受压症状及颅内压增高症状,而听神经症状不明显。

③管内型:极少见,仅占5%。肿瘤起始于内听道内,早期即可出现前庭神经及耳蜗神经症状,而且比较明显,周围性面神经瘫痪症状亦较早,其他临床症状比较少见。

(3)Matthies和Samii根据肿瘤的扩展程度将肿瘤分为四级。

T_1:完全位于内听道内的肿瘤。

T_2:肿瘤位于内听道内外。

T_{3a}:向桥小脑角发展的肿瘤,充满桥小脑角池。

T_{3b}:肿瘤向内侧发展已触及脑干。

T_{4a}:肿瘤压迫脑干。

T_{4b}:脑干严重受压移位,第四脑室亦受压变形。

(六)听神经瘤的临床表现

听神经鞘瘤是一种缓慢发展的颅内良性肿瘤,主要临床表现为桥小脑角综合征,包括前庭神经、耳蜗神经、三叉神经、面神经为主的脑神经功能障碍,小脑损害症状,长传导束损害症状及颅内压增高症状。症状可轻可重,这主要与肿瘤的起始部位、生长速度、发展方向、肿瘤大小、血供情况及有否囊性变等因素有关。

听神经瘤最常见的症状是单侧高音频听力降低和语言辨别缺失,常由于使用电话困难而最早被注意到。大部分病人就诊时主要症状是听神经鞘瘤本身的症状,包括头晕、耳鸣及听力下降,此三者可同时或两者同时或先后出现。耳鸣为高音调,似蝉鸣或汽笛声,并为连续性,常伴有听力减退。耳聋更为重要,有报道耳聋发生率在85.2%～100%,而耳鸣仅存在于63%～66.9%的病例中。头晕症状持续时间与肿瘤的大小呈线性负相关。听神经鞘瘤越大,头晕症状持续的时间越短。病程的长短反映了肿瘤的生长速度、发生的位置以及是否有囊性变等。

1. 听神经鞘瘤的病程

病程差异较大,最短者14天,最长者达数十年。一般说来,病程相对较长,大多数在4～5年。有人认为病程的长短并不一定与肿瘤生长的大小成比例。北京神经外科研究所一组602例听神经鞘瘤病程在1～5年者为502例,肿瘤直径>4cm者284例,占56.6%;而病程在6～20年共100例,肿瘤直径>4cm者58例,占58.0%;其中有1例病程18年,肿瘤实质部分直径仅有2cm。Kasantikui(1980)报告了103例病人,病程最短1个月,其肿瘤直径达6cm;而病程最长的30年,肿瘤直径仅1cm。

2. 首发症状

神经的颅内段可分为两部分,即:内侧部分,位于内听道内;外侧部分自脑干发生处至内耳门处。两部分相接处大致是神经胶质髓鞘和Schwann细胞髓鞘分界带。肿瘤大部分发生在外侧部,其首发症状为进行性单侧听力减退,伴耳鸣、眩晕,约占70%左右,并且此症状持续时间较长,一般持续3～5年。当肿瘤起源于听神经近端,由于内侧部肿瘤没有骨壁的限制,早期不会对听神经造成影响,其首发症状并非听力障碍,而是以头痛、恶心呕吐、视力障碍为首发症状。向上扩展的肿瘤,以三叉神经刺激或破坏症状为首发,有时易被误诊而得不到及时正确的治疗。有作者报告听神经鞘瘤病人以原发性三叉神经痛收住院,在准备作三叉神经后根切断时,发现肿瘤自内听道长出,而三叉神经均正常,肿瘤切除后三叉神经痛症消失。

3. 早期症状和体征

(1)听力减退 这是听神经瘤最常见及最

典型的表现,约占85.2%～100%,一侧渐进性感音性耳聋。早期常表现为与人谈话时,闻其声而不知其意,或者电话沟通困难,渐发展为全聋。听力减退多与耳鸣同时出现,但常不能为病人所察觉,不少病人因其他症状行听力测定时才被发现;少数病人可能由于肿瘤压迫内听道内血管,耳蜗缺血引起突发性耳聋,或听力减退过程中听力发生突然改变。

(2)耳鸣 约占65%～66.9%,多为一侧性,高音性,连续性,音调高低不等,渐进性加剧,似"蝉鸣音"或"汽笛声",多伴有听力减退,但也可能是早期唯一症状。

(3)眩晕 约占19%,多不伴恶心、呕吐,少数表现为短暂的旋转性眩晕,亦可有类似美尼尔氏病的发作,但大多表现为不稳感。肿瘤发展缓慢,前庭功能逐渐发生代偿,可致眩晕消失,患侧耳内深处或乳突部疼痛,外耳道后壁麻木感。

4. 晚期症状和体征

随着肿瘤的不断生长,可压迫周围神经组织,出现邻近脑神经、小脑功能受损和颅内压增高等临床症状和体征。

(1)前庭神经功能损害 前庭功能主要是反射性调节机体头部、眼球、躯体、肢体的平衡。前庭功能受损最常表现为眩晕和眼球震颤。眩晕常出现于静止状态下,但也有病人体位改变时诱发或加重,可伴恶心、呕吐。眼球震颤多表现为水平性或水平旋转性,慢相方向与肢体偏斜方向一致。

(2)三叉神经功能损害 肿瘤大小在2cm以内者多无三叉神经受压的症状。肿瘤较大时,三叉神经受压于肿瘤的上极与脑桥、中脑之间,产生三叉神经功能受损的表现,约占8%。最常见的症状是颧突处皮肤麻木感,部分病人表现为三叉神经痛,患侧颞肌和咬肌收缩无力或萎缩。三叉神经多支受损较为常见,可表现为角膜反射减退或消失。Samii认为三叉神经受累的症状持续时间与肿瘤的大小呈线性正相关,直径>3cm时,约有48%的病人出现上述症状。

(3)面神经功能损害 面神经功能受损的症状和体征程度一般较轻,可能为运动神经纤维对外来压力具有较大的耐受性有关。若感觉纤维受到刺激产生耳痛、感觉过敏或感觉倒错,运动区受到损害,表现为瞬目减少、鼻唇沟变浅等轻微同侧周围性面瘫,少数还可引起面肌抽搐、同侧流泪减少等少见的症状和体征。

(4) 小脑功能障碍　当小脑半球受肿瘤压迫变形,部分肿瘤可突入小脑半球内,压迫小脑脚和小脑内核团,导致小脑功能障碍。常见静止平衡障碍,四肢小脑性共济失调,步态异常,书写障碍,语言表达障碍,说话唐突,吐字不清,声音忽高忽低而无规律性,眼球震颤,患侧肢体肌肉松弛无力,被动运动关节时运动过度,协调运动障碍等。多以患侧肢体共济运动障碍为主,其次是步态异常和不稳。

(5) 脑干继发性功能损害　肿瘤向内侧生长,推移或挤压脑干,甚至部分肿瘤嵌入脑干内,受压的脑干缺血、软化,多见于大型及巨大型听神经瘤患者。

(6) 其他脑神经功能损害　肿瘤向下发展,压迫Ⅸ、Ⅹ、Ⅺ对脑神经,可引起吞咽困难,进食呛咳、声音嘶哑,同侧咽反射减退或消失、软腭麻痹、胸锁乳突肌与斜方肌乏力。

(7) 颅内压增高的症状和体征　颅内压增高的早晚主要取决于肿瘤的生长大小、部位等因素。内侧型听神经瘤接近中线部位,脑脊液循环受阻,早期出现颅内压增高的症状与体征,头痛、呕吐、视乳头水肿,继发性视神经萎缩等。

5.听神经瘤非典型表现

大多数听神经瘤具有上述典型的临床症状体征,但部分病人的症状和体征不典型。桥小脑角区的微小内听道内神经鞘瘤和较大的神经鞘瘤,临床表现往往不典型,约占听神经瘤的5%～26%。听力正常但有耳鸣,突然听力下降但能自行恢复,波动性听力下降,三叉神经感觉异常伴发头痛;听力明显下降多年,逐渐出现平衡不协调。耳神经检查有纯音测听、语言辨别率(SDS)、阻抗测听、镫骨肌反射(SR)、Anderson反射、衰减试验、Metz试验、听觉脑干诱发电位(BAEP)、前庭功能检查(如自发性位置性及摇头

性眼震等),辅以矢状或冠状位增强MRI可以鉴别。Sterkers报道的1 200例听神经鞘瘤,其中198例属非典型症状和体征(占16.5%)而被误诊为其他疾病,其肿瘤大小为:8～10mm占12%,1～2cm占54.4%,2～3cm者占21.9%,3～4cm者占7.2%,4cm以上者占4.5%。也就是说不同大小的听神经瘤,均有不典型症状的病例。

6.疾病演变及发展

听神经瘤临床症状的出现以及发展过程,受肿瘤起始部位、发展方向、肿瘤大小、血液供应情况等诸多因素影响。典型听神经鞘瘤症状演变过程具有以下特点:

(1) 前庭神经、耳蜗神经受累阶段　面神经、耳蜗神经、前庭上神经及前庭下神经在内听道外侧部位置比较恒定。内听道外侧部被一横嵴(Bill's棒)分为上下两部,上部外端以一垂直骨桥分为前后两半。面神经居前,前庭上神经在后,耳蜗神经和前庭下神经则分别位于下部的前后份。由于听神经瘤大多数源于前庭神经,其前神庭经最先受累,继之耳蜗神经受肿瘤推挤、刺激而产生相应临床症状。病人出现眩晕、耳鸣、听力下降、恶心呕吐。肿瘤在内听道内生长,可压迫内听道内动脉,此动脉为终末动脉,造成耳蜗缺血性病变而导致病人突发性耳聋发生。

(2) 肿瘤相邻近脑神经受损阶段　随着肿瘤的不断发展,肿瘤的上极可达三叉神经。若三叉神经感觉根受刺激可引起面部疼痛;若感觉根受到破坏性损害可引起面部感觉减退,角膜反射减退或丧失。三叉神经运动根受累可出现同侧咀嚼肌无力,同侧咀嚼肌、颞肌萎缩。听神经鞘瘤在生长过程中可推移、牵拉面神经而产生不同程度的周围性面瘫及同侧舌前2/3味觉减退或消失。若肿瘤继续向上发展,肿瘤可通过小脑幕裂孔达中颅窝。由于动眼神经受到牵张,可引起同侧部分眼外肌麻痹,瞳孔散大、光反射消失。后组脑神经(Ⅸ、Ⅹ、Ⅺ)位于桥小脑角的尾端,舌咽神经和迷走神经、副神经受累可引起吞咽困难、饮水呛咳、同侧舌后1/3味觉减退或消失、软腭麻痹、声音嘶哑、同侧咽反射消失及胸锁乳突肌、斜方肌麻痹或萎缩。

（3）脑干及小脑结构受压阶段　肿瘤向内侧发展可推挤脑干,肿瘤巨大时可将脑干推移至对侧呈弓形,甚至有的肿瘤可嵌入脑干实质内,引起脑干内传导束功能障碍,出现对侧肢体不同程度的偏瘫、偏身浅感觉减退。有时脑干受压于对侧天幕裂孔的边缘上,病人出现患侧或双侧的偏瘫及偏身感觉障碍,脑干的移位可使动眼神经也受到牵拉,导致单侧或双侧动眼神经损伤而产生眼球运动障碍、眼睑下垂、瞳孔散大。小脑脚及小脑半球受肿瘤的长时间压迫,导致同侧的肢体共济失调、辨距不良、小脑性构音障碍等。

（4）颅内压增高症状阶段　随着肿瘤的不断发展,向上生长伸入中颅窝,中脑导水管受压;肿瘤向下发展可达颈静脉孔区,压迫乙状窦及颈内静脉;肿瘤也可使枕大池闭塞,亦可使后颅窝侧池及环池下部也闭塞;向内侧生长推移脑干,使第四脑室受压变形,脑脊液循环通路闭塞或导水管部分阻塞引起导水管以上的脑室系统扩张。后颅窝容积较小,对颅内压增高的代偿能力十分有限,随着肿瘤的不断增大,小脑扁桃体受到肿瘤推挤而伸入颈椎管内呈慢性下疝状态,高位颈神经根受到下疝之小脑扁桃体刺激,反射性引起病人颈僵直,后颈部疼痛不适及后枕部疼痛。

（七）听神经瘤的辅助检查

最有效的诊断方法是高分辨CT增强扫描（1.5mm轴位和冠状位）。通过对桥小脑角扩大成像（也对骨质进行高像素扫描）,CT也可提供关于前庭神经和内听道的资料。采用磁共振螺旋回波技术对轴位和冠位、长和短的薄层扫描序列,对内听道的病变有很高的敏感度。对于小部分向内听道外生长的肿瘤可在T_1和T_2成像序列上看到,而仅生长于内耳道内的肿瘤常常仅在T_1像上看到病变。

1.头颅平片

听神经瘤在岩骨平片上的主要表现为内耳道扩大,可通过前后位、汤氏位及斯氏位来显示。两侧内耳道的宽度相差1mm为可疑;若内耳道的顶或底有骨侵蚀,或内耳孔后唇有骨侵蚀,两侧内耳道的形态不对称,即有诊断意义。

2.头颅CT扫描

平扫肿块呈圆形或卵圆形,多为均匀略低密度或等密度,常伴瘤内低密度,甚至完全囊变呈低密度病灶,部分表现为混杂密度。增强扫描,90%的肿瘤为中等至明显强化,多数均匀强化,有时则呈环状强化,囊变区不强化。瘤体多以内听道口为中心向桥小脑角区生长,肿瘤多紧贴岩骨,以锐角与岩骨相交,骨性内听道常呈漏斗状扩大或骨质破坏。患侧内听道呈漏斗状扩大,此为诊断听神经瘤的可靠征象。桥小脑角池闭塞,第四脑室向对侧及后方移位,其上方可有脑积水。

3.核磁共振扫描

以内听道开口为中心的肿瘤,伴有患侧听神经增粗。肿瘤T_1WI呈中等信号或中等与低信号影相间,T_2WI呈高信号,囊变区呈更长T_1、长T_2信号。小的听神经瘤仅表现为听神经结节样或幕状增粗;大的听神经瘤除显示桥小脑角区肿块外,脑干和小脑受压,第四脑室变形,幕上梗阻性脑积水。增强后肿块实性部分明显强化,囊性部分无强化,患侧听神经明显强化,与增强的瘤体呈"苹果柄样"改变。常规脑部MRI可以显示两侧听神经,T_1WI可清楚显示Ⅶ、Ⅷ对脑神经的颅内部分,质子密度与T_2WI可显示颅外部分,MRI无骨质伪影,分辨率高,易检出病变,局限于内听道口的小型听神经瘤,在桥小脑角池的液体信号衬托下产生明显对比,不易漏诊,因此MRI诊断听神经瘤优于CT,5mm以下薄层扫描和增强扫描可检出微小听神经瘤。

4.脑干听觉诱发电位(brain stem auditory evoked potentials，BAEP)

BAEP是反映脑干内听觉过程神经机制的一种客观指标,对受检者无损害性。其原理是声音刺激由外界传入内耳后,用头皮电极记录耳蜗至脑干的电生理反应。BAEP可测得多个波峰,各波的神经起源尚未完全定论。一般认为波Ⅰ发自听神经最远端,主要代表听神经颅外段电位变化;波Ⅱ来自近端耳蜗核和脑干,代表耳蜗核的电活动,并与听神经颅内段的电活动有关;波Ⅲ代表脑干上橄榄核的电活动,并与耳蜗核的电活动有关,波Ⅳ代表外侧丘系的电活动;波Ⅴ来自中脑下丘水平,代表脑桥上部或中脑下部等相应的听觉神经系统兴奋时的电位。因此,通过测定BAEP各波波峰潜伏期和波峰间期,可以反映听觉传导通路相应部位的功能状态。BAEP诊断听神经瘤也主要是依靠波幅和峰潜伏期的改变来判断。主要表现形式有:无反应型;仅有Ⅰ波型;仅有Ⅰ～Ⅱ波型;Ⅰ～Ⅴ波IPL延长。患者Ⅰ～Ⅲ波IPL延长较之Ⅰ～Ⅴ波IPL改变更能敏感地反映听神经病变。

BAEP属非创伤性电生理检查,目前已成为听神经瘤患者筛选性检查,特别在微小肿瘤听力尚好的早期患者和内听道尚未发生骨改变之时,更能显示出早期诊断的优越性。听神经瘤的BAEP各波的波峰变化:波Ⅴ潜伏期延长或波Ⅴ消失;两侧波Ⅴ峰潜伏期差>0.2ms;中枢传导时间延长>4ms,应考虑蜗后病变。患侧BAEP各波消失或仅能记录到Ⅰ波;患侧的BAEP异常伴健侧Ⅲ～Ⅴ的IPL延长,约占异常波型BAEP的45.7%,也是最具特征性的变化。文献报道BAEP Ⅰ～Ⅴ波完全出现率与肿瘤大小有关,BAEP波PL的延长、两侧Ⅴ波PL差值的增大、Ⅰ～Ⅴ波的IPL延长既可作为听神经瘤早期诊断的依据之一,又可间接判断肿瘤瘤体的大小。BAEP是筛选听神经瘤的一种有价值的方法,检测阳性率高,诊断符合率>95%。

5.听力试验

区别耳聋是传导性的还是感音性的,可进行听力试验检查。传导性耳聋的气导<骨导、感音的耳聋则气导>骨导。以音叉作骨导比较试验(weber试验),传导性耳聋音偏患侧,感音性耳聋音偏健侧。电测听机检查更为准确,对听神经瘤的早期诊断具有较大价值。

(1)纯音测听　患侧听力受损程度不等,曲线型无特异性。纯音听阈与肿瘤大小无相关性。低频听力正常,2kHz以上高频听力下降,听神经瘤的早期听力图特征可能与传导高频听觉的神经纤维数量较少有关。

(2)镫肌声反射试验　镫肌声反射,表现为阈值升高,声衰减试验异常,提示蜗后病变,声导抗检查中的镫肌反射试验,可用于听神经瘤的定位诊断。

(3)前庭功能试验　这是诊断听神经瘤的常用方法。眼震电图随机扫视试验,眼震电图对早期听神经瘤的诊断价值较低。水平追踪试验凝视眼震,可表现为垂直凝视眼震、水平凝视眼震。视动性眼震,可见双侧眼震数量减少及慢相速度下降。温度试验,采用冷热空气法,均为患侧反应减弱。冷热试验显示患侧半规管功能受损程度不一,可能与肿瘤起源的前庭神经分支不同,以及冷热试验只刺激外半规管有关。

(八)听神经瘤的诊断

具有典型听神经瘤症状者,极易明确诊断。听神经瘤首发症状几乎都是听神经本身的症状,有典型桥小脑角综合征和内耳道扩大者,即可确诊,但多已发展到相当大的程度。有些患者,甚至晚期病例,虽然肿瘤巨大,但除颅内压增高外,神经系体征轻微,甚至听力也无显著下降,可能仅有的定位体征就是不恒定的眼震,对此诊断可发生困难。术后面神经能保留良好,甚至听力也能得到保护,这种希望无疑是以小听神经瘤的早期诊断为基础。为了降低手术死亡率、病残率,提高全切除率,提高面、耳蜗神经的保留率,关键在于早期(第一、二期)发现。凡表现一侧听力下降伴有耳鸣、平衡失调或眩晕发作病人,应进行比较全面的神经、耳科学检查以及其他有关检查。听神经瘤以MRI检查为首选,NF-2则以临床证据为主,基因诊断可用于两者的鉴别诊断及连锁分析。增强MRI检查是目前早期诊断听神经瘤最敏感和可靠的无创影像学手段,尤其是对微小的听神经瘤。

1.听神经瘤的检查

(1)听力检查　主要包括纯音测听和脑干听觉诱发电位等。

(2)前庭功能检查和神经系统检查

(3)影像学检查　包括CT、MRI、内耳道脑池造影等,有助于与脑膜瘤、胆脂瘤等鉴别。

2.神经纤维瘤病Ⅱ型的诊断

神经纤维瘤病Ⅱ型的诊断主要依靠临床证据,可参考1991年美国国立卫生院(NIH)统一建立的诊断标准。有以下临床特征之一的患者可诊断为NF-2:①双侧前庭神经鞘瘤;②单侧前庭神经鞘瘤,有NF-2家族史(一级亲属);③有NF-2家族史(一级亲属)及以下各项中的任意两项:神经纤维瘤、脑膜瘤、神经胶质瘤、神经鞘瘤、幼年晶状体囊性浑浊。

(九)听神经瘤的鉴别诊断

任何一个位于CPA的肿瘤都可与听神经鞘瘤混淆,但多数病例有其MRI的鉴别特点,因此听神经瘤的诊断应考虑与桥小脑角内的其他肿瘤相区别,如脑膜瘤、上皮样囊肿、胶质瘤、桥小脑角内其他神经瘤,以及与桥小脑角其他病变相区别,如血管畸形、动脉瘤、蛛网膜囊肿等。听神经鞘瘤占CPA肿瘤的80%,其次是脑膜瘤、表皮样囊肿、蛛网膜囊肿、脂肪瘤、面神经鞘瘤及转移瘤。

1.脑膜瘤

脑膜瘤占CPA病变的10%～15%,是桥小脑角区第二位常见肿瘤,在CT与MRI上与听神经瘤有类似的密度和信号强度。脑膜瘤紧贴于桥小脑角区的岩骨,15%～25%的病例邻近的岩骨可见骨质增生;肿瘤的轴心不在内听道,增强扫描后,肿瘤呈均一明显强化,囊变、坏死少见。此外,有25%～35%的病例肿瘤可有钙化,内听道口不扩大。其鉴别要点有:①肿瘤以广基贴于桥小脑角区的颞骨,与之呈钝角;②邻近颅骨可见骨质增生;③增强扫描后,肿瘤呈均匀一致的明显强化,囊变、坏死少见;④肿瘤可有钙化;⑤内听道口不扩大;⑥在GD-DTPA的T_1加权MRI上,50%～70%可见有硬脑膜尾征。重要的是要注意肿瘤的外形而非某一个别特征。钙化与硬脑膜尾征在听神经鞘瘤则罕见。

2.三叉神经瘤

早期多有三叉神经受累症状,肿瘤位置偏前,可跨入中颅窝,无内听道扩大,但颞骨岩部尖端可见骨吸收或破坏。

3.表皮样囊肿

占桥小脑角区肿瘤的5%～20%,表现为一非增强性病变,呈囊性,肿瘤形态为分叶状或不规则,有"见缝就钻"的特点。T_1WI上为低信号(比CSF信号高),在T_2WI上成高信号。增强扫描时囊壁常不强化。蛛网膜囊肿常与听神经瘤同时出现,间或是一个孤立的病变。这种囊肿较表皮样囊肿有与CSF一致的信号,蛛网膜囊肿是均一的表现,而上皮样囊肿有一致性细条索特征。其次蛛网膜囊肿使血管移位,表皮样囊肿则穿入裂隙中并由神经血管结构围绕,使全切除很困难。

4.其他雪旺氏细胞瘤

后颅窝其他神经鞘瘤也可出现于CPA,但其起源部位常有不同。三叉神经鞘瘤最常见,常扩展至中颅窝与后颅窝呈哑铃形;面神经鞘瘤常在膝状神经节,但当其发生在内听道或CPA时,则难于与听神经瘤区别,也有描述面神经鞘瘤在CPA有些怪异的位置;后组脑神经神经鞘瘤从颅底的颈静脉孔的特殊位置及颈静脉孔扩大即可确定。

(十)听神经瘤的治疗

听神经瘤的治疗应遵循个性化原则。现代技术的应用,保证了完全切除肿瘤的同时保存面神经和听神经功能。

1.显微手术治疗

1894年,Charles Ballance最先成功地切除一听神经瘤。为防止复发,避免术后水肿与脑干梗塞,Dandy倡议全切肿瘤。20世纪60年代,手术显微镜的引入对听神经鞘瘤手术是一重大的发展。

(1)显微手术治疗的目的　全切除肿瘤,防止肿瘤继续生长,保护正常的面神经功能,尽可能保护听力。

(2)显微手术治疗的原则　诊断明确时,肿瘤直径常常大于3cm,治疗常以全切除作为首选方法。病人年龄大,一般不影响全切除,但仍有一部分病人因肿瘤体积较大,部位过于靠近内侧,与脑干粘连紧密难分,伴有其他器官的严重疾患,则不勉强做全切除而改做次全切除;早期病人由于肿瘤较小,手术时能保留面神经机会较多,对直径>3cm的肿瘤切除时保留面神经功能仍是一个难题。面神经、听神经功能的保留是以争取肿瘤全切除为前提,绝不可因保留面神经而放松对肿瘤全切除的要求。

2.听神经瘤立体定向放射治疗

γ刀治疗听神经瘤的适应证:①肿瘤是实质性的,并且肿瘤直径应小于3.5cm;②神经纤维瘤病或双侧听神经瘤患者,渴望术后保留听力和面神经功能者;③难以耐受手术的病人,尤其是老年、全身情况差的患者;④肿瘤血管丰富或与重要结构粘连,手术危险性极大者;⑤肿瘤切除术后有残留或肿瘤复发者。较大病变的刀分割治疗目前也在探索中。

二、三叉神经鞘瘤

(一)概述

三叉神经鞘瘤(trigeminal schwannoma,trigeminal neurinoma)又称三叉神经纤维瘤或三叉神经瘤,是起源于三叉神经根、半月节或三个周围支的脑外良性肿瘤。起源于三叉神经的神经鞘瘤相对少见,占颅内原发肿瘤的0.2%～1.0%,其发病率在神经鞘瘤中仅次于听神经鞘瘤。大多数三叉神经鞘瘤为单发,并发神经纤维瘤病时为多发。三叉神经鞘瘤一般生长缓慢,在10～70岁病人中均可遇见,但以青壮年多见,儿童期较少见。

(二)肿瘤病理特征

三叉神经鞘瘤界限清楚,有完整而光滑的包膜,三叉神经往往因肿瘤的生长而被拉紧或呈扁带状,肿瘤多有囊变。光镜下可分为Antoni A和Antoni B两型。前者瘤细胞呈梭形,核也随之变长,两端常呈横而单或双排兵队状排列或栅状排列。另一个排列的特点是旋涡状,但不如栅状排列常见。后者形态不一,呈星形或多角形、短梭形,而细胞核则呈圆形、椭圆形或长圆形,细胞排列疏松,其方向不定,间质有大量水肿液或黏液样基质,并常形成微小囊腔,坏死常见。电镜下观察:Antoni A型区的细胞及核均为长梭形,突起细长而直,不分支,紧密呈束地流水状排列,也有直插地交指状排列;Antoni B型区的细胞形态不规则,许多呈多突起的星芒状,核卵圆形,突起互连呈网。

(三)三叉神经鞘瘤的影像学特征

1.颅骨X线平片

岩骨平片均表现为典型的侵蚀,常见岩骨尖骨质吸收或破坏,边缘清晰、整齐,颅底片可见圆孔和卵圆孔扩大。肿瘤向眶部发展时,多有蝶骨翼板及眶上裂等部位骨质吸收。

2.头颅CT

平扫表现为中颅窝底或后颅窝的圆形、卵圆形肿块影,同时累及中、后颅窝者为哑铃形。等高密度、低密度或混杂密度,囊变者密度更低,瘤周无水肿征象。肿瘤多起自三叉神经节或神经根,因此常有岩尖骨质吸收或破坏,注射造影剂后肿瘤呈均一性强化,囊变者则呈环状强化,边界清楚锐利。

3.MRI检查

头颅MRI检查表现如下:①肿瘤沿三叉神经路径生长,常跨越中后颅窝呈哑铃型。②肿瘤T_1WI呈低信号、等信号或低等混杂信号,T_2WI呈高信号;肿瘤大多呈实性,较大的肿瘤部分有囊变,囊内信号与CSF大致相似,T_1WI呈低信号,T_2WI呈高信号;同时大型肿瘤可跨越中、后颅窝,同侧岩尖脂肪信号消失为其特征。肿瘤较小时可表现为局部脑池增宽,于增宽的脑池内可见肿瘤影。③注射Gd-DTPA后实质性病灶呈均匀强化,囊性病变呈环状强化,囊内无强化,部分病例出现壁结节。④常伴有脑桥、第四脑室受压向后移位,Meckel's腔扩大,少数可出现幕上脑积水征象。⑤肿瘤边界清晰,边缘光整,有明显的占位效应,周围脑组织无水肿带或有轻度水肿带。

(四)三叉神经鞘瘤的临床表现

临床表现取决于病变的部位,但均伴有三

叉神经痛和感觉迟钝,也可表现其他脑神经症状,包括Ⅲ~Ⅷ脑神经。三叉神经症状随肿瘤的大小其发生率也增加。肿瘤>4cm时,约半数病例出现该症状;肿瘤<2.5cm者,其三叉神经症状出现率仅为10%~15%。三叉神经鞘瘤占颅内神经鞘瘤的0.8%~8%,其中一半位于海绵窦,起源于三叉神经节(Jefferson A 型),可向圆孔、卵圆孔生长;起源于三叉神经根,常局限于后颅窝(Jefferson B 型);哑铃形三叉神经鞘瘤,跨于中、后颅窝,占15%~25%,为Jefferson C 型。

三叉神经鞘瘤发生无性别差异,各年龄段均可发病,生长缓慢,早期症状易忽略,病人就诊时肿瘤多较大。由于三叉神经鞘瘤与颅内重要结构相比邻,如海绵窦、颈内动脉、脑神经、脑干等,其临床表现主要为三叉神经症状、邻近结构受累症状和颅内压增高症状。三种类型肿瘤临床表现不尽相同:①三叉神经受累的症状:早期多为三叉神经感觉支麻痹,即面部麻木,角膜反射减退或消失,其次为运动支麻痹和三叉神经痛等。②临近组织受累的表现:肿瘤长大累及海绵窦,常出现外展、滑车或动眼神经受累表现,造成眼球运动障碍和复视,以外展麻痹最常见;肿瘤累及桥小脑角区可出现共济运动障碍、锥体束征及面听神经、后组脑神经损害的桥小脑角综合征的表现。③颅内压增高的表现:晚期肿瘤压迫导水管、第四脑室产生梗阻性脑积水,出现头痛、呕吐、视神经乳头水肿的颅内压增高的症状体征。

(五)三叉神经鞘瘤的分型

三叉神经鞘瘤的分型多数是根据肿瘤的位置来分。Jefferson 等(1955)按肿瘤生长部位将其分为三型:①A 型:中颅窝型,即中颅窝三叉神经节细胞瘤,起源于三叉神经节的鞘膜,沿硬脑膜外生长,肿瘤直接压迫颅底,使岩骨及中颅窝底、卵圆孔的骨质被破坏。②B 型:后颅窝型,后颅窝内的神经根肿瘤,起源于三叉神经根之鞘膜,位于小脑脑桥角,很少有颅底骨质破坏。③C 型:哑铃型,跨越中、后颅窝,为中颅窝型向

后发展,或后颅窝型向前发展(图3-5-2)。根据颅骨X 线平片、CT 扫描和MRI 扫描,常常能区别这三类肿瘤。其中中颅窝型占46%,后颅窝型占29%,哑铃型占25%。根据肿瘤起源情况,Lesion在Jefferson 分型的基础上增加了D 型,即向颅外生长型。而Samii 则将其分为四型,前三型与Jefferson 分型一致,D 型为硬膜外形,并根据分型详尽地讲解了手术入路与分型的关系。Gwak将其分为五型,即:M 型(中颅窝型),P 型(后颅窝型),Mp(中颅窝病灶直径是后颅窝病灶2倍以上),M-P(肿瘤在中、后颅窝分布大体相等),Pm(与Mp 型相反,后颅窝病灶较大)。

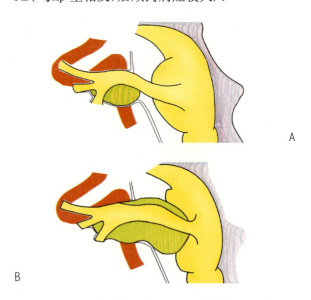

图3-5-2　三叉神经鞘瘤的分型。A,中颅窝型; B,骑跨型

(六)诊断和鉴别诊断

岩骨平片均表现为典型的侵蚀,这是病变具有的特征。CT 平扫病变常表现为等密度改变(低密度少见),增强后多数肿瘤呈均一强化。MRI 也可提供肿瘤周边解剖结构的详细信息。典型病例常首先出现三叉神经痛、三叉神经分布区感觉减退和运动受累症状,然后相继出现眼部征象或Ⅶ、Ⅷ脑神经症状。诊断一般多无困难,具体定位诊断依靠头颅CT 及MRI 检查。肿瘤特点为多囊性或蜂窝状改变。颅骨X 线平片在中颅窝型肿瘤常表现为岩骨尖部骨质吸收破坏,圆孔和卵圆

孔扩大。后颅窝型肿瘤者骨质破坏较少，且内耳道正常。三叉神经瘤具有典型的发病部位，其密度和信号符合神经鞘瘤的特征，结合岩骨尖骨破坏诊断不难。但三叉神经鞘瘤中颅窝型需与脑膜瘤、颞叶胶质瘤鉴别。颞叶胶质瘤为脑内肿瘤，占位表现明显，强化不规则，无骨质改变。后颅窝型需与听神经瘤、桥小脑角脑膜瘤及胆脂瘤鉴别。

累及三叉神经的病变临床表现复杂，肿瘤可沿神经纤维逆行、顺行或跨越式播散，但临床上可能无相应的神经系统症状。因此，仅根据临床表现不能对病变进行精确定位，必须行三叉神经全程检查。CT、MRI可清晰地显示三叉神经的解剖结构，观察颅底的神经孔道变化，准确评价三叉神经病变。神经管增大或破坏为神经受累的间接征象，神经血管周围脂肪垫的消失也是神经受累的另一重要征象。对比增强脂肪抑制图像对于评价肿瘤的神经周围侵犯很有价值。T_1WI用于观察脑池、三叉神经海绵窦段、Meckel腔。3D重建T_1WI高分辨薄层采集和重组可用于观察神经的走行。

(七)治疗

三叉神经鞘瘤系良性肿瘤，除年老体弱或有明显手术禁忌证外，应尽可能争取将肿瘤全切除。中颅窝及哑铃型肿瘤一般采用颞下入路，开颅后先从硬脑膜外探查，若颅内压力高，手术野狭小及操作困难，也可从硬脑膜下探查，发现肿瘤后，切开颅底硬脑膜，将肿瘤分块切除，颅底硬脑膜切口向后延续可切开小脑幕，这样可以切除肿瘤向后颅窝的延伸部分。这两类肿瘤也可采用翼点入路方法，开颅后先暴露外侧裂，经侧裂池放出脑脊液使颅内压降低，然后牵开颞叶，切开被肿瘤顶起的中颅窝底硬脑膜，行肿瘤分块切除。后颅窝型肿瘤采用一侧枕下入路，经硬脑膜内切除肿瘤。因肿瘤往往与小脑幕切迹粘连，不易分离，因此应先行包膜内分块切除，而后分离及切除瘤壁，此型肿瘤一般供血不丰富，较易达到全切除，对肿瘤复发者，可以再次手术。

三、其他神经鞘瘤

1.颈静脉孔区神经鞘瘤

(1) 颈静脉孔区神经鞘瘤的分型　颈静脉孔的前外侧壁由颞骨构成，后内侧壁由枕骨构成。孔腔内由两个部分组成：后外侧为静脉部，有颈静脉球、迷走神经与副神经及脑膜后动脉通过；前内侧为神经部，有岩下窦和舌咽神经通过。此区域肿瘤常见神经鞘瘤，其次为颈静脉球瘤、脑膜瘤及脊索瘤。不同肿瘤影像学检查不尽相同，神经鞘瘤多见囊变，增强常不均匀。颈静脉球瘤MRI显示有流空现象，确诊可行全脑DSA检查。脑膜瘤较为少见，增强为均匀强化，可有脑膜增强，可见骨质增生。脊索瘤多为不均匀强化，有骨质破坏，多从中线向外生长。

Samii根据肿瘤的影像学特征及手术所见，将颈静脉孔区的肿瘤根据不同的生长方式分为四型。①A型：肿瘤原发于桥小脑角，主要向颅内生长，颈静脉孔轻度扩大。肿瘤主体位于颅内，仅部分延及颅底骨；②B型：肿瘤主要位于颈静脉孔，并向颅内生长。肿瘤位于颅底骨内，无或少向颅内外延伸；③C型：肿瘤原发于颅外，主要生长在颅外，并向颈静脉孔生长。瘤体居颅外，仅少部分侵入颅骨或颅后窝；④D型：肿瘤呈哑铃形经颈静脉孔同时向颅内外生长。A型肿瘤主要表现为听力障碍、眩晕和共济失调，常见明显的后组脑神经损害，易与听神经瘤等脑桥小脑角肿瘤混淆。B型和C型肿瘤较早出现后组脑神经麻痹，即颈静脉孔综合征(Vernet综合征：同侧舌后1/3味觉丧失，声带和软腭麻痹，斜方肌和胸锁乳突肌无力)，或Jackson综合征(同侧软腭和咽喉肌麻痹，咽喉部感觉障碍，斜方肌和胸锁乳突肌无力，舌肌麻痹和萎缩)。D型肿瘤可同时或先后出现后组脑神经和面、听神经及小脑症状。B型和D型肿瘤常引起传导性或混合性耳聋，有别于A型肿瘤所致的神经性耳聋。影像学检查：头颅X线平片中，A型和C型肿瘤不一定引起颈静脉孔扩大，即使扩大，边缘也较平滑；B型和D型肿瘤则多有明显的扩大或骨质破坏，CT和MRI在确定肿瘤部位、大小及邻近结构的关系方面有重要价值,DSA 有助于与供血丰富的颈静脉球瘤、脑膜瘤相鉴别。对于A 型的病例可采用远外侧经髁入路切除肿瘤,这对于向颅内生长的肿瘤暴露清楚,而对于B、C、D 型的肿瘤可采用耳后 "C"形切口经髁上入路切除肿瘤,此手术入路对于颅内、外沟通性肿瘤有明显的优势。

(2) 舌咽神经鞘瘤 起源于舌咽神经的神经鞘瘤很少见。Suzuki 等(1989) 综述文献详尽描述的98 例,仅有23 例被确定肿瘤起源于舌咽神经。Sweasey 等(1992) 仅发现23 例文献报道,包括自己的5 例。这个部位的神经鞘瘤常被报告为颈静脉孔神经鞘瘤,而没有确定其起源的特定神经。舌咽神经是混合神经,含有一般和特殊的传入和传出纤维及一般躯体传入纤维。但事实上最常见的症状是听力丧失,而表现为舌咽神经机能障碍的特异症状者较少见,主要是吞咽困难、构音障碍和持续性牙痛。Kaye 等(1984) 报道了12 例后组脑神经鞘瘤,并将其分为三个类型:①A 型,肿瘤主要局限于颅内,小部分延伸到颅骨;②B 型,主要侵犯骨质,伴有或没有硬膜内生长;③C 型,病变的位置主要位于颅外,有小部分延伸到骨质或颅内。B 型和C 型常见颈静脉孔扩大,侵及Ⅸ～Ⅺ脑神经。而A 型病人常表现为听力丧失(颈静脉孔骨质无改变)。

颈静脉孔区神经鞘瘤均具有典型的神经影像学特征,表现为颈静脉孔扩张。CT 扫描病变可呈弥散增强病灶到仅环状强化,或仅表现为轻微的强化。肿瘤周围的骨皮质通常光滑,与颈静脉球瘤见到的破坏性骨质改变相反。肿瘤常有囊性变,病变不侵犯中耳。MRI 可很好地显示肿瘤,包括其周围的解剖关系(特别是脑干和小脑半球)。病变对GDTA 均呈类似的强化反应。鉴别诊断包括听神经瘤、脊索瘤、颈静脉球瘤。大多数肿瘤出现症状时体积较大。临床症状出现初期和复发时生长较慢。文献报道最常见的症状是听力丧失。表现脑神经机能障碍的特异症状主要是吞咽困难、构音障碍和持续性牙痛。

2. 舌下神经鞘瘤

颈静脉孔区及舌下神经孔区的肿瘤在颅底肿瘤中较为少见。由于此区域特别是颈静脉孔区血管神经复杂,且肿瘤大多呈哑铃形生长方式,故既往此区域手术并发症高,全切除率低。既往手术只活检和部分切除,全切除率很低,术后并发症的发生率可高达75%。随着显微神经外科的发展及颅底的显微解剖不断深入,此区域的血管神经的解剖有长足的进步。舌下神经孔位于颈静脉孔的内下方,枕大孔的外上方。因为两个孔相邻近,故此区域的肿瘤常常侵犯两个孔。术前要区分两部位肿瘤比较困难,舌下神经孔区的肿瘤多有舌下神经损害症状。

舌下神经孔肿瘤的分型与颈静脉孔肿瘤分型相同。舌下神经鞘瘤最典型的表现是半侧舌肌萎缩,但在颅内压增高症状出现前病变常被忽视。X 线断层可见舌下神经管扩大。CT 可在此层面上显示舌下神经管扩大,并可显示肿瘤侵入颈静脉孔。轴位扫描常见病灶中等程度强化,伴延髓压迫,也可见肿瘤经舌下神经管在前三角肌和茎突之间延伸到颈部。MRI 可更清楚地显示肿瘤的范围,T_1WI 上通常是高密度病变,通过舌下神经孔延伸至颈部。经枕下外侧开颅切除肿瘤(切除颅内部分),颅外部分病变常需外侧入路手术切除。这种肿瘤通过破坏颅底骨质,随着膨胀性生长向前推移硬膜,远至桥小脑角。术前很难判定硬膜是否完整及肿瘤与颅底的界限,或硬膜已侵蚀。因此,必须做好最初的颅外、硬膜外入路向颅内、硬膜内入路转变的准备。术前多学科间综合计划,目前不存在问题。同样,颅外神经瘤通过结合非显微和显微手术技术、囊内切除减少肿瘤的方法达到无创肿瘤分离。

第六节　脊索瘤

脊索瘤起源于脊索的胚胎残余,软骨瘤和软骨肉瘤起源于软骨。这类肿瘤的细胞病理类型、生物学行为和起源部位是相类似的。脊索瘤和软骨瘤是良性的,但易局部复发;软骨肉瘤则为低度恶性的,偶尔可转变成有转移性的高恶性肿瘤。这三种肿瘤均好发于斜坡和颞骨岩部,常位于硬脑膜外,也可侵及硬脑膜下。肿瘤可累及多数颅神经、脑干、海绵窦和颅底血管网,也可向颅内扩展至鞍上区,向颅外侵及颈、咽部软组织。

一、概述

脊索瘤(chordoma)最早由Virchow提出,是一种较少见的、具有局部破坏性的肿瘤,也是最常见的斜坡硬膜外肿瘤。起源于胚胎脊索结构的残余组织,位于中线骨骼部位、经蝶枕区至骶尾部的任何轴向位置均可发生,尤以骶尾部及颅底蝶枕部多见。肿瘤位于硬膜外,呈缓慢的、侵袭性的局部生长,但有溶骨性破坏。常发生在脑脊髓轴的部位上,如颅底斜坡、鞍区和脊椎骶尾部。向前可伸入鞍旁或鞍上;向下可突入鼻腔或咽后壁;也可向后颅窝生长,累及一侧桥小脑角;或沿中线向后发展而压迫脑干。由于位置深在且广泛侵犯颅底重要神经结构,颅底脊索瘤的治疗仍是神经外科的难题之一。其中50% 发生于骶骨,35% 发生于颅底斜坡,15% 发生于脊柱。亦有文献报道,32.8% 起源于脊柱,32% 起源于颅底部,29.2% 起源于骶尾部,6% 起源于中轴线以外或不确切位置。颅底脊索瘤最常见部位是斜坡,其次为鞍旁及鞍内。

二、肿瘤生物学特点与病理特征

1.脊索瘤的年龄分布及肿瘤发生学

脊索瘤可以发生在任何年龄,其范围可以从1.5～80岁,但大部分肿瘤发生在40岁左右。近年来对脊索瘤的发生提出了新的见解。Miettinen 等认为在脊索组织中部分细胞改变

了分化的路径或是在肿瘤发生的局部出现新的恶性细胞群体;Hruban 等提出在肿瘤组织中除典型的脊索瘤细胞外,还有一些具有多潜能分化能力的非整倍体幼稚细胞成分,其瘤细胞的核型分型显示胞核染色体结构异常;Scheil 等用原位杂交技术观察该肿瘤细胞的染色体情况,结果发现染色体1P 和3P 位点的丢失与脊索瘤的发生有关。因此,其自然病程表现为持续加重的颅底骨侵蚀以及对邻近神经血管结构的直接压迫并导致一系列的症状和体征。

2.脊索瘤的病理学特征

典型的脊索瘤主要位于硬膜外与硬膜粘连或突破到硬膜下,并靠近脑干及多组脑神经和椎-基底动脉等重要结构。其大体标本为灰褐色,质地不均,有的韧脆,有的质软,呈半透明胶冻状,黏液多且血供丰富,部分瘤组织内混有骨质成分并可见多个骨性分隔。手术中往往可见肿瘤边缘不规则,与周围粘连,有些颅神经和血管被肿瘤包裹。

1973 年,Heffelonger 等报道软骨样脊索瘤(chondroid chordoma),其镜下特点除上述典型特点外,尚含有多少不等的透明软骨样区域。该瘤发病年龄较轻,易与软骨肉瘤相混,但其预后较典型脊索瘤好。尽管有人通过电镜等观察后否认软骨样脊索瘤,认为其实为低恶性的软骨肉瘤,但许多学者参照Heffelfinger 等的标准相继报道了软骨样脊索瘤。大量免疫组化研究也发现,软骨样脊索瘤及典型脊索瘤的上皮性标记抗原cytokeratin 均呈阳性反应,而软骨肉瘤则呈阴性,故认为软骨样脊索瘤系脊索瘤的一个特殊类型。典型的脊索瘤表现为肉眼观瘤体为半透明分叶状肿物,有不完整包膜,充满胶冻状组织,易出血、坏死、囊变及钙化。

三、脊索瘤的分型

脊索瘤位于颅底中线区域,呈缓慢浸润性

生长。根据光学显微镜下的特点,可将其分为以下三个亚型,即普通型脊索瘤、软骨样脊索瘤、低分化型脊索瘤。普通型脊索瘤生长缓慢、质地软、黏液丰富局部有出血;低分化型脊索瘤为双向分化的肿瘤,生长较快,既有典型脊索瘤结构,同时也有肉瘤样结构。一般认为组织硬韧者说明恶性程度高。Al-Mefty 等将脊索瘤分为三个亚型:①Ⅰ型:肿瘤局限于颅底单个解剖腔隙,如蝶窦、海绵窦、下斜坡或枕骨髁,瘤体小,症状轻微甚至无症状。此型易于全切除,预后优良,只占颅底脊索瘤的一小部分。②Ⅱ型:瘤体较大,侵犯2个甚至多个颅底解剖腔隙,但可通过一种颅底入路将肿瘤全切。此型临床最多见。③Ⅲ型:肿瘤广泛浸润颅底多个解剖腔隙,需联合应用2个甚至多个颅底入路才能全切肿瘤。此型术中显露不良,手术难度最大。

除了根据组织病理学分型外,国内外不少学者根据脊索瘤的生长部位和(或)临床表现进行了分型。目前颅底脊索瘤的临床分型很不一致,少则分两型,多则分九型。有的学者将其只分为鞍旁和斜坡两型,其过于简单,不能全面反应脊索瘤的临床实际。

四、脊索瘤的影像学特点

1.颅底X-线平片

颅底脊索瘤的影像学特征对诊断有重大帮助,多数病变有明显的骨质破坏,而且瘤体内可有钙化,因此平片可发现异常。X线片可见起源于斜坡的软组织阴影,伴颅底骨质广泛性破坏,骨质破坏主要见于前床突、鞍背、斜坡等,其中以斜坡破坏最常见、最广泛,尤其是斜坡型脊索瘤。瘤体可伴有小的结节状钙化。

2.CT

颅底脊索瘤部位以颅底中线最常见,其次是一侧枕、颞骨交界区。颅底CT扫描可见斜坡、鞍区、视神经管、鼻咽部略高密度圆形或不规则性肿块影,同时合并有广泛性骨质破坏及点片状钙化。肿瘤边界不清,形态不规则、分叶或结节状,CT上颅底骨质呈广泛性浸润性溶骨性骨质破坏,破坏边缘模糊,无反应性骨质增生,出现骨性包涵体,约50%出现钙化,可有囊变、出血。增强扫描仅部分区域可出现强化,肿瘤呈轻度或中等强化,偶可见肿瘤钙化。MRI对索瘤的诊断价值非常大。

3.MRI

MRI 上呈长T_1T_2信号,蝶鞍、斜坡胀大膨隆,失去正常轮廓,病变信号不均匀,囊变区呈更长T_1T_2信号。T_1像常为低信号或等信号,但囊变区、出血区、黏液样成分在T_1像表现出高信号的特点,残存骨无信号。T_2像表现为不均一高信号,GD-DTPA 增强时出现不均一强化。MRI 上显示骨质破坏以T_1WI最清晰、直观,表现为蝶鞍区、斜坡后上方或海绵窦旁正常T_1WI上高信号的骨髓为低信号的肿瘤组织取代。颅底骨质广泛受侵,主体部分位于硬膜外,不同程度突入颅内,并侵入硬膜下,造成脑干受压移位。海绵窦内颈内脉及基底动脉被包绕或推挤移位。肿瘤边界相对较清,边缘无低信号强化环,瘤体在T_1WI呈低信号或等信号,在T_2WI呈较高信号或高信号,部分呈高低不等的混合信号,T_2WI和增强T_1WI上骨髓与肿瘤均呈显著高信号,骨质破坏难以辨认。Gd-DTPA 增强扫描病变均有不均匀性或筛网样中到重度强化(图3-6-1)。颅底脊索瘤中,CT、MRI 均显示肿瘤部位颅底骨质破坏,肿瘤破坏广泛,可累及蝶骨体、蝶鞍、斜坡、寰椎和颞枕骨交界区。与CT 相比,MRI 在明确骨质破坏和瘤体内钙化方面不如CT,但因为MRI 三维成像及不同信号转换的特点,因此在明确肿瘤的具体病变范围、显示破坏范围与边界MRI 优于CT。DSA 检查可见肿瘤淡染色(图3-6-2),肿瘤无明显的供血动脉及引流静脉,常引起神经和大血管的包裹和(或)推移,很少出现血管腔明显变窄和闭塞基底动脉的移位,这些对判断肿瘤的部位和浸润程度非常有用。

五、脊索瘤的临床表现

本病任何年龄均可发生,但颅底斜坡脊索瘤以30～50岁多见,其他部位的脊索瘤好发年龄为

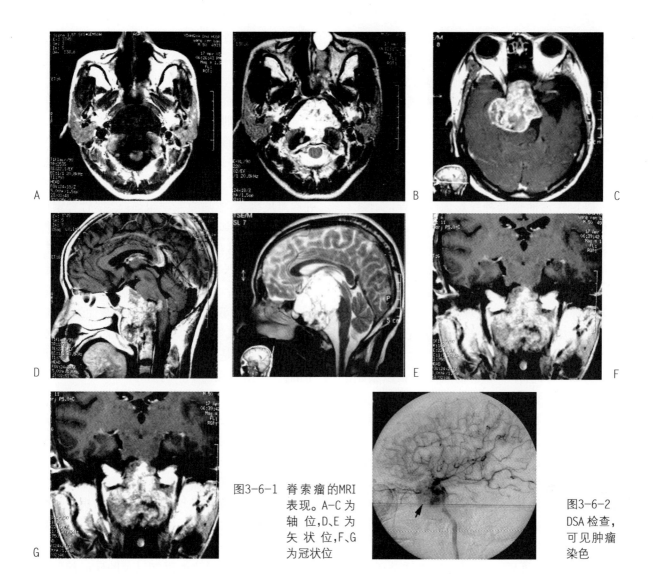

图3-6-1 脊索瘤的MRI表现。A-C 为轴位,D、E 为矢状位,F、G 为冠状位

图3-6-2 DSA检查,可见肿瘤染色

50～70岁。男性多于女性,男女之比为(2～3)：1。此类肿瘤少见,约占颅内肿瘤的1%。其自然病程表现为持续加重的颅底骨侵蚀以及邻近神经血管结构的直接受压,从而导致一系列的症状和体征。颅底脊索瘤的临床表现可因肿瘤部位和发展方向而有所不同。肿瘤常常生长缓慢,部分患者无症状,偶尔做脑扫描时被发现;一些患者则渐进性出现头痛、单一或多组颅神经麻痹,表现为复视、视力下降或失明、眼运动障碍,颜面感觉减退、面瘫、听力下降、吞咽困难和呛咳等。当肿瘤侵犯前颅底时,可引起嗅觉障碍、鼻塞和鼻衄。

（1）头痛　为最常见的症状,多表现为进展性缓慢的眶后钝痛,常不能引起足够重视,直至数年后出现复视、共济失调、垂体功能低下、神经功能障碍时方才明确诊断。

（2）颅神经麻痹的表现　其他颅神经症状有吞咽困难、饮水呛咳、言语不清、构音不良、视物模糊、行走不稳、面神经瘫痪、耳聋等,均与瘤组织对邻近颅神经的损伤有关。神经系统检查往往可发现咽反射迟钝、浅感觉减退、眼睑下垂、眼球运动受限、水平眼震、突眼及舌肌纤颤等体征。

①复视：超过50%的病人有此主诉。主要与外展神经受侵麻痹有关。

②视力减退、偏盲：视神经、视交叉受侵时可出现视力、视野的改变。

③其他颅神经,如Ⅴ、Ⅸ、Ⅹ、Ⅻ脑神经较少受侵。

（3）毗邻结构受累症状　肿瘤向前上发展可侵及海绵窦，向前下发展可侵及鼻咽、鼻腔，从而出现相应的症状。肿瘤向前发展可侵及垂体，出现垂体内分泌功能紊乱的临床表现。肿瘤向后发展可推压脑干，引起梗阻性脑积水，而表现出颅内高压的症状。

六、诊断与鉴别诊断

决定性诊断依据神经影像学检查，头颅CT和MRI可确定肿瘤的生长部位、大小、扩展范围和邻近颅骨受侵蚀情况。具有以下特征者，应考虑可能为颅底脊索瘤：好发于30～50岁的男性；病史较长，肿瘤发展相对较缓慢；有头痛和相关颅神经麻痹的临床表现。

尽管如此，因为颅底脊索瘤并无特征性变化，因此单纯从影像学检查上有时与颅咽管瘤、松果体瘤、垂体和脑桥的胶质瘤难以鉴别。CT（包括轴位图和三维重建图）、MRI均显示以颅底中线蝶骨体和斜坡为中心的骨质破坏，提示颅底骨源性肿瘤，容易误诊为其他肿瘤。

MRI对颅底型垂体瘤颅底骨质破坏特征的反映，充分说明该肿瘤不同于典型垂体瘤，具有显著颅底骨质侵袭的特性。颅底型垂体瘤和颅底脊索瘤中，CT、MRI均明确显示颅底溶骨性骨质破坏，破坏范围广泛，可累及双侧岩尖、蝶骨大翼和蝶骨嵴、眶尖骨质。二者的颅底骨质破坏形式类似，尤其是位于颅底中线蝶鞍、斜坡区域的脊索瘤与颅底型垂体瘤的骨质破坏部位、形式和破坏范围都非常相似，从骨质破坏角度出发，二者不能鉴别。CT、MRI显示颅底型垂体瘤、颅底脊索瘤所致颅底骨质具有同步性和一致性的特点，说明此两种肿瘤在肿瘤生长、浸润过程中，侵犯骨髓和破坏松质骨的病理过程是同步进行的，但与颅底型鼻咽癌颅底骨质破坏方式不同，这一点也提示这两种肿瘤的侵袭性不强。颅底型垂体瘤CT显示颅底骨质呈浸润性、溶骨性破坏，破坏边界不清，无骨质硬化。T_1WI显示骨质破坏区正常高信号骨髓为等信号或稍低信号肿瘤组织取代，增强后明显强化。骨质破坏边缘锐利，肿瘤呈足状突起侵入颅底骨质，与高信号之正常颅底骨形成鲜明对比。

七、治疗

1.治疗原则

颅底脊索瘤治疗的难点在于：①肿瘤居颅底中线，手术难以达到，与众多重要神经血管结构毗邻，如垂体、下丘脑、视交叉、脑干等，全切除肿瘤难度极大，术后复发率很高；②尽管脊索瘤生长缓慢且较少转移，但其组织学上归属于恶性肿瘤，呈浸润性生长；③此类肿瘤早期多隐匿，病人耐受时间长，一旦出现症状，瘤体已相当大，难以彻底切除；④脊索瘤对常规放疗通常不敏感。治疗方法争议较多，因为肿瘤侵袭性生长，病程长，发现时大多巨大，难以全切除，因此不少学者认为放疗是首选。但是技术的革新，操作水平的提高，给了我们手术的信心。

2.手术治疗

手术是颅底脊索瘤的首选治疗手段。通过手术，一方面可切除大部分瘤体，迅速缓解临床症状，为下一步治疗提供条件；另一方面，术后病理检查可明确诊断。对这类肿瘤，应努力争取作全肿瘤切除，并切除邻近的病骨和受累的硬脑膜。术毕时需细心修复硬脑膜缺损和重建颅底，以防止术后脑脊液漏和脑膜炎并发症。但由于病变部位的限制以及肿瘤局部侵袭性生长的特性，手术难以彻底切除。因此单纯手术后的局部复发率高，可高达85%。这类源自岩骨的肿瘤位于海绵窦时，与神经鞘瘤不同，海绵窦段颈内动脉向上外移位，位于手术野的浅面，在打开海绵窦壁切除肿瘤时，应注意勿损伤移位的动脉。

3.放射治疗

由于颅底脊索瘤单纯手术不易切除彻底，术后局部复发率高，而且病变对放疗相对抗拒，因此治疗上的标准方案为手术和术后放疗的综合治疗。尽管脊索瘤对放射治疗不敏感，但通过术后放疗，可明显降低脊索瘤的术后复发率，推迟局部复发时间。对不能手术或单纯手术后局部复发的病人，尽管放射治疗不能根治，但可以有效地缓解症状、控制肿瘤生长、延长生存时间。这类肿瘤对放射治疗不太敏感，且放疗后手术有增加术后伤残和死亡的危险，故仅对术后残存肿瘤施行放射治疗。

八、疗效与预后

由于颅底脊索瘤的特点，治疗疗效的判定与常见肿瘤有所不同：颅底脊索瘤的局部控制定义为症状有效缓解，影像学随访过程中瘤体缩小、稳定或无进展的表现。如症状重现或影像学检查提示肿瘤进展，则提示为局部复发。McMaster 等总结了美国400例脊索瘤患者，平均生存时间为6.29年，5年、10年的相对生存率分别为67.6%和39.9%。因此，初次手术尽量彻底切除肿瘤，对肿瘤预后有重大意义。一般而言，综合治疗颅底脊索瘤总的5年生存率为33%～75%，10年生存率为17%～46%。

肿瘤术后复发的原因有两种，一是肿瘤不能彻底切除，局部残留或术中肿瘤细胞种植亦是影响术后复发的重要因素。因此，切除脊索瘤组织时不但要切除肿瘤及受侵犯的骨组织、皮下组织，还应切除一部分周围正常的骨组织及肿瘤表面的黏膜。Gay 等分析60例颅底脊索瘤和颅底软骨肉瘤病人的预后，平均随访46.8个月。全切或近全切除67%，次全切除23%，部分切除10%，各组的5年复发控制率：第一组为84%，后二组为64%。

单纯手术组的局部复发率几乎高达100%，复发的平均时间为2.5年，而术后放疗可将局部复发率降至50%左右，而且复发的时间推迟至平均术后4年左右。需强调的是由于脊索瘤的放射敏感性较差，在放疗过程中很少能看到瘤体消退者。放疗后瘤体开始退缩的时间一般在疗后6个月以后，个别病人放疗2年后肿瘤才开始缩小。如Noel 报道34例颅底脊索瘤、11例软骨肉瘤采用光子和质子混合束照射的结果：2/3剂量采用光子束照射，剩余1/3剂量采用质子束缩野加量照射，总剂量60～70CGE，GTV 平均总剂量限制在67CGE。中间随访30.5个月(2～56个月)，脊索瘤的3年局部控制率为83.1%，而软骨肉瘤为90%；3年总生存率前者为91%，后者为90%，远高于常规光子术后放疗的局部控制率及生存率。

第七节 颈静脉球瘤

颈静脉球瘤(glomus jugulare tumor)是发生在颈静脉孔内及其附近的肿瘤。1941年，Guild 在颈内静脉球顶部和中耳鼓岬发现一种血管性结构，并将其命名为颈静脉球体。1945年，颈静脉球体瘤首先由Rossenwasser 报道，当时命名为颈动脉体样瘤，以后又陆续有许多类似报道，如鼓室瘤、非嗜铬性副神经节瘤、化学感受器瘤以及血管球细胞瘤等，后来Winship 将之改名为颈静脉球瘤(或颈静脉球体瘤)。已有的研究证实本肿瘤为副神经节发生的肿瘤，理应命名为副神经节瘤(paraganglioma)，但由于习惯，颈静脉球瘤这一名称仍在普遍使用。

一、颈静脉球瘤的流行病学

颈静脉球体瘤的发病率较低，其发生率约为1/130万。Lack 统计60万人次中，头颈部球体瘤69例，其中颈静脉球体瘤仅8例，发病率为0.012%。颈静脉球体瘤是原发于中耳的最常见肿瘤，也是累及颈静脉孔的最常见病理类型。在侵犯颞骨的肿瘤中，第一位为听神经瘤，第二位即为颈静脉球瘤。颈静脉球瘤可在10岁以上任何年龄发病，但以中年人多见，高发年龄在40～60岁之间。发病年龄越小，肿瘤发展越快，越容易具有多病灶性和血管活性物质分泌性的特点。女性多于男性,女性与男性比例为6:1。从症状出现到明确诊断,时间可持续1个月到28年(平均4年),与非嗜铬副神经节瘤相比较,损害可能导致双侧。以后组脑神经受累为主,多为单发。约5%的颈静脉球瘤(包括颈动脉体瘤)可有多部位肿瘤,其家族发生率约为50%,近3%的病人和在家族性病人中的26%有多发嗜铬细胞瘤。大多数的颈静脉球瘤生长缓慢,其生物学特性和发展过程呈良性表现。

二、组织来源

颈静脉球瘤是副神经节瘤的一种,具有含儿茶酚胺的神经分泌颗粒,但真正分泌去甲肾上腺素的肿瘤只占1%～3%,而且颈静脉球体瘤分泌的比例高于鼓室球体瘤,此类也称功能性颈静脉球瘤。颞骨血管球体主要沿舌咽神经的鼓室支(Jacobson神经)和迷走神经的耳支(Arnold)分布。血管球体是神经内分泌系统的一部分,组织学上与颈动脉体一致,在血管活性中起神经调节和监督的作用。多数颞骨副神经节位于颈静脉窝的前外侧区和中耳内,因此,起源于副神经节的肿瘤也主要发生于这两个部位。起源于中耳内者称为鼓室球体瘤,起源于颈静脉窝者称为颈静脉球体瘤,其生长和侵袭的方式见图3-7-1。组织学上与颈动脉体一致,由主细胞和支持细胞陷于小血管网中。

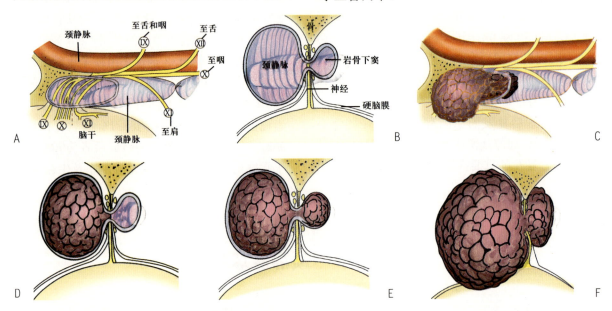

图3-7-1 颅内颈静脉球瘤的生长及侵袭岩下窦的形式。A,颈静脉孔侧位正常解剖;B,图A虚线的轴位从下方显示正常解剖,可见岩下窦汇入静脉球和后组脑神经的关系;C,侧位显示颈静脉球瘤;D,轴位显示小型颈静脉球瘤,肿瘤尚未累及岩下窦;E,轴位显示颈静脉球瘤,肿瘤已侵入岩下窦,但还没有压迫后组脑神经;F,轴位显示颈静脉球瘤,肿瘤生长侵入岩下窦,并压迫后组脑神经

三、颈静脉球瘤分型

颈静脉球瘤可局限于颈静脉孔内,可在颈内静脉的腔内延伸或向下扩大至颈部很远的距离(甚至进入与颈外静脉的吻合处)。另一些肿瘤可向上延伸,完全充填乙状窦、横窦和岩上窦、岩下窦。肿瘤局限于中耳或主要位于颈部,常由耳科医生探查切除。1962年,Alford和Guild首次将颈静脉球体瘤分为两型:起源并局限于中耳者,称鼓室球体瘤;累及中耳和颈静脉球两处者,称颈静脉球体瘤。随着医学影像学的发展和颅底手术技术的发展,Fisch、Glasscock和Jackson分别于1978年和1981年提出了两种分型法(图3-7-2,表3-7-1和表3-7-2)。这两种分型法描述了肿瘤的范围及颞骨、颞下窝、颅内的

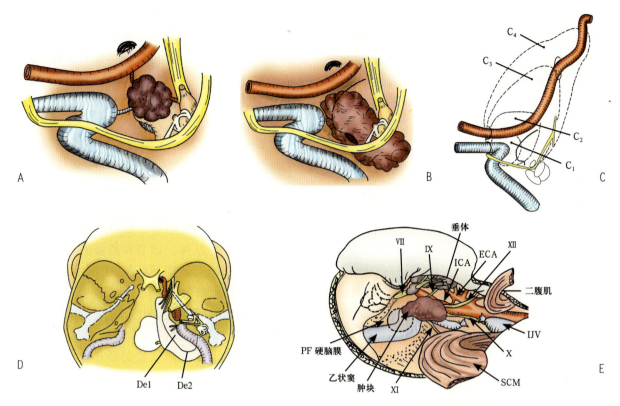

图3-7-2 A,A型颈静脉球瘤;B,B型颈静脉球瘤;C,C型颈静脉球瘤及其亚型;D,D型颈静脉球瘤及其亚型;E,颈静脉孔颅外肿瘤

表3-7-1 颈静脉球体瘤Fisch分型法

分型	范围
A 型	肿瘤局限于中耳腔(鼓室球体瘤)
B 型	肿瘤局限于鼓室乳突区域,无迷路下骨破坏
C 型	肿瘤侵犯迷路下,扩展到岩尖部
D_1 型	肿瘤侵入颅内,直径<2cm
D_2 型	肿瘤侵入颅内,直径>2cm

表3-7-2 颈静脉球体瘤Glasscock-Jackson分型法

分型	范围
Ⅰ 型	肿瘤局限于鼓岬表面;肿瘤小,限于颈静脉球、中耳和乳突
Ⅱ 型	肿瘤完全充满中耳腔;肿瘤侵犯至内听道下方,可有颅内侵犯
Ⅲ 型	肿瘤充满中耳腔,扩展至乳突;肿瘤侵犯岩尖部,可有颅内侵犯
Ⅳ 型	肿瘤充满中耳腔,扩展至乳突或穿透鼓膜至外耳道,或向前发展累及颈内动脉;肿瘤超出岩尖至斜坡或颞下窝,可有颅内侵犯

侵犯程度,为目前广泛采用。

根据原发部位不同,劲静脉球瘤可分为两类,一类为颈静脉球体瘤,发生于颈静脉窝感受器小体;另一类为鼓室球瘤,发生于中耳鼓室内沿舌咽神经鼓室支或迷走神经耳支走行处部分血管外膜小体。尽管它们在病理上完全相同,但前者的病变原发于颈静脉球,范围较广泛,分开命名对疾病的治疗和预后估计有益。在病程的后期,肿瘤从颈静脉窝扩展到中耳,或从中耳扩展

到颈静脉窝者,临床则称为颈静脉鼓室球瘤。该瘤临床上分为三型:①中耳型;②颈静脉孔型;③混合型。

Kempe(1982)根据肿瘤的范围和血液供应,将肿瘤分为6个级别:①Ⅰ级,指上面描述的鼓室病变,经耳道入路切除。②Ⅱ级,病变在颈静脉球腔内,或可在颅内静脉窦和颈部静脉内延伸。③Ⅲ级,指颈静脉孔扩大,但无侵蚀,无Ⅸ~Ⅺ神经受累症状。④Ⅳ级,肿瘤引起颈静脉孔扩大,

孔壁骨质受侵蚀，肿瘤扩张到乳突骨质内，有Ⅸ～Ⅺ脑神经受累症状，但无面神经受累症状。除了颈外动脉供血外，所有这些病变由椎动脉颅外部分供血。⑤Ⅴ级，肿瘤延伸至颞骨岩部，影响Ⅶ～Ⅷ脑神经功能，可侵犯Ⅴ脑神经并引起相关症状，整个岩骨可被侵蚀。肿瘤可达海绵窦后部，也可进入颈部咽旁组织，除了椎动脉颅外部分和颈外动脉供血外，颈动脉岩部偶尔颈内动脉海绵窦部也可向肿瘤供血。⑥Ⅵ级，肿瘤越过中线到达斜坡，进入双侧海绵窦（由双侧颈内动脉供血）。幸运的是，Ⅴ级和Ⅵ级的病变，很少见。

四、病理

颈静脉球瘤90%以上是良性肿瘤，有其独特的病理解剖学特性及生长方式。肿瘤血供非常丰富。肿瘤主要沿原有的解剖通道扩展性生长，沿颅底的骨缝、孔道、大血管向周围结构侵犯，易形成指状突起侵袭颅底不同的裂和孔，并且侵蚀、破坏颅骨及硬膜，侵入颅内、耳部压迫脑神经而引起一系列临床症状。当肿瘤生长过大时，可同时累及颅内和颅外。巨检中颈静脉球体瘤很像血管肉芽组织，一般有包膜，色深红，并略呈结节状或分叶状。因肿瘤的血管壁无收缩功能，手术中触之易出血。当瘤组织侵入鼓膜和临近的骨质时，则与周围的组织之间并无包膜。被侵犯的骨组织软化，呈出血状，病变和正常骨质之间的界线分明，与肿瘤相邻的正常骨质中血管增多。

颈静脉球瘤的典型生长方式是自颈静脉孔的上外侧累及下鼓室，向下可侵及咽旁、咽后间隙，向内侵及颈静脉结节、舌下神经管和斜坡，向上则可通过颈静脉孔侵入颅内。副神经节瘤虽属良性肿瘤，但具侵袭性的生物学行为，可侵蚀神经鞘膜、血管外膜、骨组织，常致颈静脉孔上外侧侵蚀性破坏而失去原有骨结构。颈静脉球瘤血供丰富，主要由颈外动脉分支供血，并呈浸润性生长，易破坏周围骨质。镜检中可见成串的主细胞被纤维间隔和支持细胞包绕，陷于血管网中。可见到无髓鞘神经纤维，但与正常副神经节相比明显减少。电镜下主细胞由明暗两种细胞组成，与副神经节相似的是都含有一种大小一致的嗜铬性颗粒，但线粒体含量极为丰富，类似于内分泌肿瘤细胞。绝大多数颈静脉球体瘤为良性，恶性极少见。因本病有多发倾向，故将副神经节瘤常发部位以外的部位发生同样肿瘤时才称为转移，发生率约为3%～4%。

颞骨的血管球体主要沿舌咽神经的鼓室支（Jacobson神经）和迷走神经的耳支（Arnold）分布。血管球体是神经内分泌系统的一部分，在全身有广泛分布，组织学上与颈动脉体一致，由主细胞和支持细胞陷于小血管网中。由于它们在血管活性中起神经调节和监督的作用，现在认为这种结构应是副神经节。主细胞通常有神经分泌颗粒，含有去甲肾上腺素和多巴胺，释放后调节心血管等功能。与颈动脉体和肾上腺髓质等神经内分泌系统不同，颞骨的副神经节在组织学染色上缺乏对铬盐的亲和性，在神经内分泌系统中没有确切的作用，因此也被称为非嗜铬性副神经节。

五、临床表现

颈内静脉球部附近有许多的重要结构，包括内听道、半规管、中耳以及外听道的内侧部，面神经走行于颈内静脉外壁1mm的范围内。颈静脉球瘤可累及邻近的脑神经和中耳，出现脑神经受损和中耳受累的症状。如果咽侧壁明显突出，说明肿瘤不仅侵袭了耳部，而且已累及颈部。表现为喉返神经麻痹，软腭瘫痪；出现明显的舌下神经麻痹，说明肿瘤包裹了颈静脉孔，而且很可能延伸到了颅腔。颈静脉球瘤可发生于任何年龄，女性多见。多见于40～60岁的中年女性，10%为多发伴其他器官肿瘤。颈静脉球体瘤的临床表现与肿瘤的范围以及血管化程度密切相关。肿瘤通常生长缓慢，从出现最初症状到最后确诊可达十余年。原发于颈静脉球窝的颈静脉球体瘤，通常在出现症状时肿瘤已相当大。肿瘤压迫颈静脉球窝的神经、血管结构，并沿颅底伸展侵犯舌下神经管时，可出现咽下困难、声嘶、误吸和构音障碍等。肿瘤向上、向前破坏颈静脉球窝可暴露颈内动脉管并进入中耳,产生传导性听力下降和搏动性耳鸣。肿瘤侵入咽鼓管并沿管周气房或颈内动脉管生长可进入岩尖、海绵窦和中颅窝,出现面部麻木等症状。肿瘤沿颅底或迷路下气房生长可进入后颅窝,压迫小脑和脑干,可出现共济失调和走路不稳。

根据肿瘤所在的部位和不同的生长方向,可出现不同的颈静脉孔综合征(表3-7-3,图3-7-3)。

(1)首发症状　搏动性耳鸣、听力下降往往为首发症状。严重者出现传导性耳聋,主要是由于肿瘤沿抵抗力低的方向生长,向上、向前破坏颈静脉球窝可进入中耳腔,并包绕听骨链,产生

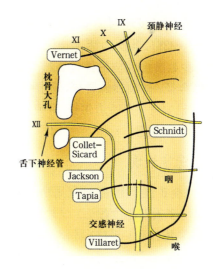

图3-7-3　颈静脉孔综合征示意图

表3-7-3　颈静脉孔综合征

神经	临床表现	Vernet	Collect-Sicard	Villart	Tapia	Jackson	Schmidt
IX	舌后1/3感觉及味觉丧失	√	√	√	√	√	√
X	声带及上腭瘫痪,咽喉麻痹	√	√	√	±	√	√
XI	斜方肌及胸锁乳突肌无力	√	√	√	√		
XII	舌麻痹及萎缩		√	√	±		
交感神经	Horner综合征			√			

注:(√)表示脑神经功能受损,(±)表示可能相关

传导性听力下降和搏动性耳鸣。搏动性耳鸣是血供丰富肿瘤等可能出现的症状,此外的症状可能系肿瘤生长及扩张的结果;肿瘤侵犯耳蜗及迷路,可引起听力丧失及眩晕。

(2)外耳道肿物及血性分泌物　肿瘤晚期沿耳自然通道侵犯。肿瘤早期可见鼓膜完整,但呈深红色或蓝色,逐渐向外隆起。耳检查可见鼓膜后下方红色肿块,血运丰富,触之极易出血,继发感染后则有脓血性耳漏。以鼓气耳镜向外耳道加压使鼓膜与肿瘤相贴,可见肿物搏动,与脉搏跳动一致;进一步加压,肿瘤受压颜色转白而停止搏动,即Brown氏征。肿瘤穿破鼓膜而突入外耳道,出现血性或脓血性分泌物,耳道内检查可见出血性新生物,触之易出血。

(3)面肌痉挛及面神经麻痹　肿瘤沿颅底生长,侵及面神经。肿瘤侵入咽鼓管并沿管周气房或颈内动脉管生长可进入岩尖、海绵窦和中颅窝,出现面部麻木等症状。早期由于肿瘤刺激,面肌出现抽搐,晚期由于肿瘤压迫而出现麻痹。

(4)后组脑神经障碍　进食呛咳。出现颈静脉孔综合征,提示肿瘤侵犯颈静脉孔向颅内生长,损害IX～XI脑神经。肿瘤压迫颈静脉球窝的神经血管结构并沿颅底伸展,侵犯舌下神经管时可出现咽下困难、声嘶、误吸和构音障碍等。肿瘤向前生长可进入咽鼓管,向下生长进入下鼓室,侵入颈静脉球窝,此时与原发于颈静脉球窝的颈静脉球体瘤难以鉴别,并可出现后组脑神经症状。

(5)肿瘤沿颅底或迷路下气房生长可进入颅后窝　压迫小脑和脑干,可出现共济失调、眼球震颤和走路不稳。晚期肿瘤侵入颅内广泛,则出现颅内压增高症状,甚至脑疝而死亡。由于脑神经功能逐渐代偿的结果,脑神经功能缺损常

发生较慢。有作者发现最易受影响的脑神经为面神经(8%～33%)，其次为迷走神经、舌咽舌下或脑神经。少数肿瘤朝前生长包绕颈动脉，导致horners综合征；肿瘤侵入骨窦，通过颈静脉孔颅内侵犯或沿岩骨尖外听道生长，可致三叉神经及外展神经功能损伤。

六、影像学表现

明确肿瘤扩展范围需要利用所有现代影像学方法。与多投射角度颅底X线片（包括岩骨Stenver斜位角投射）相比，高分辨率CT扫描、MRI及脑血管造影都是必不可少的。双侧颈外、颈内动脉，椎动脉及其主要分支的选择性和高选择性血管造影可以明确病变血管、动静脉吻合，并且提供肿瘤血供及扩展范围的相关信息。压迫病变侧颈总动脉行对侧颈内动脉造影，可以评价Willis环代偿功能和明确从对侧颈内动脉对肿瘤侧病变的潜在供血。用同样方法可以评价椎-基底动脉系统主要的血液动力学。X线平片可见颞骨乳突及颞骨岩部的骨质破坏，显示怀疑颈静脉球瘤患者扩大的颈静脉孔。DSA可见肿瘤血管丰富，形成较大的血管湖，而且造影流空时间延长。双侧颈动脉造影可以了解颈动脉是否被累及，显示肿瘤的重要供血动脉等。在某些病例中，血管造影能够帮助医生了解颈部受累程度以及决定能否结扎颈内静脉，并对供血动脉进行栓塞。CT与MRI均可清楚显示病变，CT显示骨质破坏较MRI为优，但MRI显示小病变又较CT敏感，而较大病变内有多个扭曲不规则的条状无信号影（流空血管），在诊断上则有特征性。

高分辨CT(HRCT)及薄层CT扫描能清楚地显示颈静脉窝边缘，横断位扫描对于显示肿瘤的前后关系较为优越，评价肿瘤与颈动脉管、内听道、中耳、迷路的关系较为准确，冠状位扫描对显示肿瘤上下界、有无颞窝和颅内侵犯比横断面扫描更为优越。CT可见颈静脉孔区不均匀高密度影边界不清，强化明显；MRI呈等T_1及长T_2不均信号影，轮廓不规则，注药后明显强化。另外，脑血管造影在该病诊断方面十分重要，可以明确诊断，除外颈动脉体瘤和迷走神经瘤，为术前栓塞做准备，静脉期判断肿瘤对颈内静脉回流影响。

局限于中耳内的鼓室球瘤CT平扫易与慢性中耳乳突炎混淆，表现为鼓室外耳道软组织肿物及乳突气房密度升高、鼓室骨壁吸收破坏，强化CT扫描及MRI检查有助于鉴别诊断。原发于颈静脉孔的颈静脉球瘤平扫表现为颈静脉孔内显示等或略高密度软组织肿块，边界清楚，颈静脉孔扩大、边缘骨质呈不规则的穿凿样破坏，为本病特征性表现。早期颈静脉孔棘突变短或消失，随着瘤体生长，周围组织被吸收破坏。增强扫描表现为软组织肿块明显迅速强化，强化程度可达40Hu。CT强化扫描可以与颈静脉孔周围的血管变异、脑膜瘤、神经源性肿瘤及真性胆脂瘤相鉴别。

MRI以其清晰的软组织分辨率、无伪影、多方位成像等在评价肿瘤对后颅窝及周围重要血管结构的侵犯方面比CT更具优越性。MRI可以清晰地显示颈静脉球瘤的大小、范围及生长方式，矢状位和冠状位扫描对于向颈部颅内侵犯的颈静脉球瘤显示更为清晰。由于在MRI上表现为特有的"血管流空"征象，因此，T_1WI呈等低混杂信号，T_2WI呈高低混杂信号，直径>2cm瘤体内流空血管断面呈现低信号与肿瘤实质部的高信号相间，具有特征性。强化扫描，瘤体强化高峰约在150s时出现，10min后缓慢下降，此强化特点可以帮助本病与该区其他肿瘤及肿瘤样病变相鉴别。MRA还可显示肿瘤主要供血动脉（咽升动脉），MRA和TSESE序列成像结合，使颈静脉球瘤的确诊得以进一步提高。但是磁共振检查对显示中耳听小骨、骨迷路及骨质破坏细节不如CT。CT和MRI可以优势互补，成为颈静脉球瘤的首选诊断方法，为临床治疗方式的选择提供了直接可靠的依据。

七、诊断和鉴别诊断

1.颈静脉球瘤的诊断

根据病人后组脑神经损害及耳鸣、耳聋为主的症状和体征，结合头颅CT所示颈静脉孔区骨质破坏和占位征象，可考虑颈静脉孔区病灶，脑血管造影见动脉早期异常有助于颈静脉球瘤的诊断。详细的病史、典型的症状和体征是诊断的重要依据。对怀疑有颈静脉球体瘤的患者，颞骨薄层CT通常是首先进行的检查。CT可以清楚地显示颞骨破坏的范围。当颈静脉球窝和下鼓室之间的骨性分隔尚完整时，CT可以分辨出肿瘤是来源于颈静脉球窝还是中耳。若此骨性分隔已被破坏时，则难以区分肿瘤的来源。岩骨段颈内动脉与颈静脉球窝之间的骨嵴被破坏则提示颈内动脉已受累。面神经骨管破坏可提示肿瘤与面神经粘连或已侵犯面神经。MRI对显示肿瘤与周围软组织的关系要比CT更清晰，能明确肿瘤向颅内侵犯的范围，以及是硬膜外还是硬膜内侵犯。颈静脉球体瘤在MRI上有特征性的信号，具有诊断价值，即肿瘤内出现血管流空现象，称作"椒盐征"。磁共振血管成像可以显示肿瘤是否侵入颈内动脉、颈内静脉或乙状窦。具有以下主要特点者应考虑颈静脉球瘤：①女性，发病年龄40岁左右起病；②病程较长，进展缓慢；③症状以搏动性耳鸣或听力下降为主者；④CT显示肿瘤呈等到略高密度，并伴有颈静脉孔扩大和颈静脉孔区骨质破坏，此乃颈静脉孔区肿瘤的共同特征。破坏区域边缘不甚规则，边界欠清，并累及岩骨、中耳，可见局部等密度软组织肿块。⑤MRI显示病灶形态不规则，T_1呈等或略低信号，T_2呈稍高信号。由于颈静脉球瘤血供丰富，可见流空信号。增强扫描肿瘤均明显强化。

临床以后组脑神经损害为主，部分患者可出现Ⅶ、Ⅷ对脑神经损害症状，表现为患侧肢体笨拙、小脑体征、强迫头位、眼球震颤等，易被误诊为前庭神经瘤。诊断主要依据颈静脉孔综合征及颈静脉孔扩大。比较两侧颈静脉孔（一般以该孔的长度加神经部与血管部的宽度三者的和为指数），双侧可相差1～18mm，95%相差在12mm以下。对怀疑有颈静脉球体瘤的患者，颞骨薄层CT通常是首先进行的检查。CT可以清楚地显示颞骨破坏的范围。当颈静脉球窝和下鼓室之间的骨性分隔尚完整时，CT可以分辨出肿瘤是来源于颈静脉球窝还是中耳。若此骨性分隔已被破坏

时，则难以区分肿瘤的来源。岩骨段颈内动脉与颈静脉球窝之间的骨嵴被破坏则提示颈内动脉已受累。面神经骨管破坏可提示肿瘤与面神经粘连或已侵犯面神经。CT诊断要点如下：乳突区（或）颈静脉孔区软组织结节或肿块，常呈等密度，有时中心可见低密度区；局部骨质破坏；肿瘤侵入后颅窝，可延伸至桥小脑角池处；增强扫描病变明显强化。MRI对显示肿瘤与周围软组织的关系要比CT更清晰，能明确肿瘤向颅内侵犯的范围，以及是硬膜外还是硬膜内侵犯。颈静脉球体瘤在MRI上有特征性的信号，具有诊断价值，即肿瘤内出现血管流空现象。对大型肿瘤应进行血管造影，以了解肿瘤的供血情况和大血管受累程度，宜行术前栓塞。

2.鉴别诊断

颈静脉球瘤临床上少见，其部位深在、隐蔽，不易发觉，其主要症状往往与局部其他疾病的症状类似，故容易误诊。合并脑神经症状者，需与相应脑神经的神经鞘瘤或神经纤维瘤相鉴别，如听神经瘤、面神经瘤、迷走神经鞘瘤等；此外，还应与颅底脑膜瘤、转移性肿瘤、鼻咽癌、异位颈内动脉、颈内动脉瘤、先天性鼓室底壁缺损、高位颈静脉球等相鉴别。

（1）颈静脉孔区脑膜瘤 颈静脉孔脑膜瘤典型的表现为"离心性"扩张和"匍匐状"生长，并有浸润脑神经和血管外膜的倾向。对邻近骨质的破坏，表现为广泛浸润板障而骨结构和骨密度得以保留，颈静脉孔边缘因皮质遭破坏而不规则。从肿瘤信号上亦可以鉴别，CT为高密度肿瘤，造成颈静脉孔的扩大，其边缘往往有骨质增生或硬化的表现。T_1WI示肿瘤多呈等或低信号；T_2WI病变多呈高信号或等信号，在血管丰富时呈高信号，在纤维组织丰富时信号下降。无流空表现，强化扫描肿瘤呈均匀性明显强化，其程度较化学感受器瘤更为明显，并常可见脑膜尾征。颈静脉孔区脑膜瘤，多可见钙化，或伴有临近骨质增生。而颈静脉球瘤以骨质破坏为主。

（2）颈静脉孔区神经鞘瘤 神经鞘瘤来源于后组脑神经，多沿其起源的舌咽神经、迷走神

经或副神经生长,故自上内向脑干外侧方向扩展,向下可扩展至茎突后区;或自颅外沿颈静脉孔向颅内生长。临床上以声音嘶哑为最突出症状。尽管颈静脉孔神经鞘瘤可致颈静脉孔扩大,但扩大的颈静脉孔其边缘常是光滑的,瘤边界清楚为其特点,未见其浸润邻近神经、血管、骨组织,颈静脉孔的扩大因压迫性溶骨所致,表现为扇贝样改变而骨皮质完好。稍大的肿瘤容易发生囊变或坏死,肿瘤质地不均匀,内部多有短T_1、长T_2的片状影;MRI增强后肿瘤实质部分可强化,但不如脑膜瘤和化学感受器瘤明显。一般不侵犯中耳,常将颈动脉向前内、颈内静脉向后推移。另外,肿瘤内无流空的血管影可同化学感受器瘤鉴别,而MRI上可显示面听神经也可同听神经瘤相鉴别。

舌下神经的根丝起自延髓的前外侧沟,经舌下神经管穿出,与迷走神经下神经节相毗邻,且神经节表面常发出许多小分支与之关联,与迷走神经分离后,于颈内动静脉前方下行。舌下神经鞘瘤极少见,临床主要表现舌肌萎缩、纤颤及伸舌偏斜,因肿瘤压迫周围结构可出现颈静脉孔综合征、颅高压症、锥体束征、小脑共济失调及其他脑神经受损症状。舌下神经鞘瘤形成颅内外沟通性肿瘤必然会有舌下神经管扩大甚至枕骨髁破坏,CT可见颈静脉孔骨质破坏。典型的临床表现结合必要的影像学检查,诊断并不困难,确诊依赖术中所见及术后病理,治疗上因舌下神经管区解剖结构复杂深在,显露困难,手术难度大。

(3)颈静脉球疝和颈动脉异位 两者病变可引起颈静脉孔的扩大。颈静脉球高位,临床上亦表现为搏动性耳鸣,CT显示鼓室底壁骨质缺失。但一般不会出现骨质侵蚀样骨质破坏改变。MRI则显示此颈内静脉因血流缓慢而呈高信号,局部无占位效应,无软组织肿块。一般不会出现软组织肿块。

(4)其他化学感受器瘤 化学感受器瘤均富血供,可见流空现象,增强后明显强化。表现为颈静脉孔骨质不规则的破坏,颈静脉孔扩大,没有骨质增生。当肿瘤较大,骨质破坏较明显时,

舌下神经管和舌下神经常受累,造成舌下神经麻痹。颈动脉体瘤起源于颈动脉体,一般位于上颈部,可造成颈动脉分叉明显撑开。迷走神经节瘤最常起源于迷走神经节内的球组织,在咽旁间隙内生长,多向下扩展,但少数也可向上延伸至颈静脉孔区,它多使颈内外动脉同时移向前内方从而与颈内静脉分开。DSA有助于鉴别。颈静脉球瘤为等或略高密度,增强后明显强化。MRI平扫颈静脉孔区肿块,轮廓不规则。瘤内可见点状、迂曲条状低信号影,肿瘤实质的高信号与低信号相间,称为"椒盐"征,这些条状的低信号影是流空的血管影,代表了肿瘤内扭曲扩张的血管,是该肿瘤的特征性表现。MRI增强后T_1像上明显不均匀强化,边界清晰。

八、治疗

应根据病变范围结合患者的年龄、健康状况、术后生活质量等因素综合考虑治疗方法,主要方法有手术、观察和放疗等。

(1)手术治疗 颈静脉球体瘤的首选方法为手术彻底切除,局限于鼓岬的小肿瘤可经耳道或下鼓室进路切除。充满中耳或侵犯乳突的肿瘤可经扩大的面隐窝进路切除。中、大型肿瘤应在术前1～3天进行血管造影,脑血管造影可提供该肿瘤的横/乙状窦侵犯程度及由颈外动脉和椎动脉颅外段供血程度。由于该组肿瘤高血运的特点及主要由椎动脉颅外部分和颈外动脉供血特性,术前常采用选择性栓塞治疗。

(2)术前行栓塞治疗 术前行栓塞治疗以减少术中出血、缩短手术时间、减少术后并发症,降低手术风险。无论是作为术前的一种方法还是对无法手术患者的一种姑息治疗方法,栓塞治疗的目的是减少肿瘤血供。颈外动脉分支特别是咽升动脉、颌内动脉和面动脉的栓塞使肿瘤出血倾向明显减少,可极大地方便肿瘤切除。所有的栓塞必须由经验丰富的神经放射医生实施。术前栓塞结合使用显微技术的根治性手术切除,能明显提高手术的总体效果。若术中有可能切断颈内动脉,则应进行血管内球囊阻塞试验或正电子发射

扫描或氙灌注CT等,以评估脑侧支循环情况。中等大小肿瘤可采取经乳突、颈部联合进路暴露颈静脉球和颈静脉孔。大型肿瘤则需采用经典的经颞下窝进路,术中需移位面神经。对侵犯岩尖的肿瘤需采用颞骨和颞下窝联合进路,术中切除部分或全部迷路。颅内侵犯者,需采用神经外科和耳神经外科联合进路切除。术后脑神经麻痹症状并不少见,常需要采取补救措施来改善面瘫、吞咽和发音等。

(3) 放射治疗　颈静脉球瘤的放射治疗由Walsh在1955年推荐,观点上的差异在于放射治疗是否能让肿瘤停止生长或使肿瘤退缩。放疗对颈静脉球体瘤的杀伤作用不大,只能使神经血管纤维化。放疗既不能减缓肿瘤向周围血管、神经的侵犯,也不能减轻脑神经麻痹,且放疗后手术并发症多。但是对于某些病例,如一般状况差、不能手术的患者,放射治疗作为一种姑息方法是合适的。

第八节　面肌痉挛

一、面肌痉挛的概述

面肌痉挛(HFS)一般指原发性或特发性者,为阵发性半侧面部肌肉不自主抽搐,病情缓慢进展,一般不会自然好转,发病时影响患者容貌,给患者身心造成较大痛苦。显微血管减压术(MVD)因其具有创伤小、治愈率高,手术并发症发生率低,特别是其能完全保留神经、血管功能等特性,成为目前HFS最有效的治疗方法,但实施显微血管减压术具有挑战性。部分患者在手术中,由于术者经验欠缺、操作不当以及显露不良等原因,出现责任血管辨认错误或神经根减压不完全等情况,影响手术治疗效果,或损伤脑组织、神经、血管,导致并发症发生。因此,适应证的选择、手术方法和策略对手术疗效和并发症的预防有重要意义。

1.面肌痉挛的病因

原发性面肌痉挛是桥小脑角区较常见的功能性神经外科疾病。一般指特发性或原发性,是以阵发性、不规则的一侧面部肌肉不自主抽搐为特点。本病以神经炎症、神经血管压迫等损伤为主要原因。引起面肌痉挛的准确原因不清楚,但大多数学者认为局部微血管压迫、蛛网膜粘连或增厚及神经本身的脱髓鞘改变,是造成抽搐的主要原因。

面肌痉挛多发于中老年患者,其原因主要是由于年龄增大,动脉硬化程度逐渐加重,引起动脉扭曲拉长,或由于脑组织萎缩下垂,改变神经血管局部位置关系从而导致搏动性血管压迫面神经REZ区。因此,在青少年中的发病率极低。根据文献报道,青少年面肌痉挛的发生只占面肌痉挛患者的0.9%～3%。在中老年患者中,高血压和动脉硬化被认为是引起HFS的重要因素。

2.微血管压迫的解剖基础

(1) 面肌痉挛的血管解剖特点　面肌痉挛的主要责任血管是AICA及其分支,即AICA是引发面肌痉挛的主要因素。这是因为AICA自基底动脉发出后,向后下走行,行程中与面神经位置较近。文献报道PICA是否与面神经接触,视其近侧段能否形成突向前上方的襻曲,而此襻曲的形成与PICA的起点位置有关,起点位置越高则越易形成该襻曲。来源于基底动脉的PICA起点位置高,构成了形成接触襻曲的解剖基础。

面神经的发出处通常位于桥延沟的内侧,在中线旁开约12.0(9.0～14.5)mm处,听神经入脑部位的内侧缘为中线旁开15.0(13.0～17.5)mm,面神经出脑部位的外侧方1.4(0.5～2.0)mm。94%的听神经根REZ宽3.3(2.0～5.0)mm。解剖学上的面、听神经REZ应该是紧密相邻的,尽管面、听神经根REZ之间有数毫米的间距,但对术者术中判断、手术操作、术后减压效果及并发症发生率均不会带来显著影响。当面神经根REZ异位至距离听神经根REZ>10mm,甚至面神经经内耳门之外的单独无名骨孔出颅时,面神经根REZ远离桥延沟后偏于脑干腹侧,就要引起注意了。

(2)责任血管与面神经的关系

①责任血管:压迫面神经产生面肌痉挛的血管,称为责任血管,主要有AICA、PICA、VA和脑桥表面的静脉等。术中发现责任血管多呈襻状压迫面神经REZ区,或局部粥样斑块形成等动脉硬化现象。单一责任血管压迫约占60%~70%,静脉性压迫约占5%。AICA参与压迫面神经REZ区者约占60%~65%。AICA是最常见的责任血管,PICA、VA、内听动脉和面神经REZ区的静脉也是面肌痉挛的可能原因。

②面神经与血管的压迫程度:术中均发现有明确的责任血管压迫面神经REZ区,有三种情况:责任血管与面神经接触,压迫不明显,约占10%;责任血管部分压迫面神经,约占60%;责任血管完全压迫面神经,面神经根上可见明显的血管压迹,约占30%。

③责任血管的压迫类型:根据责任血管压迫面神经的病理解剖特征,可分为四型:接触型,5%~10%;压迫型,50%~55%例;粘连包绕型,10%;贯穿型,血管贯穿神经根或介于两个相邻的神经根之间并对有关神经造成了压迫,这称为贯穿型压迫,约有30%~35%AICA穿行于Ⅶ、Ⅷ脑神经之间。根据压迫血管的来源分为:动脉性压迫,95%~99%;动静脉混合性压迫,1%~5%。Chung等的资料显示静脉性压迫的发生率为0.2%。

3.面肌痉挛的病理及其机制

神经自脑干发出后数毫米区域为一中枢性少突胶质细胞髓鞘与周围性雪旺氏细胞髓鞘的移行区。有报道这一移行区在面神经自脑干起约为0.8mm,三叉神经为2.2mm,而在舌咽神经为1.1mm。1994年,Hilton对三叉神经痛患者术中

部分切除的神经根超微结构进行研究,发现局部神经纤维有脱髓鞘和裸露轴突间的紧密接触,支持神经元接触传导引起神经元异常放电理论。随着年龄的增长,髓鞘减少,加之压迫血管等病因持续搏动性刺激,使传入与传出轴突间动作电位发生短路。引起神经的过度兴奋,感觉神经则发生疼痛,如三叉神经痛和舌咽神经痛;运动神经则引起痉挛,如面神经兴奋引起面肌痉挛。

面神经起始段的血管压迫是原发性面肌痉挛的病因,压迫血管必须与神经在适当的角度形成交叉压迫,且必须位于面神经起始段,该段被称为面神经的"敏感区";而面神经远段的血管压迫与面肌痉挛常无相关,术中无需处理。面神经远段血管压迫导致面肌痉挛较内1/3段少的因素可能有两方面:一是雪旺细胞对于能导致神经变性的血管压迫抵抗力较强;二是远段血管压迫神经的程度较轻。无论血管压迫神经的哪一段,如果压迫程度足以使神经变性、髓鞘脱失,即可导致面肌痉挛。目前,一般认为面肌痉挛的病理基础是脱髓鞘改变:一方面脑神经受邻近血管的长期压迫,使得面神经的供血动脉硬化、闭塞,神经缺血,营养代谢紊乱致神经髓鞘缺血坏死、脱落,神经纤维裸露,轴索萎缩变性,继而神经纤维的动作电流出现短路,导致电兴奋叠加,当叠加到一定程度时即形成一种爆发式下传,引起疼痛或痉挛发作。另一方面,在中枢神经系统内神经冲动传导的特性之一是总和现象,压迫面神经的责任血管每次的搏动性刺激虽然只造成阈下兴奋,但连续反复的血管搏动刺激产生的阈下兴奋可以产生空间性总和,形成扩布性兴奋,从而导致一次痉挛发作。

二、面肌痉挛的诊断和检查

1.临床表现

面肌痉挛(HFS)又称面肌抽搐,是以面神经功能亢进性障碍为主要表现的面部肌肉运动障碍性功能性疾病,其主要表现为单侧面神经所支配的额、面肌肉间歇性、阵发性、发作性、无痛性阵挛性不自主收缩,其特点是半侧面部肌肉渐进

性、间歇性、不随意、不规则和阵发性的强直或阵挛样面部肌肉收缩，累及到同侧面神经支配的面部肌肉。原发性面肌痉挛一般只限于一侧面部，常在中年以后发病，好发于40～50岁（平均44岁），女性多于男性。病情缓慢进展，一般不会自然好转，发病时影响患者容貌。典型的表现是肌肉抽动从同侧的眼轮匝肌开始，往往是下眼轮砸肌开始并向下发展，逐渐向下扩大至面部表情肌及口轮匝肌，严重者累及到颊肌和颈阔肌，可伴有耳鸣、流泪等症状。神经系统检查无其他阳性体征，病程发展缓慢。精神紧张或焦虑与面肌痉挛有着密切的关系，影响本病疗效的因素包括病程和患者的精神因素，产生负性情绪的原因可能与以下两个方面有关：①面肌痉挛目前虽然治疗方法较多，如口服卡马西平等药物，肉毒毒素A局部注射等，但只能缓解病情，需要定时治疗，这无疑对患者构成了极大的心理压力，容易产生抑郁、焦虑等负性情绪反应。②面肌痉挛患者多为中老年患者，由于所处的社会环境、生理状况决定了他们是抑郁、焦虑等心理障碍的高发人群。

2.术前影像学检查

面肌痉挛术前做神经影像学检查的作用有两个：①排除占位性病变；②确定面神经与周围血管的关系，指导手术操作，避免术中遗漏重要的责任血管。该检查既能鉴别小脑前下动脉和小脑后下动脉等小血管，又能鉴别椎动脉等较粗大的血管。神经血管压迫征象只有在血管与神经结构同时显示，并且成像序列的空间分辨率和对比度足够好才能确定。术前均应常规接受三维时间飞越法磁共振血管造影(3D-TOF-MRA)连续扫描检查，扫描层距1mm，包括轴位、左右斜矢状位和冠状位共4个序列，以明确是否有血管压迫。在T_1WI正中矢状位，以与脑桥背侧直线相平行的直线为扫描基线，作冠状扫描。在3D-TOF-MRA扫描图像上，面神经呈等信号，邻近的中小血管显示为高信号，脑组织为中等信号，脑脊液为低信号，清晰衬托出面神经和小血管。另外，由于层厚很薄，可以利用轴位的原始资料分析，采用MPR技术沿面神经根部重建出不同方位的图像，如矢状面、斜冠状面用于观察单侧面神经，冠状位用于两侧面神经REZ段的对比观察，与轴位的信息互相补充，清楚直观地显示出神经与血管的关系以及血管的来源，为制订手术方案提供更多信息。因此，3D-TOF-MRA可以用来评价血管是否压迫面神经，术后可了解责任血管是否已隔离开（图3-8-1），预测预后。

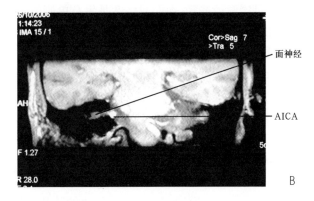

图3-8-1 术前3D-TOF-MRA显示小脑前下动脉压迫面神经。A,轴位；B,冠状位

3D-TOF-MRA对责任血管判定准确率可达90%～95%，而文献报道3D-CISS也能达到100%的准确性。术前MRA检查除了能帮助判断血管、神经压迫存在与否以外，还可以了解责任血管的来源及走向，责任血管的类型、症状侧绒球小结叶突起程度、桥延外侧池蛛网膜下腔间隙大小（在面神经层面，以面神经根部到蛛网膜下腔岩骨面的最近距离作为该侧蛛网膜下腔间隙大小的测量值），预测手术难易度，对微血管减压治疗面肌痉挛有重要的术前指导价值。HFS的责任血

管来源以小脑前下动脉、小脑后下动脉多见。椎动脉压迫者多见于年龄较大患者，考虑与动脉硬化血管迂曲有关。但由于血管压迫的复杂性、隐蔽性、多重性等特点，3D-TOF-MRA 可呈假阴性表现。因此，对于典型原发性HFS 诊断明确时，即使 3D-TOF-MRA 阴性，也非MVD 的禁忌证。

3. 术前诊断与鉴别诊断

术前诊断主要依据患者典型的一侧面部抽搐症状，结合3D-TOF-MRA 检查所见，诊断不困难。但确诊原发性HFS 必须与下列疾病相鉴别：眼睑痉挛、面部痛性抽搐、癔症性眼肌痉挛、局限性运动性癫痫、面神经麻痹后痉挛、舞蹈病及手足徐动症所伴发的面部抽动、运动神经元病导致的面肌痉挛等相鉴别。原发性眼睑痉挛，女性约占2/3，且多在40 岁以上发病。早期有明显眨眼增多或保持持续睁眼困难的症状，通常在1 ～2 年的时间内发展成为不自主眼睑痉挛性闭合。眼部症状是最早期表现，虽然患者有眼睛刺激感、发干、畏光，但眼科检查并没有明显眼表面或眼睑异常的证据，推测这是瞬目反射的中枢异常的眼部表现。随后出现不自主眨眼次数增多，眼睑痉挛性闭合，睁眼困难，眼周特别是鼻根部皱纹加深增多。在暗室中或戴墨镜后患者眼睑痉挛症状多可缓解或减轻。而面肌痉挛是累及单侧的病变，面肌周期性的强直性收缩。痉挛通常从眼轮匝肌开始，逐渐扩展到面肌的其他部分，无论病人清醒或在睡眠时均可发作。

4. 痉挛程度判定

按Shorr 等标准，对痉挛程度进行如下分级：①0 级：无痉挛；②Ⅰ级：外部刺激引起瞬目增多；③Ⅱ级：轻度，眼睑面肌轻微颤动，无功能障碍；④Ⅲ级：中度，明显痉挛，轻度功能障碍；⑤Ⅳ级：重度，严重痉挛和功能障碍，伴眼裂变小，影响工作、行走等（不能阅读，驾车）。

三、面肌痉挛的治疗原则

(一)治疗目标

面肌抽搐虽不至于对生命产生威胁，但剧烈的、难以忍受的抽搐，给病人带来巨大的痛苦和生理、心理的负担，严重影响病人的工作和生活，而保守治疗无法根治，应采取积极的治疗措施。面肌痉挛理想的治疗目标是解除痉挛，而又避免并发症。

(二)治疗方法

1. A型肉毒杆菌毒素

（1）作用机理 肉毒杆菌毒素是从肉毒杆菌产生的外毒素中分离提纯精致而成。肉毒杆菌毒素分为7 型，其中最安全、作用最强的是A 型，已被临床广泛应用。A 型肉毒毒素是一种作用于神经-肌肉接头处运动神经末梢的锌肽内切酶，能选择性地作用于周围运动神经末梢，在神经-肌肉接头处抑制突触前膜释放乙酰胆碱，从而引起肌肉松弛而缓解肌肉痉挛发作。肉毒杆菌毒素A 肌肉注射后被神经-肌肉接头处的神经末梢选择性吸收，阻断Ca^{2+} 介导的乙酰胆碱的释放，引起肌肉麻痹。对不随意肌肉收缩的眼睑痉挛，在局部注射肉毒杆菌毒素A，就可使选择性的肌肉麻痹，从而抑制肌肉收缩。其作用机制为化学去神经作用，疗效及其作用持续时间与病程长短、痉挛程度、药物剂量、注射部位，以及患者对药物的敏感程度有关，正确地选择注射肌肉及注射位点尤为重要。A 型肉毒毒素的这种神经-肌肉接头传导阻滞是可逆的过程，即肌注后3 ～5d 内，神经末梢就丧失分泌乙酰胆碱的能力，与此同时神经开始通过芽生而重建神经肌肉接头，逐渐形成新的运动终板，并重新与肌肉发生联系，约3 ～4 个月后随着神经肌肉接头功能成熟，肌肉恢复正常的收缩功能。在神经诱发肌电图上表现为潜伏期的延长和CMAP 波幅的显著降低，此亦为可逆的过程，也随神经肌肉接头功能成熟而逐渐恢复正常，其中潜伏期3 ～4 个月时恢复至正常水平。长期接受肉毒毒素治疗患者患、健侧面神经诱发肌电图的潜伏期无差异，长期重复使用A 型肉毒毒素后面神经的传导功能仍能随时间而恢复正常，并未对面神经的传导功能造成不可逆的损害。

(2)A 型肉毒杆菌毒素治疗面肌痉挛的缺点 A 型肉毒杆菌毒素的作用是暂时的,持续时间不长,需周期性反复注射,A 型肉毒毒素的长期疗效及安全性也有待长期观察, 且可出现上睑下垂、复视、泪溢、口角向健侧偏斜及闭目不全等不良反应。另外,反复注射,可刺激机体产生抗肉毒毒素抗体,疗效进行性下降。眼睑闭合不全、上睑下垂、复视及口角歪斜等副作用, 发生率为2.8% ~11.4%。

2.药物治疗

卡马西平对早期面肌痉挛有一定的疗效,百忧解联合卡马西平治疗面肌痉挛较单用卡马西平疗效好。百忧解20mg/d,卡马西平首剂100mg,口服,2 次/ 天;若疗效不满意,1 周后可加量100mg,口服,3 次/ 天,以后每隔1 周加量100mg,口服,4 次/ 天,但最大剂量不超过600mg/d。托吡酯治疗面肌痉挛,其作用机制可能与其多重神经兴奋性

抑制作用有关,可有效地抑制面神经的神经冲动传递而达到使面肌痉挛减轻的效果,也可能由于其中枢抑制作用使其兴奋阈值提高而发挥作用。

3.显微血管减压术

显微血管减压术(MVD) 是一种针对面肌痉挛病因学而采取的手术方式,通过对压迫面神经REZ 的血管进行减压从而达到治愈面肌痉挛的目的。因此, 被认为是目前治疗面肌痉挛最有效、最可靠的方法。施行显微神经血管减压术要求神经外科医生有很高的技术水平和熟悉的解剖知识。强调要从神经根的近脑干处一直探查到神经根远端,全段血管都要减压。近年来,显微血管减压术在术前诊断、术中监测、手术入路的选择方面均有新进展。经神经内镜辅助锁孔入路能发现显微镜下不能发现的责任血管,并可检查减压物的放置情况,是显微血管减压术中较为安全、有效的辅助工具。

第九节 三叉神经痛

一、三叉神经痛的概述

三叉神经痛(TN) 有许多名字,André 很早使用的痛性抽搐现仍在使用,但严格地说,痛性抽搐仅仅指疼痛的痉挛性的运动或扭动,因此可用于身体的任何部位。目前,三叉神经痛指在面部三叉神经分布区域内发生的阵发性电击样剧烈疼痛,历时数十秒或数分钟。疼痛特点是短暂的、严重的、刺激性、阵发性、反复发作的电击样剧烈疼痛,位置相对固定,历时数十秒至数分钟,疼痛区不超过中线,卡马西平显效,有扳机点,夜间发作相对较轻。疼痛分布在三叉神经的单支或多支的分布区,发生率3 ~5/100 000 人,并且随着年龄上升。

二、分类

三叉神经痛是一种常见的神经系统感觉障

碍性疾病,以面部发作性剧烈疼痛为特征。为诊疗的方便,通常把三叉神经痛分为原发(特发)性和继发性(症状性) 两型。从定义的角度看,所谓"原发性"三叉神经痛是具有典型症状而无神经系统体征和其他明确的器质性原因。事实上,三叉神经痛的病因绝大多数比较明确,真正的原发性三叉神经痛根本不存在。把"三叉神经痛"的内涵定义为血管因素为主要致病原因,而把其他原因引起的三叉神经痛称为症状性三叉神经痛,如"桥小脑角胆脂瘤导致的三叉神经痛",更符合实际。美国Eller 等提出了针对三叉神经痛和面部神经疼痛症状的分类方案,包括病人的病史及以下7 个诊断标准:①原发性TN- Ⅰ型:表现为电击样间断发作性疼痛;②原发性TN- Ⅱ型:表现为烧灼样持续发作性疼痛;③三叉神经非特异性损伤(手术) 引发的疼痛;④三叉神经

特异性损伤(传入神经阻滞)引发的疼痛;⑤症状性TN,由多发性硬化(MS)等引起;⑥TN治疗后,面部三叉神经分布区爆发带状疱疹引起的疼痛;⑦继发于躯体疼痛的非典型性面部疼痛。这种分类方法的最大特点是针对TN和相关面部疼痛症状提供了一个标准框架,据此可做出较精确的诊断。

1.原发性三叉神经痛

原发性三叉神经痛(ITN)是一种不明原因的三叉神经分布区内的反复发作的、短暂的剧烈疼痛,不伴感觉缺失等神经传导功能障碍。从临床的观点出发,把找不到确切病因的三叉神经痛称为"原发性三叉神经痛",作者称之为特发性三叉神经痛。特发性三叉神经痛占多数,是三叉神经分布区域内发生的短暂剧烈性疼痛,而没有器质性损害可寻。本病多在40岁以后发病,女性多见,男女之比约3∶2,右侧多于左侧。多数患者无明显病理损害,疼痛分布严格限于三叉神经感觉支配区内,绝大多数为单侧性,个别病例为双侧性。临床上要确诊原发性三叉神经痛,必须排除以下疾病造成的颅面部疼痛:癌性面痛、带状疱疹性面痛、周期性偏头痛性神经痛、肢端肥大症、三叉神经的神经病、中枢性疼痛、外伤后的面神经痛,以及非典型面神经病性面痛。

2.继发性三叉神经痛(症状性三叉神痛)

继发性三叉神经痛是沿三叉神经走行的肿瘤、炎症、血管病变及颅骨病变所致。继发性三叉神经痛较少,是指由于颅内外各种器质性病变引起的三叉神经继发性损害。与原发性三叉神经痛的不同点是,疼痛发作持续时间较长,或为持续性疼痛,阵发性加重,无扳机点。继发性三叉神经痛通常有侵犯三叉神经根的颅内某些器质性疾病,如位于桥小脑角和中颅窝的某些肿瘤、血管畸形、动脉瘤、蛛网膜炎等所致;导致抬高的岩骨嵴、圆孔或卵圆孔的狭窄等骨质发育异常也可成为致病因素;此外,三叉神经炎症、多发性硬化、脑干或丘脑内某些器质性病变也可导致本病发生。

三、三叉神经痛的病因

三叉神经痛虽不直接威胁病人的生命,但严重地影响病人的生存质量,而且很难自愈,其发病的原因虽经一个多世纪的探索,但至今尚未完全确定。

(一)原发性三叉神经痛的可能病因

原发性三叉神经痛的发病机制目前尚不十分明确,虽然有多种理论,但至今仍没有一个理论可以完整地解释它的临床特征。近年来的研究发现,该病是由多种因素导致的,且各因素并非孤立存在,而是相互影响、相互作用、共同致病。1929年,Dandy首次描述了三叉神经痛患者三叉神经背根有动脉血管接触,并于1934年提出三叉神经根受血管压迫的概念,认为这可能是引起三叉神经痛的原因。随着显微神经外科的发展,发现大多数病人三叉神经根部确实有异常血管压迫,解除这种压迫后疼痛往往消失。1967年Jannneta等进一步提出"微血管压迫(MVC)"的假说。所谓MVC假说是指三叉神经根,尤其是进入脑干区(REZ)受到周围微血管的搏动性压迫,发生脱髓鞘改变,传入与传出纤维之间冲动发生短路导致脑神经疾患。REZ是外周和中枢之间的过渡段,此处雪旺氏细胞包裹不规则,或缺乏雪旺细胞的包裹,被称为"脱髓鞘区",该区对搏动性和跨过性压迫特别敏感,动脉血管襻的搏动不断地刺激三叉神经REZ,可以导致痛觉神经元的癫痫样异常放电,从而引起剧烈疼痛发作。

随后的研究发现造成压迫的责任血管为迂曲、硬化的椎-基底动脉系血管,血管襻对REZ区造成的搏动性冲击压迫是发病的主要原因。这一学说近年来越来越受到重视,并被广泛接受。在这一学说基础上建立起来的微血管减压术在临床上已经取得了很好的效果,通过隔离片将责任血管推离REZ而达到治疗目的。而微血管减压的成功证实了在三叉神经根进入脑干区域或在中枢和外周髓鞘临界点处,血管交叉性的压迫引起了三叉神经痛。血管压迫引起的三叉神经痛最为常见,约占90%以上。受累的血管90%～95%为动脉,5%～10%为静脉。动脉主要为小脑上动脉、小脑前下动脉或基底动脉。岩上静脉、脑桥横静脉和桥静脉也可引起三叉神经痛,脑桥横静脉常压迫三叉神经根进入区,而回流入岩上窦的岩上静脉多接近或压迫神经的外侧部。

(二)继发性三叉神经痛的病因

继发性又称症状性,是指由三叉神经本身或临近组织的病变而引起疼痛的发生,同时伴有神经系统体征。其病因多种多样,有血管性病变,肿瘤性病变,颅骨的畸形,以及多发性硬化等。目前认为导致三叉神经痛的可能病因包括:①械性压迫或牵拉三叉神经根:包括来自桥小脑角各种肿瘤(如听神经瘤、胆脂瘤)、血管压迫(包括动脉瘤)、蛛网膜增厚粘连、黏附于颞骨岩部纤维束带牵拉三叉神经根。三叉神经后根和半月节的病变,如胆脂瘤、胶质瘤、听神经瘤、蛛网膜囊肿、粘连等。桥小脑角肿瘤居第二位。血管压迫是最常见原因,大多数(80%)被小脑上动脉压迫,部分为原始三叉动脉残留,血管性压迫所致的三叉神经痛目前归为特发性三叉神经痛。②脱髓鞘及各种炎性病变:美国占8%,国内较少报道。③神经根病变:表现为神经根被膜脱失,失去正常光泽。④多发性硬化:在脑干内的斑块可能引起三叉神经痛。⑤分子生物学及免疫学说:随着分子生物学和免疫组织化学研究的进展,发现多种神经介质类和神经肽类物质,如P物质、降钙素基因相关肽等,与三叉神经痛的发作有密切关系。

四、临床表现

三叉神经痛是指在三叉神经分布区域内发生的阵发性电击样剧烈疼痛,历时数十秒或数分钟。表现为一侧颜面部三叉神经区域内闪电式反复发作性的刀割样剧烈疼痛。严重者影响工作与生活,被称为最顽固、最痛苦的一种疾病。多发生于中、老年人,但也可以发生于年轻人。以45～60岁年龄段最多见,40岁以上者约占75%～85%。典型的三叉神经痛是在三叉神经一支或多支分布区域反复发作的、突发性的、尖锐的、休克样疼痛。轻微的触摸就能触发疼痛突然发作。

1.疼痛特点

原发性三叉神经痛均具有典型发作性疼痛,局限在一侧面部三叉神经分布区域内,为骤然发生的剧烈疼痛,呈切割样、烧灼、针刺样或电击样。呈发作性、局限性、阵发性发作,位置相对固定,不超过中线,卡马西平显效,有明确的扳机点,夜间相对较轻,多在上唇、鼻翼、口角等处,轻触、刷牙、进食等可诱导发作。严重者在发作时伴有同侧面部肌肉的反射性抽搐。易被风吹、抚摸面颊、说话、咀嚼或吃东西所诱发,日常动作如洗脸、梳头、刷牙都很困难。而术前检查角膜反射正常,面部感觉对称,痛温觉存在,下颌反射正常。总结有如下特点。①疼痛程度剧烈难以忍受,呈刀割样或火烧样疼痛,有针刺样、刀割样、触电样或撕裂样。②疼痛突发突止,呈闪电样。疼痛发作突然,常从面颊、上颌或舌前部开始,很快扩散。③有触发点,也称"扳机点"。从事一些涉及三叉神经运动功能的动作(如刷牙和咀嚼)或触及三叉神经支配区域内的一些触发点(如上下唇、鼻翼外侧等)可激发疼痛的发作。病人的唇部、鼻分、颊部、口角、犬齿及舌等处特别敏感,稍一触碰即可引起一次发作,称为"触发点"或者"扳机点"。多在鼻翼旁、上唇升侧及牙齿等处,一触即发,以致患者不敢洗脸、刷牙、理发、剃须、吃饭和说话等。或者不断用手摩擦痛区,疼痛区皮肤粗糙、色深。④发作严重时可伴有面部肌肉抽搐、流泪流涎、口角抽搐等症状,因此称为痛性抽搐。⑤每次发作持续时间很短,短至数秒钟或数分钟,一天数次至数十次,可连续多次发作。反复发作可持续数月,然后缓解一时期,接着再发作,很少能自愈。⑥发作间歇期可完全无疼痛。缓解期正常;发病初期,发作次数较少,间歇期较长,随病程进展,发作次数增多,间歇期也缩短。⑦一般白天或疲劳后发作次数增多,症状较重,休息或夜间发作次数减少,症状亦轻。

2.疼痛部位

三叉神经痛属于一种神经痉挛性疼痛,是

以反复发作的单侧面痛为特点的一种疼痛状态。三叉神经痛严格局限于一侧三叉神经感觉支配区内,以第2、3支发生率高,最常见的是下颌和(或)上颌区域内疼痛。多为单侧性,个别病人可先后或同时发生两侧疼痛。

3. 疼痛的程度分级

三叉神经痛被认为是人们能体验到的最严重疼痛中的一种。按疼痛分级为5级。Ⅰ级:完全无痛;Ⅱ级:偶尔疼痛,不需服药;Ⅲ级:有时疼痛,药物可控;Ⅳ级:疼痛,药物疗效欠佳;Ⅴ级:剧烈疼痛(完全无缓解)。

五、三叉神经痛的责任血管判断与分析

1. 血管压迫

三叉神经入根区周围的血管纵横交错,与神经根关系密切。其中SCA与三叉神经根关系最密切,SCA常从背侧压迫神经根;其次是AICA在神经根的腹侧压迫之,可单独也可与SCA、椎-基底动脉或静脉共同压迫;而岩上静脉及其属支也存在与神经根的接触可能,并且也是手术入路中影响手术操作空间的重要因素。基于以上解剖特点,并根据三叉神经根内的神经纤维排列,可以理解三叉神经痛发生于V_2和V_3分布区最常见。作者报道疼痛分布于V_2占29.6%,V_2、V_3占40.8%,V_1、V_2、V_3占19.20%。作者曾报道的125例三叉神经痛,三叉神经根部受血管压迫影响导致压迫移位或紧密接触为124例(99.2%)。最常见的责任血管为SCA102例,占81.6%,经三叉神经根上方或形成尾襻压迫三叉神经;其次为AICA和岩上静脉,分别占23.2%、8.8%。作者的资料证明,三叉神经痛患者有99.2%的血管神经接触率,血管压迫三叉神经可能是三叉神经痛的主要原因。小脑上动脉是血管压迫性三叉神经痛最常见的责任血管,其次是动脉协同静脉一起压迫三叉神经。有20%~25%的患者为多根血管压迫。

2. 血管压迫的部位

三叉神经不同分布区域的疼痛和神经血管压迫的具体位置,具有显著的相关性。Dandy在手术中首先注意到大多数三叉神经痛患者,在其三叉神经REZ区存在有血管接触或压迫。血管对神经的接触压迫比例较高而实际中三叉神经痛的发病率并不是如此,Kondo等研究认为血管压迫区远离神经根进脑桥部(REZ),则不会发生三叉神经痛。这也说明血管接触压迫是三叉神经痛的解剖基础,有血管接触不一定会有三叉神经痛,血管压迫只是三叉神经痛的原因之一,而不是唯一原因。血管压迫三叉神经根后发生脱髓鞘等病理性改变才有发生三叉神经痛的可能,以上说明血管接触压迫是三叉神经痛的解剖基础,有血管接触不一定会有三叉神经痛。三叉神经痛的发生与三叉神经敏感区的压迫性损害密切相关,血管压迫位置与三叉神经分支区域疼痛密切相关。

3. 三叉神经痛责任血管的判断标准

对于三叉神经根与周围血管关系的判定标准一直没有一个统一的尺度,因而各家关于三叉神经痛责任血管与三叉神经根之间的关系报道差异很大。Klun等把三叉神经根上血管压痕或血管穿过三叉神经根定为"压迫",而把三叉神经根和血管相互并行、交叉或相贴定为"接触",并报告32.3%有血管接触,7.7%有血管压迫;Hamlyn等把血管造成的三叉神经根扭曲或在三叉神经根上产生压痕叫"压迫",而把血管离神经的距离小于该血管半径叫"邻近",报告三叉神经痛病人组中90.2%有血管压迫。将血管(直径大于0.5mm)在三叉神经根上形成压痕或血管使神经明显移位则认为神经血管压迫移位;把血管与三叉神经根并行、交叉,且血管与三叉神经根最近的距离要小于该血管半径,如神经位置无改变则认为神经血管紧密接触。此标准一方面排除了直径<0.5mm的滋养动脉的干扰,另一方面也考虑到活体上的血管搏动对神经根的影响。

六、三叉神经痛的影像学检查

在原发性三叉神经痛中,血管压迫邻近三叉神经REZ区是最常见的病因。以往血管压迫性三叉神经痛的诊断主要根据临床表现加以推测,缺乏能直接显示病灶的有效方法。而磁共振断层血管成像术(MRTA)能清晰显示三叉神经与责任

血管的关系,以指导术中责任血管的寻找。

1.三叉神经痛影像学检查

由于三叉神经痛病因的多样性,明确此病变的病因,对于选择合适的治疗手段有着重要意义。常规T_1WI和T_2WI序列可用于显示局部病变,如肿瘤、囊肿、多发硬化等,明确继发性三叉神经痛的病因。但此序列不能清晰显示神经和血管的接触压迫关系,因此需要特殊序列的MRI技术。术前常规采用MRI和三维时间飞跃法MRA(3D-TOF-MRA)横断面及冠状位脑干薄层扫描,层厚0.75mm或1mm,使部分容积效应可以忽略,同时有足够的组织分辨率,注入顺磁性磁共振造影剂DTPA使血管信号相对于组织背景呈明显高信号,区别于三叉神经(呈中等信号)。3D-TOF-MRA序列对三叉神经根部影像结构进行显示。快速流动的小动脉和小静脉显示为高信号,脑组织呈中等信号,脑脊液呈低信号。因此,中等信号的三叉神经和高信号小血管在低信号的脑脊液的衬托下显示清晰。

三叉神经在颅内的空间定位比较恒定,这对临床开展磁共振断层血管成像技术(MRTA)定位三叉神经有重要意义。扫描参数一般采用:TR/TE =25ms/610ms,翻转角度=20°,视野=200mm,矩阵=256mm×192mm,采集容积块厚度70mm。血管显示为高信号,神经显示为中等信号,而脑脊液显示为低信号,对不同组织结构提供了明显的对比,将无症状侧作为对比。脑干横断位薄层扫描,用层距0.75mm,以保证足够的组织分辨率和空间分辨率。由于其血液流入性增强效应,在3D-TOF-MRA的图像上血管表现为高信号,即在同一张图像上脑脊液呈"黑色",神经呈"灰色",血管呈"白色",三者对比明显。周围静止组织表现为低信号,可同时将横断面、斜矢状面和冠状面三个方位的影像综合,以清楚地显示三叉神经与颅内外血管的关系。对大部分血管压迫造成的三叉神经痛有明确的诊断价值。但有时由于脑脊液信号与神经信号无法产生明显对比,较慢静脉血流在MRA上难以显示与神经的关系,故MPR是一种简单而有效的三维重建技术,原理是

将3D-TOF-MRA的图像叠加,再选择大于原始图像的层厚和间距进行重建,通常将1mm层厚的原始图像重建成1～2mm层厚和2mm层距的矢状、冠状和任意斜位的图像,增加信噪比,可清晰地显示背景的断层结构,强化血管信号,便能从不同方位清楚直观地显示三叉神经与血管的关系,有助于明确异常血管的起始和走行,进一步地提高3D-TOF-MRA的诊断价值。

2.三叉神经痛的影像解剖学改变

3D-TOF-MRA可同时显示三叉神经出脑干段与其周围血流较快的血管,完全无创伤地显示血管性压迫,为目前同时显示神经血管结构最佳的影像检查方法。但所得到的横断面原始图像中,不一定可以见到责任血管与神经在同一平面中。因此,采用多平面重建技术(MPR)对横断面原始图像进行冠状面、双侧斜矢状面的重建,从不同方位清楚直观地显示三叉神经与毗邻血管的关系。斜矢状面可以显示全程的三叉神经出脑干段及平行于三叉神经走行的血管,冠状面可观察三叉神经与来自上、下和左、右的压迫血管,有利于从各个方向观察责任血管以及神经受压推移的方向。本组125例原发性三叉神经痛患者术前MRA检查,113例发现三叉神经根部有明确的责任血管接触或压迫,均经手术探查发现证实,其阳性诊断率为90.4%。

但3D-TOF-MRA成像技术仅能显示三叉神经和动脉,对于静脉血管难以辨别。有作者认为只有出现三叉神经受压推移和受压后神经体积较健侧减小才能认定三叉神经与血管接触。但若发现三叉神经出脑干段变形、血管与神经交锁或血管包绕神经的征象,可以作为MRTA阳性的特异性诊断标准。

3.神经血管关系的判定标准

根据责任血管与三叉神经之间不同的位置关系分为:①压迫关系:神经与相邻血管接触点局部神经有明显压迹或受压移位。②接触关系:指神经与责任血管接触点之间未见明确间隙存在,血管与三叉神经平行只有"接触"而无"压迫"。MRI显示神经血管1个以上不同方位的层

面,其神经与邻近血管之间的最短距离等于此血管的管壁厚度,则视两者为接触。③可疑接触关系:神经与责任血管仅能在冠状面、矢状面或横断面中的某一个方位层面上显示有神经血管接触的表现,可疑接触点的神经与血管间可见微小间隙,但小于该血管直径。④无接触关系:神经血管三个方位的层面均显示神经与邻近血管之间的最短距离大于该血管直径,或者脑神经周围没有血管(5mm 以内或其邻近上下各个层面均无血管)。判断三叉神经是否有接触或受压一定要从 2 个以上断面进行判定责任血管的类型,如在 2 个以上不同方位的层面上显示有神经血管压迫或接触征象,则诊断为压迫或接触;如仅能在某一方位层面上显示有接触表现,则诊断为神经血管可疑接触。3D-TOF-MRA 发现责任血管的阳性率在90% ～94.4%。

4.术前影像学检查的意义

研究三叉神经与血管的关系,最为理想的方法是能同时清晰显示血管与神经,两者之间的关系可以通过横断面、斜矢状面及冠状面成像直接地被显示。对血管压迫性三叉神经痛3D-TOF-MRA 成像的表现与手术结果的对照分析说明,MRTA 可以很好地同时显示三叉神经出脑干段与神经周围血流较快的血管,且由于层厚较薄及分辨率较高,直径在1mm 左右的小动脉均可显示,并可以通过多平面重组(MPR)了解两者之间的关系。因此,对于原发性三叉神经痛患者MRTA 是一项无创伤性且针对性强的检查,有利于责任血管的显示。对原始图像进行多平面重建是至关重要的,其中以斜矢状面的敏感性、特异性及准确性最高,斜矢状面是MRTA 成像的最佳断面。术前准确的影像学评估,对于提高手术的疗效及手术病人的筛选和手术难易度的估计有着重要的实用价值。术前通过MRI 的指导,区分责任血管和桥小脑池的神经血管的走向关系,对手术操作有很大的指导意义。同时,对于有可能出现的穿通血管,能提示术者术中要仔细分离,避免出血,从而最大限度地提高手术的疗效和减少并发症。术前对每一个患者的手术难易程度的估计有助

于术者的心理准备,还可以了解三叉神经、面神经的池内长度和桥小脑池蛛网膜的宽度。神经越长,蛛网膜下腔越宽,操作的空间会越大,这样就减少了手术时间;相反则手术难度及手术风险会增加。神经与矢状线的夹角越大,越易显露和看到REZ 区,避免小脑的过度移位。

术前判断是否存在血管压迫主要依赖于MR 检查,其敏感性和准确性已得到广泛认可。然而,临床实践中发现:部分病人术前MRA 检查为阴性,给术前判断疼痛的原因和制订治疗方案造成困难。MR 阴性的原因可能如下:①压迫动脉较细小,MRA 未能发现。②压迫血管为静脉。以往对静脉压迫是否会造成三叉神经痛无明确定论,随着病例的积累和深入的解剖。Sindou 等报道579 例,手术发现静脉压迫155 例,其中单纯静脉压迫19 例。③合并多发性硬化。Broggi 等报道35 例多发性硬化合并三叉神经痛病人,术中发现明显血管压迫16 例,提示三叉神经痛与多发性硬化有关。④蛛网膜粘连或原因不明。蛛网膜粘连也可能造成疼痛,但此观点并未得到广泛认可。

七、三叉神经痛的诊断

1.典型的原发性三叉神经痛

详细询问病史、疼痛部位、疼痛性质等临床表现。另外,通过检查发现多数病人因长期吃饭受影响而身体瘦弱。疼痛发作时表情痛苦,面部油腻,不愿讲话,即使在间歇期患者也不愿讲话或很少讲话。但病人神经系统检查正常,三叉神经各种感觉、运动及角膜反射,下颌反射均无明显的异常改变。典型原发性三叉神经痛的诊断应具备下述特征。

(1)性别与年龄　多见于40 岁以上的中、老年人。女性多于男性,约为3：2。

(2)疼痛部位　右侧多于左侧,疼痛由面部、口腔或下颌的某一点开始扩散到三叉神经某一支或多支,以第2 支、第3 支发病最为常见,第1 支者少见。其疼痛范围绝对不超越面部中线,亦不超过三叉神经分布区域。偶尔有双侧三叉神经痛者,占3%。

（3）疼痛性质　如刀割、针刺、撕裂、烧灼或电击样剧烈难忍的疼痛，甚至痛不欲生。

（4）疼痛的规律　三叉神经痛的发作常无预兆，而疼痛发作一般有规律。每次疼痛发作时间由仅持续数秒到1～2min骤然停止。初期起病时发作次数较少，间歇期亦长，数分钟、数小时不等，随病情发展，发作逐渐频繁，间歇期逐渐缩短，疼痛亦逐渐加重而剧烈。夜晚疼痛发作减少。间歇期无任何不适。

（5）诱发因素　说话、吃饭、洗脸、剃须、刷牙以及风吹等均可诱发疼痛发作，以致病人惶惶不可终日，精神萎靡不振，行动谨小慎微，甚至不敢洗脸、刷牙、进食，说话也小心，唯恐引起发作。

（6）扳机点　扳机点亦称"触发点"，常位于上唇、鼻翼、齿龈、口角、舌、眉等处，轻触或刺激扳机点可激发疼痛发作。

（7）表情和颜面部变化　发作时常突然停止说话、进食等活动，疼痛侧面部可呈现痉挛，即"痛性痉挛"，皱眉咬牙、张口掩目，或用手掌用力揉搓颜面以致局部皮肤粗糙、增厚、眉毛脱落、结膜充血、流泪及流涎。表情呈精神紧张、焦虑状态。

（8）神经系统检查　无异常体征，少数有面部感觉减退。

2.继发性三叉神经痛

继发性三叉神经痛又称症状性三叉神经痛，是由于颅内、外各种器质性疾病引起的三叉神经痛，有5%继发于多发性硬化或三叉神经根的占位病变。出现类似于原发性三叉神经痛在颜面部疼痛发作的表现，但其疼痛程度较轻，疼痛发作的持续时间较长，或者呈持续性痛，阵发性加重。多见于40岁以下中、青年人，通常没有扳机点，诱发因素不明显，少数可发现三叉神经损害区域和原发性疾病表现的特点。脑脊液、X线颅底摄片、CT或MRI检查、鼻咽部活组织检查等有助诊断。

八、三叉神经痛的治疗

由于三叉神经痛的病因学和病理学至今还不清楚，所以，治疗的目的应是长期镇痛。镇痛的方法至今仍是多种多样，可大概分为无创和有创治疗方法。无创治疗方法包括药物治疗、中医中药针灸疗法、理疗等，适用于病程短、疼痛较轻的患者，也可作为有创治疗方法的补充治疗。当药物治疗不能达到缓解疼痛的满意效果，或者造成无法接受的副作用，或者患者对药物产生耐药性时，应当考虑适宜的手术治疗。有创治疗方法包括微血管减压术、经皮穿刺微球囊压迫法、经皮穿刺射频温控热凝治疗、针灸治疗法。

（一)三叉神经痛的内科治疗

药物治疗是原发性三叉神经痛最常用和首选的基本疗法，主要用于患者发病初期或症状较轻者。经过一段时间的药物治疗，部分患者可达到完全治愈或症状得到缓解，表现在发作程度减轻、发作次数减少。目前应用最广泛、最有效的药物是抗癫痫药。其作用机制：一是可以增加神经细胞膜的稳定性，二是可使脑干以上的有关疼痛结构的突触传导降低。苯妥英钠和卡马西平均有较好的镇痛效果。

（二)三叉神经痛的外科治疗

典型原发性三叉神经痛多数服用抗痉挛药物有效。部分患者药物无效或药物不能耐受，需要外科治疗。三叉神经微血管减压术(MVD)是目前治疗ITN有效、成熟的方法。

1.外科治疗方法的选择

目前原发性三叉神经痛的病理基础和发病机制尚不完全清楚，一般认为与血管对三叉神经的压迫有关。长期压迫损伤了轴突的髓鞘，轴突间的接触传导而引起疼痛。三叉神经通路上任何部位的刺激性病变都可能导致顽固性三叉神经痛。临床上采用的治疗方法主要是阻断三叉神经通路，如三叉神经节后感觉根切断术、神经节减压术、半月神经节射频温控热凝术、三叉神经撕脱术等。MVD、射频毁损、球囊压迫和立体定向放疗的近期或长期疗效无明显差别，其近期疗效满意率达90%以上，长期疗效的满意率约为80%。射频毁损、球囊压迫和立体定向放疗的创伤和风险小,但术后并发症发生率较MVD高,适合于高龄或因其他原因不能耐受全麻的患者。只要患者可以耐受麻醉和手术,MVD是治疗原发性三叉神经痛的首选。没有任何一种外科治疗方法可确保根治三叉神经痛。除非药物治疗失败,不主张采取外科治疗,因为它既不可能100%完全缓解疼痛,又存在不能接受的并发症。

2.三叉神经痛的神经阻滞治疗

神经阻滞疗法仍是治疗三叉神经最方便有效的方法,但疗效不能持久。周围支封闭具备经济、操作简单、安全、创伤相对较小等诸多优点;半月节封闭术疗效较持久,但操作较周围支封闭术难,可引起如神经性角膜炎等并发症。其疗效主要取决于操作的准确性,其次是阻断药的种类、浓度和剂量等因素,只要穿刺技术和用药得当,几乎所有病例均能收到满意的效果。临床上常将无水酒精或其他化学药物,如甘油、维生素B_{12}、泼尼松龙等直接注入到三叉神经分支或半月神经节内,使之发生凝固性坏死,以阻断神经的传导功能,注射神经分布区的面部感觉丧失,从而获得止痛效果。有学者认为应用甘油疗效较好,且能保留触觉。

3.三叉神经半月节阻滞疗法

采用半月神经节阻滞治疗三叉神经痛,已被证明是有效的,它的确能恒久地治愈三叉神经痛。注射的药物包括乙醇、甘油、苯酚甘油、多柔比星、链霉素等多种药物。但因其注射技术较难掌握,故治疗效果随医者技术不同而大有出入。国外文献报道,治愈率介于40%～98%。国内有人报道,镇痛期超过1年以上者为87%。适用于严重而顽固的三叉神经痛,而微血管减压术有禁忌或年老体弱及患有严重慢性疾病患,经各周围支阻滞无效者,或顽固的面部带状疱疹后遗神经痛。

4.射频热凝疗法

1931年Kirschner用特制的穿刺针行半月神经节穿刺,然后通以小量电流,以达到凝固半月神经节内神经细胞的目的,称为电凝治疗。1965年,Sweet将此法改进为射频疗法。射频热凝疗法是一种微创伤性神经毁损疗法,其利用可控温度作用于神经节、神经干和神经根等部位,使其蛋白质凝固变性,从而阻断神经冲动的传导。半月神经节后根经皮射频热凝治疗是在X线透视下或在CT定向下,将射频针电极经皮插入三叉神经半月节,通电加热至65～70℃,维持60秒钟,可选择性破坏无髓鞘传导痛觉A-delta及C细纤维,保留有髓鞘的传导触觉的粗纤维,疗效可达90%以上。但复发率高,达10%～20%,有的作者报道复发率高达80%。

5.三叉神经痛的伽玛刀放射治疗

立体定向放射外科手术以其侵袭性小、疗效好的特点,近年来在临床应用中不断普及,其中伽玛刀治疗具有微创、高精度、痛苦小、并发症少的优点,已被人们广泛接受,特别是对于年龄大于65岁,不愿接受或全身情况不能耐受手术的病人,可作为治疗方法选择。1997年,Ranald等选择三叉神经感觉根脑桥进入区作为照射靶点,治疗三叉神经痛84例,其中原发性三叉神经痛67例,颅底肿瘤继发性12例,多发性硬化5例,有效率达88.9%,无任何并发症,三叉神经感觉和运动功能完全保留,6年观察随访复发率5.6%。因此,认为伽玛刀治疗原发性和继发性三叉神经痛是安全和有效的。1998年,国内也有报道选择三叉神经感觉根脑桥进入区作为治疗靶点,结果总有效率达89.7%,无效和复发病人经再次治疗后疼痛100%缓解,说明伽玛刀治疗缓解疼痛效果肯定。一次伽玛刀治疗失败不代表不能再次进行伽玛刀治疗或其他手术治疗,一般认为应至少观察6个月,然后再加以判断。Herman等报道采用伽玛刀治疗TN病人112例,其中18例因初次治疗后不满意或疼痛未能持续缓解,接受了第2次伽玛刀治疗,56的病人认为再次治疗过程是成功的。目前认为伽玛刀可使超过50%的病人获得长期(＞4年)疼痛缓解,且仅3.2%的病人出现三叉神经并发症。对于治疗剂量药物未能很好控制病情的病人,这是一个很好的选择。

对于每一位病人选择何种治疗方法应综合下列因素来决定:病人年龄及药物治疗情况,薄层MRI图像所见,病人对于手术并发症、面部感觉不良及复发的心理承受能力,先前接受过何种治疗,是否有对侧听力下降,是否合并多发性硬化,疼痛的严重程度等。以下病人适合伽玛刀治疗:①药物治疗和其他方法治疗无效,65岁以上;②合并糖尿病、心脏病等全身性疾病;③不愿承受手术风险,如射频电切术中常出现的面部感觉不良、角膜炎、三叉神经运动支障碍等;④手术治疗失败和复发,无条件经受再次手术的三叉神经痛患者,及其他无法施行手术的情况,包括对侧听力障碍、MRI图像未见三叉神经血管接触或压迫、出现三叉神经脱髓鞘、合并多发性硬化等。该疗法的优点是无创伤、术后无不良反应、无并发症、无死亡危险。它不仅适合于原发性三叉神经痛,也适合于各种病因引起的继发性三叉神经痛,失败病例可行第二次治疗。只要定位准确,剂量合适,均可获得满意的长期疗效,是当前治疗三叉神经痛最佳方法之一。

6.微血管减压术

20世纪初,Cushing曾提出机械压迫三叉神经可以引起疼痛的病因假说。20世纪60年代Gardner重新提出血管对三叉神经根的压迫是引起疼痛的原因之一,并采用了血管减压的方法进行治疗。三叉神经痛的病因可能为,异常血管压迫神经根部入口区,环绕神经的蛛网膜变厚附着,通过解开蛛网膜和减压侵袭的血管是治疗三叉神经痛的有效方法。在脑干出口三叉神经暴露处,将压迫的血管移动,用Teflon棉垫开。该方法能为患者提供长期的疼痛缓解效果,但该法也存在着风险和复发。1986年,国内左焕琮报道三叉神经痛经后颅窝显微血管减压术,取得了良好的效果。目前,其总的有效率在98%左右。详见第五章第十六节。

7.三叉神经三觉根切断术

三叉神经感觉根部分切断术,是建立在神经根脱髓鞘形成"短路"致痛的理论基础上。在三叉神经入根区运动根及触觉纤维位于其前内侧,于入根区切断感觉根后1/2~2/3,既保留了运动根、部分触觉及感觉根第1支,又可使面部痛觉消失。其优点是治疗较彻底,术后复发率低;其缺点是破坏了神经完整性,术后面部麻木不能恢复,但仍可保留部分触觉,对术后生存质量无明显影响。

第十节 海绵窦海绵状血管瘤

海绵状血管瘤(cavernous sinus hemangiomas)是一种较为常见的先天性血管畸形。颅内海绵状血管瘤可发生于脑的任何部位及脑神经,多数位于脑内,常见于幕上皮质下深部白质,极少数可发生在颅内脑外。脑外海绵状血管瘤多见于中颅窝底、鞍旁部位,可能起源于脑外硬膜血管系统或微动脉的扩张。海绵窦海绵状血管瘤非常少见,一般认为约占所有颅内血管畸形的0.4%~2.0%,属一种特殊类型的海绵状血管瘤。Simard等发现海绵窦海绵状血管瘤占所有海绵状血管瘤的13%。Yamasaki等也报告海绵窦海绵状血管瘤占海绵状血管瘤的13%。发生于海绵窦的海绵状血管瘤,因其临床表现及影像学检查缺乏特异性并且较为少见,故术前临床误诊率较高,有报道高达67.7%~87.5%。如果术前诊断错误,其丰富的血管以及重要的解剖结构在手术中很难处理,术中极易导致大出血而危及生命,这是导致手术的死亡率及致残率居高不下的原因。因此,术前正确诊断该病是手术成功的重要保证。由于术前诊断和手术治疗困难,疗效差,长期以来对它的诊治一直是神经外科医生面临的挑战。

一、病因与病理

1.生长机制

①瘤周毛细血管派生;②瘤内血管腔逐渐扩大;③瘤内血栓形成伴随机化、硬化;④也有人认为还与雌、孕激素有关。有研究证明,颅内海绵窦海绵状血管瘤是一种不完全外显性常染色体显性遗传性疾病,基因位于第7条染色体上。

2.病理表现

海绵状血管瘤是血管的错构瘤,为窦状薄壁的血管组成,壁间无神经组织,绝大部分位于大脑半球,但也可发生在侧脑室、脑干、小脑半球、基底神经节、硬脑膜和蝶鞍,发生于海绵窦内则非常罕见。侵袭海绵窦代表性的病灶包括脑膜瘤、神经鞘瘤、淋巴瘤、转移瘤和其他罕见的肿瘤,如表皮样瘤、化学感受器瘤、结节性肉芽肿、曲霉瘤、Wegener's肉芽肿和血栓形成。由不规则的扩张薄壁毛细血管组成,为非真性血管瘤,是良性病变,边界清楚。剖面呈海绵状或蜂窝状。血管壁呈胶原变性,内衬单层内皮细胞,外膜为薄层纤维组织,缺少平滑肌和弹性纤维,异常血管间为疏松结缔组织,无脑实质组织,无大的供血动脉或引流静脉,此为其特征性表现。肉眼下,肿瘤形似草莓或桑葚,呈圆形或分叶状,红色,界限清楚,由一簇高度扩张的血管团所构成,缺乏明显的供血动脉及引流静脉,切面如海绵状或蜂窝状。光镜下,病灶由窦状扩张的畸形静脉血管组成。血管壁薄,由菲薄的胶原纤维和内皮细胞所构成,缺乏基底层、肌层和弹力纤维,管腔内充满血液。血管间无神经组织,为菲薄的结缔组织相互连通。病灶内见不同时期的出血、血栓或钙化。

二、海绵窦海绵状血管瘤的分型

颅内脑外形海绵状血管瘤较少见,由于与硬膜关系密切,又称为"硬膜型海绵状血管瘤"。到目前为止,除位于窦汇和岩窦的个案报道外,几乎所有的脑外海绵状血管瘤均发生在海绵窦区和中颅窝底。事实上,中颅窝底的海绵窦海绵状血管瘤亦多起源于海绵窦内。Shi等根据病理表现将其分为两个亚型:Ⅰ型,肿瘤完全由大量扩张的薄壁血窦构成,内覆单层内皮细胞,缺乏血栓和钙化,大量血窦间缺乏结缔组织;Ⅱ型,多数区域血管壁较厚,间质成分较多。

Lombardi将海绵窦海绵状血管瘤分为三型:①外生型,起源于海绵窦侧壁的硬脑膜内层;②内生外侵型,源于海绵窦侧壁硬膜内层,向外侧中颅底扩展;③内生内侵型,源于海绵窦侧壁外层硬膜,向内侧鞍内膨胀性生长。

根据肿瘤表面形态和有无纤维假包膜,临床上可将海绵窦海绵状血管瘤分成两型:海绵状型和桑葚状型,此两型均由大小不等的不规则血管腔或血窦聚集而成,管壁为单层内皮细胞,管腔间无神经组织。海绵状型管腔较大,内部充满血液,由于管腔间结缔组织少,使管腔呈"背靠背"排列,平滑肌肌动蛋白(SMA)免疫组化染色可见管壁含平滑肌;桑葚状型管腔较小,其内有血栓,管腔间有较多结缔组织,SMA染色可见管壁平滑肌少。

三、临床表现

海绵状血管瘤主要发生于45岁左右的妇女;海绵窦海绵状血管瘤,亦多见于中年女性。由于海绵窦部海绵状血管瘤为血管畸形类病变,肿瘤生长在脑外,有一定的生长空间,故病变的占位效应并不明显,在瘤体生长到足够大而压迫邻近重要组织结构之前,临床往往无任何症状。因此,患者往往病史较长。临床出现相应症状时,肿瘤直径多已超过3cm,故临床发现的海绵窦海绵状血管瘤通常体积较大,并同时伸入到鞍内。由于其较为特殊的解剖位置,往往造成垂体、面神经、动眼神经及视神经的相关症状,如尿崩、内分泌紊乱、复视、动眼神经麻痹、面部疼痛、麻木及头痛等症状。

海绵窦海绵状血管瘤的临床表现不同于脑内海绵状血管瘤,它起病隐蔽、缓慢,缺少脑内海绵状血管瘤常见的出血和癫痫。初期症状多较隐袭,早期症状经常有眶后疼痛和海绵窦内颅神经受累的相关症状,主要表现为Ⅲ、Ⅳ、Ⅴ、Ⅵ对脑神经损害症状,以第Ⅵ对脑神经损害症状为多见。如单侧视力减退、复视、面部麻木、头痛和眼球运动障碍,后期可出现双侧视力减退、视野缺损和眼球固定。最常见症状是眼睑下垂和复视。随着肿瘤的增大,所有行经海绵窦和眶上裂的脑神经均受累及。出现泌乳可能是垂体长时间受压所致。上述症状可因妊娠而加重,妊娠终止后缓解。极少数可因肿瘤出血使症状突然加重。部分患者可有癫痫发作。本病的临床表现缺少特征性,海绵窦内其他良性肿瘤如脑膜瘤、神经鞘瘤等也可出现上述临床表现。

海绵窦海绵状血管瘤的临床表现根据发生的部位和大小而异。起源于海绵窦,随着病变的增大出现海绵窦综合征,包括对Ⅲ、Ⅳ、V_1、V_2和Ⅵ颅神经的受压而引起相应的症状,Ⅲ和Ⅵ颅神经的麻痹比较常见。由于占位效应,侵犯硬脑膜以及骨质破坏,头痛是一个比较常见的症状。头痛可伴有恶心及呕吐,在肿瘤巨大及出现颅压高时可出现视乳头水肿。当病变较大时经常会将颈内动脉包裹。病变可经眶上裂进入眼窝也可侵犯蝶窦,可对视神经及视交叉造成压迫,从而引起视力的损害。

四、影像学表现

海绵窦海绵状血管瘤发病时病灶相对较大,CT或MRI常常发现病灶在鞍旁呈外大内小的哑铃状。影像学的特征依赖海绵状血管瘤的自然史。与实质病变相比较,血流量是保持海绵窦海绵状血管瘤的基础,没有出血和钙化的证据。因此,网状混合信号团与低信号的边缘归功于巨噬细胞吞噬含铁血黄素,特别是实质内的海绵状血管瘤。CT、血管造影和MRI用于海绵窦海绵状血管瘤的检查,以及与海绵窦内常见良性肿瘤的鉴别。

1.主要影像学特点

海绵窦海绵状血管瘤具有以下影像学特点:①病变均为单发,边界光滑,清晰,体积大,直径常达3cm以上。②病变同时累及鞍旁和鞍内,鞍旁部分大,鞍内部分小。③病变内很少出血

和钙化。周边骨质正常或有吸收现象,但无增生。④CT平扫呈等或稍高密度肿块,均匀增强或不增强,边界清楚。⑤MRT_1WI上呈等或稍低于脑灰质信号,T_2WI表现为极高信号,具有特征性,信号多均匀,少数信号不均匀。⑥增强MRI扫描病变呈非常显著强化,其明显高于脑膜瘤和垂体瘤的强化,类似T_2WI上的脑脊液信号。典型者整体呈"哑铃状",主体位于海绵窦,部分突入鞍内。病变占位效应明显,周边结构受压推移,但瘤周无水肿。⑦DWI时ADC值明显升高,说明脑外海绵状血管瘤扩散较正常脑组织明显快,但由于T_2效应,DWI上病灶信号并不低,而接近于脑实质海绵窦海绵状血管瘤。⑧DSA可显示颈内动脉虹吸部张大,C_3、C_4段向前内侧移位,半数病例静脉期可见肿瘤染色。

2.X线表现

头颅X片可出现鞍区、颅中窝骨质破坏。

3.CT表现

CT平扫病灶多呈等密度或稍高密度影,密度多均匀,边界较为清晰,邻近颅底骨质常有压迫性骨吸收表现,周围水肿及占位效应不明显,增强后病灶强化显著。均匀强化,可伴有出血,病灶内无钙化,瘤周无水肿。病灶内未见钙化是海绵窦海绵状血管瘤的主要特点,其密度和强化程度与鞍旁脑膜瘤不易区别。

4.MRI表现

海绵窦海绵状血管瘤MRI表现具有特征性,MRI检查有助于作出正确的定位和定性诊断。海绵窦海绵状血管瘤,由于脑膜的阻隔作用,使得肿瘤仅局限于中颅窝,很难突入前、后颅窝,所以多数情况是向颞叶和鞍内"爬入"性生长,在MRI轴位像呈底向外、外大内小的"葫芦"状。大多数的海绵窦部海绵状血管瘤在MRI上表现为T_1WI稍低信号,病灶的边界清晰,较灰质信号略低的低信号或等信号,无囊性变,有明显的均匀一致的对比增强;T_2WI表现为明显高信号,近似脑脊液信号,病灶内信号多呈均匀一致。病变内部信号可欠均匀,但少见,这与病变内少量出血、血栓形成及纤维化有关。当病灶内有出血时,T_2WI可

见低信号环，除病变形态和所处位置外，T_2WI 上信号较为特殊，其信号等于或高于脑脊液。扩散加权成像（DWI）呈等或稍低信号，但表观扩散系数（ADC）值明显高于正常脑实质。在质子密度加权成像上也呈高信号。

病灶内未见血管流空现象，周围无水肿。增强扫描病灶内呈明显均匀的异常对比增强，是海绵窦海绵状血管瘤较为特异性的MRI影像学特点，表现为在早期边缘先明显强化，后期病灶呈明显均匀强化，有渐进性、向心性延迟强化的特点。肿瘤位于硬膜外，呈类圆形，边界清楚，肿瘤局限于海绵窦内者则无分叶征，多无脑膜尾征。由于瘤体的压迫和刺激，海绵窦海绵状血管瘤同样会使相邻的脑膜增生肥厚，极少数增强扫描可见"脑膜尾征"，这也是误诊为脑膜瘤的主要原因，缺少脑实质内海绵状血管瘤的特异性表现——中心呈高信号周边有含铁血黄素环。另外，颈内动脉海绵窦段的移位也具有一定特征性。ADC值明显升高而DWI接近等信号，可对海绵窦海绵状血管瘤作出定性诊断。如果中年女性海绵窦内肿瘤表现为MRI T_2WI 信号等于或高于脑脊液，颈内动脉向前向下移位，应首先考虑海绵窦海绵状血管瘤。

5.MRA表现

MRA 未见有流动相关效应的畸形血管显示，仅为病变区正常血管受压推移改变，提示瘤体较软。术前了解肿瘤是否包绕颈内动脉对手术有很大的指导意义，为此，平扫发现肿瘤使血管发生改变时，要进一步行MRA，以明确血管受侵程度。

6.DSA表现

DSA 检查很少出现肿瘤染色，只有少数病灶在静脉后期可有部分染色，肿瘤血管染色常被描述为斑点状、棉絮状，或造影剂呈"池状"或"湖状"浓集。颈内、外动脉分别造影有利于观察其血供。由于供血动脉较细或病灶内血流缓慢以及对比剂稀释等原因，DSA 在鞍旁出现毛细血管期延至静脉窦期的团块状淡染色影，此特点亦是海绵窦海绵状血管瘤较为特异性表现。但Zabramski 等报告，海绵窦海绵状血管瘤在血管造影中的表现为

丰富的血供，一般由颈外动脉的分支（特别是脑膜中动脉）和颈内动脉的海绵窦段（特别是脑膜垂体干）供血，而表现为无血管的团块比较少见。

五、诊断与鉴别诊断

海绵窦海绵状血管瘤与脑内海绵状血管瘤一样，在MRI 的影像上没有典型的特异表现。然而，MRI 对术前的诊断仍然有很大的帮助，特别是在与海绵窦脑膜瘤鉴别方面有帮助。CT 显示海绵状血管瘤与周围高密度比较为边缘清晰的等或低密度病灶，脑膜瘤通常比周围脑组织密度高，神经鞘瘤和周围脑组织相似或稍低，这三种病变静脉内注射对比剂都有明显的强化。发生在鞍旁的占位性病变很多，包括脑膜瘤、动脉瘤、转移瘤、软骨瘤、垂体瘤、皮样囊肿、表皮样囊肿、三叉神经瘤等。其中有些病变影像学表现很有特点，容易定性诊断。如动脉瘤在MRI 上表现为血管瘤流空；软骨瘤钙化显著；三叉神经瘤通常沿三叉神经向后延伸到桥小脑角；转移瘤多来自鼻咽癌，鼻咽部同时有癌灶存在；皮样囊肿和表皮样囊肿为囊性病变，增强扫描不强化。由于海绵窦海绵状血管瘤病变部位及范围很有特点，病变体积大，以鞍旁为主，但同时伸入到鞍内，加之其临床表现和影像学缺少特征性表现，术前应与同时累及鞍旁和鞍内的病变相鉴别，如海绵窦内脑膜瘤、神经鞘瘤、垂体瘤。虽然借助海绵窦周边骨质有否吸收或增生，可与脑膜瘤鉴别，但是此征并不多见。神经鞘瘤可引起卵圆孔破坏，但骨孔破坏并非所有神经鞘瘤都有。神经鞘瘤血管造影表现各种各样，没有固定的模式，造影在动脉晚期和毛细血管期为富血管性的肿瘤是脑膜瘤的特点。因此，对患鞍旁肿瘤的中年女性，在鉴别诊断和术前方案设计时应考虑到本病。

CT 增强扫描对鞍旁海绵状血管瘤与脑膜瘤和垂体瘤的区别有意义，CT 平扫时脑膜瘤和垂体瘤与鞍旁海绵状血管瘤密度类似，鉴别诊断比较困难。因为垂体瘤罕见钙化，鞍旁脑膜瘤钙化也很少见，所以鞍旁海绵状血管瘤很少钙化的特点对与脑膜瘤和垂体瘤的鉴别帮助也不大，但垂

体瘤出血较常见,而鞍旁海绵状血管瘤一般无出血,所以当同时累及鞍旁和鞍内的病变有出血时不应考虑海绵状血管瘤,而应首先考虑垂体瘤。MRT$_1$WI 上脑膜瘤和垂体瘤与鞍旁海绵状血管瘤信号相似,均为接近于脑灰质信号,但在T$_2$WI 上海绵状血管瘤呈很高信号,而脑膜瘤和垂体瘤均呈稍高或等信号。所以,MRT$_2$WI 呈很高信号是鞍旁海绵状血管瘤区别于脑膜瘤和垂体瘤的重要征象。同时,海绵状血管瘤强化程度比脑膜瘤和垂体瘤更明显。鞍旁也有一些病变在T$_2$WI 可以表现为很高信号,如表皮样囊肿和皮样囊肿,但这些囊性病变在T$_1$WI 多呈低信号。MR 增强扫描病变呈非常显著强化,类似于T$_2$WI 时的脑脊液信号,也不同于脑膜瘤和垂体瘤的强化表现,是鞍旁海绵状血管瘤确定诊断的又一重要征象。脑膜瘤和垂体瘤在DWI 时ADC 值可以稍降低或稍升高,ADC 值稍降低者在DWI 上呈稍高信号,ADC 值稍升高者在DWI 上呈稍低信号。

六、治疗

手术切除肿瘤仍为海绵窦海绵状血管瘤的首选治疗方法。国外目前多采用额颞入路,但一次手术全切除率不高。Meyer 等在手术中对硬膜外的骨质进行了广泛的切除,包括蝶骨翼和前床突。这种骨质切除有利于暴露海绵窦内的血管神经结构。视神经孔上覆盖的硬膜同样可以被打开,在切除之前可以更好地判断颅神经的位置。同时可以切开海绵窦的后顶部,更好地暴露颈内动脉的动脉环。

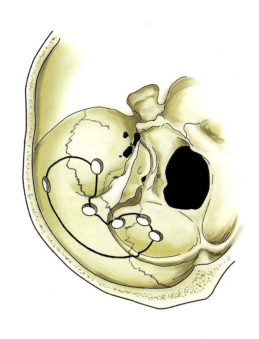

第四章

颅底外科常用手术入路

第一节　颅底手术入路应用原则

颅底显微外科要求操作准确精细,对神经组织损伤小,神经功能保留良好。由于颅底病变的特点和颅底解剖特点的限制(诸如神经、血管丰富复杂,组织柔软脆嫩,受颅底骨的影响,手术暴露困难),使颅底手术难度增加。自1962年Kurze和Doyle首先应用显微技术切除听神经瘤以来,颅底显微外科技术有了迅速的发展。

一、颅底手术入路选择原则

虽然颅底外科起源于20世纪初,但是颅底手术入路直到20世纪60年代才开始被人们重视并不断发展。随着各种颅底手术入路的出现,以前认为不能手术的颅底病变都可通过手术直接切除;以前通过传统方法切除的其他颅底病变也变得更安全。为了保证手术的圆满进行,应具备必要的工作条件及手术方法,包括:科学的手术室管理、布局和人员组织;先进的显微神经外科手术器械和设备;适用于颅底不同部位病灶的各种颅底手术入路。Torrens对颅底手术入路的评估,提出了以下八个原则:①径路距离短;②利用自然腔道;③脑损伤轻;④避免损伤血管、神经;⑤注意美容;⑥便于止血;⑦有利于术后重建;⑧为再次手术留有余地。

1.颅底外科手术的概念和目的

颅底手术入路增加了到达深部病变的能力(表4-1-1),可提供更好的显露以使显微外科手术能顺利进行。这些入路提供更好的颅底结构的腹侧和前侧显露,直接暴露了主要颅内动脉入颅的区域,并显著减少了脑组织牵拉。因此,可在手术早期分离并保护这些血管,主要的大脑静脉或静脉窦和脑神经也可直视并得到保护。若这些结构被肿瘤或病变组织完全包围或侵犯,可在直视下进行神经血管结构的重建。

2.颅底外科术前的注意事项

(1)熟悉颅底解剖　颅底骨质凹凸不平,与脑组织、硬膜及其有关的血管神经密切相关。颅底下方紧邻口、鼻、咽腔、鼻窦等有菌腔隙,其中后方包绕脑干等生命中枢。在显露和切除颅底病变,尤其是中线部位的病变时,有可能损伤重要的血管、神经、脑皮层,从而导致严重的神经系统功能障碍;或因颅内与上述有菌腔隙相通,而导致脑脊液漏、脑膜炎,甚至脑脓肿。因此,颅底外科医师应在实验室学习解剖的三维结构,这是任何显微外科医师必须具备的知识。

(2)详尽的术前手术预案　根据病情、病变部位、性质、影像学特点以及病人身体状况决定手术的适应证、手术时间、最佳手术入路,更重要的是选择特殊的手术技术和显微外科方法。为了达到理想的手术效果,手术组医生尤其是术者必须考虑手术的全过程,包括确定手术总的理念,详细了解和掌握病人的病史、临床表现、体征、各种辅助检查、术前诊断。术前做出详细的手术预案(计划),包括手术入路、特殊的关键性步骤,还要有预防突发情况的措施和处理预想不到的情况和突发事件的方法。术前的充分准备和预见性,对于保证术中顺利进行并应对处理各种突如其来的情况是有益的。

表4-1-1　颅底外科技术的优点

优点
为颅底深部病变提供手术入路
为安全进行显微外科手术提供适当的显露
提供不同的手术视角
减少脑组织牵拉(大脑、脑干、小脑)
提供到达病变的最短路径,缩短手术时间
显露、分离和保护主要颅内动脉(颈动脉、椎动脉、基底动脉及其分支)
显露和保护主要大脑静脉和静脉窦
显露和保护脑神经
若有指征,可在直视下进行神经、血管结构重建

二、颅底手术治疗应考虑的因素

(一)制定手术治疗方案应考虑的因素

1.患者因素

制定手术治疗前,应首先了解患者以下几个因素,再进行综合考虑定。

(1) 自然病史　仔细研究病变的自然病程、病变范围、部位和病理分级,这是选择治疗方法的重要依据;同时应评价累及结构、功能及脑功能是否能够恢复。

(2) 患者的危险因素　应评价临床症状、体征和功能状态,找出患者的生活和活动被病变影响到何种程度,并估计患者经治疗后可能恢复到何种程度。

(3) 治疗的危险性　应根据不同的患者制订不同的治疗措施,在决定手术方案时,应充分考虑患者的要求和期望。这些措施包括保守治疗、手术、放射治疗、血管介入治疗和化疗。应估计每项治疗的短期、长期预后和危险性。

2.手术因素

许多因素在决策中占重要地位,包括病人、病变、手术和其他治疗方法、手术医师的技术水平和信心、医院整体能力和社会因素。哪种治疗终被采纳完全取决于两个因素:时间和能力。这种时间-能力决策理念与许多因素有关:病人(年龄、状况、职业等)、肿瘤(有无症状、良性、进展性等)、治疗(是观察一段时间还是立即外科处理)、手术室人员(有经验、无经验)、颅底外科医生(专科水平、手术例数)、医院(重点学科、开放床位),等等。

(1) 明确治疗的目的　手术可行性的决策包括:对每一个病例采取部分、次全或是全切除,还是不把手术作为唯一方案。每一个病人的风险和利益的比率必须个体化。不管是临时姑息、部分改善或是完全治愈,都在很大程度上取决于病变本身的性质和病人的状况。任何形式治疗的近期目的都是完全切除肿瘤或消除肿瘤进程,同时对神经组织的结构和功能没有不利的影响;其远期目的都是防止肿瘤在原位或远隔部位重新生长。

①临时性治疗:对于ICP增高采用降压或分流,目的是减轻颅内压力差,帮助其重获正常CSF循环。

②治愈性手术:彻底清除病变,并削除其再发的因素,同时避免损伤周围重要的神经和血管结构,保障术后良好的生存质量。

③姑息性治疗:肿瘤部分或大部分切除,目的是减轻肿瘤占位效应,减少和去除肿瘤组织有助于减轻肿瘤代谢和生化影响,改变肿瘤生长的动力学,重建中枢神经的动态平衡,同时减小肿瘤体积,为化疗、免疫治疗、放疗等提供条件。

(2) 充分考虑病人的期望,制定决策　制订手术计划前,要明确手术治疗能否达到病人的期望。颅底病变手术治疗是一项巨大工程,许多疾病的发展过程直接受到病人心理状态的影响,作为颅底外科医师无论决定何种治疗,都不能使病人失去希望。现代影像技术使病人的评价过程变得更加容易,但评价过程不是临床决策过程。颅底解剖学的研究,是静止的,甚至目前应用三维图像来描述颅底病变的解剖变化也都是静止的影像解剖,而手术过程常常变化无常。只有术中探查及解剖才能显示肿瘤的真实结构及其与周围正常结构的关系,即使最尖端的神外影像检查也不能说明这些特点。

(3) 手术后病人所能达到的生活质量　作为一个医生,我们不仅必须注重延长病人的生命,而且还需注重病人的生活质量,必须把每一个病人个体化。我们的知识必须是先进的、广博的和严谨的,对颅底肿瘤病人的照料必须是不折不扣的、个体化和富有同情心的。总之,要全面综合考虑病人、肿瘤、手术及术者多方面的因素,权衡利弊,总结如表4-1-2。

治疗决策上的延误可以有以下几个原因:对肿瘤的特性不明确;期待病人的一般状况完全恢复正常或得到改善;病人及家属对治疗的态度不坚决,对治疗要求过高;医生犹豫不决。相对简便的无创CT和MRI检查使保守疗法能被接受并进行仔细的观察随访。这特别适用于那些低度活性、生长停滞或生长缓慢的良性肿瘤或是生长缓慢的弥漫性胶质瘤的病人。

表4-1-2　颅底手术须考虑的因素

病人因素 （病人手术的可行性）	1. 年龄（儿童、成人、老人） 2. 既往身体状况：有无高血压、心脏病、糖尿病、免疫缺陷病和服用阿斯匹林病史等 3. 一般临床状况（优、良、差） 4. 神经病学分级：有无神经系统损害，及其分级（I－IV级） 5. 先前的治疗 6. 病人和家属的意愿
症状学	1. 进展速度 2. 病程 3. 癫痫 4. 脑神经症状 5. 脑干症状 6. 颅内压：正常或升高
肿瘤因素 （病变手术的可能性）	1. 部位和神经影像形态 　①单侧或双侧，幕上和幕下或同时累及，优势半球和非优势半球 　②精确定位：病变在颅底的具体部位，是否累及下丘脑、海绵窦或脑干 　③肿瘤的形态：规则的圆形、椭圆形或分叶状，或不规则形，是否属骑跨型 2. 肿瘤的数量：单发或多发 3. 肿瘤内部结构及构成 　①大小（小型、中型、大型、巨型） 　②囊变、坏死或出血 　③血管生成（血运丰富与否） 　④是否有钙化，及其程度和范围 　⑤肿瘤是否包绕大血管或脑神经 　⑥肿瘤的质地及纤维化程度
特性	1. 生长因素 　①弥散（局部、半球、全脑）或局限（边界清楚） 　②活跃、不活跃或交替，进展或退行性变 　③膨胀性（移位、破坏）或浸润性生长（边界不清） 　④生长部位（脑外、脑实质内） 2. 病变的性质和分级 　①良性或恶性 　②恶性程度（I－IV级） 3. 肿瘤相互作用 　①水肿：局限、弥漫，特别是有无脑干水肿 　②占位效应：组织结构移位或脑疝 　③有无梗阻性脑积水

(二)选择手术入路应考虑的因素

随着手术显微镜的广泛应用和颅底解剖研究的迅速开展，许多著名的神经外科教授设计并推出了各种颅底手术入路，各种改良的颅底入路亦不断涌现，并不断完善和发展。因此，同一病变部位可有许多不同的手术入路和方法，即可通过许多不同的入路达到同一个靶点；每种方法又各有变化和扩展，即同一个入路可达到许多不同的手术靶区。对同一部位，可有很多不同的手术方法，这种情况或许会令人感到难以抉择。众所周知，熟悉手术入路是获得良好手术效果的基础。不同的专家应用的入路可以截然不同，但均

可获得类似的结果。有些术者擅长使用自己的手术入路，有些颅底外科专业又分出专司颅底前部和颅底后部的手术组。因此，对每一位具体的患者施行颅底手术时，都应根据自身的技术条件和肿瘤部位设计出最适宜的手术方案。事实证明，只有那些能够集众多专家经验之长、选择最佳方案的神经外科中心，才能不断地、卓有成效地推陈出新，并取得显著的成果。

1.手术入路的评价

设计颅底手术入路时，应先列出各种可能采用的入路，再根据术者的条件和病变的确切部位及扩展的方向进行选择。任何颅底手术入路都

有最基本的原则,都有其适应证。临床医师面对的是病人,而不是计算机图像。所以,选择手术入路前必须熟知立体解剖及其变异,对每一个具体病人要了解颅底病变的病理解剖特征和病变的病理生理,正确选择最佳的手术入路。

选择手术入路应考虑的因素:

①选择从皮肤至病变最短路径的手术入路,同时该入路能避开涉及病人生命和功能的重要结构。

②尽可能地利用已存在的或潜在的"手术通道",包括口腔和面部腔隙、颅骨(可以移除和复位)、硬膜及硬膜下腔、脑池和脑裂,以及可牵开的肌肉间隙等。

③采用扩大磨除颅底骨质的方法,增加颅底手术入路的操作空间和扩大病变的显露,以减少对脑组织的牵拉。

④手术切口要避免损伤神经、血管蒂,皮瓣要有足够的血液供应,并要考虑到前次手术切口及术后放射治疗对于皮瓣供血的影响。

⑤肿瘤的良好显露,同时便于控制肿瘤的供血动脉,以减少术中出血,使术野更加清晰,减少术中医源性误伤,同时使手术更具观赏性。

⑥所选入路要便于颅底结构重建,特别是保证自然腔隙的封闭。

⑦要考虑到再次手术的可能性。

⑧术者对入路熟悉和掌握程度。

⑨注重美容和外观。

2.手术入路的选择

(1)鞍区手术入路选择　鞍区是由以蝶鞍为主的骨质和周围软组织构成,包括蝶鞍、蝶窦、海绵窦、脑下垂体、视交叉、丘脑下部以及经海绵窦出颅的Ⅲ、Ⅳ、Ⅵ脑神经和三叉神经第一支。鞍区直径不超过3cm,但解剖结构复杂,构成了一个特殊的神经外科手术区域。第三脑室前部肿瘤,尽管有各种不同的手术入路,但因其暴露和切除都很困难,要获得比较宽阔的术野都是不容易的。在选择手术入路时,肿瘤的解剖位置、大小以及肿瘤的病理都必须予以考虑。位于第三脑室前部的肿瘤,经胼胝体入路较容易。如肿瘤来自视

交叉或鞍上,或肿瘤太大抵达室间孔,脑室扩大时,也可直接经侧脑室入路。常用的鞍区手术入路大致如下。

①额底入路和额外侧入路:为传统的垂体瘤手术入路。扩大的额底入路可显露额底和从上额鼻旁窦至斜坡底部的病变,而对额叶牵拉很小。眶额入路,由于去眶后颅底硬膜可进一步向下牵开,可比经典的额下开颅术能更好地从腹侧显露额底病变,并减少对脑组织的牵拉。

②经翼点入路:适用于垂体腺瘤鞍上蔓延很大,特别是偏于一侧时。

③改良翼点入路与颞下入路:这两种入路适用于鞍上肿瘤向一侧鞍旁生长。病人的体位与基本手术方法相同。切除蝶骨嵴外2/3,达眶上裂,剪开硬脑膜。除非做单纯的额下或颞下入路暴露鞍旁,否则应常规打开侧裂蛛网膜,分别牵开额叶和颞叶,暴露颈内动脉、视神经、后交通动脉、脉络膜前动脉、大脑前动脉和大脑中动脉等,经视神经-颈内动脉或颈内动脉外侧间隙暴露和切除肿瘤。如肿瘤把第三脑室底部向上推移,使第三脑室侧壁的神经核团(即组织较厚部分)也随之上移,第三脑室底变薄如一层胶质膜,可打开此膜切除长入第三脑室的肿瘤。

④额下经蝶入路:额下开颅后,打开蝶骨平台,自蝶窦的前部进入垂体窝。适用于鞍上蔓延并向下突到蝶窦内者,特别适用于肿瘤较大,同时向鞍上、鞍旁和鞍前壁生长的肿瘤。在处理斜坡前硬脑膜外病变时,采用扩大的颅前窝底入路可以视为此入路的扩展。

⑤经蝶窦入路:现已被多数人用于处理鞍内和鞍上轴性生长的肿瘤。除限于鞍内的垂体微腺瘤外,向鞍上蔓延的大垂体瘤也多经此入路做到全切除肿瘤。又分经口和经鼻两种。

⑥经胼胝体前部入路:1944年,Busch首先描述了经胼胝体-弯窿间进入第三脑室的手术入路。这一入路可以切除第三脑室前下方的肿瘤,适用于第三脑室不扩大的病人。而且此入路较经脑室入路对脑组织损伤小,术后病人恢复较好。

(2)海绵窦区手术入路选择　可经内侧、外

侧、上方和下方入路到达海绵窦。起源于海绵窦内侧的病变如果仅对海绵窦造成推挤，或仅侵及颈内动脉的内侧可采用经蝶入路切除。其他海绵窦入路都需要行前外侧方开颅，或需行眶、眶颧开颅。经眶颧入路由于切除了颧弓，使手术视野更加靠近中颅底，从而减少了对颞叶的牵拉（图4-1-1）。可根据需要进行调整一级入路的方法，使前外侧开颅既可更靠近额叶，也可更偏向颞叶，以满足能适应海绵窦的各种二级入路。Inoue（1990）和Sekhar等（1987）通过研究显微外科解剖，认为单一方向入路不足以显露海绵窦的全部。因此，抵达该区域的理想入路，应根据肿瘤的具体部位，以适宜满足其二级海绵窦入路要求。

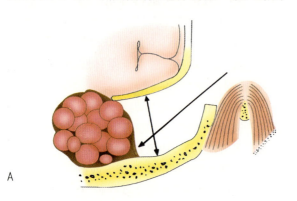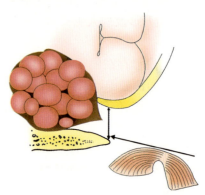

图4-1-1 经眶颧入路示意图。A,不切除颧弓的颞下入路显露中颅底病变；B,经颧弓切除的眶颧入路显露中颅底病变,由于没有颞肌的阻碍,视野更靠近颅底,能更好地显露中颅底的病变,对颞叶牵拉轻或不需要牵拉

（3）桥小脑角区手术入路选择 此区域常见的病变为听神经瘤和脑膜瘤。切除听神经瘤有3种基本的入路：经中颅窝、经迷路和经枕下入路。Moskowitz和long（1991）曾对此进行了专门分析：对于肿瘤较大而不考虑保留听力的病例，经迷路和经枕下手术结果的差异很小。切除小肿瘤时，经中颅窝入路显示出优越性，1/3的病例可保留听力。然而，在类似病例中，Kemink等（1990）的结果显示经枕下入路也可达到相同的结果。脑膜瘤不同于神经鞘瘤，超声吸引器有时不能奏效，肿瘤可呈侵袭性，其血供来自颅底硬膜。由于肿瘤基底位于后岩骨，故经枕下入路即可完全切除。由于首次手术彻底切除肿瘤才能达到完全治愈，因此，设计合适的手术入路非常必要。

（4）岩斜区病变的手术入路选择 该区域解剖关系复杂，手术治疗一直是临床医生的难题。岩斜区手术入路很多，而且相互间差异较大。这是因为该区域存在较高的手术致残率，有时为了保护某些重要结构而不得不改变入路方式。不同的岩斜区手术入路之间存在明显的区别，这对于处理该区域各种复杂性病变是十分必要的。试图通过单一入路暴露整个岩斜区将非常困难，特别是当肿瘤已经侵犯岩斜区以外的结构。任何向颅底外侧侵袭的病变，都需要选用显露较为广泛、并能够进一步扩展的入路，也可采用联合入路。

（5）颈静脉孔区手术入路选择 颈静脉孔区的病变可分别或同时向颅内外方向扩展。此区域最常见的肿瘤为脑膜瘤、化学感受器瘤和神经鞘瘤。对于仅向颅内扩展的肿瘤，可经枕下乙状窦后入路切除。对于仅向颅外发展的肿瘤，可经颈外侧入路切除。对于同时向颅内外发展的肿瘤，可选择经颞下窝入路或采用联合入路，将肿瘤一期切除。手术可以联合使用如下入路：迷路下入路（保留听力）、枕下入路（切除肿瘤的颅内部分）、远外侧/经枕髁入路（打开颈静脉孔后壁），并根据需要尽量向颈部延伸。但采用这种后侧方入路，难以处理向前方侵袭的肿瘤，为此可在移开面神经后，附加颞下窝入路切除肿瘤。

三、手术入路的相关问题

1.手术体位

神经外科中有几种常用的基本体位,如仰卧位,包括仰卧一侧肩部抬高,头向一侧偏;侧卧位,包括侧俯卧位;坐位及半坐位;俯卧位。对于颅内肿瘤采取仰卧位还是坐位有一些基本原则。肿瘤在冠状面的关系是根据两耳连线,然后垂直与鼻根枕外粗隆连线,再综合定位来选择最佳头位和入路。位于两耳连线前面的肿瘤最好采用仰卧位,而位于此线之后的病变(包括后颅窝)采取坐位比较理想。

(1)仰卧位　仰卧位主要用于前颅底入路及翼点入路。每一种入路头颅的最佳位置对于不同部位的肿瘤是不同的。由于颅底外科手术时,均是上抬上半身30°,为防止术中病人移位,尤其整个床轻度倾斜时,须用约束带把病人身体约束捆绑住,头部均应用头架固定。注意下颌与胸骨柄之间的距离不少于两横指,才不会影响颈静脉回流,避免潜在引起颅内静脉淤血。如翼点入路采取的头位是头顶向下大约10°～20°,轻度抬高,并向对侧旋转20°～30°(使颧弓在手术区内为最高点),使额叶从眶尖部自由坠落,颞叶从蝶骨嵴自由下垂。如果体位恰当,这种入路可以沿着蝶骨嵴看到前床突和鞍旁区域。三点头架可以把两个头钉放在手术侧耳后(乳突以上),另一个头钉置于头的对侧(要在颞肌以上以免出血和不稳定)。这种头位要特别注意颈部不能过度旋转,否则有可能损伤或压迫气管、颈静脉、颈动脉或椎动脉。

(2)侧卧位　这种体位适用于颈部活动性差或颈短而粗的病人。病变部位朝上。采用侧卧位时须注意腋下垫枕,使其抬高,以防止压迫腋下神经和血管等重要结构。病侧朝上的上肢用手托架起,使肩-头之间的夹角保持在100°～120°;同时,上肢的姿势要放在功能位,铺垫好以免挤压伤。

(3)坐位　这种体位多应用于幕下入路,适用于所有后颅窝开颅手术,包括松果体和天幕切迹区手术。由于这种体位存在潜在的并发症,主要是合并静脉气栓,故手术医生、麻醉医生和护士对于半坐位的病人要格外小心谨慎,严密监测血压、脉搏和中心静脉压。为了术中检测和去除心房气栓,应常规安置右心房插管,建立中心静脉压导管(在术前做好中心静脉压,保证适当的体位),常规采用多普勒持续监测。

坐位的优点主要在于术中血液和脑脊液以及磨除的骨质易被自动地冲出术野,而不是停留在蛛网膜下腔,不妨碍手术操作,助手可以不断地通过冲水来保持术野干净,不必过多地使用电凝,以保障术中解剖界面清晰,这样可减少神经血管损伤的机会;且手术医师对整个手术区有良好的视野。但半坐位手术前一定要对颈部活动进行评价,避免造成颈椎的过度前屈而损伤。

(4)半坐位　半坐位主要适用于顶后区域、桥小脑角区的病变。这种体位除了手术床背部不是完全垂直外,其余类似坐位,不过靠背应倾斜一定角度。颅底手术常采用此体位。这种体位的潜在并发症也类似坐位,但比坐位发生的几率要低。正确的半坐位摆法是上半身上抬45°～60°,上提头部并前屈,偏向病侧,病侧的乳突后枕下手术区枕部肌肉尽量保持张力,使乙状窦尽量能与水平面垂直。三点头架固定头颅不应该影响手术野及其周围区域。根据手术入路的需要,头部做适当旋转。要注意额部和胸部的位置,以免气管阻塞和血管受压。消毒前要再次核查病人所有的部位以及手术床的附属配件,以确保病人的安全性、稳定性、舒适性和可操作性。半坐位是自然体位,同样具有坐位的优点,术中CSF、血和灌注液能够自然地从伤口渗出,使手术野保持干燥和清洁。但术中需行心房导管监测,麻醉要求较高。

病人的理想体位对于手术固然非常重要,但是术者是否操作方便、姿势舒适程度亦同样是至关重要的因素,否则要想得心应手地顺利完成手术也是不可能的。有经验的医生发现采取仰卧位时,如果病人的头位于术者的脐部水平,术者就容易把上肢、手、颈及头处在舒适的位置。同样对于半坐位的病人,术者把手术入路与眼睛平行比较合理,另外术者肘部、前臂要与乳线相水平。

因此,肘部要放一个手托架,以保证术者双前臂和手的灵活性和稳定性。每一位神经外科医生对于自己的姿势、习惯、双上肢的位置必须有一定的工作方式,不可能每个医生都一样,而且每一位神经外科医生必须在工作实践中摸索自己的工作风格,充分体现个性化的特点。

2.手术的基本步骤

①术者必须亲自摆好病人的体位,特别要注意病人的颈部不能旋转、弯曲或过伸。

②摆体位时,首先要考虑到颅内血流动力学与躯体、颈部和头位置的关系,要避免压迫颈部的呼吸道、动脉、静脉和神经组织。病人的头位应该略高于心脏水平,既有利于颅内静脉回流,又不影响供给脑组织的动脉血流。

摆放病人头位时,不管病人在手术床上的体位如何(如仰卧或坐位等),颈部不论在哪个方向决不能过度伸展、过度扭曲、过度牵拉或过度屈曲,否则会导致颈部静脉回流阻塞,有可能损伤颈动脉或椎动脉,扭曲或压迫气管或食管,会导致颈椎和脊髓损伤。血管的损伤有可能直接影响颅内压力,尤其坐位的病人更要特别小心谨慎,常常可以把头颅摆在稍微倾斜的位置上,医生应该站在病人的后面双手托住病人的头,然后张开两手掌,分别把拇指和食指放在两侧下颌角位置。这样可以掌握颈部屈曲的角度,以免过度屈曲,从而降低危险性。

③病人应该安全而舒适地躺在手术床上。特别要注意身体依靠的部位应该放好垫子,躯体纵轴不应该弯曲或扭曲,姿势应避免过度压迫脊神经根和周围神经的部位,要保护皮肤、四肢、眼睛、鼻子、耳朵、神经、血管,呼吸道是关键环节,应该更加注意。为避免深层静脉的栓塞,双下肢可用绷带或弹力绷带等。有些病人(尤其肥胖者)可能会增加胸压或腹压,而不利于或增加颅内压。

④病人头颅的正确位置,对于选择手术入路达到最佳的暴露术野是至关重要的。在手术期间,外科医生随时要考虑病人头颅的位置,以便术者随时进行相应调整,保持最佳的工作姿势和位置。

⑤头颅应该用三点头架牢靠地固定在理想的位置。把消毒的头钉拧进头皮直至颅骨,拧紧但力量不要过分,决不允许拧到颅骨内板。

⑥麻醉满意后再置导尿管,并连接好引流管或引流袋。麻醉师要在整个手术中进行严密认真监控。

3.术中病人的安全措施

①检查病人的铺垫是否合适,以防止挤压伤。检查皮肤是否暴露,避开手术床上任何金属的部件,否则会导致电烧伤。

②病人的膝关节要轻度屈曲,以免腰部过伸,可防止坐骨或腓神经的损伤。

③病人的眼睛易被消毒剂和其他脂类溶液损伤,故消毒前应该用一种眼睛保护膏剂涂在眼睛上,从内眦沿着眼睑一直涂抹到外眦,然后闭合眼睑并用眼罩覆盖保护。

④安全带不能太紧,否则影响血循环,引起周围神经损伤或阻碍通气量,影响呼吸。

⑤病人的下肢应该比臀部高一些,有助于静脉回流。仰卧位时两小腿应该略高于大腿,当坐位时应该接近水平,双下肢用布织绷带或套上大腿水平的高弹力袜,也可以用持续压力气囊包裹双下肢。

不管采用什么体位,麻醉师和各种麻醉设备、仪器均应位于术者的对侧,若术者位于头顶位时,则麻醉师和各种麻醉设备、仪器应放置在病人的左侧,这样麻醉师便于观察病人面部、气管插管和身体暴露的部位,术中也便于应用各种特殊仪器而不影响手术操作。而手术台的右侧为手术室护士的工作范畴;病人头顶一侧为医生的主要工作范围,可以放置手术显微镜等附属设施或仪器。

4.颅底外科开颅术的一般技术

(1)切口的选择　幕上前中颅底入路一般选择半圆形或问号形皮瓣,其基底部直接朝向供养皮瓣中心的血管,以保证皮瓣足够的血液供给,避免术后皮瓣愈合不良,甚至坏死。幕下后颅底的手术入路常规采用弧形、直切口皮瓣,这适于所有侧、旁正中和中线入路。

(2)骨瓣与骨窗成形　侵袭性,更确切地说创伤性在神经外科操作中是不可避免的,不仅要破坏颅骨结构,而且要切开头颅全层,由浅入深,如毛发、皮肤、肌肉、颅骨、硬膜、蛛网膜和脑组织。每层必须切一开口,其大小要以最佳暴露术野为原则,而且不造成脑组织压迫或牵拉脑组织,亦不增加无效脑暴露。单纯把小骨窗也就是"小骨孔开颅术"称为"微侵袭手术"是不妥当的。显微神经外科绝不是意味着单纯的小颅骨骨窗。颅底显微外科的宗旨是手术操作时,尽可能不损伤周围毗邻的脑组织、颅底血管和脑神经,而最大限度地切除肿瘤。骨窗的大小一定要与显微外科的目的相一致。当今流行的"锁孔"一词,不仅是指骨窗的大小,而且更主要的是包括了显微神经外科技术的内涵,通过小的裂隙或间隙沿着脑脊液通道分离,以达到手术经过的每一层均是最小创伤的目的。

开颅术本身具有一定的创伤性。骨瓣或骨窗的大小取决于实际需要,即:尽可能的小,必要的大;更重要的是开颅的范围决不能妨碍术野的暴露和接近肿瘤,达到以最少而简便的手术操作和最低程度的副损伤为目的。也有采用带蒂颅骨骨瓣(带血运),以防止或减少骨瓣吸收,特别是处理颅底恶性肿瘤。术后可能需要放疗的病例,更应注意骨瓣的血运,以免放疗时造成骨瓣坏死。目前大多是采用"游离骨瓣",其骨瓣成形便捷,术后肌肉或筋膜能为其提供良好的血液供应。以往是采用颅骨多处钻孔,Gigli 线锯开颅手术技术和技巧。为了很好地锯开颅骨,在切割时要和颅骨表面有一个角度,以便使颅骨的横断面呈一个斜面,以防还纳颅骨时凹陷进颅腔内压迫脑组织。目前多数神经外科中心则采用洗锯开颅,术后用颅骨锁或钛条固定。

5.肿瘤的定位和导航

术前、术中以及术后各个不同时期术者必须有一个完整的设计方案、技术思路以及手术目的和预期达到的效果。肿瘤的定位(靶目标)、测定(导航)以及应用显微手术的技能和技巧,这一整套思路对于暴露所有脑外及脑内肿瘤是非常重要的。

(1)术前定位 术前应用CT、CTA、MRI、MRA或MRV扫描准确定位病变,术中不能盲目地切开正常组织去寻找深而隐藏的肿瘤,这既有一定的失败性,又有一定的创伤性及危险性。MRI具有高分辨率精确定位的功能,定位能力强,甚至包括病变附近的血管和神经。术前仔细读片,利用正常颅底解剖标志准确定位肿瘤周围毗邻结构的三维解剖。同时,计算机辅助导航技术可确保寻找病变的靶目标的准确性。

(2)术中定位 神经影像能提供最真实信息。开放式MRI能为神经外科医生提供现代化术中影像等资料,神经导航技术在术前可用于分析神经影像灰度等级的细微差别,测量病变与相关结构的距离及角度。同时,导航和术中监测在术中可以引导手术入路,设计治疗方案并指导显微外科切除肿瘤,但是最好的分析还是靠术者自身的综合分析判断。

第二节 额下入路及其扩展入路

额下入路(subfrontal approach)提供对嗅沟、鞍区肿瘤以及Willis环前部的动脉瘤、眼动脉瘤的手术途径。如果向上延伸,经此入路可以到达前交通动脉以远的大脑前动脉远端动脉瘤,且可以经此入路进入蝶窦,称之为经额-蝶窦入路。额下-经蝶入路是额部开颅后将鞍结节及蝶鞍前壁的骨质磨除,使鞍内及蝶窦内的肿瘤充分显露,从而能够在直视下全切除肿瘤。额下入路有单侧和双侧之分。单侧额下入路又可分作内侧和外侧额下入路两种方式。内侧额下入路,即额底入路;外侧额下入路,又称为额外侧入路,该入路从代表额骨"峡部"的额颞点开始,该点与颞线最内端相一致。经额底入路是Cushing提出的切除鞍区肿瘤的开颅方法,一直沿用至今,尤适用于垂体腺瘤向鞍上发展压迫视神经者。对鞍结节脑膜瘤、颅咽管瘤、视神经胶质瘤,都可以采用这种开颅方法。

一、额下入路的相关解剖

前颅窝的底又是眶的顶壁。其前部是由额骨眶部、筛骨的筛板和鸡冠构成,后部是蝶骨小翼,中央部是蝶骨体部,外侧就是由蝶骨大翼和部分额骨构成。鼻旁窦位于其中部。

1.皮、肌瓣的解剖层次

(1) 额部层次　额部包括以下解剖层次:①皮肤:最浅层。②浅筋膜:属皮下组织,同皮肤紧密相连,由致密结缔组织和脂肪组织构成,含滑车上及眶上血管神经,同深面的额肌或帽状腱膜不易分开。③深筋膜:包括额肌、帽状腱膜及眼轮匝肌。额肌为方形薄阔肌,起自帽状腱膜,向前下方止于眉部皮肤、皮下组织及鼻骨。帽状腱膜向两侧逐渐变薄,在颞部延续为颞浅筋膜,与耳上肌及耳前肌相连,在颧弓附近不易与颞深筋膜浅层分开。眼轮匝肌为眼裂周围的椭圆形扁薄肌环,同皮肤附着,其眼裂上方部分受面神经颞支支配。④腱膜下组织:疏松而量少,缺乏血管,由于腱膜层内常有面神经颞支走行,剥离皮瓣宜紧贴骨膜侧进行。⑤骨膜:额部最深层组织。

(2) 眉区的软组织解剖

①眉区组织层次:眉区的软组织分为皮肤、皮下脂肪及穿行其中的额肌纤维、额肌及其后鞘、眶部眼轮匝肌、部分额肌后鞘及眉脂肪垫、骨膜。额肌纤维走行于眶部眼轮匝肌表面及皮下脂肪小叶间,不与眼轮匝肌交织,多数纤维止于眉区皮肤及皮下脂肪层。额肌有前、后筋膜鞘,后鞘向下分为前、后层,后层沿脂肪垫表面延伸到眶上缘骨膜,并同骨膜一起延续为眶隔;前层走行于眼轮匝肌表面。眉脂肪垫位于眉外侧2/3区域

的骨膜与眼轮匝肌之间。

②眶骨膜:贴附于眶内面,是一层致密而有韧性的筋膜组织,但较颅骨外膜脆弱,容易撕破,任何小裂口均可致其深面的眶脂体膨出,影响手术操作。眶骨膜与颅骨间结合疏松,存在一潜在间隙,颅底骨折所致的出血可积于此间隙内,致眼球突出;若顶破此膜,可漏至筋膜下及眼睑,致熊猫眼征。眶骨膜向后续于视神经鞘的硬膜外层,在眶上缘续于眶外骨膜及眶隔,在眶上裂续于硬脑膜。

正常眶上壁深50mm,一般仅需剥离15mm左右。在外侧壁的剥离范围,一般不低于额颧缝,该缝可呈一轻度隆起的嵴。在鼻根部,应沿骨膜剥至鼻额缝上下;在眶内侧壁上,一般不低于额筛缝及额泪缝。

(3) 颞部的层次　颞部包括以下5层:①腱膜下组织:与额部相续,接近颧弓处几乎消失。②颞深筋膜浅层:始于颞上线,附于颧弓外侧缘。③颞深筋膜深层:同额顶部骨膜相移行,致密而坚韧,深面有颞肌纤维附着,上起于颞下线,下附于颧弓内侧缘,其前下部同颞深筋膜浅层间夹有脂肪垫。该垫前达眶外侧缘,下达颧弓上缘,上达颧弓上方及眶上缘上方。④颞肌。⑤骨膜:薄面紧贴颅骨,不易剥离。

2.额下入路相关的神经

此区域最重要的神经是眶上神经与滑车上神经,这是额神经的终末支。眶上神经在额骨眶上缘进一步分成内侧支与外侧支,内侧支通常经额切迹进入额部。当眶上缘两骨孔发育好时,眶上神经支经眶上孔出眶或经眶上切迹出眶。眶上神经内侧支一般较外侧支细小,如孔均未发育好,则神经在眶上缘与眶隔之间越过切迹。在行程中,内侧支的最大分支与外侧支首先经颅顶肌额腹下方向上行走,途中发出细小分支穿过额腹分布于额部皮肤,最后终止于顶部,并在顶部与邻近神经吻合;额神经第二终末支滑车上神经越过滑车上前,分布于鼻根、上睑及额部皮肤。

面神经额颞支离开腮腺上缘后,在颞浅动脉前方上行,以1～4支越颧弓,在颞浅筋膜与颞深

筋浅层之间,向前上方斜行。在颞区,行于颞浅筋膜与颞深筋膜之间,或帽状腱膜－颞浅筋膜内,进入眼轮匝肌上部和额肌。入额肌点位于外眦上方。在越颧弓时,最后方一支位于颧弓后部1/5交界处,自后方数第二支位于颧弓中后1/3交界处。段坤昌取耳屏最高点眼外眦的连线观测,额肌支在此线上方3.0～12.0mm范围内交织成扇形网,自耳屏最高点前方18mm点向前方与向前上方52°方向之间的夹角区,即为面神经额颞支在颧弓上方的分布区,切口应尽可能避开此区,以防术后额纹消失。有报道,尚有5%的面神经额颞支行走于颞部脂肪垫内,皮瓣剥离最好沿颞深筋膜深层的表面进行。

3.相关的血管结构及额颞部的血供

(1) 动脉　眼动脉最重要的终末支是眶上动脉,滑车上动脉是另一分支,与眶上神经伴行供应前额皮肤、睑器与鼻根,该动脉外径约0.67(0.3～0.75)mm。Mangold等(1980)发现滑车上动脉内侧支往往是供应额部皮肤的两支中较大的,还可见有一更细小分支与眶上神经分支伴行,这些血管协助供应颅顶肌额腹与前额皮肤。头皮前方与侧方的最主要血管为颞浅动脉及其分支。Stock等(1980)测量出颞浅动脉邻近额、顶支分叉处的外径为2.03±0.33mm,此区域血管造影显示血管直径为1.89±0.08mm。颞浅动脉大多数在颧弓上分叉或平颧弓水平分叉。颞浅动脉的额支、顶支与对侧同名血管及眶上动脉、滑车上动脉吻合,颞浅动脉较大分支位于头皮深面而较细小分支相对表浅,这些血管走行于同名静脉的上方和下方。

(2) 静脉　大管径的滑车上静脉与眶上静脉经头皮前部与面静脉相续,面静脉还接受上睑静脉、鼻外静脉及其他属支血液。

(3) 额区血供　额颞部皮瓣的基底在前下方,由滑车上动脉、眶上动脉及颞浅动脉前支供血。滑车上动脉及眶上动脉离开相应的切迹或孔后,均分为浅、深两组分支,浅支供应皮肤、皮下组织、额肌及腱膜,深支则以轴型沿骨膜行走。滑车上动脉沿中线旁上行,灌注至眶上缘上方

8～10cm水平,同颞浅动脉前支间广泛吻合。眶上动脉刚出眶上缘即分出几支浅支,行向外上方,深支以轴型灌注至眶上缘上方4～5cm,较滑车上动脉深支粗大稠密。

(4) 颞区血供　颞区主要由颞浅动脉供血。①颞浅筋膜:内有颞浅动脉、静脉及其分支走行,动脉及其分支位于该筋膜层内,静脉及其属支则位于筋膜外面及毛囊深层。额浅动脉在颧弓上方2cm处分为前、后支,每支均发出一些小支,进入筋膜下层。②腱膜下组织:在颞肌范围内很少有血管穿越该层组织,它构成颞浅、深筋膜间的"无血管"平面,赋予颞区皮肤一定的移动性,亦成为剥离皮瓣的良好界面。③颞深筋膜:由单一而恒定的颞中动脉供血,它是颞浅动脉的分支。颞中动脉起始于颧弓水平或下方1～2cm处,总是在颧弓浅面走行在颞浅动脉稍深处及后方上行,在颧弓上缘进入颞深筋膜。

二、额下入路的手术方法

1.手术指征

适用于前颅窝和鞍区的肿瘤或其他疾病。肿瘤由鞍内突入到鞍上区,或鞍区肿瘤侵入第三脑室前部均可采用此入路。

2.术前准备

除按一般开颅常规准备外,还需注意:①纠正垂体功能低下,可在术前3～5天口服或静脉给予皮质类固醇激素。②纠正糖尿病、高血压、尿崩和水电解质紊乱。③根据神经影像学资料,如MRI、CT和DSA判断肿瘤大小、性质和视交叉的位置(前置或后置),决定采用单侧还是双侧额下入路,经终板或经蝶骨平板入路。小肿瘤(直径<3cm)经右侧额下入路,大肿瘤则宜用眶-额入路。如肿瘤偏向一侧,也可选择单侧额外侧入路开颅。如果肿瘤明显向鞍上生长,病人没有典型双颞侧偏盲或大脑前动脉水平段(A_1)没有上抬,常提示视交叉前置。

3.体位及切口

取仰卧位,床头抬高约15°～30°,高于心脏水平,以利静脉回流;头后仰,使眶板从垂直位

向后倾斜约10°～15°,使头顶向下,以利在不牵拉额叶的情况下,便能显露整个额底。由于地心引力,额叶自动向后塌陷,增加鞍区暴露,并使术前能有舒适的手术姿势。自帽状腱膜下游离皮瓣,再自骨膜膜下游离骨膜瓣,尽量翻向下,至显露眶上神经或至能触摸眶上缘。然后用头皮拉钩或粗丝线缝合牵拉皮、骨膜瓣,用湿纱布敷盖,以备需要时,作带蒂骨膜瓣修复硬脑膜和封闭额窦。

4.骨瓣

垂直分开颞肌在颞上线的附着处,适度牵开,以备钻孔。一般行右侧额骨瓣开颅。颅骨钻4个孔,使内侧2个孔的内侧缘与矢状窦的投影线相切。其中,内下方之孔应尽可能靠近眶缘,内上方之孔宜钻在发际内,这样既可避免损伤矢状窦,又可最大限度地显露额底和半球的纵裂部位。外下方之孔被称之为关键孔,其位置最为重要,宜钻在额骨颧突起源的后方、额颞缝上方1cm左右处,以便显露颅底,又不至于进入眶窝。外上方孔也钻在发际内。然后用线锯或铣刀作骨瓣成形,抬起骨瓣时,应预先分离硬脑膜。抬起骨瓣、分离中线硬膜时,需细心保护其下的矢状窦。不论用单侧或双侧骨瓣开颅,额部中央的骨孔必须位于鼻根部,即位于鸡冠和筛板的上方,以保证骨窗边缘达前颅底,这样既减少对额叶牵拉,又增加术者的视角。另一关键的骨孔应放在额骨颧突外下方,锯开此骨孔与鼻根部骨孔之间的颅骨板,有时受鸡冠和眶板隆起阻挡,可用小型kerrison咬骨钳咬除少量骨质,便于线锯或开颅器通过。一般做4cm×6cm小型游离骨瓣即可满足手术需要。

5.颅底骨质的处理

单侧额下入路常取低位额瓣,不涉及眶上缘及眶顶。对于额窦,不能避开时可大胆打开,只要处理妥当,不会发生感染。眶上缘低于额鳞与眶顶的返折线,该返折又自外侧向内侧逐渐降低,因而骨瓣下缘的骨孔下缘应位于眶上缘上方,通常要求高于眶上缘1cm左右,使骨窗下缘尽可能与眶顶相平。在中线侧,通常偏离中线1cm锯开颅骨,亦可更接近中线,上矢状窦前1/3段

两侧的静脉隐窝及蛛网膜颗粒均较少。静脉隐窝外侧缘与正中线间距大致在2cm以内,这对额部中线旁开颅影响不大,置入线锯导板仅对明显突入颅骨的隐窝或颗粒有影响,对伴有慢性颅内高压的老年人应更谨慎一些。额底入路的骨窗一定要尽量低,以便在抬起额底面向鞍部探查时,减轻牵拉脑组织。

6.硬脑膜的处理

在老年患者硬脑膜与额骨内板粘连较紧,作额骨瓣成形时,需细心分离,防止撕破硬脑膜。在硬膜外入路中,鸡冠和筛板上的硬脑膜不易剥离,硬脑膜破口应及时关闭,防止脑脊液漏。鸡冠多无气化,咬除有气化的鸡冠将使术野与筛窦相通,应及时封闭窦腔开口。筛板常凹入颅底,有嗅丝及筛血管穿过,在其表面分离硬膜、嗅球或肿瘤时,应沿颅底骨逐步分开、电凝、切断,并严格修补硬膜。筛板下方即为鼻腔筛板外侧缘和眶顶内侧缘的筛窦,骨质均薄,眶顶和蝶骨平台的硬膜均容易分离开,即使黏着较紧密处,只要剥离子紧贴骨面,均可完整分离。

额下硬膜内入路则在开放腰穿脑脊液引流下,与眶上缘低位平行剪开硬脑膜,外侧弯向后方约2cm,内侧沿矢状窦略向前剪开1cm。使成"T"字形,在外侧端,使稍向后弯,以利充分显露中线部前颅底和向后牵开额底,增大手术野。亦可采用翻向额底的"U"形硬膜瓣。如采用双额骨瓣经扩大前颅底入路时,应低位剪开双侧硬脑膜,双道缝扎上矢状窦并切断之,游离大脑镰并将其剪开至鸡冠。切口前缘硬脑膜悬吊在骨窗周围软组织上。释放脑脊液使额叶逐渐回缩。电凝皱缩前端之大脑镰残端,以扩大术者视野。剪开硬脑膜时应注意近中线处的皮层流向矢状窦的引流静脉。

7.脑组织的处理

单侧额下入路需牵开额叶眶面,但过度牵拉可致眶额皮层挫裂伤,产生精神症状。外侧裂池在脑底呈向前弓突状,蝶骨嵴中1/3段附近部分距额鳞最近,距额极3～4cmm,此处脑池较窄。可在侧裂静脉前缘切开蛛网膜,缓缓放出脑脊液。对于额叶眶面与硬膜间的任何小血管,均可

电凝切断。相连于额叶与眶顶硬膜间的血管少而细小，但自额极注入上矢状窦前端的静脉则粗大，额底入路易损伤，而额外侧入路易于保护。自蝶骨嵴处抬起额叶眶面后部时，常不会撕裂静脉，因为沿蝶骨嵴走行的属支在嵴后下方入蝶顶窦。对嗅神经及相应血管，可自嗅球逐步向后切开嗅池蛛网膜，使嗅球、嗅束连同其血管自嗅束沟内游离出数厘米，以扩大手术通道。受鞍上重要结构的限制，允许脑压板后伸并上抬的后界是外侧，可为侧裂内的大脑中血管前缘，内侧为嗅束后端及直回后端，不宜压迫Heubner回返动脉，不要压迫A_1段，只要未越过A_1段即不易压迫下丘脑，因为下丘脑在视交叉的后上及后方。

额底入路时，嗅神经有被拉断的可能，可事先解剖嗅池，若嗅神经有损伤出血，可用止血纱贴覆止血。也可先将嗅神经自额底面游离后保护之。额底入路牵拉脑组织时，应注意以下几点：①不可用力强拉，要待脑脊液充分放出，脑压下降后、自脑底牵开。②不可反复置入、取出脑压板，否则易造成脑挫伤。为此可使用自动脑压板。当脑压不高时将自动脑压板放在适当的位置固定好，不要再移动。③脑压板不可过深，脑压板的顶端不应越过视交叉后方，以防损伤下视丘和垂体柄。另外，脑压板顶端不能超过棉条所铺的位置，避免损伤额叶底面。

8.鞍区显露

脑压板轻轻提起额叶，暴露外侧裂，先探查侧裂池，并打开侧裂池。可用尖刀或镊子打开侧裂蛛网膜，缓慢充分地释放脑脊液，使脑组织张力进一步下降，脑组织自然回缩。待有充分空间后，沿侧裂向中线探查，找到视神经作为解剖标志。额底面以棉条铺满，避免造成脑损伤。用脑压板与外侧裂平行，缓慢柔和地向后向上抬起额叶，从表面逐渐向额叶底部和鞍区深入。依次暴露同侧嗅神经、同侧视神经、颈内动脉、视交叉和对侧视神经等。脑压板牵拉额叶的方向应沿蝶骨嵴前方（即由外向内倾斜），逐渐向鞍区深入时，脑压板牵拉方向逐渐向中线移。

9.经终板切除视交叉后部肿瘤

当视交叉前置，肿瘤突入第三脑室前下部，经视交叉前方切除肿瘤很困难时，可改用经终板切除肿瘤。牵开大脑前动脉以暴露终板，注意其和前交通动脉发出至第三脑室前壁的穿通支。肿瘤常使终板前突、变薄，在其中央做一小切口，用镊子稍作钝性扩大，注意不要伤及前交通动脉和胼胝体嘴及视交叉、视束、穿窿柱和第三脑室侧壁。应先分块切除瘤内肿瘤，再分块游离和切除瘤壁。当瘤体缩小，受阻的室间孔将松解，并有脑脊液流出。若肿瘤来自鞍上，第三脑室底常变薄或消失，切除肿瘤后，能看到基底动脉及其邻近神经血管结构。

10.经蝶骨平板切除肿瘤

用于视交叉前置，肿瘤位于视交叉后方的病例。沿蝶骨平板电凝其硬膜，尖头刀切开，使硬膜瓣向前方翻开。用小骨凿或微型磨钻打开蝶骨平板，Kerrison咬骨钳扩大骨窗，暴露蝶窦。蝶窦黏膜完整者，可用明胶海绵把黏膜向下推开，保护之；若黏膜已破损，可切除之。切除蝶鞍前两视神经之间的骨板。经此间隙可切除鞍内靠鞍前壁和视交叉后的肿瘤。

三、改良额下入路

(一)经额外侧入路

额外侧入路是利用额骨颧突前后颅底与额叶前外侧底面间的自然解剖间隙进入鞍区的前颅底手术入路。对鞍区中线部位的病变也都是通过先打开侧裂池基部的蛛网膜，再打开颈内动脉池和视交叉池蛛网膜来逐渐显露的。若运用得当，它既可体现锁孔手术入路创伤小、出血少、患者恢复快的优点，又可兼具常规额下入路和翼点入路显微手术视野开阔、操作便利以及运用成熟等优点。

1.适应证

额外侧入路适用于切除下至鞍内、上达第三脑室后部的巨大垂体腺瘤，及鞍上突向第三脑室内底的肿瘤。临床上采用经额外入路来切除鞍结节脑膜瘤、颅咽管瘤及大型、巨大型垂体腺瘤，特别是适用于切除向一侧鞍旁生长的肿瘤。

2.手术方法

（1）体位　手术侧肩部垫高，使头向对侧旋转，后仰，并向对侧偏离身体长轴，上半身上抬30°，使额骨颧突处于最高点，头架固定。

（2）切口　头发、发际正常者，可选用翼点入路的切口，头发稀疏或秃顶者可选用向颞侧稍加延长的半侧眉弓切口。作右侧翼点入路皮瓣，即于右颧弓上，耳前1.5cm处，垂直向上约5cm后平行发际，于发际内1cm向中线弯曲，过矢状线3cm。在颞肌范围内，于帽状腱膜下层分离皮瓣，在额部于骨膜下分离皮瓣，将皮瓣翻向鼻侧，直达眶上缘。

（3）骨窗　在额骨颧突后切迹，在关键孔处钻孔。用铣刀于右额骨外侧，眼眶上方作4cm×5cm大小的骨瓣（图4-2-1）。或钻4个孔用线锯分别锯开，尽量使骨窗额侧的上缘和颞侧后缘形成自外向内朝向硬膜的斜面，以利于固定骨瓣；而颅底和额侧骨窗前缘，应斜向磨除部分内板和板障，以增加朝向颅内的显露范围。骨窗内侧达眶上切迹，前缘平前颅窝底，颞侧达蝶骨嵴，位于外侧裂投影线下。

（4）硬膜剪开与肿瘤显露　在骨窗内做3cm×2cm基底向眶部的硬膜瓣，之后剪开硬膜瓣的4个角，直达骨缘。解剖外侧裂至颈内动脉分叉处，轻轻抬起额部，顺着眼眶顶板向后，直达前床突外侧，先后依次打开侧裂池基部、颈动脉池、视交叉池，吸除脑脊液，显露视神经、视交叉及肿瘤

（图4-2-2）。若肿瘤较大，需较多地上抬额叶，有时为了保护好嗅神经，可先将嗅神经从额底游离出来保护之（图4-2-2C），随后充分利用脑鞍区的4个解剖间隙，施行瘤内减压和分块切除（图4-2-3，图4-2-4）。

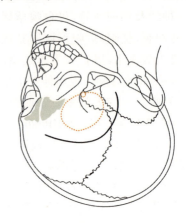

图4-2-1　额外侧入路头位、皮肤切口及骨瓣

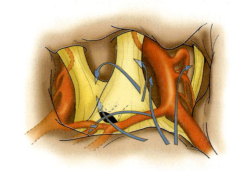

图4-2-3　额外侧入路的手术间隙。调整显微镜的投照角度，可从不同的方向切除鞍区的肿瘤

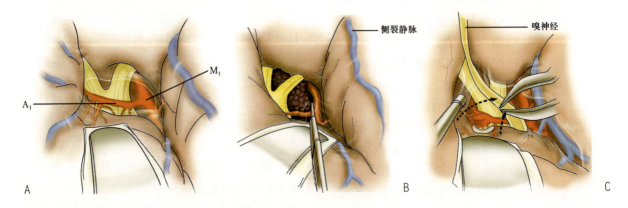

图4-2-2　肿瘤显露。A，正常额外侧入路显露的鞍区结构；B，打开颈动脉池，保留大脑前动脉和额底的蛛网膜，以便牵开额底时，大脑前动脉也可被牵引开。图示颅咽管瘤术中可见肿瘤从第Ⅰ、Ⅱ间隙突出至鞍上，使第二间隙明显扩大；分离嗅神经

（5）肿瘤切除 然后根据肿瘤与局部解剖的具体情况,选择视交叉前间隙及视神经与颈动脉间隙分离切除肿瘤(图4-2-5)。鞍结节脑膜瘤在保护好颈内动脉及视神经的前提下,先处理肿瘤基底部,然后逐块切除。鞍后鞍上型颅咽管瘤

经终板切除,开颅后解剖外侧裂至颈内动脉分叉处,进一步抬起额叶,暴露视交叉后被肿瘤挤压变薄隆起的终板,沿视交叉后缘切开终板即见肿瘤,然后逐步分离切除肿瘤(图4-2-6)。由于肿瘤后壁与其后方的基底动脉池有Liliquist膜相分

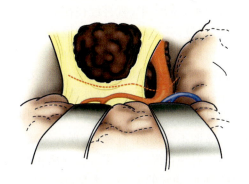

图4-2-4 牵开额叶显露第Ⅰ、Ⅱ间隙的肿瘤和视神经及右侧颈内动脉

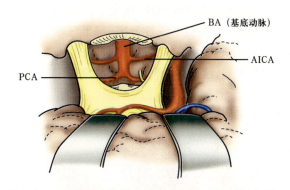

图4-2-5 经额外侧入路,全切除肿瘤后通过第Ⅰ间隙可见基底动脉顶端及其分支

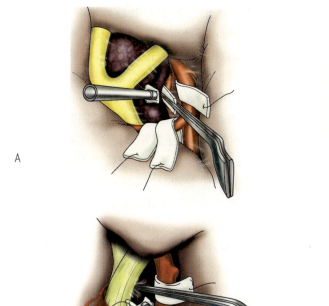

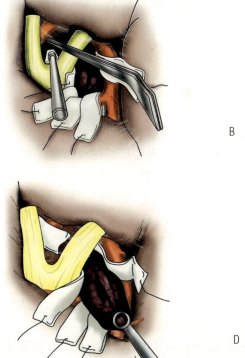

图4-2-6 颅咽管瘤的分离与切除方法。A,先将肿瘤内囊液抽出,再从第Ⅱ间隙分离肿瘤与颈内动脉,可见肿瘤深部后下方的基底动脉,辨认后循环没有分支参与肿瘤的供血后,钝性予以分离之;B,肿瘤进一步行瘤内减压后,分离肿瘤与对侧颈内动脉和前床突,分离出的结构应用湿棉片保护好;C,调节显微镜使其更加靠外和处于水平位,以提供对同侧视神经的显露,以便能在直视下分离视神经和视交叉下部与肿瘤的粘连,应采用显微吸引器将肿瘤壁向下方牵开;D,肿瘤与视交叉和三脑室底界面分离后,用取瘤镊将肿瘤壁从视神经-颈动脉间隙取出

隔,因而后循环没有肿瘤的供血动脉,但要保护好这层蛛网膜,以免术中血液流入基底池。注意保护肿瘤壁与周围组织之间的蛛网膜,分离时应沿蛛网膜层面分离。在视交叉下方,肿瘤常常与视神经和视交叉粘连紧密,此处常常没有蛛网膜界面,而且有来自视神经、视交叉的微血管参与肿瘤供血,须在镜下锐性分离。对于鞍隔角小于90°的病人,为了彻底清除鞍前壁的肿瘤,可打开蝶骨平台,经蝶切除鞍前壁的肿瘤(图4-2-7)。

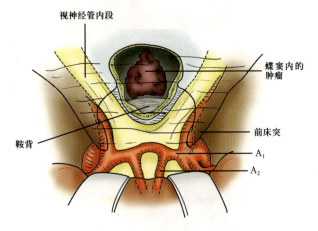

图4-2-7 额外侧经蝶入路。额外侧入路切除鞍结节,可显露并清除突入到蝶窦内的肿瘤

3.术中注意事项

(1)骨瓣前缘应尽量低 以增加鞍区显露的必要视角,减少对额叶牵拉。

(2)注意垂体柄的保护 无论何种入路,都存在视野盲区,尤其是大型肿瘤。瘤内肿瘤切除后,要靠牵引肿瘤包膜分离切除残余的肿瘤和肿瘤壁,这要靠术者的经验。

(3)垂体腺瘤壁的处理 垂体腺瘤是否有瘤壁,至今仍有争论。作者认为大型、巨大型垂体腺瘤是有瘤壁的。即肿瘤直径>20mm者,由于向鞍上、鞍外膨胀性生长,压迫、侵袭了周围垂体固有的包膜,使原垂体包膜成为垂体肿瘤实际包膜,如果肿瘤侵犯了硬脑膜,则硬脑膜也成为肿瘤包膜的一部分。因此,大型、巨大型垂体腺瘤是有包膜的。由于肿瘤壁已经受到肿瘤侵犯,为了降低复发率,还应将此瘤壁予以切除或处理。临

床上所谓垂体腺瘤的全切除,多指切除肿瘤的实质部分,而对瘤壁,包括被侵犯了的硬脑膜是否也要一并切除,还无定论。

(4)视神经和视交叉的保护 术中应注意对视神经、视束、视交叉及颈内动脉的保护。在大型、巨大型垂体腺瘤中,视神经往往被挤压上抬,向后向上移位,并挤向两旁。视神经被拉长变扁。视力进行性下降达0.1以下者,视神经与视交叉往往与肿瘤壁粘连。此时,视神经、视交叉的张力极高,在视神经与视交叉连接处被肿瘤挤压变得菲薄,容易受到损伤。因此,在没有进行囊内肿瘤切除前,瘤壁不会塌陷,视神经、视交叉减压不充分,是不能对视神经、视交叉进行分离和松解的。

(5)供血动脉的处理 大型、巨大型垂体腺瘤的供血除原垂体供血系统,还有来自硬脑膜、视神经及视交叉的营养血管及周围被挤压的动脉。对于硬脑膜的血管处理较容易,用双极电凝电灼即可;在处理视神经、视交叉对肿瘤的新生供血血管时,要尽量接近瘤壁,电灼切断肿瘤的供血血管,这样做不会造成视神经、视交叉的损伤。电凝时要分离开肿瘤壁外面的蛛网膜,因为血管在蛛网膜层面外,分离开蛛网膜可将肿瘤周围无关的血管一并推开。对于周围被挤压血管的新生供血动脉,尤其是处理鞍内的颈内动脉供血血管时,应先处理肿瘤端(远心端),再处理近心端。如果先处理近心端,新生的血管容易在颈内动脉发出处断裂。

4.额外侧入路切除鞍区肿瘤的优点

(1)符合微创原则 微创技术越来越受到人们的重视。额外侧入路的骨窗小,创伤少,暴露脑组织相对小,对脑组织的牵拉相对轻,术后并发症少,患者恢复快。额外侧入路皮肤切口隐藏在发际内,长约20~25cm,骨瓣仅3cm×4cm,因此,在开颅、关颅时,对软组织及骨质的创伤小,失血少。由于手术入路小,减少了许多损伤性操作。而翼点入路颅外组织损伤较多,存在大范围的无效脑暴露及不必要的结构破坏。

(2)减少无效脑暴露 额外侧入路操作简单,最大限度地减轻对额叶的牵拉损伤,缩短了

手术时间。由外向内进入鞍区中线部位的方式和额下入路及翼点入路几乎相同,对鞍区中线部位病变的显露效果与翼点入路并无区别。

(3)兼有额下入路和翼点入路的优点 此入路显露鞍区诸结构的范围与经眶-翼点入路相同,能满足利用鞍区4个解剖间隙进行显微手术操作的需要。额外侧入路骨窗小,并且不需去除全部蝶骨嵴和较多的颞骨鳞部。

(4)术后并发症低 减少嗅神经的损伤,降低脑脊液漏和开放额窦而感染的风险。

5.额外侧入路与其他入路的比较

(1)额下入路 额下入路是鞍区病变最为经典的入路方法。它的主要优点是显露视交叉前间隙的角度最为理想,可以兼顾探查双侧视神经,因此暴露和切除肿瘤极为便利。缺点是:①额窦发达的患者切口靠近中线,容易打开额窦,术后增加颅内感染的机会;②为了抬起额叶内侧面常须牺牲手术同侧的嗅神经;③遇前置型视交叉时,视交叉前间隙狭窄,使手术增加困难。经典的单侧额下入路不解剖外侧裂,对额叶牵拉损伤重,常造成嗅神经的损伤,对鞍区的显露受限;④对第二和第三间隙显露差。额外侧入路则强调:充分利用骨瓣的范围,减少无效脑暴露;充分解剖外侧裂,打开颈动脉池、视交叉池,解剖至颈内动脉分叉处。该入路虽然入口小,但可从不同的角度可以看到蝶骨平台、鞍结节,并可以很好地显露双侧视神经、视交叉、双侧颈内动脉、双侧大脑前动脉,可利用鞍区的4个间隙切除肿瘤。

(2)翼点入路 经翼点入路切除鞍区肿瘤,同侧视神经内下方肿瘤的显露受限,容易造成肿瘤残留,过多操作易造成同侧视神经损伤,并且开颅创伤大,时间长。经翼点终板入路切除视交叉后型颅咽管瘤技术极复杂,且对视交叉后下方有手术视野死角,全切肿瘤极困难。额外侧入路最重要的步骤是骨窗的外侧缘一定要与前颅窝底的外侧面平齐,从额外侧抬起额叶,兼顾了第一、二间隙的显露。

6.眶上额外侧锁孔入路

"微创"原则是在保证充分处理病灶的前提下,将手术损伤降至最低限度,既要降低手术创伤和术后反应,又要考虑对体表外观的影响。"锁孔"手术即是在"微创"的概念下产生的。鉴于传统经额下入路的诸多缺点,如开颅出血较多、术中不必要的脑组织暴露过多、术后反应大且常伴有明显的皮下积液等,眶上额外侧锁孔入路应运而生。1998年Van Lindert等将此入路应用于前循环动脉瘤的治疗。

(1)手术方法 根据病变部位,头向健侧旋转20°~45°,后仰10°~15°,以利于额叶底面借自身重力离开眶顶。行眉内横切口。切口内侧端以眶上孔或眶上切迹为界,外侧端一般不出眼眉,必要时,出眼眉的切口应沿皮纹弧形向下。皮下锐性分离后将皮肤牵向上方并暴露额肌。在颞上线颞肌附着处下方约5mm处切开颞肌及其筋膜,并向外侧牵开。将额肌骨膜瓣从额骨上分离并牵向下方。于颞上线后方用磨钻钻一直径约0.5cm的小孔。铣刀作骨瓣成形,大小约2cm×2cm。骨窗尽可能接近颅底。翻开骨瓣后必须磨除眶缘上方颅骨内侧缘(内板),以扩大显微镜的视野。以眶缘为基底弧形剪开硬脑膜,先探查侧裂池并缓慢放出脑脊液,待脑压下降后进一步向鞍区探查。其余颅内显微操作与传统经额外侧入路基本相同。

(2)优点 眶上额外侧锁孔入路术野视窗与传统额下入路相比相对较小,但对于深部病变(如鞍区),术者可通过手术显微镜和手术床的调节(门镜效应)来扩大深部术野;同时,术中磨除眶上骨板内侧缘,使骨窗更加接近颅底,增加了对侧鞍区结构的显露。锁孔手术切口小,软组织剥离面积小,无皮下积液,术后反应小;开颅出血明显减少,降低手术输血率及相关风险;手术方法简捷,缩短了手术和麻醉时间。但眶上额外侧锁孔入路不适于较表浅的巨大肿瘤。根据"门镜效应",眶上额外侧锁孔入路较适于鞍区深部病变,对于巨大的鞍区病变(直径>3cm)则不适合;对配套器械和设施的要求较高,因为两件以上传统膝状显微器械容易阻塞视窗。术者需要借助手术显微镜和手术床的调节,最大限度地利用"门镜效应"来扩大深部术野。同时,术者的视线多因平行于器械长轴,而不易直视到器械尖端。配套的手术显微镜、电动手术床、微创手术器械以及神经内镜等是顺利实施锁孔手术的保障。

对于鞍区中小型肿瘤,亦可采用锁孔额外侧入路,这一入路虽然骨窗暴露小,但结合内窥镜辅助的显微手术,可从不同角度看到筛顶板、蝶骨平板、鞍结节,充分打开手术侧的外侧裂池、双侧颈内动脉池、鞍上池及终板池,很好地显露双侧视神经、视交叉、双侧颈内动脉、双侧大脑前动脉、手术侧海绵窦、垂体柄等重要结构。但眶上锁孔入路对鞍区大型的肿瘤显露范围受到一定限制。当肿瘤横向生长进入海绵窦,尤其将颈内动脉完全包围时则全切除困难。采用眶上锁孔入路手术时,通常需要内窥镜和特别设计的内窥镜器械才能很好完成;同时,也需要术者具有丰富的内窥镜解剖知识和娴熟的操作技术。锁孔入路疗效明显的关键不是骨窗小,而是采用了显微手术,需很好地掌握全切肿瘤及切除鞍上肿瘤壁,电灼处理鞍内肿瘤壁,保护好垂体柄、视神经、视交叉及处理好肿瘤供血血管的方法。没有熟练的显微手术技术及这套有效的方法,是达不到良好手术效果的。若经眶上锁孔入路发现病变血运过于丰富或过于硬韧等不再适合经该入路继续手术时,可将此入路改为常规的经额外侧入路。

(二)眶-额入路

1. 指征

眶尖和侵犯双眶的前颅底病变,及侵犯颅、眶的脑膜瘤和视神经胶质瘤。

2. 体位

基本同额外侧入路。

3. 手术步骤

类似于额外侧入路中叙述的方法,作单侧眶-额骨瓣。自骨膜下向前分离,中线至额鼻缝,外侧至眶上缘,显露眶上切迹或眶上孔,保留眶上神。用磨钻钻磨开眶上孔后继续向前翻,并自眶顶、眶上内侧壁和眶上外侧壁上仔细游离眶骨膜。颅骨膜瓣备作前颅底修复用。

于额骨颧突后切迹钻一关键孔,然后用洗锯连接骨瓣(图4-2-8)。亦可颅骨钻四孔用线锯连接。在眶上切迹内上方的额窦表面,沿中线旁开约1.5～2cm钻孔,在该孔上方,位于前一孔后约4cm处钻第二个孔;外侧上方之孔钻在外侧发际前后的颞线上;外侧前方一孔,位于额颧缝后方处的额蝶缝上(即MacCarty钻孔处)钻磨,使该孔能同时进入前颅底的外侧部和眶顶外侧部。分离硬脑膜,在外侧下方之孔与中线下方之孔之间置线锯,再从眶缘下方出来,一并锯开眶顶。形成眶-额单片游离骨板,该骨瓣包括了眶顶板,以便能显露额部硬脑膜及眶骨膜。

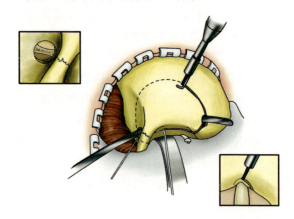

图4-2-8 眶-额骨瓣成形示意图。分别在眶上切迹内侧和额骨颧突后切迹后关键点钻孔2个,线锯将内外2个孔经眶顶连接起来,用铣锯根据肿瘤大小、手术需要将额骨骨瓣成形,骨瓣包括中外2/3眉弓。左上图,关键孔的位置;右下图,分离眶上神经

(三)双侧扩大经额底入路

双侧扩大经额底入路亦称双额扩展入路,就是在双侧常规额下入路基础上,再切除部分眶额筛骨质,使入路向下扩展,扩大硬膜外操作空间,减少额叶牵拉,显著改善对前颅底的显露,较适于切除侵入筛、蝶窦的肿瘤。1992年Sekhar等将经额底入路加以改良,切除眉弓及眶顶,采用该入路切除颅底中心区肿瘤。

1. 手术显露区域和适应证

该入路可显露前颅窝底、鞍区、斜坡、枕大孔区硬膜外病变。此入路脑牵拉程度轻是其主要

优点,但由于受到侧方的视神经、海绵窦段颈内动脉、Dorello孔、舌下神经管的限制,主要适于切除硬膜外中线附近病变,如颅鼻沟肿瘤、侵犯蝶窦筛窦或斜坡的肿瘤等。

2.手术步骤

(1) 额骨瓣成型 扩大前颅底入路可采用梯形骨瓣,亦可采用基底在前的三角形骨瓣。扩大经额入路通常切开眶外侧壁、眶顶及眶内侧壁,取双侧眶-额完整骨瓣,切除部分眶顶后可有效地缩短手术深度,结合眶内容物的向下牵开,可在垂直方向上增加20°的显露,直接达到鸡冠筛板区或蝶骨平台。可分2个骨瓣成形,亦可单骨瓣成形。若分别取额瓣及眶-额筛瓣,可在直视下将额底硬膜剥至鸡冠后方,使眶额筛瓣容易切取,若仅取眶额筛瓣或上、下骨瓣合为一起取,则需经骨孔剥离额底硬膜,只能切至鸡冠前方。双骨瓣成形时,双侧关键孔各钻一孔,鼻根部及冠状缝附近的中线上各钻一孔,线锯或铣刀铣下完整的额骨骨瓣。向下分离至眶缘,将眶上神经、滑车上神经和血管从眶上孔分离下来并保护,此血管神经束是皮瓣的主要供血来源。眶骨膜向眶内剥离2~3cm。

(2) 硬膜外分离 沿嗅沟周围剥离,将嗅神经自筛板上离断,从鸡冠到蝶骨平台沿前颅底剥离硬膜。硬膜外分离显露鸡冠、筛板、眶顶、前床突、蝶骨下台、蝶骨小翼。

(3) 双额眉弓及眶顶骨瓣成型 双额眉弓及眶顶骨瓣应尽可能多地保留眶顶骨质,以便复位。眶外缘外侧用线锯做骨切开,眶顶骨用高速磨钻从外侧向内侧磨开,后界在筛板后缘,注意保护硬脑膜及眶骨膜,最后在筛前动脉水平锯开,将眶上缘骨瓣整块取下。眶额骨瓣的前后界取决于肿瘤的大小和部位,处理前颅底病灶时,切至鸡冠前方即可;若需经蝶窦至上斜坡,可切至鸡冠后方,此时嗅觉必然丧失。一般要求保留前后长至少为2.5~3.0cm的眶顶壁,以防术后眼球下陷。

(4) 骨质磨除和病变切除 用自动脑板在硬膜外轻轻拉开额叶,暴露前颅窝底。用高速磨钻磨除蝶骨平台和筛窦后部,使两侧视神经之间的蝶窦开放,从而显露蝶窦和斜坡并切除病变。向下磨除下斜坡骨质,可暴露枕骨大孔前缘。并且可进一步磨开两侧视神经管隆突,暴露两侧视神经硬膜外段。额窦几乎均要打开,发育好的前筛窦亦可能打开。打开筛板时应小心保留下方的嗅区黏膜,它可为颅底修补物提供血供和自然屏障。若需打开视神经管,可自眶顶断面向后咬开,自眶口后行,这样解剖层面清晰;若自打开的蝶顶壁向两侧扩展,在近视神经管处应十分小心;也只允许在两侧视神经管间打开蝶顶壁,以防视神经损伤。

(5) 该入路一般会造成嗅觉丧失。

3.双侧扩大额底入路的优缺点

双侧扩大额底入路具有以下优点:①对颅底中线区显露很好(图4-2-9),同时对额叶牵拉也轻;②可以达到肿瘤的各个侧面;③允许作肿瘤内减压;④可以沿其表面中断血供。其缺点是:①有双侧额叶底面受损的危险,术后易发生精神症状;②为了显露大型肿瘤,尤其位于后部者,常需切除一侧额极;③需切断双侧嗅束,术后嗅觉完全丧失;④术中开放额窦,增加了术后感染和脑脊液漏危险;⑤由于双侧视神经和颈内动脉的限制,对侧方显露不良。

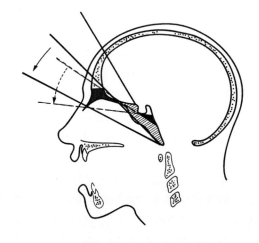

图4-2-9 扩大经额入路使手术视野更加靠近颅底,可减轻对额叶的牵拉,缩短手术路径,扩大对鞍区和上斜坡的显露

(四)终板入路

视交叉前置,或肿瘤位于视交叉后部时,视交叉被向前推移,第一间隙较小,见不到或仅见到极小部分肿瘤,无法由此间隙切除,只能由其他间隙切除肿瘤。由于肿瘤位于视交叉后,视交叉前置或视交叉被向前推移,视交叉后上方的间隙(视交叉与大脑前动脉和前交通动脉之间的间隙)变宽,有利于经终板入路彻底切除肿瘤。同时,由于视交叉后肿瘤的慢性压迫使得下丘脑核团向外侧移位,此时肿瘤常常将下丘脑结节部、从乳头体到视交叉撑得很薄,实际上肿瘤仅仅由一薄层终板膜覆盖,切开这一层终板膜,即可到达下丘脑底部的肿瘤,而不进入第三脑室。目前常用的终板入路有经翼点-终板入路、额外侧-终板入路、眶额-终板入路。

1.经眶额—终板入路

(1) 手术步骤

①体位与开颅:体位与切口同眶-额入路。额骨颧突处于手术野的最高位后固定。这一体位有利于术中额叶与眶顶分离,减少对额叶的牵拉。颞肌分离均采用逆向钝性骨膜下分离法将颞肌从附着点一起完整地分离下来。在额骨颧突后方钻第一孔,该孔即为MacCarty关键孔,正好一半在眶内,一半在前颅窝底,中间是眶板。骨瓣成形后大小约为3.5cm×5.5cm,其前部包括眉弓外侧和部分眶顶板前缘及额骨颧突的一部分。

②脑池解剖及肿瘤显露:显微镜下开放外侧裂池、颈动脉池。牵开额叶显露视交叉,剪开颈内动脉池、视交叉池的蛛网膜和大脑前动脉起始处增厚的蛛网膜束带,直至暴露大脑前、中动脉的分叉处,打开视交叉池和鞍上池,吸除脑脊液,使脑压充分下降,暴露视交叉后方的终板。解剖侧裂池时从其底部与颈动脉池交界处开始,剪开起始部的蛛网膜条索,切忌钝性撕扯,以免颈内动脉分支及其穿支受损。有时尚需电凝剪断回流到蝶顶窦的桥静脉。缓慢抬起额叶,依次显露同侧的嗅神经、视神经、颈内动脉、前置的视交叉前缘和对侧视神经及同侧的大脑前动脉。若病变较

小或大部分为囊性,则术中嗅神经不必游离,将其与额叶一并牵开;若病变较大或大部分为实性,则须在打开脑底池的同时解剖嗅池,从额叶底部游离嗅神经。剪断大脑中动脉近端的蛛网膜束带,游离大脑前动脉A$_1$段及前交通动脉,进一步抬起额叶。探查视交叉前间隙(第Ⅰ间隙)、视神经外侧与颈动脉内侧间隙(第Ⅱ间隙)、颈动脉外侧间隙(第Ⅲ间隙)。

③肿瘤切除:切开终板前以棉片妥善保护好周围结构,以防囊液进入蛛网膜下腔。沿视交叉后缘切开终板显露病变,如为囊性病变,则切开肿瘤囊壁吸尽囊液行囊内切除,达到肿瘤内减压的目的,待肿瘤体积明显缩小后,利用"包膜牵引法"分离囊壁与分块囊内切除病灶交替进行的囊壁切除。直视下钳夹牵引瘤壁,钝性分离瘤壁,缓慢、轻柔地使残余肿瘤组织自第三脑室底部分离,直至肿瘤全部切除。若为实质性病变,则先行病灶内分块切除实质性部分,瘤内分块切除和分离病灶边缘交替进行,这有利于瘤壁的安全分离。待病灶体积明显缩小、瘤腔充分减压、包膜松弛后,增加了手术操作空间,此时沿视束内侧和视交叉后缘分离,即在病灶表面与周围组织分界面的蛛网膜下腔仔细分离,碎块吸除病变的包膜或分块切除残存实质性病变,最后将视丘下部及脚间窝处的残留病变及其壁轻轻向前下方牵引,直视下将其与下丘脑仔细分离并彻底切除。

(2) 眶额-终板入路的优点 视交叉后部占位性病变常向第三脑室及脑干方向生长,常规的经翼点入路由于眶缘和额骨颧突的阻挡,对鞍区的显露不够,为了扩大显露,常不可避免地造成额叶牵拉性损伤。而眶额-终板入路有如下特征及优点:

①缩短了手术路径,扩大对鞍区病变的观察视角,减少脑牵拉。本入路是在经额下和翼点入路的基础上切除眶外侧缘和小部分眶顶板及额骨颧突,使骨窗更加接近前颅窝底,扩大鞍区的观察视角,增加了终板的手术显露,明显地缩短了到达视交叉后部病变的手术距离。

②能同时从视交叉前后方（第Ⅳ、Ⅰ间隙）和侧方（第Ⅱ、Ⅲ间隙）切除病变，兼有经额下-终板入路和翼点-终板入路的优点。视交叉后部病变时，第Ⅰ间隙狭小，视交叉因受压前置，而终板膨隆、饱满，故解剖终板池，需于视交叉上方切开终板，经第Ⅳ间隙切除肿瘤。肿瘤较大时，可同时累及第Ⅱ、Ⅲ间隙和第Ⅰ间隙，需同时经视交叉前后方和侧方切除病变。因此该入路特别适于视交叉前置型或病变因占位效应将视交叉推压成前置型者，对向鞍旁、脚间窝、第三脑室等方向生长的大型肿瘤更能显示出其优势。

③减少无效脑暴露。由于骨瓣较常规开颅手术骨瓣明显缩小，平均缩小约(2～3)cm×(4～5)cm。因此，也就减少了术中额叶及颞叶的无效脑暴露。

④有利于术后解剖复位。由于眶-额骨瓣为一整体，额骨颧突有一支撑点，因而不需要颅骨重建和固定。同时，处理颞肌时，仅将颞肌从上、下颞线完整地从骨膜下分离，颞肌游离范围亦较常规翼点入路明显缩小，避免了术后颞肌萎缩。

(3) 眶额-终板入路的手术技巧

①终板切开：终板本身菲薄而供血少，大致呈梯形，其宽度约为5～8mm，打开不难，但其暴露过程应小心，打开的位置应准确。视交叉后病变常常将下丘脑结节部从乳头体到视交叉区域撑得很薄，终板因病灶的占位效应而隆起、增宽和变薄，切开这一薄层覆盖的终板膜，即到达下丘脑底部病变区而不进入第三脑室。经终板入路的后界是被后推的前交通动脉及两侧大脑前动脉A_1段，前界为视交叉后上缘，侧边为下丘脑及视束，在视交叉前缘11mm后方沿中线上切开终板是安全的。若视交叉后上方见一向前膨隆区，应为终板无疑；若膨隆不明显，应在视交叉前缘后方至少11mm处的中线上试行挑开，自终板中线切口向后及两侧扩展开口，即进入视上隐窝。

②视通路的保护：视交叉后部病变时视束常常被病理性撑开移向两侧，增加了术中的显露空间，有利于避免损伤视束。在切除病灶之前，尽量打开视神经与颈内动脉之间的间隙，松解视交叉、视神经的蛛网膜束带，以增加显露的空间，一方面可避免术中牵拉和直接损伤，另一方面可避免因显露不佳而过分地牵拉导致视神经和视交叉的供血障碍。切开终板时，要注意保护视交叉和两侧的视束，使术野前方的视交叉、两侧的视束、后上方的大脑前动脉A_1段及前交通动脉受到的骚扰降至最低程度。

③垂体柄的辨认和保护：由于病灶的长期压迫，垂体柄常有扭曲、移位和变形，术中有时较难辨别，这时可从内侧隆起的漏斗和鞍隔孔处寻找垂体柄。垂体柄的表面有纵行的静脉髓纹，这是辨认垂体柄的标志。当病灶包膜大部分切除后可以发现其后下方或后侧方的暗红色、表面有纵行静脉、朝鞍隔孔方向行走的条索状结构即为垂体柄。术中分离垂体柄与病灶包膜的粘连时要谨慎，应锐性分离，并尽可能多地保留残存的垂体柄，这有利于术后功能恢复。

④病变的分离与切除：颅咽管瘤常呈膨胀性生长，与周围的神经、血管之间常有一层蛛网膜相隔，病理证实肿瘤与正常组织之间有一薄层胶质增生带，且后循环多不参与该肿瘤的供血，这使手术全切除颅咽管瘤成为可能。瘤内减压后，肿瘤的包膜就会松弛，此时在镜下可充分利用病变表面的蛛网膜界面进行分离，并分块切除肿瘤的包膜，而不会遗漏肿瘤。对与肿瘤粘连较紧的垂体柄、漏斗、灰结节、视交叉等结构应仔细钝性分离。术中切忌在瘤内充分减压之前，盲目牵拉、分离、切除肿瘤壁。肿瘤后方的双层Lilliquist膜将病灶与基底动脉和中脑分开，牵拉肿瘤包膜即可将肿瘤从后方分离出来；肿瘤的后上部常与漏斗和下丘脑底部粘连而形成较韧的胶质反应带，反应带内有肿瘤伸入的伪足，当最后处理此处残留部分肿瘤包膜时，缓慢地牵拉肿瘤包膜，仔细地在包膜和胶质带之间吸引分离，可以将肿瘤包膜连同伸入胶质带的伪足从胶质带中牵出。

⑤下丘脑的保护：下丘脑的穿支血管损伤或术后血管痉挛，术中直接损伤或牵拉致伤，均可造成下丘脑的功能障碍。在视交叉后部手术时，应充分利用神经胶质层作为安全分离的间

隙,循此胶质带可以分块完全切除病灶,而不损伤下丘脑,切忌失去此界面;充分显露术野而又不过分地牵拉组织,切忌在非直视下操作;术中勿滥用电凝,对于创面渗血尽可能不使用电凝,而是采用生理盐水冲洗净后用明胶海绵和棉片轻轻压迫止血。

⑥保护穿通动脉:经终板入路切除视交叉后部病灶时,要注意保护从大脑前动脉发出供应下丘脑等穿支动脉,特别是要注意Heubner's回返动脉。这些小分支可因手术刺激或牵拉而发生扭曲、痉挛,甚至被误伤或撕断。避免损伤穿通动脉,保持其结构完整,可避免术后下丘脑的功能障碍。须遵循以下原则:分离切除肿瘤包膜时一定要沿蛛网膜界面分离;大脑前动脉A_1段及前交通动脉应作松解,避免因牵拉撕裂大脑前动脉及其分支;在牵开大脑前动脉暴露终板时,必须保留供应第三脑室前壁和下丘脑的穿支动脉。采用终板入路切除视交叉后颅咽管瘤时,前交通动脉位于终板前方,限制两侧额叶向外侧牵开,影响肿瘤暴露,Shibuya等提出将前交通动脉离断后可改善肿瘤的暴露,有利于安全有效地切除视交叉后颅咽管瘤。笔者在切除视交叉后肿瘤时先游离颈内动脉、术侧大脑前动脉A_1段和前交通动脉,同时调整手术显微镜的角度,以加大术野的显露角度和增加病灶的显露程度,而不需移动大脑前动脉和前交通动脉。

2.额外侧-终板入路

额外侧-经终板入路与眶额-终板入路类似,适用于切除视交叉后中小型肿瘤。体位与切口及硬膜外的显露同额外侧入路,该入路处理视交叉后部肿瘤的手术要点如下。

(1)显露视交叉后上方终板 骨瓣前下缘要尽量低,一般要切除部分眶上嵴和部分眶顶板,增加鞍区显露的必要视角,以便减少额叶牵拉。同时骨窗要略大些,沿骨窗缘充分敞开硬脑膜,以便抬起的额叶于颅外略有隆起,缓冲颅内的挤压。打开颅内动脉池、视交叉池的蛛网膜和大脑中动脉起始处增厚的蛛网膜束带,直至暴露大脑前、中动脉的分叉处,充分暴露视交叉后上

方的终板。

(2)视神经和视交叉的保护 视交叉和视束表面的蛛网膜有保护神经结构的作用,应注意保留。

(3)垂体柄的保护 肿瘤包膜大部分切除后可以发现下方暗红色、表面有纵形静脉向鞍隔孔走行的垂体柄。牵拉肿瘤包膜,显微锐性分离肿瘤包膜和垂体柄的粘连。

(4)肿瘤后上方肿瘤壁的分离切除 颅咽管瘤一般不由后循环供血,肿瘤后方的双层Lilliquist膜将肿瘤与基底动脉和中脑分开。因此,一般牵拉肿瘤包膜即可将肿瘤从后方分离;肿瘤的后上部常与漏斗和下丘脑底部粘连而形成较韧的胶质反应带,反应带内有肿瘤伸入的伪足,缓慢地牵拉肿瘤包膜,仔细在包膜和胶质带之间吸引分离,可将肿瘤包膜连同伸入胶质带的伪足从胶质带中牵出,保证肿瘤全切除和避免重要结构的损伤。

(5)大脑前动脉A_1段的处理 Shibuya采用双侧额底经纵裂终板入路切除视交叉后颅咽管瘤时,发现前交通动脉位于终板前方,限制了两侧额叶向外侧分开对肿瘤的暴露;将前交通动脉离断后可大大改善肿瘤的暴露,有利于更加安全有效地切除视交叉后颅咽管瘤。同时,Shibuya还提出,如果前交通动脉较短也可以将发育不良的一侧大脑前动脉A_1段离断的假设。笔者在切除视交叉后肿瘤时,也发现术侧大脑前动脉A_1段常常影响肿瘤的暴露,可通过充分游离A_1段,充分利用A_1段后方的V间隙,可达到有效显露肿瘤后上壁的目的,增加了肿瘤的显露程度,顺利全切除肿瘤,而避免损伤A_1段。

3.经翼点-终板入路

经翼点-终板入路与经翼点入路的硬膜外显露相同,是翼点入路的扩展。Maira认为经翼点-终板入路对于完全位于第三脑室的颅咽管瘤是一种有效的选择,可全切除肿瘤而不产生与手术有关的严重后遗症。少部分垂体腺瘤向视交叉后部生长,大部分颅咽管瘤起源于漏斗部,易向第三脑室前部发展,向前推移视交叉致使

Ⅰ间隙狭小，加之部分病人视交叉先天性前置，使经Ⅰ、Ⅱ间隙或Ⅲ间隙切除肿瘤甚为困难。如果肿瘤与第三脑室前及下壁粘连，全切肿瘤就更为困难，过分牵拉常易损伤视交叉及下丘脑。因此，切开终板增加显露，成为此类手术全切的必要措施。由于肿瘤的推压或脑积水的存在，使下丘脑视上核(supraoptic nucleus)、漏斗核(infundibular nucleus)等向外移位，采用经终板入路并不会损伤这些结构。此外，特别是颅咽管瘤，因瘤周反应性胶质增生，形成一层包裹肿瘤的结构，使肿瘤完全分离切除成为可能。

(五)额外侧-经蝶入路

位于鞍内及鞍上的肿瘤，为彻底切除鞍内及鞍上的肿瘤，有作者提出同期行经额及经蝶手术，也有作者分期行经额和经蝶手术切除肿瘤。对于巨大侵袭性垂体瘤的手术入路，王任直等提出扩大经蝶窦入路切除巨大或侵袭垂体瘤，但这一入路对于鞍旁、鞍后的肿瘤切除困难。Sekhar等报道同期或分期经额和经蝶手术切除巨大侵袭性垂体瘤获得较好效果，但创伤较大，手术时间较长。

额外侧入路对垂体柄、颈内动脉、视交叉和视神经能在直视下进行分离和保护。但对于鞍内靠近鞍前壁的肿瘤直视下只能看到少许，大部分肿瘤是"盲掏"，虽然内镜应用后能减少死角，但如肿瘤突入蝶窦内，对窦内部分从额外侧入路切

除还是有困难。额外侧-经蝶入路，同时具备了经蝶入路和经额外侧入路的优点，可一期切除鞍内及鞍上肿瘤，尤其是侵及蝶窦者。额外侧-经蝶入路切开并翻转蝶骨平台处的硬脑膜、凿开蝶窦上壁，将鞍结节、蝶骨平台及蝶鞍前壁的骨质磨除，使肿瘤的鞍内及(或)蝶窦内部分充分显露，从而达到直视下全切除。其次，对于视交叉前置型及合并鞍结节骨质明显增生的患者尤为适合。

1.手术适应证与禁忌证

额外侧-经蝶入路适合向鞍内、鞍上、蝶窦内生长的大型肿瘤，单纯经蝶或额下入路无法切除，有视功能障碍者。特别适合于肿瘤侵犯窦内的巨大型侵袭性垂体瘤的一期手术切除。

2.手术方法

硬膜外显露同"额外侧入路"。先从Ⅰ间隙穿刺肿瘤，证实非血管性肿瘤。再于瘤内分块切除鞍上肿瘤，待瘤体缩小后，再分块切除肿瘤，最后分离肿瘤壁，分别将肿瘤壁从视神经、视交叉、颈内动脉上分离，使双侧视神经及视交叉完全减压，游离保护垂体柄。再将鞍上及鞍旁的肿瘤完全切除。而后在鞍结节及蝶骨平台处弧形切开硬膜，两侧到达视神经管鞘处，将硬膜向后分离，暴露蝶骨平台及鞍结节，并向后剥离至鞍膈硬膜返折处，有时此处的骨性结构会被肿瘤破坏。以微型磨钻磨除蝶骨平台、蝶窦前壁及鞍结节(图4-2-10)，大小约10mm×(15～20)mm，注意两侧视神经管的保护。电灼蝶窦黏膜，使其皱缩并向

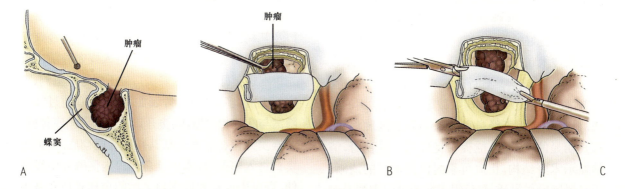

图4-2-10 额外侧-经蝶入路。A,矢状位显示鞍内肿瘤侵入至蝶窦内,图示通过磨除蝶骨平台,打开鞍前壁,可经蝶窦清除鞍前壁部分的肿瘤和侵入蝶窦内的肿瘤;B,探查骨质磨除是否彻底;C,剪除鞍结节硬膜,以扩大对蝶窦内肿瘤的显露

蝶窦内推移,保持其完整。显露并磨除蝶鞍前壁骨质,磨除范围视鞍内肿瘤大小而定。纵形切开鞍内硬膜,向两侧牵开显露肿瘤。暴露鞍内及蝶窦内的肿瘤,调整显微镜的角度,仔细辨认蝶窦黏膜并将之推开,将蝶窦内肿瘤切除。肿瘤同时侵及蝶窦时,鞍底或鞍前壁骨质已破坏,显露蝶窦黏膜后即可见其下面的肿瘤。此时可切开蝶窦黏膜以切除蝶窦内的肿瘤。蝶骨平台、鞍结节骨缺损处可用肌肉碎片、筋膜及生物胶修补。术中如蝶窦黏膜破损要及时修补,将推开的硬脑膜回复并用生物胶黏合。

3. 术中的手术要点

掌握以下几点是获得成功的保障:①此手术要求术者具备良好的显微颅底外科技术。②先瘤内切除肿瘤,待瘤体缩小后分离肿瘤,在分离肿瘤顶部时注意垂体柄的保护。③切开蝶骨平台硬膜时尽量少电烧,防止硬脑膜挛缩,导致修补

困难。④磨除蝶骨平台两侧不要过宽,防止磨破视神经管而损伤视神经。⑤蝶窦内鞍底两侧有颈动脉沟,有的患者有骨质结构,有的则无,在切除肿瘤时要仔细辨认。⑥蝶窦黏膜尽量保持完整,以减少感染机会。⑦术后严密修补颅底,用肌肉及生物胶修补蝶窦缺口,蝶骨平台的硬脑膜要缝合,如无法缝合则用生物胶将额骨膜封闭。

4. 额外侧-经蝶入路的优点

额外侧-经蝶入路具有以下优点:①经额外侧入路是鞍区肿瘤的常用入路,此入路能同时对Ⅰ、Ⅱ间隙显露好,暴露鞍上肿瘤充分,可以在直视下经Ⅰ~Ⅳ间隙切除鞍内和鞍上的肿瘤,联合经终板入路可有效地切除终板池内的肿瘤。②可以在直视下磨除蝶骨平台,通过调整显微镜的角度可以充分地暴露鞍内及蝶窦内的肿瘤,并将之切除。③颅底重建及修补方便。对蝶窦黏膜有破损的用肌肉或骨膜修补。

第三节　经蝶入路

经蝶手术处理鞍区肿瘤开始于20世纪初期。30年代,Harvey Cushing开创了经唇下-蝶入路切除鞍区肿瘤,其基本手术操作一直沿用至60年代显微手术发展前。显微神经外科的发展使得开颅及经蝶入路显微手术成为鞍区肿瘤的主要手术方法,经蝶显微手术切除鞍区肿瘤已被证明具有良好的效果和微小的手术风险。随着现代影像技术(CT、MR、DSA等)的推广应用,手术设备(超声、激光等)不断充实和显微器械的日益完善,显微经蝶入路是切除鞍区肿瘤最常用的方法,显微镜应用于经鼻入路及切除鞍区肿瘤,具有其明显的优越性,能提供良好的三维视野,清楚显示术野结构,止血可靠而保持术野的清晰,同时器械操作灵活,对获得术区的全面观察及毗邻解剖结构较为理想。但是,对于部分深部的重要结构,若不牵开表面结构则看不到,这种操作

可能造成神经及血管的损伤。

一、经蝶入路的相关解剖

蝶骨的垂体窝和枕骨斜坡位于颅底中央,该部位汇集了颅底最复杂、最重要和最密集的血管、神经和其他组织结构。蝶窦位于蝶骨中央,蝶窦开口及其周围是蝶窦前壁最薄弱区域,也是经蝶手术入路的重要解剖标志,术中进入蝶窦腔前应首先识别蝶窦开口,双侧蝶窦口位于蝶骨嵴两侧、窦底的上方,多呈卵圆形,表面覆有黏膜,通过蝶筛隐窝与鼻腔相交通。蝶窦开口上缘紧靠颅底骨板,即蝶窦开口在前壁上部其鞍底显露彻底。当扩大窦口进入窦腔时,术中须自窦口内侧壁向中线延伸,直至去掉双侧蝶窦口之间的全部骨质和鼻中隔的附着部而连通双侧蝶窦口,实现从对侧对蝶窦、蝶鞍区病变的手术探查和治疗。为了便于引流

与暴露鞍底,以及避免损伤筛窦小房,可向下扩大开口,避免损伤外侧翼腭窝内的翼管神经和沿蝶窦前壁下方向内横行的蝶腭动脉。

1.鼻腔的解剖

经鼻腔-蝶窦切除垂体瘤手术深度约7cm,而需切除的垂体腺瘤及其相对安全的骨板直径仅12～15mm。经总鼻道到达蝶窦前壁及窦口的间隙小,鼻中隔后缘上端位置固定易于辨认。由于此结构与垂体窝中部垂直相对,两者相距平均15mm。因此,鼻中隔后缘上部可作为确定垂体窝中部的解剖学标志。

2.蝶窦的解剖

窦前壁开窗横径以10mm较为适宜。在处理蝶窦黏膜时,处理不当可致颈内动脉损伤,导致大出血;若在蝶窦腔内操作不规范或将扩张器置入窦腔内,可导致视神经损伤,引起视力改变甚至失明。

(1) 蝶窦内的隆起 蝶窦外侧壁菲薄,前部邻接视神经管和眶内侧壁后部,中后部毗邻海绵窦,与颈内动脉、海绵窦、视神经及上颌神经的解剖关系密切。神经血管附着于蝶窦侧壁的颅腔面,在骨壁上形成压迹,并突入到蝶窦腔内形成隆起,三者呈上、中、下排列。当蝶窦腔较大时,其骨壁很薄,周围的某些结构在窦壁上形成隆起突向窦腔内。蝶窦气化越完全,隆起便越明显,隆起处骨壁也就越薄,这是经蝶手术严重并发症的解剖学因素。约20%的蝶窦上壁与后壁交汇处有隆突,外为视神经,称为视神经隆起,切除该处骨壁时应注意,以免损伤隆突外的结构,造成严重的并发症。蝶窦开口处常作为咬除蝶窦前壁的起点,骨性蝶窦口呈边缘不规则的圆形或椭圆形,最大径7.8mm,而有黏膜覆盖的蝶窦口径为2～3mm。蝶窦开口是蝶窦骨窗上界的极限,扩大骨窗的操作禁止向上咬除骨板,否则易引起脑脊液鼻漏且难以修补。蝶窦腔内有蝶窦中隔将其分为左右两个腔,但可偏后侧或缺如,或形成大小不等的多个间隔使蝶窦腔形成多个小气层。由于蝶窦腔内中隔变异较大,所以绝不可将蝶窦中隔作为中线的标志。蝶窦的外侧壁较薄,平均厚度

仅0.6mm,多数可见双侧外壁隆突,壁外为颈内动脉,称为颈内动脉隆起。经鼻蝶入路进入蝶窦腔内向外咬除鞍底时应注意不可超过此隆起,否则可损伤颈内动脉及其邻近的海绵窦、脑神经等,对骨壁缺如者尤应注意。约有73%的标本出现颈内动脉隆起,50%的标本出现视神经隆起,30%的标本出现上颌神经隆起。上颌神经向蝶窦侧壁中下部隆起,位置较低,术中常看不到。

(2) 蝶窦的分隔 蝶窦的气化程度和间隔的类型、数量及方向变异较大,几乎没有完全相似者。蝶窦中隔在形状、大小、厚度、位置及完整性方面均有很大的变异。蝶窦间隔常称为中隔或主隔,但真正居于正中矢状位者很少,它前面附于两侧窦口之间的骨质,充分分隔窦腔左右,厚度约为1mm。Kinnman发现41.9%的蝶窦中隔居于中线;Renn认为28%无中隔,46%偏离中线,偏离中线最远者可达7mm。在相同类型的蝶窦中,正中矢状位中隔最多(63.0%);在不同类型的蝶窦中,中隔多偏向一侧(55.9%)。中隔可呈正中矢状位、"S"形、"C"形、后部稍偏、偏向外侧壁等几种类型。在横切面上呈"C"形者占18%,呈"S"形者占8%,12%的中隔附于颈内动脉隆突上,7%附于视神经管隆突上。利用CT技术对蝶窦进行观察,窦内有分隔者占79.2%。分隔可为左右分隔及上下分隔,其中有二分隔者12.6%,三分隔者22.7%,四分隔者8.0%,五分隔者6.1%。因此,中隔多不能作为手术的中线标志,在经鼻蝶蝶鞍区手术时,以蝶窦中隔作为中线标志是不可靠的,犁骨才是指引正中线的可靠标志。

(3) 蝶窦壁 蝶窦有6个壁,经蝶手术主要涉及前壁、顶壁。视神经管隆起在蝶窦侧壁的前上部,上颌神经管隆起在蝶窦侧壁的中下部,颈内动脉隆起的鞍后段、鞍下段及鞍前段分别位于蝶窦侧壁的后部,鞍底下部及与鞍前壁交界处。各隆起与相应神经血管的走行一致。由于蝶窦侧壁与颈内动脉、海绵窦、视神经及上颌神经的解剖关系密切,神经血管附着于蝶窦侧壁的颅腔面,在骨壁上形成压迹,并突入到蝶窦腔内形成隆起。

(4) 蝶窦口 蝶窦开口于鼻腔后上部的蝶

筛隐窝。蝶窦口通常呈椭圆形,其上、下径为(2.1±0.3)mm,距鼻小柱前下缘(58.6±3.8)mm,距鼻腔底面垂线距离为(35.1±4.3)mm,鼻小柱前下缘至蝶窦口与鼻腔底平面的夹角为32.8°±5.2°。蝶窦口周区是蝶窦前壁最薄弱的区域,也是经鼻腔蝶窦手术的必经之地。此区内侧为鼻中隔及蝶窦纵隔,外侧为后筛窦和蝶窦之间的蝶筛区。以蝶窦口为界,将其分为上、下两部分。蝶窦口上部较窄,该部上方移行为鼻腔顶壁,借筛板与前颅窝相邻,外侧移行为蝶筛间壁,此区与后筛窦、视神经、筛后动脉近邻。蝶窦口下部较宽,窦口至中鼻甲后端下缘(12.9±1.8)mm;在中鼻后方平面其壁厚(4.1±0.8)mm;该区的下部较厚,呈海绵状,在上鼻甲后上缘平面有蝶腭动脉穿行。

二、经蝶入路的分类

经蝶入路手术具有安全度高,可以全切除鞍内、蝶窦内的垂体微腺瘤等优点。但因其手术野深而狭小,对于向鞍上扩展的大型及巨大型垂体腺瘤显露不充分,难于全切除,易造成术后残余瘤细胞继续生长,且复发率高。或由于有些肿瘤质地坚韧,与周围组织粘连紧密难以达到预想目的。

(一)经口-鼻蝶窦入路

经典的经鼻-蝶窦入路是经口腔进入,经蝶窦可以从单侧或双侧鼻孔进入。经口腔途径首先要切开上唇的龈沟显露鼻前棘,后者长度为0～9mm。从鼻腔底部和鼻中隔分离附着的黏膜——骨膜层。为了扩大操作空间和便于安放窥器,有时可以咬除部分鼻前棘。推开骨膜和黏膜骨膜层,切除犁骨,显露蝶窦前嵴。鼻前棘至蝶窦口的距离是经鼻蝶窦手术的重要数据。据Lang的测量,鼻前棘至蝶窦口的距离为58.99(50～69)mm。

1.经唇下-鼻中隔-蝶窦入路

该入路从下方可达斜坡的中下1/3交界处,通常在斜坡的表面(硬膜外)有数条从垂体窝发出向后走行的小动脉和静脉,在切除斜坡骨质时如损伤这些小血管可致出血。采用该入路时,应先严格沿中线操作达蝶窦,确认中线无误后再根据病变偏于何侧作适当调整。达蝶窦后,于气化良好的病例,切除窦的前壁和底,显露的后壁即为上、中斜坡区。如遇气化不良,可分离鼻中隔黏膜至蝶窦前壁并确认无误后,再向后下分离蝶窦底和斜坡前下表面,以微型电钻和咬骨钳切除中、下岩斜区骨质,尽量勿损伤海绵间窦和斜坡区的基底窦。

2.经唇下-单侧鼻腔-蝶窦入路

全麻后采用Cushing推荐的仰卧位,床头降低10°～15°,使患者头颈部呈略过伸位。用纱条填塞咽部,以免术中误吸。在唇下黏膜用0.5%普鲁卡因(加少量肾上腺素)浸润注射。在唇齿沟上方数毫米处上唇黏膜作3～4cm长的水平切口。钝性分离出前鼻棘和鼻中隔软骨,单侧切开软骨膜,用剥离子在软骨与粘膜之间分离,形成一黏膜通道,将鼻中隔软骨与筛骨垂直板和上颌骨交界处用剥离子分开,将软骨推向对侧,在黏膜下向筛骨垂直板和犁骨两侧向深部分离。从前鼻棘和对侧鼻嵴分离黏膜,以扩大此黏膜通道。在显微镜下显示露蝶窦前壁及两侧蝶窦开口,咬除术野中骨性鼻中隔,犁骨隆突为术中识别中线、蝶窦前壁的重要标志,前方以蝶窦开口为标志,凿开并咬成1.5cm×2cm大小的骨窗,显露蝶窦腔,剥离蝶窦黏膜显露凸形鞍底,凿开咬成1cm×1.5cm骨窗,"十"字切开硬膜,显露肿瘤,钳取和刮除肿瘤。

(二)经鼻-蝶窦入路

经筛蝶入路由于视野受限及不沿中线进入蝶窦易致对侧海绵窦和颈内动脉损伤,已很少应用。经口蝶入路多在上齿龈作横切口并咬除前鼻嵴和梨状孔下缘,置入扩鼻器操作时需牵开上唇,因而较费力且口腔分泌物增加了污染机会,再则术后早期不能进食。经鼻蝶入路可分为经鼻中隔和经单鼻孔两种,后者又可分为经单侧鼻前庭、鼻中隔中段和直接经蝶三类。

1.经鼻-鼻中隔-蝶窦入路

常选取右侧鼻孔入路,填塞麻黄素棉片并以小号鼻镜先行扩张右侧鼻翼后,选择大小及长度合适的鼻镜向预计的蝶窦前壁方向插入，并向左侧推开骨性鼻中隔。确定蝶窦前壁并调整鼻镜位置满意后，分别凿开或磨除蝶窦前壁及鞍底骨质，切开鞍底硬膜，刮除肿瘤。对鞍上残余肿瘤未降入鞍内者，可行胸腔加压呼吸，并以刮匙向鞍上刮切肿瘤，如反复加压呼吸肿瘤仍未降入鞍内，或肿瘤质地硬韧者，则放弃进一步切除肿瘤。

2.单鼻孔-经蝶窦入路

术前3天双鼻滴入0.25%氯霉素液，3～4次/天；口服强的松5mg，3次/天。术前1天剪除鼻毛并清洗鼻腔。取平卧位，口腔及咽腔填塞消毒绷带卷，以防止术中渗血流向口咽腔。术侧鼻孔（通常采用右侧）内放入肾上腺素或麻黄素溶液浸湿的棉球，使鼻黏膜血管收缩，以减少术中出血。将两根窄脑压板放入术侧鼻孔，抵达蝶窦前壁，用以保护鼻腔黏膜，继而扩张器在脑压板之间放入鼻孔。放入鼻扩张器向对侧推开骨性鼻中隔，用力适宜，使对侧黏膜无撕裂，显微镜下确定蝶窦前壁，同时调整扩张器的位置，寻找蝶窦开口。鼻孔较小者，可先用0.25%普鲁卡因在鼻翼外侧基底部皮下浸润麻醉，用小圆刀切开，切口长度视鼻孔大小而定，一般在5～6mm。扩张器直抵蝶窦前壁，用力将鼻中隔（软骨和骨部）及黏膜同时推向对侧，并使骨性鼻中隔骨折及蝶窦前黏膜撕裂，扩张扩张器。

显微镜下寻找中线骨性隆起结构蝶嵴，并找到两侧蝶窦开口。通常术侧蝶窦前壁黏膜不能用扩张器直接撑开，需用剥离子附加分离。以蝶嵴及两侧蝶窦开口为标志，凿除蝶窦前壁约1.5cm×1.5cm，显露蝶窦腔，钳取蝶窦黏膜。显露凸形鞍底，凿开并咬成6～10mm骨窗，即见硬脑膜，穿刺鞍底硬膜内无出血后，"十"字切开鞍底硬膜，显露肿瘤并予钳取和刮除。通常肿瘤切净后可见鞍隔塌陷，彻底止血，冲洗术腔，放入海绵和脂肪填塞，最后放入骨片覆盖，生物胶黏合。配合神经内窥镜则能扩大术野，更加彻底地切除肿瘤。

单鼻孔直接经蝶窦入路有以下特点：①切口小而隐蔽，减少了手术创伤及切口污染和感染机会，缩短了经口-蝶入路的手术距离和手术时间，且不影响术后早期进食；②无需切除梨状孔下缘和前鼻嵴，避免上齿槽神经损伤；③无需分离鼻中隔及两侧黏膜，出血极少，不会发生鼻中隔穿孔；④不切断鼻小柱，避免由于缝合不当所造成的对位不良或鼻孔扭曲；⑤由于鼻中隔得以完整保留，术后不影响面容，避免了鼻梁塌陷之弊；⑥肿瘤显露和切除与其他经蝶入路相同。但由于此入路将筛骨垂直板直接推向对侧，失去了1个判断方向和定位的重要标志，故术中判断中线主要依据残留的蝶嵴上端及影像学与术中所见鞍底结构。

三、经蝶入路的相关问题

1.切口

经蝶手术已有几种切口。经上鼻道、下鼻道，经筛，经上颌窦，经颚，经唇下-下鼻道等。目前大多学者采用单鼻孔前庭切口，相比之下，较其他方法优越，因为这种切口创伤小，避免了经唇下入路产生上唇麻木的不足。

2.手术适应证

经蝶入路主要用于手术切除中线脑外肿瘤，特别是硬膜外病变。过去认为经蝶入路仅用于切除局限于垂体窝内的垂体腺瘤，随着经蝶入路技术的不断提高及专用器械的研制，现已大大超过了常规经蝶窦显微手术的范围，手术适应证不断扩宽，手术的安全性和疗效也有了明显的提高，包括鞍区其他肿瘤，如颅咽管瘤、脊索瘤、脑膜瘤等；还可用于切除斜坡肿瘤、处理侵犯海绵窦，甚至原发于海绵窦的肿瘤。以下情况可经蝶窦手术：①颈部较宽向鞍上生长的鞍内肿瘤，包括垂体微腺瘤、非侵袭性垂体腺瘤、颅咽管瘤、Rathke囊肿等。②向鞍上垂直生长的垂体腺瘤（沿蝶鞍纵轴生长），鞍内肿瘤向蝶窦生长及鞍上或鞍旁发展，同时向下扩展甚至侵入蝶窦或鼻腔的垂体腺瘤。③肿瘤大部分为囊性及伴鼻漏的鞍内肿瘤。④巨大腺瘤位于硬膜外，向颅底生长，特别是在MRI上提示肿瘤质地较软或囊变的肿瘤。⑤鞍区中线上硬膜外扩展至上斜坡的脊索瘤。⑥鞍内型颅咽管瘤，特别是临床考虑伴有前置型视交叉者。⑦因年龄或全身状况不能耐受开颅术的鞍区肿瘤患者，如高龄、体弱，不能耐受开颅术的垂体腺瘤患者。

3.手术禁忌证

随着经蝶手术技术的发展，愈来愈多的医生采用这一技术切除垂体腺瘤，但经单鼻孔蝶窦手术通道相对狭窄，视野小，显露范围有限；肿瘤明显侵及海绵窦向鞍旁生长或鞍上瘤体有明显狭窄"腰身"者不宜选择经蝶手术；对肿瘤侵蚀鞍底骨质、硬膜突入蝶窦内者，因窦腔开放后即可能暴露瘤体，术中失去正常解剖参考，容易迷失方向，造成意外损伤，对初学者而言并非最佳适应证。因此，具有以下情况者不宜采用经蝶手术：①鼻腔、蝶窦炎症。②颈部狭小，向鞍上生长呈哑铃型或呈倒葫芦型的垂体腺瘤。对于肿瘤向鞍上不规则生长者，Alleyne等将其分为三型：A型，肿瘤呈哑铃型或沙漏型；B型，矢状位肿瘤向前、后颅窝生长；C型，冠状位肿瘤向一侧中颅窝生长，这些类型的肿瘤单纯采用经蝶入路可能无法获得满意疗效，联合经蝶入路及经额入路手术治疗为最佳选择。③鞍上生长肿瘤向单侧生长或分叶生长。如鞍上肿瘤向颞叶或额叶单侧生长，肿瘤向前颅底、中颅底外侧生长者。④肿瘤质地坚硬或明显纤维化者，如术前较长时间服用溴隐停者。尽管大多数垂体肿瘤质地柔软容易切除，仍有5%～7.5%的大型垂体腺瘤可伴有纤维化表现，约70%质地坚韧的肿瘤在T_2WI上表现为等信号。手术时这类肿瘤的鞍上部分不容易塌陷而难以手术切除。因此，除非术前影像检查能证实肿瘤质地柔软、肿瘤内有出血或囊性变，对这种类型的肿瘤应该采取经颅手术。

4.经蝶入路的优点

(1) 经唇下-单侧鼻腔（单侧剥离鼻中隔黏膜）-蝶窦入路　经蝶窦显微手术治疗垂体腺瘤是一种安全有效的方法。Hardy改良经蝶手术方法，现已普遍为神经外科医生接受，并不断在技术上进行改进。经唇下-单侧鼻腔（单侧剥离鼻中隔黏膜）-蝶窦入路与Hardy改良经蝶窦入路相比有以下优点：①容易剥离鼻黏膜，出血少，暴露充分，手术时间缩短，只需十余分钟就可以进入蝶鞍。②不需要切除鼻软骨、前鼻嵴，扩咬梨状孔，鼻底黏膜分离少。术后病人不会出现鼻梁塌陷、上门齿麻木等并发症。③单侧剥离鼻黏膜，易剥离且黏膜不易撕裂，无需切除中隔软骨，鼻中隔穿孔发生率低。④若出现脑脊液漏或肿瘤复发，因创伤小，对侧鼻黏膜未剥离，易经蝶再次手术。⑤与直接经单鼻孔蝶窦入路相比，后者受鼻孔大小限制，只是在鼻孔较大的病人中进行，以肢端肥大病人为主，而该入路不受限制。该入路的术野暴露亦较直接经单鼻孔蝶窦入路和内窥镜蝶窦入路佳，有利于行较大垂体瘤全切除。

(2) 经单鼻孔-蝶窦入路　由于该手术径路是从蝶鞍下方直接进入肿瘤的下极，术者能在直视下看清瘤体、肿瘤被膜及其周边结构，能较为顺利地进行肿瘤切除，从而避免了对脑组织、神经和血管的牵拉或损伤，对垂体微腺瘤以及突破鞍隔的大型或巨大型垂体腺瘤的切除均有很好的作用（图4-3-1）。该术式的优点为：①经蝶手术径路缩短，手术创伤小，手术创道窄。经单鼻孔蝶窦入路无术后上牙槽麻木、鼻中隔穿孔及鼻黏膜萎缩等并发症；术后可保持鼻腔正常通气，患者可早期进食恢复快；对蝶窦和鞍底的显露范围与前者完全一致。②手术和麻醉时间大为缩短，从切开黏膜、摘除瘤组织至关闭创口，一般情况下于1h内可结束手术。③肿瘤显露清晰，手术切除较为彻底。术中易于全切除肿瘤，完整保留

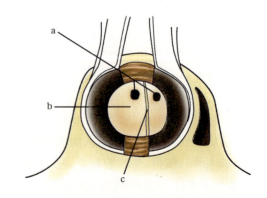

图4-3-1　经单鼻孔-蝶窦入路，撑开蝶骨表面黏膜并显露双侧蝶窦开口和蝶窦前壁。a,双侧蝶窦开口；b,蝶窦前壁；c,鼻中隔脊

正常的垂体组织及功能。④术时失血较少,多数情况下术中不需要输血。⑤患者术后反应轻,恢复快,通常在1周内便可出院。术中能直视下选择性地切除肿瘤组织,杜绝了强行牵拉,从而减轻或避免了对视交叉、下丘脑、正常垂体组织的机械性损伤,加之术中对鞍内的填塞及鞍底的重建,基本上避免了脑脊液鼻漏的发生,从而大大减少了并发症的发生。⑥并发症多为口渴及多饮、多尿,经对症处理后数日内便可恢复正常。

5.术中定位

经蝶入路的基本要求是经蝶窦打通鞍底,显露垂体前叶,探查并切除肿瘤组织。术中精确的定位是手术成功的前提,而术前体位的摆放、术中"C"形臂机引导定位是保证手术径路方向准确的重要条件。

(1)确定蝶窦及蝶窦前壁的位置 扩张器的前端进入鼻腔的角度和深度很关键,术前应根据头部矢状位MRI和头颅侧位X线测量蝶窦前壁到鼻孔的角度和深度,做到术前心中有数,术中头位呈水平位。将鼻软骨推向对侧后,置入扩张器,根据三点确认蝶窦前壁:①可见两侧的蝶窦开口。蝶窦为一位于蝶骨体内的空腔,其前方左、右各有一开口,分别与鼻腔相通。②蝶窦嘴的形状。蝶窦嘴为鼻中隔的一个膨部。因此,蝶窦嘴骨的形状为梭形。③在MRI矢状位上,确定扩张器应插入的深度。

(2)确认中线 经蝶手术在打开蝶窦后,确认中线十分重要,因为凿开鞍底必须在中线,否则易损伤重要结构。在显微镜下确认中线,以垂直板残端为中线;不要以蝶窦内分隔的空间来确认中线,否则易偏离。46%的蝶窦中隔偏离中线,致使成为左、右大小不等的两个腔。28%的个体没有中隔,成为一个腔。因此,手术中要特别注意。

(3)蝶窦开口的确认 只要是经蝶窦手术,术中对两侧蝶窦开口的确认是非常关键的,也是减少手术失败的关键所在。找到蝶窦开口后,要凿开蝶窦前壁,应在蝶窦开口下方凿骨窗。因为蝶窦前上方是筛窦,如果误将筛窦打开,可能损伤眶内侧壁、视神经管、视神经等结构,而蝶窦后

下方为后鼻孔。

进入蝶窦腔后,部分病例肿瘤已将鞍底骨质破坏突入蝶窦腔;如果肿瘤未突入蝶窦腔或是微腺瘤,鞍底骨质完整,可采用以下方法寻找鞍底:①X线床旁侧位透视定位;②此处鞍底黏膜薄,骨质软而薄,用吸引器触时无硬性感,结合术前CT鞍区冠扫都能准确定位。蝶窦中隔只能作为参照,而不能作为判断是否在中线的绝对标志物。开一个1.0cm×1.0cm的鞍底骨窗即可,打开鞍底后刮除肿瘤。

(4)术前正常垂体的辨认和保护 在大型及巨大垂体腺瘤的经蝶手术中,了解正常垂体的位置是十分重要的。术前应认真观察鞍区CT薄层扫描及三维MRI T_1WI 及增强影像,绝大部分肿瘤在术前都能发现正常垂体组织的位置,避免术中损伤垂体。部分大型及巨大垂体腺瘤的正常垂体已被肿瘤组织挤压成薄层,与肿瘤之间隔着一层假包膜,而肿瘤假包膜与正常垂体强化影像信号相似,因而通过术前影像难以确定正常垂体的位置,只能根据临床经验来判断,绝大部分病例正常垂体移位至肿瘤的后方及后下方。大多数的正常垂体位于肿瘤的上方、后方及后下方,垂体位于肿瘤前方的情况很少。因此,当肿瘤刮除至上述部位时,术者应十分小心,注意有无正常垂体的存在,以减少误伤或过多干扰正常垂体及垂体柄。

(5)蝶窦及蝶鞍的解剖定位及开窗 蝶窦口的定位和窦腔的扩大是经单鼻孔蝶窦手术的主要步骤之一。自鼻腔外侧壁由下向上依次辨别下、中、上鼻甲,蝶窦开口于蝶窦前壁上鼻中隔两侧,中鼻甲后上方,在蝶窦前壁中线外侧窦口附近黏膜呈特征性的新月形凹陷,鼻黏膜与蝶窦黏膜在此延续,这是术中寻找蝶窦口较明确的解剖标志。注意窦口是牵开器前端上缘的安放位置及蝶窦开窗的上界。

(6)鞍底定位开窗 经单鼻孔蝶窦入路多采用非中线路径,加之术野小,解剖参照物少,术中较易迷失方向。术前应详细阅读蝶鞍平片、冠状CT及MR图像,了解蝶窦分隔数目及其与鞍底

的关系,确认打开何种分隔即可显露鞍底,防止在多房蝶窦分隔腔中盲目探寻。犁骨恒定位于中线,术中可作为确定中线的准确解剖学参考标志,避免左、右偏斜。鞍底开窗应以蝶鞍前下壁转折处为中心。开窗后所见鞍底硬膜多数具有一定的弧度。术中镜下对少数平坦鞍底的定位略显盲目,必要时术中X线"C"形臂辅助定位可避免术中操作由于解剖结构辨认不清而导致严重并发症。单鼻孔经蝶入路的操作技术要点主要是蝶窦及蝶鞍的定位开窗,其下的鞍内操作同经典的经蝶入路。刘丕楠测得蝶窦开口距视神经(ON)的距离为(11.09±1.48)mm,距颈内动脉(OA)的距离为(17.14±1.63)mm。因此,术中蝶窦腹侧切除范围应限制在距窦口10mm以内,严格以蝶窦口作为切除上界,向内下方开放蝶窦。蝶窦腹侧壁打开后先探寻明确的鞍底位置后再决定蝶窦前壁的切除范围和方向,以满足鞍底开窗操作要求即可,避免无效暴露,防止术中意外损伤视神经和颈内动脉。

开放鞍底有以下优点:瘤腔渗血可以自行排出,塌陷不良的鞍隔上部随着重力逐渐下沉复位,开放鞍底,即使肿瘤复发也向下生长,避免产生向上的压迫症状,坏死的肿瘤组织可以从鼻孔排出。鞍底开放者必须确认无鞍隔破裂和脑脊液漏。

6.如何提高肿瘤切除率

肿瘤沿中线生长,不论体积大小,均有可能经蝶显微手术达到肿瘤全切除,尤以肿瘤最大直径<3.5cm者最适合该入路手术。进入鞍内切除肿瘤时,应注意先勿急于摘除中央部位的肿瘤;否则该部位的肿瘤取出后,鞍隔或伴有空蝶鞍的蛛网膜囊下降到硬膜切口处,会对蝶鞍四周的肿瘤摘除带来困难,并且容易损伤蛛网膜,导致术后并发脑脊液漏。术时应先在鞍内中央垫一小片带线脑棉,并用吸引器头顶住,然后用各种角度的刮匙,在鞍底四周进行搔刮并取出肿瘤。待鞍内四周肿瘤刮净后,再切取鞍中央部位的瘤组织。当认为肿瘤已完全切除时,可压迫双侧颈静脉,随着颅内压的增高,有时可见残留肿瘤从蝶鞍四周或鞍上挤向中央,可进一步切除。术

者亦可用小脑棉在瘤腔周围反复"清扫"几次,常可黏附到少量残留的肿瘤。肿瘤镜下全切除或近全切除的标志是:鞍内四周肿瘤摘除、鞍隔下塌、鞍底硬膜及鞍隔无明显肿瘤侵蚀,有时可在鞍后壁见到薄层的垂体组织。对于向鞍上生长的肿瘤,由于与鞍隔粘连甚紧,往往在首次经蝶手术后,肿瘤上极有可能残留。可随访患者3~4个月,待残留肿瘤随鞍隔塌陷后,再次经蝶手术切除残瘤。对于向鞍旁广泛侵袭的垂体腺瘤,必须经颅手术切除。但若肿瘤主体部分在中线位置,鞍旁侵袭部分相对较小,仍可考虑经蝶手术。若术者手法娴熟,术中肿瘤搔刮彻底,再辅以内窥镜(可以有效地发现显微镜视野死角里的残瘤,在直视下将其切除),除侵入海绵窦内肿瘤外,其余肿瘤均能一次切除。

对于向蝶窦、筛窦或斜坡侵袭的肿瘤,建议采用扩大经蝶入路。若肿瘤向两侧鞍旁生长,横径>5cm或肿瘤将斜坡完全侵蚀者,术中辅以神经系统导航技术,将侵袭性肿瘤的边界及毗邻结构精确地定位出来,以指导术者在安全的范围内尽可能多地切除肿瘤,仍可以有效地切除到肿瘤边界,并且可最大程度地避免损伤。

7.术后并发症及其防治

垂体腺瘤手术的并发症主要为脑脊液鼻漏、颅内感染以及因术中牵拉、损伤周围重要的组织结构或继发性血肿压迫而致意识障碍、高热、尿崩、消化道出血、垂体前叶功能减退和视力、视野损害加重等症。术后部分患者出现口渴及多饮、多尿,须进行对症处理,若有较严重的尿崩症,则应使用垂体后叶素或长效尿崩停等药物。

四、经蝶入路的手术步骤

1.体位

平卧位,头部后仰15°~20°,可使蝶窦尽量和手术野垂直,以利于术者应用手术显微镜。术者双眼戴保护。

2.齿唇沟黏膜切口

左侧鼻中隔黏膜下和双侧鼻底黏膜下用含1∶20万肾上腺素生理盐水浸,以减少手术分离

黏膜时的出血和方便分离。用甲状腺拉钩牵开上唇,于齿唇沟上0.5cm作一平行于此沟的黏膜切口,长8cm,深达骨质。

3.鼻底和鼻中隔黏膜的分离

在骨膜下剥离切口上方的齿龈组织,直至上颌骨边缘,暴露梨状孔下缘,用弯头剥离子把梨状孔下缘的左右鼻底黏膜在骨膜下层剥离,进入鼻腔底部(图4-3-2)。由于已注射生理盐水,黏膜和骨膜与其下骨质已呈分离,因此,上述剥离较为容易。分离时剥离子应紧贴骨面,先向下推进,然后向后到达硬腭。梨状孔下缘隆起的鼻嵴如影响暴露,可部分切除,但不应切除过多,以免损伤齿根。再从左侧鼻中隔软骨上分出鼻黏膜,剥离子紧贴鼻中隔和下方的垂直板,沿该潜在间隙上

下扩大剥离范围,直达蝶窦前壁,形成上管道。

4.蝶窦前壁的暴露

在鼻嵴处切断鼻中隔,推向右侧。在直视下钝性分离筛骨垂直板两侧的黏膜层。置双瓣窥镜,用剪刀剪断垂直板取下备用。找到两侧蝶窦开口,确定需凿开的蝶窦前壁位置。

5.鞍底的显露和硬脑膜切开

在手术显微镜(物镜300mm)下凿开或磨开蝶窦前壁。用Kerrison咬骨钳扩大形成2cm的骨窗,暴露蝶窦和鞍底。蝶窦内常有纵行骨桥,可连同蝶窦黏膜一起切除。蝶鞍底常显著隆起于蝶窦内。凿开或磨开鞍底,咬骨钳扩大形成15cm的骨窗,电灼鞍底硬膜后用显微钩刀"十"字切开硬脑膜,灰紫色肿瘤组织常从切口挤出(图4-3-3)。

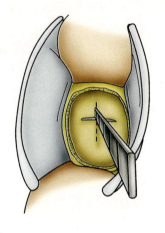
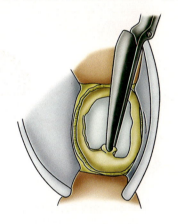

图4-3-2 打开鞍底。垂体腺瘤常使鞍底扩大和变薄,先在鞍底打开一小孔再用显微咬骨钳扩大,如果鞍底较厚则可采用微型气动磨钻打开鞍底。A,打开鞍底;B,扩大鞍底骨窗

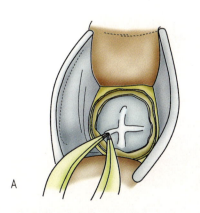
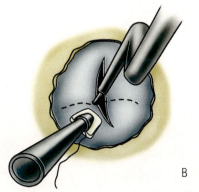
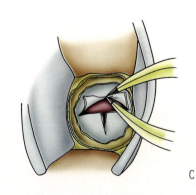

图4-3-3 鞍底硬膜"十"字形切开。A,矢状位示意图;B,先电凝鞍底硬膜,再"十"字形切开;C,电凝切开的硬膜

开放蝶窦及鞍底骨质进入蝶鞍,切开瘤膜后即见暗灰、乳白或紫红色的瘤组织溢出,在手术显微镜下用环形肿瘤分离器剥离瘤组织,并分块摘除肿瘤。在切除鞍内瘤组织后,为使突入鞍上的瘤块能得到彻底的摘除,向预先置入腰蛛网膜下腔的导管内缓慢地注射生理盐水,采用增加颅内压力的方法将鞍上的瘤块挤压入鞍内,以利于顺利地摘除。应特别注意的是,若ICP>5.33kPa,则应停止注射液体,注射量过多或过快可能会产生急性颅内压增高而引起严重并发症。肿瘤切除后可见鞍隔膜下降至术野,为一蓝色的圆形突出物,其内含有清亮的脑脊液,对其应予以小心的保护,不得将其损伤。若鞍隔膜破损则脑脊液会源源不断地流出,故必须进行修补。严密止血后,

瘤腔内用小片明胶海绵填塞,并取小块肌肉及骨片修补鞍底,局部应用医用胶黏合加固,防止垂体脱位或发生脑脊液漏。鼻腔用碘伏或油纱条填塞,嘴唇部则以纱布加压包扎。

6.肿瘤切除

垂体腺瘤大多数质软,容易吸除,应先取部分肿瘤组织留作病理检查用。随后用不同角度刮匙分块刮除肿瘤。随着鞍内部分肿瘤的切除,视野外鞍上及鞍内肿瘤逐渐移入视野,用吸引器吸除。当鞍上肿瘤切除后可见鞍隔或蛛网膜陷入鞍内,并出现搏动。为防止残留,可用不同角度反光镜或内镜检查瘤床。少数垂体腺瘤质地坚硬,不能吸除,需用息肉钳分块钳碎后切除。切除肿瘤应在直视下进行,切勿盲目钳取(图4-3-4)。

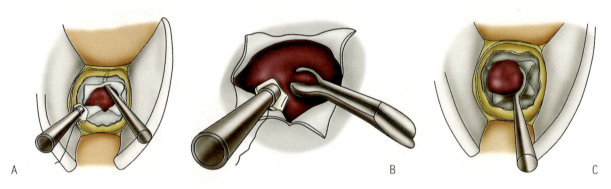

图4-3-4　肿瘤分离与切除。A,硬膜下用刮瘤钳或扁平剥离子分离肿瘤,这样可以"乳化"肿瘤;B,吸引器分离肿瘤,取瘤钳钳取肿瘤;C,环形刮瘤钳刮取肿瘤

7.瘤床止血

肿瘤切除后,瘤床渗血先用脑棉压迫5分钟,取出脑棉检查出血来源,明显出血可用双极电凝镊止血。渗血用明胶海绵压迫,常能得到满意的止血效果。

8.鞍底和蝶窦前壁的重建

用术中取下的筛骨垂直板嵌插在硬膜外鞍底骨窗。蝶窦内填以明胶海绵或脂肪,取剩余垂直板重建蝶窦前壁。如手术中不慎撕破突入鞍内的蛛网膜,可取大腿或腹部脂肪,将脂肪组织和组织生物胶混合,在鞍内止血完善后,填入蛛网膜破损处,用明胶海绵加固,重建鞍底。撤去窥镜,软骨垂直板复位,双侧鼻腔分别填塞带纱条橡皮指

套,口唇内切口用3-0号肠线缝合(图4-3-5)。

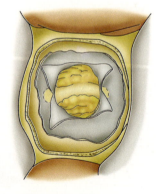

图4-3-5　鞍底重建。蝶窦内填塞脂肪,用骨软骨和脂肪来重建鞍底

9.手术注意事项

大型垂体腺瘤可向鞍上生长,在鞍内肿瘤切除后,仍未见鞍隔下陷,提示鞍上仍有肿瘤.可经事先放置的腰穿针注入15mL生理盐水,或增加胸腔内压力或压迫静脉,使颅内压增加,促使肿瘤降入鞍内。切除该部分肿瘤后可见鞍隔陷入鞍内,达到视神经、视交叉充分的减压。当显微镜视野内肿瘤切除后,鞍内四周,尤其是两旁和前方视野之外常有肿瘤残留,可用不同角度刮匙轻轻搔刮,或用双弯头吸引器轻柔吸引清除之。

10.经蝶手术技巧

①手术前须进行鼻道和口腔的清洁和消毒处理;须依CT冠状及轴位扫描片确定蝶窦大小及鞍底骨质情况,尤其是蝶窦中隔的位置,这对手术的正确入路有重要帮助。

②剥离鼻中隔黏膜时要先切开软骨膜,剥离要在软骨与黏膜软骨膜间分离。这样容易分离黏膜,分离时出血少,对预防黏膜撕裂尤重要。

③切开软骨膜时尽量向上切开,可扩大隧道,不需切除前鼻嵴及扩咬梨状孔,术野暴露充分,可避免扩窥镜时撕裂黏膜。

④放窥镜前在骨性鼻中隔两侧放入窄脑压板,在窥镜扩开时可进一步分离深部鼻黏膜,防止扩开时黏膜撕裂影响手术野。

⑤术中以X线监控装置指导定位,如有神经导航系统则对定位更有帮助。垂体区的巨大肿瘤行扩大经蝶窦入路,鞍底骨窗扩大,向前可至后组筛窦,向后至上斜坡,两则至海绵窦下壁。

⑥打开蝶窦和鞍底骨质时应使用微型磨钻,严格沿蝶鞍中心部进入,不可偏离中线,以防伤及神经与血管。在开放蝶鞍后借助手术显微镜可获得良好的照明和术野放大,清晰地显露病变及其周围结构,有利于切除病灶和保护垂体组织。

⑦凿开鞍底或切瘤时若损伤海绵窦或海绵间窦出现凶猛出血,可用明胶海绵填塞加用生物胶黏固,常能达到满意止血效果。对于某些血供丰富的肿瘤,尤其是肿瘤向海绵窦浸润时,不要盲目过分烧灼止血,只有肿瘤切除后,出血才会停止。过分烧灼可能损伤海绵窦区的神经和血管。

⑧肿瘤切除后鞍隔常下降至鞍内,此时若鞍隔有破损则会出现脑脊液外溢,这需要对破损的鞍隔进行修补。

⑨对于大腺瘤应先切除周边部的瘤组织,再切除中央部瘤组织,以防鞍隔下陷后周边部瘤组织难予切除。

⑩鞍底重建,可取自体肌肉组织及骨片修复,用医用胶黏合剂加固,防止术后垂体脱位和继发性脑脊液鼻漏。

五、经蝶显微外科技术

1.经蝶手术入路的解剖要点

经蝶显微外科技术是一门成熟外科技术,主要是用来处理鞍区占位的标准入路。它的安全性主要依据一定的解剖概念,保持覆盖于肿瘤顶部蛛网膜的完整性,并避免损伤海绵窦上的血管。经蝶手术病人的效果取决于术者对解剖和外科原则的掌握。下列三个原则在行经蝶入路垂体腺瘤切除手术中重要。

(1) 垂体腺瘤是蛛网膜外病变 垂体腺是蛛网膜外结构,因此,垂体腺瘤起源于蛛网膜外。当它们长出垂体窝,垂体腺瘤扩张了鞍隔的硬膜环。同时,它们抬高了鞍隔蛛网膜而没有穿透它。不管垂体腺瘤体积和外形如何,其上保持覆盖一层蛛网膜而使它们位于蛛网膜下层。因此,它们是术区和蛛网膜下重要神经血管结构的保护屏障。经蝶垂体腺瘤切除术应使蛛网膜保持完整,肿瘤切除术应在蛛网膜外进行而不进入蛛网膜下,沿肿瘤-蛛网膜间隙进行肿瘤分离与切除可避免误入其他结构。遵循这一解剖概念经蝶手术,术后可取得良好的手术效果。但这一解剖概念并不适用于颅咽管瘤,颅咽管瘤可能在蛛网膜下,它们生长突破蛛网膜,可能部分在蛛网膜下,部分位于蛛网膜外;也可能完全在蛛网膜内,甚至与下丘脑、漏斗区神经上皮粘连。

(2) 垂体腺严格位于中线部位占位,但可向周围侵犯 垂体瘤是两侧围绕重要神经血管结构的主要中线病变,肿瘤切除应严格沿中线进行,而不能太偏离中线以减少并发症。当在鞍区手术过程中偏向一侧,经蝶手术的术后并发症将大幅度增长。

(3) 正常垂体和垂体柄的辨认 垂体腺瘤起源于垂体组织,在形成过程中可能压迫正常垂体前叶组织。手术过程中,尤其是切除垂体大腺瘤时辨认正常垂体结构很重要。因为垂体腺瘤的扩张性生长,正常腺体组织被挤压成围绕肿瘤组织周围的一层。这一层在MRI上得到确认。T_1上显示一层包括在常显示低信号的肿瘤周围强化层。如在垂体大腺瘤术前仔细研究MRI常能观察到。辨认这一层并加以保护将防止术后垂体前叶功能不全。

2.神经内镜经蝶手术技术

经蝶显微手术技术离不开神经内镜的使用,但它不能替代显微外科技术。两者应联合起来,不应相互排斥,其目标都是引导外科医生到鞍区和鞍上异常区。内镜扩大了视野,外科医生能通过手术显微镜联合通过内镜单筒影像辅助。它的先进性在于能通过显微镜的双筒影像而达到三维影像。而且持镜器设计成可稳定内镜并可解放医生双手以利于操作。因此,切除垂体腺瘤要求术者应掌握两者技术灵活运用,并应在具体情况选择合适的一种方法。

(1) 微腺瘤切除 当切除可直视微腺瘤或

在垂体组织深部的肿瘤时,沿微腺瘤与垂体之间的平面进行。用环形刮匙和其他剥离子从垂体腺瘤后部开始进行肿瘤切除。采用环状刮匙,不会损伤周围如海绵窦和上方的蛛网膜。如在表面未发现微腺瘤,应在垂体前叶内的各个可能部位探查,如各种变形或变色组织。有时需切开部分正常垂体组织以获得切除肿瘤的足够暴露。一旦肿瘤组织被切除,术者应检查肿瘤床寻找所谓的假囊肿。这一层是存在于肿瘤和正常前叶组织之间由肿瘤和正常组织组成的压缩层。

(2) 大腺瘤切除 大腺瘤切除具有挑战性,尤其是血供丰富的肿瘤。囊内切除可能是最好的方法。当达出血最主要处止血时,从鞍底硬膜分离肿瘤并朝向海绵窦方式进行。肿瘤切除沿海绵窦壁从底直到蝶鞍蛛网膜在同侧或对侧外上方倾斜到鞍隔蛛网膜环处进行。应认识到蛛网膜层常覆有一层正常存留垂体前叶组织,这一点是手术关键。不能区分蛛网膜并从鞍上肿瘤处分离常进入蛛网膜下层,可能损伤蛛网膜下层的神经和血管组织。当鞍上肿瘤进入视野,可通过轻柔操作达到肿瘤和蛛网膜与粘连的前叶组织分离。切除肿瘤过程从侧方到中央部用剥离子进行,即从蛛网膜与硬膜连接处到被肿瘤抬高的蛛网膜。取肿瘤用环形刮匙或显微吸引器进行,并应保护好蛛网膜完整性。

第四节 翼点及改良翼点入路

翼点入路也称额颞入路,是处理鞍区病变的常用入路。Heuer于1918年采用类似翼点入路处理鞍上病变,Dandy(1941)对此进行了改良并应用于前交通动脉瘤手术。翼点入路最早由Hamby在1964年提出。1972年Krayenbuhl等报告采用该入路夹闭250例颅内动脉瘤。1973年,Yaşargil首先将该入路正式定名为翼点入路,此入路是进入幕上外侧裂池等脑池的门户,以最短

的路径进入鞍区,比传统的Dandy额下入路缩短约2cm。1975年,Yaşargil将翼点入路应用于眶部及视神经管手术,并报告了505例颅内动脉瘤的手术治疗,该入路与Dandy所描述的前额颞开颅夹闭颅内动脉瘤基本相似。Habler等(1985)总结眶尖部视神经管和眶上裂区肿瘤的手术入路,认为翼点入路是最有用的手术入路之一。此入路可采用硬膜外、硬膜内及联合入路,能很好

地暴露眶上、外侧区、视神经管、眶上裂以及颞前窝。

一、翼点入路的相关解剖

1.翼点入路的解剖间隙

（1）鞍区的4个解剖间隙　Ⅰ间隙，位于视神经之间，由两侧视神经和鞍结节构成视交叉前间隙；Ⅱ间隙，位于视神经和颈内动脉之间，由视神经与颈内动脉构成视神经外侧间隙，其中外侧间隙被大脑前动脉的A₁段分成视神经前外侧间隙和后外侧间隙（视神经间隙和视束间隙）；Ⅲ间隙，为颈内动脉和动眼神经之间，颈内动脉外侧与幕缘和牵拉开的颞部构成颈内动脉外侧间隙；Ⅳ间隙，位于终板池内。

（2）翼点入路的解剖空间

①翼点入路自然空间的获得是通过分隔额叶和颞叶的蝶骨嵴，另一个是额叶底面造成压迹的眶顶。这些平面从脑表面直接投射到鞍旁区，并且形成了一个小圆锥空间的底，圆锥的尖由额叶和颞叶的连接处构成。这个自然空间能沿其底面，用去掉蝶骨嵴的骨质和咬平眶顶而加以扩大。进一步扩大此空间可以沿尖部打开侧裂池，这样就形成了一个圆锥形的工作空间，这个圆锥的宽度就是从颅盖骨到蝶鞍的最短距离。

②通过这个间隙，额叶底部、视交叉和颈内动脉的蛛网膜都可以打开。不用或者仅用很小的牵引力便使前额底面离开颅底，可以清晰地看到脑底部，从鞍旁和交叉上部向下越过脚间池和脑桥前池到桥小脑脚池都可以暴露。

（3）翼点入路的骨窗与脑内结构关系　翼点入路骨窗与颅内结构的关系见图4-4-1，该图有助于形成骨窗和脑内组织结构的三维概念，有助于翼点入路立体结构理念的形成。

2.视神经管

视神经管位于蝶骨小翼两根之间，向前外并稍向下行，且与正中矢状面约呈36°。在其前行过程中逐渐变宽且在垂直方向上呈椭圆形，管的内侧与蝶窦紧密相邻。视神经的被膜（硬膜、蛛网膜、软膜）附于视神经的顶壁上，位于神经下

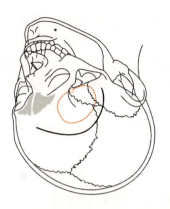

图4-4-1　翼点入路头位、切口及骨髓

外侧的眼动脉，亦被包在硬膜鞘内。视神经入视神经管颅口处，硬膜反折形成镰状韧带。

3.翼点入路显露的脑池

（1）颈动脉池　位于额叶底面及前床突的下方，海绵窦和脚间池的上方，其蛛网膜既不随颈动脉入海绵窦，也不与前床突相连，在海绵窦上壁硬膜与颈动脉池之间，颈内动脉裸露1～2mm。该池内侧与视交叉池共享一个壁，外侧则与颞则与颞叶内侧面及小脑幕游离缘相连。颈动脉与视交叉池和脚间池也有间隔。因此打开该池时并不一定有脑脊液从这两池溢出。颈动脉池的下面正对着脚间池上方，中间有Liliequist膜相隔。

（2）视交叉池　该池为围绕神经及视神经交叉的蛛网膜下腔。上方紧贴于视神经和视交叉的表面；后端连接终板池的下部；下方与终板池一壁之隔，该壁较厚，称为Liliequist膜；前下延伸到漏斗和垂体柄，与鞍膈相连，当鞍膈有缺损时，该池有可能延伸到鞍内。

（3）终板池　该池前下界为视交叉的表面，且于此与视交叉池相续；前上界为胼胝体嘴；后界为终板；向两侧该池包绕大脑前动脉，上界为前穿质，下界为垂体柄。在该池与其他诸池连接处位于颈动脉分叉之上，再向外由嗅区到视神经的增厚的蛛网膜带构成其外侧壁，这些蛛网膜在大脑前动脉在颈内动脉发出进入终板池时构成了一条动脉必经的隧道。

（4）嗅池　由围绕嗅束的蛛网膜构成，位于眶回的内侧，直回的外侧。脑回间之嗅沟深约

5～10mm,嗅池即沿嗅沟延伸。其下面前部是前颅底包括筛骨的筛板,后部以视交叉为界,在位于颈内动脉分叉部的上方,该池与周围脑池相连。脑池内包含有嗅球、嗅束、部分眶额动脉和嗅动脉及其分支以及一些额底静脉,其中眶额动脉在其向两侧经额叶眶面横越时特征性地经过嗅池。

(5)外侧裂池 见第二章第十四节。

二、翼点入路的适应证

此术式可以从同侧和对侧抵达前颅窝底,由浅入深依次为同侧眼眶外侧、外侧裂池、鞍旁、斜坡及斜坡上端区域、同侧中颅窝底和颞叶中底部区域。从单侧入路就可以暴露整个Willis环,包括同侧完整大脑中动脉、颈内动脉、后交通动脉、脉络膜前动脉、大脑前动脉(A$_1$)、前交通动脉、远端的大脑前动脉A$_2$、基底动脉远端、大脑后动脉P$_1$、小脑上动脉、大脑后动脉P$_2$、对侧颈内动脉A$_1$、颈内动脉分叉处、近端大脑中动脉和眼动脉内侧部分。

从外科解剖学来看,主要是鞍旁和鞍上的病变或鞍上向外侧生长到前、中颅窝的病变更适于翼点入路。当肿瘤向开颅的一侧生长时,无论肿瘤生长程度如何,均不受翼点入路限制。在矢状位上,肿瘤前部限于蝶骨平台到鞍背后的基底动脉,下至鞍内,上至鞍隔上。从病理学上,最主要的病变有前、后交通动脉瘤(图4-4-2)、颅咽管瘤、垂体瘤。因此,翼点入路适用于偏侧生长的垂体瘤、鞍旁脑膜瘤、鞍结节脑膜瘤和海绵状血管瘤等。临床上,采用经翼点入路能暴露的肿瘤见表4-4-1。

三、手术步骤

视神经和床突上段颈内动脉可作为标准翼点入路的解剖标志点。翼点入路是沿蝶骨嵴长轴逐渐深入,即沿侧裂或额下到达鞍区的手术过程。

1.麻醉和体位

气管内插管全身麻醉。头位摆放的原则是使额骨颧突处于手术野的最高点和视野中心,

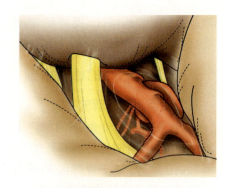
A

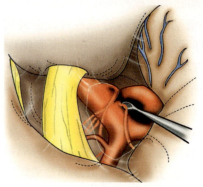
B

图4-4-2 侧裂入路显露后交通动脉瘤。A,打开颈动脉池,显露动脉瘤颈;B,分离动脉瘤颈,使之与后交通动脉和脉络膜前动脉分离

表4-4-1 经翼点入路所能暴露的肿瘤

脑外肿瘤	脑内肿瘤
脑膜瘤 　位于蝶骨大翼外侧及中部 　海绵窦旁、前床突 　鞍结节、嗅沟、蝶-岩斜区 鞍上和鞍旁垂体腺瘤 颅咽管瘤 视神经胶质瘤、鞍区生殖细胞瘤 鞍上池表皮样肿瘤、皮样囊肿 脊索瘤、软骨瘤 眶区肿瘤	额叶前部和眶-额回 颞叶脑回(前2/3) 颞叶底面中部(杏仁核、海马、海马旁) 脑岛(前中区域)的肿瘤等

术者视线能垂直沿蝶骨嵴达鞍区及同侧鞍旁的区域。经典的头位是头高于胸,上半身抬高20°～30°,头部向健侧旋转30°,使颧骨隆突处在最高位置,然后颈部轻轻向下伸展,头后仰约10°～15°,胸向对侧肩部倾斜约15°,翼点区位于术野最高点。头架一个固定点应在耳后,恰好于同侧乳突上方,另两个在头的对侧。固定头位,安装头架时应避免气管和颈静脉受压而影响静脉回流。此入路的头位根据颅内病变的部

位和性质可略有不同变化：鞍内病变头位可以不后仰或仅后仰5°，鞍上、上斜坡病变则应后仰15°～20°；嗅沟脑膜瘤可略向对侧多旋转和向对侧肩部多倾斜些；当采用翼点入路与纵裂入路联合探查第三脑室肿瘤时，头部的后仰和旋转，均应减少至最低限度，以兼顾两种入路；也可调节手术台的左右倾斜度和背板高度使头位适应入路的相应需要。前交通动脉瘤的标准头位是向对侧旋转45°～60°，而基底动脉瘤是向对侧旋转15°～20°。

2.头皮切口

皮瓣，包括帽状腱膜，从颅骨膜与帽状腱膜之间分离。标准的翼点切口，始于颧弓上缘、耳屏前1.0cm处，垂直于颧弓，以翼点为中心，在发际内弯向前，沿耳廓前缘向后横过颞区，弯曲向前上，经顶结节前，向额部延伸，指向眉弓中点方向，止于额部发际与中线交点处。切口起自颞筋膜但未到颞肌，刚好在脂肪垫上，包括面神经额支随皮瓣一起向下翻，这样可减少面神经额支损伤的可能性。根据手术暴露特殊需要，额底要求暴露较多时，切口可过中线多延长些，如果需要额部暴露较多时，可把切口偏向颞后部加大弧度。面神经额（颞）支在平颧弓水平、耳屏前1.5～2cm于颞浅筋膜和颞深筋膜之间行向前上，因此保护面神经额支要注意切口的起点紧贴耳屏，位置应在耳屏前1.5cm之内，且分离的层次应紧贴颞肌将颞浅筋膜一并与皮瓣分离，近颧弓水平于颞深筋膜下面将颞脂肪垫连同头皮一起翻起。

3.切开肌肉层

垂直切开颞肌及其筋膜，沿颞上线留一5mm宽的颞肌及其筋膜条，保留一窄条颞筋膜的附着点，以便术后颞肌和颞筋膜缝合。切口前缘，切开颞肌致显露额骨颧突；切口后缘，切开颞肌向下至颧弓，并切割颧弓后部1cm的颞肌及其筋膜，以利于尽可能地将颞肌向前下牵拉。游离颞肌，用头皮拉钩或粗丝缝合后牵拉皮、肌瓣。颞浅筋膜的前1/4分成两层筋膜，其浅层（上层）仅含脂肪、面神经的颞支和一支较大的颞静脉；深层（下层）覆盖颞肌，内含一支颞深动脉和静脉。颞浅筋膜的上层和下层沿颞鳞缝前部弓形分别附着于额颧突和颧弓的外侧和中部表面，颞浅筋膜覆盖着整个颞肌，只要在这个部位切开肌肉都能维持肌肉的形态，颞深筋膜在肌肉层的下面。颞深筋膜位于颞肌的深面，较薄。通过两层颞浅筋膜界面的间隙入路可以准确地把颞肌和筋膜牵开，两层之间少量的脂肪是辨别深浅两层的一个标志。然后沿着此界面把颞浅筋膜分开翻向颞侧，沿着弓状面从颞下线附着点一直切到颧弓附着点附近，从深层分离分离颞肌及其附着的筋膜，连同皮肤、皮下翻向额部。

4.骨瓣

筋膜切开和牵开颞肌后，以翼点为中心做菱形游离骨瓣。按图所示颅骨钻孔3个，用铣锯连接（图4-4-3）。亦可在颅骨上钻孔4处（图4-4-4）：第一骨孔位于额骨颧突后方、翼点的前方，也称为MacCarty关键孔，该孔的上半部应显露硬脑膜，下半部应显露眶骨膜；第二骨孔在第一骨孔之前内侧3cm，距眶缘1～1.5cm处的额骨上；第三骨孔位于顶骨的颞线上；第四骨孔在颞骨鳞部，蝶颞缝之后，第三骨孔之下约4cm处。第三和第四孔分别位于第一和第二孔后上方约4～5cm处。如有必要，可在平行于颧弓水平，横行切开颞肌，以利于显露。第一至第四孔间的蝶骨嵴骨质用咬骨钳咬除或磨钻磨除，其余骨孔间的颅骨用

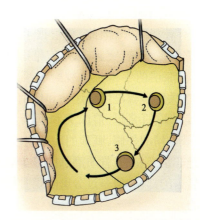

图4-4-3 翼点入路骨瓣成形。按图在关键孔和翼点后上下方各钻一个孔，再用铣锯连接。骨瓣同时显露额叶和颞叶的硬膜以及蝶骨嵴

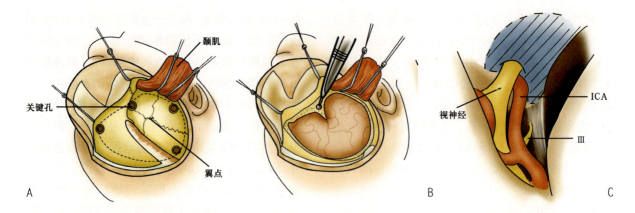

图4-4-4　翼点入路骨瓣成形。A,颞肌瓣向下分离显露keyhole点和翼点,颅骨钻孔4个；B,额颞骨瓣成形,蝶骨嵴外侧份磨除,骨瓣显露到颞肌与颞筋膜的后下缘；C,前床突、视神经管顶及毗邻的眶顶和蝶骨小翼通常被磨除(阴影区),以便能很好地显露颈内动脉

线锯锯开。也可采用颅骨上钻孔1～2处(第一和第二孔),然后用铣刀弧形切开颅骨骨瓣。将游离骨瓣取下,磨除蝶骨嵴外1/2～2/3,达眶上裂外侧部。并于骨窗和骨瓣边缘相对应处分别钻3～4个小孔,以备术毕骨瓣复位时用,同时可用缝线将硬脑膜悬吊固定在骨窗缘的小孔上。钻孔时的骨屑保留,以备关颅时填充骨孔。

5.扩大中颅底骨窗

在鞍旁和视交叉旁的局部解剖空间是十分有限的,如果不进一步向中颅底扩大骨窗,那么要达到这些区域,只能通过一个长而窄的隧道来完成。颞骨的蝶骨大翼和蝶骨小翼的内部尖锐突起,突向锥形入路尖端的中央部位。锥部由眶顶后外侧和蝶骨嵴组成,与额叶底面和颞极相毗邻,并将两者相隔开。因此,要根据手术暴露的需要,尽量去除骨嵴、突起,以增宽锥形入路的底部,才能在深层的手术扩大视野和手术操作空间。首要的关键步骤是用高速钻和切削钻从硬膜外去除蝶骨嵴的突起、前床突和眶顶后外侧骨质。去除蝶骨嵴的外侧、眶顶的后外侧,这对于翼点入路是非常必要的。骨质磨除的多少取决于术中需要显露的部位,但是过分磨除蝶骨嵴也是没有必要的。

沿蝶骨嵴内分离时,注意勿撕破侧裂静脉,但可电凝、切断注入蝶顶窦的桥静脉。借助于外科显微镜、高速电钻以及轻柔地牵拉额叶和磨除眶顶后外侧可以扩大术野。一般在磨除蝶骨嵴之前,先沿着在额叶和/或颞叶预先计划的硬膜切口线上切一小口,释放出脑脊液,降低颅内压力。

6.切除前床突

经侧裂入路可以锥形进入颞叶的背侧及颞叶底面的中部、额叶背侧及其底面区域以及鞍旁- 海绵窦和视交叉旁区域。为了更清楚地暴露鞍旁和海绵窦旁区域,应该磨除前床突。首先分离前床突中外侧部的硬膜并使其游离,然后用高速钻磨除前床突的颈部,直至将其磨断,慢慢取出前床突的尖部。如果不磨除,直接用咬骨钳咬除,由于暴力较大可能导致眶尖临近组织结构的损伤,如视神经、颅内动脉、动眼神经。动眼神经和颈内动脉两者一并位于前床突末端,这一解剖特点使神经和动脉容易受损害。因此,此处骨质只能用细金刚磨头一片片地慢慢磨除。去除前床突的方法依次为:游离附着在前床突中外侧部的硬膜,再在前床突的基底部横行钻一骨槽,用细磨头缓慢地一点一点地将前床突的游离端清除。有时,为了充分暴露和切除海绵窦旁和蝶岩斜坡区肿瘤,需切除后床突,可以扩大鞍背、斜坡、脚间池和桥前池区域内肿瘤的视野。首先在后床突的硬膜上垂直切开4～5mm的小口,用双极电凝控制硬膜出血,然后用小磨钻钻孔,磨除后床突的基底部,直到板障。

7.硬脑膜切开

围绕外侧裂弓形向蝶骨嵴和眶部半弧形切开硬脑膜，下至颞底，后方的硬脑膜放射状切开并悬吊，从而显露了以蝶骨嵴为中心的额叶、颞叶及外侧裂。用双极电凝或银夹封闭硬膜血管，硬膜切到颞部时为了防止其撕裂到中颅窝底，用丝线贯穿缝合，然后将游离硬膜瓣翻向蝶骨嵴和眶部，确保不阻碍由蝶骨嵴窥视颅底的视线。硬脑膜的切口，呈弧形。这样将硬脑膜翻开悬吊，可防止颞肌和硬脑膜外渗血流入术野。切除眶后壁、完全磨除前床突后，手术显露视神经管内段神经及开放的眶上裂。亦有作者将硬膜切口分为两部分：首先做额颞弧形切口，其中心位于外侧裂；再于外侧裂处向视神经管方向做一平行的直切口，切口前方超过镰状韧带，达Zinn环。

8.开放外侧裂池近侧端

应用圆的蛛网膜刀钝性分离，切开外侧裂直达额下回盖部水平（图4-4-5）。较粗的侧裂静脉应该完整保留，分离后推向外侧的颞叶，横跨侧裂的小静脉可电凝切断。蛛网膜为乳白色，必须小心解剖分离，以免损伤浅表的大脑中静脉系统（侧裂静脉），它是由走行于侧裂颞侧的一条或双条静脉汇合而形成的。一般它们回流到蝶顶窦或海绵窦，但是偶尔围绕着颞板回流到岩上窦。因此，应该在侧裂静脉的额侧切开蛛网膜，侧裂静脉常常不横跨外侧裂，所以可以轻轻牵拉额叶，个别情况有2～3条额眶静脉穿过外侧裂，回流入大脑中静脉，此时必须将其电凝后切断。围绕额底静脉的蛛网膜纤维丝应该切断，当牵拉额叶时就没有张力或不会撕损静脉。侧裂分离通常是从外向内侧打开。但在侧裂池粘连严重（出血）时，则需自内向外侧打开，先向下分离至主要动脉干即为游离大脑中动脉（MCA）分叉所形成，然后从里向外（由深到浅）沿着动脉切开临近残余的蛛网膜之后，再回到原入口处继续向前一层扩大分离范围直到切开侧裂静脉额叶侧的蛛网膜，向下分离侧裂直到MCA的分支处。

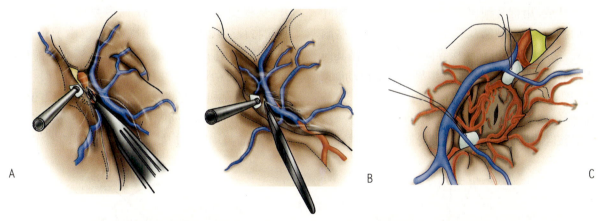

图4-4-5　侧裂分离方法。A,自侧裂的末端向基底部分离,用无齿镊沿侧裂的内侧打开蛛网膜,然后提起蛛网膜用直显微剪刀剪开；B,用内径0.5～1mm的直吸引器带小棉片轻轻牵开额叶,以保持侧裂蛛网膜有一定的张力,便于切开；C,用明胶海绵或脱脂棉轻轻地向额叶和颞叶两侧分离,在有血管汇入侧裂处放置海绵以保持侧裂开放

通常在额下回三角区水平的适当部位切开外侧裂上的蛛网膜约8～10mm，由此进入侧裂。切开侧裂池并可游离大脑中动脉M₁段（图4-4-6），在脑表面额叶和颞叶之间有2～3mm的间隙，故很容易进入侧裂和辨认MCA，此时还需剪开额叶和颞叶间的粘连带，可扩大几个厘米的裂隙，因此抬起牵拉额叶并不困难。当完全分离外侧裂池后就可以使额叶和颞叶分离开，暴露蝶骨嵴和眶顶，呈锥形空间，根据以往的经验应该尽量应用双侧颈动脉池、视交叉池、终末池和脚间池的空间，再用咬钳咬平或用磨钻磨平蝶骨嵴和眶顶。通过扩大额颞间隙可以暴露大脑中动脉分叉部、

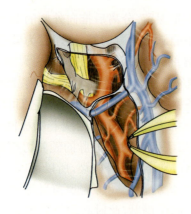

图4-4-6 分离大脑中动脉M₁段

M_1及其分支和Willis环,这是翼点入路暴露最有价值的关键点。另外,对脑组织牵拉最小,视线最清楚并直接可以看到脑底以及基底池的正常解剖结构,这也是彻底切除肿瘤的价值所在。

9.显露颅内结构

先用湿润明胶海绵和棉片将暴露的硬膜、脑组织和骨缘保护好,防止这些组织和血液渗出到手术野中。分开的侧裂前部的蛛网膜,使侧裂部分开放,用棉片铺盖额叶和颞叶,安置额颞叶自动脑压板,侧裂额部较平坦,可选择略宽些脑压板。抬起额叶,沿额底探寻同侧嗅束,再循其向后至前床突内侧视神经,逐步显露大脑前动脉A_1段(图4-4-7),或直接沿蝶骨嵴向内至前床突与视神经,细心切开颈动脉池处蛛网膜,可进一步显露鞍区与鞍旁结构。打开额叶底部至前颅底的

蛛网膜、颞极和视交叉的纤维带。非常轻柔地向上牵拉眶额回的外侧,术者每个动作都要非常仔细。切开视神经及视交叉池的蛛网膜,并切开终板池和嗅神经池,最后切开对侧颈内动脉池,进入对侧侧裂池,沿着嗅神经沟向前分离嗅神经,注意不要损伤撕裂。

根据鞍区的四个外科解剖间隙顺序解剖,操作应循三步外科解剖法。首先剪开同侧视神经和视交叉池的蛛网膜,放出鞍上池脑脊液,使额叶回缩。进一步抬起额叶,使视交叉前间隙更多地显露,直至见到视交叉上的终板,并可使视神经外侧间隙和颈内动脉外侧间隙进一步显露。其次用剪刀松解视神经和颈内动脉之间的蛛网膜,向后牵拉颞叶,此时可显露颈内动脉外侧间隙的幕缘、动眼神经、后交通动脉和脚间池。最后,再轻轻牵拉额叶脑压板,可显露脉络膜前动脉和大脑前动脉A_1段,同时可见对侧视神经前内侧部分、鞍隔、漏斗、对侧颈内动脉、同侧后床突、斜坡上部、基底动脉。鞍上的囊性肿瘤有时可把双侧视神经分开,从视交叉前间隙突出;而多数情况下,实性肿瘤将视交叉和第三脑室底顶起,但由于双侧视神经和垂体柄及漏斗的牵拉作用,视交叉前移,前间隙变小,形成假性视神经交叉前置,而视神经外侧间隙和颈内动脉外侧间隙因肿瘤占位产生神经、血管扭曲,间隙可开大。术中应从最容易分离肿瘤与周围结构处开始切除肿瘤的操作。

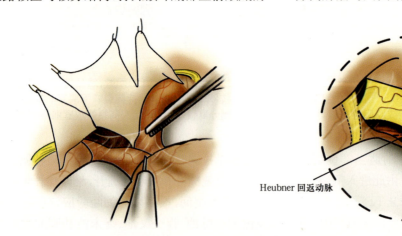

图4-4-7 鞍区结构的显露。A,上抬额叶,锐性分离显露鞍前池及侧裂池;B,进一步上抬直回暴露视神经、同侧A_1段及Heubner回返动脉

四、翼点入路的注意事项及其优点

1. 术中注意事项

①保护面神经额支，面神经额支支配额肌运动，行走在帽状腱膜和颞浅筋膜之间，该神经手术中很难见到。分离颞肌筋膜时采用锐性分离，紧贴着筋膜表面用手术刀向前分离；钝性分离，用纱布在头皮下方筋膜表面用拇指按住，然后双手向前推皮瓣。

②切开头皮时应避免过多地分离前部的帽状腱膜和颞肌筋膜，同时也要尽可能地保护颞浅动脉和颞深动脉主要分支，防止术后颞肌萎缩，影响病人咀嚼及面容。

③要根据肿瘤的位置设计骨瓣，磨除蝶骨嵴，更充分显露深部结构。

④充分解剖外侧裂池等，以便降低脑张力，才能显露第三脑室底和鞍旁结构。有时在切开硬膜后脑张力较高，影响术中显露。此时要检查引起脑张力增高的因素，可给过度通气，PCO_2 控制在 $25\sim30mmHg$，给予甘露醇、速尿、糖皮质激素和腰椎穿刺引流，抬高手术床头 $10°\sim15°$，促进脑静脉回流使脑张力降低。如果脑张力仍高，可行侧脑室额角穿刺和充分剪开硬膜，使脑组织松弛。

⑤避免额叶底部内侧过多地牵拉，造成鞍旁显露不佳，同侧嗅束断离和对侧嗅束挫伤出血，术后病人嗅觉丧失等。同时应防止过重的自动脑板压迫脑组织和过多的变动脑板位置，造成术后脑水肿和出血。

⑥蝶骨嵴处硬脑膜有时粘连较紧，在切除蝶骨嵴时，勿损伤硬脑膜；在侧裂部硬脑膜较厚，剪开时应细心，勿伤及其下的侧裂静脉。

2. 翼点入路的优点

翼点入路利用外侧裂作为自然解剖间隙，以对脑组织的牵拉最小，可对鞍区、前颅窝、中颅窝以及上斜坡等广泛颅底部位进行探查。翼点入路与额下入路相比有以下优点。

①到达鞍区的解剖距离短：翼点入路切除部分或大部分蝶骨大翼，使骨窗达眶上裂外侧缘，由后者到同侧视神经管的距离仅为 2cm。因此骨窗接近颅底中央，不需过多牵拉脑组织，就能较好地暴露脑底神经血管结构。由骨窗至前床突的距离在所有相关入路中路径最短，视野角度最大。从翼点至眶上裂的外侧端约为 35mm，从眶上裂外端至中线的距离约为 30mm。翼点入路时，如将蝶骨嵴切除到眶上裂外侧端处，手术途径至少缩短一半。如从额底入路至鞍区，从额骨前端到视神经管内口的距离为 50mm。

②翼点入路利用外侧裂作为自然解剖间隙，充分利用了脑的自然平面和解剖间隙进行操作，不必过分的牵拉脑组织，以对脑组织的最小牵拉，达到鞍旁、鞍后等部位。理想的开颅原则是充分利用自然的平面和空间得以暴露脑底，而不必过多牵引脑组织。这样的平面就是分开额叶和颞叶的蝶骨嵴，及对额叶底面造成压迹的眶顶。这些平面从脑表面直接投射至鞍旁区，并形成一个小圆锥空间的底，圆锥尖由额叶和额叶连接处构成的。这个自然空间能沿其底面，用去掉蝶骨嵴的骨质和咬平眶顶而加以扩大。进一步扩大此空间可沿其尖部打开外侧裂，这样就形成一个圆锥形工作空间。圆锥的宽度是从颅盖骨到蝶鞍的最短距离。通过这个小圆锥可以打开视交叉、颈内动脉、额颞叶之间、额叶底面之间的蛛网膜，因此不用牵拉或用很小的牵开，便使整个前脑从颅底拉起。

③释放外侧裂的脑脊液可以充分降低颅内压，不必过分牵拉脑组织即可显露肿瘤。避免在抬起额叶时额静脉受压和额叶肿胀。翼点入路较少牵拉额叶，不必为了显露而损伤嗅束，避免术后嗅觉丧失。同时还可保留额窦完整，降低颅内感染的发生几率。

④应用比较灵活，可以在原范围上进行扩大及移动。在直视下保护鞍区各重要结构，如视神经、视交叉、颈内动脉及各穿通支。

⑤经此入路可充分利用鞍区的四个解剖间隙，最大限度地切除肿瘤，不易残留。对于鞍区病变，额下入路对显露视交叉前间隙良好，若视交叉为前置型或病变向鞍旁发展较多时，显露就有困难。翼点入路对鞍区病变的显露不仅能通过 I 间隙，而且还可通过同侧视神经 - 颈内动脉间隙

（Ⅱ间隙）或颈内动脉-小脑幕间隙（Ⅲ间隙）进行，故可对鞍旁、鞍后区域以及Willis环各部分显示清楚。

⑥翼点入路接近颅底中央，不需过多牵拉脑组织，就能较好地显露鞍区的血管神经结构。由于鞍区肿瘤常向后上方侵及第三脑室前部，并向鞍后及鞍旁延伸，为了更好地利用Ⅲ间隙和Ⅳ间隙，经翼点-终板入路和经翼点-颞前入路目前应用较多。

五、改良翼点入路及其扩大入路

标准的翼点入路采用额颞皮瓣，将皮瓣与颞肌分离，颞肌又完全从颞骨上剥离，术后易发生皮下积液、颞肌萎缩和皱额障碍。另外，翼点入路的骨窗较小，对体积大的病变暴露不充分。为了满足实际手术中的需要，对皮瓣的设计、颞肌和骨瓣的处理可根据病变情况进行不同程度的修改和扩大，也可离断颧弓以增加对中颅底的显露。

1. 解剖特点

因受头位向对侧旋转和倾斜的影响，使原本为左右关系的解剖结构变成略有上下关系，颅内方位和结构的辨认主要靠相互之间的解剖关系来确定。如抬起额叶眶面时，见到略为横行的嗅神经，在其下方深入即可见到纵行的视神经，视神经外侧依次是颈内动脉、动眼神经、小脑幕裂孔边缘等结构。沿视神经自身向后、向对侧可见到视交叉和对侧视神经，视交叉的后方即为视束。

2. 适用范围

翼点入路最适用于鞍区的病变，主要包括鞍内、鞍上、鞍前、鞍旁和鞍后，其他如前颅窝底、蝶骨嵴、中颅窝底和上斜坡病变。该入路是利用外侧裂作为自然的解剖间隙，可以最小的脑组织牵拉，对鞍区、前颅窝、中颅窝以及上斜坡等广泛的颅底区域进行探察和操作。Yaşargil强调这一手术空间是在充分切除蝶骨嵴和解剖各基底脑池后才能形成，并指出经由磨平的蝶骨嵴、额叶眶面和颞叶前内侧面所形成的锥形空间到达鞍区，不仅视野开阔，而且从骨窗到蝶鞍的距离与其他入路（如额下入路）相比为最短。

经典的翼点入路对Ⅰ间隙和Ⅱ间隙显露最佳，主要操作也在这两个间隙。经翼点-颞前入路对Ⅲ间隙显露最好，在Ⅲ间隙操作也最便利；经翼点-终板入路最适宜于在Ⅳ间隙操作。在Ⅱ、Ⅲ和Ⅳ间隙均可到达鞍后。这几个改良入路的骨窗和头位大同小异，但因侧重不同而略有差异。但若肿瘤由鞍内向第三脑室前部发展时，有作者采用经翼点-胼胝体联合入路。为彻底暴露颅底术野，将蝶骨嵴、颞肌、颧弓、眶顶板磨除，可进一步将改良翼点再扩大，包括眶-翼点、颧弓-翼点入路等改良翼点入路。

3. 主要操作步骤

（1）体位　大致与翼点入路相同，根据改良翼点入路的需要做适当调整。如病变侵袭眼眶内，头位应向前屈曲和抬高。头旋转程度视病变的部位而定：旋转30°，可经侧裂显露基底动脉、天幕和中脑周围的病变；旋转45°，适于显露颈内动脉-视神经区、鞍上和鞍旁区域；旋转60°，适于显露额窝底、基底动脉环前部至大脑前动脉A_2段之间的区域、蝶骨翼、中颅窝前部和颞下区。

（2）皮肤切口　皮肤切口和皮瓣设计可以根据情况修改。皮肤切口设计时，要注意颧弓上缘切口起点、额骨颧突和皮肤切口终点所构成的夹角大小。一般此夹角应＞120°，才能满意地暴露额骨颧突，使骨窗接近颅底（图4-4-8）。当此角度太

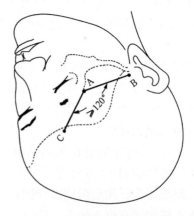

图4-4-8　改良翼点入路的切口要求。A，额骨颧突；B，皮肤切口在颧弓上缘的起点；C，皮肤切口在前额的止点。BAC之间的夹角应＞120°，可通过移动C点的位置来调整，以保证满意的额骨颧突暴露和使骨窗最可能接近颅底

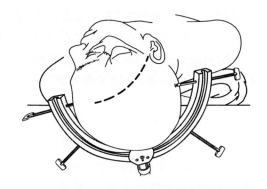

图4-4-9 改良翼点小骨窗入路。同侧肩下垫枕,头向对侧偏30°~45°。切口位于发际内小弧形切口

小时,宜改用冠状皮肤切口。临床上,根据不同的改良入路设计切口的终止位置,如止于眼外眦上的额部发际、眼内眦上的额部发际或正中切口等(图4-4-9)。

(3) 颞肌的处理 Yaşargil 的方法是沿额骨颧突切开颞肌附着处,向远心端分离3~4cm,沿颞肌附着的外缘(0.5cm)切开骨膜,另外沿皮瓣基部1cm左右平行切开骨膜,两切口相交,额部骨膜呈三角形,逐渐分离至眶缘。改良的Yaşargil方法考虑到颞肌完全分离,无附着点,肌肉萎缩严重,故对Yaşargil的肌肉切口少许修改,在颞肌附着处内侧,颞线下0.5~0.7cm切开肌腱,以便骨瓣复位后行颅肌-颞肌腱缝合。切开颞肌应沿肌纤维方向作钝性分开,以减少肌肉损伤。近颞窝底由于肌纤维斜行,需锐性横断一小部分肌肉。皮瓣翻至颞上线时,有作者沿颞上线下方约3~4mm切断颞肌筋膜和颞肌,残留部分颞肌于颞上线,以备术毕颞肌重新缝合。作者则将颞肌及颞筋膜一起完整地分离下来,术后缝合于骨膜上。

(4) 骨瓣成形及硬膜瓣 跟翼点入路一样,均是以翼点为中心作游离骨瓣。用剥离子分离蝶骨嵴硬膜,用磨钻或咬骨钳磨除蝶骨嵴外1/2~2/3,达眶上裂,甚至达前床突处。视情况决定是否切除前床突。蝶骨嵴从眶上裂到同侧ICA仅约2cm,操作中应注意勿损伤ICA。

(5) 解剖蛛网膜池 跟翼点入路一样,均须充分开放外侧裂翼部、基底部,颈内动脉池、终板

池、视交叉池、脚池、脚间池等颅底蛛网膜池,释放脑脊液,逐步显露病变。只是根据病变的部位不同,选择的改良翼点入路不同,依次开放不同的脑池。

4.颞肌和面神经额支的保护

传统的翼点入路常在颧弓的上端横断颞肌纤维,以便更好地显露颞上窝。但是颞肌横断以后会导致肌纤维回缩到颞下窝中,导致缝合困难,术后常出现颞肌萎缩,张口困难,影响术后生活质量。实际上颞肌有非常好的弹性,而颞肌的固有筋膜非常致密没有弹性,因此仅需切断颞肌固有筋膜,而不需横断颞肌纤维,就可将颞肌向后方牵开,获得良好的颞上窝显露,同时又不会损伤颞肌,术后也不会出现颞肌萎缩和张口困难等并发症。在颞线上留下几毫米的颞肌附着筋膜,有利于术毕颞肌复位缝合,也可以防止颞肌萎缩、硬膜下积液。

5.常用的改良翼点入路

McArthur(1912) 和Frazier(1913) 分别在经额入路中切除眶上缘以获得更好的显露。1982年,Jane 改良了眶上入路并作为眶部肿瘤的首选入路。对于颅底较复杂的病变,单用一种入路对位于颅底并向多方向伸展的病变均难以达到满意的显露。

(1) 眶-翼点入路 眶-翼点入路结合两个入路的优点,使得术者能在尽可能最短的途径上分离,更接近病变;同时手术能经过多种途径(额下、外侧裂、颞下)接近并处理肿瘤的颅内部分。该入路适合于鞍上及鞍旁大的肿瘤及向眶内及海绵窦侵入的肿瘤。对颅眶区内侧的病变比翼点入路暴露更直接和充分,眶内和颅内病变可同时暴露,利于术者手术操作。另外,由于只有一个骨瓣,无需重建,没有功能和外形上缺失。该入路简便易行,显露范围广,有充足的操作空间,无需特殊器械,是一个良好的手术入路。

①适应证:鞍上、鞍旁及鞍后以及伸展至海绵窦、沿天幕切迹和眶内的大型病变。如蝶骨嵴内侧和蝶眶脑膜瘤,特别是床突型脑膜瘤,巨大垂体瘤,伸展至脚间窝的病变向视交叉后生长的

颅咽管瘤、基底动脉末端的巨大动脉瘤。适用于颅眶沟通肿瘤、视神经管内肿瘤、眶尖肿瘤。

②主要步骤：钻孔的原则是先钻不易出血的部位，最后在近静脉窦和脑膜中动脉处钻孔。钻孔部位和顺序一般是：在翼点后上方颞线上钻第一个孔，在额骨颧突后方钻第二孔，在颧弓上方的颞窝钻第三孔，最后在眶上切迹的内后方钻孔。或钻三个孔，第一孔位于鼻根上方的额骨，外观原因应尽可能小；第二孔为关键孔（MacCarty 关键孔），在额骨颧突正后方的额蝶连接处，该孔的上半应显露硬脑膜，下半显露眶骨膜，二者之间恰是眶顶。第三个孔接近中颅底，先将第一孔与第三孔之间的额颞骨以及二、三孔间的颞蝶骨用电动铣刀锯开，一、二孔间的额骨（包括眶上缘、部分眶顶和眶外缘）用线锯锯开，形成的骨瓣应包括眶的上缘和外侧壁、眶顶的前部和邻近的额骨与颞骨（图4-4-10）。以翼点为中心半圆形剪开硬脑膜，向后下应到颞窝底。将骨瓣向前外方撬起，在蝶骨基底部折断后取下保留，磨除蝶骨嵴外侧部。

(2) 翼点-终板入路 翼点-终板入路是在翼点入路基础上，打开终板池，暴露和切除视交叉后部肿瘤。颅咽管瘤因多起源于漏斗部，向第

三脑室前部生长，向前推移视交叉致使Ⅰ间隙狭小，加之部分病人视交叉先天性前置，使经Ⅰ、Ⅱ间隙或Ⅲ间隙切除肿瘤甚为困难。如果肿瘤与第三脑室前及下壁粘连，全切肿瘤就更为困难，过分牵拉常易损伤视交叉及下丘脑。因此，切开终板增加显露，成为此类手术全切的必要措施。由于肿瘤的推压或脑积水的存在，终板附近的重要结构，如下丘脑视上核、漏斗核等向外侧移位。颅咽管瘤因瘤周反应性胶质增生，形成一层包裹肿瘤的结构，使肿瘤完全分离切除成为可能。

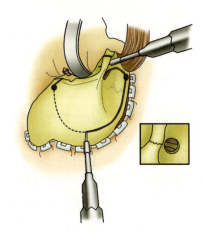

图4-4-10 眶-翼点入路。MacCarty关键孔骑跨眶顶板，同时入眶内和颅腔内

第五节 眶颧-额颞入路

一、概述

眶颧-额颞入路又称颅-眶-颧入路或眶颧入路。近20年来眶颧-额颞入路广泛应用于颅底区大型及巨大型肿瘤手术，20世纪80年代中期由Pellerin等和Hakuba等首先报道，是目前颅底外科常用的手术入路之一。颞骨前部的颅底是幕上最低的部位，对此部的扩大暴露使从幕上到达鞍上、鞍旁及脚间池区成为可能。位于鞍旁区域和脚间窝高位的病变，由于位置深，周围重要

结构视野不清，常难以接近。通过磨除眶骨的后外侧壁和棘孔外侧大部分蝶骨嵴，可以充分暴露颞下窝，到达鞍旁区域和脚间窝，并能通过最短的手术路径到达鞍旁区域和脚间窝，进行安全而有效的手术操作。离断颧弓即为此目的，而去除眶上、眶外侧壁和后壁更有助于此入路的暴露。应用颅底外科入路的目的是去除更多的骨性结构，以获得更大的手术暴露角度和范围，同时减轻手术中对大脑的牵拉。眶颧入路便是最好的例

证,同样也符合微侵袭的基本原则。

二、手术适应证

无论是额下或是翼点入路,均难以处理包括大型或巨大型内侧蝶骨嵴脑膜瘤、岩斜区脑膜瘤、三叉神经鞘瘤和基底动脉尖端动脉瘤。为了在上述区域用尽可能短的距离,减少脑组织牵拉,达到完美的暴露、安全的操作,临床上设计出眶颧入路。此入路主要显露前、中颅底的侧面,眶顶、眶外侧壁,鞍上、鞍旁及鞍后,海绵窦侧壁和上壁等区域。因蝶骨体侧面(由海绵窦覆盖)的显露距离明显缩短或直接显露,又是术者视线主要投射部位,加上眶上裂、眶腔及颞下窝等结构可同时显露,因此,该入路主要适用于处理前、中颅底,海绵窦,鞍旁区域和脚间窝的病变,以及上1/3斜坡的病变。对位于鞍旁或其侧方、并向球后与颞下窝生长、伴眶壁及蝶骨广泛浸润的脑膜瘤,本入路更有其独到之处。

临床上常采用此入路处理侵犯海绵窦上壁和外侧壁脑膜瘤,特别是床突型脑膜瘤;向后上方生长的鞍上颅咽管瘤;巨大的垂体瘤以及其他鞍上大型肿瘤;肿瘤主要位于硬脑膜外,部分侵入海绵窦的岩骨、蝶骨、上岩斜或上斜坡的脊索瘤、骨软骨瘤和鼻咽癌;海绵窦外侧壁硬脑膜间肿瘤;以及位于中颅窝并侵犯眼眶、颞下窝和翼腭窝的肿瘤等。另外,该入路亦适用于基底动脉末端动脉瘤,特别是较大或巨大动脉瘤,但是基底动脉末端的动脉瘤位置较低时,不宜用此入路。

三、眶颧-额颞入路显露及注意事项

1.显露程度评价标准

按四级分类法评定。Ⅰ级:肿瘤自然显露,无须脑牵拉便将肿瘤切除;Ⅱ级:对脑间断性略加牵拉,但去牵拉后,脑局部外观与未牵拉部无异;Ⅲ级:牵拉处脑组织出现伤痕,一般提示牵拉力偏重;Ⅳ级:术野脑损伤较明显或呈不同程度之肿胀。

2.设计本入路时的注意事项

①切口下端勿深达腮腺,并在颞浅动脉后

方上行,保持筋膜间分离额颞皮瓣,骨膜下显露眶缘、颧突与颧弓,以免面神经受损。②宜在眶上神经孔外方切断眉弓,避免损伤该神经。眶缘与颧弓宜连同额颞骨瓣一起切下,以增加其复位后的稳定性。③如眶内无特殊病理变化,应严格在骨膜下分离眶顶,保持骨膜完整,以免血性物或脑脊液流至眼球周围。④必须与显微外科技术及分块切除法相结合,方能安全切除肿瘤。⑤尽可能地严密修补硬脑膜,必要时可取大网膜修补颅底,以防脑脊液漏。广泛切除眶壁后,可用额骨内板修补整形图。

四、手术步骤

1.体位

患者全麻后取仰卧位,术侧肩下垫小枕,使颈部向病变对侧倾斜。手术床前半部向上倾斜以使颞区基本处于水平面上,患者上半身与身体平面呈抬高15°～20°,头向下倾斜20°～30°,这种体位类似"公园长凳"体位。根据病变部位,头向对侧旋转30°～45°,使术侧颧弓隆突位于手术野的最高点(图4-5-1),这样可以在术中使额叶从眶顶自然脱落。

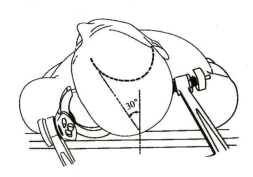

图4-5-1　Sekhar体位

2.切口

该入路中颧弓隆突位于术野最高点,如何最大限度地牵开颞肌而不损伤面神经额支与颧支是手术中常面临且影响切口设计的一个重要问题。面神经的颞支与颧支出腮腺后,于皮下越过颧弓中、前1/3,前行于颞肌筋膜浅层表面的皮下组织中。一般采用发际内至中线的额颞头皮

切口（图4-5-2）。切口起始于病变同侧的耳垂下缘，平颧弓下缘1～2cm水平，耳屏前1cm，过颧弓根后酌情后弯。沿发际内1～2cm弧形向上延伸至中线。为了保护面神经的所有分支，切口应该紧贴耳垂前缘而且尽可能靠近耳软骨，以免损伤神经而遗留术后皱额不能。颞浅动脉的顶支和耳前支可切断，但额支应保留在皮瓣里。

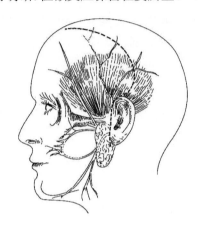

图4-5-2　眶颧入路皮肤切口（虚线）

3.皮瓣设计与成型

全层切开头皮，额部深达骨膜，颞部达颞肌筋膜。为保护面神经额支，皮肤切口应紧贴耳屏前缘，并尽可能靠近耳屏软骨，掀起皮瓣至颧弓眶后缘和颧弓下缘，并使面神经分支保留其上。暴露颞深筋膜和颧骨与上颌骨关节囊（外侧韧带）。颞浅筋膜与网状组织附着在皮瓣上一块掀起，沿切口及颞线切开并掀起骨膜，暴露额骨。从眶的上外壁分离眶骨膜，使皮瓣能够充分翻转。分离皮瓣翻向前下分离皮瓣时，沿颞肌筋膜间分离，自颞浅筋膜深层翻起皮瓣，可避免损伤面神经分支和颞浅动脉。为了保护面神经的颞支和颧支，小心地分离覆盖颞下颌关节囊的筋膜，垂直分离下颌关节突前方覆盖颧弓外表面的骨膜，颧弓的外表面就完整地在骨膜下显露出来。沿切口及颞线切开并掀起骨膜，骨膜下暴露眶上缘，再循眶外侧缘向外侧作骨膜下分离可暴露部分眶上外侧壁、额骨颧突和颧弓复合体（分离眶上缘时从眶上孔游离出眶上神经进行保护），要注意保持骨膜和眶周的连续性。

4.颞肌瓣成型

颞肌分离均采用逆向钝性骨膜下分离法将颞肌从附着点一起完整地分离下来。将颞肌向下翻转，与颞上线处遗留窄条筋膜。横向切断附着于颧弓外面的骨膜，游离其上下附着的颞肌及咬肌深筋膜，显露颧弓额突和颧突并尽可能在颧弓最后端斜行锯断，然后沿颞上线下5mm左右处及切口后缘切开颞肌及其筋膜，保留游离于骨瓣的肌-筋膜"袖套"，以便关颅时颞肌的解剖缝合复位。沿着肌-筋膜"袖套"边缘切开颞肌，采用逆向的骨膜下锐性分离技术提起颞肌瓣。沿眶缘用剥离子从上、外侧眶壁钝性分离眶周筋膜，内侧分离范围一般不超过眶上神经。显露颧弓、颧骨和眶上缘与眶外侧缘。

5.骨瓣成形

分别在额骨角、眶上切迹上方、冠状缝后及颞骨鳞部钻孔作一菱形游离骨瓣。自眶上切迹外侧将颧弓复合体连同三角形的眶瓣（眶顶、部分眶外侧壁）一起锯下。用磨钻或咬骨钳扩大颅底骨质范围，切除棘孔外侧的蝶骨大翼，平中颅底水平，达棘孔并电凝切断脑膜中动脉。

（1）游离骨瓣成形方法　即翼部骨瓣（包括额、颞、蝶骨）和眶颧骨瓣（包括眶上、外侧壁，颧骨体和颧弓），以显露硬脑膜外部分。

①颅骨钻孔：将颞肌翻向下方，于额骨颧突钻第一孔、翼点后方的颞线上钻第二孔、颧弓上方钻第三孔及鼻根上方钻第四孔。自眶顶分离额底硬脑膜，再自眶上、外侧壁分离眶骨膜至眶上裂和眶下裂外侧端。分离眶骨膜时需保持其完好，以防止眶脂肪疝出。保护额底硬脑膜和眶骨膜，自眶上缘向后外锯开眶顶，直达眶上裂；再锯开眶外侧壁，至眶下裂的外侧端；再沿颧骨体中部，向眶下裂外侧端方向锯割，切开颧骨体。

②开颅和眶颧骨切开：首先根据病变的位置使用铣刀形成一额颞骨窗，然后应用气锯作"六次切割"。第一锯：向上斜行切断颧弓根部；第二锯：在颧突上方从外向内锯开一半颧骨；第三锯：从眶内将气锯头置于眶下裂处，向外后方锯开外侧眶缘、外侧眶壁，并与第二锯连成一

体；第四锯：抬起前中颅底硬膜后，锯开内侧眶上缘，眶顶直到眶上裂外侧缘；第五锯：在颞下窝辨清眶下裂后，自眶下裂顶端锯向颞窝；第六锯：从眶上裂跨蝶骨嵴与第五锯相连接。在"六次切割"中应注意用薄的脑压板保护眶内容物，完成后提起眶颧骨瓣并与粘连的周围组织充分游离，连同眶嵴、部分眶板和颧弓做额颞游离骨瓣。用气钻磨去残留的蝶骨嵴，咬除颞鳞并沿中颅窝底剥离硬膜，显露眶上裂外侧壁及圆孔、卵圆孔和棘孔。根据需要磨去前床突，或咬除颞窝外侧壁直达中颅窝底。在眶上裂外端沿前床突方向依次磨除蝶骨小翼、视神经管及前床突。

③颅底骨质切除：根据颅底受累范围及显露要求切除有关骨质，以切除病骨与充分显露为度。如此则由前、中颅窝底侧方至海绵窦侧壁水平的广大区域均可获理想的直接暴露。在继续扩大去除颅底骨质范围之前，切开硬脑膜，从颈内动脉池内放出一部分脑脊液使脑组织回缩，并使硬膜外空间扩大。脑组织充分回缩以后，从眶上壁和后外侧壁分离硬膜，继续沿着蝶骨嵴分离硬膜至前床突基底部。将眶内容向下牵开，在眶内容物与眶的上、外壁之间的空间，用微钻向前磨开眶上裂和眶下裂。眶上壁、外侧壁合并蝶骨嵴内1/3一并取下，这块骨瓣术后重建有利于预防术后眼球凹陷。

（2）单瓣成形方法 作者采用改良"单瓣"技术开颅。在锯眶上孔与关键孔之间的眉弓时，线锯是从关键孔的额底再走向眶顶的下方，从而使眉弓连同部分眶顶一起锯下，避免了"两瓣"开颅的繁杂的操作。骨瓣的范围要求前至眶内缘，下缘尽量靠近颞底处做游离骨瓣。

①颅骨钻孔：钻4个孔。在额骨颧突后方钻第一孔，该孔即为MacCarty关键孔，正好一半在眶内，一半在前颅窝底，中间是眶板。第二孔在眶上孔外上方。第三孔在颞上线毗邻冠状缝，第四孔在颧骨根部上方，第三、四孔的具体位置依开颅所需要的骨瓣大小而定。这样就形成一个额颞底开颅的骨瓣。额部的暴露根据需要的范围而调整。亦有采用五孔法，其作法如下：第一骨孔位于Mactarty关键孔；第二骨孔位于中线旁眉弓上方眶缘处的额骨上；第三骨孔位于翼点后上方颞线上；第四骨孔在颧骨根部上方；第五骨孔在蝶骨嵴下方、颧弓上方的颞骨处。

②颅骨切开：用线锯经第一孔进入第二孔，再进入眶内，使眉弓外侧部分与少部分眶顶和额骨一起成形。在此过程中要妥善保护好眶筋膜及眼球免受损伤。若眶筋膜已破损，取下骨瓣后要仔细修补好。再经眶下裂锯开眶外侧壁与颧骨，用矢状锯切断颧弓根部，在用开颅器将第二孔和第三孔、第三孔和第四孔之间锯开后连额颞骨骨瓣切下，使眶顶、眶侧壁及蝶骨二翼直接暴露。骨瓣前部包括眉弓外侧和小部分眶顶、额骨颧突和颧弓连成一体。咬除颞窝颅骨到颞底包括颞骨鳞部前内侧部分及蝶骨部分；磨除蝶骨嵴外1/2～2/3处，达眶上裂外侧部。

③颅底骨质切除：磨除或咬除部分蝶骨嵴，使手术野尽可能地靠近颅底，根据病变部位、扩展方向、颅底受累范围及显露要求切除有关骨质，以切除病骨与充分显露为度。进一步向下翻开颞肌，用咬骨钳和磨钻切除余下的眶顶和中颅底骨质，达眶上裂、圆孔和卵圆孔平面。进一步切除眶上外侧壁、视神经孔外侧壁和前床突的外侧部分。此时，可显露眶内容物、翼腭窝、颞下窝、眶尖和海绵窦的前、外侧壁。某些病例中须磨除一些颅底骨，如完全磨开视神经管顶、磨除前床突或圆孔及卵圆孔减压，也可以到达棘孔来电凝并切断脑膜中动脉。在Glasscock三角可以暴露颈内动脉岩骨段。切除这些颅底骨有利于从硬膜外处理颅底脑膜瘤、脊索瘤切除肿瘤。

在视神经孔和前床突部操作时，宜切开硬脑膜，从内侧钻磨前床突，当磨成薄壳状骨皮质时，再用脑膜剥离子，细心将其从视神经上剥除，并在视神经外侧辨认床突上段颈内动脉，如此可避免损伤视神经与颈内动脉。前床突靠两个根与蝶骨体相连：视神经管顶与视柱。在视神经管顶去除及视神经鞘牵开后，磨除视柱的角度很安全。颈内动脉出硬脑膜环向后走行一段后，发出前脉络膜动脉和后交通动脉，最后分为大脑前动脉和大脑中动脉。

6.硬脑膜切开

根据肿瘤的位置,以侧裂或颞下为中心,以蝶骨嵴为蒂,围绕蝶骨嵴向后做半弧形,沿侧裂剪开硬脑膜,下至颞底,前至额部眶内缘处。显露以蝶骨嵴为中心的额叶、颞叶及外侧裂。沿额侧切开外侧裂蛛网膜打开外侧裂,打开相邻脑池继续放出脑脊液以降低颅内压。分别牵开额、颞叶暴露鞍上鞍旁和脚间池、桥前池,显露视神经与床突下颈内动脉等结构。切开视神经的硬膜鞘后,可将视神经向内移位;切开远端硬膜环,允许移动颈内动脉。在对脑组织牵拉最小的情况下,既可以用经侧裂入路,又可以用颞下入路。

7.肿瘤切除

以大脑外侧裂为中心切开硬脑膜,并牵向切除颅底骨质所成的空间里,在额颞下形成自然空隙以显露肿瘤。多数起源于颈外动脉的瘤体供血动脉在从硬膜外磨除颅底骨质时已阻断。然而阻断来自颈内动脉的血供,只有使肿瘤囊内减压后才能进行。充分打开侧裂池,注意辨认大脑中动脉的分支。一旦肿瘤显露,先行肿瘤内部分块切除,在瘤内成一减压腔,并不断"蚕食"周围瘤组织或将其向腔内推移予以切除,使瘤体不断缩小,肿瘤充分内减压后,从周围脑组织分离肿瘤囊壁,与周围结构逐渐松解分离。在电凝和切断瘤体表面的血管之前,应仔细区分是否是供应脑组织的动脉。不仅要小心保护脑的主要动脉及穿支血管,例如丘纹动脉、脉络膜前动脉,还要保护起自后交通动脉的穿支。当这些动脉和肿瘤壁没有粘连时,保护这些动脉并不困难。但是,肿瘤与血管粘连并侵及脑动脉外膜时,则不得不残留小块附着在血管壁上的肿瘤。

切除颅底脑膜瘤,特别是床突段脑膜瘤,有两个共同原则,早期处理瘤体供应血管和彻底肿瘤内减压。阻断绝大多数来自颈外动脉的瘤体供血动脉,可以大大减少瘤体的供血,使术者能够尽可能地切除附着在颅底的肿瘤。由于眶颧-额颞开颅术能够比普通开颅更接近颅底,使得该手术入路更容易到达眶上,且可以磨除眶顶。从

颅底剥离硬膜,且将眶内容物向下向内侧牵拉,在颅底硬膜与眶内容物之间产生一个空间,如果所得的空间不充分,可以从硬膜内前床突周围去除肿瘤附着的颅底。在从硬膜外、硬膜内入路到达肿瘤附着点的过程中,绝大多数颈外动脉发出的供应瘤体的血管已被电凝或切断,进一步减少了瘤体的供血。然而,由于床突型脑膜瘤紧紧贴附在床突周围颅底骨上,甚至在充分吸除脑脊液后,也很难从硬膜外接近前床突和视神经管顶,此时应先从硬膜内显露肿瘤,辨别清楚大脑前动脉和颈内动脉及其他分支,再从瘤内分块切除肿瘤,做到瘤内减压后,再从硬膜外显露肿瘤基部,离断肿瘤的硬膜外血运,或采取交替的方式切除肿瘤。

8.关颅

肿瘤全切除后,按常规方式严密缝合硬膜。颅底硬膜有大范围缺损时,取筋膜修补硬膜缺损(图4-5-3)。若眶顶缺损超过3cm,应该行眶顶骨重建,这对预防术后眼球凹陷很重要。一般来说,单纯眶顶减压不伴眶后外侧壁切除不会导致眼球凹陷。但是,广泛切除眶后外侧壁常导致眼球凹陷。为了预防发生眼球凹陷,应将整块切下的眶上后外壁复位并固定在额骨或中颅窝底颅骨上。

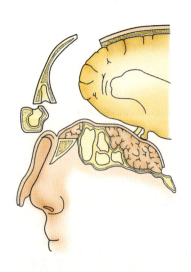

图4-5-3 颅底重建。先用脂肪填塞封闭蝶窦、额窦和筛窦,再用骨膜行重建颅底

五、手术入路关键点

眶颧-额颞下入路到达鞍旁区域和脚间窝病变的操作距离,比翼点或颞下入路约缩短3cm;同时视野角度也向颅底低1～2cm。即使是对巨大肿瘤,如第三脑室内侧蝶骨嵴脑膜瘤、岩斜区脑膜瘤以及基底动脉尖端动脉瘤,这种手术入路,操作鞍旁区域和脚间窝内的重要结构都要容易和安全得多。

①在如此低位的开颅手术中,为了保护周围面神经及其所有分支,颞部皮切口要紧贴耳屏前缘而尽可能地靠近耳屏软骨。骨膜下逆向颞肌和避免使用单极电刀分离,以保护颞肌的支配神经和血供,避免手术后颞肌萎缩。

②在需要去除眶上缘时,应注意保护经眶上孔或眶上切迹出入眶的眶上神经及血管,以免损伤后造成额部皮肤感觉障碍。术中仔细分离及辨认出眶上孔或眶上切迹。如是眶上孔,可磨除下缘骨质,游离出眶上神经和血管并加以保护;而如是眶上切迹,则可直接游离神经和血管进行保护。

③取出眶缘时,要连同尽可能多的眶顶,以利于骨瓣复位和预防发生眼球凹陷。由于额窦常开放,故应处理得当,以免术后脑脊液漏或感染等。

④颧弓离断时,额颞开颅加离断颧弓入路,视情况扩大中颅窝底部和鞍旁骨质的磨除,骨窗边缘可达眶上裂的外侧、海绵窦的前侧缘近上、下颌神经处,这样极大地缩短了手术路径。同时,颞肌因无颧弓的限制,可在中颅窝前方最低点处多角度地进行手术操作,手术空间也比较满意。

⑤要充分分离侧裂池,以扩大术野。充分打开和分离侧裂池,切断颞极的引流静脉,向后牵开颞叶。

⑥离断肿瘤基部与阻断肿瘤的血供。蝶骨嵴扁平型脑膜瘤须先经硬膜外切除受累骨质,然后经硬膜下切除肿瘤及受累硬膜。蝶骨嵴内侧型脑膜瘤在切开硬膜前先在棘孔附近电灼脑膜中动脉,减少肿瘤的颈外动脉供血。切开硬膜后先铲除肿瘤基底部,阻断血供,然后尽可能地在瘤体内切除肿瘤,做到瘤内充分减压,最后将肿瘤

包膜牵离神经血管结构,分块切除。受累硬膜一并切除或反复电灼。

⑦沿蛛网膜间隙分离与切除肿瘤。如肿瘤包裹颈内动脉,沿肿瘤与血管外膜之间的蛛网膜间隙分离切除肿瘤;如无蛛网膜相隔,不勉强切除肿瘤。

⑧术毕预防血管痉挛。肿瘤切除后用罂粟碱棉片覆盖大血管,预防血管痉挛。严密缝合硬膜。眶顶眶外侧壁骨质广泛切除者,取两块三角形颅骨内板重建眶顶。

六、眶颧-额颞入路的优点

1. 明显增加了颅底的显露角度和操作空间

经眶颧-额颞下入路明显增大了中颅底显露角度,在中颅底形成宽阔的操作空间,无须牵拉硬膜便可广泛切除颅底受累骨质,并可视具体情况,自然显露眶腔与颞下窝等部位。同时,充分切除中颅底骨质后,在颅底形成足够的空间,可使眶上裂后内侧的海绵窦侧壁的暴露变得更浅显。同样在去除眶上缘后,也明显增加了前颅底的暴露角度,便于经额下处理病变。

2. 显露良好,手术空间和视角非常理想

额颞-眶颧入路适用于起源于蝶骨嵴或眶内且向前颅窝延伸及颅内部分的肿瘤,还有主要集中位于中颅窝底的巨大颅-眶沟通瘤。经眶颧入路是在翼点开颅术的基础上切除部分眶顶、眶外侧壁和颧弓,使骨窗更加接近前、中颅底,以大大地增加向颅底的显露。首先,由于没有了眶缘和颧弓的阻挡,术者的视野向颅底方向扩展,且比翼点或颞下入路更加接近鞍旁区,使得手术距离缩短,是翼点入路向颅底方向的进一步扩大。手术视角扩大,对颅底脑膜瘤,尤其是巨大的蝶骨嵴内侧型脑膜瘤、海绵窦脑膜瘤显露良好,无需或只需轻微牵拉脑组织即能显露瘤体,大大地减轻了显露肿瘤时对脑组织的牵拉损伤。

3. 早期离断肿瘤基部

因该入路骨窗贴近颅底,不仅能很好地显露瘤体,还能显露肿瘤在颅底上的附着,能在切除肿瘤之前铲除肿瘤附着,阻断肿瘤血供,大大

地减少切除肿瘤时的出血。此外，该入路能直接显露棘孔，能在切开硬膜前电灼脑膜中动脉主干，减少颈外动脉供血，从而减少术中出血。

4.有利于分离和保护肿瘤周围神经血管结构

在铲除肿瘤附着及充分瘤内减压后可以从额下、侧裂或和颞下入路分离切除肿瘤包膜。如果肿瘤包裹颈内动脉，可以采用逆行追踪法或顺行法分离切除包绕大血管的肿瘤，前者是在肿瘤的后内侧、侧裂的深部找到大脑中动脉远端，逆行追踪血管，分块切除肿瘤；后者是在前床突后方找到颈内动脉，沿着颈内动脉顺利分离切除肿瘤。无论是逆行法还是顺行法都只有在眶颧弓入路提供的良好显露的前提下才能比较顺利地完成。

5.便于清除颅底受累骨质

切除眶颧弓复合体后很容易切除增生或受累的蝶骨大小翼，因此，特别适合切除骨质增生性扁平型蝶骨翼脑膜瘤。

6.颅骨解剖复位好

采用眶颧额颞入路，眶上壁和外侧壁与切开的颞骨连成一体，在获得最大暴露范围的同时，没有骨质丢失，保留了眶顶，也不需要骨性重建眶顶，避免了眼球损伤及术后视力下降等现象，也避免了术后发生眼球凹陷和眼球搏动及颧弓分离的机会。

7.可以早期显露神经和血管结构

从眶上入路时，术者可磨除眶顶，通过眶上观察前床突周围的结构来辨认周围的解剖关系，使得能够直视邻近神经、血管等结构，从而尽可能地避免了对其的损伤。同时又可以从小脑幕游离缘向前分离辨认动眼神经和颈内动脉并加以保护。与翼点入路相比，眶颧入路可提供更广的手术暴露范围和较短的手术操作距离，减轻术中脑牵拉。

七、改良眶颧－额颞入路

1.眶颧－颞下硬膜外入路

眶颧－颞下入路是眶颧－额颞开颅的扩大术式，去除眶颧骨及蝶骨大翼至棘孔外侧。做一

大问号切口，皮瓣翻向前下方，充分显露颧弓、颞骨及眶上缘及颞骨乳突部，于骨膜下暴露颞骨后部，向下至乳突上嵴。同时保护颞骨膜及眶周膜完整。

前四个颅骨孔的钻孔定位方法同经眶颧-额颞入路（第一孔位于额骨颧突后方；第二孔位于眶上孔的外侧缘；第三孔位于额骨根部上方；第四孔在乳突上嵴后方，第五孔位于颞上线与冠状缝的交汇处的后方）。颅骨开颅方法也同眶颧-额颞入路，尽可能地靠近颞底锯开颞骨。切开剩余之眶顶后外侧直至眶上裂外缘，再于棘孔、卵圆孔外侧切开蝶骨大翼。在硬膜外显露棘孔，电凝并切断脑膜中动脉。暴露并分离出岩浅大神经。经颞下硬膜外入路向后外侧分离，可见三叉神经压迹的前外部，为一很薄的骨质。以气动金刚磨钻磨除此薄层骨质以暴露ICA。经卵圆孔、圆孔上缘、眼神经外侧及眶上裂下缘切开骨内膜。纯性、锐性交替解剖海绵窦外侧壁外层（硬膜固有层），使其与内层（三叉神经鞘膜）分开。此步骤的静脉出血可通过抬高手术床头侧，然后迅速以浸有纤维胶的明胶海绵封闭血管破口来控制。确认ICA后，磨除岩骨，前至内听道与骨迷路，内至岩浅大神经沟，此时可进一步显露ICA岩部。

2.眶颧－硬膜内外联合入路

额颞-眶颧开颅，硬膜内外联合入路可达到一次全切鞍上、鞍内、海绵窦内和包裹ICA的肿瘤，打开蝶窦侧壁和垂体窝前壁甚至可切除蝶窦内的肿瘤。硬膜内海绵窦前内侧入路经海绵窦前内侧间隙进行手术操作，其主要优点有：手术可直视鞍底，操作安全；无需打开硬膜远环和近环，不会引起海绵窦静脉丛出血和损伤ICA；操作范围广，可用于处理鞍内和海绵窦内侧腔病变，结合硬膜外入路可同时处理鞍上、鞍下和向两侧海绵窦侵袭的病变，并在必要时打开蝶窦侧壁和垂体窝前壁来切除蝶窦内的肿瘤。

3.扩大眶颧入路

从翼点入路至去除颧弓的眶颧入路再到去除颧骨的扩大眶颧入路，在硬脑膜与脑组织间的

操作角度进行性增加（图4-5-4）。Gonzalez LF 等为了对上述三个入路对鞍区的显露程度进行比较，定义以下三个三角（图4-5-5）：①外侧三角：前床突（ACP）、颈内动脉（ICA）分叉（CB）和大脑后动脉（PCA）在P_2段的最大显露点（P_2max）三者间的连线；②上三角：颈动脉分叉、大脑前

动脉A_2段的最大显露点（A_2max）和大脑中动脉（MCA）的分叉点三者间的连线；③内侧三角：A_2max、颈内动脉分叉和前床突三者间的连线。通过这三个三角有效地达到安全切除肿瘤的目的。扩大的眶颧入路虽然显露和器械操作角度增大了，然而上述三个三角的显露并没有因此而改善，从而没有太多的临床实际意义，现已摒弃。

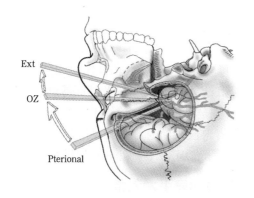

图4-5-4　眶颧入路增加颅底显微角度。Pterional，翼点入路；OZ，眶颧入路；Ext.，扩大眶颧入路

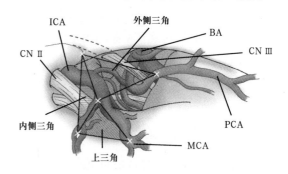

图4-5-5　Gonzalez 的鞍区三角：外侧三角，上三角，内侧三角。BA，基底动脉；CN Ⅱ，视神经；CN Ⅲ，动眼神经

第六节　海绵窦手术入路

海绵窦是颅底的重要区域，也是常受到颅底病变累及和侵犯的部位。1937 年，Browder 报道第一例海绵窦直视手术修复颈内动脉海绵窦瘘。1965 年，Parkinson 直视下修补颈内动脉海绵窦漏获得成功，并确定了外侧壁上的 Parkinson 三角，从而开创了直接进行海绵窦手术的先驱工作，奠定了现代神经外科对海绵窦病变直接手术的基石。除了颈内动脉-海绵窦瘘的修复外，不少作者对海绵窦内动脉瘤和海绵窦内肿瘤的直视手术均有报道，关于 Parkinson 三角亦进行了详细的显微解剖学研究，使其成为经海绵窦外侧壁的重要手术入路。

一、海绵窦手术的复杂性

经海绵窦手术并发症的发生率较高，其原

因在于手术入路的复杂性。海绵窦手术的难度主要有以下几方面。

（1）术野狭小，操作困难　采用硬膜外入路将海绵窦外侧壁硬膜完全翻起，充分显露海绵窦诸腔，使得出入海绵窦的脑神经及肿瘤均可在直视下手术，更加有利于全切肿瘤和防止脑神经损伤。

（2）肿瘤与脑神经粘连　分离困难，Ⅲ、Ⅳ、Ⅴ、Ⅵ脑神经容易受到损伤。神经纤维瘤多将海绵窦外侧壁的脑神经顶在表面，而脑膜瘤多与脑神经间形成包裹关系，采用硬膜外入路，可在切除肿瘤之前分离移位脑神经。

（3）术中出血　在分离海绵窦外壁时，经常使用填塞的办法止血，但如果填塞过度将会压迫颈内动脉及外展神经。术中海绵窦静脉丛出血，多提示该区域肿瘤的边界，明胶海绵压迫及抬高

床头多可控制。

(4) 术中ICA损伤 颈内动脉的受压、痉挛或损伤，可导致术后病人出现轻瘫或偏瘫。磨除前床突过程中有可能损伤颈内动脉的床突下段。分离操作以及频繁牵拉可能造成血管发生痉挛。术前冠状位、水平位MRI及MRA，有助于了解肿瘤与ICA的关系，但ICA外膜是否受肿瘤浸润（肿瘤不能与ICA分离），必须根据术中具体情况判断。对MRI显示肿瘤包绕ICA者，术中应显露岩骨水平段ICA，以备ICA损伤时暂时阻断控制出血和行ICA修补。争取肿瘤全切除而不牺牲ICA，因为ICA重建术后并发症多，长期疗效不肯定。

二、海绵窦入路的选择

海绵窦位于蝶鞍两侧，前自眶上裂，后至颞骨岩部。颈内动脉及其分支和外展神经行于其中，动眼、滑车神经，三叉神经眼支、上颌支则行经海绵窦外侧壁。海绵窦的显微解剖学和颅底外科技术的发展，使海绵窦肿瘤外科手术取得良好效果。海绵窦内、外、上、下、前、后六个方向均可作为手术入路，但前方紧靠眶尖，后方毗邻脑干，一般不用作手术途径，而选用上、下、外、内四个方向作为手术入路。这些入路根据其与硬脑膜的关系，又分为硬膜外和硬膜内两大类。前者包括外侧入路和上方入路，后者包括内侧入路和下方入路。选择恰当的手术途径，避免血管、神经的损伤，是海绵窦手术成功的关键。目前，关于海绵窦病变手术入路的命名有一定程度的混乱。有的根据骨瓣命名；有的根据硬膜内、外命名；有的根据经海绵窦的各壁命名；有的根据与海绵窦的相对位置命名。作者认为手术入路的命名最好是依据达到海绵窦的入路（一级入路）加上进入海绵窦的入路（二级入路）。最常用的是额外侧入路以及翼点入路经海绵窦上、外壁联合入路。海绵窦的基本手术入路有外侧硬膜内入路、外侧硬膜外入路、上方硬膜内入路等。

选择适当的手术入路打开海绵窦壁、迅速暴露病变、减少相关神经的牵拉是颅底外科医师追求的目标。海绵窦区肿瘤的手术入路需根据肿瘤的大小、性质、边界及侵袭性来选择。任何单一手术入路均不能全面显露海绵窦区的病变，应根据病变的不同特点、形态、位置和生长方向，选择不同的手术入路。选择恰当的手术入路，避免血管神经的损伤，是海绵窦手术成功的重要因素。外侧入路操作方便，暴露较好，经Parkinson三角或眼神经与动眼神经之间可较好地暴露海绵窦外侧间隙和颈内动脉海绵窦段的分支，但海绵窦外侧壁的组成、神经的排列关系都很复杂；上方入路可较好地显露垂体的外侧面、前后海绵间窦和岩上、岩下窦的开口以及基底静脉丛；下方入路，特别是沿中颅窝底的硬膜外入路便于在颈内动脉岩内段阻断海绵窦的动脉血流；内侧入路便于显示海绵窦的内侧间隙，但操作不便。

三、海绵窦手术入路

海绵窦区的肿瘤目前仍是最具挑战性的手术之一，对于呈侵袭性生长的肿瘤，如脊索瘤、侵袭性脑膜瘤、生长进入海绵窦的垂体瘤等，需根据肿瘤本身的特点，选择最佳的手术入路，以提高病人术后的生活质量。海绵窦手术入路分为两级，一级入路是指到达海绵窦的入路，二级入路是指进入海绵窦的入路。根据手术入路进入方式是从硬膜外还是从硬膜内，又可分为硬膜外入路和硬膜内入路。

(一)海绵窦手术入路的基本步骤

Loveren总结多种海绵窦直接手术，把暴露海绵窦壁（即达到海绵窦的入路）简化为12个步骤，可暴露部分或整体海绵窦，具体步骤如下。

(1) 硬膜外阶段 硬膜外阶段，即一级入路。常采用额外侧、翼点或眶颧入路。额颞骨瓣开颅，前到眶缘中点，后下至颧弓。①眶顶和视神经管：分开前颅窝底硬膜，磨去后2/3眶顶，保留眶顶内侧部分。磨开视神经管，以便牵开视神经。②前床突：磨空前床突，剥去留下的骨片。③眶上裂：去除蝶骨嵴内侧，接着切除眶上裂外侧部分。④圆孔：眶上裂下缘至圆孔间有一小骨岛分隔，磨去圆孔前外侧缘，即可活动上颌神经。⑤卵圆孔：抬起中颅窝底至岩骨嵴，暴露卵圆孔和棘孔，电灼切断脑膜中动脉，扩大卵圆孔前外侧，即可活动下颌神经。⑥Glasscock三角：先切断岩浅大神经，与其平行磨去Glasscock三角内颈内动脉管的骨质，暴露岩段颈内动脉，磨除颈动脉管向后不应超过颈内动脉由垂直转为水平处，以免损伤耳蜗。如需进一步暴露颈内动脉，可切断下颌支磨除颈动脉管内侧部。暴露岩段颈内动脉，可用于术中控制颈内动脉和行血管移植术。

（2）硬膜内阶段　硬膜内阶段，即进入海绵窦的二级入路。①打开硬膜：沿大脑侧裂切开硬膜，向内延至视神经，向外延至颞叶。②颈内动脉环：解剖近环、远环可以松解颈内动脉床突段并进入海绵窦前部。③动眼神经：沿动眼神经切开外侧壁浅层，由于深层的存在，不会引起海绵窦静脉出血。④滑车神经：解剖位于滑车神经表面的硬膜至眶上裂。⑤三叉神经：解剖眼神经表面的硬膜，向后至Meekel腔，至此整个外侧壁均暴露，可以进入海绵窦。也可进一步分开Meekel腔和上颌神经、下颌神经表面的硬膜。⑥外展神经：自Dorello管进入海绵窦内，分为2～3支，位于颈内动脉外侧。外展神经与颈内动脉交叉处见脑膜垂体干。

（二）硬膜外入路

海绵窦区的肿瘤多数属于硬膜外结构，如来自海绵窦、半月节、三叉神经各分支、前床突、视神经管及眶上裂等硬膜外结构的肿瘤，均属硬膜外肿瘤，肿瘤的生长和侵犯主要在硬膜外腔进行。因此，这些部位的肿瘤均可通过硬膜外入路进行手术，是硬膜外入路的最佳适应证。在硬膜外入路中，合理形成骨窗对肿瘤暴露相当重要。大多数海绵窦肿瘤可采用改良翼点开颅，当肿瘤侵犯中颅底或向鞍旁生长时，去除颧弓可明显减少对颞叶的牵拉，若同时去除眶上缘及眶外侧壁，还可增加眼眶、鞍旁、后海绵窦及天幕裂孔区的显露。因此，当肿瘤巨大、广泛累及上述区域时，应采用眶颧入路切除肿瘤。外侧硬膜外入路要求骨瓣延至中颅窝底，分离中颅窝底硬脑膜，

显露弓状隆突和脑膜中动脉，确认岩浅大神经和下颌神经。沿岩浅大神经追踪至面神经的膝神经节，用磨钻磨除位于岩浅大神经深方的颈动脉管上壁、前外侧壁和后内侧壁，打开颈动脉鞘。

（三）硬膜内入路

1.外侧硬膜内入路

经外侧壁入路是海绵窦手术的经典入路，它又可分为外侧硬膜内入路、外侧硬膜外入路。外侧壁硬膜外入路显露海绵窦下部及下外部，切开硬膜则可接近海绵窦更高的部分。外侧硬膜内入路，则常规采用额颞部或颞部皮瓣和游离骨瓣，颞突上方切开硬脑膜，显露小脑幕切迹和海绵窦外侧壁，牵开颞叶即可看到海绵窦的外侧壁。确认动眼神经、滑车神经穿入海绵窦处及颈内动脉、后交通动脉、小脑上动脉、基底动脉和视神经。然后将海绵窦外侧壁的外层切开。一般自海绵窦外表面可看到动眼神经和眼神经的轮廓。

外侧入路的主要部位是Parkinson三角，即经滑车神经和V_1之间的径路。Parkinson三角处，海绵窦外侧壁深层常常不完整，壁较薄，颜色较暗，透过硬膜可以辨认出动眼神经和V_1，为手术切开提供了方便。分开海绵窦外侧壁浅层，即可显露海绵窦外侧壁的三角。经Parkinson三角的入路可以很好地暴露：海绵窦前下腔、后上腔、外侧腔和内侧腔；垂体外侧面；颈内动脉海绵窦段水平部的外、上、下面，后曲、后升部的外、后面；脑膜垂体干和海绵窦下动脉。如磨除前床突，可显露颈内动脉海绵窦段的前曲和前升部的外侧面。颈内动脉后升段、水平段、第一弯曲及脑膜垂体干均可得到很好的暴露。但该入路对于前下间隙的显露不理想，难以抵达眼动脉、颈内动脉前升段以及水平段的内侧面。在海绵窦外侧壁中，动眼神经先走行在滑车神经的内上方，然后转位行于滑车神经的下外侧。经Parkinson三角入路时，应注意这一位置关系。另一重要入路是经V_1和V_2神经之间，即Mullan三角，在V_1和V_2之间的间隙进入，可提供良好的海绵窦前部的显露，海绵窦前下间隙、颈内动脉第二弯曲以及外

展神经的前1/3等也能得好良好的显露,但不能显露其他间隙和眼动脉。此三角很少单独应用,常与Parkinson三角联合使用。磨开Kawase三角并切断颈内动脉岩骨段垂直部入口处纤维坏,与磨开Dolenc三角及前床突联合应用。

海绵窦外侧壁切开有两类三种海绵窦壁切开的方法,第一类为"十"字形切口,又可分为Parkinson法和Inoue法;第二类是瓣形切口,即Dolenc切口。①"十"字形切口:先在三叉神经眼支上方并平行于该神经切开外侧壁,剥开由硬膜组成的外层,用剥离子将外层从脑神经和内层上分离开来,便可显露内层和脑神经,然后在该切口中点再作一垂直切口。外层即可完全与内层及Ⅲ、Ⅳ、Ⅴ对脑神经分开。②Parkinson切口:从动眼神经穿入海绵窦处下方4mm处开始,平行于动眼神经和滑车神经的走行向前作长约2.0cm的切口。③瓣状切口(即Dolenc切口):在后床突的外侧,滑车神经进入海绵窦附近切开外层,切口向前在动眼神经入海绵窦处的外侧、小脑幕缘的内侧,于蝶骨嵴、蝶窦与眶上裂之间折向外侧,沿着小脑幕的边缘切至前床突,再在眶上裂上方及蝶顶窦下方向外延伸,沿海绵窦的外侧缘切至卵圆孔,而后剥离海绵窦外侧壁的浅层。海绵窦外侧壁的外层同样可以从内层及脑神经上分离下来。其优点是不进入海绵窦腔内而能显露三叉神经的三个分支。上述三个切口术式中,"十"字形切口最易显露海绵窦外侧壁中的神经。透过外侧壁外层硬膜可见到三叉神经眼支和动眼神经。

海绵窦侧壁切开时,Ⅳ神经的位置十分重要。为此,侧壁硬膜可按以下几种方式切开。以一小钩外翻小脑幕游离缘,在Ⅲ神经后方约1cm处可见到Ⅳ神经,沿Ⅳ下缘平行切开侧壁外层,并从深层分离,可掀起一长方形硬膜片,其基底在下方,向前翻起的范围可根据需要至足够长。另一种方法是在Ⅳ神经进入处垂直切开小脑幕,该切口刚好在三叉神经根上方及岩上窦外侧,从该切口向前翻起侧壁外层并从深层分离出一长方形片。沿V₁、V₂间向后切开,并将它们轻轻牵开,

可显露ICA后垂直段及沿其外侧走行的Ⅳ神经。该入路中显露的最大解剖间隙为由Ⅳ和V₁围成的Parkison三角,在其深部,可见到ICA后垂直段、后膝段、水平段及穿过Gruber韧带进入海绵窦的Ⅵ神经。牵开Ⅳ及V₁向前可显露ICA水平段及前膝段,有时甚至可见到前垂直段一部分。另外,ICA在海绵窦内的主要分支脑膜垂体干及下外侧干在该三角深部也可获良好显露。

2. 海绵窦上方入路

海绵窦上壁较外侧壁小,前界为视神经穿过的硬膜和前床实,内界为垂体柄,后界为后床突,外界是动眼神经和小脑幕皱襞,后界移行为覆盖斜坡的硬膜。海绵窦的直接显微手术除了经海绵窦外侧入路切开海绵窦外侧壁之外,利用海绵窦上壁的血管、神经间隙切开上壁也是非常重要的手术入路。

(1) 海绵窦上方入路的显露范围　上方入路可以很好地显露颈内动脉前弯(第二弯曲)、前升段以及水平段的上面和内侧面。在切口内侧方,可以很好地暴露垂体的外侧面,前、后海绵间窦和岩上、下窦的开口以及基底静脉丛。在上方入路的外侧,可见到外展神经,但不如外侧入路暴露清楚。外侧壁内的神经一般不能显露。当肿瘤较小时,打开硬膜后首先暴露视神经和颈内动脉床突上段,然后打开外侧裂。如果病灶较大,首先打开外侧裂,沿大脑中动脉的分支向内追寻到大脑中动脉的主干和颈内动脉,同时采用海绵窦上方和外侧联合入路,则海绵窦内的所有间隙、绝大部分的颈内动脉及所有神经均能得到很好的显露。上方入路的优点是神经损伤的危险较小,因为动眼、滑车神经均靠近外侧边缘。在切除海绵窦内肿瘤时,海绵窦上入路常与外侧入路联合应用。Sakhar等报道13例经上入路手术切除海绵窦内肿瘤,有12例是与外侧入路联合应用。海绵窦上入路也常与海绵窦内侧入路联合应用切除位于或侵及海绵窦内侧腔的一些肿瘤,如颅咽管瘤和脊索瘤。

(2) 海绵窦上方入路的基本步骤　海绵窦上入路可采用额部或额颞部皮瓣和骨瓣,切开

硬膜,牵开额叶和颞叶,抵达鞍区,显露海绵窦
上壁。首先,应仔细辨认海绵窦上壁及其周围的
有关结构:前床突、后床突、动眼神经、滑车神
经、垂体柄、鞍背和颈内动脉。海绵窦上壁的外
缘毗邻小脑幕的硬膜缘和动眼神经,内邻垂体
柄。颈内动脉在前床突内侧和视神经后外侧穿
出海绵窦上壁的前部。其次,在切开硬脑膜后,
平行视神经管,在蝶骨平板后缘的前床突的基
部切开覆盖前颅窝底的硬膜,另外再做一垂直
于此的切口,翻开硬膜瓣,然后在前颅窝除去
视神经管的上壁和外壁及眶上裂,骨性视神经
管长10(8~12)mm,膜性视神经管比骨性的长
3(2~5)mm。用高速电钻磨去前床突和神经管顶
壁,显露海绵窦顶(上壁),剪开从视神经池到入
眶包裹视神经的硬膜鞘,此步可使上方入路变得
易于操作,术中可使视神经牵移,从而显露颈内
动脉的出口和眼动脉的起点。此时应注意勿损伤
位于前床突下方经海绵窦外侧壁前行的动眼神
经和其内侧的颈内动脉及其发出的眼动脉。前床
突磨除后,可见到一个三角形的硬膜间隙称床
突间隙,覆盖海绵窦的硬膜在此处很薄,透过半
透明的硬膜可见到ICA床突段及三对脑神经。在
ICA与三对脑神经之间,向后切开海绵窦上壁硬
膜至后床突,打开海绵窦的上壁,这样可显露海
绵窦ICA水平段、内侧、外侧及后上静脉间隙和
垂体外侧面。进一步切除后床突可显露一段基底
动脉。颈内动脉在离开海绵窦处紧附于硬膜上,
被两个硬膜环固定,近端环(下环)稍靠下,远端
环(上环)稍靠上。环的前内侧部薄而松,易从颈
内动脉上剥离,环的后外侧由增厚的颈内动脉床
突韧带形成,细心分离后,沿颈内动脉可深入到
海绵窦。

(3)海绵窦上方入路可利用的血管神经间
隙 Umansky等报道海绵窦上壁分成三个区域,
即动眼神经三角、颈动脉三角和床突间隙。这些
区域神经结构较少,临床上可根据病变部位选择
性利用上述三个区域切开海绵窦上壁,行海绵窦
内病变手术。Hukuba将海绵窦上壁由颈内动脉
穿出硬脑膜处、动眼神经进入海绵窦处和后床突

外缘围成的区域称为内侧三角,并指出海绵窦上
壁的内侧三角是切开上壁的重要入路,此三角无
重要结构,经此切开上壁比较安全。可利用此三
角较易暴露颈内动脉海绵窦段的水平段、海绵窦
的外侧腔和内侧腔。从此处开始切开菲薄的硬膜
并向后延伸到后床突。用缝线牵开小脑幕游离
缘,可见颈内动脉出口被致密的硬膜纤维环固定
(颈内动脉环)。对颈内动脉海绵窦段的前垂直
部、前曲和水平部的上面和内面均良好显露。向
内可见垂体的外侧面,前后海绵间窦的开口,岩
上窦和岩下窦的开口和基底静脉丛;向外可见
外展神经,此窦的内上间隙经此途径显露良好。
但位于外侧壁内的Ⅲ、Ⅳ、V_1对脑神经不能显露
完全。经床突间隙向后内侧切开颈内动脉三角,
切断颈内动脉硬膜环有助于夹闭颈内动脉床突
段动脉瘤。在切开动眼神经三角硬脑膜时,应靠
近此三角内侧,因动眼神经和滑车神经经过此三
角的外侧穿入海绵窦。

(4)海绵窦上方入路的手术切口 经海绵
窦上壁的手术入路,切口有三种:①自床突间隙
开始,在动眼神经和颈内动脉间向后至后床突切
开。采用此切口,向外牵开海绵窦的外侧壁可显
露海绵窦外侧腔,颈内动脉海绵窦段前曲、前升
部的前、外面,颈内动脉海绵窦段水平部的上、外
面,海绵窦下动脉和部分外展神经。如同时向外
牵拉颈内动脉,可显露海绵窦内侧腔及颈内动脉
海绵窦段前曲、前升部的内面和眼动脉。②内侧
三角瓣形切口,显露结构与前者相同,但暴露更
好。由于颈内动脉可紧贴海绵窦上壁,做上述两
切口时应注意避免损伤颈内动脉。③在颈内动脉
与垂体间切开海绵窦上壁,向外牵开视神经和床
突上段颈内动脉,可显露海绵窦内侧腔,颈内动
脉海绵窦段水平部的内、上面,海绵间窦开口和
垂体外侧面。向外牵拉上述结构,可显露颈内动
脉海绵窦段后曲的内面和垂体下动脉。

3.经海绵窦内侧壁入路

经海绵窦内侧壁入路,即经鼻-蝶入路,于
鼻腔上部后方直抵蝶窦。从硬膜外内侧壁打开海
绵窦的优点是:不开颅;海绵窦内侧壁上无脑神

经,颈内动脉与内侧壁间可有海绵窦内侧间隙;颈内动脉暴露范围大。在蝶窦的外侧壁上,可以见到三个隆起:位于前方上外侧角的是视交叉沟和视神经管隆起,以及前、后方向走行的两个隆起,其一是颈动脉沟的底,另一个是上颌神经的压迹。切开蝶窦腔外侧壁的黏膜和骨板,即可显露出海绵窦的内侧壁。海绵窦内侧壁与蝶窦黏膜之间的骨板很薄,有时甚至缺如。此时,蝶窦的黏膜直接与海绵窦内侧壁的黏膜相贴。切开海绵窦内侧壁的黏膜就打开了海绵窦。此入路可以显示内侧间隙、海绵窦与基底窦,也能显露颈内动脉第一弯曲和水平段的下面的内侧面,以及第二弯曲的前面和内侧面。将颈内动脉牵向内侧,亦可暴露海绵窦外侧间隙、海绵窦下部动脉的起点以及外展神经和上颌神经。但此入路位置深,视野小,操作不甚方便。

第七节　扩大中颅窝入路及其改良入路

中颅窝入路指经过三叉神经腔至弓状隆起的所有中颅窝底后部的入路,包括Kawase入路和扩大中颅窝入路。中颅窝入路最初由House(1961年)提出,用于切除内听道内听神经瘤、面神经探查和前庭神经切断,同时不损害听力。此后,Bochenec(1975年)和Kanzaki(1977年)将其进一步扩大以显露桥小脑角区,但以牺牲迷路为代价。1985年,Kawase首次采用扩大中颅窝入路处理基底动脉中段动脉瘤,同时保留听力,并于1991年用于切除岩斜坡区脑膜瘤。术中切除三叉神经压迹和弓状隆起之间骨质,向下达内听道和岩部颈内动脉,但保留膝状神经节下方和内听道上外侧的骨质。House(1986)、Hakuba(1988)、Arriaga(1993)等先后采用基本相同的骨质切除方法,用于经岩或经天幕处理桥小脑区内侧和岩斜坡区病变,其主要变化是从硬脑膜内切除岩尖,根据硬脑膜下病灶的情况来决定岩骨尖开窗的大小。如果肿瘤已侵入海绵窦后部或内侧已到三叉神经根,可通过游离三叉神经半月节增加暴露范围,使岩斜区上部能够得到良好的视野,并可在动眼神经和滑车神经之间显露海绵窦外侧壁。这是早期中颅窝入路的改良方法,即在内听道和岩斜裂之间从硬脑膜外切除岩骨尖的方法。在此基础上,Day于1994年提出进一步广泛切除弓状隆起与岩尖间的骨质,以更好地显露岩斜坡

区和海绵窦后部的病变。

扩大中颅窝入路是对传统中颅窝入路的扩展,该入路可更好地暴露中颅窝底诸结构,而且并发症明显减少,已广泛应用于切除颞骨岩部内的肿瘤、大型桥小脑角肿瘤和斜坡肿瘤(图4-7-1)。

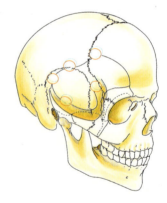

图4-7-1　扩大的中颅窝入路示意图:适宜于切除M型三叉神经鞘瘤,其中实线部分为骨窗切开范围

一、手术适应证及其优缺点

1.手术适应证

扩大中颅底硬膜内入路主要用于海绵窦区病变的手术,特别适用于广泛的海绵窦旁病变,如岩斜区或海绵窦脑膜瘤、三叉神经纤维瘤(中颅窝型和哑铃形)、侵袭性垂体肿瘤等。包括:①位于

鞍底和内听道平面的基底动脉干动脉瘤;②位于内听道内侧的上斜坡肿瘤;③听神经瘤和其他桥小脑角肿瘤。

2.该入路的优点

扩大中颅窝入路对于切除中颅窝底、海绵窦和颞下窝部的肿瘤是一个较好的入路。这种入路使术者以最近的距离直视中颅窝底的任何结构。大部分的分离操作在硬脑膜外完成,有效地保护了硬脑膜内神经结构。不需要大幅度牵拉颞叶,通常能够保留Labbé静脉的血液回流,也不需要将脑神经或血管结构移位。另外,它可以与其他手术入路非常自然地联合,提高岩斜区和海绵窦后部的暴露。

3.该入路的缺点

其缺点是骨切开和软组织分离的过程复杂,手术医生对该入路所涉及的解剖层次不够熟悉,并且不习惯从中颅窝底方向观察岩尖及其周围的结构。

二、手术步骤与方法

1.手术体位

病人采取仰卧位,头转向对侧45°～60°,头架固定;或半坐位,头部后伸约30°,头颈部向对侧倾斜,头顶向下倾斜约35°,头架固定。抬高病人上半身,使头部抬高约20°,头部转向健侧,使病变侧颞区保持在水平位,耳廓位于最高点。应该避免任何妨碍静脉回流的因素,包括头位过伸和旋转。正确的体位可使术者精确地判定外耳道的角度和位置,这是术中正确判别岩骨内解剖结构的基础。体胖、高龄及其他原因所致颈部柔韧性差的病人颈部转动不足时,可在健侧肩下垫一小枕垫或调整手术床倾斜度,使头位处于正确位置。正确的体位可使术者能精确地判定外耳道的角度和位置,这是术中正确识别岩骨内解剖的基础。

2.手术切口

扩大中颅窝入路的手术切口多样,有作者采用以耳廓和外耳道为中心的耳上"U"形头皮切口,前方起于中颅窝底,向后至乳突后方,以保证充分显露中颅窝底,皮瓣翻向前下亦有采用。皮肤切口向下达颧弓或颧弓下缘,在耳廓前从耳垂开始,沿颞浅动脉走行切开约7cm长。作者习惯采用自乳突后发际内,过星点垂直向上至颞上线水平,弧形向前至同侧眉弓中点处的发际内拐杖形切口。

3.骨窗形成

根据肿瘤的位置和入路扩展的方向可将扩大中颅窝入路分为经岩骨前-斜坡入路和扩大中颅窝-桥小脑角-内耳道入路两个亚型。选择哪种亚型可根据病变部位而定。游离骨瓣,用咬骨钳或磨钻扩大骨窗达中颅窝底,切除骨窗后方的乳突气房直至显露乙状窦。

(1)下颌骨切开　从颧弓开始向下分离,并以咬肌筋膜作为下界的参照平面,然后向下牵开连同腮腺、面神经在内的耳前皮瓣。这样能更充分地暴露下颌髁突。面神经仍留在软组织中以避免牵拉损伤。髁突和下颌切迹的充分显露是保证正确完成下颌骨切开和重建的关键。切开下颌髁突前预先设计钛板固定的位置,然后用线锯将髁突锯开。

(2)额颞骨瓣成型　第一孔位于眶上孔上方0.5cm处;第二孔在颧骨额突后的额蝶骨缝,即"关键孔";第三孔在颧弓根部上方;第四孔在颞上线平冠状缝处;第五孔在乳突上嵴。用开颅器连接各孔,撬起骨瓣,完成额、颞骨成型。

(3)眶、颧骨切开　锯开眶顶壁和外侧壁。切开眶顶时,将线锯从颅骨切开的前内角插入,直接向后外侧约45°从矢状面切开内侧眶顶壁约2cm。线锯通过关键孔,向内与上方骨切口汇合。从关键孔垂直向下切至眶下裂将眶外侧壁切开。然后,从眶的外下角斜向后方朝眶下裂方向将颧骨切断,在颧弓的中后1/3处略向前下斜行将颧弓切断,形成的眶颧骨瓣以咬肌为蒂翻向下方。

(4)颞底骨质切除　分开中颅窝底硬脑膜,中颅窝硬膜外置线锯,前面沿蝶鳞缝,后面沿岩鳞缝将形成下颌窝的颞骨鳞部切开。用气动钻和骨凿从外耳道的上壁到下颌髁的后缘将鼓室鳞缝切开。然后,在乳突上嵴下面0.5cm处延伸外耳道上壁骨切开线至额颞颅骨切开线的后下缘。操作过程中应避免损伤颈内动脉、鼓膜和听骨链。下颌髁、颧弓后1/3和外耳道外侧壁形成一个颞底骨瓣，将其沿颞下颌韧带和咬肌翻向下方。向下牵拉横断的下颌髁可使骨瓣进一步下移。这样，使附在颞下颌韧带上的下颌窝向外下翻转从而使颞下颌关节盘裸露（图4-7-2）。

4.游离硬脑膜

从岩骨前面连同岩浅大神经分支，一起将中颅窝的硬膜分开并暴露棘孔，电凝脑膜中动

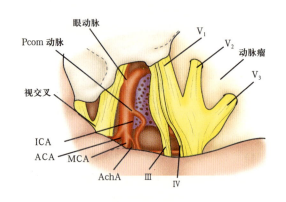

图4-7-2　右额颞开颅，显露海绵窦内结构示意图

脉并在近棘孔处切断。分离卵圆孔的后缘和内缘，沿神经表面游离硬膜，显露半月节及其根部，然后沿神经表面向前游离硬膜，并在圆孔的上缘和卵圆孔的外侧缘切开硬膜的骨内膜层，显露其下的V_2、V_3。在眶上裂处切断硬膜与眶筋膜之间的硬膜骨膜纤维束带。硬膜游离和牵拉方向改向内、向后，把海绵窦外侧壁全部打开，直到小脑幕游离缘。在海绵窦外侧壁外层和内层（含三叉神经鞘）之间进行钝性或锐性分离。

沿外侧裂切开硬膜及视神经管的硬膜鞘，牵开视神经鞘硬膜缘，切开围绕颈内动脉的远端硬膜环。此后沿海绵窦外侧壁继续向后解剖分离硬膜的骨内膜层，暴露出由后床突、颈内动脉和动眼神经硬膜入口处所围成的构成海绵窦上壁内侧三角。最后，完全暴露出海绵窦上壁和外侧壁。

5.硬膜切开与显露

（1）扩大中颅窝入路的中颅窝硬膜外暴露见图4-7-3。

（2）硬膜外与硬膜下联合暴露海绵窦和颅中窝底见图4-7-4。

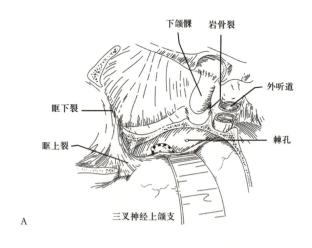

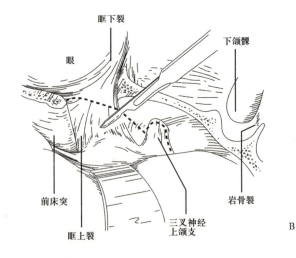

图4-7-3　扩大中颅窝入路的中颅窝硬膜外暴露。A，切除蝶骨嵴的内侧，暴露出眶上裂和眶下裂。视神经管顶壁和前床突尚未切除。骨内膜切口从上颌神经入圆孔处的骨内膜反折处开始，然后剥离硬膜的固有层，暴露出上颌神经的近端，虚线所示为圆孔处的骨内膜切口；B，在眶上裂外侧部与眶脂膜之间切开骨内膜层，覆盖Ⅲ～Ⅵ对脑神经的硬膜固有层向海绵窦外侧壁方向分离，借此在硬膜外完全暴露出前床突，虚线显示从圆孔到眶上裂的骨内膜切口

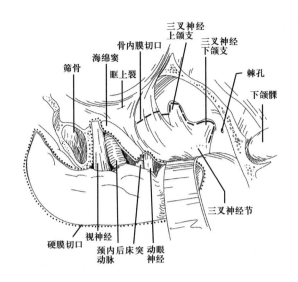

图4-7-4 硬膜外与硬膜下联合暴露海绵窦和中颅窝底。磨除前床突,沿侧裂切开硬膜,再沿视神经走行方向继续切开硬膜,沿视神经外侧和颈内动脉环之间进行分离。将海绵窦外侧壁硬膜固有层从深层上进一步向后游离,连同海绵窦上壁内侧三角的硬膜固有层一起向后牵拉。颈内动脉床突段、视神经管内部分、动眼神经进入海绵窦的硬膜入口处和全部海绵窦的外侧壁均已完全暴露,中颅窝向后暴露至岩骨嵴(虚线:骨内膜切口;点线:硬膜切口)

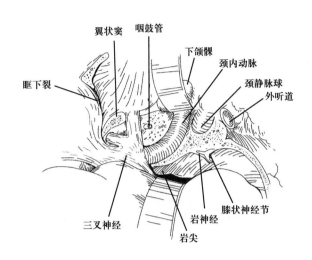

图4-7-5 暴露颈内动脉岩骨段。向前下方向牵拉下颌髁,完全暴露颞骨鼓室部的前外侧面,然后予以磨除。在切除咽鼓管和鼓膜张肌后,继续向前磨除颞骨,直到膝状神经节部。向上方牵开三叉神经节,磨除颈内动脉水平段的岩尖骨质,将颈内动脉岩骨段完全暴露出来,尽量避免显露面神经。在颈内动脉垂直部之后显露出颈静脉球

(3) 暴露颈内动脉岩骨段　牵开颞叶的硬膜,位于岩尖上的三叉神经压迹可以充分显露。用气钻磨除位于颈内动脉岩骨部内侧的岩骨,直到显露内耳道和岩尖之间的岩下窦。磨除位于茎突前内侧的颞骨鼓室部,可以使颈内动脉水平段的暴露延伸至其岩骨入口处(图4-7-5)。

6.暴露内听道

有两种不同的暴露内听道方法:①去除岩大神经上骨质,然后到达膝状神经节和面神经膝,从这里可从面神经迷路部到达内听道外侧末端,在此部位后去除内听道之顶。②先在弓形隆突内侧岩嵴区域之前钻磨,上半规管长轴或岩大神经与内听道之长轴形成的夹角有助于确定钻磨的地方,内听道中心部长轴位于岩大神经长轴后61°,上半规管和弓形隆起长轴内37°,磨除骨质时朝向内听道底前外侧。近内听道底外侧部骨质向后去除是有限的,因为上半规管就在其后数毫米而且与面神经迷路部平行朝向同一方向;暴露的前内缘也是有限的,因为耳蜗在面神经迷

路部和岩大神经形成的夹角内,仅在去除骨质之前数毫米的地方。在骨质去除的最后阶段,去除内听道上壁以暴露从纵嵴到孔的内听道上面硬脑膜,打开硬脑膜暴露病变。

7.肿瘤切除

斜坡硬脑膜一般将V脑神经向外上推移,小脑幕脑膜瘤则将此神经向下推移,Ⅲ、Ⅳ脑神经向上推移,后者通常在穿透硬膜返折处被肿瘤包裹。应避免对Ⅳ脑神经进行过度牵拉。小心分离V脑神经,V脑神经松动后,于Ⅳ与V脑神经之间,分离附着于斜坡硬膜上的肿瘤基底。在切除肿瘤过程中,先电凝来自小脑幕动脉的肿瘤供血动脉,以减少肿瘤出血,接着肿瘤内切除肿瘤。肿瘤后方的小脑上动脉和脑桥穿通支要求在直视下清晰地从肿瘤上解剖分离下来。肿瘤切除后可以见Ⅵ脑神经和颈内动脉的$C_4 \sim C_5$段。术毕磨掉的岩尖部先用颞肌筋膜加以覆盖,然后用纤维蛋白胶加以固定。硬膜缘与筋膜片缝合封闭硬膜缺损。

肿瘤内切除应从内听道后上部开始,注意被肿瘤挤压于内听道前上壁的面神经和前庭蜗神经。在肿瘤切除过程中,应尽量保留毗邻的小血管,特别是迷路动脉。扩大中颅窝入路可满意地显露面、耳蜗及前庭上、下神经。对于术前已经丧失有效听力的中型或大型听神经瘤,可将岩骨磨除的范围适当扩展,切除部分颞骨岩锥后壁和内耳道前端,以扩大显露,从中颅窝方向切除乳突后,将半规管完全切除,切开中、后颅窝硬膜,暴露小脑幕游离缘,切开小脑幕和岩上窦,进一步扩大术野。在切除肿瘤的同时注意监测和保留面神经。

8. 颅底重建

精细的结构重建,是避免术后脑脊液漏和下颌功能障碍的关键,所有撕裂或切开的硬膜,必须尽可能地缝合或用带血管蒂的骨膜瓣来移植修补。在术野深处将硬膜缝合到不透水的程度几乎是不可能的,但可在显微镜下尽可能地紧密缝合硬膜边缘,然后取腹壁脂肪加强硬膜修补,用颞肌瓣和颞浅筋膜片填塞,并用纤维蛋白胶封闭。如果肿瘤切除后残腔非常大或与口咽部广泛沟通,则必须转移带血管蒂的组织瓣来修补缺损。如已钻破鼓室,需切除中耳砧骨,术毕时需用脂肪和胶将鼓室完全填塞。还需用纤维蛋白胶涂抹用钻磨过的骨表面。这些步骤对于预防术后脑脊液鼻漏是十分必要的。

三、手术入路操作要点和注意事项

手术入路操作要点和注意事项有如下几点:

(1) 显露颞骨鳞部后,做直径约4cm的骨窗,2/3 在外耳道前方,1/3 在后方。完成骨窗后,切除中颅窝底外侧的颅骨,获得一个较为平坦的视野通道对于减少颞叶的牵拉至关重要。注意对颞叶底面Labbé静脉的保护,防止术后出现脑水肿。

(2) 从岩骨嵴向上抬起硬脑膜,暴露弓状隆起和三叉神经压迹,然后向前抬起,辨认穿过颅底在岩大神经沟中的岩浅大神经。电凝脑膜中动脉,在棘孔处切断。

(3) 中颅窝底暴露后,辨认硬脑膜外颅骨切除的关键标志。磨除骨质,暴露内听道和颈内动脉岩骨内水平段。然后切除两者之间的岩骨尖,暴露后颅窝硬脑膜直到岩下窦。磨除骨质后切开硬脑膜,切口平行于岩上窦,一半在幕上,一半在幕下。在三叉神经根附近悬吊岩上窦。从该点向小脑天幕上作一矢状的切口,长约8~10mm。悬吊天幕边缘并向后牵拉。打开进入Meckel 腔的三叉神经根周围的硬脑膜,游离神经,然后切开后颅窝硬脑膜,建立进入后颅窝的通道。

(4) 对岩骨内部解剖结构的准确定位是手术的关键(图4-7-6)。定位岩部颈内动脉多采用Glasscock 三角,但因耳蜗为骨内结构,定位不方便,有作者采用岩大神经与弓状隆起延长线的交点代替。显露颈内动脉时,应从外向内、从前向后逐渐磨除,以免损伤颈内动脉和邻近重要结构。耳蜗位于面神经迷路段与岩大神经的夹角内。内听道的定位方法较多,但因解剖变异,确切定位仍很困难。面神经在内听道顶端经水平嵴的上方、垂直嵴(Bill's bar)的内侧出内听道至膝状神经节,并于上半规管前内侧向外移行为鼓室段。因此,可以认为膝状神经节是中颅窝硬膜外入路定位颈内动脉、耳蜗、面神经和内听道的最佳标志。术中可首先确认弓状隆起和面神经裂孔,然后沿岩大神经向上半规管前内下方逐渐以金刚石磨钻由浅入深磨除骨质,显露膝状神经节。确认膝状神经节后,向外侧可显露面神经鼓室段,向后内侧逐渐磨除内听道后三角(由膝状神经节、内听道侧壁、弓状隆起和岩嵴的交点围成)和岩尖部骨质,自上方打开内听道。至此,可据内听道前三角(由膝状神经节、内听道内壁和颈内动脉膝部围成)确定耳蜗的位置,耳蜗位于内听道前三角的内侧半。耳蜗轴与内听道纵轴的夹角约30°~50°,耳蜗底至蜗顶的距离约5mm,耳蜗尖指向前外下方,据此可进一步确定耳蜗尖的位置。

(5) 打开硬脑膜后暴露脑桥前侧面,在岩斜区的深面,可见外展神经走行于小脑前下动脉的后方。基底动脉主干位置最深,小脑前下动脉的起始段通常构成暴露区的底面。有必要调整显微镜的方向以充分利用已建成的手术通道。

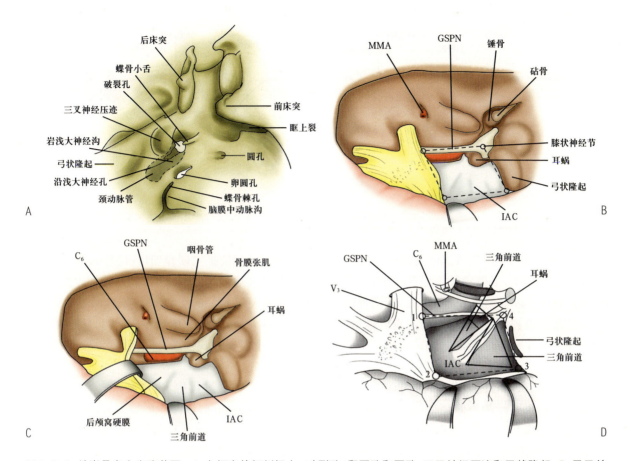

图4-7-6　前岩骨安全磨除范围。A，中颅底的解剖标志：破裂孔、卵圆孔和圆孔，三叉神经压迹和弓状隆起；B，显示前岩骨安全磨除的菱形区域；C，抬起三叉神经半月节，可扩大显露后颅窝；D，图示前岩骨骨质磨除后的两个安全三角

（6）肿瘤切除过程中动作一定要轻柔，不可操之过急，注意对周围神经和微血管的保护，这对于防止术后出现面瘫、复视等神经功能缺失非常重要。

（7）耐心细致地修补骨质和硬膜缺损，防止出现脑脊液漏。岩尖的骨洞可用脂肪填塞，或者用中颅窝底的带蒂颞肌瓣。

四、常用的扩大中颅窝入路

扩大中颅窝经岩前入路可用于切除局限于岩斜区体积较小的肿瘤，或肿瘤部分扩展至小脑幕切迹以上，但该入路不适合已生长到岩斜区以外的大型肿瘤，此时最好联合应用其他入路或采用改良入路。

1.Kawase入路

1961年，House介绍中颅窝入路，此后许多

耳鼻喉科医生采用此入路处理听神经瘤。该入路的优点是能够显露颞骨的内侧面及内听道，但因手术显露有限，仅适合切除直径<2cm的桥小脑肿瘤或听神经瘤。1975年，Bochenek等首先介绍了扩大中颅窝入路的方法，即在中颅窝入路的基础上，切开岩上窦和小脑幕，扩大了手术显露范围。但手术显露仍然有限，故难以成功地切除较大的肿瘤。1985年，Kawase等对该入路做了进一步研究和改进，使其能经岩骨前部达斜坡的入路。

（1）显露和切除岩锥　硬膜外显露岩锥直至颞骨岩部的边缘，辨认位于中颅窝底的棘孔，电凝后切断脑膜中动脉（图4-7-7）。仔细分离与硬膜粘连的岩浅大、小神经，上述神经位于卵圆孔后与硬膜紧密粘连，走行于岩骨的沟槽内。避免过度牵拉岩浅大神经，因为它与面神经在岩锥处相连接。用带钩的Sugita牵引器牵开硬膜显露

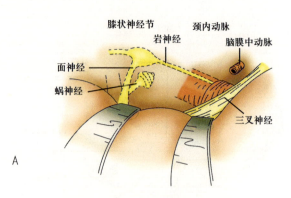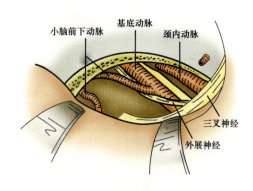

图4-7-7　Kawase入路(左)。A：切断脑膜中动脉，硬膜外经岩前入路显露三叉神经；B：磨除Kawase三角，见基底动脉、小脑下前动脉和外展神经

岩尖。持续牵拉前，需先放出脑脊液降低颅压或静脉滴注甘露醇。显微镜轴线应俯瞰岩锥前面。在岩锥表面可以看见两个骨性隆起，即后外侧的弓形隆起和前内侧的岩尖。完全显露岩锥后，在岩尖处可以看见三叉神经压迹。内听道位于弓形隆起稍前方，距骨表面深约7mm处。沿岩浅大神经可定位耳蜗。从术者的视角看，颈内动脉和咽鼓管位于岩浅大神经的外侧。向内达岩浅大神经，向前达弓状隆起，向上达内听道。骨切除的第一步是用小磨钻磨至岩锥前部松质骨，并保留硬膜侧的骨皮质，这是避免损伤硬膜窦的安全方法。切除后方深部的骨质时，需用金刚石钻以免穿透内听道的硬膜。V脑神经沿着岩尖走行，切除岩尖部骨质可使该神经有更大的移动空间。骨切除后，可见位于V和Ⅶ脑神经之间的后颅窝硬膜。

（2）切开硬膜　中颅窝底的硬膜需向内朝岩上窦方向切开2cm，置入牵开器后，沿着岩上窦将切口扩大成"T"形。后颅窝硬膜切开一小口，用丝线结扎或用银夹夹闭后切开小脑幕，避免损伤沿小脑幕游离缘走行的Ⅳ脑神经。切开的小脑幕用缝线牵开。切除斜坡脑膜瘤时，应沿肿瘤后缘切开硬膜，以使肿瘤附着于切开的小脑幕前份。

（3）显露肿瘤　斜坡脑膜瘤一般将第V脑神经向外侧推移，在肿瘤表面可见到该神经。小脑幕脑膜瘤则将V脑神经向下推移，Ⅲ、Ⅳ脑神经向上移位，后者通常在穿过硬膜返折处被肿瘤包裹。术中避免对Ⅳ脑神经进行过度牵拉，沿着

V脑神经向前扩大硬膜切口，切开Meckel腔，此腔多被肿瘤浸润。从Meckel腔开始切除肿瘤，以便增加V脑神经的活动度。在Meckel腔，三叉神经分成几段，并与肿瘤粘连在一起。V脑神经松动后，于Ⅳ～V脑神经之间，分离斜坡硬膜上的肿瘤基底。

切除肿瘤过程中，先电凝来自小脑幕动脉的肿瘤供血动脉，以减少肿瘤出血，接着囊内切除肿瘤。小脑上动脉和脑桥穿通支位于肿瘤后面，应保持术野清晰再将其与肿瘤分离。肿瘤较大时小脑前下动脉可能受累。外展神经常被挤向内侧，位于三叉神经的内下方。肿瘤侵及海绵窦时，沿V_1的上界切开Meckel腔的内侧硬膜壁，使第V脑神经根向下移动，扩大Parkinson三角。肿瘤切除后可见Ⅵ脑神经和颈内动脉的$C_4 \sim C_5$段。

2.中颅底硬膜内外入路

主要适用于海绵窦内病变、小脑幕裂孔区病变手术。

根据肿瘤部位和大小，做相应的头皮切口和骨窗。若有颅骨固定装置时，则可不必行额颞骨瓣开颅，只需行颞部骨瓣开颅即可，术后用颅骨锁固定。关键孔则位于颧弓根部上方，其余二孔则位于颞鳞缝和颞窝前部下方（图4-7-8）。

在硬膜外可切除的骨质包括眶顶和视神经管、前床突、眶上裂、圆孔、卵圆孔，以及后外侧三角（Glasscock三角），即棘孔与弓状隆起连线为外侧边，岩浅大神经沟为内侧沟，下颌神经背侧

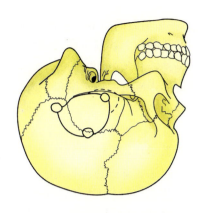

图4-7-8　颅骨关键孔和颅骨瓣成形

缘为底连成的三角。沿侧裂剪开硬膜，必要时打开颈内动脉远、近环，更主要的步骤是翻开海绵窦外侧壁。经一个或几个海绵窦三角切除肿瘤。

3.扩大中颅窝经岩前入路

（1）适应证　该入路的适应证包括：位于鞍底和内听道平面的基底动脉干动脉瘤；位于内耳道内侧的上斜坡肿瘤；听神经瘤和其他桥小脑角肿瘤。

（2）手术步骤

①体位：病人的头略抬高（20°角），头转向健侧，病变侧最高，耳廓在上。正确的体位可使术者精确地判定外耳道的角度和位置，这是术中正确判别岩骨内解剖结构的基础。

②切口和骨瓣：扩大中颅窝入路弧形切口大致以耳廓和外耳道为中心，前方起于中颅窝底，向后至乳突后方，以保证充分显露中颅窝底，皮瓣翻向前下。再切开颞浅筋膜、颞肌和骨膜，从颞骨上分离颞肌直至外耳道上方，然后翻转于皮瓣上。游离骨瓣，用咬骨钳或磨钻扩大骨窗达中颅窝底，切除骨窗后方的乳突气房直至显露乙状窦。

（3）岩骨磨除和肿瘤切除　根据肿瘤的位置和入路扩展的方向可将扩大中颅窝入路分为经岩骨前-斜坡入路和扩大中颅窝-脑桥小脑角-内耳道入路两个亚型。

①经岩前-斜坡入路：显露和切除岩锥：硬膜外显露岩锥至颞骨岩部的边缘。辨认位于中颅窝底的棘孔，电凝后切断脑膜中动脉。仔细分离与硬脑膜粘连的岩浅大、小神经，注意避免过

度牵拉，因为它与面神经在岩锥处相连接。在岩锥表面可以见两个骨性隆起，后外的弓形隆起和前正中的岩尖。当完全暴露岩锥后，在岩尖处可以看见三叉神经压迹。内听道位于弓形隆起稍前方，骨表面深约7mm处。按岩浅大神经可定位耳蜗。从术者角度看颈内动脉和咽鼓管位于岩浅大神经的外侧（图4-7-9）。

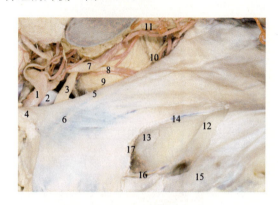

图4-7-9　显露右侧Kawase三角。1,颈内动脉; 2,后床突; 3,动眼神经; 4,前床突; 5,小脑幕缘; 6,幕内部分; 7,大脑后动脉; 8,小脑上动脉; 9,脑干; 10,滑车神经; 11,颞叶; 12,弓状隆起; 13,岩尖; 14,岩上窦; 15,中颅窝硬膜; 16,岩浅大神经; 17,三叉神经

骨切除的第一步是用小磨钻磨至岩锥前部松质骨，并保留硬膜侧的骨皮质。切除深部后方的骨质时，需用金刚石磨钻以免穿透内耳道的硬膜。切除岩尖部骨质可使第Ⅴ脑神经有更大的移动空间。骨切除后，可见位于第Ⅴ和第Ⅶ脑神经之间的颅后窝硬膜。

切开硬脑膜：中颅窝底的硬脑膜需向内朝岩上窦方向切开2cm，置入牵开器后，沿着岩上窦将切口扩大成"T"。切开后颅窝硬膜和小脑幕。要小心避免损伤沿小脑幕游离缘走行的滑车神经（图4-7-10、图4-7-11）。

切除肿瘤：斜坡脑膜一般将第Ⅴ脑神经向外上推移，小脑幕脑膜瘤则将此神经向下推移，Ⅲ、Ⅳ脑神经向上推移，后者通常在穿透硬膜反折处被肿瘤包裹。硬避免对第Ⅳ脑神经进行过度牵拉。小心分离第Ⅴ脑神经，第Ⅴ脑神经松动后，于第Ⅳ～Ⅴ神经之间，分离附着于斜坡硬膜上的

肿瘤基底。

在切除肿瘤过程中,先电凝来自小脑幕动脉的肿瘤供血动脉,以减少肿瘤出血,接着囊内

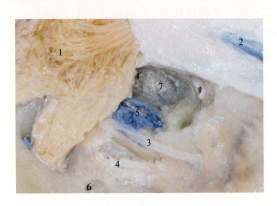

图4-7-10 Kawase 三角骨质磨除。1,三叉神经;2,岩上窦;3,岩浅大神经;4,岩浅小神经;5,颈内动脉岩骨段表面静脉丛;6,棘孔;7,岩骨尖骨质

切除肿瘤。肿瘤后方的小脑上动脉和脑桥穿通支要求清晰的从肿瘤上解剖下来。肿瘤切除后可以看见第Ⅵ脑神经和颈内动脉的C_4～C_5段。

②扩大的中颅窝—桥小脑角—内听道入路

经硬膜外到达岩骨嵴:中颅窝硬膜沿中颅窝底分离,向内上达岩嵴或岩上窦沟,向前上达棘孔。

岩骨磨除、切除肿瘤:显露出岩嵴的上部,可沿弓状隆起基底部磨开内听道的上壁,成功地显露了内听道后,可切开内听道硬膜,开始仔细分离切除肿瘤,应注意识别和保护面神经和蜗神经(图4-7-12)。肿瘤的囊内切除应从内听道后上部开始,注意被肿瘤挤压于内听道前上壁的面神经和前下壁的耳蜗神经。在切除肿瘤过程中,应尽量保留微血管。扩大中颅窝入路可满意地显露面、耳蜗、及前庭上、下神经。

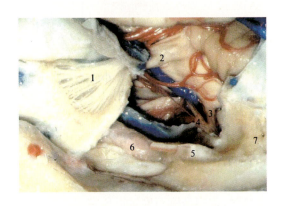

图4-7-11 切开硬膜显露幕上和后颅窝结构。1,三叉神经节;2,三叉神经根;3,前庭神经;4,面神经;5,膝状神经节;6,颈内动脉水平段;7,上半规管

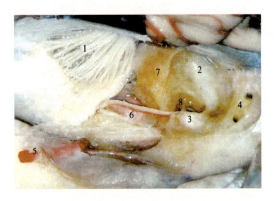

图4-7-12 硬膜外经岩骨入路至右侧内听道及邻近结构。1,三叉神经节;2,内听道;3,膝状神经节;4,上半规管;5,脑膜中动脉;6,颈内动脉;7,岩尖;8,耳蜗

第八节　颞下入路及其改良入路

一、概述

1.颞下入路的发展

1892年,Hartley报道了颞下-硬膜外入路处理Meckel腔病变,随后Krause介绍了暴露三叉神经腔的手术入路,两人的方法基本相同,被

称为颞下-硬脑膜外入路。Eisenhardt等认为对于肿瘤主体位于后颅窝者,应采用经乙状窦后入路;而主体位于中颅窝者,应采用经颞下入路。后来Naffziger和Fay联合运用这两种入路,即采用颞下入路时从天幕上方切开小脑幕,采用乙状窦

后入路时从下方切开小脑幕。也有人采用眶颧入路取代颞下入路暴露上岩斜区肿瘤，特别是肿瘤已侵犯海绵窦者。目前，大多数学者主张用乙状窦后入路切除后颅窝肿瘤，用颞下入路切除中颅窝肿瘤，如果肿瘤同时侵犯中、后颅窝可采用颞下-经天幕入路，或者乙状窦后-内听道上入路、乙状窦前幕上、下联合入路，后者可通过磨除部分迷路或者将乙状窦离断，以扩大显露范围。

最早的颞下入路只是采用皮肤-筋膜-肌肉-颅骨的混合瓣，并向下牵拉至颧弓之上，因其暴露空间有限，术中势必会造成对脑组织的过度牵拉。显微镜的引入，使深部操作有了良好的照明和清晰的视野。House(1961)描述的中颅窝入路主要用于暴露内听道，切除内听道内小肿瘤，第一次提出在不损伤听力的基础上治疗岩骨内病变。1965 年，Drake 提出经典的颞下入路，用于治疗基底动脉瘤。该入路取耳前倒问号形切口，做颞部游离骨瓣。要求颞部骨质切除要低，骨窗从中颅窝底至额骨颧突，尽量抬起颞叶。不过，此时的颞下入路的缺点非常明显：①术中过度牵拉会造成颞叶损伤，引起术后癫痫；②术中损伤Labbé 静脉，造成静脉性梗塞，引起失语、癫痫；③显露空间过小，不利于岩斜区的操作等。

2.颞部入路的分类

(1) 颞下入路的类型　颞下入路又分为前颞下入路和中后颞下入路。

①前颞下入路：该入路能够进入天幕前部和斜坡上段，暴露一侧大脑脚和中脑上部及其基底动脉上部。如果颞前窝较深，此入路需要充分抬起颞叶。

②中后颞下入路：该入路可以清楚地看到环池、中脑侧方与侧后方，切开天幕进入桥小脑角与斜坡下段及脑桥侧方，可以处理桥小脑角、中下斜坡以及脑桥侧方的病变。颞骨切除至中颅窝底，在颞中部或后部抬起颞叶。

(2) 颞前-翼点入路　标准的翼点入路经一狭窄的通道达小脑幕切迹，切除颞尖略可扩大暴露。改良的翼点入路可满意地暴露小脑幕裂孔前外缘、中脑大脑脚、脚间窝、脑桥前上部、鞍上和鞍

旁结构，以及整个Willis 动脉环。广泛地打开外侧裂，至少达到大脑中动脉分叉处，然后将颞叶向后外侧牵开，沿颞底暴露基底池、中脑和小脑幕缘。

(3) 颞下-耳前入路　为了获得脑干前方的最佳暴露，Sen 和Sekhar 采用额颞开颅，切除颧弓和眶侧缘，在硬膜外切除骨质，暴露颈内动脉的岩部和上颈部；再暴露硬膜内颞下部，即可以进入整个脑干腹侧面。对于沿脑干中轴向外生长，并且侵及颞下窝的肿瘤，可采用这种暴露方式。

3.颞下入路的改良

颞下入路的主要缺点是，需要颞叶充分回缩，常规引流脑脊液，以防过度回缩颞叶引起损伤。因此，术中要尽力保护Labbé 静脉前部或后部的颞下回，避免静脉损伤和减少颞叶损伤。近年来为了获得对岩斜区的更大显露，对颞下入路进行了完善和改良，包括：①扩大入路外部的切除范围，包括切除颧弓、颞下颌关节等，以得到更大的手术操作视角；②扩大入路内部的切除范围，主要是磨除岩尖，以增加内部显露；③灵活应用硬膜外入路，以减少术中对颈内动脉、面神经和三叉神经的损伤。Histelberger 于1988 年提出切除三叉神经下方的岩尖，内达斜坡的Dorello 管，下达岩下窦的改良方法；Sekhar 于1990 年进一步离断颧弓、颞下颌关节，暴露并推移颈内动脉，使该入路对中斜坡的暴露大大改善。

(1) 切除外部组织，以增加显露

①颞前-翼点入路：由Drake 于1968 年提出，该入路为颞下入路和翼点入路的联合入路。入路增加了对鞍区、视交叉后区的显露，可以夹闭瘤颈位于鞍背上方的动脉瘤，以及切除位于上斜坡区、小脑幕切迹的小型肿瘤。

②颞极入路：由Sano 于1980 年提出，是一个更加靠近内侧的入路。它要求在硬膜内切断蝶顶窦静脉、颞底静脉，向后上方抬起颞极，以显露岩斜区上部、同侧环池、脚池、小脑幕。但该入路易造成颞极损伤，且易伤害Labbé 静脉。Day 等提出在硬膜外经颞极入路，有效减轻了对皮层和静脉的损伤，可以显露岩斜区、视交叉后区。

③经颧弓入路：Goel 等在解剖和临床中发

现,去除颧弓可以明显减轻硬膜下入路对颞叶的牵拉,而且可以扩大手术视角,缩短手术距离。经颧弓入路除经典颞下开颅外,再打开颞下颌关节囊,离断颧弓前后根,将颞肌、离断的颧弓向前下牵拉,使中颅窝底暴露更加充分,可直达颞下窝部位。最后,可经颞极下、侧裂显露海绵窦、三叉神经根、鞍后外侧区的病损。

(2) 硬膜外入路、去除岩尖区骨质

①颞下-经小脑幕入路:1973年Drake采用颞下入路剪开小脑幕切除脑膜瘤。该入路在颞下开颅后,去除颧弓,分离颅底硬膜后磨除Kawase三角内、外侧岩尖骨质,切开小脑幕,扩大对脑桥中外部的暴露,对上岩斜区、海绵窦区显露也比较满意,但对岩斜区扩大暴露不明显,不能完全切除累及硬膜外、岩尖的肿瘤。

②颞下-岩前-小脑幕:此入路在颞下-小脑幕入路基础上进一步磨除内侧岩尖,扩大了对中斜坡区、桥小脑角内侧的显露,可以切除同时累及中上斜坡、岩尖、后颅窝、脑干的肿瘤;夹闭基底动脉末段、大脑后动脉$P_1 \sim P_2$段动脉瘤。但此入路与颞下-经小脑幕入路一样,对Labbé静脉的影响较大,且易造成听力丧失、颈内动脉及面神经损伤。

③颞下-经岩前-经海绵窦入路:此入路在颞下-经岩前入路基础上,进一步打开海绵窦后部硬膜,可以将小脑幕更多地向前翻转,扩大对斜坡的暴露,使病变的处理范围扩展到上斜坡,以及海绵窦后部(图4-8-1)。

④额颞-经颧入路:即耳前-颞下入路。该入路为从耳前下颌角向上至中线的弧形切口,皮瓣掀起后,离断颧弓,不切开颞下颌关节,作额颞游离骨瓣,磨除中颅窝底骨质,显露棘孔、卵圆孔。可进一步扩大对上斜坡、海绵窦、鞍旁的显露。但由于不磨除岩尖,对中斜坡的显露不足。

⑤颞下-耳前颞下窝入路:此入路取耳后向耳前区延伸,并至耳垂的双冠状切口或取颞-耳前-经颈部切口。主要操作步骤包括:离断颧弓(切除上颌骨髁突)、游离面神经根部、面神经移位、切除岩尖并显露岩骨内颈内动脉水平段及垂

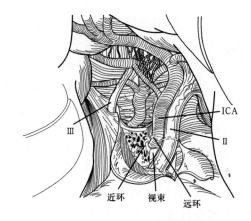

图4-8-1　颞下-经岩前-经海绵窦入路。通过磨除前床突和后床突,打开视神经管顶和海绵窦壁,剪开颈动脉环,暴露颈内动脉-动眼神经三角内结构。CN,脑神经;ICA,颈内动脉;PcomA,后交通动脉

直段、向前移位颈内动脉、解剖颈部血管神经。此入路适用于累及岩骨尖、中斜坡的病变。向前可达鞍前、眶下裂;向后可达颈静脉球、颈内静脉。在此基础上,若切断下颌神经,可达下斜坡、对侧岩尖,从而可以切除累及下斜坡、蝶骨、海绵窦下部、对侧岩尖的肿瘤。

⑥眶颧-额颞入路:切除眶上缘、颧弓、或同时切除二者时,可增加手术操作空间,扩大视角,使颅底手术变得容易。该入路是在颞下开颅的基础上,切除部分眶顶、眶外缘、颧弓,使手术视野向颅底方向扩大1～2cm,到鞍区、脚间池的手术距离缩短26%～40%。此入路适用于蝶骨翼、中颅窝底、颅眶沟通的肿瘤。

二、手术适应证

颅底凹凸不平,有多种神经及血管穿过,关系复杂,故颅底手术一直是对颅脑外科医师的挑战。由于颞叶后外侧、海绵窦、小脑幕及岩尖的阻挡,颞下入路对于颅底中线区结构的暴露是有限的。近年来随着影像学及显微外科技术的发展,使颞下入路的适应证不断拓宽。颞下入路首先把外侧裂前部的硬膜翻开,就很容易通过额下的外侧进入视交叉池和视交叉旁池释放CSF,也可以切开终板池通过第三脑室释放脑室内CSF。此时并没有全部切开同侧外侧裂。在

切除肿瘤的过程中可以反复从蛛网膜池内吸除CSF,这样就可以充分地使脑组织松弛,甚至轻轻地压迫颞叶进一步扩大中颅窝手术野。等脑组织松弛后再彻底切开硬膜,这样可避免影响颞叶后半部分大的引流静脉(Labbé静脉)回流到横窦和乙状窦。通过颞下入路可以暴露和切除颞下脑内和脑外的肿瘤,及显露大脑脚旁正常结构(图4-8-2)。通过切开Meckel's囊的硬膜就可很容易切除侵入囊内的肿瘤,同样也可切开天幕以便彻底切除幕下肿瘤。

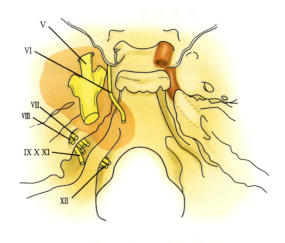

图4-8-2 颞下入路暴露的范围(阴影区)

颞下-经岩前入路早期用于切除小的内听道肿瘤,后来由于其切除岩尖、切开小脑幕后对上岩斜区有良好的显露,又被人们用于切除岩斜区脑膜瘤、脊索瘤、胆脂瘤等。颞下入路能从侧面看清动脉瘤周围的穿支血管,且手术距离缩短。该入路通过磨除岩尖、切开小脑幕,扩大了对中上斜坡的显露,可以暴露基底动脉主干末端$1\sim1.5cm$及同侧P_2段前部。因此,颞下入路主要适用于中颅窝底硬膜内和小脑幕切迹区的肿瘤,也可用于中颅窝硬膜外肿瘤,如上岩斜区、海绵窦后区、视交叉后区的肿瘤和基底动脉分叉动脉瘤的显微手术;适于上至后床突,下到Dorello's管,外达内听道的中小型肿瘤及相应的中脑、脑桥腹侧的肿瘤。位于天幕缘、岩斜区域或幕下的病变,只有通过切开天幕才能充分暴露切除肿瘤的部位。

三、改良颞下入路的手术入路特点及其优缺点

1.改良颞下入路的特点

①传统颞下经小脑幕入路是单纯幕上开颅,简便、创伤小,但由于岩骨嵴的遮挡,对中斜坡、岩骨背侧的暴露明显受限,对于骑跨岩尖的岩斜脑膜瘤切除困难,有学者采用二期幕下开颅,这无疑加剧了手术创伤与风险。颞下-经岩骨嵴入路,既保留了颞下入路的诸多优势,又通过对岩骨嵴的磨除,暴露肿瘤基底,术中及早阻断肿瘤血供,使瘤体缩小、质地变软,为肿瘤全切创造了条件,使单纯幕上开颅切除岩斜脑膜瘤成为可能。

②颞下经岩经小脑幕入路(Kawase入路),适合处理岩尖、上斜坡的病变,优点是从硬膜外接近并磨除岩尖,对颞叶牵拉轻、损伤小。但该入路通过磨除岩尖前方骨质来暴露岩尖背侧的肿瘤,视角有限,对中斜坡及脑桥小脑角外侧区暴露欠佳。颞下-经岩骨嵴入路,是从岩骨侧上方同时暴露中后颅窝的结构,仅磨除部分岩骨嵴,不需磨开内听道及暴露颈内动脉岩骨段,在减小创伤的基础上,对岩斜区,特别是对岩骨背侧区的暴露优势明显。

③乙状窦前联合入路到达岩斜区路径短、术野广,但手术创伤大,岩骨磨除的目的是打开一根骨性通道,即便肿瘤仅限于中线生长,同样需由外向内磨除岩骨,同时,受乙状窦、颈静脉球的解剖变异影响大。改良颞下入路可根据肿瘤生长部位,灵活选择岩骨嵴磨除范围,通过对岩骨嵴的磨除,增加对中斜坡、岩骨背侧桥小脑角区肿瘤的暴露,及早处理肿瘤基底,降低手术风险,且可不受解剖变异的影响,适用于切除各种类型的岩斜区肿瘤。

2.改良颞下入路的优点

改良颞下入路具有以下优点:①可在不损伤听力的情况下,获得一个到达上岩斜区和海绵窦区的通道。②在较轻的颞叶牵拉下,可获得足够的显露空间。③离断颧弓、颞肌翻向颞窝可以增加显露,骨窗更接近颅底,缩短了颅底外

侧至鞍旁的距离。对于上斜坡至后床突,下至Dorello's 管,外达内听道的中小型肿瘤及相应的中脑、脑桥腹侧的肿瘤有良好的显露。④在小的牵拉下,对后颅窝内容也有较好的视野。⑤便于切断硬膜内肿瘤的硬膜附着处及其硬膜外的供血血管。⑥便于切除硬膜外肿瘤。⑦可以与其他入路联合以进一步扩大对颅中窝外侧的显露。颞下-经岩前入路可以分别与枕下外侧入路、乙状窦前入路、耳前颞下-颞下窝入路相结合,以扩大显露,切除肿瘤。

3.改良颞下入路的缺点

①对颞叶仍然有一定的牵拉,故易造成颞叶皮层、Labbé 静脉的损伤。颞叶后部耐受牵拉的能力很差,损伤优势侧Labbé 静脉可引起严重的神经功能缺失。②岩骨内部结构定位困难,暴露不充分,术中可能损伤耳蜗、半规管,易造成听力的损伤;可导致内耳道周围神经血管的损伤且不易到达岩斜区的下部。③术中牵拉面神经,易造成术后面瘫。术中为保留面神经也会导致骨质磨除面积的减少。④术中对下斜坡显露不足。⑤距后床突较高的病变,岩骨结构对视野仍有一定的阻挡。⑥手术步骤较复杂,手术时间长。

4.与翼点入路的比较

颞下为外侧入路,是颞部开颅向下到中颅窝底的扩展。术中可将颧弓游离切断,颞肌

牵向前下方,颞窝暴露宽阔,骨瓣骨窗最低可接近颅底。中颅窝底的最低外侧骨缘至鞍旁仅20～25cm 距离,较翼点入路短,其最大的优点是可直接看到入脚间窝的穿通支。颞下经岩骨前入路可处理中上斜坡以及累及海绵窦的病变。翼点入路为前外侧入路,术中可通过打开Ⅱ、Ⅲ间隙(尤其是Ⅲ间隙)、Liliequist 膜,到达脚间窝,但此入路的手术通道狭长,且易受颈内动脉的干扰,不能看清脚间窝的穿通动脉,对脚间池的上极和岩斜区的上部也显露不良。

四、基本手术步骤

1.体位

采用仰卧位,患侧肩部垫高,头向对侧旋转60°,或取侧卧位,侧卧位适用于颈椎明显强直或短颈病人。作者采用颞下经天幕入路,其头位是头矢状位与水平位呈10°～15°,头顶最高点向地面倾斜10°～15°。

2.切口与皮瓣

常规作颞部或额颞部皮瓣和骨瓣(图4-8-3),尽量咬除颞骨鳞部直至中颅底。如病变位于中颅窝前部,应将蝶骨嵴外侧半磨去。本入路的切口为耳前倒"?"形切口,切开时要避免损伤面神经的额支。面神经额支的损伤可以导致同侧额纹消失、眼睑闭合不全、不能皱眉等,严重影响美容和表情活动。

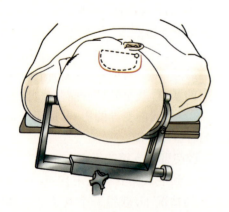

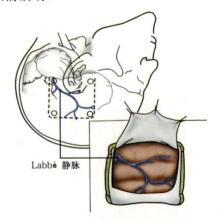

Labbé 静脉

A

B

图4-8-3 切口及钻孔。A,体位和头位,皮肤切口(红线)及骨瓣成形(虚线); B,皮肤切口(虚线)、颅骨孔与Labbé 静脉的位置关系,切口前支的下端位于颧弓中点上方1.0cm,以免损伤面神经额支。右下插图显示切开硬膜后暴露Labbé 静脉

3.骨瓣成形

采用计算机模拟技术测出离断颧弓可增加对小脑幕的显露面积约17%,去眶缘却可增加39%。一般认为离断颧弓平均可向颅底增加12°的视角。故为增大视角,术中不仅应采用断颧弓技术,

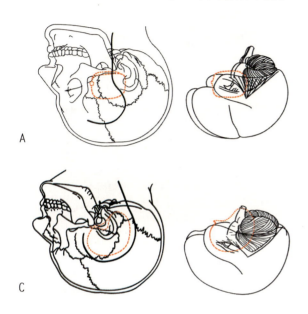
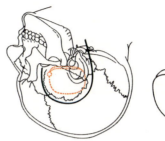
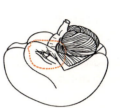

还应注意使用过度换气、滴注甘露醇、脑脊液外引流等技术使脑组织松弛,而且后者同前者一样重要。Sekhar 则认为切除棘孔以外的中颅窝骨质有利于扩大显露。颞下入路在皮肤切口和骨瓣成形上有别于颞下-幕上下联合入路(图4-8-4)。

图4-8-4 颞下入路与颞下-幕上下入路的比较。A,前颞下入路切口、骨瓣及其对应的颞叶和脑干;B,中后颞下入路的切口、骨瓣及其对应的颞叶和中脑颅内结构;C,颞下-幕上下联合入路皮肤切口、骨瓣及其对应的颅内结构

4.颅底骨质磨除

将岩骨前硬膜剥离至三叉神经节后,辨认岩前的解剖标志:下颌神经、卵圆孔、岩浅大神经、弓状隆起、鼓室盖。Sekhar 主张行硬膜内的岩骨磨除,而作者主张于硬膜外磨除岩尖,主要是考虑硬膜可作为脑皮层和脑压板之间的保护层,减少术中脑损伤和静脉损伤;同时便于辨认解剖标志,更多地去除岩骨。岩骨的磨除操作应从外向内,由前向后仔细磨除骨松质及乳突小房。在内侧应注意骨质的变化,靠近外侧半规管的骨质较致密,故应磨到致密的骨质为止。在后侧应于乙状窦膝上方保留一薄层骨质,以免损伤静脉窦。磨除岩骨外侧三角骨质,可以增加对岩尖区水平暴露的范围,并能从更低的视角显露视交叉后区,且不需切开颞下颌关节,避免了术后颞下颌关节部疼痛、张口受限。

磨除岩尖Kawase 三角的骨质的关键在于耳蜗的定位。保护好耳蜗是岩前入路的前提。Day 于1994年提出"道前三角",认为耳蜗位于内耳

门、膝状神经节、岩骨段颈内动脉膝部构成的三角外侧半的深面。在磨除岩骨的过程中,耳蜗的皮质骨与周围的松质骨密度不同,故应仔细区别,以免损伤。当岩骨气化不良时,其骨质较硬,中颅窝底表面的皮质骨和耳蜗的基底皮质之间的松质骨区界限不明显时,应注意磨除的方法和顺序。先沿上半规管与岩浅大神经连线的夹角的平分线确定并磨除外耳道上壁,外耳道长约9～10mm,外耳道底与耳蜗仅距2mm。确定外耳道底的Bill 棒位置后,再判断耳蜗的位置,磨除岩尖Kawase 三角的骨质。

5.显露肿瘤

(1)硬脑膜外显露 自中颅底轻轻抬起颞部硬脑膜,循硬脑膜中动脉至棘孔处,电凝切断硬脑膜中动脉,显露中颅底硬膜外肿瘤。分离内侧时受到穿越眶上裂、圆孔、卵圆孔和棘孔的神经和血管的限制,在棘孔内侧辨认卵圆孔及其内的三叉神经第三支(V_3)。岩浅大神经自岩骨内膝状神经节向前内方越过V_3走行在硬脑膜内,需避

免牵拉损伤岩浅大神经,但必要时可将其切断,以免在剥离硬脑膜时牵拉损伤面神经。在卵圆孔的后内方,用金刚钻磨除颅底骨质,显露岩骨内水平段颈内动脉。需注意,颈动脉管的骨顶有时是不存在的,仅为一层膜性结构覆盖。颈内动脉能被显露10～12mm;咽鼓管位于水平段颈内动脉的外侧,也应予以保护。再在卵圆孔的前内侧,探寻通行V₂的圆孔,磨除圆孔的后外侧耳蜗之间的骨质。骨切除范围:前界为三叉神经压迹,后界为弓状隆起,外侧为岩浅大神经沟,下方为颈动脉管和内听道。

剥离硬膜时应在显微镜下由外向内、由后向前进行,因岩浅大神经的走行为向前内方,且多暴露于中路窝底,与硬膜关系密切,逆行剥离易切断岩浅大神经或过度牵拉之,而致膝状神经损伤。该神经紧贴颈内动脉岩骨段的前方,是磨除岩骨的标志,且有利于保护颈内动脉,减少术后干眼症的发生。Sekhar认为,从硬脑膜外切除岩尖常受到中颅底硬脑膜的限制,因而主张经硬脑膜内切除,即先自硬脑膜外辨认清楚解剖标志后,切开Meckel腔,牵开三叉神经根和半月节,再切开岩尖处硬脑膜,磨除岩尖。岩尖磨除后,可进一步显露后颅窝和岩斜区的肿瘤。

(2) 硬膜内入路 切开硬膜,分开大脑外侧裂池(上侧裂池)、若肿瘤位于中颅窝前部,牵开额、颞叶即可显露;若肿瘤位于中颅窝中后部,则由外向内抬起颞叶即可显露外侧肿瘤;如肿瘤位于中颅窝内侧-小脑幕切迹区,可游离Labbé静脉1～1.5cm,再抬起颞叶,即可获得良好的显露;若肿瘤向后生长至桥小脑角或斜坡,则应切开小脑幕切除肿瘤。肿瘤显露后分块切除。

6.磨除岩骨嵴,切开小脑幕

(1) 切开小脑幕 颞下入路时,抬起颞叶,显露小脑幕切迹缘,沿岩骨嵴切开天幕(图4-8-5)。小脑幕切开在硬膜内进行,Day认为岩上窦切开部位应在岩上静脉入岩上窦处以内,否则会影响岩上窦的引流,造成回流不畅。将小脑幕掀向前后,可看到滑车神经入小脑幕处。滑车神经汇入小脑幕缘的点距岩骨嵴的垂直距离为4.8±

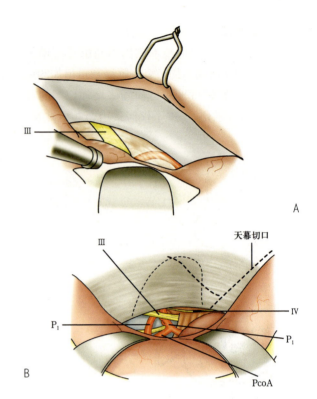

图4-8-5 切开天幕。A,右侧颞下入路,显露天幕缘;B,切开天幕

0.9mm,切开小脑幕时注意此结构的变化。

(2) 掀起小脑幕 小脑幕掀起后,可向内推移三叉神经节,在其下方磨除内侧岩尖。磨除的范围内侧可达Dorello管外侧壁,深度以岩下窦为界。磨除过程中,应从三角外侧缘向前、内、后依次进行,在靠近神经、岩下窦处应保留一薄层骨质,用尖嘴咬骨钳或针持咬除。沿滑车神经剖开其在小脑幕内走行段,可将小脑幕硬膜沿海绵窦外侧壁表面继续向前剥离,从而暴露出海绵窦后部,包括Parkinson三角。通过下压三叉神经半月节,从扩大的Parkinson三角进入海绵窦,此即Kawase所说的"海绵窦后入路"。

(3) 分离岩骨嵴表面硬膜 岩浅大神经裂孔位于岩骨嵴前方(13.4±2.3)mm,术中结扎游离岩上窦后,可在岩骨嵴前方1cm内锐性切开硬膜并予剥除,从而将内听道上嵴及其外侧的岩骨嵴完整暴露出来。

(4) 磨除岩骨嵴 岩骨嵴磨除范围具体可细分为内侧部、中部和外侧部。内侧部是指磨除三叉神经根外侧的岩尖骨质,包括部分内听道上嵴,目的是暴露脑干腹侧中斜坡结构。颈内动脉岩骨水平段基本与岩骨嵴长轴平行,二者距离(11.4±2.4)mm,耳蜗内缘距三叉神经根外缘平均距离(11.7±2.1)mm,后缘距岩骨嵴的平均距离(7.6±1.2)mm。因此,将岩骨嵴内侧部磨除范围限定在三叉神经根外侧10mm,岩嵴前方5mm的岩尖骨质,既可避免损伤颈内动脉岩骨水平段和耳蜗,又可充分显露脑干腹侧中间隙内的基底动脉、外展神经等解剖结构。若肿瘤沿岩骨背面继续向桥小脑角外侧生长直至乙状窦沟,则需考虑磨除内听道上嵴外侧的岩骨嵴,以暴露深部的肿瘤。将岩骨嵴外侧部磨除范围限定在乙状窦沟内缘向内10mm,向前5mm的岩骨嵴,既避免损伤面神经鼓室段、乳突段、鼓窦、外侧半规管等内耳结构,又可充分暴露岩锥背侧、岩骨嵴与乙状窦沟交角内的后组脑神经、椎动脉等解剖结构。岩骨嵴中部磨除的宽度是除去内侧部、外侧部各10mm的剩余部分。在颞下-经小脑幕入路的基础上,通过对岩骨嵴内侧部、中部及外侧部骨质的磨除,从鞍旁海绵窦直至后组脑神经,从脑干腹侧中线部向外直至岩骨嵴、乙状窦沟交角区的中、上斜坡解剖结构充分暴露出来。

五、手术注意事项

1.颞部骨瓣形成时的注意事项

①颞骨鳞部骨质很薄,颅内压增高时骨质更薄,钻孔时勿用力过大,以免将钻头插入脑内损伤脑组织。

②尽量咬除颞骨鳞部直到中颅底,当向前下方扩大骨窗或骨瓣翻起时应注意勿损伤脑膜中动脉。该动脉在此常走行于骨管中,如损伤出血可在电凝后用骨蜡封闭骨管;如在硬膜上损伤,可用细丝线结扎其两端或电凝止血。

③骨瓣后缘钻孔时应注意勿损伤横窦,如果乳突气房打开,应用骨蜡严密封闭,如果肿瘤位于中颅窝前部,应将蝶骨嵴外侧半磨除。

2.树立微创理念

术中始终贯彻颞叶保护的理念,以减少对颞叶的牵拉,保护脑组织。体位摆放时头顶部略下垂,骨窗下缘应尽量贴近中颅窝底,术中间断性牵拉脑组织,术前腰穿置管持续引流均有利于保护Labbé静脉,增加术野显露,预防颞叶水肿。

中颅窝底骨质中间高、四周低,外侧又有颞肌和颧弓的限制,使颞下入路的视角较低,为获得更深的视野,一般都要对颞叶进行一定的牵拉。在这种情况下,皮层毛细血管、静脉和桥静脉对不适当的牵拉特别敏感。牵拉的压力超过2.666kPa(20mmHg)可严重地影响皮层毛细血管及静脉的侧支循环,从而引起皮层或皮层-髓质的梗塞,导致永久性神经功能障碍,甚至有致命的危险。显而易见,避免术中皮层血管闭塞对显微神经外科术中的脑保护具有重要意义。为达到脑保护及皮层侧支循环的稳定性,在显微外科手术牵拉脑组织的过程中可采取以下措施:打开蛛网膜释放脑脊液后,由于重力作用造成的脑组织回缩现象,可以很容易地形成扩大的蛛网膜外层和蛛网膜下间隙,从而以较小的牵拉获得较大的外科手术通道。因此,手术早期阶段充分打开脑池释放脑脊液,是避免过度脑牵拉的重要步骤。其次,对脑肿胀和脑水肿的病人,可利用脱水药物及过度换气达到脑松弛;对伴有脑积水的病人,脑室穿刺是使脑组织自身回缩的有效方法。

3.Labbé静脉的处理及颞叶保护

颞下入路最常见的并发症是颞叶水肿,原因是Labbé静脉的损伤与颞叶的过度牵拉。如何判断Labbé静脉是否阻碍颞下入路的显露是手术的关键步骤。实践证明单干型者,Labbé静脉的完整保留,并不影响该入路的显露;多干型,且越偏前的静脉小分支往往越细,可将其中偏前的小分支电凝切断,既保证了手术区域的显露,又不会对颞叶回流产生太大的影响。强调指出,颞叶保护的思想应自始至终贯穿到手术当中。如体位摆放时头顶部略下垂;骨窗下缘应尽量贴近中颅窝底;间断性牵拉脑组织;术前腰穿置管持续引流均有利于保护Labbé静脉,增加术野显露,预防颞叶水肿。

4.切开小脑幕时注意保护滑车神经

完成鞍旁、幕孔区解剖结构的显露后，需进一步切开小脑幕，显露幕下结构。解剖观察，仅是小脑幕而无任何骨性结构遮蔽了脑干腹侧上间隙，阻碍了上斜坡、岩尖区的显露，滑车神经汇入小脑幕缘的位置点距岩骨嵴的垂直距离为4.8±0.9mm，因此，应由外向内紧贴岩骨嵴切开小脑幕，接近幕缘时弧形向后在该位置点的后方切开幕切迹。

5.磨除岩骨嵴的注意事项

切开小脑幕完成幕下肿瘤的暴露和大部分切除后，见三叉神经与面听神经之间的内听道上嵴及其外侧的岩骨嵴形似"屋檐"，遮挡了中斜坡、岩骨背侧区域，无论如何变换患者头位并调整显微镜角度，甚至牵拉小脑，对该部位的暴露都十分有限。同时，该部位恰是岩斜脑膜瘤基底所在，若能充分显露，则从鞍旁直至颈静脉孔水平以上的岩斜脑膜瘤有望通过单纯的幕上开颅加以全切。因此，岩骨嵴的磨除成为该手术的关键。

(1) 岩骨嵴内侧部磨除　该部磨除范围限定在三叉神经根外侧1cm，岩骨嵴前方0.5cm之内，既可充分暴露其深方的脑干腹侧中间隙，又可避免损伤颈内动脉岩骨段、耳蜗等重要解剖结构。

(2) 岩骨嵴外侧部磨除　磨除乙状窦沟内缘向内1cm，向前0.5cm的岩骨嵴骨质，既避免损伤面神经水平段、外半规管等结构，又可充分暴露岩骨嵴、乙状窦沟交角、岩锥背面的肿瘤。向内遇到坚硬象牙骨质时，注意避免误伤外半规管。需要指出，若肿瘤侵入颈静脉孔、下斜坡，则不宜采用本入路。

(3) 岩骨嵴中部磨除　除去内侧部、外侧部的磨除范围，剩余岩骨嵴即是中部的磨除宽度。前后磨除范围限制在3mm以内，避免损伤后半规管，又可适当增加对岩骨背面肿瘤基底的暴露。

对岩骨嵴的磨除要灵活运用，是否磨除岩骨嵴、选择哪一部位加以磨除，一定要视肿瘤具体位置判定，目的要明确，即去除岩骨嵴形似"屋檐"的遮挡，将其下方的肿瘤基底暴露出来。该入路通过对岩骨嵴的磨除，增加对中斜坡、岩骨背侧桥小脑角区肿瘤的暴露，几乎适用于切除各种类型的岩斜区脑膜瘤。

六、常用的颞下及改良颞下入路

(一)颞下-经岩骨嵴入路

(1) 手术入路的特点及适应证　颞下-经岩骨嵴入路是在颞下-经小脑幕入路基础上的改进，通过对岩骨嵴的磨除，增加对中斜坡、岩骨背侧桥小脑角区的暴露，以利于岩斜脑膜瘤的切除，适用范围广：①骑跨岩尖的哑铃型肿瘤；②以中颅窝为主，累及或未累及海绵窦的肿瘤；③以后颅窝为主，下极不超出颈静脉孔水平的肿瘤。

该手术入路的特点为：①操作简单、创伤小、安全性高；②几乎不受解剖变异的影响；③暴露范围广，前至鞍旁海绵窦，中间显露岩斜区，后下方直至颈静脉孔水平；④岩骨磨除范围小，肿瘤基底暴露好，可早期阻断肿瘤血供，使瘤体缩小，质地变软，出血减少，从而提高手术安全性。

(2) 关键手术步骤

①Labbé静脉的处理及颞叶保护：判断Labbé静脉是否阻碍颞下入路的显露十分重要。若颞叶流出端位于岩骨嵴外缘的前方，则该小分支阻碍了颞叶的抬起和岩斜区结构的暴露；反之，Labbé静脉的完整保留并不影响该入路的显露，且越偏前的静脉小分支往往越细。电凝切断该分支，既保证了手术区域的显露，又不会对颞叶回流产生太大的影响。

②切开小脑幕和磨除岩骨嵴：由外向内紧贴岩骨嵴切开小脑幕，当接近幕缘时弧形向后，在滑车神经脑池段移行为幕潜行段处（距岩骨嵴约4.79mm）后方切断幕切迹，在妥善保护滑车神经的基础上尽量暴露幕下结构（图4-8-6）。天幕切口可分为两部分：第一支天幕切口起自滑车神经入天幕缘处的后方，平行岩上窦(SPS)向外斜行切开；第二支切口垂直于第一支切口穿过岩上窦向前外侧延长到三叉神经(V₃)的外侧缘。

③岩骨嵴的磨除：磨除岩骨嵴的目的要明确，即去除其形似"屋檐"的遮挡，将其下方的肿

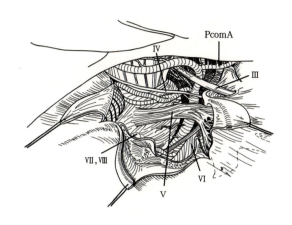

图4-8-6　颞下-经岩骨嵴入路,磨除岩骨嵴和剪开天幕后,暴露鞍后和基底动脉上斜坡段结构,包括Ⅲ～Ⅵ对脑神经

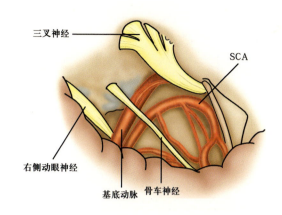

图4-8-7　颞下-经岩骨嵴入路,磨除岩骨嵴和岩尖后显露上岩斜区的神经和血管

瘤基底暴露出来。完成幕下肿瘤的暴露和大部分切除后,会发现三叉神经与面听神经之间的内听道上嵴及其外侧的岩骨嵴似"屋檐"样遮挡了中斜坡、岩骨背侧区域。因此,岩骨嵴的磨除成为该手术的关键;岩骨嵴内侧部磨除范围是三叉神经根外侧1cm、岩嵴前方0.5cm的岩尖骨质。骨质磨除的范围包括覆盖岩段ICA和三叉神经下颌支的骨质,以进一步增加显露。

磨除方向应面向后颅窝操作,一旦骨质变疏松且接近岩浅大神经时,需密切注意下方的颈内动脉岩骨段;若遇到异常坚硬的骨质,则应注意外侧的耳蜗。岩骨嵴外侧部磨除时,需注意向内遇到坚硬象牙样骨质时,避免误伤外半规管。外侧部岩骨嵴磨除及其深方肿瘤切除后,后组脑神经、椎动脉即清晰显露出来。需要指出的是,岩骨嵴外侧部的磨除难以完整显露颈静脉孔,若肿瘤侵入颈静脉孔、下斜坡,则不宜采用本入路。除去内侧部、外侧部的磨除范围,剩余岩骨嵴即为中部的磨除宽度。前后磨除范围限制在3mm以内,既可避免损伤后半规管,又可适当增加对岩骨背面肿瘤基底的暴露。对岩骨嵴的磨除一定要灵活运用,是否磨除岩骨嵴,选择哪一部位加以磨除,一定要视术中具体情况来判断。岩骨嵴和岩尖磨除后,即可清晰显露上岩斜区的结构(图4-8-7)。

(二)颞枕-经小脑幕入路

颞枕入路适用于偏向一侧的中上斜坡、小脑幕缘上下的肿瘤,包括脑膜瘤及其他性质的肿瘤。肿瘤下极在桥延沟以上,上极在小脑幕前缘。但要注意的是桥延沟以下的肿瘤,肿瘤过低,就不适宜采用此入路。肿瘤前极过高时,此切口暴露也较困难,需采用额颞切口,经颞下-经天幕入路或额颞翼点入路来完成。此入路处理后颅窝内听道附近的肿瘤时,一定要将小脑幕切开足够大,达乙状窦边缘,否则该部位肿瘤组织不能全切除。颞枕-经小脑幕入路较颞下-经天幕入路,切口更靠后,对于后颅窝的肿瘤显露更好,而颞下-经天幕入路对于中颅窝向后颅窝生长的肿瘤显露更佳。肿瘤位于优势半球者,个别患者于术后有失语的可能,但多于两周内均能恢复正常。

1.手术方法

(1)体位及切口　取侧卧位,病变侧向上。头部用头架固定,顶结节部位尽量低于耳廓根部水平下,使脑组织呈自然下垂。作颞枕切口(图4-8-8),前至发际,后至横窦中外1/3点处,上至顶结节水平。

(2)颅骨瓣成形　分开皮瓣,颞前肌肉筋膜一并切开达颧弓中点,推开骨膜,作游离骨瓣。骨瓣下极一定要与中颅窝底平行,骨缘不能有突出,否则暴露差,脑组织牵拉严重。骨板向颅底方

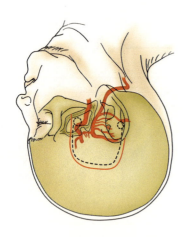

图4-8-8　皮肤切口和骨瓣(虚线)与颅内动脉血管的关系

向尽量咬除颞骨鳞部,接近中颅窝底。骨瓣成形后,悬吊硬脑膜(图4-8-9)。硬膜张力高者,可快速静滴20%甘露醇。

(3) 打开天幕　如果脑室中度扩大,可先行脑室枕角穿刺,放细管持续引流;或用脑针一次

性吸除脑脊液。待脑压明显下降后,脑表面铺明胶海绵及棉条保护,轻轻牵开颞叶,若遇到引流静脉予以电灼离断。颞后部直接引流到横窦的Labbé静脉,保留该静脉的主干;如Labbé静脉偏前影响术野者,可将其前方的小支电凝结扎。颞叶底面铺好薄海绵,避免手术时间过长而使棉条贴在脑表面造成脑挫伤。见到小脑幕缘后,锐性剥开环池蛛网膜释放脑脊液,更进一步降低颅内压。然后用自动脑板轻轻拉开固定。IV对脑神经位于小脑幕缘下,因斜坡肿瘤的挤压,常将该神经挤到小脑幕缘上或与肿瘤紧密粘连,应注意保护。平行岩骨嵴,电灼后斜行剪开小脑幕,但不宜过于贴近岩骨剪小脑幕。天幕剪开后,幕下结构则完全显露(图4-8-10)。还要注意幕下岩上静脉的处理,若肿瘤已压迫和影响岩上静脉的回流,同时又影响术野时,要早期电灼剪断,因出血后再止血很困难,也容易造成周围神经的损伤。

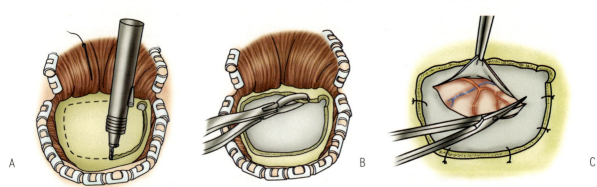

图4-8-9　颞枕入路骨瓣成形示意图。A,颅骨钻孔及骨瓣成形;B,扩大颞底骨窗;C,悬吊并剪开硬膜,翻向中颅底

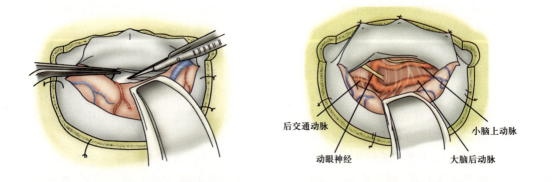

图4-8-10　颞枕-经天幕入路切开天幕,显露幕下结构。A,Labbé静脉用明胶海绵和棉片保护,在颞叶中份用自动牵开器向上牵开约1.5～2.0cm。枪状有齿镊提起天幕缘,切开天幕;B,切开小脑幕后,显露小脑上动脉和大脑后动脉正常结构

（4）肿瘤的暴露与切除 暴露肿瘤后勿急于切除，先从四周尽可能地沿蛛网膜间隙剥离开蛛网膜，将与脑干、神经、血管粘连不紧的部位分开并保护好，尽可能先离除肿瘤基底部，然后将暴露出的肿瘤表面电灼，行囊内切除（图4-8-11）。肿瘤质硬者，可用电凝边烧边剪开，使用接触性激光刀最佳，既能止血，又能很好地切除肿瘤基底，肿瘤出血就会大为减少。然后在瘤内向脑干侧分块切除，一般先切除肿瘤下极，桥小脑角处肿瘤往往因有桥小脑角池，肿瘤与小脑粘连不紧，易用棉条推开。切除肿瘤时，要保护好面听神经。三叉神经一般被推到外上方或后下方，神经纤维散开包绕肿瘤表面且粘连紧密，剥离时易损伤部分纤维。有时肿瘤表面有较粗大的

静脉引流到小脑表面或脑桥表面，要紧贴肿瘤电烧处理。脑桥与肿瘤接触面积大，受压时间长，造成血管及脑干软膜的侵及，甚至基底动脉、大脑后动脉被肿瘤包绕，术中难处理，最易造成损伤，故切除时要特别注意，以免损伤穿通血管而导致脑干供血障碍，甚至出现脑干梗死。血管周围都有蛛网膜包绕，大部分能在术中解剖分离。如果软膜被侵蚀，剥离极为困难者，也不宜勉强全切除，可剩余薄薄一层肿瘤，以避免术后有严重后果出现。这一区域的肿瘤切除要先易后难，先尽可能地离断肿瘤基底，再切除幕上部分肿瘤，然后切开天幕，分离幕下的神经和血管，最后切除幕下的肿瘤（图4-8-12）。

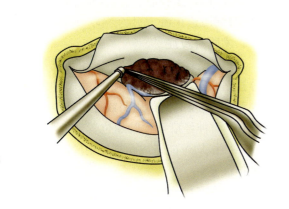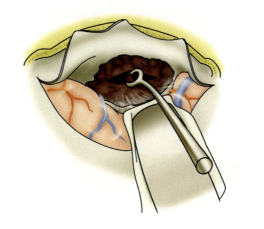

图4-8-11 肿瘤内减压。A,先尽可能地离断肿瘤的供血；B,肿瘤内取瘤,进行瘤内减压

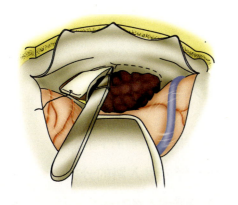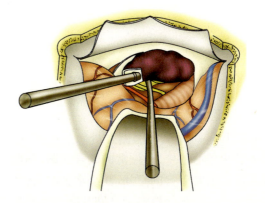

图4-8-12 肿瘤切除。A,瘤内减压后,可自后向岩嵴方向切开天幕缘显露幕下肿瘤。将棉片置放在天幕下可避免损伤三叉神经和岩上静脉。B,沿蛛网膜向外分离肿瘤与三叉神经、脑桥、面听神经

（5）清理肿瘤残腔 在肿瘤后下极及中部切除后，上极脚间池肿瘤一般容易切除。因该部位有几个较大的脑脊液池及脑血管大的返折间隙，粘连轻。先分离动眼神轻、颈内动脉，暴露清楚后用棉片保护好，再提起瘤壁切除。幕上下肿瘤切除后，牵开天幕，注意寻找隐藏在幕下的残余肿瘤（图4-8-13），以免遗漏。滑车神经入海绵窦缘的部分最易受损伤，如果肿瘤过大，保留该神经极为困难，肿瘤切除越彻底越易损伤。好在该神经损伤后的功能障碍并不严重，部分病人可无症状。当肿瘤侵及海绵窦时，处理方法取决于Ⅱ～Ⅵ脑神经的功能以及术者的临床经验。在Parkinson 三角打开海绵窦，于滑车神经和V_1之间打开硬膜，将海绵窦内肿瘤一并切除，可保存脑神经完好；如果肿瘤完全侵入海绵窦，窦内被

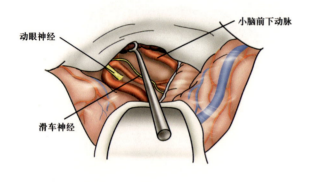

图4-8-13 幕上肿瘤切除后，再牵开天幕，最后清除幕下隐匿部分肿瘤

肿瘤充填，则没有大出血的危险，应在适合的角度暴露脑神经而加以保护，肿瘤分块切除。该部位肿瘤切除，外展神经损伤的危险性最大。因外展神经在外侧与海绵窦壁的关系不如Ⅲ～Ⅴ脑神经清楚，在此区域更要特别注意防止颈内动脉的损伤。由于肿瘤的压迫及包绕，使颈内动脉移行，尽管术前用脑血管造影显示移位的情况，术中了解肿瘤与血管的关系也至关重要。条件允许的情况下，用多普勒超声探测仪可探测血管并监测到其间的距离。对于海绵窦区肿瘤，越来越多的经验表明，在切除肿瘤的同时保护好脑神经功能是可以做到的。肿瘤切除后，基底动脉一般有痉挛，需用罂粟碱棉片覆盖。处理斜坡肿瘤基底时，要注意双侧外展神经的损伤。硬膜需彻底电烧或切除，以减少肿瘤的复发。充分止血，如有渗血，用海绵压迫止血。

2.术后并发症

（1）三叉神经功能障碍 V_1的损伤最多见，部分损伤易造成巩膜反复充血，角膜神经营养障碍性溃疡，需及时局部用药或行眼睑缝合。

（2）面神经麻痹 肿瘤位置过低，或术中牵拉、分离时，均可能造成面神经功能障碍，多在术后半年恢复。

（3）外展神经麻痹 术后出现一侧或双侧外展神经麻痹，眼球呈内收位。

（4）如肿瘤侵蚀海绵窦或颈内动脉附近，也可能出现动眼神经麻痹。

第九节 经岩骨入路

经岩骨入路即从头颅侧方进入后颅窝底，是以岩骨为中心的中、后颅窝的联合入路，利用切除乳突和岩骨获得的空间，减少牵拉脑组织。经岩骨入路可直视同侧的Ⅲ～Ⅻ对脑神经和后循环的主要动脉，可扩大术野、减少并发症，有利于肿瘤的完全切除。因此，经岩骨入路适用于中、

下斜坡，岩斜区肿瘤的手术切除。

一、经岩骨入路的分类

1.经岩骨入路的分类

临床上根据岩骨切除的部位将经岩骨手术入路分为前岩骨入路、后岩骨入路及联合经岩骨

入路。前岩骨入路主要处理岩尖和中上斜坡的病变；后岩骨入路主要处理桥小脑角和岩斜坡区的巨大病变；而各种联合经岩骨入路主要处理中后颅窝骑跨型肿瘤。如何较大限度地去除颞骨岩部的骨质，使手术获得理想的暴露，同时又尽可能地避免对颞骨岩部内及其周围重要结构的损伤是手术须要思考的问题。上述三种不同的手术入路所需磨除颞骨岩部的范围和定位标志是不同的。

(1) 前岩骨入路 颞部开颅，外耳道的前壁和耳蜗构成了术野的外侧界限。颈内动脉为术野显露的前界，术野的内侧界为三叉神经节的后缘。在颈内动脉岩骨段的后方磨除骨质，切除岩骨尖，向内扩展到斜坡的外侧部，在斜坡的外缘显露岩下窦。内耳道后壁与岩浅大神经构成角度，角的顶点骨质下方即为耳蜗。经岩骨前入路可用于局限在岩尖的硬膜外病变、岩斜区的小肿瘤，或作为处理岩斜区硬膜内病变手术的一部分。通过切除岩骨尖来扩大对岩斜坡区的显露，与以往的传统入路相比，具有无需牵拉小脑及面神经，可同时处理中、后颅窝的病变，路径较短，在切除肿瘤之前即可分离出小脑幕动脉，阻断肿瘤血运，保留听力及Labbé静脉等优点。它的缺点是操作费时费力，操作不当可能损伤Ⅶ、Ⅷ脑神经，当肿瘤过大、下极偏低时，显露仍显不足。

若与经岩骨后入路联合应用，可使术野广阔，海绵窦区至颈静脉孔的术野将更加清楚。硬脑膜外切除岩尖可以扩大额颞经海绵窦。硬脑膜外岩前入路有诸多优点：硬脑膜外操作有效地保护了潜行的(硬脑膜内)神经结构；不需要大幅度牵拉颞叶，能够保留静脉的血液回流；也不需要将脑神经或血管结构移位。其不利因素主要是该入路的暴露相当有限，在磨除骨质和分离过程中有可能伤及膝状神经节和面神经，抬起硬脑膜时通过岩浅大神经可造成面神经被牵拉损伤。

(2) 后岩骨入路 指切除后部岩骨入路。后颅窝暴露范围下至颈静脉球，上到窦硬膜角，前至面神经后迷路下部，后达乙状窦前缘，可以显露整个斜坡及鞍旁、桥小脑角区等部位。此入路扩大了对脑干腹侧结构的显露，但同时又因为乳突气房的暴露和术后硬脑膜修补困难，增加了脑脊液漏及听力损害的危险。

采用岩骨后部入路处理岩斜部病变有以下几个优点：缩短手术操作距离，可以较传统斜坡手术距离缩短；对于颞叶和小脑半球的牵拉明显减轻；避免了对重要神经血管的牵拉、移位，从侧方清楚显示肿瘤和脑干的关系，对于后组脑神经、面听神经等显示亦十分清楚；显露范围广泛，包括鞍旁、全斜坡、岩尖、桥小脑角区、枕大孔区等部位，且与其他手术入路联合应用方便，可以提供幕上下的联合暴露，进一步扩大显露范围；早期处理肿瘤的基底部，减少术中出血。

(3) 联合岩骨入路 其主要特点是联合了不同程度的岩骨切除，建立一个从后颅窝到中颅窝的手术通道。可提供更广阔的术野显露，适应于基底宽，对脑神经、颅底骨质侵犯大，同时跨越中、后颅窝的大型和巨型肿瘤，或者肿瘤已从硬脑膜下或硬脑膜外扩展到岩斜区以外。岩骨切除的范围必须根据术前影像学检查提供的相应解剖关系来决定。联合岩骨入路的主要优点是用最小的脑牵拉得到最广泛的暴露。宽大、浅在的暴露提供了岩斜区多个角度的视野。暴露范围从鞍区周围到颈静脉孔，上界通常达到后床突。

2.手术入路相关的标志点

(1) 前岩入路的标志点

①棘孔(PS)：是中颅窝硬脑膜外入路时首先要遇到的结构，其定位标志明显，通过它可以找到岩浅大神经沟和卵圆孔。棘孔位于颧弓根内侧22.7(20.0～23.9)mm，颈动脉管前外4.2(2.9～6.0)mm。

②岩浅大神经(GSPN)沟：是磨除颞骨岩部时一个相当重要的标志。GSPN沟位于棘孔后约4.8(3.9～7.4)mm。其从弓状隆起前方向前内侧延伸，朝着破裂孔的方向通过中颅窝底。当GSPN离开膝状神经节通过面神经孔到中颅窝时，在弓状隆起的内侧可见。颈内动脉岩部一般低于或平行于GSPN。沿GSPN沟向后外可以追踪到膝状神

经节,GSPN 一般先在颞骨岩部内走行约4.3mm 才到膝状神经节。

(2) 后岩入路的标志点

①岩上窦和乙状窦交汇点的骨质-岩乙状窦交叉点(PS):是磨除颞骨岩部后壁时首先要遇到的点,且位置恒定,在磨除时可以此点为基点。而且此点在硬膜上即是岩上窦和乙状窦的汇聚点,即使骨性标志被磨除,也可从硬膜上对此点进行定位。

②内淋巴囊裂(FES):是前庭小管向后下开口连接内淋巴囊的位置,而后半规管的走行几乎环绕着内淋巴囊裂,通过内淋巴囊裂不仅可以寻找到前庭小管,而且可以初步定位后半规管和总脚,在总脚结合部水平的后半规管与内淋巴囊裂的外侧缘间的距离平均是7.5(5.2～9.1)mm。

二、经岩骨入路的优点

经岩骨手术入路虽然侵袭性较大,但其目的是为了获得良好的显露,减少对脑组织和脑神经及重要血管的牵拉和损伤,以便最大限度地保护神经功能,这仍然符合微侵袭神经外科的原则。经岩骨入路以岩骨为中心进行手术设计,将中颅窝、后颅窝通过一个手术野获得全景的显露,显露自蝶骨嵴、海绵窦、岩尖至枕骨大孔和延髓前侧方的结构。该入路具有以下优点:①在所有到达岩斜区的手术入路中,经岩骨入路对颞叶和小脑牵拉相对轻微。②距岩-斜区的手术距离缩短,到达斜坡仅3cm 左右。③为岩斜区肿瘤提供良好的视野(图4-9-1),侧方显露可使术者视线直视病变和脑干的前侧面。④较早阻断肿瘤的供血,可直接显露脑干的侧方和前方、脑神经和静脉窦,并能早期阻断肿瘤血管。⑤保存Labbé 静脉等优点。

经岩骨入路适合于处理岩-斜区病变,尤其对那些基底宽、血供丰富,且同时向中、后颅窝生长的巨大病变。随着颅底外科的发展,其临床应用必将更加广泛,而明确岩骨骨质切除范围与显露程度的关系,将有利于临床选择合适的手术入路。

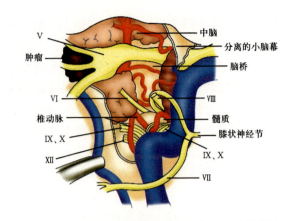

图4-9-1 经岩骨入路的毗邻解剖,这一入路提供大视野的手术显露,常用于处理岩斜区硬膜内肿瘤

三、影响肿瘤切除程度和效果的主要因素

(1) 肿瘤与脑干的关系 Kawase 将肿瘤与脑干的关系分为三级。Ⅰ级:肿瘤与脑干之间有蛛网膜下腔相隔,T₂加权像上为高信号带;Ⅱ级:蛛网膜下腔消失,软脑膜动脉常被肿瘤包裹;Ⅲ级:有瘤周脑干水肿,软脑膜被破坏。Sekhar 几乎在同时提出了类似的三期分法。按照他们的观点,Ⅰ级或一期肿瘤全切除没有困难,而Ⅲ级或三期肿瘤若勉强切除势必造成脑干挫伤,出现严重并发症,此时,应宁愿残留小片肿瘤于脑干上。对于Ⅱ级或二期肿瘤的手术态度,两位作者未作明确说明。作者认为对Ⅱ级病变应采取积极的态度。这类肿瘤虽然没有蛛网膜界面,看似与脑干粘连很紧,但经耐心轻柔的分离,仍可保持软脑膜的完整。

(2) 肿瘤与血管的关系 术前研究血管与肿瘤的关系极为重要,对于血运丰富的肿瘤则常规行脑血管造影。Sekhar 强调,若出现基底动脉分支对肿瘤的供血,提示软脑膜已受破坏,若求肿瘤全切,将导致永久的神经功能障碍。从正位上观察小脑上动脉(SCA)和小脑前下动脉(AICA)的移位方向,若这两条血管被推挤向对侧,则说明血管与脑干黏附在一起,分离肿瘤时容易保留;而当血管呈包绕肿瘤改变时,说明肿瘤已长入脑干与血管之间,从血管主干发出供应脑干的分支穿过瘤体。正常情况下,AICA在小脑中脚附近发出一些细小的桥延支,在脑桥腹外侧或桥延沟外侧部入脑干;还有一支回返动脉先行向内听道方向,又返回支配脑干。SCA在脚间窝处也发出穿通支供应中脑和脑桥。切除肿瘤时,大血管的分离并不困难,但欲保留穿过瘤体的穿通支,有相当的难度,尤其当肿瘤质地坚硬时。

(3)熟悉局部的解剖关系 颞骨岩部位于蝶骨和枕骨之间,其内含有迷路、面神经管和颈动脉管等结构,有1个底、1个尖、3个面和3个缘(图4-9-2)。

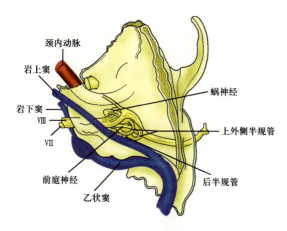

图4-9-2 颞骨上面观的解剖

四、经岩骨入路的方法

(一)前岩骨入路

1.前岩骨入路的骨质切除范围

前岩骨入路主要指通过切除岩骨尖来扩大对岩斜坡区显露的手术方法。岩骨尖切除的范围取决于肿瘤的大小和部位,且受到岩骨内结构,如耳蜗、内听道内结构、岩骨段颈内动脉及岩下窦等的限制。其切除范围局限在1cm×2cm区域。岩尖切除的最大限度是:①弓状隆起与岩上缘的交点;②弓状隆起与岩浅大神经所在直线的交点;③岩浅大神经与三叉神经下颌支的交点;④三叉神经穿经天幕的孔。即磨除前至三叉神经,外侧至颈内动脉和耳蜗,后至内听道和半规

管,上至岩上窦,下至岩下窦的岩骨,又称Kawase入路。该入路可较好地显露动眼神经至内听道之间脑干的前外侧面区域。前岩磨除的界限是:上到颞骨岩部上缘,下为颈内动脉岩部、下岩窦、耳蜗及内耳道所限,内为Dorello管所限,外为前半规管所限。

2.前岩骨入路的手术方法

(1)硬膜外分离 首先分离硬膜,切断从棘孔入颅的脑膜中动脉,给予切断。再向内分离可见颞骨岩部的弓状隆起,以后者为标志点,向前内下剥离可依次露出鼓室盖、岩浅大神经管裂孔、岩浅大神经。为更好地显露,可磨除中颅窝底的骨性突起,但注意不要破坏鼓室盖。然后再继续分离至卵圆窝处,并将岩上窦硬膜从岩骨鞘的浅沟中抬起,这样岩尖前部硬膜就被完全掀起。

(2)岩骨尖区骨质磨除 用磨钻磨除岩骨外侧、外耳道及乳突上方的疏松骨质,深度约2cm,其内侧到达外侧半规管,注意不要暴露乙状窦膝或损伤外耳道、外侧半规管。

(3)磨除Kawase三角 Kawase三角由以下四个边界确定,即岩浅大神经与V₃的交叉点、三叉神经节外侧缘与岩骨鞘交叉点、弓状隆起的轴延长线与岩浅大神经交叉点、弓状隆起的轴延长线与岩骨鞘的交叉点。进一步明确Kawase三角中内耳道的走行,上半规管位于弓状隆起的下方(有时稍有变异),其长轴与岩骨嵴垂直,且与岩浅大神经呈角约120°,此角的平分线即为内耳道。Kawase三角的磨除范围,见图4-9-3。

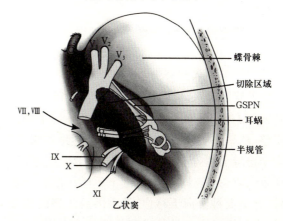

图4-9-3 Kawase入路岩骨切除范围

（4）打开内听道 用磨钻磨除上半规管上方的薄层骨质，确定内耳道的位置后，将内耳道顶磨开宽约3～4mm，可见内耳道上方的硬脑膜。这样就可磨除位于内耳门与面神经膝、上半规管之间的楔形骨质，此即Day所称"道后三角"。进一步磨除内耳道前方的Kawase三角中的疏松骨质，深度以岩下窦为准。注意操作中勿损伤耳蜗、岩浅大神经，耳蜗位于"道前三角"的外侧1/2处，后者由颈内动脉岩骨段膝部、面神经膝部、内耳道内侧壁构成。

（5）硬膜下显露 沿外侧裂弧形切开硬脑膜，并牵向前下方。切断颞底前部引流静脉，向上轻轻抬起颞叶，显露小脑幕。于小脑幕平大脑脚后外侧缘处切开，将小脑幕牵向前方，显露岩上静脉入岩上窦处，切断岩上静脉，并于其内侧横断岩上窦，再继续向前切开Meckel腔、海绵窦后外侧壁。

（6）移位半月节 将半月神经节向内侧推移，暴露其下方的岩尖内侧、斜坡骨质，用金刚钻磨除之，最内侧可达Dorello管外缘。

（二）后岩骨入路

后部经岩骨入路主要建立在乳突切除术的基础上，磨除Trautman三角，即乙状窦降段和面神经管之间的乳突皮质骨和乳突小房，下方以颈静脉球为界，上方磨除中颅窝板。后部经岩骨入路可显露滑车神经至颈静脉结节上界之间的脑干前外侧面区域，但中岩斜区的中线区域为手术的盲区。

1.后岩骨入路的分类

1994年，Spetzler等按岩骨切除的范围不同将岩骨后部入路分为三个亚型：Ⅰ型，扩大迷路后乙状窦前入路，即在骨性迷路后磨除或切除乳突，显露出乙状窦和岩上窦，保留骨性半规管完整，从幕上下联合入路；Ⅱ型，经迷路入路，即完全磨除骨性半规管，扩大操作范围；Ⅲ型，经耳蜗入路，是在Ⅰ、Ⅱ型基础上更广泛地磨除岩骨，并使面神经向下移位。其中因后两型破坏较大，术后造成永久性耳聋和前庭功能障碍，同时

还明显增加脑脊液漏的机会，故一般仅用于大型或巨型肿瘤且术前已有完全耳聋或无有效听力的患者。

临床根据岩骨后壁切除范围的不同而将后岩骨入路分为五类，即迷路后入路、扩大迷路后入路、部分迷路切除入路、经迷路入路和经耳蜗入路。与枕下入路相比，后岩骨入路增大了对脑干腹侧结构的显露，同时也因为乳突气房的暴露和术后硬脑膜修补困难，增加了脑脊液漏及听力损害的危险。临床上，此入路多与乙状窦后入路相联合，以扩大对后组脑神经及枕骨大孔区的显露。

2.后岩骨入路的优点

经乙状窦前迷路后入路是经过近百年的发展和实践而形成的一个较为理想的手术方式。该手术入路具有以下优点：

①明显缩短了手术操作距离，较传统斜坡手术入路距离平均缩短2～3cm。

②对于颞叶和小脑半球的牵拉明显减轻。

③Labbé静脉在剪开颞枕部硬膜后可以在直视下控制，而且由于脑组织的牵拉减轻，避免了对重要神经血管的牵拉、移位，减少了Labbé静脉损伤的机会。

④从侧方清楚地显示肿瘤和脑干的关系，对于后组脑神经、面听神经等显示亦十分清楚；后颅窝各脑神经都是行向外侧方，因而从侧方入路使各神经之间的操作空间较大，视野开阔，牵拉少。

⑤手术沿岩骨嵴直接到达脑干的腹侧面，脑干腹侧面存在肿瘤时，其和斜坡间距离大，切除肿瘤过程中不必过分地对脑干进行处理。

⑥手术显露范围广泛，鞍旁、岩尖、CPA区、斜坡及枕大孔区域均可得以良好的暴露，特别是在切开小脑幕后，使小脑幕可以翻转和向后牵拉，能明显改善对桥小脑角池和桥前池的显露。

⑦可以早期处理肿瘤的基底部，减少术中出血。斜坡及桥小脑角部位的脑膜瘤、听神经瘤等肿瘤的基底都在前方，从侧方入路可以早期暴露肿瘤基底部位，并能及时对其进行处理，保证术中有清晰的术野，从而减少出血和止血引起的

并发症。

⑧本手术与其他手术入路联合应用方便，可以提供幕上、下的联合暴露，进一步扩大显露范围。如与枕下入路、颞下入路、岩骨前部入路等联合应用。

3.后岩骨入路的手术方法

乙状窦前迷路后幕上下联合入路相对破坏较小，可以保存听力和前庭功能，同时显露中、后颅窝切除肿瘤，故应用较为广泛，其手术的基本方法如下。

（1）头位和切口　仰卧位，头偏60°过伸，使乳突位于最高点。切口前起颧弓中点上一横指，后至乳突尖后2.5cm，绕耳廓做"U"形或耳后问号形切口（图4-9-4），切开颞肌及枕下肌，与皮辨同翻向下，暴露出颞底与枕下颅骨及全部乳突。

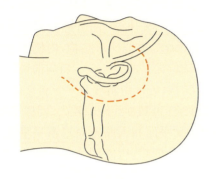

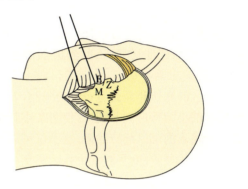

图4-9-4　后岩骨入路切口。A,皮肤切口示意图；B,皮肤切开后显露乳突（M）、颧弓根部（Z）和外耳道

（2）骨瓣成形　作幕上、下联合开颅，幕上钻4孔，幕下钻2孔，其中幕上、下各有2孔平行于横窦，锯开游离骨辨，或采用如图所示的颅骨成形术。

（3）岩骨磨除　用高速磨钻广泛磨除岩骨后部，包括乳突全切除，但要保留耳蜗、面神经管及半规管的完整性，充分暴露自窦硬膜角、岩上窦至颈静脉球之间乙状窦前硬脑膜。从后方磨除颞骨岩部，与从前方磨除颞骨岩部的范围相同，只是磨除方向相反。在磨除内耳道上方的骨质，即道上结节及其外侧的骨质时应避免损伤后半规管和前半规管所形成的总脚，通过去除这部分骨质向前可获得约9.4mm的暴露。在磨除岩部后壁过程中通过将前庭小管离断，去除后半规管后方的骨质，磨除颞骨岩部的范围明显扩大。在打开内耳道后壁时，磨除的范围为内耳道后唇到总脚范围的骨质。此段距离平均为8.1mm，磨除的深度可达内耳道的基底部。高位颈静脉球是磨除内耳道后壁的一个较危险因素。

（4）硬膜切开　平行于横窦及颞下窝切开颞部硬脑膜，在乙状窦前Trautnann三角区切开

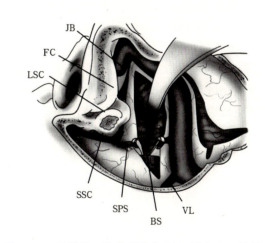

图4-9-5　后岩骨入路的硬膜内显露。岩上窦已结扎，乙状窦后硬膜也已打开，以便于后颅窝探查。SPS,岩上窦；JB,颈静脉球；LSC,外侧半规管；SSC,上半规管；FC,面神经管；VL,Labbé静脉；BS,脑干

硬脑膜，在汇入乙状窦或横窦处做岩上窦切断，轻轻抬起颞叶，平行于岩上窦切开小脑幕，将横窦、乙状窦及切开小脑幕牵向后方，暴露斜坡及斜坡旁区病变（图4-9-5）。

（5）肿瘤的显露与切除　同乙状窦前入路。

4.后岩骨入路的注意事项

（1）骨窗的确定　骨窗应当有利于手术入路的显露和操作，术后不影响美容，并尽可能地减少创伤。该手术的最小骨窗前到外耳孔后，后至星点，上平行星点和枕外隆突连线上1cm。利用这一骨窗可以显露桥小脑角及斜坡的部分区域。但由于视野狭小，术中可能须牵拉以增加术野显露，这对于斜坡中线、鞍旁和枕大孔区的肿瘤显露欠佳。

（2）硬膜切口　硬膜切口有3条：平行于横窦和颞下窝的颞枕部切口、乙状窦前的硬膜切口、沿岩上窦的小脑幕切口。这一切口对于上斜坡和枕大孔区的操作和显露有一定的限制，若在平行于横窦的小脑幕再做一切口，使两条小脑幕切口成一个楔形的可以翻转的瓣，这不仅可以增加天幕裂孔区的显露，而且对枕大孔区病变处理的操作便利许多，更重要的是乙状窦和横窦的交接处可以相对自由地向后外方移位。

硬膜切开时要注意：①切开顺序要正确。②剪开乙状窦前硬膜之前要进行充分的分离，特别是窦硬膜角和乙状窦下曲处硬膜常和颅骨粘连紧密，极易撕破。③沿岩上窦切开小脑幕时，要预先进行岩上窦结扎处理。④为防止损伤动眼神经、滑车神经和小脑上动脉，小脑幕切口应遵循天幕切开的原则。⑤若需经乙状窦后入路显露肿瘤，则应在乙状窦后缘和横窦下缘切开后颅窝硬膜，显露横窦-乙状窦交汇处。⑥在小脑幕的上下都有许多引流到静脉窦的细小静脉，在将楔形的小脑幕瓣翻转时预先电凝这些血管。

（3）岩骨骨质的磨除　经迷路后乙状窦前入路区别于其他经岩骨后部入路的最主要的方面是保留了听力。骨质磨除从Henle嵴、颞线下方的乳突窝开始，先广泛磨除骨皮质，显露气房，呈蚕豆样，并使外耳道后壁变薄，而后磨出砧骨窝。要根据不同情况选用合适的钻头，先用大钻头后用小钻；先用切割钻后用金刚钻，钻头不可过长，以防止操作时控制困难。

（4）合理利用颅底解剖间隙　进入斜坡区的手术间隙有小脑上动脉上间隙、小脑上动脉-三叉神经间隙、三叉神经-面听神经间隙、面听神经-舌咽神经间隙、舌咽神经下间隙。小脑上动脉上间隙内有大脑后动脉、动脉神经和滑车神经及小脑上动脉的主要分支，这些结构多呈平行分布，间隙较小，除病变向鞍旁（中颅窝）侵犯较多时才考虑。小脑上动脉-三叉神经其内无特殊结构，但间隙较小，且由于颞叶的阻挡，从上方观察较困难，操作也不方便，仅对上斜坡小部分区域可以利用；三叉神经-面听神经间隙面积较大，可达到100mm²，类似梯形结构，内侧小而外侧宽，平面和轴位面呈30°～45°，斜向前内下方，其内无重要结构，处理中斜坡及中下斜坡病变较为方便。面神经-舌咽神经间隙较大，同样呈类似梯形的结构，且平面和入路方向基本呈垂直，照明和操作都十分理想，可能到达各个部位，对于病变位于外展神经外侧者影响不大，如病变位于同侧外展神经的内侧，操作中极可能损伤。舌咽神经下间隙内有X～XII脑神经、椎动脉、小脑后下动脉交叉分布，可以利用的手术操作空间极小。

（5）高颈静脉球的处理　对于高颈静脉球可以磨除面神经升段和颈静脉球顶部骨质，用骨膜剥离子将带骨膜的颈静脉球和周围骨壁分离，用止血棉覆盖颈静脉球顶部，并向下推移，再用大片明胶海绵盖在上面，最后用小块骨蜡放在其上面，向后下推压即可将原高位颈静脉球占据的位置推开，暴露出内听道等结构。Saleh在600例手术病人中发现24%的患者颈静脉球相当高，4%的病例直接与内听道底相接触或紧连其后壁。高颈静脉球不仅影响手术暴露，且易损伤，引起严重的并发症，故高颈静脉球病例的处理是非常重要的。手术操作中首先用电钻磨除面神经升段骨质，磨除时注意始终保持与面神经平行方向，然后磨除颈静脉球顶部骨质。注意不要损伤起保护作用的骨膜，用骨膜剥离子将带骨膜的颈静脉球与周围骨壁游离。

（6）乙状窦前置的处理　乙状窦前置和高颈静脉球对岩骨后入路特别是迷路后乙状窦前入路暴露有明显的影响，对手术的影响主要是造成手术视野和操作空间的狭窄,有时迫使术者更换手术方案。其对策是将其窦壁全部直到窦后2～3cm骨壁咬除,暴露出后颅窝硬膜,在其上切一小口,放出脑脊液,然后将乙状窦向内后下推移,距离可达3cm。

(三)联合经岩骨入路

岩斜坡区的肿瘤可同时向海绵窦、Meckel腔、中上斜坡及枕骨大孔区浸润,由于病变巨大及该区域解剖复杂,涉及脑干、Ⅲ～Ⅻ对脑神经、颈内动脉、基底动脉及其主要分支、小脑幕切迹区结构。因此,单一的手术入路常难以获得充足的显露。

第十节 经颞骨及颞下窝入路

颞骨成对,形状极不规则,参与构成颅底和颅腔的侧壁。以外耳门为中心将颞骨分为岩部、乳突部、鼓部和鳞部。磷部包裹脑组织,乳突部由小梁构成,有不同程度的气化,含乳突窦岩部质密,包裹耳蜗、前庭、半规管、面神经管、颈动脉管;鼓室部形成鼓室壁及外听道;岩部和乳突部位于侧颅底,形成中颅窝的后界和后颅窝的前界,内含有面神经管和面神经骨内段、内耳、颈内动脉岩段、颈静脉球、内耳道及其内容物(图4-10-1)。岩部位于海绵窦的外侧、斜坡-脑干腹侧区的前外侧,从侧方进入海绵窦、岩尖、颈静脉孔区、斜坡-脑干腹侧面的手术入路均经过岩骨表面或穿过岩骨。对这种结构的详细区分是阐述经岩骨入路到达后颅窝及岩斜区的解剖基础。

一、颞下窝的解剖

见第二章第六节。

二、经颞骨的手术入路

(一)概述

经岩尖后方的手术入路有乙状窦前-迷路后入路、经迷路入路、乙状窦前-小脑幕上下联合入路等。这些入路在磨除岩尖处后表面骨质时,因损伤岩内结构,极易造成听觉障碍和面瘫。以往学者用岩骨后面的解剖标志岩上嵴、乙状窦、内耳道口、内淋巴囊盖等来确定内耳结构的位置,判断岩尖表面骨质磨除的范围。Mario以岩上嵴、上半规管和后半规管的总脚、后半规定的壶腹建立一个三角,即Mario三角。在该三角内半规管最后点以外的骨质可磨除4.2mm深,总脚表面的骨质可磨除2.7mm深,两者之间的骨质可磨除3.8mm深。

经颞骨入路包括:①局限性中颅窝内听道的暴露;②经内听道内侧到岩尖的前部岩骨切除入路到达斜坡和后颅窝前上部分;③扩大中颅窝入路,这不但可切除岩尖和内听道顶,还可根据需要切除内听道外侧之半规管、前庭、乳突

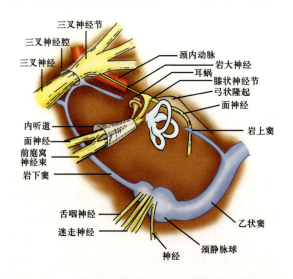

图4-10-1 右颞骨岩部内主要结构示意图(后外侧面观)

顶、鼓室和颞骨后面；④颞下、耳前、颞下窝入路，暴露中颅窝和颞下窝，还可根据需要暴露岩骨内颈内动脉、岩尖、翼腭窝和眶壁。

(二)常用的经颞骨入路

1.中颅窝入路(经岩前部入路，扩大中颅窝入路)

中颅窝入路指经过三叉神经腔至弓状隆起的所有中颅窝底后部的入路，包括Kawase入路和扩大中颅窝入路。在中颅窝的后部，三叉神经节和弓状隆起是最重要的标志结构。中颅窝入路到达内听道的手术通常用于肿瘤大部分在内听道以内以及有可能保存听力的小肿瘤，手术切除耳及颧弓以上的颞骨，从上方到达内听道将颞叶下硬脑膜抬高，直到辨认弓形隆突和岩大神经。当从中颅窝底分离硬脑膜后应记住膝神经节骨质可能部分或全部缺失。膝神经节完全被骨质覆盖，但没有骨质覆盖于岩大神经之上，岩大神经被骨质覆盖的最大长度为6.0mm。有一半以上样本的岩大神经被骨质覆盖不到2.5mm。

在中颅窝底部可见两个骨性突起，较近的突起是弓状隆起，较远的为岩尖突起。弓状隆起是从中颅窝寻找内听道最好的解剖学标志之一。内听道正好位于弓状隆起的内侧。面神经在弓状隆起的前内侧形成膝状神经节，因此，在磨钻岩骨时应避免损伤它。两个结构之间可见一凹陷，凹陷的底有两个岩沟，岩大神经、岩小神经、岩动脉和鼓室动脉从中通过。由于岩大和岩小神经与外侧的面神经膝状神经节相连，牵拉上述神经可引起面神经瘫痪。颈内动脉的岩段离开破裂孔后正好走行于三叉神经节的前方(图4-10-2)，覆盖于颈动脉管内侧面的骨质缺失可使颈内动脉直接毗邻三叉神经节的下面或外侧。在Kawase三角区内没有重要结构，磨除三叉神经外侧的岩骨，可暴露颈内动脉的岩骨段。

2.颞下-经岩前入路

该入路通过颞骨切开向下延伸到中颅窝底，小心地从中颅窝底抬高硬脑膜以暴露脑膜中动脉。向岩嵴抬高硬脑膜以暴露后方的弓形

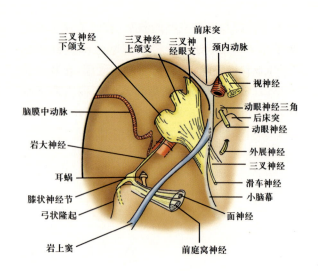

图4-10-2　岩骨嵴附近的结构

隆突和岩大神经。耳蜗及内听道前壁构成经岩尖暴露的外侧极限，内听道上壁之上的骨质层平均5(3～7)mm厚，磨除后可以改善暴露岩骨颈动脉的前部极限。去除中部骨质的极限为三叉神经所在的Meckel腔，在岩骨颈动脉之后通过耳蜗内侧及三叉神经之下的岩尖磨除，去除岩尖直到斜坡外侧以暴露斜坡外侧缘的岩下窦，需小心避免损伤经过岩斜裂上缘的Dorello管中的外展神经。从三叉神经压迹到内听道后壁骨质切除的平均宽度为13(9～14)mm，从三叉神经节到岩斜裂暴露的平均深度为13(9～17)mm，耳蜗位于中颅窝底之下近岩尖处由前部岩大神经和后部听道形成的夹角之内。在去除骨质之后，在三叉神经外侧截断岩上窦，然后朝向三叉神经下缘之上和内听道之下外进行。为了到达脑桥前面，视野必须从内听道之外到其内，如果联合采用额颞颅骨切开及颧弓切除，可以增加通过岩骨切除的视野角。

颞下-经岩前入路经过颞部开颅硬脑膜外切除前部岩锥，可以联合采用颧弓切除以到达中颅窝底，岩尖部骨质去除区域从耳蜗和内听道内侧到岩尖和岩斜连接处、从岩骨嵴向后到颈动脉管前，它需要明显的颞叶回缩，但通过额颞开颅及颧弓切除可以减少回缩。尽管在岩骨只有一个小的骨窗，但通过分开小脑幕邻近部分结构可以

扩大暴露范围,通过这条径路可以到达斜坡及脑桥前外侧面及海绵窦邻近结构,确认面神经、前庭蜗神经、三叉神经和外展神经,岩骨内颈内动脉会限制手术视线及到达岩斜区下部,但前移动脉则可以克服以上限制。术中移动三叉神经改善暴露,提供了切除从三叉神经水平到枕骨大孔硬脑膜外病变的一条路线。

3.乙状窦前幕上下联合入路

乙状窦前幕上下联合入路以乳突为中心,进行不同程度的乳突和迷路切除。最低程度的乳突切除只能暴露乙状窦前硬脑膜,打开乙状窦之前硬脑膜,可以暴露桥小脑角、幕上及幕下之硬脑膜、横窦及横窦与乙状窦的移行处。Traumam三角则在听囊外侧区暴露。沿颞部骨窗下缘剪开硬膜。在乙状窦的前方,即Trautmann三角内,纵向剪开硬膜并向上延伸,越过岩上窦与幕上硬膜切口汇合。结扎并切断岩上窦,从岩上窦断开处向前内于岩嵴和岩上窦前部后缘并与之平行剪开天幕,直达天幕切迹。手术入路的要点在于保护好Labbé静脉及避免颞叶过度牵拉。这个入路主要优点在于到达斜坡病变距离短而且可以从多个角度对此区域解剖分离,可以到达一侧的Ⅲ~Ⅻ脑神经及后循环主要动脉。其主要缺陷在于解剖变异限制通过Trautman三角和迷路的暴露范围。详见本章第十一节。

三、颞下窝入路

颞下窝入路及其变型是颅底常用的侧方入路之一,主要应用于侵及或破坏侧颅底的病变。Fisch首先介绍了应用颞下窝入路治疗迷路下、岩尖及周围部位的病变,并将其分为三种基本入路。

(1)A型入路 包括局部乳突切除,面神经前置移位。此入路可暴露颞下窝后部,而且颈部切口允许进入颈静脉孔区和岩段颈内动脉垂直部。通常用于治疗C型和D型颞骨球瘤,对于侵及此区域的囊腺癌、岩骨胆脂瘤、黏液上皮样癌也可采用。

(2)B型入路 可暴露岩尖、斜坡和颞下窝上部。其适应证包括斜坡脊髓瘤、皮样囊肿和岩尖表皮样囊肿。

(3)C型入路 暴露范围比B型入路更靠前,可以暴露鼻咽、翼腭窝、咽鼓管、鞍旁、蝶窦、上颌窦。其适应证包括咽鼓管口周围广泛的鳞状细胞癌、囊腺癌和鼻咽部血管纤维瘤。

颞下窝入路的主要优势是广泛暴露颅底病变,并能完全暴露和保护颅内动脉,通过面神经移位而保护面神经。此入路的缺点是会造成永久性传导性听力障碍。

颞下-耳前-颞下窝入路是经颞下窝和中颅窝到达耳蜗内侧岩骨前面及岩斜区手术入路,有作者称为D型颞下窝入路。该入路模仿B和C型颞下窝入路,用于切除涉及岩尖、斜坡、海绵体的病变,但不横断中耳和磨除乳突。1987年Sekhar等模仿Fisch的颞下窝入路,采用颞下-耳前-颞下窝入路这一手术方法处理位于岩斜区硬脑膜外的病变,这一技术提供了颞下窝充分的暴露,可直接经岩骨前方到达蝶岩斜区,切除中颅窝底,中、上斜坡和岩尖处以及侵及海面窦外侧的病变。耳前-颞下-颞下窝入路对于切除岩尖和中、下斜坡的病变是理想的,应用指征是在岩骨前下方硬脑膜外广泛生长的大型肿瘤,如岩尖表皮样囊肿、软骨肉瘤、脊索瘤等。对比Fisch的颞下窝入路,此入路的优势包括术后面神经麻痹的减少,大都避免了听力传导系统的损害,并减少了手术时间。此手术入路也被称为中颅窝底-斜坡入路,Hakuba把此入路扩大、改良,称为扩大的中颅窝入路。该入路既可联合基本的经额入路,又可联合经岩入路及远外侧经髁入路,亦可同时与上述两个入路联合使用。该暴露区的上界为Meckel腔,后界为耳蜗及内耳道,内界为Dorello管,下界为舌下神经管。Sen(1990年)认为该入路适合硬脑膜下脑干腹侧病灶的切除。该方法也可有效地扩大颞前-经海绵窦入路对斜坡下段的暴露,切开硬脑膜则暴露延髓上部和脑桥下2/3的前及外侧的结构。此入路主要目的是通过将颈内动脉从颈动脉管内外移而进入到颈内动脉内侧区域。理论上此入路可以保护中耳功能,然而,咽鼓管不可避免的牺牲导致继发性中耳炎,将妨碍中耳功能。但该入路不适合用于已向外侵犯到内耳门或者颈静脉孔的肿瘤。

1. 入路的操作要点

切口的开始部分与颞前入路相同，在发际内从近中线弧线（相当于星点）至耳屏，然后绕

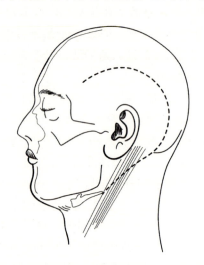

图4-10-3　颞下-经颞-颞下窝入路到达后颅窝皮肤切口，在耳廓后做"C"形切口，起于翼点，向后上延伸3～4cm，沿胸锁乳突肌弧形向下止于下颌角水平

皮瓣和腮腺向前牵开，在茎乳孔处游离出面神经，连同腮腺一起游离。游离腮腺是为了避免牵拉面神经。切断颧弓可进一步向下牵拉颞肌。向前移位下颌骨髁或者切除之，解剖高位颈区，仔细分离出Ⅹ、Ⅺ、Ⅻ脑神经以及颈内动脉、颈内静脉。如要暴露岩尖及颞下窝上部，可将切口向下延伸到耳屏下区域；如果需要分离颈部，还可将切口延伸到上颈部，将皮瓣从其下组织分离并翻向前，在茎乳孔处确定走向腮腺面神经及其主要分支，将腮腺从咬肌筋膜分离，以避免在茎乳孔处对面神经牵拉过度，将含有面神经上部分支的颞浅筋膜从颞肌分离并向前返折，以避免暴露颧弓时损伤面神经到额肌的分支，在颧弓前后端连接处将其分开，并将颞肌连同其上的颧弓向下翻折。颞下开颅、乳突和颞骨岩部切除后，磨除了中颅底骨质，完全暴露颞下窝，显示上横窦、乙状窦和岩上窦，以及窦膜（Citelli）角（图4-10-5）。

颅骨成形，范围包括关节窝和颧弓的根部。

过耳廓，在其下方止于胸锁乳突肌的前缘（图4-10-3）。皮瓣的上部在两层筋膜之间分离。皮瓣和颞肌向前牵开，胸锁乳突肌向后牵开。外耳道在软骨和骨性部分交界处离断，外翻缝合外耳道皮肤（图4-10-4）。

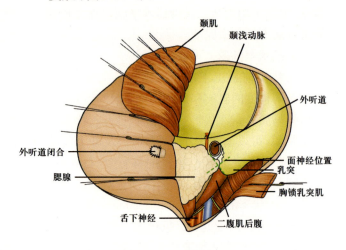

图4-10-4　牵开皮瓣和颞肌，离断外耳道并外翻缝合。沿外耳道软骨与乳突尖的垂直线（虚线）可以定位面神经主干

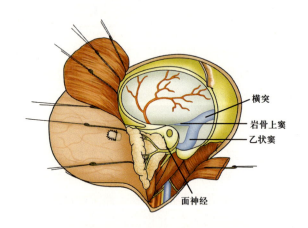

图4-10-5　暴露颞下窝，显露上横窦、乙状窦和岩上窦以及窦膜角

切除蝶骨大翼，暴露V_2、V_3的外周部，打开眶上裂。从中颅窝底抬起硬脑膜，从棘孔处暴露和切除脑膜中动脉，从而暴露弓形隆突、卵圆孔。可横断岩浅大神经以避免牵拉面神经，去除眶上裂外侧和下面以及卵圆孔外缘的中颅窝底，以暴露颞下窝内的结构。切除咽鼓管和鼓膜张肌，磨开颈

内动脉管,暴露颈内动脉岩骨段(图4-10-6),将血管向前牵拉。去除下颌窝内侧骨质以暴露咽鼓管和鼓膜张肌,继续向下磨除骨质,以暴露岩骨颈动脉升部。在颈动脉入口处,它为一致密的纤维软骨环绕,将颈动脉向前移位。去除沿岩骨嵴质硬的皮质骨而到斜坡区松脆的松质骨,暴露的区域:上界为Meekel腔,外界为耳蜗及内听道,内侧为展神经在Dorello管内的一段,下界为舌下神经管。打开硬脑膜可以暴露上延髓及下2/3脑桥的前方和外侧的结构,分开小脑幕可以到达上部斜坡区。在卵圆孔之上分开V₃可以暴露颈动脉岩部和海绵窦部连接处及海绵窦下外侧结构,继续向前可以暴露翼腭窝咽旁间隙、外侧上颌骨及眼眶。打开枕骨大孔外侧,结扎岩上窦和乙状窦,内侧暴露斜坡外下部分(图4-10-7)。完全磨除面神经管,将面神经向前移位,可暴露同侧整个脑干、Ⅲ~Ⅻ脑神经、斜坡、椎-基底动脉和枕骨大孔外侧。这一入路很容易在没有增加创伤的前提下,缩短了手术路径,从而可以做到直视下轴性分离脑干和神经血管结构。另外,这一入路可以早期阻断血供丰富的肿瘤的血运(图4-10-8)。

2.该入路的评价

该入路的优点远大于其缺陷,在保留听觉器官的同时提供了海绵窦后部和岩尖内侧区的充分暴露。除非牺牲听力,使用其他后外侧入路不可能得到上述区域足够的暴露。其主要优点是

不需要牵拉脑组织就可以暴露脑干腹侧及中下斜坡,能够直接观察后组脑神经的内侧而不需要在它们的间隙内操作。通过该入路很容易与额

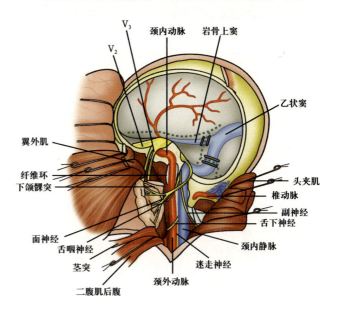

图4-10-7 颞下-经颞-颞下窝入路硬膜下暴露后颅窝解剖结构。结扎岩上窦和乙状窦,剪开硬脑膜(虚线),内侧暴露斜坡外下部分。胸锁乳突肌和头夹肌离断向后牵开,颈部暴露颈内动脉和颈内静脉、面神经、舌咽神经、迷走和副神经及舌下神经

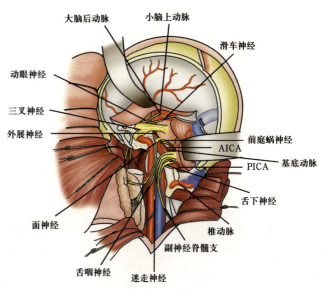

图4-10-8 移位面神经,暴露同侧整个脑干、Ⅲ~Ⅻ脑神经、斜坡、椎-基底动脉和枕骨大孔外侧

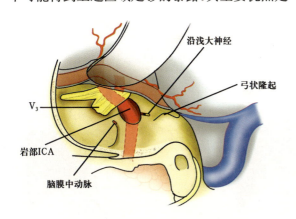

图4-10-6 上抬中颅底硬膜,显露V₃;磨除颈内动脉导管,显露颈内动脉岩段

颞-经海绵窦入路联合应用,切除向前侧生长的肿瘤。Sekar 等认为颞下-耳前-颞下窝入路的优点为可从脑神经的内侧显露中、下斜坡,而不必牵拉脑组织,也无损伤听力之虑。但其缺点是必须失去一侧下颌骨的髁状突并伤及颞下颌关节,从而引起张口困难或咬合交错;还可发生脑脊液漏,继发颅内感染,一般需要带蒂组织修补,包括运用游离肌瓣。该入路不能暴露桥小脑角和延髓小脑角,这一缺陷限制了它应用于向外侧侵犯的病灶。另外,有可能在颈静脉球周围损伤后组脑神经。面神经对分离和牵拉的耐受性较差,术后可能出现面瘫。

第十一节　经岩骨乙状窦前入路

一、乙状窦前入路的显露范围和适应证

1.乙状窦前入路手术显露范围

用脑压板牵开乙状窦、后颅窝的硬脑膜及小脑组织,向内直视Ⅶ、Ⅷ和Ⅴ脑神经,内耳道口,小脑上动脉的脑桥外侧段及脑桥的腹外侧;向下方可见到Ⅸ、Ⅹ、Ⅺ脑神经,小脑后下动脉的延髓外侧段及延髓中上段的外侧面;经过Ⅸ、Ⅹ、Ⅺ脑神经可见到Ⅻ脑神经及枕大孔,但此时对小脑组织的牵拉较重。经过Ⅶ、Ⅷ和后组脑神经间可见下岩斜区的腹侧及桥延沟;经过Ⅶ、Ⅷ和Ⅴ脑神经之间可见到展神经和小脑前下动脉;经过三叉神经上方牵开小脑幕可见上岩斜区、Ⅳ脑神经,向内可见动眼神经、小脑上动脉、大脑后动脉、基底动脉头端和后床突,但此时对颞叶的牵拉较重。总之,乙状窦前入路能较好地暴露从鞍背到中斜坡及相应的从中脑至延髓中上部的脑干前部区域,包括Ⅴ、Ⅷ～Ⅹ脑神经起始部区域,提供到达岩骨斜坡区的宽阔视野,广泛用于岩骨斜坡各种肿瘤的切除(图4-11-1)。

2.乙状窦前入路的适应证

斜坡和岩尖病变根据主要侵及的部位不同,可分为三类:

①位于鞍背、蝶窦后壁及岩尖部至内听道水平的病变。该部位肿瘤,适宜于经颅-眶-颧骨或者扩大的中颅窝入路。

②蝶-枕软骨结合部至颈静脉孔平面的病变,最适合于经岩骨(侧方乙状窦前)或经颞骨入路。乙状窦前入路是适合安全到达岩斜区的入路。此入路可保持硬膜窦完整,在减少颞叶牵拉

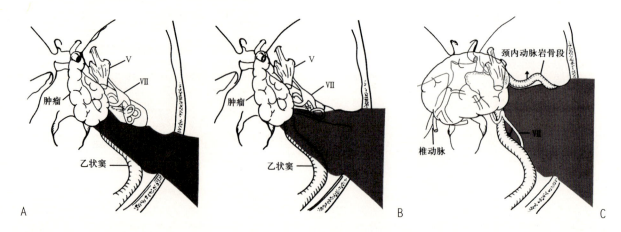

图4-11-1　乙状窦前入路骨切除示意图及其显露的区域。A,迷路后入路;B,迷路后部分迷路切除;C,岩骨完全切除入路

的同时避免切除小脑和进入中耳的骨迷路,同时可保留乙状窦、Labbé 静脉和基底静脉及保存听力,缩短到达岩斜区距离和提供多角度暴露。适用于切除中、上斜坡区以上的岩斜区肿瘤及骑跨中、后颅窝范围较大的肿瘤。此入路不仅适用于起自岩斜区的肿瘤,也可用于其他区域累及到岩斜区的肿瘤。其缺点是手术操作可被下方颈静脉球阻挡。

③下斜坡至枕骨大孔前缘处的病变,最适合经髁入路。因此,乙状窦前入路的手术指征是以天幕切迹外侧部为中心,并扩展至中、上斜坡的占位等。

二、乙状窦前入路的分型

Spetzler 将乙状窦前入路规范化并根据岩骨磨除的程度将该入路分为三个亚型,即保留听力的乙状窦前迷路后入路、不保留听力的乙状窦前经迷路入路和面神经移位的乙状窦前经耳蜗入路。

1.乙状窦前入路的类型

(1) 乙状窦前迷路后入路　1988 年Al-Mefty 等详细论述了经岩骨入路(乙状窦前迷路后入路)的操作技术,此后切除岩骨后部不同范围的乙状窦前入路逐渐成为处理中、上岩斜坡区复杂病变的主要入路。该入路在保留听力的前提下行颞骨岩部切除。乙状窦前迷路后入路的暴露范围与乙状窦后入路相比,除了术野深度缩短外,对扩大桥小脑角结构特别是脑干面的面听神经根、绒球、第四脑室侧孔暴露明显改善,对前方的三叉神经根与脑桥连接部暴露也很满意。但此入路对暴露岩斜面而言,存在两个明显的盲区,一是岩尖内侧面受到半规管的限制,二是斜坡中部和同侧部分脑干面仍然无法直视。扩大迷路后入路即在骨性迷路后磨除乳突显露出乙状窦和岩上窦,保留骨性半规管完整,在骨性迷路前磨除岩骨显露出岩骨内颈内动脉水平段,该方法偏重于显露桥小脑角,优点是保留听力。

乙状窦前迷路后入路在磨除岩骨时,应注意以下几个的问题:①确定中颅窝底和乙状窦前缘位置,确定方法如前述;②中颅窝底和乙状窦表面骨板先磨薄,待乳突内结构均磨出后再折断取出,以保护乙状窦和硬膜内结构;③磨除乳突时,先浅浅地磨削出磨除范围后或磨除乳突表面皮质骨后,宜先从外耳孔上缘中点略靠后向深部磨,特别是在乳突气化不良时,这样容易先磨出鼓窦,使术者容易快速定位外侧半规管和面神经垂直段上端;④采用此入路,颈静脉球没有必要完全磨出,只需将其表面的骨板充分磨薄,隐约可见即可;⑤颈静脉球的后下缘与乙状窦交界成角处应磨开,在剪开乙状窦前硬膜时下界才能到达此转角处;同样在乙状窦后缘枕骨应咬至颈静脉球起始部,这可使乙状窦向后牵拉时范围最大化且不容易受枕骨挤压;⑥面神经管垂直段轮廓化,但不必暴露面神经,特别是外半规管前下缘的隆起处;⑦边磨乳突后壁边轻轻分开硬膜,注意前庭导水管外口位置,防止损伤;⑧乙状窦前硬膜应自上部剪开,下部剪开时尽量靠近乙状窦边缘,防止损伤内淋巴囊。

经乙状窦前迷路后入路,具有以下几个优点:①明显减少手术操作距离,手术操作距离可缩短2 ～3cm;②手术操作靠近侧面,一般取头偏健侧60°、过伸位,从而使术中对于脑组织(包括颞枕叶和小脑),特别是小脑半球的牵拉明显减少,防止术后因牵拉而发生脑内血肿和脑组织的水肿,避免了术后小脑性缄默的发生;③Labbé 静脉在剪开颞枕部硬膜后可以在直视下控制,而且由于脑组织的牵拉减轻,减少了损伤此静脉的机会;④后颅窝各脑神经都是行向外侧方,因而从侧方入路使各神经之间的操作空间较大,视野开阔,牵拉少,误伤机会明显减少;⑤术中直接到达脑干的腹侧面,在有脑干腹侧面肿瘤时其和斜坡间距离大,切除肿瘤过程中不必过分地对脑干进行处理;⑥手术显露范围广泛,鞍旁、全斜坡及枕大孔区域均可得以良好的暴露;⑦斜坡及桥小脑角部位的脑膜瘤、听神经瘤等肿瘤的基底都在前方,从侧方入路可以在暴露肿瘤后较早期地对基底部位进行处理,从而减少出血和止血引起的并发症;⑧本手术和其他入路,如枕下入路、颞下入路、岩骨前部入路等可以联合应用,特别是术中暴露欠理想时,临时改用或联合这些入路并不增加更多的开颅操作。

(2) 乙状窦前经迷路入路 为更加广泛地暴露斜坡或岩尖区,可完整地磨除骨性半规管。经迷路入路则是在牺牲听力的前提下进行颞骨岩部切除,即完全磨除骨性半规管,该方法对岩斜区显露较前充分,但需牺牲听力,而且术后脑脊液耳漏机会增加。乙状窦前经迷路入路的暴露范围,较乙状窦前迷路后入路有质的进步。由于内听道270°轮廓化,其内结构可充分暴露,岩尖部内侧面在稍牵拉乙状窦和小脑后可以直视。同时,同侧斜坡中、上部,脑干小脑面,桥小脑角区均无观察死角,对基底动脉、小脑下前动脉的起始部观察均非常好。

乙状窦前经迷路入路在磨岩骨时,应注意以下几点:①磨除迷路、前庭、内听道时,留一层薄的骨板在内听道表面和后颅窝硬膜外,这样可防止损伤软组织;②面神经管垂直段轮廓化后,进一步向深部的磨除应向前方扩大,这样才能充分暴露颈静脉球,这对于高位颈静脉球时磨除内听道下壁非常重要;③颈静脉球应暴露,在磨内听道下壁时,可能需要将其保护并下压,以充分打开内听道下壁;④内听道应充分轮廓化达到270°;⑤剪开乙状窦前硬膜,应从乙状窦前硬膜下部开始,若在乙状窦前硬膜上部和中部开始,有损伤岩静脉、面神经、蜗神经和小脑下前动脉的危险;⑥当硬膜瓣向后牵开时,此瓣会靠近压迫岩上静脉,有时此静脉被向后牵拉,可能在进入岩上窦处被撕裂,应注意保护。

乙状窦前经部分迷路入路,由于去除了半规管和内听道上嵴的阻挡,岩尖内侧面和中斜坡硬膜面均可直视,其观察岩斜坡面与脑干面的视野和视角,仅略差于乙状窦前经迷路入路。该入路属于保留听力的乙状窦前入路,在磨岩骨时应注意以下3点:①充分暴露三个半规管后,在中、后颅窝硬膜之间将前、后半规管磨除,直至岩尖;②以水平半规管长轴向后延长线,确定前庭导水管和内淋巴囊的位置,不必打开,在实际手

术中如损伤需填塞;③与迷路后入路相似,颈静脉球没有必要完全磨除,颈静脉球的后下缘与乙状窦交界成角处应磨开,面神经管垂直段仅轮廓化,乙状窦前硬膜剪开不能损伤内淋巴囊。

部分切除迷路经岩尖入路,既能充分显露岩斜坡区病变,又可保留患者有效听力,还不受高位颈静脉球的影响,兼具乙状窦前迷路后入路和经迷路入路的优点,同时克服了其不足。

(3) 乙状窦前经耳蜗入路 在经迷路技术的基础上,更加广泛地磨除岩骨,显露颈内动脉、面神经,并使面神经向下移位,即经迷路耳蜗入路。该入路是在上述两型的基础上更加广泛地磨除岩骨并使面神经向下方移位。通过移位面神经,达到最大限度地切除颞骨岩部。通过最大限度地切除颞骨岩部,实现了不牵拉脑组织而良好显露岩斜坡的效果。该操作有牺牲听力、增加术后面瘫的危险。

乙状窦前经耳蜗入路,在磨岩骨时应注意以下几点:①面神经移位应在全程充分轮廓化并切断其分支后才能移位,以防止牵拉性损伤。因此,在游离膝状神经节时,需先从中颅窝方向于硬膜外切断岩大神经;②即使是在乳突气化不良、骨质较硬的标本,也可见岩尖部松质骨很容易磨除,在面神经移位和磨除耳蜗后,岩尖外侧的皮质骨即颈内动脉岩骨水平段的骨鞘,由于钻磨方向是以钻头外侧磨削,且颈内动脉表面有厚而韧的硬膜,故不容易出现颈内动脉损伤;③岩尖的皮质骨,如果没有磨除到很薄则非常难以取出。因此,应逐渐更换更小的钻头充分磨薄,再折断取出;④岩尖磨除范围,内侧上至岩上窦和三叉神经下缘,下至岩下窦,外侧暴露颈内动脉岩骨水平段,前界接近或暴露颈内动脉后升段;⑤外听道应切断封闭,将骨性外听道上、后、下壁摘除,以向前扩大术野,增加对斜坡面和脑干面的观察角度。

2.乙状窦前入路亚型的选择

在术前决定是否采用乙状窦前经岩骨入路时,必须认识到此入路不同亚型的暴露程度。Horgan等的解剖研究表明,如果以经耳蜗入路

对岩斜坡面暴露范围为100%,则迷路后入路、部分迷路切除入路和经迷路入路的暴露范围分别为21%、89%和94%。

单纯迷路后岩骨切除,不能真正暴露岩斜坡区。此入路通过岩骨暴露桥小脑角的前方视线受到迷路(半规管)的限制。由于内听道口两侧的岩骨后面并非水平(特别是受内听道上唇的影响),且从迷路外侧至实际的斜坡中1/3之间的岩骨后面存在陡峭的下降,故岩尖内侧面和斜坡中部存在明显的盲区,对脑干面的直视观察也限于其外侧面,前面无法直视。在尾侧,手术通道受颈静脉结节和颈静脉球的限制,任何低于颈静脉结节的区域均不能暴露。

三、乙状窦前入路的手术基本步骤

乙状窦前入路的核心是围绕外耳道以岩骨为中心,目的是处理岩斜区为主的病变。本入路需要较广泛地将乳突和颞骨岩部骨质大部分切除,向下显露乙状窦至颈静脉球,主要适应于中脑、脑桥上部腹外侧区域病变。以面神经管和外侧半规管作为骨质切除的前方界限,平行于乙状窦前切开硬膜,切口从颈静脉球到岩上窦,可能损伤内淋巴囊,为保持听力应详细分离位于后半规管下缘后方的内淋巴囊,切口抵岩上窦时,夹闭并离断该窦,平行于颞骨岩部向内侧切开硬膜,通过小脑幕切迹。

1.麻醉与监测

麻醉剂的选择应防止颅内压增高和维持充分的脑灌注压,术中注意维持正常血压,避免低血压;采用脑干诱发电位的监测,同时须监测面神经的功能。

2.体位

插管全身麻醉,病人取仰卧位,患侧肩部垫高,头转向健侧45°~60°(图4-11-2A),须注意避免对侧的颈静脉受压。头顶部向下倾斜,抬高头与躯干20°~30°,使乳突与地面平行,而岩骨基底部位于手术野最高点。或取侧卧位,顶部稍下垂以使岩骨基底部位于手术野最高点。术中通过变换手术床的角度和依靠调节显微镜向两侧和上、下移动,以保证术者获得最佳的手术视野。

3.手术切口

采用患侧围绕耳廓经耳上至乳突下1cm的小问号形切口或反问号形切口(右侧)。手术切口起自耳前1cm颧弓处,向上环绕耳廓经耳廓上3~4cm,向后达乳突后1cm(图4-11-2A),在颧弓根后直线5~6cm处弧形走向乳突,止于乳突下方发际内、下颌角下方的皮纹处。这种切口有利于向内下方牵开胸锁乳突肌和枕项部肌群,方便后颅窝的操作,尤其有利于磨除颈静脉球上方的骨质;可以充分暴露颞底和枕后外侧,重要的颅骨外表面标志也暴露出来,有利于骨窗的设计。如需要扩大暴露范围,可将切口后边向后方延伸。对于巨大、累及中后颅底的岩斜区肿瘤,可联合眶颧入路(图4-11-2B)。

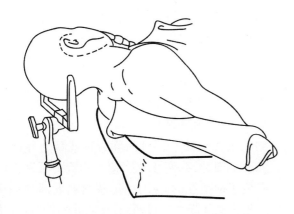
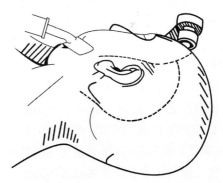

图4-11-2 乙状窦前入路的两种切口。A,简单的乙状窦前经岩入路体位与切口;B,联合额颞眶颧开颅,用于处理较复杂的岩斜区病变

4. 分离皮瓣及肌肉

皮瓣翻向下,逐层分开颞肌筋膜、骨膜、胸锁乳突肌。掀起皮瓣,并向前下方翻转,可由前上部切开筋膜并从肌肉上解剖分离。颞肌瓣和骨膜翻向颧弓处,将颞肌和颞枕筋膜向前下方掀起达外耳道周围,暴露颧弓、颞骨及乳突,该筋膜与骨膜和胸锁乳突肌筋相延续。胸锁乳突肌附着点剥离后,颞筋膜、骨膜、胸锁乳突肌和筋膜可一并翻向下方。至此,前下方可显露颞窝、颧弓基部,下方暴露外耳道上棘和颞底,后下方暴露全部乳突和枕鳞外2/3、外耳道,可见上棘、颧弓根、星点、顶乳缝前角等重要骨性标志。

5. 骨瓣成形

乙状窦前入路要求后颞开颅到中颅窝底,向后伸到横窦,枕下开颅暴露横窦和乙状窦连结处,广泛乳突切除暴露全部乙状窦,加上不同程度的岩骨嵴切除。硬膜从乙状窦前呈"T"形打开,保护Labbé静脉,切断岩上窦,打开小脑幕。临床上多数作者采用幕上、幕下过横窦联合骨瓣,骨瓣包括颞骨及小脑幕上下的部分枕骨,在横窦上下各钻两孔,用铣刀分别切开幕上下骨瓣。跨横窦上、下呈"L"形骨瓣成形(图4-11-3),同时暴露出中颅窝底和后颅窝的硬膜、横窦及乙状窦。再用高速磨钻磨除少量的岩周后部骨质,显露乙状窦前方约4mm×10mm的硬膜区。暴露幕上、幕下之硬脑膜,横窦及横窦与乙状窦的移行处。

(1)颅骨钻孔定位 经岩骨乙状窦前入路要求暴露出整个乙状窦,切除乳突时必须把乙状窦表面的骨质全部磨除。乙状窦下曲的表面骨质最厚,上曲的表面骨质最薄。由于横窦和乙状窦上曲皆位于骨窗范围中,因此选择合适的钻孔位置尤为关键。理想的骨孔位置应该一方面避开颅底大静脉窦,以免造成其受损出血;另一方面又不能距离横窦、乙状窦过远,影响下一步的操作进程,骨孔应靠近静脉窦两侧。骨瓣成形前首先精确定位颅骨钻孔部位,开颅通常采用多骨孔的方法。乳突及深部气房和岩骨切除要用高速磨钻,完全暴露乙状窦前1cm直达静脉球。

四孔骨瓣定位:中颅窝底位于乳突上棘水

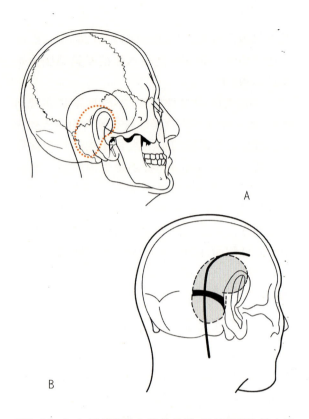

图4-11-3 A,乙状窦前入路的骨瓣,乙状窦前入路皮肤切口和骨瓣示意图;B,也有采用如下图示切口和骨瓣,皮肤切口始于耳廓前上方2cm沿颞线向后下走行,止于乳突尖,骨瓣包括枕下和颞下开颅

平,以星点为中心,在其前后放射状的四点钻孔,可正好使四点位于横窦的两旁,而靠近乳突部的两点则正好位于窦膜角的上下,这样的选择既不容易损伤静脉窦,手术操作又较便利。第一孔位置在乳突后平台、星点内下方(颅基线与乳突移行处为乳突后平台),如乳突后平台标志不明显,也可以星点乳突尖连线为前缘、颧弓根枕外隆突连线下6mm钻孔(12mm钻头),于横窦、乙状窦交界下方进入后颅窝;第二孔位于乳突上嵴平台上,后缘为颞顶线,二者夹角前方,第二孔沿颞上线突起处于颞骨的乳突和枕鳞交界处,进入幕上部分。此两孔分别位于乙状窦两翼。另二孔位于前两孔的靠中线侧,横窦两翼,即位于颧弓根至枕外隆突连线两侧,使四孔颅骨钻孔正好位于横窦及乙状窦两侧,跨窦骨孔之间应预先仔细分离硬脑膜与颅骨。注意横窦宽度平均为8mm。

形成骨瓣时要注意保护静脉窦,星点前方平均4～4.5mm处为横窦-乙状窦移行处,硬膜至此开始与颅骨粘连紧密,且窦沟加深,乙状窦外侧骨质可用咬骨钳咬开,分离硬膜与颅骨粘连时一定要小心。

跨越静脉窦处的颅骨,应用薄的咬骨钳或磨钻磨开。要避免操作损伤静脉窦壁,在乙状窦、横窦交汇处,硬脑膜附着非常牢固,尤其应注意,小心地向上翻开骨瓣,仔细游离附着处,为安全磨除部分岩骨,要求详细地了解岩骨及其周围的解剖结构,面神经管和包括半规管在内的内耳结构位于乳突气房的深处和前方。最初的乳突切除可用切割磨钻进行,先磨除乳突的皮质骨,一旦磨至乳突气房,即应将磨除的范围限制在仅向后方磨除。在此过程中,有两个结构必须加以保护,即位于后方的乙状窦和位于下方的面神经,后者出颈乳孔向内达二腹肌峡部。剩余乳突的切除,应在显微镜下用金刚砂微钻进行。致密骨区即实质性三角,恰位于乳突气房的内侧。其特征是,可见骨密度明显增加并可见3个半规管室。实质性三角的正下方可显露面神经管。显露出乙状窦,向下达颈静脉球。打开的气房用骨蜡封闭。在开骨窗时为了避免损伤乙状窦,Day等测量了颞骨外侧星点和乳突的距离,提出第一孔的后内侧缘在顶乳缝与颞鳞交界点上,第二孔在上项线下,其前界靠着乳突后缘,后两个孔可以放在星点水平位于上项线两侧。

(2)骨瓣开颅　锯下骨瓣,当游离、取下骨瓣时应格外小心,勿将窦壁撕破,有时硬膜与颅骨粘连相当紧密。再用磨钻和咬骨钳切除部分乳突、岩锥后壁和后颅外侧壁骨质,显露岩上窦后部、乙状窦全长、颈静脉球和乙状窦前硬脑膜4～10mm(图4-11-4)。

(3)乳突磨除范围　应熟悉岩骨的解剖,如外耳孔上嵴、颞线、外耳孔三角、鼓窦、面神经管和半规管的解剖位置。在手术显微镜下采用高速磨钻将乳突表面骨皮质、岩锥后壁和后颅外侧壁骨质去除,磨除浅表的乳突气房(位于外耳道后壁)和深部乳突气房,向前达面神经管、外侧及

后侧半规管。显露岩上窦后部、乙状窦全长、颈静脉球和乙状窦前硬脑膜4～10mm(图4-11-5)。范围下达乳突尖,外侧到达外耳道后壁,磨除全部乳突尖、乳突气房,至平行于鼓乳裂即可,不必暴露面神经垂直段。首先用切削钻切除全部乳突气房,辨认鼓窦,注意勿损伤其后方的乙状窦和前方的面神经管。而后改用金刚砂钻头在显微镜下继续磨除乳突和乙状窦表面的骨质,同时辨认出半规管、面神经管和颈静脉球的位置。

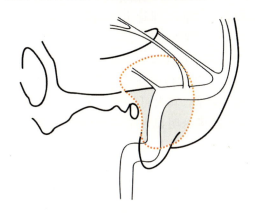

图4-11-4　术中开颅范围和与静脉窦之间的关系

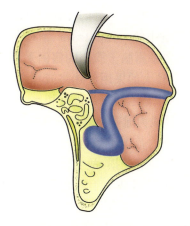

图4-11-5　枕下和颞下联合骨瓣开颅,乳突磨除后显露岩上窦、颈静脉球

(4)岩骨磨除

①岩骨磨除的意义:乙状窦前入路,磨除颞骨岩部后壁是手术暴露好坏、成功与否的关键。颞骨岩部后壁的磨除要求既要能很好地暴露手术视野,又尽量避免损伤其内的重要结构,如内耳、面神经管、颈静脉球等。磨除岩骨应以暴露

充分为目的,过分磨除骨性半规管及迷路,不但可致面听神经损伤,还会增加术后脑脊液漏的机会,而且乳突和岩骨广泛切除并未能增加岩尖及斜坡区的暴露。岩骨磨除范围分保留迷路(迷路后)、去掉迷路(经迷路)和最大范围磨除岩骨移位面神经(经耳蜗)三种。

②颞骨岩部后壁磨除时形态学标志:以往半规管磨除前的体表定位主要依靠弓状隆起与前庭水管。弓状隆起前下方即为前半规管,但弓状隆下方前半规管上方的气房存在率不高(65%),前半规管走行与弓状隆起走行方向也不尽一致。自弓状隆起向下磨除时,易造成前半规管损伤。弓气房位于外半规管上方,前半规管外方,存在率高。其内可见前半规管外切迹,鼓室内壁上段可见明显外半规管切迹,迷路下气房位于后半规管下方,静脉球部后方,其上壁可见明显后半规管切迹,故可通过此三处骨内窦腔确切定位半规管位置后在岩骨松质内轮廓化前后半规管。

③岩骨后壁的磨除范围:磨除岩骨时,需对其周围解剖结构有充分的了解。目前,岩骨磨除的范围报道不统一,Spetzler 等对准备保留听力且不需要暴露脑干腹侧的病例采用迷路后入路,对肿瘤较大的采用经迷路或耳蜗入路,广泛地磨除岩骨。与乙状窦后入路相比,此入路中岩骨嵴更容易成为通向小脑幕下窝的障碍。乙状窦前岩骨磨除的范围不当易导致显露范围不够或面神经耳蜗功能受损,故安全磨除Trautmann 三角区及岩骨嵴,就成为手术显露的重点。

岩骨后壁的磨除范围大致为一个三角形,在此三角形内的不同区域磨除的深度是不同的。此区主要是乳突气房,面神经走行于外半规管下方。但过多磨除乳突是没有必要的,一方面它增加了脑脊液漏的几率和手术时间,另一方面增大了损伤内耳结构和面神经的风险;从后半规管最后部到前庭小管的区域内可磨除2.1mm,注意勿损伤后半规管上下两部,切断内淋巴囊处一定要封闭可靠;从前庭小管到总脚和后半规管壶腹的区域可磨除1.8mm,这一区域中最易伤及的是总

脚的最浅部。在总脚到三角形底的区域中主要结构是颈静脉球,由于其高度变异较大,最小者距内淋巴囊裂仅5.3mm,故在磨除时要十分小心。

④岩骨嵴的磨除范围:通过小脑幕及其幕上、幕下硬膜剪开后,岩骨嵴成为阻挡幕下及上斜坡、鞍背海绵窦区的主要障碍。在颈静脉孔上区的手术中,轻度牵拉小脑外侧半球后不需要继续磨除岩骨嵴即可直视颈静脉孔神经部上区及V、Ⅶ、Ⅷ神经脑干端,此区手术可不必进一步磨除岩骨嵴。但如需显露内听道/ 岩尖上斜坡区、鞍背、Meckel 腔及海绵窦后壁等结构,则需充分磨除内耳道上端向后的岩骨嵴。岩骨磨除后,可显露的结构见图4-11-6。

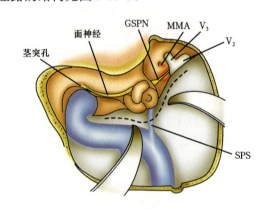

图4-11-6 岩骨磨除后显露的结构及颞底硬膜切开(虚线)示意图

⑤磨除颞骨岩部过程中的注意事项

A.首先应确定中颅窝底和乙状窦前缘位置。骨性半规管及包绕前庭和耳蜗的骨质都是象牙骨,其骨质透明且硬度大,与乳突气房等骨质差异很大。因此,在磨除后岩壁过程中,见到骨质明显变化时应十分小心,仔细辨认是否已到骨性半规管。

B.中颅窝底和乙状窦表面骨板先磨薄,待乳突内结构均磨出后再折断取出,以保护乙状窦和硬膜内结构。乳突磨除宜先从外耳孔上缘中点略靠后向深部磨,特别是在乳突气化不良时,这样容易先磨出鼓窦,使术者快速容易地定位外侧半规管和面神经垂直段上端。

C.磨除骨质时需在显微镜及照明较好的条

件下进行，边磨边冲水，当见到一条蓝线时即说明已到半规管，蓝线为骨性半规管中的膜性半规管。

D.颈静脉球没有必要完全磨除，只需将其表面的骨板充分磨薄。但颈静脉球的后下缘与乙状窦交界成角处应磨开，才能在剪开乙状窦前硬膜时下界到达此转角处。

E.面神经管垂直段轮廓化，但不必暴露面神经，特别是外半规管前下缘的锥状隆起处。

F.岩骨磨除应遵循"皮质骨－松质骨－皮质骨"的顺序。如岩骨气化不良时，应注意松质骨的类蜂窝状结构。先磨除岩浅大神经表面的骨质，"轮廓化"膝状神经节，再从三叉神经节后方开始磨除，向下至岩下窦，向后至上半规管的前方，最后磨除最难磨除的三叉神经节下方岩骨尖。"轮廓化"的方法是：先磨除松质骨和磨薄皮质骨，再将残余的岩骨尖皮质壳分块取出。

6.硬膜切开

高速磨钻磨除岩骨后部骨窗形成后，充分暴露自岩上窦至颈静脉之间和乙状窦前方硬脑膜。于幕上横窦的上方、中颅底后部和幕下乙状窦的前方"T"形切开颞叶表面和乙状窦前的硬脑膜。硬脑膜切开的方法先是在幕上沿中颅窝底切开，再于乙状窦前切开，幕上横窦的上方、中颅底后部和幕下乙状窦的前方的切口呈"T"形。两个硬膜切口交汇于窦硬膜角，此处可确定岩上窦的位置，夹闭或电凝后切断岩上窦。沿岩锥剪开

天幕时，应在骨缘内侧5mm处施行，以免损伤三叉神经，当剪至天幕游离缘时，应避免伤及天幕游离缘内侧的滑车神经、动眼神经、小脑上动脉和大脑后动脉。确定Labbé静脉至横窦的入口，尽可能多地分离Labbé静脉的蛛网膜袖，向上轻轻牵拉颞叶，并向下牵开小脑，沿岩上窦向岩尖方向剪开大脑幕至其游离缘，再在横窦前方，且平行于横窦，自外向内剪开天幕3～4cm。在岩上窦下方切开后颅窝硬脑膜，幕上下两硬脑膜切口在岩上窦位置汇合，先用两根细线或银夹结扎岩上窦，在结扎线间电灼剪断。以窦硬膜角为起点在三个不同平面作切口。

（1）颞部硬膜切口 平行于横窦及中颅窝底，沿颞部骨窗下缘及乙状窦前硬膜剪开幕上硬膜，然后在乙状窦前缘Trautmann三角区内纵向剪开硬膜，并向上延伸越过岩上窦与幕上硬膜切口汇合，硬脑膜切开呈"T"形，或呈倒"Y"字形切开（图4-11-7），两切口交汇于岩上窦。显露岩上窦，电灼、缝扎、切断（图4-11-8）。

（2）天幕切开 轻轻抬起颞叶，从外向内与岩骨嵴平行剪开小脑幕至切迹（图4-11-7），用自动牵开器将横窦、小脑、乙状窦及切开的天幕牵开，可暴露出脑干前侧方及斜坡区，充分显露肿瘤的上极。从头端至尾端可仔细观察三叉神经、面神经、前庭耳蜗神经、舌咽神经、迷走神经、副神经的走行及其各神经之间的关系，对小脑上动脉，小脑下前动脉的分支、分布及走行情况进

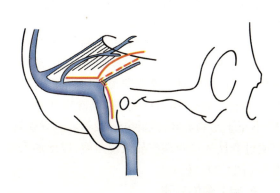

图4-11-7 硬膜及天幕切开示意图。实线为硬膜切口，虚线为天幕切口

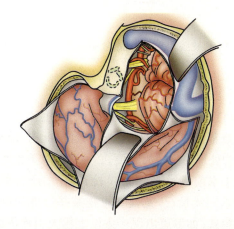

图4-11-8 硬膜和天幕剪开后显露桥小脑角区的结构

行观察。沿岩锥剪开天幕时,应在骨缘内侧5mm处施行,以免损伤三叉神经,当剪至天幕游离缘时,需特别细心,避免损伤滑车神经、动眼神经、小脑上动脉和大脑后动脉。

(3)乙状窦后硬膜切开　当肿瘤较大或骑跨于小脑幕上、下时,可平行于乙状窦和横窦将后颅窝的硬膜切开(图4-11-9),乙状窦不必切断,可通过改变幕上、下视野获得显露。幕上切口向中颅窝底延长,幕下部分沿乙状窦和横窦弧形剪开,延伸到颈静脉球。撕开桥小脑脚池的蛛网膜,引流脑脊液可使脑压进一步降低。小脑半球借重力坠后,轻轻上抬颞叶,转换视野从幕上至幕下,可达到满意显露。电凝后切断肿瘤附着于岩锥和小脑幕上的血液供应。中、小型肿瘤时,Ⅶ、Ⅷ脑神经通常向后延伸,容易辨认;当肿瘤较大时,上述脑神经可被肿瘤所包被,应在肿瘤表面的适当部位剪开蛛网膜,显露肿瘤。由于肿瘤可能包裹Ⅶ、Ⅷ脑神经及小脑前下动脉(AICA),切除肿瘤时应极度小心。幕下可见到由于肿瘤牵拉而伸长的三叉神经根。

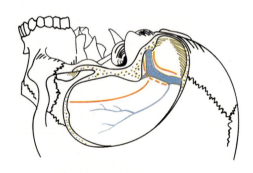

图4-11-9　硬膜切开分两步,分别在乙状窦前后剪开,以保护乙状突的完整性

7.Labbé静脉处理

(1)Labbé静脉处理原则　病变主体位于上斜坡及幕上时,需要向上牵开颞叶。此时,Labbé静脉的处理显得较为重要。必须遵循以下原则:

①术前进行DSA和MRV检查,仔细研究颞叶的静脉回流情况,尤其要重视某些特殊的静脉引流模式,如颞底出现一条以上粗大引流静脉、Labbé静脉前位引流等现象。

②鉴于颞叶的静脉引流方式极其复杂,很难预先判明切断某一桥静脉的后果,因此最好是在术中保留所有的颞叶引流静脉。

③如果术中不得不切断部分桥静脉以改善暴露范围,必须在认真分析术前影像学资料的基础上作出决定,可以先试用临时阻断的方法来观察脑组织的反应,一旦出现颞叶明显肿胀或皮层严重淤血等现象,则不能切断该桥静脉。

④有些关键性的桥静脉在任何情况下也不能考虑将其切断。

⑤如果发现重要的桥静脉进入天幕隐窦,在打开小脑天幕的过程中要注意避开天幕隐窦,一般应该在窦的前方进行操作。

⑥在解剖条件许可的情况下,可以采取从脑皮层表面或者颅底硬脑膜上游离桥静脉的方法,来延长桥静脉的长度,以扩大对颞叶的牵拉程度。为了防止牵拉脑组织而致Labbé静脉损伤,应尽量松解Labbé静脉。

⑦增加颅底侧后方骨质的切除范围,尤其是磨除部分岩骨,这样能够在不增加颞叶抬起高度的情况下,明显扩大颞下的暴露范围。

⑧采取上述措施以后,病灶的显露仍然不能令人满意时,而强行牵拉脑组织很有可能造成桥静脉的撕裂,此时必须改变手术路径。

(2)Labbé静脉的保护　术中应仔细观察Labbé静脉的组成、走行情况,如Labbé静脉呈单支,位于颞叶中后部且汇入横窦近侧段时,抬起颞叶端无困难;Labbé静脉由多支组成时,可以保存最粗大的一支;当Labbé粗大且位于颞叶的前中部,汇入点位于横窦之外侧端,影响颞叶牵拉时,可以游离其幕窦段,尽量松解Labbé静脉,做到牵拉颞叶时静脉无过分牵张即可,仍有张力时可以在脑表面仔细分离Labbé静脉,以减轻其牵拉张力,不至于影响颞叶静脉回流,如不能满意松解,可通过变换体位及调整显微镜角度,以增加入路空间(图4-11-10)。

8.岩上窦的处理

切断岩上窦并打开天幕是经岩骨乙状窦前入路的关键步骤,横窦、乙状窦、岩上窦的结合

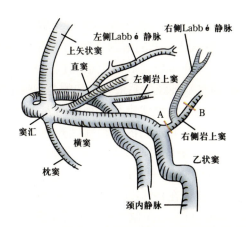

图4-11-10　右侧Labbé静脉直接进入同侧的岩上窦，出现"前位引流"现象，不能按照常规在A处切断岩上窦，必须在Labbé静脉汇入点前，即在B处结扎岩上窦，以免影响Labbé静脉的血液回流。左侧Labbé静脉正常引流进入横窦

点是离断岩上窦的标志，应仔细辨认。乙状窦前入路中结扎岩上窦一般靠近窦硬膜角，在岩上窦汇入横窦-乙状窦交界部之前1cm处结扎，切断岩上窦以使幕上、幕下硬脑膜切口相连接。双道缝扎（或暂时夹闭，待剪开后再分别缝扎二断端）后，切断岩上窦（图4-11-11）。多数情况下，切断岩上窦不会出现明显的术后并发症，但如果手术侧的岩上窦担负着重要的静脉回流任务，例如Labbé静脉或者基底静脉的血液直接流入岩上窦，再经过岩上窦汇到乙状窦或横窦中，此时切断岩上窦极有可能导致严重的后果。如果术前影像学显示或术中发现有粗大的引流静脉直接进入岩上窦，切勿在它的末端离断，可以将结扎的位置前移。具体方法是首先从硬脑膜外磨除岩

骨尖，在三叉神经压迹和窦硬膜点之间将岩上窦从岩骨嵴表面完全游离，沿着窦的两侧平行切开颞底和后颅窝的硬脑膜，在桥静脉进入部位的前方结扎切断岩上窦，并向内侧剪开天幕直至天幕缘，然后垂直剪开乙状窦前方的后颅窝硬脑膜，将其与小脑半球一起向后牵开。同时，把小脑天幕、岩上窦外侧段、颞叶连同桥静脉一起向上牵拉，这样可以在不阻碍颞叶桥静脉和岩上窦主要血液回流的前提下，获得岩斜区深面和脑干侧前方良好的操作空间。岩上静脉收集小脑的岩骨面脑干的静脉回流血液，分为外侧、中间及内侧组汇入岩上窦，电凝切断岩上静脉内侧支有利于小脑的牵拉。颞底硬膜剪开、岩上窦结扎后，牵开小脑和上抬颞叶，显露桥小脑角的结构（图4-11-12）。

9.肿瘤的分离

岩上窦结扎切断后，轻轻抬起颞叶并牵开小脑，显微镜下仔细辨别已移位的神经血管，锐性分离蛛网膜，打开环池蛛网膜，充分释放脑脊液致脑组织塌陷。但脑脊液释放不能过快过多，防止发生远隔部位硬脑膜外血肿。

切除岩骨-斜坡肿瘤有两个关键性的步骤。首先，肿瘤基底和脑干附近部位肿瘤的处理。先在肿瘤基底处电灼切开，切断来自小脑幕或斜坡硬脑膜的供血；其次，锐性剥离肿瘤表面的蛛网膜，详细辨认肿瘤表面有无正常血管及神经；证实无血管神经后，再电灼切除肿瘤。由周围结构

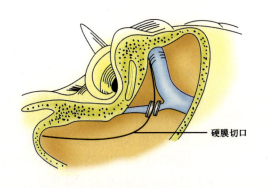

图4-11-11　乙状窦前入路，岩上窦的结扎方法

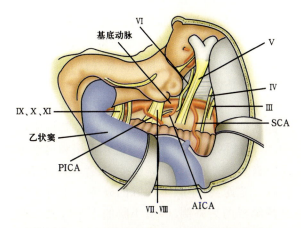

图4-11-12　剪开颞底硬膜后硬膜内显露的结构

分离肿瘤囊壁时应在蛛网膜层进行,这对保存重要的神经和血管结构尤为重要。切开的肿瘤囊壁断端不要滑脱,以免失去肿瘤与蛛网膜层的界面。由肿瘤下极分离后组脑神经时,应轻柔,避免因刺激迷走神经而引起血压下降和心率减慢。如果基底动脉未被肿瘤包裹,则多位于肿瘤对侧,不可忽视对基底动脉发出的穿动脉和小分支的保护。如果肿瘤已侵入内听道,可磨开内听道后壁,切除侵入内听道的肿瘤。岩尖部无重要结构,可磨除岩尖骨质以利显露肿瘤的附着处,便于分离V、Ⅵ脑神经。

10.肿瘤切除

在切除肿瘤前,可打开桥小脑池、环池或开放预置的腰穿引流,放出脑脊液,以减轻脑组织的张力。然后辨认肿瘤与四周血管、神经的解剖关系,首先电凝肿瘤的供血动脉和肿瘤表面的血管,待肿瘤皱缩后更易看清与周围的关系。

(1)离断肿瘤基底 电凝肿瘤附着点,阻断脑膜供血动脉。基底基本离断后,则开始将肿瘤与深层结构分离开。不断改变幕上和幕下的视角,充分显露肿瘤并探明其与各脑神经关系,保持视野清晰、多用锐性分离、避免盲目电凝是防止脑神经损伤的关键。切除肿瘤基底到斜坡中线外侧时,还需注意保护同侧外展神经。

(2)瘤内分块切除 将肿瘤包膜与周围结构分离开,分离一定要在蛛网膜平面中进行才能保留主要的血管神经,切除包膜时应特别注意脑神经、血管及脑干保护。在肿瘤表面选择合适的区域,电凝后切开肿瘤,于瘤内切除使肿瘤体积减小,瘤内充分减压后包膜塌陷易于与周边组织分离。游离瘤体表面时,特别注意寻找外展神经,判断神经是否在肿瘤表面。

(3)后颅窝探查与肿瘤切除 在桥小脑角区的内侧,可清晰观察到三叉神经及其周围结构,分离蛛网膜,可见三叉神经感觉根和运动根在小脑中脚的基底部出入脑桥,二者可并行亦可相隔一定距离。小脑上动脉的外侧支走行于三叉神经根的后外侧,供应小脑的下半叶及二腹叶的外侧部,在其跨越三叉神经根时,有时正好

位于三叉神经感觉根的腹外侧面,构成了三叉神经痛血管减压手术的解剖基础。在发生听神经瘤时,该动脉亦可能是肿瘤上极的供养血管。与面神经、前庭蜗神经关系最为密切的是小脑下前动脉,此动脉可呈襻状走行于神经的表面,亦可位于二者之间,并发出内听动脉供养神经及内耳,也是听神经瘤的主要供养血管,并随肿瘤的生长方向不同而有不同的移位方向,故手术过程中应注意辨认。在桥小脑角区的尾端,打开小脑延髓外侧池,可见后组脑神经进入颈静脉孔之神经部,位于面神经的外下方。小脑后下动脉走行于神经的腹侧面,肉眼难以直视,在手术操作中应注意避免过多的盲目操作。进一步向内侧牵拉小脑,可探查到四脑室的侧隐窝及小脑绒球和脉络丛组织。

(4)肿瘤后极切除 切除肿瘤后极时,注意面、听神经和后组脑神经(Ⅸ~Ⅻ)的保护。因该部位有桥小脑角池,肿瘤与神经间有蛛网膜相隔,易于将后组脑神经与肿瘤分开。磨除岩骨后,接近术野的后颅窝夹角即为面、听神经,若术中牵拉时间长或被肿瘤挤压,会影响面、听神经功能,如妥善保护神经解剖完整,多数病人半年内面神经功能障碍可能恢复。肿瘤的上极往往将三叉神经分开,部分肿瘤组织穿插到神经间,分离肿瘤时,对三叉神经会有不同程度的干扰,术后可能出现神经功能障碍。如肿瘤较小或中等大小,Ⅶ、Ⅷ脑神经常被向后挤压较易辨认,如肿瘤较大则可能包裹这两对脑神经,也可能包绕小脑下前、下后动脉及供应脑干的穿支,处理不当其后果严重。

(5)脑干侧肿瘤切除 离断肿瘤基底后,肿瘤会因缺血而发紫,质地变软,大多数肿瘤容易切除。脑干与肿瘤的蛛网膜界面的存在是全切除肿瘤的先决条件。如肿瘤破坏脑干软膜,肿瘤-脑干界面不清,若仍强行分离肿瘤,勉强切除肿瘤术后会导致脑干严重水肿。在脑干表面留一薄层肿瘤,可避免损伤脑干。切除脑干侧方的肿瘤,还应注意保护好基底动脉、小脑上动脉及大脑后动脉分支,应先游离动脉,用棉片将其保护好,再

行肿瘤分块切除。术中采用超声吸引器(CUSA)切除肿瘤,一旦发觉肿瘤壁与脑干很接近的时候,暂停超吸的使用,细心分离,使肿瘤完全与脑干分开,再继续使用超吸切除肿瘤。Sekhar等也认为有无动脉包裹和瘤周水肿是能否全切除肿瘤的重要参考依据。覆盖Meckel囊的硬膜常需打开以切除嵌入其中的肿瘤。岩尖有肿瘤浸润时可将其磨除。

四、乙状窦前入路优点

1976年,House首先应用乙状窦前入路处理岩斜区病变,从而使岩斜区肿瘤的手术显露更加充分,全切巨大肿瘤成为可能。经岩骨乙状窦前入路,实际上是以岩骨为中心开颅抵达病变的中后颅窝的联合,用于处理上、中斜坡以及脑干前方硬脑膜下病变。与乙状窦后入路相比,乙状窦前入路具有独特的优越性,其最大的优点是能提供岩尖、中上斜坡区的良好显露和最短的手术路径,使手术更好地切除肿瘤而保护周围的重要神经血管结构。术者可以在直视下观察脑干的前外侧面,以较短的操作距离,在Ⅴ～Ⅹ脑神经之间的广泛区域处理各种病变,能清晰辨别病损的来源以及与脑干、脑神经、动静脉之间的关系。术中可以对重要的血管和神经予以保护,进一步减少手术副损伤,有利于术后病人的迅速康复。乙状窦前入路主要有以下几个优点。

(1) 最小限度地牵拉小脑和颞叶脑组织　将岩骨磨除后利用骨性空间进行肿瘤切除,避免了牵拉脑组织造成副损伤,很好地利用了已存在的和潜在的手术通道,增加了术野的暴露,避免岩斜区手术死角。术中不必牵挂颞叶和小脑,也不必牵拉脑干,术后反应小。

(2) 提供良好的手术视野　提供多个解剖视角,可直视病变及脑干腹侧和外侧。多视角操作,术野开阔,消除了斜坡与岩骨的夹角,术中可多方位分离肿瘤,有利于分离切除病灶。可直视Ⅲ～Ⅻ脑神经及后循环的主要动脉,减少了术中对脑干的牵拉,更好地保护了脑干的血供。若切断乙状窦,使乙状窦前、后间隙结合在一起,可大增加显露,以及使横窦和Labbé静脉可随颞叶一起被向上牵扯,可避免牵拉损伤Labbé静脉。

(3) 缩短到达病变的路径　乙状窦前入路提供了较短的途径到达岩斜区,距岩斜区的手术距离最短,到斜坡的手术距离较标准的颞下外侧入路和枕下乙状窦后入路都明显缩短,较标准的颞下入路明显缩短(约2～3cm),较枕下乙状窦后入路缩短了约1～1.5cm;还避免了在脑神经后方操作,减少了神经损伤的可能性。本入路路径最短,显露范围充分,通过三叉神经与面听神经间隙可达从基底动脉椎动脉分叉部到基底动脉中段;侧方显示脑干主要供血动脉,术中易于控制。

(4) 早期即可切断肿瘤供血血管　利用骨性间隙行肿瘤切除术,可直接到肿瘤基底部,可从侧方和前方处理肿瘤基底部及其供应血管。可在手术早期离断肿瘤血供,特别是来自脑膜垂体干的供血动脉。尤其是脑膜瘤,可以减少分块切除肿瘤时出血。因肿瘤多起源于岩骨面或斜坡的硬脑膜,当采用乙状窦前入路时可以早期处理肿瘤的基底,从而阻断其血供。

(5) 能提供多视角切除肿瘤　岩骨的切除使术野进一步扩大,手术野开阔,术者视线可直视脑干腹、外侧面和肿瘤,可从多方位分离和切除病变,使肿瘤的全切除成为可能。直视下从多角度暴露肿瘤及分离其与周围的血管、脑神经和脑干的腹侧、外侧面,有利于腹外侧脑干-肿瘤界面的确认,因而被认为是目前处理中岩斜区病变较好的术式。但当肿瘤巨大、侵及鞍旁前部接近颈内动脉和累及鞍上时,则此入路宜联合颞下入路;若肿瘤侵犯面、听神经水平以下区域时,须联合枕下乙状窦后入路,以改善相应部位肿瘤的显露;当肿瘤侵犯枕大孔腹侧时,须联合远外侧入路,以提供较佳的切除肿瘤途径,易于分离Ⅵ、Ⅶ、Ⅷ和后组脑神经,利于肿瘤的分离和切除。

(6) 可保留耳蜗、迷路和面神经　避免损伤内耳结构如耳蜗和迷路及面神经,且易与其他手术入路联合使用,从而进一步扩大手术的视野和范围。

(7) 避免损伤Labbé静脉 能保留横窦、乙状窦、Labbé静脉、基底静脉和枕静脉。明显减轻对小脑和颞叶的牵拉,使横窦、乙状窦、Labbé静脉、基底静脉和枕静脉能得到很好的保护,术后反应轻。

(8) 可全程切开天幕 较好显露斜坡中、上部位及跨越天幕裂孔区域,便于处理天幕游离缘外侧部的肿瘤及周围结构保存。小脑幕的存在常阻挡视野的显露,尤其是阻挡了对中脑、环池、小脑上动脉等区域的显露。岩上窦结扎后,可以在滑车神经天幕入口处安全地全部剪开并切除部分小脑幕,增加术野上方的显露和扩大手术操作角度。剪开小脑幕和多视角的手术操作,同样是此入路的优点之一。

(9) 手术暴露范围大 上达鞍背,下至桥延沟及延髓腹侧的上段,内至对侧斜坡。

(10) 对硬膜外的肿瘤 如脊索瘤,采用乙状窦前入路时,可完全在硬膜外操作,但需切断前庭小管,磨除后半规管后部的骨质。

五、乙状窦前入路的局限性

尽管本手术入路有诸多优点,但对术者的显微技术、毅力和耐心等有较高的要求。这种大型的入路、大范围的显露和大范围的肿瘤切除,明显增加了术后并发症和神经功能障碍的发生率。颈静脉球过高、乙状窦前置及中颅窝骨板过低,将会减小Trautmann三角,从而极大地限制经此入路的手术暴露。

①乙状窦的解剖变异大,如果其位置靠前,即Trautmann三角狭小,手术径路亦显狭窄。为增加显露,有时不得不磨去一部分迷路,使患者的听力受到损害。

②当Labbé静脉汇入静脉窦处很靠前,将妨碍手术操作,抬起颞叶时有损伤该静脉的危险。

③当存在乙状窦前置、高位颈静脉球时,将限制乙状窦前硬膜切开和显露,有可能损伤颞骨内面神经,也会妨碍操作。

④此入路创伤大,操作较复杂,手术时间较长,出血较多。有时手术显露与肿瘤的显微外科切除需要同样长的时间。有横窦、乙状窦损伤出血的可能。

⑤分离横窦乙状窦时,有部分病例粘连极紧,特别是老年人,因硬脑膜与颅骨内板附着紧,容易造成横窦和乙状窦损伤。易造成静脉性出血较多,对听神经瘤及性质较软的病变,多不选用此入路。

⑥由于岩骨磨除范围较广,硬脑膜缝合不严,术后有可能会发生脑脊液漏;磨除岩骨时,有潜在性损伤迷路、耳蜗和面神经管的危险,术后易造成听力障碍和发生面瘫。

⑦当肿瘤巨大、侵及鞍旁前部接近颈内动脉和累及鞍上时,宜联合颞下入路;若肿瘤侵犯面、听神经水平以下区域时,需联合枕下乙状窦后入路,以改善相应部位肿瘤的显露;当肿瘤侵犯枕大孔腹侧时,需联合颅颈交界处远外侧入路。复发病例或术中损伤乙状窦、难以显露乙状窦前区域时,需取幕上、幕下联合入路。

⑧操作主要在神经间隙中进行,较易造成脑神经的损伤。Hakuba认为此入路不能满足全切斜坡脑膜瘤的需要,尤其当肿瘤坚韧难以吸除时,并于1988年提出了耳后-耳前岩骨-小脑幕入路,即本入路和颧弓耳前岩骨入路的结合。该入路暴露更广泛,但操作较复杂,可引起听力障碍和面瘫。Spetzler等认为该入路适用于大型或巨大型肿瘤侵及中、上斜坡,甚至中颅窝者。

第十二节　枕下外侧-乙状窦后入路及其改良入路

桥小脑角区的手术仍然是一个高难度的手术之一，这主要是因为该区域有脑干、脑神经及深部动静脉等重要的神经血管结构和生命中枢，解剖复杂，位置深在，范围狭窄，视野小，因而显露困难。切除桥小脑角区肿瘤的常用手术入路是枕下乙状窦后入路。CT、MRI以及DSA等现代诊断手段、显微外科技术的临床应用，尤其是颅底显微外科解剖的研究的深入，使传统的乙状窦后入路得到扩展和更新。该入路易于辨认解剖标志，避免面神经过分牵拉，视野开阔，便于术中止血，内听道内的部分肿瘤可通过磨除内听道后壁加以切除，并有利于听力保存及面神经保护和重建。乙状窦后入路已被沿用多年，是神经外科医生最为熟悉的手术入路之一，目前该手术入路主要适用于后颅窝外侧部、桥小脑角肿瘤以及主体位于后颅窝的岩斜或中上斜坡肿瘤。

一、概述

早在Fraenkel等(1904)于临床上应用枕下开颅、切除颅内病变之前，Woolsey等就做过类似该手术入路。此后对该入路的不断更新导致乙状窦后入路的产生。1905年，Krause等采用该入路切除后颅窝病变，Dandy于1917年成功采用此入路切除听神经瘤，并于1925年报道该手术入路可以用于切除桥小脑角区的几乎所有肿瘤。此后，枕下乙状窦后入路成为神经外科医师处理后颅窝病变的主要手术入路。Cushing等先是以双侧枕骨开颅，提倡肿瘤部分切除；而Dandy则主张单侧开颅，并力求将肿瘤全切除。手术一般取坐位，手术切口采用延伸至颈项的直切口，止于颈项肌肉。切除枕骨，骨切除的范围：侧方至乙状窦后缘，内侧到中线，上至横窦，下至枕骨大孔，切除部分小脑以显露桥小脑角等结构。当时无手术显微镜，无充足的光线，无显微外科器械，也无术中监测系统，此时称为枕下开颅入路。

1977年Jannetta报道枕下外侧乙状窦后入路，1987年Silverstein首创了经乙状窦后内耳道入路行前庭神经切断术，并介绍了该进路切口及内耳道后壁磨除骨质的范围。从此枕下乙状窦后入路成为后颅窝，特别是桥小脑角区病变的最常用的手术入路。

二、乙状窦后入路的手术方法

1.体位

可取多种体位。多主张侧卧位和3/4侧俯卧位，这一体位可以减少空气栓塞的发生率。少数采用半坐位。

(1)半坐位　手术床头侧抬高60°，用头架三点固定头，并使其转向开颅侧30°，头部尽量上提并稍前屈，下颌与胸骨间保留二指距离，避免颈静脉和气管受压。头与颈的解剖位置自然、不紧张，不妨碍颈静脉回流。患者所有受压部位置软垫。双下肢用弹性绷带缠绕至大腿中上部或穿弹力袜，然后抬高下肢，使股与水平面大约呈20°角，小腿自然弯曲。此种体位使术区位于手术野中心，手术入路正好与脑桥纵轴平行。该体位的优点在于术中血液、脑脊液以及骨屑易被冲出伤口而不是停留在蛛网膜下腔，保持手术野清晰，且术者的视线与术区平行，对整个后颅窝有良好的视野，有利于肿瘤显露，尤其在进行天幕和三叉神经附近的操作时，不影响术者双手同时操作。另外，半坐位时术区静脉性出血也较少。但该体位术后易发生张力性气颅。同时，由于术区明显高于心脏，静脉压力低，很容易发生气栓，故术前需在右心房放置一心脏导管，术中在心前区用Doppler监测有无气栓，并及时通过导管将气泡抽出。目前该体位没有普及，原因是该体位需要将病人头部屈曲，须行术中面神经和三叉神经等监测，术者体位不舒，且易致空气栓塞等。年老体弱、有心血管等全身性疾病患者，不宜采用此体位。

(2)侧卧位　面部正对侧方，头轻度屈曲10°～20°。颈部与胸骨相距二指，以保证颈部静脉不受压迫,保持呼吸道通畅。头抬高15°～30°,使其高于心脏水平,以利于静脉回流。手术侧下肢髋膝关节微屈,以防止躯干向一侧倾倒。侧卧位的优点在于3/4俯卧位和仰卧位之间。

2.头皮切口

乙状窦后入路的皮肤切口可以使用直切口、耳后弧形切口或小"S"形切口。切口的设计实际上都是根据病变的部位和大小而设定的,同时也应该根据病变的位置和术者的习惯而定,如Tedeschi习惯采用经过星点乳突后1～2cm的直切口。常用的乙状窦后入路的皮肤切口有三种。

(1) 直线切口 位于乳突后内侧1～2cm处,起自上项线上方1～2cm,直行向内下止于乳突尖下1cm,长约6～7cm,肌内切口下段向侧方稍

偏移。再继续分离帽状腱膜和骨膜,分离范围上至上项线1cm,外侧至乳突,下至枕骨边缘。耳后直切口也可向内移,位于耳轮根部与枕外隆突间中、外1/3处以外的不同部位。切口偏外,肌层较薄,显露较容易,但术后发生脑脊液漏的可能性较大;相反,切口偏内,则肌层较厚,显露虽稍困难,但脑脊液漏的可能性减少。在此处切开时一般会遇到枕动脉,注意避免损伤枕动脉,若要切断该动脉,须电凝后再切断,以减少出血。乳突撑开器撑开后将肌肉从颅骨上剥离。大部分病人在乳突区会有乳突导静脉,分离到此处时会有静脉性出血。由于这一静脉斜向前内约0.5cm即进入乙状窦,因此可以将其作为解剖标志,再向前外分离1cm就可以了。内侧和下方的分离范围依具体情况而定(图4-12-1)。

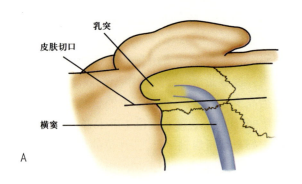 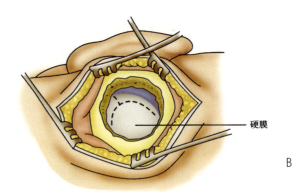

图4-12-1 直切口。A,皮肤切口;B,硬膜暴露与切口

(2) 乳突后"S"形或弧形切口 切口主干在乳突内侧约2cm处呈垂直线,上端自上项线向上外弯曲,长度约为2.5～3cm,切口上缘至上项线上方2cm;下段向中线方向弯曲,长约2～3cm,下缘至C₂水平,全长约7～8cm(图4-12-2)。这种切口有利于显露内耳门,下方有利于打开枕骨大孔,便于显露枕大池。Tananka和Kabayashi习惯于在乳突后5cm处作长约12cm的"S"形切口。在耳轮后作一直切口(切口中部),切口上缘在耳轮上方弧形弯向外侧,超过乳突基底水平,以便于显露乙状窦;切口下缘在耳轮的下方沿发际弯向内下,至C₁水平,以便于显露小脑延髓外侧池。

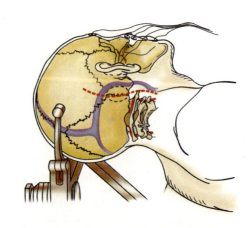

图4-12-2 "S"形切口示意图

（3）一侧马蹄形切口 自病侧乳突内缘向上，过上项线约0.5cm，再向中线方向延长，至距枕外粗隆外侧约3～4cm，再平行中线向下延伸，向下达第三颈椎的棘突。后枕部骨窗或骨瓣成形约4cm，上至横窦，外方显露乙状窦，下至枕骨大孔边缘即可。有扁桃体下疝者，可将枕骨大孔边缘咬除并切除部分寰椎后弓减压。这种切口适用于小脑半球区域的病变。对于处于桥小脑角区病变，已不符合微创原则的要求，目前临床上已很少采用。

（4）耳后"C"形或弧形切口 Samii 和 Chohen 等采用以基底向前近乎以横窦为中心的"C"形或倒"L"形的切口（图4-12-3）。皮肤切口位于耳廓后3cm，耳轮上缘1cm，弧形向下，逐渐远离耳后沟，止于乳突尖平面下1cm之后方，切口长约6～7cm，再显露乳突及乙状窦后开颅区，显露的骨窗区域的中点在外耳道上、下方两条水平线之间、外耳道后2cm的垂直线交汇处，这样暴露的骨窗才能达到完美的显露。Samii 教授常采用"C"形切口处理桥小脑角区病变。

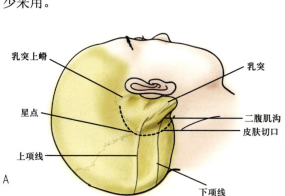

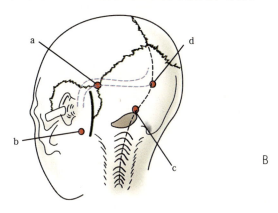

图4-12-3 "C"形切口中。A,右侧乙状窦后入路的皮肤切口及其体表标志示意图；B,横窦和乙状窦及其交汇处与切口线的关系。a. 星点；b. 乳突尖；c. 枕后正中线；d. 枕外隆起

3.枕部软组织的切开与分离

切开斜方肌、头夹肌和颅底的其余肌肉，尽可能地保存枕动脉和枕大神经。如枕动脉分支妨碍切口显露时，应予游离，用4号丝线双道结扎或反复电凝后切断，以防止血不可靠而发生术后硬脑膜外血肿。使肌肉从上项线和枕骨上游离，用牵开器撑开肌肉，上方显露上项线，外侧显露乳突基底，下方接近枕大孔边缘，内侧适可，至可形成直径3.5cm大小的骨窗。切口下缘切开肌肉至可见脂肪组织时，表明已接近枕大孔边缘，需细心分离勿伤及椎动脉。

4.骨瓣成形

根据枕骨的解剖标志点定位，于星点前方4～5mm处钻孔，用铣锯沿上项线做一类似长方形的3cm×3.5cm大小的骨瓣（图4-12-4）。颅骨瓣铣锯成形的顺序见图4-12-5。最大骨窗横径不大于

乙状窦与枕外隆突水平连线的中点，即小脑最大可牵拉程度不超过此点。骨瓣成型时要注意铣锯离窦至少有5mm的距离，以免损伤窦，窦缘处的骨质可用磨钻磨除。需要注意的是，由于后颅窝的大小和形状变异较大，横窦的位置因人而异，术者术前需要仔细阅读增强 MRI 片，准确判断横窦

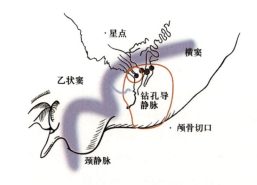

图4-12-4 乙状窦后入路的骨瓣开颅的解剖标志点

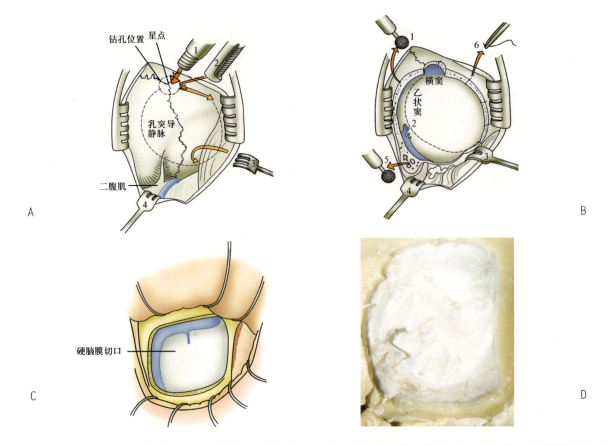

图4-12-5 颅骨瓣切开的顺序。A,颅骨钻孔和骨瓣成形。钻孔点的位置在星点的外上方(1),先铣开内侧的颅骨(2),最后铣开乙状窦侧的颅骨,这样会更安全。虚线代表骨窗的范围。3和4,分别代表切口下端牵开的枕部肌肉。B,骨瓣示意图。虚线代表铣锯骨瓣成形的位置。用磨钻修整扩大成形的地方〔(1)和(5)〕,使骨窗有效暴露横窦、乙状窦和横窦与乙状窦交汇处。2,代表硬膜切口;6,悬吊硬膜;C和D,骨瓣成形后,上方暴露横窦,前方显露乙状窦;Emiss. mast.乳突导静脉的位置,M. sternodcleidomast,胸锁乳突肌; M.biventer,二腹肌

的位置,以免损伤横窦。骨窗上部要显露横窦,侧方到达乙状窦,并向外悬吊乙状窦,即能增加桥小脑角区的视野并减轻对小脑的牵拉。下方视情况而定,如病人有梗阻性脑积水或有慢性小脑扁桃体下疝,需打开枕骨大孔,否则无须到达枕骨大孔。一般横窦硬膜与颅骨很容易分离,而乙状窦硬膜与颅骨粘连紧密,因此咬除到该部位时应先用剥离子伸入颅骨与硬膜之间轻轻分离后再行切除。如静脉窦损伤出血,可用明胶海绵或止血纱布压迫止血。Fukushima 设计的后颅窝骨瓣成形及骨质切开的顺序有所不同,见图4-12-6。作者曾采用枕下乙状窦后锁孔入路切除听神经瘤,在乳突尖后方、上项线下方、星点的后下方用一环钻钻一直径2~2.5cm的圆形骨瓣。现常规采用

小骨瓣处理桥小脑角区肿瘤。静脉输入20%甘露醇溶液150~250mL 以降低颅内压。为取得最好的效果,须在显露硬脑膜前半小时前输入。

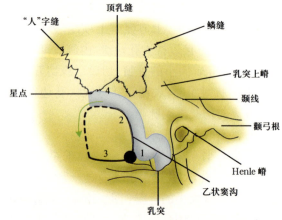

图4-12-6 Fukushima 骨瓣成形的顺序示意图

然而,目前多数术者习惯采用骨窗开颅。骨窗开颅的方法是沿上项线钻3～4个孔,其中内侧之孔需钻破硬脑膜,其余的各孔不必钻穿枕骨,而只是将枕骨钻薄。这样行骨窗开颅时,既有利于咬除骨质,又能减少损伤横窦的可能性。用咬骨钳咬除枕下鳞部骨质,作直径3.5～4cm的骨窗,骨窗要求上方显露横窦边缘,外侧显露乙状窦边缘,下方至接近枕大孔能显露枕大池即可,通常不必咬开枕大孔。在乙状窦上端接近横窦处,恒定存在乳突导静脉。咬除该处骨质时,应细心咬开乳突导静脉管,显露导静脉,电凝后切断之。乳突导静脉管多呈由后上斜向前下斜行进入乙状窦的后方或背侧,在骨内走行一段距离,因此可将乳突孔作为乙状窦的后界。经乳突内走向乙状窦的导静脉是致空气栓塞的重要原因,必须以骨蜡加以封闭。再磨除乙状窦后缘少许骨质,至乙状窦边缘显露满意为止。乳突气房外放者,须用含有抗生素液的骨蜡严密封闭。开颅时的骨屑应尽可能地冲洗干净,因为残留于蛛网膜下腔的骨屑,可引起术后枕下切口疼痛。

5.硬膜瓣成形

硬膜切开的关键是避开横窦和乙状窦,并使术野得以充分地显露。打开硬脑膜前应首先降低颅内压,否则贸然打开可能发生小脑膨出,导致损伤。先在骨窗的内下缘即枕骨大孔边缘硬脑膜上先开一小孔,剪开蛛网膜即可放出脑脊液,缓慢放液后硬膜张力会明显下降。但有慢性小脑扁桃体下疝,小脑延髓池闭塞的病人用这种方法则效果不好,可以通过事先放置的侧脑室外引流管放液减压。多采用基底在前的硬膜瓣,有术者采用放射状扇形切开或"X"形剪开硬脑膜,终止于横窦及乙状窦,并将硬脑膜的尖端缝吊固定于骨窗缘的骨膜上。但作者习惯采用沿横窦和乙状窦弧形剪开硬膜,切开线离静脉窦3～5mm,在横窦与乙状窦交汇处做一小切口,靠静脉窦侧的切口缘进行悬吊。对乙状窦的显露和向前牵拉乙状窦可以增加手术入路对桥小脑角的显露并减少对小脑的牵拉。这既有利于扩大显露,又可便于缝合硬脑膜时对合良好。切开的硬脑膜瓣置于小脑半球上,表面贴敷明胶海绵,再敷以湿绵片,以湿润硬脑膜和保护小脑。

6.术野显露

打开硬脑膜后的操作应该在颞骨岩部的后面和小脑的岩骨面之间进行,打开小脑延髓侧池,释放脑脊液,可以降低颅内压以满足手术需要,很少需要进行小脑大幅度的牵拉。因为小脑在脑池打开释放脑脊液后会很快松弛、塌陷,就可以进一步打开桥小脑池,以利于牵开脑组织。若脑池放液不充分,可加用静脉滴注甘露醇。有些学者喜欢在术前作腰蛛网膜下腔置管引流,但在半坐位手术时无需担心颅内压的问题,也就不需要这一操作。自动牵开器轻轻牵开小脑半球,便可清楚地显露桥小脑角的解剖结构。在乙状窦和小脑之间伸入一薄层棉片保护小脑组织,将小脑向后牵开并予以保护,随着小脑自岩锥后面缓缓抬起,即可暴露内耳道后壁。此时可以见到位于桥小脑角的肿瘤,进而进行肿瘤切除。该入路不足之处是不能很好地暴露岩骨尖表面的硬脑膜、斜坡上间隙及小脑幕切迹。

7.打开内听道

磨除内听道可以根据术者的习惯在切除肿瘤之前或之后进行。磨除内听道后壁后,即可显露并确认内耳道内的神经组织。在磨除内耳道后壁的外侧部分时,须十分小心,以免损伤后半规管。先用尖刀沿内听道后缘约1～1.5cm处弧形切开硬膜,用剥离子推开;然后用高速磨钻磨除内听道后壁,直到完全显露内听道内的肿瘤为止。内听道后壁磨除的范围和磨除方向见图4-12-7。

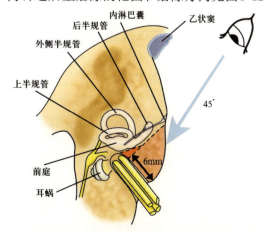

图4-12-7　内听道后壁磨除的范围和方向

需要注意的是,磨除骨质主要依靠钻头的高速转动,而不是术者手的力量,否则有可能使钻头打滑,突然移位,引起危险。内听道后壁磨除和肿瘤切除的方法,见图4-12-8。在切除内听道后壁时,常常需要牺牲弓下动脉。对希望保留听力的病人,打开后壁的时候要格外注意,不要损伤后半规管和上半规管,它们正位于后壁的外侧。偶尔可以遇到颈静脉球高位的情况,突出的颈静脉球会妨碍后壁的切除,遇到这种情况时,可以先用磨钻磨除表面的骨质,然后用剥离子小心将颈静脉球剥离并压向下方,再磨除内听道后壁。

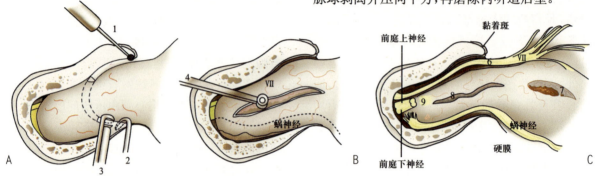

图4-12-8 内听道后壁磨除方法。A,内听道后壁先采用切割钻将内听道后壁骨质大部分磨除后,再用精细金刚钻(1)或显微咬骨钳(3)修理内听道壁的磨除边缘,边磨边用探针探查离内听道底的距离,以了解内听道后壁磨除是否彻底;B,内听道内硬膜纵行切开,先在内听道内行肿瘤分块切除(4);C,显露面(6)耳蜗和前庭神经。肿瘤内减压口(7,8);图示肿瘤起源于前庭神经(9)

三、乙状窦后入路的改良与扩展

对于肿瘤偏内侧或位于岩尖区的病例,乙状窦后入路显露明显不足,使得肿瘤的全切除率不高。为此,对枕下乙状窦后入路进行了改良或改进,使之能适应各种不同的手术需要。目前,枕下乙状窦后入路已演变为乙状窦后-经内听道入路(retrosigmoid transmeatal),并根据肿瘤大小、生长方式,又有经乳突、经岩部分迷路切除(transmastoid,transpetrosel partial labrinthectomy approach)等手术入路,已基本能够有效地满足各种手术的需要,在很多情况下可替代乙状窦前经岩骨入路。

1.开颅方法的改进

为了全切位于内听道侧方的肿瘤,Mazzoni等对手术皮肤切口进行改良。病人采用仰卧位,头向对侧旋转,并将人体的纵轴旋转30°～40°,作基底向前的"C"形皮瓣,皮瓣向中线侧距耳后沟8～9cm。肌筋膜瓣以枕颈交界为基底向下牵拉,于星点处先钻一孔,显露乙状窦和横窦的交界,进一步显露横窦的下缘和乙状窦的后缘,骨瓣向后至皮肤切口,骨瓣的下半部无需同上半部一样大,术前腰蛛网膜下腔置管,术中牵拉小脑,将硬膜呈三叉性切开,向侧方悬吊,可以将内听道侧方基底得以很好显露。临床实践表明,去除枕骨后病人术后出现头痛的机会明显增加,Harner报道的比例为23.8%(79/331)。而采用骨瓣成形术则可明显降低术后头痛的发生率。故目前临床上,多采用骨瓣成形,而较少采用骨窗成形。

Yaşargil使用三孔钻颅骨瓣成形术。第一孔位于横窦以上;第二孔靠近乳突尖;第三孔位于手术野的中下角,作一个三角形的骨瓣,术后骨瓣复位。江涛等对乙状窦后入路采用3/4侧俯卧位,皮肤切口位于星点内侧1～2cm、长7～8cm,切口右侧呈"S"形,左侧反"S"形,上至上项线上,向外弯曲,长2cm,中段呈直线,下端向中线方向弯曲,切口均在发际内,沿发际外缘走行(下颌角水平)。骨瓣开颅采用四孔钻颅,第一孔位于切口顶端,横窦以上1～2cm处;第二孔位于星点处;第三孔于星点内侧2cm处;第四孔位于切口下端,枕大孔上缘0.5cm处,用磨钻磨开乳突,使骨窗的上外部分显露横窦和乙状窦。作者对骨瓣开颅的方法进行改进，在乳突尖后方、上项线下方、星点的后下方用一环钻（其中心有一固定轴）钻一直径2.5cm的圆形骨瓣。由于上项线（横窦）、星点（横窦和乙状窦交界）结构固定，因此骨瓣的上缘已达横窦下缘，骨瓣的外侧缘即已达乙状窦后缘。据Hakuba报道，若手术中只误伤半规管，而未伤及壶腹，则不会引起严重后果。因此，术中若骨窗过小，影响手术操作时，可大胆切除乳突甚至部分迷路。但由于颅底显微技术的发展，骨瓣范围达3.5cm×3cm，已足够满足手术需要。

2.乙状窦后入路的扩展

在乙状窦后入路的基础上切除颅内某些骨性结构（如岩骨），以扩大病灶的显露范围。

（1）乙状窦后-经内听道入路　在乙状窦后开颅的基础上，切除病灶。然后电灼岩骨后表面的硬膜，先作内听道侧方为基底的硬膜瓣，以切割钻磨出内听道的大致轮廓，然后以金刚钻磨去内听道后壁、上壁和下壁，使内听道达到270°的显露。术中要注意保护好后半规管和前庭，因为其损伤可能导致听力的丧失；另一个解剖标志是内淋巴囊及其导管。该管的前中线方的骨性组织需予保留。将内耳孔周围的骨性组织切除至迷路的切线，通过向后侧方移动视线，内听道的外侧1/3得以直接显露，最基本的步骤是扩大显露包括内听道顶的硬膜。

乙状窦后-经内听道入路显露范围非常宽广，适宜于任何大小的听神经瘤及桥小脑角区脑膜瘤。该入路的缺点是：肿瘤的内听道部分虽然可以通过打开内听道而显露，但只有2/3长内听道可以安全地打开，否则有进入内耳从而导致耳聋的风险。保留听力的成功率较经中颅窝入路低。

（2）乙状窦后-内听道上入路　详见本章第十三节。

四、乙状窦后入路的相关问题

1.乙状窦后入路的手术适用范围

乙状窦后入路适宜于任何大小的听神经瘤，也适宜于桥小脑脑区胆脂瘤、脑膜瘤、面肌痉挛、三叉神经痛、椎动脉动脉瘤、小脑后下动脉瘤等。处理这些病变时无须打开内听道。其优点是显露范围非常宽广，适用于任何大小的肿瘤；缺点是有脑脊液漏的风险。此外，术后遗留慢性头痛的情况较常见。

2.乙状窦后入路的特点

①该进路切口小，软组织损伤小，切口在发际内，术后切口疤痕不影响美容。术区只遗留局部麻木感，无其他功能障碍。

②该入路提供了较迷路进路更为宽阔的术野及较枕下进路更为缩短的距离，而且入路不损伤听力及牺牲部分小脑组织，减少对小脑、脑干的牵拉而带来的副损伤，有可用听力的患者均可选用该手术进路。

③乙状窦后入路较迷路后进路操作方便，手术时间短，术野大，可摘除3cm以上肿瘤。Samii认为采用乙状窦后入路时，如在Frankfurt平下7mm和外耳道上嵴后45mm处钻孔，92%不会碰到乙状窦，从而减少出血和缩短开颅时间。

④由于桥小脑角外侧壁为岩骨骨性结构，手术进程可以依托骨性外壁向内侧逐渐暴露分离，岩骨长轴的径向即为手术的径向。Chanda的研究表明传统的乙状窦后入路以及乙状窦后硬膜内内听道上入路到岩料区的视野角度为5°～9°，经乙状窦后岩骨入路为17.8°±9.4°。Roland等在行乙状窦后入路切除听神经瘤时发现，最大骨窗横径不大于乙状窦与枕外隆突水平连线中点，与岩骨长轴的夹角为39°～61°，即小脑半球可牵拉范围不超过此点。因此，骨窗内侧一般达到乙状窦与枕外隆突水平连线中点即可，没有必要超过此范围太远。

3.乙状窦后入路的局限性和存在的问题

如前所述，乙状窦后入路对切除位于桥小脑角区的病变有其广泛的适用性，但它仅能有限地进入脑干前中线的区域，主要原因是中线侧的小脑、脑干、脑神经位于肿瘤和神经外科医师的视野之间。枕下乙状窦入路是听神经瘤切除术最常用的手术入路，它具有可保留听力、手术途经结构比较熟悉、显露充分、适于切除任何大小的肿瘤等优点。由于脑桥小脑角区和内耳道的解剖结构复杂，故了解该区域重要结构之间的显微解剖关系对术中准确辨认和保护血管、神经及听力器官具有重要实用价值。经乙状窦后内听道入路仍不能显露内听道的全程，有报道经乙状窦后内听道手术入路尚有2～3mm不能完全显露，由该部分残留肿瘤而致肿瘤复发率为1.8%～2.4%。经乙状窦后-内耳孔上入路能显露的三叉神经以及中颅窝的范围仍然有限；对肿瘤和海绵窦、血管有粘连者，单一乙状窦后入路需扩大岩骨切除的范围，以提供足够的视野，而骨切除的安全性以及该入路下半规管、总脚、前庭、显微外科解剖学依然缺乏研究。目前许多侧颅底手术入路，能明显地减少对小脑的牵拉。位于鞍背内听道之间者使用岩前入路；位于内听道和颈静脉结节上部者取后岩骨入路；而位于颈静脉结节和枕大孔下者之间的病灶则采取枕下远外侧入路。

五、乙状窦后入路的技术要点

1. 手术切口的选择

一般可根据手术医生的习惯选择不同的乙状窦后皮肤切口。后颅窝病变，如桥小脑角肿瘤（听神经瘤、桥小脑角脑膜瘤、桥小脑角胆脂瘤）、三叉神经鞘瘤、面神经鞘瘤以及颈静脉孔神经鞘瘤的切除，三叉神经痛、面神经抽搐、舌咽神经痛的血管减压，部分小脑外侧肿瘤手术等，多数采用"S"形切口或旁正中直线切口。切口起自上项线上方约2cm，直线向下止于C$_1$颈椎水平，长约6～7cm。在切口上端内上方，帽状键膜表面可见恒定的枕动脉的穿出。因此，切口上端应选择直切口或上端向外侧延伸（"S"形切口），可避开枕动脉的损伤；切口下端，寰椎与枕骨之间背侧，有较大静脉丛，在静脉丛中包裹着椎动脉。手术时，遇到寰枕交界处的静脉团或静脉丛要尽量避开，烧灼静脉丛不能太深，否则容易损伤其深面的结构，即被静脉丛包裹着的椎动脉。

2. 骨瓣成形与病变显露的要求

骨瓣上缘暴露横窦，前缘暴露乙状窦，一般切除枕骨直径3～4cm。打开硬脑膜，轻轻牵开小脑，从枕大池中放出脑脊液以降低颅内压。用自动牵开器向内侧挡开小脑半球，采用显微技术逐步暴露肿瘤。在暴露岩斜区肿瘤的过程中，主要面对的是后组脑神经。从桥小脑角向内耳孔分离时，Ⅶ、Ⅷ脑神经位于视野的中心区域，一般术野的下方可见Ⅸ～Ⅻ脑神经。上方的岩静脉出小脑半球穿入桥小脑角，然后注入同侧的岩上窦。在岩静脉后方，三叉神经从脑桥表面发出，进入Meckel's腔。切除岩斜区的病变时须利用上述结构间的间隙进行。乙状窦后入路选择骨瓣的位置和大小、脑压板的大小和放置方向，须根据病变的位置和性质决定（图4-12-9）。根据肿瘤的大小，脑压板的宽度从基部20～25mm到尖部10～15mm，脑压板的牵引方向最常是小脑外侧。

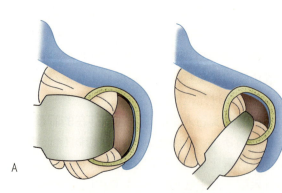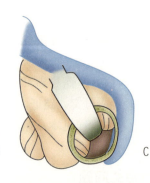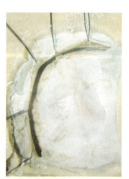

图4-12-9 乙状窦后入路。A,骨窗显露横窦和乙状窦,脑压板的牵引方向常是小脑外侧；B,骨窗显露横窦和乙状窦交汇处,脑压板从上外侧面牵开；C,骨窗不必显露横窦,只需显露前方乙状窦中下曲即可,脑压板从外下方向后上外侧面牵开；D,沿乙状窦和横窦弧形剪开硬膜并悬吊

对于处理岩斜区病变,脑压板从上外侧面牵开,如为三叉神经痛的微血管减压术,常选用的脑压板宽度从基部10mm到尖端约3～5mm。对于颈静脉孔区的病变,脑压板从外下方向后上外侧面牵开,适用于暴露颈静脉孔区,如为舌咽神经鞘瘤,常选用的脑压板宽度从基部15～20mm到尖端约5～10mm。

3.内听道后壁的磨除

在应用乙状窦后入路切除听神经瘤过程中,磨除内听道后壁时,避开骨迷路是能否保留听力的关键因素。由于人类颞骨的变异性很大,而且没有能够确定其确切位置的标记,因此打开内听道只能依靠术前CT和术者的个人经验。乙状窦后经内听道入路时,术者多关心内听道后壁与岩骨长轴夹角。江涛等对这个夹角进行了观测,发现该夹角平均为47.8°,变异范围在33°～70°之间。术中可根据这个夹角,结合肿瘤大小调整体位,调整磨钻角度。该作者认为在不损伤骨迷路、最大角度不超过61°的情况下,内听道最大磨除范围平均为7.09mm,最大安全磨开内耳道后壁接近总长的2/3。有条件的单位可采用神经导航,定位内听道后壁,测定所需磨开内听道后壁的长度和宽度,指导术中乙状窦后壁磨除的方向和范围。

4.面、听神经的辨认和保护

因听神经瘤多数起于前庭神经,面、听神经分别位于前庭神经的前上方和前下方,故常被推向肿瘤腹侧,少数情况也可被推向后方。术中寻找面、听神经可先在肿瘤后下方找到Ⅸ、Ⅹ脑神经,沿神经和肿瘤下极向脑干侧分离,直至后组脑神经在脑干的起始处,在这里可找到颜色苍白、表面呈粗颗粒状的第四脑室脉络丛,其外侧为小脑绒球,恰好位于面、听神经起点水平,是术中寻找面、听神经脑干端的重要标志。找到面、听神经束起始部位后,可从内侧向外侧分离。由于肿瘤长时间压迫,面、听神经纤维变薄、变长,彼此分离,术中应注意辨认和保护,最好术中应用电生理监测,以协助术中寻找和保护。

5.内耳道结构保护

由于肿瘤的长时间压迫,内耳道口往往有所扩大,当内耳道内肿瘤较大,需要磨开内耳道后壁时,磨除范围以显露肿瘤外极为限,不必磨至内耳道底。内耳道总长度约为(9.9±0.9)mm,受到手术角度的限制,最大安全磨开内耳道后壁的长度约为全长的60%,因此如果希望保留听力,内耳道后壁的磨除长度不宜超过6～7mm,超过此长度就可能损伤半规管。总脚距内耳道仅11.1(8.3～13.1)mm,有一定的变异范围,磨开内耳道后壁骨质时容易受损。桥小脑角区和内耳道的解剖差异比较大,不能一味抱住测量数据不放,但术前充分熟悉和了解该区域重要解剖结构的相对位置和标志,对于提高肿瘤全切除率、降低并发症具有重要的实用价值。

6.颈静脉球的保护

颈静脉球至内耳道的距离变异较大。高位颈静脉球可突入颞骨岩部,高达内耳道水平,紧邻内耳道底,向外侧磨除内耳道后壁时极易损伤。因此,术前进行颞骨岩部薄层CT扫描(包括骨窗像),观察内耳道的角度、长短,颞骨岩部气化情况,耳蜗、半规管和颈静脉球的位置,对于术中保护重要结构非常有价值。

第十三节　乙状窦后-内听道上入路

1999年,Rhoton实验室报道了经乙状窦后-内听道上手术入路。通过尸头显微解剖研究,确定切除内听道上结节以及邻近内听道上的骨性结构,是否可以有助于扩大脑干和斜坡上1/3视野;打开Meckel腔的硬膜壁,是否可以增加三叉神经的显露。结果提示该入路能明显扩大对中颅窝和上斜坡的显露范围,三叉神经平均可显露的长度达10.3mm。2000年,Samii等报道了采用乙状窦后硬膜内-内听道上入路(内听道上入路)一期切除12例以后颅窝为主,并侵犯到中颅窝的病变。

一、内听道上入路的概述

岩斜区肿瘤由于解剖位置深在,周围毗邻结构复杂,同时该区域肿瘤常骑跨中、后颅窝,呈哑铃形生长。切除起源于岩斜区、桥小脑角并累及中颅窝、三叉神经腔以及海绵窦后部肿瘤的入路选择较为棘手。此处肿瘤毗邻脑干、第Ⅲ~Ⅻ脑神经、基底动脉、大脑后动脉、小脑上动脉等重要结构,手术难度和风险很大。术中常因暴露欠佳或由于对其解剖结构不熟悉而导致术后并发症多,病残率较高。

二、内听道上入路的显露范围

1999年,Rhoton颅底显微外科研究所报道了经内听道上入路显微外科解剖学研究,对该入路的显微解剖标志以及显露范围作了较为详细的描述。就手术入路本身而言,影响颅底病灶全切率的关键因素有三个方面:其一是病灶的显露程度;其次是毗邻重要结构的术中正确定位和侵袭程度;最后是在该手术入路中器械使用的自由度。就内听道上结节入路而言,岩骨的骨性结构磨除范围将直接关系到中颅窝底的术野显露程度。Meckel腔与海绵窦后部关系密切,进入Meckel腔的肿瘤可进而侵犯海绵窦后部。既往这部分肿瘤的切除都是从幕上进行。术中多需将三叉神经第三支切断以切除Meckel腔内的肿瘤。在Rhoton总结的海绵窦手术入路中,尚无从幕下进入海绵窦后部者。Samii对主体在后颅窝、小部分进入Meckel腔进而侵犯海绵窦的肿瘤采取了较为积极的态度,认为若该部分肿瘤仅压迫海绵窦内结构,可行全切除;若浸润生长则行次全或部分切除。进入海绵窦的方法则是循肿瘤的生长方向。由于内听道上结节磨除后三叉神经可向内、外方移位,增大了操作空间,肿瘤切除多无

困难。为了扩大显露,Seoane在术中切开岩上窦、Meekel腔顶部和外侧的中颅底硬膜,进入中颅底硬膜下腔。

1.骨窗的大小

内听道上结节是内听道上方、三叉神经切迹下后方的岩骨嵴突出部分,其前、后界分别为经三叉神经切迹前缘和内听道后缘的岩嵴垂直线,上、下界分别为岩骨嵴和内听道。自中颅底观察,三叉神经压迹位于内听道上结节上、内方,压迹上方为Meckel腔。除了阻碍中颅底的暴露之外,突出的内听道上结节尚可遮挡部分桥前池。从后颅窝观察,内听道上结节恰位于Meckel腔和后颅窝之间,将其去除后可达Meckel腔底部。此即内听道上入路的解剖学基础。将内听道上结节磨除、三叉神经向下方移位后,Meckel腔内侧壁、海绵窦后壁下部的显露普遍较前改善,有时海绵窦后壁上部仍然因天幕的遮挡而显露不佳。尽管可通过调整显微镜投照角度改善海绵窦后壁的暴露,但小脑的牵拉随之加重,且操作空间亦相应减小。此时若切开天幕、上抬颞叶可使天幕上方的死角明显缩小,海绵窦后壁上部的暴露显著改善。同时,原为天幕遮挡的血管神经结构亦多可暴露。作者的研究表明:内听道上结节突出度差异很大。从几何学角度看,骨质向中颅底磨除的范围与内听道上结节的厚度应呈正相关,故内听道上结节磨除后,中颅底的暴露范围亦应存在较大的个体差异。作者在神经导航的引导下,通过内听道上结节和岩尖的扩大磨除,中颅底骨窗呈菱形。磨除内听道上结节后,中颅底骨窗的大小平均可达14.8mm×11.7mm(表4-13-1),其与颈内动脉C_5、C_6段及外展神经的最短距离依次为(2.5±1.1)mm、(2.3±1.0)mm、(2.6±1.4)mm(表4-13-2)。

表4-13-1　中颅底骨窗的大小

中颅底骨窗	均值±标准差(mm)	范围(mm)
骨窗宽度	14.8±1.6	12.1~18.3
骨窗高度	11.7±1.2	9.3~13.8

表4-13-2　中颅底骨窗与岩骨内重要结构的距离

测量值	均值± 标准差(mm)	范围(mm)
骨窗前边-颈内动脉C₅段	2.5±1.1	1.3～4.1
骨窗前边-外展神经	2.6±1.4	1.0～4.6
骨窗外侧边-颈内动脉C₆段	2.3±1.0	1.2～3.4

2.中颅窝和上斜坡的显露范围

主体在后颅窝的岩斜脑膜瘤，除可经Meckel's腔累及中颅底外，尚可侵犯海绵窦后部，并通过天幕裂孔延伸至幕上。手术中，当后颅窝的瘤体切除后，幕上肿瘤部分可经"扩大"的天幕裂孔或切开天幕切除。临床实践中发现，由幕下经天幕裂孔显露幕上结构的范围有较大的个体差异。由于切开天幕可能导致滑车神经、重要血管和颞叶底部损伤，有时尚可造成天幕夹层静脉"湖"的出血和空气栓塞。内听道上结节磨除、三叉神经移位后，桥前池、Meckel's腔内侧壁、海绵窦后壁下部的显露较前改善，天幕裂孔、上斜坡区的显露向下方扩大，操作空间增大。若调整显微镜投照角度可改善幕上结构的暴露。内听道上结节及岩尖扩大磨除后，中颅窝底硬膜平均显露的范围为(196.6±28.4)mm²，范围153.6～238.2mm²（表4-13-3）。鞍背以下到岩斜交界处的上斜坡得以扩大显露，扩大显露面积为(92.2±15.1)mm²，范围为60.6～122.8mm²。通过这一手术通道，可将向中颅底侵袭的肿瘤切除。

3.神经的显露

（1）对动眼神经的显露　该神经从脚间窝发出后，于大脑后动脉和小脑上动脉之间，呈水平位向前外方走行，至后床突外侧跨后岩床韧带

表4-13-3　乙状窦后- 内听道上入路的显露范围

显露部位	平均显露	显露范围
中颅窝(mm²)	196.6±28.4	153.6～238.2
上斜坡(mm²)	92.2±15.1	60.6～122.8
三叉神经显露长度(mm)	92.2±15.1	7.8～12.3

入海绵窦。从桥小脑角池观察，该神经的深面即是鞍背和垂体柄，而其所跨越的下岩床韧带则是海绵窦后部从幕下显露的上限。因此，动眼神经可视为上斜坡和海绵窦后部显露的一个重要判断标志。解剖研究结果显示，动眼神经的显露与天幕-三叉经夹角关系密切。该角度≥40°时动眼神经显露率达100%,跨越后岩床韧带处多可满意暴露；该角度<30°时，动眼神经往往显露不佳，海绵窦后部的显露受到较大的限制。此时若切开天幕，上抬颞叶可使二者的暴露明显改善。动眼神经在不上抬天幕的情况下显露，其平均显露分值为0.38。

（2）对滑车神经的显露　滑车神经起源于四叠体下丘下方的前髓帆，行于天幕裂孔处的环池内，于岩尖附近入天幕游离缘硬膜。入硬膜处也是海绵窦后壁上缘的重要标志，其显露的个体差异在一定程度上也反映出天幕-三叉神经夹角和海绵窦后部显露的密切关系。该神经均可在不上抬天幕的情况下显露，平均显露分值为1.0,但不同标本上显露程度有一定差异，结合外侧小脑上入路可显露该神经穿入硬膜处。小脑上动脉多与滑车神经伴行，在不上抬天幕的情况下，平均显露分值为0.84。大脑后动脉位于幕上，仅少数可自幕下显露，平均显露分值最低，仅为0.11。上抬天幕时，尚可视及鞍背、后交通动脉。切开天幕、上抬颞叶底部后，可扩大上述结构的显露。

（3）对三叉神经的显露　内听道上结节磨除后三叉神经扩大显露的长度是判断手术适应证的另一重要依据。Seoane通过相关的显微解剖研究发现，内听道上结节磨除后，三叉神经的显露可增加10.3mm。并且指出，为最大限度地暴露Meckel's腔底部，骨质磨除范围须达岩下窦前方的岩斜裂，紧邻外展神经的外侧，从而将三叉神经后根的外侧和底部完全暴露。张岩松等认为磨除道上结节及其周围骨质可增加三叉神经腔的暴露范围大约10.5mm，并获得三叉神经后根的外侧和下方约180°视角。作者测得三叉神经扩大显露的（与岩嵴垂直）长度为9.7±0.7mm(7.8～12.3),并可显示Meckel腔内的三

叉神经半月神经节及其分叉,外展神经亦可以有良好的显露。切开中颅窝的硬膜,则中颅窝的膜内结构很好地显露。从横断面看,内听道上入路磨除的岩骨呈近似三角形,外侧边为内听道上结节内壁,内侧边为Meekel腔内的三叉神经,底边为最下方的骨质磨除线。根据几何学原理,扩大显露的三叉神经长度与内听道上结节的宽度,该处岩嵴内、外侧面的交角和骨质磨除线与岩骨内侧面的交角有关。由于前两个因素相对固定,故三叉神经扩大显露长度主要受骨质磨除线与岩骨内侧面交角的影响。骨质磨除方向与面听神经愈近乎平行,三叉神经扩大显露的长度愈大。而术者视线主要被横窦下缘及下垂的天幕阻挡,横窦下缘的位置愈高,愈有利于骨质磨除。在横窦上牵困难时,骨质磨除的范围相对偏小。因此,横窦向上移位对于最大限度地磨除岩骨是有利的,有时需用脑压板将天幕和枕叶向上抬起以利于显露。

三、内听道上入路的特点与适应证

　　该入路在枕下乙状窦后入路的基础上进行改进,保留了乙状窦后入路手术操作简便、解剖关系清晰、创伤小的特点。同时,通过切开小脑幕、磨除内听道上结节和岩尖,显露出脑干腹侧上间隙、Meckel腔等单纯乙状窦后入路难以达到的幕上及中颅窝结构。该入路针对以后颅窝生长为主的岩斜区肿瘤而设计,突出了手术简便、创伤小、并发症少的特点,避免了传统乙状窦前入路在岩骨磨除过程中易损伤面神经管和骨性半规管的不足。手术早期即可显露脑神经,肿瘤膨胀生长使脑神经间狭小的间隙病理性扩大,有利于肿瘤切除。内听道上区骨质磨除安全可靠,值得临床推广应用。

　　Meckel腔与海绵窦后部均位于中颅底硬膜夹层之间,进入Meckel腔的肿瘤可进而侵犯海绵窦后部。Samii认为若该部分肿瘤仅压迫海绵窦内结构,可行全切除,若浸润生长则难以全切。Meckel腔内侧壁硬膜比较坚韧,当该处的肿瘤有完整包膜时,肿瘤多向内侧“突入”而非真正

“进入”海绵窦后部,其与海绵窦内结构尚存在完整界面,与原发于海绵窦内的脑膜瘤有所不同。此情况下肿瘤切除应采取更为积极的态度。若肿瘤呈浸润生长,则Meckel腔内的三叉神经也必被浸润。该处的瘤体尚且难以全切除,海绵窦后部更无探查的必要。同时,经内听道入路尚不能充分显露中颅窝底,对于起源于中颅底向后颅窝侵袭的病灶显露不佳,不能做到根治性手术全切除。况且由于骨质磨除受到面、听神经的限制,术中即使最大限度磨除内听道上结节,术野向中颅底扩大亦有限。因此,内听道上入路适应证狭窄,临床应用受到较大限制。

　　内听道上入路的适应证,目前尚无统一的标准。颈内动脉C_6段位于内听道上结节前外侧的颈内动脉管内,由后外逐渐行向前内,在破裂孔处移行为颈内动脉海绵窦段。该处颈内动脉管与岩骨嵴距离最近。岩尖区结构存在不同程度的解剖变异,在约10%的个体,充分暴露Meckel腔内侧缘可能造成颈内动脉海绵窦段和外展神经的损伤。同时受术者视线与中颅底所成角度的限制,骨窗外侧的结构一般无法视及,这是入路适应证狭窄的主要原因。影像学是判断入路适应证的主要依据。Sammi认为由于内听道上入路不能充分暴露海绵窦结构,如果肿瘤已经侵犯海绵窦,只能进行肿瘤大部分切除,或者选择其他手术入路。

　　手术入路的选择应根据肿瘤形态、侵及方向、术者经验和设备条件等慎重考虑,不可强求一致。最佳手术入路的选择应由病变的位置、大小、扩展程度及病变的性质决定。在以下几种情况下,选择内听道上入路较乙状窦前入路更具临床实践意义:①岩-斜区肿瘤的主体位于后颅窝,向中颅窝底生长,小部分经Meckel腔累及中颅底。轴位、冠状位薄层CT、MRI扫描(轴位扫描基线平颧弓上缘)显示中颅底的肿瘤位于面、听神经内听道段所在水平的上方,但肿瘤并未累及海绵窦。这类肿瘤均能通过乙状窦后入路,结合天幕切开该部分肿瘤一般可完全暴露而给予完整切除,避免了乙状窦前经岩骨入路的手术创伤

及可能的并发症。②岩斜区肿瘤的主体位于后颅窝,小部分位于中颅窝底并向海绵窦"侵犯",但肿瘤有完整的包膜,且中颅底的瘤体大部在面、听神经水平的上方。此部分肿瘤往往可在充分囊内切除后,连同包膜自瘤床拖出。若包膜破损或与Meckel's腔内结构粘连紧密,该部分瘤体在非直视下恐难以全切,若不打算尝试全切除海绵窦内的肿瘤者,亦可选择该手术入路。③大型岩斜区肿瘤的肿瘤主体位于桥小脑角,延伸生长进入中颅窝并浸润海绵窦。这种情况下由于不追求切除浸润至海绵窦内的肿瘤,乙状窦前经岩骨入路并没有必要。④高龄或一般状况差的患者,手术的目的仅限于切除后颅窝部分的肿瘤,以获得脑干减压器。手术的主要目标是大部分切除后颅窝的侵袭性肿瘤,达到"脑干减压"。其中①和②是该入路的绝对适应证,而③和④是该入路的相对适应证。需强调的是,若肿瘤巨大,幕上部分与第三脑室底部、中脑粘连紧密,或中颅窝部分呈浸润性生长,侵入海绵窦时,切忌盲目从幕下牵拉、切除肿瘤,一旦造成脑干损伤或术中大出血,后果严重。

四、内听道上入路的相关问题

1. 手术入路设计的目的

手术入路设计的根本目的是最终实现手术野的良好显露并减少损伤。颅底手术入路,是为切除肿瘤设计的,一定要紧紧围绕如何暴露与切除肿瘤这一中心问题。若为单纯机械模仿某一手术入路而进行与暴露、切除肿瘤无关的操作,增大创伤,则是绝对禁忌的。内听道上入路的目的在于减少创伤的同时力求全切除中、后颅窝的肿瘤,提高疗效和生存质量。因此,对于大型岩斜区肿瘤,作者认为不应太过热衷于一味采用经岩骨入路加以切除,应根据岩斜区肿瘤的生长方式、肿瘤的大小、肿瘤累及的区域,制定是全切除肿瘤还是次全切除肿瘤的计划,并采用相应的手术入路。对于主体位于后颅窝,向前生长至中颅窝,侵犯海绵窦、Meckel腔的岩斜区肿瘤,借助详尽的影像学资料,采用简单、微创的枕下内听道上

入路,符合微创的理念。

2. 手术的原则

内听道上入路具有以下特点:①单纯的幕下开颅即可暴露幕上、中颅窝部位的肿瘤,避免牵拉颞枕叶,创伤小,恢复快,预后好。②可早期显露脑神经。肿瘤压迫导致脑神经间狭小间隙病理性扩大,有利于肿瘤的切除。③岩尖骨质的磨除安全可靠,可避免内耳及其他重要解剖结构的损伤。因此,手术的原则是尽可能地全切肿瘤。肿瘤与脑干、大血管、脑神经粘连紧密难以分离时,不应勉强切除;肿瘤长入海绵窦时,切除范围依具体情况而定。若肿瘤仅仅推挤、压迫窦内结构,二者之间尚有界面存在,则争取全切除;若肿瘤呈浸润生长,二者之间无明显界面,分离困难,则行次全或大部切除。

3. 手术步骤关键点

(1) 处理岩上静脉 岩上静脉位于内听道上结节上方贴近幕缘,多短粗且壁薄,轻微牵拉即可撕脱,出血汹涌,对于切开小脑幕、磨除内听道上结节有阻碍。可根据术中需要决定是否切断,尽可能地保留,若该静脉在术中发现已受肿瘤影响受压移位,则可于术中主动电凝切断,多不会导致严重的并发症。

(2) 切开小脑幕 尽量贴近岩骨嵴切开小脑幕,避免残留部分过大,影响幕上肿瘤的暴露。同时注意避免损伤滑车神经、岩上窦及三叉神经后根。切开三叉神经腔开口的外缘和下缘的硬脑膜以及三叉神经孔外侧的天幕可以充分暴露三叉神经腔后部的三叉神经和中颅窝。

(3) 磨除内听道上结节 内听道上结节磨除范围应严格限定在三叉神经后根外缘与内听道外缘之间的内听道上方的骨质,即磨除三叉神经与面听神经之间的骨质,该范围内的岩尖骨质以松质骨为主,不含重要的解剖结构,安全可靠。磨除方向是前内上方,以暴露中颅窝Meckel囊为目的。在神经导航的引导下磨除骨质时,注意要边磨边进行定位以引导术中骨质磨除,不要一次磨除过多骨质,以免损伤毗邻结构。最大磨除范围可达长(10.26 ± 1.47)mm,宽(9.54 ± 1.64)

mm。通过单纯的后颅窝开颅，可在这一骨窗范围内切除部分中颅窝的肿瘤。

4.手术结果评价

（1）肿瘤切除程度　根据术中镜下判断和术后3日内CT/MRI检查结果评定。①全切除：显微镜下和影像学检查未见肿瘤残余。②次全切除：显微镜下未见肿瘤，但影像学检查显示少量肿瘤残留，肿瘤残余体积在原体积的10%以内，或影像学检查未见明显残瘤，但术中显微镜下见有小片肿瘤或包膜残除而无法全切除者，亦属此例。③（大）部分切除：肿瘤残余大于原体积的30%。

（2）并发症发生率　术后出现的、与手术直接或间接相关的并发症，包括术前已有的神经损害术后加重者。

（3）术后Karnofsky评分　以出院时计算为准。

5.影响肿瘤全切除的因素

肿瘤不能全切除因素包括：①肿瘤与脑干粘连，二者之间的界面不清；②术前多组脑神经受累；③与基底动脉及其分支关系密切，肿瘤包裹小脑前下动脉和小脑后下动脉；④肿瘤侵犯海绵窦；⑤肿瘤质硬，血运丰富。对于侵犯海绵窦，包绕颈内动脉或基底动脉的肿瘤，全切除往往相当困难，特别是MRI显示有脑干严重水肿及肿瘤的软膜消失的病例，手术全切除更为困难，强行的全切除可能会引起术后严重并发症。

下列因素与预后密切相关：①肿瘤大小及硬度；②手术前神经功能状况；③肿瘤与脑干和毗邻血管的关系；④有无脑干水肿；⑤患者年龄及术前的身体状况，有无其他系统疾病。肿瘤巨大、侵及范围广、对重要血管有包绕、脑干水肿明显、年龄大、且有全身性疾病特别是糖尿病患者，术后预后较差。对于小的岩斜区脑膜瘤，没有软膜的破坏，无脑干水肿，没有血管的包绕，手术全切率高，且预后好。

五、内听道上入路的手术方法

1.手术定位

（1）骨窗的定位　皮瓣的定位准确与否，直

接影响骨窗的定位，而骨窗的定位关系到手术能否顺利进行。乙状窦后入路骨窗定位应尽量靠近乙状窦后缘和横窦下缘，以缩短手术入路的距离，便于手术操作。骨窗的定位应遵循安全准确、简便实用的原则。乙状窦投影位于顶切迹至乳突尖连线，其连线中点是乙状窦垂直部中点，颧弓根上缘向后与枕骨粗隆连线的后1/2相当于横窦，这两条线交汇点相当于横窦和乙状窦的交汇点（图4-13-1）。顶切迹至乳突尖连线又是乳突嵴最隆起的部位，体表易摸到，是重要的体表标志。骨窗的定位则在皮瓣范围内，因而在皮瓣的范围内易于限制骨窗暴露的范围，又可以满足手术所需的上达横窦下缘、前达乙状窦后缘的要求，而不会因暴露中颅窝及乳突区造成不必要的损伤。作者测得乙状窦和横窦的交界点的内下缘位于星点前外侧方（9.7±1.2）mm处，星点与横窦的垂直距离约为2.6～3.4mm。马常升等报道自乳突尖垂直向上22mm做一条平行于颧弓的直线为骨窗的"上警戒线"，在该线下操作不至于损伤横窦，以下颌窝的外缘中点水平向后5mm作一垂直线，即为骨窗的"前警戒线"，在该线以后手术则不至于损伤乙状窦。但该"警戒线"术中不易定位，没有充分利用横窦、乙状窦的解剖学特点。陈合新等报道的骨窗定位方法为：在骨性外耳道下极向后引一平行颧弓的直线，在距离外耳道下极4.35cm的点为圆心，以骨窗常规大小2.5～3.0cm的一半为半径所画的圆作为骨窗的位置更为合适，但仍不利于临床术中操作。

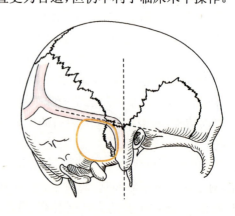

图4-13-1　乙状窦和横窦的重要骨性标志

（2）横窦和乙状窦的体表定位 颧突根、星点和枕外粗隆在同一条连线上，横窦正好位于连线的后部，相当于上项线。此连线与鳞部的顶乳缝交汇点，再与乳突尖的连线，即相当于乙状窦的位置。

（3）内听道的定位 归纳起来可分为两类。①以中颅窝底的解剖结构为标志定位内听道，其中又分为：以面神经管裂孔和岩浅大神经标志法定位，即House法；以弓状隆起下方的上半规管标志法定位；根据面神经管裂孔与弓状隆起联合标志法定位；以颞骨鳞部颅内对应点、棘孔和弓状隆起三种解剖结构联合标志法定位。②以颅外解剖结构为标志定位内听道。Catalano等指出颧弓根点、锤骨头、内听道的垂直嵴三点在一条直线上，颧弓根点距锤骨头平均18mm，沿此线再内行7～8mm即为内听道的垂直嵴，向下磨除骨质便可进入内听道。

2.体位和切口设计

体位常采用半坐位或侧卧位。半坐位的优点在于手术中血液和脑脊液以及骨质易被冲出伤口，而不是停留在蛛网膜下腔，且手术医师对整个后颅窝有良好的视野。侧卧位，轻轻地将头偏向对侧而远离同侧，头顶的最高点向地面倾斜。但矢状缝需与地面平行，以增大头顶与肩之间的操作角度。安放监测电极(SEP,AEP,EMG-面肌肌电图)。于乳突后作耳后弧形或"S"形切口，切口位于乳突后1.5～2cm，由上项线上1.5cm垂直向下约4～5cm，再弧形向后下止于乳突尖下1.5～2cm。有条件的前提下，术中可应用神经导航，导航定位横窦和乙状窦并指导切口选择，及内听道上结节和岩尖的磨除。

3.颅骨瓣成形与硬膜瓣

在上项线下方、星点的前方约5mm处做枕骨钻孔，之后用铣锯将枕骨成形，约2.5cm×3cm大小骨瓣（图4-13-2）。骨窗上缘达横窦，外侧至乙状窦。若骨瓣未能完全显露乙状窦和横窦，则用磨钻将骨窗扩大，暴露横窦、乙状窦及其结合部。上界暴露横窦直径的一半以上的宽度，外侧至乙状窦后缘，向下接近枕骨大孔侧缘。高速气钻将

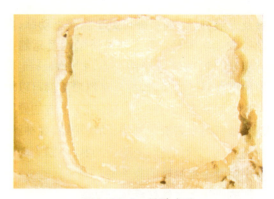

图4-13-2 骨瓣成形

横窦和乙状窦轮廓化（导航引导下定位横窦和乙状窦）。

沿横窦和乙状窦将硬膜弧形剪开，用丝线悬吊并牵开硬膜，横窦下缘尽量向枕部悬吊牵起，尽量使横窦与天幕达同一水平，以扩大对术区的显露角度；乙状窦向前牵开，可以增加该手术入路对桥小脑角和岩斜区的显露，减少对小脑的牵拉。

4.入路相关区域的显露

显微镜下暴露桥小脑角的桥小脑池、小脑延髓池、脑桥前池，并用钩针轻柔地剔除小脑延髓池蛛网膜、桥小脑池蛛网膜及桥池蛛网膜，从上到下清晰地暴露桥小脑角的桥小脑池、小脑延髓池、脑桥前池内的三叉神经、岩静脉、前庭蜗神经束和舌咽迷走副神经束，并观察Ⅵ、Ⅶ、Ⅻ和Ⅺ脑神经，小脑前下动脉和内听动脉的起源和走行方向，基底动脉，内耳门及颈静脉孔的形状等重要结构。切开天幕前，观察天幕裂孔下区的动眼神经、滑车神经、大脑后动脉和小脑上动脉的暴露情况。

该区域需要注意的解剖结构是岩上静脉和迷路动脉。岩上静脉通常位于内听道上结节上方、三叉神经根外侧，极少数注入内听道上结节内侧、基底窦与海绵窦交界处。迷路动脉，又称内听动脉，是内耳主要的供血动脉，其终末支穿过内听道底供应内耳结构。迷路动脉属于终末动脉，一旦损伤则产生前庭症状和听力障碍。在显微镜下，内听道上结节周围的血管神经如下：向内可见脑干的腹侧，位于脑桥和延髓上段的基底

动脉及外展神经；向后外可见小脑前下动脉、内听动脉和面听神经；向下可见桥延沟及延髓上段并见Ⅵ、Ⅶ、Ⅷ脑神经的起点。打开Meckel腔可增加上岩斜区的暴露，打开海绵窦后部可以增加海绵窦的暴露，切开三叉神经眼支上方的硬脑膜及小脑幕可暴露滑车神经、动眼神经、视神经、颈内动脉、后交通动脉、大脑后动脉、小脑上动脉以及中脑及上部脑桥的腹外侧。

5.内听道上区骨性结构的切除

（1）内听道上结节的骨质磨除　位于内听道上方的岩骨后面部分形成突起，称为内听道上结节。该结节的范围为：下方系内听道，侧方是内听道后外侧缘弓下窝内侧隆起的垂直线，中线侧为三叉神经压迹侧方的垂直线。该结节是侧方显露Meckel腔的主要视角障碍物，阻碍了到达三叉神经中线侧、下方的桥前池和上斜坡的视线。切开并剥离内听道上结节表面的硬膜，显微镜下以高速气钻磨除内听道上结节的骨质（图

4-13-3）。对该部分的切除应先将岩骨嵴下缘1mm左右硬膜切断呈"U"形翻向内听道方向，需切断来自小脑前下动脉、走向弓下窝的弓下动脉，并分离和保护岩上静脉，切除岩骨时宜使用金刚钻。为最大限度地显露中颅底、面听神经上方的骨质，包括内听道顶壁和小部分前壁需尽悉磨除。神经导航引导下扩大切除内听道上方的骨性结构，使内听道上方轮廓化。通常内听道上结节的后部容易磨除，但当磨除三叉神经后根下方的骨质时较为困难。由于术野深在，操作空间狭小，必须使用细长钻柄及钻头，并以脑压板保护好面听神经和小脑前下动脉。为避免重要结构损伤，可先将内部骨质磨除，留下薄薄的一层骨壳再以剥离子或针匙去处。磨除内听道上结节时，先尽量不要开放内听道，保留一层菲薄的骨质可以保护面听神经免受损伤，但这又不利于骨质扩大磨除。最后在导航引导下，以面听神经为下界向前外侧磨除岩骨，将内听道前壁和上壁轮廓化。

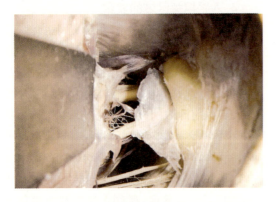 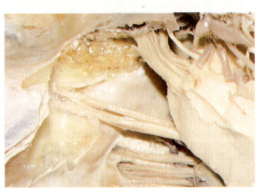

图4-13-3　内听道上结节的磨除。A,切开并分离内听道上结节表面的硬膜; B,磨除内听道上区的骨质(270°)

①骨质磨除的方向：骨质磨除的方向是从中线侧向外侧、由后向前逐渐将内听道上区的骨性结构磨开。从影像学和解剖学综合分析，向前外侧磨除内听道上结节是安全的。磨除内听道上结节在下方受到面听神经的限制。理论上，为最大限度地磨除内听道上结节，操作方向与面听神经上缘的成角愈小愈好。乙状窦后入路中，由于横窦下缘向上牵拉的幅度有限，视线往往被其阻挡而使骨质磨除朝向外上方，导致磨除范围偏小。为尽量减小这一不利因素，可结合外侧小脑

上入路。后者要求暴露横窦上缘，尽量上牵横窦，将使操作方向与面听神经上缘的成角达到最小，以求在不明显增加小脑牵拉的情况下扩大操作空间，有利于最大限度地磨除岩骨暴露中颅底。星点处横窦上缘和内听道上缘的假想连线的方向是自后上指向前下，与中颅底平面成一钝角。如果岩骨磨除方向与此一致，将使骨窗的最前部低于内听道上壁水平。在颈动脉管上壁和内听道上壁垂直距离非常小的情况下，理论上有损伤颈内动脉C_6段的可能，应予以注意。临床实践中损

伤颈内动脉C₆段的机会不大,原因在于天幕对视线的遮挡,骨质向前外侧磨除的方向多朝向外上,若术中采用导航引导则更为安全。

②骨质磨除范围:Meckel腔底部是乙状窦后-内听道上入路的靶区,内听道上结节磨除即以最大限度显露该区为目的。因此,明确骨质磨除的解剖学标志对减少重要结构损伤至关重要。暴露桥小脑角后,于三叉神经、面听神经之间磨除内听道上结节。骨质磨除的前界达三叉神经切迹前缘,沿Meckel腔的内侧缘向中颅底延伸。后界为经内听道后壁与岩嵴的垂直线,上界为岩上窦、岩嵴;下界为内听道上壁和面听神经,向前外将面听神经上方的骨质全部磨除,向内至Meckel腔内侧缘。为最大限度地暴露Meckel腔底部,骨质磨除范围须达岩下窦前方的岩斜裂,紧邻外展神经的外侧,以将三叉神经后根的外侧和底部完全暴露。临床手术中由于局部病理解剖关系紊乱,准确判断Meckel腔内侧缘的位置比较困难。有时视线尚可受到下垂天幕的遮挡,使本就不大的操作空间更为狭小。这时为追求肿瘤充分暴露而一味向前磨除岩尖非常危险,宜利用该处较为固定的解剖结构如外展神经、岩下窦、Meckel腔开口等综合判定骨质磨除的前界。如有神经导航辅助则更为安全。在颅底薄层CT扫描上,面听神经上缘亦总是高于颈动脉管上壁最高点所处的水平。因此,以面听神经为下界向前外侧磨除岩骨仍然是安全的。若天幕下垂显著,可将其切开以增加暴露。一般情况下,Meckel腔底部不必完全显露即可满足肿瘤切除的需要,相对减少了重要结构损伤的机会。

(2)岩尖部骨质的磨除 岩尖的骨质磨除范围应限定在三叉神经后根的外缘与内听道外缘之间的内听道上方骨质,向前内上方磨除,以暴露中颅窝的Meckel腔后外下方,骨窗均位于耳蜗内缘的内侧。分离岩上窦以及覆盖在岩骨上表面的硬膜,于Meckel腔开口处的侧方将天幕予以打开,提供一个硬膜内入路至中颅窝中线侧和上斜坡的手术入路。再用剥离子将三叉神经节轻轻抬起,磨除三叉神经节下方和外侧的岩部前

壁的骨质。磨除三叉神经Meckel腔下方的岩骨尖时,硬膜应翻向下方,以防止误伤岩下窦,然后将该处显露的空间和三叉神经侧方磨除后的空间,融合在一起,使其成为一体,并逐步向前磨除。

(3)骨质的扩大磨除 将内听道上壁轮廓化的基础上,根据导航显示的影像情况,在导航引导下继续由上向下将内听道上方和内侧的骨质继续向后磨除。扩大切除内听道上方的骨性结构,使内听道上方和内侧壁轮廓化。然后扩大切开Meckel腔的侧壁及其顶部的硬膜。岩尖、内听道上结节各方向切除率见表4-13-4。在导航引导下,乙状窦后-内听道上入路可以使内听道前、上、后壁的骨性组织达到扩大磨除,使内听道壁在近270°上达到轮廓化,只有使内听道壁充分轮廓化后岩骨中颅窝侧部分安全有效地磨除才成为可能,否则将会影响对岩骨前壁的视野而妨碍对其切除,从而也就影响对中颅底的显露范围。

表4-13-4 岩尖和内听道上结节各方向切除的百分率的对比

	高度(上下径)	前后径	左右径
岩尖	33%±5%	49%±6%	78%±5%
内听道上结节	74%±10%	100%±0	100%±0

经乙状窦后入路手术中,岩尖可磨除率依上下径、前后径、左右径递增;而内听道上结节的高度可被切除74%,而前后和左右可被完全切除,内听道的上壁、前壁和后壁均可轮廓化。岩尖可切除的前后径为49%,约是岩尖的一半,说明该处在神经导航引导下切除岩骨不会伤及颈内动脉,因此是安全的。实验表明:内听道上结节的切除对中颅窝和上斜坡的显露是最有效的。该部结构的切除是乙状窦后-内听道上入路的关键。岩尖的切除范围是有限的,但却明显增加了三叉神经侧方和下方以及上斜坡的显露。在神经导航的引导下,可做到既不损伤外展、三叉和位听神经,也不易伤及颈内动脉等。

6.天幕切开

实践中发现,自幕下暴露海绵窦后部的范围

有较大的个体差异。由于天幕切开可能造成重要结构的损伤，故应遵循一定的指征和方法。术中需根据手术需要决定是否需要切开天幕，不应将天幕切开视为必须步骤，可避免无意义地切开天幕可能造成的重要结构损伤。有时因下垂天幕的遮挡，该处暴露不佳，必须切开天幕、上抬颞叶方可满意显露。而有些情况下天幕的遮挡不明显，无需切开。当预见到需切开天幕时，术中可有意识地寻找切开点和切开方向，尽早保护可能损伤的血管神经结构，这样手术步骤的设计将更趋合理。天幕切开时的方向应由后（外）向前（内），止于滑车神经入天幕游离缘处的内侧，即在距岩嵴约0.5cm处由外向内切开天幕，直至天幕游离缘。

7. 显露肿瘤与肿瘤切除

岩斜区肿瘤位于面听神经复合体的腹内侧，面听神经多被顶起并向后、下推挤。沿蛛网膜界面将面听神经与瘤壁分离并加以保护。肿瘤的切除一般由外向内侧方向进行，也就是从岩骨开始向脑干方向切除，这样容易根据脑神经出口的解剖位置在手术早期寻找到脑神经。由于肿瘤与神经血管结构关系密切，所以首先应通过脑神经间隙分离并瘤内切除肿瘤减压，采用边分离肿瘤、边离断肿瘤蒂部、边切除肿瘤的办法，次序为先分离、瘤内切除Ⅶ、Ⅷ神经后下方肿瘤，依次分离切除Ⅶ、Ⅷ前下方肿瘤，再分离、切除Ⅴ与Ⅶ、Ⅷ复合体间的肿瘤，最后分离与切除脑神经Ⅴ内侧份的肿瘤。通过脑神经间隙完成肿瘤的内减压后沿蛛网膜间隙分离肿瘤壁，分离肿瘤与脑神经及脑干的粘连并分块切除，解除脑干压迫。

对于岩斜区脑膜瘤，则采取切断基底和瘤内切除交替进行的方法，逐步缩小肿瘤体积。通过脑神经间隙完成肿瘤内减压后，分离肿瘤与脑神经及脑干的粘连并分块切除。次序为通过脑神经间隙自岩骨内侧面逐步电凝并切断肿瘤基底，分离、囊内切除Ⅶ、Ⅷ神经后下方肿瘤，再依次分离切除Ⅶ、Ⅷ前下方肿瘤，分离、切除Ⅴ与Ⅶ、Ⅷ复合体间的肿瘤，最后分离与切除Ⅴ脑神经内侧份的肿瘤，沿蛛网膜间隙分离肿瘤壁，解除脑干压迫，以CUSA、吸引器、取瘤钳行瘤内切除。铲除

肿瘤基底时，特别注意脑神经的硬膜出口处，因可能被肿瘤包裹而难以辨认。瘤体明显缩小后，沿蛛网膜界面将脑干与瘤壁分离。

术中应尽可能地保护肿瘤周围蛛网膜界面，并在该界面内进行肿瘤切除。对于质地较硬的肿瘤，可采用双极电凝、CUSA和显微剪刀，在神经间隙内耐心地分块切除。电磁刀的使用可加快肿瘤体积消减的速度，提高手术安全性。如果术前MRI显示肿瘤具有侵袭特征，侵犯海绵窦，或MRI提示脑干的软脑膜已遭到肿瘤的侵犯，平扫T_2WI显示脑干-肿瘤交界处水肿，或术中发现该处软脑膜界面消失，表明肿瘤已浸润脑干，那么不应追求肿瘤全切，可残留与脑干粘连的部分瘤壁，此时充分的"脑干减压"成为手术的主要目标。注意保护肿瘤与脑神经、脑干和血管间的蛛网膜界面，术中尽可能少用电凝，以避免破坏蛛网膜界面，需不断冲洗保持手术野的清晰。分离肿瘤壁过程中，若遇阻力，则表明分离部位存在供血动脉，应细心游离供应肿瘤分支，予以电凝离断后再分离肿瘤。在术中如果遇到显微镜的照明死角而影响操作，可借助神经内窥镜的观察获得弥补。

小脑角肿瘤切除以后，向中颅窝延伸的肿瘤部分，则通过磨除内听道上结节，打开Meckel腔，将侵入中颅窝底的肿瘤切除。采用气钻磨除内听道上结节和部分岩尖，沿三叉神经走形分离，并将三叉神经移位，以增加中颅窝部分的肿瘤暴露。通过磨除内听道上结节，打开meckel腔，分离神经纤维与肿瘤的粘连，将侵入中颅底的肿瘤切除。经天幕裂孔向幕上生长的肿瘤，可通过扩大的天幕裂孔切除，亦可根据术中显露的需要从幕下循岩骨嵴电凝切开部分天幕，向下逐步牵引分离切除幕上肿瘤；有时肿瘤的部分基底位于天幕或侵袭天幕，则必须将该部分天幕和肿瘤一并切除。如果肿瘤边界清楚，没有浸润海绵窦，而只是压迫海绵窦，完整切除的希望很大；如果肿瘤与海绵窦关系密切，呈扁平状、浸润性生长，则应放弃海绵窦内肿瘤的全切除，残留的肿瘤可用γ刀加以控制。

六、内听道上入路的优缺点

1.内听道上结节入路的优点

①扩大了上斜坡和中颅窝的显露范围。内听道上结节磨除后,使中颅窝显露的范围更广泛,视角更宽大,明显扩大了中颅窝的显露面积。三叉神经显露范围明显增加,可显露出半月神经节。从三叉神经和面听神经之间磨开岩尖部将使上斜坡的下部得到很好的显露,包括岩下窦和外展神经的显露。

②扩大了上斜坡和中颅窝的手术操作空间。内听道上结节磨除、三叉神经移位后,桥前池、Meckel腔内侧壁、海绵窦后壁下部的显露较前改善,天幕裂孔、上斜坡区的显露向下方扩大,操作空间增大。中颅窝显露范围的增加使得对中颅窝手术操作的自由度得到较大的提高。若调整显微镜投照角度可改善幕上结构的暴露。

③该入路避免了幕上开颅和牵拉颞叶,手术创伤小。

④可以在手术早期看到脑神经并加以保护,尤其对于后组脑神经。

⑤肿瘤的生长本身提供了充分的手术操作空间,该入路可以充分利用。充分利用肿瘤本身提供的自然空隙作为手术操作间隙,这是设计该入路的病理解剖基础。同时,肿瘤生长使Ⅲ、Ⅳ脑神经向下方移位,三叉神经向上方移位,亦扩大了原本狭窄的手术间隙。

⑥天幕切开后,海绵窦后部的显露明显改善。岩上静脉被肿瘤压迫或推移,健侧往往代偿增粗,因此患侧可在术中电凝后切断。

⑦术后脑脊液漏等并发症的发生率低。同时,将神经导航技术应用于内听道上结节及岩尖的骨质磨除,可提高术中定位的准确性,保证手术的顺利进行,脑神经的损伤发生率亦明显降低。

2.内听道上入路的局限性

内听道上入路,对相当一部分岩斜区肿瘤是适用的,特别是主体位于后颅窝,而同时向中颅窝扩展的岩斜区肿瘤有其广泛的适用性。尽管大多数神经外科医生熟悉桥小脑角区域的解剖,但是应用该入路处理岩斜区病变仍然有许多的不利因素。

①必须牵拉小脑才能获得足够的操作空间,即使在充分引流脑脊液、注意牵拉强度和缩短手术时间的情况下,仍会造成小脑组织的损伤。

②由于骨质磨除受到面听神经的限制,即使最大限度地磨除内听道上结节,该入路仅能有限地进入脑干前中线的区域,对三叉神经以及中颅窝的显露范围仍然有限,对主体位于中颅窝或已完全侵入海绵窦的病变显露欠佳,中线向对侧发展的肿瘤亦难以达到理想暴露。

③由于从乙状窦后方暴露岩斜区病变,操作位置相当深在,而且受到许多脑神经的限制,术后发生脑神经麻痹的可能性很大。由于视野非常狭小,容易损伤第Ⅲ、Ⅳ脑神经导致复视。在桥小脑角内的手术操作往往影响到Ⅶ、Ⅷ脑神经,所以有可能造成患者听力丧失,使用面神经刺激器有助于减少以上并发症的发生。手术是在后颅窝的诸多神经间隙操作,中线侧的小脑、脑干、大量的脑神经和重要的血管位于肿瘤和神经外科医师的视野之间,神经牵拉损伤机会较多。

④乙状窦后入路主要用于局限于岩斜区外侧部分的病灶,对基底动脉及其穿透支的暴露十分有限。术中只能看见位于肿瘤背侧的基底动脉分支,必须越过肿瘤或向肿瘤前方分离才能暴露基底动脉主干。这一点不同于其他手术入路,能够利用多个视角暴露重要动脉,并在切除肿瘤前保护之。总之,采用乙状窦后入路进行岩斜区手术,视野不足是发生各种并发症的根本原因。

⑤对于岩斜区脑膜瘤,通过该入路早期暴露和阻断供血动脉有一定的困难。如果肿瘤生长超出岩斜区,凭借该入路难以暴露鞍区、海绵窦和幕上区域。因此,内听道上入路适应证较局限,临床应用受到较大限制。Sammi亦认为由于该入路不能充分暴露海绵窦结构,如果肿瘤已经侵犯海绵窦,只能进行肿瘤大部分切除,或者选择其他手术入路。正确选择手术适应证是手术成功的前提,熟练掌握枕下乙状窦后-内听道上入路的

显微操作技巧,术中充分显露肿瘤并探明其周围血管神经的关系,操作轻柔并保持术野清晰,保证脑干区域神经、血管在术中创伤达到最微小的程度,是术后神经功能健全的保证。

七、手术技巧及注意事项

1.内听道上入路的手术技巧

①枕下乙状窦后骨窗形成时,应将横窦、乙状窦及横窦-乙状窦交界部"轮廓化"。切开硬膜后,应充分向上向外侧牵开横窦和乙状窦,使手术入路外侧与岩骨背面、上外侧方和天幕-岩嵴交接区基本平行,这样既可尽量避免对小脑的牵拉,同时又便于直接用电凝处理肿瘤的基底部,阻断肿瘤的血液供应。

②脑膜瘤的手术治疗关键是首先要处理肿瘤的基底,离断来自脑膜垂体干和岩斜区硬脑膜血管的血供,行肿瘤包膜内切除,边处理基底边切除肿瘤并吸除脑脊液,再分离切除肿瘤的周边部分。离断来自岩斜区的血供时,宜在肿瘤与内层硬膜之间进行,避免进入两层硬脑膜间分离,以减少出血。

③充分利用肿瘤形成的"自然通道"。岩斜区肿瘤的术中病理解剖表明,肿瘤常造成脑干挤压变形,肿瘤的生长从横向上扩大了脑干和岩锥背侧之间的狭窄间隙,从纵向上扩大了脑干和天幕间的间隙。肿瘤越大,肿瘤自身创造的这种空间越大,大型肿瘤本身就提供了很好的小脑-脑干牵拉。术中随着肿瘤由外向内的逐步切除,肿瘤的体积逐步缩减,一般无须过重地牵拉小脑和脑干就能够到达斜坡。同样,肿瘤向上生长顶起天幕,产生的空间也利于手术到达天幕裂孔。充分利用"肿瘤自身的占位空间"来切除肿瘤是应用乙状窦后入路的理论依据。

④沿正确的蛛网膜平面进行分离与肿瘤切除。在肿瘤的切除过程中,应高度注意保护肿瘤与脑神经、脑干和血管间的蛛网膜界面,应少用电凝,以避免破坏蛛网膜界面,不断的冲洗以保持手术野的清晰。只要界面正确,肿瘤包膜内切除充分,便能将肿瘤自周围正常结构上顺利分离

下来并切除之。

⑤对于质地较硬的肿瘤,可用圈状电刀行肿瘤包膜内切除,便能较快地切除肿瘤的中心部分。但当肿瘤切除接近脑干等重要结构时,应减小电流强度,以免造成副损伤。遇肿瘤钙化时,可紧贴钙化边缘分离、切除之,或待游离、用持针钳夹碎后再去除之。

⑥肿瘤早期生长在硬膜下,随着肿瘤的逐渐增大,蛛网膜下腔被侵及,蛛网膜和软膜被破坏,导致脑干血管参与肿瘤供血,引起脑干水肿。对于肿瘤与脑干粘连紧密的肿瘤,特别是有脑干水肿及软膜消失的肿瘤,不要勉强全切除,可以残留少许肿瘤或肿瘤的包膜,避免脑干损伤,以保证患者术后的生活质量。

⑦分离肿瘤表面的脑神经和动脉时,应在这些神经、血管的正常解剖区域辨认清楚后再向瘤区显露,并应在神经、血管间隙中细心行肿瘤内切除,待神经、血管明显减压后,再沿正确的蛛网膜平面分离,便可顺利地将它们游离并加以保护。另外,尚须保护好小脑上动脉、大脑后动脉及其供应脑干的分支。当幕下和天幕裂孔处的肿瘤切除后,以棉片保护好面听神经和脑干。术中尽可能少用电凝,以避免破坏蛛网膜界面,不断冲洗以保持手术野的清晰。分离肿瘤壁过程中,若遇阻力,则表明分离部位存在供血动脉,应细心游离供应肿瘤的分支,予以电凝离断后再分离肿瘤。

⑧如果肿瘤向幕上延伸,可以循岩嵴电凝,切开部分天幕,需要时结合磨除部分岩尖,可进一步扩大手术操作空间,从下往上切除肿瘤的幕上部分。

⑨对于肿瘤与脑干粘连紧密的肿瘤,特别是有脑干水肿及软膜消失的肿瘤,不要勉强全切除,可以残留少许肿瘤或肿瘤的包膜,避免脑干损伤,以保证患者术后生活质量。该手术入路的优点在于:避免幕上开颅和牵拉颞叶;手术早期看到脑神经并加以保护,尤其对于后组脑神经;充分利用肿瘤本身提供的自然空隙作为手术操作间隙,扩大了手术通道的空间。

2.内听道上入路的技术要点

①内听道上入路手术的关键是首先要处理肿瘤的基底。对于大型肿瘤,须充分释放脑脊液,让脑组织自然回缩,在脑组织无张力的前提下牵开小脑半球。然后自岩骨内侧面逐步电凝并切断肿瘤基底,以CUSA、吸引器、取瘤钳行瘤内切除,采用边处理肿瘤基底边切除肿瘤的方法逐渐切除肿瘤,即采取切断基底和瘤内切除交替进行的方法,通过肿瘤的分步切除,逐步缩小肿瘤体积,这样手术野的空间显露会更加充分。铲除肿瘤基底时,特别注意脑神经的硬膜出口处,因可能被肿瘤包裹而难以辨认。

②肿瘤分离与切除。内听道上区的骨性结构磨除后,沿三叉神经走形暴露,沿神经间隙分离,切开Meckel腔底部、侧壁的硬膜,先行瘤内切除,然后将瘤壁与三叉神经根丝分离。这样可以将三叉神经向侧方和中线方向游离,分离神经纤维与肿瘤的粘连,在Ⅴ与Ⅶ、Ⅷ复合体之间以及Ⅴ前下方分块切除肿瘤。若肿瘤全部位于视野内,全切除不困难。更常见的是肿瘤小部分位于术野外的情况,此时可轻柔牵拉肿瘤包膜,将其连同残瘤逐步拖出,切忌用力过大,以免包膜破裂造成肿瘤残留。若包膜不易牵出,多表明瘤内切除不够,可用刮匙、成角取瘤继续瘤内切除。肿瘤包膜牵出时,残腔往往有较多出血,以明胶海绵压迫容易控制。一般情况下瘤壁与周围结构以粘连为主,而非浸润生长,多可全部切除。若瘤内切除充分而瘤壁依然与Meckel腔内侧壁难以分离,表明肿瘤浸润生长。此时应将该处的薄片瘤壁保留,切除其余的瘤壁。

③保护肿瘤周围蛛网膜界面,并在界面内进行肿瘤切除。由于肿瘤质地一般较硬,肿瘤的切除大都使用双极电凝和显微剪刀,在神经间隙内耐心地分块切除。瘤体明显缩小后,沿蛛网膜界面将脑干与瘤壁分离。岩斜区脑膜瘤常将神经推向肿瘤表面,部分可出现变性,肿瘤早期生长在硬膜下,随着肿瘤的逐渐增大,蛛网膜下腔被侵及,蛛网膜和软膜被破坏,导致肿瘤表面的血管与脑干血管相连通,而参与肿瘤供血,引起脑干水肿。对于肿瘤与脑干粘连紧密的肿瘤,特别是有脑干水肿及软膜消失的肿瘤,不要勉强全切除,可以残留少许肿瘤或肿瘤的包膜,避免脑干损伤,以保证患者术后的生活质量。

④保护肿瘤毗邻的神经和血管。术中应该熟悉岩斜区的解剖关系,避免损伤重要的血管、神经。当幕下和天幕裂孔处的肿瘤切除后,以棉片保护好面听神经和脑干。

⑤正确掌握天幕切开的指征。内听道上结节磨除、三叉神经向下方移位后,Meckel腔内侧壁、海绵窦后壁下部的显露普遍较前改善,但对于天幕-三叉神经成角较小者,海绵窦后壁上部仍然因天幕的遮挡而显露不佳。尽管可通过调整显微镜投照角度改善海绵窦后壁的暴露,但小脑的牵拉随之加重,且操作空间亦相应减小。此时若切开天幕、上抬颞叶,可使天幕上方的死角明显缩小,海绵窦后壁上部的暴露显著改善。同时,原为天幕遮挡的血管神经结构亦多可暴露。而对于天幕-三叉神经成角较大者,除非为进一步向幕上扩大暴露,否则因海绵窦后壁的显露已比较满意,无须再切开天幕。

⑥内听道上壁磨除时,须先保留一层菲薄的骨质,然后用剥离子将其剔除,面听神经表面的硬膜必须保留,这样可以保护面、听神经免受损伤。使用小金刚钻头将其逐步磨除,降低钻速,缓慢渐进磨除,可减少因手部感觉反馈差,避免钻头在岩尖磨除后的惯性前冲。向中颅底侧方的骨质可尽量磨除,而至Meckel腔开口下方时,磨除范围不宜过于偏前。向岩尖方向磨除骨质时,不求一次到位,而是先将Meckel腔的后部磨除,然后到达三叉神经切迹下方。避免孤点深入,并适当降低钻速,直到满意显露为止。

第十四节 枕下远外侧入路

外科处理下斜坡区、延髓、颈静脉孔区、枕骨大孔区腹侧和上颈髓腹侧病变，一直是神经外科医生感到棘手的问题，归根结底是此部位的位置深在，毗邻脑干和椎-基底动脉及脑神经等重要而复杂的解剖结构。该区域的病变与脑干下段、后组脑神经和椎-基底动脉系的重要血管神经关系密切，采用常规入路难以在不损伤这些结构的情况下处理该区域病变，所以常伴以相当高的并发症。常用的后方入路不能提供足够的视野来充分显露肿瘤，术后常导致肿瘤切除不完全和神经功能障碍加重。前方入路即经口咽入路，手术通过口或鼻腔及鼻旁窦的正前方，尽管可以直达斜坡和病变部位，但由于术野深、手术操作空间狭小、两侧术野受限、易于污染，目前已较少采用。

枕下极外侧入路通过移位椎动脉、磨除枕骨髁后部，将手术视线从椎动脉的后方移至其前方，与枕下外侧入路的暴露范围和角度相比有明显的优势。远外侧入路处理上述区域的病变可成功地减少术野深度并增加了侧方显露角度，从而减少所需的脑干牵拉程度；还可以先期控制病变侧的椎动脉，早期切断肿瘤的血供。枕下远外侧入路或枕下极外侧入路以切除部分或全部枕骨及寰椎的髁突为手段，增加枕骨大孔及脑桥延髓腹侧面的显露，主要是处理延髓腹侧面和颅颈交界处中线部位病变，如椎动脉、椎基底动脉交界、小脑后下动脉动脉瘤；脑干胶质瘤；海绵状血管瘤；枕骨大孔脑膜瘤；神经鞘瘤和纤维瘤等。

一、概述

1.枕下远外侧入路的解剖

位于斜坡外侧和C_1~C_2前面的骨质包括乳突、枕髁、颈静脉结节、C_1和C_2侧块。远外侧入路即通过有效的切除上述骨质，以骨性空间来替代牵拉脑干颈髓，减小术野深度，从而较好地暴露脑干腹侧病变，并能控制椎动脉，是到达脑干和上段颈髓腹侧病变的理想入路、主要适宜于颅颈交界处区的多种病变。为了避免潜在的致命性并发症，必须特别熟悉枕大孔区的解剖。远外侧经髁入路不同于常规的枕下后正中入路、旁正中入路。该入路由于术野深，涉及重要的神经和血管较多，极易发生椎动脉和脑神经损伤等。枕下后正中、旁正中入路不必准确识别每一块肌肉，但远外侧经髁入路，需要神经外科医师了解更准确的局部解剖关系及层次感，逐层辨认胸锁乳突肌、头夹肌、颈夹肌、肩胛提肌、头半棘肌、头最长肌及寰椎的横突等骨性结构，有助于识别枕下三角，安全显露椎动脉和上颈段颈神经。术中准确辨认肩胛提肌，则有助于避免损伤寰-枢椎之间的动脉环，因为肩胛肌起于寰枢椎横突，小心剥离肩胛提肌则可安全显露寰-枢椎之间隙。如因手术需要，需暴露颈静脉孔，则可剥离开头外侧肌，暴露颈静脉孔的后外侧缘。分离开二腹肌后腹，显露茎乳孔，以此作为寻找面神经颅外段一解剖标志。

2.枕下远外侧入路的特点

枕下远外侧入路的主要特点是以切除部分或全部枕骨及寰椎的髁突后半，完全显露乙状窦，以增加枕骨大孔及脑桥延髓腹侧面的显露。枕下远外侧经髁手术入路主要适用于延髓腹侧和枕骨大孔腹侧硬膜内生长的血管和肿瘤手术，也适用于发生在下斜坡、枕髁与颈静脉孔区硬膜外肿瘤。该入路可以更好地显露枕大孔前缘、下斜坡及脑干腹侧部病变，处理椎基底动脉瘤、下斜坡肿瘤、枕骨大孔前方肿瘤和脑干侧方肿瘤，还可减轻或避免对小脑的牵拉。如果需要更多的侧方显露，可磨开C_1横突孔，将椎动脉分离出来直至C_2水平。通过一个三角形的区域进入下斜坡，该三角的上方为舌咽神经和迷走神经，下方为副神经，内侧为脑干，前方为乙状窦。

3.枕下远外侧入路的分型

Wen等(1997)提出将远外侧入路分为经髁、髁旁、髁上三条途径。Rhoton根据切除骨质和显露方向的不同,将其分为基本远外侧入路、经髁入路、髁上入路和髁旁入路四种。

二、枕下远外侧入路的相关问题

1.术前准备与术前评估

首先应对病人做详细的神经系统检查,特别要注意Ⅶ～Ⅻ脑神经的功能,注意舌咽、迷走以及舌下神经损害的情况,包括损伤的时间、程度以及侧别。手术入路宜选择有神经损害的一侧。其次,应行必要的放射学检查,包括高分辨率CT扫描、骨窗位及软组织窗位扫描。在骨窗位片应着重观察骨质损害的范围,特别是枕骨髁、舌下神经孔以及颈静脉孔损害的情况。软组织之间的关系及椎动脉的位置需通过MRI检查来辨认。如果椎动脉的某一段被肿瘤包绕,则应行脑血管显影以了解椎动脉口径以及动脉壁的状况。

MRI是此区域病变术前的首要检查,对病变定位和定性有重要意义,且T$_2$像有助于判断肿瘤质地,对入路设计及肿瘤切除难易程度有指导作用。如T$_2$像为高信号则提示肿瘤质软易切除,术中骨质切除宜少;T$_2$像为低信号则反之。若结合CTA、MRA和MRV则可了解椎动脉、乙状窦及颈内静脉的情况,以便必要时切断一侧乙状窦扩大显露。CT骨窗位片可观察骨质损害的情况,尤其是枕髁和颈静脉孔。若有三维螺旋CT则可清晰显示病变、椎动脉以及颅骨之间的关系,在选择入路方面大有裨益,尤其是动脉瘤。

2.颅颈交界区入路的选择

颅颈交界部位的骨质较厚且存在着重要的神经血管结构,成为限制手术抵达此区病变的主要因素。通常需要扩大骨窗,以便更好地暴露病变所在的部位。在直视下操作,避免对神经轴的牵拉。在选定最佳手术入路之前,每一例病人均应行全面的放射影像学检查。MRI在详细了解病变与神经血管结构之间的关系方面有其优越性;CT在了解骨解剖结构方面有其优点;MRA对了解椎动脉的位置、椎动脉是否畅通有帮助。但是,了解肿瘤的供血及脑脊液循环的最好方法仍是脑血管造影。如疑有脊柱不稳定应行屈、伸位的颅骨平片和CT扫描检查,以上每一种检查对制订手术方案都有指导作用。确切的入路选择则取决于病变的病理性质和颅颈交界区稳定性的要求。通过上述放射影像学检查可详细了解神经血管结构的位置、病变来源及其血供情况,而所有这些因素对选择最佳手术入路十分重要。然而,避免或最大限度地减轻对脑干和脊髓的牵拉是选择最佳手术入路的首要因素,其他均是次要的。

位于脊髓背侧中线的病变,神经血管结构被挤压向腹侧,可以通过后正中入路来显露。后正中入路对位于后正中的病变是最佳的手术入路。它具有以下优点:操作相对容易、解剖关系的熟知、减少发生脑脊液漏、便于采用不同的骨融合术。腹侧中线的病变使神经血管结构向背侧移位,可采用经口腔入路切除。位于腹侧中线的硬膜外病变或骨质病变并且无椎动脉受累是经口腔入路的最佳适应证。但是,当病变累及脊髓腹外侧时,因为切除肿瘤需牵拉脑干或脊髓、控制或移动椎动脉,故不应选择后正中入路和经口腔入路。枕大孔区腹外侧病变,是该区域病变最常见位置,可将神经血管结构向不同的方向推移,但脊髓被推移的最常见方向是后方和内侧。脑神经和脊神经被推挤向背侧,椎动脉及其分支移向腹侧,远外侧入路为这类病变提供了一个暴露最充分、最直接而且易于改良的入路。

3.枕骨大孔区手术入路的比较

(1)经后正中入路 可以暴露整个颅颈交界区的后面,但其视野呈矢状位不能很好地观察和控制椎动脉,颅后窝侧方骨质的切除受限,影响了对术野侧方的暴露。枕大孔区肿瘤常包绕椎动脉,并且由椎动脉供血。标准的后正中入路可显露走行在寰椎椎板椎动脉切迹内的一小段椎动脉。但是,在其远端入硬膜处或近端寰椎处控制椎动脉则存在一定困难。

(2)经口腔入路 此入路较容易接近下斜坡和寰、枢椎,经过上颌扩大切开术或唇下颌切开术和舌切开术后,则可以暴露斜坡顶至中颈髓区域。但是,由于两侧的椎动脉和颈动脉的限制,经口腔入路的侧方骨质切除有限。经口腔入路时由于视野的限制和骨质的阻碍,几乎不可能控制椎动脉。在枕大孔区,两侧椎动脉之间的距离平均只有14mm。经口咽入路,适于斜坡硬膜外正中病变,但手术视野狭小,无法直视病变与脑干间界面,几乎不能控制椎动脉,且易发生术后脑脊液漏和颅内感染,此为该入路的缺点。

(3) 远外侧入路 可以充分暴露整个颅底和颈髓,可早期充分地显露椎动脉并极方便地控制其近端和远端(表4-14-1),而且无需牵拉脊髓和脑干。该入路可以进行更广泛的侧方骨质切除,从而使脊髓腹侧、背侧显露更充分。枕下极外侧经枕骨髁入路的应用,不仅因为在此入路中术野深度变浅、对延髓前部近于平视、消除了同侧舌下神经管内口区的观察死角,而且更为重要的是应用此入路有助于减少并发症。由于在此入路中几乎不需要对延、颈髓进行牵拉,而且在手术早期可暴露和控制椎动脉及其分支,对后组脑神经暴露充分,使肿瘤与这些结构的分离操作更加安全简便。目前,对枕下极外侧经枕骨髁入路在处理枕大孔区病变中的地位,尚存在争论。Samii等认为,对于枕大孔区腹侧型和外侧型肿瘤采用传统外侧入路即可。在传统外侧入路中,肿瘤不能全切并非因暴露不足,而是与肿瘤包裹椎动脉及其分支以及脑神经有关。

(4) 经岩骨乙状窦前入路 能以最短距离到达斜坡,手术视角广阔,尤其是适于中斜坡基底动脉瘤,但操作复杂,潜在并发症多。

远外侧经髁入路最大的优势在于在不需暴露和转移面神经的前提下就可直接暴露颈静脉孔区肿瘤。远外侧经髁入路在暴露颈静脉孔区

表4-14-1 枕大孔区病变手术入路优缺点

项目	后正中入路	经口入路	远外侧入路
暴露侧方病变	受限	受限	良好
控制血管	受限	不能	良好
脑膜炎危险性	低	高	低
同期行骨固定术	可能	受限	可能

的过程中同样会受到寰椎后弓、椎动脉、枕髁及髁旁骨性突起的限制,阻碍了手术视野,增加了对脑组织的牵拉及脑神经的损伤,所以该入路的关键是如何正确磨除枕髁和保证椎动脉的安全显露,以及避免后组脑神经的损伤。磨除后外侧1/3的枕髁及颈静脉结节可消除骨性结构的限制,使手术路径大大缩短,向外侧牵拉硬膜,抬起小脑的侧下方可进一步增加静脉孔区的暴露空间。此入路对颈静脉孔的神经部、血管部,后组脑神经的脑池段、起源处、下斜坡都有满意的显露。它可以较好地显露颈静脉孔区肿瘤颅内部分及部分颅外肿瘤,适用于向颅内发展的肿瘤,特别是局限于斜坡和岩部内或沿斜坡生长,起源为后组脑神经脑池段的肿瘤,即Rhoton分型的A、B型肿瘤,较颞下窝入路更接近肿瘤起源处。该入路无须切除颞骨岩部,避免了听力丧失及面神经损伤、术中耗时等不利因素。

4. 枕下远处侧入路对颅颈交界稳定性的影响

寰枕关节的稳定性受诸多因素影响,如寰枕关节的杯形形状、关节周围的纤维囊、前后寰枕膜及连接枕骨和枢椎的韧带(主要是覆膜、翼状韧带、"十"字韧带、尖韧带)均参与维持寰枕关节的稳定。疾病本身的破坏或颅颈交界区手术行骨质切除均可造成医源性脊柱不稳定,术后有必要行脊柱关节融合或固定以增加脊柱的稳定性。经口腔入路术后有可能发生脊柱不稳定,需行背侧融合术。就脊柱不稳定的处理而言,后正中或远外侧入路很适合同时行骨融合术或闭合术。但是,经口腔入路时行融合术却相当困难,即使勉强操作,效果也极不可靠,术后并发症多。因此,经口腔入路后,常需再经后方入路进行融合和稳定。

远外侧经髁入路常需去除部分或整个枕髁,并破坏周围关节纤维囊和周围韧带,这可能导致寰枕关节不稳定。有作者对单侧枕髁去除后枕颈交界的稳定性做生物力学方面的研究,将枕髁由内至外分成四等份分步去除。在去除25%枕髁后寰枕关节屈伸运动的活动性即明显增加,在去除50%枕髁后,寰枕关节的各种运动方式(屈

伸、侧弯、旋转)的活动性均明显增加,具有不稳定性倾向。建议在枕髁去除50%或以上时应考虑进行寰枕融合,以避免术后颅颈交界不稳定。多数术者认为枕髁从后方去除1/3~1/2时不会引起颅颈交界不稳定。去除范围不超过舌下神经管、不侵及翼状韧带附着枕髁内表面的结节时,不会导致放射学或临床上延迟不稳定的发生。

5.枕下远外侧入路的优缺点

(1)枕下远外侧入路的优点 枕下远外侧入路适用于枕大孔区颅颈交界和下斜坡区肿瘤,可显露上至内听道,下至颈髓上段区域,并可直视脑干腹侧面和颈髓。枕下远外侧入路具有以下优越性:①充分显露从斜坡下段、枕大孔至C_2的脑干和颈髓腹侧的广阔空间,不需牵拉脑干和颈髓。②远外侧经髁入路,手术路径短(4~5cm),手术野宽广,提高了肿瘤的全切率,并可根据手术需要咬除颅骨、椎骨,增加颅颈交界处腹侧部显露。③可以早期显露椎动脉,便于控制椎动脉近端、远端及其分支,避免损伤。易确认和控制同侧椎动脉及其分支,并阻断肿瘤血供。④术中沿病变与脑干和颈髓之间的界面操作,不需过多地牵拉小脑和脑干,就能较好地显露病变的腹外侧部,可避免损伤脑干和颈髓。⑤最小程度地牵拉脑神经和血管。术中可显露脊髓前动脉,也可直视和保护后组脑神经,在神经之间操作。若损伤神经,也可重建。⑥可一次性处理硬膜外和硬膜内病变,Ⅰ期全切哑铃形肿瘤。同口腔入路相比,该入路不通过污染区,并能Ⅰ期进行颈枕融合,避免了传统口咽入路的手术路径长、术野狭小、术后易发生脑脊液漏和后颅窝中线入路牵拉延髓和上颈髓、易损伤椎动脉的缺点。⑦易确定和保护椎动脉及其分支,并阻断肿瘤供血。可以从冠状面看到肿瘤与脑干的界面,分清肿瘤与脑神经、椎动脉、小脑后下动脉等结构的关系,术中可直视和保护重要神经和血管结构。

(2)远外侧入路的缺点 远外侧入路的名称仍未标准化,包括"远外侧入路"、"极外侧入路"、"外侧入路"、"枕下外侧入路"、"背外侧-枕下-经髁入路"、"极外侧经髁经结节入路"、"外侧枕下经髁入路"、"极外侧经髁入路"、"远外侧经髁入路"、"极外侧经结节下显露"、"极外侧经髁下显露"等。众多的名称背后也揭示了该入路并不十分成熟。尽管该入路可对下斜坡脑干腹侧、枕骨大孔前部和低至C_3颈髓腹侧的肿瘤性病变进行处理,获得比较满意的手术全切率和相对少的并发症,但其相对复杂的手术操作和为显露病灶而进行的大范围的骨质去除,还有与之伴随的椎动脉和脑神经损伤以及对寰枕关节稳定性的破坏等,仍不能令人们满意接受。主要的缺点有:①手术时间长,创伤大。②在神经间隙内操作,易损伤脑神经。③若肿瘤上界超过舌咽神经水平,相当于斜坡中上段的病变暴露不良;④暴露过程中易损伤椎动脉、颈内动脉、颈内静脉和乙状窦。⑤斜坡至枕大孔的硬膜外肿瘤,尤其是脊索瘤,需联合颞下窝-颞下入路的联合入路。若肿瘤低于枕大孔水平,可采用极外侧经小关节入路。听神经瘤如采用该入路,无益于肿瘤切除。⑥该入路涉及的结构多且复杂,因此要求术者要解剖熟悉,操作精准。

三、枕下远外侧入路的手术方法

本入路的关键在于切除枕大孔区远外侧骨质,切除C_1后弓及侧块,暴露椎动脉颅外段,可从外下方显露颈静脉孔和枕大孔区结构,在不牵拉脑干的前提下充分有效地显露脑干前方的诸结构。但远外侧经髁入路在暴露颈静脉孔区的过程中同样会受到寰椎后弓、椎动脉、枕髁及髁旁骨性突起的限制,阻碍了手术视野,增加了对脑组织的牵拉及脑神经的损伤。因此,该入路的关键是如何正确有效地磨除枕髁和正确而安全地显露椎动脉。

1.体位

可采用的体位有半坐位、侧卧位、公园椅位、仰卧位或侧俯卧位。患侧向上,腋下垫海绵枕,上半身抬高15°~30°,抬高床头可以减少静脉出血。侧卧位,又称park-bench position(公园长椅卧位),头部向健侧侧屈、前屈10°,颈背过伸,下颌与胸骨之间相距两横指,同时患侧肩部向下牵拉。此体位的目的在于使乳突位于最高点,使枕大孔与寰椎的间隙增大,这样可以获得最佳的术野,减少不必要的骨切除。半坐位可以通过大的后方骨质及硬膜开放早期对神经轴减压,并可以避免在肿瘤上操作可能产生的压力加重病灶对神经轴的压迫,避免静脉丛扩张。半坐位的不足之处在于颈肌椎动脉及骨质区域存在丰富的静脉网,最主要的风险是增加空气栓塞的可能性,尤其在暴露髁导血管、舌下神经静脉丛、乙状窦、颈静脉球及颈内静脉等过程中。

调整手术床的倾斜度可改善轴位术野,以便显露脑干和脊髓的腹侧面或背侧面。术中根据暴露的要求,适当调整手术床可以改善术野的显露,同时减少静脉出血,亦有利于止血,但应确保妥善固定病人。为暴露枕大孔,需将乳突置于最高点。若此入路与颞下或岩骨入路一起使用时,病人头位要相对水平,将颧弓置于相对较高的位置。

2. 头皮切口

远外侧入路的皮肤切口有多种形式,不同作者的手术切口有所不同,但其共同的特点是:内侧到中线,外侧达乳突,上端要显露上项线,下端需要显露C_3椎体。该入路的手术切口较标准枕下外侧入路低。以Babu法为标准,起于乳突尖,沿上项线,弯向内侧,于枕外隆突下,沿后正中线止于C_3水平。病变较小,位置居中的可以选择乳突后端的直切口、"S"形切口或弧形切口;当病变较大、范围较广时,可选择倒钩形或马蹄形切口。尽可能减少肌肉的横断以便于关颅,防止伤口的哆开和脑脊液漏的发生。无论采用何种切口,均需行后颅窝一侧开颅,并切除C_1一侧椎板。对于不同部位的肿瘤,可根据需要暴露或牵拉椎动脉和乙状窦,进一步扩大显露。实际上不同的切口之间并不存在优劣之分,而是应该根据暴露的需要选择切口,各种切口均应熟悉。

(1)"S"形切口　乳突后缘"S"形切口起自耳廓尖高度的发际,上缘弧形弯向外侧,越过乳突基底水平,经乳突后弯向颈正中线,向下延至C_2棘突水平。沿发际缘达下颌角水平至C_3水平之间,切口全长约9～11cm(图4-14-1A)。

(2)"C"形切口　起自乳突内侧耳后2cm左右,在外耳道水平向内侧行至后中线,向下延至C_3水平,并弯向前方达胸锁乳突肌前缘。"C"形切口较为适宜联合其他入路时使用(图4-14-1B)。

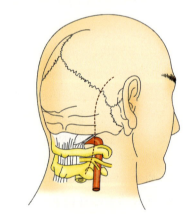
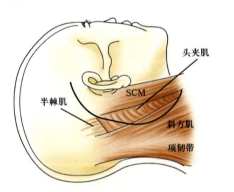

图4-14-1　A,远外侧入路"S"形切口;B,"C"形切口与颈部肌群的关系

(3)倒"U"形切口　采用马蹄形头皮瓣可以更好地显露肌肉层次及其与神经和血管结构的关系。倒"U"形切口短臂起于胸锁乳突肌前缘乳突尖附近,沿上项线至枕外隆突,顺中线向下至C_4棘突水平,用于拟行枕颈融合者。长支在外侧的倒置的"U"形切口,可将颈肌和枕下肌从手

术入路方向上移开,术野开阔,并可保留最佳的肌性标志,对于枕骨大孔前缘区肿瘤暴露充分,手术距离短。该型切口肌肉翻向中线侧,术野宽阔,可充分显露上段颈椎,肌肉可逐层剥开,逐层显露重要血管和神经。但这种切口易横断末梢神经。"C"形和倒"U"形切口肌肉离断多、关闭缝合

困难,也易发生脑脊液漏和形成假性硬膜积液。

(4) 拐杖形切口　皮肤切口常采用后正中问号形切口,一侧枕下的长支在中线。切口起于乳突尖上方,沿上项线弯向内侧至后正中线处,于枕外隆突下,沿后正中线止于折向下至C_3水平(图4-14-2)。该切口有利于翻起皮瓣和逐层显露,易掌握,但显露范围过于宽广,创伤大。亦有采用改良的反向马蹄形切口,扩大中间支以利于C_1～C_2椎板的广泛切除,外侧支扩展到C_2横突,可以看见附于横突上的肌肉,留下附于上项线的肌肉套以利于缝合。此切口类似于拐杖形切口。肌肉翻向中线侧,术野宽阔,肌肉可逐层剥离,逐层显露重要血管和神经,这种切口易横断末梢神经。

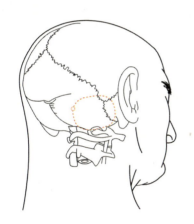

图4-14-2　远外侧经髁上入路骨瓣显露范围

(5) 直线形切口　起于颈外侧的乳突基底部,切口上段呈略向后突的弧形,切口下段视需要向下延伸6cm或更长,约止于胸锁乳突肌前缘。直切口需根据显露的部位具体设计,最大限度地显露,同时减少创伤。直切口尽管受颈部厚层肌肉的影响,需要广泛的牵拉且术野较深,特别当病变扩张到枕骨大孔时,外侧切开很难广泛地去除C_1后弓及C_2椎板,但易于开放和缝合是其优点。乳突后直切口与枕下拐杖形切口相比,主要优点是因从肌肉间隙中入路,肌肉不需要大范围的切断剥离,入路需处理的肌肉少,创伤小。直切口肌肉横断少,开颅和关颅容易,对保持术后颅颈稳定性有利,但直切口横断来自同侧颈外

动脉侧血供,颈部肌肉厚,直切口牵开后,术野狭小,操作困难。

目前,临床上以"S"形、直切口应用最多。乳突后直切口的创伤小,视角因不受肌肉阻碍而能更偏向外侧,术中对延髓的牵拉更小,另外也方便扩延成和其他入路联合的手术切口。但是因为厚的颈部肌群和所需的充分牵拉使术野相对深在,而切口的偏外侧位置也使广泛去除C_1后弓和C_2椎板比较困难,这对处理延伸过枕骨大孔的病变不利。少数术者采用倒"U"形、拐杖形切口或凹向前的"C"形切口,因为它们能提供对肌肉层和神经血管结构的良好显露。与"C"形切口相比,倒"U"形切口能更好地显露上颈椎,因而当计划行寰枕融合时,常采用倒"U"形切口。而"C"形切口在需要联合乙状窦前岩骨入路或髁下前入路时更方便些。但与"S"形切口相比,倒"U"形和"C"形切口也有一些不足:如肌肉损失,关闭切口困难,脑脊液漏和假性脑膜炎发生率高等。

3.椎动脉的显露与分离

显露椎动脉的肌性标志是由头上斜肌、头下斜肌、头后大直肌构成的枕下三角,其内有水平走行的椎动脉、C_1神经根。显露椎动脉的骨性标志是寰椎横突(图4-14-3)。

(1) 椎动脉的定位　远外侧枕下入路的困难在于显露和游离椎动脉。根据三个解剖标志可确定椎动脉,即C_1横突、椎动脉外侧的C_2神经根和包绕椎动脉周围的静脉丛。从C_1横突上分离并切除上斜肌和下斜肌,在骨膜下分离显露C_1后弓,从中线至横突,先分离下缘,再分离上缘。从C_1横突孔开始,沿C_1后弓的椎动脉沟向内分离,显露从C_2横突至硬膜入口的椎动脉。在枕下三角下面即可寻找椎动脉,椎动脉周围通常有静脉丛围绕,可作为寻找椎动脉的标志,静脉丛出血电凝止血很难控制,应尽量避免其出血使颅外段椎动脉完全游离牵向中线,以便下一步骨切除。

(2) 椎动脉的显露步骤　椎动脉位于枕下三角内、C_1后弓和枕骨大孔下缘之间,周围环绕丰富的静脉丛。椎动脉切迹段环绕寰椎髁突弓形向后,是较为容易显露的部分,沿其向外显露寰椎横

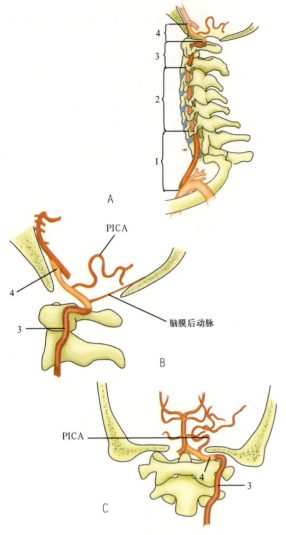

图4-14-3 椎动脉的分段。A,椎动脉分四段;B,椎动脉 V_3 和 V_4 与小脑后下动脉的关系(侧位);C,正位显示 V_3 和 V_4 与椎间孔及小脑后下动脉的关系

突孔以备行椎动脉移位术,向内达寰枕筋膜。

翻开头半棘肌和头最长肌后,可暴露枕下三角。三角的底由寰椎后膜及寰椎后弓构成,分离构成枕下三角的三块肌肉,可显露三角内椎动脉、C_1 神经、椎动脉周围丰富的静脉丛。椎动脉出寰椎横突孔后,弯向内侧即成为横部,走行于寰椎后弓上面的椎动脉沟内,穿寰枕后膜经枕骨大孔入路,在寰椎水平有连接颈深静脉和硬膜外静脉丰富的静脉丛伴椎动脉周围。从乳突尖到椎动脉穿出寰椎横突孔处的距离为24.5mm,椎动脉横部的平均长12.5mm。

咬除 C_1 后弓,磨开横突孔。用磨钻去除 C_1、C_2 横突间显露椎动脉的垂直部,椎动脉位于 C_2 前、后神经根的汇合处,可沿神经根寻找。椎动脉总是位于神经根的腹侧。沿椎板和侧块在骨膜下分离,使椎动脉从 C_1 椎板的椎动脉切迹内游离,一直到其进入硬膜处。牵开肌肉并分离出椎动脉后,则可根据病变的位置及其范围进行骨切除。

4.骨窗或骨瓣成型

根据肿瘤的部位与扩展方向决定骨切除的范围。骨性显露范围,除常规的枕下开颅外,枕骨大孔下缘需打开,C_1 后弓需切除,C_2 椎体后弓需部分切除,必要时须将 C_2 神经根完全显露。主要是枕骨、枕髁及 C_1 ～ C_2 椎板的切除。骨瓣成形见图4-14-4。应显露枕下颅骨、枕骨大孔、椎板、寰椎和枢椎侧块。骨窗范围包括枕下区开颅,上至横窦,外侧至乙状窦,向下至枕大孔,外下侧切除

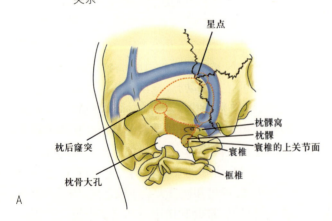

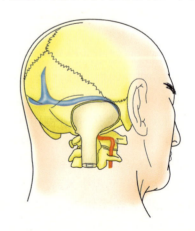

图4-14-4 远外侧入路骨瓣成形。A,颅骨钻孔的位置,阴暗区为骨瓣成形后咬除的范围;B,骨窗的范围

乳突显露面神经管、颈静脉球。先暴露出枕下区、乳突、枕骨髁、颈枕关节以及C₁后弓。乳突磨除，向下达外耳道，但不要打开外耳道及中耳，向前至面神经垂直段，此处应留一薄层骨壁，暴露出全部乙状窦及颈静脉球。

枕骨和寰椎髁突的切除程度需根据病变的具体要求而定，偏一侧病变一般切除后半部髁突即可，中线腹侧或对侧的病变显露则需要大部或全部切除。枕骨髁突的切除对于枕骨大孔腹侧、舌下神经管和颈静脉孔的显露是必须的，而寰椎髁突的切除对齿状突和C₁、C₂段脊髓腹侧的显露则很有必要。用咬骨剪和高速微型磨钻切除一侧枕骨髁和寰椎后弓至横突孔，由背侧暴露椎动脉。暴露乙状窦、颈静脉结节内侧及枕大孔外侧，

辨认并保护颈椎动脉颅外段。

5.枕骨髁的切除范围及相关显露

枕骨髁切除的范围及程度、舌下神经管和颈静脉突颈静脉结节等是否需要磨除。根据病变的大小及扩展的方向确定。颅骨切除的范围包括乳突切除至前方的面神经管，磨除乙状窦下半部和颈静脉球后方的骨质（图4-14-5）。磨除枕骨和C₁侧块后，移位椎动脉，以扩大显露（图4-14-6）。去除25%枕髁可使外侧显露增加3mm，显露角度增加10.7°；去除50%枕髁可使外侧显露增加7mm，显露角度增加15.9°。肿瘤的占位亦可为硬膜内肿瘤切除提供额外的操作空间，故对于枕骨大孔前部的硬膜内肿瘤来说，去除枕髁后内侧1/3～1/2即足够满足手术所需。

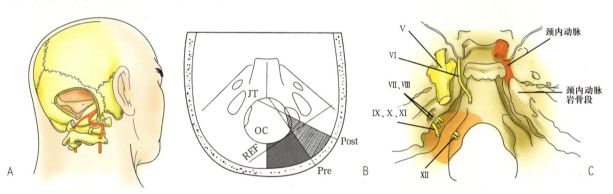

图4-14-5 远外侧入路的枕髁磨除和可显露的范围。A,枕骨及部分枕髁切除；B,部分枕髁切除后手术的视野显露范围，图示远外侧入路的对颈静脉孔区可显露的角度。斑点阴影区，常规枕下开颅可显露的角度(47° ±2°)；线性阴影线区，远外侧经椎入路可显露的角度(88° ±2°)；C,远外侧经椎入路枕髁磨除范围(阴影区)。OC,枕髁；JT,颈静脉结节；REF,外科入路测量的参考线,枕大孔后缘经枕髁后缘的正切线；pre,枕髁磨除前到斜坡的视角；post,枕髁磨除后到JT的角度。远外侧入路枕髁磨除的范围是17±1 mm(仿Gregory)

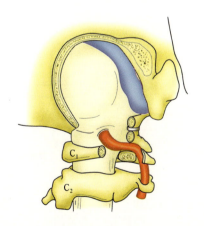

图4-14-6 枕骨瓣成形和磨除枕髁及C₁侧块后的显露

6.磨除颈静脉结节

可采用硬膜外、硬膜下两步法磨除颈静脉结节。颈静脉结节处在观察椎动脉或椎- 基底动脉结合部的视线上，与磨除其他侧方骨质相比，磨除颈静脉结节可显著增加桥延交界腹侧区的显露（图4-14-7）。

7.剪开硬膜

硬脑膜的切开方式可分为内侧中线切开和侧方切开两种。中线切开是由硬膜自中线切开，下达C₁或C₂椎体，上方弧形向外达乙状窦缘，并沿乙状窦向下，将硬脑膜翻向外下方，悬吊时能

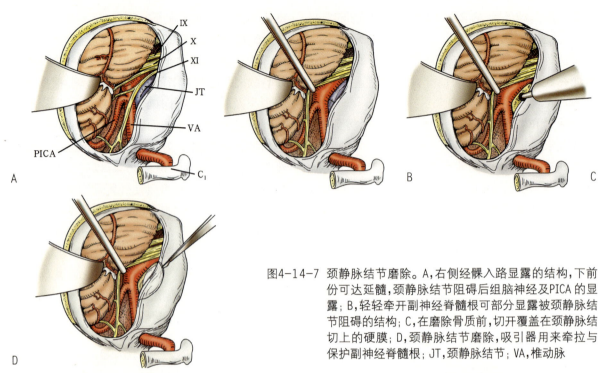

图4-14-7 颈静脉结节磨除。A,右侧经髁入路显露的结构,下前份可达延髓,颈静脉结节阻碍后组脑神经及PICA的显露; B,轻轻牵开副神经脊髓根可部分显露被颈静脉结节阻碍的结构; C,在磨除骨质前,切开覆盖在颈静脉结切上的硬膜; D,颈静脉结节磨除,吸引器用来牵拉与保护副神经脊髓根; JT,颈静脉结节; VA,椎动脉

牵拉并保护椎动脉;侧方切开起自横窦下缘,沿乙状窦内侧向下,经寰枕筋膜,椎动脉硬膜孔前缘至C₂神经根前缘(图4-14-7A)。前者对外侧缘的显露没有后者好,但手术完毕硬膜的重建较后者容易,自然减少了术后脑脊液漏的可能性;侧方切开对需要椎动脉移位的患者无疑是较好的选择。若硬膜显露不够,椎动脉处的切开硬膜的方法如下:①沿椎动脉穿入硬脑膜的内侧剪开硬脑膜,不打开椎动脉穿入硬脑膜孔。②环绕椎动脉入硬脑膜处剪开硬脑膜,再上下延长扩大硬脑膜切口。椎动脉及其分支常有蛛网膜包绕,易于游离。牵开硬膜和椎动脉,轻抬小脑,显露斜坡。切断第1、2齿状韧带,甚至切断C₁和C₂后根,提供更大空间,向上可看见同侧的舌咽神经和对侧的面神经,向下可观察到C₂脊神经。术中还可见到双侧后组脑神经、椎动脉及其延髓的分支、小脑后下动脉的分支及脊髓前动脉,若肿瘤与延髓、脊髓前动脉或穿动脉有粘连,可残留部分肿瘤。对于椎-基底动脉的动脉瘤,显露瘤颈后进行夹闭。剪开蛛网膜后可直接显露Ⅶ~Ⅻ脑神经(图4-14-8)。辨认同侧小脑后下动脉起点。可切

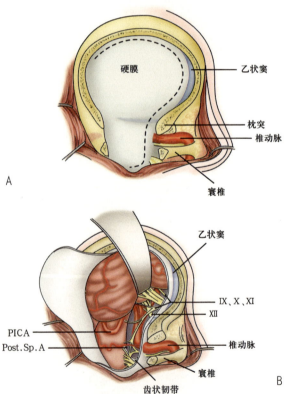

图4-14-8 剪开硬膜及硬膜下显露。A,远外侧入路硬膜切口示意图;B,剪开膜后,向内上抬起小脑半球,显露正常的颈静脉孔区结构

断齿状韧带以增加暴露范围。这一入路可暴露脑桥下部前外侧面听神经水平,向下至上颈髓水平。作者习惯采用以下方法进行硬脑膜切开:先沿乙状窦的后缘及乙状窦下缘之下切开,并翻向内侧;再在椎动脉进入硬膜处之上切开硬膜。这种硬膜切开可防止术野外侧缘的阻碍。硬膜的切开可环绕椎动脉延伸,在此动脉的周围留一圈硬膜环。

8.显露肿瘤

在乙状窦后朝着椎动脉进入硬脑膜处纵形切开硬脊膜,直至椎动脉进入硬脊膜处,再环绕椎动脉切开硬脑膜,并向下在脊膜囊的侧方、颈神经根的后面纵形切开硬脊膜。硬膜用缝线牵向外侧,这样,可在切除肿瘤过程中充分地将椎动脉向前后牵移,并可直视硬膜下的神经血管结构。牵开硬膜和椎动脉,轻抬小脑半球,即可显露斜坡和延髓及延-颈交界处的肿瘤(图4-14-9)。硬膜下观察硬膜下椎动脉段及其分支的关系,包括基底动脉、小脑上动脉、小脑前下动脉和小脑后下动脉。小脑上动脉均起自于基底动脉上中段,在大脑后动脉下缘绕大脑脚向背侧走行,两者之间有动眼神经走行。小脑前下动脉在小脑绒球外上方弯向下内,形成一个突向外的襻,分为两级分支,分布于小脑的前外侧部。小脑后下

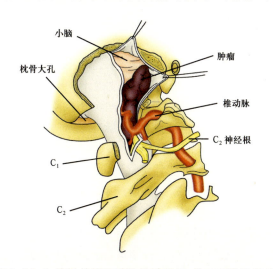

图4-14-9 磨除枕髁和移位椎动脉后,剪开硬膜显露硬膜下肿瘤。此处的肿瘤常常包绕椎动脉

动脉是椎动脉最大的分支,平橄榄核下端附近从椎动脉发出,一般在IX～XI脑神经前方,弯向后上方行走,行程迂曲,易形成襻。颈静脉结节切除后,对硬膜下椎动脉段和小脑后下动脉的起始段可以较好地显示视野,尤其是如果小脑后下动脉从椎动脉上方发出时。

9.处理肿瘤

(1)肿瘤切除的原则 根据肿瘤的生长点、生长方向、肿瘤的血供、椎动脉与肿瘤的关系,先处理生长点,减少出血,游离血管神经,分块切除肿瘤。C_1横突、C_2脊神经和椎静脉丛有利于判断椎动脉的位置。由周围结构分离肿瘤囊壁时,应在蛛网膜层进行,这对保存重要的神经和血管结构尤为重要。如果椎-基底动脉未被肿瘤包裹,则多位于肿瘤对侧,不可忽视对椎-基底动脉主干和分支的保护。

(2)硬膜内病变的处理 游离椎动脉并按需要切除骨质后,在椎动脉入硬膜处内侧切开硬膜,硬膜用缝线牵向外侧,可直视硬膜下的神经血管结构。脊副神经和脊髓并行,走行于后根和齿状韧带之间。舌下神经则位于椎动脉后方,切断上两个齿状韧带后可显露更大的腹侧空间。对于硬膜内病变,首先要明确肿瘤的颅内血供,辨清椎动脉、脊髓前动脉和小脑后下动脉后,方可以切除。切除肿瘤时,特别是脑膜瘤,应尽早地阻断肿瘤的血供,这可大大减少肿瘤切除过程中的失血。此外,肿瘤血运减少还可以使肿瘤质地变软,瘤体缩小。然后仔细分离切除肿瘤,尽量避免牵拉神经血管结构。超声刀反复瘤腔内分块切除,缩小瘤体,尤其是包绕椎动脉或小脑下后动脉者,逐渐增大暴露空间。当病变包绕脑神经时,可从骨孔附近神经远端追向近端;若病变位于骨孔内侧,则从延髓神经根丝追向远端。最后在直视下将肿瘤从脑干表面分离切除。若粘连严重,则技术性保留薄层肿瘤于脑干表面;对于动脉瘤,先控制椎动脉近段,依次分离动脉瘤近侧角与远侧角。随后夹闭之,视情况切开瘤体,剥离血栓减压脑干。

四、改良远外侧入路

远外侧入路的定义比较模糊,远外侧的实质是尽量向外侧、腹侧的意思,该入路主要涉及椎动脉、枕骨髁、颈静脉孔、颈静脉结节、寰椎侧块的处理。许多学者根据病变侵犯的范围和病变的性质,结合解剖研究对此入路进行了改良和创新,衍生出几种新的手术入路。

(一)改良远外侧入路的亚型及选择

根据病变的部位和范围,手术可选择不同的远外侧入路的变式,以达到适当显露的目的。远外侧入路的发展和完善,使成功切除枕骨大孔区、颈静脉孔区复杂肿瘤成为可能。根据病变位置不同,对枕骨髁和(或)颈静脉结节的切除范围不同,从而产生各种改良远外侧入路。1999年Salas等总结出6种改良的远外侧入路。目前,一般认为切除1/3~1/2枕髁不会引起颅椎不稳定,但随着枕髁切除的增加,颅椎交界区的生物力学稳定性明显破坏,并且主张枕髁切除≥50%时须行颅颈融合,切除枕髁还增加了椎动脉及脑神经损伤的风险。因此,越来越多的学者开始探讨切除枕髁的必要性和实际意义,从而派生出许多亚型。对于后颅窝颅颈交界区域采用远外侧入路时,应根据不同的病变特点选用相应的远外侧入路变式。

(1)经枕髁后入路 在枕下开颅基础上,加C$_1$后弓后外侧椎板切除,并磨除乳突显露乙状窦,磨除枕骨至枕髁,即枕髁后入路。它从C$_2$横突孔显露椎动脉到进入硬膜处,不需要磨除枕髁,是最基本的远外侧入路变式。经枕骨髁后入路主要用于显露颈延髓外侧和前外侧硬膜内肿瘤、椎动脉的硬膜外节段的病变及枕大孔腹侧的硬膜外病变。适用于脑干腹外侧的脑膜瘤和神经鞘瘤。

(2)经部分枕髁入路(经髁入路的变式)在髁后入路的基础上,打开关节囊,进一步磨除枕髁后内1/3~1/2(以舌下神经管为限)及C$_1$侧块后1/3~1/2,此间须保护椎动脉。前界达舌下神经管开口,用于处理延颈交界正前方的病

变。临床上多用于处理脑干腹侧无侧方扩展的脑膜瘤(尤其是大型脑膜瘤伴骨质受累或包绕椎动脉者)、单纯椎动脉瘤位置不高者。

(3)经颈静脉结节入路(髁上入路的变式)采用远外侧入路处理枕大孔前方或前外侧的病变时,常需要通过磨除枕骨髁来达到暴露的目的。而经颈静脉结节入路通过切除枕骨颈静脉结节、颞骨乳突部和部分岩骨,以打开颈静脉孔,全程暴露乙状窦,无须切除枕骨髁,也不必行寰椎半椎板切除,可以从侧方充分显露颈静脉孔区及寰枢椎前部。在经髁上入路基础上,先硬膜外尽量磨除颈静脉结节,打开乙状窦后方硬膜,结扎乙状窦(术前血管造影已闭塞者)或尽量磨除乙状窦外侧骨质向前、向外牵移乙状窦,然后经颈静脉孔附近IX脑神经内上方或XI脑神经外下方进一步磨除深处残留颈静脉结节,显露桥延交界腹侧区。在颅内,特别是硬膜下部分,只需尽量将硬脑膜向颈静脉孔方向切开,轻微牵拉小脑半球即可达到充分暴露的目的。上述操作避免了切除枕骨髁和寰椎椎板,减少了手术创伤,避免了寰枕关节的破坏,减少了颅-颈交界区稳定性的问题,同时缩短了手术时间,可用于处理复杂的椎动脉瘤和椎-基底动脉瘤。该入路在磨除后1/3枕髁和C$_1$侧块后,在硬膜外操作磨除舌下神经管上方的颈静脉结节。经髁窝(髁上经颈静脉结节)入路也是髁上入路的变式,它主要用于处理舌下神经管和颈静脉结节之间小的病变,该入路不磨除枕髁,而是在硬膜外操作磨除舌下神经管上颈静脉结节的上内部分,向下磨除至舌下神经管后缘,同外磨除至颈静脉球。

(4)极外侧经颈静脉孔入路(髁旁入路的变式)需要切除全部乳突气房,面神经乳突段沿二腹肌前移,以显露颈静脉球和颈内静脉。切除枕骨髁的后外1/3,显露整个舌下神经管。再切除颈静脉结节的外侧部分、颈静脉球的内侧壁,显露IX~XI脑神经。在乙状窦后1cm处切开硬膜可切除硬膜内病变,主要用于显露颈静脉孔区病变。为获得对颈静脉孔下内方的显露,该入路需全切乳突并移动面神经的乳突部和二腹肌以显露颈

静脉球。磨开C$_1$横突孔并去除C$_1$横突以向内侧移动椎动脉。磨除后1/3枕髁至舌下神经管,磨除颈静脉结节的外侧部至显露颈静脉球内侧壁和后组脑神经。对于硬膜外病变,侧方骨质切除后,显露齿突及其韧带,再切除颅颈交界部病变的结缔组织。必要时可磨去病变累及的齿突,此时可看到对侧枕骨髁。完全经枕骨髁入路和极外侧经颈静脉孔入路,可采用Babu等的改良切口,即正中直切口加向一侧弯到乳突尖的"7"形皮瓣切口。该切口最便捷、易辨认解剖层面,对枕颈肌肉挫伤小,术后很少发生脑脊液漏。这一切口有利于翻起皮瓣和逐层显露,但显露范围过于宽广,创伤大。

(二)常用的改良远外侧入路

1.远外侧经髁入路(图4-14-10)

远外侧经髁入路,其手术路径短(4～5cm),可较好地在手术早期控制椎动脉,并可根据手术需要咬除颅骨、椎骨,以增加颅颈交界处腹侧部显露。主要适用于颈延髓腹侧硬膜内病变,也适用于发生在下斜坡、枕髁与颈静脉孔区硬膜外肿瘤。远外侧经髁入路包括三个主要阶段:第一阶段是肌肉分离,包括皮肤切开,肌肉分离,形成枕下三角的肌肉,观察这些肌肉与枕动脉、椎动脉、椎静脉丛、寰椎横突及上位颈神经的关系;第二阶段是硬脑膜外分离,认清枕下开颅的解剖标志,枕髁去除范围,暴露和确认舌下神经管、颈静脉突、颈静脉结节和面神经;最后一个阶段是硬脑膜内暴露,再检查硬脑膜内的椎动脉及其分支包括小脑后下动脉、低位脑神经、高位颈神经、齿状韧带的相互关系。

2.经颈静脉孔入路

经颈静脉孔入路是远外侧髁旁入路的亚型,通过切除枕骨颈突显露颈静脉孔。枕骨颈突是枕骨的髁部向颅外突出的部分,位于乳突尖与枕骨髁之间,其前方为颈静脉孔后壁。切除枕骨颈突即可显露颈静脉球后部,但由于范围较小,难以显露较大肿瘤。以经颈静脉孔入路为基础,枕下骨窗向外侧扩大,轮廓化乙状窦,从后、外侧显露颈静脉球,可改善颈静脉孔的显露范围;继续切除乳突及迷路下岩骨,轮廓化面神经垂直段,可从后、外侧进一步显露颈静脉孔。如果切除茎突,可进一步扩大颈静脉孔外侧壁的显露。根据病变的体积大小决定骨窗向外侧扩大显露的范围、切除乳突和岩骨的程度。是否切除部分枕骨髁,视颅内病变大小和部位而定。切除C$_1$横突,游离、牵开椎动脉垂直段及水平段,可扩大颈静脉孔外口和颈部的显露范围。将经颈静脉孔入路的显露范围向外侧和颈部扩大,不仅为颅外肿瘤提供了良好的显露,且可从枕下或(和)乙状窦前方切开硬膜,显露颅内肿瘤。该入路可从外、后、下显露颈静脉孔,且骨窗范围可根据病变体积确定,将颅底缺损降低到最小程度。

3.远外侧经髁-髁旁-髁上入路

(1)适应证

①肿瘤性病变　位于C$_1$～C$_2$脊髓腹侧、枕骨大孔前方、下斜坡者。硬膜内病变如脑脊膜瘤、神经鞘瘤、胆脂瘤等;硬膜外者如脊索瘤、软骨肉瘤、骨软骨瘤、颈静脉球瘤等。

②血管性病变　延髓、高位颈髓腹侧的AVM及动静脉瘘,椎动脉、基底动脉、小脑后下动脉近端动脉瘤,椎动脉内膜剥除术等。

③颅颈交界处的非肿瘤性病变　先天性畸形(扁平颅底、齿状突后脱位)或炎症性病变引起延髓或高位脊髓受压等。

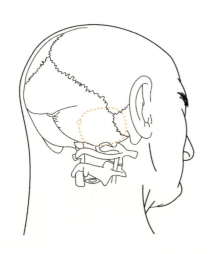

图4-14-10　远外侧经髁上入路骨瓣显露范围

(2) 远外侧入路的手术步骤

①体位和切口 主要有三种切口：倒"U"形切口、"S"形切口及"C"形切口，直切口少用。马蹄形切口从胸锁乳突肌的前缘向上越过乳突基底部，弯向内到枕外粗隆，经此点沿上位颈椎棘突向下至第4颈椎。醉汉体位或3/4俯卧位，病变侧朝上，屈颈，头转向病侧，以便最大限度的能从外侧方暴露颅颈交界处。

体位有侧卧位、侧俯卧位和半坐位。半坐位最主要的风险是增加空气栓塞的可能性，尤其在暴露髁导血管、舌下神经静脉丛、乙状窦、颈静脉球及颈内静脉等过程中。目前多数学者采用侧卧位和侧俯卧位。

②肌肉分离和椎动脉显露 分离胸锁乳突肌在乳突上的附着点，翻向外侧。狭长的肌肉连同筋膜一并从上项上分离开，以增加显露，注意勿损伤副神经，副神经先是走行于胸锁乳突肌后面，在切口的下端直向斜方肌，暴露头夹肌、头半棘肌、头最长肌，将其翻向内侧，识别枕下三角（由头上斜肌、头下斜肌和头后大直肌围成），暴露头C₁横突上分离，连同头后大小直肌一并翻向中线侧，C₁后弓和硬膜外段椎动脉全部暴露（图4-14-11、图4-14-12、图4-14-13）。此手术将肌肉按解剖学进行分离，并翻向中线。此点较之将肌肉翻向外侧或下方为佳，因为采用后两种方法会增加手术深度并阻碍深部结构的暴露。

显露椎动脉的肌性标志是由头上、下斜肌及头后大直肌构成的枕下三角，其内有水平走行的椎动脉、C₁神经根。显露椎动脉的骨性标志是寰椎横突。

③骨瓣形成和骨质切除 主要是枕骨、枕髁及C₁～C₂椎板的切除。一般认为：枕髁切除包括部分切除和全部切除；对枕骨的切除范围为外侧到乙状窦、横窦，内侧至中线。枕髁切除时一是要注意枕髁后外侧的髁管，其中有髁导血管存在，出血时可以用骨蜡或明胶海绵压迫；另外要注意对舌下神经的保护。

乳突后的颅骨切除，包括枕大孔环，切除乙

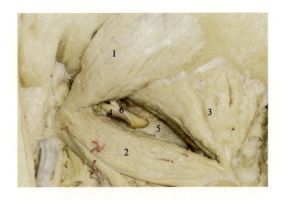

图4-14-11 翻开头半棘肌显露枕下三角。1,上斜肌；2,下斜肌；3,头后大直肌；4,椎动脉；5,寰椎；6,C₁神经根

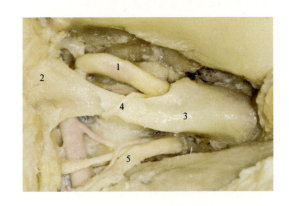

图4-14-12 翻开枕下三角显露椎动脉。1,椎动脉；2,寰椎横突；3,寰椎椎板；4,C₁神经根；5,C₂神经根

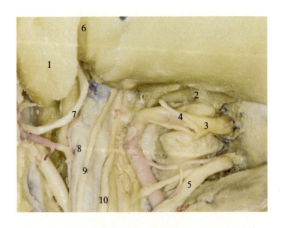

图4-14-13 切除寰椎椎板显露解剖结构。1,乳突；2,枕髁；3,椎动脉；4,C₁神经根；5,C₂神经根；6,二腹肌沟；7,面神经；8,颈内静脉；9,副神经；10,迷走神经

状窦表面的颅骨,可使之向外侧牵开,以改善对下斜坡区的暴露,减少对神经组织的牵开。枕大孔成卵圆形,后部宽于前部,枕大孔前部较窄,在髁突和斜坡之间形成一个三角形空间,有利于暴露脑干的前部,切除C_1后弓直至其横突孔,以及枕骨髁突的后1/2或2/3及寰椎侧块。用钻磨除髁突的内侧部,然后切除其余的骨皮质,以减少损伤周围结构的危险,此处应特别注意舌下神经管与枕髁成一定角度,舌下神经管纵径与矢状线夹角右侧为44.3°,左侧为45.2°。

④硬脑膜切开 沿乙状窦的后缘和椎动脉入硬膜处内侧切开,硬膜用缝线牵向两侧,可直视硬膜下的神经血管结构(图4-14-14、图4-14-15、图4-14-16)。硬膜切开后,加髁突和寰椎侧块切除,可使椎动脉从寰椎横突孔内移位,使视线更直接达到脑干的腹侧面结构和上颈髓,减少神经结构的牵开。此手术方法不损坏颅颈的稳定性,当然如因手术需要可增加颅颈交界处的骨咬除,但术后需行寰枕融合术。如肿瘤位于颈静脉孔区,可不做枕髁的磨除,直接咬开颈静脉孔的后缘,切除颈静脉孔区肿瘤,此种入路又称髁旁入路。

⑤肿瘤切除 由周围结构分离肿瘤囊壁时,应在蛛网膜层进行,这对保存重要的神经和血管结构尤为重要。如果椎-基底动脉未被肿瘤包裹,则多位于肿瘤对侧,不可忽视对椎-基底动脉主干和分支的保护。

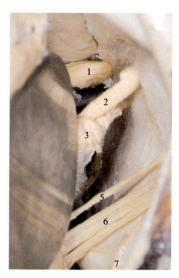

图4-14-14 远外侧入路显露后组神经。1,三叉神经;2,面前庭蜗神经;3,小脑绒球;4,外展神经;5,舌咽神经;6,迷走神经;7,副神经

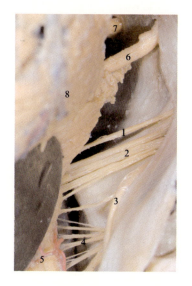

图4-14-15 远外侧入路显露舌下神经。1,舌咽神经;2,迷走神经;3,副神经;4,舌下神经;5,延髓;6,面前庭蜗神经;7,三叉神经;8,小脑

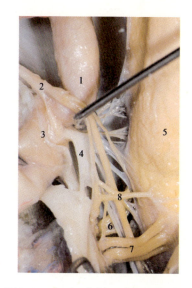

图4-14-16 远外侧入路显露椎动脉入颅。1,椎动脉;2,副神经;3,硬膜孔;4,齿状韧带;5,延髓;6,C_1前根;7,C_2背根;8,C_1背根

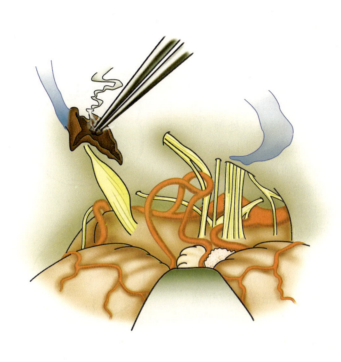

第五章

颅底病变的显微手术治疗

第一节 前颅底病变的手术治疗

前颅底肿瘤有良性或恶性,可源于眼眶、鼻咽、鼻旁窦、硬脑膜和脑神经;也可从颅外经血源播散而来。常见的前颅底肿瘤有:脑膜瘤、脊索瘤、垂体瘤、嗅神经母细胞瘤、转移瘤、慢性肉芽肿、巨细胞瘤、泪腺细胞癌、骨瘤和骨纤维结构不良等。

前颅底病变以手术治疗为主。局限于眶内的肿瘤可行眼科手术,也可由神经外科处理;颅眶沟通性肿瘤及局限于前颅底肿瘤则由颅底外科处理。手术入路取决于肿瘤部位。对位置较深的球后肿瘤及所有颅眶沟通瘤、眶尖或视神经管内肿瘤的切除,均应经颅手术。良性肿瘤术后不必放疗,对胶质细胞瘤和其他恶性肿瘤的术后放疗还存在争议,尽管放疗对这类病灶有一定帮助,但该区域放疗的并发症较为严重,如下丘脑损害、青光眼和癫痫等,所以应严格掌握放疗适应证。

一、前颅底手术入路

1.大脑纵裂入路

适用于肿瘤位于硬脑膜内、前颅窝中线区的巨大型肿瘤,丘脑下部和第三脑室前部受肿瘤压迫明显变形移位者,如"嗅沟脑膜瘤"(图5-1-1)。

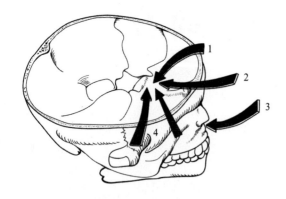

图5-1-1 前颅底肿瘤的几种手术入路。1,大脑纵裂入路;2,扩大额下硬脑膜外入路;3,经鼻-蝶窦入路;4,改良翼点入路

2.改良翼点入路

适用于肿瘤位于嗅沟、颅眶沟通型肿瘤,前床突、蝶骨嵴内侧等区域的肿瘤,如蝶骨平台区的大型脑膜瘤(图5-1-2)。

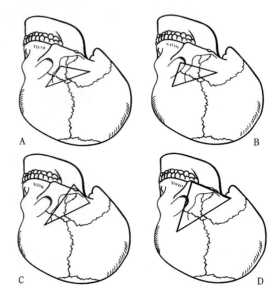

图5-1-2 不同手术入路在翼点的视角。A,改良翼点入路;B,经眶-翼点入路子;C,经颧弓-翼点入路;D,经眶-颞入路

3.经鼻-蝶窦入路

适用于肿瘤向蝶窦内生长的小型前颅底硬膜外肿瘤,如脊索瘤。

4.扩入额下硬脑膜外入路

适用于前、中和后颅底中线硬脑膜外肿瘤或硬脑膜内外沟通型肿瘤,也适用于顽固性前颅底脑脊鼻漏修补。此入路较Derome入路更接近颅底,术者视角向前颅底进一步扩大(图5-1-3)。

二、常见前颅底病变的手术治疗

(一)嗅沟脑膜瘤切除术

1.概述

嗅沟脑膜瘤相对少见,约占颅底脑膜瘤的

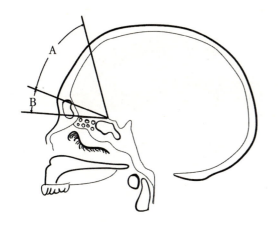

图5-1-3　扩大额下硬膜外入路(A+B)与Derome入路(A)的视角比较

5.2%～10%,是前颅底最多见的肿瘤。平均发病年龄为42.5岁,女性多于男性,男女之比为1∶1.2。Durante于1885年,首先成功切除嗅沟脑膜瘤,术后病人存活12年。肿瘤起自筛板部位的硬脑膜,多呈球形生长。肿瘤沿前颅窝向后上方生长,向上生长可压迫大脑额叶底面,向后可到达鞍上区。与硬脑膜的黏着处位于前颅窝底筛板和蝶骨平台的硬脑膜。虽然肿瘤起源于一侧,由于嗅沟接近中线,实际上多数肿瘤稍大时即嵌入大脑镰下跨越到对侧,少数可局限于一侧。如肿瘤起源于一侧嗅沟,则肿瘤呈不对称生长,最终会压迫大脑镰。肿瘤主要接受来自其在颅底硬膜附着区的脑膜前动脉和筛前、筛后动脉的供血,肿瘤后部可有来自大脑前动脉的小分支参与少量供血。

2.肿瘤的分型

(1) 根据肿瘤的起源部位分类　根据肿瘤的起源部位分类,嗅沟脑膜瘤可分为单侧或双侧(图5-1-4),其中60%为单侧肿瘤,35%肿瘤向两侧膨胀性生长,肿瘤以一侧为主,向对方延伸者约占5%,最终也会压迫大脑镰。

(2) 根据肿瘤的位置分型　根据嗅沟脑膜瘤在前颅底的位置,将其分为以下两型:①前型:肿瘤不累及鞍区结构,肿瘤主体在嗅沟区。②后型:肿瘤向后生长压迫鞍区结构,可包绕前交通动脉和床突上段颈内动脉。这一型手术相对困难。肿瘤内减压后,分离肿瘤上壁和两外侧壁时,须保持蛛网膜的完整。双侧的大脑前动脉A_2段须仔细鉴别和分离。肿瘤切除后,累及的硬膜和前颅底骨质应切除,术毕采用带血管瓣修补硬膜和覆盖筛窦。

(3) 根据肿瘤的大小分型　根据嗅沟脑膜瘤的大小,将其分为三种类型,肿瘤直径≤2.5cm为小型,直径≥4cm为大型,直径为2.6～3.9cm者为中型。

3.临床表现与诊断

由于肿瘤的起源及其累及的结构不同,其症状和体征也不尽相同。双侧嗅沟脑膜瘤与毗邻结构的关系(图5-1-5)。嗅沟脑膜瘤常见的首发症状是嗅觉障碍,随后的症状是视力障碍、精神症状和癫痫。精神症状包括性格改变、记忆力减退和智力障碍等,老年病人可表现为抑郁。嗅沟

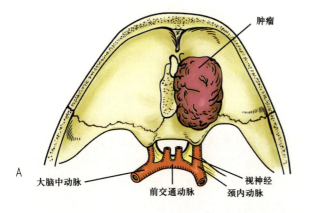

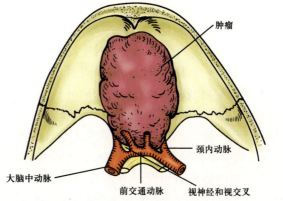

图5-1-4　A,单侧嗅沟脑膜瘤;B,双侧嗅沟脑膜瘤

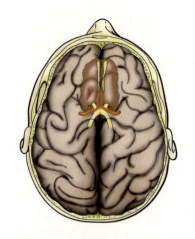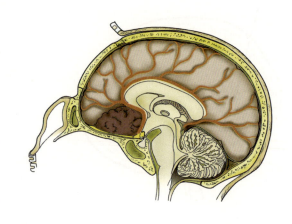

图5-1-5　嗅沟脑膜瘤与毗邻结构的关系。A,嗅沟脑膜瘤与嗅束、蝶骨平台及周围血管和神经的关系；B,肿瘤后份常推挤大脑前动脉及其分支,双侧额极动脉常被推向肿瘤外侧

脑膜瘤位于大脑额叶底面,出现症状较晚,常常肿瘤较大时才出现症状。早期可有额部头痛,可放射至眼窝后部,但多数忽视。因嗅神经受压可有一侧嗅觉减退或丧失,肿瘤位于单侧时,单侧性嗅觉丧失对定位诊断有意义,但由于单侧的嗅觉障碍可被对侧补偿,常不易被患者觉察而于体检时才被发现。如肿瘤侵及双侧嗅神经,造成嗅觉丧失,又常与鼻炎混淆。因此,嗅沟脑膜瘤的嗅觉障碍虽比较多见,但常不引起病人注意。

肿瘤向后生长可压迫视神经,引起原发性视神经萎缩,单眼视力下降。肿瘤长大到一定程度可引起颅内压增高症状,并出现视乳头水肿。临床上也可表现为一侧视神经原发性萎缩,对侧视乳头水肿或继发性视神经萎缩,此即福斯特-肯尼迪(Foster-Kennedy)综合征。

4.治疗原则

(1)嗅脑沟脑膜瘤的治疗原则　主要依靠手术切除。经确诊,应及早手术。对于高龄、全身情况较差、有重要脏器明显功能障碍者,手术应慎重,如肿瘤体积较小,则宜考虑放射外科治疗。

(2)适应证与禁忌证　嗅沟脑膜瘤多可完全切除,一旦确诊,应争取及早手术。年迈、全身情况差,或有重要脏器功能障碍者,手术需慎重。

(3)嗅沟脑膜瘤可经额外侧入路手术切除肿瘤　采用额外侧入路,能快速显露肿瘤,脑组织暴露少,肿瘤的手术全切率高,致残率低,术后

并发症低。即使是大的肿瘤,经简单而微创的额外侧入路,全切除率也很高,且复发率很低。

5.手术步骤

(1)病人体位　手术中需最大程度地暴露前颅窝底的中线部分。病人仰卧位,头架固定头部,头部后仰约15°～30°,有利于额叶脑底面从前颅窝底自然下垂,减少术中对脑组织牵拉。

(2)头皮切口颅骨瓣　对瘤体较小且位于单侧者,或主要生长于一侧的肿瘤,可做患侧眶-额入路或额外侧入路,在肿瘤侧做一较大的近中线的额颞瓣,皮瓣达中线或稍过中线,骨瓣前缘要接近前颅底,中线侧近矢状边缘,以便于暴露肿瘤;肿瘤向双侧生长者,可采用双额入路或做一过中线约3cm的额骨瓣。采用头皮冠状切口者,从一侧颧弓后缘上1cm延长至对侧。将眶上神经保留在骨膜和帽状筋膜结缔组织中,避免损伤。

(3)开颅　采用双额骨瓣时,作额部发际内冠状切口,皮瓣翻向前,双额骨瓣开颅,颞肌只需将其附着处分离即可。骨瓣切开范围从一侧额骨颧突位置,到对侧相应位置,前缘要接近眶上缘。钻孔时应尽量靠近前颅窝底,注意避免损伤眶顶。在上矢状窦一侧钻孔后用剥离子,尽可能大范围地剥离骨孔周围的硬脑膜,用铣刀铣开骨瓣。骨瓣由后向前翻起时,仔细地剥离骨板下的上矢状窦,将骨瓣游离取下。如额窦开放,剪开硬膜前应彻底电凝窦内黏膜,可将窦内黏膜向窦腔

内分离,推向鼻泪管,用在抗生素盐水浸泡过的肌肉块或明胶海绵填塞,再用薄片骨蜡或医用黏合剂封闭,然后游离切开邻近的相当面积的一片帽状腱膜,翻转向下,封闭开放的额窦。或将游离的骨膜翻转缝合在骨窗前缘的硬脑膜上,以封闭修补额窦,防止术后脑脊液鼻漏。

(4)硬脑膜切开 四周悬吊硬脑膜后,可采用"工"字形剪开硬膜翻向前颅窝底,外侧达骨缘,向中线切开硬脑膜直抵上矢状窦,向后剪开硬脑膜3～4cm,再向中线剪开硬脑膜后缘。硬脑膜向中线翻开,暴露上矢状窦和大脑镰。与大脑镰相对的双侧额叶间用棉条覆盖。双侧前颅底肿瘤行双侧额骨开颅者,需在上矢状窦前端用双4号缝线分别缝扎两针,在两根缝扎线之间,直视下剪开上矢状窦和大脑镰前端,将上矢状窦连同大脑镰向后牵开(图5-1-6)。

(5)显露肿瘤 用湿棉片将周围脑组织保护后,打开侧裂池上端,释放脑脊液。用自持牵开器自前颅窝底轻轻抬起额叶,即可显露前颅窝底的肿瘤。该肿瘤有完整包膜,容易与额叶底面分开。瘤体一般较大,质切且固定,表面呈结节状或颗粒状。从肿瘤前极、外侧面及底部开始分离,肿瘤包膜与额底易于分离。

(6)切除肿瘤 显露肿瘤前端后,从肿瘤前极、外侧面及底部开始分离,将肿瘤向内牵拉,电凝切断来自硬脑膜的血供,分离肿瘤与颅底硬脑膜的附着处(图5-1-7)。自肿瘤前极中线进一步分离肿瘤基底与前颅窝底的粘连,在中线筛板处有供血动脉需电灼。边电凝边分块切除肿瘤,较大的肿瘤可用双极电灼包膜,切开包膜,瘤内分块切除瘤组织,随时止血。切除部分肿瘤后,再电灼分离肿瘤附着处的基底部位,继续向后分离。如此反复,直至完全离断肿瘤基底附着部位,并将肿瘤完全分离切除,然后分离肿瘤包膜与额叶

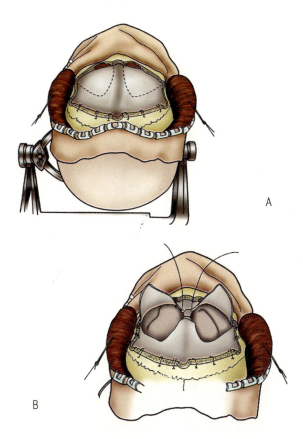

图5-1-6 上矢状窦结扎方法。A,硬膜切口;B,缝扎矢状窦

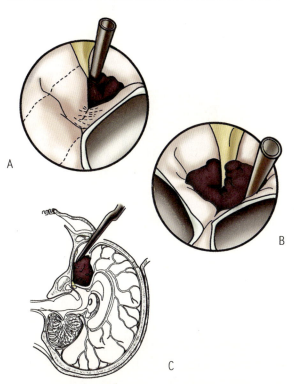

图5-1-7 离断肿瘤基底。A,分离一侧肿瘤外侧面及前极;B,分离肿瘤双侧前端;C,将肿瘤基底电凝离断

脑组织。如肿瘤较大,不可能将前颅底肿瘤完全暴露,先用双极电凝处理肿瘤包膜,使之缩小,然后切开肿瘤壁,可采用剥离子、双极电凝、取瘤钳和超声吸引(CUSA)在瘤内分块切除,尽量切除肿瘤的中央部分,在包膜内做分块切除。当瘤体逐渐缩小后,同样的办法分离切除肿瘤的后壁及对侧部分。最后再分离、切除肿瘤的周围部分和包膜。

肿瘤后极有时达到蝶骨嵴内侧及鞍上,分离肿瘤后内及时要非常注意视神经、大脑前动脉及前交通动脉等重要结构,切勿损伤大脑前动脉主干和视神经、视交叉。一般前颅底肿瘤的前部瘤体切除后,后极的肿瘤多可自动离开前颅窝底和对侧的蛛网膜,可看到有脑脊液从基底池流出。肿瘤在鞍上区与下丘脑及视神经之间隔有一层蛛网膜,可沿此界面用剥离子分离肿瘤后极,肿瘤质地坚韧时可将肿瘤向前方牵引,细心分离肿瘤与大脑前动脉A_1段和前交通动脉,以及肿瘤外侧的视神经、视交叉等(图5-1-8)。

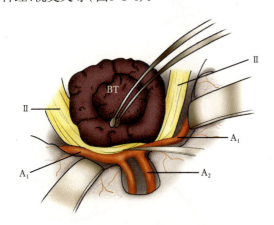

图5-1-8 分离肿瘤后极与大脑前动脉A_1段和前交通动脉

处理肿瘤后下部分是手术最困难的步骤。由外向中线分离肿瘤后方,最难分离的是肿瘤后下方与视交叉和视神经粘连部分,此处肿瘤与视神经和视交叉粘连紧密,肿瘤压迫视神经、视交叉,包绕颈内动脉和前交通动脉。术中应在视交叉前将肿瘤向前牵引,细心分离肿瘤后壁。这时的任何操作应在术野内直视下进行,将肿瘤向前牵引,看清其后方、侧方的正常解剖结构,将大脑

前动脉和前交通动脉向后方推开(图5-1-9)。此处肿瘤壁与动脉及其分支有粘连,分离时需要小心,同时还须注意保留视神经和视交叉的供血血管。整个手术过程中应尽量避免使用牵开器牵拉脑组织,因为肿瘤生长过程中,慢性压迫脑组织已造成脑水肿,术中的过度牵拉会加重脑水肿,甚至造成脑梗塞和脑内出血。

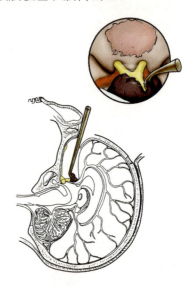

图5-1-9 分离肿瘤后壁与视神经和视交叉的粘连

(7)颅底的处理 如果颅底骨质受侵犯,不可过分的搔刮,以防硬脑膜和筛板被破坏,造成术后脑脊液鼻漏。可保护好视交叉和大脑前动脉后,应用高速钻将前颅窝底受累增生的骨质磨除。前颅窝底骨缺损较大时,颅骨缺损处用钛板修补。最后分离翻转帽状筋膜覆盖在硬脑膜上缝合,并用医用生物胶黏合。注意不要将无活性的材料(如人工硬脑膜或有机玻璃),直接盖在前颅窝底的骨缺损处。

6.术中注意要点

嗅沟脑膜瘤切除一般手术很安全,但肿瘤较大时,后极可能延至蝶骨嵴内侧和鞍上。此时在分离肿瘤后壁时,需注意勿损伤视神经、大脑前动脉、前交通动脉及其重要的穿通支。按脑膜瘤的处理原则,应全切肿瘤,以防复发,应将筛板部位的硬脑膜一并切除。但硬脑膜切除可导致脑脊液鼻漏,此时,应取适当大小的筋膜肌肉

覆盖在筛板上,边缘用缝线与周围硬脑膜固定数针,或用纤维蛋白胶黏合。若嗅沟脑膜瘤已穿破硬脑膜和筛板进入筛窦、鼻腔,则应按颅鼻沟通瘤处理。

7.预后与手术结果评价

由于嗅沟脑膜瘤症状隐蔽,往往肿瘤生长较大时才确定诊断并进行手术,因此早期诊断是提高嗅沟脑膜瘤疗效的关键。除肿瘤大小外,影响手术预后的主要原因是病人年龄和术前全身情况。显微外科手术技术可降低手术死亡率、增加全切除率,改善预后。目前,显微手术技术可以使95%以上的嗅沟脑膜瘤得到全切除,术后复发率为5%左右,术后死亡率低于0.5%。伴有前颅窝底颅骨骨质增生的肿瘤易于复发。但至今尚无理想的手术方法完全避免肿瘤复发,这是因为术中既要保护重要的神经和血管,又要防止脑脊液漏,有时不可能全切肿瘤;而且术中过度切除增生的颅骨,会增加手术后脑脊液鼻漏的机会。

(二)颅-眶部沟通性肿瘤切除

颅底沟通肿瘤指源于颅内或颅外穿通颅底骨质和(或)硬膜造成颅内外沟通的肿瘤。前颅底与鼻、眶、面部毗邻,是沟通肿瘤常累及的部位。该处沟通肿瘤位置深在,发现时往往体积较大,其周围解剖关系复杂,神经血管交织,手术难度大、风险高。

眼眶与前、中颅窝紧密相邻,经眶上裂和视神经管彼此相通,这一解剖特点使发生于颅腔或眼眶的肿瘤均可通过这些腔隙孔道或破坏周围骨壁侵入另一部位,形成跨颅腔和眼眶的沟通性肿瘤。颅-眶部肿瘤以良性肿瘤多见。

1.常见的颅-眶沟通瘤

(1)脑膜瘤　是眶内常见的肿瘤之一,由于病变侵及眶内、颅内范围广泛,形态多样,在影像上很难区别颅源性与眶源性。MRI表现为,T_1WI等或低信号,T_2WI等或高信号,信号均匀或不均匀,注射Gd-DTPA后,肿瘤明显均匀强化,矢状成像上呈哑铃形,可见脑膜尾征。

(2)视神经鞘脑膜瘤　源于视神经鞘的蛛网膜脑膜上皮细胞。MRI表现为视神经呈管形或梭形增粗,也可表现为偏心性球形肿块。脑膜上皮型T_1WI和T_2WI均呈等信号,砂粒体型T_1WI和T_2WI均呈低信号,增强后肿块明显强化,视神经不强化,呈"双轨征";增强加脂肪抑制T_1WI是显示视神经鞘脑膜瘤最佳序列,应将其作为术前术后常规检查,以早期发现颅内病变。

(3)视神经胶质瘤　源于视神经内神经胶质,肿瘤多呈环绕神经的梭形肿块,沿视神经纵轴发展,穿过视神经孔向颅眶两方发展,颅内可浸润发展至视交叉、对侧视神经、视丘等。MRI表现为视神经呈梭形、管状或椭圆形增粗,多数为中心性,T_1WI低信号,T_2WI高信号,增强后中度到高度强化。

(4)眼眶炎性假瘤　是一种原因不明的非特异性炎症,可侵犯眼眶的任何结构,导致病变组织急或慢性增殖性炎症而形成肿块样改变,病变范围广泛可侵及颅内。MRI表现为T_1WI低信号,T_2WI高或低信号,肿块信号与病变纤维化程度有关。急性病例由于富含炎性细胞多,表现为长T_1长T_2信号;而慢性病例由于纤维化较多,一般多表现为等T_1等T_2信号,甚至为长T_1短T_2信号。

2.颅-眶沟通瘤的分类

对于颅-眶沟通瘤目前尚无统一的分类方法,一般分为原发性和继发性的两大类。原发性肿瘤又可以分为良性与恶性。继发性肿瘤指转移性肿瘤和眶周围结构肿瘤向眶内扩散。

根据肿瘤起源又可分为颅源性、眶源性和转移性;肿瘤病理上,可见有脑膜瘤、神经鞘瘤、胶质瘤、血管瘤、泪腺肿瘤、皮样囊肿及其他肿瘤类型。眶源型肿瘤主要包括脑膜瘤、表皮样囊肿、血管瘤、神经鞘瘤和泪腺混合瘤等;颅源型肿瘤则以脑膜瘤、神经鞘瘤和胶质瘤多见。

根据肿瘤的主要部分所在部位和侵袭的范围,将其分为如下五型。①颅眶型,肿瘤主要位于颅内,少部分进入眶内。②颅眶鼻型,肿瘤主要位于颅内,少部分进入眶内、筛窦和鼻腔。③颅眶-颅内外形,肿瘤同时相连于颅腔、眶腔和颅眶腔之外者。此型肿瘤常侵袭广泛,可累及颅内、眶内、筛窦、鼻腔和颅外,蝶骨嵴、蝶骨大翼、颞骨鳞部、眶壁、筛板常受破坏。④眶颅型,肿瘤主要位于眶内,少部分进入颅内。⑤鼻眶颅型,肿瘤主要位于筛窦和鼻腔,少部分进入眶内和颅内。这种分类方法明确指出了肿瘤的主要部分所在部位和侵及的范围,有利于手术方法的选择。

3.颅眶沟通肿瘤的术前评价

眶内肿瘤的治疗是以手术为主、辅助放射和化学治疗的综合治疗。眶内肿瘤的手术方式的选择,取决于肿瘤的具体位置。单纯位于眼眶内的肿瘤,主要通过前路入眶和外侧开眶切除肿瘤。前路入眶包括前路外上入眶、前路外下入眶及前路内侧入眶。经视神经侧方的肿瘤,应选用经外侧开眶入路。当肿瘤位于眶尖或侵及颅内,则需要神经外科和眼科医师共同来完成手术。若病变向颅内发展、经视神经管和眶尖内侧达视神经,则需要经额眶入路(硬脑膜下和硬脑膜外)。对于颅眶沟通性脑膜瘤、蝶眶脑膜瘤或向中颅窝底发展的肿瘤,应选用眶-翼点入路或经眶颧入路切除肿瘤。

术前评价颅眶部肿瘤的治疗方案时,要综合考虑肿瘤的性质、部位、范围,病人的视觉功能和外观美容。位于眶内肌锥外和与重要结构无密切关系的良性及比较局限的恶性肿瘤,应及早手术,并力争全切。肿瘤位于眶尖肌锥内或与颅内重要结构关系密切,而病人又无明显视力损害和其他功能障碍时,宜在保留正常神经功能的前提下切除肿瘤。

4.手术治疗

颅-眶沟通瘤通过手术可获得良好疗效。术前应充分了解肿瘤范围、瘤体血供以及周围重要组织结构。原则上应完整切除瘤体,因此术野充分的显露十分关键。

(1)手术适应证 颅-眶沟通瘤的手术适应证及手术时机的选择尚有争议。如对已侵犯蝶骨嵴外侧的颅眶沟通瘤(一般为扁平型脑膜瘤),Poppen和Guiot主张尽早手术,但亦有人认为手术只能缓解突眼症状,难以改善此类患者的病程,故不需手术。肿瘤若与颅内重要结构无密切

关系,良性或低度恶性、比较局限的肿瘤应尽早切除,并力争全切。若与重要结构粘连较重,但无明显的视力障碍和其他功能障碍的,在保留重要功能的基础上切除之。

(2)手术入路选择 经颅手术为颅-眶沟通性肿瘤和部分眶内肿瘤患者提供了合适的治疗方法。在经颅入路切除颅-眶沟通性肿瘤时,选择合适的开颅骨瓣而使肿瘤得以充分显露是手术成功的基础。传统的眶外侧入路适用于位于眶内上部、颞侧或下部腔隙的肿瘤;内侧入路适用于位于视神经内侧但未达眶尖的肿瘤;而颅-眶沟通性肿瘤、位于眶尖和(或)视神经管的肿瘤均需选择经颅入路。Natori等认为处理视神经内侧的眶尖部肿瘤宜用内侧入路;外侧入路易于暴露视神经的外侧及视神经与眶上裂的交界区,是处理既累及眶,也累及海绵窦的肿瘤的理想入路;而中间入路是到达视神经的最短径路。根据上述手术入路的选择原则,可根据病变的具体情况选择以下手术入路:颅眶型、颅眶鼻型,选择经额下或额颞硬脑膜外入路、额颞硬脑膜内入路;颅眶-颅内外形,经翼点入路,如颅外肿瘤范围广泛,侵及颞下窝、翼腭窝,可经额-眶颧入路或翼点-面部联合入路;眶颅型,如颅内肿瘤较小或肿瘤经眶壁较浅部突入颅内者,经眶手术,如颅内肿瘤较大或肿瘤经眶尖部突入颅内者,经颅手术,可取经额、额颞或翼点入路;鼻眶颅型,一般经鼻侧切开或加上颌骨切除入路,或经扩大前颅窝入路即可完成手术。

根据肿瘤大小、占据眶内的部位以及是否有颅内侵犯,选择开颅骨瓣,选择不同的肌间隙作为手术入路。单侧额部骨瓣主要适用于局限于眶内较小的肿瘤;额部连同眶上缘骨瓣适用于较大的眶内肿瘤或经眶上裂的眶-颅沟通性肿瘤;对累及范围更广、特别是经外侧或外上眶壁与颅内或眶外颞窝沟通的肿瘤,则需采用额颞连同眶上缘并切除颧弓和眶外侧壁骨瓣。对单纯眶内肿瘤,采用硬膜外入路;对颅-眶沟通性肿瘤,先经硬膜内处理肿瘤的颅内部分,然后打开眶顶和(或)眶外侧壁切除眶内肿瘤。经提上睑肌和

上斜肌之间为内侧入路；提上睑肌和上直肌之间为中间入路；提上睑肌和外直肌之间为外侧入路。

　　肿瘤主体位于眶内者，作者常采用眶-额路处理颅-眶沟通性肿瘤，该入路的优点是既有助于眶内容物显露，又能减轻对脑组织的牵拉，还可使术者经过多途径（额下、外侧裂）接近处理肿瘤的颅内部分；肿瘤切除后，将整块额眶骨瓣回植即可，不需做眶顶重建。肿瘤较大、涉及颅内、眶内广泛区域，可采用眶颧-额颞入路。对瘤体靠近中线结构者，可采用硬膜下、硬膜外联合切除，对眶尖、海绵窦等中线部位的肿瘤组织，经硬膜下切除。部分颅源性沟通性脑膜瘤，其眶内部分与眶周筋膜之间仍有一定界限，应沿层剥离，即使瘤体突破眶周筋膜，也应慎重分离肿瘤和视神经间的粘连。

　　（3）手术要点　肿瘤应在显微镜下分块切除，以便保护好重要的血管和神经。该部位肿瘤全切除困难，影响全切除的因素有肿瘤侵入海绵窦，特别是侵蚀颈内动脉、肿瘤基底广泛、肿瘤眶内部分常常因为与正常结构关系密切而影响全切除。眶骨膜经视神经管、眶上裂与颅内硬脑膜相移行，视神经眶口处硬膜除移行为眶骨膜外，还包绕视神经形成视神经鞘。这一解剖学特点决定了该部位肿瘤基底广泛。对于视力障碍不明显的病例，早期手术有希望肿瘤达到全切除和预防视力障碍的发生，同时为进一步的综合治疗提供依据和奠定基础。对于不能全切除的肿瘤，手术后辅助治疗是非常必要的。脑膜瘤近全切除后行放射治疗或伽玛刀治疗能有效抑制肿瘤生长。

　　在眶上缘有眶上神经，可用高速微型钻磨开眶上切迹，将神经游离后与骨膜一起牵向前方。颅骨钻四个孔：第一孔位于鼻根上方的额骨；第二孔在额骨颧突后方的额蝶联结处（该孔的上半应显露硬脑膜，下半显露眶骨膜，二者之间恰好是眶顶）；第三、四孔分别在第一、二孔后方约4cm处，用线锯锯开。或仅钻第一与第二孔，用铣刀洗开约3.5cm×4.5cm的眶额连体骨瓣（包括眶上缘、部分眶顶和眶外缘）。切除肿瘤眶内

部分时，若颅腔与眶内肿瘤经视神经管沟通（或需做视神经减压），应同时磨开视神经管。按肿瘤位置在额神经内侧或外侧切开眶骨膜。切开Zinn环后，可出现暂时性的提上睑肌和上直肌麻痹，多可在数天至数周内恢复。术中避免过度牵拉眼外肌，以防肌肉出血致眼球活动障碍。切除眶外侧肿瘤时，避免损伤睫状神经节，否则将引起永久性虹膜麻痹。眶尖部较大肿瘤，常将视神经挤压成薄片，与肿瘤包膜难以分辨。术中采用视诱发电位监护，从颅内正常视神经开始，向视神经管和眶内仔细剥离，以免出现意外副损伤。

　　（4）手术技巧　对于肌锥内肿瘤或原发现神经的肿瘤，如视神经胶质细胞瘤、视神经鞘膜瘤，应在额神经内侧切开眶骨膜，在提上睑肌和上直肌之间探查肿瘤，勿从提上睑肌外侧进行探查，以避免损伤眼球运动神经。根据探查情况决定切除方式。对有包膜的体积较小且与眶内重要结构无粘连的肿瘤，可从肿瘤周围分离，整块切除之，否则应分块切除。在切除神经鞘起源的肿瘤时，既要注意不损伤视神经，又要避免损伤穿过神经鞘的血管。如肿瘤延及视神经管，可用微型磨钻磨开骨管，分离切除肿瘤。如肿瘤已侵入颅内，则应切开硬脑膜处理肿瘤。对浸润性生长的肿瘤，视力已极差或完全丧失者，应全切肿瘤，并将视神经一并切除；视力尚好者，在保留残存视力的前提下尽量切除肿瘤；视力丧失且肿瘤侵犯眼球者，可考虑做眶内容物剜除。对于经眶上裂的颅-眶沟通性肿瘤或部分肌圆锥内的肿瘤，有时需切开Zinn环，根据需要打开Zinn环的内侧腔（视神经和眼动脉通过）或外侧腔（动眼神经通过）。Zinn环打开者术后会出现提上睑肌和上直肌无力，通常在3个月后逐渐恢复。

　　术前要考虑到肿瘤实际为两部分，颅内部分通常位于蝶骨嵴处，多接近海绵窦、视神经、垂体与下丘脑等重要结构，对此处肿瘤的处理应慎之又慎，避免损伤及牵拉这些结构。Day认为，对于这些肿瘤，应采用的重要步骤是：阻断肿瘤主要血供；尽量减少脑牵拉；从接近颅底处分离出肿瘤的血管神经结构，达到保护与分离这些血管

神经结构的目的。而对于肿瘤眶内部分的切除，要从肌间隙切除肿瘤，以免引起视力减退或眼球活动障碍。若肿瘤颅内部位于硬脑膜外，可采用额下硬脑膜外入路，这样可最大程度地减少对脑组织的损伤；而对于位于硬脑膜下者，则采用额、颞硬脑膜内入路，即采用眶上翼点入路，将眶上缘、眶外缘和部分眶顶连同额颞骨瓣一并取下，这样既有助于眶内容物显露，又能减轻对脑组织的牵拉，尚可使术者经多种途径如额下、外侧裂、颞部接近颅内肿瘤。对于眶内部分的肿瘤，可用磨钻或骨凿打开眶顶板，并用咬骨钳扩大开口，然后切除肿瘤。

(三)颅-鼻沟通瘤

颅-鼻沟通瘤指肿瘤经颅骨间隙，同时分布于颅内外，如颅腔、鼻窦、鼻腔等。肿瘤同时侵犯颅腔、鼻腔，有时还延及眶内。此区域肿瘤大致可分为三类：颅源型，鼻源型和骨源型肿瘤。颅源型肿瘤几乎均为良性，常见的有鞍结节脑膜瘤和神经纤维瘤，可沿颅内、外潜在的自然孔道或微小腔隙向颅内、外扩展；鼻源型肿瘤多为原发恶性肿瘤，良性肿瘤较少；骨源型肿瘤指真正起源于骨组织的肿瘤，包括脊索瘤、骨瘤、软骨瘤、成骨细胞瘤、骨肉瘤等。

颅-鼻沟通性肿瘤累及范围广泛，手术比较困难。手术治疗多只适应于良性肿瘤及范围较局限的恶性肿瘤。采用显微外科技术分块切除肿瘤，颅-鼻沟通瘤手术可获佳效。经颅底入路的优点是不需在面部作切口，而且显露范围大，可切除侵及筛骨、蝶骨和斜坡的肿瘤，术中还可根据需要打开视神经管、眶上裂以及圆孔和卵圆孔，游离、松解其中的神经，亦可有效地进行颅底

重建，使术后脑脊液漏、脑膜脑膨出等并发症减少或消除。根据肿瘤性质和原发部位，决定先从何部位着手。常规手术步骤如下：

①分离保护鼻咽部黏膜：经鼻中隔切开，尽量向后分离鼻中隔和蝶骨体下面的黏膜，方法同经鼻-蝶窦入路切除垂体腺瘤，在黏膜下塞填纱条，以保护黏膜，并作为术中的标志。

②前颅窝底的显露：作不对称冠状皮瓣或一侧额颞皮瓣，注意保护眶上神经和动脉。翻开皮瓣时要保留较多的帽状腱膜下层组织，骨膜层切开要尽量靠后，以便颅底重建时能够使用较宽阔的骨膜层组织。分离、抬起前颅窝底硬脑膜，直至蝶骨嵴和蝶骨平台后部。分离肿瘤与硬脑膜之间的粘连，若肿瘤已侵入硬脑膜内，则应从硬脑膜内处理。

③肿瘤切除：累及筛窦的肿瘤，容易打开筛板，以取瘤钳切除。累及蝶窦的肿瘤，要用微型磨钻切除部分眶顶、蝶骨平台，直至眶上裂和视神经管。在两侧视神经之间切除肿瘤。先作瘤内切除，再将残余肿瘤连同周围骨组织一并切除。

④颅底重建：颅底重建在中线部位可防止脑膜膨出，在侧方可防止眼球内陷或搏动性眼球突出。若前颅窝底缺损较小，只需硬脑膜严密修复，并在其下方铺一层额骨膜瓣即可，无需作骨性颅底重建。对缺损较大者则应重建，重建材料可取额骨内板、颞骨鳞部或自体髂骨，植骨时应将松质骨面向下，重建颅底时要确保骨片不挤压视神经。蝶骨大翼和中颅窝的骨缺损无需重建。为进一步加强颅底，并有利于移植骨成活，将开颅时形成的骨膜瓣翻向颅底，铺在移植骨上，并在其后缘与蝶骨嵴硬膜缝合。

第二节　蝶骨嵴脑膜瘤的手术治疗

蝶骨嵴位于前颅窝和中颅窝交界处,由蝶骨大翼和蝶骨小翼构成。水平面上,蝶骨嵴起自前床突,弧形向外侧延伸至颅腔侧方处张开,致翼点处的颞叶凸面,变成颅骨穿窿的翼部。蝶骨嵴可分为大致相等的内、中、外三份:内1/3为前床突,与中1/3共同形成蝶骨小翼的后缘,外1/3则是蝶骨大翼的翼部。蝶骨小翼占骨缘的2/3,大翼占1/3。蝶骨嵴脑膜瘤是指起源于蝶骨大、小翼骨缘处的脑膜瘤。广义的蝶骨嵴脑膜瘤,包括前颅窝和中颅窝的蝶骨大、小翼骨缘处生长的所有脑膜瘤。蝶骨嵴脑膜瘤为中颅窝最常见的肿瘤,仅次于凸面及矢状窦旁和镰旁脑膜瘤,居颅内脑膜瘤的第二位或第三位,约占全部颅内脑膜瘤的10% ～14%。起源于蝶骨小翼的脑膜瘤,逐渐向周围呈扁平型或球形生长增大,压迫同侧视神经,造成视力减退,视神经原发萎缩。肿瘤多单侧球形生长,向前生长可至前颅窝底,向后内发展可侵袭海绵窦。有时压迫或包绕视神经、颈内动脉、大脑前动脉、大脉中动脉和大脑后动脉,肿瘤常将这些重要结构推挤甚至包绕,造成手术困难。内侧型脑膜瘤还可侵入眶上裂、眼眶、海绵窦,给手术全切除带来很大困难。

一、分型

1.按解剖部位分类

不同部位蝶骨嵴脑膜瘤有其不同的临床和手术特点,因此临床上多采用按解剖部位进行分类,以指导手术。1938 年,Cushing 和Eisenhardt 按蝶骨嵴脑膜瘤的起源将蝶骨嵴脑膜瘤分为床突部、翼部、翼点部三大类,即蝶骨嵴内侧1/3 脑膜瘤(称床突型)、中1/3 脑膜瘤(称小翼型)和外1/3 脑膜瘤(称大翼型)。

(1) **蝶骨嵴内1/3 脑膜瘤**　又称作床突脑膜瘤,临床表现与鞍旁脑膜瘤相似。起源于海绵窦壁或鞍上等部位脑膜瘤有时难以和蝶骨嵴内1/3脑膜瘤区分。该型肿瘤随肿瘤的增大慢慢包裹颈

动脉及其分支,或侵蚀这些血管(图5-2-1)。由于视神经直接受肿瘤的压迫及肿瘤对视神经孔和视神经管的硬膜和骨质的破坏造成的收缩效应,导致视神经受累。同时,肿瘤经常累及鞍旁的脑神经(Ⅲ、Ⅳ、Ⅴ、Ⅵ),这些神经与肿瘤的粘连或穿过肿瘤是造成肿瘤切除时的主要困难之一。肿瘤与中线处的重要结构,如垂体柄和下丘脑/漏斗区粘连,也增加了手术危险。

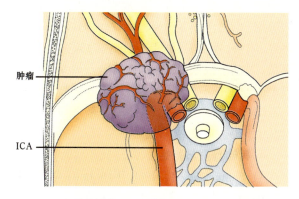

图5-2-1　蝶骨嵴内1/3 脑膜瘤,肿瘤常常包绕颈内动脉

(2) **蝶骨嵴外1/3 脑膜瘤**　基底往往生长广泛,常成扁平型,颞骨及翼部骨质增生或破坏,咬除此部位骨质时,出血较多,须边咬除边、止血,可用磨钻磨除。骨质增生严重时,可使颞骨鳞部隆起、眼球突出。肿瘤压迫侧裂池、侧裂静脉时,可引起脑脊液循环受阻,出现颅内压增高症状。

(3) **蝶骨嵴中1/3 脑膜瘤**　此处无重要神经、血管,故早期多无局部症状和体征。但当肿瘤增大时,可侵入前颅窝和中颅窝。肿瘤多为的硬脑膜中动脉供血,术中如能找到棘孔,予以填塞或电凝硬脑膜中动脉,分离切除肿瘤比较满意。

2.按肿瘤的形态分类

按形态可分为球形和扁平形两类。球形脑膜瘤的硬膜附着点多较局限,借此接受血液供应;而扁平形者基底广泛,呈地毯样生长,并可扩展至眶壁、额窝、颞窝、中颅窝底、颧骨及眶内。引起突眼,多见于女性。

3.临床分型

Cushing等最早将球形蝶骨嵴脑膜瘤按其附着点分为内1/3、中1/3和外1/3三型，被广为采用。这一分类对于中、小型脑膜瘤确定其起源部位有重要的指导作用，但有些大的肿瘤基底较宽，不能划入其中任何一型，加之手术切除难点在于靠内侧者，故临床上将蝶骨嵴脑膜瘤仅分为内侧型和外侧型，其优点是简明实用，也有助于选择手术入路和制订手术方案。内侧型蝶骨嵴脑膜瘤，亦称蝶骨小翼型脑膜瘤，起源于前床突和邻近的蝶骨小翼内侧，约占2/3；外侧型蝶骨嵴脑膜瘤，亦称蝶骨大翼型脑膜瘤，约占1/3。内侧型肿瘤起源于前床突与蝶骨小翼内侧，毗邻有视神经、嗅束、视交叉、眶上裂、颈内动床突上段和下段、大脑前段动脉、后交通动脉及海绵窦；外侧型肿瘤生长于外侧裂，并嵌入额叶的外侧与底面及颞叶的前部与底部。在侧裂深部常与大脑中动脉主干或主要分支粘连。

4.其他分型与分组

（1）Bonnal分类　1980年，Bonnal等对蝶骨嵴脑膜瘤进行了较全面、细致的研究后，将其分为A～E五类。这无疑对分析临床征象和选择手术方法有指导作用，但对于大型和巨大型蝶骨嵴脑膜瘤则亦显困难。此分类是在传统的Cushing分类基础上，增加了颅底侵袭性较强的扁平形（B）和广基球形（C）两类。

①A组：深部、前床突或蝶骨海绵窦球形脑膜瘤。肿瘤附着于蝶骨翼内侧硬膜、前床突硬膜或海绵窦外侧壁硬膜，紧密接触颈内动脉及其分支，将其推移、拉长或包绕，压迫视神经和视束。除前床突外，余骨质不受累。肿瘤向上突入颅腔，也可向下侵入海绵窦，但不同于起源于海绵窦窦腔内肿瘤。表现为单侧视力下降和视神经萎缩，可伴有偏盲。出现动眼神经麻痹则表明海绵窦受累。肿瘤较大，压迫额、颞叶时，可引起癫痫，尤其是颞叶癫痫，或偏瘫、失语。颅内压增高时，可发现Forster-Kennedy综合征。

②B组：蝶骨翼侵袭性扁平形脑膜瘤。肿瘤广泛侵蚀蝶骨大翼，使之增厚，并常侵及蝶骨翼和海绵窦硬膜。颅内颈内动脉和分支不受累，视神经可因视神经管狭窄而受压。肿瘤易于通过颅底向颅外侵袭，进入颞窝、翼突上颌窝、咽旁间隙、耳咽管和鼻旁窦。由于蝶骨嵴增生，可早期出现单侧眼球突出、颞窝膨隆，继之出现单眼视力下降和视神经萎缩。

③C组：蝶骨翼侵袭性球形脑膜瘤，兼有A、B两组特点。侵袭性极强，可越过中线或抵达斜坡。C组除有B组的症状外，常伴有颅内压增高、癫痫等症状。

④D组：蝶骨嵴中部脑膜瘤，不同程度地向额叶和颞叶内生长。硬膜附着点较小，瘤体与颈内动脉、视神经无直接关系。只表现为额、颞叶受压引起的癫痫和颅内压增高等症状。

⑤E组：翼点或侧裂球形脑膜瘤。肿瘤附着于蝶骨嵴外侧、颅底与穹窿交界处，压迫额叶和颞叶。穹窿部骨质受累明显。除D组脑膜瘤的症状，尚可伴有额颞部膨隆的外观改变和局部疼痛。

蝶骨嵴中1/3和外1/3脑膜瘤（D、E组）多能达到SimpsonⅠ、Ⅱ级全切，而内1/3和广基侵袭性脑膜瘤（A、B、C组）的切除则有相当的难度。随着显微神经外科和颅底外科的发展，多数学者主张采取更为积极的态度处理此类肿瘤。当然，外科手术技巧的施展，是以保护和促进神经功能为前提的。

（2）其他分型　有作者根据肿瘤的部位和侵袭范围，将蝶骨嵴脑膜瘤分为七型，见图5-2-2。Ⅰ型，内侧型蝶骨嵴脑膜瘤，没有海绵窦侵犯；Ⅱ型，内侧型蝶骨嵴脑膜瘤，伴有前床突侵犯；Ⅲ型，内侧型蝶骨嵴脑膜瘤；Ⅳ型，外侧型蝶骨嵴脑膜瘤；Ⅴ型，蝶骨嵴脑膜瘤占据1/2蝶骨嵴，但没有海绵窦受累；Ⅵ型，蝶骨嵴脑膜瘤占据1/2蝶骨嵴，伴有海绵窦受累；Ⅶ型，蝶骨嵴全程都有肿瘤侵犯。

二、临床表现

蝶骨嵴脑膜瘤的临床表现取决于肿瘤的部位。肿瘤可向颞部、额部和额颞交界处生长，其中内侧型早期症状明显。由于肿瘤直接压迫视神

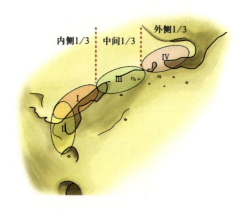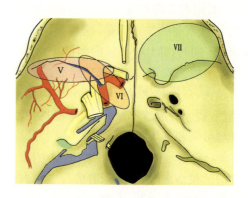

图5-2-2　蝶骨嵴脑膜瘤的分型。图A,显示蝶骨嵴脑膜瘤Ⅰ～Ⅳ型；B,显示蝶骨嵴脑膜瘤Ⅴ～Ⅶ型

经,并造成视神经孔和视神经管的硬脑膜和骨质破坏,导致视神经受累。病人早期即可出现视神经受压表现。如果肿瘤向眼眶内或眶上裂侵犯,眼静脉回流受阻,可有眼球突出。精神症状和嗅觉障碍多见于肿瘤向前颅窝底生长者,肿瘤向中线处侵袭,累及垂体柄和下丘脑/漏斗区等重要结构,将增加手术全切除的难度。

内侧型脑膜瘤早期易出现头痛和视神经受压症状,表现为一侧视力逐渐下降和视野改变,出现鼻侧偏盲,并向颞侧继续扩大,日久导致单眼失明。如肿瘤起源于前床突,可逐渐包裹颈内动脉及其分支。肿瘤压迫视交叉则可出现对侧眼视力与视野改变,嗅觉亦可能丧失。部分病例表现有福斯特-肯尼迪综合征,即眼底检查一侧视神经原发性萎缩,对侧视神经继发性萎缩。内侧型脑膜瘤经常累及眶上裂,病人早期还可出现第Ⅲ、Ⅳ、Ⅵ及V_1脑神经损害,表现类似海绵窦综合征,如瞳孔散大,光反射消失,角膜反射减退及眼球运动障碍等。

外侧型蝶骨嵴脑膜瘤可呈球型或扁平形,球形肿瘤体较大,症状出现较晚,一般无脑神经受累症状,早期常表现为一侧颞部疼痛而缺乏定位体征。多出现缓慢进展的颅内压增高症状,有时引起颞叶癫痫等。约24%的病人早期可有癫痫发作,主要表现为颞叶癫痫发作。扁平型者常引起眶顶、眶外侧壁及颞窝等处骨质增生,因而眼眶缩小,眼球受压迫而向外突出,伴眼睑与球结膜充血水肿,如肿瘤侵犯颞骨可出现颞颞部骨质隆起。

三、辅助检查与诊断

1.影像学检查

(1)X线平片　X线平片可显示单侧蝶骨翼、眶板增厚,少数可见到肿瘤钙化影。外侧型肿瘤常表现有眼眶后外侧壁及颞颞部骨质增生,往往伴有一侧眼眶变形,眼窝可能扩大,亦可以缩小,而眶上裂多保持完整;内侧型肿瘤表现为病侧蝶骨小翼和眶上裂骨质破坏,眶壁骨质密度减低,前颅窝底线消失,患侧眶上裂扩大,轮廓模糊,而视神经孔很少发生异常。

(2)头部CT　CT扫描可做出定性诊断并能显示肿瘤在颅骨内、外的侵犯程度。薄层CT,包括冠状位、骨窗像,对于判断肿瘤起源和生长范围更有帮助。冠状CT有助于判断瘤体的生长点。海绵窦饱满扩大并伴有动眼神经瘫痪表明海绵窦受累,但并不意味肿瘤一定进入其内。CT特征性表现是以蝶骨嵴为中心的球形生长肿瘤,蝶骨嵴部位肿瘤呈类圆形,均匀高密度,边界清楚,周围多无脑水肿,强化扫描显示明显的均匀性明显增强。如肿瘤压迫侧裂静脉,脑水肿较著。

(3)头部MRI　肿瘤周围水肿可能与病变压迫主要的静脉回流通路有关。MRI除能更清楚地显示肿瘤生长范围外,还可以显示肿瘤与蝶骨嵴和眼眶的关系、骨质破坏情况,更重要的是可发现肿瘤与海绵窦和颈内动脉及其主要分支的关系。尤其是对内侧型的蝶骨嵴脑膜瘤,MRI提供肿瘤与颈内动脉的关系,有时肿瘤将颈内动脉包裹在内,或肿瘤附着在海绵窦上,这些情况对手术切除肿瘤均有重要的参考价值。增强后的MRI图像会更清晰。同时,MRI对了解肿瘤的质地情况帮助很大。一般情况下,T_2WI信号越高,提示肿瘤含水量越大,质地越软,越有利于分块切除。T_2WI信号越低,提示肿瘤含水量越小,质地越硬,越不利于肿瘤分离和分块切除。

(4) 脑血管造影　全脑血管造影(DSA)的意义是观察肿瘤的供血来源及程度、肿瘤与主要血管的毗邻关系了解颈内动脉、大脑前动脉和大脑中动脉变形、移位的状况,推测血管受累程度。蝶骨嵴脑膜瘤的供血主要来自下列血管:①眼动脉发出的筛后动脉、脑膜返动脉;②颌内动脉的脑膜支;③脑膜中动脉;④脑膜副动脉,经卵圆孔入颅;⑤圆孔动脉;⑥颈内动脉C_4、C_5段发出的脑膜支;⑦前部颞深动脉,经眶下裂或颧骨入眶,供应侵入眶内的肿瘤。

外侧型肿瘤主要表现为大脑中动脉起始段抬高,并向后移位,而大脑前动脉无明显移位。这种移位方式使正常侧位像上的大脑前动脉和中动脉近段的重叠关系消失,以致颈内动脉分叉显得很清楚,此表现具有特征性意义。侧位像上还可见到粗大的脑膜中动脉,并出现典型的放射状肿瘤血管,肿瘤染色期长,肿瘤染色在静脉期比动脉期更明显,且在静脉期显示的肿瘤体积比动脉期更大。外侧型蝶骨嵴脑膜瘤的血液供应主要来自颈外动脉分支,如脑膜中动脉。因肿瘤压迫,侧位像可见大脑中动脉一般被抬高。但由于此类肿瘤的基底较易处理,术前栓塞没有必要。

内侧型蝶骨嵴脑膜瘤的供血动脉主要来自颈内动脉系统(眼动脉和海绵窦段颈内动脉的脑膜支),几乎无法栓塞。如肿瘤向前颅窝发展可见眼动脉分支筛前动脉供血,同时可见颈内动脉虹吸段张开。内侧型肿瘤引起大脑中动脉近段向后上方移位的程度较轻,其特征性表现是颈内动脉鞍下段(硬膜外段)向后上方移位,离开鞍底,以致颈内动脉虹吸部变形或张开,内侧型肿瘤一般不出现典型的放射状肿瘤血管,仅有少量新生血管,肿瘤染色也不明显。有时颈内动脉受肿瘤直接侵犯,表现为管壁不规则。当瘤体较大时,颈外动脉系统亦参与供血(尤其是脑膜中动脉),术前栓塞可减少术中出血。值得警惕的是,圆孔动脉、脑膜中动脉和脑膜副动脉与海绵窦段、岩骨段颈内动脉脑膜支之间可存在"危险吻合",栓塞剂有可能进入颈内动脉系统,造成脑栓塞。偶见因面神经缺血引起的面瘫。

2.眼科检查

内侧型脑膜瘤需查视力、视野和内分泌功能。

四、蝶骨嵴脑膜瘤的相关问题

1.术前的全面检查与评估

术前的全面检查与分析对手术的决策非常重要。如病人有视力障碍,大多提示有视神经受压或包裹。出现眼球突出,提示肿瘤向眼眶内或眶上裂侵犯,眼静脉回流受阻。出现眼球运动障碍,瞳孔散大,对光反射消失,提示肿瘤侵犯海绵窦。CT可显示肿瘤的大小、生长方向以及颅骨破坏和增生的程度与范围。MRI可提供三维扫描图像,因此在显示肿瘤的大小、生长方式、质地、是否侵犯海绵窦、眼眶等部位时,较CT更具优越性。如肿瘤内有较多的流空信号,提示血供丰富。如肿瘤周边有大的流空信号,提示为大血管,应熟记它的位置与走向,以利术中寻找、分离与保护,以免损伤。对血供丰富的肿瘤或中、内1/3蝶骨嵴脑膜瘤应行DSA或MRA检查。

(1) 影像学检查的意义　蝶骨嵴脑膜瘤主要依靠手术切除,术前除CT扫描外,对内侧型肿瘤最好做MRI检查和DSA,以了解肿瘤供血及与颈内动脉、海绵窦的关系,这对术前评估蝶骨嵴脑膜瘤的手术难度及预测预后很有意义。蝶骨嵴脑膜瘤CT表现很清楚,以蝶骨嵴为中心的球形生长的肿瘤,边界清晰,经对比加强后肿瘤影明显均匀增强,还可显示蝶骨质破坏情况等。MRI可以显示肿瘤与蝶骨翼和眼眶的关系等,尤其是对内侧型肿瘤,MRI还可提供肿瘤与颈内动脉的关系,肿瘤是否将颈内动脉、大脑前动脉和大脑中动脉及其分支包裹在内,或肿瘤是附着在海绵窦上还是侵犯了海绵窦,这些情况对手术切除肿瘤均有重要的指导价值。另外,MRI 还可评估肿瘤的质地。

(2)DSA 的价值　DSA 提供肿瘤供血动脉类型及其来源、肿瘤与主要血管的毗邻关系的作用是 CT 与 MRI 无法代替的。内侧型蝶骨嵴脑膜瘤的供血动脉来自颈内动脉系统(眼动脉和海绵窦段颈内动脉的脑膜支),以眼动脉分支为其主要供血来源,术前栓塞几乎难以起到预想的效果。如肿瘤向前颅窝发展可见筛后动脉供血,还可见颈内动脉虹吸段张开,有时颈内动脉受肿瘤直接侵犯,表现为管壁不规则和变细。中、外侧型蝶骨嵴脑膜瘤的血液供应主要来自颈外动脉系统分支,如脑膜中动脉,可出现典型的放射状肿瘤血管影,肿瘤染色在静脉期比动脉期还大。这两型肿瘤易于栓塞,在进行 DSA 检查时可同时行供血血管栓塞术,以减少术中出血。但由于此类肿瘤的基底较易处理,术前栓塞意义也不大。随着现代颅底外科技术的发展,术前行血管内栓塞治疗已越来越少,且仅适用于个别病例。

(3)蝶骨嵴脑膜瘤术前分级评估　有作者将蝶骨嵴脑膜瘤进行术前分级打分,共有 6 个打分项,即术前有无放疗、血管有无被肿瘤包绕、肿瘤有无侵犯多个颅窝、有无Ⅲ脑神经麻痹、有无Ⅴ脑神经麻痹、有无 Ⅵ 脑神经麻痹。每项分值为 1 分,无为 0 分,总分值为 6 分。分值越低,肿瘤全切除率越高;分值越高,切除肿瘤越困难,全切除率越低。当分值为 6 分时,肿瘤全切除率几乎为0。因此,术前必须要有充分的准备,术中要有充分的耐心,既不能一遇到困难即对肿瘤浅尝辄止,也不能不顾病人的神经功能损害而片面强求肿瘤全切除。

2.手术入路的选择

术前分析神经症状和体征、影像学特点,选择恰当的手术入路。术前研究影像学资料需明确肿瘤大小,与颈内动脉、海绵窦和周围结构的关系、脑受压及水肿程度、有无破坏颅底或眶上裂向颅外生长,以及肿瘤的发展方向。明确肿瘤的毗邻关系,对选择手术入路至关重要。眶颧入路操作复杂,且损伤较大,而眶-翼点和额颞入路

能够控制同侧视神经和颈内动脉,有效地显露肿瘤基底部,有利于术中首先切断肿瘤颈外供血,以利肿瘤全切除,适合绝大多数病人。常用的入路有以下三种。

(1)改良翼点入路　对于大型及巨大型蝶骨嵴内侧脑膜瘤,应用标准翼点入路常显露不佳,影响对肿瘤的切除。而采用改良翼点入路能为切除肿瘤提供方便。其原则是,如肿瘤向前颅窝底发展,切口起自病变侧耳屏前颧弓上,终止于同侧内眦延长线发际外1cm 处,或沿发际内走行,终止于对侧颞部,这样有助于扩大额部骨瓣,有利于抬起额叶,显露前颅窝底肿瘤并对其进行处理。如肿瘤向中颅窝底乃至斜坡发展,则切口应向后弯行,使之形成较大的颞部骨瓣,以便暴露中颅窝底和斜坡部位,利于切除肿瘤。

(2)眶-额入路　除巨大或跨越中线的肿瘤,一般采用该入路可比较满意地显露肿瘤。其理由在于取下额颞骨瓣,并离断眶外侧,将使视野更加靠近颅底,充分磨除颞骨至中颅窝底,有效处理来自蝶骨基底部的肿瘤血液供应。可较清楚地窥视肿瘤,也易于从前向后和从前颅底处理肿瘤供血。如肿瘤侵蚀中颅窝底向颅外生长,此入路难以切除肿瘤的颅外部分。如将眶上裂扩大,此入路也可处理肿瘤侵入眶内部分的肿瘤。

(3)眶-颧入路　若瘤体巨大,跨越中线或侵入眶内较多,则要采用眶颧入路,可使术野大大增加,可从前床突、蝶骨嵴外前方和外侧以及颞底部窥视和处理肿瘤,保证了对肿瘤全切。但该入路损伤较大,并且费时,除对巨大型肿瘤切除外,一般不采用该入路。

3.蝶骨脑膜瘤的手术指征

蝶骨嵴脑膜瘤为良性肿瘤,手术切除为最有效的治疗。因此,一经确诊原则上均应手术治疗。

①肿瘤压迫视神经引起单眼视力进行性下降,或有颅内压增高显著时,应尽早手术治疗。

②肿瘤较小或蝶骨嵴中、外1/3脑膜瘤,手术难度小,彻底治愈率高,应首选手术治疗。内1/3脑膜瘤如包绕颈内动脉或大脑中动脉,以及肿瘤侵入海绵窦等情况,可考虑行肿瘤近全切除或大

部切除。

③肿瘤突入眶内,向前、中颅窝或鞍上生长,甚至向对侧生长,如肿瘤侵入眶内或额下窝。为解除症状,挽救视力,应争取时间早期手术全切除肿瘤,术后复发者仍可再次手术。

④扁平形脑膜瘤侵入眶内引起突眼,或突入颅外引起面形改变和疼痛,应尽早手术。

⑤原发或术后复发的各类蝶骨嵴脑膜瘤,造成明显高颅压症状,需切除肿瘤,减轻对生命的威胁。

全切蝶骨嵴脑膜瘤又不增加病人的神经功能损害并非易事。特别是内侧型肿瘤(因其可能侵犯海绵窦和颈内动脉)。以下情况不宜手术切除:①年老体弱或伴有其他重要脏器功能不全,难以耐受手术;②肿瘤晚期,广泛累及鞍区、丘脑下部,引起双目失明、明显的意识改变和代谢障碍;③术后复发或残留者,术前评估肿瘤包绕颈内动脉等重要结构,前次手术有不可愈越的手术困难者,应先选择放射治疗。

五、蝶骨脑膜瘤的手术治疗

1.术前准备

手术前,如若病人有颅内压增高,脑室系统受压变形,肿瘤周围脑水肿,应给病人口服激素,以减少脑水肿。术前有癫痫病史者,应常规给予抗癫痫药治疗。术前1周给予苯妥英钠,并应保持有效的血药浓度,术中应静脉给予得巴金。为减少术中出血,术中可采用控制性降血压措施,使收缩压维持在10.6～12.0kPa(80～100mmHg)。为减少术中对脑组织的牵拉,可在麻醉后行腰穿穿刺,并置引流管在蛛网膜下腔,可在剪开硬脑膜时,缓慢放出脑脊液,降低颅内压。对脑水肿明

显者,切开头皮后,可给予甘露醇静脉滴注。

2.麻醉与体位

气管插管,全身麻醉。取仰卧位,病变同侧肩下垫一沙袋,上半身抬高15°～30°,使头部高于心脏水平,降低静脉压。头向对侧旋转45°～60°,头顶部向地面下垂15°～30°,使颧突位于术野最高点,并使颧弓与地面平行,这一体位可使颞叶充分从中颅窝塌下,减少牵拉脑组织(图5-2-3)。头架固定头部在手术床上,术中可依据暴露的需要转动病人的头位。若手术时间较长,双下肢应用袖带包裹或穿弹力袜,同时抬高双下肢,以减少术中和术后深静脉血栓形成。

3.头皮切口

无论是内侧型或外侧型蝶骨嵴脑膜瘤,多采用以翼点为中心的额颞部皮瓣。皮瓣范围取决于肿瘤大小,头皮弧形切口起自耳屏前5～10mm(外耳道口前方1cm处),颧弓上或下缘,向前止于额部中线发际内。头皮切口应隐藏在发际内,避开颞浅动脉主干和面神经分支,向上4～5cm后弧形折向前方。肿瘤偏于内侧者,切口可止于对侧距中线2～3cm处。肿瘤明显侵犯鞍旁、中颅窝,切口应从耳前折向耳廓上方,再向上、向前,呈问号形。

4.分离皮瓣

此步应注意保护面神经额支。面神经额支在颧弓以下行于皮下,越过颧弓后位于帽状腱膜下与颞浅筋膜表面之间的薄层脂肪内。若从颞浅筋膜的表面将皮瓣游离至额骨颧突,约有30%的面神经额支将受损伤。因此,Yasargil倡导用筋膜间分离法,即在颞肌前1/4处切开颞浅筋膜的浅层,在其深面的脂肪层向前分离。但此法仍有

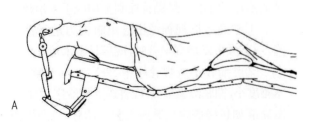

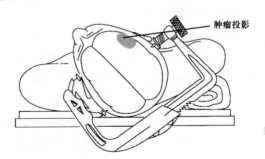

肿瘤投影

图5-2-3　手术体位和头位。A,体位;B,头位

损伤面神经额支的可能,因为该神经在帽状腱膜下走行的前后位置变异较大,也偶见其走行于颞浅筋膜的深浅两层之间。故有人建议在颞部切口处切开颞浅筋膜,做皮肤颞浅筋膜瓣。保留1cm的筋膜在颞上线上,用于骨瓣复位时缝合肌肉,减少手术后颞部肌肉萎缩。将皮瓣尽量向下牵拉,以便于充分暴露颅底的空间。亦有术者采用皮肌瓣,将皮肤、颞肌筋膜、颞肌、骨膜全层切开,从骨膜下游离,但此法显露颅底不够满意。皮(肌)瓣或皮-筋膜瓣向前游离至额骨颧突暴露后,将其向前翻折,以拉钩或缝线牵拉固定。

5.额颞部骨瓣开颅

做额颞部皮肤切口和骨瓣开颅,颅骨开窗尽量接近颅底,以充分暴露蝶骨嵴和额叶下部与颞叶前部。根据肿瘤的位置、大小和生长方向设计游离或带蒂骨瓣。骨瓣一般比翼点入路骨瓣更向颞部扩大。做游离骨瓣时,沿颞上线切断颞肌,将颞肌向后下方尽力牵拉。为保证骨瓣尽量靠近颅底,第一骨孔应打在额骨颧突后方、颞上线前端;第二骨孔位于眉弓中点上方1cm处,用铣锯做一额颞骨瓣。对于内侧型或A组病例,第二骨孔应尽量靠近中线。第一和第二孔之间用线锯锯开,用咬骨钳咬开蝶骨嵴外侧,撬开骨瓣。外侧型或B、C、E组病人的翼部骨质明显增厚,给开颅带

来一定困难,掀开骨瓣前,应尽量咬除并以骨蜡止血。骨瓣翻开后,咬(磨)除蝶骨嵴外侧以接近颅底,蝶骨嵴附近的硬膜上有时可见扩张的供血血管,电凝受累的硬膜以减少肿瘤供血,由此从硬膜外初步减少肿瘤血供。

6.蝶骨嵴和前床突磨除

常规的翼点入路的骨窗应包括前、中颅窝底。根据肿瘤大小,骨窗可向额部、颞部扩大。对于肿瘤侵及的硬脑膜和颅骨,翻开颅骨时会造成硬脑膜损伤。翻开骨瓣后,可用高速磨钻将靠近眶上裂的蝶骨嵴尽量磨掉,直至肿瘤基底(图5-2-4)。内侧型蝶骨嵴脑膜瘤,有时需将前床突一并磨除(图5-2-5)。另外,亦可在硬膜内磨除。对于严重受累的骨瓣,可将其留在肿瘤上和肿瘤一起切除。必要时还可以切除颧弓,以使颅底的暴露更低。供应肿瘤的脑膜中动脉会增粗,可在硬脑膜外肿瘤附着处电凝止血,对减少外侧型脑膜瘤出血尤为重要。

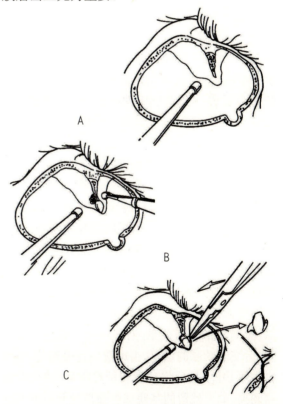

图5-2-5 前床突磨除方法。A,在硬膜外于前床突的内外两侧分离硬膜;B,磨除前床突骨质,游离前床突尖;C,用咬骨钳取出游离的前床突尖

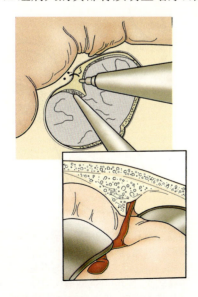

图5-2-4 蝶内嵴的磨除,直至眶脑膜动脉,这对于内侧型蝶骨嵴脑膜瘤最为重要

7. 切开硬脑膜

在剪开硬脑膜前,可先从腰椎穿刺引流处放出脑脊液20~100mL,或静滴甘露醇。硬脑膜切口呈弧形,以蝶骨嵴为基底。切开硬膜后将其向下翻开,并悬吊。

8. 肿瘤暴露

肿瘤的处理可分为两步进行,先做硬膜外分离,使肿瘤基底的硬脑膜自骨面脱开,电凝止血,阻断来自颅底的供血;再切开硬脑膜,于硬膜内分离并切除肿瘤。在硬膜外剥离过程中常见有几支小动脉由颅底骨孔进入肿瘤基底的硬脑膜,提前处理这些血管可使肿瘤血供明显减少。瓣形或"十"字形切开硬脑膜,周围以细线悬吊,铺垫棉片后牵开额叶、颞叶,切开蛛网膜,即显露肿瘤。仔细分离、切断肿瘤与脑组织之间的连接,特别注意保护大脑中动脉及其分支。电凝血管之前,必须确认血管走行,供应肿瘤的血管可电凝后切断,与肿瘤无关的侧裂动脉分支应予保护。如肿瘤外面覆盖一薄层脑组织,可将这层脑组织自额下回分离牵开,便于暴露出肿瘤;也可直接分离外侧裂暴露肿瘤,这样不仅能减少对脑组织牵拉,还可以早期识别大脑中动脉,观察动脉与肿瘤的关系,并沿大脑中动脉找到其在肿瘤表面的分支。利用此法分离动脉,比从通过肿瘤下方辨别、分离大脑动脉要容易。

在分离内侧型肿瘤时,首先应看清位于内侧的视神经和颈内动脉。肿瘤与血管、神经之间有蛛网膜相隔,分离后,对血管神经加以保护。继而在肿瘤基底外侧分离,电凝后切开硬脑膜,将肿瘤向外牵引,最后切断前床突上的肿瘤附着点。如肿瘤体积很大,或已将视神经、颈内动脉包围,则可先分块大部分切除肿瘤主体,剩余的基底部分不要盲目处理,应该在显微镜下细致地予以切除,看清局部解剖关系,沿视神经与颈内动脉和前、后交通动脉的走行,由远端向近端追寻,分小块电凝切除,最后将动脉和神经游离,将残余肿瘤剥离。如果残留的基底部肿瘤质地坚韧并与血管粘连非常紧密,则不可强行分离和牵拉肿瘤,应以弱电凝处理,严防损伤颈内动脉或视神经。

9. 肿瘤切除

肿瘤的切除方法依肿瘤的部位、侵犯范围不同而有所不同。蝶骨嵴脑膜瘤特别是内1/3蝶骨嵴脑膜瘤,手术空间狭小,有效地暴露肿瘤较困难。因此,术中应尽可能先打开侧裂池或鞍上其他脑池,以排空脑脊液,达到有效减压目的;然后打开颈动脉池、视交叉池等排放脑脊液;待脑压降低后,既可有效暴露肿瘤,同时又可将对脑组织的牵拉降到最低程度。切除肿瘤时应先从颅底硬膜开始离断肿瘤基底部,用超声刀、吸引器等逐步将肿瘤行囊内切除,使肿瘤体积不断缩小,最后处理肿瘤壁,将肿瘤后壁上粘连和包绕的神经血管分离出来(图5-2-6)。术中要尽量减少对脑、血管,特别是视神经的牵拉,以免加重损

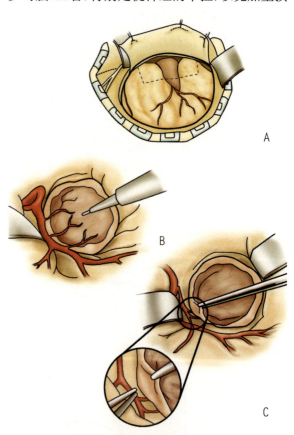

图5-2-6 肿瘤分离和切除的主要步骤。A,剪开硬膜,显露部分肿瘤。虚线代表额叶和颞叶需要牵开的范围;B,显示大脑中动脉与肿瘤的关系。如果肿瘤较大,需用CUSA做瘤内减压;C,瘤内减压后分离肿瘤壁,将大脑中动脉和毗邻的脑组织从瘤壁上分离下来

伤。在肿瘤与脑神经、颈内动脉之间有一个蛛网膜界面，在显微镜下易将其剥离。遇到一些小的肿瘤滋养血管，应将其逐一电凝并切断。对于肿瘤周围走向不明确的血管不能轻易将其切断。如视神经、颈内动脉、大脑中动脉等被肿瘤包裹，此时应顺着神经血管的走行方向分块剥离切除肿瘤。在分离大血管时，可采用逆行追踪法，即在肿瘤内侧找到大脑中动脉远端，再向血管近端追踪，直至显露颈内动脉。也可用顺行法，即先在床突后方找到颈内动脉，然后逐渐向远端分离，清楚显露肿瘤与血管之间的关系。

（1）肿瘤分离与切除　肿瘤由颞叶底面向外生长者，可从中颅窝底入路；向外、向上生长至侧裂区的巨大肿瘤，应采取外侧裂入路，将侧裂打开暴露肿瘤；当肿瘤较小只位于床突旁不向外侧生长，可选择直接沿蝶骨小翼入路，早期可见到视神经和颈内动脉。外侧型蝶骨嵴脑膜瘤的暴露较容易，多数情况手术较顺利。内侧型蝶骨嵴脑膜瘤经常长入颈内动脉和视神经之间间隙，暴露较困难。对于直径＞2.0cm的肿瘤，均不要企图完整切除肿瘤，以免损伤重要的血管和神经组织。应先从肿瘤四周分离，用双极电凝器电灼蝶骨嵴肿瘤基底的附着处；也可先用超声吸引器将肿瘤内掏空，然后再从肿瘤外分离。这样反复操作，使手术野的空间逐渐增大，为进一步全切除内侧型蝶骨嵴脑膜瘤提供必要的条件。在分离肿瘤与大脑中动脉的粘连时应特别小心，对于大脑前、大脑中动脉的左干和任何分支都应小心将其自肿瘤壁上分离下来。

内侧型蝶骨嵴脑膜瘤的深处是颈内动脉和视神经，肿瘤与颈内动脉的关系有两种：大多数情况是肿瘤呈球形生长，将颈内动脉向内推移；少数情况是颈内动脉被肿瘤包裹，常见于复发性肿瘤。在前一种情况，特别是首次手术者，肿瘤与颈内动脉和视神经之间有一层蛛网膜相隔，先在显微镜下充分肿瘤内减压，待肿瘤壁松动、术野空间够大时，将瘤壁向一方牵拉，即可以找到颈内动脉和视神经，小心予以分离肿瘤壁与神经血管的粘连，绝大多数能将神经血管完整分离和保

护。在颈动脉内侧，将肿瘤与垂体柄、上部的漏斗及下丘脑分离开来，术中不能伤及视神经表面的小血管。最后处理前床突、颈内动脉和视神经周围的肿瘤，可用激光或电灼处理残存肿瘤组织。如肿瘤突入颈内动脉后面，须找到Ⅲ对脑神经并保护好，有时即使轻微的损伤，也会造成病人术后长时间动眼神经麻痹。当肿瘤侵犯海绵窦时，海绵窦的外壁多不易区分，分离侵犯海绵窦肿瘤时，应注意辨认和保护Ⅲ、Ⅳ、Ⅵ脑神经。分离滑车神经比较困难，它在小脑幕缘走行，沿小脑幕切除肿瘤时，很容易将其伤及。外展神经在海绵窦后下面，分离肿瘤时应小心不要将其伤及。如果肿瘤向后生长，侵入岩尖部，则会累及三叉神经以及半月神经节。

（2）术中出血的控制　蝶骨嵴脑膜瘤大都由颈外系统和颈内动脉系统双重供血。对于肿瘤巨大，而血供特别丰富的肿瘤，可在术前先行血管内栓塞治疗，术前栓塞方可减少术中出血。在切除肿瘤前有效切断肿瘤的颈外系统供血，对顺利切除肿瘤非常重要。在开骨瓣时应尽量低，用磨钻尽量磨除部分突出的蝶骨嵴，从硬膜外沿颅底分离并提起硬膜，可暴露棘孔，将脑膜中动脉主干电凝并切断，同时将颅底任何供应硬膜的血管予以电凝并切断。如局部颅骨异常肥厚，为从硬膜外减少肿瘤血供而切除颅骨，一边电凝分离的硬膜，一边磨除增生的骨质。

对于大型和内侧型蝶骨嵴脑膜瘤，术前脑血管造影以及头部的MRA检查是必不可少的。如见颈内动脉被肿瘤推压，手术切除肿瘤困难不大。但如肿瘤将颈内动脉包裹，颈内动脉可呈环状缩窄，甚至闭塞。对于将颈内动脉及其分支包裹的内侧型蝶骨嵴脑膜瘤，术中应在显微镜下从肿瘤的周围寻找到大脑中动脉和大脑前动脉的远端，逆向沿血管向近端分离肿瘤。尽管肿瘤可包绕血管，但多数情况是血管受肿瘤的压迫而发生移位，肿瘤常常只从三面包绕血管，完全将血管包绕的情况较少。因此，可在高倍镜下先将血管进入肿瘤内的供血支电凝离断，再从肿瘤壁上将主要血管分离出来。一旦颈内动脉破裂，可先

以海绵、肌肉压迫止血,同时可在病人颈部压迫颈内动脉,降低颈动脉压,最后用医用胶将肌肉块黏附在出血点,以确保不再出血。如不奏效,也只能反复压迫止血,而术中结扎颈内动脉是不可取的,若血管已断裂,为补救术后脑缺血,可行颞浅动脉与大脑中动脉分支吻合。

10.肿瘤基底的处理

肿瘤切除后应常规尽可能地将肿瘤基底处的硬膜、肿瘤周围增生的硬膜及受累颅底一并清除。决定受累脑膜的切除范围并不是件容易的事。肿瘤实际累及区要比手术区大,这可解释许多术后脑膜瘤的复发,实际上是未切除肿瘤的再生长。对蝶骨嵴的广泛侵袭和产生的"骨肥厚",使得肿瘤的完整切除存在许多困难。

11.硬膜修补和骨性重建

肿瘤切除后对瘤床认真止血,检查硬脑膜的破损程度,选用骨膜、筋膜或大腿内侧阔筋膜严密修补缝合,防止术后脑脊液漏。内侧型脑膜瘤的生长点——前床突磨除后,应取一块筋膜覆盖其上,以防脑脊液从扩大的筛窦小房漏出。其他浸润生长的脑膜瘤切除后有必要行颅底硬膜的修补重建。

单纯蝶骨翼切除无需行骨性重建。广泛切除颅底骨质需行颅底骨性重建,并应避免死腔,严密修补,以避免脑脊液漏。眶顶是缺损超过3cm者,需要重建眶顶,以防术后搏动性突眼对病人造成影响;若眶顶切除范围在3cm以内,骨性重建没有必要。眶缘及其他影响美观的缺损均应修复,可选用髂骨或其他生物相容性骨重建材料。

六、蝶骨嵴脑膜瘤的手术技巧

1.皮瓣的设计

皮瓣取决于肿瘤的大小,一般应大于肿瘤范围。切口应在发迹内,低于颧弓或刚刚高于颧弓,耳前5～10mm,以避免损伤颞浅动脉及面神经的分支,向前至发迹内中线处。翻开头皮,在皮切口对应处切开颞筋膜,切开肌肉到颅骨,并把带筋膜的肌肉向下翻,留一条筋膜在颞上线,用于骨瓣复位后缝合肌肉,减少术后肌肉的萎缩。

2.骨瓣的设计

开骨瓣前从腰池引流处放液约20～100mL,或静脉滴注20%的甘露醇200～250mL。骨瓣应覆盖整个翼点区域,包括肿瘤的基底,根据肿瘤大小可延至顶骨和额骨。常规翼点入路或眶颧入路,将骨瓣用高速颅钻和开颅器游离,必须暴露前颅窝和中颅窝底。肿瘤膨胀性生长可累及前床突、海绵窦,向后累及斜坡。为此,骨瓣游离后,用高速钻将蝶骨嵴靠近眶上裂的中下部扩大磨除,直至肿瘤基底部。为达颅底的更底部位,可以切除颧弓。这样可以更容易的接近肿瘤的基底部和血运区,并扩大肿瘤的暴露,减少颞叶脑部的回缩。骨膜下的切开应向前经过颧弓的外面和内侧面,以避免损伤面神经的分支。

如果需要切开眶部,应在骨膜下暴露眶缘和整个额骨的颧突。在额骨的颧突后钻一小孔。另一个孔应在眉间,接近眶的内角。如果进入额窦,应从后壁钻孔,以利开颅器的应用。取下骨瓣,切开硬脑膜前,应清除窦内容物,消毒后填以肌肉,并用骨膜封闭。为了避免累及眶周,当切开眶缘时,用脑压板向下压以保护眶内容物,用线锯向前锯开骨瓣,应用线锯可将眶下神经从其切迹中游离出来,并不累及滑车神经。骨瓣包括眶缘、眶顶的前部及眶外侧壁的上部。对于外侧型肿瘤,若肿瘤侵及硬膜或骨质本身,会影响骨瓣翻起,硬脑膜的损伤是不可避免的,在掀骨瓣时脑膜中动脉破裂,应尽快将骨瓣从硬脑膜或肿瘤上游离出来,以减少血液的流失。

3.硬膜设计与术中颅压控制

对于外侧型肿瘤,翼点区硬脑膜常常受侵犯,术中应将受累的硬脑膜一并切除。对于其他的肿瘤,硬脑膜的切开应以蝶骨嵴为中心做硬膜瓣,该硬膜瓣呈曲线形,并在颞下方留够硬脑膜以防止血液流入手术野,用线将硬脑膜缝于肌肉上。脑膜瘤可以引起邻近脑组织的水肿和肿胀,并可以引起脑室系统的变形、阻塞,从而引起颅内压增高。所以,术前应给病人口服激素以减轻水肿。在切开头皮后可给予静脉甘露醇。同时,过度换气以减少呼吸末PCO_2,也有助于控制颅内压。

4.肿瘤的显露技术

对于中和外1/3蝶骨嵴脑膜瘤,暴露比较容易,在肿瘤内部分块切除。对于内1/3蝶骨嵴脑膜瘤,肿瘤的大小是一个十分重要的问题,若血运不丰富,应分块切除。分开外侧裂,寻找肿瘤的基底以阻断血供,在暴露肿瘤、阻断血供和分块切除时可采取以下三个不同的步骤:①在中颅窝底沿颞叶底部进行,对于颞叶底部向外生长的脑膜瘤,将影响操作的桥静脉电凝离断,以防止颞叶向后回缩时断裂。②对于向外侧和上边生长至颞叶和侧裂区的巨大肿瘤,应采取外侧裂入路,根据需要将侧裂打开以暴露肿瘤,这样可以避免沿颅底走行。③对于床突型脑膜瘤不向外侧生长者,可选择直接沿蝶骨小翼入路,早期即可看到视神经及颈内动脉。

5.把握优先离断肿瘤基底的原则

蝶骨嵴内侧型脑膜瘤起源于前床突或蝶骨小翼内侧份,随着瘤体增大,形成颅内、外双重供血。外侧型肿瘤,其主要供血来源于颈外系统,以眼动脉的分支和脑膜中动脉的分支为主。在蝶骨嵴周围硬膜有许多增生的血管,从肿瘤基底参与肿瘤供血。也有从筛前、后动脉发出分支走入瘤体,或来源于眶脑膜动脉通过硬膜向瘤体供血。因此无论采取何种入路,在切除肿瘤前,咬去蝶骨嵴骨质,由硬膜外分离硬膜与蝶骨嵴的粘连,尽量由外向内接近前床突部,以断掉肿瘤的颅外系统供血,这对于术中切除肿瘤、减少出血、保证手术安全非常重要。

6.精湛的显微外科技术

强调应用显微神经外科技术切除颅内肿瘤,待切除肿瘤组织约1/2～2/3时,再分离切除肿瘤壁。先分离外侧肿瘤壁,再分离内侧肿瘤壁,最后极轻柔地分离后和下方的瘤壁。当分离至前床突尖水平时,应在显微镜下观察肿瘤与颈内动脉、视神经的关系。再分块切除包膜和肿瘤,直到完全显露出颈内动脉和视神经。然后由硬膜内沿蝶骨嵴方向将肿瘤与硬膜分离,边分离边切除肿瘤,直到前床突部,即视神经孔处,弄清肿瘤与视神经、视交叉及视束之间的关系,分离瘤体与视

神经之粘连,将该部肿瘤切除。此时沿视神经向外后观察,可见颈内动脉床突上段,或沿颈内动脉A_2段向前,分离肿瘤与海绵窦以及颈内动脉床突上段的粘连,分块将该部肿瘤切除。待上述步骤完成后,切除残留于海绵窦外侧的肿瘤和颅底部分则无风险。肿瘤能否安全有效地切除,视神经、颈内动脉、大脑中动脉和大脑前动脉及其分支能否有效地保护好,取决于术者的显微技术。

7.牢记肿瘤分块切除原则

由于这一区域操作空间有限,肿瘤应分块切除,避免强行整块取出。分块切除应在瘤内,这样可以避免对周围组织的过度损伤。超声吸引器(CUSA)对瘤内分块切除是很有用的。纤维型脑膜瘤因太韧,CUSA不能有效地吸除肿瘤,这一型肿瘤只能采用电凝和剪刀配合分块切除。若术前影像学显示(尤其是MRI),肿瘤包绕颈内动脉或其分支,则在分块切除进行到深部时应十分小心。床突型蝶骨嵴脑膜瘤,生长于Willis环的分支周围,对于这一型的大型肿瘤,首先应打开外侧裂以暴露肿瘤的表面,并在肿瘤外部行瘤内分块切除和分离其基底,而不应在瘤内未充分减压前从颅底沿蝶骨小翼进行肿瘤分离与切除,以避免损伤视神经及邻近颈内动脉,因这些结构可能被肿瘤包绕。减少肿瘤的体积可以更好地看到这些解剖结构,在直视下有效地给予保护。

8.血管的保护技术

血管的分离应遵循从蛛网膜间隙分离原则,因动脉周围可以找到一层蛛网膜,使分离比较容易。肿瘤包绕的颈内动脉的分支多数是大脑中动脉、大脑前动脉的分支,这些分支应仔细地寻找;因这些血管供血区的重要性,应仔细保护好每一根动脉,甚至从大脑中动脉、大脑前动脉及后交通动脉发出的穿通支,同时,其根部撕裂,出血很难控制。一旦找到动脉,应沿其逆向分离找到动脉主干。将血管从肿瘤上分离下来的难易程度取决于粘连的程度。分离血管过程中,若出现大的血管撕裂,应采用显微持针器10-0线缝合裂口,应用血管重建。双极电烧在分离动脉时应十分仔细,并持续冲洗,以避免因直接接触或

热传导致立即或迟发的血栓形成。一个绝缘的带冲水的电烧器械是十分有用的。应十分仔细地处理肿瘤的内侧面，因其靠近下丘脑及颅底结构和视神经，视神经因肿瘤压迫而变细。掏空肿瘤内部，瘤壁会塌陷。将包膜烧灼，使其很容易地从周围脑组织中分离出来。

七、蝶骨嵴脑膜瘤的术中注意事项

1.肿瘤基底处硬膜和颅底骨的处理

蝶骨嵴脑膜瘤可广泛侵袭颅底，肿瘤过度生长可累及硬脑膜和颅骨，表现骨质增厚，正常结构破坏。肿瘤向眶内生长和/或视神经管及眶上裂变窄会引起眼球突出，视力下降，动眼神经麻痹。需彻底切开骨质才能切除肿瘤，锯开眶顶部及外侧壁以清除硬脑膜外肿瘤。肿瘤沿蝶骨小翼朝前床突生长，最后掀开视神经管顶部及眶上裂，可清除眶内及硬脑膜内肿瘤及受累的硬脑膜。肿瘤实际累及的区域要比手术切除肿瘤的范围大，因此决定切除受累硬脑膜的范围较难。广泛切除受累的颅底骨质及硬脑膜，可以防止术后肿瘤复发。但是，广泛切除受累的颅底骨质及硬脑膜后，需要颅底重建，并且为避免死腔，须严密缝合硬脑膜，以免手术后脑脊液漏。

2.肿瘤全切除与残留的取舍

全切蝶骨嵴脑膜瘤且不增加病人的神经功能损害并非易事，特别是内侧型肿瘤，因其可能侵犯海绵窦和颈内动脉，全切肿瘤手术难度是很大的。由于肿瘤切除程度决定了手术效果和预后，故原则上应争取在蛛网膜未遭破坏的第一次手术中尽量彻底地切除肿瘤，减少或延缓复发。肿瘤虽可包绕颈内动脉，但二者之间多有蛛网膜相隔，在熟练的显微颅底外科技术和高质量的显微外科条件下，训练有素的医生经过耐心细致的操作，血管分离多可获得成功，不应在尚未尝试时即过早放弃。当然，肿瘤与血管粘连紧密且质地坚韧时，特别是广基浸润生长者，也不可勉强分离，宁可残留少许，以策安全。因为手术的"战利品"不是切下的肿瘤，而是术后病人的功能康复。但是，虽难以彻底全切除，也应竭尽全力次全切除，以做到肿瘤充分减压，并为后续放疗创造条件。

3.肿瘤毗邻血管、神经的保护

注意保护颈内动脉、大脑前动脉、大脑中动脉发出的细小穿通支。这些血管多数附着在肿瘤表面，易被当成供血血管而被电凝切断。因此，当发现肿瘤表面有血管时，应先追踪游离一段，确认是肿瘤供血动脉者，才可考虑离断。

蝶骨嵴脑膜瘤常突入颈动脉和视神经的间隙处，如果肿瘤长入颈动脉的后面，应找出第三对脑神经并保护好，即使只是轻微的损伤，也会造成术后长时间的瘫痪。另外，即使动眼神经被肿瘤包绕，多数情况下也会被分离出来。分离肿瘤时应注意辨认和保护Ⅲ、Ⅳ、Ⅵ脑神经，对于海绵窦的出血可用海绵、止血纱布(surgicel)、肌肉等材料压迫止血。术后脑神经的预后取决于肿瘤对海绵窦及其壁的侵及程度和手术切除的范围。动眼神经被完整的保留下来，术后瘫痪多是短暂的，多数病人至少可以获得部分恢复。滑车神经由于太细且走行路径太长，常易致术后功能障碍。外展神经走行于海绵窦的后下面，小心不要伤及它。如果肿瘤向后生长，突入岩尖部，则会累及三叉神经及其半月神经节硬脑膜腔内的神经节，但肿瘤与其有蛛网膜间隔，只要在蛛网膜层面分离，一般不会受损伤。

4.内侧型蝶骨嵴脑膜瘤的注意事项

蝶骨嵴内侧型大型和巨大型脑膜瘤手术切除困难，术后并发症多。其主要原因在于该处解剖结构复杂及生理功能重要。该类肿瘤在生长过程中逐步侵犯视神经、海绵窦和颈内动脉。早期肿瘤是将上述结构推挤和压迫，随着肿瘤生长，侵袭局部蛛网膜，并与神经血管发生粘连。当肿瘤直径超过4cm以上时，常侵袭局部硬脑膜，并可包绕颈内动脉，侵蚀海绵窦，压迫或包绕视神经，使之缺血变性。在切除大型及巨大型蝶骨嵴内侧型脑膜瘤的过程中，常可遇到以下几种特殊情况，需要格外注意。

(1) 颈内动脉破裂出血 内侧型肿瘤的深处是颈内动脉和视神经。因此，手术最后再处理前床突、颈内动脉和视神经周围的肿瘤。肿瘤与颈内动脉的关系有两种,大多数情况是肿瘤呈球形生长,将颈内动脉向内推移;少数情况是颈内动脉被肿瘤包裹,常见于复发的肿瘤。在首次手术的病例,肿瘤与颈内动脉和视神经之间有一层蛛网膜相隔,它们之间的关系多为推挤关系,颈内动脉及其分支没有被肿瘤完全包绕。因此,对于这一类型的肿瘤,应在手术显微镜下,充分瘤内取瘤,使术野空间够大,待瘤壁塌陷后再将瘤壁向一方牵引,可以找到颈内动脉和视神经,小心分离,可成功的分离和保护。对于完全被肿瘤包裹的神经和血管,要想有效地分离和保护,的确有困难,但也不是没有可能,如果显微技术不能达到则不可勉强分离和全切除肿瘤,宁可残存小部分肿瘤壁于血管和神经上。

　　术中一旦发生颈内动脉破裂,如处理措施不当,常会酿成严重的灾难性后果。其发生原因多是术中未能窥视颈内动脉与肿瘤关系,强行牵拉或分离粘连及切除肿瘤时损伤颈内动脉。预防措施是要在术前弄清颈内动脉和肿瘤的关系,术中操作轻柔,一定是在直视高倍镜下锐性分离。在处理肿瘤接近颈内动脉的部分时,先由后方显露出A_2段或由前上显露出颈内动脉床突上段,沿血管轻柔分离,边分离边剪除部分肿瘤壁,以免影响术中显露,逐一分块切除肿瘤。如发生颈内动脉破裂,应立即吸尽出血,找到破裂处,明确出血口的大小,用吸引器头带小棉片暂时压迫破裂处。对小的破裂口,一般情况下多为颈内动脉进入肿瘤的分支被撕裂出血,可用小片海绵、止血纱布覆盖,外压肌肉片多可奏效;对于大的破裂口($3 \sim 4mm$),可先以肌片加生物胶粘贴压迫止血,同时可在病人颈部压迫颈内动脉,降低颈动脉压。这种较大破口的颈内动脉出血,破裂口多是横形或纵形破裂,很少发生完全离断。因此,采用上述方法多能够控制出血。

　　(2)对受肿瘤侵蚀硬膜及附属物的处理　残留肿瘤组织或肿瘤侵入硬膜未行处理是术后脑膜瘤复发的重要因素。在处理大型及巨大型蝶骨嵴内侧脑膜瘤,行Simpson I级切除比较困

难,其原因是肿瘤生长过程中侵蚀局部硬膜、蛛网膜、骨质、海绵窦或颈内动脉壁,试图按照半球脑膜瘤切除方法处理上述结构则非常困难。对于蝶骨嵴及中颅窝底受累的骨质和硬膜,在可能的前提下尽可能做到切除。但对海绵窦处、颈内动脉内侧硬膜以及颈内动脉壁,采用弱电流双极电凝多点烧灼,有助于清除残留的肿瘤细胞。

　　(3)对颅内外沟通肿瘤的处理　对颅内部分肿瘤的切除可按上述方法进行,并要对颅外部分进行切除和行颅底重建。

　　(4)术中脑保护　牵引脑组织前,在充分降低颅内压后,只有当脑组织完全松弛的情况下才能牵开脑组织。术中牵拉抬起脑叶显露肿瘤时,动作要轻柔。特别是当肿瘤影响丘脑下部时,强调一定要在显微镜下仔细观察血管,给予保护。使用电凝时应用弱电流,并不断注水降温以防人为因素加重丘脑下部损伤。术后处理重点是防治脑水肿和促进神经功能恢复。

八、术后并发症及其处理

1.术中大血管损伤

肿瘤与颈内动脉及其主要分支紧密粘连,术中若强行分离或切除肿瘤时,会造成误伤。一般可采用肌块压迫控制,对较大的裂口,可临时夹闭其远、近端,用10-0线修补。

2.穿支血管损伤

穿支血管损伤可引起偏瘫、失语、意识障碍、代谢紊乱等。值得注意的是,迟发的深部脑梗塞并不少见,可能是由于水中分离小血管时的机械性刺激、电凝热传导损伤引起的继发性血管闭塞的结果。

3.动眼神经损伤

电凝前床突附近肿瘤生长点硬膜时,可使动眼神经入海绵窦处受到热损伤。分离这一区域的肿瘤时,应先寻找到颈内动脉床突上段,在其外侧分离时应顺着颈内动脉的长轴分离肿瘤壁,并应严格在蛛网膜层面分离,方可有效避免损伤动眼神经。

4.视力障碍

多由于供应视神经、视交叉的小血管受损引

起。术中应特别保护其下方的血管,因为这是视交叉纤维的主要供血来源。术中神经因分离过程中受牵拉损害,应予B族维生素及神经营养剂,并注意改善微循环,以便使患者视力有所改善。

5. 脑脊液鼻漏

侵袭性脑膜瘤可累及鼻旁窦,切除此类肿瘤后又未注意修复硬膜者,术后可出现鼻漏。

6. 颅内血肿与脑梗塞

肿瘤完全切除后,应仔细清洗瘤床及细心检查出血点,压迫双侧颈部,观察数分钟,确认无活动性出血点。术后应使动脉压接近或超过术前水平,以检查止血情况。颅内血肿多见于术后12小时内,若术后病人不醒或清醒后又变差,应考虑术后血肿可能,须立即行CT扫描。术后血肿可发生在脑内、硬脑膜下或硬脑膜外,是否行血肿清除术取决于血肿的大小、部位和是否会引起神经功能障碍。脑静脉引流区的栓塞可以引起类似出血的表现,CT扫描表现为典型的片状低密度影。脑梗塞的早期CT扫描与间质水肿相似。

7. 癫痫

颅底脑膜瘤术前及术后发生癫痫较少。但术后少数病人仍可能发生癫痫,有时脑电图证明存在持续性或阵发性亚临床癫痫状态,多发生于术前有癫痫病史者。因此,术前有癫痫病史者,术前应常规使用单一或联合抗癫痫药,并保证术后

的有效治疗药物浓度,术后坚持治疗1～2年,如果病人不再发生癫痫,则可以停药。术前没有癫痫病史者,术后应服用抗癫痫药3个月。

8. 深静脉栓塞和肺栓塞

多见于高龄病人。建议术中及术后穿弹力袜,并早期下床行走,可以减少术中及术后深静脉栓塞。对于严重偏瘫及长期卧床者术后应早期给予理疗、针灸和按摩等康复训练。

九、蝶骨嵴脑膜瘤的预后

不同部位蝶骨嵴脑膜瘤的手术效果明显不同。蝶骨嵴脑膜瘤两种类型的手术效果差别较大,外侧型蝶骨嵴脑膜瘤手术比较容易做到全切除,其全切率可达100%,其术后复发和神经功能损害也很少见,手术死亡率低于0.5%;内侧型脑膜瘤因其易与中线部位的重要神经和血管粘连、包绕,使其全切有一定的困难,其肿瘤全切率在90%～95%,其术后并发Ⅲ,Ⅳ,Ⅵ对脑神经功能损害的机会也较大,术后死亡率在1%以上。但随着颅底显微外科技术的提高,蝶骨嵴脑膜瘤特别是内1/3脑膜瘤的疗效得到了进一步改善,其手术全切除率将明显提高,手术死亡率也会降低。对于未能全切的内侧型病人,术后可辅以放疗,以防复发。如肿瘤复发亦可考虑再次手术切除。高龄病人,其术后复发率和死亡率均较高。

第三节 鞍结节脑膜瘤的手术治疗

一、概述

鞍结节脑膜瘤起源于鞍结节、视交叉前沟部的蛛网膜颗粒。广义的鞍结节脑膜瘤指起源于包括鞍结节、前床突、鞍隔和蝶骨平台的脑膜瘤,但本节仅指狭义的鞍结节脑膜瘤。鞍结节脑膜瘤占颅底脑膜瘤的4%～10%,是颅底脑膜瘤好发部位之一。鞍结节脑膜瘤多见于中年以上,平均年龄30～40岁,女性发病率较高,而到了60岁左

右该比例就会反转。肿瘤通常将视神经、视交叉向后、下、外侧推移,肿瘤可以向一侧或双侧视神经管生长,颈内动脉也会被推向外侧,但不如视神经明显,偶尔会被肿瘤包裹。肿瘤巨大时,下丘脑、第三脑室会受压上抬或变形。因鞍结节部位深在,周围毗邻有视神经、视交叉、颈内动脉、大脑前动脉、垂体和下丘脑等众多重要组织结构,手术难度和风险均较大。由于鞍结节位置深,与

周围许多重要结构毗邻,肿瘤从其附着点向四周生长,推挤、包绕这些重要解剖结构,诊断及治疗均有一定的困难,对鞍结节脑膜瘤手术全切除而又保护神经血管功能一直是显微神经外科努力的方向。前颅窝颅底脑膜瘤以鞍结节脑膜瘤和蝶骨嵴脑膜瘤占绝大多数,对于体积较大的大型鞍结节和鞍膈脑膜瘤的手术处理至今仍然是神经外科的难题之一,其手术的主要危险来自于肿瘤对邻近正常解剖结构的推挤和对颅内重要神经和血管的包绕。

二、鞍结节脑膜瘤的生物学特性与临床表现

鞍结节脑膜瘤是双侧病变,起源于蝶骨平台、鞍结节、视交叉沟。鞍结节脑膜瘤良性的生物学特性,生长较为缓慢,早期临床上缺乏典型的症状与体征,常造成诊断上的困难与误诊,就诊时多数肿瘤巨大。肿瘤常形成3/4样球形,向双侧和背侧延伸。鞍结节脑膜瘤向后上部扩展可侵及大脑前动脉的A_1段和A_2段及前交通动脉;也可长入额底半球间裂内,使双侧额-眶叶受压和变平,或通常生长至视交叉下和大脑脚之间的区域。鞍结节脑膜瘤可以像舌一样侵入视神经管,或像斑块一样沿硬脑膜扩展。

鞍结节脑膜瘤多见于成年人,肿瘤生长较大后可压迫邻近重要的脑组织、神经、血管,出现一系列表现,以视力减退及双颞侧偏盲为首发和主要症状。首发症状多为单眼视力减退,随之出现视野缺损;随着肿瘤增大,表现为进行性双眼视力、视野障碍,肿瘤巨大时可出现智能减退和精神症状(如嗜睡、记忆力减退、焦虑等),与肿瘤压迫额叶底面有关,并可伴有头痛,眼底有视神经原发性萎缩。晚期可有癫痫发作、嗅觉异常、内分泌障碍等;后期与垂体瘤症状相似。绝大部分病人是在出现视力下降后才来就诊的,这也是耽误病情的主要原因。临床上多为不规则的视力下降和视野缺损,一般不出现头痛。但若肿瘤过大引起梗阻性脑积水,则可有头痛、头晕及恶心、呕吐等颅内压增高症状。Cushing和Eisenhardt

根据肿瘤大小、视交叉变形情况将鞍结节脑膜瘤临床上分为四期:①Ⅰ期:初始期;②Ⅱ期:症状前期;③Ⅲ期:症状早期,手术最为适合,手术效果较好;④Ⅳ期:外科手术不佳期,此期手术效果较差。由于鞍结节脑膜瘤生长缓慢,当出现症状时肿瘤体积多较大,即为Ⅲ期和Ⅳ期(图5-3-1)。

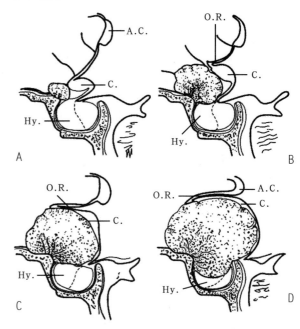

图5-3-1 Cushing鞍结节脑膜瘤的分期。A,Ⅰ期;B,Ⅱ期;C,Ⅲ期;D,Ⅳ期。A.C.:前联合;C.:视交叉;Hy.:脑垂体;I.:漏斗;O.R.:视隐窝

鞍结节脑膜瘤的生长方式受周围解剖结构的影响。下述结构是限制鞍结节脑膜瘤生长的屏障:外侧是颈内动脉和后交通动脉以及颈动脉池的蛛网膜鞘;前方是嗅神经及其蛛网膜囊;后界是垂体柄、漏斗和Liliequist膜;后外侧是视神经、视交叉及其蛛网膜;后上方是终板、大脑前动脉的A_1段、前交通动脉。因此,肿瘤扩展的常见途径是蝶骨平台上、视神经上以及围绕大脑前动脉复合体的视交叉上。肿瘤附着的硬膜可向前到蝶骨体和蝶骨平台,或向后涉及鞍膈。随着肿瘤的生长,视交叉池底的蛛网膜被推压并在肿瘤表面牵张。肿瘤继续生长,侵蚀包括颈动脉、终板

和脚间池在内的邻近结构,蛛网膜以及流动的脑脊液在肿瘤和神经组织之间提供一个屏障。由于视神经在视神经孔处是固定的,视神经在此处成角或进一步受压,亦可无症状地被肿瘤包裹。颈动脉向外侧移位,但其程度比视神经轻,肿瘤有时包绕动脉,然而,血管仍覆以蛛网膜;向后延伸至鞍背后方进入脚间池,使垂体柄移位,但肿瘤并不与上斜坡硬膜或鞍背硬膜粘连。鞍结节脑膜瘤常见的病理类型是内皮型,肿瘤由蛛网膜上皮细胞组成;其次是混合型。

三、手术的基本原则

鞍结节脑膜瘤的手术目的是全切肿瘤、保存视力、避免损伤周围重要组织,如丘脑下部、大脑前动脉及前交通支、脑干及视神经。手术的方法应是将优先阻断肿瘤血运和瘤内减压恰当的结合,以达到减少出血、减轻对正常脑组织牵拉之目的。并注意保护大脑前动脉复合体、垂体柄、下丘脑和视通路。

1.一般原则

虽然手术入路的改进为手术显露创造了一定条件,但要使手术成功,更重要的是需遵循所有显微颅底外科手术操作的基本原则。肿瘤的全切除必须以保护神经功能的完整性为前提。对质地坚硬、血供丰富的肿瘤,要权衡肿瘤全切除带来的严重后果和残留肿瘤需进一步采用其他治疗方法这两方面的利和弊,根据自己的临床经验,做出正确的、果断的终止手术或继续手术全切除肿瘤的选择。根据术中肿瘤的具体情况,应采取不同的针对性措施:①较小的肿瘤,宜先由肿瘤前极与其基底部进行游离,切除肿瘤供血来源,而后游离肿瘤的两侧和肿瘤的后极,多能顺利切除。②肿瘤较大时,最好行包膜内切除,分块切除肿瘤。在蝶骨平台和鞍结节的中线打开肿瘤表面蛛网膜行囊内切除,囊内减压后在肿瘤包膜与蛛网膜之间锐性分离,采用边离断肿瘤基底部,边切除肿瘤的方法,使肿瘤缩小、塌陷,与周围组织脱离联系,扩大手术间隙后再分离后方和侧方的肿瘤壁。③肿瘤已将视交叉、大脑前动脉、前交通动脉及颈内动脉包围,行包膜内分块切除,争取先离断肿瘤基底,再在显微镜下将受累的神经、血管自瘤组织内游离,这需要耐心、仔细。若视神经被肿瘤覆盖,前床突所在空间可作为定向的解剖标志,注意不能电凝蛛网膜层的小血管,应从视交叉池的下方切除肿瘤。④受肿瘤浸润的增生颅骨应予刮除,以减少复发的机会。

手术的一般步骤为:首先确认被肿瘤压迫最明显的视神经,不要先从该神经下方切除肿瘤,因为神经高度紧张,易于损伤;然后确认对侧视神经,从视神经下方和对侧颈内动脉内侧切除肿瘤,并沿对侧至同侧的方向进行,再切除同侧视神经下方和颈内动脉的肿瘤;最后从垂体柄和脚间池分离肿瘤。在处理大型鞍结节脑膜瘤时,尽管经额底可以很快显露肿瘤,但仍然应首先解剖外侧裂的蛛网膜下腔,因为即便是巨大鞍结节脑膜瘤,外侧裂都是完整的,解剖侧裂池至见到肿瘤为止,这样可放出大量脑脊液,减低脑张力。然后改为从额底、蝶骨嵴入路,先处理蝶骨平台、前床突和鞍结节的肿瘤,并分离肿瘤与视神经以及颈内动脉的界面,由基底部逐渐向上处理肿瘤的上部。巨大脑膜瘤有时会包裹颈内动脉甚至大脑前动脉和大脑中动脉分叉部,对于这型肿瘤能否行全切除要依据肿瘤的质地和术者的经验而定。肿瘤质地较软者,即便血供丰富,只要耐心和细心,仍可做到肿瘤全切除;但对于质地很硬的肿瘤,若肿瘤与重要结构无明显界限,不宜勉强进行全切除,因为这时无论是损伤到颈内动脉或者是损伤了大脑中动脉,后果均十分严重。由于鞍结节脑膜瘤均为扩张性生长,即便是巨大型肿瘤,其周围的蛛网膜间隙仍然存在,而且在包膜上很少有血管与下丘脑沟通,因此只要熟悉局部解剖,细心和轻柔地分离,绝大多数肿瘤均能获得全切除。

2.手术入路设计

根据术前影像学检查判断肿瘤的大小,精心设计手术入路,充分考虑术中可能出现的问题,尽量减少神经、血管损伤的发生。具体方法包括:①术前判断肿瘤与视神经、颈内动脉、大脑前动脉的位置关系;②术中采用颅底显微外科技术;③先设法缩小肿瘤体积,以利于重要结构的及早确认、分离和保护。

肿瘤基本居于正中位时,入路采用非优势侧,可选择额外侧入路或眶-额入路,由于骨瓣较翼点路更接近中线,对视交叉前方和对侧视神经的显露更佳,术中可先解剖同侧嗅池,游离嗅神经,从而可做到保留双侧嗅神经。

对于严格位于中线的肿瘤,入路采用非优势侧,开颅时在额底接近额窦,以增强视交叉前方和对侧视神经的显露,解剖保留嗅神经。若视神经被肿瘤覆盖,中线可用鸡冠在空间作定向的解剖标志。在蝶骨平台和鞍结节的中线打开肿瘤表面蛛网膜行囊内切除,囊内减压后在肿瘤包膜与蛛网膜之间锐性分离,注意不能电凝蛛网膜层的小血管,从视交叉池的下方切除肿瘤。

3.肿瘤的暴露及切除

良好的脑回缩是充分显露肿瘤的前提。因此,在剪开硬脑膜前快速静脉滴注20%甘露醇,开放外侧裂池,缓慢放出脑脊液,使额叶自然下塌,不可操之过急反复牵拉额叶致其挫伤水肿。术中应充分利用视交叉池(第Ⅰ间隙)和颈内动脉内、外侧池(第Ⅱ、Ⅲ间隙),以减少对下丘脑、颈内动脉的穿动脉及视神经的损伤。先在Ⅰ间隙于硬膜内肿瘤生长点上1~2mm处电灼离断,阻断鞍结节部对肿瘤的供血,再用接触性激光或电磁刀掏取肿瘤的大部分内容,作瘤内分块切除使瘤壁松动,待瘤内组织大部切除,瘤壁下塌后再剥离瘤壁。在直视下,分离瘤壁周围贴附着的脑动脉及其供应肿瘤的分支、丘脑下部、视神经及视交叉。当瘤壁松动后切勿用力、只能轻轻牵拉,细心分离,尽量不出血。当肿瘤巨大时,也可由大脑前动脉及前交通支发出分支供血,应先在肿瘤内用双极电凝器电灼肿瘤,而后分块切除,掏取肿瘤内容,逐渐扩大瘤腔并使肿瘤壁变薄,以扩大手术视野,再将已变薄的肿瘤壁牵向瘤腔,以便看清并保护肿瘤周边的血管神经,将肿瘤从周围组织分离开来。大型鞍结节脑膜瘤向后生长,常会影响到下丘脑及垂体的功能。在掏取绝大部

分内容后,轻轻牵拉后极的瘤壁,镜下小心分离肿瘤表面与邻近组织的血管联系、丘脑下部、脑动脉、视神经等,避免对下丘脑的牵拉及过多的电凝等,并应注意保护Willis环的穿支动脉等重要结构。

4.肿瘤周围血管的处理

术前DSA检查确定供血动脉和双侧颈内动脉的位置关系,以便在术中保护和及时处理供血分支动脉。鞍结节脑膜瘤的供血动脉主要来自筛后动脉,是从蝶骨平台供应肿瘤,因该动脉来自于眼动脉的分支,故术前一般不行栓塞治疗。毗邻鞍结节脑膜瘤的动脉主要有双侧颈内动脉、大脑前动脉。肿瘤与动脉的关系可分为几种情况:①推挤周围的血管:应在显微镜下钝性分开肿瘤与血管间隙,而达到全切除肿瘤目的。②包裹血管:这一类型的手术难度很大,术中难以分出血管,可采用钝性和锐性交替分离的方法分离。③与周围血管粘连:这一类型的肿瘤手术难度较大,可沿蛛网膜层面从血管间隙进入,分块切除肿瘤,并逐步分离动脉与肿瘤之间的粘连。先从血管间隙切除部分肿瘤,待有一定的空间后,再开始分离血管,这样边切除肿瘤边分离血管,直至肿瘤被全部切除。肿瘤较大时,常有来自大脑前动脉-前交通动脉的分支供血动脉,先行包膜内分块切除肿瘤组织,使肿瘤体积缩小,再分离瘤壁,主动电凝切断颈内动脉系统供血,便于再切除肿瘤时减少牵拉周围神经及血管。

5.脑膜尾征的处理

处理"苔藓"或"绒毛"样浸润性肿瘤时,宜从正常硬脑膜开始电灼,从前向后,从中间向两侧依次进行,边电灼边去除肿瘤,向两侧电灼时可至前床突,向后电灼可至蝶骨体与鞍隔转折处。由于肿瘤常将鞍隔向下压迫,故此转折处常有"绒毛"样肿瘤浸润。再刮除视神经孔内肿瘤并将视神经孔的上壁电灼,由于眼动脉总是在视神经下方、内下方或外下方,只要看清视神经并保持其蛛网膜袖套的完整性就可放心地电灼,术后不会加重症状,而会有效地提高视力,防止肿瘤复发。在电灼硬脑膜时不必担心穿透颅底骨质

而导致脑脊液漏,因为肿瘤常常导致颅底骨质的反应性增生肥厚而不是破坏,当然颅内外沟通型脑膜瘤除外。

6.肿瘤基底处理

鞍结节脑膜瘤的基底部在鞍结节,肿瘤内血管的"异形性"是术中肿瘤大量出血的原因。因此,抬起一侧额叶后,首先从肿瘤前侧方开始分离肿瘤与蝶骨平板及鞍结节的附着部,紧贴硬脑膜,边分离边电凝,阻断脑膜血管供血,以减少摘取肿瘤内容时的大量出血。这种肿瘤主要的供血来自筛后动脉、眼动脉的返支。若肿瘤较大,伴有骨质侵蚀和增生时,为防止在切除肿瘤时出血,可以先在离基底一定的距离处电凝切断肿瘤,这样有利于止血,最后再处理基底部的肿瘤和异常的颅底骨。Al-Mefty 则采用激光辅助方法先处理基底部,然后再切除肿瘤。分离肿瘤基底部后,肿瘤即松动,但肿瘤周围结构十分重要,故尽管肿瘤基底已离断,仍应采用分块切除肿瘤的方法。因为手术操作空间有限,另外颈内动脉系统亦可参与供血,加之肿瘤本身可包绕、粘连周围的神经和血管结构,所以不适宜肿瘤完整取出。对于瘤体较小者先电凝切断肿瘤基底部,阻断血供,然后分块切除肿瘤;肿瘤较大时,应边离断肿瘤基底边切除肿瘤,若肿瘤血运不丰富时则先切开肿瘤包膜,将瘤内容物分块切除,使肿瘤包膜充分塌陷变薄,再将瘤壁向瘤腔方向牵拉,仔细分离与周围重要结构的粘连。若鞍结节骨质正常,可切除肿瘤附着硬膜,达到Simpson Ⅰ级全切除;若鞍结节骨质破坏,但肿瘤未长入蝶窦时,基底电凝处理,作Simpson Ⅱ级切除;鞍结节骨质破坏,肿瘤长入蝶窦时,须磨开鞍结节,切除蝶窦内肿瘤,术毕必须行颅底重建,即先用肌块生物胶填塞封闭蝶窦,后取相应大小的颅骨内板嵌入,最后用颞筋膜生物胶粘贴。

7.保护肿瘤周围的神经血管

尽管脑膜瘤组织学上来自蛛网膜,但解剖学上以硬膜为基底,肿瘤生长过程中使蛛网膜移位,在肿瘤和周围神经血管之间形成蛛网膜屏障。术中应尽量保护蛛网膜界面,这是保护神经血管结构的关键。术中保护此屏障就能安全地保护神经血管结构。鞍结节脑膜瘤周围的脑神经包括Ⅰ、Ⅱ、Ⅲ、Ⅳ、Ⅴ、Ⅵ对脑神经,以视神经和嗅神经最易受累。术中要分清肿瘤与神经的界限,采用锐性分离方法,轻柔、细致地将神经分离出来,并予以保护。较硬韧的实质性肿瘤,常将神经血管推移向肿瘤的周边,其间有一层蛛网膜相隔,仔细分离多无困难;较软的多血管纤维的肿瘤,常常包绕神经血管。肿瘤体积较小时,包裹神经血管的分支;肿瘤较大时;可包绕一侧或双侧颈内动脉、大脑前动脉和视神经。在切除包裹神经血管的肿瘤时,应从尚未被包裹的神经血管部位,循着该神经或血管走行仔细分离切除。在神经或血管近处,尽可能减少用双极电凝器,以避免造成电损伤,特别注意不要损伤丘脑下部、基底神经节和来自大脑前中动脉分支的血管,并尽可能予以保护。尽可能切除包绕神经和血管的肿瘤组织,逐渐将神经或血管从肿瘤实质中分离出来。影响术后视力恢复的因素取决于视力障碍持续的时间、肿瘤的大小及位置等。术后出现视束水肿也可能是影响术后视神经功能恢复的因素之一。鞍结节脑膜瘤术后大约有40%～60%的病人有视力改善。若肿瘤的直径超过4cm才进行手术,则术后视力恢复可能性较小。

四、常用手术入路

①额外侧入路;②双侧额下前颅底入路;③眶-额入路;④经纵裂入路;⑤翼点入路;⑥扩大额下硬膜内入路;⑦眶上锁孔入路(见第四章)。

五、鞍结节脑膜瘤的手术方法与技巧

鞍结节脑膜瘤的手术,首先应排空脑脊液,充分降低脑压,以自动牵开器牵开脑组织,暴露瘤体。瘤体较小者先处理肿瘤在蝶骨平台的基底部,以阻断供血,再分块切除肿瘤;瘤体较大时,应先在包膜内分块切除肿瘤组织,使瘤包膜充分塌陷变薄,再将变薄的肿瘤壁向瘤腔方向牵拉,向下、向两侧分离与视神经、视交叉和颈内动脉的粘连,向前上方分离与大脑前动脉、前交通动脉的粘连,向后上方分离与下丘脑、第三脑室前部的粘连,向后下方注意保护和辨认垂体柄。一般瘤周重要结构表面覆有一层蛛网膜,分离应在瘤包膜和蛛网膜层之间界面进行,由于蛛网膜下有许多正常的细小穿通血管,分离时应尽量减少使用双极电凝器。最后切除肿瘤并电灼肿瘤基底,必要时磨除受肿瘤浸润的颅骨。

1.骨瓣开颅和控制颅压

经额外侧入路骨窗前缘应尽可能低,直抵前颅底,保证术中不必过分地牵拉额叶底部。额窦开放时应注意封闭,以防鼻漏及术后感染。尽量放出CSF和逐渐牵引上抬额叶,以减少额叶的牵拉损伤。甘露醇脱水、过度换气、控制性低血压、术中开放侧裂池、嗅池或颈动脉池及放出脑脊液等措施,均有利于脑压的降低,可使一侧额叶充分抬起,手术视野增大,以求清晰的暴露和较大的空间进行肿瘤切除,提高全切除率,降低并发症及死亡率。打开外侧裂池、引流脑脊液、降低颅内压是一个关键步骤,可以减少对脑的牵拉和增加显露,特别是经翼点入路需尽量打开外侧裂。对于肿瘤巨大、无法优先打开侧裂池或侧裂池已完全封闭者,可穿刺侧脑室前角。

2.嗅神经分离与保护

额下入路在抬起额叶时要特别注意对前颅窝底嗅神经的保护,如肿瘤基底尚未累及嗅窝,应尽可能保留双侧嗅神经。为了切除突入到额底和纵裂的肿瘤,需要抬起额叶,嗅神经需从嗅沟游离出来,并向肿瘤的外侧分离和加以保护,以免因牵拉导致嗅神经损伤。显微镜下轻柔抬起额叶底部,在嗅窝处切开包绕嗅神经的蛛网膜,沿着嗅神经两侧切开其表面的蛛网膜,使其与额叶底面分离,并使其贴附于前颅窝底(图5-3-2),不致因牵抬额叶而使其断离,而且特别注意不要用棉片压迫或吸引器吸引。

3.肿瘤显露与分离

良好的肿瘤显露除了骨窗要求尽可能靠近颅底外,术中应先经外侧裂打开脑脊液池,放出脑脊液降低颅内压,逐渐用自动牵开器抬起额

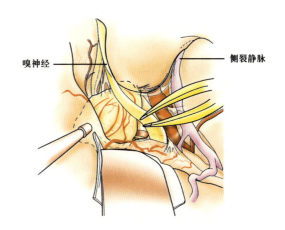

图5-3-2 嗅神经分离与保护

叶底部。根据肿瘤的大小、部位,确定术中分离和显露结构的次序,以便能有效地明确肿瘤与视神经、视交叉、颈内动脉的关系及粘连情况。应仔细分离肿瘤与重要组织、神经、血管的粘连,并加以保护,只有在显露清晰的情况下才能安全有效的分离和切除肿瘤。手术的难点是分离肿瘤与前交通动脉复合体及其穿动脉、下丘脑、视神经及视交叉之间的粘连。中小型肿瘤(直径<4cm),一般与周围结构有明确的蛛网膜界面,镜下清晰可辨,易于分离;大型肿瘤周围往往失去了蛛网膜界限,须先行肿瘤内分块切除以减轻张力,再牵引肿瘤壁,用小棉片将周围神经、血管逐步推开;巨大型肿瘤向后上方或向前床突方向生长,可将大脑前动脉、大脑中动脉或颈内动脉包裹,须沿血管的远端向近端逆向将肿瘤与血管分开,但不能强行分离,否则会造成灾难性后果。垂体和下丘脑等重要组织结构应仔细小心保护,不易过分牵拉,电凝止血需及时冲水降温,避免热损伤而造成术后的严重反应和功能紊乱障碍。肿瘤如向外侧生长与海绵窦粘连时,分离要特别注意,一旦损伤海绵窦产生出血,不易电凝止住,用可吸收止血纱布等压迫止血。

后壁的分离应在视交叉下方严格沿视交叉池、基底池的蛛网膜间隙分离,并留意大脑前动脉和前交通动脉的穿支。牵拉瘤壁也要轻柔,以免损伤垂体柄、下视丘等重要结构,否则将导致严重后果。剥离肿瘤后壁后可见有大量脑脊液涌

出。此时在镜下可见脑桥上端、中脑、动眼神经、基底动脉及其分支。

4. 瘤内分块切除减压

肿瘤巨大时，一定要先掏空肿瘤内容，使瘤壁塌陷，再分离瘤壁，这样能清楚地暴露瘤壁与周围脑组织及神经、血管的关系，减轻分离时对周围组织的损伤。首先确认被肿瘤压迫最明显的视神经，不要从该神经下方切除肿瘤，因为神经已高度紧张，牵拉肿瘤时视神经易于被损伤。然后确认对侧视神经，从对侧视神经下方和对侧颈内动脉内侧，即从第Ⅰ间隙和鞍结节前方优先分块切除肿瘤。肿瘤切除的方向是从前向后、沿对侧至同侧的方向进行，再切除同侧视神经下方和颈内动脉的肿瘤。最后从垂体柄和脚间池分离后极的肿瘤壁。内皮型及血管型脑膜瘤质软而脆，容易吸除；纤维型脑膜瘤质地较韧，不易吸除，可分块切除。

5. 沿蛛网膜间隙分离瘤壁

小的肿瘤不需要行瘤内分块切除，电灼其脑膜供血后，将肿瘤整个分离下来即可。至于大的肿瘤则必须先行瘤内分块切除，使瘤壁塌陷后，再分离瘤壁。分离瘤壁时要注意肿瘤壁与视神经、视交叉及脑血管之间的粘连。视神经可被肿瘤长期压迫，变得很薄，甚至有色泽上的改变，使手术者不易辨认而损伤。但只要根据正常解剖及肿瘤的推挤方向，即可判断视神经的可能移位方向和部位。当肿瘤内容掏空后，轻轻牵拉瘤壁及小心分离，便可暴露两侧视神经及颈内动脉，并沿蛛网膜间隙可解剖分离和功能保护。镜下可见瘤壁与颈内动脉、视神经有一蛛网膜相隔，与脚间池、基底动脉有Lilliequist膜相隔，手术宜严格在间隙内操作，并留意动眼神经及颈内动脉的穿动脉，除非确为供应肿瘤的血管，否则不可轻易电凝离断。

6. 切断肿瘤供血

鞍结节脑膜瘤的供血主要来自鞍结节及其周围的硬脑膜血管，即来自眼动脉及脑膜中动脉的分支，因此，应尽可能先离断肿瘤基底，电灼肿瘤与硬脑膜的连接处。如果肿瘤附着硬脑膜的范围很广，要小心分离出视神经及颈内动脉，先在直视下辨明其位置后再电灼。肿瘤的基底部还可能附着在鞍隔上，也要先分离开视交叉和双侧视神经后再电凝鞍隔上增生的血管。肿瘤较大时，颈内动脉系统可能会参与肿瘤的供血，但这不是鞍结节脑膜瘤的主要供血来源。所以，只要将肿瘤从硬脑膜上的附着点离断，分块切除肿瘤时出血会很少。

7. 肿瘤切除

对较小而且瘤蒂较窄的肿瘤可将肿瘤基底全部游离，电凝其供血血管，完整切下肿瘤。方法是先从前方下部分离肿瘤与鞍结节及蝶骨平台的附着点，紧贴肿瘤包膜边电凝边分离，随时电凝止血，完全切断肿瘤的血供，将肿瘤的附着处全部游离，其后再分离四周。肿瘤与后方视神经和视交叉的粘连需仔细分离，同时应注意保护双侧颈内动脉。对较大或瘤蒂较宽的肿瘤，不要盲目追求完整切除，以免造成出血不易控制或对周围重要结构的严重损伤。可采用分块逐渐切除，先肿瘤包膜内切除，再切除肿瘤包膜，肿瘤切除中应注意对周围神经、血管、重要结构的保护。对粘连不易分离的肿瘤包膜不要勉强。对瘤蒂的处理应先在蒂与生长点以上数毫米处断离为宜，这样对控制出血有利，等肿瘤大部切除后有较为充足的手术视野时，再处理残蒂。对于巨大鞍结节脑膜瘤，并不能完全显露肿瘤附着处，可先分离部分肿瘤基底部，分离得越多越好，然后分离肿瘤的前、上、外侧与脑组织的粘连，显露达2～3cm后可行瘤内分块切除，减压后再分离肿瘤与颅底脑膜的粘连，再作瘤内切除，如此反复，直到包膜内仅剩下3～4mm薄层脑组织时，包膜塌陷，将其完全从基底部分离，全切肿瘤。

肿瘤直接包裹脑底动脉，侵蚀海绵窦、眶上裂、视神经孔与蝶骨体等结构是影响肿瘤全切除或根治的主要因素。大型以及向鞍上、鞍隔、前床突和海绵窦发展的肿瘤，肿瘤周围失去蛛网膜界限，处理这类肿瘤与周围血管神经是神经外科的难点。在首先处理肿瘤基底，控制肿瘤出血后，行肿瘤内分块切除降低肿瘤的张力，然后牵引肿瘤包膜即可获得足够的空间来处理周围的血管或神经。肿瘤与周围血管和神经的关系可能是推挤或包裹。对于前者应较多采用锐性分离，减少双极电凝的使用。注意颈内动脉与肿瘤的关系，避免损伤造成不可控制的大出血。在分离肿瘤与下丘脑的粘连中，以小棉片轻轻推离与肿瘤粘连的神经组织，前交通动脉复合体区的穿通动脉应尽可能保留。对于特别巨大的肿瘤，可从肿瘤前极开始沿中线电凝，切开肿瘤包膜将肿瘤一分为二，然后再按上述方法切除肿瘤。

8.视神经的保护

鞍结节脑膜瘤对视力、视野影响较大，术后视力视野改善是手术成功的一个重要标志。视神经往往被压成索条状且极其脆弱，故应仔细辨认并采用锐性分离，不可过分牵拉或钳夹损伤。

①尽管脑膜瘤组织学上讲来自于蛛网膜，但解剖学上认为以硬膜为基底，肿瘤生长过程中使蛛网膜移位，在肿瘤和周围神经血管之间存在蛛网膜屏障，术中保护此屏障也就是安全地保护神经血管结构。术中尽量保护蛛网膜界面，是保护神经血管结构的关键。

②视神经、视交叉应在显露清晰的情况下仔细分离粘连，避免损害影响视力、视野。最好先暴露一侧的视神经，随着肿瘤逐渐切除，空间不断扩大，对侧的视神经和视交叉将逐渐暴露出来，先将其周围的肿瘤尽量切除，达到视神经充分减压的目的。

③鞍结节脑膜瘤可将视交叉向后下压或抬高，术中往往不能充分显露肿瘤。肿瘤可抬高视觉通路的前部，而嗅沟脑膜瘤一定是将视神经和视交叉向下压迫，前床突和蝶骨嵴内侧脑膜瘤则使视神经、视交叉和视束向内侧移位。明确视神经和视交叉移位的方向，可更加有效地分离和保护神经。

④术中保护视功能的关键是尽可能少地对视神经直接操作或损伤以及避免损伤其血供。首先应从肿瘤中心减压，然后沿蛛网膜平面分离，从对侧视神经开始，在视交叉的下方分离，然后沿同侧视神经进行。前部视觉通路的下表面（视

神经和视交叉）接受2～3个小血管的血供（垂体上动脉），它们来自颈内动脉的内侧壁。在分离脑膜瘤的过程中，不能电凝蛛网膜层的小血管，若这些小血管被保留，就有很好的机会改善视觉功能。

⑤分离肿瘤与视神经粘连时要耐心、细致，尽量少用电凝，减少视神经供血血管的损伤。严重受压的视神经可能失去正常色泽，与肿瘤组织不易区别，应在显微镜下仔细辨认。正常情况下，颈内动脉床突上段在视神经的后外方，而肿瘤常将视神经推向外侧移位，致使颈内动脉床突上段走行在视神经的内后方，因此切除肿瘤时不要造成误伤。

⑥经翼点入路，因为视角的关系，应先从对侧瘤壁分离，然后分离视交叉、垂体柄与肿瘤的分界，术侧瘤壁往往被同侧视神经和颈内动脉遮挡，要在最后分离切除。双侧视神经和视交叉接受2～3支以颈内动脉内侧发出的穿支血管供血，在切除肿瘤时，应注意保护，这是术后视力改善及保存残存视力的关键。

9.处理肿瘤基底部

肿瘤切除完毕后，最后处理肿瘤附着处的硬脑膜，可电灼后以尖刀片切开鞍结节硬膜，再用神经剥离子及显微剪刀将受浸润的硬膜剥离后切除。部分病人因鞍结节增生而遮挡手术视野，此时可用显微磨钻磨除部分鞍结节，以利切除已浸润的硬膜。同时，要将肿瘤周围的脑膜一并彻底电灼，以免除术后复发，必要时可切除增生的鞍结节区硬膜。如肿瘤起源的鞍结节区有骨质增生或破坏，要咬除或电灼，但后者不易彻底根治。

六、预后

鞍结节脑膜瘤多为良性肿瘤，手术全切后预后良好。鞍结节脑膜瘤的手术治疗，应于早期诊断后争取全切，术中对周围重要结构的保护是减少手术损伤、提高手术效果、减少病死率和并发症的关键。

1.肿瘤全切除及其影响因素

鞍结节脑膜瘤的全切，通常并未包括肿瘤

基底部的硬脑膜,故应对前颅窝底、前床突、蝶骨翼、鞍隔处的硬脑膜予以电灼,防止肿瘤复发。对累及颅底硬脑膜的颅内外沟通型脑膜瘤,在全切颅内外肿瘤及受累的颅底硬脑膜后,应妥善修复颅底结构,防止术后发生脑脊液漏。影响全切的主要因素是肿瘤质地和对主要血管的包绕情况,而与肿瘤大小关系不大。通常鞍区脑膜瘤呈结节状生长,肿瘤质地不硬,一般都可以做到肿瘤完全切除,预后良好。以下几点是影响肿瘤全切除的主要原因:

①肿瘤呈扁平生长质地极硬。

②与视路、下丘脑及颈内动脉关系密切。肿瘤包绕颈内动脉、大脑前动脉及前交通动脉时,应仔细分离,如粘连紧密,可残留一小片肿瘤组织以免损伤动脉。

③肿瘤向鞍旁生长侵入海绵窦。对于大型以及向鞍上、鞍隔、前床突和海绵窦发展的肿瘤,肿瘤周围失去蛛网膜界限,处理这类肿瘤与周围血管神经是神经外科的难点。在首先处理肿瘤基底,控制肿瘤出血后,行肿瘤囊内分块切除以降低肿瘤的张力,然后牵引肿瘤包膜即可获得足够的空间来处理周围的血管或神经。

④肿瘤侵犯颅底骨质。被肿瘤侵犯增生的颅骨原则上应刮除,以减少复发的机会,有困难时要反复电灼肿瘤附着部。如果肿瘤发展到视神经及颈内动脉周围,则可能彻底破坏它们周围的蛛网膜,但仍可以做到近全切除。

2.视力的保留与恢复

鞍结节脑膜瘤对视力视野影响较大,术后视力视野改善是手术成功的一个重要标志。影响视功能预后的因素包括肿瘤蛛网膜界面的完整性、术前视力下降程度、病程和年龄、肿瘤的大小,而肿瘤切除程度对术后视力结果影响不大。术后视力的恢复与肿瘤大小及侵犯的范围密切相关,肿瘤愈大,视交叉及视神经受压愈久,视神经原发性萎缩及视力减退愈严重,术后恢复的可能性愈小,而且还有可能恶化。对病程较长和肿瘤直径<3cm的患者,其手术后致残率、死亡率将明显增提高,视力障碍恢复的可能性将会减少。早期诊断,在视神经未发生不可逆改变之前及时手术,对手术结果起决定性作用。直径<3cm的肿瘤,视力、视野改善与肿瘤位置有一定的关系,对以鞍结节为中心生长者,视力视野改善结果较好。术前视力水平与术后视力改变也有一定的关系。肿瘤直径<3cm,术前视力不低于0.1,眼底检查视乳头基本正常,术后视力基本能恢复好于术前。

根据术前视神经萎缩程度不同,术后视力的转归不一。如视神经仅有轻度萎缩或正常,则术后很快好转,甚至于恢复到完全正常;如术前视神经已有显著萎缩,则术后仅能稍有恢复,个别甚至恶化。通常肿瘤与视神经仅为压迫关系,但长期压迫,可使它们之间形成粘连及新生小血管,增加分离肿瘤的困难。当肿瘤向视神经方向极度增大时,视神经在肿瘤表面被极度牵拉而变薄。受压时间久了,色泽会发生变化,使术中难以分辨,在这种情况下,即使在镜下很小心地将肿瘤从视神经上分离出来,虽然也有少数患者视力稍有改善,但多数视力难以好转,甚至于恶化。

第四节　前床突脑膜瘤的手术治疗

前床突脑膜瘤起源于前床突周围及蝶骨嵴内侧硬脑膜,有蝶骨嵴内侧脑膜瘤、蝶-海绵窦脑膜瘤之称。Cushing 和 Eisenhardt 认为,前床突脑膜瘤是指位于蝶骨嵴内1/3或者是前床突上的脑膜瘤。Vincent 则将它们看成是蝶骨海绵窦脑膜瘤。前床突脑膜瘤的死亡率和致残率仅次于岩斜脑膜瘤,肿瘤的全切除率仍然不高。虽然治愈的最好机会来自于积极的肿瘤全切除,但为了避免损伤肿瘤包裹的颅底动脉,常常采用次全切除,这就导致术后有较高的复发率,需要再次手术或放疗。鉴于前床突脑膜瘤其手术方法及预后不同,故分别讨论。

一、概述

前床突脑膜瘤,无论是否侵犯或没有侵犯海绵窦周围及海绵窦结构本身,其手术对于颅底外科都极具挑战性。Cushing 和 Eisenhardt 记录了11 例前床突脑膜瘤患者的治疗效果,其中全切除的仅有4 例,其中一位全切除的患者死于术中,其余活着的患者,均有严重的神经功能缺陷,或其后死于肿瘤的复发。Olivecrona 报道该肿瘤全切除的手术死亡率是18.7%,33% 的患者仅作了部分切除。Cook 报道了截至1968 年他所治疗的11 位患者,均使用一种标准的额颞硬膜下入路来切除肿瘤,术中死亡2 例,3 位患者的大脑中动脉受到了严重的损伤,术后发生偏瘫;1 例术中并没有发现有动脉损伤,结果术后也发生了偏瘫。从20 世纪70 年代以来,手术治疗结果有所改善。Dolenc 介绍了10 例较大肿瘤的治疗结果(肿瘤直径4 ～8cm),其中2 例采用双额部入路,术后均死于感染;其余8 例采用翼点入路,其中2 例术后发生了一过性动眼神经麻痹,4 例并发短暂性偏瘫。Yaşargil 以其丰富的经验介绍了通过翼点入路手术的9 例前床突脑膜瘤患者,7 例预后很好,没有神经功能缺陷,另2 例术前视力丧失在术后未得到改善。

二、前床突脑膜瘤的血供及分型

1.前床突脑膜瘤的分型

根据解剖关系,AL-Mefty 将前床突脑膜瘤分为三种类型。

(1) I 型 肿瘤起源于前床突的下方,该处颈内动脉在进入颈动脉池之前有1 ～2mm 长的无蛛网膜裸段,肿瘤因而与血管直接接触。肿瘤包绕颈内动脉和其分支,并直接附着于缺乏蛛网膜中介的动脉外膜上,与颈内动脉之间无蛛网膜相隔,但与视神经间有蛛网膜相隔。随着肿瘤生长,

蛛网膜被沿着血管向远端推移,这种直接的附着一直到颈内动脉的分叉点,且沿着颈内动脉,逐渐将蛛网膜推向前,因而肿瘤与血管的直接接触可达大脑中动脉,这种情况使术者很难从肿瘤中解剖出颈内动脉和大脑中动脉的分支。

(2) II 型 肿瘤起源于前床突上方和/ 或侧方,在颈内动脉包埋于颈动脉池的上段。肿瘤包绕颈内动脉及分支,但与颈内动脉和视神经、视交叉间均有蛛网膜相隔。随着肿瘤的生长,颈动脉池的蛛网膜和远端的侧裂池的蛛网膜将肿瘤与动脉外膜分隔开来。尽管肿瘤包绕着血管,但这层蛛网膜依然是完整的,使得显微外科解剖具有可行性。

在I 型和II 型肿瘤中,视交叉和视神经被挤进视交叉池的蛛网膜中,用显微外科技术将它们从肿瘤中解剖游离出来相对比较容易。复发性前床突脑膜瘤手术中,蛛网膜层已被破坏,因此复发的肿瘤将直接与血管外膜接触,丧失了解剖平面,这样切除此类复发性肿瘤的手术难度要大得多了。

(3) III 型 肿瘤起源于视神经孔,伸入视神经管内,并可能延伸至前床突尖端。该型肿瘤常较小,与视神经紧密接触,与视神经、视交叉间多无蛛网膜相隔,但与颈内动脉间有蛛网膜相隔。鉴于此,术中可根据肿瘤的生长点的位置,初步判断肿瘤与颈内动脉之间是否有蛛网膜界面。若肿瘤与颈内动脉存在蛛网膜界面者,均应试行将肿瘤从血管上分离出来。

2.肿瘤的血供来源

前床突脑膜瘤的手术治疗是建立在熟悉蝶骨嵴、鞍旁区及其周围组织血供的理论基础上。颈外动脉主要供应硬膜,但常有与颈外动脉起源的血管吻合连接,还可有起源于颈内动脉的血管吻合,记住这一点非常重要。上颌动脉的主要硬膜分支是脑膜中动脉,该动脉从颞下窝上升,经过棘孔穿进颅底。脑膜中动脉有两个重要的分支:前支和岩骨支。前支向前下绕过大脑凸面供应前部硬膜,它可能与前上和后上的筛动脉和/ 或泪腺动脉的脑膜返支吻合,泪腺动脉为眼动脉的分支。岩支行

程向后,时常平行于岩大神经的浅支,该动脉供应颞骨的不同部分,另外还供应中颅窝、后颅窝硬膜和外侧的天幕,它也可以与椎动脉和海绵窦下动脉的脑膜后支相吻合。上颌动脉还有分支穿过卵圆孔和圆孔供应中颅窝的硬膜。脑膜副动脉与三叉神经的下颌支一起穿过卵圆孔,且可能与脑膜中动脉和海绵窦下动脉吻合。圆孔动脉伴随着三叉神经的上颌支逆行进入圆孔,常常与脑膜垂体干相吻合。

颈内动脉可以通过如下几个部分对围绕在中颅窝和前颅窝四周的硬膜提供血液供应:脑膜垂体干及其分支、海绵窦下动脉构成海绵窦内颈内动脉部分供应硬膜血供的来源。在大约10%的患者存在Mcconnell包膜动脉,供应垂体包膜的血供。颈内动脉刚刚进入Pemeczky纤维硬膜环包裹的蛛网膜下腔之前发出眼动脉,该血管的分支提供前颅窝硬膜的血供。这些分支包括泪腺动脉和它的硬膜返支、筛前动脉和筛后动脉。筛前和筛后动脉在前后筛板平面穿过额骨,这两支动脉均与脑膜中动脉有吻合。

三、手术治疗的相关问题

1.手术入路选择

手术入路有额外侧入路、眶颧-额颞入路、眶-额入路等。手术入路的选择在很大程度上取决于在鞍区水平肿瘤向上侵袭的程度和/或肿瘤占据中颅窝的体积。肿瘤向鞍上、下丘脑生长,可选择额底纵裂入路。通常采用右额外侧开颅,右额骨瓣经眶顶,首先见到右侧视神经、颈内动脉。如肿瘤较大,也可以取过中线的双额开颅,可直视暴露鞍区,清晰地见到视神经和体柄。肿瘤偏侧生长时,也可以采用患侧翼点入路,其优点是从大脑外侧裂到达鞍区距离最近。翼点入路的缺点是视神经、动眼神经和颈内动脉妨碍在鞍区的操作,容易损伤视交叉。无论哪种入路,骨窗前缘应尽量低,直抵前颅窝底,以保证术中充分有效的显露,而不必要过分牵拉额叶底面。

2.术前评估

手术的目的是切除肿瘤,同时保留或挽救病人现有的视力。肿瘤较大、术前视力<0.1者,肿瘤切除后,视力恢复的可能性也不大。因此,当肿瘤压迫视神经,病人视力明显下降,虽然病人其他症状不明显,但肿瘤较大,亦应及早行手术治疗。前床突脑膜瘤在生长过程中常常将一侧颈内动脉、大脑前动脉和前交通动脉、大脑中动脉及其分支包绕于肿瘤内。术前MRI可作为主要评估手段,明确肿瘤的大小、位置和质地,肿瘤与视神经、视交叉、颈内动脉以及大脑前动脉的解剖关系。脑血管造影对本病的诊断意义不大,但能明确肿瘤毗邻血管的移位或包裹情况,并可了解肿瘤的供血状态。大型肿瘤与视神经及颈内动脉粘连紧密,甚至包绕神经血管,则明显增加了手术的难度。肿瘤向后上发展,影响到下视丘,手术操作的难度会更大。术中要根据肿瘤的实际情况,结合术者自己的经验和技能,选择肿瘤的切除程度。一次手术不能全切者,可行肿瘤部分切除,使视神经得到充分减压,术后再行立体放射治疗。

3.视力恢复的预测

随着颅底显微外科技术发展,前床突脑膜瘤的死亡率显著下降,但许多患者的术后视力仍然恢复不佳。视力的恢复程度、术后的视力水平与术前视神经和视交叉受累的程度、术前的视力及肿瘤的质地和切除程度有关,而与患者的年龄、肿瘤的大小、病理级别、手术时间、失血量及术前视力的下降时间与切除程度无直接的相关性。患者的视力恢复取决于视神经元的受损程度,术前视乳头的病变程度及术前的基础视力水平在一定程度上反映了视神经的受损程度。视乳头苍白、萎缩,视力低于0.05,甚至是光感或指数,都提示神经元受损极为严重,存活的神经元数量较少或者是极少,术后视力恢复的可能性不大。视乳头病变的程度越重,则术后视力越差。术前视乳头正常、视乳头水肿及视乳头苍白、视乳头萎缩的眼球,其术后视力低于0.05的比例呈阶梯状升高。术前的视力损伤越重,损伤评分越高,则术后恢复的程度越小,视力越低。术前单眼视力低于0.05,不论视力下降时间的长短,术后视力都难以恢复。所以，一旦发现有视力障碍，就应积极采取手术治疗。如果能得到及时而合适的治疗，术后患者视力、视野可望得到满意的恢复。

4.肿瘤切除程度与视力恢复的关系

脑膜瘤术后视力恢复与手术本身对视神经及其供血动脉的影响也有重要关系。一方面，肿瘤切除解除了对视神经的压迫，降低了颅内压，恢复了视神经的血供，有利于绝大部分患者的视力恢复。但这并不意味着肿瘤切除的越彻底，视力肯定恢复得越好，这是因为视力恢复还与视神经的受累程度有关。肿瘤累及到视神经，特别是累及视神经管以后，手术时难免会对视神经或其供血动脉造成一定损伤。有时肿瘤切除得很干净，但由于视神经的供血动脉被损伤，视力仍不能恢复。因此，如果术前单眼没有失明、视乳头没有萎缩，特别是视力在0.05以上时，手术原则应该是在保护视神经现有功能的前提下尽量切除肿瘤，并促进健侧眼球视力的恢复。另一方面，手术的创伤可能会导致一小部分患者视力降低，甚至骤降，其原因主要有以下几个方面：①手术直接损伤视神经或其供血动脉。②术后视通路的供血动脉痉挛、栓塞造成视神经的缺血或坏死。③肿瘤切除后颅内压突然降低，引起的视神经缺血，常导致不可逆性视力骤降。视神经、视交叉的血供主要由Willis环、眼动脉及脑膜垂体干发出穿支经过颅底的蛛网膜小梁来供应。所以，术中分离这些蛛网膜时宜采用锐性分离，减少双极电凝的使用，尽量避免直接伤及视神经和烧灼蛛网膜，以免影响视通路的血液供应。

四、前床突脑膜瘤的手术步骤

1.病人体位

病人仰卧位，头部向后仰15°，有助于额叶脑组织自前颅窝底向后坠落，不必过分牵拉额叶底面，即可向鞍部探查。头部向病变对侧旋转15°~30°，使视交叉位于手术野正中。

2.蝶骨嵴和前床突增生骨质的切除

手术切口详见额外侧入路及翼点入路。脑膜瘤引起骨性增生的原因主要有：肿瘤引起骨组织的血管紊乱；肿瘤对骨性组织的刺激而没有骨质浸润；肿瘤细胞分泌的因子刺激正常骨的成骨细胞；肿瘤自身产生骨性组织，以及肿瘤侵润至骨质等。骨浸润并不是脑膜瘤恶性变的征象，而且与肿瘤的大小没有关系。脑膜瘤的生长能够通过坚韧的纤维硬膜和骨髓腔进行渗透，却从来不能穿透蛛网膜的纤细纤维组织和软脑膜，因而也不侵犯脑组织。蝶骨嵴和前床突处的骨性增生有肿瘤细胞浸润，因此，对增生的骨质应广泛地磨除以避免肿瘤的复发。

3.分离和切除肿瘤

在显微镜下分离和切除肿瘤，对保护颈内动脉和视神经不受损伤是十分有帮助的。采用额外侧或翼点入路切除前床突脑膜瘤时，对于较小的肿瘤，先分离肿瘤与蝶骨平面的附着点，使用双极电凝切断肿瘤的供应动脉，最后分块取出。肿瘤较大时，不可企图完整切除肿瘤，应先在瘤内分块切除（或用超声吸引器），再四周分离肿瘤。对于较大肿瘤，可从大脑外侧裂开始分离，以减少对额叶的牵拉。打开外侧裂池后，暴露充填于侧裂的前床突脑膜瘤（图5-4-1），再自蝶骨嵴从外至内离断肿瘤的基底。将肿瘤基底分离至前床突水平时，要注意颈内动脉及视神经。肿瘤位于重要神经血管（ICA、视神经和动眼神经）结构之上，常常将颈内动脉和视神经粘连或包绕，应沿蛛网膜层面细心地将肿瘤壁从颈内动脉和视

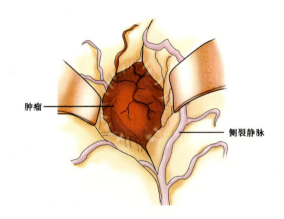

图5-4-1　分离显露肿瘤。打开侧裂，将额叶和颞叶分别牵开，暴露充填于侧裂的肿瘤

神经分离出来(图5-4-2)。对附着在颈内动脉壁的残存肿瘤,不要使用超声吸引器以免撕破血管。在直视下分块切除肿瘤后,视神经即可完整地保护并完全减压。

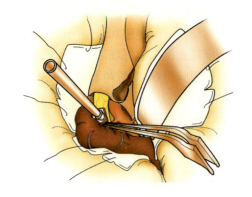

图5-4-2 肿瘤常包绕颈内动脉,沿蛛网膜层面能从动脉上将最后残余的肿瘤从ICA分支上分离出来

4.视神经减压

术中能全切肿瘤是最理想的,但有时因肿瘤大、与视神经和颈内动脉粘连紧密、病人高龄等不利因素,全切侵及鞍旁的脑膜瘤常有困难。此时不应勉强全切,但应尽量瘤内切除肿瘤,达到视神经充分减压的目的。

五、手术的主要技术要点

1.骨质的磨除与硬膜外供血动脉的处理

在移去骨瓣后,从额叶和中颅窝上抬硬膜,额部硬膜抬起以显露视神经鞘和前床突基部,中颅窝硬膜抬起以显露眶上裂、圆孔、卵圆孔和棘孔。用高速磨钻,磨除额底和中颅窝底的骨性隆起。打开棘孔以显露脑膜中动脉的主干,予以电凝后剪断。然后打开卵圆孔和圆孔以显露穿过它们的神经,在该区任何对硬膜的供血动脉均被电凝后剪断。同样,打开眶上裂上壁约5mm以显露眶周筋膜,同时磨除视神经管的上壁及支撑视神经鞘的骨质,用高速磨钻磨除前床突以显露颈内动脉的床突下段(图5-4-3)。任何从海绵窦内颈内动脉处发出的供应肿瘤血液的动脉分支均可被电凝切断。

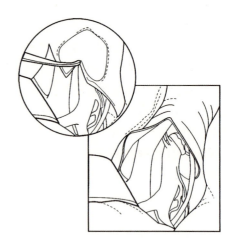

图5-4-3 前床突被磨除后,暴露颈内动脉床突下段。切开镰状韧带(左上方插图),视神经可向内侧移动,进一步暴露眼动脉和颈内动脉出海绵窦段

2.肿瘤的分离与切除

从基底部开始将肿瘤行包膜内切除。将肿瘤包膜从它与脑组织的交界面处解剖分离出来,并与硬膜内的血管和神经分离。有时肿瘤的供血动脉来自大脑中动脉和大脑前动脉,这些小的供血动脉易于鉴别,将它们分离出来并电凝后剪断。术中应注意将阻断肿瘤血运和瘤内减压恰当结合,并应注意保护颈内动脉床突上段及其分支、视通路等,原则上受累骨质及硬膜均应切除(Simpson 0级切除)。

3.主要动脉的解剖分离

在行肿瘤包膜内切除使得肿瘤体积缩小之后,显微镜下较易寻找大脑中动脉远端分支,锐性从动脉壁上移去肿瘤的包膜,逆向分离肿瘤与血管。在II型前床突脑膜瘤的患者中,尽管肿瘤完全包裹了这些血管,但仍有一层增厚的蛛网膜将肿瘤与动脉的外膜分隔开来,这是成功将动脉分离和保护的解剖学基础。解剖分离至颈内动脉的分叉点,再沿大脑前动脉由外向内分离出大脑前动脉,边分离动脉边切除肿瘤。在高倍放大镜下仔细解剖并游离出脑室纹状体动脉、大脑前动脉的穿支及颈内动脉的分支。最后,沿着后交通动脉和前脉络膜动脉解剖分离肿瘤突入到鞍区各间隙的肿瘤壁。这两支动脉都有其各自的蛛网膜包裹着,所以分离切除突入第Ⅱ、Ⅲ间隙的肿瘤并不困难。在动眼神经进入海绵窦外侧壁之前,解剖分离也比较容易。因为Lillequist膜通常都是完整的,所以从脚间窝切除肿瘤和向后移位基底动脉通常都是比较容易的。

血管的解剖分离和保护倡导逆行剥离法,即在肿瘤充分瘤内减压后,先在侧裂内、肿瘤的后内侧找到大脑中动脉的远端,循此向近端追踪,认清血管走行后,再将肿瘤从血管上剥离出来。对于中、小型肿瘤,如果肿瘤基底不太宽,也可采用顺行剥离法,即先在前床突下方找到颈内动脉,再沿其向远侧分离肿瘤;而肿瘤较大者多采用顺行法。但大脑中动脉常常因肿瘤压迫移位至肿瘤的后内侧,有时不易寻找;反之,颈内动脉床突上段的位置相对固定,处理完肿瘤基底后,很易接近,所以,术中是采用顺行分离法还是逆行分离,要根据术中当时的具体情况决定。在分离动脉的过程中应注意保护回返动脉和深穿支血管。后交通动脉、脉络膜前动脉不难剥离,因为两者有各自独立的蛛网膜。至于Ⅰ型肿瘤,若质软且包绕范围不大,仍可试行剥离,因为肿瘤很少侵入血管壁内;确实无法分离者,则不应勉强,可留薄片肿瘤于血管壁上,留待术后放射治疗。Al-Mefty等在一组24例前床突脑膜瘤的病例中,术中发生血管撕破出血的有5例,其处理方法是在出血点的近段分别采用临时性的血管夹(30gm/mm),然后将动脉壁用10-0的丝线缝合。由于肿瘤可能是由脑动脉的动脉分支供血,因此术中对它们进行处理前必须肯定是肿瘤的供血动脉,而不是下丘脑的穿支或供应视神经的动脉。每个动脉的分支必须被解剖出来且跟踪并确定它的路径,尤其要注意的是Heubner动脉的共享支和纹状体的重要分支。

4.视神经的解剖分离

在前床突脑膜瘤中,视神经可以向几个不同的方向移位。视神经多被推向前床突的下方和内侧,甚至成一薄片,但多可分开,也可被存在于颈内动脉和视神经之间的较大体积的肿瘤推向外侧。在视神经与肿瘤之间存在着一层蛛网膜屏障,该屏障由视交叉池的壁构成,当视神经被肿瘤包绕,在解剖视神经时,若从视交叉开始向视神经管方向解剖视神经,则相对较容易些。肿瘤常常突向视神经管内,在视神经管内伸入一瘤芽,术中需要磨除前床突和视神经管上壁,用磨钻或Kerrison钳打开其上壁,再小心分离视神经并取出肿瘤。用同样的方法将供应视神经和视交叉的动脉进行保留。特别需要注意保护好下组动脉,该组动脉是在视交叉中部供应交叉纤维的单一动脉。由于肿瘤与视神经的关系是推挤的关系,术前全盲的患者术后亦有视力恢复的可能性,因此在术中尽量不要为了得到较好的肿瘤显露而将视神经牺牲,应尽最大努力做到解剖保护好视神经。

5.垂体柄的解剖分离

垂体柄有比较鲜明的颜色和血管网,术中是比较容易被辨别出来的;又由于存在着蛛网膜间隙,因此,在显微镜下沿蛛网膜间隙仔细解剖,绝大多数可能解剖和功能保护垂体柄。

6.海绵窦内肿瘤的处理

当肿瘤延伸至海绵窦内时,必须对颈内动脉的近端和远端进行控制。通过显露颈内动脉的岩内段而得到控制。前床突磨除后,更利于显露海绵窦的上壁,通过海绵窦的上壁或外侧壁切除肿瘤(详见本章第八节)。

第五节　垂体腺瘤的手术治疗

垂体腺瘤是一种较常见的、生长缓慢的颅内肿瘤,是鞍区最常见的肿瘤。垂体腺瘤的年发病率约为1/10万人,约占颅内肿瘤的10%～15%。垂体腺瘤起源于垂体前叶细胞,组织学上属良性病变。70%的病例发生在30～50岁。肿瘤的发生有其内在或外在的促进因素,雌激素可能是增强肿瘤生长的因素。由于诊断技术的日益提高,垂体腺瘤的早期诊断成为可能,患者往往在出现视力、视野障碍前或蝶鞍扩大的影像学表现前就能获得诊断,特别是功能性腺瘤,如泌乳素腺瘤,患者通常表现为性功能障碍及继发性的闭经。因此,其发现率亦有明显增加的趋势。

由于特殊的解剖位置,鞍区的手术可以采用经颅或经蝶入路,其中经蝶入路可以选择经筛骨、经上颌窦或经鼻中隔的不同方式。

一、垂体腺瘤的手术治疗概述

一般来说,手术适用于各种类型的大垂体腺瘤、微腺瘤中的ACTH型、GH型以及药物治疗不能耐受或治疗不敏感的PRL腺瘤。经蝶显微手术是绝大部分(90%以上)垂体腺瘤安全有效的治疗方法,并被视为除对多巴胺激动剂敏感的泌乳素腺瘤之外所有垂体腺瘤的首选治疗方法。在治疗方案的选择上,优先考虑的手术入路是不需要分离鼻中隔黏膜的直接经鼻-蝶入路,对于完全切除、临床治愈的垂体腺瘤,无须常规行放射治疗。放疗、立体定向放射外科、药物治疗等方案对于手术未能治愈的垂体腺瘤发挥着重要作用。药物治疗适用于绝大部分PRL微腺瘤、TSH微腺瘤以及部分功能性大腺瘤术后的病人;放射治疗适用于术后肿瘤残留的病人,或不愿意接受手术的ACTH或GH微腺瘤病人。

大多数垂体腺瘤,特别是非激素活性腺瘤是需要手术治疗的。垂体大腺瘤一旦明确诊断,在手术条件允许下,手术治疗应作为首选,且在术后辅以综合治疗。由于神经内镜和显微外科技术的发展,经鼻显微器械的革新,各型垂体腺瘤均可选用经蝶窦手术切除。但也可因肿瘤的位置不同或条件所限,选择其他术式。目前常用的经蝶手术方式有经鼻-鼻中隔-蝶窦入路、经口唇下-鼻中隔-蝶窦入路及经鼻外筛窦-蝶窦入路等。经颅入路有经额底-蝶窦入路与额外侧入路,还可采用经翼点入路手术或经半球间纵裂入路等。

对于泌乳素细胞腺瘤的手术治疗仍有争议,一些学者主张非手术治疗,因为溴隐亭可使90%小型腺瘤者和70%大型腺瘤的高泌乳素恢复正常;也有一些学者主张手术治疗,因手术治疗可使90%泌乳素细胞腺瘤患者获得"治愈"、50%大型肿瘤的高泌乳素症恢复正常,从而避免终生用药。通常在以下情况时,泌乳素细胞腺瘤需要手术治疗:①每天溴隐亭用量超过7.5mg才能使高泌乳素恢复正常;②经溴隐亭治疗后,视力障碍无改善;③肿瘤发生囊变或出血时;④正考虑受孕或已怀孕的妇女患者。但对巨大泌乳素细胞腺瘤不必作过于积极的手术,因单纯手术使激素恢复正常的可能性较小,术后往往仍需溴隐亭治疗。

1.垂体腺瘤的手术原则

垂体腺瘤手术的目的是切除肿瘤、视神经减压和恢复垂体功能,缓解临床症状、保护垂体功能并防止复发。许多肿瘤通过经颅或经蝶入路手术都可有效治疗,但手术也受到许多因素的影响:包括肿瘤特征,如肿瘤大小、形态、生长方向、组织类型、鞍外扩展程度;病人的特征,如年龄、健康状况、视路和内分泌损害程度以及蝶鞍、蝶窦的解剖情况。在决定手术入路方面,与肿瘤的体积和鞍外扩展程度相比,肿瘤的形状和生长方向更为重要。

2.常用的手术入路

(1)经蝶窦手术　1968年以后是经蝶窦垂体瘤切除术的成熟阶段。在这个阶段,无疑是Hardy在经蝶垂体瘤切除术中引入了手术显微镜及显微外科技术,使得此古老的手术获得改进,扩大了手术野,使手术方法日臻完善,而得以广泛开展。对于年老体弱的巨大腺瘤患者,应作保守的手术切除,随后辅以放射治疗,而不宜经颅作积极的手术切除。经蝶入路手术的损伤轻,病人更容易耐受,对于某些高危的病人,即使肿瘤的鞍上部分很大,也适合经蝶入路。经蝶入路需要涉及鼻腔及鼻旁窦,手术应保留鼻旁窦及鼻黏膜的功能,避免萎缩性鼻病及鼻中隔穿孔或结痂。

(2)经额外侧入路　目前仍较常用,尤其是在一些尚无条件开展经蝶手术的医院中,此术式用得较广。其进路经额部骨瓣成形术,沿蝶骨嵴渐进,显露鞍区,找到肿瘤切除。对于向鞍上发展,突入第三脑室或影响下丘脑的肿瘤,可采用本术式与经蝶手术联合应用。

(3)经侧裂翼点入路　若垂体腺瘤向鞍上扩展生长,且蝶窦气化不良,鼻腔条件不满意,又遇垂体腺瘤向鞍旁侧方或后方生者,且又有开展显微手术条件者,则可采用本术式。

3.手术入路选择

对鞍区手术入路的选择需要对神经放射影像学进行仔细的分析,头颅平片需包括特殊的鞍区透射角度,也应包括断层扫描及前后位及侧位片,需要特别注意蝶窦及蝶鞍的关系、蝶窦的气化情况及骨质的异常及不对称。CT及MR已经代替了以往的头颅断层X线扫描,用于对肿瘤向鞍上生长的评估;脑血管造影可用于判断肿瘤的生长方向及Willis环动脉瘤的鉴别诊断。

鞍区占位的手术入路选择仍然存在争议,没有一个大家公认的标准来决定是否一定采用经颅手术或经蝶手术。对于大型或巨大型垂体腺瘤的手术治疗,取经蝶入路还是经额底入路或其他入路,国内尚无统一观点。但一般认为,当肿瘤位于鞍内或肿瘤的鞍上部分没有超过视交叉时,可选择经蝶入路。经蝶手术不仅可在直视下切除垂体腺瘤,而且可较好地观察正常垂体和减少并发症,因而该术式已越来越多被采用。经蝶手术时间短,术中多能见到正常垂体,故能避免损伤之,因此内分泌异常能更好地获得改善,术后反应轻,患者恢复快,并发症少。虽然可以通过经蝶

入路刮除突向鞍上及鞍旁的肿瘤,但鞍旁肿瘤难以完全切除,不适合经蝶入路。许多患者就诊时肿瘤已属大型或巨大型,且通常出现视力障碍,因此许多学者往往采用经额底入路,以便视神经迅速获得减压,同时也认为经额底入路可以尽可能多地切除肿瘤,但事实是该术式较经蝶入路创伤大,且并发症多,尤其对视力明显受损的患者,全切更具高危性。另外一些学者则认为在全切除肿瘤的同时,应争取保留残余正常垂体。切除大腺瘤时常难以看到垂体和垂体柄的全貌,多不敢贸然行肿瘤全切。呈侵袭性向鞍隔上及海绵窦生长的巨大肿瘤,无论采取哪种入路均难以全切。随着微创技术的不断完善,术中应用MRI更能清晰显示肿瘤的切除范围,而借助内窥镜经蝶切除肿瘤,则无需经鼻中隔或经唇下,损伤更小,因而经蝶入路将得到更加广泛的应用。

二、垂体腺瘤的显微手术治疗

(一)经蝶窦入路

经蝶入路适合于基本位于中线方向生长、蝶窦气化良好的垂体腺瘤,在显微镜下用磨钻磨除颅底骨质,将鼻黏膜从蝶窦前壁上剥除后推向内侧形成一个黏膜鼻中隔瓣,打开入路侧蝶窦的前壁,去除蝶窦内的分隔。骨性鼻中隔梨状骨可以作为标志保证在打开蝶窦前壁时保持正中线,而蝶窦内的骨性分隔变化较多,如果很好地分析术前的CT扫描,蝶窦内的骨性分隔也可以作为解剖标志。切除肿瘤的顺序应先吸刮一部分后,按从下一层一层向上吸刮的顺序进行,以免鞍隔过早塌陷影响进一步的肿瘤切除。

1.经蝶入路的适应证与禁忌证

(1)经蝶入路的适应证　传统经蝶窦入路仅用于切除局限于垂体窝内的垂体腺瘤。蝶窦和垂体窝是本手术的主要显露区域。本入路的后下界为鼻底、后鼻孔和鼻咽部,术野后部结构为斜坡的上、中部。经蝶式式既要考虑到腺瘤的部位、形态,又要考虑穿经的解剖结构的功能状态。此手术通过蝶窦为海绵窦或鞍上区提供了较安全

和创伤小的方法,除纤维型垂体腺瘤外,适于所有类型的垂体腺瘤,尤其是对年龄在70岁以上的老年人或全身状态较差者,宜采用此手术。

目前,经蝶入路手术主要适用于以下情况:①各种鞍内肿瘤,如各种类型的垂体微腺瘤、突入到蝶窦的肿瘤、Cushing病、肢端肥大症、催乳素腺瘤等分泌性垂体腺瘤;②无分泌性垂体腺瘤,位于鞍内或向鞍上生长者,药物治疗无效者;③各种类型的大腺瘤(直径11~39mm),垂体腺瘤自鞍内扩展生长者,如主要由鞍内向下生长达蝶窦内、向上呈圆柱状生长达鞍上视丘下者;④垂体腺瘤伴有囊性变或垂体瘤卒中,无颅内血肿或蛛网膜下腔出血者;⑤垂体腺瘤合并空蝶鞍,伴有脑脊液漏者;⑥肿瘤虽向颅内扩展,但存在视交叉前置或交叉前间隙狭小、无法经颅切除者或因开颅术易损伤视神经者;⑦垂体腺瘤患者,视力急剧下降,为肿瘤压迫视交叉之故,经蝶手术垂体瘤切除,可解除压迫,改善视力;⑧肿瘤虽向鞍上延伸,但无哑铃状狭窄,也不向鞍旁等其他颅内部分扩展者;⑨巨腺瘤(直径≥40mm)或大腺瘤,无论生长方向如何,目的仅行肿瘤部分或大部分切除以达视神经减压效果,改善视力,为开颅术或/和放射治疗做准备者;⑩为了取得鞍内肿瘤处理标本,以确定诊断者,及年老体弱,不能耐受开颅手术者。对不适于开颅手术,而又需行垂体瘤切除者,如年迈体弱、视力下降极度严重、肿瘤有广泛浸润者仍然可以采用经蝶入路。

垂体腺瘤若按肿瘤的级别进行分类,则以下情况适于经蝶手术:①无明显鞍上扩展的Ⅰ、Ⅱ、Ⅲ、Ⅳ级或0、A级肿瘤,其中尤其是内分泌功能活跃的肿瘤。如垂体腺瘤所致的闭经泌乳综合征、进展型巨人症或肢端肥大症、Cushing病或其他鞍内型垂体肿瘤。②有明显向蝶窦侵蚀的Ⅲ、Ⅳ级肿瘤,无视力视野改变或稍有改变者。③向海绵窦侵蚀的E级腺瘤而无明显视力、视野改变者。④对有明显鞍上扩展的A~B级肿瘤,如无严重视力损害。有蝶鞍及鞍隔孔扩大(冠状位CT扫描见肿瘤影像呈圆形而非哑铃形),示经

蝶窦入路可向鞍上操作,且鞍上瘤块严格位于中线,左右对称者。

(2)经蝶入路的禁忌证　应用窥器从中线至两侧面所成的术野宽度均为5~10mm,切除侧方的病变需用刮匙。用带角度的Fahlbusch刮匙可切除中线两侧20~30mm的肿瘤,如鞍区病变上缘清楚而光滑,往往提示鞍隔向上推移,可经蝶窦入路切除。如病变呈不规则形,提示肿瘤向鞍上侵袭性扩展,不适于经蝶窦入路手术。这类肿瘤的鞍上扩展部分在术中不大可能进入垂体窝内。经蝶入路中约10%的肿瘤不能被切除,其原因是由于部分垂体腺瘤质地坚硬,已纤维化的肿瘤不能随着体积的缩小陷入鞍内,因而无法全切肿瘤致鞍上残余肿瘤太多,邻近结构不能得到充分减压,症状改善不明显。

目前认为,以下情况不适宜经蝶手术:①凡患有鼻部感染或急性或慢性鼻炎、鼻窦炎及蝶窦炎者,黏膜水肿充血,术后易发生颅内感染,及有鼻中隔手术史者不宜采用经蝶入路。②鞍上瘤块较大(C级)或向前、中、后颅窝扩展(D级),或巨大垂体腺瘤向侧方生长,达颈内动脉外侧,伸向颞叶;向前生长达额叶底部,向后方生长达鞍背后面不愿行或不宜行二期手术者,或明显的侧方扩张侵犯海绵窦者。③蝶窦气化不良呈甲介型者,如必须采用经蝶窦入路则应在X线电视透视监视下,用微型钻磨开蝶鞍前方的骨质。④蝶窦气化过度,视神经与颈内动脉可显露在蝶窦黏膜下,术中易致损伤。⑤冠状位CT扫描见鞍上与蝶鞍内的瘤块呈哑铃状,提示鞍隔口较小,经蝶窦手术不易达到鞍上,且鞍内瘤块切除后,鞍上瘤块不易在颅内加压时降入鞍内。⑥肿瘤的鞍上部分较大(B~C级),且视力视野损害严重,经蝶窦手术不能进行充分视神经减压,术后视力视野恢复不如经颅显微手术。垂体腺瘤质地较硬时,切除亦不满意。

2.常用经蝶入路的手术方法

经蝶入路切除垂体腺瘤的手术方法有多种,包括经单鼻孔蝶窦入路、经筛窦入路等。但这些手术入路仅为进入蝶窦的方式不同,而在

蝶窦腔内、鞍内或在颅内切除肿瘤的操作雷同。体位均采用Cushing推荐的仰卧位,床头降低10°～15°,使患者头部呈略过伸位。

3.经蝶入路的肿瘤切除方法

（1）打开鞍底　骨凿凿开或微型磨钻磨开鞍底,"十"形切开鞍底硬膜后,即可见较软而质脆的肿瘤自硬膜切开处挤出,用小刮匙沿各个方向逐步刮除鞍内的所有肿瘤和侵入蝶窦的肿瘤。受压变薄的垂体组织通常位于蝶鞍的后部,或在鞍隔下或邻近外侧的海绵窦壁,需细心辨认。

（2）肿瘤切除　先切除鞍内肿瘤,再切除鞍上和鞍旁的肿瘤。鞍内部分肿瘤切除后,鞍上部分肿瘤通常会自动坠入鞍内。压迫双侧颈内静脉、应用呼气末正压(PEEP)(8～12cm水柱)通气或间隙性应用valsalva效应,可增加蛛网膜下腔液压,进而传递至肿瘤包膜,促使鞍上部分肿瘤下移降入鞍内。待肿瘤降至鞍内后,再予以切除,直至完全切除鞍上部分肿瘤。远离中线2～3cm的侧方肿瘤,可用小刮匙刮除,遇出血通常可用明胶海绵压迫止血。

①蝶窦肿瘤切除:肿瘤可推移或侵犯蝶窦黏膜,用镊子或刮匙予以切除。若病变质韧,则用显微剪刀剪除。切除蝶窦黏膜时,中线部位出血可用双极电凝止血,对侧方的出血,则以成角的双极电凝或以明胶海绵压迫止血。

②斜坡肿瘤切除:根据肿瘤的质地,分别采用刮匙、切瘤镊或吸引器切除肿瘤。韧性肿瘤则用显微剪或经电凝后予以切除。显露范围可至斜坡硬脑膜,这也是切除范围的后界。对于侵犯并穿破硬脑膜的肿瘤,不可经硬脑膜上的缺口进入后颅窝追寻肿瘤,因难以控制硬脑膜后方的血管出血。用金刚钻磨去被侵犯的骨质至正常骨组织,骨质内血管常在使用磨钻时即闭塞,对于难以控制的骨质出血,可在磨钻头上涂以骨蜡加以磨除,以达到止血的目的。

③鞍内肿瘤切除:切开鞍底部硬脑膜,电凝其边缘使之收缩。鞍底硬膜两侧可开至见到海绵窦出血为止。这种出血可用明胶海绵压迫或用双极电凝止血。如垂体覆盖病变,应在其中线处切开,以减轻垂体损伤,再以刮匙切除肿瘤。如遇肿瘤包膜,首先将包膜内肿瘤切除,应用显微剥离子或垂体钩在包膜外行钝性分离,并向中线方向牵拉包膜,使肿瘤包膜逐步与周围结构分离。

④鞍旁肿瘤切除:发源于垂体窝的病变可使海绵窦局限性受压移位,或整个海绵窦受压移位。有些病变则可出现海绵窦局灶性或弥漫性侵犯。使海绵窦受压移位的鞍旁病变,可用刮匙向侧方切除中线旁2～3cm的鞍旁病变。用成角的Fahlbusch刮匙还可作远侧方操作。如刮匙所触及的为平滑的海绵窦壁,提示向鞍旁发展的为非浸润性病变。侵蚀海绵窦的鞍旁病变依鞍部病变对海绵窦的侵蚀程度可分局灶性与弥漫性两种。术中可见到海绵窦内侧壁硬膜出现穿孔或缺损。用刮匙进入海绵窦静脉丛,如静脉被肿瘤所阻塞,在切除肿瘤时可无明显的静脉出血。

⑤鞍上肿瘤切除:在鞍内瘤块切除后,若蝶鞍较大,则肿瘤的鞍上部分可通过脑搏动而自行坠入鞍内。如肿瘤落入不理想,则可请麻醉师增加胸内压力或压迫双侧颈部静脉,或通过术前腰穿预置于椎管内的引流管注入生理盐水,利用增加颅内压力的办法,将鞍上的肿瘤推落于鞍内。有时,使用呼吸末正压通气或压迫双侧颈静脉致颅内压升高可使鞍上肿瘤下移进入垂体窝;也可在X线电视透视下用环形刮匙伸到鞍上将肿瘤分块切除,直到鞍隔落下并出现搏动。对于技术未成熟的术者,鞍隔孔上方禁用刮匙刮除或其他操作,否则可导致视路损伤或产生不可控制的出血。注意不要损伤鞍隔漏斗柄处的蛛网膜,由于肿瘤的鞍上部分与鞍隔及蛛网膜常有粘连,操作必须轻柔,不可用力牵拉。一般鞍隔孔的蛛网膜如无破孔,则无脑脊液流出;如有脑脊液流出,则表示蛛网膜囊已有撕破,需用肌片、脂肪块等堵住漏孔,并应妥善修补鞍底,以防术后脑脊液漏。

（3）不同大小肿瘤的切除方法

①垂体微腺瘤的切除:直径5～10mm的垂体微腺瘤(Ⅰ级)多生长于垂体组织内部,表面上不易看出。较大的微腺瘤可使该区垂体表面隆起。Hardy(1973)根据术中观察发现,各种内分

泌功能不同的腺瘤好发于垂体的不同部位,如催乳素细胞腺瘤多发于垂体侧翼的后部,生长激素细胞腺瘤多发于侧翼前部,促肾上腺皮质激素细胞腺瘤多发于垂体中间叶深部,促甲状腺激素细胞腺瘤多发于中间叶的表面。这种情况似与垂体内各种不同细胞的分布情况密切相关。由于正常垂体前叶可分为两个侧叶与一个中间叶,其中侧翼嗜酸性细胞多,分泌催乳素或生长激素;而中间叶嗜碱性细胞多,分泌促肾上腺皮质激素或甲状腺刺激素等。与该激素分泌亢进性腺瘤的分布情况基本相同。了解上述微腺瘤位置分布的特点,对手术探查确定肿瘤部位非常重要。因此,在垂体微腺瘤手术时,切开硬膜后如有局部垂体变软或外突等改变,即可于该处直接探查;如垂体表面无改变,则可在垂体表面先作一横行"＋"形或"＋＋"形切口,然后按上述原则在预定的肿瘤发生部位分开垂体组织,寻找肿瘤。有时还可在垂体表面略施压迫以将瘤体挤出。如能看清肿瘤组织,则可将切口扩大,用活检钳或吸引器切除肿瘤。由于肿瘤与正常垂体组织无明显分界,为了防止肿瘤复发,最好在手术中切取周围组织进行冰冻切片检查,直至达到正常垂体组织时为止。

②大腺瘤切除:大腺瘤如未突破垂体包膜则多较浅在,在硬脑膜切开后垂体前叶突出,轻触较柔软处即为病变所在。如肿瘤已突破垂体包膜,则硬脑膜切开后瘤体立即膨出,且与硬膜粘连或侵蚀硬膜使之增厚变脆。大型腺瘤有时一期手术难以达到满意的切除,可分期手术(图5-5-1)。一期切除鞍内绝大部分肿瘤,待鞍上和鞍旁肿瘤坠入鞍内后,进行第二期肿瘤切除。约85%以上的垂体腺瘤组织质软,易被吸引器、小刮匙或小咬钳切除。约5%的瘤体有较多纤维组织(约占催乳素腺瘤的30%,肢端肥大症及非分泌性嫌色性腺瘤略高于此),由于致密的纤维组织连接周围结构,且质地坚韧,直接切除较为困难,可用电灼器烧灼切除,瘤床用双极电凝或明胶海绵止血。如肿瘤体积不大或未向鞍上发展,则于肿瘤切除后可看到外观充血呈橘黄色的垂体,如瘤床边缘整齐,则可认为肿瘤已完全或次

全切除。有的主张还要切除周围正常垂体组织,只要前叶有1/10保持完好,就不需要长期的术后替代疗法。

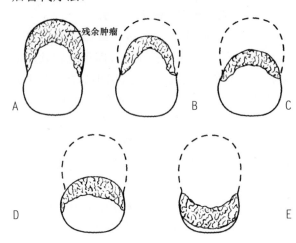

残余肿瘤

图5-5-1 垂体大腺瘤分期切除。A,第一步,切除鞍内绝大部分肿瘤;B,术后1周复查,鞍上肿瘤开始坠入鞍内;C和D,术后1个月和3个月,鞍上肿瘤明显坠入鞍内;E,鞍内肿瘤已完全坠入鞍内,进行第二期手术

4.经蝶手术优缺点

(1)经蝶垂体腺瘤切除术的优点 经蝶入路特别适合于垂体微腺瘤的切除,手术的目的是选择性地切除肿瘤而保留正常垂体组织及功能。经蝶入路,尤其对沿纵轴线生长,且MRI提示鞍隔相对完整的垂体肿瘤,不论肿瘤是大型还是巨大型,除了纤维性及哑铃状,均能获得较满意切除。

①使鞍内病变处于直视之下,明辨正常组织和肿瘤,在选择性地切除肿瘤的同时保留包括垂体柄在内的正常结构。经蝶术中均可见到鞍隔在肿瘤全切后塌陷,且直视下均较完整,但明显变薄,部分甚至如蛛网膜般透明,或者呈蛛网膜样,有时能看到垂体柄(多呈橘红色)。

②对于向鞍上生长的肿瘤,因有鞍隔保护,手术操作对周围结构的干扰较轻,不易直接损伤视神经、视交叉和下丘脑。

③肿瘤切除的彻底性高,内分泌功能保留率高,视力视野恢复率高。Shou报告了一组自1981～2004年完成的4050例垂体腺瘤经蝶手术病例,在近6年中,手术全切率分别为:Hardy

Ⅰ级,97.3%;Hardy Ⅱ级,95.2%;Hardy Ⅲ级,90.4%;Hardy Ⅳ级,47.4%。1987年之前手术全切率为87.6%,1987～2003年手术全切率为96.9%。

④手术需时短,创伤轻,从外表看不到切口,有利于美容。而且年轻患者的肿瘤组织较脆,呈灰白色,较易刮除或吸除,又有利于美容需要。

⑤比开颅手术创伤小,损伤轻。术后并发症少,反应轻,恢复快,死亡率低。

(2)经蝶垂体腺瘤切除术的缺点

①经口、鼻黏膜,属污染性手术,感染机会增加。

②不能直视向鞍内发展的肿瘤和附近的视神经、动静脉、下丘脑等。

③鞍上发展的质地韧、硬的大腺瘤难以彻底切除。年龄大于55岁患者,肿瘤质地大多坚韧(如两组无法全切者瘤组织均坚韧),经蝶手术全切除有一定的困难。

④鞍内腺瘤发展到前、中颅窝和斜坡后的无法全切除。

⑤鞍蝶正常或鞍隔部狭窄少于1cm的难以作鞍上肿瘤切除。

(二)经颅入路

Horsley于1889年首先采用这一术式,1968年以前此术式成为经典的垂体腺瘤手术。现在,几毫米的垂体瘤很早即可诊断,即使向鞍上伸展的大腺瘤、甚至巨大垂体腺瘤亦可安全地在显微镜下经蝶切除,但对于向鞍旁发展或累及中颅窝的垂体瘤依然需要开颅手术。由于垂体腺瘤生长与扩展的方向不同,经蝶与经颅手术入路终难互相取代而各有其存在的价值。据Guiot(1973)报道,在其个人手术的563例垂体瘤中,只有28%的病人绝对适于经蝶窦入路,10.5%绝对适于经颅入路,其余61.5%的病人采用上述两种入路中的任何一种均可取得满意的治疗效果。但由于当时经颅手术的死亡率及致残率均较经蝶窦手术高,故最后都采用经蝶窦手术。随着微创颅底外科技术的发展,经颅内手术的微创性、安全性与准确性明显提高,在开颅直视下手术,可以更清晰地显露肿瘤上极与视神经、颈内动脉及垂体柄的关系,从而有助于上述结构的保护,且能更多地切除延伸到鞍上的肿瘤。对大型、巨型垂体腺瘤向鞍旁生长者,采用经颅手术能更好地达到治疗目的。因此,其适应证又有逐渐扩大的趋势。

1.经颅手术的适应证与禁忌证

(1)经颅手术的适应证

①大型、巨型垂体腺瘤向额底、鞍旁或鞍背后方扩展者,包括进入海绵窦、额叶、颞叶、视丘下及脚间窝等方向生长者。

②蝶窦气化不良(即甲介型蝶窦),经蝶入路困难者或鼻腔或鼻窦存在炎症不适宜经蝶手术者。经蝶入路术后肿瘤残留,需进行第二次手术切除垂体腺瘤者,亦可优先采用经颅入路。

③高度向蝶鞍上方扩展的肿瘤,鞍上肿瘤呈分叶状生长者,或巨型垂体瘤向鞍上发展且存在哑铃状狭窄或鞍内部分肿瘤小而无蝶鞍明显扩大者。

④当鞍内肿瘤向下侵入蝶窦,且鞍上肿瘤也较大,估计单一的经蝶入路或额下入路均难以完全切除肿瘤时,可取额下-经蝶入路。

(2)经颅入路的禁忌证

①身体体质太差或主要脏器功能不能耐受手术者。

②相对禁忌证,如月经期,需停经2～3天后手术。近两周内服用阿司匹林,需停药2～3周后手术。

2.经颅入路的手术方法

(1)麻醉与体位 手术多在全麻下进行。仰卧位,上身略抬高15°～30°。具体头部位置随经颅入路的方法不同而略异。一般经额外侧入路,头略偏向对侧15°,经翼点入路则偏向对侧约30°,头后仰约15°,以利上抬额叶及暴露蝶鞍部。

(2)额下入路的主要手术步骤 额下入路是Cushing提出的经典式切除鞍区肿瘤的手术方法。经硬脑膜内抬起额叶,显示嗅束和视神经而达到垂体区。习惯上作右额开颅。若肿瘤偏向一侧,则选择损害较重侧或肿瘤向鞍旁伸展较明显的一侧进行手术。

额下入路切除肿瘤,多从第Ⅰ间隙切除,因此入路对第Ⅰ间隙显露最佳,而对第Ⅱ间显露不如额外侧入路(图5-5-2)。

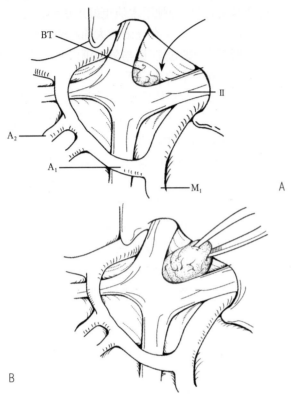

图5-5-2 从第Ⅰ间隙切除肿瘤。A,进入第Ⅰ间隙的径路;B,将肿瘤向前上方牵引分离

(3)额外侧入路的主要步骤 如果肿瘤向上达到第三脑室底或已经推移第三脑室,建议采用经额外侧入路。

①打开蝶窦,切除鞍前壁的肿瘤:对于鞍隔角小于90°者,采用额外侧入路,在鞍前壁区形成手术的盲区。术中需打开蝶窦,联合经蝶入路切除鞍前壁的肿瘤(图5-5-3),肿瘤切除后再修补之(图5-5-4)。

②鞍内肿瘤壁的处理:肿瘤壁切除包括鞍上与鞍内两部分肿瘤壁的切除。鞍内肿瘤全切后,用弯头双极电凝电灼四周的肿瘤壁,包括海绵窦的内侧壁,以进一步处理侵入肿瘤壁内的肿瘤。如果肿瘤壁上仍残留肿瘤,一般凹凸不平,触之较软,且表面常有渗血;鞍内肿瘤全切后,其四周的肿瘤壁,显微镜下显得光滑、平坦,并有一

定的韧度,一般不会出现渗血。如有少许出血,可置入止血纱布或明胶海绵并用棉片压迫,可以达到满意的止血目的。此时,不仅鞍内肿瘤已经全切,而且已电灼处理了鞍内肿瘤壁。

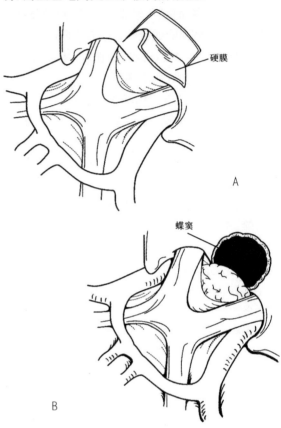

图5-5-3 打开蝶窦。A,"U"切开鞍结节的硬膜;B,磨除鞍结节的骨质,创造进入蝶窦的手术通道

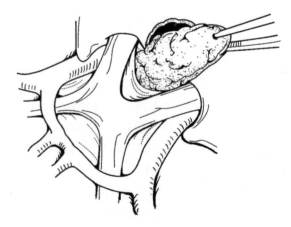

图5-5-4 肿瘤切除后,用条状筋膜和脂肪组织填塞,并用脑膜补片和生物蛋白稳定修补之

③鞍上瘤壁的分离与切除：继续用活检镊进一步切除鞍上肿瘤。当视神经、视交叉得到充分减压后，在对侧视神经的内下方，将肿瘤壁牵向中线，并予电凝烧灼，使之变黄、皱缩。此时，对侧视神经与其下肿瘤壁之间的间隙明显增大。紧贴肿瘤壁的表面，在蛛网膜下腔电灼并剪断来自垂体上动脉、硬脑膜、颈内动脉、视神经及视交叉等处的肿瘤新生供血血管。沿对侧鞍膈外侧缘，剪断鞍上的肿瘤壁，达鞍背的中点。同时游离对侧鞍上肿瘤壁并牵向前、下、内方；此时鞍上的肿瘤向前、向下、向鞍内移位，并出现于术野内，继续切除鞍上肿瘤，仅余瘤壁，瘤壁厚度约1mm，无论在囊内囊外均可用吸引器或镊子将瘤壁提起。用同样的方法，处理同侧瘤壁。这样就沿鞍结节、对侧鞍膈外侧缘、鞍背及同侧鞍膈外侧缘将整个鞍上瘤壁环形剪下，鞍上的肿瘤壁已与鞍内肿瘤壁完全断离，形如囊状。然后将肿瘤囊壁牵向前下方，同时电灼并剪断来自视交叉后下部、视丘下部及其他部位的新生供瘤血管及其粘连，即可找到垂体柄。紧贴垂体柄，小心电灼与垂体柄相连的肿瘤壁，之后切断。小心将此囊状瘤壁从视丘下区取出，鞍上的瘤壁即已全切。

3.经颅入路的技术要点

（1）脑组织保护　术中应充分打开脑池，释放脑脊液，在脑组织松弛状态下进行牵引。在抬起额叶前，撕开侧裂池的蛛网膜，吸除脑脊液，待脑组织张力减低后，再抬起额叶，进入额底。术中应尽量采用自持脑牵开器，以免手持脑压板压力不稳定而致额叶挫伤及损伤下丘脑。

（2）肿瘤供血动脉的处理　大型、巨大型垂体腺瘤的供血除原垂体供血系统外，尚有新生供血动脉，即来自硬脑膜、视神经及视交叉的营养血管亦参与肿瘤的血供。对来自硬脑膜的新生血管，用双极电凝直接电灼硬脑膜即可；对来自视神经、视交叉肿瘤的新生供血血管时，先将神经分开，然后紧贴肿瘤壁电灼并剪断血管，这样做可避免造成对视神经、视交叉的损伤；对来自被压迫血管（母血管）的新生血管，要先处理新生血管的肿瘤端，然后电灼剪断，不可先分离新生

血管的母血管端，以免新生血管在母血管的发生处破裂而造成凶猛的出血。尤其是处理鞍内的动脉供血血管时，应先处理肿瘤端（远心端），再处理近心端。如果先处理近心端，新生的血管容易在颈内动脉发出处断裂，出血凶猛，止血相对困难，应予重视。

（3）视神经和视交叉的保护　对于巨大鞍区肿瘤，首先要保住视力，手术要充分给予视神经减压，而且又由于视神经和视交叉常常发出新生供瘤血管，需显微镜下锐性解除视交叉前、下的粘连，电灼并切断新生血管，手术切除肿瘤尤其是切除包膜时更要注意保护供应视交叉的穿通动脉。在大型、巨大型垂体腺瘤中，视神经往往被挤压上抬，向后、向上移位，并向两侧移位，同时视神经被拉长变扁。而受压最严重者是肿瘤将视神经顶向大脑前动脉A_1段，使该处的视神经受下方肿瘤和上面的大脑前动脉A_1段双重压迫，此处的视神经变性也最明显。视力缓慢进行性下降达0.1以下者，视神经与视交叉往往与肿瘤壁发生紧密粘连。此时，视神经、视交叉的张力极高，而且有部分视神经纤维已变性，容易受到损伤。因此肿瘤的切除应优先在Ⅰ间隙进行减压，先将囊内肿瘤切除，使囊壁塌陷，再清除鞍上和鞍后的肿瘤，最后才处理肿瘤壁。用双极电凝夹住肿瘤壁的内外侧，电灼使瘤壁皱缩。瘤壁与视神经之间的间隙扩大，如果有从视神经向肿瘤生长的新生供血动脉，于肿瘤端电灼此动脉，然后切断，如果有粘连，锐性分离，使视神经从肿瘤表面分离出来。同时，对视交叉的保护方法也是如此。在没有进行瘤内充分切除肿瘤，瘤壁塌陷，使视神经、视交叉减压之前，是不能对视神经、视交叉进行松解的。即使视力完全丧失，也应当力求保持视神经完整，以期术后视力恢复。

（4）垂体柄的辨认与保护　垂体腺瘤向鞍上生长时，垂体柄往往发生移位和变形。在切除肿瘤壁前必须确认垂体柄。垂体腺瘤保护垂体柄不难，即使是大型肿瘤，也比颅咽管瘤容易确认和保护，绝大多数可解剖和功能保留垂体柄。由于肿瘤增生的过程中，巨大的肿瘤使下丘脑受挤

压向上移位,也使垂体柄的扭曲变细长和发生移位,多数是向后上移位,因此,切除后方的肿瘤时要注意对垂体柄及颈内动脉发出的垂体上动脉的保护,该动脉供应垂体柄、漏斗、内侧隆起、灰结节等结构。它的辨别点是在垂体柄上呈蔓状包绕的血管,不要随意电灼。伴有纵行血管的乳橘色柄即为垂体柄,切除该处的肿瘤壁时,不要误伤垂体柄。

(5)垂体腺瘤壁的处理　垂体肿瘤是否有瘤壁,至今仍有争论。作者认为大型、巨大型垂体腺瘤是有瘤壁的。由于肿瘤向鞍上、鞍外膨胀性生长,压迫、侵袭了周围垂体固有的包膜,使原垂体包膜成为垂体肿瘤实际包膜,如果肿瘤侵犯了硬脑膜,则硬脑膜也成为肿瘤包膜的一部分。文献报道的所谓垂体腺瘤的全切除,多数仅指切除肿瘤的实质部分,而并没有对瘤壁,包括被侵犯了的硬脑膜等一并切除。大型垂体腺瘤多数具有侵袭性,由于肿瘤壁已经受到肿瘤侵犯,为了降低复发率,还应将此瘤壁予以切除或处理。肿瘤壁切除可分为鞍上与鞍内瘤壁处理两部分。

1)鞍上部分肿瘤壁的处理

①左侧视神经下肿瘤壁的处理:采用右侧入路时,左侧视神经下方的肿瘤壁显露最清楚,先分离肿瘤壁与左侧视神经的粘连后,再用双极电凝夹住瘤壁并电凝之,即见瘤壁变黄、皱缩,使瘤壁与视神经、颈内动脉之间的间隙增大,有利于将视神经从瘤壁上分离。此时于直视下将左侧瘤壁轻轻拉向中线,电灼后分块切除。

②视交叉下瘤壁的处理:此处的瘤壁往往与视交叉前部粘连紧密,而且视交叉处常常发出新生供瘤血管,需先将此处瘤壁内残余的肿瘤切除干净,然后在显微镜下分离肿瘤壁与视交叉之间的粘连,电灼并切断来自视交叉的供血血管,然后将肿瘤壁从视交叉下面缓缓向前下方分离出来,再将瘤壁内残余的肿瘤切除干净,然后切除瘤壁。

③右侧视神经下肿瘤壁的处理:右侧视神经与颈内动脉也常常向肿瘤发出新生血管,需将此处的瘤壁向中线、向前轻轻牵开,使瘤壁与视神经、颈内动脉之间的间隙加大,电灼并切断向肿瘤供血的新生血管,边电凝边离断右侧肿瘤壁,使肿瘤壁与视神经、颈内动脉分离。然后于右侧视神经与颈内动脉之间的间隙将肿瘤推向内侧,在牵引肿瘤壁时,若牵引困难,说明瘤壁内残余肿瘤较多,需先再将残余的肿瘤进一步切除,然后从视交叉间隙牵出右侧囊壁,分块切除。

④分叶处囊壁的处理:当肿瘤周边长出小的肿瘤,即出现分叶时,此处的肿瘤壁往往破裂,从囊内切除分叶的肿瘤,则有可能从破口进入脑组织内并破坏瘤周脑组织的重要结构。处理该处的肿瘤壁时,应先从肿瘤壁的内将肿瘤实质切除,再从肿瘤壁的外侧沿蛛网膜间隙分离,然后用双极电凝夹住肿瘤壁的内外两侧,电灼后切除。

⑤垂体柄周围瘤壁的处理:垂体柄的位置随肿瘤的生长方向不同而异。多数垂体柄位于视交叉的后下方、鞍背的上方。如果肿瘤向中线生长,则垂体柄位于肿瘤近中线的后方;如果肿瘤向一侧生长,则垂体柄被挤向对侧。在实际操作中,如果垂体腺瘤向正中生长,垂体柄虽然位于正中,但在右侧入路时,由于头偏向左侧,此时往往看见垂体柄位于视交叉的右侧;左侧入路时,则垂体柄位于视神经的左侧。为了避免损伤垂体柄,术中应保留垂体周围2～3mm的瘤壁,以免损伤垂体柄。

2)鞍内瘤壁的处理

①鞍底肿瘤壁的处理:鞍底后部、鞍背及海绵窦的瘤壁在直视下,用双极电凝电灼处理;鞍底前部、蝶鞍的前壁则用单极或双极电凝"地毯式"电灼处理。此处的瘤壁往往含有海绵间窦的下窦,容易出血,可电灼或用明胶海绵压迫止血。

②海绵窦处肿瘤壁的处理:累及海绵窦的垂体腺瘤,有两种类型:一种是肿瘤真性侵袭海绵窦,使窦内静脉间隙完全消失,颈内动脉部分或完全被肿瘤围绕。这类肿瘤常见于巨大泌乳素细胞腺瘤和巨大生长激素细胞腺瘤。另一种是肿瘤仅压迫而未侵入海绵窦,MRI上显示,颈内动脉似乎被肿瘤部分包绕,但多不会被完全包绕。

这类肿瘤较多见于非激素活性肿瘤,手术时发现,肿瘤在邻近海绵窦和颈内动脉处有完整包膜,易被切除而不会引起出血。海绵窦被肿瘤侵犯时,可见颈内动脉上有一层薄薄的瘤壁及该动脉向肿瘤发出的新生血管,对于此层瘤壁可用低强度电流的双极电凝电灼处理。

三、垂体腺瘤疗效判定标准

垂体腺瘤手术后疗效主要由以下因素决定:肿瘤大小(分级)、有无周边浸润(分期)、术前激素水平高低、肿瘤能否全切、正常垂体保留程度以及首次或再次手术等因素,而其中以肿瘤是否全切最重要。肿瘤是否全切取决于肿瘤的发展阶段、大小,肿瘤的质地、肿瘤侵蚀硬膜与否等因素。显微神经外科普及以前的垂体腺瘤常属晚期,瘤体较大,有严重的内分泌、视力、视野改变及蝶鞍部骨质破坏等,手术治疗常仅限于切除延伸到蝶鞍上方压迫视神经或视交叉的瘤体,目的在于挽救视力,疗效的判断也仅以视力、视野的恢复情况为指标,内分泌症状很难改善。近年来,由于内分泌检查、神经影像诊断技术与显微神经外科技术的发展,其早期诊断和治疗水平明显提高。大小仅只有数毫米大小的垂体腺瘤,在出现视力、视野损害等症状前即可确诊,经显微手术可做到肿瘤全部切除,术后无视力、视野损害,且垂体功能可恢复正常。疗效判断除视力、视野外,更重要的指标为内分泌功能恢复情况。

1.生物学指标

(1) 治愈 肿瘤全切除,术后激素水平恢复正常。

(2) 有效 激素水平下降至术前的50%以上,但仍高于正常。

(3) 无效 激素水平下降不及50%或不下降。除测定激素值外,尚需作垂体功能试验,其他垂体功能指标恢复或保持正常,术前功能低下者恢复正常或术前正常者术后不变。

(4) 无变化 术后功能与术前相同。

(5) 恶化 术后垂体前叶功能较术前恶化。

2.临床指标

按术后症状恢复情况分治愈、好转及无效。临床判定标准如下。

(1) 优良 术后内分泌水平达到正常,临床症状消失,月经来潮,泌乳停止或妊娠。

(2) 有效 术前增高的激素下降,接近正常或较原有水平下降50%以上,临床症状减轻。

(3) 无效 术后激素下降不足50%,临床改善不显著。微型或小型垂体腺瘤全部切除后疗效优良或有效者达70%～90%;大型垂体腺瘤如切除彻底,疗效优良或有效者亦可达30%～70%;巨大或侵袭性垂体腺瘤很难全部切除,手术只能挽救视力或改善内分泌症状,术后需配合放射、药物及放射外科等辅助治疗,方能得到较好的控制。

3.术后复发

垂体腺瘤复发率一般为7%～35%,多发生在术后4年以后。垂体腺瘤复发与下列因素有关:①手术切除不彻底,肿瘤组织残留;②肿瘤侵蚀性生长,累及硬膜、海绵窦、骨组织等;③多发性垂体微腺瘤;④垂体细胞增生;⑤肿瘤本身的生物学活性。为减少复发率,术后需定期随访,观察临床症状的变化,必要时行分泌检查和放射学检查。

第六节　颅咽管瘤的手术治疗

一、颅咽管瘤的分型

1.颅咽管瘤的分型

颅咽管瘤的起源部位在漏斗部、垂体柄或垂体上部，多数肿瘤位于鞍隔之上，但瘤体大小和肿瘤生长方向各异，可向鞍上、第三脑室、第三脑室底、鞍窝、鞍旁等区域生长，甚至可扩展至蝶窦、额底、大脑纵裂、中颅窝、脚间池、斜坡和后颅窝。为便于选择手术入路，据肿瘤发生部位、生长方向和侵犯结构不同，大体上可分为以下几型。

（1）鞍内型　肿瘤向鞍窝生长，甚至侵犯蝶窦，小部分瘤体可位于鞍上。

（2）鞍内、鞍上型　肿瘤同时侵犯鞍内与鞍上区，即鞍内、鞍上部位的瘤体均较大。

（3）纵裂型　肿瘤向前上方生长，位于大脑纵裂间，将胼胝体嘴和膝部压向后方，肿瘤较大时可压迫门氏孔，引起阻塞性脑积水。

（4）第三脑室型　肿瘤向后上方长入第三脑室，可阻塞门氏孔，甚至长至第三脑室后下部，阻塞大脑导水管，引起阻塞性脑积水。

（5）脑底型　肿瘤也向后上方生长，但位于第三脑室外，肿瘤巨大时可长至脚间窝，但往往无脑积水。

（6）鞍旁型　肿瘤向外侧生长，扩展至颈内动脉池，甚至达鞍旁、海绵窦区。

（7）其他类型　少数颅咽管病可侵犯额底、中颅窝、后颅窝、额叶、颞叶或桥小脑角，或累及蝶窦，或同时侵犯上述不同部位的混合类型（图5-6-1）。

2.病理学分类

（1）按肿瘤形态分类　从大体上看，肿瘤可分为实质性、囊性、囊实混合性三种形态。肿瘤常由实质性和囊性两种成分组成，囊壁厚薄不一，以薄而光滑者居多，有的囊壁因钙化而坚韧异常。囊液呈黄色、棕褐色、棕绿色或深黑色（似机油样颜色），囊液内含胆固醇结晶，黏度由水样至淤泥样。颅咽管瘤常刺激周围脑组织产生神经胶

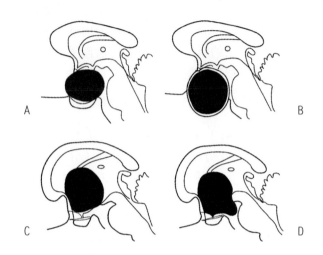

图5-6-1　颅咽管瘤的分型示意图。鞍区颅咽管瘤又分为隔上型(A)与隔下型(B)；第三脑室颅咽管瘤又分为室内型(C)与室内室外型(D)

质反应，形成"胶质样包绕"，成为脑组织与肿瘤之间的边界和屏障。有的肿瘤钙化融合成块，或连成蛋壳样。

（2）组织学分类　颅咽管瘤的组织学基本表现为巢状上皮细胞团和/或上皮细胞围成的囊腔，周围以疏松结缔组织或胶质细胞增生形成的假包膜。其病理分型分三类：鳞状乳头型、成釉质细胞型和混合型。成釉质细胞型肿瘤上皮细胞团中可见胆固醇裂隙、角蛋白样物质及钙盐沉积。鳞状乳头型肿瘤的实质部分可见分化成熟的复层鳞状上皮形成的乳突样结构，肿瘤内一般无胆固醇沉积，无钙化及角蛋白；混合性肿瘤表现为鳞状上皮细胞与成釉质细胞相移行，囊性部分的壁由二者共同构成，两种细胞成分的比例无一定关系。鳞状乳头型约占35%，成釉质细胞型约占46%，混合型占19%。镜下成釉质细胞型的钙化发生率为87%，鳞状乳头型为8%，这是在MRI上成釉质细胞型为混杂信号的原因。约50%的鳞状上皮型肿瘤为囊性，成釉质细胞型肿瘤中约90%为囊性。病理发现，儿童及青少年颅咽管瘤以成釉细胞型为主，瘤细胞生长活跃，多伴有钙化，较难全切，复发率高。成人以乳头

状鳞状上皮型较多；混合型可见于任何年龄，其特点介于两者之间。目前认为颅咽管瘤可能是二重起源，儿童型的肿瘤中心为成釉细胞进行性生长，含有栅栏样柱状包绕的胚胎牙苞（成釉型颅咽管瘤），这可能是胚胎起源的肿瘤。成人型肿瘤生长较缓慢，多由发育成熟的多层鳞状上皮构成。

3.临床分类

显微神经外科解剖的研究进展及颅底显微外科手术技巧的提高，促使颅咽管瘤按临床需要进行分类。根据颅咽管瘤在蝶鞍上方扩展的方向不同，将其分为四个类型，这对选择手术入路亦甚为重要。

（1）Ⅰ型　肿瘤向鞍上前方发展，主要侵犯视交叉前方间隙，使视交叉受压向后移位。

（2）Ⅱ型　肿瘤向鞍上前外方发展，主要侵犯视神经（或视束）与颈内动脉的间隙，使其扩大，颈内动脉床突上段受压向外弯曲。

（3）Ⅲ型　肿瘤向鞍上后外方发展，主要侵犯颈内动脉外侧间隙，在颈内动脉外侧与动眼神经之间向外膨出。

（4）Ⅳ型　肿瘤向鞍上后方发展，常侵入或位于第三脑室底部或为前述之室旁型（瘤体位于第三脑室底部的外侧），主要位于视交叉的后方，使视交叉前移（前置型视交叉）（图5-6-2）。

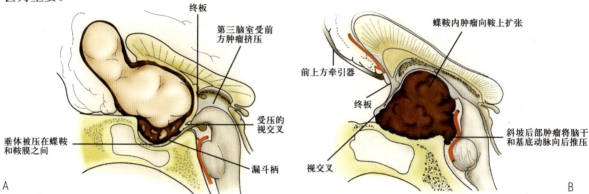

图5-6-2　颅咽管瘤的临床分型。A，Ⅰ型，肿瘤位于视交叉前，向额叶生长，终板和第三脑室底受压向后上方移位；B，Ⅳ型，肿瘤位于视交叉后，视交叉受压前置，肿瘤向后上方生长累及脚间池和第三脑室

4.肿瘤的分型与手术

（1）按肿瘤与鞍膈的关系分型　按照肿瘤发生于鞍膈上或鞍膈下，将其分为膈上型与膈下型。鞍区颅咽管瘤膈上型中，可突入颞叶内、外侧裂池、颈动脉池；膈下型肿瘤可突破鞍膈而蔓延至视交叉的上方。这些突出的肿瘤组织似乎都缺少完整的肿瘤包膜，虽侵入其他组织中，但易于分离清除，可视之为肿瘤的"侵袭行为"。

①膈上型：肿瘤位于鞍膈之上。影像学检查蝶鞍无扩大，鞍膈及鞍内结构基本正常。肿瘤可向鞍上、鞍旁、鞍后及第三脑室等方向发展，与垂体柄或下丘脑可有紧密粘连。

②膈下型：肿瘤发生于鞍内，影像学检查可见蝶鞍扩大。鞍膈随着肿瘤向鞍上、鞍旁及鞍后

等方向发展而膨胀，并紧紧包在肿瘤的表面。此型肿瘤可视为由鞍内部和隆起部两部分组成。隆起部的瘤壁覆有坚韧的鞍膈，而鞍膈附着于骨性蝶鞍上，增加了全切难度。

（2）根据肿瘤与第三脑室的关系分型　根据肿瘤与第三脑室的关系分为室外型、室内型和室内外形。肿瘤只局限于鞍区，第三脑室外，则为室外型；肿瘤仅限于第三脑室内者为室内型；肿瘤已扩展至脚间窝及鞍区，则为室内外形（图5-6-3）。

①室内型：肿瘤起源于第三脑室内。影像学检查见第三脑室前部扩大充满肿瘤，侧脑室显著扩大，蝶鞍正常，鞍区无肿瘤。

②室内室外型：肿瘤起源于第三脑室室内，

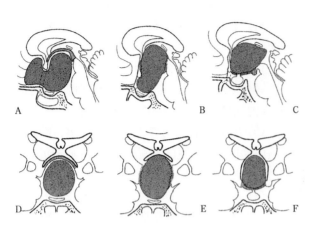

图5-6-3 颅咽管瘤与第三脑室的关系分型。A和D,示鞍上与第三脑室外肿瘤;B和E,第三脑室内外型肿瘤;C和F,完全第三脑室内肿瘤。虚线为第三脑室底

但已长大突破第三脑室而进至脚间窝及鞍区。影像学检查见瘤体大部分在第三脑室,脚间窝及鞍区也有肿瘤与之相连续,侧脑室显著扩大。本型须与鞍区颅咽管瘤向后上发展突入第三脑室引起脑积水者鉴别,后者影像学所见瘤体大部分在鞍区,术中经室间孔所见肿瘤表面,覆有一层被其顶起的室管膜。室内室外型可考虑采用胼胝体入路联合翼点入路。与室内型不同的是肿瘤切除后第三脑室底部必与鞍区相通,可见到脚间窝的基底动脉分叉、动眼神经等结构。

二、颅咽管瘤的术前评估

1.临床评估

术前应作全套内分泌检查和神经眼科检查,对危重患者和激素水平明显低下的患者,还应测定血清电解质,以便术前、术后纠治激素紊乱和水、电解质平衡障碍,也可作为术前对照、评估术后疗效的指标。

2.影像学评估

为了保证颅咽管瘤全切除的成功,防止邻近的神经和血管损伤,必须做到肿瘤的充分显露,这样就必须选择合适的手术入路。最佳的手术入路选择有赖于术前肿瘤精确的影像学定位。根据颅咽管瘤与第三脑室、下丘脑-垂体轴、视路、颈内动脉,甚至额叶、纹状体、边缘系统及乳

头体等结构的关系,确定肿瘤的生长类型,尤为重要的是确定肿瘤在鞍上区的扩展情况,以便确定手术入路。颅咽管瘤在MRI上主要有以下几种情况影响肿瘤的全切除:①肿瘤包绕颈内动脉床突上段及其分支,术中操作可能损伤供应下丘脑、基底结区的穿支血管;②肿瘤挤压视交叉致视交叉前间隙变小甚至消失,无法从此间隙切除肿瘤;③肿瘤囊腔通过颈内动脉内外侧间隙呈分叶状向中颅窝、脚间窝甚至后颅窝(斜坡、CPA区)等生长,可能存在后循环供血,分离囊壁及处理供瘤血管的难度增加,容易造成囊壁残留;④向后方生长与脑干形成粘连,肿瘤突破蛛网膜界面,分离肿瘤时可能造成损伤。

三、颅咽管瘤的相关问题

1.手术适应证

①伴有视力、视野障碍的颅咽管瘤。

②伴有颅内压增高的颅咽管瘤。

③临床上垂体-下丘脑功能障碍明显时,手术应慎重,尤其是成人颅咽管瘤。对失明很久的病人,手术切除肿瘤后视力已无望恢复,且无颅内压增高,不宜手术治疗。

2.颅咽管瘤的切除程度

颅咽管瘤为良性肿瘤,且患者大多年轻,根治手术对大部分患者仍是一种主要手段。与次全切除和部分切除相比较,全切除的优点在于:①有良好的手术效果。首次行根治性手术的患者与在以往行肿瘤部分切除、活检和放疗后再行根治性手术的患者相比,其生存率有明显的差别。肿瘤全切除的术后死亡率已由1990年以前的20%,下降到1995年的10%以下,到2000年报道术后死亡率为5%以下,目前已降到2%。肿瘤部分切除没有肯定的疗效,并可使手术区解剖结构紊乱,和周围结构粘连更加紧密,使二次手术的难度明显增加,更难以做到肿瘤全切除。②目前对大部分肿瘤没有其他好的治疗方法。部分切除存在高复发率,再次手术可增加手术危险性。首次手术未全切除,术后复发时,再次手术全切的难度大大增加,根治性手术已不可能,而且此后的

任何一次试图根治性手术和或者姑息性手术的结果都很差。

(1)肿瘤切除程度分级　根据术中和术后CT和MRI增强扫描分为：Ⅰ级，肉眼和影像学检查未见肿瘤；Ⅱ级，术中全切，影像学检查见鞍内或第三脑室底肿瘤残留，但未见强化；Ⅲ级，术中残留小片钙化或包膜，影像学检查见鞍内或第三脑室底小块强化肿瘤影；Ⅳ级，术中残留小块肿瘤组织，影像学检查见鞍内或第三脑室底有强化肿瘤影，但残留≤10%；Ⅴ级，术中残留大块瘤组织或大的钙化斑，影像学检查见鞍上池明显强化肿瘤影像或大块钙化。

(2)肿瘤全切除的理论基础　肿瘤全切除是指手术显微镜下切除全部肿瘤，术后影像学证实肿瘤消失。颅咽管瘤是境界明显的良性肿瘤，呈膨胀性生长，一般肿瘤浸润仅限于第三脑室底的灰结节，如能全切除可望获得治愈。任何微小的术后肿瘤残留都肯定要复发，因此力争彻底切除应作为首选。鞍上颅咽管瘤的血供多来自大脑前动脉、前交通动脉、后交通动脉与颈内动脉的穿支，瘤壁常与上述血管紧密粘连，有的比与视神经、视交叉、视束及下丘脑等神经组织的粘连更为紧密，但后循环很少参与颅咽管瘤的供血。显微解剖学研究亦证实，在肿瘤囊壁与神经结构之间存在一层胶质增生层，这是颅咽管瘤能获得全切除的解剖学基础。主张颅咽管瘤的治疗应争取早期诊断，采用显微技术，在不引起严重术后并发症和神经功能障碍的前提下，尽可能在首次手术时完成全切除。这一定要建立在对颅咽管瘤疾病全面深入认识的基础上，这些知识和技能包括：①颅咽管瘤的病理及其分型；②下丘脑-垂体的内分泌功能及病理生理，病情轻重的评估；③颅咽管瘤相关的局部显微外科解剖；④手术入路的选择；⑤颅底显微外科手术技巧；⑥内分泌替代治疗；⑦术前、术后的围手术期处理，特别是术后并发症的处理。近年来随着显微外科技术的提高和内分泌替代治疗的进步，极大地改善了全切除率和手术疗效。

(3)影响肿瘤切除的因素　颅咽管瘤是一种特殊类型的肿瘤。其特殊性在于：①从病理学角度上讲，它是一种先天性的良性肿瘤；②它和第三脑室、下丘脑、垂体柄以及鞍区重要血管、神经结构关系紧密，给手术造成很大困难，不易达到全切，这又不同于一般的颅内良性肿瘤；③肿瘤本身的特殊性，易造成术后下丘脑-垂体-肾上腺轴内分泌功能改变，使术后处理成为病人康复的重要环节。影响肿瘤切除的因素主要有：肿瘤的大小、生长方式、生长部位、组织特性、手术入路、手术设备以及术者经验等，尤其重要的是肿瘤与周围血管神经的相互关系。Sweet指出与肿瘤粘连最紧密的部位是视交叉、视束、垂体柄、下丘脑、颈内动脉、后交通动脉和脉络膜前动脉。有的肿瘤钙化融合成块或连成蛋壳状并通过丘脑下部，只要轻微摆动肿瘤即可造成下丘脑损伤，切除时不能勉强。愈早发现肿瘤，病灶越小，切除越容易。放射学发现有症状就诊者，肿瘤直径都在1cm以上，约13.5%的肿瘤直径超过4cm。肿瘤直径>3cm者，全切除较困难。Adamson报道非钙化肿瘤较钙化者手术效果好，而对非钙化者手术成人效果较小孩好。

根据颅咽管瘤的生长部位，可采取多种手术入路，但无论选择何种入路都要注意保护与肿瘤关系密切的垂体柄、漏斗、内侧隆起、灰结节、乳头体及前、后穿质等下丘脑神经结构，避免损伤垂体上动脉、前穿质动脉、乳头体旁动脉和丘脑后穿通动脉等细小动脉。目前有许多治疗颅咽管瘤的方法，但均难以达到满意的治愈，尤其是儿童颅咽管瘤的治疗，难度更大。努力的方向是术者应具备更丰富的相关知识和更娴熟的显微技巧，力争在第一次手术时达到全切。而术者对上述解剖结构的熟悉及显微外科技术掌握程度是手术成败的关键因素。

(4)肿瘤大小与手术切除的关系　颅咽管瘤的手术效果与肿瘤的体积直接相关。当鞍旁肿瘤扩展使视神经移位时，视神经在颅内行程中的两个特殊点容易受到损害：视神经在出视神经管口处容易被尖锐而固定的硬膜缘或者被跨过视交叉上面的A_1段所损伤。随着肿瘤的增大,在A_1段跨过视神经处,压迫视神经形成一条沟痕,除了影响视力外,还将导致A_1段的栓塞。Weiner等报道56例颅咽管瘤,其中小型肿瘤(直径<2cm)全切除率为100%,中型(2～4cm)为59%,大型(>4cm)则只有33%。肿瘤在鞍隔上、下径的大小是影响全切除最主要的因素,对于鞍隔上、下径>4cm的颅咽管瘤,由于肿瘤实质成分及钙化等与视丘下部的粘连,加之经颅手术视角的限制,肿瘤后上部容易残留,难以做到完全切除。肿瘤的囊性变是手术全切除的有利因素,完全囊性变的肿瘤,由于没有钙化斑等实质性肿瘤成分与周边结构的紧密粘连,常常可以沿囊壁将肿瘤完整剥离,而且囊腔的减压也为手术操作提供便利。鞍内肿瘤的术后残留主要体现在以下两种情况:①直径>1cm的钙化斑,其直径大于所有常用的手术间隙,质地坚硬而且不易破碎,占据了手术操作的宝贵空间,使得术中分离极为困难,钙化斑与视交叉、颈内动脉及其分支血管、海绵窦上壁等结构的紧密粘连使得强行摘除容易造成上述结构的损害。②肿瘤上部蛋壳样钙化与视丘下部结构粘连紧密,钝性分离容易造成视丘下部损伤,锐性分离可能损伤到供应视丘下部等重要结构的穿支血管,全切除存在困难。总的来说,94%的小型肿瘤(<2cm)患者能获得好的术后效果,而巨大的肿瘤(>6cm)患者能获得良好的术后效果者只有12.5%。这些大型肿瘤不仅影响视觉通路,也影响垂体-下丘脑轴,这是影响预后的关键性因素。

(5) 颅咽管瘤不能全切除的原因 肿瘤未能全切的原因主要有:①肿瘤较大,伴有钙化,质地坚硬;②肿瘤与视通路、下丘脑结构或穿通动脉等重要结构有紧密粘连;③肿瘤囊壁薄,与周围结构间隙不清,分离困难;④未能充分利用显微镜调节手术径路,视野限制未能见到残留肿瘤,术后影像检查发现肿瘤未能全切;⑤手术入路选择不当,显露不够;⑥术前病情严重,尤其是出现严重的皮质功能不全症状和体征,经积极的内分泌替代治疗无明显好转,只能行姑息性手术或分期切除手术;⑦术中病情变化,手术被迫终止。术前全面仔细地研究影像学资料,了解肿瘤生长类型和发展范围,选择合适的手术入路和解剖间隙,采用熟练的显微外科技术,熟悉肿瘤与周围重要结构的解剖关系,有助于提高肿瘤全切除率。

(6) 肿瘤全切除后复发的原因 颅咽管瘤全切除后,术后随访10年的患者,仍有10%的病例术后肿瘤复发。其可能的主要因素是:①全切除仍有肿瘤细胞残留可能;②手术过程造成肿瘤细胞移位生长;③肿瘤与第三脑室底无蛛网膜分隔,并在下丘脑呈浸润性生长。

(7) 肿瘤钙化对全切的影响 不论术前X光平片和CT上所显示的钙化形态和密度如何,术中所遇钙化大多数硬度较低,用取瘤镊即可轻易夹碎取出;少数钙化硬度较大,需用持针器或活检钳等器械才能夹碎;个别的钙化特别坚硬,需尝试用多种器械包括持针器、活检钳、微型磨钻、电凝或激光等。钙化未能取出的原因为与重要结构的粘连紧密有关。钙化块内含有肿瘤组织有关,残留的钙化块同样可导致肿瘤复发。

3.肿瘤的复发率与生存率

肿瘤的复发不仅与脑组织浸润有关,更重要的是与手术是否完全切除、术后是否放疗和肿瘤对射线是否敏感有关。颅咽管瘤的"肿瘤全切除"者的10年生存率和肿瘤复发率、分别为85%和10%～20%,次全肿瘤切除者分别为25%和75%,这表明肿瘤全切除应是治疗的目标。但肿瘤切除的彻底程度取决于肿瘤质地、大小、扩展范围、肿瘤包膜粘连情况,患者年龄、全身状况,以及手术医师的经验与设备条件等。通常,实体肿瘤直径>3cm,囊性肿瘤直径>5cm,肿瘤向脑深部蔓延,与周围重要结构粘连紧密者,以及患者年老体弱者,不宜或难以达到全肿瘤切除。对于儿童和年轻患者,则应尽可能地作全肿瘤切除。肿瘤的全切除和次全切除后加以放射治疗,肿瘤10年的复发率约为20%,10年生存率可达85%以上,疗效较为满意。Yaşargil报道颅咽管瘤术后平均生存时间为12.8年。

肿瘤复发主要发生在3个区域,它们位于旁

轴线上(显微镜视轴线以外)。第一个区域位于颈内动脉膝部的鞍旁区,该区域由于不能直视,手术操作困难,或者由于肿瘤与临近的颈内动脉有严重粘连而无法手术全切;第二个区域是受压迫或移位的漏斗和乳头体部,该区域有时不能分辨正常组织和病理组织;由于肿瘤部分牢固地黏附在视交叉下面而无法直视,肿瘤不能完整地切除,这是第三个常见复发的部位。以下因素是造成术后复发的主要原因:术中遇到有肿瘤钙化,肿瘤与下丘脑结构或穿通动脉粘连;肿瘤囊壁不能与周围结构分离,术野限制和手术本身以外的原因等,难以达到肿瘤全切除,而这被称为肿瘤残留。

四、颅咽管瘤的围手术期处理

1.术前准备

(1) 精确定位 选择适当的手术入路,最重要的是弄清肿瘤大小、形状、质地(囊肿抑或实质和钙化性肿瘤)及其与周围结构的关系。CT或MRI检查,可以精确定位肿瘤部位,特别是肿瘤与毗邻结构的空间位置关系,这是选择手术入路的重要依据。

(2) 内分泌功能检查与药物准备 术前应对垂体、下丘脑功能进行全面的内分泌功能检

查,根据结果在术前即予以纠正,以防术中或术后因该合并症而加重病情,如血糖、甲状腺功能、肾上腺皮质功能等。对儿童应注意其身高、体重、骨龄及第二性征发育状况,成年患者还应检查性腺功能。如有明显的垂体-肾上腺皮质激素轴及垂体后叶功能障碍,应于术前2~3天给予地塞米松或垂体后叶素替代治疗,如有水电解质平衡紊乱,术前应予纠正。有甲状腺功能减退或低下者,除需急诊手术处(可术中静脉给药),应在术前3天给予口服补充甲状腺素,剂量为20~40mg/d。但对老年病人需谨慎给药,否则会致心肌缺血、心律失常。肾上腺功能低下者,在诱导麻醉时易有皮质醇激素不足的危象发作,后果堪忧,故只要肿瘤的生长已明显影响到ATCH轴的功能,均需在术前加强补充激素。对于有轻度尿崩症的病人,可行8h部分脱水试验,测定抗利尿激素轴的功能力。

2.术前病情分级

对肿瘤的大小、视力和内分泌障碍的程度分别订出指数(表5-6-1),再根据三项指数的累积数将颅咽管瘤术前病情分为I~IV级。

术前病情分级标准:I级,累积指数≤3分;II级,累积指数为4~6分;III级,累积指数为7~9分;IV级,累积指数≥10分。

表5-6-1 颅咽管瘤术前病情分级指数

指数	0分	1分	2分	3分	4分	5分
肿瘤大小(影像检查最大径)		≤1cm	≤2cm	≤3cm	≤4cm	>4cm
视力障碍(两眼的平均视力)	≥1.0	0.8~0.9	0.6~0.7	0.3~0.5	≤0.2	
内分泌障碍	无内分障碍	侏儒或肥胖或性发育障碍	尿崩或抗利尿激素/甲状腺素/皮质激素下降	明显精神萎靡或皮质激素下降替代治疗有效	激素治疗无效	

3.制订手术路径

利用矢状位和冠状位重建的图像,通常可以提供肿瘤的大小、位置、密度和对周围结构影响的信息,还包括脑积水的信息。然而,尽管有三维的神经影像,但往往也不能很肯定地制订出最

佳的手术入路。神经影像学的改进超出了当前的需要,它可以用于分辨正常组织和病理组织,显示肿瘤的粘连和侵犯的程度,确定肿瘤真正的范围和主要的部分,对处理主要位于鞍区或漏斗部的病变具有特别重要的意义。清楚的影像资料可

以显示肿瘤与鞍隔以及漏斗周围结构的关系,从而为制订更准确的手术计划和更正确的手术入路提供了依据（表5-6-2）。

表5-6-2　肿瘤的位置和相应的手术入路选择

位置	手术入路
1. 鞍内	经蝶窦入路
2. 鞍上	经翼点－外侧裂入路
3. 额叶背侧	经脑皮质入路
4. 鞍上－视交叉旁	经翼点和胼胝体入路
5. 脑室内	经胼胝体入路

五、颅咽管瘤的手术入路选择

1.常用手术入路

目前颅咽管瘤常用的手术入路有下述几种:①经蝶窦入路;②单侧额下开颅,视交叉前方入路;③单侧额下开颅,经额外侧-终板入路,充分利用鞍区Ⅰ~Ⅴ间隙,有效地切除肿瘤(图5-6-4A);④翼点开颅,经外侧裂、视神经-颈内动脉间隙或(和)颈内动脉外侧间隙入路(图5-6-4B);⑤矢状窦旁额部开颅,纵裂间经胼胝体-经室间孔入路;⑥额部开颅,经额叶皮质-侧脑室入路;⑦上述入路中两种以上的联合入路。各种入路的选择需根据肿瘤生长的具体情况、术者个人习惯及手术设备条件而定。

2.手术入路选择原则

手术入路的选择对于肿瘤是否全切除至关重要。选择手术入路的原则应以最大限度的显露肿瘤和最小程度的脑结构损伤、完全切除肿瘤和恢复正常的脑神经功能为目的。根据肿瘤的位置、扩展方向、病灶大小、质地以及与周围重要结构的关系,尤其是与下丘脑、第三脑室、视路、垂体柄、血管、脑干的关系,选择适当的手术入路,而其中最主要的取决于肿瘤的部位、肿瘤生长的方向、与邻近神经血管的关系及手术者的经验。尽管手术入路的选择在某种程度上取决于术者的个人经验和对入路的熟悉程度,但是尽可能于术前详细分析肿瘤的起源、生长方向,与下丘脑、

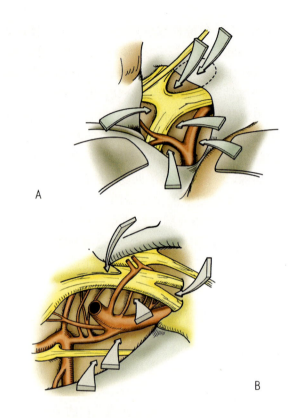

图5-6-4　依据肿瘤的解剖选择手术路径。A,额外侧入路,根据肿瘤的位置和扩展方向,需要充分利用鞍区的各个间隙达到全切除肿瘤(Ⅰ-Ⅴ间隙);B,经翼点入路,经终板池切除向第三脑室扩展和视交叉后部的肿瘤,从第Ⅱ和第Ⅲ间隙向后清除位于后颅窝的肿瘤

垂体柄、鞍隔等结构的解剖关系,选择经自然间隙的手术入路,减少对正常脑组织的损伤,已成为众多学者的共识。多数肿瘤位于鞍上累及下丘脑,故最常采用额外侧入路、翼点入路。经翼点入路是最常使用的入路之一,它提供了到达鞍区的较短距离,应用范围较广泛。Yaşargil将其作为切除各种颅咽管瘤的主要手术入路。

临床上,因颅咽管瘤一般有钙化,囊壁较韧,故不建议行鼻-蝶窦入路。经额下入路主要适合鞍上型颅咽管瘤,或肿瘤位于鞍上-鞍内而主体仍在鞍上者,或视交叉后置者。但由于经单侧额下入路仅可暴露视交叉前方及一侧视神经-颈内动脉间隙,故对于向外侧扩展及瘤体巨大的肿瘤暴露欠佳,难以全切;另外,位于视交叉后方的鞍上-脑室外型颅咽管瘤,经此入路常不能

发现肿瘤,可采用额外侧-终板入路。对于第三脑室外鞍上区肿瘤,除选择额外侧经终板入路外,亦可选择翼点经侧裂-经终板入路;对于同时位于鞍上和第三脑室内的肿瘤,选择经室间孔或经纵裂-经终板入路。术前探查视交叉的位置和侧脑室的体积有助于判断第三脑室的位置和颅咽管瘤与第三脑室底和下丘脑的关系,从而指导手术入路的选择,减少下丘脑的损伤。

3.手术治疗的原则

一般认为颅咽管瘤在组织学上是包膜清楚的良性肿瘤,治疗以手术切除为主,手术全切除肿瘤可达到治愈的目的。应在第一次手术中积极寻找完全切除的可能机会,因为第一次手术是患者获得治愈的最佳时机,所以,即使不能全部切除肿瘤,也应尽可能地次全或大部切除。囊性肿瘤的包膜应吸尽囊液后力争切除,实质性瘤块应分块切除,钙化性瘤块分块切除时应特别谨慎,因钙化块常与颈内动脉、视神经、垂体柄等重要结构紧密粘连,取瘤时切勿加重损伤。术后进行传统放疗或立体定向放射外科治疗。在首次手术根治性切除肿瘤时,必须小心谨慎,不要溢出肿瘤内容物,用"球形取瘤技术"从中心切除肿瘤以减少体积,沿着蛛网膜间隙,在解剖平面上切除肿瘤的周围部分。重要的是在这个平面上不要丢失肿瘤的包膜和刺破、撕烂包膜,以免产生二次"播散"和化学性脑膜炎。

4.手术入路选择方法

(1) 翼点入路　翼点入路也称额颞入路,该入路强调以翼点为中心做较小的骨瓣,咬除蝶骨嵴和分开侧裂,获得前、中颅窝交界内侧的视交叉区。这可避免过多的牵拉脑组织,防止该部位脑损伤。从外科解剖角度来看,鞍旁和鞍上的病变或鞍上向外侧生长到前、中颅窝以及生长的鞍上病变更适应于翼点入路。在冠状位上,肿瘤向鞍旁生长;在矢状位上,肿瘤前部限于蝶骨平板到鞍背后的基底动脉,下至鞍内,上至鞍隔上1.5～2.0cm区域均可采用翼点入路。在手术入路选择上,Yaşargil对占总数约90%的鞍区颅咽管瘤,采用翼点入路。与其他入路相比,该入路的

骨窗与蝶鞍距离最近,通过解剖外侧裂与基底脑池,显露鞍区结构与病变,视野宽阔,可充分利用4个间隙来切除肿瘤,无死角存在,对各种类型的鞍区颅咽管瘤或遇到前置型视交叉时,均能完成全切。如肿瘤主要在鞍区,包括肿瘤向鞍上、鞍旁、鞍后及第三脑室等方向的发展,手术选用右侧翼点入路。

(2) 经额皮质-侧脑室入路　用于第三脑室颅咽管瘤。该入路通常取右额开颅,切口位于发际内,经切开额中沟进入侧脑室,经室间孔切除第三脑室肿瘤。此入路由侧方进入第三脑室,可能在第三脑室前部存在死角。

(3) 额外侧入路　主要适用于肿瘤位于垂体柄前,把视交叉抬起并从视交叉前间隙突出,进入额底的囊性肿瘤。采用该入路切除颅咽管瘤,多取额颞皮肤切口,皮瓣尽可能地向前分离,以保证骨窗靠近前颅窝底。牵开额叶暴露视神经及视交叉,从两侧视神经之间切除肿瘤;若遇到前置型视交叉或肿瘤巨大向后发展,则须切开终板进入第Ⅳ间隙暴露肿瘤。

(4) 经大脑间额底-终板入路　适用于鞍上和第三脑室前间隙的肿瘤切除。采用双额冠状切开头皮,中线开骨瓣,结扎前1/3矢状窦向额后翻开硬膜,抬起额叶,分离双侧嗅束,显露视交叉前间隙和终板及其上方双侧大脑前动脉的A_1段和前交通动脉。由于鞍上肿瘤向上压迫第三脑室底,使第三脑室前间隙闭塞,抬起的第三脑室底变薄与终板相贴,形成终板融合膜。当肿瘤向前上生长时,视交叉向前移位,视交叉前间隙狭小,形成视交叉假性前置。此种改变切开终板融合膜可显露肿瘤,如伴有大脑前动脉的A_1段和前交通动脉的前下移位,也可在大脑前动脉的上方切开终板融合膜或离断前交通动脉以扩大显露肿瘤。肿瘤切除后,对鞍区的诸结构可清楚地显露(图5-6-5)。

(5) 联合入路　一部分室内室外型第三脑室颅咽管瘤或鞍区颅咽管瘤向第三脑室发展,仅采用单一入路达到全切有时是十分困难的。这些肿瘤部分瘤体位于第三脑室内,另一部分位于

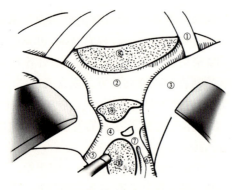

图5-6-5 经大脑间额底-终板入路肿瘤切除后显露的解剖结构。1,嗅神经; 2,视交叉; 3,额叶; 4,AComA; 5,左侧A₂; 6,右侧A₂; 7,右侧胼缘动脉; 8,视交叉前间隙; 9,AComA下方的视交叉后间隙; 10,AComA上方的视交叉后间隙

鞍区,无论从胼胝体入路还是翼点入路仅能观察到肿瘤的一部分,联合入路能够较好地解决这一

问题。术前借助于高质量影像学分析,可鉴别室内室外型第三脑室颅咽管瘤与向第三脑室发展的鞍区颅咽管瘤,这两种情况术前均须做好联合入路的准备。术前不但须做好采用联合入路的准备,还须依照肿瘤主体所在位置,做出两种入路中应优先采用哪一入路的抉择。如为鞍区巨大颅咽管瘤向第三脑室发展,则可采用眶-额入路,即在额外侧入路的基础上,联合去除眶上缘和部分眶外侧缘的经眶入路。眶-额入路可以单骨瓣成形,亦可双骨瓣成形(图5-6-6),其主要的步骤见图5-6-7。若一种入路已能做到全切,就不需采用联合入路;反之,若一种入路全切除有困难,不应勉强在非直视下进行肿瘤切除,以致重要结构损伤或肿瘤残留,此时应果断地加用另一入路进行手术。

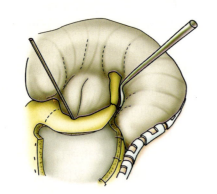
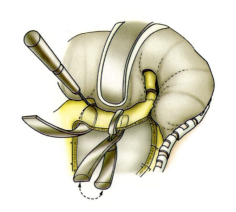

A   B

图5-6-6 眶额入路双骨瓣成形。A,分离眶筋膜和游离出眶上神经; B,用铣锯将眉弓和部分眶外侧缘离断取出

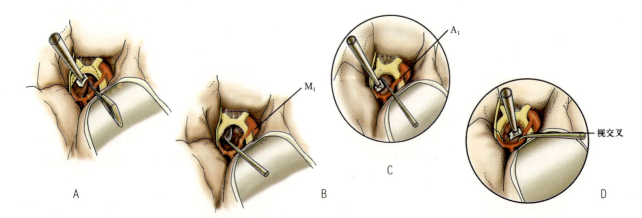

A   B   C   D

图5-6-7 眶额入路。A,眶-额入路能很好地暴露第Ⅵ间隙,离视交叉后缘3~4mm打开变薄的终板,虚线代表额叶牵开前的位置; B,进行瘤内减压; C,分离左侧视束与肿瘤壁的粘连; D,沿蛛网膜层分离肿瘤与右侧A₁段

六、颅咽管瘤常用的手术入路

(一)额外侧入路(subfrontal approach)

1.手术方法

(1) 显露肿瘤 用自持脑牵开器抬起额叶,循嗅束探见视神经和视交叉。开放视交叉前池与颈内动脉池,放出脑脊液,使脑回缩,减少脑牵拉对额叶深部核团的挤压,先从右外侧颈内动脉到侧裂池近端剪开蛛网膜,向内到视交叉池前部,直至显露左侧视神经和颈内动脉(图5-6-8)。不断吸除脑脊液,降低脑压,进一步无张力地牵开额叶,自视交叉前缘剪开蛛网膜,并向两侧延伸,经视神经上方剪至双侧颈内动脉地和侧裂池前方,显示双侧视神经、视交叉、双侧大脑前动脉A_1段、前交通动脉、双侧颈内动脉和其前方颅咽管瘤的鞍隔上部分。额叶并不受视神经、视交叉和颈内动脉的"栓系",可进一步抬起额底显露视交叉前上部分和双侧大脑前动脉的A_1段。脑压板放在额叶底部的外侧,可用以切除肿瘤的间隙均可显露,包括视交叉前间隙,左右颈内动脉与视神经间隙和颈内动脉外侧间隙。肿瘤的前下方可在视交叉前间隙见到,有致密的蛛网膜与其粘连。向外侧生长的肿瘤,再轻轻向外牵拉颞叶即可在颈内动脉外侧间隙见到肿瘤。若为向外侧发展的颅咽管瘤,还应开放颈内动脉外侧间隙,以显露颈内动脉外侧的肿瘤,便于在双侧视神经

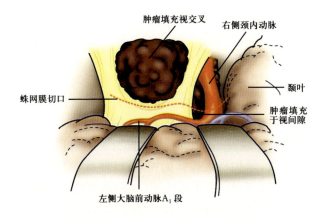

图5-6-8 牵开额叶显露第Ⅰ、Ⅱ间隙的肿瘤和视神经及右侧颈内动脉

间、视神经与颈内动脉间、颈内动脉外侧间隙分离和切除肿瘤。

(2) 肿瘤切除 切除肿瘤前,应首先分离肿瘤周围的蛛网膜,保留蛛网膜下腔的间隙,以利于看清肿瘤的边界。肿瘤多从两侧视神经间隙向前上突起,先穿刺肿瘤的囊性部分,抽出囊液,再切开囊壁。电凝、切开双侧视神经间肿瘤包膜,采用超声吸引器或取瘤钳分块切除囊内的实质性瘤块,使瘤体缩小,肿瘤壁松弛,达到充分的肿瘤内减压与视神经减压。肿瘤包膜内切除、缩小肿瘤体积、降低肿瘤包膜内张力后,电凝、皱缩周边的肿瘤包膜,并将其拉至双侧视神经间隙中,切除之。再行肿瘤包膜内切除,电凝、皱缩、切除肿瘤包膜。如此反复,直至肿瘤包膜自双侧视神经和视交叉的下方游离。然后在第Ⅱ、Ⅲ间隙,应用类似于上述的方法,切除外侧部位的肿瘤,并逐渐游离外侧部位的肿瘤包膜,将其向内牵拉至第Ⅰ间隙切除之。分离外侧部位肿瘤包膜时,可显示后交通动脉,其供应肿瘤的内侧分支需电凝、切断,但向上走行至丘脑和下丘脑的丘脑结节支和外侧分支,应予保留。

囊壁与周围的神经及血管常紧密粘连,钝性分离囊壁或过分用力牵拉常可造成周围的神经损伤或动脉破裂,引起出血,故最好在仔细辨认肿瘤周围边界后,用显微剪刀或镰状小刀锐性分离。钙化的瘤块常与颈内动脉、大脑前动脉等血管紧密粘连,切除时应格外小心。每次切取瘤块不可过多,并注意保护供应视神经、视交叉与视束的小血管。分开肿瘤与视神经、视交叉及视束的粘连后,再向后上方分离到肿瘤上极与下丘脑。两者间常有一薄层的神经胶质反应层,边界清晰,较易分离。垂体柄多位于肿瘤的后外侧,应仔细辨认,注意保持其完整性。对向鞍旁发展的肿瘤,则应于切除视交叉前方的瘤块并使之获得充分减压后,调整手术显微镜的方向,经扩大的第Ⅱ间隙,分离并切除位于视神经外侧、颈内动脉下方的肿瘤。本入路能同时很好地显露颈内动脉外侧的间隙,对于后交通动脉、脉络膜前动脉及动眼神经等显露亦佳,使进入该间隙外侧瘤体

能有效地得到全切除,肿瘤切除后可通过第 I 间隙见到基底动脉顶端及其分支(图5-6-9)。

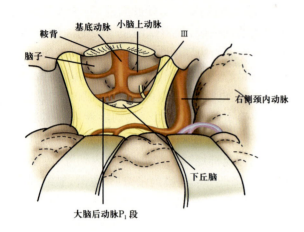

图5-6-9 经额外侧入路,全切除肿瘤后通过第 I 间隙可见基底动脉顶端及其分支

2.肿瘤切除方法和技巧

充分利用上述解剖间隙,囊性肿瘤先吸出囊液,实性肿瘤要先囊内取瘤或肿瘤内碎块切除。随着肿瘤体积减小,再将肿瘤与周围结构分离。分块切除囊壁,最后将肿瘤囊壁全切除。切除肿瘤的顺序是:利用视交叉前间隙将肿瘤与视神经分离,从视交叉外侧间隙切除下丘脑部分肿瘤和基底动脉分叉部肿瘤,最后是处理鞍背和鞍内肿瘤。从视交叉前间隙取瘤时,当吸除囊液瘤体缩小后,可以在视交叉前间隙大块取瘤。该间隙一般很大,但有时肿瘤把视交叉前推,使视交叉前移位,形成假性前置型视交叉,此时,前间隙很小。利用较小的视交叉前间隙吸除囊液或取瘤减压后,视交叉向后移位,前间隙可随着肿瘤切除而扩大。肿瘤内减压后,瘤壁很容易与视神经和视交叉前部分开,肿瘤和视神经、视交叉之间有蛛网膜相隔,分离较容易。肿瘤与及漏斗之间无蛛网膜,其粘连紧密并伴有胶质增生。垂体柄前的肿瘤应锐性分离,将肿瘤与胶质增生剪开。肿瘤内减压充分后,突入到第三脑室底部肿瘤可从上坠落,并可从视交叉前间隙能见到,第三脑室内的脑脊液搏动也能促进肿瘤的下降,肿瘤囊壁可从第三脑室底前部和视交叉下锐性分离

切除,但在漏斗部附着的肿瘤囊壁,常与下丘脑紧密粘连,没有蛛网膜平面,这部分肿瘤囊壁,通常比脑组织韧硬,并可用持瘤钳和持瘤镊从附着的脑组织上牵拉下来。根据肿瘤起源于中脑前部的结构关系,肿瘤一般不接受基底动脉和大脑后动脉的供血。当外侧肿瘤囊壁游离后,可从视交叉前间隙把残存肿瘤大块取出。调整显微镜的角度,左侧肿瘤可通过视交叉前间隙取瘤。

一般在下丘脑结构和肿瘤囊壁之间有一胶质增生层,牵拉肿瘤壁时,多在该层撕裂,肿瘤与脑组织结构之间有假性乳头状突起,其乳头状突起周围套有胶质增生,并不能出现假性乳头状突起的肿瘤残留在下丘脑内。肿瘤后极或鞍后部分的肿瘤,在上部和两侧肿瘤切除后,常不与基底动脉和大脑后动脉近端粘连,也没有后循环参与肿瘤供血,容易分离,向前拉出,并有双层Liliequist膜与之分隔。即使长入到鞍背下方,右侧入路也可拉出肿瘤进入手术视野内。通过切开蛛网膜粘连束即可切除肿瘤。在中脑的腹侧可见到动眼和滑车神经,有时也可见到外展神经。最后切除肿瘤部分是鞍隔和腺垂体相连的下极。肿瘤的下部往往是游离附着,用持瘤钳拉出不会有过多结构损伤。鞍内的出血多来自脑膜垂体干,用填塞压迫很容易控制。下后部分的囊壁附着鞍背硬膜,可在直视下锐性分离。有时肿瘤侵蚀蛛网膜层,特别是钙化较大、附着于视神经下方的肿瘤,分离困难,可造成肿瘤残留。

3.手术注意事项

(1)额外侧经终板入路　对于鞍上区巨大型肿瘤,视交叉往往被推向前方,形成病理性前置视交叉,可采用右侧额外侧经终板入路或眶额-终板入路,该入路能很好地显露鞍区神经和血管解剖结构。显露视交叉后上方终板的关键是骨瓣前下缘要尽量低,可切除部分眶上嵴和部分眶顶板,增加鞍区显露的视角,以便减轻对额叶的牵拉。另外,在显露鞍区后,需剪开颅内动脉池、视交叉池的蛛网膜和大脑中动脉的分叉处,以便尽可能向后上抬起额叶,充分暴露视交叉后上方的终板及其肿瘤(图5-6-10)。打开变薄的

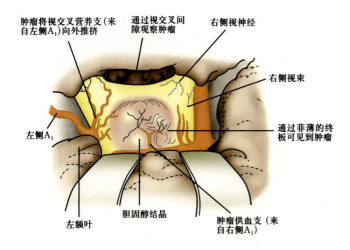

图5-6-10 大型颅咽管瘤常主体位于视交叉后部,肿瘤使第Ⅳ间隙明显扩大,终板变得菲薄。在肿瘤的后部常有来自A₁段的供血血管

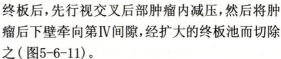

终板后,先行视交叉后部肿瘤内减压,然后将肿瘤后下壁牵向第Ⅳ间隙,经扩大的终板池而切除之(图5-6-11)。

(2) 视神经和视交叉的保护 切开终板后的操作要严格注意保护视交叉和两侧的视束,视交叉和视束表面的蛛网膜有保护神经结构的作用,应注意保留。为了保持所分离结构的完整性以及保护重要组织结构,如视神经、大动脉及其分支和丘脑下部等,注意以下几点很重要:首先,显露肿瘤即应充分分块切除肿瘤,使其体积缩小,以寻找分隔肿瘤与周围组织的解剖界面;对囊性肿瘤,通过囊液吸除即可达到该显露目的。其次,要保持蛛网膜界面和瘤囊的完整性。

(3) 垂体柄的辨认和保护

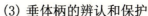

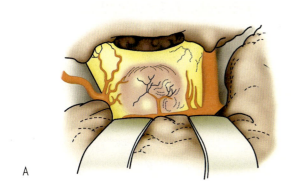

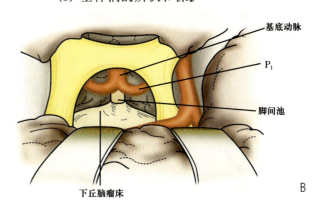

图5-6-11 经终板入路。A,先行视交叉后部肿瘤内减压,然后将肿瘤后下壁牵向第Ⅳ间隙,经扩大的终板池切除之;B,肿瘤全切除后,通过开放的终板可见视野后下方的基底动脉顶、P₁段、中脑和下丘脑底

(4) 肿瘤分离与切除 在分离肿瘤与周围脑组织时,先要辨别清楚蛛网膜的双层结构,辨别包裹着脑池与肿瘤的蛛网膜是十分重要的。不要电凝使瘤壁与蛛网膜产生粘连。因为安全彻底切除肿瘤的主要保障是保持蛛网膜的完整性。如果肿瘤为完全囊性,则只需放出大部分囊液,保持囊壁松弛而不塌陷为宜。如果术中放出过多的肿瘤囊液,则囊壁可能会缩成一小团,使瘤壁与蛛网膜层的界面难以区分,导致分离困难。作者常常是先清除囊液再进行冲洗,然后在囊腔内填塞明胶海绵和棉片,以使肿瘤保持其相对的完整,有利于切除。

①分离视神经下方:分离视神经下方肿瘤

时,注意勿损伤眼动脉分支,以免术后引起视力障碍。分离肿瘤壁时,对于在瘤壁周围的正常血管在要妥善保护,在第Ⅱ间隙分离肿瘤外侧瘤壁时,要保护供应基底节和下丘脑的穿支血管。肿瘤表面发自大脑前动脉和前交通动脉的小血管,必须确认其供应肿瘤后,方可电凝、离断,以免损伤大脑前动脉和前交通动脉的深部穿通支,及其供应视神经与视交叉的小分支。

②分离肿瘤后上壁:肿瘤向第三脑室生长时,在肿瘤与丘脑下部间常有一胶质隔离带。保持正确的蛛网膜平面,细心在下丘脑与肿瘤包膜间的胶质带内分离,自视交叉的下方和第三脑室底的前方游离肿瘤,并在肿瘤包膜内切除充分

后,将肿瘤上极拉至前下方切除之,又不至遗漏自肿瘤包膜上突出的微小的瘤结节。假如二者间没有胶质增生带,肿瘤与后脑下部粘连十分紧密,肿瘤包膜似与下丘脑融合在一起,试图全切除肿瘤则必然导致丘脑下部损伤。肿瘤与下视丘等重要结构紧密粘连时,可取锐性分离,若确实分离困难时,宁可残留少瘤组织,不宜强求全肿瘤切除,以免损害重要结构而造成严重后果。术中必须在直视下,于视神经间隙中分离切除肿瘤上极。

③分离肿瘤后壁:颅咽管瘤一般没有大脑后循环供血,肿瘤后部及肿瘤向上进入第三脑室内部分很少有较大动脉供血,而且与周围组织的粘连也不紧密。肿瘤后方的双层Lilliquist膜将肿瘤与基底动脉和中脑分开。因此,一般牵拉

肿瘤包膜可以将向上生长至第三脑室内的残余肿瘤从后方分离。肿瘤后壁分离的具体步骤(图5-6-12)。肿瘤的后上部常与漏斗和下丘脑底部粘连而形成坚韧的胶质反应带,反应带内有肿瘤伸入的伪足。最后处理此处残留的部分肿瘤包膜,缓慢地牵拉肿瘤包膜,仔细在肿瘤包膜外和胶质带之间吸引分离,可以将肿瘤包膜连同伸入胶质带的伪足从胶质带中分开,保证肿瘤全切除和避免神经结构的损伤。将伸至鞍背后下方之肿瘤拉至前上方切除之,使肿瘤与基底动脉和近端大脑后动脉上分离开。再分离与鞍隔和鞍内硬膜有关的下部包膜,以及与鞍背硬膜粘连的后下部包膜,切除肿瘤的下极,直至全肿瘤切除。鞍内来自脑膜垂体干的供应动脉出血,最好能在直视下电凝止血;难于电凝止血时,也可压迫止血。

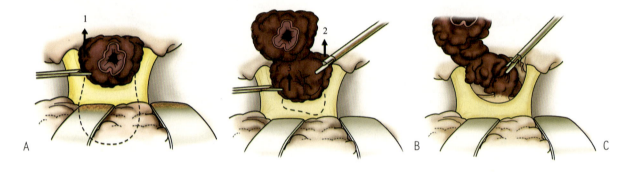

图5-6-12 肿瘤后壁的分离。A,先在第Ⅰ间隙充分进行瘤内减压,然后分离左侧后方的肿瘤壁并向第Ⅰ间隙牵引(1);B,分离右侧后方的肿瘤壁(2),亦将其向第Ⅰ间隙牵引,再进一步分离左侧肿瘤壁(3);C,肿瘤后上壁的分离,直至在直视下可见肿瘤壁与垂体柄和下丘脑的粘连部分,在此处电凝离断之

④钙化部分的分离:肿瘤的钙化部分,往往是肿瘤的基底部,常位于视交叉和视神经下面,此处易于残留肿瘤,也是颅咽管瘤术后常见的复发部位。因此,应在显微镜下通过锐性分离从视器和丘脑下部下面切除肿瘤。

(二)经胼胝体入路

在冠状缝后2cm处作冠状切口、右额开颅术,骨瓣约5cm×5cm大小,骨窗内侧至中线或过中线,后缘在冠状缝后1cm。内侧骨窗缘应锯成向左倾斜状,以便必要时咬除内侧骨缘的内板,显露矢状窦。"工"字形切开硬脑膜,横臂沿前、后骨窗

缘切开,向内剪至矢状窦边缘,向外剪至能满意牵开额叶即可;纵臂于矢状窦外侧2.5cm处剪开,翻起内侧瓣硬脑膜,并将其缝向对侧,牵引紧张度以不闭塞矢状窦为度。向外牵开右额叶,显露胼胝体。在双侧胼周动脉间分离、电凝、切断两动脉间的细小吻合支后,在胼胝体体部的前1/3处切开胼胝体3～4cm,进入侧脑室,探寻门氏孔,进入并显露第三脑室内的肿瘤(图5-6-13)。门氏孔位于冠状缝和矢状缝的交点与外耳孔之间的连线上。孔的后内侧可见脉络丛、后外侧可见纹丘静脉;前内侧可见透明隔静脉,孔内见自第三脑室突出的肿瘤。经扩大的门氏孔,即可切除第三

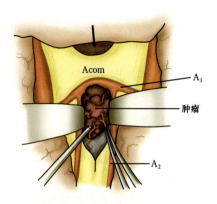

图5-6-13　经纵裂胼胝体前部入路，显露第三脑室内的肿瘤示意图

脑室内肿瘤，有时需在门氏孔的前内侧切开一侧穹窿柱0.5cm，以扩大显露，也可切开脉络丛下裂，在穹窿和丘脑之间进入第三脑室；或在门氏孔上方切开透明隔，在两层透明隔间分离，探寻穹窿间隙，自室间孔平面起将其向后分开1～2cm，即可进入第三脑室切除肿瘤。

(三)经终板入路

1.手术适应证

视交叉后肿瘤使视交叉前置或视交叉被向前推移，第Ⅰ间隙较小，见不到或仅见到极小部分肿瘤，无法由Ⅰ间隙切除肿瘤，只能由其他间隙切除肿瘤。视交叉后肿瘤因视交叉前置或视交叉被向前推移，视交叉后上方的间隙较视交叉前肿瘤时变宽，有利于经Ⅳ间隙(即经终板入路)彻底切除肿瘤。视交叉后肿瘤常常将下丘脑结节部，从乳头体到视交叉，撑得很薄，实际上肿瘤仅仅由一薄层终板膜覆盖，切开这一层膜状终板，立即到达下丘脑底部肿瘤。可能由于大肿瘤的慢性压迫使得下丘脑核团向外侧移位，采用终板入路一般不会发生下丘脑损伤。所以，终板入路尤其适合于视交叉后大型肿瘤的手术。下列情况是经终板入路的良好适应证：①视交叉后方的(前置型视交叉)囊性鞍上-脑室外形，或延伸到视交叉后的脑室旁型颅咽管瘤。②位于第三脑室底部的脑室内型颅咽管瘤未阻塞室间孔者。

2.手术方法

①头皮切口、骨瓣成形、硬膜切口、肿瘤显露和显露视交叉前部与额外侧入路相同。显露视交叉，及其后方经终板膨出的肿瘤、向上移位的大脑前动脉A₁段和向外移位的视束。

②已诊断为视交叉后颅咽管瘤，或经额下入路发现为前置型视交叉，而未见肿瘤需探查视交叉后方者，可沿视交叉上方进行分离，或沿颈内动脉分叉部暴露大脑前动脉近端，向动脉远端暴露大脑前动脉A₁段，再稍加分离便可达到视交叉后方，此时可见变薄的终板，颜色变黑且向前膨出。肿瘤将视交叉向上顶起，肿瘤的主体在视交叉下和视交叉后方。

③肿瘤切除：发现膨出的终板后，可穿刺抽出囊液，则切开终板及一层极薄的第三脑室壁。切开瘤囊，其内可见到白色的钙化瘤结。在双侧视束和视交叉之间行肿瘤包膜内切除(图5-6-14)。

④肿瘤内减压后，将肿瘤包膜自视路结构上游离下来。继而通过终板将肿瘤的下部向上牵引，在视交叉后将肿瘤自下丘脑底上分离下来，再沿Lilliquest膜分离肿瘤后壁与椎-基底动脉粘连分离肿瘤后壁，直至肿瘤全切除。肿瘤囊外壁与周围脑组织间有一薄层神经胶质反应层，如包膜分界不清，切勿强行分离。完全分离或切除肿瘤囊壁后，经终板开口可清楚地显示下丘脑底、脚间池、大脑后动脉起始段和基底动脉。如为脑室旁型颅咽管瘤则可见到同侧的动眼神经和后交通动脉。

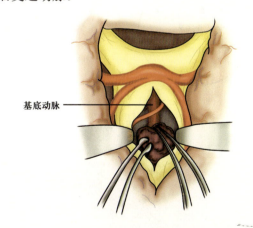

图5-6-14　经终板入路切除向脚间窝生长的肿瘤。肿瘤后部切除后，分离肿瘤后壁，沿Lilliquest膜分离肿瘤后壁与椎-基底动脉粘连

(四)翼点入路(pterional approach)

翼点入路亦称额颞入路,适合于视交叉下、后方,以及向一侧鞍旁发展的颅咽管瘤。对颅咽管瘤而言,对翼点入路稍加改良就能充分地显露鞍区Ⅰ~Ⅳ间隙,甚至小脑幕边缘及颈内动脉分叉部附近的结构,故其适应证较宽。可以安全地切除侵犯到视交叉两侧和斜坡后的肿瘤。肿瘤的切除是在视交叉旁间隙内完成的,如视交叉前间隙、视交叉-颈内动脉间隙,或颈内动脉-天幕三角内、颈内动脉上三角内,或切除终板进入视交叉后间隙。

1. 术前应重点考虑的因素

①病灶的确切部位。

②病灶的侵蚀程度包括肿瘤侵蚀前颅窝,中颅窝和一侧斜坡区。

③病灶与周围结构之间的关系,如视神经、视交叉、颈内动脉及其分支、基底动脉和海绵窦。

④积极的术前准备:病人是否有高颅压及其原因,如脑积水、颅内占位或瘤周水肿,以便在手术前给予准确的治疗。对有明显瘤周水肿和占位效应的病人,术前用地塞米松10mg每日一

次静点。对有下列情况之一者,术前应用抗菌素预防感染:术前已做分流手术;体内有移植异物(如心脏瓣膜和血管内支架);病人有全身感染性疾病如风湿热和细菌性心内膜炎者。

2. 适应证

从外科解剖的角度来看,主要是鞍旁和鞍上或鞍上向外侧生长到前、中颅窝以及向鞍上生长的颅咽管瘤更适应于翼点入路。当肿瘤向开颅的一侧生长时,无论肿瘤生长程度如何,均不受翼点入路限制。在矢状位上,肿瘤前部限于蝶骨平板到鞍背后的基底动脉,下至鞍内,上至鞍隔上2~3cm;具体是:①向一侧鞍旁扩展的鞍内-鞍上型、鞍上-脑室外形的视交叉前及视交叉后的颅咽管瘤。②一侧脑室旁及向鞍后扩展的颅咽管瘤。

3. 手术步骤

(1) 手术体位和切口　多取仰卧位,手术侧肩部垫高,使头向对侧转约20°~30°。一般选择,多选择右侧入路,对于肿瘤偏向一侧生长,应选择病灶偏向明显侧入路,对肿瘤偏向生长不明显者,但有视力障碍者,应选择视力损害严重侧入路。根据手术暴露特殊需要,额底要求暴露较多时,切口可过中线(图5-6-15)。

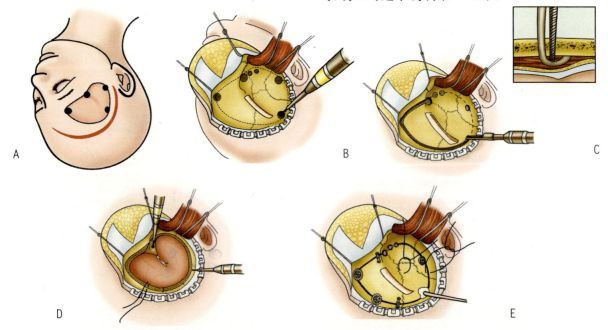

图5-6-15　额颞开颅技术。A,右额颞皮瓣;B,皮瓣向前翻,用骨膜剥离子仔细从骨膜下分离颞肌瓣,并向下翻,这有利于保护颞肌内的神经和血管,游离骨瓣;C,铣锯将骨孔连接,骨瓣成形,右上方插图显示洗锯截面如何保护硬脑膜;D,磨除蝶骨嵴外侧部分,在颅骨缘钻一斜孔,悬吊硬膜;E,术后用颅骨锁和连接片固定

(2) 骨瓣成形　骨瓣依所需要显露的大小而定,尽量接近前、中颅窝底部。翻起骨瓣后,咬除蝶骨嵴与颅底持平,以便术中不必牵拉太多的脑组织即可显露鞍区。切口和骨瓣的位置可依肿瘤位置和大小不同而稍加改变。如肿瘤向中线扩展,在视交叉前、后瘤体较大,侵及第三脑室底部,或延至对侧视神经外侧者,可采用冠状头皮切口,骨瓣内侧到上矢状窦缘,即额下- 翼点联合入路。

(3) 肿瘤显露　如肿瘤为脑室旁型或瘤体较大向鞍后扩展,则应于较高处分开外侧裂,并打开侧裂池根部,以充分显露颈内动脉分叉部、大脑中动脉与大脑前动脉近端,并开放视交叉前间隙、视神经- 颈内动脉间隙与颈内动脉外侧间隙,显露大脑前、中动脉,后交通动脉,脉络膜前动脉,动眼神经与向鞍旁扩展的瘤体。如肿瘤位于鞍后接近中脑前方,还应切开Liliequist膜进入脚间池,必要时还可切开小脑幕游离缘,打开脑桥前池及环池,显示向鞍后延伸的瘤体及基底动脉分叉部、大脑后动脉、小脑上动脉、大脑脚和脑桥。以上外科解剖结构可受肿瘤的病理特征影响,鞍上的囊性肿瘤有时可把双侧视神经分开,从视交叉前间隙突出,而实性肿瘤多数情况下,把视交叉和第三脑室底顶起,但由于双侧视神经和垂体柄与及漏斗的牵拉作用,使视交叉前移,前间隙变小,形成假性神经交叉前置,而视神经外侧间隙和颈内动脉外侧间隙因肿瘤占位产生神经,血管扭曲,间隙可开大。

(4) 肿瘤切除　与经额外侧入路在视交叉前方切除颅咽管瘤基本相同,但由于本入路能较充分地显露Ⅱ和Ⅲ间隙的瘤体及周围结构,故对鞍旁生长的肿瘤能更彻底地切除。切除每个间隙的瘤体时,均应调整好手术显微镜的方向,使之暴露清楚,不可钝性分离或盲目用力牵拉。对于延伸向鞍旁的肿瘤,则应于切除视交叉前方的瘤块后,调整显微镜的方向,经扩大的视神经- 颈内动脉间隙,或颈内动脉外侧间隙进行切除。这时应注意保护后交通动脉、丘脑穿通动脉、脉络膜前动脉。动眼神经常于颈内动脉外侧间隙横行越过肿瘤表面,应于其上方或下方的间隙分别切

除肿瘤。动眼神经非常脆弱,稍加牵拉便可损伤,故操作尤需轻柔。延伸至脚间池与脑桥前池的瘤块,常与基底动脉、大脑后动脉、小脑上动脉、脑桥相粘连,须细致分离,分块切除。视交叉后方肿瘤,向前压迫视交叉,常使终板变薄,向前膨出,且颜色变黑,切开终板和一层极薄的第三脑室壁,便可显示囊性肿瘤。

4.切除肿瘤的方法与技巧

①肿瘤的分离要从易到难:术中应从肿瘤没有粘连处进行分离,在最容易与周围结构分离处开始分离与切除肿瘤。肿瘤显露后,先作诊断性穿刺,血性液体要除外动脉瘤,对囊性肿瘤在抽吸出部分囊液后,瘤体缩小,操作间隙增大。在周围结构张力降低的情况下,用棉片保护好穿刺周围结构,分离肿瘤壁。颅咽管瘤囊液有各种性状,白色、黄色、褐色和咖啡色,陈旧出血样,多数囊液内可有胆固醇结晶体混合在囊液中。肿瘤囊液溢入蛛网膜下腔,可产生术后化学性脑膜炎,同时也会引起周围血管痉挛,特别是穿通动脉的痉挛缺血。

②正确运用锐性与钝性分离法:多数人提倡锐性分离肿瘤边界,钝性分离过多牵拉容易造成下丘脑结构的损伤,对于实性和伴有大块状钙化的肿瘤,应采取分块切除的方法。由于手术视野狭小,用超声波刀吸引切除操作多不方便,用接触性激光或二氧化碳激光刀可用于切除肿瘤实性部分,但应注意激光热效应对下丘脑结构功能产生的影响,完整和大块切除肿瘤对周围结构牵拉损伤较大。

③血管的分离与保护:颅咽管瘤通常位于蛛网膜下腔内,也就是属于脑池内肿瘤,很容易从周围结构游离出来,因为像神经和血管这样的周围结构都有自己的蛛网膜层,甚至是非常大的肿瘤,也能辨别和减压视神经和颈内动脉及其分支(特别是有穿支血管的A_1段和M_1段)等。肿瘤增生的血管主要来自颈内动脉、大脑前动脉A_1段和后交通动脉的分支供血(图5-6-16),这些分支也供应垂体柄、视神经和视交叉等。术中电凝应仅限于肿瘤表面的供血动脉和引流静脉。无论

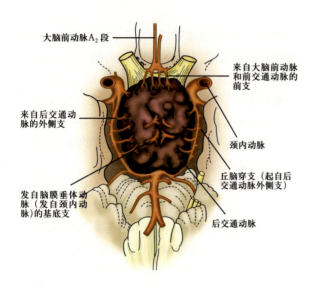

大脑前动脉A₂段

来自大脑前动脉和前交通动脉的前支

来自后交通动脉的外侧支

颈内动脉

丘脑穿支（起自后交通动脉外侧支）

发自脑膜垂体动脉（发自颈内动脉）的基底支

后交通动脉

图5-6-16　颅咽管瘤的可能供血来源

利用哪个外科解剖间隙切除肿瘤，都会有术野盲区，要避免手术器械在术野盲区操作。肿瘤周围血管，神经结构移位较大，分离肿瘤时应不要过多牵拉视神经和动眼神经，避免术后出现严重和不可逆性神经损伤。

④下丘脑的保护：下丘脑受肿瘤的压迫向上移位，术中在切开气球样膨胀的终板时，注意分辨下丘脑组织和肿瘤组织之间的差别。如果组织间的边界不清楚，最好先行视交叉区减压，然后再分离下丘脑区的肿瘤壁。垂体柄的位置在CT和MRI扫描上也很难辨认。当行肿瘤内部逐渐切除减压（肿瘤由大球变小球的技术）和切除蛛网膜囊壁时，试着尽量在术中始终保持囊壁的完整。肿瘤也能嵌入下丘脑的前下部，一方面辨认胶状质和正常组织困难，另一方面辨认胶状质和肿瘤组织困难。由于一般呈高度交错性生长的肿瘤和反应性增长的胶状质有广泛粘连，术中想沿着一个清楚的手术界面进行切除非常困难。对这类患者的手术目的应放在切除下丘脑区域界限明显的肿瘤。如果一侧下丘脑受肿瘤侵犯，术后很少出现长期的电解质和内分泌障碍；如果下丘脑两侧受肿瘤侵犯，若肿瘤切除较完整时，术后往往需要仔细的神经内分泌调控和电解质调控。

⑤第三脑室底部肿瘤切除：随着直视术野肿瘤的切除，突入第三脑室顶部的肿瘤可塌陷下落，鞍后和大脑脚处后极的肿瘤因脑搏动和脑脊液的推动，使残瘤前移，直到肿瘤完全切除。切除肿瘤后的活动性出血应用电凝止血，渗血可用小薄块明胶海绵压迫，反复冲洗，直至彻底止血。

⑥肿瘤壁的切除法：肿瘤内减压充分后，采用"环切离断法"切除隔下型颅咽管瘤的瘤壁：第一步，在第Ⅰ间隙纵向切开鞍隔与瘤壁行瘤内减压后松解视神经与视交叉，再向两侧前床突方向剪开鞍隔与瘤壁。第二步，再在第Ⅰ间隙向右牵拉瘤壁，显露左侧颈内动脉，电凝切断来自它的肿瘤营养动脉，沿颈内动脉内侧由前床突向后床突，并转向鞍背至其中点剪开鞍隔与瘤壁；然后在第Ⅱ间隙沿右侧颈内动脉内侧由前床突至后床突做鞍隔与瘤壁切开。第三步，已离断的左半圈隆起的肿瘤壁经电凝后离断缩至鞍内。牵移右侧视神经，在右侧前床突处视神经的深面将第Ⅰ间隙和第Ⅱ间隙切开的肿瘤壁会合，在右侧后床突处向左剪开至鞍背中点剪开鞍隔与瘤壁，直至与对侧会合。第四步，将已整圈离断之隆起部退缩至鞍后的肿瘤壁，用刮匙清除鞍瘤壁内的肿瘤。第五步，将退缩至鞍后的隆起部由第Ⅰ间隙和第Ⅱ间隙提拉牵引，边牵引边在直视下与视丘下部周围分离，并电凝切断来自深部的肿瘤营养动脉，完全切除肿瘤。

七、术中的注意事项和要点

1.显微技术的应用与改进

无论是翼点入路的脑池解剖与4个间隙的利用，或是胼胝体入路的经侧脑室与室间孔进入第三脑室的操作，均须依靠手术显微镜的照明和显微技术才能实现。熟悉鞍区、脑室的局部显微解剖和肿瘤的病理特点，尽可能地利用脑的"自然间隙"来达到肿瘤，也是颅咽管瘤外科的必修课题。朱贤立创用"环切离断法"，使鞍外的隆起部瘤壁连同鞍隔与蝶鞍完全脱离，不再需分块切除瘤壁，牵引结合钝性分离，即可将隆起部的瘤壁完整地与周围重要结构清楚地分开。这样，不但操作变得较易，提高了全切率，而且便于辨认垂体柄和下丘脑等重要结构。对于垂体柄的保留,因肿瘤生长部位、瘤体大小及操作方法不同而有差异:隔上型肿瘤对垂体柄可有紧密粘连或破坏,在显微操作下,近半数的垂体柄能分离出来,约1/3获全长保留;隔下型肿瘤发生在鞍内,其隆起部与垂体柄一般无紧密粘连,采用环切离断法,绝大多数的垂体柄得到清楚显露和全长保留。当肿瘤累及鞍后、上斜坡及脚间窝区域时,由翼点入路经Ⅱ间隙(或Ⅲ间隙)切除肿瘤后,可见到基底动脉分叉及相关结构。尽管这些结构有脚间池的蛛网膜覆盖,一般不与肿瘤紧密粘连,但熟知此解剖关系有助于避免误伤。遇前置型视交叉经Ⅳ间隙切除鞍区肿瘤时,或经胼胝体入路切除第三脑室肿瘤时,若肿瘤侵入脚间窝,也都要涉及此解剖关系。

颅咽管瘤的囊液中含有大量胆固醇结晶及化学性刺激物质,手术中流入脑室内或蛛网膜下腔,便可产生化学性脑膜炎,故手术中应注意预防。一般在打开肿瘤囊壁前,应行穿刺抽吸减压,在切开瘤囊前用棉片妥善保护周围脑组织,勿使囊液外溢。结束手术前,应反复用生理盐水冲洗。手术野应注意止血,尤其在瘤床周围,因其接近重要功能区,如发生术后血肿,则将招致严重后果。

2.垂体柄的保护

(1)垂体柄的保护原则　术中尽可能地保留垂体柄,即使不能全长保留垂体柄,也应谨慎保留残留垂体柄的完整,它可作为手术保护下丘脑结构的标记。Sweet指出,如果不能将垂体柄和肿瘤完全分离,最好切除垂体柄这一潜在的复发根源。术中保留垂体柄,尽管术后尿崩症、严重的内分泌失调的发生率低,但伴随有肿瘤的低切除率、高复发率;反之,则肿瘤全切除率高,而术后尿崩症、严重内分泌失调的发生率高。可见垂体柄的保留虽然减少了术后并发症,但限制了肿瘤的全切除率,增加肿瘤复发的危险。多数学者认为,尽管牺牲垂体柄可能导致严重的并发症,但颅咽管瘤的全切除是重要的,尤其对于儿童病人。术者必须在继续手术可能加重损伤和停止手术将导致术后残留较多的肿瘤而易于复发中进行选择,此时应考虑到次全切除的以下几点优

越性:一方面颅咽管瘤具有一定的侵袭性,对周围重要结构可形成一定的浸润,导致即使强行全切也无法彻底地清除肿瘤浸润的残余细胞;二是对肿瘤鞍内部分的残留,常由于视野盲角的问题,导致术者在术中无法做到准确的判断,本身就容易导致术后鞍内残留;三是由于肿瘤的钙化、粘连常易导致肿瘤不易切除干净,如继续对部分与周围重要结构粘连紧密或浸润生长的肿瘤行强行切除,容易产生术后严重的并发症。此时选择次全切除随后再应用放射治疗,可以增加患者的生存率和减少并发症的发生。

(2)垂体柄的位置　颅咽管瘤发生于漏斗-垂体(前叶)的任何部位,常位于鞍隔上方,末端于隔下与少许正常的垂体组织相连,一般均能做到有效的功能和解剖保留。由于肿瘤的挤压与破坏,垂体柄可向前、向后或侧方等方向不同程度移位、扭曲或拉长变细甚至无法辨认。术中颅咽管瘤垂体柄的位置大体如下:垂体柄位于瘤体的后下方(包括侧后方),为最常见的类型;垂体柄位于肿瘤上部,此类病例垂体柄下端多与肿瘤囊壁融和,肿瘤瘤体多向视交叉后部脚间窝生长;垂体柄位于肿瘤侧方,肿瘤瘤体多向一侧鞍旁甚至颞叶内侧、外侧裂区生长;垂体柄位于瘤体前方,是罕见的垂体柄移位方向。

(3)垂体柄的辨认方法　在切除肿瘤后壁时,垂体柄往往与肿瘤后壁粘连最紧密,须在直视下仔细锐性分离(图5-6-17),多能有效地分离

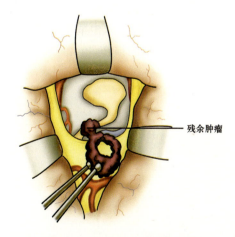

残余肿瘤

图5-6-17　垂体柄残余肿瘤的分离

和保护。垂体柄通常呈淡红色,上面分布有纵行的血管。即使瘤体巨大,在肿瘤切除后,垂体柄也不难辨认。但垂体柄的移位和受肿瘤侵袭破坏,增加了术中辨认和保护的难度。术中辨认垂体柄的方法如下:①从内侧隆起的漏斗处辨认;②从垂体柄穿入鞍隔膜中央的部位辨认,但当肿瘤波及鞍内鞍上,鞍隔孔扩大时此标记可能消失;③表面纵形的条索状静脉髓纹是垂体柄的独特表现。根据垂体上动脉的走向对辨认垂体柄亦有帮助,特别是当垂体柄受病变侵犯而外观难于分辨时。Yaşargil报道162例颅咽管瘤,术中能够辨认垂体柄的有88例(59%),做到有效保护的只有49例(32.4%)。翼点入路术中垂体柄的辨认率一般在56.3%～67.4%,而能解剖保留的约为32%～64%。在对垂体柄的显露中,经Ⅰ间隙、Ⅱ间隙和Ⅲ间隙在观察垂体上动脉、垂体柄中下段或鞍隔孔区、漏斗区或垂体柄中上段时各具优势。因此,手术中应合理使用鞍区的各个间隙,运用显微外科技术,以提高对垂体柄的辨识和保护率。

(4) 不能保留垂体柄的原因 颅咽管瘤与周围神经组织尤其是垂体柄、下丘脑和第三脑室内壁粘连紧密,术中牵拉便可造成损伤。来源于垂体柄下部或由鞍内突入鞍上的颅咽管瘤常将垂体柄压迫成纸样薄,不仅粘连较紧且失去了表面纵行的纹状外观,在切除肿瘤时难以识别而被一并切除;部分瘤体,垂体柄已受压变薄,瘤周明显钙化粘连,与第三脑室和垂体柄之间无明显的分离界面可循;钙化的颅咽管瘤也常与颅底动脉、视路等粘连紧密。术中采用锐性分离的方法,可减少对垂体柄的损伤。

3.下丘脑的保护

下丘脑位于第三脑室前下壁和侧壁,重量约4g,左右各一。按Yaşargil的分类,鞍区肿瘤大多数属于轴外肿瘤,起源于软膜外,不含有神经细胞和胶质成分,与下丘脑之间有蛛网膜或胶质增生层相隔。尽管理论上下丘脑与肿瘤的颜色和质地不同,但是颅咽管瘤与下丘脑、垂体柄等结构粘连紧密,术中有时并不能辨别肿瘤、下丘脑和胶质增生带。病理显示肿瘤与第三脑室壁实质之间存在指套状的胶质细胞生发层,但在术中往往难以很好地辨别清楚。朱贤立认为,按照显微神经外科原则仔细操作,术后极少发生下丘脑的不可逆性损伤。

下丘脑的保护,其中包括漏斗、内侧隆起、灰结节、乳头体及前后旁穿质等下丘脑的神经结构,避免对前穿质动脉、垂体上动脉、乳头体旁动脉、丘脑后穿质动脉等细小动脉的损伤。下丘脑的保护在颅咽管瘤及垂体瘤有较大的不同,颅咽管瘤的顶端往往与下丘脑、第三脑室底粘连较紧,不易剥离,但它们之间又往往有一层胶质增生带,可沿该层进行分离至完全把肿瘤顶部与之分离。这些步骤要小心,否则由于大型、巨大型肿瘤的挤压,已很脆弱的下丘脑功能,经手术的分离,术后则可出现下丘脑功能损害。所以术者一定要在显微镜下,仔细的分离,可以完全切除肿瘤而防止或减少下丘脑损伤。有学者认为,损伤一侧下丘脑术后无症状,而双侧下丘脑受损方出现下丘脑功能障碍。一般认为,下丘脑对直接机械性损伤耐受性极低,如囊性颅咽管瘤放液就可造成下丘脑损害症状,术后出现下丘脑损害症状的真正原因是因手术操作所致的下丘脑水肿。

第七节 视路胶质瘤

一、概述

视路胶质瘤(optic pathway gliomas)是一种较少见的肿瘤,其发生率占颅内肿瘤的1%～6%,占儿童颅内肿瘤的7%,可以发生于从球后视神经到视放射的视觉通路的任何部位。由三段组成(视束、视交叉和视放射),每一段都有完全不同的邻近解剖结构。视神经胶质瘤在许多方面具有独特性。因此,这些肿瘤表现出不同的解剖、病理、放射影像、临床表现和外科手术上的特征。根据胶质瘤发生的解剖部位的不同,将视路胶质瘤分为前视路胶质瘤(发生于球后至视交叉前)、视交叉胶质瘤和后视路胶质瘤(发生于视交叉后至外侧膝状体)。视神经胶质瘤只产生和局限于视觉通路中的一段,并不沿着从视网膜到膝状体之间的整条纤维方向扩展。它们在原发段局限性扩展,长时间缓慢地生长并能达到一定的体积。临床上未发现肿瘤分别从两侧视束上发生除非是肿瘤的晚期。视神经胶质瘤形成一种特殊类型的肿瘤,患者主要为青年。75%的病例发生在不满16岁的青少年,剩余的25%发生在青壮年(年龄超过40岁)。视神经胶质瘤通常归类于低级别的星形细胞瘤(Ⅰ和Ⅱ级),生长缓慢,不侵犯周围组织,但在视觉通路的局限区域内扩展。但大量的病例在临床上表现为恶性行为,并已充分认识到它与von Recklinghausen神经纤维瘤(NF1)有关。Cushing于1923年最早报道了视路胶质瘤,其发生率占同期2000例颅内肿瘤的1%。然而,75%的视路胶质瘤发生于10岁以前,故儿童神经外科中心报告的视路胶质瘤发病率要偏高,其发生率多为4%。Dandy对前视路胶质瘤-视神经胶质瘤的治疗进行了开创性的工作,认为对单纯前视路胶质瘤,经额入路为最佳手术入路。

二、视路胶质瘤的分型

视路胶质瘤包括发生于从球后到视交叉,到下丘脑,到膝状体视觉通路各个部分的胶质瘤。肿瘤可发生于第三脑室壁并向前方及外侧侵犯视路,或发生于视交叉向后侵犯下丘脑。约10％视路胶质瘤位于视神经。1/3肿瘤侵犯双侧视神经及视交叉,另有1/3肿瘤主要侵犯视交叉,1/4主要侵犯下丘脑。无论是从临床或影响学角度都难以区分两类肿瘤,因此无论肿瘤原发于视交叉或下丘脑都归于视路胶质瘤。

1. 视路胶质瘤的临床分型

视神经胶质瘤分成两种类型:一类为静止期肿瘤或良性肿瘤;另一类为进行性生长至大型的肿瘤(有时表现为恶性倾向)而且需要治疗。早期并不提倡每例视神经胶质瘤都行手术治疗,因为存在着各类生长缓慢的惰性多形性星形细胞瘤。由于大多数肿瘤表现为大型至巨大型肿瘤,且(尤其是在儿童)在症状和神经影像上与颅咽管瘤非常相似,因此需要手术减压非常关键。

2. 视路胶质瘤的解剖分型

根据肿瘤来源的部位和扩展的方向,将视路胶质瘤分为三型(表5-7-1)。肿瘤的生长行为和对患者的功能影响,由它的来源部位所决定,同时也决定了它的手术入路。Ⅰ型:发生于球后至视交叉前的前视路的胶质瘤,即视神经胶质瘤;Ⅱ型:发生于视交叉后至视放射后的视路胶质瘤,位于大脑脚旁,类似于颞叶内侧基底部、下丘脑和大脑脚的肿;Ⅲ型:发生于视交叉本身的胶质瘤。可不侵犯下丘脑(Ⅲa型),或者在不同程度上侵犯

表5-7-1 视路胶质瘤的解剖分型

肿瘤解剖分型		肿瘤的解剖部位
Ⅰ型	Ⅰa	视神经,球后 / 眶内
	Ⅰb	眶后类型
Ⅱ型		视束病变
Ⅲ型	Ⅲa	单侧视交叉病变
	Ⅲb	双侧视交叉病变

下丘脑（Ⅲb 型）。

三、视路胶质瘤的治疗

1.治疗原则

因视路胶质瘤病情发展呈多样化,病程发展存在较大差异,对其选择个体化的治疗是必要的。目前对视路胶质瘤的治疗还存在不同观点,对治疗方案的选择也有较多分歧。有些学者认为这类肿瘤为自限性肿瘤,可能长期静止或存在自然退缩的情况,主张不采取任何治疗,持保守态度,对局限于视神经的胶质瘤,病情稳定或视力障碍较轻者可长期随访。另有学者认为,多数肿瘤继续生长导致视力下降,最终侵犯颅内引起颅内压增高;再者,分子生物学研究表明肿瘤的生物学行为是由多种基因决定的,而基因突变的存在决定了肿瘤生长能力的不可预测性,因此,主张对视路胶质瘤积极治疗。也有人提倡放疗或化疗。作者认为,对于位置靠前,局限于单侧眼眶,导致眼球明显外突、影响美容和有明显视力下降的患者应采取手术治疗。对于有多发性神经纤维瘤病,肿瘤靠后,对视力无显著影响者采取对症治疗。肿瘤后置而不存在多发性神经纤维瘤病患者,或多发性神经纤维瘤病患者表现为进行性视力下降或神经功能障碍应给予手术治疗。成人恶性视路肿瘤,术后放疗是标准治疗方案。

术前应了解视觉功能的情况和神经解剖以及神经放射的信息,由此形成的手术决策有助于术中尽可能地保留残余的视力。视路胶质瘤的治疗主要取决于肿瘤的位置、生长速度和症状体征的严重程度,应该根据每个病人的具体病情,选择个体化的治疗方案。视神经胶质瘤血供丰富,肿瘤必须有效地切除才能控制出血,当肿瘤接近完全切除时,出血才会减少。因此,视神经胶质瘤多建议行全切除或次全切除。

对Ⅰ型视路胶质瘤,若视力未完全丧失,无突眼或突眼程度较轻,肿瘤生长缓慢者暂不需治疗,定期检查视力和突眼程度变化,并定期复查CT或MR观察肿瘤体积的变化,直至需要手术。若视力已丧失或眼球突出到影响容颜,则应该尽早手术,对首诊时突眼达到3mm者即应该早期手术。对Ⅰ型眶颅沟通的胶质瘤,为避免肿瘤累及视交叉和更多正常视路部分,应该早期手术。

对Ⅱ型和Ⅲ型视路胶质瘤,以前由于直接手术死亡率和残废率高,认为不能进行手术治疗,常在活检明确病理诊断后进行放射治疗。由于显微神经外科技术以及术中超声吸引器和激光的应用,在显微镜下,纵向打开视神经鞘后区分肿瘤组织、肿瘤血管和正常的视神经及血管,且肿瘤多无血供,易于切除,即使切除较大的肿瘤,并没有增加死亡率和残废率,故认为对Ⅱ型和Ⅲ型视路胶质瘤应该早期手术。

2.手术入路的选择

(1) 经眶入路 适用于Ⅰ型单纯眶内视路胶质瘤,可由眼科医生完成。

(2) 经额入路 在经额开颅的基础上,打开眶顶和视神经管。对于Ⅰ型眶内至视神经管视路胶质瘤,Dandy 认为经额入路是最佳入路,可显露视神经全长以便全切肿瘤,对已丧失视力者为预防复发应该切除视交叉前2mm 至球后段的全部视神经。对于弥漫性生长的Ⅲ型视路胶质瘤,也可由此入路进行切除。

(3) 翼点入路 适用性较广,对肿瘤已侵犯视交叉后者显露较佳,可用于各型视路胶质瘤的手术切除。对于Ⅰ型眶内至视神经管视路胶质瘤,需同时打开眶顶和视神经管以显露视神经全长;对于单侧颅内体积较大,貌似累及视交叉和双侧视神经的Ⅰ型视路胶质瘤,也可由此入路进行切除。对于Ⅱ型视路胶质瘤,可采用患侧翼点侧裂入路,打开外侧裂全长,分开颞叶前部与脑岛,辨清大脑中动脉M_1段、脉络膜前、后动脉和大脑后动脉P_2段的走行及其与肿瘤的关系。先行肿瘤囊内切除,等肿瘤缩小后再与周围视束和脑组织分开,尽量全切肿瘤。对于局限于视交叉和下丘脑附近的Ⅲ型视路胶质瘤,也可由翼点入路进行切除,由于Ⅲ型肿瘤常侵犯下丘脑,且与之无明显界面,不必强求全切。

3.手术方法

视神经胶质瘤的处理依赖于肿瘤生长的位

置、增长的速率和症状的严重情况。

(1) Ⅰ型视神经部肿瘤(眼球后—视交叉前)视神经部肿瘤可能局限于眼眶内(眼球后),也可能从眼眶突入到颅内窝,或者全部位于颅内窝。

①Ⅰa型:即眶内肿瘤,常可行保守治疗,监测眼球突出的程度,边等待边观察即可。随着眼球的逐渐突出,由于美观的原因可行外科手术干预。这类肿瘤在常规的随访中,临床上无进行性发展。眼科医生为视神经胶质瘤提供了可行的标准,即常规依靠评价患者的视野、视力、VEP的记录情况和眼球突出的程度,还需要反复CT检查、MRI检查或两者都需要。

②Ⅰb型:肿瘤应需根治性切除以保存视觉通路的正常功能。术中打开眶顶板和视神经管暴露肿瘤。显露眼眶,并切除眶顶的中央部与后部,打开视神经管。自眶内容物上方,辨认上斜肌、提上睑肌、上直肌和外直肌。外侧在外直肌与上直肌之间、内侧在提上睑肌和上直肌复合体与上斜肌之间,切开眶骨膜。向内或向外牵开提上睑肌与上直肌复合体,辨认、分离视神经鞘,细心勿损伤走行在锥内间隙内视神经外侧的睫状神经节、颅神经和后导血管以及在眶尖部的滑车神经。滑车神经在其进入上斜肌处被辨认后,循其向后至总腱环的最上表面处。

在上直肌和提上睑肌复合体与内直肌之间的球后间隙中,离球后数毫米处横切视神经,神经断端作牵拉缝合,以利于止血和防止肿瘤溢出。继续游离视神经鞘至总腱环处,并将环切开之。在总腱环区自上直肌与内直肌之间游离视神经,并继续向颅内分离,细心勿损伤穿越眶上裂的颅神经,辨认、游离、夹闭眼动脉后,于视神经近端将其切断之。这样便可整块切除所有受累的视神经。切除视神经胶质瘤也可按相反的顺序进行:即先离断颅内段视神经,再向眶内分离,最后于球后切断眶内段视神经。肿瘤切除后,用额骨瓣之内板重建眶顶(如眶顶切除不过于广泛,通常不必重建)。对于没有视力的患者,为防止复发,可行根治性(完全)切除,受影响的视神经从眼球后到近视交叉处横断,所有患者的视神经在

视交叉前至少保留2mm,以免损伤视交叉本身。

(2) Ⅱ型视束部肿瘤 Ⅱ型视交叉后肿瘤应当积极手术切除,均可经同侧翼点-外侧裂入路行根治性切除。术中解剖M_1段和它的分支并探查其位置和行程以及受侵犯的脉络膜前动脉、脉络膜后动脉和P_2段及其分支。这需要进入岛裂(下面),在脑岛和颞脚的前支之间继续分离,打开颞角显露肿瘤,先从肿瘤中心挖空,再从周围的视束分离出来。然而,颞角有时被肿瘤堵塞,杏仁核/海马区受压,这时必须留意脉络膜前动脉,并可以追踪到颈内动脉的起源部和移位的P_2段及其分支,在解剖动眼神经时需要特别小心。

(3) Ⅲ型视交叉部肿瘤

①Ⅲa视交叉部肿瘤:Ⅲa型肿瘤,相应的下丘脑受侵犯和内分泌功能障碍的发生率非常高。肿瘤应行根治性切除,以保留对侧残余的视力。这类肿瘤极其像颅咽管瘤,呈膨胀性生长,影响视交叉旁结构,尤其是下丘脑和第三脑室。它们也经常侵犯脑桥、额叶基底部和颞叶内侧基底部。采用经翼点-外侧裂入路,沿着终板池(若终板池未被肿瘤堵塞)打开视交叉池和脚间池。术前视觉功能的临床资料在决定切除视觉通路的位置和范围显得非常重要。所有次全切除术的病例是因为肿瘤跨过中线侵犯到对侧影响较小的范围,向上在视交叉和下丘脑前之间的视交叉旁粘连的范围没有界定清楚。手术切除的目的是对前面跨过肿瘤的神经纤维进行减压。在全部的病例中保留了供应视觉通路的血管及其邻近的血管,未发现有损害垂体柄,这往往需要鉴别肿瘤组织和视觉通路。

②Ⅲb视交叉-下丘脑部的肿瘤:Ⅲb型肿瘤是最难处理的肿瘤,但神经影像上不能充分鉴别Ⅲa型和Ⅲb型肿瘤的区别。Ⅲb型肿瘤不可能做到根治性切除。因下丘脑受侵犯,术后需要分流术和激素替代治疗。巨大的视神经胶质瘤侵犯视神经、视交叉、视束和双侧下丘脑并可扩展到脚间窝、脑桥前部、额叶基底部和颞叶基底部,肿瘤向上可扩展到第三脑室和侧脑室并经半球裂隙到达额叶的腹侧面。尽管肿瘤多被包绕在神

经膜内,但多数病例在复杂的椎-基底血管丛和颅神经之间有一个很好的间隙面,行分块切除肿瘤时是相对安全的。对于全盲的患者,手术目的是尽可能地切除肿瘤防止肿瘤复发。尤其对视力减弱的患者要特别注意保留和保护任一正常的视觉通路。而下丘脑受侵犯时,所有的这些肿瘤是不能全切的。

四、辅助治疗

1.放疗

以前有些学者认为这类肿瘤为自限性肿瘤,可能长期静止或存在自然退缩的情况,主张视路胶质瘤无须放疗。但多数学者认为视路胶质瘤多侵犯视交叉和下丘脑,肿瘤不能全切,主张对视路胶质瘤术后进行放疗。其根据是放射治疗可使肿瘤保持稳定或萎缩。Pierce 发现对视路胶质瘤放疗后,91% 视力改善或稳定,认为放疗可提高病人的生存率。但放疗可导致视力下降、内分泌紊乱、智能减退、垂体功能低下、癫痫、白血病和Moyamoya 病。因此,放疗在视路胶质瘤中的地位尚有争议,有必要长期随访,以明确疗效。多数作者认为放疗后并不可能改善视力,治疗几年后肿瘤仍可继续生长。最显著的后期并发症是影响智力和内分泌功能,而且与放射治疗本身和肿瘤的侵犯直接相关。

2.化疗

尽管化疗可以使视力受损,但已经证实化疗对视路胶质瘤有效。Silva 对13 例视路胶质瘤进行化疗,其中5 例为肿瘤部分切除病人,随访15 个月到8 年,发现57% 肿瘤体积缩小,5 年生存率为63%,认为化疗可作为视路胶质瘤早期的治疗措施。

五、复发与预后

视神经胶质瘤患者的生存率由肿瘤生长的部位、大小,特别是下丘脑受侵犯的程度以及治疗方法的选择来决定。Ⅰ型视路胶质瘤容易切除且极少复发;Ⅱ型视路胶质瘤全切后复发率也较低;Ⅲ型视路胶质瘤由于肿瘤常侵犯下丘脑,且与之无明显界面,全切率低,复发率较高。手术在保留残余视力和在这种情况下控制其他体征和症状方面是有效的方法。根治性手术后的生存期在视神经、视束、视交叉部的肿瘤和视交叉-下丘脑部的肿瘤之间有明显的不同。

研究发现视路胶质瘤经手术者,10 年生存率为89%,10 年未复发率为67%;而未经手术者,10 年生存率为81%,10 年未复发率为68%,两者无明显差异。视路胶质瘤经放疗者,10 年生存率为79%,10 年未复发率为73%;而未经放疗者,10 年生存率为92%,10 年未复发率为64%,两者无明显差异。但对局限于后视路的胶质瘤经放疗者,10 年未复发率为70%;而未经放疗者,10 年未复发率为47%,两者有明显差异。

第八节　海绵窦区肿瘤的手术治疗

海绵窦(Cavernous Sinus,CS) 是颅底的重要区域,也是易受到颅底病变累及和侵犯的部位。广义上讲,侵及海绵窦及其相关的神经和血管的肿瘤称为海绵窦区肿瘤。原发于海绵窦的肿瘤并不多见,仅占颅内肿瘤的0.1%～0.2%,主要有脑膜瘤、神经鞘瘤、海绵状血管瘤、浸润性垂体瘤、动脉瘤、脊索瘤等。而从海绵窦毗邻区域侵及海绵窦的肿瘤并不少见,包括脑膜瘤、垂体腺瘤、脊索瘤、神经鞘瘤、软骨瘤、软骨肉瘤、鼻咽癌和血管纤维瘤等,也以脑膜瘤居多。海绵窦肿瘤位于海绵窦内,包括由窦内长到窦外或从窦外邻近部位突入到窦内,一般以后者常见。海绵窦直接手术的历史可追溯至19世纪末,1895年Krogius曾切除过海绵窦神经纤维瘤。Parkinson(1965)在体外循环和低温条件下修复海绵窦动静脉瘘,开创了海绵窦直接手术的新阶段,并认为海绵窦为硬膜皱褶形成的硬膜外间隙,其内含有静脉丛,颈内动脉与这些静脉丛只是毗邻关系,并不真正穿越静脉腔。

海绵窦的解剖及其肿瘤性和血管性病变的治疗代表了神经外科中最为复杂的领域。Abdal Aziz报告了38例海绵窦脑膜瘤的外科治疗,强调以保守的手术方案争取更佳的功能后果。Maruyama对40例海绵窦脑膜瘤治疗方案进行了前瞻性研究,对局限于海绵窦、远离视器和脑干的肿瘤行单纯放射外科治疗,对接近或压迫视器或脑干、肿瘤直径＞3cm,同时向海绵窦外多腔隙(鞍上、天幕、岩斜区、中颅窝或眶)生长或疑有恶性可能者行联合显微手术和放射外科治疗,随访47～92个月,5年肿瘤实际控制率为94.1%,术后脑神经症状改善8例(20%)。作者认为海绵窦外侧腔的肿瘤应积极手术切除,对于累及海绵窦内侧腔的肿瘤则选择随访观察或部分切除后行放射外科治疗。

一、海绵窦肿瘤的分类与分级

1.按肿瘤的起源分类

将海绵窦肿瘤分为原发性海绵窦肿瘤和继发性海绵窦肿瘤。其中前者只占0.1%～0.2%,多为神经鞘瘤、脑膜瘤和海绵状血管瘤;后者则多为临近部位肿瘤侵入海绵窦内,以垂体腺瘤、脑膜瘤多见。

(1) 原发性海绵窦肿瘤　指直接源自海绵窦的肿瘤,又可分两种:凡起源于海绵窦内者称为海绵窦内肿瘤,如脑膜瘤和血管外皮细胞瘤、海绵状血管瘤等;起源于海绵窦外侧壁者则称为硬膜间海绵窦肿瘤(interduralcavernous sinus tumor),常见的有起源于外侧壁内的神经鞘瘤,也有上皮样囊肿、黑色素瘤和海绵状血管瘤。

(2) 继发性海绵窦肿瘤　指起自邻近结构,穿透海绵窦壁或沿神经血管侵入窦内的肿瘤。临床并不少见,如侵袭性垂体腺瘤、蝶骨嵴内侧和中颅窝脑膜瘤、神经纤维瘤、脊索瘤、软骨瘤、骨巨细胞瘤、血管纤维瘤、鼻咽癌和转移瘤、上皮样囊肿等。其中以侵袭性垂体腺瘤最常见,其侵袭海绵窦的类型有三种(图5-8-1)。

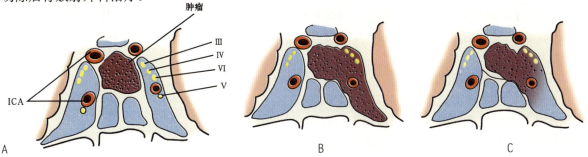

图5-8-1　垂体腺瘤侵犯海绵窦常见类型。A,海绵窦内侧压迫型(适于经蝶或经额入路);B,海绵窦广泛侵袭型(适于经侧壁海绵窦入路);C,海绵窦内侧侵袭型(适于下方经海绵窦内侧壁入路)

2.根据肿瘤与海绵窦腔隙的关系分类

按颈内动脉在海绵窦中的走行方向,将海绵窦腔分为前下腔、后上腔、内侧腔及外侧腔。原发于海绵窦的肿瘤(脑膜瘤、神经鞘瘤)多先在外侧腔中生长,并可通过外侧壁向中颅底生长,通过眶上裂侵犯眼眶,向后突入Meckel腔,甚至越过岩尖向桥小脑角(CPA)生长,向内侵犯蝶鞍,向内下侵入蝶窦。Magdy等将海绵窦肿瘤(含原发和继发)分为以下三类:

(1) 海绵窦内肿瘤(intracavernous)　肿瘤起源于海绵窦内,瘤体完全位于海绵窦,临床较少见。

(2) 海绵窦外侧壁肿瘤　也称硬膜间肿瘤,指起源于海绵窦外侧壁内,瘤体位于海绵窦外侧壁两层之间,临床较少见。这是原发性海绵窦肿瘤中的一种特殊类型,肿瘤并未真正侵入海绵窦内,而是局限于海绵窦外侧壁的两层之间。此类肿瘤主要是神经鞘瘤,包括三叉神经第一支鞘瘤、动眼神经鞘瘤、滑车神经鞘瘤,此外还有表皮样囊肿、黑色素瘤、海绵状血管瘤等。外侧壁内肿瘤与原发性海绵窦内肿瘤和继发性海绵窦肿瘤相比,较早引起脑神经麻痹,可能与其直接源自脑神经或邻近脑神经有关。其诊断依据是:临床特征为海绵窦综合征部分或全部表现,MRI检查示海绵窦外侧壁占位病变,颈内动脉海绵窦段向内侧移位,但无变窄或被肿瘤包绕。无论原发还是继发性肿瘤,一旦累及海绵窦内,MRI常可清晰地显示肿瘤包绕海绵窦段颈内动脉,DSA常可发现该段动脉狭窄或不规则。而外侧壁肿瘤则是将颈内动脉推向内侧,动脉外形基本正常。

(3)海绵窦侵袭性肿瘤　指起源于海绵窦外的周围组织结构,经海绵窦壁或其上神经血管结构侵入海绵窦的肿瘤,包括海绵窦附近各个部位侵入海绵窦的脑膜瘤和侵袭性垂体腺瘤等。其中,以垂体腺瘤(经内壁)、鼻咽癌(经下壁)和脑膜瘤(经上、后和外壁)多见,且占海绵窦肿瘤的绝大部分。这种分类方法未包含肿瘤在海绵窦壁上(脑膜瘤)的附着点,也未考虑到海绵窦内肿瘤也可向外生长。

3.根据肿瘤的病理性质分类

(1)原发性海绵窦脑膜瘤　脑膜瘤是海绵窦原发性肿瘤中最多见的一种。可能起于:①海绵窦外侧壁内层自Meckel腔伸入海绵窦内的蛛网膜颗粒;②海绵窦内残留的蛛网膜上皮;③附着点在海绵窦壁的脑膜瘤源于临近的蛛网膜。Ngelbert等又将海绵窦原发性脑膜瘤分成4型:A型,瘤体位于海绵窦内;B型,源于海绵窦内,经海绵窦外侧壁向中颅窝生长;C型,源于海绵窦内,侵入Meckel囊,有时经该囊再侵入后颅窝;D型,源于海绵窦内,经下壁侵入蝶窦内。该分类法的优点是有助于手术入路的选择,但其缺点是未考虑到肿瘤在海绵窦外侧壁的附着点。

(2)原发性海绵窦神经鞘膜瘤　这种肿瘤

绝大多数来自三叉神经的眼支,也可来自动眼神经、滑车神经和外展神经。

(3)海绵状血管瘤、畸胎瘤、恶性淋巴瘤等但发病率都较低。

4.海绵窦肿瘤的分级

海绵窦区肿瘤除依病理分类外,还可以根据肿瘤对海绵窦和颈内动脉的侵犯程度分类,因为这样分类对判断手术难度及预后有帮助。一般将良性海绵窦肿瘤,如脑膜瘤分为局限灶和侵袭灶。起自海绵窦本身的小肿瘤,向鞍旁、中颅窝和Meckel腔发展者属局限灶;肿瘤侵及眶顶、前颅窝底、后颅窝岩斜区,甚至向对侧海绵窦发展属侵袭灶。Sekhar等(1996)依据肿瘤大小、肿瘤侵犯海绵窦的部位(海绵窦四个腔)和颈内动脉受影响程度将海绵窦肿瘤分为5级(表5-8-1)。其中3～5级者,要想做到肿瘤全切,需切除海绵窦段颈内动脉(ICA),行高流量搭桥术。

表5-8-1　海绵窦肿瘤的Sekar分级(Sekar,1996)

级别	海绵窦受累的部位	与颈内动脉海绵窦段的关系
1	海绵窦1个腔	颈内动脉未累及
2	海绵窦2个腔或以上	颈内动脉移位,被肿瘤部分包绕
3	一侧全部海绵窦	肿瘤完全包绕颈内动脉,但至少有一小段为正常
4	一侧全部海绵窦	肿瘤完全包绕,颈内动脉狭窄、闭塞或假动脉瘤形成
5	双侧海绵窦	肿瘤包绕颈内动脉

二、海绵窦肿瘤的临床特征

1.发病率

原发于海绵窦内肿瘤约占颅内肿瘤的0.1%～0.2%,但海绵窦壁和海绵窦旁侵袭海窦的肿瘤却较常见,其中脑膜瘤是海绵窦区最常见的良性肿瘤,同时此区也是颅底脑膜瘤的好发部位之一,约占颅内肿瘤的1%。Mathiesen报道一组315例颅底脑膜瘤病例,其中48例位于海绵窦区,占12.1%。

2.生物学特征

海绵窦肿瘤为海绵窦综合征最常见的病因。原发性肿瘤以脑膜瘤和神经纤维瘤最常见，病损灶的整体切除存在一定风险，只有在发现致残症状时方可考虑。海绵窦动脉瘤与其他解剖部位的颅内动脉瘤不同，颈动脉-海绵窦动脉瘤导致蛛网膜下腔出血的危险性不大，然而其破裂可导致直接的海绵窦动静脉瘘。海绵窦内肿瘤多数位于海绵窦外侧壁，使脑神经发生移位，脑神经多位于肿瘤的上方，可在切除肿瘤前先分离出脑神经，而对于脑神经已被包裹者，则需仔细分离切除肿瘤，神经导航系统对于判断肿瘤的切除程度及辨认周围正常结构有明显帮助。

尽管组织学与病理学证实海绵窦脑膜瘤多为良性，但由于此区解剖特殊，常表现出类似恶性肿瘤的生物学行为。组织学研究证实，海绵窦脑膜瘤常沿疏松软组织浸润生长，并侵及颈内动脉和脑神经，有时还可通过薄弱的内侧壁向内侧生长使垂体发生移位。大多数情况下脑神经的鞘膜可提供一解剖层面分离肿瘤与神经，但在神经束处（如三叉神经分支处，脑神经入眶上裂处及其远端），肿瘤可侵及束间软组织。肿瘤尚可浸润至颈内动脉外膜层甚至内弹力层，部分肿瘤还可向后发展长入Meckel腔，进而累及岩斜区结构。

3.海绵窦病变的临床表现

海绵窦肿瘤依其不同的生长方式可引起不同的临床表现，其中以窦内段脑神经损害与突眼症状最为常见。原发性海绵窦肿瘤的临床表现主要是海绵窦综合征，脑神经Ⅲ～Ⅳ可受累。海绵窦病变的常见的症状有：复视、眼睑下垂、视物模糊，甚至视力丧失，头痛，突眼，眼和结膜充血，眼压增高，眼肌麻痹和疼痛。患者可表现为这些症状的不同组合，一般为单侧性，病程可呈急性或慢性进展。海绵窦肿瘤主要首发症状多为急性或慢性进展性眼肌麻痹，复视是最常见的伴随症状，有时会出现痛性复视。若肿瘤较小、仅局限于海绵窦内者，多表现为单一脑神经功能障碍；而当肿瘤侵犯颅中窝底或呈广泛性生长时，常表现有多根脑神经功能障碍。体积较大的肿瘤常造成

窦腔淤血，引起眶腔静脉回流障碍致球结合膜水肿及颅内压增高。

海绵窦脑膜瘤的临床症状不一，除头痛、颅内压增高等一般表现外，还常出现Ⅲ～Ⅵ对脑神经麻痹的症状，统称为海绵窦综合征，其中动眼神经受累的症状最常见，表现为眼外肌麻痹及瞳孔的改变。海绵窦前部脑膜瘤多有眶上裂综合征的表现：眼球突出，视力视野改变等；感觉障碍多表现为三叉神经Ⅰ、Ⅱ支分布区麻木，少数病人有三叉神经痛的表现，可能是肿瘤向后生长累及三叉神经节的原因；有时肿瘤尚可向内侧生长侵犯垂体，表现为垂体功能及内分泌的改变。海绵窦动脉瘤表现为孤立性或组合性眼肌麻痹、痛性眼肌麻痹和三叉神经眼支痛觉减退，偶尔出现类似于三叉神经痛的疼痛。眼肌麻痹为亚急性或慢性，中老年患者常见。颈动脉-海绵窦动脉瘤的自发性破裂可导致突发性直接的海绵窦动静脉瘘，其结果表现为显著的眼球突出，伴眶、眼和结膜水肿、双眼复视和视力丧失。对于海绵窦动静脉瘘，直接瘘表现为明显的急性症状，如单侧明显突眼、搏动性眼球突出、眼睑充血、结膜水肿、眼眶充血、高眼压症、视力丧失、视神经病变、视盘水肿、视网膜出血、视网膜静脉充血、眼和颅内高声"杂音"；间接瘘表现为程度较轻的与直接瘘相似的症状和体征，有时有孤立性眼肌麻痹（尤其当瘘的引流来自后部时）。以轻度突眼、慢性复视、睑下垂、眼充血和视力丧失为特征，患者主诉颅内有"噪音"。

三、海绵窦肿瘤的影像学特征

影像学检查对手术方式选择及预测肿瘤切除程度具有重要意义。主要有MRI、CT和CTA、DSA。MRI可分辨病变是肿瘤还是动脉瘤，能仔细观察肿瘤与周围结构的关系，并可显示海绵窦外侧壁，显示肿瘤包绕侵犯颈内动脉的情况，有利于制订手术方案。

1.海绵窦的影像学解剖基础

海绵窦内有颈内动脉及Ⅲ、Ⅳ、Ⅴ和Ⅵ脑神经穿行，眼上、下二静脉导入，并同岩上窦与岩

下窦相通,两侧海绵窦有海绵间窦相连。海绵窦外形不规则,前后径较大,横径与高径较小。CT与MRI显示海绵窦以冠状位及轴位较好。冠状位上,海绵窦前部近眶上裂后缘层面呈三角形或半圆形,后部近鞍背后部层面为不规则形,其余的中间部分呈四边形。外、上、后壁硬膜游离缘有蛛网膜下腔衬托,可显示其轮廓,硬膜在T$_1$WI上不能同蛛网膜下腔分辨,在T$_2$WI上为线样低信号影。CT与MRI增强检查,硬膜与海绵窦均强化而无法分辨,只能显示其轮廓。内壁与下壁均不能单独显示,但因有蝶骨与蝶窦的衬托而可显示其轮廓。MRI平扫海绵窦呈不均一的等T$_1$、等T$_2$信号,增强检查有明显强化。由于海绵窦静脉丛血流慢,而不出现流空信号。

2.海绵窦病变的影像学检查与诊断

疑诊为海绵窦病变的患者,应对眼眶、蝶鞍和鞍旁区域进行薄层多层面成像扫描,包括平扫和增强扫描。CT、DSA和MRI在海绵窦肿瘤诊断中均具有重要作用。CT扫描可提供较好的骨和钙化的显影,而MRI可提供海绵窦内包含的所有软组织、正常颈动脉的预期信号流空和其周围结构的细节。DSA可明显显示肿瘤的血供情况、颈内动脉受侵犯缩窄的程度等。

(1)MRI 正常海绵窦的MR表现为边壁光滑、平直、双侧对称,颈内动脉虹吸段流空信号亦较光滑、对称,通过海绵窦的神经可表现为位置正常的等或低信号影。对该区域的肿瘤,MR检查应注意以下几点。

①海绵窦的侵及程度:在临床当中,只有当肿瘤侵及海绵窦内部,才会在手术时涉及如何处理海绵窦的问题。因此,区别肿瘤是使海绵窦及其周围结构受压移位,还是肿瘤已侵入海绵窦内部使正常组织结构破坏,是非常重要的。

②海绵窦的侵犯部位:在临床上常把海绵窦分为前、中、后三部。前床突以前为前部,后床突以后为后部,前后床突之间为中部。而海绵窦内的间隙与海绵窦手术的入路有关,在颈内动脉和垂体之间为内侧腔,在颈内动脉前曲的下方为前下腔,在颈内动脉与后部窦顶之间为后上腔。

MR显示肿瘤主体对海绵窦的侵犯区域可以为临床手术提供重要依据。

③肿瘤的定性诊断:海绵窦区肿瘤的定性诊断对于制定手术计划有两方面的作用:不同性质的肿瘤起源于不同组织结构,其生长方式、部位及速度不同,所以对海绵窦侵犯的部位、程度、范围亦不相同,可以为临床手术的时机、程度及范围提供参考;不同性质的肿瘤其血运程度不同,决定着手术的难易程度,是治疗手段和手术方式选择的重要参考。因此,术前明确肿瘤的性质,对于制定手术方案有重要价值。

(2)CT与MRI对海绵窦病变的诊断价值

①CT检查:CT平扫对海绵窦价值不大,需增强扫描才能显示其形态、边缘、窦内脑神经等。海绵窦内Ⅲ、Ⅴ(半月神经节部)和Ⅵ的显示率可分别达83%、86%和21%。但由于窦内静脉结构与颈内动脉同时强化,硬膜壁等亦呈不同程度强化。动态CT可显示海绵窦静脉结构。另外,CT冠状扫描病人体位舒适性差,同时存在碘造影剂副作用和电离辐射等不利因素,使其应用受限。但CT显示骨结构优于MRI。

②MRI检查:MRI显示海绵窦优于CT,为海绵窦检查的首选方法。其优点包括多平面、多方向成像及软组织分辨率高;对血流敏感,不必使用造影剂即可显示颈内动脉;无需使用强迫性体位,无造影剂毒副作用及无电离辐射等。T$_1$WI成像时间较短,解剖结构显示清晰,伪影较少,已成为临床常规应用序列。此序列能显示海绵窦内Ⅲ、Ⅴ$_1$、Ⅴ$_2$和Ⅵ对脑神经,同时能显示海绵窦硬膜壁。脑神经与周围结构缺乏对比,此序列不易显示,尽管硬膜壁亦不能单独显示,但可显示其与周围形成的边缘。颈内动脉流空及海绵窦间隙在此序列显示良好。

MRI在海绵窦肿瘤的诊断中作用有:可分辨病变是肿瘤还是动脉瘤;能仔细观察肿瘤与周围结构的关系;MRI可显示海绵窦外侧壁,表现为T$_1$像上的裂隙状低信号。据此,可对肿瘤精确定位,并能辨别出肿瘤的窦内、窦外部分,据此再结合肿瘤的其他特点,可诊断出海绵窦壁内型肿瘤。这些特点是：肿瘤椭圆形、轮廓光滑、海绵窦外侧壁向外隆起、颈内动脉向内移位，但肿瘤不包绕颈内动脉，更不使之狭窄；MRI还可显示肿瘤包绕侵犯颈内动脉的情况，有利于制定手术方案。

（3）海绵窦肿瘤的诊断 海绵窦内外病变均可造成其形态、颈内动脉和脑神经的位置以及静脉间隙的变化。海绵窦内病变充填及增大，与外缘膨胀及肿瘤包绕颈内动脉等变化，虽对诊断海绵窦病变敏感但不具特异性。海绵窦本身的病变可导致海绵窦变形、脑神经受压等。因此，了解正常海绵窦的结构、形态及内容对于影像学诊断具有重要的价值，对于显微外科学有一定的指导意义；同时，对于海绵窦内外症状解释、术前精确定位和手术范围的估计具有重要的参考价值。肿瘤限于窦内者，可见海绵窦饱满、内有异常密度影。邻近肿瘤侵入窦内或窦内肿瘤突破窦壁向外延伸者，可见窦内外异常密度影浑然一体，包绕颈内动脉。MRI可清楚地显示肿瘤与海绵窦、颈内动脉的关系，特别是确诊硬膜间海绵窦肿瘤的良好手段，可行轴位、冠状和矢状薄层扫描。如果怀疑合并海绵窦段颈内动脉病变，如闭塞、肿瘤侵蚀或颈内动脉海绵窦时可行导管造影。根据肿瘤各自的影像学特点，包括肿瘤的密度/信号、发病部位及邻近结构的改变等，有可能作出定性判断。

（4）海绵窦病变的鉴别诊断

①海绵窦综合征的鉴别：需要与海绵窦综合征相鉴别的疾病，包括伴有孤立性眼肌麻痹的脑干内病变，引起Ⅲ、Ⅳ和Ⅵ脑神经麻痹的海绵窦炎，伴有痛性眼肌麻痹累及后交通动脉的动脉瘤，中颅窝底肿瘤其他肿瘤，累及眶尖（特别是眶内及眶尖周围）的肿瘤，甲状腺性眼病，副鼻窦病变（尤其是蝶窦）。

②原发性与继发性海绵窦肿瘤的鉴别：原发性肿瘤比侵犯海绵窦的肿瘤少见。原发性肿瘤主体位于海绵窦内，肿瘤窦外部分较小，不累及双侧，以脑膜瘤多见，其次为神经鞘瘤。侵犯海绵窦的肿瘤，主体在海绵窦外，窦内部分小，而且与窦外原发病灶相连，可累及双侧，以垂体瘤多见，还可见脑膜瘤、脊索瘤、鼻咽癌和眶内脑膜瘤等。

③肿瘤与非肿瘤性病变的鉴别：非肿瘤性病变较肿瘤少见。颈内动脉瘤的CT与MRI表现同其大小及有无血栓有关。在MRI上还与血流流速、湍流等有关。由于流空现象可使动脉瘤显影，故一般不难诊断。只有在血流慢或有湍流时，才需与肿瘤鉴别。MRA或DSA对诊断有所帮助。动静脉瘘可见扩张的眼上静脉，亦不难区别。血栓性静脉炎，除感染史外，病变广泛，无局限性肿块，一般可作出鉴别。

四、海绵窦区肿瘤术前评估

对海绵窦的解剖研究，使彻底切除此区肿瘤及血管性病变而不损伤其血管神经成为可能。术前应常规行CT、MRI、DSA检查。CT可显示肿瘤对颅骨的侵犯程度；对血运丰富的肿瘤应行DSA检查以了解肿瘤的供血，同时应进行颈内动脉阻塞试验或栓塞肿瘤的供血血管，颈内动脉闭塞试验结果，为手术能否结扎颈内动脉提供依据。无论采取何种方法治疗海绵窦肿瘤，对其进行完整而精确的评估是决定治疗成功与否的关键。

1.术前准备

术前常规检查CT、MRI和DSA。MRI能确定肿瘤的精确定位，帮助鉴别病变的定性诊断，即是肿瘤或是血管性病变、确认肿瘤与颈内动脉的关系——用于肿瘤的分级。CT能显示肿瘤附近的骨质改变。DSA可显示海绵窦段颈内动脉有无移位、缩狭和闭塞，同时显示肿瘤的血供。还可行球囊闭塞试验（ball test occlusion，BTO），BTO可了解对侧代偿情况，根据试验结果，结合海绵窦段ICA受侵犯的情况，决定是否行颈内动脉架桥术。

2.海绵窦肿瘤手术的难点及对策

海绵窦直接手术的难度主要有三方面：①术野狭小，操作困难。采用硬膜外入路将海绵窦外侧壁硬膜翻起，充分显露了海绵窦诸腔，使得出入海绵窦的脑神经及肿瘤均可在直视下手术，更加有利于全切肿瘤和防止脑神经损伤，术后90%的脑神经功能得到保护或改善。②肿瘤与脑神经粘连,分离困难。侵犯中颅底及呈广泛性生长的肿瘤多与脑神经紧密粘连。神经鞘瘤多将海绵窦外侧壁的脑神经顶在表面,而脑膜瘤多与脑神经间形成包裹关系。采用硬膜外入路,可在切除肿瘤之前分离移位脑神经。③术中出血及ICA损伤。术前冠状位、水平位MRI及MRA,有助于了解肿瘤与ICA的关系,但ICA外膜是否受肿瘤浸润,术前无法做出准确判断,必须根据术中具体情况判断。对MRI显示肿瘤包绕ICA者,术中应显露岩骨水平段ICA,以备ICA损伤时暂时阻断控制出血和行ICA修补。不主张为争取肿瘤全切除而牺牲ICA和行ICA重建,因为此法并发症多,长期疗效不肯定。术中海绵窦静脉丛出血,多提示该区域肿瘤的边界,明胶海绵压迫及抬高床头多可控制。

3.术前术后的影像学评估

术前充分评估肿瘤的部位、大小、血供及与周围组织的毗邻关系,对决定手术方案是必要的。CT不仅可以反映肿瘤形态,还可以通过骨窗像观察颅底破坏情况。MRI能够从三维图像上精确地显示肿瘤侵犯的范围,尤其是对颈内动脉的影响,是否移位、包裹或缩窄。如果有明确的包裹或缩窄,则需行脑血管造影,压颈或球囊闭塞实验,或闭塞实验中作脑血流量测定等综合判断颅内侧支循环及代偿情况。如果脑血管造影见肿瘤供血丰富,术前应行选择性供瘤血管栓塞,以减少手术出血。Sekhar根据肿瘤大小及向海绵窦外侵犯的范围,将肿瘤分成局限性病变(病变原发于或紧邻海绵窦并且直径<3cm)和广泛性病变(病变波及颅底多个区域或直径>3cm),后一类手术的难度明显增加。

术后准确评估手术切除范围也较困难。术后早期,正常的组织结构及血脑屏障受到破坏,影像上难与肿瘤残余区分开来。此外,修补颅底所用的脂肪、肌肉瓣等也易与肿瘤残余混淆。Lanzino认为术后24～28h的加强CT对观察残余肿瘤是有益的,因为此时血脑屏障的破坏并未完全表现出来,周围结构的强化尚不明显。术后几天至3个月期间属术后改变期,3个月以后,损伤的组织和血脑屏障逐渐恢复正常。因此,对于判断术后肿瘤残余,应分别行术后早期(48小时以内)和晚期(3个月以后)的影像检查,以便对比分析,准确评估。

4.海绵窦肿瘤的影像学分级评估

海绵窦脑膜瘤的临床表现多无特异性,故其诊断主要依靠CT、MR检查。诊断海绵窦脑膜瘤并不困难,但更重要的是要充分了解肿瘤的位置、大小、形状,与脑神经、颈内动脉及毗邻结构的关系,以此确定治疗方案。为估计手术难度、选择手术入路和比较手术效果,Sekhar等根据海绵窦脑膜瘤的影像学表现可将其分为Ⅰ～Ⅴ级,也称Sekhar分级(表5-8-2)。海绵窦脑膜瘤的影像学分级对其治疗具有重要的指导意义,不同级别的肿瘤其治疗原则亦不相同。CT三维立体图像重建技术能同时显示颅底骨质、肿瘤、血管及脑室之间的关系,模拟并比较各种不同的手术入路,从而制订最合理、最安全的手术方案。

表5-8-2　海绵窦脑膜瘤的分级

分级	海绵窦受累范围	ICA海绵窦段累及程度
Ⅰ	肿瘤仅局限于某一区域(前、后、内侧、外侧)	无
Ⅱ	肿瘤侵及海绵窦一个以上区域	颈内动脉受压移位,但并不被包裹
Ⅲ	肿瘤侵及一侧整个海绵窦	至少一段颈内动脉被包裹,但并不狭窄
Ⅳ	肿瘤侵及一侧整个海绵窦	颈内动脉被包裹,并见管腔狭窄,甚至闭塞或假性动脉瘤形成
Ⅴ	肿瘤侵及双侧海绵窦	颈内动脉均被肿瘤包裹
Ⅰ～Ⅱ级	累及海绵窦外侧壁、上壁或后壁的硬脑膜	
Ⅲ～Ⅴ级	累及内侧壁和蝶鞍,ICA受累程度严重	

为便于应用,Hirsch又根据肿瘤与颈内动脉的关系,作如下分级:①Ⅰ级,肿瘤接触或包绕颈内动脉。②Ⅱ级,肿瘤完全包绕颈内动脉但无管腔狭窄。③Ⅲ级,颈内动脉管腔狭窄。如果MRI显示肿瘤与颈内动脉关系密切,估计术中需结扎颈内动脉或切除并重建部分颈内动脉,则应于术前行DSA影,了解肿瘤血供、颅底大血管与

肿瘤的关系,同时做压颈或球囊阻断试验(BOT),结合脑血流量的测定综合判断颅内侧支循环。在治疗海绵窦肿瘤时,除了要正确评估肿瘤的生长状况外,还应考虑到每一例病人的心身状态、经济情况及其对生活质量要求的不同,以全面和辨证的观点估计各种治疗方法的价值,为病人制定安全有效的方案。

五、海绵窦肿瘤的治疗策略

海绵窦肿瘤的治疗仍是颅底外科医师所面临的一个难题,因涉及颈内动脉、Ⅲ～Ⅵ脑神经及邻近下丘脑及垂体,对海绵窦肿瘤的直接手术切除仍具有一定的挑战性。原因是:①海绵窦内手术视野狭小,操作困难;②肿瘤与脑神经粘连,分离困难;③海绵窦的解剖、生理特殊性,直接手术易损伤颈内动脉,引起难以控制的出血和脑缺血;④血管造影仅能提供肿瘤的间接影像,而CT和MRI亦不能明确病变是否侵袭颈内动脉,故不能判别肿瘤与脑神经的关系;⑤海绵窦内原发肿瘤甚少,约占颅内肿瘤的0.1%～0.2%,缺乏成熟的手术经验和技巧。

1.海绵窦肿瘤的手术原则

海绵窦肿瘤,常包绕海绵窦段颈动脉。手术切除有可能损伤颈内动脉和Ⅲ、Ⅳ～Ⅵ脑神经。如果肿瘤易从神经、血管上剥离,估计术后不影响神经系统功能,则可全切之;如果肿瘤与脑神经、脑干、重要血管粘连紧密,不易剥离,勉强全切会导致神经功能障碍,则不强求全切肿瘤,而应以保护神经功能为主,尽可能地保证患者术后有较高的生活质量。原发性海绵窦肿瘤有脑膜瘤、神经纤维瘤和海绵状血管瘤。这些肿瘤生长缓慢且难以切除,一般来讲,切除海绵窦区脑膜瘤较神经纤维瘤、海绵状血管瘤和侵及海绵窦区的颅咽管瘤、垂体瘤和脊索瘤容易。海绵窦区海绵状血管瘤为脑外病变,多发生于中年妇女。手术切除出血多,术前栓塞供血动脉效果不肯定。伴有进行性神经功能障碍或影像学随访发现肿瘤有生长者应行手术切除。切除Ⅲ～Ⅳ级海绵窦区脑膜瘤应较Ⅰ～Ⅱ级保守。对无症状或症状较

轻者、老年患者和侵犯广泛的肿瘤,只切除海绵窦外肿瘤,部分切除后行放射治疗。许多从海绵窦区周围结构发生的肿瘤也可侵犯海绵窦,如骨软骨瘤、脊索瘤、软骨肉瘤、侵袭性垂体腺瘤、鼻咽癌等。对生长迅速的恶性肿瘤,手术尚有争论。根治这类肿瘤需切除海绵窦及其内部的神经和颈内动脉,手术破坏性极大。因此,对双侧海绵窦受恶性肿瘤侵犯者,应视为手术禁忌。应用显微神经外科技术,术中采用脑神经的监测,使海绵窦区肿瘤手术的疗效明显提高。

2.海绵窦肿瘤的手术指征

对海绵窦肿瘤,不论原发或继发性,恶性或良性,是手术切除,还是放疗,拟或手术加放疗,尚无一致意见。是否采用直接手术切除的方法,取决于下列三方面的因素:①病人因素,包括全身情况、年龄、神经功能障碍及对手术的要求等;②肿瘤特征,如肿瘤的性质、质地、累及的范围及与重要结构关系等;③术者的手术条件,包括个人的习惯、经验与手术技巧等。目前一致认为只要手术条件具备,应先考虑直接根治手术,尤其是那些年轻患者或对放疗不敏感者。总之,下列情况具有手术指征:①海绵窦原发性肿瘤,如神经纤维瘤、脑膜瘤、血管瘤等。②邻近部位侵入海绵窦的良性肿瘤,如侵袭性垂体腺瘤、脊索瘤、颅咽管瘤、软骨瘤、蝶骨嵴或中颅窝脑膜瘤等侵入海绵窦,而窦外肿瘤有可能切除者。③对于放疗不敏感的累及海绵窦的恶性肿瘤,且病人年龄较轻,全身情况较好。

具有以下情况者不适宜手术治疗:无明显临床症状、连续影像学检查显示肿瘤无明显增大者,或伴有严重心、肺、肝、肾或全身疾病,不能耐受手术者;年龄较大,且相应脑神经损伤严重者;估计恶性程度很高的恶性肿瘤。

3.肿瘤切除的程度

关于肿瘤的切除程度,一直存在着争议。AL-Mefty提倡全切肿瘤,认为切除程度应达Simpson分级Ⅰ～Ⅱ级,如此才能防止复发,但他不主张颈内动脉重建,认为大多数肿瘤与颈内动脉之间存在一解剖层面,借此可安全地将二者

分离,如不能分离,则残留动脉壁上的肿瘤,视其生长情况可给予放疗、伽玛刀治疗或再次手术。Cusimano等提出对于Sekhar Ⅰ、Ⅱ级的肿瘤,应力争全切;对于Ⅲ级肿瘤,应尽量剥离,争取全切,如不成功,可先用大隐静脉行颈内动脉吻合后再全切肿瘤;对于大多数Ⅳ级肿瘤,采取大隐静脉移植后切除肿瘤;对Ⅴ级肿瘤,采取大隐静脉移植后切除有症状的一侧肿瘤。Sekhar等认为如果术前病人脑神经功能良好,术中见脑神经与肿瘤粘连紧密,应慎重考虑全切。如果是患者年轻且术前眼肌功能良好,可考虑结合脑神经移植,全切肿瘤。而如果术前脑神经功能良好,术中见脑神经与肿瘤粘连紧密,应慎重考虑全切;若术中发现颈内动脉被肿瘤包绕或管腔狭窄,则应切除受累的颈内动脉并经旁路重建,其结果要优于仅部分切除颈内动脉周围的肿瘤。Samii不同意全切肿瘤的看法,从肿瘤生长特性及病人生存质量方面考虑,认为如果肿瘤较易被剥离,应全切;否则,如果术前无海绵窦受累症状,将不考虑切除肿瘤,以避免导致术后神经功能障碍。Suzuki也认为即使在显微镜下"全切"肿瘤(Simpson Ⅰ~Ⅱ级),仍可能残留肿瘤细胞,因而所谓的"全切"与"次全切"仅仅是残留肿瘤细胞的多少不同而已。目前一致认为,应在不损伤脑神经和颈内动脉的前提下尽可能全切除肿瘤,未能全切除者,术后辅以放疗或伽玛刀治疗。

海绵窦脑膜瘤的切除程度取决于其对颈内动脉的影响程度。海绵窦脑膜瘤在组织学上属良性肿瘤,其发病率占海绵窦肿瘤的绝大多数,全切肿瘤可达治愈的目的。但由于肿瘤的性质、生长方式及周围组织侵蚀、粘连的程度不同,很难达到100%全切。同时,全切肿瘤可能会影响脑神经的功能,甚至要切除部分颈内动脉或脑神经。另外,约70%的脑膜瘤对颈内动脉形成包裹或狭窄,及与周围神经形成粘连,强求全切势必会造成对颈内动脉及脑神经的损害。因此,对于年轻病人和Sekhar分级Ⅰ~Ⅱ级的病人应尽量全切肿瘤,但对于累及全海绵窦的脑膜瘤则很难做到,且术后多伴有脑神经功能障碍,次全切肿瘤

结合术后放疗是治疗海绵窦脑膜瘤的有效方法。Sullivan等则提出切除海绵窦肿瘤的如下指征:有进行性的视觉障碍或眼外肌麻痹。肿瘤接触或部分包裹颈内动脉的年轻患者,应考虑全切肿瘤。如果肿瘤全部包裹并使其狭窄时,应酌情考虑手术的切除程度。

评定肿瘤的切除程度可通过Simpson分级和Demonted等提出的分级方法,但对于手术效果的评估则相对困难,这主要是由于缺乏长期可靠的病例追踪。一般用Karnofsky评分来反映术后病人的生存质量,但随着手术技巧的完善,仅用死亡率和Karnofsky评分来评估疗效显然是不够的,人们更重视手术对脑神经及肿瘤复发的影响。Long等人通过研究海绵窦脑膜瘤的自然病程(观察3~19年),提出了判断手术效果的标准:死亡率和重残率接近于0,脑神经永久性损伤率和肿瘤复发率均低于25%。由于手术后脑神经症状多是暂时性的,一部分可以恢复,且海绵窦脑膜瘤生长缓慢,因而完整判断手术的效果需要10~20年,甚至更长时间的追踪观察。

六、海绵窦区病变的手术入路选择

选择恰当的手术入路,避免血管神经的损伤,是海绵窦区病变手术成功的关键。

(一)海绵窦手术入路的选择原则

海绵窦的手术入路很多,术者可根据病变性质、部位选择(表5-8-3)。海绵窦的手术入路分为一级入路和二级入路。肿瘤涉及眼眶者,一级入路可取眶颧-额颞入路,对于后部海绵窦脑膜瘤也可取颞下经颧弓入路;硬脑膜外入路适用于肿瘤主要位于硬脑膜外、部分侵入海绵窦下部者;对于广泛侵犯海绵窦的肿瘤,应联合硬膜下入路;而硬脑膜下入路,适用于肿瘤主要位于海绵窦内和硬脑膜下者;唇下经鼻经上颌蝶窦入路主要适用于海绵窦内侧部病变。开颅术后,至海绵窦的二级入路有上壁入路、外侧壁入路、内侧方入路和下方入路(图5-8-2)。常用硬脑膜外入路有下入路、前外侧入路和内侧入路。使用硬膜外-硬膜内联

表5-8-3 海绵窦的常用手术入路

手术入路	显露部位
上方入路	① 海绵窦外侧腔和后上腔 ② 海绵窦内颈内动脉的前曲、前升段和床突段
外侧硬膜内入路	① 海绵窦外侧腔、前下腔和后上腔 ② 海绵窦内颈内动脉后升段和水平段的外侧面、后曲和前曲下部,脑膜垂体干起点和海绵窦下动脉 ③ 海绵窦侧壁中的脑神经及窦内的外展神经
外侧硬膜外入路	颈内动脉岩骨段和海绵窦段交界处
内上方入路	① 海绵窦内侧腔 ② 海绵窦内颈内动脉前升段和水平段的内侧面及前曲,垂体下动脉 ③ 垂体前回和外侧面
上方-外侧联合入路	① 海绵窦外侧腔、前下腔和后上腔 ② 海绵窦内颈内动脉各部分 ③ 海绵窦内及外侧壁的诸脑神经

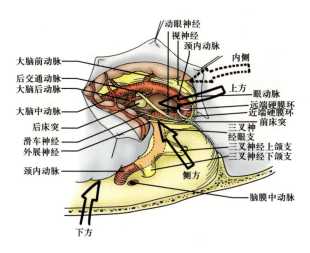

图5-8-2　海绵窦二级入路的示意图

合入路,较易于颈内动脉岩部和C_3部之间孤立其窦内的任何部分。原发性海绵窦肿瘤少见,大部分肿瘤源自邻近部位,应先选择适合的一级入路切除海绵窦外的肿瘤,尔后再循肿瘤生长方向选择二级入路进入海绵窦内,切除海绵窦内的瘤体。因而,在选择手术入路时,不仅要考虑如何显露切除窦内的肿瘤,还要考虑如何显露切除窦外的肿瘤。

(二)海绵窦的手术入路分类

海绵窦肿瘤的手术入路,可分为两级手术入路,一级手术入路为到达海绵窦,二级手术入路为进入海绵窦。任何单一手术入路均不能全面显露海绵窦区的病变,应根据病变的不同特点、形态、位置和生长方向,选择不同的手术入路。

1.到达海绵窦的手术入路

根据从硬膜进入的途径将到达海绵窦的手术入路分为:传统的硬膜内入路、硬膜内外联合入路及硬膜外入路三种,需根据肿瘤的大小、性质、边界及侵袭性来选择。若肿瘤将海绵窦外侧壁的硬膜完全浸润,甚至突破外侧壁硬膜进入硬膜下(如侵袭性生长的脑膜瘤),此时可通过硬膜下入路(如翼点入路);若肿瘤位于海绵窦的后方,且边界比较清楚,肿瘤较大,通过硬膜下入路或硬膜外入路均能取得较好的效果。行硬膜下入路时通过Parkinson三角或肿瘤的具体部位来切开海绵窦外侧壁,具有手术直接、进入快的特点,对于大部分海绵窦内肿瘤可经该入路切除。但因未确定神经的具体位置,选择切开点有一定的盲目性,且对于瘤腔内止血有一定难度,因此不适用于血供丰富的肿瘤,如海绵状血管瘤的切除。

2.进入海绵窦的手术入路

海绵窦各壁及其内血管神经结构复杂,进入海绵窦的入路常利用海绵窦三角间隙进入海绵窦。根据肿瘤在海绵窦内的位置(指原发性肿瘤)和侵入窦壁(指继发性肿瘤)部位,选择通过海绵窦的一个或几个壁进入窦内,将其入路总体上分为上壁入路、外侧壁入路、内侧壁入路、后侧壁入路和对侧壁入路以及联合入路。Sekhar把进入海绵窦内的入路分为上方入路(经海绵窦上壁)、下方入路(从颅中窝硬脑膜外沿岩骨段颈内动脉进入海绵窦内)和内侧入路(自蝶骨平台进入蝶骨,实际经海绵窦的下壁进入海绵窦内),外侧入路(经海绵窦外壁)四种较常用的入路。目前临床上处理海绵窦病变大多采用切开海绵窦上壁、外侧壁或最膨隆处。Parkison三角为最常用的切除肿瘤间隙,然而这种解剖学上的间隙或三角在实际手术中很难区分。Samii提出应沿寻进入海绵窦的神经根走行,小心分离并切除肿瘤,尽可能保留神经完整。无论何种进路,都是通过海绵窦的一个或几个壁进入其内。

(1)海绵窦外侧壁入路 外侧壁入路指经海绵窦外侧壁进入海绵窦的入路。将海绵窦外侧壁外层与内层分离后,术中可见到海绵窦外侧壁隆起,可从Parkinson三角或三叉神经上颌支与下颌支之间进入。

①进入并显露海绵窦外侧壁的方法:外侧壁入路骨瓣成形方法基本同眶-翼点入路。海绵窦外侧壁入路的体位、头位、切口和骨瓣,见图5-8-3。磨除蝶骨嵴至眶上裂外缘,切开硬脑膜,分开外侧裂。在Labbé静脉前轻轻抬起颞叶,显露小脑幕游离缘、海绵窦外侧壁和环池。必要时可磨除前床突,以更好地显露海绵窦侧壁的前部。用缝线向外牵开小脑幕缘,确认动眼神经、滑车神经及其进入海绵窦侧壁的位置。周围可见视神经、颈内动脉和基底动脉及其分支。海绵窦外侧壁外层是颅底硬脑膜内层,上部较厚,下部稍薄,三叉神经眼支常隐约可见;内层由动眼、滑车、三叉神经眼支(有时包括上颌支)及联结这些脑神经的网状薄膜构成,常不完整(图5-8-4)。

②进入海绵窦的切口:海绵窦侧壁切开时,定位Ⅳ神经的位置十分重要。以一小钩外翻小脑幕游离缘,在Ⅲ神经后方约1cm处可见到Ⅳ神经,沿Ⅳ下缘平行切开侧壁外层,并同深层分离,

可掀起一长方形硬膜片,其基底在下方,向前翻起的范围可根据需要至足够长。另一种方法是在Ⅳ进入处垂直切开小脑幕,该切口刚好在三叉神经根上方及岩上窦外侧,从该切口向前翻起侧壁外层并同深层分离出一长方形片。沿V₁、V₂间向后切开,并将它们轻轻牵开,可显露ICA后垂直段及沿其外侧走行的Ⅳ神经。该入路中显露的最大解剖间隙为由Ⅳ和V₁围成的Parkison三角,在该三角深部,可见到ICA后垂直段、后膝段、水平段及穿过Gruber韧带进入海绵窦的Ⅵ神经。牵开Ⅳ及V₁向前可显露ICA水平段及前膝段,有时甚至可见到前垂直段一部分。另外,ICA在海绵窦内的主要分支脑膜垂体干及下外侧干在该三角深部也可获良好显露。如果在实际手术中解剖间隙难以区分,应沿寻进入海绵窦的神经根走行,小心分离并切除肿瘤,尽可能保留神经完整。Samii认为,由于肿瘤的压迫和侵蚀,这种解剖

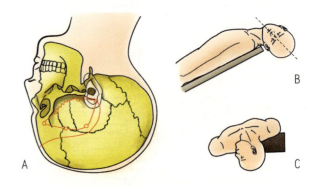

图5-8-3 海绵窦外侧壁入路。A,切口和骨瓣;B,体位;C,头位

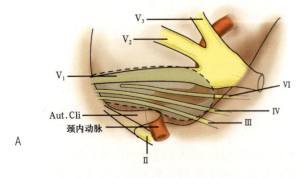

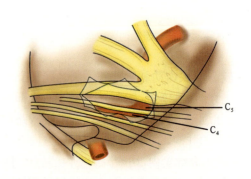

图5-8-4 海绵窦外侧壁入路的解剖示意图。A,显示海绵窦外侧壁脑神经排列;B,去除海绵窦外侧壁,显示外侧壁的脑神经与海绵窦段颈内动脉的关系

学上的间隙或三角在实际手术中很难区分，因此，提出应沿寻进入海绵窦的神经根走行，小心分离并切除肿瘤，以尽可能保留神经完整。海绵窦外侧壁外层的切口有三种："十"字形切口、Delenc 切口、Pakinson 切口。

（2）海绵窦上壁入路　切开上壁入路可较好地显露颈内动脉水平段的上和内侧部分、颈内动脉海绵窦段垂直段和前膝段（图5-8-5）。适用于侵入或原发于海绵窦前部的病变，如蝶嵴内侧、鞍结节脑膜瘤等侵入海绵窦内的肿瘤以及颈内动脉床突旁的动脉瘤。皮瓣、骨瓣和切开硬脑膜同眶-额入路，磨去前床突和神经管顶壁，显露海绵窦顶（上壁），可较好地显露前床突间隙，切开远环和近环，可增加颈内动脉海绵窦段移动度。为了防止术中损伤脑神经和颈内动脉，海绵窦上壁的切口常较局限，暴露不够满意，病变不易彻底去除。Umansky 等报道海绵窦上壁分成3 个区域：动眼神经三角、颈动脉三角和床突间隙，这些区域神经结构较少，经此切开上壁很安全。Matsuoka 等报道经上壁床突间隙入路夹闭颈内动脉海绵窦段动脉瘤取得成功，Hukuba 将海绵窦上壁由颈内动脉穿出硬脑膜处、动眼神经进入海绵窦处和后床突外缘三点围成的区域称为内侧三角，此三角无重要结构，经此切开上壁比较完全。经同侧额下-翼点-外侧裂入路，切开该三角可处理C_3、C_5 段处病变以及窦内肿瘤。

（3）下壁入路　就是沿岩骨段颈内动脉的水平段向前上，切开蝶岩下韧带，即进入海绵窦

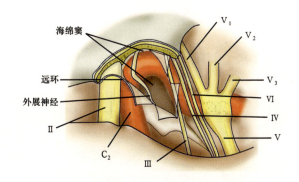

图5-8-5　海绵窦上壁入路。海绵窦上壁切开，暴露ICA C_3 段

的后下部。该入路可显示海绵窦段颈内动脉的后垂直段的外面、岩骨段和海绵窦段颈内动脉移行处和部分外展神经。该入路暴露仍有限，一般需切断下颌神经，以利暴露。其主要优点是易控制颈内动脉的近端，因而多与其他入路联合应用。

（4）内侧壁入路　内侧入路又分上、下方两种，下方经内侧壁入路，主要用于切除侵入海绵窦的内侧壁的肿瘤如垂体瘤等。肿瘤较大或蝶鞍特别扩大者，蝶窦开窗应大一些以利显露，一般受侵蚀的鞍底骨质应尽量切除，向外侧压迫或侵入海绵窦的瘤块可用刮匙或吸引器至中线外0.5～1cm 处切除。如肿瘤切除充分，可见海绵窦壁向内复位，或可见ICA 成襻状向蝶鞍内膨出。术毕用肌块及骨片仔细修补鞍底骨孔，以防止脑脊液漏。上方经海绵窦内侧壁入路，即向额底显露鞍区，磨除鞍结节和前床突，显露蝶窦，再经蝶窦进入鞍内，切开海绵窦内侧壁进入窦内。主要适用于位于海绵窦段颈内动脉内侧的脊索瘤、颅咽管瘤和垂体瘤。该入路可暴露海绵窦内侧腔，颈内动脉内下面，也可达对侧海绵窦的同一部位。

额颞部皮瓣，单侧游离额骨瓣，骨瓣向下接近眶上缘，磨除蝶骨平台、前床突，开放同侧视神经管，进入蝶窦内。从前向后切除蝶窦外壁的骨质，经海绵窦下壁进入海绵窦内。硬脑膜切开后，第一步是打开外侧裂，这有两个好处。一是更有利于暴露；二是对于包绕颈内动脉床突上段、大脑中动脉和大脑前动脉的肿瘤（尤其是蝶骨嵴内侧型脑膜瘤），可自肿瘤远端逆行解剖分离这些动脉，以免损伤。第二步是切除硬脑膜内肿瘤，显露海绵窦的上、外壁。通过此入路可显露海绵窦内颈内动脉的内侧面和海绵窦的内侧腔，常与海绵窦上入路联合切除位于或侵及颈内动脉海绵窦段内侧的一些肿瘤，如颅咽管瘤和脊索瘤。

（5）后壁入路　即沿岩骨段ICA 进入海绵窦，分两种方法：一是经中颅窝底显露，剥离中颅窝底硬膜，切断脑膜中动脉和岩浅大神经。在三叉神经下颌支后外方、脑膜中动脉后方，与岩浅大神经平行磨去颈动脉管上壁、前壁和后壁约0.8cm 长（注意勿损伤后外方的膝状神经节）显

露岩骨段ICA水平部分。若欲进一步显露位于半月节深方和海绵窦内的ICA,则需切断下颌支,并继续磨除颈动脉管的内侧部分。该入路最适用于显露ICA岩骨段和海绵窦段交界处,并常用于术中ICA的暂时控制。另一种方法是经颞下窝显露岩骨段ICA全长,并循此进入海绵窦。此法可减轻颞叶牵拉,避免切断下颌神经,也可切除延及颞下窝的肿瘤。

七、海绵窦手术常用的开颅方法

(一)眶颧入路

眶颧-额颞入路,又简称眶颧入路,可经前、中颅窝底抵达鞍区、海绵窦区、眶侧壁和斜坡上,适用于切除累及眼眶、鞍旁、海绵窦、中颅窝、上斜坡和颞下窝的肿瘤。该入路平面降低,可最大限度地切除中颅窝底,还可根据需要暴露岩骨部颈内动脉,缩短了操作距离,使肿瘤暴露更加充分。

(二)Dolenc入路

海绵窦手术入路较多,但均不同程度存在着病变及海绵窦内结构显露不充分的缺点。

Dolenc报道的经硬脑膜外(必要时联合硬膜内)进入、广泛打开海绵窦上壁和外侧壁硬脑膜,处理海绵窦内病变的方法,在临床上得到广泛的应用。首先在硬膜外磨除前床突和周围的一些骨性结构,然后进入海绵窦,通过床突间隙来增加显露,治疗海绵窦瘘及海绵窦内颈内动脉瘤。后来这种技术被应用于海绵窦内肿瘤的切除,并扩大了其临床应用,如手术切除海绵窦外肿瘤如颅咽管瘤、前床突周围及鞍上脑膜瘤等。

1.手术方法

根据海绵窦与硬膜的关系,又可分为硬膜外和硬膜内阶段。硬膜外入路可选择经眶颧入路或翼点入路。

①硬膜外达到海绵窦:如选择经眶颧额颞入路,在额骨颧突后钻第一孔,使眶板位于孔中央,第二孔位于颧弓根部上方,第三孔位于眶上缘中点处。将骨瓣连同颞肌和颧弓一起翻向颞下方向。从硬膜外磨除中颅窝底外侧的骨质、磨除蝶骨翼的外侧。自前、中颅窝底硬脑膜外抬起额、颞叶(图5-8-6A),切断脑膜中动脉。分离并

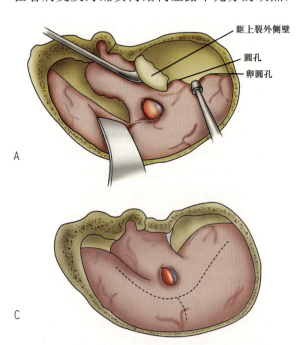

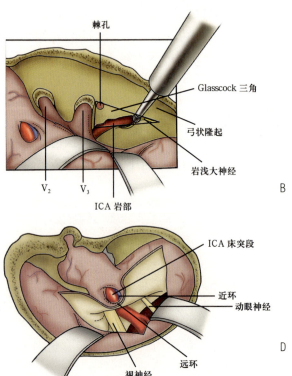

图5-8-6 海绵窦硬膜外入路。A,自中颅底抬起硬脑膜 B,磨除圆孔、卵圆孔的前外侧缘骨质,进一步扩大硬膜外暴露; C,硬膜切口; D,硬膜内暴露

切开蝶骨小翼至圆孔之间的硬脑膜,显露蝶骨大翼、前床突尖。在眶上裂的硬膜皱襞处分离眶上裂内、外层硬脑膜,从圆孔的下外侧与上外侧眶骨膜连接处分离,弧形向外侧切开,打开海绵窦外侧壁,显露内层硬脑膜及其内的神经血管、前床突。高速颅钻磨除蝶骨嵴、前床突的中心部分骨质,视神经管的上、外侧壁,暴露视神经鞘及部分眶顶至显露Zinn环。必要时磨除眶顶后2/3.圆孔、卵圆孔的前外侧缘(图5-8-6B)。对于磨除前床突,Dolenc入路多采取从前床突中间到外侧,以防损伤周围神经和血管。亦可采用改良的Dolenc入路:沿蝶骨小翼,从前床突的外侧到中间,然后分离前床突下外侧面。外侧壁入路可显露颈内动脉后升段、水平段的外侧面、后曲和前曲下部,脑膜垂体干起点和海绵窦下动脉,海绵窦外侧壁中的动眼神经(Ⅲ)、三叉神经(Ⅴ)、滑车神经(Ⅳ)及海绵窦内的外展神经(Ⅵ)。

②硬膜内达到海绵窦:剪开硬脑膜后,打开外侧裂,进入鞍旁(图5-8-6C和D)。海绵窦内外、上下、前后均可作为手术入路,但前壁靠眶尖,后毗邻脑干,一般不作为手术途径。Dolenc入路采用与海绵窦手术密切相关的上、外侧及内侧壁入路,但内侧入路位置深、视野小、操作不便,现已不常用。切开海绵窦壁的方法已如前述,切开海绵窦后显露的结构,见图5-8-7和图5-8-8。

③进入海绵窦:切开颈内动脉远环,根据病变的大小适当向两侧切开海绵窦上壁,紧沿颈内动脉外侧分离海绵窦外侧壁。海绵窦内侧壁有一膜性组织与颈内动脉外侧面形成易分离的间隙,叫做颈内动脉-海绵窦间隙,该间隙切开易于分离出C_3、C_4段。细心分离颈内动脉近环,近环的一部分将颈内动脉床突段与动眼神经分开,近环由内层硬膜疏松的包绕颈内动脉段,其间允许海绵窦内静脉丛延伸至近环,叫做床突静脉丛。床突静脉丛与海绵窦静脉丛直接相连,但其变化较大。

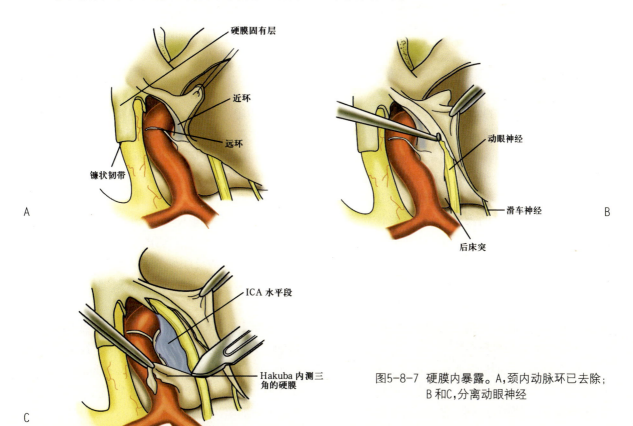

图5-8-7　硬膜内暴露。A,颈内动脉环已去除;B和C,分离动眼神经

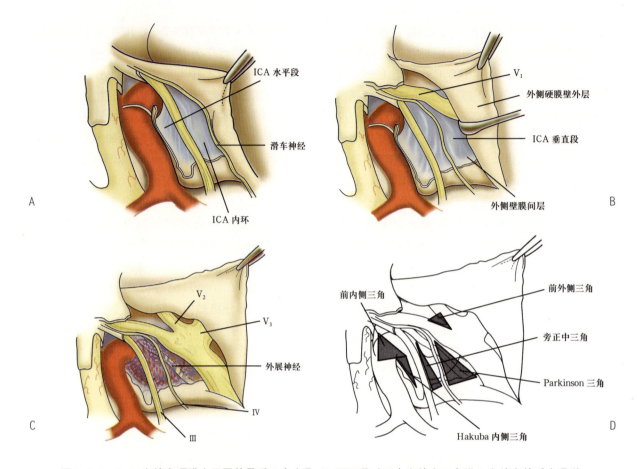

图5-8-8　A~C,海绵窦硬膜内暴露的最后三个步骤；D,图示通过五个海绵窦三角进入海绵窦的手术通道

2. Dolenc入路的特点

硬膜外磨除视神经管的上和外侧壁、部分眶上裂、前床突等。前、中颅窝底骨质及广泛剥离海绵窦的上外侧壁是Dolenc入路的主要操作步骤。Dolenc入路的特点是分为两步：①从硬膜外去除了前、中颅窝底的部分骨质，这些骨质遮盖了部分海绵窦、眶上裂、Meckel腔和岩骨段颈内动脉，去除这些骨质，有利于下一步探查海绵窦内的神经血管结构；②广泛地剥离海绵窦上壁和外侧壁的硬膜，使其深面的神经-纤维膜层完全裸露（这两层之间解剖上有潜在的间隙）。

3. Dolenc入路的优点

该入路最大的特点是从海绵窦上壁、外侧壁硬膜的深面进行解剖，而当肿瘤已侵蚀甚至穿出海绵窦壁的硬膜时，则无法、也没必要进行这样的操作。Dolenc入路操作距离短，暴露充分，可从多间隙、多方向进入海绵窦，并在直视下作全海绵窦探查及切除侵及眶内、颞下窝或翼腭窝等处的肿瘤。主要用于处理脑膜瘤、神经纤维瘤、血管瘤和脊索瘤等。Dolenc入路最大的优点是显露充分、安全。

①从硬膜外进入，颞叶脑组织有硬膜保护，不易受挫伤，不会造成脑内感染。脑膜瘤常侵及脑神经、血管，故经颅硬膜内入路难以显露充分。若肿瘤较大，可锯开颧弓，使骨瓣翻得更低，减少对颞叶的牵拉。

②Dolenc入路可根据需要在翼点开颅术的基础上切除部分眶顶、外侧壁和颧弓，手术距离缩短，显露增加，减少了脑牵拉。去除眶上裂、前床突后，藏于海绵窦前部的肿瘤易于切除，更适于眶-海绵窦沟通的肿瘤。

③利用经眶颧-额颞骨窗成形后，进一步增

加了显露面积。该入路骨窗贴近颅底，不仅能很好地阻断肿瘤血供，减少出血，还能磨除受累大骨质，减少术后肿瘤复发。去除眶上裂、前床突后，藏于海绵窦前部的肿瘤易于切除，更适于眶-海绵窦沟通的肿瘤及侵犯中、后颅窝的神经鞘瘤的切除。

④广泛打开海绵窦上壁、外侧壁的硬膜，使Ⅲ、Ⅳ、V₁、V₂神经均获暴露，可从任一间隙进入海绵窦切除肿瘤并妥善保护上述脑神经。

⑤解剖颈内动脉海绵窦前曲段的近侧环和远侧环，使其能够游离，特别适用于巨大眼动脉、海绵窦段动脉瘤手术分离瘤颈。

⑥可显露海绵窦段颈内动脉全程，出血时便于处理及作搭桥手术。由于颈内动脉海绵窦段无重要的深穿支发出，只要保留住其主干，就不会有偏瘫之虞。可同时经视神经-颈内动脉间隙切除鞍旁、脚间池生长的巨大颅咽管瘤。

⑦形成皮瓣、完整的骨窗，保留颞浅动脉及面神经额颞支，以防颞肌萎缩及不需颅骨重建。此入路向后扩大即经岩骨（前部）入路，适用于蝶岩斜区肿瘤。

4.Dolenc入路的缺点

Dolenc入路并不适合于所有海绵窦内病变，也并非所有海绵窦病变经Dolenc入路都能达到满意的切除，也并不一定要磨除前床突及眶上裂。如基底动脉瘤及岩斜坡肿瘤侵及海绵窦时，采用颞下经天幕入路多无困难。当肿瘤已侵蚀甚至穿出海绵窦壁的硬膜时，则无法、也没必要进行这样的操作。当肿瘤巨大时，切开凸起的海绵窦外侧壁一般不会损伤脑神经，更适合于从海绵窦内入路。

5.Dolenc入路的注意事项

MRI上海绵窦的外侧壁呈长T₁信号，与临近的正常的颞叶分界清楚，术前应加以判断，当无法从硬膜壁间进行分离时，可按常规从硬膜内进入。当肿瘤巨大时，更适合直接从硬膜内入路，因为切开凸起的海绵窦外侧壁一般不会损伤脑神经。当肿瘤仅限于海绵窦的后部时，则硬膜外去除骨质的工作可以省略，可以直接从硬膜内将海绵窦外侧壁外层的硬膜浅浅地"十"字切开并剥离，显露其深面的神经-纤维层，即海绵窦外侧壁内层，再选择合适的间隙进入。海绵窦巨大海绵状血管瘤也适合从硬膜内入路。因为该病变血供极其丰富，甚至从穿刺的针眼向外喷血，无法剥离外侧壁的硬膜。海绵窦内原发病变大多为良性，在相当长的时间内不会威胁患者的生命，在选择治疗方式和制定治疗策略时应充分考虑到这一点。

采用Dolenc入路时，要尽可能将中颅窝骨质去除，否则分离外侧壁硬膜时易进到硬膜内。磨除前床突时要防止损伤其内侧的视神经和深部的颈内动脉。侵入海绵窦的垂体腺瘤和部分脊索瘤，尽管有些侵袭性，但由于质地较软，仍然可以达到较彻底的切除；神经纤维瘤边界清楚，能够与正常的神经血管结构分开而被彻底切除，单纯手术即可治愈；海绵窦脑膜瘤与颈内动脉粘连很紧，当肿瘤将其推移到颅底方向时，仍然可以达到全切或近全切（图5-8-9），当术前血管造影发现血管受压变细时，往往提示血管外膜甚至肌层已受侵犯，如果代偿循环良好，可以考虑将病变与血管一起切除，代偿循环尚未建立的，可以先行岩骨段颈内动脉与大脑中动脉的搭桥术。质地坚硬、出血过多、神经血管无法辨认实在不能切除的不能强行全切除。但术中在未进行努力尝试之前，勿轻易放弃彻底根除病变的努力。当然，并非所有海绵窦肿瘤都能达到满意的切除，有些质地坚硬、血运极其丰富的病变，可能经过一天的努力，也只能做到部分切除。

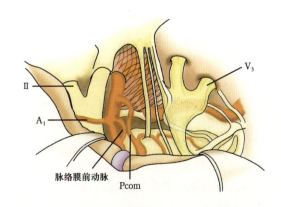

图5-8-9　海绵窦内肿瘤切除后显示海绵窦内结构

八、手术注意事项和技巧

1.充分的术前准备

（1）影像学检查 术前充分利用各种影像学手段，如X线平片、CT、MRI、血管造影，明确肿瘤起源部位、发展方向、毗邻关系和血供情况，以选择合适的手术入路。

（2）器械准备 海绵窦手术必须应用显微外科技术。术前应准备好手术显微镜、双极电凝、头架、高速磨钻及CUSA和电磁刀等。对海绵窦正常结构要有充分了解，病理情况下的解剖关系变化要有估计。

（3）术前备足血源 手术体位应头高20°～30°，以利颅内静脉引流使窦内压降至0，有利于控制出血。准备肌块、浸泡过凝血酶或纤维蛋白原的明胶海绵等，以便止血使用。根据白马明的经验，切开海绵窦后用明胶海绵等止血材料向来血方向（通常为回流静脉入窦口处）堵塞，止血效果迅速可靠。

（4）术前影像学提示颈内动脉已受肿瘤侵蚀者 或术中有可能损伤或需阻断颈内动脉者，术前应行BOT和Matas试验以估计和建立颅内动脉侧支循环。同时，术前行BOT和脑血流测量，根据结果以决定颈动脉损伤后是否需要重建。

（5）选择手术切口 选择入路要考虑原发肿瘤的部位和体积，又要照顾到进窦操作方便。应能满足以下要求，即开颅骨瓣尽可能低，以减少脑牵拉；能满意显露病变，可有效地控制近、远端颈内动脉；能满足术中必要时作动脉和神经的重建手术，以及便于术后重建颅底。

2.海绵窦手术止血技术

海绵窦肿瘤切除最为担忧的是海绵窦出血，术中控制海绵窦出血，是海绵窦手术最关键的问题。由于肿瘤长期压迫，常使海绵窦内静脉闭塞，因此切除肿瘤时多不出血或很少出血。如肿瘤仅占据海绵窦一部分，切除肿瘤近边缘时，始引起出血。肿瘤切除过程中，静脉性出血提示肿瘤的切除已靠近肿瘤的边缘。

（1）静脉性出血的控制方法

①抬高头位：抬高上半身20°～30°，头部平置，可使海绵窦内静脉压接近于0，有效降低窦内静脉压，从而减少出血。而且在海绵窦肿瘤病人，海绵窦内静脉丛处于压迫状态，只有当肿瘤近全切除时，才会出血。

②填塞止血：用止血材料填塞海绵窦腔，包括Surgicel、肌块、浸泡过凝血酶或纤维蛋白原的明胶海绵等，可有效控制出血。应注意不可过分填塞，以免损伤神经和动脉。切除海绵窦肿瘤过程中出现静脉性出血往往意味着已到肿瘤的边缘。

（2）动脉性出血控制方法 真正应该注意的是防止颈内动脉破裂出血。分离肿瘤与颈内动脉时，应找到正确的界面，因为多数肿瘤并不真正侵犯颈内动脉外膜，常能分开而不至于伤及颈内动脉。

①电凝止血：海绵窦段颈内动脉在海绵窦内的分支破裂出血，这种情况电凝止血即可。

②裂口修补：颈内动脉主干出血，如是小的裂口，可以修补；如裂口大或肿瘤完全侵犯颈内动脉，则需行海绵窦段颈内动脉、静脉移植搭桥术。这些过程须在暂时阻断颈内动脉的条件下进行。在术中应避免伤及颈内动脉，如有损伤，可行修补或重建（首先显露床突上段或岩骨段颈内动脉，暂时阻断远近两端）；术前对颅内侧支循环评估，了解肿瘤对颈内动脉的影响，观察是否有压迫、包裹和缩窄，需行脑血管造影、压颈或球囊闭塞实验。对于不能代偿或代偿不完全者，保护颈内动脉极为重要。对与颈内动脉粘连紧密的肿瘤组织不作勉强切除，不应过分追求全切率而行颈内动脉重建，从而增加不必要的手术难度和风险。神经鞘瘤、胆脂瘤等多推移颈内动脉，切除肿瘤时，颈内动脉多不受影响。脑膜瘤、血管外皮细胞瘤、某些恶性肿瘤等可能性推移或包裹颈内动脉，在切除这些肿瘤时，有可能造成汹涌的出血。因此，在进入海绵窦以前，应首先分离显露颈段颈内动脉或岩骨段颈内动脉，以及颈内动脉床突上段，以备颈内动脉出血可暂时阻断。一旦窦内颈内

动脉破裂,可用30～40g/mm²的血管夹分别暂时夹住其远近两端,再缝合裂口。如颈内动脉损伤严重,甚至完全断裂,应设法修复。具体方法为:

裂伤:用8-0线直接缝合。海绵窦段颈内动脉前1/3的裂伤经上壁入路较易缝合,后2/3的裂伤则经外侧壁入路较易处理;动脉下面、内下面和后升段前面的裂伤比外侧面、上面和内上面的裂伤难以缝合。

完全离断:若无缺损,断端整齐,可作直接端-端吻合。通常采用上壁-侧壁联合入路,并充分游离窦内颈动脉,以利操作。窦内中1/3颈动脉的吻合较容易,后1/3的吻合则相当困难。

严重损伤且有缺损:应作静脉高流量搭桥,取一段长约3.5～4.5cm的大隐静脉,与损伤远端的动脉作端-端或端-侧吻合,静脉的另一端经三叉神经半月节外侧的中颅窝底硬膜戳孔引至硬膜外,与岩骨段颈内动脉作端-端或端-侧吻合。

Sekhar建议,海绵窦直接手术前,宜作患侧颈内动脉球囊闭塞试验和脑血流量(CBF)测定:闭塞试验能耐受,每分钟CBF >30mL/100g者,若术中颈内动脉损伤严重,可将之结扎或夹闭;闭塞试验能耐受,但CBF降至每分钟15～30mL/100g者,颈内动脉严重损伤后,应作岩骨段-床突上段间静脉移植;不能耐受试验而又必须手术者,应先作颞浅动脉-大脑中动脉吻合或颈外动脉大脑中动脉间静脉移植。

3.有效控制颅内压

(1) 体位 在摆放体位时应注意抬高头位约30°,并确保颈部不受压,有利于降低颅压。

(2) 腰穿置管 术前行腰穿持续引流脑脊液,以降低颅内压。

(3) 充分磨除颅底骨质 使术野尽可能靠近颅底,减少对脑组织的牵拉。先切除部分眶上裂骨质,翻起额叶固有硬脑膜和海绵窦外层,以增大操作空间,有利于切除前床突和视神经管。

(4) 开放脑池 无论采用何种手术入路,应先应充分开放侧裂池、鞍上池、颈动脉池等,缓慢释放出脑脊液,进一步降低颅内压。采用眶颧开颅时沿视交叉、视神经与颈内动脉间切开蛛网膜

以增加手术空间。这些措施同手术入路一样对手术的效果和成功至关重要。

4.海绵窦的暴露技术

由于海绵窦(海绵窦)被骨性和硬脑膜结构包围,因此暴露海绵窦全部或一部分常需切除这些结构。切除范围取决于病变性质(肿瘤或血管病变)、病变部位和质地(软或硬)以及治疗目的(根治或姑息)。

(1) 硬脑膜外操作 剥离的颅底硬脑膜,用咬骨钳或磨钻切除后2/3眶顶,保留眶顶内侧部。磨开视神经管,以便牵开视神经,防止其在磨前床突时损伤。用金刚钻磨空前床突,留下四周骨壳。当磨去蝶骨小翼内侧和视神经下方的骨嵴,使前床突头从颅底硬脑膜上游离出来。由于前床突位于海绵窦前内侧三角内,该三角内还有颈内动脉前曲段和眼动脉,加之前床突与中或后床突之间有时有骨桥,后者可把颈内动脉包绕,这不仅增加前床突切除的困难,而且增加手术的危险性。因此,如切除前床突困难时,应改从硬脑膜内进行。切除蝶骨嵴内侧部即可见颞尖的硬脑膜重叠于眶上裂,接着切除眶上裂外侧骨质。眶上裂下缘与圆孔之间有一小骨岛分隔,磨去圆孔前外侧缘即可活动上颌神经(V₂)。抬起中颅底硬脑膜至岩骨,暴露卵圆孔和棘孔,先电灼后切断通过棘孔的脑脑膜中动脉,再暴露和扩大卵圆孔。磨去卵圆孔前外侧骨质,以便最大限度地活动下颌神经(V₃)。由棘孔与弓状隆起连线为外侧边,岩浅大神经沟为内侧边,下颌神经背侧缘为底边的Glasscock三角。

(2) 硬脑膜内操作

①切开硬脑膜:沿侧裂剪开硬脑膜,切口缘硬脑膜悬吊于骨窗旁软组织上。开放侧裂蛛网膜,分别把额、颞叶向两旁牵开。

②打开颈内动脉环:出海绵窦时被两个硬脑膜环固定,近端环(下环)位于颈内动脉出海绵窦处,远端环(上环)位于颈内动脉进入硬脑膜内蛛网膜下腔。环的前内侧部薄而松,易从颈内动脉上剥离。环的后外侧由增厚的颈内动脉床突韧带形成,把颈内动脉与前、中床突紧密相连。

因此应在颈内动脉背外侧锐性切断上环,并沿视神经外侧切开视神经硬脑膜,使床突段颈内动脉侧移。打开下环,可进入海绵窦前下部。

③切开海绵窦外侧壁:海绵窦外侧壁由浅、深两层组成,浅层为硬脑膜,深层则由穿过海绵窦的动眼、滑车和三叉神经的神经外膜及其间网状膜样结构所组成。约40%深层结构不完整。寻找动眼神经,沿动眼神经切开海绵窦外侧壁浅层,直达眶上裂。在眶上裂处,滑车神经走行在动眼神经之上。解剖位于硬脑膜下方的滑车神经,直至眶上裂。海绵窦外侧壁浅层可用丝绒向后外侧牵开。除脑膜瘤外,其他肿瘤即使完全包绕颈内动脉,术中也多能把肿瘤分离下来而不损伤颈内动脉。但如肿瘤已侵袭颈内动脉,就难以做到肿瘤全切。

5.脑神经功能监测与保护

切除海绵窦肿瘤的难点在于如何保护脑神经和颈内动脉。海绵窦肿瘤手术切除的主要并发症是脑神经(动眼、滑车、三叉、外展神经)损伤,发生率约为22%~61%。为了尽量避免或减少这类并发症,显微外科技术是必不可少的。术中应注意在显微镜下辨认和保护动眼神经、滑车神经、三叉神经眼支等脑神经,避免切断和过分牵拉。

(1)脑神经损伤的原因 脑神经常被肿瘤挤压而变薄、移位,甚至被肿瘤包裹,即使在显微镜下有时也很难辨认。即使脑神经主干和主要分支保留完好,但因解剖分离中受到影响,术后很可能出现神经功能障碍。开放颈动脉管过程中,牵扯岩浅大神经或损伤面神经的膝神经节,亦可导致面瘫。脑神经损伤除了手术因素外,其血供障碍也是主要原因之一。由于海绵窦下动脉是海绵窦内脑神经的主要供血动脉,有部分神经损害是由于此动脉损伤造成的,如三叉神经眼支近段的供血主要由海绵窦下外侧动脉后支供血,远段由下外侧动脉前支供血,上颌神经的近端主要接受下外侧动脉前支供血。

(2)保护脑神经的手术原则 Sekhar等认为在切除海绵窦肿瘤时,遇到的最大问题是如何保留该区Ⅲ~Ⅵ脑神经的完整性。一方面由于神经被紧密包裹或粘连严重,需切除之才能达到全切肿瘤的目的;另一方面,在切除肿瘤中,这些神经可能被损伤。切除肿瘤时,应以遵循不增加神经障碍为原则。为术中进行海绵窦内脑神经功能监护和脑功能监护,应避免使用长效肌松剂。持续应用低剂量巴比妥酸盐[通常应用硫喷妥钠2mg/(kg·h)],可减少吸入剂应用和有助于降低颅内压。减少脑神经损伤的办法是应用显微外科技术,即在显微镜下分离肿瘤和脑神经,但常常也难以避免脑神经不受损伤,因为这是海绵窦肿瘤手术中最困难的地方。只要脑神经解剖保留完好,术后眼肌麻痹通常是暂时的,能有良好恢复。

(3)脑神经保护 海绵窦肿瘤切除术中,采用眼肌电图监测,有利于辨认、定位和保护Ⅲ~Ⅵ脑神经,必要时加作视觉诱发电位。但术者应熟悉这些脑神经的解剖部位:在天幕游离缘最易辨认Ⅲ、Ⅳ脑神经;循三叉神经半月节向前跟踪,可识别三叉神经各分支;海绵窦内外展神经的前部,位于三叉神经眼支内侧(或在三叉神经眼支与上颌支之间),后部位于三叉神经根内侧,若该二处不能辨认外展神经,需切除岩尖,经颞下显露硬脑膜,打开后颅窝,辨认Dorello管后方的蛛网膜下腔段外展神经。在上述脑神经进入海绵窦处辨认它们后,再循神经分离进入海绵窦,可避免损伤这些神经。滑车神经细小,在向海绵窦内分离时,需留少些硬膜袖于神经上,以减少损伤机会。海绵窦内肿瘤多数位于海绵窦外侧壁,使脑神经发生移位,脑神经多位于肿瘤的上方,可在切除肿瘤之前先分离出脑神经,而对于脑神经已被包裹者,则须仔细分块切除肿瘤。由于肿瘤的挤压和侵蚀作用,在实际手术中已不可能区分出海绵窦解剖学上间隙或三角,并提出应沿进入海绵窦的神经根走行,小心分离并分块切除肿瘤,尽可能保留神经完整。

从海绵窦外侧壁进入海绵窦较容易,但需注意辨明两层硬脑膜间的三叉神经眼支和上颌支,避免损伤;从海绵窦的上表面进入海绵窦,可避免损伤三叉神经眼支与上颌支,但易损伤颈内动脉,若在硬脑膜环处切开硬脑膜,循颈内动脉逆行进入海绵窦,可避免损伤颈内动脉;当肿瘤扩展至眶尖时,须打开眶骨膜,进入眼眶,并切开总腱环。对海绵窦后部肿瘤,可取下入路,首先显露岩骨内颈内动脉,再循颈内动脉从下面进入海绵窦,但下入路不能进入整个海绵窦,且显露不充分,为了获得足够的显露,须牺牲三叉神经下颌支,故除非下颌支已被肿瘤破坏,通常不取下入路。海绵窦诸三角被肿瘤占据后,常显示不清楚。术中应根据解剖标志点注意分辨。

(4)脑神经重建 脑神经只要能够保留,即使术后早期出现眼肌麻痹,也可望恢复。如果术前病人的眼外肌功能为良好以上,那么Ⅲ、Ⅴ、Ⅵ脑神经损伤后应该被重建。如果神经断端比较整齐,在接合时没有张力,两断端相距<2mm,可考虑直接缝合;如>2mm,应采取移植神经于断端之间的方式。所采用的移植神经根据术中情况,可选用腓肠神经、耳大神经或眶上神经等。

海绵窦肿瘤切除造成的脑神经损伤既可发生在这些脑神经进入海绵窦前,也可发生在进入海绵窦后,所以为了作神经移植,有可能需要在海绵窦远近两端,即眶尖部和后颅窝分别显露这些脑神经。未能保留者应考虑脑神经重建。脑神经部分离断者,用10-0线缝合1~2针;完全离断但缺损不超过0.3cm,可直接吻合;缺损超过0.3cm,需取腓肠神经移植。动眼神经在小脑幕缘容易辨认,切开小脑幕后也不难找到滑车神经。外展神经的显露则由于需要更多地抬起颞叶和三叉神经的阻挡,比较困难,为此常需磨除岩骨段颈内动脉水平部后上,三叉神经半月节下方或外下方的部分岩尖。为了显露眶尖部的脑神经,应先磨除眶顶和眶外侧壁的后部,在三叉神经额支或提上睑肌外侧切开眶骨膜。术中神经损伤应考虑直接吻合或做移植。三叉神经眼支和只支配单一肌肉的滑车神经及外展神经,重建后功能恢复较好。

6.肿瘤切除技术

切除肿瘤所采用的技术,取决于肿瘤的质地与侵袭范围以及与周围神经和血管的粘连程度。如脑膜瘤或神经鞘瘤,包膜完整,与周围结构粘连不紧密,通过一个三角显露出肿瘤之后,阻断供瘤血管,可用环形刮匙和活检钳逐步切除肿瘤。在肿瘤切除过程中,常需联合运用精细的显微解剖器械以及长的薄棉片,切开肿瘤包膜,在囊内从中央到周边逐一地切割实质性瘤组织,最后将肿瘤包膜游离切除,利用明胶海绵或止血纱布填塞止血。术中应注意肿瘤与脑神经或颈内动脉的粘连,对于脑神经已被肿瘤包裹,在小心地分块切除肿瘤过程中需仔细辨认脑神经和颈内动脉的位置及其走行,必要时需用神经电生理监测仪检测,以确定具体位置,正确识别其走行,同时累及中颅窝和后颅窝的哑铃状三叉神经瘤,可先经硬脑膜外切除中颅窝肿瘤,再切开硬脑膜和小脑幕切除后颅窝肿瘤。这种手术方法比硬脑膜下暴露和切除三叉神经瘤具有不损伤或牺牲颞极回流静脉、术后脑水肿反应轻微等特点。

7.颈内动脉的保护

颈内动脉海绵窦段于后床突根旁转向前方,在前床突的内侧转向上方,穿出海绵窦前部的上壁。颈内动脉海绵窦段的分支有脑膜垂体动脉干、海绵窦下动脉和McConnell垂体被膜动脉。海绵窦各壁及其含有的神经血管受肿瘤的挤压和包裹作用而发生变形和移位,使海绵窦三角间隙充填闭塞,神经血管结构变形、移位,增加了术者对海绵窦三角间隙及神经血管结构的辨认难度。术前通过影像学检查和初步确定海绵窦肿瘤的病理性质,从三维影像了解肿瘤的位置及其扩展范围,熟知海绵窦的细微解剖知识以及肿瘤与海绵窦的病理解剖关系,对处理海绵窦的肿瘤至关重要。

(1)术前的准备 术前应认真分析海绵窦肿瘤的影像学资料,了解肿瘤与颈内动脉的关系。必要时需作颈内动脉球囊闭塞试验,以了解患者对颈内动脉闭塞的耐受性。

(2)术中的防范措施 术中先显露颈部颈内动脉和床突上段颈内动脉,术中分离时,酌情予以暂时性夹闭,减少出血。在球囊闭塞试验显示可忍受颈内动脉闭塞的一些患者,当颈内动脉闭塞后,有引起同侧迟发性脑缺血、对侧动脉瘤形成或对侧原有动脉瘤扩大,甚至破裂的危险,加上许多海绵窦肿瘤如脑膜瘤,有侵犯对侧海绵窦的倾向,如果病侧颈内动脉闭塞,再治疗对侧颈内动脉的病变是非常危险的。因此,在良性或低恶性海绵窦肿瘤患者,特别是年轻患者,若一侧颈内动脉闭塞时,最好作颈内动脉重建术。

(3) 术中定位和分离 神经导航技术对于判断肿瘤的切除程度和辨认周围正常结构有重要的帮助作用,可定位地保护颈内动脉。术中正确识别脑神经及颈内动脉,对于减少手术并发症十分关键。肿瘤对颈内动脉的影响程度需在术中依具体情况进行判断。海绵窦颈内动脉有自己的硬膜鞘,往往可将其自肿瘤包膜上安全分离下来。如肿瘤包绕不甚紧密,应小心地剥离和切除肿瘤组织,尽量避免损伤颈内动脉;若肿瘤与颈内动脉粘连过于紧密,则不宜强行全切除肿瘤。

(4) 颈内动脉外膜受肿瘤浸润的处理 如肿瘤切除可获根治,病人侧支循环良好时,可连同肿瘤一起切除颈内动脉病段;如侧支循环不良,可用自体血管重建颈内动脉;如无法根治或不寻求根治者,宜残留部分肿瘤于颈内动脉上。如颈内动脉破裂出血,可用7-0或8-0号尼龙线修补破口。

九、手术效果评估

1.肿瘤的切除程度

手术切除程度和预后取决于肿瘤本身的病理特征和术者的技术经验。影响海绵窦区肿瘤切除的因素包括肿瘤的性质和大小、病理的类型和累及范围,以及是否是二次手术和有无进行过放疗等重要因素。对于良性肿瘤如脑膜瘤,不管原发于窦内或侵入窦内,都应力求彻底切除,防止复发。常遇到肿瘤广泛侵入海绵窦,可在显微镜下一小块试行切除,尽管如此,有些仍仅能做到大部切除。术中冰冻活检是必要的,以鉴别肿瘤性质。如肿瘤恶性程度高,已向周围浸润,很难根治的,也可适量残留,术后辅以放疗;如勉强切除,损伤神经血管,可能导致严重后果。在海绵窦

前部,走行在海绵窦的诸脑神经紧密包裹在一起穿过眶上裂,因此累及眶上裂的肿瘤往往难以全切。目前,海绵窦肿瘤切除术后原有症状有效控制率可达90%以上,术后出现新的脑神经症状的发生率在10%以下。

2.眼肌功能

随着海绵窦肿瘤显微手术的提高,经验不断积累,对其手术效果的评价已不再是以死亡率和Karnofsky评分为主,而更重视脑神经功能损害程度。目前,多采用眼肌功能分级法。①优秀:双眼能同时盯视前方某一目标,并能在上、下、左、右20°范围内活动;②良好:双眼能同时盯视前方某一目标,但目标位置变化时出现复视,并有部分眼睑下垂;③一般:有复视,但通过变换头位,双眼可以盯视同一目标;④差:双眼不能协同盯视同一目标,眼运动功能近乎丧失,完全眼睑下垂。

3.术后并发症

海绵窦肿瘤直接手术的主要并发症是脑神经(III、IV、V、VI)损伤,既往报道发生率为22%～61%。因术中分离肿瘤和牵拉外侧壁,术后近期内多数病人都有脑神经症状加重或出现新的损害症状,但3个月后多数明显好转。如术前神经功能已完全丧失者,术中即使保留神经,术后功能也难以恢复。Cusimano治疗124例海绵窦肿瘤,其中全切、次全切除率为80%,大部切除率20%,死亡率为0,脑神经损伤率为55%,复发率10%(平均随访21.5个月);而Sulliran报道39例手术结果,全切、次全切除率20%,大部切除率80%,死亡率为0,而脑神经损伤率为12%,复发率为10%(2年随访)。

术中只有充分地暴露,才有机会保护之。动眼神经恢复最为理想,可能是因为该神经术中比较容易辨认,解剖保留较完整。外展神经穿行于海绵窦内,术中很难辨别和分离,其损伤发生率最高。术后三叉神经症状有些比术前加重,可能是剥离海绵窦外侧壁硬膜时对其造成的影响,一般病人对此都能耐受。对V_1要尽量加以保护,以减少角膜溃疡的发生。不同的脑神经术后症状恢

复速度不同。以三叉神经眼支(80%)恢复最快，其次为外展神经(70%)、视神经(50%)和动眼神经(35%)，滑车神经最难恢复。下颌及上颌神经周围支，多是颅底硬膜翻开的起点，术后常有短暂的功能障碍，但只要解剖保留，术后2～4周内多可恢复。

第九节　岩斜区脑膜瘤的手术治疗

一、概述

岩斜区是指出蝶骨、颞骨和枕骨所围成的区域。脑膜瘤是颅内最常见的良性肿瘤，其中约10%的脑膜瘤发生于后颅窝，而在后颅窝脑膜瘤中，岩斜区脑膜瘤约占50%。女性多于男性，女：男大约为2：1，发病年龄多在中年以上。Castellano与Ruggiero(1953)应用尸检研究后颅窝脑膜瘤，根据肿瘤附着的基底脑膜来分类：小脑突面为10%，天幕为30%，后岩骨为42%，斜坡为11%，枕骨大孔为4%，其余扩展到Meckel's腔。他们把附着于上斜坡附近的脑膜瘤，有脑桥移位者称为斜坡脑膜瘤；而把起于下斜坡附近的脑膜瘤，另外命名为枕骨大孔脑膜瘤。斜坡乃是从枕基底到蝶骨的一个倾斜面，自枕骨大孔的前基底部起，至鞍背为止，形成后颅窝的前下界，斜坡上部来自于蝶骨、下部起源于枕骨。后颅窝脑膜瘤常见的部位有四个，见图5-9-1A。Yaşargil(1980)根据术中观察肿瘤的基底侵犯部位将后颅窝脑膜瘤进行分类，首次提出岩斜区肿瘤这一概念，并被广泛沿用至今。Sekhar将后颅窝脑膜瘤分为6类：小脑半球和小脑幕外侧、岩骨外侧和桥小脑角区、颈静脉孔区、岩骨斜坡区、枕大孔区脑膜瘤和未分类脑膜瘤。Aziz等对岩斜坡区脑膜瘤的定义与Sekhar相同，但更为具体：岩斜坡区脑膜瘤是指起源于自鞍背至颈静脉结节外侧、三叉神经内侧、内听道前内侧区域的脑膜瘤，并将岩斜坡区划分为三个区：I区，自鞍背至内听道上缘连线；II区，自内听道连线至颈静脉结节上缘连线；III区；自颈静脉结节上缘至斜坡下缘，也归类为枕大孔区。起源于I和II区的脑膜瘤归为岩斜坡区脑膜瘤。Roberti等报道在161例后颅窝脑膜瘤中岩斜坡区脑膜瘤约占2/3，岩斜坡区脑膜瘤在颅内肿瘤的发生率约在1%～2%。

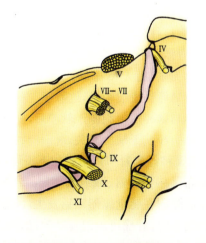
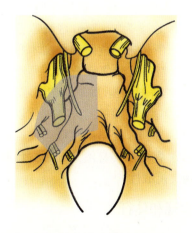

图5-9-1　A,后颅底脑膜瘤的常见硬膜附着点：1,岩斜区；2,后岩骨；3,枕骨大孔前缘；4,颈静脉孔。B,岩斜区脑膜瘤的硬脑膜起源部位示意图，内侧至斜坡中线，外侧到三叉至舌咽神经出颅孔的内侧(阴影)

目前一致认为,岩斜区脑膜瘤是指起源于岩上、下窦之间的岩骨斜坡裂的脑膜瘤,即凡是脑膜瘤起源于斜坡上2/3和起于岩斜区坡联结处的三叉神经内侧者皆归属于岩斜区脑膜瘤,其基底附着于岩斜沟及其内侧。岩斜区脑膜瘤严格说是指生长于Ⅱ、Ⅲ、Ⅴ、Ⅶ、Ⅷ及后组脑神经出颅部位内侧的中上斜坡脑膜瘤。该区域的脑膜瘤常同时累及岩骨和斜坡,故统称为岩斜区脑膜瘤。随肿瘤逐渐增大,向上可侵及岩尖、小脑幕切迹、Meckel囊、鞍旁及海绵窦,向下外可累及内听道甚至颈静脉孔;向中线可累及脑干及椎、基底动脉,肿瘤体积巨大时可累及一侧的Ⅲ～Ⅺ对脑神经。发生在面、听神经外侧者称为桥小脑角脑膜瘤,而位于下1/3斜坡至襄枕交界区或舌下神经孔内侧的脑膜瘤归于枕大孔区肿瘤。岩斜区脑膜瘤约占颅底脑膜瘤12%,占后颅窝脑膜瘤23%,占岩斜区肿瘤43%。总之,岩斜区脑膜瘤具有以下特点:①基底位于Ⅴ、Ⅶ、Ⅷ脑神经的内侧,肿瘤可包裹基底动脉及其分支,以及颈内动脉和Willis环。②主体在后颅窝的岩斜脑膜瘤,除可经Meckel腔累及中颅底外,尚可侵犯海绵窦,并通过天幕裂孔延伸至幕上。③肿瘤可经硬膜侵犯颅骨,于脑神经出入处浸润神经根。④临床症状多轻微。同其他部位的脑膜瘤一样,肿瘤进展缓慢,确诊时往往肿瘤体积较大或广泛生长。症状多为头痛、脑神经功能障碍,病史可长达几年甚至十几年,常被误诊为其他非器质性病变。有报道其每年之生长速度为2～3mm,这就迫使术者不得不考虑手术所带来的危险和肿瘤本身的危害程度。因其位置深在,毗邻脑干、椎-基底动脉、脑神经等重要的解剖结构,肿瘤全切困难,术后并发症多,病死率高,显微神经外科时代以前曾被视为手术禁区。同时,岩斜脑膜瘤为良性肿瘤,若获得全切,患者可以终身治愈。因此,该肿瘤的手术治疗极具挑战性。

二、临床表现和体征

文献报道岩斜坡区脑膜瘤平均发病年龄在50～60岁,5个月至75岁间均可发病。女性多于男性,起源于右侧者多于左侧者。肿瘤可发生于岩斜区任何部位,而且常常不局限于颅底某一结构区域,肿瘤可以长得很大才产生临床症状,因此发现时多已侵犯数条脑神经或动脉。岩骨斜坡脑膜瘤的主要症状为脑神经损害、小脑和脑干受压及颅内压增高。通常脑神经损害症状出现较早,并伴有一侧或双侧锥体束征,颅内压增高在病程较晚期才出现。值得注意的是,该部位脑膜瘤体积很大而临床症状常常较轻。临床症状可分为四组表现:由于占位效应或梗阻性脑积水造成的颅内压升高、占位效应造成的小脑症状、脑干压迫症状、脑神经受累症状。常见的临床症状有:步态不稳、复视、痴呆、无力、癫痫、头痛、听力丧失等;常见的临床体征有:脑神经缺失症状(Ⅱ～Ⅻ对脑神经,其中Ⅴ、Ⅶ、Ⅷ脑神经缺失症状最常见),小脑受压症状,视乳头水肿,半身感觉障碍等。大多数病人可有头痛,但往往不引起注意。颅内压增高多不明显,一般直到晚期才出现轻度或中度的颅内压增高症状。头痛和共济失调发生率约为70%,长束体征发生率约15%～57%,躯体感觉障碍发生率15%～20%。高达70%的患者可出现脑神经受累,其中三叉神经和前庭蜗神经最易受累,约占2/3,面神经受累约占1/2,后组脑神经受累占1/3。

岩斜区脑膜瘤起病隐匿,病程较长,从出现症状到明确诊断的平均时间长达2.5～5年。肿瘤生物学特性决定了当临床出现症状、得出诊断时,肿瘤往往体积较大,与周围重要结构粘连包裹,肿瘤体积巨大时常表现为多根脑神经受累合并肢体力弱、行走不稳等。脑膜瘤达一定体积后症状明显而且进展较快,这除了与脑干严重受压还可能与脑膜瘤侵犯脑干软膜后,肿瘤组织从脑干盗血引起脑干缺血有关。肿瘤向岩尖方向生长时(三叉神经半月节),可有如下表现:①三叉神经分布区感觉异常、减退或疼痛;②三叉神经运动功能障碍在感觉障碍以后发生。肿瘤向桥小脑角区生长时,肿瘤可压迫耳咽管,出现耳鸣、听力障碍、耳内胀满感;肿瘤向后侵入后颅窝时,可引起桥小脑角症;向前生长压迫海绵窦,出现突眼、睑下垂和眼肌麻痹。

三、诊断和鉴别诊断

1.辅助检查

岩斜坡区脑膜瘤术前除应仔细记录患者的症状、体征外,应进行详细的影像学检查。听力检查可评估蜗神经功能,这对于了解患者听力的基础水平和手术入路的选择非常重要。眼运动视觉功能检查应作为常规检查,特别是肿瘤侵犯海绵窦、鞍上区的患者。鞍区和鞍上区受累的患者,还应评估其下丘脑-垂体的内分泌功能。肿瘤侵犯海绵窦,预计术中有损伤颈内动脉的危险时,应行压颈试验等评估代偿功能。后组脑神经受累的患者,可能会在术后出现误吸和/或吞咽困难,部分需要进行气管切开和/或胃造瘘,这些均需向患者交代清楚。

(1)CT CT和MRI是诊断该区脑膜瘤最有效的手段。CT平扫显示高密度肿瘤影边界清楚增强效应明显,大多数脑膜瘤为分叶状或卵圆形均一高或等密度,以广基与颅底紧密相连,受累部位颅骨可见骨增生或骨破坏。注药后脑底呈明显均一强化。此外CT还可显示乳突气化的程度和骨迷路的位置,有利于指导手术。骨侵蚀和增生反应发生率分别约为39%和27%。肿瘤的钙化通常发生在后颅窝部分,出现率约为40%,钙化的发生与肿瘤的大小没有关系。

颅底骨性结构个体差异很大,这种差异直接影响到手术入路的选择。后颅窝特别是岩骨的解剖学特点,需要通过CT骨窗结果加以了解。Yamakami等指出,后颅窝影响手术入路的三个重要骨性结构分别是:内听道角(以内听道口为中点的岩骨后面前部和后部之间的夹角)、岩骨角(岩骨后面后外侧部与矢状面间的夹角)和枕内嵴。在选择岩骨后方的入路时,内听道角(钝角)越小、岩骨角(钝角)越小,岩斜坡区视野死角越大,所需的向后牵拉小脑越重;枕内嵴越突出,牵拉小脑造成的枕内嵴处的小脑半球挫伤越严重。同样的,岩尖以上鞍背、后床突的高度以及斜坡的陡峭程度,也影响着经外侧裂入路和颞下

入路的视野和对脑叶所需的牵拉。在计划采用经岩骨入路的患者,应常规行薄层CT以确定岩骨的气化程度、内耳结构的位置、颈静脉球的高度等,这对于手术入路的设计非常重要。

(2)MRI MRI为长T_1和长T_2信号,Gd-EDTA增强明显。MRI以三维立体方式清楚地显示肿瘤的位置、大小、肿瘤的侵犯方向,有无基底动脉及分支受累(图5-9-2A,B)。脑膜瘤在T_1加权像的表现与其组织学类型和质地没有相关性,但T_2加权像信号可较为准确地预测肿瘤的质地。T_2加权像低信号通常预示肿瘤较硬,并且与瘤内钙化和富含纤维组织有关。肿瘤质地并不影响术中出血量,但切除较硬的肿瘤所需时间较长。更重要的是在T_2加权像上,可观察瘤周的蛛网膜层是否存在,有无脑干软膜侵犯,有无脑干水肿,这对于术前评估是十分重要的。

肿瘤基底的附着部在手术中需要切除或电烧。因此,在影像学上确定此附着部,对于选择可以暴露它的手术入路非常重要。同时,约在53%~71%的脑膜瘤增强MR上,可见在肿瘤基底的周边有数毫米至数厘米的硬膜增强区(硬膜尾征)。在随访进行MR检查时,非增强和增强的结果应一起评估,特别是增强的MR结果可明确部分在非增强MR结果中模棱两可的异常,对病变的边界也显示得更清楚。肿瘤切除部位的强化,常会引起困惑。Burke等和Elster等,利用增强MR发现,在接受过开颅手术的患者中,术后3个月内几乎均可发现中等程度或明显的脑和硬膜强化,但在1年后所有的脑强化均消失。为了减少反应性强化的干扰,应在术后最佳的时间进行检查(图5-9-2E)。Dolinskas等认为术后5天之内是发现残余肿瘤的最佳时机,此后,硬膜逐渐强化增厚,可使残余肿瘤难以发现,此种强化大约在6个月后又逐渐消退局限于手术部位。作者主张在术后头3天内进行检查。

(3)DSA检查 DSA检查对于颅底脑膜瘤仍是MRA技术不可替代的。血管造影可显示肿瘤的血供主要来源于海绵窦段颈内动脉(绝大多数为脑膜垂体干)和颈外动脉的分支(特别是咽升动

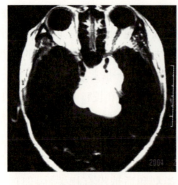
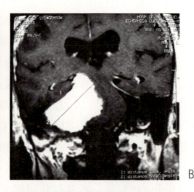
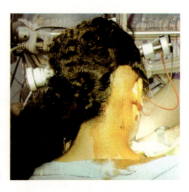

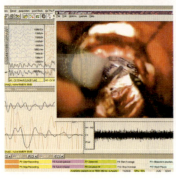
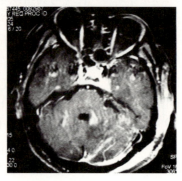

图5-9-2　岩斜区巨大脑膜瘤。A,肿瘤向Meckel腔生长,脑干受压变形,肿瘤-脑干蛛网膜界面消失；B,肿瘤经天幕裂孔向幕上生长；C,半坐位切除岩斜区肿瘤及手术切口；D,术中SEP、脑干诱发电位术中监测；E,术后复查示肿瘤全切除

脉)。约10%～20%的肿瘤可接受椎-基底动脉及其分支的血供,此种情况多见于出现脑干瘤周水肿的患者。与MRA相比,血管造影的优势在于：①可显示肿瘤的血供来源,是颈外、颈内,还是混合性供血,特别是可以直径<1mm的供血动脉；②可准确显示重要血管,如椎-基动脉及其分支、主要引流静脉结构等的受累情况,是移位、包裹抑或是闭塞；③可在造影后一次性完成供血动脉栓塞,并可显示侧支循环情况；④有助于鉴别诊断,如借助颈外动脉典型来源的"轮辐"样征象来提示诊断；⑤MRA认可夸大血管狭窄的程度。

2.诊断和鉴别诊断

岩斜区脑膜瘤则具有以下影像特征：

(1)肿瘤质地　脑膜瘤在T_1加权像的表现与其组织学类型和质地没有相关性,但T_2加权像信号可较为准确地预测肿瘤的质地。T_2加权像低信号通常预示肿瘤较硬,并且与瘤内钙化和富含纤维组织有关。肿瘤质地并不影响术中出血量,但切除较硬的肿瘤所需时间较长。

(2)肿瘤基底及脑膜尾征　其基底附着部在手术中需要切除或电烧。因此,影像学上确定此附着部,对于选择可以暴露该部的手术入路非常重要。同时,约在53%～71%的脑膜瘤增强MRI上,可见在肿瘤基底的周边有数毫米至数厘米的硬膜增强区(硬膜尾征)。Tokumaru等(1990)和Nagele等(1994)认为此区富含疏松结缔组织和扩张的血管,而没有肿瘤细胞,属于对肿瘤的硬膜反应。而Sato等(1998)和Hutzelmann等(1998)则指出,在存在硬膜尾征的患者中,有一部分可在此区内发现肿瘤细胞团,离肿瘤边界最远的可达1.4cm。即使没有硬膜尾征的患者,也有一部分可在肿瘤附近硬膜内发现瘤细胞团。因此,MRI无法判断肿瘤对硬膜的浸润范围。

(3)肿瘤与毗邻血管的关系　岩斜区脑膜瘤,对脑底动脉的包裹在MRI上较为常见,可以高达69%。压迫脑干的肿瘤部分可包裹椎-基底动脉及其分支,而向幕上发展的肿瘤可包裹Willis动脉环,甚至海绵窦内的颈内动脉。

(4)肿瘤与脑干的关系　岩斜区脑膜瘤与脑干之间的界面分为三类,Ⅰ型,肿瘤与脑干之间存在完整的蛛网膜层面,表现为肿瘤边缘清楚；Ⅱ型,此蛛网膜层面消失,特别是在压迫最严重的部位,表现为边界不甚规则;Ⅲ型,脑干软膜已被侵犯,表现为边界完全不规则。尽管肿瘤越大出现脑干浸润的可能性越大,但还与肿瘤的生物学行为、肿瘤分泌的血管生成因子、前期的治疗等因素有关。

四、岩斜区脑膜瘤的分类

岩斜区脑膜瘤的准确分类,对于确定其解剖位置、设计手术入路、估计手术切除的可能性、困难性,以及在不同研究机构做出结果评估有着极为重要的意义。遗憾的是,至今仍无包括所有因素在内的分组标准。

1.岩斜坡区脑膜瘤定义

Castellano 和Ruggiero 根据尸检把后颅窝脑膜瘤分为:小脑凸面脑膜瘤、小脑幕、岩骨后表面、斜坡、枕大孔区五类;Yaşargil 则把后颅窝脑膜瘤分为斜坡、岩骨-斜坡区、蝶-岩-斜区、枕大孔、桥小脑角五类。这两种方法均未将岩斜区脑膜瘤非常明确地给予分类、定义,而岩斜区脑膜瘤无论位置及与周围结构的关系,都较复杂,在手术难度上更是上了一个台阶。Sekhar 将岩斜坡区脑膜瘤定义为:肿瘤发生于鞍背至枕大孔前缘之间,包括颈动脉管前缘、Meckel 囊,还可累及海绵窦及颈等部位,这些部位的脑膜瘤统称为岩斜区脑膜瘤。岩斜区脑膜瘤严格的说是指生长于Ⅱ、Ⅲ、Ⅴ、Ⅶ、Ⅷ及后组脑神经出颅部位内侧的中上斜坡脑膜瘤(图5-9-1B)。该区域的脑膜瘤常同时累及岩骨和斜坡,故统称为岩斜区脑膜瘤。发生在面听神经外侧者称桥小脑角脑膜瘤,而位于下1/3斜坡至寰枕交界区或舌下神经孔内侧的脑膜瘤归于枕大孔区肿瘤。

2.按肿瘤的发生部位分类

根据肿瘤的发生部位、生长方向、临床表现和手术入路的不同,可将该区肿瘤分成三型。

(1)斜坡型 由岩骨斜坡裂硬膜内集居的蛛网膜细胞群长出,向中线发展至对侧。瘤体主要位于中上斜坡,将中脑、脑桥向后压迫。以Ⅲ~Ⅷ对脑神经损害表现为主,主要表现为双侧外展、滑车神经麻痹和双侧锥体束征。无颅内压增高,脑血管造影显示基底动脉向后明显移位,但无偏侧移位。脑膜垂体干、脑膜中动脉脑膜支、椎动脉斜坡支参加供血。

(2)岩斜型 肿瘤由岩骨斜坡裂长出向一侧扩延。起源于岩骨内或岩骨斜坡交界部位,偏向一侧生长,以同侧Ⅴ脑神经损害为主。瘤体主要位于中斜坡及桥小脑角。临床表现为一侧Ⅴ~Ⅹ脑神经损害,同侧小脑体征及颅内压增高。肿瘤主要由脑膜垂体干、椎动脉枕支和斜坡支、枕动脉岩骨支供血。

(3)蝶-岩-斜坡型 肿瘤由蝶骨斜坡裂长出,向外侧延伸至蝶鞍旁、中颅窝、岩骨尖,经小脑幕裂孔向鞍背发展。肿瘤位于鞍区及中上斜坡,破坏蝶窦和斜坡骨质,头颅X线片有利于诊断。肿瘤体积大,临床表现为一侧Ⅲ~Ⅵ脑神经损害症状为主,后期可有对侧锥体束征、颅内压增高及下丘脑损害症状。DSA 显示脑膜垂体干、脑膜中动脉脑膜支、咽升动脉斜坡支参加供血。

3.根据肿瘤的大小分类

Sekhar 等将岩斜区脑膜瘤按肿瘤的直径大小分为:小肿瘤(直径<1cm)、中型肿瘤(直径1~2.4cm)、大型(直径2.5~4.4cm)及巨大型(直径>4.5cm)。肿瘤大小直接从MRI或高分辨的CT 片上测量而得。根据这一标准,多数患者在就诊时肿瘤已较大。Sekbar 等报道的75 例患者中,属于大肿瘤和巨大肿瘤者分别为占57%和20%。

4.根据肿瘤生长方式分类

通常分为3 个亚型:Ⅰ型,肿瘤以中颅窝生长为主(包括海绵窦、蝶窦);Ⅱ型肿瘤,以后颅窝生长为主;Ⅲ型,肿瘤骑跨岩尖,通过Meckel 腔分别向中、后颅窝生长。Carvatho 等报道的70 例岩斜区脑膜中,肿瘤上极80%累及幕上,肿瘤前极67%扩展至鞍旁区(其中42%侵犯或浸润海绵窦),肿瘤后极造成脑干受压移位者高达92%,肿瘤下极到达颈静脉孔、枕大孔者分别为24%和18%。肿瘤向外侧可进入内听道。

五、术前风险评估及手术指征

1.术前风险评估的意义

岩斜区脑膜瘤是指肿瘤附着于岩斜线及其内侧的脑膜瘤,肿瘤深居脑干腹侧面,毗邻基底动脉、大脑后动脉、小脑上动脉以及Ⅲ~Ⅻ对脑神经等重要结构,故手术切除岩斜区脑膜瘤一直是神经外科的难点。要提高岩斜区肿瘤的手术全切率和术后的生存质量,很大程度上取决于认真的术前检查和正确评估、正确选择手术入路和良好的显微外科技术,可见术前对病人的评估是相当重要的。术前对岩斜区肿瘤进行风险评估,有利于有的放矢地进行治疗。术前对岩斜区脑膜瘤进行风险评估有利于治疗方案的选择。

岩斜区脑膜瘤的特点在本节概述中已阐述。Jung等报道岩斜区脑膜瘤的年体积增长为4.94mL,肿瘤的年直径增长率为0.37cm,所以当肿瘤与重要神经、血管紧密粘连者和在肿瘤与脑干间难以形成理想界面者,或脑神经被肿瘤包裹、难以分离时,应综合考虑受累脑神经功能的重要性与全肿瘤切除的可能性,宁可残留少些肿瘤组织,也不宜片面追求全肿瘤切除,以防因反复操作而引起血管痉挛,甚至损伤这些重要结构,从而导致术后严重并发症。Sekhar等认为当肿瘤包绕基底动脉及其穿透支,或肿瘤已侵及脑干之软膜,术中如勉强剥离这部分肿瘤组织会导致基底动脉及其穿透支或脑干损伤,致患者术后死亡或严重残疾,故不要勉强全切除。Couldwell等报道如肿瘤已侵及海绵窦的后部时,术前无眼球活动障碍,术中如勉强切除,会导致术后眼球运动障碍,他们认为对年龄较大者不要切除侵入海绵窦之瘤组织,以免术后出现新的并发症。

2.术前风险评估的方法

术前风险评估依据术前的影像学检查,包括CT、MRI、DSA(多用于较大肿瘤,判断其血供、引流静脉等)等辅助检查。其中MRI检查是一项重要的指标,可以帮助了解肿瘤的大小、位置、脑干有无水肿;肿瘤的侵及范围、与周围结构的关系及与毗邻血管的关系,脑干软脑膜是否受到侵蚀等。肿瘤在MRI影像中形态各异,MRI三维影像对手术切口的设计、入路的选择有重要作用,是CT及三维CT所不能代替的。根据术前MRI影像学特点,可以初步判断出肿瘤的生物学特性,为决定手术方式提供依据。T_2加权像上肿瘤呈现高信号,则提示肿瘤质地较软;表现为低信号,则提示肿瘤钙化或纤维化。肿瘤附近存在脑干水肿,或存在不规则的、毛刺状的肿瘤-脑干界面,提示蛛网膜界面受到破坏,肿瘤具有侵袭性。这种情况下,不应试图行肿瘤的全切除,否则会带来极差的手术预后。当T_2加权像上显示肿瘤侵蚀脑干脑膜时,提示肿瘤已接受椎-基底动脉供血,而肿瘤与椎-基底动脉、特别是其分支关系是影响愈后的一个重要因素。肿瘤累及的血管、是否侵及海绵窦、脑干受压的程度,肿瘤的供血、肿瘤的质地(软或硬)、是否广泛侵蚀硬脑膜等因素都将影响患者的预后,特别重要的是肿瘤与脑干的蛛网膜平面,术前均应做出仔细的评估。其他影响到手术切除和预后的因素,包括病人年龄、既往治疗史、是否是二次手术、术前神经功能状态、临床症状的发展速度、术前是否接受过放疗、是否患有其他系统的疾病,如心、肺疾病等,均与手术效果密切相关。综合分析,才能建立岩-斜区脑膜瘤术前风险分级。当手术为低风险,病人症状较轻,肿瘤<3cm时,适于手术全切;当肿瘤≥3cm,高度风险,年龄65岁以下,症状体征进展加重,仍需考虑手术治疗,但不必追求全切。Sekhar-Monaci建立的岩-斜区脑膜瘤术前风险评估标准见表5-9-1。

表5-9-1　岩-斜区脑膜瘤Sekhar-Monaci 分级评分

分级因素		评分(最高6分)
大小(肿瘤平均直径)	<3cm	0
	≥3cm	2
既往治疗(放疗和/或手术)	有	2
	无	0
肿瘤与血管包绕	有	1
	无	0
脑干软膜是否被侵蚀	是	1
	否	0

注:0分,低度风险;1~4分,中度风险;5~6分,高度风险。

3.肿瘤与脑干关系的评估

Kawase 根据MRI 上脑膜瘤与脑干之间蛛网膜下腔存在与否及有无脑干水肿将脑膜瘤与脑干的关系分为Ⅰ～Ⅲ级，并以此作为能否将肿瘤全切的依据。①Ⅰ级：MRI 显示肿瘤与脑干之间有蛛网膜间隙存在，蛛网膜层面完整，MRI 表现为肿瘤边缘边界清楚。②Ⅱ级：肿瘤与蛛网膜之间无间隙，也无脑干水肿，MRI 显示蛛网膜层面消失，特别是在压迫最严重的部位，表现为边界不甚规则。③Ⅲ级：显示肿瘤与脑干之间无间隙，同时有瘤周水肿，MRI 显示脑干软膜已被侵犯，表现为边界完全不规则。肿瘤与脑干的这三种关系反映其生长发展的三个不同阶段，从存在良好的蛛网膜平面到蛛网膜平面消失，最后至软膜侵蚀，血脑屏障破坏，脑干水肿。由以上三个发展阶段可知，除了肿瘤的大小外，脑干瘤周水肿和蛛网膜层存在与否是评价肿瘤对脑干的浸润性的两个重要指标。尽管肿瘤越大出现脑干浸润的可能性越大，但还涉及肿瘤的生物学行为特点、分泌的血管生成因子、前期的治疗等因素。由于肿瘤和脑脊液的部分容积效应，常规的MR 难以辨别蛛网膜层，特别是在中脑和肿瘤边缘，因此需对后颅窝进行层厚3～5mm 的扫描。蛛网膜层表现为T_1、T_2 加权像均为低密度的区域，而无脑干本身的任何改变。在至少连续两个层面消失时可认为此层面消失。

六、岩斜区脑膜瘤的手术治疗原则

颅底脑膜瘤最重要的手术原则是：①尽早离断肿瘤基底部；②充分的囊内切除；③分块切除瘤壁；④轻柔牵拉瘤壁，精细分离。约有20%的大型肿瘤的纤维性瘤壁无法与粘连的神经、血管结构完全分离。岩斜区脑膜瘤也须遵循这一原则。岩斜区脑膜瘤的大小是术后早期功能障碍的最重要因素，故应鼓励有症状的中、小型肿瘤患者接受手术，即便症状轻微也应及早手术，而巨、大肿瘤出现术后功能障碍的可能性较大。肿瘤-脑干间的关系是决定预后的主要因素。若肿瘤侵犯脑干，则术后出现永久性功能障碍的可能性较大，这种情况下应行肿瘤次全切除，在脑干上残留一小薄片肿瘤组织，即使重要血管被肿瘤包裹，若具有良好的术中判断和手术技巧，预后也不一定差。

1.手术治疗原则

岩斜区脑膜瘤手术治疗最重要的原则是在尽量减轻脑牵拉的同时获得最良好的显露，尽可能多地切除肿瘤，减轻临床症状和延长患者生存期。根据肿瘤的生长方式、肿瘤的大小和性质、肿瘤侵犯的区域或邻近区域的重要结构、脑干受压的范围和程度、手术目的是根治还是次全切除以及术者的经验，需采用相应的手术入路和治疗方法。岩斜区脑膜瘤的手术原则是：尽可能全切肿瘤；肿瘤与脑干、大血管、脑神经粘连紧密难以分离时，不应勉强切除；肿瘤长入海绵窦时，切除依具体情况而定。若肿瘤仅仅推挤、压迫窦内结构，二者之间尚有界面存在，则争取全切除；若肿瘤呈浸润生长，二者之间无明显界面，分离困难，则行次全或大部切除。

（1）手术方法选择原则 岩斜脑膜瘤侵犯海绵窦的治疗选择，目前仍有争论。由于海绵窦手术风险大，并发症多，且放射外科的发展可使残瘤生长较为缓慢，故目前持谨慎观点的人居多。Couldwell 指出决定手术目标时应考虑患者的年龄、肿瘤部位和伴随症状。当海绵窦受侵犯时，若患者无复视，面部感觉无明显损害则不予探查。窦内残存肿瘤予以观察，当有证据表明肿瘤复发时给予放疗。对于年轻患者，可考虑积极手术，根治窦内肿瘤。Larson 则发现良性脑膜瘤有时会浸润海绵窦内的脑神经，在此情况下"全切肿瘤的期望是无效的，其长期效果并不优于低创伤的治疗选择"；同时认为肿瘤的生物学特性决定其切除彻底与否。若肿瘤仅压迫或推挤血管神经结构，可彻底切除。

（2）肿瘤切除的原则 最主要的两个原则是在将肿瘤与脑干分离之前进行瘤内减压，缩小肿瘤体积和早期切断肿瘤血供。在分离被包裹的血管和脑神经时，沿被包裹结构的长轴从正常部位向被包裹部位分离，采用钝性和锐性分离相结合的方法。如果找不到合适的分离起始部,可先在安全的部位切开肿瘤,瘤内减压,瘤体的缩小可能使被挤压的血管神经未被包裹的正常端暴露出来。一旦分离,神经血管结构和蛛网膜层面应以棉片保护。在脑神经未与肿瘤分离前,特别是后组脑神经,应避免牵拉肿瘤以免损伤脑神经。

(3) 肿瘤切除程度的制订原则　无论是哪种类型的肿瘤,术前均应做好力争手术全切除的准备。但术中应根据肿瘤侵袭的具体情况,对肿瘤切除程度进行修正。术中对改变术者决定切除程度影响最大的是,海绵窦内的肿瘤和脑干及椎-基底动脉与肿瘤之间的关系。Fukushima 等对累及海绵窦的肿瘤是否追求全切除采用的标准为:如果患者双眼视觉功能良好(没有复视)并且面部感觉没有明显障碍,则手术不应太积极,可分期进行手术,海绵窦内的肿瘤可以观察或采用放疗等方法,直到此部分肿瘤生长引起海绵窦相关神经病变再考虑彻底手术切除。Samii 等遵循的原则是:只有在引起动眼神经麻痹并且肿瘤并未侵袭海绵窦内结构的肿瘤,才予以积极手术切除。Sekhar 和Fukusima 等均认为,在大部分情况下,肿瘤和毗邻血管之间仍有蛛网膜层面,精细的分离仍可将肿瘤切除。但在少部分患者粘连紧密分离困难时,为避免损伤可遗留薄层(<4mm)的肿瘤在这些结构上。

在肿瘤的切除上,由于认识到肿瘤侵犯脑干的程度、肿瘤的侵袭方向、肿瘤对重要脑神经血管的包裹、浸润程度、肿瘤的质地等因素对疾病预后的决定性作用,趋向于采取以病人生存质量为核心目的的综合性、个体化治疗方案,逐渐摒弃以单纯切除肿瘤为目的的侵袭性手术方案。岩斜区脑膜瘤次全切除后,残余肿瘤生长缓慢,伽玛刀治疗直径<3cm 的残余肿瘤可取得满意效果。所以,全切肿瘤不应以牺牲病人的神经功能为代价,应最大限度保留正常神经血管结构,降低术后并发症及伤残率,患者术后的生存质量较全切肿瘤更为重要。Little 报告了137 例岩斜坡区脑膜瘤的外科治疗,强调基于降低术后残废率和复发率来确定手术的目标和综合性治疗

方案,肿瘤的全切除和近全切除为80%,手术残废率为26.2%,死亡率0.8%,随访29.8 个月复发率17.6%。作者认为全切除和近全切除对肿瘤的术后复发率无影响,但近全切除者术后辅助立体定向放射外科治疗有利于保持病人的神经功能,降低手术致残率。

2.岩斜区脑膜瘤手术入路选择

20 世纪80 年代以后,随着显微外科技术的进步,手术显微镜、显微手术器械与设备的产生和改进,神经影像学、神经电生理监测、导航系统的发展与完善,使手术疗效不断提高,岩斜脑膜瘤的手术全切率接近80%,但是术后暂时性及永久性并发症仍平均高达50%。1973 年Drake 采用颞下入路剪开小脑幕切除斜坡脑膜瘤。1985 年Kawase 应用扩大的中颅窝硬膜外入路进行中段基底动脉动脉瘤的手术,此后又报道了应用该入路切除岩斜区脑膜瘤的手术经验。但是该入路切除岩尖后到达后颅窝的手术操作空间狭窄,暴露范围非常有限。因此,并不适合较大的岩斜区病变,也不适合延伸至内听道后方的病变。在显微神经外科尚未广泛开展之前,颅底显微解剖了解甚少,同时由于手术器械及显微外科技术的限制,岩斜区脑膜瘤的手术存在着全切除率低、致残率高、复发率高、病残率高的状况。目前临床应用较多的手术入路有乙状窦前经岩骨入路、颞下经天幕入路、枕下乙状窦后入路、扩大的前颅窝硬膜外入路、Kawase 入路及乙状窦后-内听道上入路等。大多数学者主张用乙状窦后入路切除后颅窝肿瘤,用颞下入路切除中颅窝肿瘤,如果肿瘤同时侵犯后、中颅窝可使用颞下经天幕入路,或者幕上、下乙状窦前联合入路,后者可通过磨除部分迷路以扩大显露范围。

(1) 手术入路选择原则　岩斜脑膜瘤手术入路种类繁多,其主要由肿瘤部位、性质,与斜坡和硬膜的解剖关系的多样性所决定。岩斜区肿瘤的手术入路虽多,但以颞下入路、枕下乙状窦后入路和经岩骨乙状窦前入路应用最为广泛。术前决定肿瘤切除的程度,对选择入路非常重要,但在追求肿瘤全切除的情况下,是采用颞下-经

小脑幕入路或枕下乙状窦后入路,还是采用经岩骨入路则有不同的看法。Voss 认为脑膜瘤与局部硬膜关系密切,因此宜选择对病变显露更为充分的手术入路,以利于术中彻底处理肿瘤基底。Spallone 等对比了13 例采用这三种不同的手术入路切除岩斜坡区脑膜瘤的疗效。肿瘤位置、大小没有统计学差异。作者认为入路的选择只是术者的偏好问题,术者在选择何种入路的问题上有一定的倾向性,这些手术入路究竟在手术疗效上有无差别,至今没有真正科学的对比研究。其原因是:①临床研究中每一例病人的肿瘤(位置、基底、大小、正常组织移位程度)都不相同,不可能在同一个病人观察不同入路的暴露范围和手术疗效有无差别;②术中的观察与解剖学研究存在显著性差异。由于存在肿瘤时,正常脑干小脑的移位将产生额外的手术空间和观察角度,因此单凭解剖学研究并不能说明所有问题。③不同单位采用不同入路的手术疗效之间没有可比性,很大程度上受术者因素的影响。

此部位肿瘤手术的主要目的是在保存神经功能的前提下,尽可能多地切除肿瘤,减轻临床症状和延长患者生命。另外,各种颅底手术入路,是为切除肿瘤设计的,一定要紧紧围绕如何暴露与切除肿瘤这一中心问题。当暴露与切除肿瘤需要时,在确保正常组织结构的前提下,切除在功能上相对不重要的骨质是允许的,并且可视具体情况扩大切除或磨除范围。一旦满足了暴露与切除肿瘤需要,再多一丝一毫对正常组织的损伤都是不应该的。若为单纯机械模仿某一手术入路而进行与暴露、切除肿瘤无关的操作,增大创伤,则是绝对禁忌的。

(2) 手术入路选择需考虑的因素 对各种入路的熟悉和理解掌握,同一入路可以切除不同部位的肿瘤,而同一部位的肿瘤又可以通过不同的入路手术,取得相似的效果。因此,选择手术入路不仅取决于肿瘤的部位,更主要取决于术者对该入路熟悉和掌握的程度。选择入路需要考虑以下因素:①肿瘤的大小和性质;②肿瘤扩展的范围和方向,如斜坡和邻近区域受累的范围(是否累及中下斜坡、海绵窦、中颅窝等);③脑干受压的范围和程度,是否伴有脑干水肿;④基底动脉及其分支是否被肿瘤包绕;⑤肿瘤的血管化,血供来源和静脉回流;⑥术前脑神经受累的范围和神经功能缺失的程度;⑦手术的目的是根治还是次全切,或部分切除;⑧术前患者的身体状况,是否能耐受大型手术创伤;⑨术者的经验和特长。所以要因人而异,根据肿瘤的大小和性质,综合考虑来决定手术入路需要显露的范围和大小,过分显露和显露不足都是不可取的。

(3) 根据肿瘤的部位选择手术入路 临床上主要依据MRI 提供的肿瘤与斜坡、脑干的位置关系和肿瘤受累的区域以及有无颅内外沟通而定。肿瘤主体位于中颅底,侵袭鞍背、蝶窦后壁及岩尖至内听道水平的肿瘤,适合应用经眶-颧或者扩大中颅窝底入路;肿瘤主体在中颅窝,骑跨中后颅底,适合采用幕上下经岩骨乙状窦前入路或颞枕-经天幕入路;肿瘤主体在后颅底,轻度向中颅底侵袭,最适应于乙状窦后-内听道上入路。处理同时累及中颅窝、上斜坡脑膜瘤时,可供选择的入路有:翼点经外侧裂入路、颞下-经小脑幕入路等。处理中、上斜坡的脑膜瘤可供选择的入路有:枕下外侧乙状窦后入路、颞下-枕下外侧联合入路和乙状窦前经岩骨入路的各个亚型。中上斜坡肿瘤多采用经岩、乙状窦前入路切除岩斜区脑膜瘤。

(4) 根据肿瘤的大小和扩展方向选择手术入路 中小型位于中上斜坡的肿瘤可经枕下乙状窦后入路切除,已跨中颅窝的肿瘤可采用枕下乙状窦后-内听道上入路切除;大型和巨大型肿瘤,多采用联合入路切除肿瘤,常采用幕上下经岩骨乙状窦前入路。对于侵犯海绵窦并向前方生长的岩斜区脑膜瘤可采用扩大中颅窝入路,切口向颞前扩大,尽量咬除中颅窝底骨质,扩大鞍旁的显露。肿瘤较小、向小脑幕上发展的肿瘤,可采用颞下经小脑幕入路。此入路操作简便,损伤小。但是此入路暴露范围局限。对于肿瘤向后颅窝方向生长的肿瘤可考虑采用乙状窦后-内听道上入路,此入路神经外科医师较为熟悉,创伤也小,也可在幕下切开小脑幕，达到肿瘤全切除的目的。但此手术入路暴露还是很局限，且手术是在后颅窝的诸多神经间隙操作，神经牵拉损伤机会较多，中线向对侧发展的肿瘤暴露不够理想。对于肿瘤生长广泛，侵及海绵窦及下斜坡的岩斜区肿瘤，可采用乙状窦前后联合入路，此入路暴露充分，但是手术创伤大，手术费时。

(5) 根据手术入路的特点选择　每种手术入路均有其优缺点和适应证，与术者对该入路的认识和习惯也有密切的关系。Goel 认为理想的外科入路应该做到：①在最短的距离内，最直接暴露病变；②手术视野要足够大；③要避免对脑组织过度或长时间的牵拉；④手术入路操作不能过多破坏正常解剖结构或影响脑神经、主要引流静脉的功能。

翼点经外侧裂入路对鞍区、鞍旁区、脑桥上部、Meckel 腔的视角良好，但术野深和狭窄，肿瘤在斜坡岩尖内侧面的附着基底不能良好直视，无法早期处理肿瘤血供。颞下经小脑幕入路对鞍上区、鞍背、大脑脚和脑桥上部均可直视，联合颧弓切除，对颞叶牵拉轻微，但其暴露下界最低仅能达到三叉神经根，且同样无法早期处理肿瘤血供。因此，这两种入路均仅适合肿瘤主体位于幕上者。对累及桥小脑角区的岩斜坡区脑膜瘤，目前仍广泛使用的入路是枕下外侧乙状窦后入路，但是此入路仅对于中、小型肿瘤较为适用，并且要求肿瘤基底附着部较为局限。而乙状窦后-内听道上结节经天幕入路可处理主体在后颅窝的中、大型肿瘤。幕上下联合入路可同期处理累及幕上下的肿瘤，但其术野深度、暴露角度并无显著的改善，死角较多。此时可能需要使用暴露范围更为广泛的乙状窦前经岩骨入路。幕上下联合经岩骨乙状窦前入路操作复杂，手术时间长。但与枕下外侧乙状窦后入路相比，乙状窦前入路的优点是磨除岩骨后利用骨性空间操作，脑组织牵拉轻微；磨除岩骨后直接处理肿瘤基底，阻断肿瘤血运，较其他入路操作距离缩短；可从多角度直视脑干腹侧和腹外侧的脑干-肿瘤界面；岩骨切除后避免了岩斜区手术死角；能同时

暴露后、中颅窝，手术视线从乙状窦后移至乙状窦前，至斜坡的手术距离缩短。最为重要的一点是，此入路可有多种变形并且可联合多种入路来扩大暴露。必须认识到此种入路基本型（即乙状窦前迷路后入路）仅有有限的暴露程度，此种岩骨后部切除不能真正暴露斜坡。经岩骨暴露桥小脑角前方的视线，受到迷路（半规管）和内听道上结节的限制。肿瘤可从斜坡突出于术野，但肿瘤在斜坡中 1/3 和岩尖内侧面的附着点难以用此入路暴露。在听力已丧失的情况下，可以采用乙状窦前经迷路入路和经耳蜗入路，这两种入路，均可显著缩短至岩斜坡区的操作距离，对中上斜坡硬膜面的暴露基本上无死角，同时可以对脑干面接近或达到平视。但是听力尚存的患者，这两种入路是不适合的。在听力保留的情况下，有三种方法可用来扩大迷路后入路的暴露范围。一个可选的方法是切断乙状窦。如果对侧横窦和乙状窦经血管造影证明是正常的，并且它们与术侧横窦和乙状窦通过正常的窦汇交通，可以选择这种方法。通常偏向于限制切断非优势侧乙状窦。目前尚无被证实有效的预测对静脉窦阻断耐受性的方法。Spetzler 等报道了一种方法，直接穿刺乙状窦，短暂阻断穿刺点之后的乙状窦，分别测量阻断前、后的窦内静脉压，如果静脉压在阻断后升高超过 10mmHg 则不能阻断。但是这种方法的有效性，还未得到统计学证实。第二种选择是采用部分迷路切除，以消除半规管和内听道上唇对观察岩尖内侧面和中斜坡的限制，其听力保留可达 80% 左右。第三种选择是联合中颅窝方向的岩尖切除。

(6) 根据微创原则选择手术入路　20 世纪80 年代初多采用枕下乙状窦后入路，90 年代初多采用各种联合入路，至 21 世纪初，枕下乙状窦后入路又重新占据了主导地位。这种变化趋势绝对不是简单的重复，而是符合事物发展规律的螺旋式上升，是一种进步。在手术入路的选择上，逐渐向简单化、小型化、微创化方向发展。一个好的手术入路为手术提供了良好的显露，但好的显露并非手术成功的唯一条件。随着时间的推移，那

些创伤大、难度高、恢复慢、术后并发症多的入路被抛弃。作者近几年来采用颞枕-经岩骨嵴入路及乙状窦后-经内听道上入路替代其他联合入路切除岩斜区脑膜瘤，取得了比较满意的效果，有效地降低了手术的并发症和致残率。

20世纪80年代，枕下乙状窦后入路被广泛应用于岩斜区肿瘤的切除中。Samii曾利用乙状窦后入路切除岩尖部肿瘤，由于该入路需通过面听神经与三叉神经之间狭小间隙手术，对于近岩尖部及跨中颅窝部的肿瘤处理不够理想，特别是当肿瘤与岩上窦粘连时。20世纪90年代，颅底外科得以蓬勃发展，新的颅底联合入路相继开发，这些入路的主要特征是增加颅底骨切除，可以扩大显露范围，缩短到达手术的距离，减少脑牵拉的需要。乙状窦前入路等各种联合入路被广泛应用，但这些入路手术创伤大、手术耗时长、难度高、恢复慢，脑神经损伤、脑脊液漏等并发症多的弊端逐渐暴露出来，需要熟练的磨钻技术等，在一定程度上限制了该技术的应用。同时需要指出，一个好的手术入路为手术提供了良好的显露，但好的显露并非手术成功的唯一条件。各种颅底手术入路，是为切除肿瘤设计的，一定要紧紧围绕如何暴露与切除肿瘤这一中心问题。

(7) 手术入路的评价　良好的术中显露和熟练的显微手术技巧是手术成功的关键。岩斜区脑膜瘤手术入路主要有颞枕-经小脑幕入路、枕下乙状窦后-内听道上入路及经岩骨乙状窦前入路和幕上下联合入路等。经岩骨乙状窦前入路能缩短到斜坡和肿瘤的距离，较好地暴露手术野，消除部分斜坡与岩骨的夹角，有利于处理肿瘤基底部；但手术创伤大，费时，术后并发症多，多用于岩斜区大型脑膜瘤手术。对于主体位于后颅窝的岩斜区肿瘤，宜选择枕下乙状窦后-内听道上入路，此入路创伤小，脑神经损伤发生率低，是最简单的到岩斜坡部的入路；缺点是有限的空间影响了手术操作，较小的术野和较差的视角造成手术更加困难。乙状窦前经岩骨入路，通过与颞下入路结合可显露中上斜坡区，通过与乙状窦后入路结合可较好地显露中下斜坡和桥小脑角区。颞枕-经小脑幕入路操作简单，但术后并发Labbe静脉栓塞的机会大。

七、岩斜区脑膜瘤手术治疗的相关问题

1. 术前栓塞

岩斜区脑膜瘤基底深在，有时术中难以早期处理供血动脉。对于肿瘤巨大、血运特别丰富的部分岩斜区脑膜瘤，术前栓塞意义较大。最主要的好处在于：术前栓塞可闭塞术前预测术中难以到达或只有在手术后期才能到达的供血动脉，减少术中出血，降低手术风险，使手术较为容易。另外术前栓塞可使肿瘤变软变小，不仅易于切除，而且可能使术中容易找到肿瘤-脑干的分离层面，简化手术，同时还可减少脑干小脑牵拉等的操作性损伤，最大限度地减少术中失血。如果肿瘤血供丰富或根据T_2加权像预测肿瘤较硬，可以考虑术前栓塞。如果颈外动脉来源的血供低于40%，则术前单独栓塞颈外动脉供血动脉，难以获得理想的效果，因为颈内动脉来源的供血会很快代偿。Bendszus等则指出，如果栓塞不能减少肿瘤血供超过90%，则术中失血量与不栓塞没有区别，而且术前栓塞本身具有一定的危险性，特别是颈内动脉系统的分支，故不应作为岩斜区脑膜瘤的常规操作。

栓塞后的手术时机目前也尚无定论。Brismar等建议栓塞后1～2天应手术，因为他们使用的是可吸收材料明胶海绵，为了防止血管再通只能栓塞后早期手术；如果采用不可吸收的硅树酯类或聚丙烯酸类材料，则栓塞和手术的间期可延长，以获得最佳的肿瘤坏死和去血管化。脑膜瘤超过50%的血运来自颈外动脉时，栓塞后7～9天肿瘤的质地达到最软，随后又逐渐转硬，因此推荐在栓塞后7～9天手术。对于巨大的脑膜瘤，栓塞后会造成瘤体肿胀和由此产生的占位效应加剧神经功能障碍，栓塞后应尽早手术，同时栓塞后至手术期间注意脱水和激素治疗。

2. 术中电生理监测

术中电生理监护，可以指导手术进行，防止术中过重的机械性牵拉性损伤，减少术中对脑干

和脑神经的干扰,对降低手术并发症非常重要。这些监护包括躯体感觉诱发电位、面神经动作电位、脑干听觉诱发电位(术前听力尚存且打算保留内耳结构的患者)(图5-9-2D),当肿瘤累及海绵窦脑神经时,尚可行动眼、外展和三叉神经的监测。

3.愈后判定标准

岩斜区脑膜瘤术后致残率、死亡率高,Samii提出了一种愈后判定标准,如表5-9-2。

4.肿瘤切除程度分级

制订公认的肿瘤切除程度评定标准,可有效地进行对比分析和制订统一规范化治疗。目前,临床上多采用Simpson分级评定标准(表5-9-3)和1992年Kabayashi改良的Simpson分级评定标准(表5-9-4)。

表5-9-2 岩-斜区脑膜瘤愈后判定标准

分级	临床状况
好	恢复到术前水平
一般	生活可自理,但较术前差
差	生活不能自理

表5-9-3 Simpson分级

级别	手术方法
I	全肉眼切除肿瘤与硬脑膜附着及任何异常骨质
II	全肉眼切除肿瘤电凝硬脑膜附着
III	全肉眼切除硬脑膜内的肿瘤未切除或电凝硬脑膜的附着或任何其他硬脑膜外扩散
IV	部分切除残留硬脑膜内的肿瘤
V	单纯减压+/-活检

表5-9-4 Kabayashi(1992)改良Simpson分级

级别	手术方法
I	全显微手术切除肿瘤与硬脑膜附着及任何异常骨质
II	全显微手术切除肿瘤电凝硬脑膜附着
III	全显微手术切除硬脑膜内的肿瘤未切除或电凝硬脑膜的附着或任何其他硬脑膜外扩散
IVA	有意亚全切除保护脑神经或/和血管并全切除附着部分
IVB	部分切除,残留<10%
V	部分切除,残留>10%的肿瘤或+/-活检并减压

5.肿瘤残余和复发

文献报道岩斜坡区脑膜瘤手术切除后(包括全切除和次全切除),其平均随访6年的复发率在13%～20%。术后复查发现残余肿瘤后的处理原则取决于肿瘤的大小和患者的年龄,老年患者的小残余肿瘤可观察或采用伽玛刀照射,而大的残余肿瘤最好在形成疤痕之前再次手术。处理复发肿瘤取决于肿瘤复发的程度,在原手术切除部位周边小的复发,可能是前次手术中遗漏的少许肿瘤组织,Sekhar认为可通过再次手术或伽玛刀照射处理,但Al-Mefty认为在随访影像学有强化时,尽管怀疑复发,但出于此种强化预测复发的不确切性,故均不手术,而是观察直至肿瘤确实生长再进行处理。以往手术部位大的复发肿瘤,可能提示肿瘤侵袭性较强,可采用手术和/或放射治疗。

6.放射治疗

Larson等发现良性脑膜瘤会浸润海绵窦内的脑神经,并指出此时"全切肿瘤的期望是无效的,其长期效果并不优于低创伤的治疗选择"。放射治疗作为术后辅助治疗手段的疗效仍有争论。Mathiesen等认为放疗在10年内可减缓肿瘤进展,但在随访10～20年时此作用消失。随着放射外科的发展,残存肿瘤的复发速度可被控制在较为理想的范围之内,故对岩斜脑膜瘤已倾向于采取综合治疗。由此看来,目前多数报道随访时间太短,难以得出令人信服的结论。但是有两点是明确的,首先放射治疗至少在短期内可延缓肿瘤进展,这对于老年患者和肿瘤侵袭程度高的肿瘤控制是非常有益的;第二是放射治疗对于小型脑膜瘤确切的疗效使此类脑膜瘤的治疗多了一种选择。

八、常用岩斜区手术入路(见第四章)

①乙状窦前入路;

②乙状窦后入路;

③乙状窦后-经内听道上入路;

④扩大中颅底入路;

⑤颞下-经岩嵴入路;

⑥翼点-外侧裂入路(sylvian fissure approach)；

⑦经岩-小脑幕上下联合入路(combined petrosal supra-infratentorial approach)；

⑧耳后-耳前岩骨小脑幕联合入路。

九、手术技术要点和注意事项

1.详细的术前评估，制定周密的手术计划

术前根据肿瘤与毗邻脑干、脑神经和血管的解剖关系，决定肿瘤的切除程度。术前MRI显示有脑干水肿，表明肿瘤已侵犯脑干，术中可考虑次全切除。影像学提示海绵窦受累是限制肿瘤全切的一个重要因素，如有明显的复视或面部感觉受损，是肿瘤侵及海绵窦内的指征。术后第Ⅲ脑神经的损伤会给病人带来很大的精神痛苦，不顾脑神经的损伤，过分追求全切除肿瘤是不值得提倡的；岩尖部肿瘤向鞍旁生长侵犯海绵窦时，此时的窦壁已不完整，肿瘤多长入海绵窦后部，同样也不要强求全切除肿瘤，同时分离这部分肿瘤时应注意保护位于窦外侧壁的Ⅲ、Ⅳ、Ⅴ脑神经，也不可损伤窦内的颈内动脉以免引起大出血。如果肿瘤较大，且累及海绵窦时，术前建议行DSA检查，了解颈内动脉海绵窦段是否受肿瘤侵蚀，以指导术中正确处理。

2.麻醉与监测

麻醉医师的责任主要是维持血液动力学的稳定，防止颅内压增高，增进手术显露及保证适当的神经生理监测。术前24～48小时给予适量的激素以及术前穿弹力裤，可有效防止术后血栓栓塞。麻醉诱导用硫喷妥钠及短作用肌肉松弛剂。在手术过程中避免用肌肉松弛剂以便监测脑神经功能。

岩斜区脑膜瘤毗邻重要的神经和血管，术中脑和脑神经的监测是重要的关键技术之一。术前需要获得脑干诱发电位反应(brain stem evoked response,BSER)、体感诱发电位(somatosensory evoked potential,SSEP)、肌电图(EMG)和脑电图(EEG)，以便与术中比较。面神经的监测用放在眼轮匝肌、口轮匝肌及额肌的电极作EMG监测，Ⅲ及Ⅵ脑神经的肌电图电极可

适当放在眼眶肌肉的皮下进行，舌下神经功能的记录可将电极置于舌部等。术中直接作神经的解剖定位刺激及判断功能的完整性也是很重要的。当肿瘤获得显露后，某些脑神经很薄且伸展在肿瘤的包膜上，为了保护术后脑神经的功能，需要对毗邻的重要神经的位置及走向作出解剖定位。此时应用单极神经刺激器作脑神经的监测是极有帮助的。

3.正确选择手术入路

根据术前评估、术者自身的经验和技术水平，选择最佳的手术入路。岩斜区脑膜瘤的手术入路较多，不同的入路有各自的适应证及其优缺点，没有一个绝对正确适合每一位术者的入路。不同的学者采用不同的手术入路处理岩斜区脑膜瘤，同样可以取得较好的疗效。这取决于术者对入路的掌握程度。如乙状窦后-内听道上结节入路对于处理主体在后颅窝的岩斜区肿瘤，较为实用，但对于发源于中颅窝的骑跨型或主体在中颅底的岩斜区肿瘤，则不适用。乙状窦前入路的优点是视野宽广，小脑和颞叶牵拉轻微，至肿瘤的距离可缩短3cm，手术早期离断肿瘤血供，特别是来自脑膜垂体干的供血动脉，处理天幕游离缘外侧部肿瘤也较为容易（图5-9-3）。但手术创伤大，术后并发症

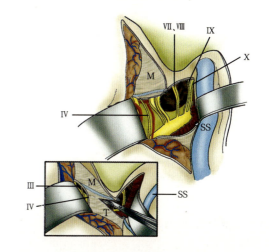

图5-9-3　乙状窦前入路的显露。分别向内侧和上方牵开乙状窦(SS)和小脑(C)、颞叶(TL)，沿岩锥方向剪开天幕(T)至天幕切迹，显露脑干、脑神经(Ⅲ-Ⅺ)以及肿瘤(Tu)。左下插图显示天幕切开部分。M,为中颅底

多。当肿瘤巨大、侵及鞍旁前部接近颈内动脉和累及鞍上时,宜联合颞下入路;若肿瘤侵犯面、听神经水平以下区域时,可联合枕下乙状窦后入路,以改善相应部位肿瘤的显露。

4.脑松弛技术

通过脑池、腰池置管或脑室引流,或术中充分打开脑池释放脑脊液,使脑组织完全松弛,术中不用或少用脑压板强行脑牵拉,仅用脑压板扶持脑组织即可取得良好的术野显露。脑组织牵拉要轻柔,如果脑组织压力很高,不要盲目牵拉,可采用脑室穿刺或快速静滴甘露醇、降低脑组织压力后,再牵引脑组织。因手术时间长,脑表面要覆盖生理盐水明胶海绵及棉条防止脑组织挫伤。对于术前判断肿瘤巨大者,可考虑术前腰穿置管持续脑脊液引流降低颅内压,减轻硬膜外岩骨切除操作时对颞枕叶脑组织的损伤。术后可持续引流出血性脑脊液,对预防及治疗颅内感染起到积极作用,同时对防治脑脊液耳漏有一定作用。

5.骨质磨除时出血的处理

在磨除骨质中常遇到来自肿瘤附着部的骨质出血,即使用骨蜡填塞也可被出血冲走,可采用sugita的"夹心饼干法",在骨蜡填塞牢固后,先将棉片压一会,再移走棉片,加压填入止血纱布,加压片刻后,即可止血(图5-9-4)。

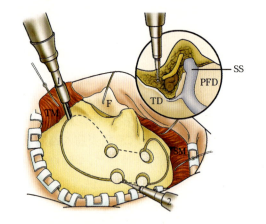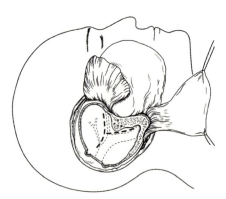

图5-9-4 岩骨的磨除。A,牵开颞肌(TM)、胸锁乳肌(SM)和骨膜。在横窦上下钻孔,铣锯(1)洗开中颅窝和后颅窝的颅骨,用磨钻切开横跨横窦的颅骨。右上角插图,显示骨瓣切除,暴颞窝(TD)和后颅窝的硬膜(PFD)、右侧乙状窦(SS)和岩骨骨质广泛磨除,以及颞骨的解剖标志点-面神经管(FC)和半规管(SC)。B,磨除岩骨,显露乙状窦及其前方硬膜,保留迷路及面神经管。硬膜切口如虚线所示。颞部切口可显露Labbé静脉,范围可根据其位置和显露需要而定。如需暴露Labbé静脉,必须仔细分离静脉与脑皮层之间的蛛网膜,避免牵拉、损伤,切开乙状窦后硬膜,可从窦上、下获得更广泛的显露

6.阻断肿瘤血供技术

先离断岩斜区硬脑膜血管的血供,离断肿瘤基底部,这是手术的关键。离断来自岩斜区的血供时,宜在肿瘤基底部与内层硬膜之间用双极电凝烧灼,避免进入两层硬脑膜间分离,以减少出血。岩斜区脑膜瘤,多数血供丰富。肿瘤切除的主要原则是:切除肿瘤前先处理肿瘤的基底,尽可能早期阻断血管,重复电凝离断肿瘤基底和囊内分块切除,直至肿瘤基底完全离断,最后沿蛛网膜间隙分离肿瘤。有基底动脉包绕肿瘤者,最好是开始阻断血管,使得以后的解剖较为容易。

于肿瘤基底处边电凝肿瘤边切除,阻断肿瘤的血供,可减少术中出血,增加手术的安全性。开始在肿瘤的上极电凝分离和剪断,以控制来自于脑膜垂体动脉的血供,进一步控制肿瘤的出血是离断肿瘤的斜坡硬脑膜附着点。对于巨大肿瘤,边处理基底边切除肿瘤并吸除脑脊液,脑组织可自然回缩。手术野的空间会显露更加充分。

7.先行瘤内减压,再分离肿瘤壁

在将肿瘤从脑干上分离下来之前,作肿瘤中心部位的减压。肿瘤切除最适宜用双极电凝与吸引冲洗,CUSA适合于质地较软的脑膜瘤。CO_2

激光在挖空血管性或坚实性肿瘤时较好,有时对狭小间隙的肿瘤亦有较好的作用。须注意的是防止直接的或反射性的CO_2激光束损伤脑神经、动脉和脑干。其次要注意肿瘤从脑干、包绕的动脉与神经上的解剖,此步骤最好是用锐性解剖。

8.沿蛛网膜界面分离技术

肿瘤的分离与切除一定要在蛛网膜界面进行,才能保留主要的血管和神经。岩斜区脑膜瘤属脑外肿瘤,随着肿瘤的生长,蛛网膜向内移位,肿瘤与脑干、血管和神经之间存在蛛网膜屏障。所以,在离断肿瘤血供后,分离肿瘤壁时应沿正确的蛛网膜平面进行分离,将蛛网膜层保留在血管和神经上,这样既可安全地切除肿瘤,又可有效地保护神经和血管。若界面不清仍强行分离肿瘤,会引起严重的并发症。只要界面正确,肿瘤包膜内切除充分,便能将肿瘤自周围的正常结构上顺利分离下来切除之。若遇困难,表明分离部位存在供血动脉,应细心游离供应肿瘤的"Y"形分支,予以电凝离断后再分离肿瘤。如肿瘤较小或中等大小,Ⅶ、Ⅷ脑神经常被向后挤压,较易辨认;如肿瘤较大,则可能包裹这两对脑神经,也可能包绕小脑下前、下后动脉及供应脑干的穿支,术中须仔细辨认。若处理不当,其后果严重。Sekhar等认为有无动脉包裹和瘤周水肿是能否全切除肿瘤重要参考依据。

9.妥善保护好脑神经

岩斜区脑膜瘤手术的难点是包膜内切除后分离肿瘤包膜与脑干、脑神经和主要血管及其分支之间的粘连。脑神经常被肿瘤挤压而变薄、移位,即使在显微镜下同肿瘤包膜也很难辨认。该部位肿瘤常将其周围血管与脑神经包绕或粘连紧密,要将肿瘤从包绕的血管和粘连的神经上分离下来,须具极端的耐心。因此,分离与肿瘤粘连的脑神经是切除肿瘤的关键。分离肿瘤与脑干、神经根的粘连时,须遵循以下原则:①从正常区向异常区分离。②沿神经根纵轴方向分离。③沿肿瘤与神经之间的蛛网膜间隙分离,分离肿瘤包膜与周围结构时应在蛛网膜层进行,这对保全脑神经和血管尤为重要。④钝性分离与锐性分离技术相结合,切忌牵、拉、拽。⑤分离下来的神经上的渗血不得电凝,可用止血纱被覆止血。⑥粘连较紧的肿瘤,不宜强行切除,肿瘤已侵袭血管和神经者,不要强行将肿瘤分离下来。待肿瘤主体切除后再分离切除该部分包膜,或用弱电流电灼之。⑦分离神经时,要在无牵拉的情况下进行,以减少医源性牵拉性损伤。肿瘤较大时有可能包裹Ⅶ、Ⅷ脑神经,切除肿瘤时应仔细辨认。

肿瘤早期生长在硬膜下,随着肿瘤的逐渐增大,蛛网膜下腔被侵及,蛛网膜和软膜被破坏,导致肿瘤表面的血管与脑干血管相连通,而参与肿瘤供血,引起脑干水肿。脑干水肿与肿瘤血管相连的程度有关。分离脑干侧的粘连时,应尽可能少使用双极或只使用小电流双极,以减少对脑干的影响。对于肿瘤与脑干粘连紧密的肿瘤,特别是有脑干水肿及软膜消失的肿瘤,不要勉强全切除,可以残留少许肿瘤或肿瘤的包膜。术者应根据术中的具体情况,在保障病人术后生存质量的同时,正确把握肿瘤切除的度,不应过分强调全切除率。

岩斜区肿瘤常将神经推向肿瘤表面,部分可出现变性,故手术中应该熟悉岩斜区的解剖关系,避免损伤重要的神经。打开小脑延髓外侧池、桥小脑角池,充分释放脑脊液,让脑组织自然塌陷,充分暴露肿瘤,在明确与毗邻神经血管之间的关系后,再分离和切除肿瘤,不要在肿瘤的病理解剖关系尚未清楚时,就急于切除肿瘤。也就是说分离肿瘤表面的脑神经和动脉时,应在这些神经、血管的正常解剖区域辨认清楚后再向瘤区显露,并应在神经、血管间隙中细心行肿瘤囊内切除,待神经、血管明显减压后,再沿正确的蛛网膜平面分离,便可顺利地将它们游离、加以保护;当脑神经被肿瘤包裹、难以分离时,应综合考虑受累脑神经功能的重要性与全肿瘤切除的可能性,酌情选择牺牲脑神经作全肿瘤切除,或残留少些肿瘤以保留脑神经。面听及三叉神经一般位于肿瘤的背外侧,而后组脑神经均位于肿瘤下外侧或下极,分离肿瘤前应先辨别清楚神经的位置和走向,以便在术中给予保护,尽可能地减少对小脑和脑神经根及脑干的牵拉性损伤。在肿瘤下极分离后组脑神经时，动作应轻柔，避免牵拉脑干、刺激迷走神经而引起血压下降和心率减慢。

10. 避免损伤毗邻的重要血管及其分支

分离基底动脉时也不可忽视对基底动脉主干和分支的保护。在分离被包裹的基底动脉时，应仔细分离、保存其所有的脑干穿通支，以免术后发生脑干卒中。在分离肿瘤与脑干、神经根和血管的粘连时，需从正常结构到异常结构，用锐性分离与钝性分离相结合，沿神经根和血管纵轴方向分离，应尽可能少使用双极或只使用小电流双极，以减少对脑干的影响。切忌牵、拉、拽，而粘连较紧的肿瘤，不宜强行切除。若肿瘤囊壁与基底动脉或大脑后动脉粘连较紧时，不宜勉强剥离，否则可致严重脑干损伤。如遇侵袭性或纤维性肿瘤，其分界不明显，分离较困难，可考虑次全切除。岩斜区肿瘤常将其周围血管与脑神经包绕或粘连紧密，要将肿瘤从包绕的血管和粘连的神经上分离下来，须具极端的耐心。同时应遵循以下原则：从正常区向异常区分离和切除肿瘤，沿血管的轴向在肿瘤与血管之间的蛛网膜间隙分离，采用钝性分离与锐性分离相结合的分离技术。若肿瘤已侵袭血管壁者，不要强行将肿瘤分离下来，为保护功能可残留小片肿瘤最后弱电流电灼之。进入肿瘤的边缘小血管可逐个地加以电凝。

分离肿瘤表面的脑神经和动脉时，应在这些神经、血管的正常解剖区域辨认清楚后再向瘤区显露，并应在神经、血管间隙中细心行肿瘤囊内切除，待神经、血管明显减压后，再沿正确的蛛网膜平面分离，便可顺利地将它们游离、加以保护；当脑神经被肿瘤包裹、难以分离时，应综合考虑受累脑神经功能的重要性与全肿瘤切除的可能性，酌情选择牺牲脑神经作全肿瘤切除，或残留少些肿瘤以保留脑神经。在分离被包裹的基底动脉时，还应仔细分离、保存其所有的脑干穿通支，以免术后发生脑干卒中。若肿瘤囊壁与基底动脉或大脑后动脉粘连较紧时，不宜勉强剥离，否则可致严重的脑干损伤。全切肿瘤不应以牺牲病人的神经功能为代价，应最大限度保留正

常神经血管结构，降低术后并发症及伤残率，患者术后的生存质量较全切肿瘤更为重要。因此，在手术入路的选择上，逐渐向简单化、小型化、微创、单一方向发展。

11. 钝性与锐性相结合的方法分离肿瘤壁

岩斜区肿瘤手术的难点是包膜内切除后分离肿瘤包膜与脑干、脑神经和主要血管及其分支之间的粘连。脑神经常被肿瘤挤压而变薄、移位，即使在显微镜下同肿瘤包膜也很难辨认。因此，分离被肿瘤包绕的动脉和与肿瘤粘连的脑神经是切除肿瘤的关键。应采用钝性和锐性相结合的分离方法，由正常区到异常区沿着血管和神经的轴向分离。分离时，亦可将与脑神经或血管粘连的一片包膜留下，待肿瘤主体切除后再分离切除该部分包膜。肿瘤较大时有可能包裹Ⅶ、Ⅷ脑神经以及小脑后下动脉和小脑前下动脉，切除肿瘤时应仔细辨认。并且，分离肿瘤包膜与周围结构时，应在蛛网膜层进行，这对保全脑神经和血管尤为重要。在处理肿瘤与脑干和基底动脉时，应循蛛网膜层分离。

12. 熟练的颅底外科技术

岩斜区脑膜瘤手术最为困难的是分离和保护基底动脉分支，这要求有很成熟的手术技巧，需要有多年的显微颅底外科操作的经验。须小心解剖，保护基底动脉的穿通支。如损伤了单一的穿通支后，就可以出现脑干卒中。脑神经包绕性肿瘤的处理也是一大难题，原则上是从正常至异常的解剖区进行分离，在神经生理学监测下小心从肿瘤上剥离，分离出的神经用橡皮片覆盖以预防手术中的意外损伤。对神经与肿瘤粘连紧密的病例，采用锐性解剖的方法将肿瘤从脑干和脑神经上分离出来，在精细的吸引器及Malis冲洗双极电凝下进行。肿瘤下段可累及后组脑神经，操作时尽量轻柔，以避免迷走神经刺激而引进低血压和心率缓慢。当蛛网膜平面缺如而解剖极为困难时，有时保留一片小肿瘤于脑干上也是明智的做法。

13. 熟悉肿瘤的病理解剖特征

脑膜瘤手术的关键首先要处理肿瘤的基

底,对于巨大肿瘤,边处理基底边切除肿瘤并吸除脑脊液,脑组织可自然回缩。手术野的空间会显露更加充分。因为岩斜区脑膜瘤常将神经推向肿瘤表面,部分可出现变性,故手术中应该熟悉岩斜区的解剖关系,避免损伤重要的血管神经。肿瘤早期生长在硬膜下,随着肿瘤的逐渐增大,蛛网膜下腔被侵及,蛛网膜和软膜被破坏,导致肿瘤表面的血管与脑干血管相连通,而参与肿瘤供血,引起脑干水肿,脑干水肿与肿瘤血管相连的程度有关。对于与脑干的关系为Ⅲ级的肿瘤,肿瘤壁与脑干粘连紧密的肿瘤,特别是有脑干水肿及软膜消失的肿瘤,不要勉强全切除;但在Ⅱ级的肿瘤,肿瘤与脑干看似没有间隙,但仔细分离肿瘤还是可以达到全切除的,这在术中应准确正确判断,在保证患者术后的生活质量的前提下,又做到最大限度的肿瘤切除。

Sekar回顾性分析了自1986～1993年切除的75例颅底脑膜瘤(其中岩斜脑膜瘤48例,枕大孔区脑膜瘤13例,全斜坡脑膜瘤14例)后得出以下结论:①肿瘤大小是术后早期功能障碍的最重要因素,故应鼓励有症状的中、小型肿瘤患者接受手术,即便症状轻微也应及早手术,而巨大肿瘤出现术后功能障碍的可能性较大。②肿瘤-脑干间的关系是决定预后的主要因素。若肿瘤侵犯脑干(磁共振T_2WI显示脑干水肿,血管造影显示肿瘤有椎-基系统供血),则术后出现永久性功能障碍的可能性较大。这种情况下应行肿瘤次全切除,在脑干上残留一小薄片肿瘤组织。③即使重要血管被肿瘤包裹,若具有良好的术中判断和手术技巧,预后亦不一定差。熟悉肿瘤的病理解剖特征,有望进一步提高岩斜区肿瘤的手术效果。

14.正确掌握肿瘤切除的"度",制订个体化原则

15.术后处理与颅底重建技术

肿瘤切除后,肿瘤的基底部可考虑用双极电凝烧灼;而分离脑干侧的粘连时,对肿瘤壁有残留者,应以低电流烧灼之。封闭与中耳交通的任何孔隙,严密缝合或修补缝合硬脑膜,必要时用自体筋膜或人工脑膜修补之,并用纤维蛋白胶粘封。颅底骨缺损本身不需修复,但术中残腔较大者,可采用脂肪填塞;若有气房开放者要用骨蜡和肌肉片严密封闭,以防术后脑脊液漏和颅内逆行感染。

总之,岩斜区脑膜瘤的手术治疗将向以下几个方面发展。①个体化原则:手术入路设计、肿瘤切除程度,甚至是否决定手术,都将根据患者的年龄、身体状况、特殊要求、手术者的技术水平和设备条件等综合考虑。Couldwell亦指出决定手术目标时应考虑患者的年龄、肿瘤部位和伴随症状。当海绵窦受侵犯时,若患者无复视、面部感觉无明显损害者,窦内肿瘤则不予探查,残存肿瘤予以观察。当有证据表明肿瘤复发导致进行性神经功能损害时,则给予放疗。对于年轻患者,可考虑积极手术,根治窦内肿瘤,若颈内动脉受累则一并处理。肿瘤包裹基底动脉或其他重要血管时,大多数情况下可沿二者之间的蛛网膜界面仔细分离;脑干软膜受侵(磁共振T_1WI、T_2WI显示肿瘤与脑干之间的低密度带消失,T_2WI见脑干局部高信号)则选择次全切除。②微创化原则:包括手术入路的改良,如锁孔手术等。强调术中脑干及脑神经功能监测,减少上述结构的医源性损伤。③新技术的广泛应用:应用神经导航,对肿瘤和骨质的磨除术中进行精确定位;术中磁共振的应用,以便发现并指导切除残留肿瘤;神经内窥镜的应用,亦可辅助辨别肿瘤与毗邻结构的关系,指导肿瘤的有效切除。随着高、精、尖技术(激光刀、电磁刀、伽玛刀、内窥镜、神经导航、术中神经功能检测)的应用,岩斜脑膜瘤的手术已逐渐进入微侵袭阶段。④综合治疗:对术后残存肿瘤,如海绵窦内、脑干表面包裹重要血管、神经而难以切除者,予以伽玛刀、质子刀等治疗。另外,寻找一种提高肿瘤对放疗的敏感性并能减少正常组织放疗损伤的技术。

第十节　听神经瘤的外科治疗

听神经瘤(acuostic neurinoma)又称前庭神经鞘瘤,但临床上仍习惯沿用听神经瘤一词。听神经瘤为生长缓慢的颅内良性肿瘤之一,约占颅内肿瘤的5%～10%,占桥小脑角肿瘤的80%以上。它起源于内听道内的前庭神经,主要是前庭上神经的鞘膜,偶起源于耳蜗神经。20世纪80年代后期,随着显微神经外科技术的应用,听神经瘤术后面神经解剖保留率达90%,功能保留率达50%。显微神经外科时代,听神经瘤外科治疗的最佳目标不仅是尽可能地全切除肿瘤,还要尽可能地保留面神经、前庭蜗神经功能。对病理解剖的认识、显微镜及显微外科技术的进步,为获得更满意的预后作出了贡献,即使是大型听神经瘤也可通过小骨瓣开颅,最低限度地牵拉小脑半球而达到肿瘤全切。但对于大型和巨大型听神经瘤,文献报道面神经解剖保留率只有28.8%～87.3%不等。因此,目前神经外科主要致力于听神经瘤的早期诊断以及提高保留面神经和听神经功能的显微神经外科技术。

随着显微神经外科技术的提高和术中神经电生理监测技术的进步,听神经瘤的全切率和面神经解剖、功能保留已取得了理想效果。Day认为经迷路入路与乙状窦后入路相比,避免了对小脑半球的牵拉,适用于不需要保留听力的任何大小的听神经瘤手术。对于术前存在有效听力的病人,保留听力是毋庸置疑的追求目标。由于肿瘤与蜗神经之间的复杂关系,术中蜗神经的解剖保留仍很困难;并且,即使术中完整解剖保留蜗神经,亦可因耳蜗血液供应障碍等原因致术后听力丧失。枕下乙状窦后-经内听道入路是神经外科医生切除听神经瘤时最常使用的手术入路,它具有可保留听力、手术途径结构比较熟悉、显露充分、适于切除任何大小的肿瘤等优点。理想的目标是将肿瘤全切除,同时降低死亡率、病残率,恢复正常活动能力,保留病侧面神经、听神经。目前,听神经瘤手术死亡率<1%,而直径<3.5cm,

无脑干受压者该手术的手术死亡率控制在0.5%以下。肿瘤全切除率在95%～100%,面神经解剖保留率在90%～98%,Ⅰ～Ⅱ级功能保留率达到了80%;耳蜗神经解剖保留率在67%～84%,20%～49%可保留听力。

一、听神经瘤自然病程

Yaşargil根据病人状况和最初肿瘤尺寸,从3～36个月之间(平均9±0.5个月)每例平均经过3次扫描检查。CT扫描观察的内听道外部的肿瘤最大前后和内外径,通过算术方法确定肿瘤的生长;采用MRI检查者,则测量肿瘤的体积。48例在随访的第一年有发现肿瘤生长,34例在第二年随访中有30例肿瘤进一步生长,第三年随访的18例中15例发现肿瘤生长。肿瘤年平均生长率分别是(3.4±1.5)mm、(3.8±1.7)mm、(2.8±0.7)mm。第一年和第二年生长率对比回归分析表明二者有显著的正线性关系。诊断后的9～60个月之间随访中(平均19±6个月),18例(20%)临床恶化,放射学检查证明肿瘤持续性生长,随后进行了外科治疗。肿瘤初始平均尺寸是第一次手术时可认识的唯一判断标准,这在随后随访的观察中显著增大,尽管有相当多的重叠(30.5±4.2)mm对21.7mm。第一年肿瘤生长率较大,[8.4±2.8(0～17)]毫米/年对[1.5±0.5(2～10)]毫米/年。Bederson等也对听神经瘤进行了平均26个月的自然病程观察,肿瘤增大占53%,未增大占40%,自然缩小占6%。肿瘤平均年增长速度为2mm,在肿瘤增大组里,年平均增长速度为3～4mm,但其中也包括年增大30mm者,因此生长速度并不一致,尤其是有囊性变者,有时可使瘤快速增大,在患者就诊时难以准确预测今后肿瘤的生长速度。

为比较听神经瘤的自然生长速度与接受放射外科治疗后生长速度的差异,Battaglia等(2006)对其研究所内选择不接受治疗的111例听神经瘤患者进行了回顾性分析,然后检索了medline 和pubmed 等数据库中关于应用放射外科治疗听神经瘤的文献,对这两类治疗方法迥异的患者的肿瘤生长模式进行了对比分析。这111 例听神经瘤患者的平均年龄为71 岁,在平均时间为38 个月的随访期间连续接受磁共振成像(MRI) 检查以评估肿瘤生长速度。结果显示,未经治疗的听神经瘤平均生长速度为(0.7±1.4)毫米/ 年,其中82% 的生长速度<1 毫米/ 年,18%的生长速度≥1 毫米/ 年; 在诊断后平均2.2 年时,13% 的生长速度>2 毫米/ 年,这就意味着,如果以肿瘤生长速度<2 毫米/ 年作为肿瘤控制的标准,那么肿瘤控制率为87%。接受放射外科治疗的听神经瘤患者的肿瘤控制率为86% ～100%。即未治疗与接受放射外科治疗的听神经瘤患者的肿瘤生长速度之间无显著性差异。

二、听神经瘤的生长方式及分型

1.听神经的好发部位

了解听神经瘤的生长方式及与周围解剖关系,不但有利于诊断,而且对决定手术方式有着直接指导作用。听神经瘤除少数生长于Ⅶ脑神经近心端外,大部分源自内听道内前庭神经(3/4为上前庭神经) 的Schwann 细胞与中央神经胶质的移行部,即Obersteiner-Redlich 区的远心端,因此听神经瘤不是生长于耳蜗神经,不是神经纤维瘤,正确的名称应是"前庭神经鞘瘤"。

包绕听神经髓鞘的中枢端是由少突胶质细胞构成,末梢端则源自雪旺氏(Schwann) 细胞,二者的连接处称为Obersteiner-Redlich 带。肿瘤常从这里到内听道底之Schwann 细胞产生。一般听神经从脑干发出后到内耳孔的长度为15mm,从脑干到Obersteiner-redlich 带的距离为10mm 左右,因此肿瘤多起源于内听道或内耳孔附近的听神经。随着肿瘤的增长,蛛网膜在肿瘤上形成了双层蛛网膜皱褶(图5-10-1)。理论上,只要沿蛛网膜平面解剖分离,就可以保护临近的血管和神经。

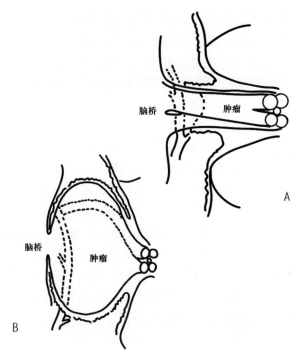

图5-10-1 面神经(F)、耳蜗神经(C)、上下前庭神经(SV 及IV) 在内听道内和蛛网膜及肿瘤的关系。 A,肿瘤起源于内听道; B,肿瘤的生长进入桥小脑角池,使蛛网膜返折形成双层蛛网膜包绕肿瘤。蛛网膜以齿状线为代表。(仿Tarlov,E.SCNA.1980,60: 565)

2.听神经瘤的生长类型

听神经瘤多起源于内听道内前庭上神经,随着肿瘤的生长突向桥小脑角。在桥小脑角内可向内侧、上方、外侧和下方生长。结合临床表现、物理检查、术中所见,可将听神经瘤分为以下5种生长类型。

(1) 三叉神经型 肿瘤主要向桥小脑角及颞骨岩尖部生长,常将小脑天幕顶起并向上生长,有时突破天幕达中颅窝。临床表现除听神经损害外,早期表现为三叉神经刺激症状,如同侧面部麻木、流泪,甚至伴有颞肌及咀嚼肌萎缩。此型肿瘤,因其向内上方生长,位置深,多采用一侧枕下乙状窦后入路为宜。对于突入天幕上的巨大肿瘤,可采用颞枕- 经天幕入路。

(2) 脑干型 最常见,大部分肿瘤起源于前庭神经的内听道部,当肿瘤生长至一定程度后,由于内听道的限制,肿瘤必然沿内听道的轴心方向向外及向脑干方向生长。肿瘤主体位于桥小脑角及桥小脑隐窝,使脑干受压向对侧移位。早期压迫面、听神经及脑干,并常致脑脊液循环障碍。临床除听神经损害外,早期表现为面神经损害症状,进而表现为头痛,对侧肌力减退,行走不稳。此型肿瘤宜采用一侧枕下乙状窦后入路。

(3) 小脑型　肿瘤主要向枕骨大孔方向生长,早期压迫小脑、后组神经及延髓。临床表现有同侧小脑共济运动障碍、吞咽困难、声音嘶哑及耸肩困难。此型肿瘤以采用经乳突乙状窦后入路为佳。

(4) 乳突型　包括两种类型:一种位于内听道外,肿瘤沿颞骨岩部后壁向乳突方向生长;另一种于内听道内破坏周围骨质并向乳突气房内生长或向颅底生长。肿瘤主要向内听道外,即乳突方向发展。由于肿瘤向外侧生长,较少产生压迫症状,肿瘤常较大。该型肿瘤生长较大,临床表现除听神经损害外,有时伴有共济运动障碍,行走不稳。由于大多数病人听力丧失,且主要向乳突方向生长,采用经迷路入路最佳。

(5) 原位型　肿瘤起源于内听道内的前庭神经,且因肿瘤与内听道口周围的蛛网膜粘连较紧,限制了肿瘤向周围的生长,因此,肿瘤的生长缓慢。肿瘤局限于内听道内及其周围生长,病史较长,但瘤体积不大,X 线平片示内听道显著扩大。临床表现为听神经进行性损害,患侧为完全性神经性耳聋,常伴有眩晕、呕吐。此型肿瘤,若肿瘤局限于内听道或仅突出于内听道口外数毫米,且有听力存在者,为保存听力,以乙状窦后或中颅窝入路为佳。若听力已丧失,或肿瘤较大并向周围侵蚀性生长,且有内耳结构破坏者,则可经乙状窦后或经迷路入路。

3.听神经瘤分类

听神经瘤可分为两类。一类与 Ⅱ 型神经纤维瘤病有关,这类听神经瘤通常双侧生长,其患者常染色体显示基因异常,通常伴有其他 Ⅱ 型神经纤维瘤病的其他伴随症状,常在青少年期形成,中年早期发病;另一类是常见的、散发的、单侧的听神经瘤,这类通常发病较晚,并且没有 Ⅱ型神经纤维瘤病的其他伴随症状。

4.听神经瘤的分型

分级与分型主要依据肿瘤大小、生长方向等进行。自从MRI 应用以来,使位于内听道内的肿瘤也易于诊断。因此,除根据肿瘤大小外,依据肿瘤占据内听道的程度分级也很有临床意义。目前,关于听神经瘤的分类和分级方法较多。然而,对于听神经瘤大小的分级标准并不统一,相互间存在较大的差异。比较和研究与听神经瘤手术面神经保护相关的各种术式、入路、监测手段、影响因素和治疗结果等均应以统一的肿瘤大小分级标准为基础,制定规范统一的标准是目前亟待解决的问题。

(1) 根据肿瘤起源部位分型　依肿瘤起源部位可将听神经瘤分为三型。①外侧型:起源于前庭神经远端,靠近内听道口,占70% ～75%(图5-10-2);②内侧型(脑池型,图5-10-3):起源于听神经的近端、靠近脑干,约占20% ～25%,与脑干关系密切;③管内型:内听道内型,起于内听道内,少见。

(2) 根据肿瘤与内听道的关系分型　根据听神经瘤在内听道内生长的深度和肿瘤大小,将肿瘤分为四型(表5-10-1)。Ⅰ 型:内听道内肿瘤,未向桥小脑角生长;Ⅱ 型:最常见,充满内听道,并向桥小脑角生长;Ⅲ、Ⅳ 型:又称作中间型,肿瘤未充满内听道,内听道内尚有空隙,Ⅲ型为内听道部分充填;Ⅳ型为肿瘤完全在桥小脑池而未向听道内生长。Ⅲ型、Ⅳ型具有如下特点:诊断时瘤体已偏大,术前听力相对较好,

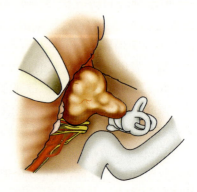

图5-10-2 外侧型听神经瘤。图示听神经瘤与毗邻结构的关系

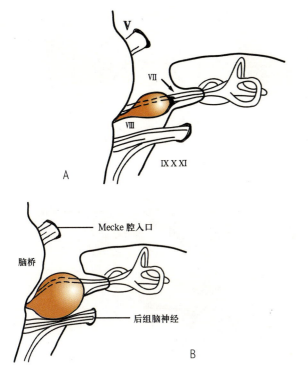

图5-10-3 内侧型听神经瘤及其生长方式。A,肿瘤起源于前庭神经近端；B,肿瘤增大压迫脑干

表5-10-1 听神经瘤的临床分级与分期

分级 / 分期	肿瘤直径(cm)	临床表现
Ⅰ（小瘤）/一	<1.0	耳鸣、听力下降、眩晕
Ⅱ（中瘤）/二	1.0～1.9	Ⅴ、Ⅶ、Ⅷ脑神经症状和小脑症状
Ⅲ（大瘤）/三	2.0～4.0	球麻痹、脑干、小脑症状、颅内压增高
Ⅳ（巨瘤）/四	>4.0	脑积水、脑干症状,意识障碍

保留听力困难。Duvoisin(1991)等在92例听神经瘤的影像学诊断中,Ⅰ型占21%,Ⅱ型占47%,Ⅲ型占27%,Ⅳ型占5%。Tos等(1992)报道400例听神经瘤,Ⅲ、Ⅳ型合起来占12%。Koos在200例听神经瘤,Ⅳ型只占8%。Perneczky(1985)报道内听道外听神经瘤(Ⅲ型)为8%。由此可见,肿瘤以Ⅱ型居多。Ⅲ型肿瘤尚未发展到内听道底部,故术后常能保留听力,但听力障碍不明显,往往在就诊时肿瘤已较大,此时手术难于保存听力。Ⅳ型肿瘤在术前明确诊断对保留面神经和耳蜗

神经功能很重要。Ⅳ型患者因内听道里无肿瘤生长,内耳孔扩大也很轻微,听力影响不大,因此难以与其他桥小脑角肿瘤相鉴别,手术时也不易辨认内听道,增加了损伤神经的可能性。

(3)Hannover 分类法 Samii 等将听神经瘤作如下分期：T_1 期：纯粹内听道内肿瘤；T_2 期：大部分位于内听道内,并向内听道外发展；T_3a：肿瘤充满桥小脑角(CPA)池；T_3b：肿瘤内界毗邻脑干；T_4a：肿瘤压迫脑干；T_4b：肿瘤使脑干严重移位,并压迫第四脑室。

(4)Koos 听神经瘤分级 Koos 分级与 Samii 分期类似,但更具体和量化,他按肿瘤最大径将其分为四级,见图5-10-4。①Ⅰ级：内听道内肿瘤,最大径≤1cm(图5-10-5)。Ⅱ～Ⅳ级均按肿瘤在内听道和桥小脑角(CPA)池内最大径划分。②Ⅱ级：肿瘤≤2cm,内听道内肿瘤侵入CPA,但没有接触脑干。③Ⅲ级：肿瘤≤3cm,毗邻脑干。肿瘤侵入CPA,充满桥小脑角池,但不伴有脑干受压移位。④Ⅳ级：肿瘤>3cm,且压迫脑干和脑神经,引起脑干移位和变形。Ⅱ级又根据内听道外肿瘤的大小分为两个亚型(图5-10-6)：Ⅱa,桥小脑角池的肿瘤大小在10mm以内,Ⅱb,CPA肿瘤的直径在11～18mm。

(5)按肿瘤大小分类 有作者根据术前CT或MRI经内听道轴位像测定内听道外部肿瘤的最大直径,将听神经瘤分为三型：小型(≤15mm)、中型(16～30mm)和大型(≥31mm)。Sampath等根据内听道外肿瘤的大小分为三期(三级)：一期(Ⅰ级),内听道外肿瘤最大直径<2.5cm；二期(Ⅱ级),肿瘤最大直径在2.5～4.0cm；三期(Ⅲ级),肿瘤最大直径>4.0cm(图5-10-7)。亦有作者根据内听道内外肿瘤的大小将其分为以下四型：内听道内型(Ⅰ级),肿瘤局限于内听道内,直径<1cm,仅有耳鸣、听力下降、眩晕；小型(Ⅱ级)：直径1～2cm,肿瘤向桥小脑角池生长；中型(Ⅲ级)：直径2～3cm,肿瘤可分别向三叉神经、后组颅神经和脑干方向生长,因此又可分为三个亚型；大型(Ⅳ级)：肿瘤直径>3cm,肿瘤同时向各个方向生长,并压迫相应的结构(图5-10-8)。

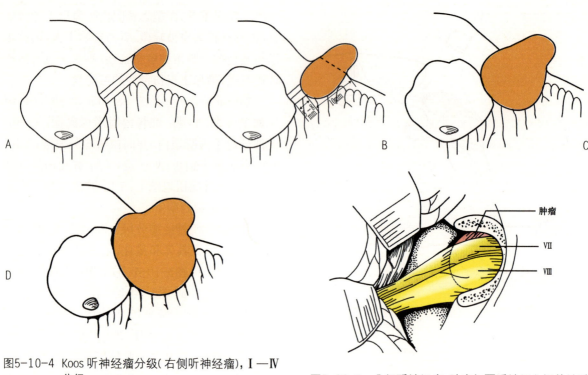

图5-10-4 Koos 听神经瘤分级(右侧听神经瘤),Ⅰ—Ⅳ
分级

图5-10-5 Ⅰ级听神经瘤,肿瘤与面听神经之间的关系

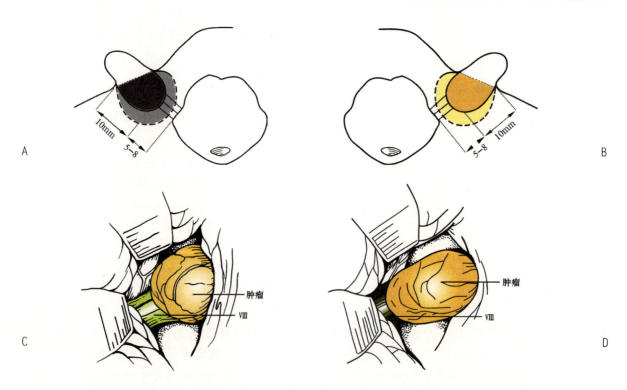

图5-10-6 Ⅱ级听神经瘤又分为两个亚型。A,左侧听神经瘤Ⅱ级,Ⅱa(实心阴影区)和Ⅱb(虚线阴影区);B,右侧
听神经瘤Ⅱ级两个亚型。C和D,Ⅱ级听神经瘤与前庭耳蜗神经的解剖关系,这型肿瘤可使神经移位,但易于分
离,分离肿瘤周围的蛛网膜,见肿瘤突入桥小脑角,面神经可见;C,Ⅱa级听神经瘤;D,Ⅱb级听神经瘤

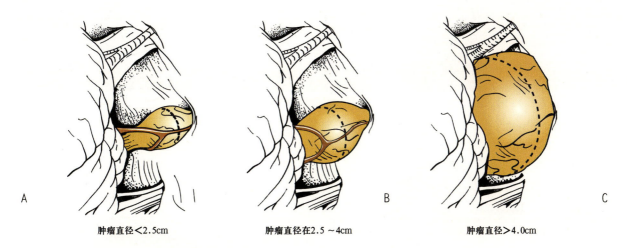

图5-10-7 Sampath 听神经瘤分期。A,Ⅰ级;B,Ⅱ级;C,Ⅲ级

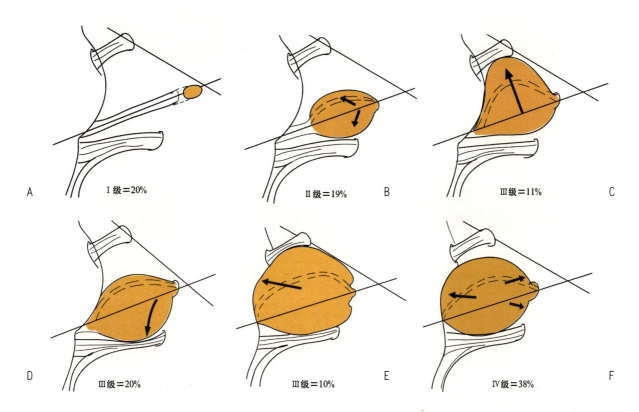

图5-10-8 听神经瘤生长方式、大小与肿瘤级别的关系。A,Ⅰ级;B,Ⅱ级;C、D和E,Ⅲ级,肿瘤分别向上、下和内侧方生长;F,Ⅳ级

三、听神经瘤的局部病理显微解剖

1. 听神经瘤的大体解剖(图5-10-9,图5-10-10,图5-10-11)

听神经瘤是一包膜完整的良性肿瘤,表面大多光滑,有时可呈结节状,其形状与大小取决于肿瘤的生长时间。目前临床确诊时,其体积大多超过2.5cm³。大者可占据整个一侧后颅窝,并向上伸至小脑幕裂孔之上,下达枕大孔的边缘,

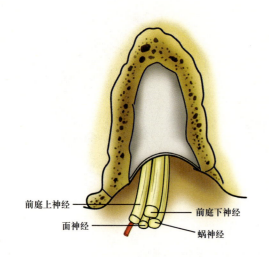

图5-10-9　正常内听道被覆一薄层硬膜,其内至少有一支迷路动脉。约有近一半的病人,小脑前下动脉襻进入内听道口。面神经位于内听道的前上方,而耳蜗神经则位于其前下方,前庭上、下神经则分别位于面神经、耳蜗神经的后方。中间神经较小,紧邻面神经

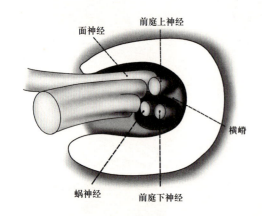

图5-10-10　正常的内听道内神经位置关系。在内听道外侧分为三部分,面神经和前庭上神经位于横嵴上方,耳蜗神经和前庭下神经位于横嵴下方。面神经在内听道外侧的上内侧1/4位置。前庭上、下神经则分别被横嵴分隔

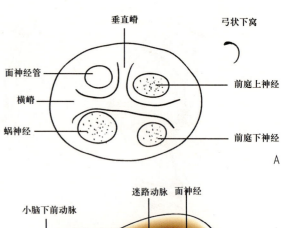

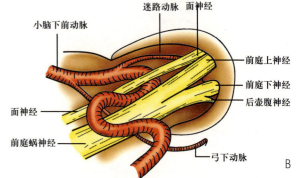

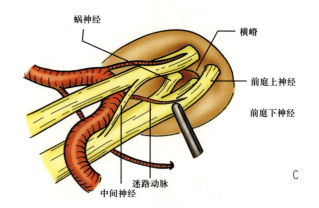

图5-10-11　内听道的内容。A,右侧内听道底的骨性结构;B,面神经,听神经和内听道襻之间的关系,显示动脉-神经复合体;C,牵拉前庭上神经,显示横嵴、蜗神经、前庭下神经和迷路动脉

内侧可跨越脑桥的前面而到达对侧。由于CT、MRI等成像技术的广泛应用,使听神经瘤的诊断趋向早期发现。肿瘤的实质部分色泽灰黄至灰红色,质坚而脆,易于用CUSA吸除,但有的肿瘤质地较为坚韧。瘤组织内常有大小不等的囊性变,直径自数毫米至数厘米不等,内含有淡黄色透明囊液,有时可有纤维蛋白凝块。囊性听神经瘤与小

脑邻接处粘连较紧,但一般均不侵犯小脑实质,分界相对清楚。由于肿瘤的生长方式是起源于蛛网膜外,随着肿瘤的逐渐增大,使肿瘤的表面覆盖两层蛛网膜,有时包裹着一定数量的脑脊液,初看似乎像一蛛网膜囊肿。随着肿瘤的生长,使与听神经前庭支、伴行的耳蜗支及面神经位于肿瘤包膜和蛛网膜的夹层中。组织学上,肿瘤可以

分为神经鞘瘤,也可以为神经纤维瘤,肿瘤常可有脂肪样变或黏液样变。但恶性变在听神经瘤中尚未见报道。在多发性神经纤维瘤中,虽然周围神经上的神经纤维瘤可以发生恶性变,但在颅内或椎管内的神经鞘瘤则大都保持良性,这也是此瘤的特征之一。

2.听神经瘤的供血来源

肿瘤的血供来源于颈外动脉系统和椎动脉系统。因肿瘤原发位置多在蛛网膜外,所以,多数肿瘤的主要血供来源之一是颈外动脉系统,包括咽升动脉和脑膜中动脉,这些动脉的分支在脑膜血管间广泛吻合,通过内听道口硬脑膜与肿瘤包膜间大量的血管交通形成密度不等的动脉丛。术中在不累及面神经、听神经的前提下,电灼阻断硬脑膜上的供血动脉,可减少肿瘤切除时的出血。椎动脉系统的供血动脉主要是小脑前下动脉,其次是小脑后下动脉。此外,从基底动脉分出的脑桥动脉、小脑上动脉、内听动脉等,也可参与肿瘤供血,肿瘤的小脑面亦可接受来自小脑表面动脉的血供,肿瘤的主要静脉回流通过岩上静脉进入岩上窦。

3.内听道的改变

大多数听神经瘤起源于内听道,然后向桥小脑角池生长;少数听神经瘤起源于听神经的颅内段。起源于内听道的听神经瘤,约2/3的肿瘤来自前庭神经鞘膜,1/3来自耳蜗神经。因为内听道管径狭窄,肿瘤在内听道容易挤压其内的神经、血管产生相应的症状。同时由于肿瘤的长时间压迫,内听道口往往扩大,磨开内听道后壁时,磨除范围以显露肿瘤外极为限,不必磨至内听道底。在内听道内面神经受肿瘤的压迫直接位于肿瘤的前上方、正前方和前下方(图5-10-12),这是听神经瘤最常移位的方向。尽管在内听道内,肿瘤和神经之间没有蛛网膜间隔,但它们之间往往没有粘连,术中易于分离。

4.听神经瘤与面神经的病理解剖关系(图5-10-13,图5-10-14)

面神经在内听道口的前上方进入,在该处位置较恒定,容易辨认;而在脑池段,由于肿瘤

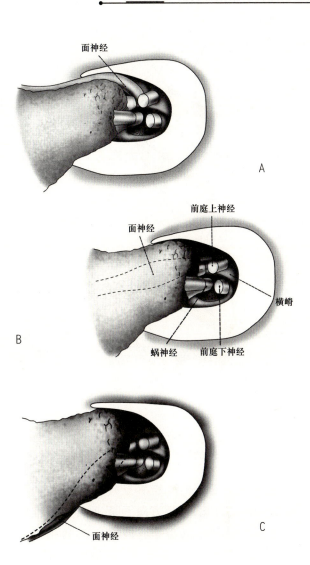

图5-10-12 右侧内听道后壁磨除后显示面神经可能移位的方向。A,面神经向前上方移位;B,面神经向前方移位;C,面神经向前下方移位

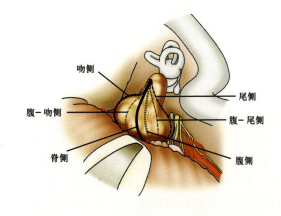

图5-10-13 听神经瘤面神经可能移位的方向

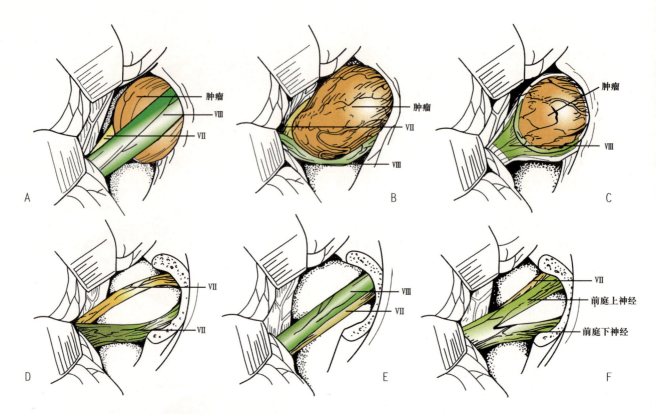

图5-10-14 A,B,C,Ⅱ级听神经瘤术前位听神经和面神经与肿瘤的位置关系；D,E,F,术后面听神经的三种类型位置之间的关系；C和F,肿瘤常使前庭神经分为上下两支

的推挤,其位置变化较多,辨认较为困难。生长于前庭神经的肿瘤,生长方向不同,面神经被推移的位置不同,不仅可位于肿瘤的前方,包括位于其前上方或前下方,亦可位于肿瘤的上极或下极。肿瘤向脑干方向生长时,在第四脑室侧孔处可见到表面呈菜花样的脉络丛,其上面有绒球小结,前方即是面、听神经发出点,借此可以明确面神经的走行方向。面神经在脑干起始端呈实性束带,位于脑干和内听道间可呈实性束带或分裂成散发纤维束,在内听道口又呈实性束带。发生听神经瘤时,在近内耳门处面神经可被压扁、拉长,并被挤向不同方向,有时与肿瘤壁难以区别,面神经在该部位最易损伤,应高度警惕。

在桥小脑角,面神经与肿瘤的关系取决于肿瘤的生长方式。听神经瘤常起源于前庭神经,因而一般将面神经挤向前方；少数起源于耳蜗神经的肿瘤,可将面神经推向上方。如果肿瘤向上扩展,面神经常位于肿瘤的前下极；如果肿瘤向前扩展,多见于中、大型肿瘤,面神经则位于肿瘤的前上方。面神经与肿瘤的这种位置关系较为恒定,绝大多数走行在肿瘤的正前方、前上方和前下方,极少数在肿瘤的背侧或背外侧走行。作者回顾性分析63例大型听神经瘤病理显微解剖,结果表明：面神经绝大多数位于肿瘤的前方（占84.1%）,其中位于肿瘤正前方占50%。面神经一般位于肿瘤包膜与表面蛛网膜之间,当肿瘤直径＞2cm时常将面神经压成扁平状而粘连在肿瘤包膜上,或被肿瘤完全包绕（图5-10-15）,有时即使在显微镜下亦难以辨认。显微镜下面神经走行于脑桥侧面和肿瘤内侧面之前,分布于肿瘤包膜的前表面或走行于肿瘤包膜下表面,不管面神经走行于肿瘤包膜前面或下面,均可见蛛网膜与肿瘤包膜相当紧密地联系在一起,在此面神经发生变形分布于蛛网膜内皮层和听神经瘤包膜之间。压扁的面神经远端延伸到内听道开口之前,位于内听道前上方。

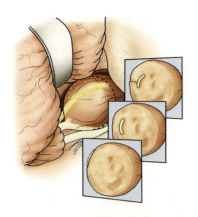

图5-10-15 听神经瘤切面观,面神经与肿瘤的解剖位置关系。下图,面神经在肿瘤壁的表面;中央图,面神经被肿瘤完全包绕或侵袭;上图,面神经被肿瘤包裹(仿Sampath P)

5.听神经瘤与听神经的病理解剖关系

位听神经起源于桥延沟的外侧部分,面神经起源于桥延沟的内侧部,两神经在桥延沟处相距约2～3mm,向外侧通过桥小脑角进入内听道。面听神经复合体在向内听道口走行时逐渐靠拢。听神经瘤起源于前庭神经,绝大多数起源于前庭上神经,少数来源于前庭下神经。蜗神经位于前庭神经的前方,肿瘤往往将面神经和蜗神经一起推向肿瘤的前方,使面神经和耳蜗神经延长贴覆于肿瘤壁的前方。蜗神经与肿瘤的解剖关系同样相对较为恒定,一般多位于肿瘤的正前方和前下部分,少数位于肿瘤的下极或后下部分,不管肿瘤的大小如何,蜗神经极少出现于肿瘤的上方,从肿瘤中穿过的也极为少见。

听神经与肿瘤的形态位置有三种类型(图5-10-16)。I型:听神经的主干一离开脑干就分裂成若干分支进入肿瘤,无法鉴别耳蜗和前庭神经,即肿瘤与听神经已完全融合,占听神经瘤的50%。II型:听神经的耳蜗支和前庭支在其离开脑干时,在桥池内能清楚识别,前庭支行经短距离后伸入肿瘤;耳蜗支在脑桥表面和瘤间继续行数毫米后在瘤表面呈扇形散开并融合于肿瘤中,该型占听神经瘤的40%。III型:听神经在出脑干处,在桥延沟能适当显露,与面神经平行经肿瘤走向内耳孔,该型占听神经瘤的10%。其中80%沿肿瘤下侧走行;18%沿喙侧或前面走行,两神

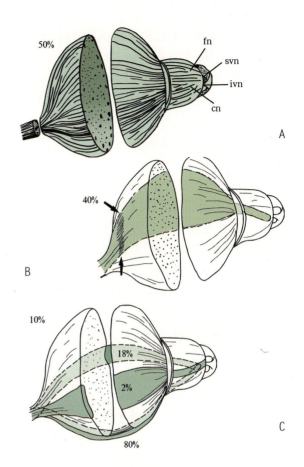

图5-10-16 听神经瘤时听神经与肿瘤的三种位置关系。A,I型;B,II型;C,III型

经伴行,在游离听神经时可见有分支进入肿瘤即为听神经的前庭支;另有2%神经走行在肿瘤的背侧。

四、听神经瘤的发病机理和病理

1.发病机理

听神经瘤除少数生长于Ⅷ脑神经近心端外,大部分源自内听道内前庭神经(3/4为上前庭神经)的Schwann鞘与中央神经胶质的移行部,即Obersteine-Redlich区的远心端。前庭神经在蛛网膜下腔(隙)的总长度约25mm,其中包括内听道部分10mm和桥小脑角部分15mm,神经胶质髓鞘和Schwann细胞髓鞘之间存在一分界带。此带环绕内听道口。听神经瘤之所以常发生在内听道,是由于肿瘤起源于施万细胞。胚胎时,听神经由听神经节发生,神经节细胞为双极

细胞,一极向耳道生长到达耳蜗和前庭,其神经纤维具有鞘膜;另一极向脑干方向生长,并进入脑干内构成听神经的颅内段。前庭支先于耳蜗支到达脑干,来自脑干的神经胶质细胞沿着前庭支向外周生长,最后与鞘膜细胞恰在内耳孔处相遇,如该处神经鞘膜过度增长,即为听神经瘤发生起源。

Ⅷ脑神经肿瘤曾被称做周围神经成纤维细胞瘤、神经鞘神经鞘瘤、雪旺氏细胞瘤。导致描述性术语如此多样性的原因,可能是早期不能确定肿瘤细胞起源。听神经近端2/3覆有神经胶质(少突神经胶质)。远侧部分雪旺氏细胞分化成神经内膜、神经外膜、神经束膜、成纤维细胞和成

熟雪旺氏细胞。Ⅷ脑神经中的前庭神经部分神经胶质与雪旺氏细胞之间的分界面位置要比耳蜗神经部分更远。前庭神经部分的转变常以更大程度的两个细胞类型的混合和雪旺氏细胞的过度生长为标志。因此认为听神经雪旺氏细胞瘤起源于前庭神经部分,特别是神经由内耳门转为听道的部分。听神经瘤大部分起源于前庭上神经,少数起源于前庭下神经(图5-10-17),极少数起源于蜗神经。随着肿瘤增大,对耳蜗神经的部分压迫,最终累及远侧结构的血液供应。由于前庭神经的适应能力强,听神经瘤最早出现的症状常常不表现为前庭神经症状;相反,蜗神经受压迫,耳鸣和头晕是就诊时的主要症状。

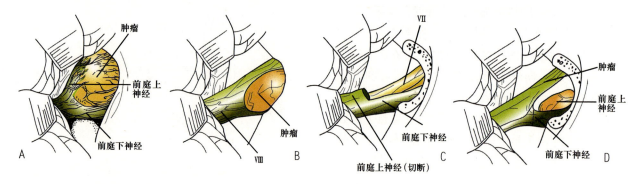

图5-10-17 肿瘤的起源。A和C,肿瘤起源于前庭上神经;B和D,肿瘤起源于前庭下神经。A和B,术前表现;C和D,肿瘤切除后的表现

听神经瘤的生长开始多局限在内听道内,随着肿瘤的生长,以后向阻力较小的内听道口方向发展,最后沿着低阻力的方向生长进入桥小脑角池。因此,瘤体位于小脑幕、岩锥、小脑半球和脑干之间,可分为两部分:一部分在内听道内,呈茎柄状;另一部分在内听道外桥小脑角池。当肿瘤充满内听道时,就开始侵蚀骨壁,迫使内听道逐渐扩大,继而侵蚀内耳门。扩大的管道多数像漏斗状,也可不规则。少数听神经瘤以局限在内听道内的扩大侵蚀为主要特征,甚至可将岩锥蚀除。肿瘤进一步生长入桥小脑角后,表面覆盖蛛网膜层,此蛛网膜给肿瘤一个囊性包裹的外观,为显微手术分离提供了平面。另外,这些蛛网膜平面有些部分可卷曲,导致在肿瘤被膜的边缘周围形成囊肿,使肿瘤具有囊肿的成分。岩骨

外听神经瘤可突向脑桥和延脑附近,并将脑干推向对侧,还可迫使小脑向上或向下移位。桥小脑角池的脑神经常被肿瘤牵拉和压薄。肿瘤继续增大可向小脑幕上扩展,少数可达枕骨大孔附近,最后引起脑积水,必然引起颅内压增高。脑积水多系肿瘤压迫,使脑池内的脑脊液循环被阻塞所致,也可能合并导水管或第四脑室的阻塞。

2.听神经瘤的病理改变

构成此类肿瘤的两种细胞称为Antoni A型和Antoni B型。Antoni B型是疏松的半栅栏结构的雪旺细胞;Antoni A型较紧密,有更多的胞核及丰富而致密的胞质。肿瘤典型的外观为位于桥小脑角无硬脑膜附着的分叶状接近球形的病变。大体标本为分叶状,有完整包囊,质硬。周围的脑神经常延至肿瘤表面,相关的血管(小脑前

下动脉、小脑后前动脉）也附着于囊上。极少见的情况下，脑神经会因肿瘤生长而折叠。内听道常呈喇叭口样改变。肿瘤的硬度变化很大，可以很硬也可能很软，但多数较软，易于CUSA吸除。肿瘤与周围组织粘连的程度也有很大不同。脑干受压发生变形时，若没有浸润及水肿现象，则易于分离。肿瘤在内耳门处与硬脑膜有粘连，但可以分离，很少侵犯硬脑膜。偶尔肿瘤会造成岩骨的骨质破坏，但一般只是岩骨被喇叭口样侵蚀。

五、临床表现

颅内神经鞘瘤发生率约占全部颅内肿瘤的5%～10%，而听神经瘤发生率为颅内神经鞘瘤的90%以上，约占桥小脑角肿瘤中的80%，且绝大多数发生于该神经的前庭部分，少数可发生于该神经的耳蜗部分，发病率在1/10万左右。听神经鞘瘤好发于中年人，发病的高峰年龄在35～50岁，有报道最年幼者为8岁，最高发病年龄可在79岁，平均年龄为39.8岁。发生于儿童的单发性听神经鞘瘤非常罕见。

听神经瘤的临床表现不一，症状轻重各异，这主要取决于肿瘤的起始部位、发展方向、生长速度、肿瘤大小、血供情况以及有否囊变等因素。随着肿瘤自内听道向桥小脑角池生长，将逐渐推移和压迫相关的神经和血管结构（图5-10-18），从而产生相应的症状。典型症状的出现顺序依次为：耳蜗与前庭神经症状、枕部或枕大孔区不适、颜面部麻木、小脑性共济失调、面神经症状和三叉神经症状、颅内压增高症状、后组脑神经症状，最后可出现小脑危象和呼吸困难等。最常见的首发症状是耳鸣、单侧高音频听力降低和语言辨别缺失，常由于使用电话困难而第一个被注意到。最常见的特征性表现是听力迟钝、听力缺失，前庭神经受累症状、面部感觉迟钝，面部无力；其次是小脑症状、三叉神经痛、面肌痉挛、眩晕发作。晚期出现脑积水，颅内压增高及其他脑神经麻痹等。临床上以进行性耳鸣，伴听力丧失为其早期特征，随后出现感觉性平衡失调和发作性眩晕。典型的病史以词句辨别能力丧失开始，常于听电话时发现，或在噪音

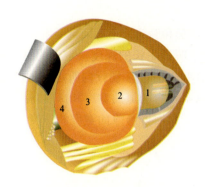

图5-10-18 肿瘤的生长过程及对毗邻神经的影响

环境中听力明显下降。大部分病人表现为单侧听力损失、耳鸣，有的还伴有眩晕。目前所发现的大部分肿瘤为中至大型，肿瘤大小常常在2～4cm之间。但是，仍能见到较大的肿瘤，令人惊讶的是它们很少有症状，除了听力损失之外也没有什么体征，即使是4～5cm大小的肿瘤。

六、听神经瘤的术前准备和评估

1.一般术前准备

①同常规开颅术，包括病人的思想工作、家属谈话签字以及术前的常规准备工作等。

②术前对可能发生的并发症，如周围性面瘫、面部麻木、患侧听力障碍加重等，必须给患者详细阐明，以便在思想上进行必要的准备。

③检查准备，如听力检查、岩骨薄导CT等。

④手术相关的特殊器械，如气动磨钻、神经导航和内窥镜等。

2.病情术前分级（表5-10-2）

3.术前评估内听道后壁磨除范围

经枕下乙状窦后入路，既要不损伤耳蜗功能又要充分暴露内听道内肿瘤，术前辨明内听道和肿瘤的关系非常重要。术前鉴别肿瘤在内听道

表5-10-2 听神经瘤术前分级

分级	表现
I级	仅Ⅷ脑神经、偶尔第Ⅶ神经机能障碍，无Ⅵ、Ⅸ、Ⅹ神经功能障碍
II级	伴有三叉神经机能障碍
III级	伴其他脑神经机能障碍（Ⅵ、Ⅸ）和桥小脑机能障碍（辨距不良，共济失调等）
IV级	颅内压增高，伴步态不稳，病人卧床不起

的生长情况和肿瘤大小对确定手术方案很重要,肿瘤在内听道生长的深度决定了内耳门需要磨除的范围。术前应常规行内听道薄层CT骨窗位检查,以了解内听道的宽度和深度,指导术中内听道上、下和后壁磨除的宽度和深度。迷路与乙

状窦后缘至内听道底线(S-F线)的关系分为三型:外侧型,前庭和总脚均在S-F线的外侧,这一型内听道后壁可安全磨除;线型,前庭和总脚有一个在S-F线上;内侧型,前庭和总脚均在S-F线的内侧(图5-10-19)。

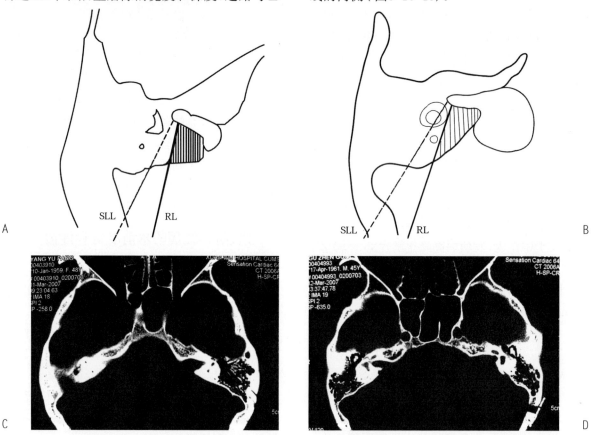

图5-10-19 术前岩骨CT评估内听道后壁磨除范围。RL是内听道后壁的磨除线,S-F也称之为外侧安全磨除线(SLL)。A,外侧型,后壁磨除相对安全;B,内侧型,这一型术后并发脑脊液漏的可能性较大,故术中应注意已磨除的内听道后壁的填塞;C,术前CT岩骨骨窗位像SF线提示为外侧型;D,术后复查示内听道后壁已磨除而迷路保护完好

七、听神经瘤的显微手术治疗

1.手术治疗原则

目前,仍然没有发现与肿瘤生长速度相关的临床信息。绝大多数听神经瘤的生长速度为每年2毫米,约30%的患者,其肿瘤生长速度大于平均速度(2毫米/年)。由于听神经瘤的生长速度各不相同,并且很难预测,因此主张早期发现,早期治疗。早期病人由于肿瘤较小,手术时能保留面神经的机会较多,而对处于第Ⅲ、Ⅳ期的肿

瘤切除时保留面神经功能,仍然是一个需继续探索提高的难题。同时应该指出,面神经、听神经的功能保留是以争取肿瘤全切除为前提,这是手术的原则,决不可因保留面神经而放松对肿瘤全切除的要求。因为听神经瘤为良性肿瘤,若手术能全切除,可以获得根治。但仍有一部分病人因肿瘤体积过大、粘连脑干、与神经血管粘连过于紧密,或伴有其他器官的严重疾患,则不能勉强作全切除而仅作次全切除。手术虽不够彻底,但仍

有较大部分病人可获得长期缓解,以后症状复发时可再次手术,且仍有全切除的可能。

具体的手术原则如下:①肿瘤瘤内逐渐分块、原位切除。②先在肿瘤被膜、桥小脑池和小脑延髓池外侧之间打开双层蛛网膜,在颈静脉孔处暴露Ⅸ、Ⅹ、Ⅺ脑神经,沿着Ⅸ、Ⅹ神经向内侧暴露上橄榄窝入口处的绒球和脉络丛。神经鞘瘤覆盖有双层蛛网膜,这提供了保护性的分离界面,沿着此界面分离可避免进入脑桥。③暴露并分离上橄榄窝的动脉和静脉,确认紧邻于桥延沟上方的面神经和前庭神经起始处。④Ⅶ和Ⅷ脑神经沿着脑桥外侧走至三叉神经起源处,在肿瘤前表面神经常伸展、变平。Fukushima 认为听神经瘤手术应遵循以下原则:采用Fukushima 侧卧位;Keyhole 开颅和显微技术;小脑延髓侧池释放脑脊液;术野清晰、无血和锐性分离技术;保持清楚的蛛网膜间面;充分地瘤内减压;最后分离肿瘤壁,保护AICA、PICA 及其穿支;保护岩上静脉;采用面神经刺激器识别面神经。

对于中、小型听神经,作者认为下列手术顺序被证明是最有用处和最有效的:磨开内耳门和内耳道,先寻找面听神经的内听道端,并辨别其走行方向;然后分离肿瘤表面蛛网膜,再行瘤内切除肿瘤;解剖朝向绒球和Luschka 孔的Ⅸ～Ⅹ神经;分离桥延沟区域,找到面听神经的

脑干端;分离AICA 和PICA 及其桥延分支;沿着脑桥外侧区分离Ⅶ～Ⅷ神经;分离肿瘤内-腹侧面上变平和伸展的神经,分离至邻近Ⅴ神经起始处即可;在肿瘤上缘可见到岩静脉伴随三叉神经,最后小脑上动脉可进入视野解剖游离,分离三叉神经;解剖分离肿瘤下极,最后切除内耳门处的肿瘤。Yaşargil 推荐的肿瘤切除方法和顺序,见图5-10-20。对于大型和巨大型听神经瘤,以下手术顺序是最有用处和最有效的:①分离肿瘤表面蛛网膜后,肿瘤中心部分切除,瘤内减压。②解剖朝向绒球和Luschka 孔的Ⅸ～Ⅹ神经,并予以保护。③分离桥延沟区域肿瘤壁和确认Ⅶ～Ⅷ神经脑干端的起始处。④解剖分离AICA 和PICA 及其桥延分支,电凝进入肿瘤内的小分支。⑤沿着脑桥外侧区分离Ⅶ～Ⅷ神经。⑥分离肿瘤内-腹侧面上变平和伸展的神经,分离至邻近Ⅴ神经起始处。⑦在肿瘤上缘可见到岩静脉伴随三叉神经,予以分离和保护,最后解剖游离小脑上动脉。⑧解剖分离三叉神经。⑨解剖分离肿瘤下极,边分离边切除肿瘤壁。⑩磨开内耳门和内听道,分离和清除内听道内肿瘤。

2.听神经瘤的治疗目标

听神经瘤是一种良性肿瘤,其潜在危险在于其位置深,处于颞骨锥部和脑干、小脑之间。听神经瘤治疗的目标是全切除肿瘤,术中尽可能地

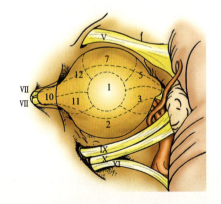
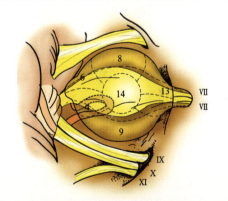

图5-10-20 听神经瘤的外科处理理念。A,后前观;B,前后观。1,在肿瘤的中央分离蛛网膜并瘤内切除;2,向Luschka孔分离舌咽、迷走神经;3,在桥延沟寻找面听神经脑干端并进行分离;4,分离AICA 和PICA 及其分支;5,沿脑桥外侧分离面听神经;6,在肿瘤的腹内侧分离扁平状的神经束;7,在肿瘤的上缘可见岩上静脉和三叉神经,以及小脑上动脉可见,均一一分离;8,分离三叉神经;9,分离肿瘤的下极;10,磨除内听道后壁;11,分离内听道口下方的肿瘤;12,分离内听道口上方的肿瘤;13,分离内听道口处的面听神经;14,最后清除腹侧与神经粘连最为紧密的肿瘤

保护脑组织及与肿瘤粘连的脑神经,术后恢复神经功能,以提高术后生存质量。手术目标从早期的追求降低死亡率,到现代的追求功能保存。现代听神经瘤手术必须达到下列要求:安全地全切除肿瘤,全切率＞98%,死亡率＜0.5%,严重神经系统并发症发生率＜1%;面神经功能保存率在小听神经瘤＞98%;对有实用听力者争取保存听力。目前,应用显微外科技术手术治疗听神经瘤的目标按其重要性依次为:①安全地全切除肿瘤,包括全部切除从内听道内和从面神经管内及侵蚀岩骨内延伸出来的肿瘤,而无严重手术并发症。约10%～15%的听神经瘤,肿瘤与内耳门前方粘连紧密,Ⅶ神经被肿瘤紧密地融合和包裹(变平甚至透明),为了能全部切除肿瘤,把被浸润部分的神经切断,然后行面神经断端吻合。肿瘤的总体全切率＞98%,死亡率＜1%;无严重神经系统后遗症,如偏瘫、球麻痹等。②完整保留面神经,面神经的解剖保留率为95%～99%,面神经功能保存率＞90%。③对术前仍有有效听力的病人力争保留有效听力,中小型肿瘤的耳蜗神经解剖保留率为35%～64%。肿瘤的大小和内听道内肿瘤的充盈程度与听力保留有直接的相关性。

3.听神经瘤的治疗策略

对大型肿瘤,尤其有脑干、小脑明显受压者,只要无手术禁忌证,无论年龄大小均应争取手术切除。对于那些已伴有脑积水或进行性脑干压迫症状者,需急诊手术治疗。症状可能快速恶化,如由于突然肿瘤内出血而发生Ⅶ神经瘫,需尽早手术。对于中小型肿瘤,在选择治疗方式时,应考虑以下因素:肿瘤的大小、症状出现时间的长短、年龄、职业、同侧及对侧听力状态、是否合并其他内科疾病、病人的意愿、经济状况等,即应为每一位病人设计个性化的治疗方案;暂时无法决定时,可用神经影像学动态观察。通过对肿瘤早期阶段生长速度的观察,可以预测其未来的生长速度。有耳蜗神经或伴有面神经症状者,应考虑手术;伴有三叉神经症状、脑桥压迫症状或病情严重者,更应考虑积极手术。但是,当前还没有好的预测方法能准确确定哪些病人需即刻做

手术。肿瘤的大小和位置是做出判断的依据,但每个个体的肿瘤与邻近结构的关系(是否粘连及程度等)仍然不清楚,这些是决定结果的未知因素。当前听神经瘤的治疗方式主要有三种:①手术切除:显微手术切除肿瘤为目前公认的首选治疗方法;②观察:适用于年龄大于70岁的小听神经瘤,且有条件接受定期MRI检查者,观察的第一年需每半年进行一次MRI检查,以后可改为每年一次,若有肿瘤明显增长,则应考虑手术治疗;③立体定向放射治疗:适用于有外科手术禁忌证,并且肿瘤＜2cm者。

神经纤维瘤病的治疗策略:NF-2是22号常染色体上的基因突变造成,以双侧听神经瘤为主要特征,其发病率是1∶210000。根据肿瘤的大小、位置、年龄和听力情况等决定治疗方案。存在两种观点:较早进行手术干预来保护听力,理由是早期的手术治疗可保存有效的听力,退一步说可以保存完好的耳蜗神经,以便术后行人工耳蜗植入。Samii(1997)报告120侧NF-2的手术治疗,其听力保存率为36%,而肿瘤＜3cm的听力保留率为57%。另一种观点主张:延缓手术干预,直到肿瘤的压迫造成听力完全丧失为止,理由是尽量保留现有的有用听力。作者的治疗策略是:①双侧肿瘤大致相当,中等大小(2～3cm),且双侧听力较好,言语辨别率(SDS)＞50%。此类肿瘤试图通过手术来保留有用听力的机会是非常小的。因此,密切观察肿瘤的生长变化,不要急于手术。若其中一耳SDS低于50%,则主张手术。②双侧肿瘤大小不一致,小肿瘤侧耳听力好(肿瘤直径＜2.0cm,SDS＞50%),而大肿瘤侧听力差(肿瘤直径＞2.0cm,SDS＜50%),可先考虑切除较大侧的肿瘤,对另一侧较小的肿瘤定期观察。③双侧肿瘤较小时(＜2cm),且双侧听力较好,言语辨别率(SDS)＞50%。可先切除较小的一侧肿瘤。因为,若此时切除较小一侧的肿瘤,听力保护的机会较大。但若较大一侧肿瘤有脑干受压时,仍须先切除较大一侧的肿瘤;若双侧肿瘤均＜2.0cm,且大小相当,双侧均存在有用的非对称性听力,此时须先考虑切除听力较差一侧的肿瘤。术后若听力

保存或稳定,可同法切除对侧的肿瘤;若术后听力明显下降,则须待进一步观察另一耳(是唯一有用听力耳)肿瘤的生长情况,若出现肿瘤脑干受压明显或听力严重障碍,SDS 已明显低于50%,可考虑再次手术切除肿瘤的同时,对第一次手术耳行听力重建。④双侧肿瘤大小不一致,小肿瘤侧听力差(直径<2.0cm,SDS <50%),大肿瘤侧听力好(直径>2.0cm,面SDS >50%)。定期观察。⑤双侧听力均严重障碍,SDS <50%,可先切除肿瘤大的一侧,特别是伴有脑干压迫者。后期行听力重建。

4. 手术方式的选择

原则上根据肿瘤的大小和部位来定,应考虑对面神经、耳蜗神经、前庭神经的保留,以及减少对脑干的干扰。另外,还与术者的经验有关。如果肿瘤局限于内听道内,可采用经内听道入路;如果听力已丧失,则可采用经迷路入路。对于神经外科医生来说,无论肿瘤大小,均适合采用枕下乙状窦后- 经内听道入路,这一入路可提供保护蜗神经功能的机会。对于小型肿瘤病人,术前表现为全聋,或仍有残余听力而不值得挽救者,仍可使用经迷路入路。

(1) 根据肿瘤的大小选择术式

①中等大小肿瘤(2.5 ～4.0cm),伴听力丧失:这类肿瘤对脑干已有程度不等的压迫,但临床症状很少。到目前为止,很难通过手术达到恢复已经丧失的听力。而经乙状窦后- 内听道入路,可以根治并保留除听神经外所有脑神经的功能。也有人选用经迷路入路,但全切除比例要明显减少。

②大型肿瘤(>4.5cm),伴听力丧失:以最常用的经乙状窦后- 内听道入路,或采用联合入路,能清楚辨别各脑神经之间的关系并从肿瘤包膜上进行分离。

③小肿瘤(<2cm),伴听力丧失:经迷路或经乙状窦后- 内听道入路均比较容易切除。但如果听力不是完全丧失,仍应首选经乙状窦后- 内听道入路以试图保留听力。

④内听道内肿瘤:这类肿瘤发现时听力基本上完好,临床上只有耳鸣或轻度的听力丧失。

可选择经乙状窦后- 内听道入路或中颅窝入路。经迷路入路是最安全的方式,但却牺牲了听力。

(2) 根据患者状况选择术式

①老年体弱患者伴大听神经瘤:身体状况良好的老年病人能承受大听神经瘤的全切除,并保留包括面神经在内的受损脑神经,只是术后恢复的时间明显延长。但是伴有其他疾病的病人耐受全切除手术的能力很差,糖尿病、高血压均可增加手术死亡率,这种情况下经迷路入路行听神经瘤囊内切除乃是很好的选择。术后恢复时间短,肿瘤复发时仍可再次进行手术。

②老年病人伴小肿瘤:如果听力丧失,立体定向下放射治疗是较好的选择。如果听力完好可继续随访,第一年每3 个月1 次,第二年每半年1 次,以后每年1 次。偶尔肿瘤会很快长大,可根据全身情况选择术式。只要肿瘤保持在很小的体积,而且症状无明显进展,老年人的小肿瘤可以不作手术。

③年轻病人伴小肿瘤或内听道内肿瘤,且尚有听力存在,理论上这是目前最有机会保留听力的一种手术,经乙状窦后- 内听道入路是切除内听道内肿瘤的最好入路。虽然听神经瘤的生长速度不能确定,但年轻病人的小肿瘤无疑会增大,因此积极主张手术治疗。到目前为止尚没有资料显示这类病人的听力究竟能否得到保留,因而仍是当前需努力探讨和解决的问题。

④听神经瘤伴对侧听力的丧失,对于大的肿瘤除了手术别无选择。手术应尽一切努力完整保留Ⅷ脑神经。目前已有人采用耳蜗植入物等现代技术来增加听力,但效果尚待长期观察。

5. 肿瘤的切除程度

Wallner 将肿瘤切除程度分为4 种:全切,近全切(90% ～99%),次全切 (<90%);活检(<25%)。该作者经2 年以上观察,认为近全切和次全切合在一起的复发率为25%。因此,听神经瘤的手术治疗应尽可能全切除肿瘤,包括内听道内的肿瘤,这是避免术后复发的关键。根据残存肿瘤所处的位置,分为内听道、面神经、脑干和小脑型,而在内听道遗有肿瘤者复发率最高。影响肿

瘤全切除的因素包括肿瘤的质地、血供情况、是否有囊变及与脑干、脑神经和血管粘连的程度等，但最重要的原因是内听道底显露不足而影响肿瘤的全切除。在保全患者神经功能的前提下尽可能地全切除肿瘤，残存的肿瘤可用神经影像学动态观察。

6.神经纤维瘤病

①神经纤维瘤病Ⅰ型(NF-1)：Von Reckling-Hausen病，15%～20%有神经系统表现。诊断应包括以下两项或两项以上的表现：六处或>5cm的奶油咖啡色素斑；一个丛状或两个以上的任何类型的神经纤维瘤；两个或多个着色的虹膜色素瘤(Lisch结节)；腋窝和腹股沟雀斑；视神经胶质瘤；骨异常，如蝶骨大翼发育异常。神经纤维瘤病Ⅰ型与Ⅱ型的鉴别见表5-10-3。

表5-10-3　耳蜗性耳聋与神经性耳聋鉴别

Ⅰ型	Ⅱ型
Von Reckling-Hausen病	双侧听神经鞘瘤
1∶4000(占NF的90%)	1∶5000(占NF的10%)
17号染色体异常	22号染色体异常
伴有显著的皮肤色素沉着	少见
伴有错构瘤、胶质瘤、神经纤维瘤等	伴有脑膜瘤和神经鞘瘤

②神经纤维瘤病Ⅱ型(NF-2)：双侧听神经鞘瘤。本病起源于基因异常，有别于NF-1。NF-1是最常见的神经肿瘤病，发生率为1/3000～4000，常以多发性皮肤神经纤维瘤病和皮肤牛奶咖啡色素斑为特征；而NF-2发生率为1/5000，常表现为双侧听神经瘤，NF-2基因传播率在其子孙中为50%，要重视有50%的可能传给下一代的危险，处于危险中的人应该从青春期开始每2年检查1次。该肿瘤呈侵袭性，故难以全切除，预后往往不佳。双侧听神经瘤的治疗是困难的。治疗上不可能全切除肿瘤同时又保留听力，少部分病人也不可能保留面神经。因此，术前应仔细考虑手术切除肿瘤与预后的手术结果相权衡，包括与肿瘤大小有关的使之恶化的后果，术后耳聋和面神经瘫痪。出现症状时肿瘤常已长至中等大，可经过半

年或一年的时间随诊，来确定哪些肿瘤有生长。

八、常用手术径路

(一)枕下乙状窦后-内听道入路

1.肿瘤分离

根据肿瘤大小，采用不同的技术游离和切除肿瘤。对于中小型听神经瘤，直接显露内听道，先磨开内听道后壁，找到内听道内面听神经，并辨明神经的走向后再依次分离肿瘤和瘤壁。早期暴露时不要试图一下子看到整个肿瘤，须先行囊内分块，随着肿瘤的切除，内侧的肿瘤被推向外侧，肿瘤包膜向外回缩，能更好地显露与分离肿瘤与小脑和脑干。

大型和巨大型听神经瘤使脑干、小脑受压变形移位，但肿瘤与其之间始终存在一层蛛网膜，即使肿瘤结节嵌入脑干或小脑组织中，瘤组织仍位于脑组织固有蛛网膜外，这是手术能够全切除的解剖学基础。在肿瘤背侧切开包膜，瘤内分块切除或用超声吸引器吸除。待肿瘤张力降低后，应用高速磨钻磨除内听道后唇，分离内听道内的面神经、耳蜗神经，辨别面听神经的走行方后，再接着分离肿瘤壁，边分离边切除。先在两层蛛网膜之间分离肿瘤下极，切开覆盖在第Ⅸ、Ⅹ、Ⅺ脑神经上的蛛网膜，并游离和用海绵或橡皮片妥善保护之，以避免牵拉瘤壁时对其产生过度牵张而功能受损。确定小脑前下动脉、小脑后下动脉及其分支，并从肿瘤壁上将其分离；其次分离肿瘤上极，保护岩上静脉、三叉神经和滑车神经。上述结构通常与肿瘤粘连较轻，易于分离。

(1)肿瘤内减压和下壁的分离　宜先游离肿瘤的下极，将粘连在瘤壁上的后组脑神经(舌咽、迷走和副神经)钝性分离，盖以棉片保护之(图5-10-21)。紧靠瘤壁用双极电凝器电凝处理从椎动脉或小脑后下动脉发出的供应肿瘤的小动脉，对较大血管应尽量把其从瘤壁上游离下，以免损伤从这些动脉发出的供应延髓的分支。

对于中小型肿瘤，将其下方、内侧和上方从脑干上松解后，肿瘤内减压。用小棉片和明胶海

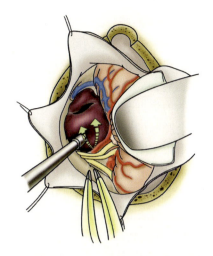

图5-10-21 用吸引器向上抬起肿瘤下极,分离舌咽迷走神经,以及小脑前下和小脑后下动脉

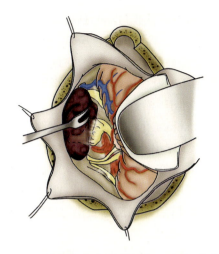

图5-10-22 用肿瘤钩向内听道侧牵开肿瘤,分离肿瘤的内侧面

绵将肿瘤松动部分向瘤心侧推开,以保护分离面。不应过于积极地将肿瘤内部组织全部切除,因为存在肿瘤被膜突然被穿透的危险,这样血液会沿着肿瘤底面进入基底池。另外,撕破肿瘤被膜可损伤面神经。重复间歇地去除肿瘤核心部分,肿瘤松动的内侧部分向肿瘤中心持续柔和牵拉,使术者评估剩余肿瘤的范围和厚度,这样可更安全地切除更多的肿瘤。用无菌手套剪成的窄条橡皮片覆盖游离的神经和血管,以免在进一步操作中损伤。当一半(或更多的)沿着脑干生长的肿瘤中间挖空、松解和分块切除后,术者可把注意力转到肿瘤外侧部分。

(2) 分离肿瘤内侧壁 将肿瘤向内听道侧轻轻牵拉,小脑向内侧牵拉,分离肿瘤的内侧面(图5-10-22)。

①血管的处理:小心辨认和紧靠瘤壁用双极电凝器电凝后切断小脑与瘤壁之间的小血管,它们常受牵拉而呈白色细小管腔。注意不要损伤小脑前下动脉、小脑上动脉和脑桥动脉。

②面神经的保留:在脑干旁的脉络丛上和小脑绒球水平或者在"听神经三角"(即小脑为内侧边,肿瘤为外侧边,听神经为底边的三角)小心找出面神经和听神经,它们常受压变得扁平和粘连在瘤壁上。面神经有时被肿瘤向上推移1～2cm,接近或甚至在三叉神经上方,可小心循

面神经走向分离。如发现面神经极其菲薄呈半透明的束膜,则应暂时停止分离,改内听道操作。

③脑干的处理:肿瘤与脑干粘连的常见原因,是囊内残留瘤组织嵌入脑干,而非瘤壁与神经组织的粘连。因此瘤内容切除后,瘤体塌陷,瘤壁即松动;若粘连仍紧,可继续进行瘤内切除,让脑搏动将肿瘤推出。切不可从脑干上强行分离和切除肿瘤。从听神经三角保留脑干侧蛛网膜,并循此平面分离.也是避免损伤脑干的重要方法。

(3) 肿瘤上极的分离 肿瘤上极表面有岩上静脉及其分支。将瘤壁向下牵拉即可见三叉神经,小心将其游离,与瘤壁分开。有时肿瘤长入天幕裂孔,可小心地把瘤向下游离,即可见脑脊液从环池涌出。特别是大型肿瘤,部分肿瘤可向上延伸至四叠体池、环池、脚间池。因此,需要从肿瘤壁上分离滑车神经、动眼神经、小脑上动脉、脑桥中脑静脉或基底静脉。分离肿瘤上极时,必须保护三叉神经和岩上静脉及其分支,此处常常没有明显粘连,易于分离。但三叉神经对机械刺激非常敏感,可引起血压突然升高。因此,在此区域进行手术需谨慎。在分离过程中,可采用1%普鲁卡因敷于神经上。

垂直切开位于瘤背侧表面上的双层蛛网膜5～6mm,并向内侧和外侧分离,注意保护和保留此部位的蛛网膜、血管和神经。肿瘤中心部分切

除后,沿着肿瘤被膜与小脑脑桥及小脑延髓池之间的蛛网膜交界面向内侧分离。将舌咽和迷走神经从肿瘤被膜上松解下来,在这里遇到的小脑前下和后下动脉血管襻,用一片平展的海绵轻轻地向内侧推开。沿着上橄榄体窝分离,以确定其上方的Luschka孔。通过Luschka孔伸出的脉络膜丛位于绒球小叶下方。上橄榄窝被桥延沟从中间一分为二,在沟的下方,IX和X脑神经由延髓发出,向尾侧和外侧走行。而VII、VIII脑神经在沟上方,由近脑桥的外侧部分发出。外侧隐窝静脉位于这些结构之上。

向外侧方向松解肿瘤,避免损伤延髓、脑桥、小脑半球外侧基底部分的软膜。松解这部分肿瘤时可识别主要血管的走行位置(特别是小脑前下和后下动脉及其分支)。由于肿瘤的腹内侧部分压迫而使面听神经移位。既使肿瘤深深压迫脑桥,桥延沟变平,这些神经也可分离出来,可成功地切除肿瘤而不损伤软膜、脑桥静脉和动脉,直到脑桥臂顶的三叉神经起始处。只要能保持在蛛网膜下间隙(留一层蛛网膜在肿瘤上,一层在脑桥上)。如果这两层解剖边界被破坏,将不可能获得肿瘤与脑干之间的适宜间隙。此时无论如何也不要把肿瘤与脑干强行分离,否则将撕破覆于脑桥的蛛网膜,损伤肿瘤血管与脑桥静脉汇合处。小脑前下动脉和基底动脉发出的小动脉也被破坏。为了避免发生这种潜在的灾难事件,必须特别注意蛛网膜的解剖。VII和VIII脑神经在肿瘤的腹内侧面常常变得伸展,神经在肿瘤腹侧面瘤壁上常形成一层透明膜,而看不到成束的神经。因此,不要试图在神经已经变得宽又薄的部位进一步分离是明智之举。暂时放弃进一步分离,集中精力松解肿瘤的前下、后上、前上部分。识别椎动脉向基底动脉过渡和在上方直行的外展神经,这些结构与肿瘤壁粘连较轻,可进行精确的分离。

2.肿瘤切除

术中面神经监测确认准备切开的肿瘤包膜没有面神经走行,电灼肿瘤包膜后切开,瘤内分块切除减压。当肿瘤中心挖空,体积逐渐缩小后,用持瘤钳将瘤壁向内听道方向自外向瘤心提拉,

沿肿瘤表面的蛛网膜仔细分离瘤壁与周围粘连的组织,逐步将瘤壁分块切除。瘤内切除时最重要的是保留包膜的完整性,以免损伤尚未鉴别出的神经和血管。重复间歇地去除肿瘤核心部分,肿瘤松动的内侧部分向肿瘤中心持续柔和牵拉,以评估剩余肿瘤的范围和厚度,这样可更安全地切除更多肿瘤。沿肿瘤周边分离,将供瘤血管和引流静脉逐一电凝并予以切断,用棉片覆盖以保护瘤周脑干、小脑及血管和脑神经。除确认穿入瘤内的小动脉分支可电灼切除外,一律将其分开和保护。剥离肿瘤包膜时要先易后难,即先从与脑组织无粘连的瘤壁处分离;同时不应过于积极地将肿瘤内部组织全部切除,因为存在肿瘤被膜突然被穿透的危险,撕破肿瘤被膜可损伤面神经;另外,血液会沿着肿瘤底面的破口进入基底池。手术最大的危险是小脑前下动脉及其分支的损伤,保持手术野清楚是避免上述危险的必要措施。面、听神经多位于肿瘤的前方,与瘤壁粘连紧密,长期受肿瘤压迫已变扁、拉长,神经在肿瘤腹侧面瘤壁上常形成一层透明膜。不要试图在神经已经变得宽又薄的部位做无效分离,集中精力松解肿瘤易与分离的部分。根据肿瘤大小,采用不同的技术游离和切除肿瘤。

①小肿瘤:电凝内听道后壁硬脑膜后,用尖刀切开,分离硬脑膜并翻向内听道口剪除之。用高速金刚钻磨除内听道后壁,骨质磨除范围可根据内听道CT骨窗位测量。一般肿瘤在内听道的长轴为8～13mm,宽为6～8mm。内听道后壁磨除后,电凝切开内听道内硬脑膜,暴露其内肿瘤。由于面、听神经常被肿瘤向前或前上、前下椎移,位于肿瘤的腹侧,因此将内听道内的肿瘤向内牵开,即可看到前庭神经,切断此神经,在瘤体的前方可找到面神经和耳蜗支,向桥小脑角池分离。在内听道口面神经常突然以60°～80°向前转折,在此处瘤壁又常与硬脑膜粘连甚紧,因此要小心解剖,妥善处理好硬脑膜动脉和内听动脉来的分支,以免因出血影响面神经和耳蜗神经的分离。突入脑桥小脑角的肿瘤表面常有蛛网膜覆盖,肿瘤很容易游离和切除。

②大型肿瘤：大型听神经有时有囊变，应先穿刺排空囊液。在肿瘤背侧切开覆盖在肿瘤表在的蛛网膜，分离使其留在小脑一侧。肿瘤包膜和颅底硬脑膜之间常有细小血管交通，应用电凝后切断，以免在游离肿瘤时撕断出血。不要企图牵开小脑看清肿瘤的全貌，以免损伤小脑和脑干。只需暴露肿瘤外侧部，在瘤包膜上开一小孔，经此孔分块用CUSA切除肿瘤。使瘤体缩小和侧移。肿瘤内出血可以电凝或用明胶海绵暂时压迫止之，不要使血液溢出污染术野。不要企图一次全切除瘤内组织，特别注意不要把肿瘤内侧和腹侧以及近内听道的瘤壁弄破，以免损伤脑干、面神经和撕裂瘤壁表面的血管。先大部分在肿瘤内切除肿瘤，以增大手术操作空间和使瘤壁张力降低。肿瘤分离最困难的部分是腹外侧部。在这里肿瘤被膜和神经高度粘连，并互相融合，看上去几乎粘在一起。术中神经监测技术的应用促进了肿瘤周围毗邻神经的识别和谨慎分离。有时即使显微镜最大限度的放大，也不能分辨神经和肿瘤壁。有时为避免因肿瘤残留造成复发，应放弃保留面神经的解剖完整性，可将肿瘤粘连部分神经切除，神经末端用显微缝合重新吻合，也可用移植物修补。由于面神经受肿瘤牵拉变长，可以在没有张力下，把面神经的两断端在颅内进行吻合。

手术的困难主要是在从脑干侧分离听神经瘤包膜，在这里肿瘤被膜和神经高度粘连，并互相融合。在该处结构通过短的结缔组织纤维小梁固定在一起。显微镜可发现位于脑池内肿瘤包膜和脑干血管外膜之间清楚的境界，只有在显微镜放大5～8倍下，去除小梁之后才有可能从肿瘤包膜上分离脑干血管，包括脑桥旋动脉。如果不预先切断此种结缔组织小梁，将会破坏上述动脉的完整性。在肿瘤切除过程中损伤脑干动脉将导致形成供血区梗塞。若损伤旁内侧动脉和短旋动脉，将发生同侧脑桥梗塞。肿瘤全切除后应仔细检查小脑前下动脉、面听神经以及后组脑神经的保护情况。小脑前下动脉的损伤常常是致死的损伤，术中和术后都无法补救。后组脑神经损伤的主要并发症是咳嗽反射和吞咽反射障碍所致

的肺部并发症。如果术中发现面神经在内听道口外被切断，则应尽力在术中行面神经断端的端端吻合，吻合术可采用9－0的无损伤缝合线吻合2～3针，以期术后面神经逐渐恢复。

3.内听道内肿瘤的处理

根据肿瘤的大小及与脑干和脑神经的粘连情况，决定先行肿瘤内减压还是先磨开内听道后壁处理内听道内肿瘤。如为中、小型肿瘤或肿瘤与脑干粘连紧密，脑神经很难辨认和分离，则应先磨开内听道后壁（图5-10-23），分离内听道内的肿瘤，找出面神经，辨认出面神经的走行方向，再切除和分离暴露在桥小脑角池的肿瘤，将肿瘤与脑池段的面神经分离，最后清除面神经上残留的肿瘤。但如果肿瘤较大难以先显露内听道，则应先行瘤内分块切除（图5-10-24），然后再打开

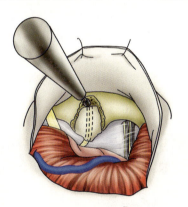

图5-10-23　肿瘤较小或仅局限于内听道内，则先磨开内听道后壁，暴露肿瘤，分离与保护面听神经

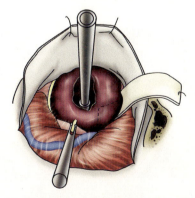

图5-10-24　肿瘤较大，则先进行瘤内减压。在肿瘤与脑桥结合部用面神经刺激器寻找面神经脑干端，再在肿瘤背外侧切开肿瘤壁，用CUSA行瘤内减压

内听道,辨清面听神经走行方向后再分离和切除桥小脑角池的肿瘤(图5-10-22)。

(1)磨除内听道后壁 内听道内肿瘤的切除取决于内听道后壁的充分磨除。中小型听神经瘤先磨开内听道,找到面听神经后再分离和切除肿瘤。早期磨开内听道,可以早期发现并保护神经。首先辨认内听道开口的后缘,离内听道后唇边缘数毫米,电凝把内耳门背外侧的硬膜半圆形切开,剥离并翻向内耳道,暴露位于内耳道后唇的骨组织,也可再沿耳道的方向向外侧切开,形成两个三角形硬膜瓣,剥离耳门边缘留下的硬膜翻向耳道内,暴露位于内耳道上方的骨组织(图5-10-25)。亦有作者采用"工"形硬膜切口。先采用小的切割钻,当接近内听道壁时改用小的金刚钻磨头,直到内听道内肿瘤的最外侧处。内听道后壁磨开的宽度和深度都应到达能充分暴露内听道内肿瘤为止。Bill嵴是内听道底的骨性标志,但一般不用磨到内听道底,看到内听道内肿瘤外侧极即可。内听道因受肿瘤压迫,多有扩大,

在磨除后壁下方时应注意勿打开颈静脉球窝顶,否则易造成颈静脉球的出血。作者习惯于先用3mm钻头粗略磨除骨质,再用1mm钻头进一步磨除。磨除骨质时,先磨一个长10～12mm的浅沟,而不是一个很深很窄的沟。一般磨除的范围是6～7.5mm。磨除左侧内听道后壁时,钻头应顺时针方向使用(切除右侧肿瘤则相反方向使用)。听神经瘤时内听道平均长为12mm,宽5～15mm,其大小取决于肿瘤在内听道的扩展程度。背侧的骨质通常十分坚实(3～5mm)。为完全切除内听道内肿瘤应尽可能多地磨除内听道后壁骨质。可分次磨除内听道后壁(图5-10-26),以便既有效地磨除后壁骨质又不损伤面神经和蜗神经。必须记住,使用高速磨钻时周围不能有任何棉片,很小的棉片被卷入都可造成不可挽回的严重损伤;磨除内听道后壁时应尽量多冲水,以帮助冲洗和清理术野及避免热传导损伤面神经。术后可用生物胶和肌肉等封闭内听道,但填塞物过多,易在内听道内形成瘢痕组织。

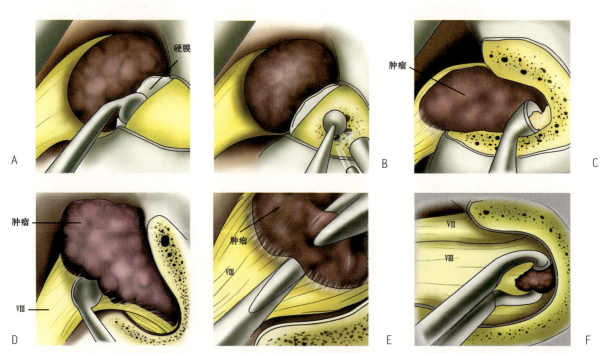

图5-10-25 内听道后壁磨除与内听道内肿瘤切除。A,分离内听道后壁硬膜;B,磨除骨听道后壁,吸引器吸除骨屑;
C,显微刮匙清除残留的骨质;D,圆头剥离子分离内听道内肿瘤和Ⅷ神经;E,尖端约1mm的扁平剥离子
分离肿瘤与Ⅷ脑神经;F,显微成角取瘤镊清除残留在内听道底的肿瘤

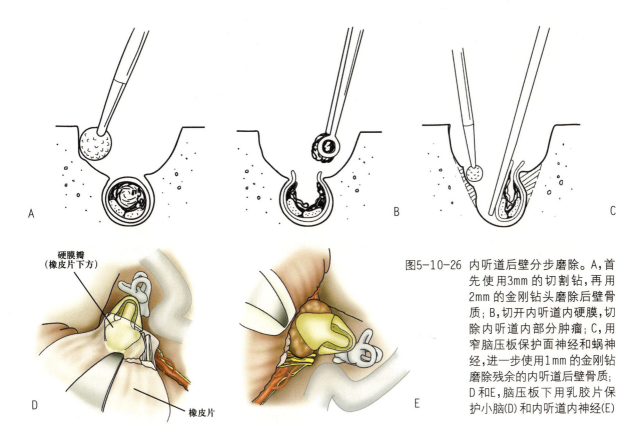

硬膜瓣
(橡皮片下方)

橡皮片

图5-10-26 内听道后壁分步磨除。A,首先使用3mm的切割钻,再用2mm的金刚钻头磨除后壁骨质;B,切开内听道内硬膜,切除内听道内部分肿瘤;C,用窄脑压板保护面神经和蜗神经,进一步使用1mm的金刚钻磨除残余的内听道后壁骨质;D和E,脑压板下用乳胶片保护小脑(D)和内听道内神经(E)

　　磨除内听道后壁的深度要适当,磨除不足,显露内听道内的肿瘤不充分;过分磨除,可能损害外侧半规管甚至颈静脉球,并增加脑脊液鼻漏的危险。为完全切除内听道内肿瘤应尽可能多地磨除内听道后壁骨质。应分期磨除,以便既有效地磨除后壁骨质又不损伤面神经和蜗神经。颈静脉孔方向不要磨除过多的骨质,偶尔向外侧扩大的颈静脉球可延伸到这个区域,并有可能造成损伤。向外侧磨除过多岩骨可危及面神经管内的神经虽然肿瘤与面、位听神经无明显粘连,但也无被膜相隔,分离时应小心。倘若病人仍存在有效听力,蜗神经仍可以保留,很重要的一点,内耳门外侧骨质磨除不要过多,以保护蜗神经、后半规管和内淋巴囊。总脚是最易受损的部位。有些病例乳突气房可突入内听道后壁,颈静脉球也可达到内听道水平,有可能受损,所以术前行高分辨率CT扫描对于精确、安全切除后壁骨质很重要。

　　(2) 内听道内肿瘤的分离与切除　沿骨膜在内听道口的返折处切开内听道内硬膜,切开方向与内听道纵轴平行,即沿面神经走行的方向切开,完全显露好内听道内的肿瘤。细心分离内听道内的肿瘤,寻找最内端的肿瘤边缘,将其从面听神经上分离出来,此时便可沿面神经与肿瘤包膜的界面分离残留的肿瘤组织(图5-10-27)。将

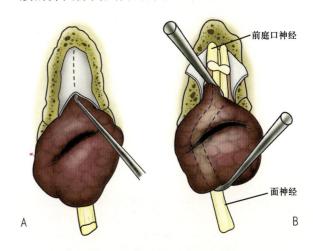

前庭口神经

面神经

图5-10-27 A,内听道内肿瘤的分离与切除。纵行剪开内听道内硬膜;B,分离内听道内肿瘤,寻找面听神经,辨认面听神经的走行方向

肿瘤向后内方抬起,即可见肿瘤与面神经、前庭蜗神经之间的蛛网膜界面,锐性将肿瘤从前庭蜗神经界面上予以切除,同时可以完整保留好面神经。术中应尽力保留内听动脉,在处理内听道内肿瘤时不要轻易使用双极电凝,因为内听动脉的保留与耳蜗神经的保留一样重要,是听力保留的先决条件。

小心在内听道的前上方寻找并分离面神经内听道段。面神经内听道段几乎不与肿瘤粘连,显微镜下确认面神经、耳蜗神经及血管与肿瘤的关系后,用剥离子将肿瘤自面神经表面轻轻剥下,尽量避免过多电凝或盲目钳夹致面、听神经继发性损害。在显微镜下,神经如同白色的带状物,常常能识别出来(虽然神经有时很扁平和透明)。面神经常位于内听道内上壁。只要内听道内肿瘤和神经之间没有明显的粘连,肿瘤的舌部就能从内耳道中剥离出来,且没有特殊困难,如果内听道有明显的扩张或肿瘤不规则地扩张到岩骨内的病例,不仅神经移位,而且神经与肿瘤粘连也很明显,这在识别和分离上有很大困难。当出内耳门进入桥小脑角池时,面神经突然由水平走行成60°~80°角,伸展变扁平。在这里必须分离肿瘤壁、蛛网膜和硬膜之间的致密粘连,特别注意起源于椎动脉、咽升动脉和脑膜中动脉的硬膜动脉。有时小脑前下动脉一小段血管襻与内耳

门部位的硬膜严重粘连,此时尝试把动脉从硬膜上分离下来是不可取的,最好的办法是将粘连的硬膜切下一块而保全血管。

4.肿瘤壁的分离与瘤床的处理

肿瘤彻底内减压后,沿蛛网膜界面依次分离肿瘤壁,最后清除内听道内的肿瘤(图5-10-28)。用吸引器吸着肿瘤,将其从内听道底分离出来。肿瘤切除后,瘤床应反复用Ringer或生理盐水冲洗,将内听道的骨屑冲洗干净,有出血或渗血的部位须严密止血。电凝止血有困难或不宜用双极电凝的部位可用止血纱、明胶海绵贴敷止血。在关闭硬脑膜之前应询问患者的血压情况,止血的效果必须是在正常血压而无渗血的情况下方可确定,并常规压迫双侧颈静脉,以观察是否有出血点。最后,将骨蜡小心地按压在所有磨开的内听道缘上,将脂肪放于上面,并用生物蛋白胶固定于此,重建内听道后壁(图5-10-29),以防止在中耳和乳突气房通过咽鼓管可能发生的脑脊液漏,硬膜连续缝合以达到滴水不漏。任何小的开口都应用骨膜片关闭。

(二)中颅窝-经内听道入路

用于小型听神经瘤切除并以保留听力作为目的。颞部骨瓣应尽量靠近颅底。抬起硬脑膜至可以看到听隆突为止。磨除骨质采用经迷路入路

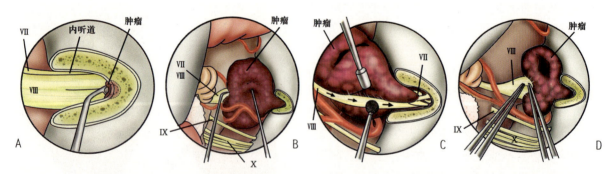

图5-10-28 分离听神经瘤壁与毗邻的四种方法。A,内听道内肿瘤大部分切除,内听道底残留小片肿瘤壁,用成角的刮匙伸入到内听道底,分离肿瘤与神经的粘连,抬起残留的小片肿瘤向外侧切除。B,小型肿瘤采用成角和直形的动脉瘤探针从前庭神经的后表面切除。直形探针用来把持牵开肿瘤壁,成角的探针用来分离肿瘤壁与神经。C,肿瘤暴露在内听道外,神经与肿瘤壁采用圆形分离器从神经的脑干端向内听道端方向分离耳蜗神经。面神经暴露在内听道的外侧端。D,大型肿瘤,舌咽和迷走神经位于肿瘤的后下方。采用精细的枪状无齿分离镊(尖端为0.5mm)提起神经周围的蛛网膜,小的取瘤镊提起肿瘤壁,将大型肿瘤从前庭神经的后表面切除(From Rhoton)

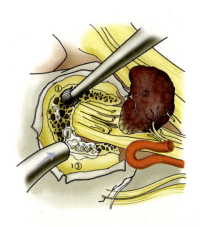

图5-10-29 内听道后壁重建。①,代表磨除内听道后壁,气房暴露;②,代表最后切除内听道内肿瘤;③,内听道后壁重建

一样的方法,切除从横嵴到内听道的骨质。肿瘤切除必须十分精细,注意内听动脉的保护。

九、听神经瘤手术的相关事项

在切除肿瘤的同时,最大限度地保留正常解剖结构,只有做到解剖保留,才有可能功能保留。要做到这一点,娴熟的显微外科基本功、面听神经功能监测、显微解剖知识、病理生理知识是非常重要的。早期病人由于肿瘤较小,手术时能保留面神经机会较多。然而,对直径>3cm的肿瘤切除时保留面神经功能仍是一个需要继续探索提高的课题。应该指出,面神经、听神经功能的保留是以争取肿瘤全切除为前提,这是手术的原则,决不可因保留面神经而放松对肿瘤全切除的要求。

1.肿瘤一期全切除决定的取舍

听神经瘤为良性肿瘤,治疗原则应为手术全切除,以获得根治。近年来,由于显微神经外科技术的提高和对肿瘤的早期诊断,大大提高了肿瘤的全切除率、面神经功能的保留率。但仍有一部分病人因肿瘤体积较大,或由于病人的体质条件、肿瘤解剖上的关系等原因不能勉强做到全切除,或由于为了保护面神经、听神经的功能不能全切除肿瘤。再有经验的术者也会遇见不能作一期肿瘤全切除的病例。对于一些肿瘤质地坚硬,血供又十分丰富的肿瘤,即便切除部分肿瘤有时也是十分困难的事,止血耗费的时间远远超过肿

瘤切除的时间。还有一种情况是肿瘤包膜与脑桥组织粘连非常紧密,分离有可能造成脑干的不可逆损伤。遇有上述情况的肿瘤应根据术者的经验客观地分析,果断地终止手术,否则往往造成严重的后果。

肿瘤切除程度分为如下几级:全切除,肿瘤切除100%;近全切,切除肿瘤99%,仅留有小部分瘤壁;次全切除,切除肿瘤体积的90%～99%;大部分切除,切除肿瘤体积的61%～89%;部分切除,切除肿瘤体积的31%～60%;活检,肿瘤切除的体积不到30%。

2.听力的术中监测

术中蜗神经解剖结构保留是获得保存术后听力的基础,术中及时准确地判断蜗神经与肿瘤的病理解剖关系至关重要。听神经瘤的大小和生长方向影响蜗神经与肿瘤的关系,术中需要确定耳蜗神经的位置。另外,要获得术后听力,需要术中保留内耳滋养血管。术中取瘤操作易影响蜗神经本身,也易影响内耳滋养血管,所以需要术中持续、动态监测耳蜗神经的功能。听神经瘤术中耳蜗神经功能的监测始于1980年。目前,听觉脑干诱发电位(ABR)和耳蜗电图(ECochG)术中连续监测已广泛采用。术中听力监测的目的在于分析和调整手术策略,使术者调整手术操作,避免或逆转发生的听损伤。把术前ABR或用健耳的ABR作为判别和分析方法,有助于及时准确地做出判断。为保留听力,术中需要注意以下的手术操作要点:①避免在内耳血管和蜗神经附近使用电凝止血;②切除肿瘤过程中要保护好贴附于瘤体表面的蛛网膜,因为内耳滋养血管走行于两层重叠的蛛网膜之间;③尽可能地避免牵拉耳蜗神经;④术中若出现监测诱发电位波幅下降,即刻置利多卡因或罂粟碱棉片观察,待电位波幅恢复后再继续进行取瘤操作。取瘤结束后仍可引出Ⅰ、Ⅲ、Ⅴ波及Ⅰ、Ⅲ波,多数术后保留听力。术者的熟练解剖和精确的手术技巧是术后保存听力的另一个重要因素。

3.术中的危险因素

①当切开软组织,特别是打开颅骨时存在

空气栓塞的危险。因为空气可进入小的静脉，有引起气栓的潜在危险。麻醉医生应持续注意监测心前区Doppler。

②清除乙状窦等静脉窦处的骨质时，有可能撕裂静脉窦或导静脉引起大出血。因此，术中应准备一小片肌肉，在损伤横窦、乙状窦时，可立即处理损伤的窦壁。

③内听道后壁的磨除，有可能损伤内听道口的面神经，也是术后脑脊液漏的原因之一。岩骨变异较大，骨性半规管、前庭与内听道后壁关系密切，乳突气房可突入内听道后壁，颈静脉球也可达到内听道水平。因此，术前应常规进行岩骨薄层CT扫描（包括骨窗像），测量内耳道的角度、长度、颞骨岩部气化情况及耳蜗、半规管和颈静脉球的位置，根据影像学显示的内听道与周围结构的关系决定磨除内听道的范围，以指导术中内听道后壁的安全磨除，这对于术中保护内听道内面听神经功能具有重要的价值。

④在分离肿瘤，切除肿瘤中心时不应持续靠前摘取肿瘤。如果肿瘤前部被膜被切开，面神经有被损伤的可能，甚至血液可从肿瘤前表面流入基底池，导致充血。当肿瘤的中心部分从Ⅶ、Ⅷ脑神经上剥离后，吸引器应该用最弱的抽吸压力，以免已经分离出来位于桥小脑角的神经被吸入吸引器而误伤。

⑤分离脑干侧的肿瘤时，尤其是分离桥延沟区域时需极度小心，该区域含有由小脑前下动脉和小脑后下动脉发出经过桥延沟供应脑干的穿支，这对病人的生存是很关键的。

⑥在神经或在脑桥上的小血管出血，可用止血纱轻压止血，用湿润的海绵轻压迫后等待片刻。尽量避免使用双极电凝。

⑦关闭伤口前仔细检查术野，特别是小脑半球的腹侧面和脑桥外侧面，确保术腔没有渗血，没有遗落被血浸润的海绵。

⑧术后病人在床上取坐位，如果立即把病人置水平位，由于血压升高，血可渗入术野中。因此，术毕缓慢改变体位，并注意血压的波动。

4.手术操作要点

（1）开颅和内听道后壁磨除

①骨窗上方应显露横窦，外侧应显露乙状窦，下方可根据肿瘤的大小和位置决定骨窗范围，一般不必暴露枕骨大孔后缘和寰椎后弓。

②通常先切开乙状窦下段后方的硬脑膜，然后采用窄脑压板轻压小脑，在镜下剪开小脑延髓外侧池蛛网膜，充分释放出脑脊液，使颅压充分下降后再切开硬膜。切开硬膜前如仍感颅压过高，可再辅以过度换气、抬高头位等措施，待颅内压下降后再切开硬膜，以免因颅压过高切开硬膜后，小脑"挤"出硬膜切口引起小脑肿胀、挫伤。

③避免电凝止血致硬膜皱缩、缝合困难。

④内听道后壁磨除：打开桥小脑池，暴露桥小脑角区肿瘤，应首先打开内听道，以确认肿瘤的外界。在内耳门后唇后方环形切除硬膜约$1cm^2$大小，用磨钻逐步磨除内听道后壁。先使用直径约3～4mm大小的钻头，理由是磨除速度快，不易磨穿到气房，也不易损伤内听道内的软组织。当磨到内听道底部时，应更换用一小钻头。在磨除内听道后壁骨质时，应保持持续冲洗和吸引，以保持手术野清晰并避免热传导损伤面神经；同时，防止碎骨屑的污染，以减少术后脑膜炎的可能性。冲洗液的温度必须保持在体温水平，较冷的液体将引发神经的去极化。内听道的下壁应尽可能不触及，以免损伤可能存在的高位颈静脉球。另一关键点为内听道与上、后半规管及总脚关系密切，如果肿瘤蔓延很靠外侧，将不得不暴露内听道的底部时，有可能损伤上、后半规管及其总脚。在内听道底部的骨质磨除时，方向应由内到外，而不是由外到内。在磨除内听道、半规管壶腹及颈静脉球之间的骨质时，每次以0.1mm厚度的递增磨除骨质，而不至损伤周围的前庭器或者颈静脉球。术前高分辨率的CT扫描可以精确地测出从颈静脉球到内听道的垂直距离。在颈静脉球高出内听道1～2mm的病人，用金刚砂磨钻去除颈静脉窝的骨壁时的微小渗血，通常可用明胶海绵止住。

为了完全切除内听道内肿瘤,应尽可能多地磨除内听道后壁骨质。磨除内听道后壁的长度要适当,磨除不足,显露内听道内的肿瘤不充分;过分磨除,可能损害外侧半规管,并增加脑脊液鼻漏的危险。一般磨除的范围是6～7mm。可分期磨除,以便既有效地磨除后壁骨质,又不损伤面神经和蜗神经。首先用3mm钻头粗略磨除骨质,然后切开内听道内硬膜,切除部分肿瘤,再用窄脑压板或硅胶膜片保护神经,然后再用1mm钻头磨除残余骨质。最后再全部清除内听道内肿瘤。如果磨钻技术不过关,内听道后壁切除不完全,可借助内窥镜,使术野更清晰,从而达到安全有效的全切除内听道内肿瘤。为防止脑脊液漏,术毕先用骨蜡封闭开放的气房,并用生物胶和肌筋膜或肌肉片等封闭内听道,这样可避免术后脑脊液进入外耳道,或脑脊液进入咽鼓管,从而避免逆行性感染的发生。但填塞物过多,易在内听道内形成瘢痕组织,使神经和血管受压,引起术后迟发性神经功能损害。

(2) 释放脑脊液、显露肿瘤

①耐心释放枕大池及小脑延髓侧池,脑脊液使脑组织充分自然回缩,避免过度牵拉小脑,可减少因过度牵拉小脑引起术后小脑半球水肿、梗塞等并发症的发生率。

②由于面神经位置的不确定性,在切开肿瘤之前首先用神经电生理监测仪探测面神经的走行,确认无面神经后再切开肿瘤背侧的蛛网膜,并向上、下两极推开,尽量保持蛛网膜的完整。因肿瘤位于蛛网膜外,面神经位于蛛网膜下。当肿瘤较大时(＞4cm),蛛网膜与肿瘤粘连紧密,要完整保留蛛网膜有时会相当困难,此时须先行瘤内减压。

③向内侧轻牵小脑半球,首先沿肿瘤与小脑半球之间分离蛛网膜有助于显露肿瘤,又可避免因过度牵拉小脑而引起小脑挫伤肿胀。

(3) 肿瘤内切除减压及瘤壁的游离　桥小脑角肿瘤手术的原则是将肿瘤从神经组织上分离,而不是将神经组织从肿瘤上分离。分离、切除肿瘤时,一般从内侧至外侧。因为从外侧向内

侧牵拉肿瘤时可能撕裂蜗神经进入耳蜗处的神经纤维。早期暴露时不要试图一下子看到整个肿瘤。先切开肿瘤包膜行囊内切除,随着肿瘤的切除,内侧肿瘤被推向外侧,能更多地切除肿瘤。肿瘤紧密帖服于神经组织的原因往往不是肿瘤包膜同神经组织粘连紧密,而是残余肿瘤连同包膜楔入神经组织。瘤内肿瘤切除后,肿瘤包膜向外回缩,方可良好地显露肿瘤脑干侧的神经组织。

①听神经瘤起源于内听道段前庭神经,肿瘤从内听道向桥小脑角扩展过程中向内侧推挤覆盖于肿瘤表面的蛛网膜,使之返折成两层,而肿瘤周围的神经、血管均位于两层蛛网膜之间,故在镜下沿蛛网膜层分离便于保留瘤周的神经血管结构。体积较大的肿瘤,与脑干粘连较紧,有的甚至嵌入脑干内。因此,分离切除肿瘤时,应始终清楚地保持肿瘤与蛛网膜的界面,将蛛网膜留在脑干侧。对嵌入脑干内的肿瘤,可先行外侧肿瘤的切除,待脑干自动缓慢回位后又可显露部分肿瘤。在牵拉脑干侧肿瘤时应注意平行向外侧牵扯,而不是向后牵拉,尽可能减少对脑干的影响。

②肿瘤显露后切除方法较为恒定,即先行瘤内切除,一般用吸引器和CUSA即可吸除肿瘤,遇有质地较硬韧的肿瘤可用取瘤钳行瘤内切除,避免穿透肿瘤囊壁而损伤面神经。首先显露肿瘤的后极,沿肿瘤表面的蛛网膜间隙分离肿瘤与小脑和桥臂的界面。如果肿瘤体积较小,直径＜3cm,则可开始分离肿瘤下极和上极。分离下极的目的是为了鉴别肿瘤与后组脑神经的关系,将神经从肿瘤包膜上分离并妥善保护;分离上极时应先确定小脑后上动脉与肿瘤的关系,如果该动脉与肿瘤包膜邻近或粘连,应细心分离并予以保护。如果肿瘤体积较大,直径＞3cm,则无需进行肿瘤上下极较广泛的分离,可先行肿瘤囊内切除后再分离肿瘤包膜上的神经与血管(图5-10-30)。

③分块切除肿瘤上、下极和肿瘤内侧及内听道内肿瘤。切除肿瘤上极至小脑幕游离缘时,首先可见位于蛛网膜下的滑车神经、小脑上动脉及大脑后动脉,上述神经血管几乎不与肿瘤瘤壁

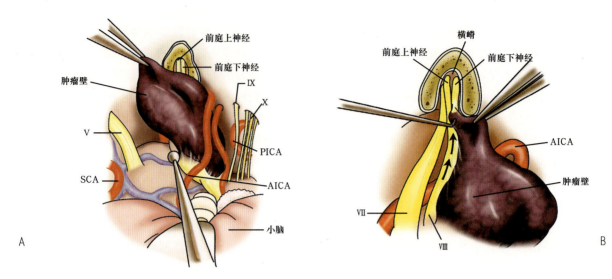

图5-10-30 乙状窦后入路切除中小型听神经。A,肿瘤内减压后,将肿瘤壁从脑桥、邻近脑干的面神经和前庭耳蜗神经的后表面分离并清除。在内听道底可见前庭上、下神经,三叉神经和SCA位于肿瘤的上方,而舌咽、迷走神经及PICA位于肿瘤的下方。B,自内侧向外侧沿耳蜗神经逆向分离肿瘤壁,这样可避免撕裂从内听道底筛孔经过的细小的耳蜗神经丝。在内听道底还可见分隔前庭上、下神经的横嵴(Rhoton,1993)

粘连。三叉神经绝大多数位于肿瘤上极的腹侧,肿瘤体积巨大时常与三叉神经粘连应小心分离避免损伤。

(4) 内听道内肿瘤的切除及面神经保护

①内听道后壁的磨除:内听道内肿瘤的切除取决于内听道后壁的充分磨除。在磨开内听道之前,须仔细检查手术野,不能遗留任何棉片,一旦钻头卷起脑干周围的棉片,将导致不可挽回的严重后果。先用小切削钻头,当接近内听道壁时改用小的金刚钻磨头,内听道后壁磨开的宽度和深度都应达到充分暴露内听道内肿瘤为止。磨开内听道后壁后,沿骨膜在内听道口的返折处切开内听道内的硬脑膜,切开方向与内听道纵轴平行,即纵向切开内听道内硬膜,即可直视切除内听道内肿瘤,细心分离内听道内的肿瘤,寻找最内端的肿瘤边缘,将其从面听神经上分离出来。面神经内听道段几乎不与肿瘤粘连,可用剥离子将肿瘤自面神经表面轻轻剥下,尽量避免过多电凝或盲目钳夹致面、听神经继发性损害。术中应尽力保留内听动脉,在处理内听道内肿瘤时不要轻易使用双极电凝,因为内听动脉的保留与耳蜗神经的保留一样重要,是听力保留的先决条件。

②内听道内肿瘤的切除:肿瘤在内耳道口与硬脑膜紧密粘连,通常最后切除内耳门内肿瘤,以避免肿瘤的重力作用牵拉面神经造成损伤。如果在处理该部位肿瘤时,不恰当地挤压面神经,则尽管在解剖上做到了面神经的保留,但术后却常常出现明显的面神经功能障碍。内听道后壁磨开后,在内听道口的返折处切开内听道内的硬脑膜,切开方向与内听道纵轴平行。细心分离内听道内的肿瘤,寻找最内端的肿瘤边缘,将其从面听神经上分离出来,此时便可沿面神经与肿瘤包膜的界面分离残留的肿瘤组织。

③内听道内面神经保护:在近内耳门处面神经可被压扁、拉长,并被挤向不同方向,常将面神经推挤而在内听道口的前缘上形成一个角度,有时与肿瘤壁难以区别,面神经在该部位最易损伤,应高度警惕。内听道口脑神经之间的解剖关系是固定的,面神经在前上方,耳蜗神经在前下方。小脑前下动脉变异较大,甚至可进入内听道,但上述这些结构并不与肿瘤保持固定的关系。通常面神经向前上方移位,常伴随三叉神经走行然后回到脑干的外侧,耳蜗神经通常向前下方移位,但变化极多。面神经可走行于肿瘤的下方,甚至位于肿瘤后方或被肿瘤包裹,这种情况保留面神经最为困难。当肿瘤与面神经粘连较紧密时,

采用钝性和锐性相结合的方法分离。尽量避免过多的电凝,尤其是面神经与肿瘤粘连较紧密时,这对保证其血供是有益的。进入内听道的小脑前下动脉最易损伤,而内听动脉的损伤可丧失听力保留的机会。

④神经内窥镜辅助:采用神经内窥镜辅助内听道壁磨除和内听道内肿瘤的切除,具有以下优势:内听道后壁磨除充分,便于观察内听道内的血管、神经及其与肿瘤的关系,也可观察颈静脉球与内听道的邻近结构,发现内听道底的残留肿瘤并予以清除,也可观察肿瘤切除后内听道内的耳蜗神经与面神经的完整性,术毕用来观察已打开的乳突小房是否已严密封闭。

(5)内听道外肿瘤的切除及脑干、重要脑神经保护

①肿瘤下极分离与寻找面神经脑干端:在肿瘤的下极至颈静脉孔,有Ⅸ、Ⅹ、Ⅺ神经和小脑后下动脉走行。可用显微钩、蛛网膜刀或显微剪刀打开桥小脑池,辨认并保护Ⅸ、Ⅹ、Ⅺ脑神经。无论何时分离蛛网膜,都要保持蛛网膜黏附于脑组织,因为“蛛网膜属于病人”。在较大听神经鞘瘤,Ⅸ、Ⅹ、Ⅺ神经可能会因为增厚的蛛网膜覆盖而变得模糊不清和脆弱,容易因牵拉或神经滋养血管受损而发生功能性麻痹或轴性损伤。切除肿瘤下极内侧囊壁时,注意寻找从第四脑室侧孔突出至蛛网膜下腔的脉络丛。之后将肿瘤囊壁向外侧翻转分离并分块切除,面神经起始段位置固定,且不与肿瘤囊壁粘连。仔细地锐性分离蛛网膜,保留所有微小血管,充分暴露肿瘤的外下部,避免牵拉这些神经或损伤血管。

②脑干侧肿瘤壁的分离:肿瘤与脑干粘连的常见原因是肿瘤组织挤压或嵌入脑干,而非肿瘤与神经组织的粘连。因此瘤内容切除后,瘤体塌陷,瘤壁即松动;如粘连仍紧,可继续囊内切除,让脑搏动将肿瘤组织自然推出,沿肿瘤与脑干间的蛛网膜界面细心分离,切不可勉强牵拉、切除。

③术中监测:脑干听诱发电位和面神经动作电位的术中监测,对保留面神经功能提供保

障。分离面神经与肿瘤时,应牵拉肿瘤而不是面神经,并坚持锐性分离,不要过分牵拉小脑以避免间接牵拉面神经。同时,尽可能保留面神经的血供,避免电凝的热损伤。

④面、听神经的寻找与保护:

⑤血管保护:肿瘤的血液供应主要为椎-基底动脉系统的小脑前下动脉、颈外动脉系统的脑膜中动脉、咽升动脉和枕动脉也参与供血。听神经瘤的血供一部分来源于岩骨内耳孔附近硬膜及小脑前下动脉的小分支,一般血运不丰富,没有太粗大的血管。因此,凡在术中看到肿瘤表面的较粗血管,都可能是被肿瘤推移的正常血管,应完整保留。肿瘤的表面可能覆盖有小动脉和中等大小的静脉,应将它们仔细地从肿瘤的表面剥下来,连同它们的蛛网膜网状结构,留附于脑表面。这些血管的出血使蛛网膜下平面变得模糊,应轻轻冲洗或用明胶海绵轻柔压迫止血。约有$1\%\sim2\%$的听神经瘤面神经走行于肿瘤的后表面,这种情况保留住神经的可能性很小,术中采用连续面神经肌电图监测有望保留之。内听动脉的保留,是保留听力功能的重要条件,如果企图保留病人的听力,术中就应保留该动脉。否则,尽管面神经与位听神经得以解剖保留,但仍因神经梗死而导致面瘫与听力丧失。

5.术中注意事项及应急处理

由于听神经瘤大小、软硬度、出血程度以及毗邻的结构受累的程度不同,手术难易程度差别较大。为减少死亡率、病残率,必须讲究手术技巧和策略,并注意以下几点。

(1)开颅时的注意事项

①采用半坐位手术时,切开皮肤和肌肉组织过程中,麻醉师应间歇地压迫颈静脉,这样可以识别和处理软组织内塌陷的静脉(特别是在骨组织里的静脉)。这一步骤和增加呼吸压力,有助于降低发生空气栓塞的危险。

②骨窗开颅较为困难的部分是显露横窦和乙状窦交界部。如有磨钻可借助磨钻切除该部位的颅骨,但在磨除靠近静脉窦的颅骨时必须先用剥离子分离静脉窦与颅骨的间隙。用咬骨钳切除

该部位颅骨时也必须分离静脉窦与颅骨的界面，以免咬除颅骨时咬破颅骨内板下的静脉窦而造成大出血。若发生静脉窦破裂出血，须用湿润的明胶海绵轻轻压迫窦的近端，取肌肉片一块（砸扁平后）放于开放的窦壁上压迫漏口，然后将骨缘下的硬脑膜翻转压迫明胶海绵，常可达到止血的目的；如果静脉窦出血的部位不在骨缘下而有条件进行直接缝合时，可用1号线缝合止血，再用医用生物组织胶粘住，修补窦口而保证窦腔通畅。

③为防止术后脑脊液漏的发生，应采用骨蜡封涂乳突部和内听道后壁骨表面的乳突气房孔，再用肌肉或自体脂肪填塞内听道，最后用纤维蛋白胶粘封。

（2）肿瘤显露与分离的注意事项

①小脑半球暴露部分用平整的棉片覆盖保护：在暴露的Ⅸ、Ⅹ、Ⅺ脑神经小脑后下动脉和椎动脉上置放一平整的海绵，防止在深部分离中器械进出术野时损伤这些结构。当动脉暴露后，为防止血管痉挛，将罂粟碱敷于动脉表面。

②显露桥小脑角应循序渐进：切开硬脑膜后，一方面要尽可能地减轻小脑的张力，包括释出枕大池的脑脊液；另一方面，显露桥小脑角时要逐渐用棉片推开小脑半球，使小脑对牵拉有一个适应的过程。沿小脑外侧逐步显露桥小脑角肿瘤。首先显露肿瘤的后极，沿肿瘤表面的蛛网膜间隙分离肿瘤与小脑和桥臂的界面。如果肿瘤体积较小，直径＜3cm，则可开始分离肿瘤下极和上极。分离下极的目的是为了鉴别肿瘤与后组脑神经的关系，将神经从肿瘤包膜上分离并妥善保护；分离上极时应先确定小脑后下动脉与肿瘤的关系，如果该动脉与肿瘤包膜邻近或粘连，应细心分离并予以保护，上极的分离尚可于深部见到三叉神经。如果肿瘤体积较大，直径＞3cm，则无需进行肿瘤上下极较广泛的分离，可先行肿瘤囊内切除后再分离肿瘤包膜上的神经与血管。术中切忌为了快速显露肿瘤组织而盲目地用脑压板强行牵开，忽视这一点，常可造成术后严重的小脑水肿。

③肿瘤分离的顺序：先分离肿瘤下极，保护后组脑神经及小脑后下动脉，依次分离肿瘤上极与三叉神经，再分离小脑侧的肿瘤，最后分离脑干侧的肿瘤。对于肿瘤包膜的血管，须先辨认清楚后再电灼进入被膜内血管，最后切除已分离出的被膜，依此法交叉进行。桥小脑角肿瘤切除后，再切除内听道内肿瘤，当肿瘤较小时，在辨认清楚内听道内的神经、血管后，直接沿瘤周正确的蛛网膜平面分离，将肿瘤自这些正常结构上游离下来；内听道内肿瘤较大时，也应先作肿瘤包膜内切除，再沿正确的界面，将"瘤壁"自神经、血管上分离下来。

④术中必须保持干净满意的术野：从手术一开始就分离，保护好肿瘤表面的蛛网膜，使手术操作严格在肿瘤包膜与蛛网膜之间进行。切开肿瘤背侧蛛网膜向上、下两极推开，包膜内肿瘤切除，待瘤体缩小后，严格在蛛网膜下分离肿瘤包膜。

（3）肿瘤切除的注意事项

①肿瘤包膜的切开：在切开包膜之前应在显微镜下，仔细辨认肿瘤包膜上有无神经。极少数面神经可以位于肿瘤的后下方，此时不恰当地电凝肿瘤包膜或盲目切开包膜，可损伤面神经。确认显露的肿瘤包膜上无神经后，再电凝包膜，行肿瘤囊内切除。肿瘤囊内切除应尽可能地使包膜变薄，最好能在1～2mm左右，以便为包膜的分离创造有利条件。肿瘤囊内的切除可用取瘤镊分块切除，也可用CUSA（超声吸引）或激光手术刀。CUSA的切除速度较快，但无止血作用；激光的止血作用较好，但速度较慢。使用CUSA时切忌吸引力过大，以免将包膜吸住并打穿。

②肿瘤壁切除：根据包膜与脑桥和桥臂的粘连程度将包膜的切除分为两种方法。第一种是由内向外的方法，即先分离切除脑桥侧的肿瘤包膜，再处理内听道的肿瘤。第二种是由外向内的方法，即先处理内听道内的肿瘤，再分离内侧肿瘤包膜。肿瘤包膜的切除最重要的是避免损伤小脑前下动脉和面神经。多数肿瘤均可采用第一种方法将肿瘤全切除，但如果肿瘤包膜与脑桥粘

连紧密,分离有困难时即应改为由外向内的第二种方法。第二种方法的优点是切除内听道内的肿瘤后,可清楚辨认内听道口的Ⅶ、Ⅷ神经的解剖位置,在处理肿瘤包膜时可有的放矢地保护面神经,以提高面神经的保留率。

③保护重要的血管:术中尽可能地保留所有血管,尤其对脑干供血动脉必须完好保护。小脑前下动脉常位于肿瘤的内下方和Ⅶ、Ⅷ神经襻之间。在行肿瘤切除时,偶尔可发生活动性的出血。如果是一根血管出血,可暴露这根血管并电灼。但是,如果出血是弥漫性的,即不能用双极电凝止血,因较长时间电凝可引起组织发热,并传递到神经。

④面神经的分离与保护:术前、术中掌握影响保留面神经的因素,以利及早找出面神经、听神经,分别从内听道与脑干侧分离会师,注意避免面神经在内耳道端及脑干端断裂。面神经由于肿瘤压迫最常向上和向前移位,面神经最常见的位置是位于肿瘤的前方或肿瘤的前上方,但仍可位于其他位置,主要取决于肿瘤的生长方向。最难预料而又最为危险的是个别患者,其面神经位于肿瘤的后方,这一部位的面神经很难保留。在没有确认肿瘤包膜上确实没有神经组织前不要轻易电凝或切割,严格沿蛛网膜间隙进行分离。先处理内听道内肿瘤,然后在内听道口处辨认面神经后再将面神经从肿瘤包膜上分离出来。

(4)脑桥侧肿瘤包膜的分离与切除的注意事项

①脑桥侧肿瘤包膜的分离与切除的原则:听神经瘤手术的主要困难是切除脑干侧肿瘤和内听道内的肿瘤,而又能保留面神经的功能。脑桥侧肿瘤包膜的切除面临两个问题:一是避免损伤桥脑组织及其腹外侧面的静脉丛;二是分离内侧面肿瘤包膜时要随时注意避免损伤肿瘤前下方的面神经。肿瘤行囊内切除后,分离肿瘤与桥脑的界面时,要始终紧贴肿瘤表面进行分离,避免用尖锐的手术器械直接接触脑桥组织或分离脑桥组织。手术可用湿明胶海绵和小棉片轻轻沿肿瘤包膜将脑桥组织推开。遇有肿瘤表面血管并确认不是小脑前下动脉时,可用低功率双极电凝电灼切断。遇有脑桥腹外侧静脉丛出血时切忌用双极电凝反复电灼止血,以免造成不可逆的脑干损伤,这种情况最好是采用明胶海绵轻轻贴敷压迫止血。整个分离过程中随时注意肿瘤包膜上有无面神经经过,尤其是肿瘤较大将面神经压成扁平状时更要在高倍手术显微镜下仔细辨认。

②正确理解蛛网膜平面分离:沿桥小脑角肿瘤表面正确的蛛网膜平面分离、电凝皱缩的肿瘤包膜,将周边部分肿瘤牵向中心部位、切除之,再行肿瘤包膜内切除,如此反复,不断缩小肿瘤体积。胆大心细地分离与周围组织贴近的肿瘤部分。应用锐性和钝性相结合的方法,分开肿瘤表面的蛛网膜,电凝、切断肿瘤的细小供应动脉,便可较容易地使肿瘤自周围组织上游离下来。若蛛网膜不能自肿瘤包膜上分离开或与之粘连,提示该处有细小血管走行,应予细心显露、游离,电凝后切断之。有时肿瘤表面的小动脉看似供应肿瘤,实际仅发出更细小的分支供应肿瘤,而小动脉主干继续前行,供应正常脑、神经组织,故必须仔细确认血管供应肿瘤后方可离断,否则有可能引起严重后果。

通常,肿瘤与脑干等组织无粘连,造成"粘连"的常见原因为:误入肿瘤包膜内而未在蛛网膜与肿瘤包膜间进行分离;分离过程中使蛛网膜与肿瘤包膜黏合,从而误入蛛网膜外进行分离,处理瘤周细小供血动脉与引流静脉时,未能游离、电凝后离断,而使血管断端黏着在肿瘤包膜上,从而妨碍进一步分离。故应细心避免上述情况。如果肿瘤包膜内切除充分,且游离平面与分离方法正确,但肿瘤仍难与周围组织分离,可换一处操作,可望脑搏动将肿瘤渐渐挤出。另外,在肿瘤包膜内切除时,应严防切破肿瘤腹侧包膜,以免损伤其腹侧的脑干,或因出血至肿瘤腹侧,使界面不清而妨碍全肿瘤切除。

(5)处理内听道内肿瘤的注意事项 使用高速磨钻时,清除术野内所有海绵、绵片,用乳胶片保护脑组织用以代替棉片的保护作用,覆盖内侧脑桥、延髓和小脑半球外侧及腹外侧面,以便在磨除骨质时骨屑不会渗入蛛网膜间隙。由于内听道开口处的硬脑膜常常与肿瘤形成粘连,分离肿瘤时亦容易出血,因此分离此处的肿瘤须十分仔细。由于肿瘤的压迫,常将面神经推挤而在内听道口的前缘上形成一个角度,如果在处理该部位肿瘤时不恰当地挤压面神经,则尽管在解剖上作到了面神经的保留,但术后却常常出现明显的面神经功能障碍。内听道口处面神经脆弱的另一个原因是该段神经的血管较细,且正处于发自面神经近端和发自内耳道的神经营养血管的交界部,保护这一段神经的重要性也就不言而喻了。

切开内听道后壁处硬膜,应用磨钻自内向外切除内听道后壁,以显露内听道内肿瘤和辨认内听道内诸神经。内听道后壁骨质切除,外侧至横嵴,上下缘至不再有骨壁掩盖内听道为止。注意调整磨钻转动方向和用力方向,以便万一磨钻打滑时,使钻头滑离神经组织。另外应注意,勿磨破内听道内硬膜,以免瘤组织翻出或因棉片压迫妨碍进一步钻磨,以及勿损伤肿瘤下缘,甚至进入内听道的小脑前下动脉襻。向外侧磨除骨质不要超过10～12mm,以免损伤半规管。

切开内听道硬脑膜,在直视下显露内听道肿瘤外极,分离并切除。为切除听内道内肿瘤,而又能保护面听神经。术中须注意以下几点:①磨除内听道后壁时应尽量多冲水,以免热传导损伤面神经。②磨开内听道后壁后,纵向切开内听道内硬膜,即可直视切除内听道内肿瘤,面神经内听道段与肿瘤粘连不紧,可用剥离子将肿瘤自面神经表面轻轻分离。③术中应保留内听动脉。处理内听道内肿瘤时,不要轻易使用双极电凝,这对保证其血供是有益的。内听动脉的保留与耳蜗神经的保留一样重要,这是听力保留的先决条件。④当肿瘤与面神经粘连紧密时采用钝性或锐性相结合的方法沿内听道纵轴分离,可防止面神经的进一步损伤。

听神经瘤术中面神经最易受损的部位是自肿瘤内侧即将入内耳门处,该处面神经大多位于肿瘤前中或前上部(共约73%)。由于长期受压,往往成薄片状分散或粘连附着于肿瘤包膜,难以

辨认。肿瘤切除时的牵拉、吸引、电凝和骨质磨除产生的热效应等,均易使面神经损伤。遵循一定的手术策略,有助于提高面神经的解剖保留率。①先瘤内切除,缩小肿瘤体积,减轻对周围神经血管结构的压迫,松弛相互间的解剖关系,然后再循序切除肿瘤周壁,最后切除内听道处的肿瘤。②术中对血管和神经的保护同等重要,电凝分离或磨除内听道后壁时注意降温,禁止早期电凝肿瘤包膜上的较大"过路"血管,预防血管痉挛。③在近内耳门处肿瘤常与神经血管束粘连紧密,该处应最后处理,锐性分离,避免直接和持久牵拉神经血管。

十、面神经的功能保护

House 和Brackmann 提出House 和Brackmann面神经功能分级,将面神经功能分为六级(表5-10-4),逐为各家所接受。20 世纪80 年代听神经瘤手术后面神经解剖保留率达90%,功能保留率达到50%; 90 年代面神经解剖保留率提高到

表5-10-4　面神经功能分级(House & Brackmann)

级别		临床表现(判定依据)
I	正常	面神经各部位功能正常,整个面部区域功能全部正常
II	轻度异常	大体:轻度无力,仔细检查可见轻瘫,可有轻微连带运动 静止:双侧对称 运动:前额轻- 中度运动,眼用力可完全闭合,嘴轻微不对称
III	中度异常	大体:明显不对称,但无变形,可见不严重的连带运动,但两侧对比无扭曲变形 运动:前额轻- 中度运动,用力可完全闭合眼,用力嘴角轻微力弱
IV	中- 重度异常	大体:明显力弱和/ 或变形性不对称 运动:眼不完全闭合,尽力嘴角仍不对称
V	重度异常	大体:感觉不到运动 静止:不对称 运动:眼不完全闭合,前额无运动,仅存轻微尚可察觉的运动
VI	完全瘫痪	无张力,无运动

97%,功能保留率达75%。目前,面神经解剖保存率超过98%,功能保存率亦超过90%,但仍然对面神经的保留率都不能达到100%,在解剖保留面神经的基础上仍有大量的病例不能做到功能保留。

1.面神经的辨认

辨明面神经与肿瘤的病理解剖关系,是面神经获得理想的功能保留的基础。由于面神经与听神经的解剖关系密切,听神经瘤时面神经的空间位置也一定随听神经瘤的肿瘤发生学、生物力学和肿瘤生长方式的变化而发生空间位置变化。根据Sampath统计,面神经不管肿瘤大小,可以横过肿瘤包膜任何方向和任何平面,但最常见于肿瘤的腹侧面包囊的中1/3平面,占39.8%;其次是上1/3占32.7%;下1/3占5.2%;前上极13.7%;前下极2.6%;位于肿瘤背侧的占2.6%;仅0.65%面神经被肿瘤包绕。目前在术前尚无法准确预知具体面神经的各种变异和移位,术中只能利用恒定的解剖关系加以辨认。面神经的有效辨认需根据正常解剖结构辨认面神经根(脑干端)和内耳道段。术野显露时由于肿瘤较大,不可能使面神经显露充分。这时需要首先切除肿瘤的一部分,使其体积缩小便于显露面神经的脑干端和内听道段。因此,避免在切除部分肿瘤时损伤面神经的最佳方案,是选择面神经出现频率最低的部位,即肿瘤包囊的背侧壁中1/3。如术中发现有可疑神经组织,可利用面神经刺激器辅助辨认。

面神经脑干段在舌咽神经最上根丝之上2～3mm。在暴露不满意时可利用Rhoton假想线(在舌咽、迷走、副神经根的延髓连线向上通过脑桥延髓交界处),此线将通过面神经在脑桥延髓的起点;还可利用面神经与第四脑室的恒定解剖关系来辨认,即找到颜色苍白表面呈粗颗粒状的第四脑室脉络丛,它的外侧为小脑绒球,恰位于面神经起始水平。面神经起始部的辨认要点有:①面神经位于脑桥延沟的外侧,在听神经前方1～2mm;②脑桥延沟外侧端,正对第四脑室外侧孔内侧;③第四脑室脉络丛常从第四脑室外侧孔伸出至舌咽和迷走神经表面,脉络丛及舌咽

和迷走神经上方即为面神经;④小脑绒球自第四脑室外侧孔突向桥小脑角,正位于面听神经起始后方;⑤面神经位于舌咽神经上方3mm,前方2mm。然后利用面神经监护仪的自发肌电图画出面神经的走行方向。在切除肿瘤与分离面神经过程中要分别从脑干侧与内听道侧向肿瘤中央汇合。同时,在此段(桥小脑角段)分离面神经时还要注意对中间神经的保护。中间神经在此段与毗邻的组织解剖关系不恒定:它可以走在前庭蜗神经和面神经运动支中间,也可以与其中任何一支神经伴行,或在上方,或在下方。

2.面神经的解剖和功能保留

面神经损伤是听神经瘤手术时的主要并发症之一,彻底切除肿瘤,完整保留面神经甚至听神经的功能是听神经瘤手术治疗的最理想结果。肿瘤的全切除不能以牺牲病人的神经功能为代价,要最大限度地保留神经功能以提高病人的术后生存质量。面神经解剖保留是获得理想功能保留的基础。术中及时、准确地判断面神经与肿瘤的病理解剖关系至关重要。作者总结大型听神经瘤面神经与肿瘤的病理解剖关系如下:面神经位于肿瘤的腹侧方占84.1%,肿瘤上极8%,肿瘤下极6%,术中面神经被肿瘤侵蚀、破坏,无法判断其准确位置者1.9%。江涛等还观察了肿瘤切除后的面神经形态,其形态分两种:扁片状和圆隆状。扁片状的面神经以实质性的前庭神经雪旺细胞瘤为主,圆隆状的神经以囊性前庭神经雪旺细胞瘤为主,囊性部分越多圆隆部分越明显,术后神经功能分级越低,术后神经功能越好。

由于面神经位置的不确定性,在切开肿瘤之前首先用神经电生理监测仪探测面神经的走行,确认无面神经后再切开肿瘤背侧的蛛网膜,并向上、下两极推开,尽量保持蛛网膜的完整,因肿瘤位于蛛网膜外,面神经位于蛛网膜下。当肿瘤较大时(>4cm),蛛网膜与肿瘤粘连紧密,要完整保留蛛网膜已相当困难。此时,尽可能先囊内切除,但要保证囊壁完整,然后再分别切除肿瘤的上极、下极,还有内侧面及内听道的肿瘤。切除肿瘤下极内侧囊壁时,注意寻找从第四脑室侧孔突

出至蛛网膜下腔的脉络丛,面神经根部即位于脉络丛的下外侧,再用神经监测仪刺激加以证实,之后将肿瘤囊壁向外侧翻转分离并分块切除,面神经起始段位置固定,且不与肿瘤囊壁粘连。当肿瘤与面神经粘连较紧密时,须采用钝性和锐性分离相结合的方法,这可防止面神经的进一步损伤。尽量避免过多的电凝,尤其是面神经与肿瘤粘连较紧密时,这对保证其血供是有益的。

面神经即使解剖保留完整,有些病人术后仍有不同程度的功能障碍。可能的原因是:手术时损伤供应面神经的血管,或术后供应面神经的血管栓塞导致面神经的缺血性损害,或因肿瘤压迫面神经致其功能受损,术中的牵拉加重其损害。要避免面神经损伤,必须做到以下几点:①分离面神经与肿瘤时,应牵拉肿瘤而不是面神经;②坚持锐性分离;③不要过分牵拉小脑以避免间接牵拉面神经;④尽可能保留面神经的血供;⑤避免电凝的热损伤;⑥术中采用电生理监测。术中面神经电刺激可勾画出面神经的走行,便于指导手术操作。当分离肿瘤囊壁牵拉面神经时,持续监测可诱发出肌电图,表现为单发或连续收缩的波形,结合电刺激可准确地对面神经的走行进行定位。肌电图持续时间的长短与神经的损伤程度成正比。牵拉神经-肿瘤束的时间不应太长,应间歇性放松,以利于保护面神经功能。

3.面神经的保留与恢复

目前,无论肿瘤大小均可以设法保留面神经,即便在术中离断,多数亦可进行吻合。一般而言,术后早期面神经功能状态决定最终的功能结果。术中无面神经损伤,但有功能缺失的恢复时差别较大,可根据下述情况进行判断:①术后面神经功能基本正常,虽有轻度的面肌无力,但一般数天即可恢复。②术后面神经功能正常,但逐渐在24～72小时出现明显面瘫者。如为部分性瘫,一般数周至数月内可恢复,如果为完全性面瘫则需3～6个月的恢复时间。③术后面神经功能正常,而在术后几天内突然完全面瘫,病员可确切地说出发生的时间,多为血管因素引起,面神经功能恢复很慢,一般需要6～12个月或更

长。④麻醉清醒后即有部分面瘫,但并不继续加重,大多于数周至数月恢复。⑤清醒后面瘫由部分性逐步发展成完全性面瘫,大多在3～6个月左右恢复。⑥清醒后即为完全面瘫,面神经功能恢复结果很难预料,与术中所见解剖不完全一致。术中看上去面神经完好者可能要1年,而术中神经明显变细者却可在数月内恢复。完全面瘫一般须观察至少1年,等待期间应经常刺激面肌以保持面肌的张力。⑦未能解剖保留神经者,其手术目标是彻底切除肿瘤。如果早期即为完全性面瘫(Ⅵ级),则患者最终不可能恢复至Ⅲ级以上;而早期为Ⅱ级者通常可完全恢复,Ⅲ级者也有较高的恢复率。

根据面神经缺损的不同程度,采用以下不同的手术技术:①如果在桥小脑角或内听道内,可以辨认面神经的中枢和外周侧残端,并且有足够的长度,可以采用最基本的端-端吻合技术。如果不能在无张力下缝合,可使用中间移植物(通常采用腓肠神经)。②面神经的中枢侧残端存在,而在内听道内无可用的外周侧残端,可在同期进行颅内-颞外吻合术,或颅内-颞内吻合术。③如果没有可用的中枢段,应在听神经瘤切除术后尽早进行二期手术,可采用舌下神经-面神经吻合术。术中神经切断并作无张力端-端吻合者,面神经功能的恢复至少需等待1年。如果1年后仍无临床上和肌电图上神经恢复的迹象,则有理由作神经移植。面神经移植前应采用面肌刺激以保持健康的面肌张力。神经移植可选用舌下神经或副神经的胸锁乳突肌支。

面神经重建可分为两种,一种是术中重建,另一种是术后重建。术中重建可有两种情况,一种是面神经在内耳道端和脑干端保留完好而中间断裂,采用颅内端-端吻合的技术,用单股9-0的尼龙线缝合1～2针,面神经功能可逐渐恢复,在3～6个月内出现表情随意运动。另一种是面神经脑干侧残端保留至少3mm能进行颅内、颞骨内移植,在面神经中枢残端于脑干处准备好后,通过切开乳突,打开面神经管,显露面神经周围(乳突)段,从自体腓肠神经获取5mm移植

神经与面神经中枢端吻合,另一端经 Trautmans 三角区硬膜裂口拉出,再与切断的面神经远端吻合,术后4～12个月功能恢复优良。术后重建,主要是采用面-副神经吻合。对已确定面神经未解剖保留者,常在肿瘤切除后1个月内施行,术后自主提肩时可出现面部表情肌抽动,瘫痪侧面肌张力有所增加,面容较前对称,眼睑闭合较紧,此现象常在术后3个月左右出现,少数病人通过锻炼,面部表情动作也能获得较好的恢复。

4.影响面神经保留和预后的因素

(1)肿瘤的大小　肿瘤大小是预测术后面神经功能的最重要因素之一。为完整地保留面神经,必须明确听神经瘤大小及其与周围结构的解剖关系,这对保留面神经功能有重要作用。一般情况下,肿瘤越大,其术后短暂性的面瘫发生率越高,这种差异在术后一段时间内非常明显,但经过6～12个月后,肿瘤大小对面神经功能的影响就不很突出。因此,即使在巨大型肿瘤,如果术中能尽量减少危及面神经功能的因素,保持面神经的解剖完整,术后亦可以取得比较好的面神经功能。肿瘤大小的确是关系到挽救面、蜗神经的重要因素。然而,在大型和小型的肿瘤周围存在粘连也是决定性因素。多数学者将术后面神经功能保留标准定义为:Ⅰ～Ⅱ级(House-Brackmann),功能良好;Ⅲ～Ⅳ级,可接受;Ⅴ～Ⅵ级,差。Ojemann报道2cm以下听神经瘤面神经功能保留率可达95%,而大型听神经瘤却在75%以下。大型听神经瘤病人术前虽可无明显面瘫,但由于面神经长期承受肿瘤所致的牵拉、压迫或扭转,对操作损伤的耐受阈下降,更易于造成术后面神经麻痹。

(2)肿瘤本身的生物学特性　肿瘤的形态学表现也影响面神经的保留率。质硬、纤维型、血供丰富的肿瘤,即使瘤体较小,其发生面瘫的危险亦大大高于体积大的肿瘤;伴发神经纤维瘤病的听神经瘤,其粘连和浸润程度都比普通的听神经瘤要严重。巨大、质硬、包膜菲薄和血供丰富的肿瘤,术中容易导致面神经损伤,其中尤以血供的影响最大。血供丰富的肿瘤手术时出血较

多,血液布满术野,神经的行径不易辨认,操作时易被误伤。Samii(1997)认为囊性听神经瘤切除时更易造成脑干损伤和面神经离断,使面神经解剖保留率从93%下降至88%。囊变肿瘤往往与神经粘连紧密,常伴发囊内出血,且缺乏正常的瘤壁,所以难以与神经分离。

(3)术前面神经麻痹程度　术前有明显面瘫的病人,其面神经已被肿瘤推压成薄片,外观犹如一条纤维带术中游离神经,容易导致整根神经离断或将神经轴突损伤。这种情况即使术中努力保持了面神经的解剖完整,术后面神经功能恢复也不理想。神经被肿瘤牵伸的长度也是影响面神经解剖和功能保留的重要因素,面神经未被显著拉长,长度＜3cm者,容易保留。

5.避免面神经损伤的措施

面神经解剖保留是理想功能保留的基础,娴熟的显微手术技术配合特异、灵敏的面神经电生理监测是实现这一目标的保证。

(1)避免面神经损伤的原则　准确定位、精细操作和微侵袭的分离方法。在没有确认肿瘤包膜上确实没有神经前不要轻易电凝或切割;严格沿蛛网膜间隙进行分离;在采用由内向外的手术方法无法辨认面神经时可改用先处理内听道内肿瘤,然后在内听道口处辨认面神经后再将面神经从肿瘤包膜上分离出来。

(2)术中采用正确有序的方法寻找面神经

①寻找确定面神经的内听道段:面神经与肿瘤在内听道部位的解剖关系较为恒定,镜下仔细寻找内听道部位的面神经,然后沿着其走行方向,向脑干侧分离。对于中小型听神经瘤,在分离肿瘤前磨开内听道后壁,分离出位于肿瘤前方的面神经内听道段,有助于术中解剖保留面神经。

②寻找确定面神经的脑干端:面神经和前庭蜗神经的脑干端位置相距很近,可以通过固定的解剖标志来寻找,如第四脑室外侧孔脉络丛、桥延髓沟、小脑绒球、下橄榄体和舌咽神经等。

③寻找确定面神经的脑池段:冯思哲等认为小脑前下动脉的主干和分支以及小脑前下动脉襻与面神经和前庭蜗神经有一定的解剖规律,

提出根据小脑前下动脉的主干和主要分支或小脑前下动脉襻寻找面神经脑池段,结合面神经刺激确认、鉴别面神经。因此,术中应尽可能保留肿瘤表面的动脉,寻找小脑前下动脉主干、分支及小脑前下动脉襻,根据解剖学的关系来定位寻找面神经。

(3)面神经的分离　分离面神经与肿瘤时,应牵拉肿瘤而不是面神经。听神经瘤手术的原则是将肿瘤从神经组织上分离,而不是将神经组织从肿瘤上剥离。肿瘤表面覆盖有两层蛛网膜,外层为桥小脑角池蛛网膜,内层为听神经表面蛛网膜。肿瘤位于蛛网膜外,而面、位听神经位于蛛网膜下,这是获得面神经解剖保留的解剖学基础。所以术中应尽量保持蛛网膜的完整,始终在这两层蛛网膜之间进行分离,有利于分离肿瘤与周围结构的粘连,保留面神经和减少出血。先行瘤内切除肿瘤主体,但要保证囊壁完整,然后再分别切除肿瘤的上极、下极、内侧面及内听道的肿瘤。分离肿瘤包膜时首先寻找不与肿瘤粘连的面神经脑干端,证实后沿着其走行方向逐步锐性分离,再于内耳道内识别不与肿瘤粘连的面神经内耳道段,逐渐缩小肿瘤体积,最后将肿瘤包膜分块切除之,这是获得解剖保留面神经的有效方法。

(4)坚持锐性分离　对于肿瘤与神经血管粘连紧密者,应采用钝性和锐性相结合的分离方法,由正常区到异常区沿着神经的轴向分离,这可防止面神经的进一步损伤。强调术中首先识别不与肿瘤粘连的面神经脑干端及内听道端,再从两端沿面神经锐性分离是面神经解剖保留的技术关键。这里的锐性指器械的锐利和分离手法的准确和快捷,尤其是分离粘连时。

(5)坚持蛛网膜层面分离　为了避免对脑干的损伤,在切除肿瘤时,解剖操作应严格限制在肿瘤与脑干间的界面。要保留面神经还必须注意保留表面蛛网膜的完整,因面、听神经位于肿瘤包膜及表面蛛网膜的夹层中,如在蛛网膜外分离,一则不易寻找,另外在分离蛛网膜时所用的力量常导致面神经断裂,为此,在肿瘤一开始显露时,就应将蛛网膜显露好,并且一直注意界面,所有分离面、听神经的操作必须在此界面进行。

(6)保留面神经血供　由于肿瘤巨大,在切除肿瘤时,必须确定进入肿瘤的血管是否还向脑干供血。有些脑干的供血动脉常呈"Y"形,有分支供应肿瘤,因此手术时尽可能保留所有血管,如果必须切断,切断部位只限于进入并紧邻瘤组织处。面神经的供血血管在桥小脑角段主要为小脑前下动脉供应,为防止术后血管痉挛,术中可采用罂粟碱棉片贴覆。

(7)避免牵拉性损伤　术中不要过分牵拉小脑,以避免间接牵拉面神经。同时,术中减少电凝,避免电凝的热损伤。面神经颅内段仅被覆以神经胶质细胞和雪旺细胞,只有在进入面神经管后才有较完整的神经外膜。这是面神经出脑干处和入面神经管处最易损伤的原因。内听道内的面神经往往被卡压,可预先用激素浸泡的棉片贴敷以及必要的面神经管减压。在分离肿瘤上的面神经过程中最困难的是肿瘤腹侧部,这里神经与肿瘤黏着特别紧密,范围约长1～1.5cm。

(8)术中面神经监测　面神经最常见的位置是位于肿瘤的前方正中,其次是前下方或前上方,主要取决于肿瘤的生长方向。最难预料而又最为危险的是个别患者其面神经位于肿瘤的后方,这一部位的面神经很难保留。内耳道内的瘤块应尽量用磨钻将内耳道磨开,在直视下予以切除,这样不易损伤内耳道内的面神经。尽管如此,但由于面神经的走行方向和形态的不确定性,对于面神经的寻找和保护,术中没有确切的把握。

术中判断以面神经监测为准,位置判定:①腹侧方,面神经位于肿瘤深方;②背侧方,面神经位于肿瘤浅层面,即术者与肿瘤之间;③上方,面神经位于肿瘤上极,靠近小脑幕;④下方,面神经肿瘤下极,靠近后组脑神经。术中采用面神经监测技术可定位面神经的位置与走行方向,引导肿瘤切除,提高面神经的解剖和功能保留率。听神经瘤直径>2cm时,神经电生理监测与术后1年面神经功能保留率成正相关。

术中监测的理想目标主要体现在四方面:

①监测指标应特异性高,敏感性强;②便于术者尽早确认神经解剖走行,并提供有关神经受损程度的信息;③能连续监测并即时反馈脑神经的功能状态;④能够预测术后脑神经解剖和功能状况。

应用面神经监护时,应注意下列要点:①先在内耳道底出找到面神经,并确定面神经对0.2mA刺激电流的反应波幅,然后顺内耳道向内侧方向分离肿瘤,以保证面神经在内耳道内的完整。②在充分瘤内切除后,应尽早抬起肿瘤下极,在脑干表面寻找面神经,间断使用监护刺激头以防分离时面神经的断裂。③在分离肿瘤囊壁与面神经时可直接使用刺激头。需要指出的是术中面神经监护,不能取代手术技巧和解剖知识,术中面神经损伤的程度还要依靠肉眼来判断以进行修复。

十一、位听神经的保护

听力保存已成为听神经瘤追求的目标。只要患者术前存有有效听力,均应争取保留。听神经的解剖和功能保留与肿瘤的大小密切相关。因此,努力提高听神经瘤的早期诊断是提高听力保留的关键。为保留听力,应注意以下几点。①保护迷路动脉:钝性分离肿瘤囊壁和蛛网膜层,迷路动脉常走行于肿瘤的尾端,在内听道口处向肿瘤发出一小分支,电凝后锐性切断。②术中蜗神经监测:可预测和防止蜗神经的损害。③内听道磨除:磨除内听道后壁的程度要适当,磨除不足,显露内听道内的肿瘤不充分,过分磨除,可能损害外侧半规管。

目前,临床上对听力保留的定义尚不完全统一。从理论上讲,肿瘤发生于前庭神经,为听神经瘤术中保存耳蜗神经和保留听力提供了病理解剖学基础。事实上,听神经瘤术中保留耳蜗神经,术后不一定保留听力;术中保留了听力,术后主观感觉仍无听力或保留的听力影响健耳的正常听觉;术中保留了听力,术后远期听力下降明显快于健耳。因此,听神经瘤术后的听力保护或丧失是多因素的,除了是否保留蜗神经外还与

内耳滋养血管、内耳结构的完整及功能正常有关。肿瘤直径<20mm、术前有良好的实用听力,且年龄<65岁者,保留听力的可能性较大。但听力能否保留与术前听力、肿瘤生长部位、肿瘤大小、术式选择以及是否有术中监测等多种因素有关。肿瘤全切,术后听力长期保存,而不发生迟发性损害,也不发生恶性耳鸣,是听神经瘤手术的难点,也是现代颅底外科追求的目标。

1.听力保留的病人选择和手术方法选择

肿瘤的大小对显微切除术的入路选择尤其重要。对拟保存有用听力的肿瘤,根据肿瘤的大小选择经枕下入路和经中颅窝入路切除肿瘤。如果肿瘤局限于内听道,可应用经中颅窝入路。但即便是管内肿瘤,作者也倾向于经枕下入路。因此,对直径<2cm的单侧肿瘤、拟保存有用听力,年龄在70岁以下的病人,可选择经枕下入路。具备这些条件的病人,术后听力保存的可能性要大得多。

2.位听神经监测与保护

术中听觉监测的方法有:听觉脑干诱发电位(ABR)、耳蜗电图(ECOG)和听神经复合动作电位(CNAP)。听觉脑干反应(ABR)、耳蜗电图(ECOG)和复合神经动作电位(CNAP)的变化类型和程度,在术中有很大变异。听觉脑干诱发电位(ABR)是远场记录的原型,放置针电极于耳垂和头顶来记录。由于对声音刺激的反应波幅较小,有必要进行信号的叠加平均,这不可避免地推迟反应2～3分钟。由于肿瘤对听神经和脑干的影响,听神经鞘瘤病人的ABR通常明显受损,尤其是大听神经鞘瘤病人,超过1/3的病人术中不能记录到听觉脑干反应。耳蜗电图(ECOG)是评估蜗神经功能的另一种技术。耳蜗电图的记录利用两个电极,一个经鼓膜放置于中耳隆起,另一个针电极放置于同侧耳垂,这是一种近场记录。耳蜗电图不必要进行信号的叠加平均。监测耳蜗神经功能的方法是,直接从耳蜗神经上记录复合神经动作电位(CNAP)。复合神经动作电位也可用来获得实时信息,但因电极的放置影响手术而使它的应用受到限制。应用神经电生理监测技术,使听力保

存率33％以上。术中神经电生理监测发现,听神经瘤术中蜗神经附近电凝、牵拉肿瘤,从面神经表面分离蜗神经以及直接牵拉蜗神经等手术操作均可导致听力损失。按目前手术技术可以实现完整切除肿瘤和保留蜗神经结构,但在肿瘤质地坚韧、血供丰富者实现完整切除肿瘤和蜗神经的同时保护内耳的滋养血管,对颅底外科医师来说仍是一个挑战。

3.影响术后听神经功能保留的因素

影响听神经瘤术后听力功能的因素很多,与术前肿瘤大小、生长方式、术前听力状态(表5-10-5)、内听道底肿瘤侵犯程度等因素有关,也与术后相应的监护治疗措施、手术入路的选择、颅底显微外科技术密切相关。目前,小型听神经瘤听力保存率从21％～59％不等。

(1) 听力保存的基本条件　听力保存需具备以下基本条件:肿瘤包膜能与蜗神经无创性分开;保存蜗神经及耳蜗血供;在暴露肿瘤过程中没有开放内耳。一般认为可能保存听力的对象是:肿瘤直径<2cm、术前有实用听力(即纯音听力好于50dB、言语分辨率>50%,也有认为应是纯音听力好于30dB、言语分辨率>70%)、肿瘤未侵犯内听道底。符合听力保存条件者可进行中颅窝入路或乙状窦后-内听道入路。

(2) 有效听力保存的标准　目前对于听力、有用听力还没有被广泛接受的标准,但一般认为:有用听力的定义为不需要助听装置或用传统助听方法便能改善听力。一些作者选择病例

表5-10-5　听力分级

级别	描述	纯音测定(dB)	语言分辨率(%)
I	好-优	0～30	70～100
II	有用	31～50	50～59
III	无用	51～90	5～49
IV	差	91～最大	1～4
V	无	测不到	0

Gardener-Robertson 听力保留分类中,"50/50(II 级)"是有用听力的标准(纯音听力测定≤50dB,语言分辨率≥50%)。I 级能正常使用电话,II 级可对声音定位

时,要求最低语音接受域(SRT)<30dB,语音分辨率(SDS))>70%;有的作者标准比较宽松,SRT<50dB,SDS>50%就认为术后有可能保存听力。由于对"有用听力"有不同的定义以及肿瘤有不同的特征,听力保存率报道从21％～59％的差别很大,这取决于肿瘤的特征以及听力保护手术适应证的录入标准。手术当中判定的蜗神经解剖保存率,要比术后的功能保存率高得多。

(3) 听力保留与肿瘤大小　保留耳蜗神经功能的可能性应根据术前听力情况和肿瘤的大小决定。肿瘤的大小是预测听力保存的重要因素,肿瘤越大听力保存率越低,反之则越高。肿瘤大小一般按MRI/CT肿瘤最大直径来划分,House 耳科研究所术后听力保存:<20mm 为16.7%～80%,>20mm 为4.3%～30%。Schmerber等提出当肿瘤直径>15mm 时,术后听力保留率明显下降。枕下入路对肿瘤直径>2cm、中颅窝入路肿瘤直径>1.5cm者,听力保留的几率较小,一旦肿瘤压迫脑干,听力保留的几率就更小。耳蜗神经大部分恒定位于听神经瘤包膜的前下部,根据术中显微解剖,Koos 保留了87%中等大小听神经瘤患者的术后有效听力。大听神经瘤对蜗神经的压迫和浸润导致脱髓鞘和缺血程度增加,所以直径>2cm 的肿瘤听力保留比较困难。术前听力水平亦是影响术后听力能否保留的重要条件。有些作者认为应该试图保留任何残存的听力,另有作者认为保留"有用的听力"才有实际意义。有报道肿瘤位于内听道,突出后颅窝直径<0.5cm,听力保留率为60%;直径0.5～1.5cm,占35%;2～3cm,则小于20%;>3cm,术后听力难以保留。

(4) 听力保留与术前听力水平　听神经瘤术后听力保留与术前听力相关,术前听力好的比术前听力差的保留术后有效听力的机会更大。为获得有效的听力保存率,术前听力应限制在平均听阈(PTA)<30dB,言语识别率(SDS)>70%,但在健耳有残存听力或神经纤维瘤病 II 型(NF-2)或患者本人要求听力保存者,可放宽标准。Brackmann 等报道听力保存率达70%,其病例

选择遵循如下原则:①PTA≤30dB,SDS≥70%;②患者年龄≤65岁。术前听力减退的时间越短,术后听力保存的机会越大;术前听力情况越好,术后保存率越高。如果病人的听力丧失已有一段时间(几个月),并且术中发现前庭耳蜗神经已明显变薄和变色,此时试图分离神经并达到保留该神经的功能是不现实的;如术前听力急剧下降,持续时间很短,并且术中发现该神经无明显的病理改变,术者应千方百计解剖保留此神经,部分病人的听力较术前有所提高。Roberson等发现术前脑干听觉诱发电位消失的部分听神经瘤患者术后能恢复有效听力。

(5)肿瘤的生长部位及来源　目前公认听神经瘤的原发部位在内听道内,但原发于靠近内听道底的肿瘤,听力下降出现早,术后听力不易保存,即使是小肿瘤也如此;而原发于靠近内耳门的肿瘤则听力下降相对出现晚,术后听力保存率较内听道底的高。前庭下神经较前庭上神经离耳蜗神经近,以此推论切除源于前庭下神经的肿瘤更易引起听损伤。House耳科研究所于1989年报告前庭上神经听力保护率为68%,高于前庭下神经的43%。也有作者根据大样本连续病例结果,认为听神经瘤的起源与术后听力结果无关。

(6)手术入路对听力保存的影响　手术入路的选择已不是单一的单侧枕下乙状窦后入路,已演变为乙状窦后经内耳道入路,并根据肿瘤大小、生长方式又有经乳突、经岩部分迷路切除等手术入路,而这些入路支持的基础是加强局部正常显微解剖研究。术前岩骨薄层CT扫描,确认内耳结构,有的放矢地磨开内耳道后壁,将有助于保护听力和全切肿瘤。肿瘤侵及内听道底部、浸润耳蜗神经导致内听道内肿瘤切除的操作困难,与术后听力保留不良关系密切。枕下乙状窦后经内听道入路解剖标志明确,术野宽广,能在脑干侧和内听道口鉴别面听神经,避免了中颅窝底入路术野小和对颞叶、面听神经、迷路动脉牵拉的缺点,适用于对各种大小听神经瘤进行保留听神经功能的手术。但是,该入路需牵拉小脑和磨除内听道后唇,容易导致术后听神经功能的丧

失。这是由于听神经瘤起源于耳蜗神经中枢神经胶质和周围神经鞘膜过渡区附近的前庭神经鞘,耳蜗神经过渡区的中枢部分血供不稳定,并且与外周神经组织分界锐利,对牵拉损伤和血管刺激高度敏感。

4.听神经瘤术后听力保存的几个问题

(1)听力保存效果的评价标准　①残余听力与实用听力;②术耳残余听力与健耳听力相差<30dB;③言语辨别率与健耳相差<30%。

由于没有一个广泛接受的有用听力的标准,各家的听神经瘤听力保留标准不同,所以文献报道的听神经瘤听力保留率变异较大,从11%～64%不等。最简单、最有实用意义的参考指标是:患者术前术后SRT、SDS的比较。尽管有效听力的标准不一,但其听力必须维持在助听器能纠正的水平,即纯音平均阈值(PTA)至少70dB,语言辨别评分(SDS)70%。应用听力计检查法和BAEP法测定,每3个月检查1次,直至1年后听力变化稳定。

(2)听力保存的措施与注意事项

①保护迷路动脉:要保留听神经瘤的术后听神经功能,必须完整保留耳蜗神经、迷路动脉和内耳迷路。所以,术中应钝性分离肿瘤囊壁和蛛网膜层,迷路动脉走行于肿瘤尾端,在内听道口处向肿瘤发出一小分支,电凝后锐性切断。

②术中蜗神经直接监测:可预测和防止蜗神经的损伤。

③内听道磨除:因岩骨变异较大,骨性半规管、前庭与内听道后壁关系密切,术前应常规行岩骨薄层CT扫描,根据影像学情况决定磨除内听道范围。磨除内听道后壁的程度要适当,磨除不足,显露内听道内的肿瘤不充分,过分磨除,可能损伤外侧半规管。磨除的范围一般是5～7cm。

(3)听力迟发性损害　是指听神经瘤术后有听力保留,但术后不久听力恶化,甚至听力丧失。可能的原因是:①为保留蜗神经,神经上残留有瘤组织,导致肿瘤复发,听力丧失。②磨开听道上、下、后壁,为防止脑脊液漏,用肌肉片等封闭内听道残端,在内听道内形成瘢痕组织,机械

性压迫神经和血管,听力发生迟发性损害。现在多采用脂肪组织封塞岩骨残端,因脂肪组织兼容性好。③内淋巴囊和内淋巴导管损伤,内淋巴囊一般认为是调节内耳神经电活动的动力学器官,它受损伤后可发生术后迟发性内淋巴积水。④术中迷路损伤,血液或骨屑进入末梢淋巴液,内耳的电解质平衡失调或内耳的炎性反应,导致不可逆性的听力损害。当骨性半规管损伤未封闭、封闭不严,术后发生内淋巴液外漏,内耳的内环境稳定性发生改变,也可导致迟发性听力损害发生。⑤术中对听神经过度分离,使听神经与周围组织失去解剖联系,耳蜗神经发生营养障碍或术后水肿,导致术后听力发生起伏变化,甚至出现迟发性听力损害。⑥术后小脑前下动脉、迷路动脉发生迟发性血管痉挛,也是促成迟发性听力损害的一个重要原因。

第十一节　桥小脑角区肿瘤显微手术切除术

桥小脑角(CPA)区是指由脑桥、小脑、小脑幕和岩骨围成的锥体形解剖学区域,其中有三叉神经(V)、面神经(Ⅶ)、听神经(Ⅷ)等重要脑神经通过,并与后组脑神经毗邻;主要血管有小脑前下动脉及其分支通过。这是颅内肿瘤的好发部位,以神经鞘瘤占绝大多数(80%～85%)。除听神经瘤外,脑膜瘤、胆脂瘤、三叉神经鞘瘤和蛛网膜囊肿也较多见,罕见的还有外展神经鞘瘤、海绵状血管瘤和面神经鞘瘤。

一、桥小脑角脑膜瘤切除术

桥小脑角脑膜瘤的首例报告可追溯到1855年。Cushing在1928～1938年报告了6例,但效果都不够理想,平均术后存活12个月。1980年,Yaşargil报告切除30例桥小脑角脑膜瘤全部成功。

(一)概述

1.定义

桥小脑角脑膜瘤指起源于颞骨岩部后表面的脑膜瘤,不包括累及桥小脑角区而来源于其他部位的脑膜瘤,如小脑幕脑膜瘤、岩斜区脑膜瘤、颈静脉孔脑膜瘤等。严格意义上讲桥小脑角脑膜瘤应称为岩骨后表面脑膜瘤。桥小脑角脑膜瘤起源于岩静脉窦和内听道附近的蛛网膜颗粒。

2.发病率

在桥小脑角肿瘤中,以听神经瘤多见,占75%～80%,脑膜瘤占6%～8%,胆脂瘤占4%～5%,这三类肿瘤居桥小脑角肿瘤的前三位。桥小脑角脑膜瘤约占颅内脑膜瘤的10%,发病以中年女性为多,平均年龄43.8岁。

3.肿瘤的生物学特性

桥小脑角脑膜瘤基底多附着于岩下窦、乙状窦之间的硬脑膜,邻近颈静脉孔。一般为球形,呈结节状或分叶状,个别为扁平形。肿瘤较大时,上极可伸入中颅窝,下极可达枕骨大孔,瘤体部分嵌入脑干。但由于桥小脑角脑膜瘤是蛛网膜外肿瘤,与神经和血管间有蛛网膜间隔,因此沿蛛网膜游离,容易全切除肿瘤。肿瘤与硬脑膜粘连的常见部位有:①内听道口与颈静脉孔之间;②内听道口与三叉神经之间;②内听道口与上岩窦之间;④颈静脉孔与舌下神经孔之间;⑤岩上窦、横窦与乙状窦的汇合点。按肿瘤的附着部位和生长方向,Ⅳ～Ⅺ脑神经可向各个方向移位。肿瘤向上生长,Ⅳ、Ⅴ神经向内侧移位;肿瘤向下生长,Ⅸ～Ⅺ神经向下推移;肿瘤仅占桥小脑角的上部,Ⅳ、Ⅶ神经向后移位,位于瘤体后表面。小脑和脑干也受肿瘤压迫而发生移位和变形。

(二)桥小脑角脑膜瘤的分型

1.根据肿瘤的起源和生长方式分型

从选择手术入路以增加显微手术暴露及手术切除率考虑,根据肿瘤的附着点、生长方式和肿瘤大小及影响范围,可将桥小脑角脑膜瘤分为如下三型。

(1) Ⅰ型　肿瘤基底位于内听道附近,向上可至天幕下,向下可至脑桥、延髓外侧。对于该型肿瘤,采用枕下乙状窦后入路切除肿瘤已比较成熟。但此类肿瘤与面神经和听神经的关系密切,手术切除时必须仔细分离,特别在肿瘤内侧、下方等。肿瘤体积大时,内侧与脑干相接触或挤压。

(2) Ⅱ型　肿瘤基底位于岩尖或岩上窦、斜坡、乙状窦,主要向中上斜坡及跨中后颅窝生长。此类肿瘤临床上以三叉神经受累为特征。采取颞枕-经天幕入路或乙状窦前入路,能同时暴露中颅窝底和中上斜坡,可最大限度地减轻牵拉小脑和颞叶。术者易直接看到肿瘤及脑干的前、侧部,易保留面神经、横窦、乙状窦、Labbé 静脉及枕基底静脉;能尽早切断肿瘤基底,阻断肿瘤的血供,若岩骨受侵蚀,还可切除部分岩骨。

(3) Ⅲ型　肿瘤基底位于下斜坡、乙状窦下部及颈静脉孔附近者,主要向枕骨大孔延伸。此型肿瘤临床上常表现为后组脑神经受累症状,舌下神经也常受累,肿瘤位于脑桥及延髓的腹外侧,部分可侵及颈静脉孔,其背内侧为椎动脉、小脑后下动脉、小脑前下动脉、基底动脉、旁正中动脉。因此,保护后组脑神经、脑干、椎动脉、小脑后下动脉及其分支是此型手术的重点。此型肿瘤多采用远外侧手术入路。

2.根据肿瘤起源的解剖部位分类

根据脑膜瘤与内听道的关系进行局部解剖分类是重要的,因为这一组的临床表现、手术策略及术后神经功能的预后不同。根据肿瘤与岩骨后硬脑膜和内听道的关系,可将其分为:前内侧型:肿瘤位于内听道的前内侧;后外侧型:肿瘤位于内听道的后外侧;内听道型(混合型脑膜瘤):肿瘤起源于内听道附近。由于肿瘤的起源部位不同,其临床症状、手术入路、手术并发症和预后均不同。内侧型脑膜瘤可能累及海绵窦和斜坡;混合型脑膜瘤可广泛累及岩骨后表面,肿瘤可能包裹面、听神经。内听道型脑膜瘤的面、听神经变化较大,肿瘤可侵袭周围结构,包绕神经。目前桥小脑角脑膜瘤的分型不统一,适合临床应用的还是这一分型,其方法简单适用。

3.Nakamura分型

绝大多数桥小脑角脑膜瘤起源于岩锥后面,与乙状窦,岩上窦、岩下窦及脑神经出孔处关系密切。根据肿瘤基底部的位置及其与内听道的关系,岩骨后脑膜瘤可分为不同的亚型,用以术前、术中评估肿瘤与桥小脑角区重要神经、血管的位置和解剖关系,进而保护重要结构功能。Nakamura 等研究发现不同类型的桥小脑角脑膜瘤,MRI 上肿瘤与神经的关系也不同,这有助于预测神经功能的保存,减少损伤。Nakamura 等按其起源不同,以内听道为解剖标志分为以下五型。

(1) 内听道前型　肿瘤起源于岩骨嵴内、内听道前。内听道前型即为岩斜坡型,而大型脑膜瘤也可侵袭到内听道内。

(2) 内听道型　肿瘤起源于内听道口附近的硬膜,只限于内听道内的脑膜瘤较少见。Nakamura 等治疗421 例桥小脑角脑膜瘤,发现起源于内听道的脑膜瘤仅占1.7%,认为尽管内听道脑膜瘤少见,但应与其他内听道肿瘤区别诊断,其临床特征与听神经瘤极为相似,影像学也不易与听神经瘤鉴别,但在手术处理上应将受累的硬脑膜和骨质一并切除,以防止肿瘤复发,并利用听觉脑干反应及其他电生理监测技术争取保留面、听神经功能。

(3) 内听道上型　肿瘤起源于内听道上与岩上窦之间。

(4) 内听道下型　肿瘤起源于颈静脉孔与内听道之间。

(5) 内听道后型　肿瘤起源于内听道后至乙状窦前。

Thomas 等则在Nakamura 等人的分型的基础上,增加了Meckel 腔型。Bassiouni 报告了一组51 例的岩骨后脑膜瘤,并据肿瘤与内听道的关系分为内听道前方脑膜瘤(27.5%)、内听道上方脑膜瘤(19.6%)、内听道下方脑膜瘤(7.8%)、内听道后方脑膜瘤(37%)和内听道周围脑膜瘤(5.9%)。

4.Desgeorges后岩骨脑膜瘤分类

根据肿瘤的部位及大小进行如下分型(图5-11-1):Ⅰ,肿瘤直径<1cm;Ⅱ,1～1.9cm;Ⅲ,2～2.9cm;Ⅳ,>3.0cm,肿瘤可扩展至小脑幕、斜坡、颈静脉孔或枕骨大孔。

(三)桥小脑角脑膜瘤的临床表现

桥小脑角脑膜瘤位于三叉神经的背外侧(位于前内侧者称为岩斜脑膜瘤),多数临床表现为小脑征和面神经麻痹。主要临床表现依肿瘤发生位置不同而异,随着肿瘤的增大压迫毗邻的神经(图5-11-2),出现相应神经功能障碍,以Ⅴ、Ⅶ、Ⅷ脑神经损害和小脑功能障碍最常见。如小脑受压,病人可出现小脑体征、步态不稳、粗大水平眼震以及患侧共济失调;病人面部麻木,感觉减退,角膜反射消失,颞肌萎缩等三叉神经损害表现也较常见。肿瘤晚期或肿瘤较大时,可合并颅内压增高。临床特征前内侧者常以三叉神经、听神经症状为主,包括不同程度的听力下降(伴或不伴耳鸣)、三叉神经痛、面瘫等;后外

侧以平衡障碍、眩晕和步行困难等小脑受累症状最常见。肿瘤生长缓慢,早期症状不明显,症状隐匿;当出现症状时,肿瘤的体积往往已很大,且肿瘤与周围结构粘连紧密,故桥小脑角脑膜瘤的病史一般较长。出现吞咽发呛、声音嘶哑等后组脑神经损害表现比较少见。

桥小脑角脑膜瘤具有脑膜瘤的一般共性,即呈良性肿瘤的生长模式。绝大多数临床表现与听神经瘤相似,即表现为前庭蜗神经受损、小脑共济障碍、三叉神经障碍、面神经功能紊乱。但又具有其个性特征:内听道型脑膜瘤面瘫比听神经瘤常见。有一组29 例内听道型脑膜瘤报道中,术前有17.2% 表现为面瘫、面肌痉挛;而Samii报道的1000 例听神经瘤中仅有3% 的患者表现为

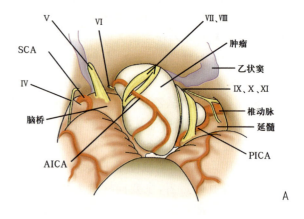

A

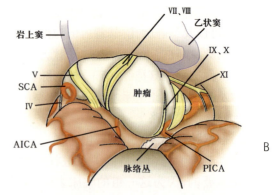

B

图5-11-2 桥小脑角脑膜瘤可累及多组脑神经。A,肿瘤起源于颈静脉结节区域,累及后组脑神经。肿瘤将面听神经和后组脑神经向后外侧移位,小脑前下动脉从面听神经间经过位于肿瘤的背外侧;B,肿瘤进一步增大向上压迫三叉神经

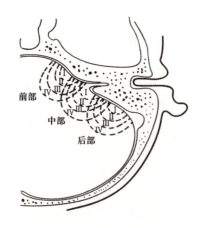

图5-11-1 Desgeorges 后岩骨脑膜瘤分类

面神经功能障碍。因此,面神经功能障碍可作为内听道内脑膜瘤和听神经瘤的鉴别诊断之一。此外,桥小脑角脑膜瘤引起前庭功能障碍少见,对三叉神经的影响高于听神经瘤。

(四)辅助检查及术前诊断

术前检查对制定手术策略十分重要,可判断肿瘤与脑干邻近解剖结构之间的关系,以及判断肿瘤结构、质地及瘤周水肿等。肿瘤常为卵圆形,与岩骨后表面的硬膜有广基接触。本病应注意与听神经瘤鉴别,听神经瘤多见于男性,脑膜瘤以女性偏多。二者均可出现听力障碍,但脑膜瘤晚期多表现为低频,分辨困难。脑膜瘤影响前庭功能障碍少见,而造成对三叉和面神经的影响又多于听神经瘤。听神经瘤以内听道为中心,包括骨窗位可见骨质增生、内听道扩大以及瘤内钙化等。脑血管造影可显示肿瘤的血管化程度、肿瘤与血管的关系和血管的移位以及有无其他的病变等。其他术前检查包括听力测定、脑干听觉诱发电位等。

(五)手术治疗

桥小脑角脑膜瘤由于生长缓慢,病程长,至发现时肿瘤常常较大,不仅占据桥小脑角,而且向上下延伸,累及邻近大血管、静脉窦、脑神经及重要结构。手术目的是全切肿瘤及受累的硬脑膜和颅骨,保护或改善脑神经及其他的神经功能。

1.手术入路选择原则

桥小脑角脑膜瘤的手术入路,可根据肿瘤生长点、发展方向和大小来选择。术前影像学检查对手术入路的选择具有决定意义。根据肿瘤附着点、生长方向、血供和肿瘤大小,可充分暴露肿瘤,避免脑干、脑神经和静脉窦损伤为手术入路选择的原则。该部位的脑膜瘤主要有两个手术入路:经岩骨入路和枕下乙状窦后入路,前者适用于前内侧的肿瘤,后者适用于后外侧的肿瘤。经岩骨入路可根据肿瘤大小、位置,灵活改变,其突出优点是易于与枕下乙状窦后入路结合。肿瘤巨大、上极已跨越过天幕上至中颅窝者,可取颞下-

经小脑幕入路。经典的桥小脑角脑膜瘤的手术入路为乙状窦后入路。骨窗成形时,需向外侧扩展骨窗完全暴露乙状窦后的硬脑膜,有助于将乙状窦向外侧牵拉,以扩大手术野。这种入路,术中放出脑池脑脊液,避免过分牵拉小脑,容易暴露和保护后组脑神经。若肿瘤位置较靠前下,可选择枕下极外侧入路。在切口下端,寰椎与枕骨之间背侧,有较大静脉丛,在静脉丛中包裹着椎动脉。遇到寰枕交界处的静脉团或静脉丛要尽量避开,不要轻易烧灼,否则容易损伤其深面被静脉丛包裹着的椎动脉。

2.乙状窦后入路的手术步聚和方法

(1) 硬膜剪开与肿瘤显露　沿横窦和乙状窦弧形或"K"形剪开硬脑膜。悬吊硬膜并向外牵拉乙状窦时,能增加对脑桥小脑角的暴露视野并减少对小脑的牵拉。打开枕大池,缓慢释放脑脊液。用自动牵开器轻轻将小脑向内下后方牵开,即可见到肿瘤(图5-11-3)。

(2) 离断肿瘤基底部和游离肿瘤　自后向前电凝分离肿瘤与小脑幕岩骨后的附着处,阻断肿瘤的供血。当IX、X对脑神经包绕肿瘤时,应仔细分离避免损伤。由于脑膜瘤主要血供来自颅底硬脑膜,因此在游离和切除肿瘤之前,要尽量切断其血供。但是由于桥小脑角脑膜瘤往往较大,不可能在游离和切除肿瘤前,一次就切断其全部血供,只能边离断其血供,边游离和切除肿瘤。游离肿瘤时,应找到肿瘤壁周围的蛛网膜,使其保

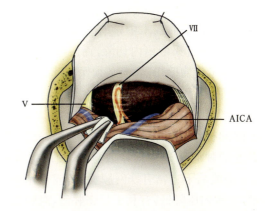

图5-11-3 牵开小脑半球,显露肿瘤。内侧型脑膜瘤将面听神经复合体推向肿瘤的背外侧

留在小脑和脑神经侧。一般先游离并切除肿瘤下极的瘤壁，放出颈静脉孔池的脑脊液，将粘连在瘤壁上的舌咽、迷走及副神经锐性分离后覆盖棉片保护之，避免术时血压和心跳剧烈波动和术后后组脑神经麻痹。然后分离并切除肿瘤上极的瘤壁，肿瘤上极有岩上静脉及其分支，必要时可电凝后切断。将肿瘤上极的肿瘤壁向外、下、后牵拉，即可见三叉神经，甚至看到动眼、滑车及外展神经。最后游离并切除肿瘤的内侧面的瘤壁，将肿瘤壁牵向外侧，小脑拉向内侧，此时可见脑干腹侧面神经的发出端，向后抬起肿瘤壁，沿此发出端在蛛网膜下腔内向外锐形分离，即可将面神经分裂至内听道的边缘。听神经多位于肿瘤腹侧或背下侧，应尽可能小心游离和保留之。小脑前下和后下动脉虽与肿瘤黏着，但在手术显微镜下多能分离，不要轻易电凝和切断肿瘤附近较大口径的血管。只有确认其分支进入肿瘤内后，才能在近肿瘤侧电凝该分支后切断。肿瘤与脑干的分离从下极开始，继而上极，最后内侧面，注意把蛛网膜留在脑干侧。

（3）肿瘤切除　桥小脑角脑膜瘤瘤体常较大且血运丰富，在切除肿瘤前，首先用面神经监测仪在肿瘤的背面对面神经进行探测，证实无面神经后，于肿瘤背侧的中部由内侧向外侧切开蛛网膜并将其推向肿瘤上、下两极，注意保持肿瘤与蛛网膜的界面，然后切开肿瘤壁，在肿瘤外侧部作瘤内切除（图5-11-4），暴露出脑膜附着部后，再分离切断，以减少术中出血，然后再行瘤内切除（若术前或术中疑有重要血管和神经瘤内包裹，不宜采取瘤内切除，而应予肿瘤分块切除），尽量使瘤壁塌陷，但必须保证近脑干及脑神经、血管走行处瘤壁的完整。由于肿瘤的位置不同，使毗邻的神经向不同的方向移位，常常需从不同的神经间隙分块切除肿瘤（图5-11-5）。有囊变的肿瘤首先穿刺释放囊液，使肿瘤体积减小；肿瘤后下方常有蛛网膜囊肿，应首先排空囊液，使颅内压降低，有利于显露肿瘤。对肿瘤的实质部分用吸引器、超声吸引器（CUSA）吸出或/和肿瘤活检钳尽可能地分块切除包膜内肿瘤，使

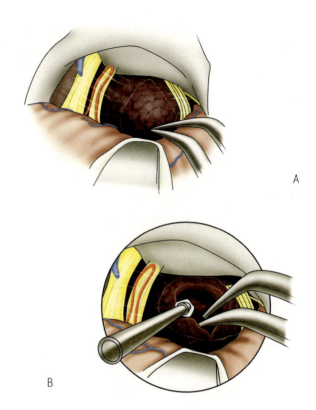

图5-11-4 肿瘤内减压。A,打开肿瘤表面的蛛网膜，电凝肿瘤壁；B,用吸引器和双极电凝进行瘤内减压，或采用CUSA

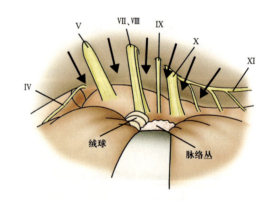

图5-11-5 通过神经间隙切除肿瘤示意图

其体积缩小，当肿瘤实质大部分切除瘤壁变软变薄时，于蛛网膜下腔内将肿瘤壁从小脑中游离出来，分片切除肿瘤壁，使深部的肿瘤浮现出来，如此反复地先切除囊内肿瘤，再切除周边肿瘤壁，直至仅余肿瘤的内侧壁（脑干侧）及腹侧壁（与面神经粘连）。对于浸润型脑膜瘤多提倡应尽可能先作包膜内分块切除，再分离肿瘤包膜与周围

的神经、血管及脑干间的粘连。术前MRI可了解瘤周水肿与脑干的关系,对于边界不清楚的脑膜瘤,不要勉强切除,宁可留下一小片肿瘤。

(4) 分离与切除肿瘤壁　当包膜内肿瘤基本切除,肿瘤壁的一部分塌陷,将这部分肿瘤壁在蛛网膜外与四周组织分离,分块切除肿瘤壁(图5-11-6)。再切断肿瘤血供—切除瘤内容—游离包膜—切除包膜,如此反复进行,直至肿瘤缩小到可以牵引和分离其基底部,而不致牵动影响脑干功能。肿瘤包膜和肿瘤周围诸结构之间常有许多供瘤小动脉及回流小静脉,为避免撕裂,应用双极电凝烧闭后剪断,不仅有利于阻断肿瘤血供,而且有利于游离肿瘤。肿瘤基底部离断游离后,瘤组织不再出血,色泽变得苍白,最后分离切除肿瘤结节(图5-11-7)。

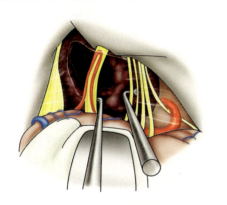

A

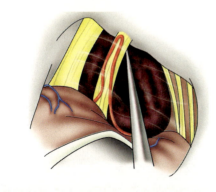

B

图5-11-6　分离肿瘤壁。A,肿瘤后下壁与后组脑神经之间有一层蛛网膜相隔,用动脉瘤探针或显微剥离子能轻易分开,分离肿瘤后壁与面听神经复合体时,由于肿瘤壁与神经粘连紧密,分离时应将肿瘤轻轻推向内侧,锐性与钝性相结合分离;B,肿瘤进一步瘤内减压后,沿蛛网膜分离面听神经远端

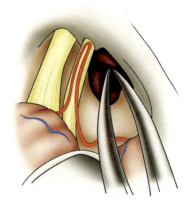

图5-11-7　瘤结节处理。沿岩骨嵴电凝分离和切除残留的肿瘤结节

分离肿瘤内侧时必须十分小心地保护脑干及其血液供应,特别注意解剖面在脑干表面与肿瘤表面的蛛网膜之间进行,切忌穿破脑干表面的蛛网膜,若肿瘤与脑干粘连紧密,宁可残留薄层肿瘤,不必强求全切,以免损伤脑干。如有肿瘤侵入内听道、颈静脉孔等骨孔中,用高速磨钻将骨孔扩大后将肿瘤切除,注意防止损伤面、位听神经和重要血管。侵入岩上窦、乙状窦等的瘤结节切除可能引起大出血,可用明胶海绵或肌肉片填塞加丝线悬吊压迫止血后,再加用耳脑胶粘合止血。

(5) 处理肿瘤基底部　肿瘤切除后,尽可能地切除肿瘤附着的硬膜和小脑幕,且磨去受累的颅骨。如切除困难者应充分电灼肿瘤黏着的硬脑膜(图5-11-8),以减少肿瘤复发机会。如有部分肿瘤残留,也应尽可能对残留肿瘤组织电灼,以破坏残留肿瘤细胞和血供。如肿瘤影响到岩上窦、侧隐窝静脉和岩上静脉,可予以游离保护。在实时神经导航下切除桥小脑角脑膜瘤,可减少对重要神经血管的损伤,以提高手术效果。但是解剖的完整并不意味着神经功能的完整,术后脑神经的缺失仍较高,可能与肿瘤呈浸润性生长有关。此外,血管因素如肿瘤供血、术中脑干的保护、神经电生理监测技术的应用等也不容忽视。

3.显微手术技巧

(1) 桥小脑角脑膜瘤的手术原则　在最大限度地切除肿瘤和受累颅骨的同时,有效地保护

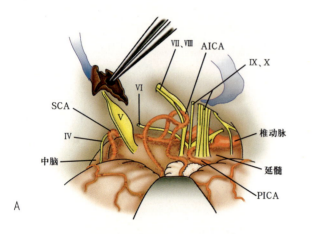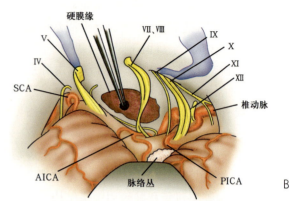

图5-11-8　肿瘤切除后,肿瘤的基底部电凝分离切除。A,电凝Meckel腔周围区域的肿瘤附着的硬脑膜;B,电凝内听道下区的基部硬脑膜,部分通过烧灼去除

脑神经和脑干功能是手术的原则。桥小脑角脑膜瘤切除术有下列特点:①肿瘤既接受脑膜动脉供血,又接受椎-基底动脉分支供血,血运十分丰富。术前宜作血管造影,以了解肿瘤供血。术中应尽量控制减少出血,保持术区洁净,避免损伤重要结构。②与神经鞘瘤不同,大型脑膜瘤可将重要血管和神经完全包裹,给肿瘤切除和血管、神经的保留带来困难。因此,术前要认真分析CT、MRI和DSA等影像学资料,了解被肿瘤包裹血管的来源和走行。术中应设法将重要血管和神经解剖出来,不可误认为肿瘤的供血动脉而轻易灼闭。如确有困难,宁可残留小片肿瘤。③听神经瘤与三叉、面、耳蜗神经及后组脑神经的关系比较恒定,脑膜瘤则由于其起源和生长发展方向不同,与上述脑神经的关系多变,术中应仔细辨认,并尽可能借助于神经电生理监测。④听神经瘤病人多有听力损害,脑膜瘤病人听力障碍通常较轻,故切除脑膜瘤时要尽量保留位听神经。⑤脑膜瘤很少长入内听道,故一般无需磨除其后壁,但脑膜瘤附着的硬脑膜,如果可能,应与肿瘤一并切除。⑥打开肿瘤表面的蛛网膜,瘤内减压,减压后从周围结构上分离囊壁。在蛛网膜界面间分离是保护脑神经和动脉(AICA、迷路动脉、PICA及其穿支)的关键。

(2)瘤周正常血管的保护　脑干和肿瘤的血液皆来自椎-基动脉及其分支,分离肿瘤时容易损伤供应脑干的长旋和短旋动脉等分支,将导致同侧脑桥梗塞。基底动脉及其穿支、小脑前下动脉、小脑后下动脉、小脑上动脉和迷路动脉也可因肿瘤的挤压发生移位或被包埋。所以,不能在距离肿瘤较远处结扎血管,而应紧靠肿瘤壁分离,确认进入肿瘤的供血动脉分支方可电灼切断。在切除肿瘤时,注意保护小脑前下、后下动脉及小脑上动脉,不可误认为肿瘤的供血动脉而轻易电灼,术中应设法将重要血管和神经解剖出来。如果肿瘤与后组脑神经和动脉粘连甚紧,不应勉强切除肿瘤,应次全切肿瘤,采用双极电凝或激光烧损残存的肿瘤组织。有报道认为,术后大出血是桥小脑角脑膜瘤最主要的并发症,因此术中妥善处理血管非常重要。注意以下几点,有助于正确处理和保护肿瘤毗邻的正常血管:①术前根据DSA或MRA检查,详细了解重要血管如小脑前下动脉、小脑后下动脉、小脑上动脉、迷路动脉、基底动脉及其穿支是否移位及移位的程度和方向。②应用显微外科技术,沿肿瘤包膜与蛛网膜之间界面分离。对于术前影像上表现肿瘤"包裹"动脉者,术中仍应努力寻找血管与肿瘤之间的界面,以期得以保护。扁平状脑膜瘤常难以找出此界面,切除时应避免损伤。③确认为肿瘤的供血血管后方可电凝,血管电凝应靠近肿瘤侧,以防止损伤脑干和脑神经的穿支动脉。④切勿轻易切断较大口径的血管,防止损伤小脑前下动脉、小脑后下动脉或小脑上动脉主干等。如这些血管确实被肿瘤包裹,分离时要耐心,与血管粘连紧密难以分离时,可残留薄层肿瘤。⑤对挡住视线,影响操作的岩上静脉,应充分松解蛛网膜袖,增加该静脉的游离度,以防术中分离肿瘤壁时撕裂出血。

(3)脑神经的保护 脑神经保护的好坏与否也是影响手术疗效的重要因素。桥小脑角脑膜瘤常使脑神经发生移位,在切除肿瘤过程中要注意脑神经的移位、变形及包埋,如滑车神经向前移位,三叉神经向上或前,外展神经向前内侧和下方,面神经向后、向下或上牵拉,后组脑神经若受肿瘤影响则向下移位等。只要严格循蛛网膜界面(即瘤-脑界面)进行分离,一般可保留受累的脑神经。将肿瘤下极轻轻地从后组脑神经向上抬起,以避免刺激迷走神经后引起低血压、心动过速等。在肿瘤与脑干、重要脑神经及血管粘连难以分离或切除确有困难时,不求全切,可残留薄层肿瘤。

瘤周脑神经常因肿瘤压迫、移位、变形或变性,肉眼下难以辨认。术中见肿瘤表面的白色膜状物常是被压扁的脑神经,切忌轻易烧灼或切断,应沿其走向追踪、辨认。确认脑神经后,沿其长轴剪开蛛网膜,分离脑神经,用微型吸引器头隔以棉片吸除积液,在瘤壁与脑神经间垫以带线棉片保护,防止其供血动脉的损伤致缺血性脑神经损伤。对面、听神经功能的保留是评价手术疗效的重要因素,为了避免手术中损伤脑神经,术中采用面、听神经刺激确认面、听神经,从内听道侧逆行或脑干侧顺行逐步向对侧汇合,在剥离肿瘤过程中逐渐将面、听神经分离出来。但解剖保留面、听神经并不意味着术后其功能的保留,这与巨大肿瘤长期压迫致神经缺血、变性坏死及术中切断了其供血动脉等有关。

(4)脑干的保护 大型与巨大型桥小脑角脑膜瘤,其特点是明显推挤脑干并与脑干发生粘连。术前神经系统检查、神经影像学及脑干诱发电位可了解脑干和脑神经的损害及肿瘤的血供等情况,有助于全切肿瘤、减少并发症。脑干旁操作必须直视下进行,显微镜下沿脑干与肿瘤之间的蛛网膜间隙进行分离,瘤内切除肿瘤到一定程度时,嵌入脑干的瘤体有时可逐渐自行膨出。肿瘤内侧可见脑干及其表面的神经、血管,前上方多能看到三叉神经,其下为小脑前下动脉,后上方有小脑上动脉,均应妥善保护,尤其是瘤壁与蛛网膜应游离充分,避免过度牵拉血管,以防止继发性血管痉挛。脑干侧常有数支动脉参与肿瘤供血,应仔细逐一电凝切断,同时注意避免电凝的热损伤。

二、桥小脑角胆脂瘤切除术

(一)发生率和发病机制

颅内胆脂瘤亦称表皮样囊肿或珍珠瘤,是一种生长缓慢的颅内先天性良性肿瘤,发生率较低,约占颅内肿瘤的0.2%～0.8%,也有报道占颅内肿瘤的1%～1.4%。国内樊兆民等统计胆脂瘤在颅内占位性病变的发病率为1.2%～2.4%,而且40%～50%的胆脂瘤发生于桥小脑角。桥小脑角是胆脂瘤的好发部位,桥小脑角胆脂瘤约占桥小脑角肿瘤的4%～5%,也有报道高达7%～9%。

(二)生长特性

胆脂瘤可伸入桥小脑角各间隙并包埋神经及血管,这种生长特点极具特殊性,肿瘤缓慢扩展性生长,常沿颅底向蛛网膜下腔、脑的裂隙部位扩展,或脑室内阻力小的区域延伸,只有在生长较大的时候才表现出临床症状,多数没有临床表现的病人肿瘤生长期常持续多年。因此,一旦出现临床症状并经检查发现肿瘤时,肿瘤已侵及脑沟、脑池和深部的腔隙,造成脑组织的移位,包裹脑神经和血管。这种肿瘤生长巨大、扩展到多部位的特性给外科手术的治愈带来一定的困难。

(三)桥小脑角胆脂瘤的分型

1.按临床表现分型

按临床表现可以分为三型:单纯三叉神经痛型、桥小脑角占位型、颅内压增高型。Kobata

等根据术中肿瘤、三叉神经和血管的关系,将三叉神经痛型胆脂瘤又分为4型:①神经被肿瘤完全包埋而无移位;②肿瘤压迫神经引起移位;③神经被肿瘤压向头端或尾端,并受到对侧血管的压迫;④肿瘤引起同侧血管的移位而压迫神经。根据神经和血管的包埋分为两种情况:一种为肿瘤组织直接包埋神经,另一种为肿瘤囊膜包绕。前者可用吸引器将神经与血管周围的胆脂瘤吸除,但注意不要直接吸引神经与血管,以免造成损伤;后者则用显微剥离子细心而轻柔地分离。胆脂瘤囊壁与周围组织一般无明显粘连,但有时囊壁与血管有粘连,加上血管及分支的物理形状给分离带来一定困难。

2.MRI分型

根据肿瘤T_1WI信号的差异,将颅底胆脂瘤分为Ⅰ型和Ⅱ型。①Ⅰ型:MRI呈T_1WI均匀低信号、T_2WI显著高信号,增强扫描包膜不强化;肿瘤位于桥前池和桥小脑角蛛网膜下腔,颅底骨质改变轻微,CT上为均匀低密度。②Ⅱ型:以T_1WI出现高信号为特征,T_2WI呈显著高信号,增强扫描见完整的包膜强化,肿瘤位于颅底一侧。CT上呈混杂密度,颅底骨质可表现为外压性骨质吸收、显著增生。

两型胆脂瘤在肿瘤形态和生物学行为特征方面存在显著差异。T_2WI表现相同,均呈显著高信号。Ⅰ型胆脂瘤内容物为胆固醇结晶,CT上呈均匀低密度,MRI T_1WI上呈均匀低信号;Ⅱ型胆脂瘤T_1WI出现数量不等的非脂肪高信号影,对应CT表现为稍高、等、稍低混杂密度,这种高信号应为瘤内集聚的角化物和高蛋白成分。增强扫描Ⅰ型胆脂瘤无包膜显示,可能与包膜薄、包膜少血供有关。Ⅱ型胆脂瘤颅底骨质压迫吸收非常显著,以岩尖为中心,向周围压迫颅底骨质,呈现典型的外压性骨质改变。而Ⅰ型胆脂瘤呈匍行生长明显,无明显骨质侵犯。Ⅰ型颅底胆脂瘤CT、MRI征象较单纯,需与蛛网膜囊肿鉴别。对于较小的Ⅰ型胆脂瘤,占位效应不明显,MRI平扫与增强扫描容易漏诊,系肿瘤的密度或信号与周围CSF相当所致,但FLAIR序列能显示胆脂瘤为高信号或稍高信号而得以识别。对于Ⅰ型胆脂瘤而言,FLAIR序列是诊断必不可少的。Ⅱ型颅底胆脂瘤征象复杂,且肿瘤体积往往很大,特征性的颅底骨质侵犯——骨质吸收并边缘增生硬化,是本型胆脂瘤的重要征象之一。CT显示骨质改变清晰、明确,表现为一侧中、后颅窝底受压,骨质吸收变薄,同时并存骨质硬化。

T_2WI呈显著高信号、T_1WI呈高低混杂信号和增强扫描肿瘤实质不强化、肿瘤包膜强化,是颅底胆脂瘤的MRI影像特征,CT上肿瘤实质表现为稍高、等或稍低的混杂密度。与CT相比,MRI可清晰显示肿瘤的发生部位、大小、形态及其与周围结构的关系,尽管显示骨质吸收边缘的增生硬化不如CT,但通过MRI各序列上两侧颅底改变的观察与比较,MRI能明确显示Ⅱ型颅底胆脂瘤所致颅底骨质吸收、中颅窝底骨质受压下陷。诊断Ⅱ型胆脂瘤,需注意排除三叉神经瘤、皮样囊肿、颞叶星形细胞瘤和颅底脊索瘤。Ⅱ型颅底胆脂瘤和三叉神经瘤均可跨中、后颅窝,且可出现类似的颅底骨质侵犯,但三叉神经瘤所致颅底骨质改变多表现为颅底骨质吸收,吸收边缘清晰且无骨质增生硬化;CT对颅底骨质压迫吸收边缘骨质增生硬化的显示,对二者的鉴别有一定价值。肿瘤是否强化是鉴别的关键,三叉神经瘤肿瘤实质部分明显强化。当肿瘤T_1WI上出现出血性高信号或其他高信号难以判定肿瘤强化状况时,可行MRI减影以确定有无强化。

3.根据肿瘤起源分型

根据肿瘤起源不同,颅底胆脂瘤可分为先天性和获得性两类。先天性胆脂瘤起源于胚胎的残留上皮细胞。肿瘤有厚薄不一的包膜,包膜由一层疏松的结缔组织构成,内衬复层鳞状上皮细胞。肿瘤内容物主要是细胞碎屑、蛋白、脂肪酸和胆固醇结晶,肿瘤生长缓慢,由囊壁不断增生的鳞状上皮和上皮角化向囊内堆积,肿瘤顺应囊壁增大而膨大。T_1WI高信号胆脂瘤化学成分分析,证实高浓度蛋白与胆脂瘤的T_1WI高信号关系密切,而与含量极低的甘油三酯、胆固醇无关。

(四)手术治疗

1.治疗原则

胆脂瘤有特殊的生长方式,沿脑池及蛛网膜下腔爬行生长,故肿瘤一般体积较大而临床症状较轻。手术治疗最大的困难之一是手术不能完全彻底切除,以至于很快复发,给以后治疗造成困难。因此,对本病的治疗应当力求尽可能的全切除,包括肿瘤被膜,当然在重要结构上紧密粘连的被膜常常不得不保留。三叉神经痛型胆脂瘤宜采用手术切除,切除肿瘤时可先切开肿瘤包膜,清除囊内容物,包膜塌陷后再用剥离子或显微剪刀分离包膜,肿瘤内容物多质软,无血运,可用刮匙刮除或用吸引器吸除。胆脂瘤生长缓慢,术后随访肿瘤复发时间较长。但残留肿瘤势必会有瘤内容物随脑脊液弥漫播散,极易造成严重的无菌性脑膜炎。因此,应在显微镜下尽量切除与脑干和重要神经血管的粘连,这对减轻和避免无菌性脑膜炎的发生亦有很大作用。由于肿瘤内容物具有化学刺激作用,可造成严重的无菌性脑膜炎,因此,术中注意切除胆脂瘤时周围组织应用棉片保护,防止胆脂瘤碎屑随脑脊液流动扩散,并用地塞米松生理盐水反复冲洗,以防内容物流入蛛网膜下腔。

2.手术方法

胆脂瘤常常将桥小脑角区的脑神经向不同

的方向推移,甚至包绕脑神经,手术只能从脑神经的间隙中先行瘤内切除(图5-11-9),切开肿瘤被膜,用剥离器或刮匙将瘤内容物清除干净,再分离被膜。然后提起瘤壁,分离其与脑干、小脑和神经血管的粘连。瘤内组织结构疏松,没有血供,切除瘤内容后,可产生人为的手术通道,沿此通道可到达其他肿瘤难以达到的部位。在分离切除瘤壁时应轻柔,最好以棉片保护,于分离瘤壁时相对抗以减少牵拉,保护重要血管及神经。分离肿瘤包膜时不可过于勉强,如果包膜与脑干、动脉、神经粘连紧密时不可强行分离,可电灼残余包膜,以免损伤重要结构,引起并发症甚至危及生命。被膜分离一般并不困难,但有时因与脑干、椎-基底动脉、脑神经粘连紧密而难以分开,此时宁可残留部分被膜,但需用双极电凝弱电流破坏被膜内面的鳞状上皮层。无论被膜分离切除是否完全,肿瘤内的角化物质必须清除彻底,并防止扩散到脑池蛛网膜下腔,以免引起严重的无菌性脑膜炎。手术全切一般并不困难,肿瘤全切除后可见桥小脑角区的脑神经受压拉长和移位(图5-11-10)。肿瘤不能全切的原因主要是术野暴露欠佳,如肿瘤已长入对侧环池;另一原因是肿瘤被膜与脑干、神经血管粘连特别紧密,为保证术后功能而在术中被迫残留部分被膜。因此,在确保神经功能完整预后良好的前提下,尽可能多地切除肿瘤被膜是十分必要的。

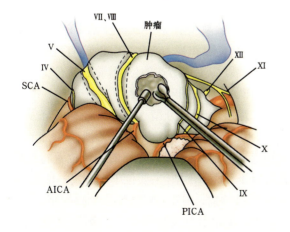

图5-11-9　肿瘤可以累及多组脑神经。肿瘤切除只能通过神经间隙来完成

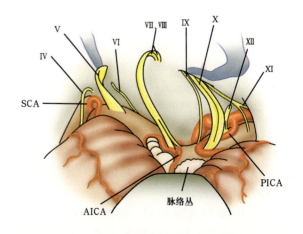

图5-11-10　肿瘤切除后可见扭曲的脑神经

三、三叉神经鞘瘤的显微手术治疗

三叉神经鞘瘤为起源于三叉神经根、半月节或周围支的脑外良性肿瘤（图5-11-11），生长缓慢。全切肿瘤可使本病得以治愈，也是治愈及防止复发的唯一办法。该类肿瘤属于较少见的颅内肿瘤，发病率明显低于听神经瘤，占所有颅内肿瘤的0.1%～0.4%，占颅内神经鞘瘤的1%～8%。约20%的三叉神经鞘瘤为哑铃型。但因该病进展缓慢，确诊时肿瘤一般比较巨大，且中后颅窝型较常见。同时，又毗邻重要的神经血管结构，手术治疗有一定难度。目前，三叉神经鞘瘤的手术全切除率超过了95%。

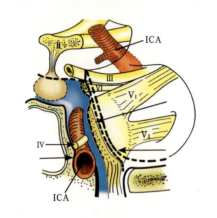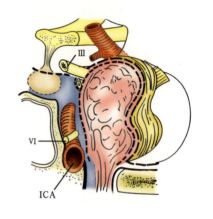

图5-11-11　三叉神经鞘瘤的发生示意图。A，三叉神经半月节的解剖示意图；B，三叉神经鞘瘤的发生

1.三叉神经鞘瘤分型

（1）根据肿瘤起源部位分型　根据肿瘤起源部位不同，将三叉神经鞘瘤分为四种类型：中颅窝型、后颅窝型、哑铃型、硬膜外型。

①中颅窝型　肿瘤起自三叉神经节，主要位于中颅窝、海绵窦外侧壁两层硬脑膜间，占颅内三叉神经鞘瘤的50%。典型表现为三叉神经分布区疼痛和/或感觉异常，继而感觉丧失或出现咬肌萎缩。肿瘤累及海绵窦时，产生Ⅲ、Ⅳ和Ⅵ脑神经功能障碍；扩展至眶上裂时，引起突眼；在视神经孔区压迫视神经时，导致单侧视力丧失。约15%的中颅窝型三叉神经鞘瘤无客观体征。

②后颅窝型　肿瘤起自三叉神经根，位于幕下，约占颅内三叉神经鞘瘤的25%。除三叉神经功能障碍外，尚可有耳鸣、听力丧失、眼震、共济失调、后组脑神经与面神经功能障碍、锥体束征和颅内压增高征。

③中、后颅窝骑跨型　肿瘤起自三叉神经节或三叉神经根，同时向幕上、下生长呈骑跨型，占三叉神经鞘瘤的25%。此型兼有幕上、下受累的临床表现。

另外，肿瘤可起自颅内三叉神经分支的远端部，向颅外扩展，常表现为颅外肿物。起自眼支的肿瘤，突向眼眶，引起突眼、眼运动受限、视力障碍；起自上颌支和下颌支的肿瘤，长至翼腭窝、蝶窦或鼻咽部，引起鼻塞、慢性浆液性中耳炎和咽鼓管梗阻引起的听力障碍。肿瘤还可起自颅外三叉神经分支，向颅底进行性侵袭生长，随后向颅内扩展。典型者见于眶神经鞘瘤，表现为眼运动障碍、突眼和视力丧失。因此，亦有根据肿瘤的起源及肿瘤主体所在的位置，将三叉分为A、B、C、D、E、F六型，见图5-11-12。

（2）Jefferson分型　三叉神经鞘瘤好发于三叉神经根部、Meckel囊的三叉神经半月节及周围支。Jefferson依据肿瘤的生长位置将肿瘤分为以下三型：Ⅰ型，主要位于中颅窝；Ⅱ型，主要位于后颅窝；Ⅲ型，肿瘤骑跨中后颅窝。①中颅窝型：起源于三叉神经的三个分支，肿瘤位于中颅窝、鞍旁海绵窦、颞下窝硬脑膜外。②后颅窝型：起源于三叉神经根，向后颅窝硬脑膜下腔生

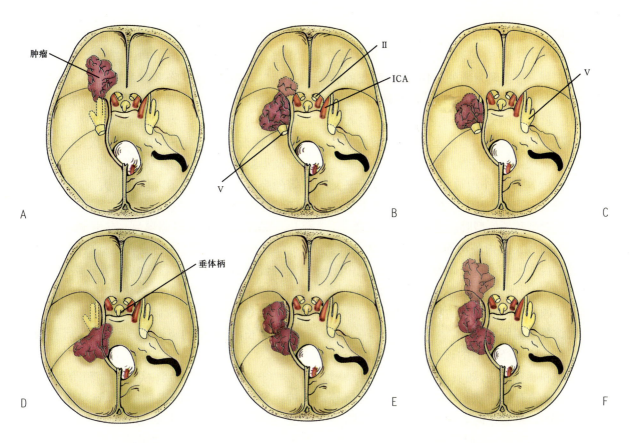

图5-11-12　三叉神经鞘瘤的分型。A型，三叉神经鞘瘤主体在颅外，少部分向中颅窝内扩展；B型，三叉神经鞘瘤主体在中颅窝，伴有少数向颅外扩展；C型，肿瘤位于中颅窝；D型，三叉神经鞘瘤在后颅窝；E型，三叉神经鞘瘤呈哑铃形骑跨中后颅窝；F型，三叉神经鞘瘤同时向颅外及中后颅窝扩展

长，肿瘤主要位于后颅窝、桥小脑角。③中、后颅窝型（哑铃型）：起源于Meckel腔内三叉神经节。肿瘤骑跨岩骨尖，累及中、后颅窝，可表现为哑铃型生长。当肿瘤长大从中颅窝向后颅窝发展时，由于在岩骨尖处受硬脑膜和骨质的限制，瘤体形成一个中、后颅窝体积大而中间部位较小的"哑铃形"。其中46%位于中颅窝，29%位于后颅窝，25%跨越中后颅窝。

（3）Yoshida分型　Yoshida等根据肿瘤的起源、生长方向、影像学及临床表现，将三叉神经鞘瘤分为六型：①M型，即中颅窝型。②P型，即后颅窝型。③MP型，即中、后颅窝型，中后颅窝型三叉神经鞘瘤体积巨大，手术切除肿瘤是治疗中后颅窝型三叉神经鞘瘤的唯一有效方法。④E型，即颅外型。⑤ME型，为中颅窝部颅内外沟通瘤。⑥MEP型，即肿瘤同时侵犯中、后颅窝和颅外

区域。此种方法虽然全面，但过于复杂。

（4）分型与临床体征的关系

①中颅窝型：肿瘤起源于三叉神经半月节，位于岩尖部半月神经节腔，和/或向前侵入海绵窦。临床上表现为三叉神经分布区疼痛、感觉异常，继而感觉丧失和/或出现咬肌、颞肌萎缩。肿瘤累及海绵窦时，产生脑神经功能障碍；扩展至眶上裂时，引起突眼；在视神经孔区压迫视神经时，导致单侧视力丧失。

②后颅窝型：肿瘤起源于三叉神经根，位于桥小脑角。除有三叉神经功能障碍外，还可存在耳鸣、听力丧失、眼震、共济失调、后组脑神经与面神经功能障碍、锥体束征和颅内压增高征。

③中后颅窝型：肿瘤起源于三叉神经半月节，向前侵入海绵窦，向后侵入桥小脑角，呈哑铃形生长。兼有上述两类患者的临床表现，由于

脑干受压,长束征常见。

④颅外型:肿瘤起源于三叉神经周围支,向颅外扩展,常表现为颅外肿物。起自眼支的肿瘤,长向眼眶,引起突眼、眼球运动受限、可有视力障碍;起自上颌支和下颌支的肿瘤,侵入翼腭窝、蝶窦或鼻咽部,引起鼻塞、慢性浆液性中耳炎和咽鼓管梗阻引起的听力障碍。

⑤中颅窝颅内外沟通瘤:肿瘤起源于三叉神经周围支,同时侵犯中颅窝颅内外。这类患者兼有中颅窝型和颅外型肿瘤患者的临床表现。

⑥中后颅窝颅内外沟通瘤:肿瘤巨大,起源于三叉神经半月节和/或周围支,同时侵犯中颅窝颅内、外和后颅窝。这类患者兼有中颅窝型、颅外型和后颅窝型肿瘤患者的临床表现。

2.诊断与鉴别诊断

(1)三叉神经鞘瘤的诊断　早期出现一侧面部疼痛和感觉障碍,随后出现三叉神经运动障碍。CT示岩尖有骨质缺损,MRI示中颅窝有信号不均匀强化、囊变并向岩尖和后颅窝生长的肿瘤,应首先考虑为三叉神经鞘瘤。三叉神经鞘瘤的影像学表现有如下特点:肿瘤多沿三叉神经径路生长,常跨越中、后颅窝呈哑铃形;常有岩骨、颅底骨质破坏和吸收;圆孔或卵圆孔扩大,但内听道不扩大。肿瘤呈圆形或卵圆形高、等或低密度块影或囊性,增强后均匀或环状强化。瘤边界清晰而光滑,有占位效应,周围脑组织无水肿或有轻度水肿带。可见三叉神经根部增粗,与肿瘤主体相延续,是诊断本病的可靠征象。在岩骨尖部骑跨中、后颅窝的哑铃型异常信号是三叉神经鞘瘤的典型改变,但是主体在后颅窝或者中颅窝底的肿瘤容易与听神经鞘瘤、海绵窦脑膜瘤、胆脂瘤、脊索瘤、岩骨尖脑膜瘤、Meckel囊脑膜瘤相混淆。中颅窝型三叉神经鞘瘤须与鞍旁Meckl腔部位的脑膜瘤相鉴别。中颅窝型突破颅底骨质形成颅内外沟通肿瘤时须与鼻咽癌侵犯颅中窝相鉴别。

(2)三叉神经鞘瘤的鉴别诊断

①听神经瘤:两者均为鞘瘤,多有囊变和强化,信号及密度与三叉神经鞘瘤相仿。但听神经瘤位置较三叉神经鞘瘤位置低,且偏后,靠近内耳道,伴有听神经的增粗和内听道扩大,呈"荸荠状"。耳鸣、听力下降多为首发症状,详细询问病史,注意首发症状,常有助于明确诊断。听神经瘤以耳鸣、听力下降为首发症状,耳鸣呈持续高音调,逐渐出现听力下降和V、VII、IX、X、XI脑神经及小脑、脑干损伤的症状,晚期出现头痛、呕吐等颅高压症状。CT显示内耳道扩大,MRI显示VII、VIII脑神经增粗并与肿瘤相连。

②Meckel腔脑膜瘤鉴别:有患侧三叉神经分布区的感觉异常、疼痛或者感觉减退,并以三叉神经痛最常见;CT显示病灶等或略高密度,均匀增强,部分瘤内可见钙化,MRI显示病灶呈等T_1和等T_2信号,肿瘤破坏岩骨尖骨质并呈类圆形生长,无典型的哑铃状改变,强化后有脑膜尾征。

③岩尖脑膜瘤鉴别:实质性"骑跨型"三叉神经鞘瘤需与岩尖脑膜瘤鉴别,脑膜瘤多无囊变,强化明显,多呈宽基底的椭圆形,很少呈哑铃形,可有脑膜尾征,多有骨质增生硬化。岩尖脑膜瘤临床症状出现的顺序依次为单根或多根脑神经麻痹、脑干受压症状和小脑受压症状。CT显示局部骨质增生,MRI显示病灶呈等T_1和等T_2信号,呈类圆形生长。

④胆脂瘤鉴别:若三叉神经鞘瘤完全发生囊变,囊液含蛋白成分较多,形态又不规则时,易误诊为胆脂瘤。因此,囊性鞘瘤需与表皮样囊肿鉴别。胆脂瘤一般无固定形态,匐行生长,具有"喜钻孔"的特性,一般呈长T_1、T_2信号,增强后无明显强化,弥散序列呈高信号,而囊性鞘瘤可见不均匀或环形强化。

⑤颅底脊索瘤鉴别:颅底脊索瘤好发于鞍旁和斜坡,CT上主要为不均匀稍高密度灶,瘤内可见不均匀钙化,病灶周围可见不同程度的骨质破坏,MRI以长T_1、T_2信号为主。

3.手术治疗

(1)手术治疗原则　三叉神经鞘瘤一经诊断,应尽早手术治疗,并应争取全切除,以期根治。术前了解肿瘤的位置、形态及其与周围组织的关系,对术前评估有很大帮助,是正确选择手术入路的重要依据。熟悉海绵窦区的显微解剖、选择合适的手术入路并具备熟练的显微神经外科技术,是取得手术成功的关键。结合影像学改变、术者的经验、患者的要求,遵循个体化原则作出最佳选择,原则是最大限度的切除肿瘤,将对正常组织和功能的损害降到最小。

(2) 手术入路选择

①根据肿瘤的部位选择手术入路:手术入路的选择需要个体化,根据肿瘤的生长部位、大小,选择合适的手术入路是能否Ⅰ期全切除肿瘤的关键,也和术者对某些入路的理解有关。三叉神经及其肿瘤的解剖特点,决定了手术入路的选择。扩大翼点入路适用于中颅窝型肿瘤,枕下-乙状窦后入路适合后颅窝型肿瘤,颞下-经小脑幕入路和幕上下联合入路适合哑铃型肿瘤的切除。Samii等早期提倡乙状窦前入路,因为该入路同时暴露中后颅窝,显露肿瘤理想,但该入路又存在创伤大、费时等缺点;目前则倡导乙状窦后入路。当病变主要累及中颅窝底和海绵窦,小部分累及后颅窝时,可首选眶颧入路,此入路可以充分暴露海绵窦外侧壁,同时可直接暴露后颅窝上斜坡部位。当肿瘤经圆孔或卵圆孔累及颞下窝或翼腭窝时,也可取该入路。对于累及海绵窦和后颅窝的哑铃型肿瘤,取颞枕-经天幕入路,此入路简便易行,易于掌握,可同时兼顾中后颅窝。

②根据肿瘤类型选择手术入路:根据不同肿瘤类型采取适宜的手术入路。

中颅窝型肿瘤:多采用颞下入路、侧裂入路、额眶颧入路等。对以中颅窝为主的三叉神经鞘瘤,肿瘤大多位于两层硬膜的间隙内,对该型肿瘤以传统手术的颞下硬膜内入路为主。中颅窝型肿瘤发生于半月神经节,多位于硬脑膜外,呈实质性,常造成不同程度的海绵窦侵犯,致使颈内动脉和脑神经包绕、粘连,给肿瘤的全切带来较大的困难。采用颞下入路,创伤小、操作距离近,抬起颞叶后可以充分暴露中颅窝、Meckel囊及天幕裂孔。眶颧入路能显著减少对颞叶的牵拉,距离肿瘤更近,但由于肿瘤位于颅底,需去除

颧弓以保证颞部开颅处于颅底水平,使得手术创伤较前两者大,耗时长,解剖关系复杂,此种入路对于体积较大并向眶内侵犯的肿瘤较为适用。亦有作者采用中颅窝底硬膜外入路,根据肿瘤的大小和发展方向,采用不同的中颅窝底硬膜外入路方式(如翼点入路、颧弓-翼点入路、额眶颧弓扩大中颅窝底入路等)以满足手术显露的需要。Yoshida和Kawase认为该入路是从硬膜外进入硬膜间腔切除肿瘤,因此将其定义为硬膜外-硬膜间入路。采用该入路可直接到达三叉神经入脑干区的内侧,肿瘤的血供在切除的早期即可切断,如肿瘤进入Meckel囊,可切开Meckel囊的侧壁切除肿瘤。与传统硬膜内入路相比,硬膜外入路对脑组织牵拉轻,肿瘤显露好,手术不进入硬膜下腔,病人手术后反应轻。但Samii等则主张采用额颞开颅经外侧裂入路,并强调通过解剖侧裂池显露肿瘤,通过颧弓切除、降低颞部开颅,避免对脑组织的过度牵拉。

后颅窝型肿瘤:此型肿瘤发生于神经根部,肿瘤主要位于硬膜内的桥小脑角区,呈膨胀性生长,易发生囊变。由于不受硬脑膜限制,往往瘤体较大。手术入路和手术方法类似听神经瘤,即先瘤内减压分块切除,待瘤壁塌陷后再于两层蛛网膜之间分离、切除肿瘤包膜。不同之处在于面听神经一般位于三叉神经鞘瘤壁的后下方,而后颅窝型肿瘤位于前庭神经鞘瘤壁的前上方。三叉神经鞘瘤起源于三叉神经根,两者很难分离,术中常被迫切断部分三叉神经纤维,因此造成术后三叉神经症状改善不理想。大型肿瘤可沿小脑幕游离缘向内上生长,对于侵犯到小脑幕以上的肿瘤,在切除幕下部分后可于距岩上静脉0.5cm处平行于岩骨内侧面切开小脑幕,以获得更大的手术视野,再进一步切除游离缘内上部分,使得视窗上至后床突和动眼神经,下至面神经水平,从而充分显露肿瘤。与切除囊性前庭神经鞘瘤不同的是,囊性三叉神经鞘瘤与周围神经血管粘连并不紧密,易于分离。

哑铃型肿瘤:肿瘤起源于三叉神经半月节,同时侵犯中、后颅窝,可同时累及海绵窦、颈内动

脉、脑干及众多脑神经,肿瘤中间被岩骨分割。由于肿瘤在岩骨尖处受硬膜和骨质的限制,因此形成肿瘤在中、后颅窝瘤体较大,而中间较小的"哑铃型",这是三叉神经鞘瘤重要的形态学特点。此型常常累及脑干、重要的脑神经及血管,手术难度大,因此多采用颞枕-经小脑幕入路、扩大中颅底硬膜外入路和幕上、下联合入路。这样可以充分暴露中颅窝、后颅窝,侵及脑干腹侧的肿瘤,以便全切肿瘤。对以中颅窝为主的哑铃型肿瘤,扩大中颅窝底硬膜外入路比传统的颞下-小脑幕入路具有明显的优势,术者可根据肿瘤的大小,肿瘤在中、后颅窝的分布情况采用不同的开颅方式。可通过三叉神经移位、扩大Parkinson三角增加对海绵窦内肿瘤的显露,尤其在半月神经节下方及海绵窦后部,有利于肿瘤的全切和颈内动脉海绵窦段的保护。对肿瘤后颅窝部分的处理与岩斜区脑膜瘤有所不同,三叉神经鞘瘤已使三叉神经出口明显扩大,局部岩骨受压,骨质吸收,通过扩大的三叉神经出口即可切除后颅窝的肿瘤,术中多不需要磨除岩骨前内侧部。如后颅窝的肿瘤体积较大,可通过切开三叉神经出口和小脑幕(包括岩上窦)扩大显露,视线可直达脑干腹侧,分离肿瘤和脑干的粘连。该入路也存在对内听道口平面以下结构显露不充分的缺陷,对以后颅窝为主的哑铃型肿瘤有时较困难。乙状窦前经岩小脑幕上下联合入路是处理骑跨型三叉神经鞘瘤的重要手术入路。该入路从侧后方进入,视轴直接到达脑干侧方和腹侧,显露范围大,可兼顾中、后颅窝肿瘤的显露,可在术中早期阻断肿瘤血供。中颅窝型和哑铃型三叉神经鞘瘤的手术方法,Dolenc最早提出采用经额颞硬膜外入路,但该入路需广泛磨除中颅底的骨质,不但手术费时,而且易损伤半规管和耳蜗,Taha等和周良辅等则认为颅底硬膜外入路与硬膜下入路相比具有明显优势。另外,颞下经小脑幕入路能充分显露肿瘤的中颅窝部分及大部分的后颅窝部分,但由于Labbé静脉及岩骨尖部的阻挡,难以暴露侵犯到内听道下面或岩下窦下部的肿瘤,因此较适合于主体在中颅窝的哑铃型肿瘤。而对

于主体在后颅窝或瘤体侵及上脑干腹侧和面神经水平以下的此型肿瘤,采用颞下经小脑幕入路则需广泛牵拉颞叶,甚至被迫切断Labbé静脉而造成运动性失语等不良后果,且不能满意地暴露肿瘤,故此时常需采用幕上下联合入路。

(3) 术中注意事项

①一般首先切除海绵窦内肿瘤,因为肿瘤供血多数来自颈内动脉海绵窦段分支和颈外动脉分支,这样可以减少肿瘤出血。对海绵窦内肿瘤的分离提倡锐性分离,止血以海绵压迫止血为主,减少电烧止血,以防止神经、血管不可逆损伤。海绵窦内肿瘤一般有清楚的包膜,可沿肿瘤周边分块切除。对于肿瘤与重要结构粘连严重者,不强求肿瘤全切除。

②术中仔细保护脑神经:神经鞘瘤不同于脑膜瘤,多数与脑干粘连不紧密,比较容易分离。主要应注意保护好滑车神经和面听神经。在切除岩骨尖内侧肿瘤时,注意对动眼神经的保护。

③Labbé静脉的保护:颞下-经小脑幕入路容易牵拉损伤Labbé静脉,减少静脉损伤应尽量咬除骨质至颅底,在抬起颞叶前切开蛛网膜层,在皮质上游离Labbé静脉1～1.5cm,以扩大手术操作空间和保护Labbé静脉。

④病变向前方侵袭眶上裂眶尖时,应去除眶顶。硬膜下入路应充分打开颅底各脑池,后颅窝开颅应打开枕大池、桥小脑角池,缓慢尽可能多地释放脑脊液,回流到蝶顶窦的桥静脉和回流到岩上窦的岩上静脉可游离蛛网膜下腔段而尽量保留,使肿瘤得以充分暴露。颞底入路时,当抬起颞叶底面即可看到明显隆起的海绵窦外侧壁,切开外侧壁硬脑膜即见肿瘤(注意切开方向与中颅窝底平行)。电灼并结扎岩上窦,切开小脑幕,即暴露后颅窝肿瘤。

⑤切开天幕时应先找到滑车神经,在其后方平行切开,同时应注意其内走行的静脉。

⑥切除肿瘤应边切边观察,巨大肿瘤切除后常留下较大空间,岩尖骨质多受压吸收,配合显微镜视角的变换,多不需切除岩尖骨质即可去除伸入到中或后颅窝小部分的肿瘤。

⑦侵入海绵窦内的肿瘤多数源于V_1、V_2支，在海绵窦外侧壁内外两层硬脑膜夹层之间。纵行切开海绵窦壁，可在直视下切除海绵窦内肿瘤，注意保护颈内动脉及其分支和海绵窦壁的脑神经，海绵窦出血用明胶海绵、止血纱布等压迫止血。

⑧囊性肿瘤的处理：当肿瘤有囊变时，先抽除囊液可减少肿瘤张力，有利于肿瘤与周围组织的分离。后颅窝肿瘤多有囊性改变，囊内切除肿瘤后，再分离周边瘤壁。

第十二节　颈静脉球瘤显微手术治疗

一、概述

发生在颈静脉孔内及其附近区域的副神经节肿瘤称为颈静脉球瘤(tumours of the glomus jugulare)，是颈静脉球-鼓室副神经节瘤(glomus jugulare-tympanicum paraganlioma)的统称，又称为颈动脉体瘤、化学感受器瘤、非嗜铬性副交感神经节瘤。颈静脉球瘤属于神经内分泌肿瘤或副神经节瘤，源于颈鼓室神经节细胞增生。病变可沿舌咽神经的鼓室支生长形成鼓室球瘤；沿迷走神经生长形成迷走神经球瘤。

颈静脉球瘤是颈静脉孔区最常见肿瘤，来源于胚胎神经嵴组织的化学感受器细胞，故又称为化学感受器瘤。进一步可分为发生于颈静脉球的颈静脉球体瘤和发生于中耳的鼓室球瘤。颈静脉球瘤是富血管性肿瘤，瘤体内含有丰富的血管网和血窦，多呈浸润性生长。颈静脉球体瘤有多发性倾向，可伴发双侧颈静脉球体瘤、颈动脉体瘤、迷走球瘤、嗜咯细胞瘤、甲状腺瘤等。家族聚集性肿瘤中有25%～78%为多中心性肿瘤，非家族聚集性为10%。颈静脉球体瘤一般属于非嗜咯组织，不分泌肾上腺素，但有1%～3%颈静脉球体瘤有分泌功能，称之嗜咯性或者功能性颈静脉球体瘤，含一些嗜咯颗粒的细胞，这些颗粒通过释放多巴胺及其衍生物引起神经活动。

颈静脉球瘤即泛指起源于颈静脉球顶的外膜以及沿迷走神经耳支和舌咽神经鼓室支等部位分布的副神经节肿瘤。按肿瘤生长的部位，通常将发生于颈静脉及其附近者称为颈静脉球体瘤，发生于中耳鼓室者称为鼓室球瘤，临床上常难以确定肿瘤的原发部位，故统称为颈静脉球瘤。这类肿瘤发病机制上的特点是遵循解剖路径生长，如孔道、血管通道、裂隙等，主要扩张的路径有：①沿着泪鼓管进入鼻咽和颅底孔隙；②沿着颈内动脉进入中颅底；③沿着颈静脉进入后颅窝；④沿着鼓室盖进入中颅窝平面；⑤沿迷路的环形窗及内听道自然延伸进入桥小脑角。颈静脉球瘤往往沿着颈静脉生长，肿瘤较大时可经由颈静脉孔侵入后颅窝，向桥小脑角方向生长。

二、颈静脉球瘤的分类与分级

颈静脉球瘤又称非嗜铬性副神经节瘤、化学感受器瘤，源于颈鼓室神经节细胞增生，可发生于任何有球体的部位，主要发生在4个部位：①颈静脉孔区（颈静脉球瘤，源于颈静脉球外膜，占50%）；②中耳鼓岬部（鼓室球瘤，占20%～30%），沿着Jacobson神经（舌咽神经鼓室支，由颈静脉孔穿过至鼓室腔下鼓室小管）生长，肿瘤经常从鼓室延伸至颈静脉球，常命名为颈静脉鼓室球瘤(jugulotympanic glomus tumors)；③迷走神经的神经节（迷走神经球瘤，占10%），沿Arnold神经（迷走神经鼓室支，经颈静脉孔至面神经管降部乳突小管）生长；④近颈动脉分叉的颈动脉体（颈动脉体瘤）。

1.颈静脉球瘤的病理分类

颈静脉球瘤是富含血管的肿瘤,呈球形或结节状生长,肿瘤细胞多呈多形性内皮样细胞,胞浆散布嗜酸性颗粒,细胞核深染,居中央;纤维组织将其分割成巢状,其间穿行薄壁小动脉和毛细血管,呈浸润性生长,转移少见。肿瘤发生在颈静脉球称为颈静脉球体瘤,发生在鼓室称作鼓室体瘤。但病理报告的名称繁多,包括颈静脉体瘤、鼓室体瘤、副神经节瘤、化学感受器瘤、非嗜铬细胞瘤、血管球瘤、非嗜铬性副节瘤和类颈动脉体瘤。可在10岁以上任何年龄发病,女性多于男性,以后组脑神经受累为主,多为单发。

Rockley 和 Handke 把颈静脉球划分为球鼓室型和颈静脉球型,这种划分法仅是基于临床表现而不是球体的实际分布。球鼓室型即肿瘤临床表现由来源于 Jacobson 神经,肿瘤累及颈静脉体称为颈静脉球瘤,球体的位置沿着面神经附近的 Arnold 神经分布,这些可以解释神经管球瘤通常的临床表现。发生于鼓室者,表现为鼓室内、外的结节或肿块,可分为3型:①Ⅰ型,是指局限于鼓室内的小结节;②Ⅱ型,指肿瘤充满整个鼓室;③Ⅲ型,则指肿瘤同时累及鼓室内外者。

2.颈静脉球瘤的分级

Kempe(1982)首次根据肿瘤的范围和血液供应,将肿瘤分为6个级别:①Ⅰ级:指上面描述的鼓室病变,可经耳道入路切除。②Ⅱ级:病变在颈静脉球腔内,或可在颅内静脉窦和颈部静脉内延伸。③Ⅲ级:指颈静脉孔扩大,但无侵蚀,无Ⅸ~Ⅺ神经受累症状。④Ⅳ级:肿瘤引起颈静脉孔扩大,孔壁骨质受侵蚀,肿瘤扩张到乳突骨质内,有Ⅸ~Ⅺ脑神经受累症状,但无面神经受累症状。除了颈外动脉供血外,所有这些病变由椎动脉颅外部分供血。⑤Ⅴ级:肿瘤延伸至颞骨岩部,影响Ⅶ~Ⅷ脑神经功能,可侵犯Ⅴ脑神经并引起相关症状,整个岩骨可被侵蚀。肿瘤可达海绵窦后部,也可进入颈部咽旁组织,除了椎动脉颅外部分和颈外动脉供血外。颈动脉岩部,偶尔颈内动脉海绵窦部也可向肿瘤供血。⑥Ⅵ级:肿瘤越过中线到达斜坡,进入双侧海绵窦(由双

侧颈内动脉供血)。

3.Glasscock-Jackson颈静脉球瘤分类

Jackson 根据肿瘤的起源,将肿瘤起源于舌咽神经鼓室支或迷走神经耳支的化学感受器者为鼓室型,起源于颈静脉顶部的化学感受器称为颈静脉球型,并根据肿瘤的扩展进一步分类(表5-12-1)。

表5-12-1 颈静脉孔区肿瘤常用手术入路

类型	临床表现
鼓室体瘤	
Ⅰ	病变局限于鼓岬的小病变
Ⅱ	病变完全充满中耳腔
Ⅲ	病变充满中耳腔,并延伸至乳突
Ⅳ	病变充满中耳腔,延伸至乳突或穿过鼓膜
颈静脉球体瘤	
Ⅰ	累及颈静脉球、中耳、乳突的病变
Ⅱ	肿瘤侵犯到内听道下,可能有颅内受累
Ⅲ	肿瘤延伸至岩尖,可能有颅内受累
Ⅳ	肿瘤范围超过岩尖到达斜坡或颞下窝,可能有颅内侵犯

4.Fischl临床分型

Fisch 根据肿瘤大小和侵犯范围将颈静脉球瘤分为四型。

(1)A 型 小型,肿瘤局限于中耳鼓室内。

(2)B 型 中型,肿瘤局限于中耳或乳突内,没有侵入迷路,迷路下无骨质受累。

(3)C 型 大型,肿瘤向迷路下区和岩锥伸展,并破坏骨迷路和岩骨尖。

C_1:肿瘤破坏颈静脉孔骨质和颈静脉球,颈内动脉管垂直段轻度受累。

C_2:迷路下区遭肿瘤破坏并侵及整个颈内动脉管升部。

C_3:迷路下区岩锥和颈内动脉管升部和水平部均受累(整个岩段)。

(4)D 型 巨大型,肿瘤侵犯颅内或内听道。

D_1:侵入颅内直径≤2cm,颈颞下窝径路可一期切除肿瘤。

D_2：肿瘤侵入颅内，直径＞2cm；

D_3：颅内广泛侵袭，无法手术全切除。

三、颈静脉球的治疗及预后

颈静脉球体瘤是颈静脉孔区富于挑战性的肿瘤，治疗方式有观察、手术和放射治疗。早期体检发现肿瘤＜5mm，可予以观察，定期随访。大多数作者主张对颈静脉球体瘤应积极手术切除。

1. 手术治疗

（1）手术目的 彻底切除肿瘤，最大范围保留功能及保护脑神经。对于早期、中期局限的肿瘤，多可以完全切除。随着显微外科技术的发展、术前栓塞、术中有效地控制血压及颈内动脉球囊阻塞，可大大降低手术出血以及死亡率，提高了后组脑神经保护率。

（2）手术的方式 应根据个体情况而定，决定因素有肿瘤的大小、侵犯范围、有无联合病变以及脑神经状况。常用手术入路为Fish颞下窝入路。Oghalai等采用经颈静脉孔开颅（transjugular craniotomy）治疗向颅内扩展的晚期肿瘤，一期手术切除率达90%。另外，迷路后进路，主要用于瘤体经颈静脉孔向颅内延伸至桥小脑角时；迷路下进路，可保留面神经和迷路，将面神经垂直段连同其供血的茎乳动脉向下方前移，减少术后面瘫。George等采用远外侧经髁入路对后颅窝的暴露比较好，适合于肿瘤扩展达颈部的颈静脉球体瘤。

2. 放射治疗

放疗对颈静脉球体瘤并无杀伤作用，只能使神经血管纤维化，不能使肿瘤缩小，而且易发生转移，放疗既不能减缓肿瘤向周围血管、神经的侵犯，也不能减轻脑神经麻痹。但是高剂量放疗可引起瘤内血管血栓形成和血管闭塞。目前放疗仅用于肿瘤广泛侵犯而无法手术全切除，术后肿瘤有残留者；或者年老体弱不能耐受手术者，可采用立体定向放射。肿瘤控制率在67%以上，对脑神经症状的缓解在70%以上。1973～1996年Nguyen等应用放射治疗18例，随访5年，肿瘤控制率75%。

四、颈静脉球瘤的显微外科治疗

颈静脉球体瘤的首选治疗方法为手术彻底切除肿瘤。术前行血管内球囊阻塞试验，可有效评估脑侧支循环情况。

（一）颈静脉球瘤显微外科治疗的相关问题

1. 术前检查

（1）详细的病史和临床检查 术前要作详细的神经耳科检查，对每个病人的症状，既往治疗史、肿瘤局部症状、内分泌活性的情况及家族史必须查询清楚。查体可发现外耳道中血管性肿物，鼓膜可被穿破。检查常常为传导性耳聋，但肿瘤进一步生长也可造成感觉性耳聋。

（2）听力测试 以评价听力障碍的程度及对侧的听力情况。鼓膜计检查显示肿物的脉冲形态。电眼震图及旋转椅试验可评价病人的迷路功能。

（3）面神经功能检查 术前评定面神经的功能，并进行分级。另外，需做神经刺激试验，神经电图、肌电图的检查。要仔细检查脑神经功能，因为受累早期可无症状，例如声带麻痹可以没有明显的临床症状。

（4）CT检查 高分辨率CT可显示病人颞骨的解剖及骨质破坏的范围，并可显示颞骨气化程度，中耳和乳突受累情况，面神经管、半规管和耳蜗的状态，以及既往手术造成的颈静脉孔或其他骨质破坏。清楚地显示肿瘤对内听道，颈内动脉管，中、后颅窝的侵犯情况。

（5）MRI检查 MRI的冠状、轴位和矢状位的成像弥补了CT的不足。Gd-DTPA强化扫描有助于确定肿瘤在硬膜下的范围，脑神经受累情况，以及肿瘤与颅内外血管、脑干和海绵窦的关系。

（6）DSA检查 可通过血管造影确诊。颈内动脉血管造影可以详细地显示肿瘤的血供，并可直观地看到颈内动脉的移位、狭窄及不规则，提供该肿瘤的横/乙状窦侵犯程度及由颈外动脉和椎动脉颅外段供血程度。若发现颈内动脉移位、狭窄或不规则时，需要进一步检查脑血流情况，常用的方法有临床观察下的球囊实验性阻断

(BTO)、经颅Doppler和氙-CT。多数肿瘤的供血来自颈内动脉鼓室分支。颈内动脉近颅处的垂直部分最容易受累，曾有手术切除史的病人，肿瘤供血可来自椎-基底动脉系统，此种情况下不可能进行栓塞。在静脉期，应注意乙状窦是否受累及其侧支回流状态，必须保证对侧乙状窦的通畅和与窦汇的正常连接。是否行术前栓塞取决于血管造影检查结果。术前1～3天用聚乙烯乙醇进行栓塞可减少术中的出血，栓塞通常可阻断颈内动脉鼓室支和咽升分支对肿瘤的主要血供。

（7）生化检查 颈静脉球瘤都可能有儿茶酚胺分泌活性。术前要常规进行尿香草扁桃酸(VMA)、血浆多巴胺、肾上腺素、非肾上腺素水平检测。对有内分泌活性的肿瘤，术前2周给予α或β阻断剂。

2. 手术适应证

肿瘤进行性扩大并引起神经系统障碍者应手术。肿瘤小而无症状者、病人年老体弱者可先观察或放射治疗，约40%肿瘤经放射治疗仍增大，还需手术治疗。

3. 选择手术入路的原则

手术入路的选择取决于病变性质、生长范围、受累结构、患者的功能状态及术者个人的经验。理想的手术入路应是最大限度显露病变的同时，尽可能减少对周围结构的损伤。由于肿瘤富含血管，切除时必须妥善处理瘤周的供应血管，这就是说应充分地暴露肿瘤并能在术中有效地控制颈内动脉。Pensak采用面神经管桥技术使颈静脉孔区肿瘤术后面神经功能得到明显改善。Kim采用联合枕下-迷路下-颈-乳突入路切除颈静脉孔区广泛性肿瘤并保留患者听力，但仍需移位面神经。Al-Mefty在处理复杂性颈静脉球瘤时，对经典的颞下窝入路进行适当改进以避免面神经损伤和术后传导性耳聋的发生，并认为采用联合入路一期手术孤立肿瘤、早期阻断血运是处理复杂性颈静脉球瘤的关键。术中如何控制颈内动脉是决定手术入路的关键因素。对肿瘤主体位于硬膜外，并局限于颞骨的肿瘤，较保守的经颞入路，包括面神经隐窝及鼓室下入路能在保护

神经功能的情况下，部分或全部切除肿瘤。大型肿瘤可采用Fisch颞下窝入路，中小型肿瘤可采用远外侧入路。由于该组肿瘤高血运的特点及主要由椎动脉颅外部分和颈外动脉供血特性，术前常采用选择性栓塞治疗。通过枕下外侧入路开颅，向前外侧延伸，暴露乙状窦和岩上窦。

4. 手术入路分类

自1934年Sieffert首次报告手术切除颈静脉球部病变以来，神经外科和头颈外科先后采用多种手术入路处理颈静脉孔区病变。Rhoton将到达颈静脉孔区的手术入路分为三组：①侧方入路：主要是通过乳突切除到达术区，又称迷路下入路。该组入路需移位面神经并可能损及内耳结构，却对延伸至颅内的肿瘤显露不充分。②后方入路：包括枕下乙状窦后入路、远外侧及经髁入路等。该组入路便于切除延伸到后颅窝的肿瘤，但却对颞下窝肿瘤显露有限，经髁入路还增加了舌下神经、椎动脉损伤和出现寰枕关节不稳定的风险。③前方入路：耳前颞下-颞下窝入路为该组最主要的手术入路，颈内动脉前移后可显露颈静脉孔的前缘，进一步磨除Kawase三角可显露中上斜坡，该入路联合侧方经颞即为Fisch颞下窝入路。无论是多么复杂的肿瘤，必须要反复思考手术入路各步骤的必要性，以实现"最佳显露的同时保证最小的创伤"。

5. 手术入路选择

术前根据肿瘤性质、大小位置、听力功能、面神经功能以及后组脑神经功能，选择恰当的手术入路。有关颈静脉孔的手术入路很多，基于解剖学上的位置可分为四组：通过后颅窝的后方入路，通过乳突的侧方入路，前侧方的经中颅窝底岩骨颞下窝入路以及前方的经口-咽侧壁入路（表5-12-2）。侧方入路，用于切除向上扩展的但未超过颈内动脉岩骨段的中小型肿瘤；改良侧方入路，用于切除术前听力较好的小型肿瘤，并试图保留中耳功能；侧方颞下窝入路用于清除向硬膜外生长的大型肿瘤。各种入路均有各自的优缺点，并有许多的改良术式，具体选择要视病的起源、病理性质特点和病变所侵

表5-12-2　颈静脉孔区手术入路比较

	后方入路	侧后方入路	侧前方入路	前方入路
基本术式 术式特点	乙状窦后入路 颅内显露较好 颞下窝显露差	耳后入路 颈静脉球及颞下窝显 露好，颅内显露差	耳前入路 中颅底显露好 后颅窝显露差	口咽入路 口咽部显露好 颅内显露差
适应证 术式改良	颅内部肿瘤 远外侧经髁 经静脉结节入路	岩骨内、颞下窝肿瘤 迷路下入路、迷路后 乙状窦前入路	扩大中颅窝底 额颞眶颧入路 扩大耳前入路	口咽部肿瘤 经口-咽侧壁 入路

表5-12-3　颈静脉孔区肿瘤常用手术入路

手术入路	优点	缺点
枕下外侧（乳突后）入路	不影响听力和面神经功能	需牵拉小脑；颅外（颞下窝）部分显露困难
枕下极外侧（枕骨髁）入路	不影响听力和面神经功能；手术距离 较短，小脑牵拉轻；显露较广泛	颅外（颞下窝）部分显露受限
乳突-乳突后入路	不影响听力和面神经功能；小脑牵拉轻	颅外（颞下窝）部分显露有限
迷路入路	手术距离较短，不牵拉脑；骨质内的肿 瘤显露好	听力丧失；可能出现面瘫；颅内显露有限
颞下窝入路	颅外（颞下窝）部分显露良好	颅内显露有限；传导性耳聋；可能出现面瘫
扩大耳蜗（耳蜗-颞下窝 联合）入路	颅内外骨质内的肿瘤均能显露	耳聋；可能出现面瘫
颞下窝-枕下联合入路	颅内外的肿瘤均能显露	传导性耳聋；可能出现面瘫

及的范围综合评定。对于肿瘤大部分位于颅内（A型）、肿瘤局限于颈静脉孔区（B型）或肿瘤以颅内生长为主（部分D型）的小型肿瘤可采用乳突后枕下乙状窦后入路、远外侧-经静脉结节入路，以获得较大手术视野；对于B型肿瘤中内听道尚完整，无神经性耳聋和前庭功能障碍者，选用迷路下入路，内听道已受累的大型B型肿瘤，可根据肿瘤生长方向，选择联合经颈-乳突入路。对于单纯生长于颅外的肿瘤（C型），可采用颞下-经颈入路或Fisch颞下窝入路。

6.常用手术入路的比较

颈静脉孔区是颅底最为复杂的区域，肿瘤生长方式和累及范围不同，手术入路和策略会有相应差别（表5-12-3）。正确选择手术入路可以减少术后并发症，降低致残率和致死率。颈静脉孔区肿瘤常用的手术入路有如下几种：①Fisch A型颞下窝入路。②经耳蜗入路。③经迷路入路。④远外侧经髁入路。⑤枕下乙状窦后入路等。前三种入路以侧方经颞或乳突侧方入路为基础，适用于肿瘤向颅外生长为主的类型。为充分显露长

至颞下窝的肿瘤，常需磨除岩骨的绝大部分包括乳突气房、骨性外耳道甚至迷路，轮廓化颈内动、静脉和面神经垂直段，部分轮廓化内听道。

7.手术治疗的原则

颈静脉球瘤的手术设计与实施必须遵循不增加损伤的原则。因为在切除肿瘤时，有可能损伤颈内动脉、面神经及后组脑神经，所以要切除侵入颅内的肿瘤必须权衡其他的风险，决定手术与否的影响因素如下。

（1）肿瘤的大小　限于中耳或侵及乳突的小肿瘤，经鼓室、面神经隐窝或扩大的经乳突入路切除肿瘤较容易。手术致残率低，可能出现的伤残为传导性听力丧失，或因从面神经管中移位面神经所致的面神经损伤。

（2）肿瘤的范围　手术几乎不能恢复术前已麻痹的脑神经功能，因此要考虑神经重建。必须认真计划如何保护前庭耳蜗结构和颈内动脉，并明确脑血流的循环状态。另外，对侵及中颅窝、海绵窦、桥小脑角和枕大孔的肿瘤，设计手术入路时应能充分显露。

（3）病人的年龄和一般状况　球瘤以缓慢生长为特征,对于年长和一般状态不好的病人,手术要谨慎。对某些病人,次全切除肿瘤后给予放疗可能是一种较适当的治疗方法。

（4）既往治疗史　如果病人有过手术或放疗史,肿瘤的纤维化会使手术难度增大。保护神经,分离颈内动脉和辨明肿瘤边界变得非常困难。由于肿瘤供血来自后半循环,不太可能进行肿瘤血管的栓塞。又因为局部组织不能提供重建条件,结构重建也很困难。

（5）技术因素　良好的手术技巧和设备条件是提高手术效果的重要因素。CT 和MRI 能显示肿瘤大小和侵及范围,DSA 能显示肿瘤的血供,并进行肿瘤栓塞,可使颈静脉球瘤的手术变得容易,但仍须具备可靠的脑血流检查方法,包括判断性和选择性球囊栓塞试验、术中后组脑神经监测、神经麻醉和微血管的重建技术等。

8.术前栓塞

超选择性栓塞是提高复杂颅底肿瘤外科治疗的一个至关重要的措施,作为手术治疗的辅助措施,栓塞来自颈外动脉的主要供血动脉将会减少肿瘤的血管容积,并且减少术中出血,两者结合提供一种更完全的外科切除,随着术中出血的良好控制,减少了凝血和填塞的应用,对颈静脉孔区血管神经的热损伤、钝性创伤亦有所减少。接受栓塞的肿瘤更易被全切,但栓塞前应当进行估价栓塞治疗的危险性。采用超选择的方法栓塞颈静脉球瘤,可使栓塞治疗并发症明显减少（如舌下神经和面神经麻痹）。手术的成功很大程度上依赖于栓塞的程度、术者的经验和技术以及对栓塞控制术中出血价值的认识。

9.麻醉和术中监测

术前要合理地控制儿茶酚胺的活性,避免颅内高压,并维持正常的脑灌注压。麻醉诱导要平稳,使用有助于降低颅压的药物。术中需避免血压波动,如果出血过多,或需要临时阻断血管,可使用脑保护剂如巴比妥类药物。Doppler 氧定量仪监测术中呼气的PCO_2分压和动脉血气。动脉通路用于系统性监测和对肺动脉压的监测。术中还应常规监测脑干听觉诱发电位、EMG 监测面神经的功能。

10.预后

Sanna 等报道Fisch 分期C 期和D 期病人53例随访15 年结果,肿瘤彻底控制83%,脑神经保存率75%。Jackson 等报道随访182 例颈静脉球瘤手术病人,肿瘤彻底切除85%,死亡率2.7%,复发率5.5%。Nguyen 等报道41 例病人,其中49% 有颅内扩展,术后随访6 年,肿瘤切除率95%,但脑神经受损较多。

（二）外侧Fisch 颞下窝入路的主要手术步骤

Fisch 颞下窝入路,最早用于颈静脉球体瘤的切除,根据手术范围的不同分A、B、C 三型。其中A 型颞下窝入路因对中耳鼓室腔、迷路及迷路下区、颈静脉球、岩骨段颈内动脉垂直段显露充分,且有良好的延展性而成为颈静脉球体瘤切除最常采用的手术入路。由于X、XI脑神经位于颈静脉球的内侧面,而A 型颞下窝手术入路保留了颈静脉孔后外侧缘的骨壁,使显微镜的显露角度受到限制,从而不能很好地显露颈静脉孔后缘及出颈静脉孔后腔隙的X、XI,存在对出颈静脉孔的X、XI神经及颈静脉孔后缘显露不足的缺陷。

1.手术的主要步骤

（1）体位与切口　恰当安排麻醉及术中监测人员的位置,特别是显微镜的位置,要使术者有足够的空间,并易于移动。患者取仰卧位,头转向健侧,头及躯干抬高30°,同侧肩下垫枕。头颈部伸展,转向肿瘤对侧,使对侧的颈内静脉解除体位性压迫。用Mayfield 三钉头架固定,手术床应使病人的头能向对侧及上下移动,以利于暴露术野。将监测电极置于被监测的面肌上。准备提供移植筋膜及游离肌瓣的部位暴露好。沿耳廓前后做倒"Y"形切口。从颧弓上方至外耳道上2.5cm,然后在耳后部下降至乳突尖。再与胸锁乳突肌前缘平行下行切开皮肤,翻起皮瓣。切口前方要注意避免损伤面神经额支,前面皮瓣在腮腺表面向前游离,暴露面神经第一分支。在颈部游离颈动、静脉和神经，并追踪到颅底。在肿瘤下极结扎和切断颈内静脉。颈内和颈外动脉分别用套好，以备紧急时控制出血之用。

（2）暴露颈部颈内动脉　分离乳突骨膜至外听道。认清Henle嵴并从上方、后方及下方分离软骨耳道，确认胸锁乳突肌前缘，小心分离并切断系着在乳突上的胸锁乳突肌和腹肌，将其向在前下方返折。耳大神经需要分离，如需用它作移植时，必须作好标记。辨认清楚颈动脉鞘，在其上方分离颈总动脉、颈内静脉、迷走神经，确认颈静脉孔。

（3）外听道盲端缝合　切除肿瘤后要封闭瘤腔，以防止脑脊液漏。这样，外听道就被封闭为一盲腔。在骨软骨交界处用1%利多卡因溶于1：100000肾上腺素溶液浸润外耳道，减少出血，并有利于从骨质上分离外耳道的皮肤。分离外耳道的皮肤层，小心分离乳突骨膜瓣。环行切开外耳道皮肤，仔细将软骨从皮肤上分离下来，要确保上皮层完整，这样使皮肤层容易翻转。翻转皮肤后，用乳突的骨膜从内侧封闭外耳道盲端。

（4）暴露中耳及切开乳突　根据鼓室乳突缝，二腹肌的后腹和软骨局部解剖标记来确认面神经。使皮瓣进一步向前抬起，便于在远端分离面神经。面神经的主要分支要确认，并加以保护。磨去乳突，但不要进入肿瘤。辨认窦硬膜角和鼓室盖，在此处可看见肿瘤的周围部分。在肿瘤侧方，可见面神经的乳突垂直段，用金刚砂钻头小心钻开面神经管。肿瘤通常位于神经的内侧，须磨去骨性外耳道，游离神经。

（5）面神经移位　暴露和切除乳突，做面神经水平段和垂直段减压，并暴露乙状窦和肿瘤。中耳和面神经管的水平部分被直接暴露，在面神经的锥体弯曲处磨除骨性结构，避免由于疏忽而损伤侧方的半规管。在茎突乳突孔处，锐性分离开附着在面神经上的纤维后，松动面神经。把面神经向前移位，完全暴露肿瘤。面神经的水平段和垂直段游离后，使整条神经向前移位。用薄的柔软的浸湿的棉纱布垫认真保护面神经。如果肿瘤已包绕和侵及面神经，为全切除肿瘤可考虑切除神经，术毕再作神经移植。神经吻合要求精细的显微外科技术，吻合的神经不能有张力，以得到最理想的神经修复。围绕肿瘤周围磨去乳突，在乳突后面暴露出乙状窦的全长，并显露出硬膜。

（6）暴露岩骨段颈内动脉　从颈部分离颈内动脉，向上直到颅底破裂孔处。首先要分开茎突咽肌和茎突舌下肌，切除茎突突起。小心钻开骨性颈动脉管，保护从颈内动脉表面越过的第Ⅸ脑神经。使下颌骨髁向前下方移位，充分暴露颈内动脉垂直段的上部。牵拉下颌骨髁，即可充分暴露术野。切断脑膜中动脉，以便于分离内听道的水平段。切断三叉神经的上颌支和下颌支，可以向前方暴露，并能控制岩骨内颈内动脉水平段。

（7）暴露颅内肿瘤　在肿瘤近端结扎乙状窦，肿瘤位于静脉窦外侧壁，因此可打开静脉窦来切除肿瘤。沿乙状窦向下分离直至颈静脉球，电凝处理瘤周的出血。暴露乙状窦后，从颈内静脉表面分离后组脑神经。从肿瘤上、下切开乙状窦，用明胶海绵或颞肌填充窦腔，注意保护其内壁，以避免损伤后组脑神经的功能。如果乙状窦被肿瘤侵及，从上方和下方结扎乙状窦和颈内静脉，然后分离肿瘤下极。先结扎并切断肿瘤下极包绕的颈内静脉，将断端向上翻转，暴露出肿瘤下级与副神经的界限。电凝及横断上方和下方的岩窦，然后，轻轻牵拉小脑，暴露出后组脑神经及向后下方浸润的肿瘤，并向前面进行分离。将舌咽神经、迷走神经和副神经从肿瘤表面分下，向前侧方松动分离肿瘤，最终从桥小脑角切除肿瘤。分离手法要轻柔，以避免刺激迷走神经产生的高血压性心动过缓。电凝小的供血动脉，进一步阻断肿瘤的血运。硬膜内小或中等大小的肿瘤，面神经和听神经常在肿瘤后方，容易辨别。若肿瘤体积较大而包裹脑神经，分离时极为困难时，或小脑后下和前下动脉亦埋藏在肿瘤中，可沿蛛网膜层作分离，并用显微剪刀、双极电凝或CO_2激光切除肿瘤，以保护神经血管的结构。如肿瘤长入颅内，可向后扩大成枕下入路，然后切除肿瘤。肿瘤向前内侧生长可包绕颈动脉管，不要勉强切除。

2.Fisch颞下窝入路的优点

该入路能够一期手术切除中颅窝至枕大孔区突向颞下窝的肿瘤,其优点在于:①入路直观,颈内动脉远近端均可控制;②必要时可移位面神经,从而保留其功能;③在切除肿瘤前,能很好地阻断肿瘤的血供;④术野暴露较充分,可防止脑脊液漏;⑤能够同期切除颈动脉体的肿瘤。

3.手术注意事项

(1) 术前栓塞治疗　颈静脉球瘤血供丰富,主要来自咽升动脉,有时还接受小脑后下动脉和小脑前下动脉的分支供应。超选择性栓塞技术的发展,使得术前超选择性栓塞颈外系统供血动脉成为可能,这样可大大减少术中肿瘤的出血,从而提高术中保护颈静脉孔区周围重要血管和神经结构的能力,有利于肿瘤切除。同时,降低了手术的风险和术后并发症。

(2) 术中脑神经功能保护　经典的颈静脉球体瘤的手术入路为颞下窝入路,此术式包括移位面神经。术后通常出现不同程度的面神经麻痹、完全性传导性听力下降、吞咽呛咳等。术中可根据具体情况将面神经向前、向后移位,有报道表明向前移位者94%面神经功能可恢复1～3级;向后移位者面神经功能可恢复至2～3级。Jackson认为要全切除颈静脉球瘤,必须将受累的脑神经一并切除,因此在切除颈内动脉被广泛侵犯的肿瘤时,为充分显露颈内动脉,常规将舌咽神经切除;如肿瘤侵犯颈静脉孔神经部,后组脑神经的切除率达34.6%。Al-Mefty认为采用颈静脉球内切除技术有利于保护后组脑神经的功能;但如静脉壁外层或脑神经被肿瘤侵犯,球内切除技术也无能为力;同时主张在切除颈静脉球瘤时应首先阻断肿瘤的供血动脉,最后处理引流静脉、结扎颈内静脉。但目前术中切除神经的做法已摒弃,而保护后组脑神经的功能成为手术的关键步骤。在茎乳孔区分离面神经时,应尽可能多地保留软组织,以避免损伤面神经的外部供应动脉(茎乳动脉),有利于术后面神经的功能恢复。术中若发现面神经损伤,应予无张力吻合、重建;若面神经缺损难以直接吻合时,可取耳大神经或腓肠神经移植重建。神经电生理监测有助于保护神经并可预测术后神经功能。

(3) 术中全切除肿瘤的注意事项　切除颈静脉球瘤,通常不需暴露中颅窝,但需要显露岩骨段颈内动脉和棘孔前方区域。颈静脉球瘤血供丰富,且常侵入颈静脉球,引起乙状窦血流阻断,故切除肿瘤时,宜先在包膜外分离,阻断肿瘤的颈外供血,并分离肿瘤与颈内动脉之粘连,显露肿瘤远、近端颈内动脉,至能控制血流。在肿瘤完全离断血供、游离后,结扎、切断肿瘤上方的乙状窦,再分离颈部颈内静脉至肿瘤,结扎、切断之,应尽可能整块切除肿瘤。在分离颈部颈内静脉时,注意勿损伤颈内动、静脉之间的舌咽神经和迷走神经。当肿瘤侵犯颅内时,在离断硬脑膜外血供和完全游离硬脑膜外肿瘤后,于乙状窦前切开后颅窝硬脑膜至颈静脉孔,显露肿瘤的颅内部分,若肿瘤广泛侵犯颅内时,还可切开横窦上方的硬脑膜和横切天幕,向内牵开横窦、乙状窦和小脑,以扩大显露。电凝颅内部分肿瘤包膜和离断肿瘤的颅内供血动脉,自后组脑神经上分离、切除颅内部分肿瘤,直至肿瘤全切除,此时颈静脉孔区硬脑膜内、外相连部位清晰可见,可检查有无肿瘤残留。显露肿瘤时,需充分切除颅底骨,以减轻脑牵拉。分离和切除肿瘤过程中,需暂时性阻断颈内动脉,以减少术中出血,提高手术的可预见性。

颈静脉球瘤往往包绕颈部血管,当肿瘤侵及下斜坡时,也可包绕基底动脉。分离动脉周围肿瘤时,宜在血管外膜下进行,但需严防损伤这些重要血管。若肿瘤未完全阻断乙状窦血流时,需最后阻断回流静脉,以防止术中瘤体肿大、出血;切除受肿瘤侵犯的颈静脉球时,其前下方的岩下窦出血可用明胶海绵填塞止血。颈静脉孔颅内部分肿瘤通常覆盖于下组脑神经上,可在显微镜下辨认Ⅶ、Ⅷ脑神经、小脑后下动脉或小脑前下动脉后,在脑干端觅寻后组脑神经,再循神经分离,直至颈静脉孔,如此可保护后组脑神经。若后组脑神经受损,或因其神经鞘膜受累,不得不被切除而中断时,可试行直接缝合。Jackson、Sen

通过组织学研究证实尽管术前脑神经功能正常，但仍有50%的病例发现脑神经已被肿瘤侵犯，在这种情况下，不切除脑神经欲获肿瘤全切有一定的困难。

（4）围手术期处理　围手术期处理包括以下几点：①由于颈静脉球本身是化学感受器，患者术前血压很高，若术前血压处理不理想，术中极易引起高血压危象。②颈静脉球瘤多数血供丰富，术前若不进行栓塞处理，术中出血较多而影响视野，故术前栓塞减少术中出血至关重要。③颈静脉周围有后组脑神经、脑干、椎-基底动脉和面听神经等，损伤任何重要结构都会造成严重并发症，术前熟悉颈静脉球瘤的病理解剖可减少手术的盲目性。④部分颈静脉球瘤属颅内外沟通性肿瘤，因此需采用联合颅底手术入路。

第十三节　枕大孔区肿瘤的手术治疗

枕骨大孔区(forame magnum region)系指由枕骨大孔、下斜坡、上颈椎及其膜性结构和韧带所形成的区域，亦称颅颈交界区，脑干延髓和颈髓在此延续。目前对枕大孔区的确切定义尚有争议，但多数学者认为：其前方包括斜坡下1/3.寰椎前弓和齿状突；外界包括颈静脉结节、枕髁和寰椎外侧块；后方包括枕骨下部和寰椎后弓以及枕大孔与C_1、C_1与C_2椎间隙。将下1/3段斜坡区肿瘤归为颅颈交界区肿瘤，这主要是从手术学角度考虑的。因此，枕大孔区肿瘤可引起病人颈部疼痛、肢体麻木和肢体运动障碍，肿瘤压迫脑脊液通路时，可发生梗阻性脑积水。

一、肿瘤分型

1.按肿瘤的生长方向分型

根据肿瘤起始部位和发展方向，可分为下行型（颅脊型或延髓脊髓型）和上行型（脊颅型或脊髓型）两类。前者源自后颅窝，经入椎管内；后者起自颈椎管上端，向上延伸至后颅窝。颅颈交界区肿瘤按其与脑干和脊髓的关系，可分为背侧型、腹侧型和外侧型三类；也有人将之分为背侧型、腹侧型、背外侧型和腹外侧型四型。不同类型的肿瘤其临床表现各异，主要为多发性颅及脊神经麻痹、锥体束征、球麻痹、共济失调及强迫头位等。

2.肿瘤的病理分型

该区肿瘤以脑（脊）膜瘤多见，其次为脊索瘤、神经纤维瘤及室管膜瘤，少数为神经胶质瘤、海绵状血管瘤及先天性肿瘤等。临床上常根据肿瘤与脑干和脊髓的关系分为髓内型和髓外型，髓内型有星型细胞瘤、室管膜瘤、髓母细胞瘤、海绵状血管瘤、血管母细胞瘤等病理类型；髓外型有脑（脊）膜瘤、神经鞘瘤、胆脂瘤、畸胎瘤、脊索瘤等病理类型。

（1）脑（脊）膜瘤　硬脑（脊）膜瘤占枕大孔区肿瘤首位，占颅内各部位脑膜瘤的1.6%～3.2%，占所有后颅窝脑膜瘤的6%～7%。向颅内下斜坡发展的肿瘤导致第Ⅸ～Ⅻ脑神经麻痹；向椎管内发展的肿瘤，颈神经根刺激症状及椎体束征症状严重。肿瘤较大时，无论那一型均有可能使Ⅸ～Ⅻ脑神经受累，并可压迫延髓与上段颈髓，从而出现延髓性麻痹与锥体束征等，严重者可有肢体瘫痪和呼吸困难。

枕大孔区脑膜瘤以内皮型最常见，其次为砂粒型，肿瘤的病理学类型不影响手术预后。可发生在枕大孔四周任何部位，但80%以上发生在延、颈髓的腹侧或腹外侧。完全位于腹侧正中者少见，多数偏于一侧。背侧或背外侧仅占12%～20%。肿瘤基底与枕大孔区硬脑膜环窦有关，肿瘤常常位于椎动脉入颅处的内侧，将椎动脉部分包绕。肿瘤包膜完整,少数与沿颈髓腹侧粘连。其主要供血来源系肿瘤基底的硬脑膜的动脉分支,少数来自椎动脉与小脑后下动脉分支,肿瘤可向颅内或椎管内发展。

(2)神经鞘瘤 多发生于Ⅸ～Ⅻ脑神经以及C1～2神经根,通过枕骨大孔可向上、下发展而跨越枕骨大孔区域。神经鞘瘤占枕大孔区肿瘤的第二位。

(3)脊索瘤 起自斜坡。脊索瘤占枕骨大孔区肿瘤的第三位。

二、影像学检查

枕颈平片检查,往往无阳性发现。枕大孔区CT检查因为颅底骨有伪影,易漏诊,需增强CT扫描。肿瘤较大时,第四脑室变小,增强扫描显示延髓腹侧或腹外侧呈高密度卵圆形肿瘤影。MRI扫描不仅能克服CT检查的缺陷,获得枕大孔区肿瘤的三维图像,而且能了解延颈髓受压移位的情况(图5-13-1A),MRA(MR血管造影)可以了解肿瘤与椎动脉的毗邻及血供(图5-13-2),因此,MR检查特别有意义,是诊断本病可靠、有效的检查方法。枕大孔区肿瘤在MRI显示为等T_1,略长T_2或长T_2信号,注药后肿瘤明显增强;肿瘤可将延髓、颈髓挤压呈弓形,椎动脉常被肿瘤包绕。脑血管造影(DSA)可以了解椎动脉和肿瘤供血情况,对制订手术方案也很有帮助。枕大孔区神经鞘瘤多呈哑铃形,MRI显示肿瘤边界清楚,密度均匀,注射Gd-DTPA后肿瘤均匀增强。另外,DSA和X线平片也有一定的价值。

三、术前评估

1.详细的影像学分析

术前根据影像学资料,确定肿瘤范围起源,仔细分析枕大孔局部解剖,了解枕骨髁、寰椎神经血管丛和肿瘤供血情况,并需注意静脉窦分布及是否通畅,确定手术对策。部分枕大孔肿瘤压迫颅底静脉丛或硬脑膜外静脉丛,使枕下静脉丛充盈,这些充盈的静脉丛是术中出血和空气栓塞的危险因素,造成手术困难。

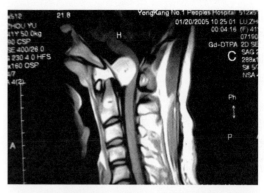

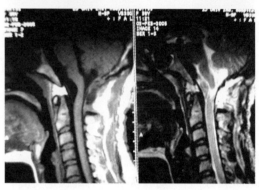

图5-13-1 枕骨大孔区肿瘤影像学表现。A,枕大孔区脑膜瘤手术前;B,同一病人术后MRI,提示肿瘤全切除

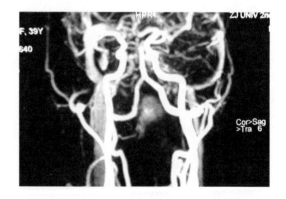

图5-13-2 MRA示肿瘤与椎动脉的毗邻和血供

2.术前吞咽和语言功能的评定

手术前对病人的吞咽和语言功能需详细检查。如术前病人呈现进行性四肢瘫痪、吞咽困难和呼吸功能受影响者,术后易发生严重并发症,如肺炎和消化道出血等。为减少对脑神经的损伤,术中神经电生理监测包括体感诱发电位、脑干诱发电位。双侧迷走神经可通过气管内肌电图

监测。副、舌下神经可采用肌电图监测。对已有后组脑神经功能障碍者，术后应视情况及早气管切开和下胃管鼻饲。麻醉时应防止病人头过伸位，避免肿瘤压迫延髓，影响呼吸功能，最好在清醒的情况下插管。

3.手术切除程度的估计

手术是唯一有效的治疗方法，病人术前状态和肿瘤切除程度决定手术效果。根据术中观察和术后影像学检查，将枕大孔肿瘤切除范围分为三级：①全切除：切除范围包括肿瘤及其与肿瘤相连硬脑膜，并磨除受侵的骨质；②近全切除：肿瘤和正常脑组织间蛛网膜隔离带未形成，肿瘤与椎动脉粘连紧密，残存肿瘤几毫米并予电灼；③部分切除：肿瘤切除50％以上。若肿瘤直径<2cm，也可行伽玛刀治疗，但个别病例反应较大。

四、枕骨大孔区的手术入路选择

本类肿瘤依据临床表现和结合颅颈CT及MRI检查，多可作出明确诊断。枕大孔区肿瘤常采用后颅窝正中入路和远外侧入路。属硬膜内者多采取枕下极外侧入路；硬膜外者可选口咽入路、颈前侧方入路或下颌-颈入路；背侧型和背外侧型肿瘤显露较容易，一般采取枕下中线入路肿瘤多可获得全切除效果。

1.根据肿瘤部位选择手术入路

根据肿瘤在枕大孔的部位选择手术入路，正中腹侧的小肿瘤很罕见，手术选择经口咽斜坡入路；肿瘤位于延、颈髓背侧或背外侧，可选择枕下中线入路，暴露清楚，利用一侧的枕骨髁及枕大孔外侧骨缘咬除后扩大了手术空间，切除肿瘤时，使神经血管不受牵拉。旁正中枕下入路一般不适用，因为该入路会切断许多肌肉，而并不能增加暴露范围。远外侧入路能很好地暴露偏腹侧的肿瘤，但对肌肉和环枕关节切除较多，并对稳定性有影响，因此可根据肿瘤大小和生长方向对该入路作适当的改进，而达到以最小的切除范围作最大的暴露。

2.枕骨大孔区手术入路的分类

（1）寰椎部侧方入路　此入路在枕下区可显露椎动脉。Jefferson(1956)等也使用该入路治疗椎动脉动脉瘤。在该入路中，在其颅骨附着部将胸锁乳突肌切开，辨认X、XI、XII脑神经，将斜方肌、头夹肌、头最长肌、头半棘肌、肩胛提肌从其颅骨附着处解剖并牵开。细心解剖，不要损伤支配这些肌肉的神经。应当注意到颅颈交界区动脉间有大量吻合，因此如果细致地复位，可保证其血液供应。头上斜肌也可以在寰椎或枕部的起源处解剖。Jefferson等强调在枕下静脉丛区有大量的不同发育程度的静脉。有些管腔很粗的静脉与枕骨髁导静脉、乳突导静脉、颈深静脉及椎动脉的伴行静脉间互相连接。枕动脉也可能走行于椎动脉寰椎部外侧。很多情况下，椎动脉与枕动脉之间有许多吻合。椎动脉在出寰椎横突孔后有时首先向外侧形成一弯曲的行程，这成为寰椎部侧方入路的危险因素。Karimi-Nejad(1989)报道了侧方入路切除颅与脊柱前方肿瘤，通过解剖寰椎椎弓的外侧部上至外侧块，并游离椎动脉寰枢部达到后颅腔的腹侧。

（2）前外侧入路　对病人采用前外侧入路进行手术时，病人取仰卧位，头略伸展并向病变对侧旋转。手术切口沿胸锁乳突肌上1/3的前缘然后弯向乳突及枕骨嵴。从乳突及枕骨外侧分离胸锁乳突肌和其他后部肌肉。解剖胸锁乳突肌的内面，在胸锁乳突肌与颈内静脉之间打开一平面。暴露副神经并游离，可见一脂肪鞘位于术野深部，应沿副神经解剖并转动脂肪鞘，以便在向下轻拉脂肪鞘时能保存副神经。在乳突尖下方1cm的前面可以看到C_1锥体横突。切开其附着肌肉（上斜肌、下斜肌、肩胛提肌）后，在$C_1 \sim C_2$之间暴露出椎动脉。保留包绕在椎动脉及其静脉丛的脂肪鞘至关重要。分离跨过椎动脉的C_2神经前支，然后切除C_1的后弓及横突后，就暴露出位于寰椎椎弓上方的椎动脉，首先暴露其出骨沟的下面，然后暴露椎动脉周围全部骨质，用小咬骨钳将C_1椎体横突的上面咬除，将椎动脉从骨孔中游离出来，再游离其中间及下面。这样就能够暴露寰枕关节、寰枢关节的关节面,即枕骨髁和寰椎侧块。然后,暴露的范围向后可以扩大到同侧C_1、C_2椎后弓,向前可以扩大到C_1椎前弓和枢椎齿突侧面及C_2椎体。根据病变范围需要磨除相关骨性结构。

(3)前方手术入路 前入路最初用于到达脊髓前方的病变;后来被用来显露脑干前方的病变;现被用于寰椎、枢椎和斜坡部位肿瘤的显露,齿状突韧带或骨损伤后齿状突的切除和固定,颅底陷入症等自前方压迫延髓或脊髓的枕颈畸形的减压术以及基底动脉下1/3、椎基底接合部和椎动脉上部动脉瘤的显露。前方入路的最大优点是可直接到达病变部位,而主要的缺点是术野污染、脑脊液漏、假性脑膜膨出多见,以及经此入路显露硬膜下病变导致脑膜炎。这一入路曾被认为术野过深,但是随着显微镜的应用,这种因素已经不再重要。常用的有经口入路,其他类型的前方入路包括:沿胸锁乳突肌前缘直接经颌下区域的经颈入路;双额开颅切开蝶窦颌筛窦的经额—经颅底入路;联合眶缘切开双额开颅的扩大经额入路;经唇下、鼻中隔、蝶窦到达上斜坡的经蝶入路。

五、枕骨大孔脑膜瘤的显微手术治疗

枕骨大孔脑膜瘤是指发生于枕骨大孔四周的脑膜瘤,其中一半发生于枕骨大孔前缘,常造成对延髓的压迫。肿瘤可向下延伸到C_1～C_2水平。1938年Cushing在他的《脑膜瘤》一书中,将本病按解剖位置分为颅脊髓型(craniospinal)和脊髓颅型(spinacranial)。枕骨大孔脑膜瘤并不常见,占颅内脑膜瘤的2.09%;占后颅窝脑膜瘤的7.2%,居第4位。男:女之比为1:3.4,平均年龄35～45岁。枕骨大孔腹侧区脑膜瘤的手术效果主要取决于手术入路选择和显微外科手术技巧。共有四种入路供选择:①经口、经斜坡入路;②经颈、经斜坡入路;③枕下中线入路;④枕下远外侧入路。近年来,一些学者采用枕下远外侧经枕髁入路切除此部肿瘤,获得了较为满意的疗效。

1.临床表现

本病临床病情发展缓慢,平均病程2.5年。最常见的早期临床表现是颈部疼痛,占70%。颈部疼痛往往发生于一侧,几个月后方出现其他症状。手和上肢麻木也是常见的症状。肿瘤压迫延颈髓,病人会出现肢体力弱,多出现于双上肢,占1/3。双上肢和一侧下肢力弱较少见。病程较长者可出现肢体肌肉萎缩。检查时发现肢体腱反射低下。病人如出现步态不稳、平衡功能障碍,常表明肿瘤生长已影响至小脑,神经系检查还可发现痛觉或温度觉的减退或丧失,其中约1/4病人临床表现酷似脊髓空洞症。脑神经损害以Ⅹ和Ⅺ脑神经的损害为常见,其中Ⅹ脑神经的损害与脑干内的下行感觉传导束受压有关。当临床只有Ⅺ脑神经损害而无Ⅹ脑神经损害时,说明肿瘤位置较低,可以排除颈静脉孔区肿瘤。当肿瘤压迫形成梗阻性脑积水时,病人可以出现颅内压增高。

2.诊断

MRI是诊断后颅窝和上颈段肿瘤的最佳手段。经加强MRI扫描,几乎全部枕大孔区肿瘤均能得以确诊。同时MRI检查对脊髓空洞、寰枕畸形的鉴别诊断也很有帮助。枕大孔脑膜瘤应行脑血管造影检查,以了解肿瘤与椎动脉的关系及是否参与供血。对比CT扫描有75%可以得到确诊,20%提示诊断,诊断不清者仅占5%。

3.治疗

(1)体(头)位 肿瘤位于枕大孔后方和侧方者,可采用后颅窝正中开颅。术中将C_1、C_2后弓咬开,充分暴露肿瘤,并使下疝的小脑扁桃体得以减压。肿瘤位于枕大孔前方时,目前国外采用经口腔入路。这一入路术后易合并脑脊液漏,为此切除肿瘤后应修补硬脑膜并严密缝合。

(2)肿瘤切除 因肿瘤基底均附着在硬脑膜上,而肿瘤与颈髓延髓之间有蛛网膜相隔。手术显微镜下分离时要注意保护脑、脊髓组织。先将瘤内分块切除,得到充分的空间后,方可将肿瘤向外方牵引分离,直至沿基底处电灼切下肿瘤,应注意保护延髓、颈髓。因肿瘤占位效应,枕大孔和C_1、C_2处硬脊膜饱满张力高,当咬除枕大孔和

C_1、C_2后弓时,要避免压迫颈髓和延髓,以防影响呼吸。若手术未能全切除肿瘤,病人又同时合并脑积水,可行侧脑室腹腔分流术。术中如果发现肿瘤与椎动脉关系密切,无论肿瘤与硬脑膜是否粘连紧密,都不要为全切肿瘤而损伤椎动脉。

4.术后并发症及处理

最常见的术后并发症是后组颅神经,特别是Ⅺ、Ⅹ颅神经损伤。术后8个月可恢复形成功能代偿。术后须待病人完全清醒,吸痰证实咳嗽反射较好,才能拔除气管插管。如术后病人吞咽发呛,则需早期行气管切开并下胃管鼻饲,防止肺炎和营养不良。另外,脑积水是术后脑脊液漏的重要原因,必要时需行侧脑室—腹腔分流术。

5.预后

本病的预后取决于肿瘤的切除情况。枕大孔区脑膜瘤根治性全切后,疗效满意,术前的神经功能缺损可逐渐恢复。术后好转的速度和程度取决于:术前延髓、颈髓受压时间和程度;肿瘤生长速度;病人年龄以及肿瘤切除程度;术前进行性四肢瘫、呼吸困难者,术后疗效差。如未能全切除肿瘤,肿瘤复发者约5%死于术后3年。手术死亡率约为5%左右。术前存在的神经功能缺损,术后恢复较困难。约2/3的病人术后可从事轻工作,约25%生活可以自理。枕大孔区脑膜瘤术后经常伴有后组颅神经功能障碍,对复发肿瘤再次手术能使病情稳定,延迟肿瘤生长。早期确诊,及时手术对提高枕大孔脑膜瘤的手术效果尤为重要。

第十四节 脑干病变的显微手术治疗

脑干是呼吸、循环的中枢,司管睡眠-觉醒周期,同时也是上下信息联络的枢纽。由于其解剖结构极其复杂,决定了生理功能的多样性和重要性。一方面由于脑干本身的功能非常重要,称之为生命中枢;另一方面,脑干解剖极其复杂,周围有小脑、大脑的重要血管、脑神经等围绕。脑干的组织结构及解剖关系十分复杂,脑干内拥有重要的神经结构,是脑神经核、神经传导束和网状结构集中的部位,对损伤的耐受性差,手术危险性大,过去被视为手术禁区,主要是因为技术条件的限制使脑干病变的手术成为生理上不许可,解剖上不可达。这一时期,对于脑干病变常采用放射治疗和辅助性化疗,使其暂缓神经症状。1939年,Bailey首次报道脑干肿瘤的手术治疗,但因手术治疗的死亡率高、危险性大而进展缓慢。虽然脑干病变外科治疗的历史很短,但国内外学者在这一领域里进行了大胆的尝试。1968年,Pool首先报道3例脑干星形细胞瘤手术,并配合放射治疗,术后患者的生存期明显延长。1971年,Lassiter等报告脑干内胶质瘤行手术治疗以来,外科治疗脑干内原发性肿瘤已成为可能,这一结果给沉闷的脑干外科带来了希望。随着显微外科技术的发展,神经影像学的不断进步,神经麻醉、电生理及监护系统等相关领域里技术的不断提高,使人们对脑干病变又有了新的认识。20世纪90年代以来,随着术中神经电生理监测、神经导航、显微神经外科等技术的应用,配合现代的手术工具,如CUSA、激光手术刀等,使脑干的手术治疗的可靠性和成功率大大提高。

一、概述

原发于脑干的肿瘤以神经胶质细胞瘤多见,脑干胶质瘤占90%以上,大多数呈纵行弥漫性生长。少数为血管网织细胞瘤或海绵状血管瘤,先天性肿瘤也偶尔可见。脑干胶质瘤占所有颅内肿瘤的1.4%,但占儿童脑肿瘤的10%。肿瘤的播散特点是由结缔纤维周围的胶质细胞产生,并沿此系统扩展,但可能很长时间不浸润和损伤结缔纤维。肿瘤的发生部位及发展方向与肿瘤的性质有关,脑干病变的发生部位以脑桥最多,按病变的性质分类以星形细胞瘤和胶质母细胞瘤最多,脑膜瘤和血管母细胞瘤次之。中脑恶性胶质瘤的比例高于其他部位,平均病程相对较短;而累及延髓的胶质瘤多分化较好,平均病程亦较长。王忠诚报道612例脑干肿瘤,胶质瘤只占50.8%,而海绵状血管瘤占33.2%,血管网状细胞瘤占12.9%。脑干肿瘤具有局部生长的特性,具有在某些特定区域内发生的倾向,在中脑、脑桥和延髓不同部位均可具有巨大的局限性肿瘤。神经胶质瘤中以星形细胞瘤(纤维型)多见,其次为多形性胶质母细胞瘤、少突胶质细胞瘤。

二、脑干病变的好发部位及生长方式

脑干胶质瘤在脑干的任何部位均皆可发生,并向周围浸润性生长,其中以星形细胞瘤居多。星形细胞瘤可发生于脑干任何部位,向各个方向生长,即向上、向下、向侧方、向前及向后发展;可完全在髓内,也可发展到髓外。其部位不同具有不同的恶性变倾向。位于脑桥的胶质瘤在组织学上和临床上都是恶性的,而延髓和中脑的星形细胞瘤一般是低度恶性的。室管膜瘤好发生于第四脑室的室管膜附近或发生于颈髓中央管的室管膜向延髓发展,向第四脑室、桥小脑角、枕大池发展。海绵状血管瘤主要发生在脑桥内,少数在中脑,延髓较少。就诊时,几乎都有出血病史。血管网状细胞瘤多发生于延髓、延-颈交界处或脑桥背侧。由延髓背侧长出,向第四脑室发展,也可完全在延髓内,还可由延髓-颈髓接合部的背侧部分或颈髓的背侧部分长出,常常露出表面。这种肿瘤呈膨胀性发展,其表面多有囊肿形成。大多数脑干肿瘤位于脑桥和延脑,且多位于脑干背侧。发生于桥、延脑的肿瘤,由于前方和侧方受软脑膜、上方和下方向受横行交叉的第二级神经传导纤维的约束,使得肿瘤向脑干闩方向生长或向第四脑室底部生长。

不同性质的肿瘤生长方式不同:多形性胶质母细胞瘤,多为广泛性浸润生长,周围边界不清;血管网状细胞瘤的特征是肿瘤伴有囊性变,呈膨胀性生长的富血管肿瘤;海绵状血管瘤多呈局限结节状,以反复小量出血为特征,且出血不破入脑室和蛛网膜下腔,病变因反复出血而逐渐增大。血管母细胞瘤发生于脑干中线或中线旁,分两种类型:①发生于脑干背侧;②发生于延髓及颈髓交界处的髓内。这种肿瘤部分伴有囊肿。发生于脑干背侧者,易阻塞脑脊液通路,导致颅内压增高。延-颈交界处的髓内肿瘤,出现颅内压增高症状者罕见。海绵状血管瘤多发生于脑桥,其次是中脑,延期最少。这种血管畸形病灶随着出血而逐渐扩大。

内源性脑干肿瘤在儿童常见,占所有儿童脑肿瘤的10%,而这些肿瘤的7%～8%生长在中脑。神经影像显示局部病变,主要在顶盖或被盖,偶尔向上发展至丘脑或向下到脑桥。另外,被盖病变可能为囊性。顶盖病变脑积水多显著,中心钙化也为其特点。MRI更清晰显示肿瘤范围,特别是Gd-DTPA增强后,T_2加权相顶盖通常为高信号,导水管周围亦常如此。80%～85%脑干胶质瘤发生于脑桥,其中儿童组如果不处理,平均生存期只有116天(Langmoen,1991)。儿童组多发生于5～8岁,成人组主要见于40～50岁,预后较儿童好。内源性延髓肿瘤同样可为弥漫性(通常由脑桥向下发展)或局限性病变(实性或具有壁结节的囊性病变)。

三、脑干病变的分类

1.脑干病变的性质

脑干肿瘤均可发生于各年龄组,但以小儿、青年多见。脑干病变临床上多为脑干胶质瘤,其次为血管网状细胞瘤及海绵状血管瘤,而脑干血管畸形、胆脂瘤、转移瘤,感染性病变如结核瘤、肉芽肿等相对少见。亦有报道脑干神经鞘瘤、副神经脑池端起源的神经鞘瘤可完全位于脑干后方中线部位(如枕大池),但也有与脑神经无关系异位神经鞘瘤。胶质瘤中以星形细胞瘤多见,其次为多形性胶质母细胞瘤、少突胶质细胞瘤。胶质瘤可以发生在脑干的任何部位,并向周围发展。室管膜瘤好发于第四脑室,发病年龄以小儿、青少年多见。而成年人多见血管网状细胞瘤,可发生在延髓背侧或延髓-颈髓连接部或延髓内。脑干胶质瘤约占儿童后颅窝肿瘤的30%,占儿童颅内肿瘤的10%,占成人颅内肿瘤的1%。Hoffman等认为儿童脑干肿瘤是儿童后颅窝三种常见肿瘤之一(髓母细胞瘤、小脑星形细胞瘤、脑干肿瘤)。黄文清等统计42688例颅内肿瘤,其中脑干肿瘤374例,占0.9%。脑干肿瘤中,星形细胞瘤193例,占51.6%;胶质母细胞瘤79例,占21.1%;脑膜瘤和血管母细胞瘤各占7.8%、4.3%。

2.按生长方式分类

脑干病变按生长方式可分为:局灶性和弥漫性生长两类。局灶性多为良性,而弥漫性病变多为恶性。亦有作者将脑干肿瘤分为外生型和内生型。美国脑肿瘤协会依据脑干肿瘤的生长方式将其分为弥漫型、局灶型、外生性、延脊髓型等类型。70%～80%的脑干肿瘤属于前两种类型,外生性脑干肿瘤发生率较低,占脑干肿瘤的10%左右,它是手术治疗效果最好的一类脑干肿瘤。外生性脑干肿瘤是指起源于脑干,向脑干外生长(如第四脑室、延髓背侧等)的一类肿瘤。特殊的生长方式决定了这类肿瘤不同的临床表现。与弥漫性脑干肿瘤不同,一般没有脑神经核性损害及交叉性瘫痪等表现,早期一般没有临床症状,出现症状时往往肿瘤已经较大并有脑积水。

3.按发生部位分类

脑干病变按发生部位可分为:中脑病变,脑桥病变,延髓病变。又有作者将其分为颈延型,延髓-脑桥型,脑桥、脑桥-中脑、中脑和中脑-丘脑后方型。脑干肿瘤多位于脑桥,可沿神经纤维束向上、下方向延伸,延髓次之,中脑少见。中脑内肿瘤多局限一侧,原发于延髓的肿瘤尚可累及上段颈髓。Tokuriki等报告儿童脑干肿瘤70%位于脑桥。典型的中脑肿瘤起源于大脑脚或顶盖,常为低度恶性星形细胞瘤。起源于大脑脚的星形细胞瘤常伴有较大的囊性,且病变多在大脑脚表面,因此多可被切除。肿瘤大部切除后,症状可缓解多年,而无需辅助治疗。顶盖部的肿瘤在组织学上多属良性肿瘤,所以肉眼全切除顶盖部星形细胞瘤是可能的。脑桥胶质瘤通常是恶性的,病理类型为分化不良型星形细胞瘤和胶质母细胞瘤。临床上,如患者起病迅速并有进行性加重,伴有脑桥弥漫性增大,通常为恶性星形细胞瘤,对于此类肿瘤进行根治性切除并无益处。发生于延-颈髓交界部的肿瘤,其组织学多为良性,该处恶性肿瘤相当少见,典型的为低度恶性的星形细胞瘤。其病理常显示微小囊性变的星形细胞瘤。脑干背外侧生长的肿瘤、囊性变或位于颈延交界处应考虑手术治疗。

四、脑干肿瘤的分型

1.脑干胶质瘤的分型

脑干胶质瘤占全部脑肿瘤的2.4%,占全部胶质瘤的7.3%,占脑干肿瘤的57.5%～86.9%;主要有星形细胞瘤、胶质母细胞瘤,其次为室管膜瘤。脑干胶质瘤的分类方法很多,按肿瘤侵及的部位分为中脑肿瘤、脑桥肿瘤和延髓肿瘤;若按肿瘤扩展的方向可分为内生性肿瘤和外生性肿瘤,前者是指肿瘤在脑干内较均匀地向四周扩展,后者指肿瘤起自脑干,主要向脑干外的某一方向生长。外生性脑干肿瘤长入第四脑室者,病变多位于脑桥背侧,即第四脑室底部下方。该类肿瘤病变并不向脑桥深部生长,而是向外长入第四脑室。这类肿瘤多为良性星形细胞瘤。手术仅需将外向生长的那部分肿瘤切除,而不进入脑干实质去切除肿瘤。临床上根据MRI检查,约82%的脑干胶质瘤均可向外生长,多数为向脑干腹侧生长而突入脑桥前池,但除向脑干背外侧生长的肿瘤外,其他外生性肿瘤的预后与非外生性肿瘤相同,即属于浸润性肿瘤。

有作者将其大致分为局灶性和弥漫性生长两类(表5-14-1)。局灶性肿瘤主要见于中脑、脑桥背外侧生长的肿瘤及延髓,脑桥胶质瘤大多数为浸润性生长,甚至侵及整个脑桥和邻近组织,即脑桥胶质瘤除向背外侧生长者外,均为浸润性肿瘤。局灶性脑干胶质瘤大多数为低度恶性的星形细胞瘤。局灶性中脑肿瘤,无论是否增强,或是

表5-14-1 局灶性和弥漫性生长脑干肿瘤的比较

特点	分型	局限型	弥散型
临床表现	病程进展	缓慢	迅速
	颅内高压	常有	少有
	脑神经麻痹	单侧,轻	双侧,重
	锥体束征	单侧	双侧
影像学检查	肿瘤直径(cm)	≤2.5cm	>2.5cm
	肿瘤生长部位	局限于某一段	常累及多段
	生长方式	局限性生长	弥散性生长
	肿瘤突出脑干	可有,外生性肿瘤	无,内生性肿瘤
	肿瘤质地	实质或囊性	实质性肿瘤
	瘤周水肿	少见	常有
	肿瘤强化	均匀	不均匀

否位于导水管旁,几乎均为低度恶性的星形细胞瘤;绝大多数延髓局灶性肿瘤都是背外侧生长,脑干背外侧生长的肿瘤大多是低度恶性的星形胶质细胞瘤。

Epstein(1986)在MRI基础上,将脑干肿瘤分为三型。

(1)局灶型 指直径<2cm,周围没有水肿的脑干肿瘤。局限性脑干肿瘤常常局限于脑桥或延髓,多为良性,是手术的主要适应证。肿瘤边界较清,或肿瘤在脑干背侧向外生长(相当于Stroink的Ⅰ、Ⅲ型)。

(2)弥漫型 为弥漫性生长的肿瘤(Stroink的Ⅱ型)。肿瘤直径>2cm,周围有明显水肿。Epstein认为弥漫型均为恶性,不适合手术治疗。

(3)颈延型 肿瘤发生于脊髓、延髓交界处而不侵犯脑桥,多为低度恶性肿瘤。肿瘤位于颈延髓交界处,或向外生长常累及延髓下2/3和脊髓的腹侧(Stroink的Ⅳ型)。局灶型和颈延段型则为良性。颈延段型的生长方式是由脊髓颈段向闩部生长,而局灶背侧外生型则是由延髓向第四脑室生长。术中要严格从颈髓的后正中切开,以免损伤颈髓后索。颈髓延髓交界处肿瘤常常可达到肿瘤的全切除。1993年,该作者又根据MRI和病理所见将脑干肿瘤分为颈-延段型、局限型、囊性、背侧外生型和弥漫型五种类型。背侧外生性脑干肿瘤,起源于脑干背侧,肿瘤向相对无阻力的第四脑室、桥小脑角池生长。前两型术后效果较好,颈延段型肿瘤则为良性。

Stroink(1986)等根据肿瘤的CT表现、生长

部位、肿瘤向脑干实质内生长还是向外生长、肿瘤是囊性还是实质性、CT增强检查肿瘤是否强化,将脑干肿瘤分为四型,并认为肿瘤的生长范围是判断预后的主要因素。

(1)Ⅰ型 肿瘤为等密度或稍低密度,向背侧生长可达第四脑室,CT增强后明显强化。Ⅰ型脑干肿瘤常不出现脑神经受损和长束征,肿瘤常发生在第四脑室,与其他向脑干内生长的肿瘤相比,其脑干内的浸润较局限,组织学检查证实肿瘤很少浸润到附近正常的小脑组织,因此多数病变可手术次全切除,获得良好的效果。临床上病人常无脑神经受损症状和长束征。

(2)Ⅱ型 又分Ⅱa型和Ⅱb型。Ⅱa型,肿瘤向脑干内浸润生长,CT平扫呈低密度,增强扫描无强化;Ⅱb型,肿瘤在脑干内浸润生长,也可向脑干外生长至桥小脑角和脑桥前池。CT呈高密度,CT增强检查肿瘤有明显强化。病理检查均为恶性星形细胞瘤或多形性胶质母细胞瘤,预后较差。

(3)Ⅲ型 肿瘤呈囊性,实质性结节位于脑干内,CT增强检查,包膜可强化。病变可行肿瘤液抽吸和手术活检,但预后不佳。

(4)Ⅳ型 脑干内生长的局灶性肿瘤,CT表现为等密度,增强后明显强化。多为低级别星形细胞瘤,病变常位于延项交界处,可部分切除。

2.脑干血管网状细胞瘤

血管母细胞瘤发生于脑干中线或中线旁,分两种类型:脑干背侧;延髓及颈髓交界处的髓内。大多数脑干血管网状细胞瘤嵌在延髓闩部表

面,并突入第四脑室,常并发囊肿,表现为突出脑干的占位病变;少数则表现为脑干内囊肿。发生于脑干背侧者,易阻塞脑脊液出路,出现颅内压增高。这两种类型均适合手术切除,但风险较大。Richard 等认为大多数脑干血管网状细胞瘤嵌在延髓闩部表面,并突入第四脑室,常并发囊肿。CT 对比增强后,肿瘤均匀明显增强,血管造影可显示供血动脉和引流静脉。

王忠诚等将延髓血管网状细胞瘤分为三型:肿瘤位于延-脑桥背侧;肿瘤位于延髓本身背侧;肿瘤位于延髓-上颈髓背侧或髓内。并认为前两型肿瘤血供丰富,若瘤体较大(直径为2.5～3cm),切除后极易出现正常灌注压突破综合征(NPPB);而后一型肿瘤供血远不如前两型丰富,手术效果较好,术后很少发生NPPB。

3.海绵状血管瘤

海绵状血管瘤多发生于脑桥,其次是中脑,延髓最少。脑干海绵状血管瘤和隐匿性AVMs主要表现为脑干出血或血肿形成。这种血管畸形病灶随着出血而逐渐增大,可由小脑发展至脑桥或由脑干发展至小脑。CT 和MRI 能明确血肿的大小和时期,血管造影对病变的定性诊断无帮助。

五、脑干病变的治疗

脑干占位病变选择手术治疗,不仅要了解脑干的生理功能、病理变化,同时还应了解手术入路的显微解剖关系以及病变的性质和发展方向。脑干实质内病变手术时,不可避免造成脑干功能损伤。但重要的是了解哪种功能受损,病人日常生活中哪些可以耐受或代偿,哪些不能耐受。Kyoshima 认为损伤皮质脊髓束、后组脑神经核团、内侧丘系、脑桥网状结构、皮质脑干束、面神经及核团、内侧纵束等,病人术后一般不能耐受;而损伤前庭核、小脑臂、蜗核、外侧丘系及三叉神经所致平衡障碍、小脑性共济失调、单侧听觉或面部感觉受损,病人术后一般可以耐受后代偿。

1.一般治疗

加强支持和对症治疗,控制感染,维持营养和水电解质平衡。对有球麻痹、吞咽困难和呼吸衰竭者,应采用鼻饲、气管切开、人工辅助呼吸等;有颅内压增高者,应给予脱水剂,并加用皮质类固醇药物,以改善神经症状。

2.手术治疗

脑干肿瘤手术只有30余年的历史。由于脑干在很小的范围内集中着许多神经核团、传导束和网状结构等,且脑干肿瘤多为浸润性生长的胶质细胞瘤,因而在此部位手术显露困难,手术难度较大,易造成脑干内的重要结构损伤,手术危险性大,致残及死亡率较高,预后不良。近些年来,随着显微神经外科技术、神经影像学、神经麻醉及CUSA 和激光等手术器械的迅速发展,使脑干肿瘤的手术效果明显改善。因此,对于比较局限、呈结节状或囊性以及分化较好的肿瘤,应采取积极的手术治疗,可取得较好的效果,术后辅以放疗等可明显延长生存期。所有病例的治疗目的是尽可能地多切除肿瘤,减少肿瘤细胞数,提供组织学诊断。低级别胶质瘤和神经节胶质瘤通常表现为可见的与周围正常组织不同的病理形态学改变。尽管描述的是纤维细胞型星形胶质瘤和神经节胶质瘤,但大多数病变是纤维性低级别星形细胞瘤。血管网织细胞瘤的供血很丰富,若能在手术中较好地控制供血动脉,则有可能将肿瘤切除。

下列情况被视为手术治疗的良好适应证。①肿瘤位于脑干外侧,第四脑室室管膜下,尤其突入第四脑室者;②肿瘤向一侧桥小脑角或小脑半球发展;③有较大囊性变或出血坏死灶;④有明显的颅内高压,手术的目的是切除肿瘤,缓解对脑干的压迫,打通脑脊液循环,解除颅内压增高。手术目的在于:明确肿瘤性质;建立脑脊液循环;全切或次全切除肿瘤,以达到瘤内减压,为术后放疗和化疗提供条件。胶质细胞瘤术后辅以放疗和化疗可延长生存期;血管网状细胞瘤的血液供应很丰富,若能够在手术中较好地控制供血动脉,有望全切而获治愈。

3.放射治疗

放射治疗被认为是治疗脑干肿瘤的重要辅助手段,根据手术及术后病检结果可以制订脑干肿瘤放射治疗的措施。70%～90%的患者在接受第1个疗程放射治疗后，症状和体征多有改善。一般采用放射总量为50～55Gy，否则易引起脑放射性损伤，放疗可以单独进行，亦可与手术后相配合。

4.药物治疗

常用药物有宁得朗(ACNU)，卡氮芥(BCNC)、环己亚硝脲(CCNU)等，依患者病情及年龄、体重等合理用药。

六、脑干病变的手术治疗

1968年Pool报道3例脑干星形细胞瘤次全切除加放疗，术后患者的生存期明显延长，这一结果给脑干肿瘤的外科治疗带来了希望。1971年，Lassiter等再次报告脑干内胶质瘤手术治疗，从此外科治疗脑干内肿瘤已成为可能。随着神经影像学、术中神经电生理监护、显微外科器械、超声吸引器、激光手术刀以及ICU监护的不断发展，特别是MRI可直接显示脑干内占位性病变的三维立体影像，为手术治疗提供了客观依据，加之显微手术技术等先进技术的应用，使脑干肿瘤的手术的可靠性和成功率大大增加，手术治疗更加安全，有关此区域手术治疗的报道也逐渐增多。目前许多学者对手术切除脑干肿瘤持积极的态度。目前多数报道，脑干肿瘤的手术死亡率在1.0%～4.3%，好转率在70%～80%，肿瘤全切除或次全切除率达90%以上。

(一)脑干病变的手术治疗原则

脑干肿瘤的手术的基本原则是减少脑组织神经的牵拉及血管的损伤，最大限度地显露并切除病变组织，其手术目的是在保存神经功能的前提下应尽量切除肿瘤，解除其对中脑构成的压迫；明确肿瘤性质，同时恢复CSF循环通路。对于良性脑干肿瘤，如海绵状血管瘤、血管母细胞瘤及分化良好的胶质瘤等，通过显微手术切除可以达到治愈；对于恶性肿瘤，手术的目的是在保存神经功能的前提下尽可能多切除肿瘤，以缓解或解除肿瘤对脑干的压迫，打通脑脊液循环通路，解除颅内高压，为进一步的综合治疗创造条件，

延长病人的生存期，提高生存质量。

1.脑干病变的解剖基础

从脑干的解剖结构研究中，临床上不难发现导致严重残疾的重要结构损伤并不在小脑臂和面丘之间的区域，也不在面丘与髓纹之间的区域。Kyoshima认为这些部位是一个重要神经结构稀少区域，并将其称为面神经上三角与面神经下三角。具体解剖标志如下：

(1)面神经上三角　内侧是内侧纵束，下方为走行在脑干内的面神经，外侧为小脑上脚。手术时，可取从小脑上脚向下，正中沟外方4～5mm处长约1cm的纵形切口。为减少脑干重要结构损伤，手术牵拉应向外或前方。

(2)面神经下三角　内侧为内侧纵束，下方为髓纹，外侧为走行在脑实质内的面神经。手术切口为距正中沟4～5mm，从髓纹向上长1cm的纵向切口，脑干仅能向外方牵拉。该三角较窄，与面神经上三角相比，其周围重要结构更多，术中尤要谨慎。以上两三角底部均为内侧丘系和皮质脊髓束。

2.手术入路选择原则

原发于中脑、脑桥和延髓的肿瘤均可考虑手术。如何选择手术入路关系到手术的成败。脑干肿瘤的手术入路选择的原则是：根据病人的临床表现、肿瘤在脑干的具体部位、生长方向和扩展的范围、病变的性质及手术入路所显露的范围正确选择最佳手术入路。不同性质的肿瘤采用不同的切除方式，以减轻对脑干的手术副损伤。病人的症状，特别是首发症状，病变的部位、性质、发展方向和毗邻结构的关系及手术入路显露的范围是决定手术入路选择的因素，根据这些因素综合考虑以选择最佳手术入路。原则上说，应以病点中心点与距脑干表面最薄处，这两点的联系是手术的最佳的路径。

(1)中脑病变的手术入路选择　大脑脚肿瘤手术可采用经颞下-小脑幕入路、经翼点-外侧裂或颞下-翼点入路，切开小脑幕切迹使大脑脚得以良好显露。中脑前份病变突向第三脑室者可采用经侧脑室-室间孔，再到第三脑室内摘除

病变。中脑一侧病变采用颞枕-经脑幕入路；中脑背侧肿瘤由枕下-小脑幕上入路或幕下-小脑上入路，并需将小脑幕前部切开以充分暴露中脑，术中勿损伤横窦及矢状窦。顶盖板生长的内源性小肿瘤通常为低级别星形细胞瘤。顶盖和背侧方中脑肿瘤经枕下旁正中小脑上入路。

(2) 脑桥病变的手术入路选择　脑桥肿瘤可以向后扩展，进入第四脑室底和枕大池，或向外进入桥小脑角池。脑桥侧方和腹外侧方肿瘤可经外侧枕下乙状窦后入路至桥小角脑池，能较好地暴露肿瘤，以便术中能观察肿瘤的浸润程度与脑神经的关系（Ⅴ～Ⅶ）及周围血管。这些结构可能被肿瘤包围和浸润。肿瘤亦可沿路神经扩展到内听道或颈静脉孔。肿瘤的分离和切除可从外部开始或进入肿瘤突出部位的脑桥内或从Ⅴ和Ⅶ、Ⅷ对脑神经间开始。脑桥后上方病变可选择枕下-天幕上入路或小脑幕下-小脑上入路，脑桥后下方及延髓背侧肿瘤采用后颅窝中线第四脑室正中孔入路。背侧肿瘤经后正中-经小脑延髓裂孔入路探查，通常经增大的第四脑室正中孔联合经小脑延髓裂进入。

(3) 延髓病变的手术入路选择　延髓腹外侧肿瘤可采用乙状窦后入路或远外侧经髁入路；延髓背侧和背外侧肿瘤经枕下后正中入路。寰椎后弓通常不切除，除非肿瘤向下发展到达C_2/C_3水平。这些实性或囊性病变常为边界清晰的纤维细胞型星形细胞瘤、神经节胶质瘤、海绵状血管瘤或血管母细胞瘤。血管母细胞瘤的切除与其他肿瘤完全不同。外源性病变在延髓表面容易鉴别。沿着病理形态改变部位表面进行探查。延髓中心隐秘病变需严格在延髓后沟中央精细切开。用两片很小海绵分离后沟，分离镊的每一端各有一片，借此完成分离操作，严格保持在中线以免损伤传入感觉路径，这会导致感觉迟钝。

3.肿瘤切除的原则

脑桥肿瘤切除最早报告源于Entzian(1983)，但大宗报告可能是Epstein 和McCleary (1986)。脑干病变的手术治疗，不仅要了解脑干的生理功能、病变的病理特性和发展方向，同时还应了解手术入路的显微解剖关系及毗邻结构的关系。手术的难度在于如何确认病变与脑干的相对边界，在尽可能全切病变的同时保护脑干功能。

摘除脑干病变要遵循以下原则：从肿瘤最接近脑干表面的部位进入，尽可能干净彻底地将病变切除，并保留正常的神经功能，根据病变的性质不同，选择不同的切除技术。如胶质瘤，一般先掏取其内容，逐渐向周围延伸，至正常组织止；海绵状血管瘤，先放出血肿，以扩大手术空间，再将血肿壁（附有异常血管）分离摘除；血管母细胞瘤需整个摘除，这种瘤是由血管组成，极易出血并且止血困难，所以不要分块切除。总之，根据不同病变，采取不同的手术技巧，在很小的手术术野中将病变清除干净。

4.手术治疗的理念

脑干实质内肿瘤手术时，不可避免会造成脑干功能障碍，重要的是应了解哪些功能受损，不会影响病人的生命和导致术后的严重功能障碍，术后病人的日常生活可以耐受或代偿，哪些不能耐受和代偿。Kyoshima 对脑桥、延髓肿瘤的手术进行深入的研究后认为，由单侧脑干受损所致的不能耐受的严重脑残包括偏瘫、吞咽困难和由损伤深感觉及位置觉所致的共济失调以及双侧眼球运动障碍。因此，术中应避免损伤皮质脊髓束、皮质脑干束、后组脑神经核团、内侧丘系、脑桥网状结构、后组脑神经等结构。单侧面部或眼球运动障碍，如眼球震颤则可耐受。如能保护相关结构，如面神经及其核团、内侧纵束、外展神经、动眼神经及其核团则更佳。而术中损伤单侧前庭核、小脑臂、蜗核、外侧丘系及三叉神经，导致术后平衡功能障碍、小脑性共济失调、单侧听力障碍或面部感觉受损，术后病人一般能耐受或代偿。注意以下几点有助于安全有效地切除脑干肿瘤。

(1) 术前检查要完善　术前行头颅MRI薄层扫描及增强检查，并行三维重建，准确定位，指导手术入路。部分患者需行头颅MRA、DSA 和CTA 检查，以明确肿瘤的供血来源。各种影像学检查，尤其是MRI，能清楚显示肿瘤的部位、范围、质地、生长方式及与周围组织结构的关系,对指导手术入路有重要意义。术前仔细阅读头颅CT、MRI等,根据病变所在脑干内的位置决定手术入路。合理的手术入路能使操作简单,还可减少并发症。

(2) 根据脑干肿瘤的病理解剖特点正确选择手术入路　统计学表明大多数脑干肿瘤位于脑桥和延脑,且多位于脑干背侧。因此,枕下正中入路可较方便地切开小脑下蚓部进入第四脑室,显露肿瘤。经此入路亦可切除颈-延髓背侧的肿瘤及切开小脑上蚓部进行中脑肿瘤的操作。枕下正中入路也是应用最多的一种入路。切开脑干背面时应沿正中线或旁正中线,这样可避免损伤面神经。Kyoshima 等提出第四脑室底有两处重要神经稀疏区,为脑干入路较安全区域,即面上神经三角和面下神经三角。内侧纵束、面神经和小脑臂之间的"面神经上三角",内侧纵束、髓纹和面神经之间的"面神经下三角"是两个重要神经结构稀少的区域。经这两个三角区切入脑干;术后并发症较少。

(3) 解剖思路清晰　切除肿瘤前,要仔细辨明毗邻的脑神经,如Ⅴ～Ⅻ脑神经与肿瘤的关系,同时确定脑干重要结构所在位置。延髓的闩部中线两侧1.0cm、中线上下1.0cm范围内,存在与呼吸密切相关的吸气与呼气神经元及其传导束等重要神经结构。延髓闩部的良性肿瘤,如血管网状细胞瘤、囊性室管膜瘤呈膨胀性生长(包括边界相对清楚的星形细胞瘤),呼吸传导束及神经元常常是被肿瘤推挤、压迫,此类肿瘤切除效果较好;而延髓闩部边界不清的星形细胞瘤,呼吸传导束及神经元常常与肿瘤混杂在一起,肿瘤无明显边界,术中应正确掌握好肿瘤切除的度,以免术后发生严重的呼吸功能障碍。

(4) 根据"最近原则"选择脑干切开的部位　根据肿瘤最靠近脑干表面的部位作为切开脑干处,并由此设计开颅手术入路。肿瘤靠近脑干表面处显示该处脑干隆突、色淡、血管减少(血管性肿瘤例外)。选择脑干表面乏血管区及距肿瘤最近点,纵行切开脑干1～1.5cm。此处脑干功能往往已遭到严重破坏,所以切开后不增加症状或

轻微地增加症状。在分离肿瘤过程中,要在充分直视下进行。如果病变距脑干表面较深,则要选择距离脑干表面较近处,避免脑干穿动脉损伤,同时避开重要神经核团处切开脑干。不应强求完全切除肿瘤,以免损伤脑干。

(5) 动作精细,竭力避免过度牵拉与挤压脑干　以免引起反应性脑水肿,要特别注意保护脑干血管,特别是小脑后下动脉及其分支。分离及切除肿瘤过程中,要十分小心,尽可能在无血状况下完成整个操作过程。脑干是呼吸与循环的生命中枢,其内是重要的脑神经核及传导束和网状结构集中的地方,司管着呼吸、心跳、意识、运动和感觉等重要的神经功能,对损伤的耐受性很差。任何一处的手术损害,皆会出现重要的神经功能障碍,因而手术既要摘除占位病变,又要最低限度地损伤脑干结构。

(6) 脑干肿瘤的手术效果取决于肿瘤是否全切除和邻近重要结构的保护　只有完全切除肿瘤,才能确保止血,必须用双极电凝(低凝固)切除易碎的肿瘤血管,保留正常穿动脉。术中慎用双极电凝电灼,以止血纱或明胶海绵压迫止血为宜。电灼血管时要靠近肿瘤,仅用弱电流,为防止热量的传导,不失时机地滴水冷却。

(7) 术中密切监测呼吸和循环系统,发现异常或波动应暂停或中止手术　延髓闩部附近切开危险性更大,故该部位手术更应慎重考虑。

有许多脑神经由脑干周围发出,脑干周围还为许多血管包绕,整个脑干处于颅底深部,前方有第三脑室、斜坡、岩骨尖阻挡,后方有小脑覆盖,手术要达到脑干的病变部位甚属不易,要通过神经及血管的空隙去够取肿物。所以,手术切除病变时操作必须轻柔,应用精湛的显微神经外科技术,瘤内分块取瘤。必要时可采用CUSA辅助切除肿瘤,边破碎肿瘤组织边吸除。同时术中应用脑干听觉诱发电位监护,严密观察术中脑干功能的变化,以指导手术。

(二)手术治疗适应证和禁忌证

1.手术治疗适应证

近十几年来,神经诊断和微创手术条件的改善,脑干肿瘤手术治疗目前已常规采用。只要指征掌握得好,手术并发症和死亡率都较低。脑干肿瘤大多为胶质细胞瘤、血管网状细胞瘤和海绵状血管瘤(及其血肿)。普遍认为髓外生长的肿瘤、脑干内生长的囊性肿瘤及脑干内生长的局限性肿瘤是最佳手术适应证,而脑干内弥漫性生长的恶性肿瘤手术没有意义。Richard 等认为大多数脑干血管网状细胞瘤嵌在延髓闩部表面,并突入第四脑室,常并发囊肿,表现为突出脑干的占位病变,少数则表现为脑干内囊肿,这两种类型均适合手术切除。脑干海绵状血管瘤(CM)多发生在脑桥,就诊时常有过出血。下列脑干肿瘤具有明确的手术适应证:

①延-颈交界区的肿瘤。

②脑干背外侧生长的肿瘤,肿瘤外露于脑干表面者。如向一侧桥小脑角、枕大池、第四脑室或小脑半球生长的外生型脑干肿瘤。

③局限性非外生型肿瘤,CT 和MRI 显示肿瘤较局限,均匀强化、边界清楚的肿瘤。局灶性生长、均匀强化、伴或不伴囊性变的延髓肿瘤,手术有全切除肿瘤的可能。但是,如果MRI 显示为局限性脑干肿瘤而临床表现呈弥漫性脑干功能损害或伴有严重的后组脑神经症状者也不宜适于手术治疗。

④瘤内有较大囊性变并有肿瘤结节,且瘤结节明显强化者。如肿瘤小,且深居脑干内,症状又稳定,不必手术。

⑤病灶位于脑干表面,有明显出血史,或影像学检查提示病灶内有出血坏死灶者,尤其是有反复出血史的海绵状血管瘤等病变。脑干海绵状血管瘤多发生在脑桥,就诊时常有过出血。Sakai 等认为海绵状血管瘤的手术指征为:瘤体直径<2cm;瘤体边境清楚;瘤体接近脑干表面。

⑥病程进展缓慢(病史超过去1 年),提示肿瘤偏良性者。有明显的颅高压症状,神经功能障碍进行性发展并没有好转迹象的脑干肿瘤。周良辅等认为凡神经功能障碍呈进行性发展的脑干肿瘤均可考虑手术治疗。

⑦不同类型肿瘤的手术适应证,外生型,肿瘤基部位于脑干,其主体突向脑外,如第四脑室内、桥小脑角、枕大池、斜坡或嵌入小脑内,边界清楚者应争取肿瘤全切除。内生局限型,病灶长于脑干表浅,且比较局限,应争取行肿瘤次全或大部切除。此类肿瘤多为胶质细胞瘤,一般难以行肿瘤全切。内生型肿瘤位于脑干内,病灶有出血或囊变,可酌情切除最靠近病灶的脑干组织,清除陈旧血液或囊液。颈延髓型部位的肿瘤多数为低度星型细胞瘤,肿瘤呈弥漫性生长,但在某一部位病灶较清楚,在不增加神经残疾的前提下行肿瘤大部分或部分切除。

总之,目前对脑干肿瘤的外科手术倾向较积极的态度。肿瘤较为局限,呈结节状或囊性者,全身情况较好者;肿瘤为良性,如血管网织细胞瘤或先天性肿瘤等,是手术治疗较好的适应证。

2.手术禁忌证

弥漫性生长的脑干胶质瘤,手术治疗疗效不佳,且手术风险大。对于诊断不明确而又需病理检查指导治疗者,可行立体定向活检手术,但临床诊断为小儿弥漫性脑干胶质瘤,多不采用活检术,因活检病理结果对小儿的整个治疗方案的制订无帮助,且活检手术风险大。另外,既往的肿瘤组织学检查多提示预后极差。以下病例不宜直接手术:

①CT 或MRI 显示肿瘤弥漫性生长、边界不清、无强化或不规则强化的脑桥、全脑干胶质瘤,提示肿瘤极为恶性,一般手术对改善预后无益。

②肿瘤体积小,无症状的脑干肿瘤或临床症状不明显的脑干内肿瘤和脑干腹侧的小肿瘤,不宜提倡手术。如深在又小的海绵状血管瘤,若未出血并发血肿,不必手术,以免术中操作加重脑干损伤,出现更多的功能障碍。对中脑导水管周围小肿瘤,若已引起阻塞性脑积水者,仅需行脑室分流术。

③病程短,迅速出现多组脑神经损害和双侧长束征者,提示肿瘤生长迅速,恶性程度很高的脑干肿瘤。

④广泛浸润性生长的脑干肿瘤,广泛浸润脑桥、延髓的恶性胶质瘤。

⑤肿瘤晚期或肿瘤巨大者(直径>2.5cm),并且肿瘤呈低密度而无明显强化表现者。

⑥已有意识障碍或呼吸、循环功能障碍者,提示病情已发展至晚期,全身情况衰竭者,不适合手术。

(三)脑干病变的手术方式

术中依据肿瘤形态决定其切除方式。在脑干内生长、边界不清者行大部切除或部分切除;而肿瘤基底在脑干,其大部突向脑干外生长,且边界清楚,则行全切除或次全切除。

(1)肿瘤切除 具有手术指征的脑干肿瘤应选择显微手术直视下尽可能全切除肿瘤。先要确定肿瘤的确切部位,在不损伤脑干的情况下,于肿瘤最接近脑干表面的地方纵行切开,从肿瘤腔内将肿瘤分块切除,尽量全切除肿瘤。有包膜者先行包膜内肿瘤切除,达到充分减压后再分离包膜。对脑干良性病变(血管性肿瘤),如血管母细胞瘤及海绵状血管瘤行完整切除;毛细胞型星形细胞瘤,室管膜瘤手术切除亦较完全,愈后相对较好。需要强调的是:不要强求肿瘤的全切除而损伤周围的正常组织,以至于产生严重的并发症。

(2)立体定向活检 中脑导水管旁无强化表现的脑干胶质瘤,活检确诊后不必立即治疗,应定期观察,如肿瘤有增大迹象,应施行治疗,放射治疗是其主要的治疗措施;中脑肿瘤无强化表现,但呈弥漫性缓慢生长,则活检危险性大,可根据临床经验来制订放疗方案。中脑局灶性强化的肿瘤,可采用立体定向技术来进行肿瘤活检和肿瘤囊性部分的穿刺引流。

(3)脑室分流术 有明显颅高压症状而又不适合手术切除肿瘤者,或需行放射治疗者,可在放射治疗前行脑室-枕大池或脑室-腹腔分流术。

(四)脑干病变的显微手术

尽管脑干内遍布重要神经核和传导束,但在脑干内生长的囊性和局灶性肿瘤的形成过程中,这些脑干内原有结构早已被推开,因此只要严格在肿瘤所在部位操作且方法得当,就不至于加重脑干损害。常用脑干切口选择:①肿瘤位置表浅,脑干局限性隆起。在隆起最甚处纵向切开脑干,实际上相当于在瘤体上操作,故不会加重脑干损伤,术后并发症少;②脑干均匀隆起,但色泽、质地无明显改变。此类肿瘤藏于一层正常脑干组织之下,切开脑干时必须注意避开重要结构,如选择面神经上、下三角区切开;③肿瘤位于脑干深处,脑干表面无病变迹象可觅。这时应根据临床症状和MRI确定肿瘤可能的方位,再选择重要神经结构稀疏区纵行切开脑干。

1.脑干病变的显微观察

(1)脑干肿瘤的显微观察 脑干肿大,弥漫性肿瘤可见均匀性肿大,而局灶性肿瘤镜下多为局部隆起,表面呈灰白色或粉红色,肿瘤呈鱼肉样外观,可有囊性变。生长迅速、恶性程度高的肿瘤可见有肿瘤出血或坏死。脑干周围组织,如小脑半球、小脑蚓部等,在外生性肿瘤,可观察到局部有膨隆。脑桥肿瘤突向桥小脑角的外生性肿瘤,可于桥小脑角发现肿瘤。胶质瘤多呈灰褐色或紫褐色。血管网状细胞瘤为紫红色。

(2)脑干出血的显微观察 AVM出血见脑干表面组织苍白,血管分布稀少,脑干呈水肿状,其外突的最高点可见透蓝的菲薄性结构,用神经探子触摸有弹性,自隆起最高处穿刺,进入数毫米即可获得陈旧性血液,色黯黑而稠厚,沿穿刺点纵行切开约5mm,即可见柏油样液体及血凝块溢出,囊腔塌陷。血块附着于血肿腔处多黏附紧密,其间可见散乱分布的小血管,这是出血点的位置,取此处的血肿壁检查常能获得阳性结果。自发性脑干出血的血管多属毛细血管一级的微小血管,所以出血量相对较少,病程相对缓慢。脑干血管畸形的病变大多很软,病变组织与血肿液易于吸除,其后再剥离残留的病变组织相对比较容易。

2.手术方法

（1）手术切口　根据肿瘤具体位置分别选用手术入路，行皮瓣成形、骨瓣成形或骨窗切开进入。

（2）探查肿瘤　中脑肿瘤采取小脑幕上入路者，用脑压板沿岩骨嵴、小脑幕将颞、枕叶抬起，进入小脑幕裂孔区，沿途的桥静脉以电凝切断。切开蛛网膜显露四叠体池及环池。在此区域可见环绕中脑走行的小脑上动脉和大脑后动脉分支，还有大脑大静脉和汇入该静脉的基底静脉。中脑背侧肿瘤多位于大脑内静脉、大脑大静脉和胼胝体压部的下方，必要时可将胼胝体压部切开以利显露。在肿瘤后下方有小脑上蚓部及滑车神经，小脑上动脉位于肿瘤的后上或后下方。肿瘤的外侧为基底静脉、脉络膜后动脉及大脑后动脉。

（3）切除肿瘤　首先了解脑神经与肿瘤的关系，由肿瘤膨隆处选择在无血管区电凝，再由该点向深部穿刺，如有囊变则抽出囊液。继而于脑桥、延髓肿瘤表面的侧方切开，小心钳取肿瘤组织送活检，以明确肿瘤性质。结节性肿瘤可沿边界游离后分块切除，浸润性肿瘤可在瘤内吸除其内容。脑干表面切口以不超过1cm为宜。血管网织细胞瘤则先用双极小功率电凝进入肿瘤的供血动脉和表面血管，然后从脑干面小心分离瘤体，一面止血，一面游离肿瘤，直到肿瘤主体与脑干实质脱离，再予以摘除。

（4）注意避免损伤正常血管　肿瘤与正常结构血供关系，分三类。①过路动脉：指仅在肿瘤表面或附近经过，但不向肿瘤发出供应营养血管，是向邻近的正常组织供血的血管，术中必须分离出来，术中不可阻断。②滋养动脉：是指直接向肿瘤供血的动脉分支，且仅向肿瘤供血，不参与正常组织的供血，术中可阻断。③过路兼滋养动脉：指在病变附近经过，主干向正常组织供血，同时发出侧支供应肿瘤。术中应保留此动脉的主干，仅处理供应病变的次级分支。对于重要结构附近和脑干病变的手术，尤其要注意此类血管。这类血管又可分为三型。Ⅰ型，滋养动脉的口径小于主干，此种情况容易识别；Ⅱ型，滋养动脉口径与主干血管相当；Ⅲ型，滋养动脉口径大于主干血管，这是由于病变的多血性，滋养动脉异常增粗。术中容易将Ⅱ型和Ⅲ型主干动脉误认为是滋养动脉，所以在未弄清楚该血管的走向之前，必须予以保护。

3.脑干病变的手术切除技巧

延髓的闩部、中线两侧存在与呼吸相关的重要神经结构，切除闩部边界清楚或囊性的肿瘤时，由于呼吸传导束及神经元可能已被肿瘤挤至一边，故对呼吸影响轻微；而对闩部边境不清的星形细胞瘤，呼吸传导束及神经元可能与瘤组织混杂在一起，故切除时应慎重，尽量少切，动作应轻柔，仔细准确，尽量减少或避免因操作而造成的脑干损伤，并时刻注意呼吸的变化。

（1）脑干内胶质瘤　脑干胶质瘤应先由瘤内吸除肿瘤，逐渐向周围延伸至周围水肿带。肿瘤有囊性变或出血者，可先行穿刺，抽出囊液或陈旧性积血，然后在肿瘤最表浅的部位切开，行肿瘤内分块切除。脑干胶质瘤与正常脑干组织间有一层胶质细胞增生层，比正常白色脑干组织略硬，颜色略呈暗灰黄色；比星形细胞瘤坚韧，使用吸引器时感觉不像肿瘤那样容易切除。对于脑干胶质瘤，手术切除到胶质细胞增生层时应停止进一步切除，以免干扰正常的脑干生理功能，如突破此层必定损伤下面正常的脑干组织。边界分辨不清时，充分减压即可，无须强求肿瘤全切除。

（2）血管网状细胞瘤　血管网状细胞瘤是富血管肿瘤，肿瘤内充满血管窦，有许多增粗、纡曲的供血动脉，肿瘤较大时，在其周围可见到蚯蚓状的血管通向肿瘤，引流静脉比供血动脉更粗。这种肿瘤不能活检或分块切除，那样会造成难以控制的剧烈出血，使手术野混浊，术野不清的情况下手术，难免不损伤脑干等重要结构。对于有望获得痊愈的血管网状内皮细胞瘤需整个摘除，要先处理瘤周的血管，将肿瘤一边暴露一边电灼，并靠近肿瘤剪断供应动脉，勿切入瘤内。术中若能很好地控制供血动脉，有可能全切肿瘤。这种瘤是由血管组成，极易出血并且止血困难,手术不可切入肿瘤内,亦不宜分块切除,切忌做活检或分块切除,否则会引起大量出血及术野混浊。手术应在镜下,先仔细分辨、将供血动脉逐一电灼切断,最后处理引流静脉;如果先切断主要的引流静脉,则会使肿瘤急性膨胀,肿瘤出现弥漫性出血。这种肿瘤的引流静脉常呈红色,与动脉不易区别,需小心鉴别。静脉一般比动脉粗大,这是鉴别的主要点。跨越肿瘤表面而进入脑干的动脉须仔细分离出并予保留,最后肿瘤整体切除。王忠诚等认为小的实质性肿瘤或囊性肿瘤手术是比较安全的;脑干背侧大的实质性肿瘤手术后会出现病情恶化,这可能是正常灌注硬度突破所致。

肿瘤的周围常伴有囊肿形成(多位于肿瘤的下端),先切开囊壁进入囊肿腔,即可找到肿瘤。先探查清楚肿瘤与周围脑神经及重要血管的解剖关系,由肿瘤膨隆处选择无血管区,电凝一点,由该点向深部穿刺。注意贴附在肿瘤表面的不供应肿瘤的而供应脑干的血管要仔细分离及保留,特别是要保护好小脑前下动脉、小脑后下动脉及其分支。动脉的切断要靠近肿瘤,如果远离肿瘤切除,可能会将该动脉的其他正常供血支切断,造成严重后果。跨越肿瘤表面的动脉要仔细分离并妥善保护好。分离肿瘤时要从脑干界面

小心分离,一边止血,一边游离肿瘤,直到肿瘤与脑干实质完全脱离关系,再完整摘除肿瘤。分离肿瘤的腹侧面时(即靠近脑干腹侧面),要紧贴肿瘤的表面分离,尽可能减少对脑干腹侧面的牵拉,减少因操作而造成的延髓损伤(肿瘤主要发生于延髓背侧)。

(3)海绵状血管瘤 脑干内的海绵状血管瘤最多,肿瘤靠近脑表面,自发性出血或肿瘤较大。脑干内的海绵状血管瘤在临床上可分为两类:上述这种有血肿腔的海绵状血管瘤最多;另一类完全是实质性的肿瘤,有许多胶原纤维夹杂在窦样血管腔之间,没有血肿,组织较韧,临床症状进行性加重者需手术治疗。手术的目的是放出陈旧性积血,切除肿瘤缓解症状,预防再次出血。海绵状血管瘤周围往往有陈旧性出血的空腔,先吸除腔内陈旧性出血,有了足够空腔,再将血肿壁分离摘除,仔细寻找并将紫红色草莓状病灶分离切除(图5-14-1)。术中出血,应细心地使用双极电凝镊电凝或激光刀止血。切断动、静脉血管时应采用弱电流双极电凝,瘤-脑交界处出血点尽量用止血棉和脑棉压迫止血,尽量少用或不用电凝。肿瘤内虽有许多血管,但脑干海绵状血管瘤出血不如其他部位,应务求全切肿瘤,将异常的血管组织完全切除,否则残瘤会引起再出血。

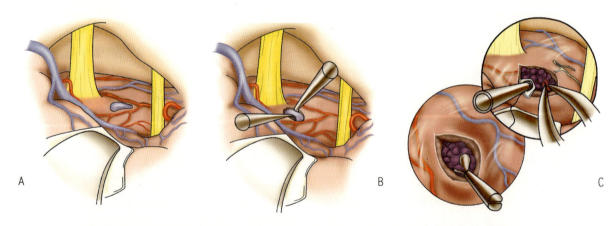

图5-14-1 脑桥海绵状血管瘤的手术步骤。A,乙状窦后入路,牵开小脑半球,在高倍镜下首先可辨识在脑桥外侧可见含铁血黄素沉着,进入到血肿腔的最佳部位是三叉神经与面听神经复合体之间的乏血管部位;B,切开血肿腔,在含铁血黄素沉着最明显处电凝脑桥血肿表面的软膜,纵行切开血肿腔表面约5~7mm;C,分离与切除肿瘤;C,进入血肿腔,清除血凝块,在血凝块内寻找海绵状血管瘤,海绵状血管瘤为紫红色葡萄状,一般大小约为4~5mm,通常可见有数支小动脉供应,应分别在镜下电凝后切断;下图,海绵状血管瘤电凝切断后,用小取瘤镊取出

4.手术切除的注意事项

（1）熟悉脑干的正常和病理解剖　应熟悉脑干的功能解剖，术中要妥善保护好脑干的任何血管，避免损伤脑干的主要供血动脉及脑神经，以免引起术后血供障碍。术中应止血彻底，小的出血用棉片压迫止血，细小血管出血采用小功率双极电凝止血，以免因热效应传导而伤及脑干。

（2）选择正确的切开路径　在最接近肿瘤的脑干表面，避开重要核团的区域切开软脑膜，然后钝性轻柔地向深部分离。发现肿瘤组织后，即刻取活检，因为有时肿瘤很小，很易一下被吸除。如果肿瘤形态表现与术前判断不符，应做快速冰冻病理检查。用细小的吸引器或CUSA吸除肿瘤中心组织，然后向肿瘤周边轻轻地钝性分离，以充分暴露肿瘤边界。用一种具有圆扁平头的镊子，可以在小切口中帮助牵开周围脑组织而不引起损伤。也可在脑干切口缘放置小棉条，轻柔地把脑干切口牵开，暴露其中肿瘤。用小号吸引器仔细地吸除肿瘤直至瘤脑交界，切忌吸除肿瘤周边脑组织。如肿瘤呈浸润生长，边界不清，特别在MRI片上见瘤周不规则的低信号者，切除时可残留一些边缘的肿瘤组织，不必贪图全切而损伤周围脑组织。

（3）外生性肿瘤的切除方法　对于外生性脑干肿瘤，肿瘤切除应自脑干外肿瘤隆起处开始，辨清肿瘤与脑干的分界后严格沿肿瘤界面向脑干内分离，分块切除，尽可能全切除之。分离肿瘤腹侧面要紧贴着肿瘤表面，尽量减少由于操作而造成的脑干损伤。延髓背侧轻微损伤也是非常严重的。

（4）内生性肿瘤的切除方法　内生性肿瘤，选择肿瘤离脑干表面最表浅、对生命影响最小的区域切开，显露肿瘤。肿瘤边界清楚时，先切除肿瘤的中心部分（瘤内切除），继之沿肿瘤的界面细心分离，边分离边切除周边部分，如此反复，尽可能多切除肿瘤。由内向外突出的脑干肿瘤，首先切除突出部并经其中央部分吸除脑干内的瘤组织，然后再切除其边缘部分肿瘤。这种类型肿瘤往往恶性程度低，边界清楚，预后良好。对延颈型肿瘤，可以纵行切开后正中裂，先切除位于高位颈髓部分的肿瘤以及突入枕大池的肿瘤。

（5）不同类型的脑干肿瘤的分离方法　不管是内生性还是外生性肿瘤，若肿瘤边界不清楚时，肿瘤切除时应严格控制在肿瘤内，不应勉强追求肿瘤切除的彻底性，以免损伤肿瘤周围的正常脑干组织，加重脑干功能损伤。血管网状细胞瘤不能分块切除，那样会出血很多，使手术野混浊，损伤更多的脑干组织。有临床症状的脑干海绵状血管瘤可考虑手术治疗，手术一般在出血后病情平稳期进行，如出血较多危及生命时亦可急诊手术，但预后较差。术中出血较多，应细心地使用双极电凝镊电凝或激光刀止血。海绵状血管瘤周围往往有陈旧性出血的空腔，先吸除腔内陈旧性出血，再仔细将紫红色草莓状病灶分离切除。血管网织细胞瘤或海绵状血管瘤则宜尽可能完全地摘除。总之，在肿瘤切除过程中，应注意以下几点：①避免过度牵拉正常脑干组织；②保护非供瘤血管，以免脑干发生缺血性损伤。⑤胶质瘤边界不清，应严格控制在瘤内切除。

（6）囊性肿瘤的切除方法　对囊性肿瘤，包括囊性胶质瘤、血管母细胞瘤等，应先切开囊壁，吸除囊液。再囊内切除肿瘤结节，或将囊壁上的肿瘤轻轻刮除。上皮样囊肿（胆脂瘤）多数由脑干外长入，手术时将囊内容物吸尽，切除与脑干组织不粘连的囊壁，紧密连的囊壁不可强行剥除。该肿瘤生长缓慢，即使未全切除，在较长时期内也不会复发。因此，应在不增加神经功能障碍的前提下，尽量多地切除肿瘤及其包膜。手术时注意不要使囊液外溢进入蛛网膜下腔，以减少术后发生无菌性脑膜炎。由内向外突出的脑干肿瘤，首先切除突出部并经其中央部分吸除脑干内的瘤组织，然后再切除其边缘部分肿瘤。切除肿瘤组织时切勿超过其边界，以免造成脑干损伤。囊性肿瘤往往恶性程度低，边界清楚，预后良好。

(五)手术的危险性及预后

脑干肿瘤的预后与许多因素有关。肿瘤的部位、病理性质、治疗方法的选择等因素与预后有一定关系。中脑区肿瘤相对好于脑桥肿瘤；Ⅰ~Ⅱ级星形细胞瘤预后优于多形性胶质母细胞瘤。CT表现为Ⅰ型者预后较好，Ⅲ型预后差，肿瘤大小亦与预后有关，肿瘤越大预后越差。浸润性肿瘤不管肿瘤的性质是低度恶性还是高度恶性，其预后均差。脑干胶质瘤应用放射治疗，平均生存期不满1年，成人的脑干胶质瘤较小儿预后稍好。

1.肿瘤性质与预后

脑干良性肿瘤3年生存率达60.7%~74%。脑干恶性肿瘤生存期一般超过18个月，也有报道生存可达2年以上，恶性肿瘤3年存活率可达20%~22%。脑干胶质瘤的自然生存期一般为4~15个月，手术切除后可显著提高病人的5年生存率。

（1）血管网状细胞瘤　此类肿瘤常能被完全摘除，可望痊愈。但延髓巨大的血管网状细胞瘤，尽管手术很细致，脑干损伤很轻，术后也常出现严重的并发症。延髓背侧巨大血管母细胞瘤，由于肿瘤盗血，使延髓长期处于低灌流状态，一旦肿瘤被摘除，使延髓的灌注压突然恢复正常，则会使缺血区发生水肿及出血，即所谓的"正常灌注压突破"。所以，对于这种病人最好先设法使其盗血减轻，以后再摘除肿瘤，即先行血管内治疗，其后再行肿瘤直接切除术。至于延髓背侧小的血管母细胞瘤或延-颈交界处髓内的血管母细胞瘤术后则不会出现这种"正常灌注压突破综合征"。

王忠诚等将延髓血管网状细胞瘤分为三型：①肿瘤位于延-脑桥背侧；②肿瘤位于延髓背侧；③肿瘤位于延髓-上颈髓背侧或髓内。认为前两型肿瘤血供丰富，若瘤体较大（直径≥2.5~3cm），切除后极易出现正常灌注压突破综合征（NPPB）；而第③型肿瘤供血远不如前两型丰富，手术效果较好，术后不会发生NPPB。延髓血管网状细胞瘤术后发生上述问题的原因是：血管网状细胞瘤需要大量血液，肿瘤周围有许多扩张或蚯蚓状的血管供应它。延髓的正常血液供应被肿瘤盗走一部分，使延髓经常处于低灌注压状

态。切除肿瘤后，延髓恢复到正常灌注压而不能适应，因而发生水肿、出血，使延髓功能恶化而出现上述现象。

（2）海绵状血管瘤　吸除瘤内血肿，并将异常的血管网及血肿壁小心分离出来，术后这种病人恢复良好，一般不会出现新的症状及体征。但需注意要将异常的血管组织彻底清除，否则仍然存在再出血的危险。血管网状细胞瘤可治愈，海绵状血管瘤可治愈。

（3）星形细胞瘤　脑干星形细胞瘤通常包括毛细胞型星形细胞瘤和纤维型星形细胞瘤两个类型。纤维型星形细胞瘤多位于脑桥腹侧，预后不佳；毛细胞型星形细胞瘤，向脑干背侧外生性生长，有较长的临床前驱症状，预后较好。文献报道毛细胞型星形细胞瘤的5年生存率为95%，而纤维型星形细胞瘤的1年生存率仅为23%。因此，毛细胞型星形细胞瘤被认为是一种有特殊预后的不同临床病理的肿瘤。脑干内局限性的星形细胞瘤，施行手术切除，术中瘤腔内置以化疗药物，术后再辅以放疗，效果良好。部分肿瘤全切除后，MRI证实肿瘤完全消失，并于术后辅以放疗和化疗，可明显改善临床症状，甚至恢复到正常。

（4）室管膜瘤　这种肿瘤多有界限，由脑桥或/和延髓的室管膜向第四脑室或枕大池发展。显微镜下，可以做到完全摘除。另一类型室管膜瘤是由颈髓中央管长出，向上发展到延髓，这类室管膜瘤通常很长。

2.肿瘤部位与预后

脑干手术最危险的部位是延髓的闩部，这是主要的呼吸中枢部位。其次危险部位是中脑网状结构损伤，轻者可恢复；脑桥手术危险性最小，并发症最轻。当然脑干任何部位损伤严重，皆有性命危险。中脑、脑桥及延髓的手术比较起来，延髓的手术最危险，常并发呼吸障碍、呼吸道感染与消化道出血。术后由于呼吸障碍、胃肠道出血或呼吸道感染而死亡。

3.肿瘤类型与预后

一致认为髓外生长的肿瘤、脑干内生长的局限性肿瘤和囊性肿瘤疗效较好，如良性或囊性

胶质瘤、血管网状细胞瘤、海绵状血管瘤等。脑干内弥漫性生长的恶性肿瘤手术疗效差。囊性脑干肿瘤常位于延髓及脑桥,一般可以达到全切除或次全切除,手术治疗能达到理想的效果。由于囊肿含有较多的液体,为了避免囊肿切开后囊壁塌陷收缩损伤周围的重要结构,并且使肿瘤结节不易发现,最好于囊腔内置放小棉片,以保持囊壁不塌陷。Epstein根据MRI表现和病理所见将脑干胶质瘤分为颈延段型、局灶背侧外生型和弥漫型,认为前两型手术效果较好。推测颈延段型的生长方式是由脊髓颈段向闩部生长,而局灶背侧外生型则是由延髓向第四脑室生长。总之,颈延段型和局灶型、背侧外生型术后效果较好。

七、脑干病变的常用手术入路

一般选择距离病灶最近和最佳暴露肿瘤,而对周围脑组织牵拉及损伤最小的入路,不同部位的脑干肿物应采用不同的手术入路,手术者亦可选择自己较为熟悉的入路。如颞下入路适用于中脑腹侧和脑桥腹侧的占位性病变;乙状窦后入路适用于一侧脑桥腹外侧下部、延髓腹外侧占位;枕下入路适用于脑桥、延髓背侧占位;Poppen入路适用于中脑、脑桥上部背侧占位。病灶位于中线者,取坐位后颅正中切口。病灶偏于一侧或肿瘤实体突向一侧桥小脑脚,取一侧枕下乙状窦后入路。病灶累及丘脑者,行经颞下入路。病灶累及中脑及四叠体区,可选择枕下经天幕入路,此入路暴露范围大,距离病灶比较近,病灶的显露较为满意。表5-14-2为常用手术入路的显露部位和优缺点。

(一)枕下中线入路(median suboccipital approach)

本入路主要是采用标准枕下开颅,结合中线入路进入第四脑室,主要适用于处理第四脑室外生性肿瘤、脑桥和延髓背外侧肿瘤和颈-延交界区病变。如果肿瘤位于脑桥上段水平或第四脑室底需切开小脑下蚓部,进入第四脑室。显露菱形窝后,根据病变的性质,采用沿后正中线或旁正中线切开脑干。由于脑干病变使菱形窝正常结构遭到破坏,术中可采用弱电流刺激第四脑室底的运动神经核团诱发肌电反应的方法,来确定面神经丘的位置以避免损伤。Bricolo认为在外展神经核和中脑动眼神经核之间正中沟上任何一点切开进入第四脑室底不会引起眼球运动障碍,也就是说在这一部位内侧纵束不交叉。或采用Kyoshima的面神经丘上三角内侧和面神经丘下三角切开。这两个三角均位于菱形窝内以面神经丘相隔。

表5-14-2　脑干常用手术入路比较

手术入路	显露部位	优点	缺点
枕下中线入路	脑桥、延髓背侧和侧方	显露好	需牵拉小脑,可能累及呼吸循环中枢
枕下-经天幕	中脑背侧	不牵拉小脑,枕叶牵拉较轻	术野较深窄,重要血管较多
乙状窦后入路	脑桥及延髓侧方	术野浅,创伤小	需在脑神经间操作
颞下入路	中脑和脑桥前侧部	操作较简单	可能损伤滑车神经
颞枕入路	中脑和脑桥侧方及侧后	术野较浅	可能损伤Labbé静脉
颞前-翼点入路	中脑前侧和脑桥前方	牵拉脑轻	显露较小
颞下-耳前入路	中脑、脑桥前方	显露广,牵拉脑轻	较复杂,创伤大
远外侧入路	脑桥及延髓侧方	牵拉脑轻	需在脑神经间操作
颞下-枕下入路	脑桥及延髓侧方	显露广	可能损伤Labbé静脉
乙状窦前入路	脑桥及延髓侧方	牵拉脑轻	可能造成传导性耳聋
经口-咽入路	脑桥及延髓前方	不牵拉脑	术野深,显露范围小,经过污染腔隙

1.入路的相关解剖

经枕下中线入路切除第四脑室外生性肿瘤、脑桥和延髓背外侧肿瘤,需了解四脑室底部的显微解剖结构。第四脑室底呈菱形,故称菱形窝,长径约3cm,横径约2cm。头侧2/3是脑桥的背侧,尾侧1/3是延髓的背侧。其上界为小脑上脚,下部两侧为小脑下脚、楔束结节和薄束结节。菱形窝表面正中线有一纵行的正中沟,将四脑室底分为左右两半,每半被界沟分为两区:内侧为内侧隆起,外侧为前庭区,其内隐有前庭核群。髓纹自外侧横行至中线将第四脑室底分为上下两半,此线亦为脑桥与延髓在背侧的分界。脑桥部的内侧隆起中段的圆凸为面神经丘。延髓部内侧为舌下神经三角,内有舌下神经核;外侧为迷走神经三角,其内有迷走神经背核。内侧纵束行走于中央沟两侧深面。外展神经核在面神经丘下,面神经自位于髓纹外侧深面的面神经核发出后,走向中线,在外展神经核内侧向上向外绕过外展神经核,此段纤维位于面丘下方。所以,在小脑上脚和面丘之间、髓纹和面丘之间没有重要的神经结构,这两个区域称为"上三角区"和"下三角区"(图5-14-2)。

①面神经丘上三角:内侧是内侧纵束,下方为在脑干内的外展神经核和面神经膝(面神经丘),外侧是小脑上脚。在上三角区应做旁开中线4～5mm的纵向切口,长度约为1cm,下端位于小脑脚下缘以上,手术切口应从小脑上脚向下。经此切口向两侧牵拉脑干,不易损伤动眼神经核,但向内侧牵拉易伤及内侧纵束。

②面神经丘下三角:内侧亦为内侧纵束,下外方为髓纹,上方为脑干实质内的面神经丘。切开下三角区手术切口应距内侧沟为5mm,从髓纹向上长小于1cm的纵形切口,下端应在髓纹以上。此切口只能向侧方向上牵拉脑组织,因为面神经即在外上方行走。因为该三角同面神经丘上三角相比较为狭窄,周围重要结构较多,如果切口向下越过髓纹,很易造成吞咽困难。手术中确定面丘的位置对切口定位非常重要,但由于肿瘤生长常使面丘不易辨认。Strauss用单极或双极电极作为刺激器,用多导肌电图记录的方法,在切开脑干前对面丘和舌下神经三角进行定位。

在侧方入路到达第四脑室底的下外侧部三角区内有耳蜗神经核称为听觉区域,损伤可引起少见的中枢性单侧耳聋。在固有束核的前方和旁正中部为疑核所在地,是Ⅸ、Ⅹ、Ⅺ脑神经躯体运动纤维所在处,支配咽喉横纹肌。手术入路必须要保持这些核群,避免引起吞咽、发音和味觉障碍。Ⅸ、Ⅹ、Ⅺ对脑神经核在髓纹以下可以发现。下凹的内侧为Ⅻ脑神经核的舌下神经三角,下凹外侧为灰翼,内有迷走神经背核。枕下后正中入路显露延髓和毗邻结构的关系,见图5-14-3。

2.手术步骤

(1)体位　视病变部位和术者的习惯而定,常取俯卧位、侧俯卧位,亦有采用侧卧位、半坐位或坐位(图5-14-4)。头部前曲,颈部过伸。

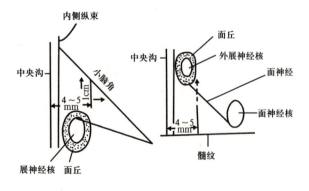

图5-14-2 第四脑室底的上三角(左)和下三角(右)的解剖边界[箭头示手术时牵拉的方向(仿Kyoshima)]

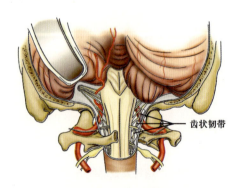

图5-14-3 枕下中线入路显露延髓与椎动脉、小脑后下动脉和后组脑神经之间的关系

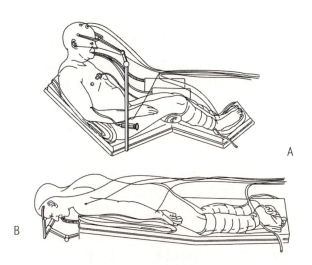

图5-14-4 枕下中线入路的两种常用体位。A,半坐位；B,俯卧位

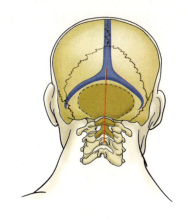

图5-14-5 枕下中线入路的皮肤切口(红线)、骨瓣或骨窗(虚线)

(2) 手术切口　取枕下后正中切口,自枕外隆突上1～2cm至C_2～C_3棘突(图5-14-5)。自枕部切开皮肤、皮下组织,觅寻项韧带并沿正中切开之,分离左右两侧肌肉,显露枕骨和寰椎后弓;再向下切开棘上韧带和棘间韧带,分离椎旁诸肌,显露上位颈椎和棘突与椎板,用自动牵开器撑开软组织,显露范围视病变部位而定。

(3) 骨窗或骨瓣开颅　骨瓣或骨窗的面积视手术显露要求而定。在枕骨粗隆下和双侧横窦下钻孔三个,用洗耳锯成形(图5-14-5);或在上项线下缘用颅钻钻数个孔,不需钻穿枕骨至硬脑膜,只是将骨钻薄,以便咬除。另于双侧枕鳞部各钻一孔,钻至硬脑膜,用双关节咬骨钳咬除枕鳞,

或用椎板咬骨钳,自枕大孔后唇向上咬除枕鳞,扩大骨窗向上至横突,向下咬穿枕大孔,并咬除寰椎后弓。枕骨大孔后缘和寰椎后弓切开宽度每侧距中线分别不超过(1.5 ± 0.2)cm、(1.0 ± 0.2)cm,以免损伤椎动脉,同时要注意枕骨大孔后缘的导静脉。成人枕大孔咬除宽度小于3cm,每侧寰椎后弓咬除宽度小于1.5cm,可避免损伤椎动脉和影响寰枕关节的稳定性。

(4) 切开硬脑膜　"Y"字形切开硬膜,切口上至横窦外侧端,下至枕大孔下方。注意硬膜内枕窦、枕骨大孔缘的环窦发育情况。硬脑膜中线处枕窦和枕大孔处环窦发育很好时,此种情况下切开硬脑膜时,可引起较多出血,应予电凝枕窦,亦可缝合止血。观察小脑半球与蚓部有无膨隆,双侧扁桃体位置是否有下疝变化,以及小脑后下动脉的变化情况。牵开硬脑膜后,在中线处剪开蛛网膜,打开枕大池,即可显露颅颈交界处解剖结构(图5-14-3)。

(5) 切开下髓帆,显露第四脑室底　显露范围从Magendie孔到Luschka孔,IX、X、XI脑神经若需要广泛显露可将小脑扁桃体牵开或切除,注意不要损伤小脑后下动脉及脑干的分支。小脑延髓裂向上包绕着小脑扁桃体和二腹叶,向下达延髓脉络膜和外侧隐窝。裂的范围上到第四脑室顶,侧到小脑延髓池和小脑脑桥池,是到达第四脑室和侧位脑干的安全而自然的裂隙,下髓帆通过小脑扁桃体的上极向外侧扩展,与第四脑室外侧凹的上缘相连,牵拉小脑扁桃体,可见小脑延髓裂的底,同时也是第四脑室的顶、齿状核,沿着第四脑室顶的上外侧缘与小脑扁桃体的上缘相连。

(6) 探查并显露肿瘤　切开硬脑膜后,首先观察小脑半球与蚓部有无膨隆。脑桥与延髓肿瘤向一侧小脑半球生长者,该侧半球可膨隆,同侧扁桃体位置低于对侧。探查肿瘤时,如为延髓肿瘤,将小脑轻轻向上牵拉,即能发现肿瘤。脑桥肿瘤多生长到脑桥小脑,需用脑压板将小脑向中线牵开,方能找到肿瘤。对生长在脑桥中线部的肿瘤,需切开下蚓,而中脑肿瘤要切开上蚓部。如延髓肿瘤延及颈髓,还需切除椎板,并沿脊髓背侧

中线切开。探查脑干肿瘤时,从外观上可见到三种情况:①脑干背侧异常隆起,突入第四脑室,并伴有色泽的改变。此种肿瘤由于向脑外生长,将其周围的脑干内结构推移开,故在膨起最甚处作纵向切开,即可见到肿瘤。②在脑干背面能见到膨起区域,但局部色泽正常。为显露肿瘤,需切开一层正常的脑干组织。③脑干表面无异常,只能根据影像学检查确定肿瘤的部位。后两种情况应在脑干内重要结构稀疏的面神经上、下三角作切口,再向肿瘤方向探查。

(7) 切除肿瘤 如肿瘤有囊性变,应先抽出囊液。胶质瘤多呈灰褐色或紫褐色,质软,应在显微镜下确认并分清肿瘤的界限,严格从瘤内切除,不可超过肿瘤之外,以免损伤脑干正常组织。小的渗血点用棉片压迫止血,不可用单极电凝。血管网状细胞瘤多发生在延髓,边界清楚,能与正常脑干组织分开,并常有囊变。若为血管网状细胞瘤,多在延髓与正常脑干组织之间分开,切除时先用弱电凝处理肿瘤的供血动脉及肿瘤表面血管,再小心分离瘤体,一面止血,一面游离肿瘤,直到肿瘤与脑干实质完全脱离,予以摘除。

(二)Poppen入路(枕下经小脑幕切开入路, suboccipital transtentorial approach)

Horax 最早描述枕部经天幕下入路切除中脑背侧病变,而后Poppen于1967年改进此入路,故称Poppen入路。1987年,Clark报告了新的改良的手术方法,即采用3/4侧卧位,利于枕叶重力作用而自然下垂,使瘤暴露更容易、更充分。该入路沿矢状面旁,平行于直窦切开天幕,并通过小脑幕切迹后缘。本入路利用枕叶与小脑幕或小脑间的自然间隙进行操作,手术反应轻、安全,而且大脑大静脉系统和四叠体区的静脉网在直视下处理,易于保护。这种入路比小脑上天幕下入路更具优越性,比小脑上入路暴露更充分,向下方更加直视。

1. 手术步骤

①体位及切口:取公园板凳体位或侧俯卧位。多数术者都采用侧俯卧位,入路侧在上,使手术侧枕叶处于高位,造成枕叶下坠,术中须长时间牵拉枕叶,术后常因牵拉挫伤引起对侧视野偏盲。为解决这一问题,麻醉前行腰穿置管脑脊液持续引流,这样可降低脑组织强力,术后多无因牵拉所致的脑挫伤。多采用旁正中拐杖切口或顶枕部呈"U"形瓣(见图5-14-6),切口起于枕外粗隆,在对侧中线旁2cm,向上切开7~8cm,然后横向病侧,转向下方。皮瓣向下翻转,同侧颅央钻四个骨孔,要求下方显露部分横窦和窦汇上缘,内侧暴露上矢状窦。作者采用右侧倒"L"形切口,沿正中线切开,下至枕外粗隆下约3cm,切口上至枕外粗隆上8~10cm(根据需要)折转向外侧,外缘上于乳突上4~6cm。

②切开硬脑膜:硬脑膜可分成两个瓣剪开,一个基底在矢状窦,另一个在横窦。作者是沿矢状窦和横窦剪开硬离膜,基底部分别靠近矢状窦及横窦。右侧为"L"形,左侧为反"L"形。抬起枕叶向外上侧牵开,在枕叶与天幕之间进入,用自持牵开器将枕极向外上牵开。

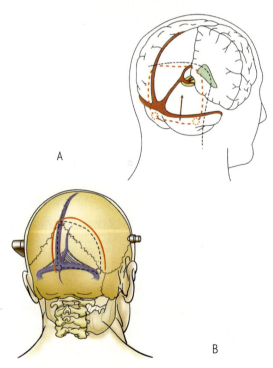

图5-14-6 经天幕入路的切口。A,拐杖形切口、骨窗和手术入路方向示意图。B,枕部"U"形切口和骨瓣(黑虚线)示意图

③切开小脑幕:与直窦平行,在天幕中份或距幕缘1cm处切开小脑幕,向后达窦汇(图5-14-7)。为了扩大显露,必要时切开大脑镰和胼胝体压部。从小脑幕切迹后缘进入,注意避免损伤滑车神经、小脑幕静脉窦、大脑内静脉、大脑大静脉及直窦。

④打开脑池,显露肿瘤:显露四叠体池、环池,可见环绕中脑走行的小脑上动脉、大脑后动脉分支,可见大脑大静脉及汇入该静脉的基底静脉、大脑内静脉,切开胼胝体压部,以增加显露中脑背侧肿瘤,向下牵开小脑上部扩大视野,在Galen静脉和小脑前中央静脉之间显露脑干(图5-14-8)。

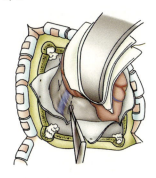

图5-14-7 切开开幕。沿直窦外侧5~10mm处纵行切开天幕直至打开天幕缘

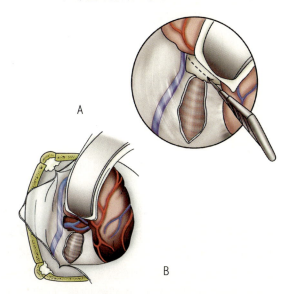

图5-14-8 打开四叠体池,显露肿瘤。A,四叠体池后方蛛网膜切口示意图;B,显露肿瘤与大脑内静脉和大脑大静脉系统的关系

⑤切除肿瘤:打开四叠体池,分离肿瘤周边的蛛网膜。肿瘤常常被四叠体池中的静脉包绕(图5-14-9)。小心分离覆盖在肿瘤表面的重要血管,并加以保护。用CUSA或取瘤钳逐步吸(取)除肿瘤的中间部分,再沿肿瘤表面分离,用双极电凝处理其血管。在不损伤周围正常组织的情况下,尽可能地多切除肿瘤,以便使脑脊液循环通道恢复通畅。

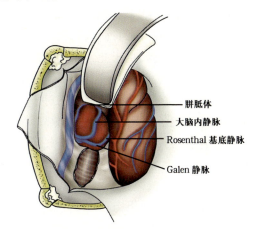

胼胝体
大脑内静脉
Rosenthal基底静脉
Galen静脉

图5-14-9 显露肿瘤,肿瘤被大脑大静脉和大脑内静脉包绕。牵开内侧枕叶和胼胝体压部,显露静脉系统前方的肿瘤

2.手术注意事项

①手术体位:有两种方法,一种是常规体位,病侧在上;另一种是将入路侧放在下方,多采用病侧3/4侧俯卧位,头部同时抬高15°并前屈30°。

②必须注意大脑大静脉的正常走行及异常改变,大脑内静脉、大脑大静脉、小脑中央前静脉之间的关系。

③掌握好手术的中线。由于本入路并非严格的中线入路,术中要仔细辨认大脑大静脉及大脑内静脉等标志性结构和肿瘤的关系判断中线的位置,防止术中操作时误入一侧的丘脑或中脑内。

④如果肿瘤较大或颅内压较高,麻醉前应行腰穿置管,术中脑脊液持续引流;或术中穿刺侧脑室枕角,释放脑脊液,以降低颅内压及脑组织的张力,减轻枕叶的牵拉性损伤。

3.手术入路的优缺点

该入路显露范围:后方可见小脑上蚓部、滑

车神经,后上方可见小脑上动脉、小脑前中央静脉,外侧可见基底静脉、脉络膜后内动脉及大脑后动脉。

（1）入路的优点

①手术入路近,大脑后动脉和大脑大静脉及四叠体区的静脉网都在直视下。

②牵拉小脑、枕叶较轻,视野可达中脑顶盖及松果体区。

③此入路比小脑上天幕下入路更有优势,当病变向脑干下方扩展时,此入路在上下方向观察病变更具有优越性。由于此入路从肿瘤的上部进入,正常情况下大脑大静脉及其引流静脉常位于肿瘤的上方并将其包裹。这使得相对于Krause入路而言可以在直视下处理这些静脉。

④它较容易控制小脑上动脉和大脑后动脉动的分支。

（2）入路的缺点

①对于肿瘤以向下方生长为主时,手术显露欠佳,须改用Krause入路。

②术野较深,重要血管较多,该区域的深静脉妨碍操作,也易受损。

③较易损伤枕叶视中枢,多是暂时性的缺损。

（三）Krause入路(幕下小脑上入路, infratentorial supracerebellar approach)

从解剖上中线入路到达中线肿瘤为直接入路;大部分肿瘤位于深静脉的腹侧,手术可在深静脉下方操作而减少对深静脉的损伤;同时Krause入路几乎不需要对脑组织进行牵拉。小脑上幕下入路适用于脑桥上部、小脑上蚓部和四叠体部临近中线的病变手术。脑干肿瘤向小脑上半部侵犯的病变亦可以通过此入路切除。幕上入路可因对顶枕叶的牵拉或撕裂桥静脉而造成神经缺失症状。但如果肿瘤向背侧延伸并包裹深静脉,或肿瘤很大已越出侧脑室三角部,则宜采用幕上Poppen入路。

Krause入路采用半坐位枕下后颅窝正中开颅,骨窗向上显露横窦和窦汇,向下至枕骨大孔,可部分切除寰推后弓。坐位能使小脑下沉,

显露手术野更佳。此体位小脑幕面是前内侧的最高点,从最高点斜向外侧,牵拉小脑及小脑幕可以显露不同程度的间隙,所以天幕下小脑上手术入路可分为中线入路(median)、旁正中入路(paramedian)和外侧入路(lateral approach)。

1.该入路涉及的主要解剖结构

Krause入路涉及的主要解剖结构有小脑前切迹(脑干位于其中)、上半月小叶、小脑叶片和方小叶。小脑幕表面在前方形成的角度,是岩面和小脑的脑干面汇合而成,位于三叉神经根起源的上方。小脑上动脉的中脑外侧段,起源与脑桥的侧缘,向后方行至小脑中脚,分成前干和后干,向下形成襻。小脑上动脉的分叉位于三叉神经的周围,小脑上脚静脉向内侧行走,形成了小脑中脑裂静脉,其外方走行为岩上静脉。小脑上脚有来自小脑最大的传入纤维束,这些纤维来自齿状核、栓状核和球状核。该入路处理中脑背外侧病变,可以到达侧方中脑软膜表面及环池。

2.手术步骤

①术前准备:术前应常规头部CT和MRI检查。MRI提供较CT更为全面的影像解剖学资料,包括肿瘤大小、周围水肿、质地均匀程度以及是否存在囊性成分;增强扫描可提示肿瘤的血供丰富程度;肿瘤边界是否规则,可提示肿瘤的侵蚀性。

②体位:多采用半坐位,亦有采用侧俯卧位者。手术床头部及中段弯曲,尾部抬高使病人躯体呈"V"或"C"形。头前倾,下颌与胸骨保留两指间距,以免过度屈曲压迫气道。然后调节手术床前倾,以使小脑幕尽量与地面平行。

③切口和骨瓣成形:根据病变的部位,可选用后正中、旁正中切口或远外侧切口。骨瓣上至窦汇和横窦以上,下至枕大孔后缘,两侧根据肿瘤大小决定（图5-14-10）。

④肿瘤显露与切除:"Y"形或弧形切开硬脑膜至横窦下缘,向上牵引硬脑膜。不慎进入横窦时可用银夹控制出血。小脑因重力作用而下垂,很容易显露桥静脉和粘连的蛛网膜,显微镜下处理至横窦的引流静脉,显露小脑幕切迹,分离蛛网膜下腔,开放四叠体池和大脑大静脉池（图

5-14-11)。向下牵拉小脑,可见小脑上动脉的分支和滑车神经、三叉神经。

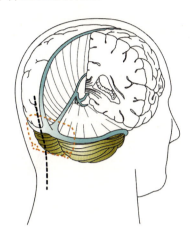

图5-14-10 天幕下小脑上入路的皮肤切口和骨瓣及入路的方向

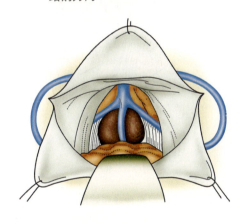

图5-14-11 天幕下小脑上中线入路显示中脑背侧肿瘤与大脑大静脉系统的关系

3.手术操作的策略及技巧

①充分松解肿瘤周围的蛛网膜:大脑大静脉及第三脑室顶部的蛛网膜均明显增厚,应尽可能大范围地剪开蛛网膜以利小脑的牵拉。可见从小脑蚓部到大脑大静脉的小脑中央前静脉及其他小的桥静脉,这些静脉可以电凝切断,术后不会引起神经症状。位于肿瘤表面增厚蛛网膜中、来源于脉络膜后动脉和小脑上动脉的几个小分支亦可切断,但要十分小心,一是切断前电凝必须十分可靠,一旦出血,止血常十分困难;二是必须边电凝边冲洗,以免温度高损伤周围重要结构。

②显露肿瘤与正确判定肿瘤性质:蛛网膜打开后,显微镜的角度应向大脑大静脉腹侧转动10°～20°,转到第三脑室的前部方向。然后电凝肿瘤包膜,"十"字切开包膜作囊内切除,并多处取标本行冰冻切片病理检查。由于松果体区可发生多种性质不同的肿瘤,有时病理诊断会非常困难。克服的方法一是尽可能多取标本,二是尽量避免标本电凝。

③肿瘤切除的方法:先行肿瘤内切除减压,待肿瘤壁无张力时再分离肿瘤壁(图5-14-12)。肿瘤囊内切除应尽可能地彻底,可采用激光、CUSA。囊内切除后比较容易判断肿瘤是侵蚀性还是非侵蚀性(有包膜),前者主张次全切除以免导致严重后遗症。有包膜的肿瘤行囊内切除后,可先分离肿瘤与脉络膜、大脑大静脉和大脑内静脉之间的粘连和血管,必要时电凝切断。

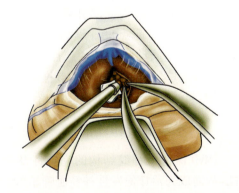
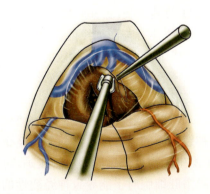

A   B

图5-14-12 肿瘤切除。A,瘤内减压,辨认清楚肿瘤后,分离肿瘤后壁的蛛网膜,在肿瘤后壁最隆起处切开,行肿瘤内减压;B,分离肿瘤前壁,肿瘤内充分减压后,沿肿瘤外侧壁逐渐分离肿瘤壁直至肿瘤前壁与静脉系统的粘连

第十五节 显微血管减压术治疗面肌痉挛

面肌痉挛(HFS)是以一侧面神经支配的半侧面部肌肉渐进性、不随意、间歇性和阵发性的强直或阵挛性收缩为特征,始于同侧的下眼轮匝肌,逐渐向下扩展至颊肌、口轮匝肌、颈阔肌。显微血管减压术(MVD)因具有创伤小、治愈率高、手术并发症发生率低,特别是其完全保留血管、神经功能的特性,已成为治疗HFS的首选方法。

一、面肌痉挛显微血管减压术的适应证

MVD治疗HFS的手术适应证为:①原发性HFS,排除继发性病变;②无面神经损伤病史;③保守治疗效果差;④经卡马西平、苯妥英钠等药物治疗,肉毒素注射等治疗或其他治疗无效,仍有面肌抽搐的原发性面肌痉挛病人或微血管减压术后复发的病人。

二、微血管压迫的解剖学基础

面神经自桥延沟中线旁开12.0(9.0～14.5)mm处发出,听神经的内侧缘在中线旁开15.0(13.0～17.5)mm、面神经出脑部位外侧1.4(0.5～2.0)mm;94%的听神经根出脑干处(REZ)宽3.3(2.0～5.0)mm。虽然面听神经根REZ之间有1.4mm的间距,但临床上面听神经REZ是紧密相邻的,对术中判断和识别责任血管及减压均不会带来显著影响。面肌痉挛的主要责任血管是小脑前下动脉(AICA)及其分支,占66%。AICA自基底动脉发出后,向后下走行与面神经位置较近(图5-15-1),易于造成压迫。面神经起始段的血管压迫是原发性面肌痉挛的病因,压迫血管必须与神经在适当的角度形成交叉压迫,且必须位于面神经起始段(图5-15-2),该段被称为面神经的"敏感区"。而面神经远段的血管压迫常与面肌痉挛无关,理论上术中无需处理远段的血管压迫,可能是因为远段雪旺细胞对于能导致神经变性的血管压迫抵抗力较强。小脑后下动脉(PICA)是否与面神经接触视其近侧段能否形成突向前上

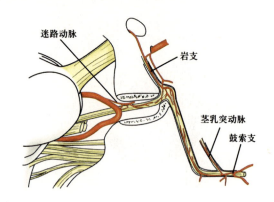

图5-15-1 AICA动脉襻及面神经的血供示意图

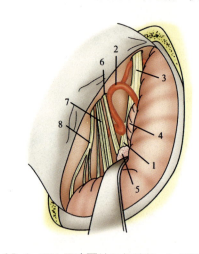

图5-15-2 AICA压迫面神经起始部。1,面神经根部;2,AICA主干;3,前庭耳蜗神经;4,小脑绒球;5,脉络丛;6,舌咽神经;7,迷走神经;8,副神经

方的动脉襻而定,而此动脉襻的形成与PICA的起点位置有关,起点位置越高则越易形成该襻曲。来源于基底动脉的PICA起点位置高,构成了形成接触性动脉襻的解剖基础。椎动脉亦可对面神经的起始部造成压迫(图5-15-3)。

三、术前准备和评估

MVD保持了神经结构的完整性及其正常功能,从而成为治疗原发性神经血管压迫综合征的首选术式。但由于MVD是在脑干周围血管神经复杂的狭小区域内进行,显微操作技术要求高,因

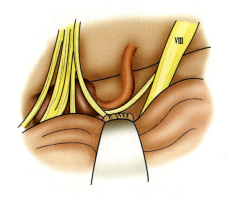

图5-15-3　椎动脉压迫

此,开展MVD治疗是一项极富挑战性的工作,必须重视术后病情突变的风险。术前三维时间飞越法磁共振血管造影(3D-TOF-MRA)检查不仅有助于病因诊断,发现责任血管来源,明确责任血管的类型与走向,为手术病例筛选、对MVD的术前评估、制订手术方案和术中责任血管的仔细寻找与处理,以及预测手术的难易度提供可靠的依据。

1.面肌痉挛程度分级

按Shorr等标准对痉挛程度进行如下分级。①0级:无痉挛;②Ⅰ级:外部刺激引起瞬目增多;③Ⅱ级:轻度,眼睑面肌轻微颤动,无功能障碍;④Ⅲ级:中度,明显痉挛,轻度功能障碍;⑤Ⅳ级:重度,严重痉挛和功能障碍,伴眼裂变小,影响工作、行走等。

2.术前评估

(1) 责任血管识别评估　3D-TOF-MRA使用薄层连续扫描,中小血管显示为高信号,脑组织为中等信号,脑脊液为低信号,能清晰衬托出面神经和与毗邻血管之间的关系;另外可以进行多方位重建,矢状位、斜位用于观察单侧面神经,冠状位用于两侧面神经REZ段的对比观察,与横断面的信息互补。同时还可以了解责任血管的来源及走向,对MVD的术前评估、制订手术方案和预测手术难易度具有重要意义。术后MRA复查有助于疗效预测和评价,只要MRA显示的责任血管已被移位和隔开,数周内抽搐都能逐渐停止。但由于血管压迫的复杂性、隐蔽性、多重性等特点,MRA呈假阴性始终存在。作者报道的面肌痉挛

患者3D-TOF-MRA检查阳性率也只有92%。因此,3D-TOF-MRA中有无血管"压迫"均不作为是否手术的前提条件。但术中均可发现面神经受毗邻血管的接触性压迫,而且这种血管性压迫必须是对面神经REZ的成角性压迫。

作者术中发现:99%～100%原发性面肌痉挛患者术中存在责任血管,其中小脑前下动脉占约60%～68%,小脑后下动脉占20%～25%,椎动脉约占5%～10%,静脉性压迫者占1%～5%。其中约有10%～38%的病人为多根血管压迫。术中见血管压迫有三种类型:Ⅰ型,血管与神经接触,压迫不明显;Ⅱ型,血管部分压迫神经;Ⅲ型,血管完全压迫神经。

(2) 蛛网膜池大小与手术显露评估　术前3D-TOF-MRA轴位片可了解绒球小结叶突起程度与桥延池蛛网膜下隙宽度,以预测手术的难易度。当影像学上见到发达的绒球小结叶,预示手术时可能阻碍对面神经REZ视野的显露,术中需要充分地释放脑脊液和牵开小脑半球外下份和绒球小结叶才能显露面神经REZ区;蛛网膜下隙间隙较狭窄时,提示手术进入面神经REZ的空间也较窄。

(3) 责任血管来源与手术难度的评估　小脑后下动脉在脑池近端15mm仅发出1～2支小穿支,大部分穿支从血管脑池远端发出。而小脑前下动脉的穿支往往集中在内听动脉支和小脑半球支发出的分叉处,这些部位通常是血管压迫的部位。3D-TOF-MRA能清晰显示面神经与毗邻血管之间的关系,对面神经血管压迫或接触的正确诊断具有重要价值,能够为面神经显微血管减压术提供手术依据。因此,术前判断责任血管为小脑前下动脉,提示术中移开责任血管垫入涤纶棉片要处理更多的穿通支,手术难度有所增加。而小脑后下动脉相对游离度较大,手术操作较小脑前下动脉容易一些。

四、术式选择及其优缺点

1.微血管减压术

Jannetta根据血管压迫理论创造了面神经

显微血管减压术,认为此术式安全、治愈率高,同时又保持了神经的完整性,术后无面瘫之虞。术中对压迫神经根的责任血管采用垫开、移位或悬吊等不同方法予以减压。多数学者将减压材料放在血管与神经根之间和血管襻与脑干之间垫开减压,有的则行"围套式减压"。微血管减压术的优点在于保留各脑神经的功能,较少遗留永久性神经功能障碍;还可发现其他引起脑神经疾病的病因,如肿瘤、动脉瘤、动静脉畸形等。手术采用显微外科技术,减少了手术损伤。其缺点是手术需要开颅,有一定风险,有开颅术后固有的并发症;此外,术后尚有一定的复发率。目前,微血管减压术的有效率接近100%,而长期有效率可达85%以上,优秀的可达95%以上,复发率绝大多数低于10%,个别的高于10%,死亡率一般低于0.3%。

2.面神经梳理术

面神经显微血管减压术中,常发现小脑前下动脉形成襻,或穿行于Ⅶ、Ⅷ脑神经之间,移开并隔垫血管与神经较困难,且有一定的危险性;另有约1%的患者术中未发现明显责任血。为此,有学者采用面神经干梳理术治疗面肌痉挛,即对未发现明显责任血管或遇穿通动脉、面神经根被动脉包绕不易移位隔垫血管者,行面神经根梳刮或梳理术。至于梳理到何种程度才算恰当,经验证实以10～15个层面为佳,梳理时沿神经长轴进行。

3.内镜辅助锁孔入路显微血管减压

(1)内镜辅助显微血管减压的作用 显微镜下减压技术已较成熟,单纯神经内镜血管减压术因术中观察缺乏立体感,技术尚不健全,可能会降低手术成功率。Miyazaki回顾性分析1993年12月～2004年12月期间经内镜辅助微侵袭乙状窦后入路微血管减压的1177例面肌痉挛和三叉神经痛等,认为内镜与显微镜有机地结合,可提供精确的信息。神经内镜在MVD术中的主要作用是:

①发现责任血管,避免遗漏责任血管。遗漏责任血管是MVD术中很难克服的不足,也是手术失败的主要原因。Magnan等在显微镜下研究60例面肌痉挛手术病人,28%发现责任血管,而在神经内镜下93%发现了责任血管。要想暴露面神经出脑干部势必会加大牵拉程度,极易损伤面神经和前庭蜗神经。但借助神经内镜可轻松到达面神经出脑干部,并找到责任血管,实施减压,从而减少牵拉,避免脑神经损伤。

②检查减压物放置情况。在显微镜下放置减压物,解除小脑牵拉;减压物放置是否准确很难判断,而应用神经内镜可在几乎无牵拉的情况下观察减压物的位置,从而提高手术成功率。

(2)内镜辅助显微血管减压的优点

①采用锁孔入路,手术创伤小,术后恢复快,手术时间明显缩短。

②神经内镜能弥补手术显微镜管状视野的缺陷,特别是广角神经内镜的局部放大及良好的照明,在不需过多的剥离或牵拉操作条件下,即可清晰地显示神经根、脑干和血管襻的形态,明确在神经根脑干出口处通过并压迫神经根部的血管即为责任血管,避免了过度牵拉或过分剥离可能带来的小脑、脑神经和血管的损伤。

③发现责任血管能力强。神经内镜可近距离观察血管、神经并绕角观察,无死角,可发现细小、隐蔽、深在的责任血管。

④内镜下能确认放置减压棉片后血管的位置、状态和神经根松解情况,避免减压棉片和血管襻接触神经根部以及在推移责任血管或插入垫棉过程中血管发生扭曲,有助于提高手术治疗效果和避免发生脑和脑神经供血障碍。确保减压充分,减压物放置完毕后通过神经内镜再确定其位置,极大地增加了手术成功率。

⑤将责任血管游离后,内镜下能观察到压迫血管与神经根、脑干之间存在的微小侧支血管,以避免在推移责任血管或放置减压棉片过程中造成微小血管损伤。因此,内镜辅助显微血管减压术,更能提高手术治疗效果,减少并发症发生。

(3)内镜辅助显微血管减压的缺点

①神经内镜只能观察到窥镜前方尖形区域,而无法观察旁边和后面的结构,在操作过程中如果盲目摆动可造成周围血管、神经损伤。

②目前,神经内镜的固定装置尚不成熟,缺乏与其配套的显微器械、设备。

③对术中出血尚无有效的处理方法。

五、术中监测

电生理监测包括肌电图(EMG)、神经动作电位(NAP)、混合肌肉动作电位(CMAP)和脑干听觉诱发电位(BAEP)等。其中最重要的监测方法是BAEP和术中诱发肌电图监测,前者是为了避免手术对面神经的过度干扰,后者是提高手术疗效的有效手段之一。面肌痉挛实施微血管减压术过程中,电生理监测的作用如下:①减少手术并发症(术中听觉诱发电位监测);②研究面肌痉挛的发病机制和治疗原理;③在手术麻醉状态下客观判断减压是否充分。

1.对耳蜗神经的监测

MVD对面肌痉挛的治愈率很高,但在手术过程中,特别是牵拉小脑和进行神经减压时,容易损伤蜗神经,导致术后听力丧失。BAEP用于术中监测,以随时了解前庭蜗神经状态。在术中BAEP监测中,波峰V潜伏期是最常见到的,特别是在牵拉小脑及减压过程中。Polo等将BAEP中V波的延迟出现时间与术后听力情况进行对照分析,结果表明:当V波延迟出现时间达到0.4ms时为提示信号,达到0.6ms时为危险警告信号,达到1.0ms则表明极可能已发生神经受损。BEAPs术中监测能有效地降低听力的发生率,V波潜伏期增加或I波波幅降低是耳蜗神经过度牵拉和损伤的危险信号。

2.监测面神经根减压是否充分

面神经运动诱发电位监测提示,面肌痉挛的发展和MVD手术的缓解与面神经运动核的活性有关。微血管减压术后,瞬目反射不会再引起口轮匝肌收缩。正常情况下刺激面神经的分支只能引起该分支所支配的肌肉收缩。术中EMG监测有助于完全减压,有助于预测术后疗效。当对面神经的一个分支施加逆向刺激时,在面神经其他分支所支配的肌肉上可记录到一个反射电位,电位的波幅为100～200μV,潜伏期为7～10ms,这种反应被称做"侧扩散效应(LSR)"。在面神经微血管减压术中,LSR在全身麻醉状态下亦可存在

(肌肉松弛剂对其产生有影响),整个术中均可对该指标进行监测,这可克服只能凭借经验判断减压是否充分的缺点。面神经LSR监测可检出面肌痉挛的特异性波形,在实施有效的减压后,LSR可完全消失;责任血管复原后,LSR将会重新出现。微血管减压术结束时,LSR的消失预示着术后面肌痉挛症状将会消失。

六、手术步骤及方法

1.麻醉及体位

按Jannetta等的方法或作改良,体位可取健侧向下侧卧位,头部前曲下垂15°并向健则旋转10°,颈部稍前屈,使下颌近胸骨约2横指,肩部用绷带向臀部牵拉,使头颈肩夹角≥100°,患侧乳突与手术台面大致平行并位于最高位置,便于保持手术显微镜光轴与入路相一致;或取仰卧位,肩下垫枕,头前屈并抬高20°左右,头面部向健侧旋转60°,头颈超过手术床头顶端,而头的矢状线应向下斜15°,使面听神经根充分暴露。

2.设计切口

常用的切口有三种。①直切口:Jannetta采用与耳后发际平行的直切口,上起自上项线,下至乳突尖水平,位于发际内大约0.5cm,颈部瘦长的"人"形切口稍短,粗短的"人"切口稍长且向内侧倾斜一定角度。②弧形切口:略呈"S"形或"∫"状与发际平行的切口,适用于大部分病人(图5-15-4)。③"C"形或"("形切口:从乳突上两横指开始弧形向下斜向乳突尖。适用于颈

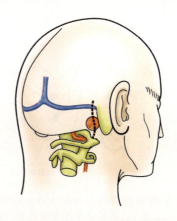

图5-15-4 小"S"形切口

部短粗型的病人。无论采用何种切口，要求术区的4/5位于横窦与乙状窦连接部的下方，1/5位于上方。亦有学者采用横行形切口。切口的长度根据患者胖瘦及颈部长短适当调整，一般长约5～7cm，暴露出最佳的颅骨钻孔位置。

3.骨窗设计及大小

钻孔前要充分暴露好一些重要的骨性标志，如二腹肌沟、星点，沿着星点、二腹肌沟内侧找到枕骨缝。为避免损伤乙状窦，在枕骨缝的枕侧钻骨孔。乳突导静脉是乙状窦后界的良好标志，在星点的后下方钻孔，用铣刀锁孔开颅，类椭圆形骨瓣或骨窗开颅，直径约2cm，其前界和下界分别接近乙状窦后缘和枕骨大孔缘（图5-15-5）。若乙状窦显露不佳，则用磨钻磨除。骨瓣直径一般约2cm×2.5cm，其外侧缘显露乙状窦后缘，下界接近枕髁，上缘则不必显露横窦下缘。

4.硬膜切开与显露

沿横窦下缘和乙状窦后缘弧形切开硬膜并悬吊。用头端宽2～4mm的显微脑压板将小脑半

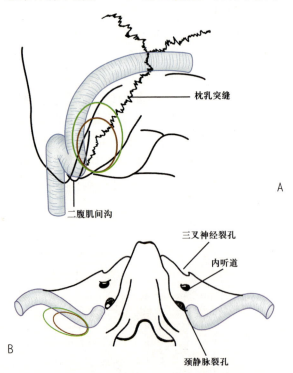

枕乳突缝

二腹肌间沟

A

三叉神经裂孔

内听道

颈静脉裂孔

B

图5-15-5 骨瓣或骨窗的形状和大小。A，侧位；B，正位。红色，面肌痉挛的骨窗位置；蓝色，适合三叉神经的骨窗位置

球向内上方抬起，用橡皮片或棉片加海绵保护小脑半球，锐性打开小脑延髓池侧方的蛛网膜，抬起Luschka孔脉络丛上方的小脑绒球小结叶，依次仔细解剖后组脑神经、面听神经及血管周围的蛛网膜，充分释放脑池、蛛网膜下腔的脑脊液，以利于脑组织塌陷形成足够的操作空间。脑压板应逐步牵开、深入，牵开1cm范围即可，且牵拉应为间断性，以免听神经因牵拉受损。脑压板的作用是将小脑拉向术者而增加脑脊液的排出量，而不只是简单地向中线方向压迫小脑。一般来说首先能看到面听神经，但必须辨认有特征性的后组脑神经后才能对面听神经周围进行操作，而不能一开始即显露面、听神经。这是由于从桥延沟发出的面神经脑干段（root exit zone，REZ）位于舌咽、迷走神经的深面，故应首先显露舌咽、迷走神经，并剪开神经根部的蛛网膜。

5.寻找责任血管

暴露舌咽、迷走神经，仔细解剖后组脑神经周围及面听神经根部的蛛网膜，将脑压板前端放在小脑绒球表面并牵开，锐性解剖小脑绒球与听神经间的蛛网膜，此时向上可见脑桥背外侧区和桥池段的面听神经，调整手术显微镜光轴即可显露面神经REZ（图5-15-6）。在听神经的腹外侧显露面神经REZ，找到压迫面神经REZ的血管襻，抬起此血管襻见脑干面神经根部存在血管压迹则可确认此为责任血管。在面-舌咽神经解剖间隙直接暴露面神经根，寻找与辨别责任血管并分离，锐性分离充分解剖责任血管周围的蛛网膜，从根部向远端锐性彻底分离、松解面神经周围的蛛网膜及粘连，以便充分观察面神经的REZ，松解压迫面神经的血管襻。HFS肯定存在一条或几条血管压迫，术者的任务就是要找到它并进行减压。术中根据神经被血管压迫的深痕而判定"责任血管"，但有时仅见动脉轻微接触神经，并不遗留深的痕迹。判断责任血管时由于考虑到侧卧位可使血管与神经的位置关系发生变化，加之术中脑脊液的丢失可使血管与神经的位置关系发生变化，因此把距神经根1mm内的血管均认为是责任血管。

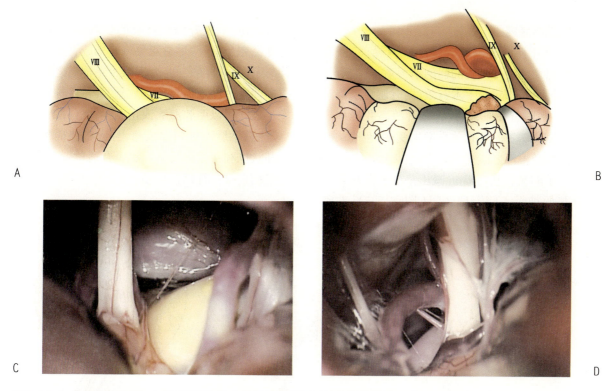

图5-15-6 寻找责任血管。A,解剖舌咽、迷走神经周围及面听神经根部的蛛网膜,可见脑桥背外侧区和桥池段的面听神经;B,牵开小脑绒球,可见面神经REZ区的责任动脉;C,AICA和岩静脉共同成为责任血管;D,责任血管来源于VA和AICA

6.分离责任血管

彻底松解并分离面神经后颅窝全段周围的蛛网膜及粘连。探查神经根进出脑干或脑干表面有无血管压迫,范围一般要在5mm以内。充分检查面神经REZ,锐性分离解剖责任血管周围的蛛网膜,注意紧贴脑干的动脉有时发出数条小穿支血管供应脑干,这些微血管活动度较小,显微剥离子分离血管时操作须特别仔细;有可疑静脉环绕神经根者,一定要做锐性分离,避免脑干牵拉伤。对压迫神经的小静脉应尽可能分离垫开。术中从神经根之间的间隙分离,使面神经根及血管周围的蛛网膜松解,尽量做到锐性分离。责任血管游离后,向颅底方向推移离开REZ,减压垫棉置于责任血管与脑干之间。镜下责任血管有如下特征:①压迫血管在脑干起始2~3mm,与神经根紧贴;②血管屈曲甚至呈直角,动脉硬化明显;③神经起始部游离后可见血管压迹。

7.减压垫片的制作方法

术中使用的分隔材料应对血管神经无刺激和损伤,能达到牢固的分隔神经和血管的作用。材料要求不易吸收、不变性,可以避免血管搏动弹击传递到神经上而产生疼痛。目前减压材料大多采用Teflon(聚四氟乙烯)材料制成减压垫棉。Teflon垫棉具有良好的生物学特性和组织相容性,是制作MVD术中植入减压垫开物的理想材料。根据责任血管与神经根间的解剖关系和间距,塑形形成大小适宜的雪茄形状的减压垫棉,植入面神经入脑干处和已游离的责任血管之间,防止血管复位重新构成压迫。制作减压垫片应用时需注意以下几个方面:①先将Teflon棉撕成蓬松状,再根据术中责任血管与神经根间的解剖关系和间距塑形,形成大小和形状适宜的减压垫棉;②垫棉不能过大,以免植入后对神经根部造成压迫引致手术减压不充分或失败,垫棉也不能过小以免滑脱或起不到彻底减压的作用,以使神经与血管隔离开并使神经轴伸直不至弯曲为宜。

8.面神经减压

在剪开神经根及血管周围蛛网膜前，仔细分辨并记录神经与血管的解剖学关系，分清责任血管，以便减压充分、手术有效，同时避免遗漏责任血管。判明责任血管后，将血管游离并推移离开REZ，使其二者的位置关系发生变化。在确认血管和面神经根部之间充分游离后，将已准备好的适当大小的哑铃状Teflon减压垫棉放置在责任血管与面神经入脑干处之间（图5-15-7），并确保其固定。调整好Teflon棉的垫入位置，使血管与神经完全分开，尽量避免将垫棉放置在责任血管与游离面神经之间，亦应减少垫棉与之接触以防局部发生粘连而导致术后复发，可在神经与隔离片之间衬以明胶海绵或止血纱。责任血管垫开后，注意动脉不能扭曲成角，且应将垫棉塑形呈雪茄状以利在显微镜下放置至合适位置，尽量避免垫棉直接与神经根接触。

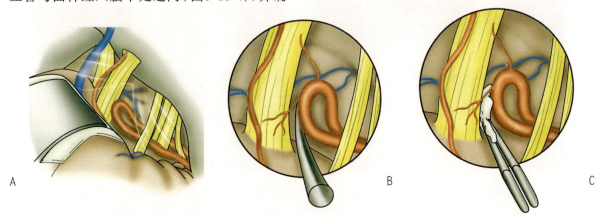

图5-15-7 面肌痉挛微血管减压的基本步骤。A,寻找并确认责任血管是小脑后下动脉；B,分离责任血管；C,用Teflon减压片行责任血管减压

当责任血管为粗大、迂曲、硬化的椎动脉时，除了在面神经REZ处减压外，还要在椎动脉近端脑干面作减压，这样才能减轻椎动脉的搏动性传导。可采用将垫棉做成带状绕过血管后再用医用胶固定于岩骨硬膜上的减压方法（图5-15-8）。当责任血管发出多支短小的脑干穿动脉或穿动脉穿行于面、听神经根之间时，因为操作空间狭小，而又要保留所有穿动脉，使垫棉置入显得十分困难。如神经根分离困难、血管纡曲需固定者，可考虑包绕"责任"血管并与周边组织固定，可使血管移位避免神经根受压。减压术中强调充分隔离血管和神经，Teflon减压片从神经和血管之间插入后一定要包绕血管1周（图5-15-9），最好是包绕神经根受刺激压迫的"敏感区"，对确认无明确血管压迫神经根时，须探查神经根进出脑干或脑干表面有无血管压迫，范围一般要在5mm以内。不管有无明确"责任血管"，神经干出脑干处一定要探查，要注意紧贴脑干的动脉有时发出数条小穿支血管供应脑干，这些微血管活动度较小，显微剥离子分离血管时操作须特别仔细，切勿损伤。

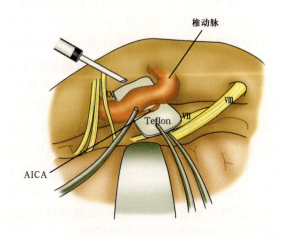

图5-15-8 椎动脉减压。将减压棉带状绕过血管并用医生胶固定于岩骨骨膜

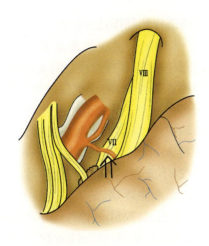

图5-15-9　减压垫棉包绕压迫REZ区的血管一周。对于脑干的穿支血管要保护好

七、MVD关键技术要点

1.显露过程中的脑保护

微血管减压手术过程中，满意的显露是手术成功的关键，而显露过程中的脑保护对防止脑组织损伤、出血等严重并发症至关重要。注意以下几点有助于术中脑组织保护：①术中体位对REZ的显露，正确的头部位置是头部下垂15°并向健侧旋转10°，颈稍前屈，患侧乳突部应与手术台面大致平行，并位于最高点。②充分释放脑脊液，在无张力情况下牵开小脑。先寻找脑表面增宽的蛛网膜下腔并打开之；或优先打开小脑延髓外侧池，充分放出脑脊液，方可最大限度地减少术中对小脑半球的牵拉。③术中通过头位转动来保持手术显微镜光轴与入路一致，这样既能保证面神经REZ区的良好显露，又可减少因过重牵拉小脑半球而引起的并发症。保持正常的解剖结构避免血管、神经移位，有助于责任血管的寻找和辨认。④面听神经水平以下的小脑脑桥角池及小脑延髓侧池距骨缘较近，术中应首先接近开放此处脑池，待脑组织充分回缩后，再接近相关的脑神经。

2.面、听神经的保护

术中面、听神经的损伤，往往和手术过程中的直接损伤及过度牵拉等手术操作有关。术中操作不够轻柔、过度牵拉脑神经以及随意电凝脑神经周围营养血管而影响其微循环是主要原因。术中尽量不用脑压板，靠小脑半球的自然塌陷，充分利用桥小脑角的间隙精细操作；并且若要牵引时，其牵引的方向要与面神经垂直，而不是沿其长轴的方向牵拉；神经根及血管周围的蛛网膜分离彻底，尽量做到锐性分离；在显露Ⅸ、Ⅹ脑神经前不要先显露面听神经，面神经进行减压时要分别从上方和下方深入以暴露面神经，而不要直接从面听神经的近端牵拉。注意以上几点可有效地预防损伤脑神经。作者强调正确的手术入路和术中"零牵拉"技术。采用锐性分离方法打开后组脑神经根部及覆盖在面神经REZ和局部血管周围的蛛网膜，充分开放桥小脑角池，以便能清晰显露面神经REZ，而避免过度牵拉面、听神经相对应的小脑组织，这样不仅有利于显露面神经和脑干连接点的前下方，更可以避免对面、听神经的过度牵拉。同时，避免钝性分离和损伤面神经和脑干穿动脉或其滋养血管，以免造成听神经受到过度牵拉，或影响其血液循环，能有效地减少面瘫、听力障碍的发生。

3.责任血管的识别与处理

手术的关键在于充分显露面神经根部、寻找和判定责任血管，彻底解除造成神经压迫的一切病理因素。责任血管的判断、面神经REZ的充分减压以及垫棉的大小和放置位置等是影响手术效果的重要因素。HFS都存在典型的血管压迫，一定有一条或几条血管压迫，术者的任务就是要找到它。Sindou等也认为几乎所有的HFS在REZ区均有肯定的血管压迫证据。注意以下几点，有助于识别责任血管。①查找责任血管：面肌痉挛的病理改变在REZ区。要从神经根部向远端锐性分离，解剖面神经周围的蛛网膜，探查和寻找面神经根部的血管压迫。AICA常向上形成动脉襻，PICA向后下走行前先向上形成动脉襻压迫面神经。减少对小脑组织的牵拉，避免血管、神经移位，有助于责任血管的寻找和辨认。②术中仔细分辨面神经，将压迫神经根部的责任血管游离，神经根出入脑干处要360°方向探查并进行分离性解剖。③被减压的神经要锐性分离并要求全段暴露。④根据神经被血管压迫的痕迹来判定"责任血管"，但有时仅见动脉轻微接触神经，并不遗留压迹。无明确"责任血管"的病例，须探查神经根进出脑干或脑干表面有无可疑血管压迫，范围一般要在5mm以内；不管有无明确"责任血管"，神经干出脑干处一定要探查。

下列因素将影响责任血管的识别：①患者头部位置的变化、过重牵拉小脑半球、脑脊液过多过快的排放、蛛网膜的广泛切开等因素都可能导致责任血管行程发生移位离开REZ，造成识别困难。解剖蛛网膜前应留意局部血管的走行，以免蛛网膜广泛切开后血管移位而影响对责任血管的判断。减少对小脑组织的牵拉，保持正常的解剖结构避免血管、神经移位，有助于责任血管的寻找和辨认。②面神经REZ显露不良，未能良好显露面神经REZ。当REZ有多根血管存在时，责任血管常位于血管丛的深面。③动脉血管襻的存在影响责任血管的判断。责任血管多呈襻状从面神经REZ通过并造成压迫；而位于面神经远端段或游离血管，尤其是仅与面神经干接触或并行的血管并非责任血管。责任血管中以小脑前下动脉最为多见，主要责任血管为椎动脉者均为多个血管共同压迫。脑桥背外侧引流静脉是最多见的责任静脉。④多支责任血管影响真正责任血管识别。有多根血管存在时，责任血管常位于血管丛的深面（图5-15-10），须仔细寻找以避免遗漏真正的责任血管。

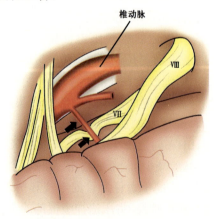

图5-15-10 椎动脉分支压迫面神经，而小脑前下动脉不是真正的责任血管

4.正确选择和制作减压垫片

MVD手术的另一关键技术是术中游离神经根部后，在责任血管和神经根之间置入形状和大小适宜的植入垫开物，防止责任血管复位，重新对神经根部造成压迫。由于外源性对血管和神经无刺激和损伤，能起到永久分隔的作用。目前用于制作植入的垫开物主要是Teflon棉，该材料不易吸收、不变性，可以避免血管搏动弹击传递到神经上而产生疼痛，是一种较好的材料。但Premsagar等报道，Teflon棉片可导致肉芽肿和粘连，造成术后复发。若在Teflon棉片与神经根之间再放置一层止血纱或明胶海绵，即可有效防止粘连和形成肉芽肿，减少复发。

八、MVD 术中注意事项

（1）锐性分离技术　锐性打开小脑延髓外侧池的蛛网膜，充分释放出脑脊液，以利脑组织塌陷形成足够的操作空间。锐性打开后组脑神经根部及覆盖在面神经REZ和邻近血管周围的蛛网膜，以便能清晰显露面神经REZ区。仔细分辨面神经，钝性和锐性分离结合，充分解剖责任血管周围的蛛网膜，从神经根部向远端锐性分离，解剖面神经周围的蛛网膜，探查和寻找面神经根部的血管压迫。

（2）减少对神经的牵拉　术中尽量不用脑压板，靠桥小脑角的塌陷间隙精细操作。神经根及血管周围的蛛网膜分离彻底，尽量做到锐性分离，垫置物不追求过大，以使神经与血管隔离开并使神经轴伸直不至弯曲为宜。

（3）责任血管的探查要充分　沿后组脑神经向前，抬起Luschka孔脉络丛上方的小脑绒球小结叶，在听神经的腹外侧显露面神经脑干段REZ区，找到压迫面神经REZ的血管襻，抬起此血管襻见脑干面神经根部存在明显血管压迹则可确认此为责任血管。神经根出入脑干处要360°方向探查并进行分离性解剖。无明确"责任血管"的病例，要注意寻找可能压迫神经的静脉血管。

（4）正确识别责任血管　手术的关键是充分显露面神经根部，无遗漏责任血管，并锐性分离神经根部增厚粘连的蛛网膜。责任血管多呈攀状从面神经REZ通过并造成压迫,而位于面神经远端段、在桥池侧突内的游离血管,尤其是仅与面神经干接触或并行的血管并非责任血管。当REZ有多根血管存在时,责任血管常位于血管丛的深面。压迫在面听神经上的动脉襻常穿行于神经之间,在动脉襻顶有内听动脉支进入内听道,增大了从神经根上分离或推移责任血管的难度,如强行分离或用隔物垫开,便可造成内听动脉痉挛和面神经损伤。

(5) 正确放置减压垫片　先将减压棉撕成小团絮状使其柔软有弹性,而后制成雪茄状使之易于固定。责任血管游离后,用Teflon包裹血管向颅底方向推移使血管离开面神经REZ向颅底方向推开,使其离开面神经REZ。在责任血管与面神经入脑干处插入Teflon垫棉。同时,应避免将垫棉放置在责任血管与面神经REZ之间,亦不可与REZ接触以防局部发生粘连而致术后复发。

(6) 面神经根要全程探查和减压　脑神经根进出脑干区(REZ)的长度可能不同,因此要从神经根的进脑干处一直探查到神经根远端,全段血管都要减压。

(7) 正确有效减压　责任血管垫开后注意动脉不能扭曲成角,否则可能影响脑干血供。当责任血管为粗大、纤曲、硬化的椎动脉或有多条短小穿动脉或穿动脉恰位于面、听神经根之间时,减压常有困难。术者娴熟的显微外科操作术可充分减压,并避免并发症的发生。采用悬吊法,即将垫棉做成带状绕过血管后再用医用胶固定于岩骨硬膜上,能提高面神经REZ的减压效果,并避免细小穿动脉的损伤。

九、手术疗效

1.面肌痉挛的疗效判定标准

术后抽搐症状消失者为痊愈,症状明显改善为部分缓解,症状改善不明显为无效;若痊愈患者随访中再次出现症状为复发。按Shorr评分,痉挛程度降低至0级为完全缓解;下降2级,即从III~IV级降低至I~II级为明显缓解;下降1级,即从IV级降低至III级或从III级降至II级为部分缓解;级别无变化为无效。

2.随访

随访方式包括门诊随诊、信访及电话随访。随访内容包括:①病人对MVD的主观满意度(百分比表示);②术后早期抽搐是否消失、治愈;③是否复发及复发程度;④并发症,包括术后早期反应及远期并发症(耳鸣、耳聋、面瘫)。

3.术后恢复类型

MVD术后症状恢复过程分四类:I型,痉挛术后立即消失;II型,痉挛大部分缓解,于术后6个月~2年间完全消失;III型,痉挛立即停止,但术后3天复发,又出现II型相同的情况;IV型,症状不缓解,手术失败。Li等报道547MVD,其中87.9%属I型,7.5%为II型,III型占4.2%。

4.手术疗效分析

术后疗效及复发与否与适应证的掌握、垫棉的吸收或移位、操作技巧等因素有关。术者的经验及术中正确的判断和操作,对手术疗效有重要影响。目前,国内外报道总有效率一般在95%~98%。Fukushima等总结1978~1993年间应用MVD治疗的2890例HFS,平均随访10年,治愈率为85%,总有效率96%,术后2.2%患者无效。Jannetta等对648MVD的病人,平均随访8年,其治愈率84%,总有效率91%,男性患者疗效好于女性;起病典型的患者疗效好于不典型者。Kondo根据对751例患者的长期随访,认为术者具备熟练的显微手术技巧、对显微解剖的熟悉程度、责任血管的正确判定及充分减压是提高手术疗效的重要保证。

5.术后延迟治愈

King等发现约有13%~50%的HFS患者在MVD术后症状并非立即消失,而是经过1周到3个月甚至半年的时间才逐渐消失,此称之为延迟治愈。其发生率约为10%~30%。Shin等发现37.4%的患者延迟治愈,平均时间为73天,且该时间与患者病程显著正相关。病史较长(5年以上)、术中发现责任血管为多个血管以及血管动脉硬化明显者,术后症状延迟愈合发生率较高。

发生症状延迟愈合者可在术后6个月内自行缓解,其中多数患者是在术后3～6周内缓解。延迟治愈的原因是由于责任血管长期压迫面神经REZ,造成局部较严重的神经脱髓鞘病变及REZ面神经运动核过度兴奋。MVD术后虽然解除了血管压迫,但面神经根髓鞘的再生修复和面神经运动核兴奋性趋于平稳需要一段时间来完成,所以导致延迟治愈。因此,MVD术后6个月症状仍无改善方可视为无效,即HFS术后应持续随访至少6个月再做出手术效果的判断。

6.术后无效

(1) 术后无效的界定　MVD治疗HFS术后随访多长时间痉挛无改善方可视为手术无效,目前尚无定论。一般认为,HFS患者MVD术后6个月症状仍无改善方可视为治疗无效。HFS经MVD治疗后,约有2.2%～6%患者术后无效。

(2) 导致无效的主要原因　MVD手术无效,最常见的原因是面神经显露不充分、减压不彻底所致。①面神经REZ显露不佳,影响对责任血管的正确识别,导致责任血管判断错误或遗漏。②减压材料选择及放置位置不当,面神经REZ减压不彻底。③手术探查过程中,责任血管移位造成识别困难。术中患者头部位置的变化、过重牵拉小脑半球、脑脊液过多过快的排放、蛛网膜广泛切开等因素都可能导致责任血管行程发生移位,造成识别困难;或责任血管未能完全推移离开神经根部。④仅将与面神经简单接触或与其并行的血管误认为责任血管。⑤置入垫棉过多或置于面神经REZ而构成新的压迫,使面神经REZ压迫未能解除。⑥当面神经REZ有多根血管存在时,仅将表面的血管进行减压,而位于血管丛深部的主要责任血管被遗漏。⑦责任血管未能完全推移离开神经根部,或垫入物脱落或移位,责任血管复位。⑧遇到责任血管为粗大、迂曲、硬化的椎动脉或有多条短小的穿动脉时,推移血管及放置垫棉均有困难,导致减压不充分。

7.术后复发

(1) 术后复发的界定　HFS经MVD治疗术后一段时间内完全治愈,然后重又出现症状,即定义为术后复发。面肌痉挛术后复发率平均为3%～7%,复发时间多在术后半年以后,且大多在2年内。重现的痉挛可以比术前轻、重或相同。Kondo将症状在1年内再现者定义为未愈,而将1年后的症状重现定义为复发,认为手术时REZ部位的操作,即使未将压迫血管完全移开,面神经根部的压力亦能得到一定程度的松解,从而使痉挛症状得到暂时缓解,症状缓解期可达数周至数月。Payner等报道一组571例MVD术后复发率平均为7.0%,其中86%发生于术后2年内,认为MVD术后2年内未复发即可认为治愈,2年后的复发率仅为1%。

(2) 术后复发的原因　MVD治疗HFS术后症状复发的主要原因有:①垫入物放置位置不当和/或大小不合适,周围粘连后导致责任血管复位,导致责任血管的搏动性冲击可通过垫入物传导重新对REZ形成压迫。②垫入物过薄,仍可将责任血管的搏动性冲击压迫传导至面神经REZ。③垫入物脱落或移位,责任血管复位,新的责任血管构成压迫或其他如动脉再压迫或神经发生永久性脱髓鞘病变等。④局部蛛网膜粘连对面神经根形成包裹性压迫,或新的责任血管构成压迫。⑤所垫之明胶海绵或肌肉块被吸收。⑥局部过多的操作、损伤,致术后局部蛛网膜粘连对面神经根形成包裹性压迫。⑦植入物形成肉芽肿压迫神经、新生静脉压迫或其他如动脉再压迫或神经发生永久性脱髓鞘病变等。⑧术中显露不充分未显露神经根起始段,从而遗漏压迫血管。

第十六节　显微血管减压术治疗三叉神经痛

一、三叉神经痛的病理解剖

1.相邻血管与神经关系的评判标准

①无接触：神经与相邻血管之间的最短距离大于该血管直径或神经邻近无血管显示；②可疑接触：神经与相邻血管可疑接触点的神经与血管间可见微小间隙，但小于该血管直径；③明确接触：神经与相邻血管接触点的神经与血管之间未见明确间隙存在，但三叉神经走行正常；④推移：神经与相邻血管接触点局部神经有明显压迹或受压移位。术中判断时要从两个断面以上观察，才能判定。若两个断面是推移则确定为推移；两个断面以上判定明确接触则确定为明确接触；两个断面以上判定可疑接触则确定为可疑接触；两个断面以上判定无接触则确定为无接触。

2.相邻血管走行方向的评判标准

采用3D-TOF-MRA观察三叉神经周围毗邻血管与其的关系，可有以下几种情况：①未见血管；②夹角＜45°，相邻血管与三叉神经出脑干段间的夹角＜45°；③夹角＞45°，相邻血管与三叉神经出脑干段间的夹角＞45°。有学者甚至认为只有出现三叉神经受压推移和受压后，神经体积较健侧减小才能认定三叉神经与血管接触。

二、三叉神经痛的责任血管

1.责任血管分型及其在临床中的意义

（1）三叉神经痛的责任血管

脑桥旁的三叉神经REZ区血管纵横交错，有横竖交叉、斜行跨过及粘连包绕扭曲等形式，致使神经变形、移位。ITN最常见的责任血管是SCA，其次为小AICA、岩静脉、PICA和椎-基底动脉，以及上述不同血管的组合。其中SCA、AICA及其分支与神经根接触或压迫最常见，是造成ITN的主要原因；而岩静脉及其属支也存在接触或压迫神经根的可能，并且也是手术入路中影响手术操作空间的重要因素；PICA及椎-基底动脉

存在变异过度扭曲时也有可能造成ITN。无论责任血管来源于何种类型，均有如下共同特征：压迫血管在脑干起始2～3mm；与三叉神经紧贴，血管屈曲甚至呈直角；神经起始部血管游离后可见明显血管压迹。

作者的研究表明：术前3D-TOF-MRA提示三叉神经REZ区有血管接触或压迫，占99.2%，术后3D-TOF-MRA复查均提示责任血管已与神经分离。责任血管以动脉为主，单纯动脉性压迫占96.8%，包括单纯动脉压迫、混合动脉压迫。以SCA与三叉神经根关系最密切，其中68%的责任血管是小脑上动脉(SCA)，在神经根的内上方或上方造成压迫，也可与SCA、BA或静脉共同压迫。23.2%的小脑前下动脉主干与神经接触或压迫。说明小脑上动脉是造成三叉神经痛的主要责任血管。小脑前下动脉或其分支接触或压迫神经位置多位于背内侧，但其尾襻常会接触或压迫三叉神经根的上缘、内缘或背外缘。小脑后下动脉、椎-基底动脉变异时，亦可接触或压迫三叉神经REZ区，成为ITN的责任血管，约占9%～11%。岩上静脉与三叉神经间也存在密切的关系，多与动脉构成混合动-静脉责任血管，也可单独成为ITN的责任血管，岩上静脉接触或压迫者，约占8.8%。

岩上静脉多(92.5%)位于三叉神经根的背外方，注入岩上窦的中1/3处或内1/3处。岩上静脉与三叉神经根的最短距离为(5.0±3.8)(0～17.6)mm，最长距离可达(7.1±4.1)(1.4～21.2)mm。因此，在进行三叉神经根减压术时，手术操作的平均范围为5～7mm。其常位于神经根外方阻挡入路视线，影响手术操作，因此需将其周围的蛛网膜予以分离松解，才能保证有足够的操作空间。Ryu认为术中岩上静脉需要保留，切断岩上静脉术后会造成脑干水肿等严重并发症。静脉压迫可引起三叉神经痛，其中最重要的是桥横静脉。作者建议术中保护好岩静脉，不主张电凝离断岩上静脉，以避免并发症的发生。

（2）责任血管分型及其意义　压迫脑神经产生相应症状的血管称为责任血管。不同的责任血管和不同类型的责任血管与神经的关系是错综复杂的。根据责任血管与神经的关系，将责任血管简单分为：贯穿型、非贯穿型和混合型。

①非贯穿型：指责任血管直接接触、压迫或粘连包绕脑神经根，约占75%。非贯穿型又根据三叉神经与责任血管的关系，血管压迫神经的病理解剖特征分为四型：无接触型、接触型、压迫型、粘连包绕型。接触型，指血管跨过神经根或与神经根并行，血管与三叉神经平行只有"接触"而无"压迫"，血管离神经根最近处小于该血管之半径，血管与三叉神经入根区有接触，但神经上无痕迹；压迫型，指血管穿过神经根或在神经根上产生压痕，神经上有被血管压迫的沟或移位，此型多见于动脉；无接触型，血管与神经无接触者；粘连包绕型，指神经与血管和蛛网膜被粘连、包裹在一起。

②贯穿型：指责任血管贯穿并压迫三叉神经根，可在三叉神经运动根与感觉根之间或感觉根中间贯穿，约占20%。

③混合型：指同时存在以上两种情况，约占5%。进行上述分型主要是为了妥善处理责任血管、有效减压和减少并发症。对于贯穿型责任血管，为了解除贯穿型责任血管的压迫应进行分离推开REZ区。充分认识各型责任血管的存在，正确进行责任血管的分型，重视并采取正确的方法处理各型责任血管，将有助于提高微血管减压术

治疗脑神经疾病的有效率，减少并发症，降低复发率。

2.责任血管的判断

（1）责任血管的来源　三叉神经痛的病理基础和发病机制尚不完全清楚，一般认为与血管对三叉神经的压迫有关。文献报道通过尸解发现三叉神经存在血管压迫或接触的比率为11%～60%。提示三叉神经根与动脉接触不一定引起三叉神经痛，而三叉神经痛的手术病人组血管压迫神经者高达100%。SCA常从背侧压迫神经根；其次是AICA在神经根的腹侧压迫之，可单独也可与SCA、椎-基底动脉或岩上静脉共同压迫（图5-16-1）。基于以上解剖特点，并根据三叉神经根内的神经纤维排列，可以理解三叉神经痛发生于V_2和V_3分布区最常见。作者的一组资料表明约99.2%的ITN三叉神经根部受血管压迫影响导致压迫移位或紧密接触，最常见的责任血管为SCA，占68%，经三叉神经根上方或形成尾襻压迫三叉神经；其次为AICA和岩静脉，分别占30.4%、8.8%。

（2）血管压迫的部位　尽管血管压迫三叉神经的形式、程度多种多样，甚至使神经变形、移位，但除非压迫神经敏感区，否则不会引起ITN。即血管压迫区远离神经根REZ区，则不会发生三叉神经痛。这也说明血管接触压迫是三叉神经痛的解剖基础，有血管接触不一定会有三叉神经痛。血管压迫三叉神经根后发生脱髓鞘等病理性改变才有发生三叉神经痛的可能。

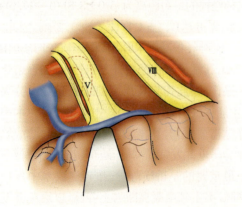
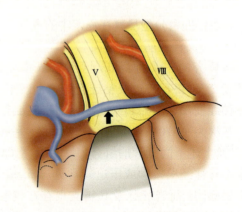

A　　　　　　　　　　　　　　　　　　　　　　　　　　　　　　　　B

图5-16-1　三叉神经痛的责任血管。A,责任血管为小脑上动脉；B,责任血管为岩上静脉

（3）责任血管的判断标准　对于三叉神经根与周围责任血管的判定标准，一直没有一个统一的尺度，因而ITN的责任血管与三叉神经根间的压迫关系比例报道相差很大。Klun等把三叉神经根上血管压痕或血管穿过三叉神经根定为"压迫"，而把三叉神经根和血管相互并行、交叉或相贴定为"接触"，并报告32.3%有血管接触，7.7%有血管压迫；Hamlyn把血管造成的三叉神经根扭曲或在三叉神经根上产生压痕叫"压迫"，而把血管离神经的距离小于该血管半径叫"邻近"，并报告三叉神经痛90.2%有血管压迫。根据文献和手术观察，将血管（直径>0.5mm）在三叉神经根上形成压痕或血管使神经明显移位，则认为责任血管压迫移位；把血管与三叉神经根交叉，且血管与三叉神经根最近的距离小于该血管半径，而神经位置无改变则认为神经血管紧密接触。此标准一方面排除了直径<0.5mm的滋养动脉的干扰，另一方面也考虑到活体上的血管搏动对神经根的影响。

三、微血管减压术的方法及步骤

MVD应遵循以下原则：显露探查三叉神经颅内段的全长，明确责任血管，根据责任血管的类型，有效垫开与三叉神经REZ区有关的责任动脉、静脉。同时，神经周围所有粘连的蛛网膜都要锐性解剖分离开，充分松解蛛网膜。

1.病例选择及术前检查

所有患者均行增强头颅CT或MRI检查以排除颅内病变。同时行3D-TOF-MRA，明确责任血管的来源与走行方向。三叉神经根微血管减压术是一种对各年龄阶段都安全、有效的治疗手段。MVD适用于：①保守治疗或其他外科治疗无效的原发性三叉神经痛患者。随着影像学技术的快速发展，在MVD术前确定责任血管成为可能。但由于血管压迫的复杂性、隐蔽性、多重性等特点，术前MRTA呈假阴性始终存在。因此，术前影像学检查的结果并不能作为手术适应证的唯一要求；②三叉神经第1支痛或所有分支痛，或双侧性三叉神经痛的患者；③三叉神经痛伴有面肌抽搐

（痉挛）者；④不愿切断感觉根遗留面部麻木者；⑤年龄在65岁以下，全身重要脏器无严重疾患者，全身情况良好。

2.手术体位与切口

采用仰卧侧头位或侧卧位均可。仰卧侧头位头部下垂15°，同侧肩下垫枕，颈部稍前屈，向健侧旋转60°。头的矢状线与床面保持平行，均应使患侧乳突置于垂直视野中心并保持最高点水平，这样Ⅶ、Ⅷ脑神经根的位置低于三叉神经，三叉神经不会被面听神经遮挡。两种体位均应使下颌靠近胸骨，头颈向对侧倾斜15°。

可采用三种切口：乳突后发际内0.5cm小"C"形切口、直切口和"S"形切口（图5-16-2），切口长5～6cm。对长脖子、较瘦的病人切口可短些，反之要长些。作者习惯于取耳后发际内纵切口，切口长4～6cm，横窦上下长度比为1：4。

3.骨瓣成形

手术显露的中心应是横窦与乙状窦汇合处，此处也是硬脑膜切开的边缘，骨瓣或骨窗常为椭圆形（图5-16-2），乙状窦应尽量显露（图5-16-3），以利于切开硬脑膜后充分显露桥池。星点至乳突尖连线中点位于乙状窦垂直段后缘之后，可作为乙状窦后缘的定位点；星点位于乙状窦与横窦连接处（图5-16-2），亦可位于横窦的下缘（图5-16-3）；乳突导静脉正对乙状窦中段后缘，据此骨窗应该定位于星点的下方、乳突孔

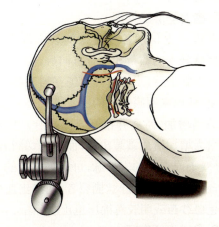

图5-16-2　切口与骨窗之间的关系。采用小"C"形切口，骨窗显露横窦和乙状窦

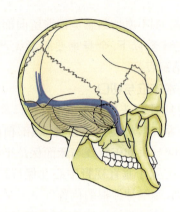

图5-16-3 骨窗示意图

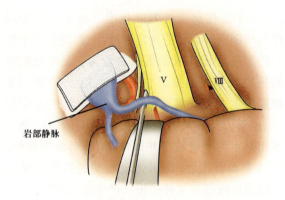

图5-16-4 分离岩上静脉分支,岩上静脉汇入
点贴覆止血纱

后上方、乳突切迹后方。作1.5～2.5cm大小的圆形或椭圆形骨瓣或骨窗;骨窗上缘到横窦下缘,外侧缘到乙状窦后缘,并显露横窦及乙状窦延续部,可避免被乙状窦侧的骨缘遮挡。

4.硬膜剪开与显露三叉神经

沿横窦下缘和乙状窦后缘弧形切开硬脑膜尖(2～4mm),用脑压板于岩骨与小脑幕结合部轻轻抬起小脑半球。在面听神经的前方打开蛛网膜进入桥池,释放脑脊液使小脑半球自然下陷。脑组织塌陷良好后,向后下方牵开小脑,形成小脑、岩骨、天幕椎体空间手术通道。逐步深入到桥小脑角池上1/3处,镜下暴露从脑桥到Meckel腔的三叉神经,显露该处三叉神经REZ及其周围结构,检查三叉神经根这一隐蔽区域是否存在异常血管。调节显微镜的角度可扩展对桥小脑角立体结构的暴露。

5.岩上静脉的处理

在镜下先识别各种复杂的岩上静脉,明确岩上静脉分支的数量和走行方向后,向外上方轻轻牵拉小脑半球,小心剪开束缚在岩上静脉上的蛛网膜,使由蛛网膜形成的血管袖套外岩静脉的长度适当增加,游离并推开岩上静脉,可避免因静脉张力增加造成破裂出血,而无需切断岩上静脉。对双干或多干的岩静脉,可电凝较小的一支,剪断该静脉。对岩上静脉撕裂者,明确出血部位,采用止血纱布或明胶海绵压迫止血(图5-16-4)。

6.寻找责任血管

用圆头显微剥离子分离神经与责任血管,直至三叉神经出脑桥处,以免遗漏责任血管。因为有可能不是一处受压,尤其是对于仅发现1根静脉压迫者,更应进一步探明是否同时有压迫三叉神经的动脉血管。另外,神经根出入脑干处(REZ)要360°探查并分离。在辨认责任血管时,注意在三叉神经根背外侧的REZ区压迫三叉神经根的SCA尾襻,以及从下向上走行的AICA动脉襻,这有别于SCA尾襻多从上向下走行。椎动脉一般很少压迫三叉神经,只有当椎动脉向侧方移位,膨大增粗扭曲时,才会压迫三叉神经;PICA向上外第1个弯曲时有时可至三叉神经腹侧产生压迫。在分离神经根及血管周围蛛网膜前,术中尽量不牵拉或压缩脑组织,以免改变神经、血管的位置关系,这对准确判断责任血管非常重要。术中须仔细分辨并记录神经与血管的关系,包括三叉神经形态、颜色、位置、血液供应,分清并观察责任血管,以使减压充分有效。

7.责任血管分离与减压

明确责任血管后,显微镜下小心用显微剥离子分离神经与责任血管,将压迫三叉神经的血管襻与三叉神经分离(图5-16-5),并剪开与三叉神经粘连的蛛网膜,充分松解三叉神经,移开压迫三叉神经的动脉血管襻,尽量少触及神经根。可将接触或压迫神经的责任血管向颅底方向分离和推开。Teflon棉应做成带状绕过血管垫于脑干与REZ之间,并包裹三叉神经根部一周,尤其要隔开神经根受压迫的"敏感区";责任血

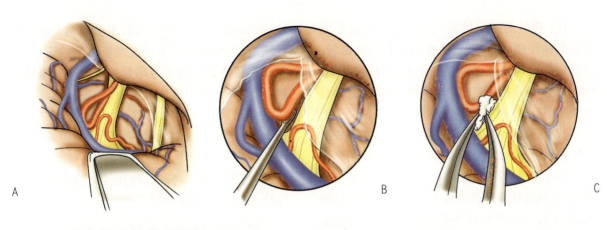

图5-16-5　三叉神经痛微血管减压的基本步骤。A,寻找并确认责任血管；B,分离责任血管；C,责任血管减压

管无论是静脉还是动脉压迫,均将隔离片撕碎成团絮状后置于责任血管与神经之间减压(图5-16-5C),并用止血纱和生物蛋白胶固定,垫棉尽量不放在神经根原来受压迫部位。

四、手术要点及注意事项

1.手术操作要点

(1) 正确的手术体位　正确的体位是MVD成功的开始。两种体位都应使下颌靠近胸骨,颈前屈、患侧头部前旋、向对侧倾10°~15°,有利于手术显露和显微镜或神经内镜的使用。两种体位都应使头颅中轴线保持水平位,使术者进行显微手术操作时处在舒适状态。

(2) 手术切口　多采用小"S"切口、直切口及"C"形切口,切口位于耳后发际内,少数采用横切口。横切口适用于胖瘦不同患者和不同的脑神经减压。

(3) 骨窗设计　骨窗以横窦与乙状窦的结合处为中心,必须显露出横窦与乙状窦延续部。直径约2cm,圆形或椭圆形,其长轴与乙状窦平行。

(4) 充分松解蛛网膜　三叉神经出脑干的无髓鞘区域长度不是恒定的。因此,必须剪开三叉神经颅内段上被覆的所有蛛网膜,使神经完全游离,才不会遗漏压迫无髓鞘区域的责任血管,同时也解除了蛛网膜压迫;且在牵拉面听神经上的蛛网膜时,避免撕破滋养小血管。

(5) 全程探查三叉神经,积极显露与寻找责任血管　在三叉神经后面打开蛛网膜,从三叉神经根进入脑桥处至Meckel腔颅口,均需打开。神经根周围蛛网膜广泛分离后可以增加血管襻的游离度,以方便移开责任血管。尽管血管压迫多位于三叉神经出脑桥处,但压迫可以发生在三叉神经颅内段的任何部位。因此,应从三叉神经REZ区向远端全程探查三叉神经(图5-16-6),除了仔细探查神经根REZ区,也要探查神经远端。

(6) 术中必须仔细辨认责任血管　责任血管可以为动脉或静脉,粗细、大小差异较大,解剖桥小脑角区蛛网膜显露三叉神经根REZ区域时采用锐性分离,注意局部血管走行方向,以免蛛网膜广泛切开后责任血管发生移位造成判断错误而导致减压失败。

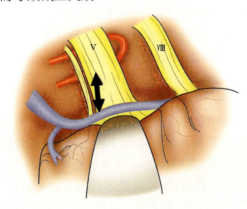

图5-16-6　全程探查三叉神经

（7）有效的减压措施 对于血管压迫所致的三叉神经痛，术中不但要准确找到压迫血管，而且要看压迫处有否神经根变形、变性和萎缩。行MVD时，必须将所有压迫神经的动脉或静脉分离垫开。对于蛛网膜增厚粘连是否导致三叉神经痛，主要看有否牵拉神经根的束带形成并造成神经根扭曲变形，术中如发现神经根周围有明显蛛网膜粘连增厚、蛛网膜压迫牵拉使神经根变形扭曲时，将粘连蛛网膜带完全剪除使神经根长轴伸直。对全段目标神经仔细锐性解剖分离，并将血管充分移位，未见明显责任血管者，对REZ分离应更仔细，完全把蛛网膜及软脑膜锐性分开，宜在血管与神经根之间将Teflon片袖套式套入，包裹全段神经根，完全隔离血管。

（8）必须在显微镜下找到明确的责任血管 血管压迫的主要部位是三叉神经根，但由于减压的神经根长度变异很大，血管压迫可延伸到远离脑干的神经干。因此，三叉神经微血管减压手术的重点在三叉神经近脑干侧，同时要探查神经远离脑干的部分，探查从脑干端到桥小脑角出口的整段三叉神经，仔细检查以免遗漏重要的责任血管。除了观察神经结构本身是否正常外，还要细心探查是否有蛛网膜囊肿形成和隐性肿瘤生长，只有排除了上述因素，并确认血管对神经REZ造成压迫，方可决定施行MVD。

2.手术注意事项

（1）责任血管的准确识别 神经周围所有粘连的蛛网膜都要以锐性解剖分离开，充分松解蛛网膜。责任血管有如下特征：责任血管多在脑干起始2～3mm；血管屈曲甚至呈直角，动脉硬化明显，表面苍白；神经起始部血管游离后可见明显血管压迹。

（2）彻底减压 术中强调锐性分离附着于三叉神经根和责任血管上的蛛网膜，充分游离责任血管，并用Teflon垫棉包绕神经根1周，要求包裹全段神经，以降低术后复发的可能性。如为贯穿型压迫，则将责任血管尽可能推向神经远端，离三叉神经感觉根进入脑干处0.5cm以上。

（3）避免遗漏责任血管 神经根出入脑干

处（REZ）要360°探查并分离。多数病例为单支血管压迫，但也要考虑到多支血管压迫的可能性。寻找责任血管过程中应尽量减少对小脑组织牵拉，以免责任血管发生移位。神经根周围蛛网膜广泛分离后可以增加血管襻游离度，以方便移开责任血管。对无明确责任血管的病例，不但要仔细探查神经束中间的血管，还要对此处的静脉、蛛网膜和软膜进行仔细锐性解剖分离，并将Teflon包裹全段神经根。

五、三叉神经痛治疗效果评定

1.疗效的评定标准

采用不同的疗效判定标准，可能产生不同的结果。国内外文献报道治疗效果的差别，除治疗效果客观存在的差别外，评估方法的差别也显而易见。Alpert等提供了一种客观、详尽、具有对比意义的疗效评估方法，其疼痛分级标准如下。Ⅰ级：疼痛完全缓解，且不需药物维持；Ⅱ级：疼痛完全缓解，但需小剂量药物维持，或疼痛缓解＞90%（用或不用小剂量药物维持）；Ⅲ级，疼痛缓解程度在75%～89%；Ⅳ级，疼痛缓解程度在50%～74%；Ⅴ级，疼痛无法缓解。对应生活质量描述：Ⅰ级非常好，Ⅱ级较好，Ⅲ、Ⅳ级较好或一般，Ⅴ级较差。临床上多依据Brisman对原发性三叉神经痛的疗效判断标准如下：①治愈：术后疼痛完全消失；②显效：术后疼痛缓解＞90%，偶尔服用药物；③有效：疼痛减轻或服药量减少≥50%，以及多支疼痛术后仅单支疼痛；④无效：术后疼痛同术前，无缓解。按术后疼痛评定标准，三叉神经痛总有效率在96%～100%，总的治愈率为90%～96.8%。

2.延迟治愈

其原因主要为责任血管长期压迫局部造成神经脱髓鞘改变及中枢兴奋性增加，MVD手术后虽然解除了血管压迫，但神经髓鞘的修复和神经兴奋性趋于平稳需要一定时间。建议第一次MVD手术后无效的患者不必急于施行第二次MVD，可以在药物维持下尽可能随访观察半年左右。

3.影响治疗效果的因素分析

影响三叉神经痛微血管减压手术的主要因素有：①临床症状、血管压迫程度、发病年龄、病程和手术方式是影响MVD治疗原发性三叉神经痛治疗效果的重要因素。一般认为典型原发性三叉神经痛较非典型原发性三叉神经痛效果好；疼痛的突然起病和扳机点的存在预示手术效果良好；在非典型原发性三叉神经痛患者中，术前有面部痛觉障碍者手术疗效稍差。先前接受过三叉神经根近端破坏性外科治疗手段的患者疗效较差。②术中对三叉神经精确的血管减压是影响预后的重要因素。其中最重要的是手术能否使受压的三叉神经根充分的减压，这与手术处理妥善与否，操作是否精细有很大的关系。③脑池段三叉神经的长度、蛛网膜下腔的宽度、绒球小结叶突起的程度，直接关系到手术的难度，也间接影响术后的疗效。④压迫血管的位置关系。三叉神经痛病人的神经根部蛛网膜均有不同程度的水肿、炎性细胞浸润，分离其周围的蛛网膜可直接起到三叉神经根减压的作用。⑤减压材料的选择亦影响手术效果。减压材料过小可能导致分隔作用不确实，而材料过大可能导致神经弯曲或形成新的压迫，减压材料放置应尽可能在不改变血管行程情况下使血管-神经接触点分离并固定。目前，血管减压术治疗原发性三叉神经痛的总的治愈率为90%～95%，Molina等报道MVD早期治愈率为92.9%～100%。部分患者无效可能是由于岩骨的遮挡在显微镜下难以发现责任血管。

4.提高手术疗效、减少复发的措施

早期复发多与责任血管遗漏、责任血管减压不充分有关，而晚期复发主要与新生血管压迫和炎性反应有关。治疗中时刻注意以下几点将有助于提高手术疗效：①探查三叉神经颅内段全程，使其完全松解。术中不但要准确找到压迫血管，而且要看压迫处有否神经根变形、变性和萎缩。②使血管襻尽量远离三叉神经，减少血管襻与三叉神经接触的机会。③术者具备熟练的显微手术技巧、熟悉桥小脑角区显微解剖、正确地判断责任血管和三叉神经全程的充分减压是提高手术疗效、减少并发症的重要保障。④对于粗大的责任血管，可以将责任血管推向脑干侧，将大小适中的Teflon棉垫于血管与脑干间而不是血管与三叉神经间，从而达到彻底减压。对于血管弹性过大，术后血管容易复位，重新压迫三叉神经的责任动脉（多为椎动脉），首先锐性剪开后组脑神经与面听神经、小脑绒叶之间全部蛛网膜，从该间隙将椎动脉用剥离子向远端轻轻牵拉，并在椎动脉远端与脑干间放入大小合适的Teflon棉团块，避免撕破细小穿支血管，使椎动脉小范围的离开三叉神经根压迫处。

5.无效与复发

微血管减压术因其具有安全性好及能保留血管、神经功能的特点，对各年龄阶段都安全、有效，成为治疗原发性三叉神经痛最有效的方法，但术后仍有5.8%～10.0%的患者手术无效或远期复发。Cho等报道术后复发率为14.0%～19.5%，平均每年复发率为2.0%～2.6%，绝大多数发生于术后2年内。随着随访时间的延长，复发的比率也逐年增多，复发的原因也基本探明，血管再压迫、蛛网膜粘连、局部肉芽肿的形成和三叉神经严重脱髓鞘病变为主要之元凶。错认或遗漏血管、侵犯动脉为短的穿支动脉时减压垫片放置不当、减压垫片过多而造成新的压迫、减压区的炎性反应、新生血管压迫、减压垫片移动及脱落、粘连引起神经扭曲移位等也是造成手术失败及复发的重要原因。若术后半年治疗无效或复发者，再次MVD仍有价值。

参考文献

第一章

1. 王忠诚主编. 神经外科学. 武汉：湖北科学技术出版社，1998.

2. 王宪荣,冯华主编. 实用神经外科基础与临床. 北京：人民军医出版社,2003.

3. 王向宇,王伟民. 神经外科术中脑保护技术浅谈——手术操作与脑保护(一). 中国微侵袭神经外科杂志,2002; 7(2): 117-120.

4. 王向宇,王伟民. 神经外科术中脑保护技术浅谈——手术操作与脑保护(二). 中国微侵袭神经外科杂志,2002,7(3): 186-188.

5. 冯慎远,汪德勤. 颞肌颅骨外板骨瓣转位修复下颌骨缺损的应用解剖. 中国临床解剖学杂志,1992,10(2): 103-105.

6. 兰青,钱志远,陈坚,等. 锁孔入路显微手术切除后颅窝肿瘤的疗效分析. 中华医学杂志,2005,85:219-223.

7. 闫长祥,于春江. 颞区与颞下窝. 见：王忠诚. 颅脑外科临床解剖学. 济南：山东科学技术出版社,2001.176-187.

8. 刘运生,马建荣,陈善成. 小脑桥脑角乙状窦前迷路后幕上幕下联合入路的手术技术与临床应用. 中华神经外科杂志,1993,9: 27.

9. 齐向东,胡志奇,徐达传. 颞肌复合组织瓣的临床解剖学研究. 中国临床解剖学杂志,2002,20(2):158-159.

10. 朱贤立,赵洪洋. 双极电凝止血在神经外科的临床应用研究. 中华神经外科杂志,1992,3: 211.

11. 杨卫忠,梁胜,石松生. 岩斜区及其手术入路的显微解剖. 中华耳鼻喉科杂志,1997,7: 65.

12. 周良辅主编. 神经外科手术图解. 上海：上海医科大学出版社,1998.

13. 周定标主编. 颅底肿瘤手术学. 北京：人民军医出版社,1997.

14. 原林,钟世镇,唐之星. 用颞肌和颞浅血管筋膜瓣作皮层贴合术的应用解剖学. 中华神经外科杂志. 1986,2:97.

15. 章翔,付洛安,费舟,等. 神经导航显微手术切除颅底肿瘤. 中国耳鼻咽喉颅底外科杂志,2003,9(1):1.

16. 章翔,易声禹主编. 现代神经系统疾病定位诊断学. 北京：人民军医出版社,2001.

17. 潘映福,董秀华,曹慧玉,等. 桥脑小脑角肿瘤患者脑干听觉诱发电位峰间期改变的意义. 中华神经精神科杂志,1991,24: 36.

18. Torrens M , Al-Mefty , Kobayashi. 颅底外科手术学. 于春江译. 沈阳：辽宁教育出版社, 1998.

19. AL-mefty, Ossama. Surgery of the cranial base, boston: kluwer Academic Publisher, 1989.

20. Aziz KMA, Chicoine MR, van Loveren HR, et al. Surgical corridors to the skull base. In:Batjer HH, Loftus CM, eds. Textbook of Neurological surgery, Vol. 1. Philadelphia:Lippincott Williams & Wilkins, 2003, pp29-44.

21. Cantu G, Solero CL, Pizzi N, et al.:Skull base reconstruction after anterior craniofacial resection. J Craniomaxillofac Surg 1999,27:228 - 234.

22. Cavallo LM, Messina A, Cappabianca P, et al. Endoscopic endonasal surgery of the midline skull base: anatomical study and clinical considerations. Neurosurg Focus, 2005,15;19(1):E2.

23. Cavallo LM, et al. Endoscopic transnasal approach to the cavernous sinus versus transcranial route:anatomic study. Neurosurgery. 2005, 56(2 Suppl):379-389.

24. Chang DW, Langstein HN, Gupta A, et al:Reconstructive management of cranial base defects after tumor ablation. Plast Reconstr Surg 2001,107:1346 - 1355.

25. Day TA, Davis BK:Skull base reconstruction and rehabilitation. Otolaryngol Clin North Am 2001, 34:1241 - 1257.

26. Dorward NL, Alberti O, Palmer JD, et al. Accuracy of true frameless stereotaxy: in vivo measurement and laboratory phantom studies. Technical note. J Neurosurg, 1999,90(1):160-168.

27. Ducic Y:Three-dimensional alloplastic orbital reconstruction in skull base surgery. Laryngoscope 2001, 111:1306 - 1312.

28. Fisch U, Pillsburg HC. Infratemporal fossa approach to lesions in the temporal bone and base of the skull. Arch Otolar, 1979, 105: 99.

29. Fukaya C, Katayama Y, Kasai M, et al. Intraoperative electrooculographic monitoring of oculomotor nerve function during skull base surgery:Technical note. J Neurosurg. 1999, 91(1):157-159.

30. Ganslandt O, Behari S, Gralla J, et al. Neuronavigation: concept, techniques and applications. Neurol India, 2002,50(3): 244-255.

31. Gil Z, Cohen JT, Spektor S, et al. The role of hair shaving in skull base surgery. Otolaryngol Head Neck Surg, 2003,128(1):43-47.

32. Goel A: Vascularized osteomyoplastic flaps for skull base reconstruction. Br J Neurosurg 1994,8:79 - 82.

33. Goldbrunner RH, Schlake HP, Milewski C, et al. Quantitative parameters of intraoperative electromyography predict facial nerve outcomes for vestibular schwannoma surgery. Neurosurgery. 2000, 46(5):1140-1148.

34. Gonzalez LF, Amin-Hanjani S, Bambakidis NC, et al. Skull base approaches to the basilar artery. Neurosurg Focus, 2005, 19(2):E3.

35. Goodrich JT. A millennium review of skull base surgery. Child' s Nerv Syst, 2000, 16:669 - 685.

36. Hasegawa T, Kiyotoshi Y, Miyamori T, Hamada Y. A micromanipulator for precise coutrol of brain retractor. J Neurosurg 1991;74:1009-1010.

37. Heros RC. Brain resection for exposure of deep extracerebral paraventricular lesions (technical note). Surg Neurol 1990;34:188-195.

38. Heth JA, Funk GF, Karnell LH, et al:Free tissue

transfer and local flap complications in anterior and anterolateral skull base surgery. Head Neck 2002, 24:901-911.

39. Hongo K, Kobayashi S, Yokoh A, Sugita K. Mornitoring retraction pressure on the brain. J Neurosurg 1987;66:270-275.

40. House WF. Transtemporal bone microsurgical removal of acoustic neuromas. Arch Otolar, 1964, 80: 599.

41. House WF, Hitse WE. Middle fossa transpetrous approach to the anteriorsuperior cerebellopontangle. Am J Otol, 1986, 7: 123.

42. Imola MJ, Sciarretta V, Schramm VL. Skull base reconstruction. Current Opinion in Otolaryngology & Head and Neck Surgery, 2003, 11(4):282-290.

43. Kantrowitz AB, Hall C, Moser F, et al. Split-calvaria osteoplastic rotational flap for anterior fossa floor repair after tumor excision. J Neurosurg, 1993, 79(5):782.

44. Kawase T, Shiobara K, Tosya S. Anterior transpetrosal transtentorial approach for sphenopetrclival meningionas: surgical method and results in patients. Neurosurgery, 1991, 28: 869-875.

45. Kaye AH, Black PM. Operative neurosurgery Vol 1 & 2, London:Churchill Livingstone, 2000.

46. Ketan R. Bulsara, Al-Mefty O. Skull Base Surgery for Benign Skull Base Tumors. J Neurooncol, 2004, 69 (1):181-189.

47. Kingdom TT, Delgaudio JM. et al. Endoscopic approach to lesions of the sphenoid sinus, orbital apex, and clivus. Am J Otolaryngol. 2003 Sep-Oct;24(5):317-22.

48. King TT, Worpole R. Self-irrigating bipolar diathermy forceps. J Neurosurg, 1972, 37:246.

49. Kriss TC, Kriss VM:History of the operating microscope: From magnifying glass to microneurosurgery. Neurosurgery 42:899-908, 1998.

50. Kondziolka D, Lunsford LD, Flichinger JC, Current concepts in gamma knife radiosurgery. New York:Raven Press, 1993:253.

51. Koos WT, Spetzler RF, Lang J. Color atlas of microneurosurgery Vol 1:intracranial tumors. Stuttgart. New York:Thieme 1993.

52. Kurtsoy A, Menku A, Tucer B, et al. Neuronavigation in skull base tumors. Minim Invasive Neurosurg, 2005, 48(1):7-12.

53. Laligam NS, Kodrigo E. Transtemporal approch to the skull base: an anatomical study. Neurosurgery, 1986, 19:799.

54. Lang WH, Muchel F:Zeiss Microscopes for Microsurgery. Berlin, Springer-Verlag, 1981, pp69-70.

55. Liscak R, Kollova A, Vladyka V, et al. Gamma knife radiosurgery of skull base meningiomas. Acta Neurochir (Suppl), 2004, 91:65-74.

56. Mario A, Jianya MA, Melvin L, et al. Drilling the posterior wall of the petrous pyramid: a microneurosurgical anatomical study. J Neurosurg, 1993, 78: 452.

57. Menovsky T. A human skull cast model for training of intracranial microneurosurgical skills. Microsurgery, 2000, 20(7):311-313.

58. Neligan PC, Mulholland S, Irish J et al1 Flap selection in cranial base reconstrction1 Plast Reconstr Surg, 1996, 98(7):1159.

59. Ohta K, Yasuo K, Morikawa M, et al. Treatment of tuberculum sellae meningiomas:a long-term follow-up study. J Clin Neurosci, 2001, Suppl 1:26-31.

60. Patil AA, Yamanashi W. Electroconvergent cautery. Neurosurgery, 1994, 35(4): 785-787.

61. Pice JC, Loury M, Carson B, et al. The pericranial flap for reconstruction of anterior skull base defects. Larngoscope, 1988;98(11):1159-1164.

62. Potparic Z, Fukuta K, Colen LB, et al. Galeo-pericranial flaps in the forehead:a study of blood suppy and volums. Br J Plast Surg, 1996;49(8):519-528.

63. Prabhu SS, Demonte F. Treatment of skull base tumors. Current Opinion in Oncology, 2003, 15:209-212.

64. Ramina R, et al. Reconstruction of the cranial base in surgery for jugular foramen tumors. Neurosurgery, 2005, 56(2Suppl):337-343.

65. Rhoton, ALJ. Operative Techniques and Instrumentation for Neurosurgery, 2003, 53(4): 907-934.

66. Romstock J, Strauss C, Fahlbusch R. Continuous electromyography monitoring of mrgery. J Neurosurg. 2000, 93(4):586-593.

67. Rohde V, Spangenberg P, Mayfrank L, et al. Advanced neuronavigation in skull base tumors and vascular lesions. Minim Invasive Neurosurg. 2005 Feb;48(1):13-18.

68. Salem K. David, MD, Mack L, Cheney, MD. An Anatomyic Study of the temporoparietal fascial flap. Otolaryngol Heck Neck Surg, 1995, 121:1153-1156.

69. Samadani U, Huang JH, Baranov D, et al. Intracranial hypotension after intraoperative lumbar cerebrospinal fluid drainage. Neurosurgery, 2003, 52(1):148-151.

70. Samii M, Draf W. Surgery of skull base. New York: spninger Verlag, 1989.

71. Sampath P, Long DM, Brem H. The Hunterian Neurosurgical Laboratory:the first 100 years of neurosurgical research. Neurosurgery, 2000, 46(1):184-94.

72. Schlake HP, Goldbrunner R, Milewski C, et al. Technical developments in intra-operative monitoring for the preservation of cranial motor nerves and hearing in skull base surgery. Neurol Res. 1999, 21(1):11-24.

73. Schliephake H, Schmelzeisen R, Samii M, et al: Microvascular reconstruction of the skull base:indications and procedures. JOral Maxillofac Surg 1999, 57:233-239.

74. Schulder M, Sernas TJ, Carmel PW. Cranial surgery and navigation with a compact intraoperative MRI system. Acta Neurochir Suppl. 2003;85:79-86.

75. Schuller DE, Goodman JH, Miller CA. Reconstruction of the skull base. Laryngoscope, 1984, 94(12):1359.

76. Schwartz MS, Cohen JI, Meltzer T, et al:Use of the radial forearm microvascular free-flap graft for cranial base reconstruction. J Neurosurg 1999, 90:651-655.

77. Seeger W. Microsurgery of cerebral veins. Germany: Springer-Verlay/Wien, 1984.

78. Seeger W. Microsurgery of intracranial tumors Vol 1&2. Germany:Springer-Verlag/Wien, 1995.

79. Seeger W. Strategies of microsurgery in problematic

brain areas with special reference to NMK. Germany:Springe-Verleg/Wien, 1990.

80. Sekhar LN. Cranial microsurgery. New York:Thieme, 1999.

81. Sinha UK, Johnson TE, Crockett D, et al:Three-layer reconstruction for large defects of the anterior skull base. Laryngoscope 2002, 112:424 - 427.

82. Snyderman CH, Janecka IP, Sekhar LN, et al. Anterior cranial base reconstruction:Role of galeal and pericranial flaps. Laryngoscope, 1990, 100(6):607.

83. Stephanian E, Lunford LD. Coffey RJ. et al. Gamma knife surgery for sellar and suprasellar tumors. Neurosurg Clin of North America, 1992:3:207.

84. Sugita K. Microneurosurgical atlas. Berlin:Springer-Verlag;1985:PP1-9.

85. Sugita K, Kobayashi S, Yokoo A. Preservation of large bridging veins during brain retraction. Technical note. J Neurosurg 1982;57:856-858.

86. Tada T, Kobayashi S, Sugita K. Dynamic properties of self-retaining retractors under load. Neurosurgery 1991;28:914-917.

87. Teranaova W. The use of perioseal flaps in scalp and forehead reconstruction. Ann Plast Surg , 1990, 25:450-456.

88. Tindall GT, Cooper PR, Barrow DL. The practice of neurosurgery Vol I , II & III ,Baltimore:Williams & Wikins, 1996.

89. Tsunoda A, Komatsuzaki A,Kobayashi M,et al.Three-dimensional image for the middle fossa approach and its anatomical considerations. Laryngoscope,2001,111(6):1048-1052.

90. Voges J,Sturm V. Complications of radiosurgery. Crit Rev Neurosurg, 1994;4:116.

91. Wen DY,Heros RC. Surgical approaches to the brain stem. Neurosurg Clin N Am, 1993, 4(3):457-468.

92. William W Campbell. Dejong's The Neuroloic Examination(sixth edition). Lippincott Williams and Wilkins. Philadelphia, 2005. 296-297

93. Yamamoto Y,Minakawa H,Yoshida T,et al:Role of bone graft reconstruction of skull base defect: Is a bone graft necessary?Skull Base Surg 1993, 3:223 - 229.

94. Yasargil MG, Reichman MV, Kubik S. Preservation of frontotemporal branch of the facial nerve using the interfascial temporalis flap for pterional craniotomy. Technical article. J Neurosurg, 1987,67:463-466.

95. Yoshioka N,Rhoton AL. Vascular anatomy of the anteriorly based pericranial flap. Neurosurgery, 2005,57[ONS Suppl 1]:ONS-11 - ONS-16.

96. Yucel A,Yazar S,Aydin Y,et al:Temporalis muscle flap for craniofacial reconstruction after tumor resection. J Craniofac Surg 2000, 11:258 - 264.

第二章

1. 丁成紫,曾庆云,张耕巨. 颈静脉孔的解剖观察. 中华耳鼻喉科杂志,1985,20:41-43.

2. 丁自海,于春江,田德润,等. 颅颈结合区的显微外科解剖. 中华外科杂志,2002,40(6):427-429.

3. 马大程, 刘学礼. 垂体窝的显微解剖. 中国神经精神疾病杂志, 1984, 1095):263.

4. 万玉碧,李振强,黄家鼎,等.颈内动脉海绵窦段分支及其对脑神经血供的显微解剖. 解剖学杂志.1990,13:124.

5. 于春江,等. 鞍区的显微解剖学研究. 中国临床神经外科杂志,2002,7(5): 261.

6. 牛朝诗,等. 海绵窦上壁的显微外科解剖学研究. 中华显微外科杂志,1999,22(2):130.

7. 牛朝诗,张为龙. 视交叉的血液供应及其临床意义. 解剖学杂志,1994,17(3):216-219.

8. 王仲伟,等. 颅底后外侧解剖学研究及临床应用. 中国临床解剖学杂志,2002,20(3):184.

9. 王守森,等. 视神经和视交叉的临床解剖研究. 中国临床解剖学杂志,2002,20(4): 271.

10. 王守森,等. 视神经/交叉-颈内动脉间隙的显微外科解剖. 中华神经外科疾病研究杂志,2002,1(1): 75.

11. 王守森, 等. 垂体柄的显微解剖及其临床意义. 解剖学杂志, 2002, 25(1):61-63.

12. 王金平,鞠学红,王岱君,等. 乙状窦后入路的应用解剖学研究. 解剖科学进展,2003,9(1):37-38.

13. 王致瑜,井叔全.颈内动脉海绵窦段显微解剖. 中华神经外科杂志,1988,4: 26.

14. 田继峰. 视神经管及眶上裂区巨微解剖学研究,中国临床解剖学杂志,1999,17(3):275-277.

15. 左国平,柏根巷,王鹤鸣,等. 海绵窦的断层解剖及其意义. 中国临床解剖学杂志,1999,17(2):112-114.

16. 关树森,等. 垂体柄与垂体腺瘤显微解剖关系的临床观察. 中华医学杂志,2001,81(10): 583.

17. 纪荣明,许家军,周小平,等: 滑车神经的应用解剖研究. 解剖学杂志2001,24(5),483-484.

18. 江涛,王忠诚,于春江,等. 海绵窦显微外科相关三角解剖学研究. 中华神经外科杂志,1999,15 (1):45-49.

19. 刘学钧, 等. 颈内动脉压迫视神经引起的形态学改变. 中国临床解剖学杂志,1989,7(3):144-147.

20. 刘志雄,等. 经额颞硬膜外入路显微手术切除海绵窦区肿瘤. 中华神经外科疾病研究杂志,2002,1(2): 127-129.

21. 刘冠豪. 视交叉与脑垂体的局部解剖位置关系. 昆明医学院学报,1988,9(1):6-9.

22. 乔胜锋,黄维国,邱建华. 颅中窝径路解剖定位的临床意义. 第四军医大学学报,2002,23(19): 1798-1800.

23. 朱凤仪,等. 经终板入路手术间隙的应用解剖研究. 中国临床解剖学杂志,2004,22(3): 245.

24. 朱国臣,韩卉,牛朝诗,等. Dorello管区显微外科解剖学研究. 安徽医科大学学报,2001,36(2):93-95.

25. 闫长祥, 等. 颞区与颞下窝. 见: 王忠诚, 主编. 颅脑外科临床解剖学. 第一版. 济南: 山东科学技术出版社. 2002:176-186.

26. 李学雷,等. 视交叉及其周围结构的测量. 长治医学院学报, 2002, 16(3):164.

27. 李联祥. 中国人视交叉及视束的观察和测量. 眼科新进展,1987,7(3):24-27.

28. 肖仁度. 实用眼科解剖学. 山西人民出版社. 1980.

29. 张保中,等. 海绵窦三角的显微外科解剖及其临床意义. 中国临床解剖学杂志,1999,17(2):104-106.

30. 张力伟,王忠诚,等. 中间神经的显微解剖研究. 中华神经外科杂志. 2001,17(1):44-46.

31. 张庆荣,史继新,印红霞,等. Heubner 回返动脉的显微解剖及其临床意义. 中国临床解剖学杂志,2005,23(3):245.

32. 张诗兴. 大脑动脉的显微外科解剖学. 安徽医学院学报,1981,16(4):1-9.

33. 张诗兴.Willis 环后部与大脑后动脉的显微外科解剖学. 解剖学报,1983,14(4):359-366.

34. 张岩松,邵君飞,常义,等. 幕上下联合经部分迷路——岩尖入路的显微解剖研究. 中国微侵袭神经外科杂志,2003,8(6):269.

35. 张奎启,王福. 迷路动脉的解剖学研究. 中华耳鼻咽喉科杂志. 2002.4:103-105.

36. 张振海,秦尚振,李俊,等. 内耳门及周围结构的显微解剖及神经内镜解剖研究. 第一军医大学学报,2003,23(4):337.

37. 张致身,方伯渊,林楷,主编. 人脑血管解剖与临床. 第一版. 北京:人民卫生出版社,1978.1297-1300.

38. 严月华. 耳的应用解剖. 见:黄鹤年,主编. 耳鼻咽喉头颈外科手术学. 第一版. 上海:上海科学技术出版社. 1995:329-342.

39. 杨雷霆. 垂体柄的显微外科解剖. 广西医科大学学报,2004,21(2):192.

40. 周定标. 颞骨球瘤切除术. 见:周定标,张纪,主编. 颅底肿瘤手术学. 第一版. 北京:人民军医出版社,1997:301-307.

41. 周敬德,等. 鞍区显微解剖. 西安医科大学学报,1989,10(1):6-10.

42. 周敬德,马兆龙,房台生,等. 桥小脑间隙及内听道区血管. 中华耳鼻咽喉科杂志,1984,19:106-108.

43. 宫剑,于春江,关树森,等. 乙状窦后经内听道上嵴入路应用解剖学研究. 首都医科大学学报,2005,26(1):70-73.

44. 姜泗长. 耳解剖学与颞骨组织病理学. 北京:人民军医出版社,1999,48-51.

45. 赵森,刘执玉,毕玉顺,等. 椎动脉椎前部的形态特点及临床意义. 中国临床解剖学杂志,2002,20(1):51-53.

46. 贾汪,于春江. 面神经颅内段的显微外科解剖学研究. 中华医学杂志. 2001.19:1202-1205.

47. 贾旺,于春江,王凤梅,等. 枕下-乙状窦后-内耳道入路显微解剖学研究. 首都医科大学学报,2004,25(1):60.

48. 陶海,马志虫,姜荔. 视神经管内结构的显微外科解剖及其临床意义. 中华显微外科杂志,1999,22(3):207-209.

49. 夏寅,王天铎,陈瑛. 翼点入路及颞下窝入路应用解剖. 山东医科大学学报,2000,38(2):202-204.

50. 徐涛,顾斌贤,林东,等. 国人脑Heubner 氏返动脉解剖研究. 上海第二医科大学学报. 1996.16(2):95-96.

51. 黄楹,只达石.Dorello 管区的显微解剖和新概念. 神经解剖学杂志,2000,16(1):96-98.

52. 梅祯峰,孙敬武,叶非常,等. 与侧颅底手术有关的颈静脉球区解剖研究. 中国耳鼻咽喉颅底外科杂志,2000,6(1):4-7.

53. 韩卉,牛朝诗,张为龙. Heubner 返动脉的显微解剖及扫描电镜观察. 安徽医科大学学报,1996,31(5):377-380.

54. 韩亚男. 视神经颅内段及视交叉的测量. 中华眼科杂志,1987,23(6):346-348.

55. 韩群颖,柏根基,王鹤鸣,等. Meckel 腔的断层解剖及其临床意义. 中国临床解剖学杂志,1999,17(2):109-111.

56. 曾司鲁,高摄渊,李旭光,等. 脑血管解剖学. 第一版. 北京:科学出版社,1983,21-66.

57. 蔡锡类,郑凯尔,陈联军,等. 颅底卵圆孔、棘孔和破裂孔形态的X-线检查研究. 实用放射学杂志,1993,9(1):1-7.

58. 廖建春,施小恬,石明,等. 垂体与鞍隔孔的显微解剖及其临床意义. 中国临床解剖学杂志,1998,16(2):136.

59. 鞠学红,于建峰,蒋吉英,等. 脑神经海绵窦段的应用解剖. 中国临床解剖学杂志,2000,18(2):135-136. 瞿东滨,钟世镇. 椎动脉分段的临床解剖学观点. 中国局解手术学杂志,1999,8(1):33-34.

60. 瞿东滨,钟世镇. 椎动脉分段的临床解剖学观点. 中国局解手术学杂志,1999,8(1):33-34.

61. Akar ZC, Dujovny M, Gomez-Tortosa E, et al. Microvascular anatomy of the anterior surface of the medulla oblongata and olive. J Neurosurg, 1995, 82(1):97-105.

62. Ammirati M, Ma J, Cheatham ML, et al. Drilling the Posterior wall of the petrous pyramid:a microneurosurgical anatomical study. J Neurosurg, 1993, 78(3):452-455.

63. Atkinson WJ:The anterior inferior cerebellar artery: Its variations, pontine distribution, and significance in the surgery of cerebello-pontine angle tumours. J Neurol Neurosurg Psychiatry, 1949, 12:137-151.

64. Ayeni SA, ohataK, JhnakaK, et al. The microsurgical anatomy of the jugular foramen. J Neurosurg, 1995, 83(5):903-909.

65. Bergland RM, Ray BS, Torack RM. Anatomical variations in the pituitary gland and adjacent structures in 225 human autopsy cases. J Neurosurg, 1968, 28:93-99.

66. Berlis A. Direct and CT measurent of canals and foramina of the skull base. BJR, 1992, 65(776):653-656.

67. Brackmann DE:The facial nerve in the infratemporal approach. Otolaryngol Head Neck Surg. 1987, 97:15-17.

68. Brackmann DE, Arriaga MA:Surgery for glomus tumors, in Brackmann DE(ed):Otologic Surgery. Philadelphia, W. B. Saunders Co. 1994, pp 579-593.

69. Chanda A, Nanda A. Anatomical study of the orbitozygomatic transsellar-transcavernous-transclinoidal approach to the basilar artery bifurcation. J Neurosurg, 2002, 97:151-160.

70. Chanda A, Nanda A. Partial labyrinthectomy petrous apicectomy approach to the petroclival region:an anatomic and technical study. Neurosurgery. 2002 Jul;51(1):147-159.

71. Chi JG, et al. Anatomical observations of the development of the pituitary capsule. J Neurosurg, 1980, 52:667-670.

72. Ciric I. On the origin and nature of the pituitary gland capsule. J Neurosurg, 1977, 46:596-600.

73. Choudhari KA. Superior petrosal vein in trigeminal neuralgia. Br J Neurosurg, 2007, 21(3):288-292.

74. Collignon F, Link M. Paraclinoid and cavernous sinus regions:measurement of critical structures relevant for surgical procedure. Clin Anat, 2005, 18(1):3-9.

75. Dandy WE. Results of removal of acoustic tumors by the unilateral approach. Arch Surg, 1941, 42:1026.

76. Darakchieva BJ, Pensakb ML. Cerebrospinal fluid

dynamics in skull base surgery Current Opinion in Otolaryngology & Head and Neck Surgery, 2004, 12:404-407.

77. De Oliveira E, Rhoton AL Jr, Peace DA:Microsurgical anatomy of the region of the foramen magnum. SurgNeurol, 1985, 24:293 - 352.

78. Destrieux C, Velut S, Kakou MK, et al. A new concept in Dorello's canal microanatomy:the petroclival venous confluence. J Neurosurg, 1997, 87(1):67-72.

79. Destrieux C, et al. Microanatomy of the hypophyseal fossa boundaries. J Neurosurg, 1998, 88:743-752.

80. DiChiro G, Fischer RL, Nelson KB:The jugular foramen. J Neurosurg, 1964, 21:447-460.

81. Dietmann JL, Kehrli P, Maillot C, et al. Is there a dural wall between the cavernous sinus and the pituitary fossa?Anatomical and MRI findings. Neuroradiology, 1998, 40:627-630.

82. Dolenc VV. Anatomy and surgery of the cavernous sinus. New York:Springer-verlag, 1998.

83. Donzelli R, Marinkovic S, Brigante L, et al. The oculomotor nuclear complex in humans. Microanatomy and clinical significance. Surg Radiol Anat, 1998, 20(1):7-12.

84. Fisch U, Fagan P, Valavanis A. The infratemporal fossa approach for the lateral skull base. Otolaryngol Clin North Am, 1984, 17(3):513-552.

85. Fujii K, Lenkey C, Rhoton AL Jr:Microsurgical anatomy of the choroidal arteries:Fourth ventricle and cerebellopontine angles. J Neurosurg, 1980, 52:504 - 524.

86. Gardner G, Cocke EW, Robertson JT, Trumbull ML, Palmer RE:Combined approach surgery for removal of glomus jugulare tumors. Laryngoscope, 1977, 87:665-688.

87. Gibo H , Kobayashi S, Kyoshima K, et al. Microsurgical anatomy of the arteries of the pituitary stalk and gland as viewed from above. Acta Neurochir(Wein). 1988, 90:60-66.

88. Goldenberg RA. Surgeon,s view of the skull base from the lateral approach. Laryngoscope. 1984, 94: (12 Pt 2 Suppl 36):1-21.

89. Govsa F, Erturk M, Kayalioglu G, etal. Neurro-arterial relatiolis in the region of tlle optic calial. Surg Radiol Anat, 1999, 21(5):329-335.

90. Gudmundsson K, Rhoton AL Jr, Rushton JG:Detailed anatomy of the intracranial portion of the trigeminal nerve. J Neurosurg, 1971, 35:592-600.

91. Guild SR:Glomus jugulare in man. Ann Otol Rhinol Laryngol 62:1045-1071, 1953.

92. Hakuba A, Hashi K, Fujitani K, Ikuno H, Nakamura T, Inoue Y:Jugular foramen neurinomas. Surg Neurol 11:83-94, 1979.

93. Hardy DG, Peace DA, Rhoton AL Jr:Microsurgical anatomy of the superior cerebellar artery. Neurosurgery, 1980, 6:10-28.

94. Hardy DG, Rhoton AL Jr: Microsurgical relationships of the superior cerebellar artery and the trigeminal nerve. J Neurosurg 49:669-678, 1978.

95. Hardy J. Transsphenoidal microsurgery of the normal and pathological pituitary. Clin Neurosurg, 1969, 16:185-217.

96. Harris FS, Rhoton AL. Anatomy of the cavernous sinus:a microsurgical study. J Neurosurgery, 1976, 45:169-180.

97. Hayashi N, Masuoka T, Tomita T, et al. Surgical anatomy and efficient modification of procedures for selective extradural anterior clinoidectomy. Minim Invasive Neurosurg. 2004, 47(6):355-358.

98. Hovelacque A:Osteologie. Paris, G Doin and Cie, 1967, vol2, pp 155-156.

99. Iaconetta G, Fusco M, Samii M. The sphenopetroclival venous gulf:a microanatomical study. J Neurosurg, 2003, 99(2):366-375.

100. Inoue T, Rhoton AL Jr, Theele D, Barry ME:Surgical approaches to the cavernous sinus:A microsurgical study. Neurosurgery 26:903-932, 1990.

101. Jackson CG, Cueva RA, Thedinger BA, Glasscock ME III:Cranial nerve preservation in lesions of the jugular fossa. Otolaryngol Head Neck Surg, 1991, 105:687-693.

102. Jackson CG, McGrew BM, Forest JA, et al. Lateral Skull Base Surgery for Glomus Tumors:Long-Term Control. Otol Neurotol. 2001, 22(3):377-382.

103. Katsuta T, Rhoton AL Jr, Matsushima T. The jugular foramen:microsurgical anatomy and operative approaches[J]. Neurosurgery, 1997, 41(1):149-201.

104. Kawase T, van Loveren HR, Keller JT, Tew JM Jr: Meningeal architecture of the cavernous sinus:Clinical and surgical implications. Neurosurgery 39:527-536, 1996.

105. Koerbel A, Wolf SA, Kiss A. Peduncular hallucinosis after sacrifice of veins of the petrosal venous complex for trigeminal neuralgia. Acta Neurochir (Wien). 2007 Aug;149(8):831-833.

106. Koornneef L. Orbital septa:anatomy and function. Ophthalmology, 1979, 86:876.

107. Krish t AF, Barrow DL, Barnet t DW, et al. The microsurgical anatomy of the superior hypophyseal artery.

108. KumarA, ValvassoriG, JafarJ, et al. Skull base anatomy:A classification and surgical approaches. Laryngoscope, 1986, 96(3):252-263.

109. Kveton JF, Cooper MH:Microsurgical anatomy of the jugular foramen region. Am J Otol 9:109-112, 1988.

110. Lachman N, Acland RD, Rosse C. Anatomical evidence for the absence of a morphologically distinct cranial root of the accessory nerve in man. Clin Anat, 2002, 15(1):4-10.

111. Lang J:Anatomy in and on the jugular foramen, in Frowein RA, Brock M, Klinger M(eds):Advances in Neurosurgery. Berlin, Springer-Verlag, 1989, vol 17, pp 125-132.

112. Lang J:Clinical Anatomy of the Posterior Cranial Fossa and its Foramina. New York, Thieme Medical Publishers, 1991, pp 92-95.

113. Lang J:Anatomy of the posterior cranial fossa, in Sekhar LN, Janecka IP(eds):Surgery of Cranial Base Tumors. New York, Raven Press, 1993, pp 131-146.

114. Lang J, Weigel M:Nerve-vessel relations in the region of the jugular foramen. Anat Clin, 1983, 5:41-56.

115. Lang J I, Samii A. Retrosigmoidal approach to the posterior cranial fossa:an anatomical study. Acta Neurochir Suppl(wien), 1991, 111(3-4): 147-153.

116. Leonetti JP, Brackmann DE, Prass RL:Improved preservation of facial nerve function in the infratemporal approach to the skull base. Otolaryngol Head Neck Surg

101:74-78, 1989.

117. Liliequist B:The anatomy of the subarachnoid cisterns. Acta Radiol 46:61-71, 1956.

118. Liliequist B:Thesubarachnoid cisterns:An anatomic and roentgenologic study. Acta Radiol 185:1-108, 1959.

119. Lister JR, Rhoton AL Jr, Matsushima T, Peace DA: Microsurgical anatomy of the posterior inferior cerebellar artery. Neurosurgery 10:170-199, 1982.

120. Lu J, Zhu XI. Microsurgical anatomy of Liliequist's membrane. Minim Invasive Neurosurg, 2003, 46(3):149-154.

121. Martin C, Yasuda A, Campero A, et al. Microsurgical anatomy of the dural artery. Neurosurgery, 2005, 56[ONS Suppl2]: ONS-211-ONS-251.

122. Martin RG, Grant JL, Peace DA, Theiss C, Rhoton AL Jr:Microsurgical relationships of the anterior inferior cerebellar artery and the facial-vestibulocochlear nerve complex. Neurosurgery, 1980, 6:483-507.

123. Martins C, et al. Microsurgical anatomy of the dural arteries. Neurosurgery, 2005, 56(2 Suppl):211-251.

124. Matsuno H, Rhoton AL Jr, Peace DA:Microsurgical anatomy of the posterior fossa cisterns. Neurosurgery 23:58-80, 1988.

125. Matsushima T, Rhoton AL Jr, de Oliveira E, Peace DA:Microsurgical anatomy of the veins of the posterior fossa. J Neurosurg, 1983, 59:63-105.

126. Matsushima T, Rhoton AL Jr, Lenkey C:Microsurgery of the fourth ventricle:Part I—Microsurgical anatomy. Neurosurgery, 1982, 11:631 - 667. Morard M, Tcherekayev V, de Tribolet N. The superior orbital fissure:a microanatomical study. Neurosurgery, 1994, 35(6):1087-1093.

127. Matula C, Day Diaz J, Czech T, et al. The retrosigmoid approach to acoustic neurinomas:technical strategic and future concepts. Acta Neurochir(wein), 1995, 134:139-147.

128. Mitsuoka H, Arai H, Tsunoda A, et al. Microanatomy of the cerebellopontine angle and internal auditory canal: study with new magnetic resonance imaging technique using three-dimensional fast spin echo. Neurosurgery, 1999, 44(3): 561-566.

129. One M, Rhoton AL Jr, Barry M. Microsurgical anatomy of the region of the tentorial incisura. J Neurosurg, 1984, 60:365-399.

130. Ozveren MF, Sam B, Akdemir I, et al. Duplication of the abducens nerve at the petroclival region:an anatomic study. Neurosurgery, 2003, 52(3):645-652.

131. Ozveren MF, Ture U, Ozek MM, et al. Anatomic landmarks of the glossopharyngeal nerve:a microsurgical anatomic study. Neurosurgery. 2003, 52(6):1400-1410.

132. Patel SJ, Sekhar LN, Cass SP, Hirsch BE:Combined approaches for resection of extensive glomus jugulare tumors:A review of 12 cases. J Neurosurg 80:1026-1038, 1994.

133. Parkinson D:A surgical approach to the cavernous portion of the carotid artery:Anatomical studies and case report. J Neurosurg 23:474-483, 1965.

134. Parkinson D. Anatomy ofthe cavernous sinus. In Pia HW, LangmaidC, ZierskiJ(eds):Cerebral Aneurysms: Advances in Dlagnosis and Therapy. SPringer Verlag, New York. 1979, P62.

135. Parkinson D. Lateral sellar compartment:history and anatomy. J Craniofac Surg, 199, 6(1):55-68.

136. Parkinson D:Surgical anatomy of the lateral sellar compartment(cavernous sinus). Clin Neurosurg, 1990, 36:219 239.

137. Perrini P, Cardia A, Fraser K, et al. A microsurgical study of the anatomy and course of the ophthalmic artery and its possibly dangerous anastomoses. J Neurosurg, 2007, 106:1 42-150.

138. Renn WH. Rhoton AL. Microsurgical anatomy of the sellar region. J Neurosurg, 1975, 43:288-298.

139. Rhoton AL. The temporal and transtemporal approaches. Neurosurg. 2000, 47(3supple):S211-266.

140. Rhoton, Albert L. Jr. The Anterior and Middle Cranial Base. Neurosurgery, 2002, 51(4):S1-273-S1-302.

141. Rhoton AL Jr, Buza R:Microsurgical anatomy of the jugular foramen. J Neurosurg 42:541-550, 1975.

142. Rhoton AL Jr:Microsurgery of the internal acoustic meatus. Surg Neurol, 1974, 2:311-318.

143. Rhoton AL Jr:Microsurgical anatomy of the posterior fossa cranial nerves. Clin Neurosurg, 1979, 26:398-462.

144. Rhoton AL Jr:Microsurgical anatomy of the brain stem surface facing an acoustic neuroma. Surg Neurol 25:326-339, 1986.

145. Rhoton AL Jr:The cavernous sinus, the cavernous venous plexus, and the carotid collar. Neurosurgery 51[Suppl 1]:S1-375-S1-410, 2002.

146. Rhoton AL Jr:The sellar region. Neurosurgery 51[Suppl 1]:S1-335-S1-374, 2002.

147. Rhoton AL Jr, Hardy DG, Chambers SM:Microsurgical anatomy and dissection of the sphenoid bone, cavernous sinus and sellar region. Surg Neurol 12:63-104, 1979.

148. Rhoton ALJr, Tedeschi H. Microsurgical anatomy of acoustic neuroma. Otolaryngol Clin North Am, 1992, 25:257-294.

149. Roland PS, Meyerhoff WL, Wright CG, et al. Anatomic considerations in the posterior approach to the internal auditory canal. Ann Otol Rhinol Laryngol. 1988, 97:621-625.

150. Rubinstein D, Sandberg E J, Cajade2Law A G. Anatomy of the facial and vestibulocochlear nerves in the internal auditory canal. AJNR, 1996, 17:1099-1011.

151. Samii M, Babu RP, Tatagiba M, Sepehrnia A:Surgical treatment of jugular foramen schwannomas. J Neurosurg 82:924 - 932, 1995.

152. Samii M, Bini W:Surgical strategy for jugular foramen tumors, in Sekhar LN, Janecka IP(eds):Surgery of Cranial Base Tumors. New York, Raven Press, 1993, pp 379 - 387.

153. Sato S, Sato M, Oizumi T, et al. Removal of anterior clinoid process for basilar tip aneurysm:clinical and cadaveric analysis. Neurol Res, 2001, 23(4):298-303.

154. Schaeffer J P. Some points in the regional anatomy of the optic pathway with especial reference to tumors of the hypophysis cerebri and resulting ocular changes. Anat Rec. 1924. 28:243.

155. Sekhar LN, Schramm VL Jr, Jones NF:Subtemporal-preauricular infratemporal fossa approach to large lateral and posterior cranial base neoplasms. J Neurosurg, 1987, 67:488-499.

156. Seoane E, Albert L. Suprameatal extension of the retrosigmoid approach:microsurgical anatomy. Neuro surgery, 1999, 44(3):553-560.

157. Seoane E, Rhoton AL Jr, de Oliveira EP. Microsurgical anatomy of the dural collar(carotid collar)and rings around the clinoid segment of the internal carotid artery. Neurosurgery, 1998, 42:869 - 886.

158. Sen C, Chen CS, Post KD:Microsurgical Anatomy of the Skull Base and approaches to the Cavernous Sinus. New York, Thieme, 1997, pp42-62.

159. Sen C, Hague K, Kacchara R, et al. Jugular foramen: microscopic anatomic features and implications for neural preservation with reference to glomus tumors involving the temporal bone[J]. Neurosurgery, 2001, 48(4):838-847.

160. Sen CN, Sekhar LN:An extreme lateral approach to intradural lesions of the cervical spine and foramen magnum. Neurosurgery, 1990, 27:197-204.

161. Seyfried DM, Rock JP. The transcondylar approach to the jugular foramen:a comparative anatomic study. Surg Neurol, 1994, 42(3):265-271.

162. Silverstein H, Willcox TO, Rosenberg SI, Seidman MD:The jugular dural fold:A helpful base landmark to the cranial nerves. Skull Base Surg 5:57-61, 1995.

163. Spetzler RF, Grahm TW:The far-lateral approach to the inferior clivus and the upper cervical region: Technical note. Barrow Neurol Inst Q 6:35-38, 1990.

164. Steele EJ, Blunt M. The blood supply of the optic nerve and chiasma in man. J Am. 1956:90(3):486.

165. Tedeschi H, Rhoton AL. Lateral approach to the petroclival region. Surg neurol, 1994, 41:180-216.

166. Umansky F, Elidan J, Valarezo A. Dorello's canal:a microanatomical study. J Neurosurg, 1991, 75(2):294-298.

167. Umansky F, Nathan H:The lateral wall of the cavernous sinus. J Neurosurg, 1982, 56:228-234.

168. Umansky F, Valarezo A, Elidan J:The superior wall of the cavernous sinus: A microanatomical study. J Neurosurg, 1994, 81:914-920.

169. Wackenheim A, Braun JP, Babin E, Megret M:The carotid cistern. Neuroradiology 5:82-84, 1973.

170. Wen HT, Rhoton AL Jr, Katsuta T, de Oliveira E: Microsurgical anatomy of the transcondylar, supracondylar, and paracondylar extensions of the far-lateral approach. J Neurosurg 87:555-585, 1997.

171. White DV, Sincoff EH, Abdulrauf. Anterior ethmoidal artery:Microsurgical anatomy and technical considerations. Neurosurgery, 2005, 56[Suppl 2]:ONS-406-ONS-410.

172. Yasargil MG:Microneurosurgery:Microsurgical Anatomy of the Basal Cisterns and Vessels of the Brain. Stuttgart, Georg Thieme, 1984, vol I, p210.

173. Yasargil MG, Kasdaglis K, Jain KK, Weber HP: Anatomical observations of the subarachnoid cisterns of the brain during surgery. J Neurosurg 44:298 - 302, 1976.

174. Yasuda A, Campero A, Martins C, et al. Microsurgical anatomy and approaches to the cavernous sinus. Neurosurgery, 2005, 56(1Suppl):4-27.

175. Yasuda A, Campero A, Martins C, et al. The medial wall of the cavernous sinus:microsurgical anatomy. Neuro surgery, 2004, 55:179-190.

176. Zeal AA, Rhoton AL Jr:Microsurgical anatomy of the posterior cerebral artery. J Neurosurg 48:534-559, 1978.

第三章

1. 于炎冰, 张黎, 徐晓利, 等. 面肌痉挛显微血管减压术中对静脉压迫的处理(附29例分析). 中国微侵袭神经外科杂志(CMINSJ), 2007, 12(9):390-391.

2. 卞留贯, 孙青芳, 罗其中, 等. 听神经瘤临床行为与其磁共振信号和病理特征之间的相关性研究. 中国神经精神疾病杂志, 2004, 30(8):101-104.

3. 王武庆, 吴琍雯. 神经耳科学检查对听神经瘤的诊断意义. 临床耳鼻咽喉科杂志, 2000, 14(4):149-151.

4. 王忠诚主编. 神经外科学. 第一版. 武汉:湖北科学技术出版社, 1998:713-714.

5. 古福林, 陈援朝, 郑鲁, 等. 桥脑旁三叉神经微血管与临床关系的研究. 中华神经外科杂志, 1997, 13(3):160-162.

6. 左焕琮, 陈国强, 袁越, 等. 显微血管减压术治疗面肌痉挛20年回顾. 中华神经外科杂志, 2006, 22(11):684-687.

7. 关长群, 王仲秋, 李爱娟, 等. 三叉神经瘤的CT及MRI诊断. 中国医学影像学杂志, 2000, 8(4):250-252.

8. 何玉泉, 沈云霞, 张祥华, 等. 国人颅骨卵圆孔的形态观察及测量. 南京医科大学学报, 2005, (7):31-32.

9. 刘志雄, 袁贤瑞, 姜维喜, 等. 三叉神经鞘瘤的诊断与手术治疗. 中国耳鼻咽喉颅底外科杂志, 2002, 8(4):217-219

10. 刘绍明, 听神经瘤生物学研究进展. 中国耳鼻咽喉颅底外科杂志1999, 5(4):249-252.

11. 吕福林, 陈援朝, 郑鲁, 等. 桥脑旁三叉神经微血管与临床关系的研究. 中华神经外科杂志, 1997, 13(3):160-162.

12. 孙异临, 王忠诚. 颅底脊索瘤临床与病理研究现状。中华神经外科杂志, 2004, 20(1):74-76.

13. 孙异临, 曲宝清, 于春江. 听神经瘤超微病理及其生物学特性探讨. 中国医学影像学杂志, 2002(10)2:126-128.

14. 许百男, 徐新民, 张纪, 等. 大型垂体腺瘤手术入路选择. 中华神经外科杂志, 1998, 14(5):313.

15. 朱嘉环, 黄志霖. 三叉神经腔及其有关结构的解剖学观察. 中华神经精神科杂志, 1984, 17(1):1-3.

16. 陈立华, 刘运生, 陈凌, 等, 大型听神经瘤的手术与病理解剖. 中国微侵袭神经外科杂志, 2004, 9(11):495-498.

17. 苏万东, 吴承远, 刘然, 等. 面神经与听神经瘤局部病理解剖关系的研究. 中华神经外科杂志, 2003, 19(1):50.

18. 吴彦桥, 杨伟炎, 周定标, 等. 颅底脊索瘤临床分期及手术治疗. 中华耳鼻喉科杂志, 2003, 38(5):397-400.

19. 张军, 何筱仙. 双侧听神经瘤研究进展. 中华耳鼻咽喉科杂志, 2001, 36(1):72-73.

20. 郑鲁,郑瑛,刘妍,等. 脑神经疾病责任血管的分型与处理. 立体定向和功能性神经外科杂志,2007,20(4):217-220.

21. 周良辅,毛颖. 哑铃状三叉神经鞘瘤的外科治疗. 中华外科杂志,2002,40(2):81-83.

22. 周定标. 颅内脊索瘤及其外科治疗. 中华外科杂志,1993,31:428-430.

23. 胡晓晴,史庭慧. 三种不同脑干疾病的脑干听觉诱发电位的比较. 中华物理医学与康复杂志,2003,25(6):344-346.

24. 胡颖川,高艳,张贤良,等.34例脊索瘤的临床病理及免疫组织化学研究. 中华病理学杂志,1996,25(3):142-144.

25. 赵继宗主编,颅脑肿瘤外科学. 第1版. 北京,人民卫生出版社,2004;970-1008.

26. 徐启武,车晓明,杨伯捷,等. 三叉神经鞘瘤的诊断与手术入路选择. 中华神经外科疾病研究杂志,2002,1(4):320-322.

27. 黄德亮,杨伟炎,周定标,等.24例颅底脊索瘤临床分析. 中华耳鼻喉科杂志,1994,29(6):342-345.

28. 朝月东,杨春敏,赵海涛,等. 脊索瘤MRI诊断. 实用放射学杂志,2002,18(2):118-120.

29. 惠国桢,朱晓江,王之敏,等. 经蝶窦显微手术切除垂体巨腺瘤. 中华神经外科杂志,1995,11(2):73.

30. Al-Mefty O, Ayoubi S, Gaber E. Trigeminal schwannomas: removal of dumbbell-shaped tumors through the expanded Meckel cave and outcomes of cranial nerve function. J Neurosurg, 2002, 96:453-463.

31. Al-Mefty O and Borba LAB. Skull base chordomas: a management challenge. J Neurosurg, 1997,86:182-189.

32. Alonso WA, et al. Transoral transpalatal approach for resection of clival chordoma. Laryngoscope, 1971,81: 1626-1631.

33. Arnold H, Herrmann HD. Skull base chordoma with cavernous sinus involving. Partial or radical removal?Acta Neurichir(Wien), 1986,83:31-37.

34. Barbeau C, Jouret B, Gallegos D, et al. Ptuitary stalk transaction syndrome. Arch Pediatr, 1998,5:274-279.

35. Borges A. Trigeminal neuralgia and facial nerve paralysis. Eur Radiol, 2005, 15(3): 511-533.

36. Choudhari KA. Superior petrosal vein in trigeminal neuralgia. Br J Neurosurg, 2007, 21(3): 288-292.

37. Colli B, Al-Mefty O. Chordomas of the craniocervical junction:follow-up review and prognostic factors. J Neurosurg, 2001,95:933-943.

38. Day JD, Fukushima T. The surgical management of trigeminal neurinomas. Neurosurgery, 1998, 42(2):233-241.

39. Elinger JC, Lunsford LD, Coffey RJ. et al. Radio Surgery of acoustic neurinomas. Cancer, 1991; 67: 345.

40. Glasscock ME, Hays JW, miller GW, et al. Preservation of hearing in surgery for acoustic neuromas. J Neurosurg 1993; 78: 864.

41. Goel A, Muzumdar D, Raman C. Trigeminal neurinoma: analysis of surgical experience with 73 cases. Neurosurgery, 2003, 52(4):783-790.

42. Gorgulho AA, De Salles AA. Impact of radiosurgery on the surgical treatment of trigeminal neuralgia. Surg

Neurol, 2006, 66: 350-356.

43. Gulya AJ. The glomus tumor and its biology. Laryngoscope 1993,103:7-15.

44. Gwak HS, Hwang SK, Paek SH, et al. Long-term outcome of trigeminal neurinomas with modified classification focusing on petrous erosion. Surg Neurol, 2003,60(1):39-48.

45. Hamlyn PJ, King TT. Neurovascular compression in trigeminal neuralgia: a clinical and anatomical study. J Neurosurgery, 1992,76(6): 948-954.

46. Hruban RH, Traganos F, Reuter VE. Chordomas with malignant spindle cell components,a DNA flow cytometric and immunohistochemical study with histogenetic implication. Am J Pathol, 1990, 137:435-447.

47. Hug EB, Loredo LN, Slater JD, DeVries A, et al. Proton radiation therapy for chordomas and chondrosarcomas of the skull base. J Neurosurg, 1999,91:432-439.

48. Jefferson G. The trigeminal neurinomas with some remarks on malignant invasion of the gasserian ganglion. Clin Neurosurg, 1955,1(1):11-54.

49. King TT, Morrision AW. Translabyrinthine and transtentorial removal of acoustic nerve tumors. J Neurosurg, 1980; 52: 210.

50. Klun B, Prestor B. Microvascular relations of the trigeminal nerve: an anatomical study. Neurosurgery, 1986, 19(4): 535-539.

51. Koerbel A,Wolf SA,Kiss A. Peduncular hallucinosis after sacrifice of veins of the petrosal venous complex for trigeminal neuralgia. Acta Neurochir, 2007, 149(8): 831-833.

52. Lescanne E, Velut S, Lefrancq T, et al. The internal acoustic neatus and its meningeal layersa microanatomical study. J Neurosurgery. 2002, 97(5):1191-1197.

53. Levine ZT, Buchanan RI, Sekhar LN, et al. Proposed grading system to predict the extent of resection and outcomes for cranial base meningiomas. Neurosurgery, 1999, 45(2):221-230.

54. Maloca P, Arnold W, Job O, et al. Bilateral papilledema from a massive intracranial edidermoid cyst Am J Ophthalmol, 2000, 130(2):254-256.

55. McMaster ML,Goldstein AM,Bromley CM, et al. Chordoma: incidence and survival patterns in the United States, 1973-1995. Cancer Cause Control, 2001,12:1-11.

56. Mortini P, Losa M,Barzaghi R,et al. Results of transsphenoidal surgery in a large series of patients with pituitary adenoma. Neurosurgery, 2005,56(6):1222-1233.

57. Nakamura M, Roser F, Michel J, et al. The natural history of incidental meningiomas. Neurosurgery, 2003, 53:62-71.

58. Naraghi R, Tanrikulu L, Troescher-Weber R, et al. Classification of neurovascular compression in typical hemifacial spasm:three-dimensional visualization of the facial and the vestibulocochlear nerves. J Neurosurg, 2007, 107(6):1154-1163.

59. Ozaki T, Sugihara M, Nakatsuka Y, et al. Polyostotic fibrous dysplasia. A long-term follow up of 8 patients. Int Orthop, 1996, 20(4):227-232.

60. Pardo-Mindan FJ, Guillen FJ, Villas C, et al. A

comparative ultrastructural study of chondrosarcoma chordoid sarcoma and chordoma. Cancer, 1981, 147:2611-2619.

61. Parisi MS, Oliveri B, Mautalen CA. Effect of intravenous pamidronate on bone markers and local bone mineral density in fibrous dysplasia. Bone, 2003, 33(4):582-588.

62. Peker S, Kurtkaya O, Uzun I, et al. Microanatomy of the central myelin-peripheral myelin transition zone of the trigeminal nerve. Neurosurgery, 2006, 59: 354-359.

63. Phelps PD, cheesman AD. Imaging jugulotympanic glomus tumors. Arch Otolaryngol Head Neck Surg, 1990, 116(8):90.

64. Ramina R, et al. Tumors of the jugular foramen: diagnosis and management. Neurosurgery. 2005 Jul;57(1 Suppl):59-68.

65. Reeddy EK, Eashwer K, Reddy MD, et al. Chemodectoma of Glomus J ugulare . Cancer 1983, 52 :337.

66. Samii A, Migliori MM, Tatagiba M, et al. Surgical treatment of trigeminal schwannomas. J Neurosurg, 1995, 82:711-718.

67. Samii M, Tatagiba M, Piquer J, et al. Surgical treatment of epidermoid cysts of the cerebellopontine angle. J Neurosurg, 1996, 84(1):14-19.

68. Satoh T, Onoda K, Date I. Fusion imaging of three-dimensional magnetic resonance cisternograms and angiograms

69. Schijman E, Monges J, Cragnaz R, et al. Congenital dermoid sinuses, dermoid and epidermoid cysts of the posterior fossa. Childs Nerv syst, 1986, 2:83-89.

70. Selman WR, Laws ER Jr, Scheithauer BW, et al. The occurrence of dural invasion in pituitary adenomas. J Neurosurg. 1986 Mar, 64(3):402-407.

71. Szapiro J Jr, Sindou M, Szapiro J. Prognostic factors in microvascular decompression for trigeminal neuralgia. Neurosurgery, 1985, 17(6): 920-929.

72. Sun T, Saito SH, NakaiO, et al. Longterm results of microvascular decomp ression fortrigem inal neuralgia with reference to probability of recurrence. A cta Neuroch ir(Wien), 1994, 126: 144-148.

73. Yasui T, Hakuba A, Kim SH, et al. Trigeminal neurinomas: operative approach in eight cases. J Neurosurg, 1989, 71(4):506-511.

74. Yoshida K and Kawase K. Trigeminal neurinomas extending into multiple fossae:surgical methods and reviews of the literature. J Neurosurg, 1999, 91(2):202-211.

75. Yoshizato K, Kai Y, Kuratsu J, et al. Intramedullary epidermoid cyst in the brain stem:case report, Surg Neurol, 1996, 45(6):537-540.

for the assessment of microvascular decompression in patients with hemifacial spasms. J Neurosurg, 2007, 106(1):82-89.

第四章

1. 于春江, 王忠诚, 关树森, 等. 巨大岩斜区肿瘤的显微外科治疗(附15例报告) 中华神经外科杂志1997,13(3):205.

2. 王汉东, 史继新, 刘承基, 等. 经颞下-乙状窦前入路切除巨大岩斜脑膜瘤. 中华显微外科杂志, 1998 ,21(3):166-168.

3. 王正敏. 颅底外科学. 上海:上海科学技术出版社, 1995.

4. 王玉海, 卢亦成, 王春莉, 等. 扩大颅中窝硬脑膜外经颞骨岩部入路至岩斜区的应用解剖. 中国临床解剖学杂志, 2003,21(1):3.

5. 王忠诚. 颅脑外科临床解剖学〔M〕. 济南:山东科技出版社,2001,114-115.

6. 尤永平, 申长虹. 幕上、幕下乙状窦前入路的显微外科解剖学. 中国临床解剖学杂志,2002,20:97-99.

7. 刘军, 王克强. 颅底应用解剖的研究进展. 解剖科学进展,2002,8 (1): 84.

8. 刘庆良, 王忠诚, 张俊廷. 颞枕入路Labbé 静脉术中结扎后失语分析. 中华神经外科杂志,1997,13(2):95-97.

9. 刘金龙, 黄正松, 吴新建, 等. 颅底肿瘤的显微外科手术治疗. 中华显微外科杂志,2001,24: 187-188.

10. 刘翔, 鲁艾林, 耿晓增, 等. 小脑脑桥角区及岩斜区的临床断层解剖学研究. 解剖与临床, 2004,9(1):6-8.

11. 纪荣明, 周晓平, 岳志健, 等. 动眼神经的应用解剖学. 解剖学杂志,2001,24(4): 385-387.

12. 江涛, 王忠诚, 于春江, 等. 远外侧经髁手术入路的显微外科解剖研究. 中华医学杂志,1998,78:448-451.

13. 江涛, 王忠诚, 于春江, 等. 经岩骨乙状窦前入路-骨迷路与面神经管保护的解剖与临床研究. 中国微侵袭神经外科杂志, 2000, 5(2):65-68.

14. 江涛, 王忠诚, 于春江, 等. 单侧枕下乙状窦后入路磨开内耳道后壁与骨迷路保护. 中华神经外科杂志,1999, 15(4):196-199.

15. 朱凤仪, 刘宁, 骆慧, 等. 终板入路手术间隙的应用解剖研究. 中国临床解剖学杂志,2004,2 (3): 244-246.

16. 李世亭, 周良辅, 郭欢欢. 等. 颞骨岩部的应用解剖. 解剖学杂志, 1997,20(4):313.

17. 李世亭, 周良辅, 郭欢欢. 经硬膜外入路切除海绵窦肿瘤. 中华神经外科杂志,2000,16(4): 204.

18. 李泽福, 徐启武, 车晓明. 岩斜区侧方手术入路相关血管神经显微解剖. 中国临床解剖学杂志,2004,22(2): 159-161.

19. 李善泉, 罗其中, 熊文治, 等: 经去颧弓扩大颞下入路切除海绵窦岩尖、上斜坡肿瘤. 中国耳鼻咽喉颅底外科杂志, 1997,3(11):12-15.

20. 陈立华, 刘运生, 方加胜, 等. 听神经瘤枕下乙状窦后锁孔入路的临床探讨1J]. 中国耳鼻咽喉颅底外科杂志,2002, 8(1):11-16.

21. 陈立华, 刘运生, 陈凌, 等. 经眶额颞-终板入路显微手术切除视交叉后部病变. 中华神经外科杂志,2005, 21(5):291-295.

22. 陈合新, 钟世镇. 乙状窦后手术进路的应用解剖. 中华显微外科杂志,2001,24(1): 52-53.

23. 陈合新, 钟世镇, 徐传达, 等. 乙状窦后进路骨窗和乳突孔的解剖学研究. 中国临床解剖学杂志,2000,18(3):195-196.

24. 宋冬雷, 李士奇, 周良辅. 扩大额下硬膜外入路切除巨大侵袭垂体瘤. 中华神经外科杂志,1998,14(2)：87.

25. 吴喜跃,何理盛,康德智,等. 颅中窝底硬膜外入路技术改进及相关解剖学. 福建医科大学学报,2003,37(1):38.

26. 张力伟,王忠诚,于春江,等. 经枕髁-颈突入路到达颈静脉孔区显微解剖学研究. 中国临床解剖学杂志,2002,20(4)：261.

27. 张岩松,惠国桢,常义,等. 乙状窦后内听道上入路的显微解剖研究. 江苏医药杂志,2002,28(11):843-845.

28. 张诗兴,侯守仁. 颈内动脉岩段和海绵窦段的显微外科解剖. 解剖学报,1986,17(2):132.

29. 张俊廷,贾桂军,吴震,等. 岩斜区脑膜瘤的显微外科治疗. 中华神经外科杂志,2004,20(2):144-146.

30. 张喜安,钟世镇,漆松涛. 颞下经岩骨前部手术入路的解剖学研究. 中国耳鼻咽喉颅底外科杂志,2003,4;9(2):65-68.

31. 张新中,于春江. 经颞骨岩部-幕上下联合入路的显微外科解剖. 中华显微外科杂志,2000,23(1)：63-64.

32. 张新中,朱贤立,王伟伟. 岩斜区侧方手术入路相关血管神经显微外科解剖. 中国临床解剖学杂志,2004,22(2)：162-165.

33. 杨卫忠,梁日生,石松生,等. 岩斜区及其手术入路的显微解剖. 中国耳鼻咽喉颅底外科杂志,1997,3(2):65-69.

34. 杨百春,周良辅. 舌下神经管解剖学与哑铃型舌下神经鞘瘤手术入路研究. 中国微侵袭神经外科杂志,2005,10(10)：458.

35. 杨伯德,徐启武,刘才栋,等. 乙状窦前入路中骨性半规管的轮廓化. 中国临床神经科学,2002,10:277-278.

36. 罗俊生,席焕久,于春江,等. 扩大经蝶手术入路相关的显微解剖学研究. 中华神经外科杂志,2005,21(9)：553.

37. 柏根基,王鹤鸣,韩群颖,等. 三叉神经桥池段的断层解剖及其临床意义. 中国临床解剖学杂志,1999,17(2):107-108.

38. 宫剑,于春江,关树森,等. 乙状窦后经内听道上嵴入路应用解剖学研究. 首都医科大学学报,2005,26(1):70-73.

39. 宫剑,于春江,关树森,等. 颞下经岩骨嵴入路的应用解剖学研究. 中华外科杂志,2005,43(5): 327-330.

40. 胡凡,崔尧元,徐启武,等. 滑车神经的应用显微解剖研究. 中国临床医学,2003,10(4)：469-470.

41. 赵卫东,周良辅,毛颖. 显微解剖研究乙状窦后-听道上入路中天幕切开的指征. 中国神经精神疾病杂志,2004,30(3):161-165.

42. 贾旺,于春江,王凤梅,等. 枕下-乙状窦后-内耳道入路显微解剖学研究. 首都医科大学学报,2004,25(1):60-63.

43. 徐启武,杨伯捷. 手术治疗岩斜区脑膜瘤. 中华神经外科杂志,2002,18(2):71-73.

44. 袁贤瑞,曹美鸿,刘运生,等. 鞍区不同部位肿瘤的手术入路与显露程度分级. 中华神经外科杂志,1995,11:331-333.

45. 菅凤增,王兴文,王长春,等. 额颞眶-颧弓开颅显露基底动脉及岩骨斜坡区显微外科解剖. 中华神经外科杂志,2002,18(4)：259.

46. 鲍圣德. 经岩骨入路处理岩骨斜坡区肿瘤及血管病变. 中华神经外科杂志,1998,14(5):269-272.

47. Acharya R,Shaya M,Kumar R,et al. Quantification of the advantages of the extended frontal approach to skull base. Skull Base, 2004, 14(3):133-142.

48. Akio Meritu MD,Luligan N,Sekhar MD. Reconstruction of the vein of Labbe by using a short saphenous vein bypass graft. J Neurosurg,1988,69(5):671-675.

49. Alaywan M,Sindou M. Fronto-temporal approach with orbitozygomatic removal:surgical anatomy. Acta Neurochir, 1990, 104:79-83.

50. Al-Mefty O,Anand VK. Zygomatic approach to skull base lesions. J Neurosurg, 1990, 73(5):668-673.

51. Aziz KM,et al. The one-piece orbitozygomatic approach:the MacCarty burr hole and the inferior orbital fissure as keys to technique and application. Acta Neurochir(Wien), 2002, 144(1):15-24.

52. Aziz KM,van Loveren HR,Tew JM Jr,et al. The Kawase approach to retrosellar and upper clival basilar aneurysms. Neurosurgery, 1999, 44:1225-1234.

53. Babu RP. Sekhar LN,Wright DC. Extreme lateral transcondylar approach:tethnical improvements and lessons earned. J Neurosurg, 1994, 81:49-59.

54. Branovan DI,Schaefer SD. Lateral craniofacial approach to the skull base and infratemporal fossa. Otolaryngol Clin North Am. 2001, 34(6):1175-1195.

55. Bricolo AP,Turazzi S,Talacchi A,et al. Microsurgical removal of petroclival meningiomas:areport of 33 patients. Neurosurgery, 1992, 31:813-828.

56. Chanda A,Nanda A. Partial labyrinthectomy petrous apicectomy approach to the petroclival region:an anatomic and technical study. Neurosurgery. 2002, 51(1):147-159.

57. Cheung SW, Jackaler R, Pitts L, et al. Interconnecting the Posterior and middle cranial fossae for tumors that traverse Meckel's cave. Am J Otol 1995, 16(2):200-208.

58. Cho CW,Al-Mefty O. Combined petrosal approach to petroclival meningiomas. Neurosurgery, 2002, 51(3):708-716.

59. Couldwell WT,Fukushima T, Giannotta S, et al. Petroclival meningiomas:surgical experience in 109 cases. J Neurosurg, 1996, 84:20-28.

60. Danner C,Cueva RA. Extended Middle Fossa Approach to the Petroclival Junction and Anterior Cerebellopontine Angle. Otology & Neurotology, 2004, 25:762-768.

61. Day JD. Intradural jugular tubercle reduction to enhance exposure via the transcondylar approach:technical note. Neurosurgery. 2004, 55(1):247-250.

62. Day JD,Fukushima T, Giammotta SL. Innovations in surgicalapp roach:lateral cranial base approaches. Clin Neurosurg, 1996, 43(1): 72-90.

63. De Divitiis O,Angileri FF,d'Avella D,et al. Microsurgical anatomic features of the lamina terminalis. Neurosurgery. 2002, 50:563-569.

64. De Oliveira E,Wen HT,Tedeschi H,et al. Far Lateral Transcondylar Approach for Lesions of the Foramen Magnum. Techniques in Neurosurgery, 9(2)93-105.

65. Delfina R, Innocenzi G, Ciappetta P, et al. Meningiomas of Meckel's cave. Neurosurgery, 1992, 31:1000-1007.

66. Dolenc VV. Anatomy and surgery of the cavernous sinus. New York:Springer-Verlag, 1989. 1-87.

67. Dolenc VV. Frontotemporal epidural approach to trigeminal neurinomas. Acta Neurochir(Wien), 1994, 130(1-4):55-65.

68. Dowd GC, ZeillerS, Awasthi D. Far lateral transcondylar approach:dimensional anatomy. Neurosurgery, 1999, 45(1):95-100.

69. Drake CG:The surgical treatment of aneurysms of the basilar artery. J Neurosurg 29:436-446, 1968.

70. Fay T. The management of tumors of the posterior fossa by a transtentorial approach. Surg. Clin. North Am, 1930, 10: 1427-1459.

71. Gilsbach JM, Sure U, MannW. The supracondylar approach to the jugular tubercle and hypoglossal canal. SurgNeurol, 1998, 50:563-570.

72. GoelA:Basal extension of craniotomy for subtemporal middle fossa approach. Br J Neurosurg, 1996, 10(6):589-591.

73. Goel A, Muzumdar D. Conventional posterior fossa approach for surgery on petroclival meningiomas: a report on an experience with 28 cases. Surg Neurol, 2004, 62(4):332-338.

74. Guerrero Jazo FJ. New orbitozygomatic approach by craniotomy. Childs Nerv Syst, 2004, 20(1):50-54.

75. Hakuba A, Liu SS, Nishimura S. The orbitozygomatic infratemporal approach:a new surgical technique. Surg Neurol, 1986, 26:271-276.

76. Harris FS, Rhoton AL. Anatomy of the cavernous sinus:a microsurgical study. J Neurosurg, 1976, 45:169-180.

77. Hartley F. Intracranial neurectomy of the second and the third division of the fifth nerve. NY State J Med. 1892, 55:317-319.

78. Heros R C. Lateral suboccipital approach for vertebral and verebrobasilar lesions. J Neurosurg, 1986, 64:559-562.

79. Hitselberger WE, Horn KL, Hankinson H, et al. The middle fossa transpetrous approach for petroclivalmeningiomas. Skull Base Surgery, 1993, 21(3):130.

80. Hitselberger WE, House WF. A combined approach to the cerebellopontine angle. A suboccipital-petrosal approach. Arch Otolaryngol, 1966, 84(3):267-285.

81. Horgan MA, Anderson GJ, Kellogg JX, et al. Classification and quantification of the petrosal approach to the petroclival region. J Neurosurg, 2000, 93(1):108-112.

82. Hukuba A, Nishimura S, Inoue Y. Transpetrosal-transtentorial approch and its aplication in the therapy of retrochiasmatic craniophaygiomas. Surg Neurol, 1985, 24:405-415.

83. Inoue T, Rhoton AL. Theele D, et al. Surgical approaches to the cavernous sinus:a microsurgical study. Neurosurg, 1990, 26:903-932.

84. Iwai Y, Komiyama M. Gamma knife surgery for skull base meningiomas. The effectiveness of low 2 dose treatment. Surg Neurol, 1999, 52(1):40-44.

85. Jane JA, Thapar K, Laws ER, et al. Pituitary surgery: transsphenoidal approach. Neurosurgery, 2002, 51:435-442.

86. Jannetta PJ, Abbasy M, Maroon JC, et al. Current results of the retrosigmoid approach to acoustic neuroma. J Neurosurg, 1977, 47:321.

87. Katsuta, Rhonton AL, Matsushima T. The jugular formen:Microsurgical anatomy and operative approaches. Neurosurgery, 1997, 41:149-202.

88. Kawase T, LoverenH, Keller JT, etal:Meningeal archinecture of the cavernous sinus:clinic and surgical implication. Neurosurgery, 1996, 39(3):527-536.

89. Kawase T, ToyaS, ShiobaraR, etal:Transpetrosal approach for aneurysms of the lower basllar artery[J]. J Neurosurg 1985, 63(6):857-861.

90. Khosla VK, Hakuba A, Takagi H. Measurements of the skull base for transpetrosal surgery. Surg Neurol, 1994, 41:502-506.

91. Knosp E, Perneczky A, Koos WT, et al. Meningiomas of the space of the cavernous sinus. Neurosurgery 1996 Mar;38(3):434-42.

92. KnospE, TschabitscherM, Matulac, etal:Modification of temporal approaches, anatomcal aspects of a microneurosurgical approach. Acta Nerrochir SuPPI Wien, 1991, 53:159-165.

93. Koos WTH, Spetzler RF, LangJ, Pendl G, PerneczkyA: Tumors of the base of the skull, in Color Atlas of microneurosurgery. Newyork, Thieme, 1993, voll, PP 275-283.

94. Koperma T, Knosp E. The termination of the vein of Labbe and its microsurgical signification. Acta Neurochir(wien), 1992, 118(3):172-175.

95. Kouri JG, Chen MY, Watson JC, et al. Resection of suprasellar tumors by using a modified transsphenoidal approach. Report of four cases. J Neurosurg, 2000, 92:1028-1035.

96. Leonetti JP, Smith PG, Linthicum FH. The petrous carotid artery:anatomic relationships in skull base surgery. Otolaryngol Head Neck Surg, 1990, 102(1):3.

97. Lesoin F, Rousseaux M, Villette L et al. Neurinomas of the trigeminal nerve. Acta Neurochir(Wien), 1986, 82(3-4):118-122.

98. Liu JK, Das K, Weiss MH, et al. The history and evolution of transsphenoidal surgery. J Neurosurg, 2001, 95:1083-1096.

99. Maira G, Anile C, Colosimo C, et al. Craniopharyngiomas of the third ventricle:trans-lamina terminalis approach. Neurosurgery, 2000, 47:857-863.

100. Maira G, Anile C, Rossi GF, et al. Surgical treatment of craniopharyngiomas:an evaluation of the transsphenoidal and pterional approaches. Neurosurgery, 1995, 36:715-724.

101. Matula C, Day JD, Czech T, et al. The retrosigmoid approach to acoustic neurinomas:Technical, stratrgic, and future concepts[J]. Acta Neurochir(Wien), 1995, 134:139-147.

102. McCormick Pc, Bello Ja, Post KD. Trigeminal schwannoma. Surgical series of 14 cases with review of the literature. J Neurosurg, 1988, 69(6):850-860.

103. McElveen JT Jr, Dorfman BE, Fukushima T. Petroclival tumors:a synthesis. Otolaryngol Clin North Am, 2001, 34(6):1219-1230.

104. Morita A, Sekhar LN. Reconstruction of the vein of Labbe by using a short saphenous vein bypass graft technical note. J Neurosurg, 1998, 89:671-675.

105. Morrison AW, King Tt. Experience with a translabyrinthine-transtentorial approach to the cerebellopontine angle. Technical note. J Neurosurg, 1973, 38(3):382-390.

106. Muller CG, Van Loveren HR, Keller JT, et al. Transpetrosal approach:Surgical anatomy and technique. Neurosurgery 1993;33:461-469.

107. Naffziger H. Brain surgery with special reference to exposure of the brain stem and posterior fossa:The principle of intracranial decompression, and relif of impactions in the posterior fossa. Surg. Gynecol Obstet, 1928, 46:241-248.

108. Nanda A, Vincent DA, Vannemreddy PS, et al. Far-

lateral approach to intradural lesions of the foramen magnum without resection of the occipital condyle. J Neurosurg, 2002, 96:302-309.

109. Ozveren MF, Uchida K, Aiso S, et al. Meningovenous structures of the petroclival region:clinical importance for surgery and intravascular surgery. Neurosurgery. 2002, 50(4):829-836.

110. Parkinson D. A surgical approach to the cavernous portion of the carotid artery. J Neurosurg, 1965, 23:474.

111. Parkinson D. Carotid cavernous fistula:direct repair with preservation of the caro tid artery. J N euro surg, 1973, 38:99.

112. Parkinson D. Cavernous sinus exploration. J Neurosurg, 1992, 76:341.

113. Parkinson D. Lateral sellar compartment:history and anatomy. J Craniofac Surg, 1995, 6:55-68.

114. Perneczky A:The posterolateral approach to the foramen magnum, in Samii M(ed):Surgery in and around the Brainstem and the Third Ventricle. Berlin, Springer-Verlag, 1986, pp 460-466.

115. Rhoton AL, Hardy DG, Chambers SM. Microsurgical anatomy and dissection of the sphenoid bone. cavernous sinus and sellar region. Surg Neurol, 1979, 12:63-104.

116. Rhoton AL Jr:Meningiomas of the cerebellopontine angle and foramen magnum. Neurosurg Clin N Am 52:349-377, 1994.

117. Rhoton AL Jr. The far-lateral approach and its transcondylar, supracondylar, and paracondylar extensions. Neurosurgery, 2000, 47(3 Suppl):S195-209.

118. Rhoton AT. The temporal bone and transtemporal approaches. Neuro surgery, 2000, 47(3Suppl):S211-S265.

119. Roche PH, Moriyama T, Thomassin JM, et al. High jugular bulb in the translabyrinthine approach to the cerebellopontine angle:anatomical considerations and surgical management. Acta Neurochir(Wien), 2006, 148:415-420.

120. Rowed DW, Nedzelskl JM. Hearing Preservaton in the removal of intracanalicular acoustic neuromas via the retrosigmoed approach[J]. J Neurosurg, 1997, 86:456-461.

121. Samii M, Ammirati M. The combined supra-infratentorial pre-sigmoid sinus avenue to the petroclival region. Surgical technique and clinical applications. Acta Neurochir(Wien), 1988, 95(1-2):6-12.

122. Samii M, Ammirati M, Mahran A, et al. Surgery of petroclival meningiomas:Reported cases. Neurosurgery, 1989, 24:12-17.

123. Samii M, Carvalho GA, Tatagiba M, etal. Surgical management of meningiomas originating in Meckel's cave, Neurosurgery 1997, 41(4):767.

124. Samii M, Klekamp, Carvalho G. Surgical results for meningiomas of the craniocervical junction. Neurosurgery, 1998, 39:1086-1095.

125. Samii M, Tatabiba M. Neurosurgical aspects of tumors of the base of the skull, in Youmans JR(ed): Neurological surgery, ed 4. Philadelphia. WB Saunders, 1996, PP3024-3040.

126. Samii M, Tatagiba M, Carvalho GA. Retrosigmoid intradural suprameatal approach to Meckle's cave and the middle fossa:surgical technique and outcome. J Neuro surg, 2000, 92:235-241.

127. Santoro A, et al. Fronto-temporo-orbito-zygomatic approach and variants. Surgical technique and indications. J Neurosurg Sci, 2003, 47(3):141-147.

128. Seifert V, Raabe A, Zimmermann M. Conservative (labyrinth-preserving)transpetrosal approach to the clivus and petroclival region-indications, complications, results and lessons learned. Acta Neurochir(Wien), 2003, 145(8):631-642.

129. Sekhar LN, Swamy NKS, Jaiswal U, et al. Surgical excision of meningiomas involving the clivus:preoperative and intraoperative features as predictors of postoperative functiongal deterioration. J Neurosurg, 1994, 81:860-868.

130. Sen CN, Sekhar L N. An extreme lateral approach to intradural lesions of the cervical spine and foramen magnum. Neurosurgery, 1990, 27:197-204.

131. Sen C N, Sekhar LN. Surgical management of anteriorly placed lesions at the craniocervical junctionan alternative approach. Acta Neurochir, 1991, 108:70-77.

132. Sen CN, Sekhar LN. The subtemporal and preauricular infratemporal approach to intradural structures ventral to the brain stem. J Neurosurg, 1990, 73 (3):345.

133. Seoane E, Rhoton AL Jr. Suprameatal extension of the retrosigmoid approach:microsurgical anatomy. Neurosurgery, 1999, 44(3):553-560.

134. Shen T, Friedman RA, Brackmann DE, et al. The Evolution of Surgical Approaches for Posterior Fossa Meningiomas. Otology & Neurotology, 2004, 25:394-397.

135. Shibuya M, Takayasu M, Suzuki Y, et al. Bifrontal basal interheispheric approach to craniopharyngioma resection with or without division of the anterior communicating artery. J Neurosurg, 1996, 84:951-956.

136. Silverstein H, Rosenberg 51, FlanzerJ, et al. IntraoPerative facial nerve monitoring in acoustic neuroma surgery[J]. Am Jotol, 1993, 14:524-526.

137. Taghipoor M, Zamanizadeh B. Combined Supra-and Infratentorial Transpetrosal Approach in Petroclival Lesions. Neurosurgery Quarterly, 2003, 13(4):229.

138. Taptas JN. The so-called cavernous sinus:a review of the controversy and its implication for neurosurgerons. Neurosurg, 1982, 11:712.

139. Tedeschi H, Rhoton AL Jr:Lateral approaches to the petroclival region. Surg Neurol 41:180-216, 1994.

140. Tu YK, Yang SH, Liu HM. The transpetrosal approach for cerebellopontine angle, petroclival and ventral brain stem lesions. J Clin Neurosci, 1999, 6(4):336-340.

141. Van loveren HR, Abdel Aziz KM, Tauber M: Skull base exposure:Posterior and lateral, in Kaye AH, Black PMCL(eds):OPerative Neurosurgery, churchill Livingstone, 2000;2:1385-1398.

142. Wen HT, Rhoton AL Jr, Katsuta T, et al. Microsurgical anatomy of the transcondylar, supracondylar, and paracondylar extensions of the far-lateral approach. J Neurosurg, 1997, 87(4):555-585.

143. Zambramski J, Kiris T, Sankhla SK, et al. Orbitozygomatic craniotomy:technical note. J Neursurg, 1998, 89:336-341.

第五章

1. 于春江,王忠诚,关树深,等. 听神经瘤切除面神经保留技术探讨. 中华神经外科杂志,2001,17(3):174-177

2. 于春江,江涛,关树森,等. 经侧方入路切除岩骨斜坡区肿瘤. 中华医学杂志,1999,79(12):894-896.

3. 毛颖,周良辅,杜固宏,等. 脑干海绵状血管瘤的手术指征和方法. 中华外科杂志,2001,39(9):672-674.

4. 毛颖,周良辅,梁勇,等. 脑干海绵状血管瘤的显微手术治疗. 中华医学杂志,2001;81(6):326-327.

5. 王玉海,王春莉,卢亦成. 经颞骨岩部乙状窦前入路处理岩斜区病变的应用解剖. 中国临床解剖学杂志,2003,21(6):545-548.

6. 王忠诚主编. 神经外科学. 武汉:湖北科学技术出版社,1998:560-564.

7. 王忠诚主编. 颅脑外科临床解剖学. 济南:山东科学技术出版社. 2001:289-309.

8. 王忠诚,李京生,罗林. 蝶鞍结节脑膜瘤. 中华神经外科杂志,1993,9(3):129-132.

9. 王忠诚,张俊廷,刘阿力,等. 延髓血管母细胞瘤47例报告. 中华神经外科杂志,1999;15(5):263-268.

10. 王贵怀,王忠诚,张俊廷,等. 延髓占位性病变的手术治疗对呼吸功能的影响. 中华神经外科杂志,1999;15(4):209-211.

11. 王海军,陈明振,何东升,等. 经蝶窦入路显微手术切除小儿颅咽管瘤. 中华显微外科杂志,2001,24:7.

12. 冯东侠,Oliver De Wine. 应用改良的枕下乙状窦后入路显微外科手术切除大型岩斜区脑膜瘤. 中华神经外科杂志,2004,20(4):307-310.

13. 冯东侠,Olivier De Witte,周新民. 应用改良前岩骨入路治疗岩斜区及脑干病变. 实用临床医药杂志,2004,8(1):30.

14. 石祥恩,张懋植,吴斌. 颅咽管瘤全切除术. 中华外科杂志,1999,37:355-357.

15. 关树森,于春江,朱安林,等. 额下经蝶入路显微手术切除鞍区肿瘤20例. 中华神经外科杂志,1999,15:304-306.

16. 江自强,张铭文. 脑干肿瘤外科治疗及其适应证探讨. 中华神经外科杂志,1990;6:294-296.

17. 江远仕,王少洪,张长椿,等. 三叉神经根表层纤维束切断术治疗三叉神经痛的可行性研究[J]. 中国临床解剖学杂志,2002,20(3):163-165.

18. 刘卫平,章翔,费舟,等. 鞍结节脑膜瘤的手术治疗. 解放军医学杂志,2002,27:577.

19. 刘宁,张晓彪,陈海峰,等. 经终板入路显微切除视交叉后肿瘤. 中华神经外科杂志,2003,19(3):74.

20. 刘运生. 经眶-额-蝶窦-额-蝶窦-额下入路切除大型垂体腺瘤. 湖南医科大学学报,1992,2:5-6.

21. 刘运生,陈善成,袁贤瑞,等. 经眶额蝶联合入路显微手术切除大型、巨大型垂体腺瘤. 中华神经外科杂志,1997,13:274-277.

22. 刘运生,袁贤瑞,刘景平,等. 经额外侧入路切除鞍区占位病变技术探讨. 中国耳鼻咽喉颅底外科杂志,2000,6(3):129.

23. 刘运生,袁贤瑞,刘景平,等. 大型、巨大型垂体腺瘤导致周围重要结构异常改变的观测. 中国耳鼻咽喉颅底外科杂志,1998,4:193-196.

24. 刘运生,袁贤瑞,刘景平,等. 大型、巨大型垂体腺瘤血运情况显微解剖初步研究. 湖南医科大学学报,1998,23:552-554.

25. 刘良发,姜泗长,杨伟炎,等. 侧颅底神经血管的应用解剖学-颞下窝径路的外科解剖学研究. 中国临床解剖学杂志,1999,17(2):97-991.

26. 乔慧,王忠诚,张亚卓,等. 脑干及其附近手术诱发电位术中监护的研究. 中华神经外科杂志,2000,16(5):301-304.

27. 朱继,唐文渊. 后颅窝手术脑干听觉诱发电位监护的临床研究. 中国临床神经外科杂志,1999,4:7-9.

28. 朱建坤,陆永建,何伟文. 脑干胶质瘤的手术治疗. 中华神经外科杂志,1997,13(4):192-193.

29. 陈立华,刘运生,陈凌,等. 大型听神经瘤的手术治疗和显微手术技巧. 中华显微外科杂志,2005,28(4):373-374.

30. 陈立华,刘运生,袁贤瑞,等. 经眶-额-颞入路显微手术切除颅咽管瘤. 中华神经外科杂志,2003,41(4):282-285.

31. 陈立华,刘运生,袁贤瑞,等. 大型听神经瘤的显微手术治疗. 中华显微外科杂志,2002,25(4):267-270.

32. 陈立华,刘运生,袁贤瑞,等. 枕下乙状窦后"锁孔"入路显微手术切除听神经瘤. 《癌症》,2002,21(10):1136-1140.

33. 陈立华,刘运生,袁贤瑞,等. 61例大型听神经瘤显微手术治疗体会. 中国临床神经外科杂志,2004,9(2):126-127.

34. 陈立华,陈凌,A.Samii,等. 枕下乙状窦后-内听道上入路显微手术切除岩斜区脑膜瘤. 中国耳鼻咽喉颅底外科杂志,2005,11(5):311-315.

35. 李世亭,周良辅,郭欢欢,等. 扩大中颅窝硬膜外手术入路的研究与临床应用. 中华神经外科杂志,1999,15(4):205-198.

36. 李世亭,潘庆刚,沈峰,等. 鞍区手术中微血管保护与视神经功能保留. 中华神经外科疾病研究杂志,2002,1(2):167.

37. 李龄主编. 听神经瘤. 人民卫生出版社. 2002,16-64.

38. 沈建康,史继新,刘承基,等. 巨大斜坡脑膜瘤的显微外科治疗. 中华神经外科杂志,2000,16:152-155.

39. 吴承远,刘玉光,主编. 临床神经外科学. 北京:人民卫生出版社,2001:412-415.

40. 杨天祝主编. 临床应用神经解剖. 北京:中国协和医科大学出版社,2002,364-373.

41. 杨军,张玉琪,马振宇,等. 儿童视神经胶质瘤. 中国微侵袭神经外科杂志,2002,7:195-187.

42. 杨树源主编. 实用神经外科手术技巧. 天津:天津科学技术出版社,2002,74-77.

43. 余新光,周定标,张远征,等. 岩斜区脑膜瘤的显微外科治疗(附18例报告). 中华神经外科杂志,1999,15:66-68.

44. 张力伟,王忠诚,于春江. 延髓腹外侧动脉显微外科研究. 中华神经外科杂志,2001,17(6):357-360.

45. 张亚卓,王忠诚,吕务军,等. 脑干及其周围术中诱发电位监护的实验研究. 中华神经外科杂志,1997,13(4):194-197.

46. 张俊廷,王忠诚,贾桂军,等. 岩斜区脑膜瘤的显微外科治疗. 中华神经外科杂志,2000,16(5):292-294.

47. 范涛,王忠诚,张菌廷,等. 视交叉胶质瘤的诊断和显微外科治疗. 中国微侵袭神经外科杂志,2003,8:341-343.

48. 周良辅主编. 现代神经外科学. 上海:复旦大学出版社,2001:492-497.

49. 周良辅主编. 神经外科手术图解. 上海：上海医科大学出版社,1998：126-133.

50. 周良辅,郭欢欢,李士其,等. 扩大额下硬膜外入路切除颅底肿瘤. 中华神经外科杂志,1993,9（6）：333-335.

51. 周蓉先,潘宇澄,皱明舜,等. 视神经胶质瘤的CT 与MR表现. 临床放射学杂志,2003,22：831-834.

52. 赵长地. 三叉神经痛术后随访及复发再手术[J]. 中华神经外科杂志,2003,19（2）：147-150.

53. 徐启武编著. 颅底手术彩色图谱. 天津：天津科学技术出版社,2000.

54. 徐启武,于佶,李盛昌,等. 脑干听觉诱发电位在脑干肿瘤术中监护. 中华神经外科杂志,1998,14（5）：292-295.

55. 徐启武,杨伯捷. 手术治疗岩斜区脑膜瘤. 中华神经外科杂志,2002,18（2）：71-73.

56. 徐启武,鲍伟民,毛仁玲,等. 实体性脑干肿瘤的显微手术治疗. 中国神经精神疾病杂志,1994,21（2）：66.

57. 黄勤,曾白云,曹国彬,等. 经蝶辅助内窥镜切除大型垂体腺瘤. 中华神经外科疾病研究杂志,2003;2（1）：16-18.

58. 章翔,张剑宁,曹卫东,等. 神经内镜下经单鼻孔- 蝶窦摘除大型垂体腺瘤. 中华神经外科疾病研究杂志,2004；3（6）：497-500.

59. 章翔,顾建文,费舟,等. 经蝶显微手术治疗鞍上扩展型垂体腺瘤. 中华医学杂志,1999,79（11）：819-821.

60. 程华怡,丁美修. 视神经胶质瘤. 国外医学神经病学神经外科分册,2000,27：233-235.

61. 惠国桢,王清,李向东,等. 经蝶窦显微手术治疗男性泌乳素腺瘤的长期随访分析. 中华神经外科杂志,2005,21（9）：535.

62. 蔺友志,刘恩重,李俊石. 解剖观察内听道蛛网膜及术中观察其与听神经瘤的关系. 中国微侵袭神经外科杂志,2004.9（1）：26-28.

63. 漆松涛,潘军,黄胜平,等. 大型颅咽管瘤生长方向及侵袭特征与手术效果探讨. 中国神经精神疾病杂志,2002,28（4）：268.

64. 鲜军舫,王振常,于文玲,等. 视神经胶质瘤的影像学研究. 中华放射学杂志,2004,38：677-681.

65. 魏学忠,刘波,李智勇. 鞍结节脑膜瘤的显微外科治疗. 中华神经外科杂志,2001,17（5）：294-296.

66. Abdel Aziz KM, Sanan A, van Loveren HR, et al. Petroclival meningiomas:predictive parameters for transpetrosal approaches. Neurosurgery. 2000, 47(1):139-150.

67. Al-Mefty O. Surgery of the cranial base. Boston: Kluwer, 1989:239-258.

68. Al-Mefty O, Holoubi A, Rifai A, et al. Microsurgical removal of suprasellar meningiomas. Neurosurgery, 1985, 16(3):364-372.

69. Al-Mefty O, Teixeira A. Complex tumors of the glomus jugulare:criteria, treatment, and outcome. J Neurosurg, 2002, 97(6):1356-1366.

70. Andrews BT, Wilson CB. Suprasellar meningiomas:the effect of tumor location on postoperative visual outcome. J Neurosurg, 1988, 69(4):523-528.

71. Anson JA, Spetzler RF. Endarterectomy of the intradural vertebral artery via the far lateral approach. Neurosurgery 1993 Nov;33(5):804-810.

72. Arnautovic KI, Al-Mefty O. Primary meningiomas of the jugular fossa. J Neurosurg, 2002, 97(1):12-20.

73. Bederson JB, Wilson CB. Evaluation ofmicrovascular decomp ression and partial sensory rhizotomy in 252 cases of trigeminal neuralgia. J Neurosurg, 1989, 71:359-367.

74. Beems T, Grotenhuis A, Wesseling P. Meningioma of the pituitary stalk without dural attachmnt:case report an review of the literature. Neurosurgery, 1999, 45:1474-1477.

75. Bogucki J, Gielecki J, Czernicki Z. The anatomical aspects of a surgical approach through the floor of the fourth ventricle. Acta Neurochir(Wien)1997;139(11):1014-1019.

76. Bruce JN, Stein BM:Infratentorial approach to pineal tumors. In Wilson CB(ed):Neurosurgical Procedures. Williams & Wilkins, 1992, p63.

77. Cantore G, Delfini R, Ciappetta P. Surgical treatment of petroclival meniugiomas:experience with 16 cases. Surg Neurol 1994, 42:105-111.

78. Cappabianca P, Cavallo LM, Colao A, et al. Endoscopic endonasal transsphenoidal approach:outcome analysis of 100 consecutive procedures. Minim Invasive Neurosurg, 2002, 45(4):193-200.

79. Cappabianca P, Cavallo LM, Esposito F, et al. Sellar repair in endoscopic endonasal transsphenoidal surgery: results of 170 cases. Neurosurgery, 2002;51(6):1365-1371.

80. Carvalho GA, Tatagiba M, Samii M. Cystic schwannomas of the jugular foramen:clinical and surgical remarks. Neurosurgery, 2000, 46(3):560-566.

81. Celli P, Cervoni L, Cantore G. Dural tail in pituitary adenoma. J Neuroradiol, 1997, 24(1):68-69.

82. Chapman PH, Lingood RM:The management of pineal aarea tumrs:A arecent reappraisal. Cancer 46:1253, 1980.

83. Chen J, Lee S, Lui T, et al. Teflon granuloma after microvascular decomprssion for trigeminal neuralgia. Surg Neurol, 2000, 53:281-287.

84. Cho DY, Chang CC, Wang YC, et al. Repeat operations in failed microvascular decompression for trigeminal neuralgia. N euro surgery, 1994, 35:665-670.

85. Ciric I, Rosenblatt S. Suprasellar meningiomas. Neurosurgery, 2001, 49(6):1372-1377.

86. Colletti V. Mechanisms of auditory impairment during acoustic neuroma surgery. Otolaryngol Head Neck Surg, 1997, 117(6):596.

87. Dandy WE. The treatment of trigeminal neuralgia by the cerebellar route. Ann Surg. 1932, 96(4):787-795.

88. Day JD. Cranial base surgical techniques for sphenocavernous miningiomas:technical note. Neurosurgery, 2000, 46(3):754-758.

89. Day JD. Surgical approaches to suprasellar and parasellar tumors. Neurosurg Clin N Am, 2003, 14(1):109-122.

90. DevorM, Amir R, Rappaport Z. Pathophysiology of trigeminal neuralgia:the ignition hypothesis[J]. Clinical Journal of Pain, 2002, 18(1):4-13.

91. Dolenc VV. Extradural approach to intracavernous ICA aneurysms. Acta Neurochir Suppl(Wien), 1999, 72:99-106.

92. Dolenc VV. Transcranial epidural approach to pituitary

tumors extending beyond the sella. Neurosurgery, 1997, 41:542-550.

93. Dornhoffer JL, Helms J, Hoehmann DH. Hearing preservation in acoustic tumor surgery:result and prognostic factors. Laryngoscope, 1995, 105(3):184.

94. Epstein FJ, McCleary EL. Intrinsic brain-stem tumors of childhood:surgical indications. J Neurosurg. 1986 Jan;64(1):11-15.

95. Epstein FJ, Wisoff JH. Brain stem tumors in childhood: surgical indications. In pediatric neurosurgery;surgery of the developing Nervous system. 2nd ed, Philadelphia:WB Saunders, 1989:357-364.

96. Fahlbusch R, Honegger J, Paulus W, et al. Surgical treatment of craniopharyngiomas:experience with 168 patients. J Neurosurg, 1999, 90(2):237.

97. FahlbuschR, StraussC, Huk W, etal. Surgical removal of Prontomesence Phalic cavemous haemagioma. Neurosurgery. 1990, 26:449-458.

98. Fisher PG, Breiter SN, Carson BS, et al. A clinicopathologic reappraisal of brain stem tumor classification. Identification of pilocystic astrocytoma and fibrillary astrocytoma as distinct entities. Cancer, 2000, 89(7):1569-1576.

99. Fritschi JA, Reulen HJ, Spetzler RF, et al. Cavernous malformations of the brain stem. A review of 139 cases. Acta Neurochir(Wien)1994, 130(1-4):35-46.

100. George B, Dematons C, Cophignon J. Lateral approach to the anterior portion of the foramen magnum. Application to surgical removal of 14 benign tumors:technical note. Surg Neurol 1988, Jun;29(6):484-490.

101. Glassock M. Middle fassa approach to the temporal bone. Arch Otolaryngol, 1996, 90:41-57.

102. Goel A. Extended lateral subtempal approach for Petroclival meningiomas report of experience with 24 cases. British Journal of Neurosurgery 1999, 13(3):270-275.

103. Goel A. Extended middle fossa approach for petroclival lesions. Acta Neurochir(Wien), 1995, 135(1-2):78-83.

104. Gupta SK, et al. Single flap fronto-temporo-orbito-zygomatic craniotomy for skull base lesions. Neurol India, 2001, 49(3):247-252.

105. Gutin PH, Jaclder R:Surgical treatment of petroalival meningiomas. West J Med 1990, 153:547.

106. Hoffman HH, Chuang S, Ehrlich R, et al. The microsurgical removal of craniopharyngiomas in childhood. Concepts in Pediatr Neurosurg, 1985, 6(3):52.

107. Hoffman HJ. Brainstem gliomas. Clin Neurosurg. 1997, 44:549-58.

108. Hoffman HJ. Dorsally exophytic brain stem tumors and midbrain tumors. Pediatr Neurosurg. 1996, 24(5):256-262. No abstract available.

109. Hoffman HJ, Humphreys RP, DrakeJM, et al. Optic pathway/hypothalamic gliomas:A dilemma in management, Pediatr Neurosurg, 1993, 19:186-195.

110. Hoffman HJ, Vandertop WP. Tumors of the midbrain. Neurosurg Clin N Am. 1993, Jul;4(3):537-542.

111. Hoyt WF, Baghdassarian SA. Optic gliomas of childhood:Natural history and rationale for conservation

treatment. Br J Ophthalmol, 1969, 793-798.

112. Iaconetta G, Fusco M, Samii M. The sphenopetroclival venous gulf:a microanatomical study. J Neurosurg. 2003, 99(2):366-375.

113. Jackson CG, McGrew BM, Forest JA, et al. Lateral skull base surgery for glomus tumors:long-term control. Otol Neurotol, 2001, 22(3):377-382.

114. Jallo GI, Benjamin V. Tuberculum sellae meningiomas: microsurgical anatomly and surgical technique[J]. Neurosurgery, 2002, 51(6):1432-1440.

115. Jannetta PJ, McLaughlin MR, Casey KF. Technique of microvascular decompression. Technical note. Neurosurg Focus, 2005, 18:1102-1117.

116. Jung HW, Yoo H, Paek SH, et al. Long-term outcome and growth rate of subtotally resected petroclival meningiomas:experience with 38 cases. Neurosurgery, 2000, 46(3):567-574.

117. Kaplan AM, Albright AL, Zimmerman RA, et al. Brainstem gliomas in children. A Children's Cancer Group review of 119 cases. Pediatr Neurosurg 1996, 24(4):182-185.

118. Kawamata T, Kamikawa S, Iseki H, et al. Flexible endoscope-assisted endonasal transsphenoidal surgery for pituitary tumors. Minim Invasive Neurosurg, 2002, 45(4):208-210.

119. Kawase T, Shiobara R, Toya S. Middle fossa transpetrosal-transtentorial approaches for petroclival meningiomas. Selective pyratrdd resection and radicality. Acta Neurochir 1994, 129:113-120.

120. Kehrli P, Maillo TC, Quenot MW. The sheaths of the cranial nerves in the lateral wall of the cavernous sinus: an embryological and anatomical study[J]. Neurochirurgie, 1995, 41:403.

121. Kikuta KI, Nozaki K, Takahashi JA, et al. Postoperative evaluation of microsurgical resection for cavernous malformations of the brainstem. J Neurosurg, 2004, 101:607-612.

122. Kondo A. Follow-up results of microvascular decompression in trigeminal neuralgia and hemifacial spasm. Neurosurgery, 1997, 40(1):46-52.

123. Konovalov A, Samii M, Porter RW, et al. Brainstem cavernoma. Surg Neurol 2000, Dec;54(6):418-421.

124. Koos WT, Day JD, Matula C. Neurotopographic conderations in the microsurgical treatment of small acoustic neurinoma. J Neurosurg, 1998, 88(3):506-512.

125. Kumar A, Maartens NF, Kaye AH. Reconstruction of the sellar floor using Bioglue following transsphenoidal procedures. J Clin Neurosci. 2003, 10(1):92-95.

126. Lang J. Skull base and related structures. Atlas of clinical anatomy. New York:Schattauer GmbH, 2001:88-94.

127. Lee SK, Park K, Kong DS, et al. Surgical tactics and outcome of treatment in jugular foramen schwannomas. J Clin Neurosci, 2001, 8 (Suppl 1):32-39.

128. Li CS. Varied patterns of postoperative course of disappearance of hemifacial spasm after microvascular decompression. Acta Neurochir (Wien). 2005, 147(6):617-620.

129. Little KM, et al. Surgical management of petroclival

meningiomas:defining resection goals based on risk of neurological morbidity and tumor recurrence rates in 137 patients.Neurosurgery, 2005, 56:546-559.

130.Long DM:Acoustic tumors. In, Long DM(ed):Surgery for skull-base tumors.Blackwell Scientific Publication P222, 1992.

131.Long DM, et al:Selecting a surgical approach for removel of acoustic schwannoma.Ear Nose Throat J 65:163, 1986.

132.Mussa T, Bijan Z.Combined supra-and infratentorial transpetrosal approach in petroclival lesions[J].Neurosurgery Quarterly, 2003, 13(4):229-233.

133.Matsushima T, Huynh-Le P, Miyazono M.Trigeminal neuralgia caused by venous compression.Neurosurgery, 2004, 55(2):334-337.

134.McLaughlin MR, Jannetta PJ, Clyde BL, et al.Microvascular decompression of cranial nerves: lessons learned after 4400 operations.J Neurosurg, 1999,90(1):1-8.

135.Mohr G, et al.Preservation of hearing in patients undergoing microsurgery for vestibular schwannoma:degree of meatal filling. J Neurosurg, 2005, 102:1-5.

136.Mokry M.Craniopharyngiomas:A six year experience with Gamma Knife radiosurgery.Stereotact Funct Neurosurg, 1999, 72(Suppl):1140.

137.Molina FA, Garcia NE, Calvo JC, et al.Microvascular decompression in the treatment of essential trigeminal neuralgia. Rev Neurol, 1998, 27:65-70.

138.Morota N, Deletis V, Epstein FJ, et al.Brain stem mapping:neurophysiological localization of motor nuclei on the floor of the fourth ventricle. Neurosurgery 1995, Nov;37(5):922-929.

139.OhataK, HaqueM, MorinoM, et al.Occlusion of the sigmoid sinus after surgery via the presigmoidal-transpetrosal approach.J Neurosurg, 1998, 89:575-584.

140.Ojemann RG:Suboccipital approach to acoustic neuromas. In, Willson CB(ed):Neurosurgical Procedures.Williams & Wilking p77, 1992.

141.Olivecrona H:Acoustic tumors.J Neurosurg, 16:6, 1967.

142.Ozveren MF, Ture U, Ozek MM, et al.Anatomic landmarks of the glossopharyngeal nerve:a microsurgical anatomic study. Neurosurgery, 2003, 52(6):1400-1410.

143.Perneczky A, Knosp E, Matula C.Cavernous sinus surgery approach through the lateral wall.Acta Neurochir, 1988, 92:76.

144.Porter RW, Detwiler PW, Spetzler RF, et al.Cavernous malformations of the brainstem:experience with 100 patients.J Neurosurg 1999, Jan;90(1):50-58.

145.Puzzilli F, Ruggeri A, Mastronardi L, et al.Anterior clinoidal meningiomas:report of a series of 33 patients operated on through the pterional approach. Neuro-oncol, 1999, 1(3):188-195.

146.Raco A, Bristot R, Domenicucci M, et al.Meningiomas of tuberculum sellae.Our experience in 69 cases surgically treated between 1973 and 1993.J Nurosurg Sci, 1999, 43(4):253-260.

147.Rand RW and Kurze T:Facial nerve preservation by posterior fossa transmental microdissection in total removal of acoustic tumors. J Neurol Neurosurg Psychiat 28:311, 1965.

148.Rath SA, Klein HJ, Richter H.Finding and long term results of subsequent operation af ter failed microdecompression for trigeminal neuralgia.Neurosurg, 1996, 39:933-940.

149.Risi P, Uske A, de Tribolet N.Meningiomas involving the anterior clinoid process.Br J Neurosurg.1994, 8(3):295-305.

150.Roberson JB, Jackson LE.Acoustic neuroma surgery: absent auditory brainstem response does not contraindicate attempted hearing preservation. Laryngoscope, 1999, 109(6):904.

151.Roberti F, Sekhar LN, KalavakondaC, etal. Posterior fossa meningiomas:surgical exPerience in 161 cases.Surg Neurol.2001, 56(1):8-20.

152.SakaiN, YamsdaH, Tanigawar T, et al.Surigical treatment of cavemous angioma involing the brainstem and review of the literature, Acta neurochir(Wien), 1991, 113:138-154.

153.Samii M, Babu RP, Tatagiba M:Surgical treatment of jugular foramen schwannomas. J Neurosurg, 1995, 82(6):924-932.

154.Samii M, Eghbal R, Carvalho GA, et al.Surgical management of brainstem cavernomas.J Neurosurg 2001, Nov;95(5):825-832.

155.Samii M, Gerganov V, Samii A.Improved preservation of hearing and facial nerve function in vestibular schwannoma surgery via the retrosigmoid approach in a series of 200 patients. J Neurosurg, 2006, 105:527-535.

156.Sammi M, Migliori MM, Tatagiba M, et al.Surgical treatment of trigeminal schwannomas.J Neurosurg, 1995, 82:711-718.

157.Samii M, Samii A.Surgical Management of Craniopharyngiomas. In:Schmideck HH, ed.Operative Neurosurgical Techniques.Philadelphia:WB Saunders, 2000, 489-501.

158.Samii M, Tatagiba M, Carvalho GA.Resection of large petroclival meningiomas by the simple retrosigmoid route.J Clin Neurosci, 1999, 6(1):27-30.

159.Sampath P, Rini D, Long DM:Microanatomical variations in the cerebellopontine angle associated with vestibular schwannomas (acoustic neuromas): A retrospective study of 1006 consecutive cases.J Neurosurg 92:70-78, 2000.

160.Sekhar LN, Chanda A, Morita A.The preservation and reconstruction of cerebral veins and sinuses.J Clin Neurosci, 2002, 9(4):391-399.

161.Sekhar LN, Javed T, Janneta PJ.Petroclival meningiomas. In:Sekhar LN, Janecka IP, eds.Surgery of cranial base tumors.New York:Raven press, 1993, 605-659.

162.Sekhar LN, Nanda A, Sen CN, et al.The extended frontal approach to tumors of the anterior, middle, and posterior skull base.J Neurosurg.1992,

76(2):198-206.

163. Sekhar L, Wright DC, Willian M, et al. Petroclinal and foramen magnum meningiomas:surgical approaches and pitfalls. J Neuro-Oncalagy, 1996, 29:249-259.

164. Sen C, Hague K. Meningiomas involving the cavernous sinus:histological factors affecting the degree of resection[J]. J neurosurg 1997, 87(4):535-543.

165. Sekhar LN, Patel S, Cusimano M, et al. Surgical treatment of meningiomas involving the cavernous sinus:evolving ideas based on a ten year experience. Acta Neurochir Suppl, 1996, 65:58-62.

166. Silva MM, Goldman S, Kealing G, et al. Optic pathway hypothalamic gliomas in children under three year of age:The role of chemotherapy. Pediatr Neurosurg, 2000, 33:158-186.

167. Sindou M, Yada J, Salord F. Functional results after microsurgical resection of brain stem cavernous malformations(retrospective study of a 12 patient series and review of the recent literature). Acta Neurochir(Wien)2000, 142(8):843-852.

168. Spetzger U, Bertalanffy H, Huffmann B, et al. Hemangioblastomas of the spinal cord and the brainstem:diagnostic and therapeutic features. Neurosurg Rev, 1996, 19(3):147-151.

169. Tatagiba M, Samii M, Matthies C, et al. The significance for postoperative hearing preserving the labyrinth in acoustic neurinoma surgery. J Neurosurg, 1992, 77:677-684.

170. Tator CH and Nedzelski JN:Preservation of hearing in patients undergoing surgery of acoustic neuromas and other cerebellopontine angle tumors. J Neurosurg 63:168, 1985.

171. Thedinger BA, Glasscock ME, Cueva RA. Transcochlear transtentorial approach for removal of large cerebellopontine angle meningiomas. Am J Otol 1992, 13:408-415.

172. Thmas NWM, King TT. Meningimas of the cerebellopontine angle. A report of 41 cases. Br J Neurosurg 1996, 10(1):59-68.

173. Umansky F, Valarezo A, Elidan J. The superior wall of the cavernous sinus:a microanatomical study. J Neurosurg, 1994, 81:914.

174. Van Havenbergh T, Carvalho G, Tatagiba M, et al. Natural history of petroclival meningiomas[J].

175. Villani RM, Tomei G, Bello L, et al. Long-term results of treatment for craniopharyngioma in children. Child's Nerv Syst, 1997, 13:397.

176. Vinas FC, Gordon V, Guthikonda M, et al. Surgical management of cavernous malformations of the brainstem. Neurol Res 2002, Jan;24(1):61-72.

177. Vishteh AG, Spetzler RF. Radical excision of intramedullary cavernous angiomas. Neurosurgery 1999 Feb;44(2):428.

178. Voss NF, Vrionis FD, Heilman CB, et al. Meningiomas of the cerebellopontine angle. Surg Neurol, 2000, 53(5):439-446.

179. William TC, Fukushima T, Steven L, et al. Petroclival meningiomas:Surgical experience in 109 cases. J Neurosurg, 1996, 84:20-28.

180. Xu Q, Bao W, Mao R. Diagnosis and treatment of solid brainstem tumors in adults. Chin Med J(Engl)1997, Feb;110(2):109-113.

181. Xu Q, Bao W, Mao R, et al. Intra-axial tumors of the medullocervical junction:diagnosis and microsurgical treatment. Chin Med J(Engl)1998, Nov;111(11):968-971.

182. Yamakami I, Uchino Y, Kobayashi E, et al. Prognostic significance of changes in the internal acoustic meatus caused by vestibular schwannoma. Neurol Med Chir, 2002, 42(11):465-470.

183. Yasargil MG, Curcic M, Kis K, et al. Total removal of craniopharyngiomas:approaches and long-term results in 144 patients. J Neurosurg, 1990, 73(7):3.

184. Yasargil MG, Mortara RW, Curcic M. Meningiomas of the basal posterior cranial fossa. In: Krayebuhl H, ed. Advances and technical standards in neurosurgery. Vol 7. Wien:Springer-Verlag, 1980:1-115.

185. Yokoyama T, Uemura K, Ryu H, et al. Surgical approach to the internal auditory meatus in acoustic neuroma surgery:significance of preoperative high-resolution computed tomography. Neurosurgery, 1996, 39(5):965-969.

186. Zimmerman RS, Spetzler RF, Lee KS, et al. Cavernous malformations of the brain stem. J Neurosurg 1991, Jul;75(1):32-39.

187. Ziyal IM, Sekhar LN, Salas E, et al. Surgical management of cavernous malformations of the brain stem. Br J Neurosurg 1999, Aug;13(4):366-375.

Neurosurgery, 2003, 52(1):56-64.